伤寒杂病论大辞典

王付◎编著

河南科学技术出版社
·郑州·

内容提要

《〈伤寒杂病论〉大辞典》是第一部解读《伤寒杂病论》的工具书，也是第一次全面、系统、科学地研究《伤寒杂病论》字、词、句在辨证论治中的准确含义及其应用价值，将《伤寒杂病论》理法方药密切联系临床实践，指导临床应用的成果。

此书以简明扼要、贴近学习、便于实用、切入问题、点拨思路、学以致用为特色，旨在使读者在理论深造与临床提高方面都有全新跨越。

全书共收“字”“词”“句”8 306条目，以“字”为基本单位，以“词”为辨证要点，以“句”为相关连接，并以“字”“词”“句”的有机结合、提高素质为目标。全书思路新颖清晰，条目释义准确，内容丰富翔实，理论结合临床，是中医院校师生、中医及中西医结合临床工作者提高理论及临床诊治水平的必备工具书。

图书在版编目（CIP）数据

《伤寒杂病论》大辞典/王付编著．—郑州：河南科学技术出版社，2018.3（2021.7重印）
ISBN 978-7-5349-9076-2

Ⅰ.①伤…　Ⅱ.①王…　Ⅲ.①《伤寒杂病论》-词典　Ⅳ.①R222-61

中国版本图书馆CIP数据核字（2017）第318232号

出版发行：河南科学技术出版社
地址：郑州市郑东新区祥盛街27号　　邮编：450016
电话：（0371）65788613　65788629
网址：www.hnstp.cn
策划编辑：邓　为
责任编辑：邓　为　王俪燕
责任校对：张艳华
封面设计：张　伟
版式设计：赵玉霞
责任印制：朱　飞
印　　刷：河南瑞之光印刷股份有限公司
经　　销：全国新华书店
幅面尺寸：185 mm×260 mm　　印张：55.75　　字数：1 400千字
版　　次：2018年3月第1版　　2021年7月第3次印刷
定　　价：298.00元

作者简介

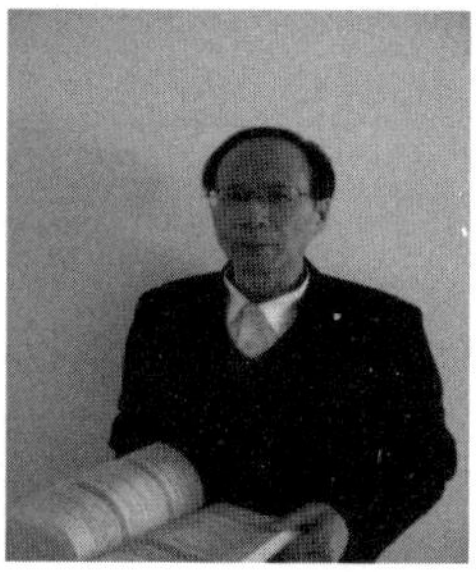

王付（1958年7月—，又名王福强），男，医学硕士，教授/主任中医师，博士生导师，河南省高校中青年优秀骨干教师，河南省教育厅学术技术带头人，连续被评为校级“我最喜爱的教师”、校级“教学名师”，原为国家中医药管理局重点学科——河南中医药大学方剂学科带头人及学科主任，现任中国中医药研究促进会常务理事及经方分会会长，中国中医药信息学会常务理事及经方分会会长，世界中医药学会联合会经方专业委员会副会长，连任河南省中医方剂分会主任委员，河南中医药大学经方研究所所长，河南经方医药研究所所长。

★出版研究《伤寒杂病论》著作在数量方面居全国历代研究者之首位。

★出版研究经方著作在数量方面居全国历代研究者之首位。

★出版独著著作在数量方面居全国中医学界之首位。

★发表独著学术论文在数量方面居全国中医学界之首位。

★公开视频课《学好用活经方》教学视频54集在数量方面居全国经方学界之首位。

★精品资源共享课程《方剂学》教学视频92集在数量方面居全国方剂学界之首位。

★主持教学及科研课题29项，其中获省部级科技进步二等奖3项。

★临床诊治常见病、多发病及疑难杂病，疗效显著；运用“十八反”“十九畏”辨治杂病具有特有的理论认识及诊治经验。

第二版前言

《〈伤寒杂病论〉大辞典》初版至今，得到广大读者、学者、专家的厚爱与支持，目前各个医药书店及网上书店均已脱销，应读者、学者、专家要求并期盼《〈伤寒杂病论〉大辞典》尽早重印或修订出版。此次修订重点对原有遗漏的词条给予增补，对个别错字给予纠正，改“用药要点”为“解读方药”，并进行全面增补修订，还遵循仲景方药用量对药物用量给予修订增补，通过此次修订力争使《〈伤寒杂病论〉大辞典》内容更加充实、完善及实用。

《〈伤寒杂病论〉大辞典》是第一部继王叔和等人将《伤寒杂病论》分为《伤寒论》和《金匮要略》之后又合而为一地全面、系统地剖析、解读《伤寒杂病论》字、词、句的工具书，也是第一部站在《伤寒杂病论》全书高度进行研究、总结及归纳其理论体系及应用的工具书，更是第一部能够全面、系统、科学地研究《伤寒杂病论》字、词、句在辨证论治中的准确含义及其临床应用指导价值，并将其理法方药更加密切联系临床实践，成为指导临床应用的重要研究成果用书。

长期以来，诸多研究者往往从研究《伤寒论》角度研究《伤寒论》，从研究《金匮要略》角度研究《金匮要略》，这样虽然对研究《伤寒论》和《金匮要略》有所帮助，但研究的内容和方法必定有一定的局限性及片面性，因此修订《〈伤寒杂病论〉大辞典》仍从整体中研究《伤寒杂病论》，引导、学习、研究及应用《伤寒杂病论》字、词、句必须高瞻远瞩，统筹兼顾，避免顾此失彼，达到学习、研究、应用《伤寒杂病论》字、词、句能够实现“会当凌绝顶，一览众山小”的目标。

学习及研究《伤寒杂病论》既需要有比较全面的理论指导性文献，又需要拥有比较切合临床指导性的文献，此次修订《〈伤寒杂病论〉大辞典》的目的之一就是以研究《伤寒杂病论》字、词、句强化深化《伤寒杂病论》理论学习的高度和深度，之二就是通过应用《伤寒杂病论》字、词、句之间的辨证关系进一步深化应用《伤寒杂病论》理论以更好地指导临床。

本次修订如同初稿一样，仍由本人亲自执笔撰写，借修订再版之机，感谢责任编辑邓为主任及广大读者对本书的支持和厚爱，同时也为本书编写独有的思路及方法给读者临床辨治疾病提供有益思路及方法而高兴。亦恳请读者提出宝贵意见，以便今后再次修订及提高。

王　付

2016 年 12 月

编者按：本书第一版以《〈伤寒杂病论〉字词句大辞典》为名出版，此次重新修订，以《〈伤寒杂病论〉大辞典》再版。

第一版前言

夫行必由迳，出必由户。欲为名医，非读《伤寒杂病论》则不能升堂入室。

《〈伤寒杂病论〉字词句大辞典》是第一部解读《伤寒杂病论》，帮助学习和使用《伤寒杂病论》的工具书，也是第一次全面、系统、科学地研究《伤寒杂病论》字、词、句在辨证论治中的准确含义及其应用价值，将《伤寒杂病论》理法方药密切联系临床实践，指导临床应用的成果。

《伤寒杂病论》是经典临床医学著作，因其言辞简略，寓意深奥，变化万千，非浅闻寡见所能及。要想学《伤寒杂病论》用时最少，获取最多，收效最快，理解最透，消化最精，体会最深，运用最佳，就必须全面理解、如实把握《伤寒杂病论》字、词、句在辨证论治中的准确含义及其应用价值。学生及临床医生因为没有合适的、满意的、理想的工具书，往往花费大量时间而收获较少。《〈伤寒杂病论〉字词句大辞典》正是指导学生学习、临床医生应用，并能解决常见问题、疑难问题的重要工具书。

《〈伤寒杂病论〉字词句大辞典》条目释义准确，解说条目科学实用，内容翔实，说理有根有据。例如："上"字，根据"上"字在不同的语言环境中有不同含义，经过全面、系统的研究、分析，然后归纳为19个方面，条分缕析，一目了然，具体内容详见"上"字相关条目。又如，词句条目中"阴气衰者为癫""阳气衰者为狂"之"衰"字，若从"虚弱""衰退""衰弱""亏损""不足"等方面解释，均不符合《伤寒杂病论》原文医理。因阴虚则阳盛，阳盛则为狂而非为癫；又阳虚则阴盛，阴盛则为癫而非为狂。若能将"衰"字解释为"邪气乘机侵入"，于医理于文理均通。可见，认识"阴气衰"证机，是指邪气乘机侵入于阴而为癫证；认识"阳气衰"证机，是指邪气乘机侵入于阳而为狂证。可见原文"衰"字，当寓"邪气乘机侵入"，切不可将"衰"字理解为阴气阳气衰竭之"衰"。于此只有从《伤寒杂病论》原文角度解释，才能辨清"衰"字在临床中的辨证意义。

在学习中面对《伤寒杂病论》中字、词、句似懂非懂，或一知半解，或无法准确理解；在临床中遇到顽固性"头痛"，或"腹痛"，或"胁痛"，或"心烦"，或"咳嗽"，或"身痒"，或"身体疼痛"，等等病证，若没有确切的、合适的辨证方法或治疗措施，借读《〈伤寒杂病论〉字词句大辞典》既能从辨证论治角度理解字、词、句的准确含义，又能从字、词、句角度明白辨证论治的精髓奥妙，从而达到点拨思维、排忧解难之目的。

编写本书参考了数百种相关著作，并融入笔者多年来研究、运用《伤寒杂病论》的心得。本书既重视医理，又兼顾文理，字字推敲、词词琢磨、句句斟酌，八度春秋，数易其稿，因作者水平有限，可能有错漏之处。恳请读者提出宝贵意见，以便今后修订与提高。

王　付

2003年10月

凡　例

1.《伤寒杂病论》是张仲景所命书名，其后，经晋代王叔和及宋代林亿等人编次整理，将《伤寒杂病论》分为《伤寒论》与《金匮要略》两书。本书书名仍然沿用《伤寒杂病论》原书名。

2. 本书字、词、句条目是以《伤寒杂病论》用字、用词及用句为研究对象而提取的，共收录“字”“词”“句”8306条，其中“字”是研究的基本单位，“词”是研究辨证论治的核心部分，“句”是研究相关内容的连接。

一、释义

1. 条目对“字”的解释只限于《伤寒杂病论》，超出《伤寒杂病论》部分不做解释及注音。凡多义字，根据不同字义分别用①②③……分项。

2. 条目对“ 词”的提取和解释包括：

（1）常见的症状，如发热、头痛、潮热、盗汗等。

（2）中医药学专用词组，如热在中焦、热气有余、中风、中热、正邪分争、胞门寒伤、经水前断等。

（3）具有相对独立意义的词组，如新产、半产、八枚、八味、八升等。

（4）药物名称，如人参、鳖甲等。

（5）方剂名称，如桂枝人参汤、抵当汤等。

凡多义词，根据不同词义分别用其一、其二、其三……分项。所释词义见诸其他条目，则注明“详见‘××’项”，或“详见‘××’页‘××’其×项”。

3. 条目对“句”的解释主要有：

（1）将《伤寒杂病论》原文的句子翻译为白话文。

（2）根据“句子”在原文中的含义，进一步解释句子在原文中的辨证论治精神。

二、注音

1. 字目用汉语拼音字母注音，标明声调（轻声不标）。

2. 单字有多个读音的，在第一次出现时分别注音，另行起排。

三、排序

1. 本书条目以字设条，条目编排以汉语拼音为序。

2. 每个条目释义顺序为：先释字义，对字义逐项分析；后释词义或句义，所释词、句的内容编排按《伤寒杂病论》原文编码先后编排。

例如：

气：qì

字：❶人体正气，与邪气相对而言，主要论述正气有抵抗外邪、保卫机体、与邪气相斗争的作用。如97条：“血弱气尽，腠理开，邪气因入，与正气相搏，结于胁下。”❷阴阳二气，如第十四30条：“阴阳相得，其气乃行，大气一转，其气乃散。”❸人体脏腑组织器官的生理功能。如230条：“上焦得通，津液得下，胃气因和，身濈然汗出而解。”❹阳气。如第六1条：“但以脉自微涩，在寸口关上小紧，宜针引阳气，令脉和紧去则愈。”❺致病因素。如173条：“伤寒，胸中有热，胃中有邪气。”又如第二18条：“盖发其汗，汗大出者，但风气去，湿气在，是故不愈也。若治风湿者，发其汗，但微微似欲出汗者，风湿俱去也。”❻水气病理。如40条：“伤寒表不解，心下有水气。”又如第十四3条：“寸口脉沉滑者，中有水气，面目肿大，有热，名曰风水。”❼病理概念。如67条：“心下逆满，气上冲胸，起则头眩。”❽肿胀。如第五10条：“乌头汤方：治脚气疼痛，不可屈伸。”❾病证。气喘，气短。如第七6条：“咳而上气，喉中有水鸡声。”❿面色。包括常色与病色。如第一3条：“病人有气色见于面部。”⓫物质，阴血。如第十四30条：“阳气不通即身冷，阴气不通即骨疼；阳前通则恶寒，阴前通则痹不仁。”⓬穴名。如第十一20条：“尺中，积在气冲。”⓭放屁。如209条：“汤入腹中，转矢气者，此有燥屎也，乃可攻之。”⓮方名。如大承气汤、小承气汤。⓯专指肾阴肾阳，如肾气丸中所言肾气。⓰特指脏腑之气，包括气血阴阳。如心气、脾气、肾气、胃气等。⓱邪热。如第十三2条：“气盛则溲数，溲数即坚，坚数相搏，即为消渴。”

词目、句子：气分、气上冲、气上冲者加桂枝三分、气上冲胸、气上冲咽、气上冲喉咽不得息、气上冲喉咽、气上冲心、气上撞心、气从少腹上冲心、气从小腹上冲胸咽、气痞、气逆欲吐、气色、气盛则数溲、气强则为水、气击不去、气转膀胱、气利、气街、气冲、气冲急痛、气不和、气不通、气短，详见正文具体内容。

3. 词、句既见于《伤寒论》，又见于《金匮要略》，先释《伤寒论》词、句，后释《金匮要略》词、句，并按《伤寒论》原文编码及《金匮要略》原文编码先后次序编排。

例如：

亡津液：

其一，表里兼证，如58条：“凡病，若发汗，若吐，若下，若亡血，亡津液，阴阳自和者，必自愈。”仲景言“亡津液”者，当指津液损伤比较明显。

其二，阳明热证的病因，如181条：“太阳病，若发汗，若下，若利小便，此亡津液，胃中干燥。”指出因辨证不当，复加治疗未能切中证机而损伤津液，导致病证发生变化。

其三，阳明热结自愈证，如203条：“以亡津液，胃中干燥，故令大便硬脾。”指出阳明素体阴津不足，复因治疗不当又损伤津液。

其四，阳明病证与太阳病证相兼，如245条：“太过者，为阳绝于里，亡津液，大便因硬也。”指出里有邪热而伤津，复因解表不当又伤津，因此导致津液大伤的病理病证。

其五，虚热肺痿证，如第七1条：“或从汗出，或从呕吐，或从消渴，小便利数，或从便难，又被快药下利，重亡津液，故得之。”指出虚热肺痿证的主要病理之一是阴津不足，其原因是多方面的，临证必须全面辨证，不可顾此失彼。

其六，脾胃阳郁夹热水气证，如第十四5条：“假如小便自利，此亡津液，故令渴也。”《金匮要略直解·水气病》：“若小便自利，此亡津液而渴，非里水之证，不用越婢也。越婢加术汤当在故令病水之下。”仲景指出脾胃阳郁夹热水气证在其病变过程中有时出现口渴，但应与亡津液之口渴相鉴别，审亡津液之口渴，有因邪热伤津所致者，也有因津从小便而亡失所致者，切当全面认识。

四、索引

1. 字目笔画检索按部首分部排列，同部首的字按笔画数顺序排列。

2. 引用《伤寒论》原文编码用阿拉伯数字加注于引文之前。

例如：“62条：发汗后，身疼痛，脉沉迟者，桂枝加芍药生姜各一两人参三两新加汤主之。”

3. 引用《金匮要略》原文编码以每篇编次次序（用汉语大写数字）及篇中编码（用阿拉伯数字）加注于引文之前。

例如：“第二12条：太阳病，无汗而小便反少，气上冲胸，口噤不得语，欲作刚痉，葛根汤主之。”

4. 引用原文既见于《伤寒论》，又见于《金匮要略》两书者，既引用《伤寒论》原文编码，又引用《金匮要略》每篇编次次序及篇中编码。

如306条。又如“第十七42条：少阴病，下利，便脓血者，桃花汤主之”。

五、例证

1. 解释字、词、句，均举《伤寒杂病论》原文用句为证。

2. 解释字、词、句所引用历代相关研究文献都标明书名及篇名。

如趺蹶：病人足背僵硬，行动不便。见太阳经伤证，如第十九1条：“病趺蹶，其人但能前，不能却，刺腨入二寸，此太阳经伤也。”《金匮悬解·趺蹶手指臂肿转筋阴狐蛔虫病》：“病趺蹶，其人能前不能却，足趺硬直，能前走而不能后移也。”辨“趺蹶”，“趺”者，脚背也；“蹶”者，足背僵硬，行动不便。其证机是太阳经气筋脉由机械外力而损伤，经气筋脉屈伸机关不利。

六、其他

1. 本书药物名称外文是拉丁文。

2. 本书词、句条目均加用括号，如【头痛】等。

3. 用药剂量根据明代李时珍于《本草纲目》中说：“今古异制，古之一两，今用一钱可也。”复如清代程知于《伤寒经注》中说：“大约古用一两，今用一钱足也。”李氏、程氏所说“古”当指东汉时期，所说的“今”是指其所处的时代。又，李氏、程氏所言“今”与当今之“今”的用量单位没有变化，所以，《伤寒杂病论》方药1两应折算为3g。又，有些方剂言剂量为“分”者，此“分”字不是十黍为一铢，六铢为一分，四分为一两之“分”字，而是言经方中用量各占多少比分之“分”字，此分不能折算为0.8g左右，为了便于统一应用为国际标准计量单位，故将经方中比分之“分”折为3g，可供临床参考。

1斤=16两=50g

1两=4分=24铢=3g

1斗（重量）=10升=100合=180~300g

1斗（容量）=10升=100合=600~800mL

1方寸匕=6~9g

1钱匕=1.5~1.8g（仲景于方中言“钱”者，当指钱匕）

1尺=30g

鸡子大（即鸡蛋黄大小）=48~50g

1盏=50~80mL

注：仲景言几枚、几个等，均以实物折算为准。

4. 本书所选药物成分及药理作用，查阅并引用近30年来国内外相关研究期刊及书籍达数千册（种），为了保证辞典的内容简明与重点突出，书中有许多资料只引用相关研究文献具有综合性的一句话或几个字，因引用文献资料非常多，故未能一一注明。

5. 本书引用具有综合性代表性研究文献如：

（1）王付．经方药症与方证．人民军医出版社，2007.

（2）郑虎占，董泽宏，佘靖．中药现代研究与应用（1~6卷）．学苑出版社，1997.

（3）黄泰康．常用中药成分与药理手册．中国医药科技出版社，1994.

（4）王付．经方药物药理临证指南．中医古籍出版社，1999.

6.《伤寒杂病论》版本是以全国高等中医院校《伤寒论》《金匮要略》教材为据。因《伤寒论》《金匮要略》教材是以宋代治平本、明代赵开美复刻本为蓝本，所以本书引用《伤寒论》原文依宋代治平本、明代赵开美复刻本《伤寒论》，并参照陈亦人主编《伤寒论译释》为蓝本；《金匮要略》原文依宋代治平本、明代赵开美复刻本《金匮要略方论》为蓝本。《伤寒论》《金匮要略》原文编码及断句参照《伤寒论》《金匮要略》教材及本书作者编著《伤寒杂病论临床用方必读》编次次序，查阅《伤寒杂病论》原文编码及断句详见本书后附的张仲景《伤寒杂病论》原文。

总 目 录

检索目录

一、音序检索目录

C

G

H

K

M

R

S

T

W

X

Y

Z

二、笔画检索目录

一画

二画

三画

四画

五画

六画

七画

八画

九画

十画

十一画

十二画

十三画

十四画

十五画

十六画

十七画

十八画

三、药物检索目录

四、方剂检索目录

四画

五画

六画

七画

八画

九画

十画

十一画

十二画

A

艾 ài ❶药名：艾叶。❷方名：如胶艾汤。

【艾叶】艾叶为菊科多年生草本植物艾的叶。

别名：冰台，医草。

性味：苦、辛，温。

功用：温经止血，调经散寒，安胎止漏。

主治：月经不调，漏血，血崩，咯血，衄血，便血，不孕，胎动不安，咳嗽气喘。

《本草从新》曰：“逐寒湿，暖子宫，止诸血，温中开郁，调经安胎。”

入方：见胶艾汤、柏叶汤。

用量：

用量		经方数量	经方名称
古代量	现代量		
三两	9g	1方	胶艾汤
三把	15g	1方	柏叶汤

注意事项：阴虚血热者慎用。

化学成分：主含挥发油，其成分是水芹烯，毕澄茄烯，α-水芹烯，莰烯，α-雪松烯，α-罗勒烯，桧烯，α-蒎烯，β-蒎烯，β-谷甾醇，β-香叶烯，松油烯，α-松油烯，反式-香苇醇，乙酸龙脑酯，榄香醇，松油醇-4，顺式-胡椒醇，香茅醇，愈创木醇，异龙醇，α-萜品烯醇，香芹酮，棕榈酸乙酯，油酸乙酯，亚油酸乙酯，羽扇烯酮，乙酸羽扇烯酮，乙酸α-香树素，乙酸β-香树素，黏霉酮，羊齿烯酮，24-亚甲基-环阿坦酮，西米杜鹃醇，反式-苯亚甲基丁二酸，α-侧柏酮，1，8-桉油素，小茴香酮，优香芹酮，异戊基环己烯-1，龙脑，胡椒酮，α-金合欢烯，α-玷巴烯，顺式-β-金合欢烯，反式-β-金合欢烯，β-蛇床烯，β-姜黄烯，β-没药烯，α-创愈木烯，β-榄香烯，α-榄香烯；其脂溶性成分：5，7-二羟基-6，3′，4′-三甲氧基，5-羟基-6，7，3′，4′-四甲氧基黄酮。

药理作用：抗菌作用（α-溶血链球菌，β-溶血链球菌，白喉杆菌，假白喉杆菌，肺炎链球菌，金黄色葡萄球菌，柠檬色葡萄球菌，白色葡萄球菌，枯草杆菌，大肠杆菌，变形杆菌，伤寒及副伤寒杆菌，绿脓杆菌，产碱杆菌，结核杆菌），抗真菌作用（许兰氏黄癣菌，许兰氏黄癣菌蒙古变种，同心性毛癣菌，堇色毛癣菌，红色毛癣菌，絮状表皮癣菌，铁锈色小芽孢癣菌，足跖毛癣菌，趾间毛癣菌，狗小芽孢癣菌，石膏样毛癣菌，申克氏孢子丝菌，斐氏酿母菌等），平喘作用（抑制肺组织释放SRS-A；具有直接拮抗SRS-A的作用，并能抑制器官平滑肌释放SRS-A等），利胆作用（使胆汁流量增加），保肝作用，抑制血小板聚集作用，止血作用（促进血液凝固），抗炎作用，解热作用，镇静作用，对心脏有抑制作用，抗过敏作用等。

爱 ài 爱，即爱护，加惠，关心。如仲景序：“而进不能爱人知人，退不能爱身知己。”

【爱人知人】关心他人与了解他人。见仲景序：“而进不能爱人知人，退不能爱身知己。”

【爱身知己】珍惜自己与了解自己。见仲景序：“而进不能爱人知人，退不能爱身知己。”

安 ān❶安静，安定，安宁。如61条：“昼日烦躁不得眠，夜而安静，不呕，不渴，无表证。”❷安全，稳定，健康，气血和调。如第一2条：“若五脏元真通畅，人即安和。”又如第二十二8条：“行其针药，治危得安；其虽同病，脉各异源；子当辨记，勿谓不然。”❸安逸，舒服。如251条：“得病二三日……至四五日，虽能食，以小承气汤少少与，微和之，令小安。”❹安藏，安居。如第十一12条：“邪哭使魂魄不安者，血气少也。”❺安放，安置。如312条苦酒汤用法中言：“内半夏，著苦酒中，以鸡子壳置刀环中，安火上，令三沸。”❻代词。哪里，怎么，什么。如仲景序：“皮之不存，毛将安附焉。”❼调理，建立。如第二十一10条：“妇人乳中虚，烦乱，呕逆，安中益气。”❽年号。如仲景序：“建安纪年以来，犹未十稔。”

【安和】人体脏腑气血调和，即健康无病。见脏腑发病与致病因素，如第一2条：“若五脏元真通畅，人即安和。”指出疾病的发生与脏腑之气是否正常有着密切的关系，只有重视保持脏腑气血调和，人才能健康无病，亦即“正气存内，邪不可干”。

【安静】思维敏捷，魂安神定，舒适安宁。仲景所论特指病理性安静，与“烦躁”相对而言。详见“夜而安静”项。

【安火上】先将用药置于药具内，然后将药具安置于火上，以煎煮方药取汁为用。如312条苦酒汤用法中言：“内半夏，著苦酒中，以鸡子壳置刀环中，安火上，令三沸。”这是煎煮方药的一种特殊方法，具有特定的治疗意义。

【安中益气】调理脾胃，补益中气。见妇人产后脾胃虚热烦逆证，如第二十一10条：“妇人乳中虚，烦乱，呕逆，安中益气。”指出脾胃气虚，热从内生，脾胃升降气机被邪热所扰；其治以竹皮大丸，调理脾胃，补益中气，清热通阳。

按 àn❶向下压，向下按。如151条：“按之自濡，但气痞耳。”❷摸脉，切脉。如178条：“脉按之来缓，时一止复来者，名曰结。”❸依照，按照。如30条：“证象阳旦，按法治之而增剧。”❹按摩，疏通，理气，调血。如第十一20条：“槃气者，胁下痛，按之则愈，复发为槃气。”❺仔细审度，详细观察。如第十21条：“寸口脉浮而大，按之反涩，尺中亦微而涩。”❻脉诊。如仲景序：“按寸不及尺，握手不及足。”

【按法】依照医学基本知识与方法而诊治病证。详见“按法治之而增剧”项。

【按法治之而增剧】依照医学基本知识与方法而治疗病证反而出现病证加重。见太阳病证与阴阳两虚证相兼，如30条：“证象阳旦，按法治之而增剧，厥逆，咽中干。”仲景于此主要揭示辨证仅依据医学基本理论知识以应付复杂的病证表现，肯定是不能满足临床需要的，若辨证不能知此知彼，不能统揽全局，稍有顾此失彼，则有可能导致辨证失误与治疗错误，即会加重病证。同时仲景又暗示辨证必须具备精通而娴熟的医学知识，辨证不能仅仅局限在某一方面，必须全面权衡病证表现，才能避免辨证与治疗失误。

【按之痛】按压病变部位则疼痛。

其一，结胸证，如128条：“问曰：病有结胸，有脏结，其状何如？答曰：按之痛，寸脉浮，关脉沉，名曰结胸也。”其证机是饮邪结于胸脘腹，壅滞气机而不通，按之则气机更为壅滞不通。在辨结胸病证时，还要仔细观察、揆度病变证机寒热属性，以法审明病变证机所在，合理采用相应的治法，选择恰当的方药，以使方药与证机相应。

其二，冷结膀胱关元证，如340条：“病者手足厥冷，言我不结胸，小腹满，按之痛者，此冷结在膀胱关元也。”《伤寒内科论·辨厥阴病脉证并治》：“病在下焦，寒结而阴凝，阳气不通则小腹满，按之痛。”其证机是寒气结于膀胱关元，阻滞阳气不能外达，阴阳之气不相顺接，按之则气机更加滞涩；其治当温暖膀胱关元，散寒通阳。

【按之气不通】按压病变部位则气机阻滞不通。详见“久按之气不通”项。

【按之则痛】按压病变部位则疼痛。见胃脘痰热证，如138条：“小结胸病，正在心下，按之则痛，脉浮滑者。”《医宗金鉴·伤寒论注》：“小结胸，邪浅热轻，病正在心下硬满，按之则痛，不按不痛。”《伤寒内科论·辨太阳病脉证并治》：“本论‘按之则痛’有别于大结胸‘痛不可近’证，以示小结胸病痰热阻结较大结胸证为浅为轻，并暗示本证非以痛为主，而以痞满为特征，仅‘按之则痛’。”其证机是邪热与痰饮相互搏结于胃脘，阻滞气机而不通，按之则痰热更加滞涩不通；其治以小陷胸汤，清热涤痰开结。

【按之心下满痛】心下痞塞按之既满又痛。见胆胃热结证，如第十12条：“按之心下满痛者，此为实也。”《金匮要略心典·腹满寒疝宿食病》：“按之而满痛者，为有形之实邪。”其证机是邪热侵袭胆胃，胆热内逆，胃热内结，气机阻滞不通；其治以大柴胡汤，清少阳，泻阳明。

【按之心下坚】按压胃脘部则坚硬。见阳明热结旁流重证，如第十七37条：“下利，三部脉皆平，按之心下坚者。”《医宗金鉴·呕吐哕下利病》：“下利，按之心下坚者，实也。”其证机是阳明热结旁流重证，实邪阻结，壅塞心下，浊气梗阻，按之则气机不通；其治以大承气汤，攻下实热内结。

【按之心下濡】按压胃脘部柔软则柔和濡软。见阳明热郁证，如375条，又如第十七44条：“下利后，更烦，按之心下濡者，为虚烦也。”《伤寒内科论·辨厥阴病脉证并治》：“特言‘按之心下濡者’以揭示辨阳明热郁证与阳明热结证有类似，当加以甄别。”其证机是无形邪热与胃气相搏结，清浊之气升降失常而壅滞。审证是无形之邪相结，故按压胃脘部柔和濡软；其治以栀子豉汤，清宣郁热。

【按之自濡】按压胃脘腹部柔和濡软。见脾胃痞证，如151条：“脉浮而紧，而复下之，紧反入里，则作痞，按之自濡，但气痞耳。”《伤寒论条辨·辨太阳病脉证并治下》：“濡与软同，古字通用，复亦反也。……濡，言不硬不痛，而柔软也。痞，言气隔不通而痞塞也。”辨脾胃痞证，其证机是脾胃之气，当升而不升，当降而不降，清浊之气壅滞于心下且无实邪相结；其审证要点是：“按之自濡，但气痞耳。”

【按之濡】按压胃脘腹部柔和濡软。见脾胃热痞证，如154条：“心下痞，按之濡，其脉关上浮者。”《伤寒溯源集·结胸心下痞》：“按之濡，即所谓气痞也。”其证机是邪热在脾胃，脾胃清浊之气被邪热所搏结而壅滞于心下；其治当清泻脾胃无形之热，以大黄黄连泻心汤。

【按之石硬】按压胃脘部像按压石头一样坚硬。见热实结胸证，如135条：“伤寒六七日，结胸热实，脉沉而紧，心下痛，按之石硬者。”其证机是水饮之邪与胃脘之浊气相互搏结而壅滞不通，病为有形之邪相结，故按之石硬；其治当攻逐饮邪，泻下邪热，以大陷胸汤。

【按之紧如弦】切脉脉紧如同弦脉一样不柔和。见太阳湿热痉证，如第二9条：“夫痉脉，按之紧如弦，直上下行。”《金匮要略心典·痉湿暍病》：“紧如弦，即坚直之象。”《医宗金鉴·痉湿暍病》：“按之紧，劲急之象也；如弦，直行之象也。”指出痉病之脉状劲急强直，弦紧而不柔和，其证机是湿热浸淫经脉血脉，经气为湿热所壅滞而不通，故切脉脉紧如弦。

【按之不移】脉紧弦而推按之不易移动。见阳明实寒证基本脉证，如第十20条：“其脉数而紧乃弦，状如弓弦，按之不移。”揭示辨寒证脉数的具体特征及形象，其证机是寒气凝结，脉气为寒气所凝，经气不利，血气不和，脉气失和，故推按之不移。

【按之益躁疾】切脉脉浮而坚实且兼数急无柔和之象。见心病危证，如第十一11条：“浮之实如丸豆，按之益躁疾者，死。”《金匮发微·五脏风寒积聚病》：“心脉之绝，内经云但钩无胃。谓如带钩之坚实数急而不见柔和也。此云之实，如麻豆，即以坚实言之。按之益躁疾，即以数急不见柔和言之也。”因心主血脉，心气大衰而竭绝，心气不能内守，血脉不得心气所和，脏真之气外露，脉气外越而躁乱，故脉急促而兼躁动。

【按之如覆杯洁洁】脉浮而大且坚，若稍用力按之则又似有似无。见脾病危证，如第十一14条：“脾死脏，浮之大坚，按之如覆盃洁洁，状如摇者。”《金匮发微·五脏风寒积聚病》：“脾脉之绝，内经言但代无胃，而不举其覆状。此言浮之坚，按之如覆杯洁洁，即但代无胃之的解也。浮取似实，重按绝无。或如杯中酒空，覆之绝无涓滴。”其证机是脾气欲绝，后天乏源，气血生化之源匮竭，脉气暴露而绝源。

【按之如索不来】切脉轻取浮弱而沉取则紧弦如转索且无往来流利柔和之象。见肝病危证，如第十一6条：“肝死脏，浮之弱，按之如索不来，或曲如蛇行者。”《金匮要略直解·五脏风寒积聚病》：“肝脏死，浮之弱，失肝之职，而兼肺之刑，按之不如弦而如索，如索，则肝之本脉已失，不来，则肝之真气已绝。”指出肝主疏泄气机与血脉，肝病危证，肝气欲竭而不能疏泄条达，血脉不得肝气所疏，则按之如紧弦且无往来流利之感。

【按之乱如转丸】切脉轻取浮坚而沉取则如丸子乱转而无规律，并无柔和之象。见肾病危证，如第十一17条：“肾死脏，浮之坚，按之乱如转丸，益下入尺中者。”《金匮发微·五脏风寒积聚病》：“曰按之乱如转丸，益下入尺中，是躁疾坚硬，动至尺后，而无柔和之象也。”因肾主先天，为元气之本，肾病危证，元气大竭大伤，元气暴露于外，亏竭于内，脉无肾气所主，故脉躁动而无柔和、无规律。

【按之反涩】仔细审察脉象形态是涩。见阳明宿食重证，如第十21条：“寸口脉浮而大，按之反涩，尺中亦微而涩，故知有宿食。”《金匮要略心典·腹满寒疝宿食病》：“按之脉反涩者，脾伤而滞，血气为之不利也。”其证机是宿食阻结，浊气攻冲，腑气不通，气血郁滞凝结而脉气不利。

【按寸不及尺】脉诊仅切寸脉而不到尺脉。如仲景序：“按寸不及尺，握手不及足。”

【按之则愈】推拿按摩则病证可向愈。见积聚病证，如第十一20条：“槃气者，胁下痛，按之则愈，复发为槃气。”审证是饮食积滞证，若非有痼疾，其治则当以推拿按摩，推拿按摩则能增强肠胃运动，促进消化，消除积滞，病可向愈。若有痼疾，治以推拿按摩仅可缓解症状，但不能达到预期治疗目的，对此一定要有正确的认识与了解。

【按之没指】皮肤肿胀以手按之凹陷而不起，亦即肿胀凹陷而淹没手指。见皮水证，如第十四1条：“皮水，其脉亦浮，外证胕肿，按之没指，

A

不恶风，其腹如鼓，不渴，当发其汗。”其证机是水气在脾，脾不得运化水津而为水气，水气泛溢于内外，充斥于肌肤，以手指按之则凹陷且一时又不能复原，故曰按之没指；治当健脾利水，渗利水湿。

【按之濡如肿状】按压腹部濡软但似有肿胀物一样。见肠痈寒湿证，如第十八3条：“肠痈之为病，其身甲错，腹皮急，按之濡，如肿状，腹无积聚，身无热，脉数，此为肠内有痈脓。”审证是肠痈寒湿证，因其为寒湿与血气相结，而不同于寒湿与肠中糟粕相结，故其腹部按之濡软但又似有肿胀物一样，即以手按之似有物阻而又无燥屎之结；其治以薏苡附子败酱散。

【按之即痛如淋】按压病变部位即刻出现如淋证刺痛一样。见肠痈热瘀证，如第十八4条：“肠痈者，少腹肿痞，按之即痛如淋，小便自调。”《金匮要略直解·疮痈肠痈浸淫病》：“肿则形于外，痞则著于内，少腹既已痞肿，则肠痈已成，故按之即痛也。”其证机是邪热与血相结而不通，并灼腐肌肉而为痈；治当泻热凉血、化瘀散痈，以大黄牡丹汤。

【按之弱如葱叶】切脉浮虚如同葱叶漂浮水面一样且无力。见肺病危证，如第十一3条：“肺死脏，浮之虚，按之弱如葱叶，下无根者，死。”《金匮要略直解·五脏风寒积聚病》：“内经曰：真肺脉至，如以羽毛中人肤，非浮之虚乎；葱叶，中空草也，若按之弱，如葱叶之中空；下又无根，则浮毛虚弱，无胃气，此真脏已见，故死。”《金匮要略心典·五脏风寒积聚病》：“肺将死而真脏之脉见也。”因肺主气，肺病危证，肺气不能辅佐心主血脉，肺气浮越于外而不得主持于内，故脉浮虚如同葱叶漂浮水面一样且无力。

【按之不痛为虚】以手按压病变部位若没有出现疼痛则为虚证。见太阴脾虚证实证的辨证要点，如第十2条：“病者腹满，按之不痛为虚，痛者为实，可下之。”《金匮要略方论本义·腹满寒疝宿食病》：“无形之虚气作痞塞，则按之无物，何痛之有？”辨太阴脾腹满按之痛与不痛最为紧要，其证机若是实，按之则气机更加壅滞不通，不通则痛，其治当祛实；若是虚，按之则正气得以内守，阳气得以温煦，故按之不痛，其治当温补。辨虚证有气虚、阳虚之别；实证有在气在血之不同，临证皆当审证求机，以法论治。

【按之不可得】病人的病变部位不允许按压。见太阳病证与阳明病证相兼，如48条：“其人躁烦，不知痛处，乍在腹中，乍在四肢，按之不可得，其人短气，但坐，以汗出不彻故也。”仲景论述太阳病在其病变过程中，有时则会出现一些特殊的症状如面赤，烦躁，游走性疼痛而拒按，短气，不能平卧即但坐等。其证机是太阳营卫之气与邪气相搏而郁滞，经气不通且被邪气所肆虐，按之则气机更加滞涩，故按之则疼痛。

【按之绝】脉浮弱，以手按之似绝欲无。详见“浮弱手按之绝”项。

【按其手足上陷而不起】以手按压病人手足肌肉则凹陷不起。见水气病证，如第十四3条：“视人之目窠上微拥，如蚕新卧起状，其颈脉动，时时咳，按其手足上，陷而不起者，风水。”《素问·水热穴论》：“上下溢于皮肤，故曰胕肿，胕肿者，聚水而生病也。”其证机是水气内停而逆乱上下，走窜肌肤而外溢。辨水气里证有在肺、在肾、在脾之不同，论治之际，必须权衡病证表现孰轻孰重，以法确立相应治疗措施。

黯

àn黯，即黯然无泽。如第六18条：“内有干血，肌肤甲错，两目黯黑，缓中补虚。”

【黯黑】两目色泽黯然无华。详见“两目黯黑”项。

熬

āo❶久煮。如310条猪肤汤用法中言：“加白蜜一升，白粉五合，熬香，和令相得，温分六服。”❷炒，焙。如112条桂枝去芍药汤加蜀漆牡蛎龙骨救逆汤方中言：“牡蛎，熬。”又如141条三物白散方中言：“巴豆去皮尖，熬黑。”

【熬令赤色】将荛花炒至赤红色。如40条小青龙汤用法中言：“熬令赤色。”指出药用荛花经炒至赤色，则有利于增强荛花的治疗作用，同时也减弱荛花的峻性烈性。

【熬令黄色】将葶苈子炒至赤黄色。如第七11条葶苈大枣泻肺汤方中言：“葶苈子，熬令黄色，捣丸如弹子大，二十枚（10g）。”指出将葶苈子炒为黄色，则可增强其泻肺止咳平喘作用。

【熬香】将药久煮至香味散出。如310条猪肤汤用法中言：“加白蜜一升，白粉五合，熬香，和令相得，温分六服。”指出将药久煮熬香，则标志方药煎煮已恰到好处，则可增强治疗作用。

【熬焦】将蜘蛛炒或焙成焦黄色。如第十九 4 条蜘蛛散方中言："蜘蛛熬焦，十四枚。"指出将蜘蛛炒或焙至黄色，可减其毒性，增强其治疗作用。

【熬黄】将瓜蒂炒或焙至黄色。如 166 条瓜蒂散方中言："瓜蒂，熬黄。"指出将瓜蒂炒或焙至黄色，主要是减弱瓜蒂峻猛上涌之性。

【熬黑】将巴豆炒至焦黑色。如 141 条三物白散方中："巴豆去皮尖，熬黑，研如脂。"指出将巴豆炒至黑色，主要是增强巴豆涤痰作用，减弱其峻猛泻下之性。

懊 ào 懊，即烦恼。如 76 条："若剧者，必反复颠倒，心中懊侬，栀子豉汤主之。"

【懊侬】胸中或心中烦闷不舒，似有无可奈何，卧起不安。详见"心中懊侬"诸项。

B

八 bā 八，即数目词。如 20 条桂枝去芍药汤方中言："附子炮，去皮，破八片，一枚（5g）。"

【八片】将 1 个附子切为八片。如 20 条桂枝去芍药汤方中言："附子炮，去皮，破八片，一枚（5g）。"

【八合】取煎煮大枣药汁用量 8 合（48～64mL）。如 152 条十枣汤用法中言："先煮大枣肥者十枚，取八合，去滓。"

【八九日不解】病证在其病变过程中已 8～9 天没有被解除，或指病程较久。见太阳伤寒重证，如 46 条："太阳病，脉浮紧，无汗，发热，身疼痛，八九日不解，表证仍在。"指出太阳病在通常情况下，于 8～9 天应当向愈，若病证不解，则当积极治疗。

【八枚】用半夏 8 枚（约 12g）。如第七 6 条射干麻黄汤方中言："半夏大者，洗，八枚。"

【八两】八两指约 24g。如第十 11 条厚朴三物汤方中："厚朴炙，去皮，八两（24g）。"

【八月八采】农历八月初八是采集王不留行入药的最佳时间。如第十八 6 条王不留行散方中言："王不留行八月八采，十分（30g）。"指出采集药材与季节有一定的关系，提示采集药材一定要适时，此对提高治疗效果大有裨益。

【八味】8 味药。如 262 条麻黄连轺赤小豆汤用法中言："上八味，以潦水一斗，先煮麻黄，再沸，去上沫。"又如八味肾气丸等是也。

【八分】或言将方药用水煎煮后取其八成左右，即煎煮方药的标准是取用水的十分之八或 8/10。或言药物之间用量的比例关系。如第四 4 条白虎加桂枝汤用法中言："每五钱，水一盏半，煎至八分，去滓。"又如第五 11 条侯氏黑散方中言："桔梗八分"。

【八分一匕】将方中药粉分为八份，每份重量约一钱匕即 1.5～1.8g。如第十九 4 条蜘蛛散用法中言："为散，取八分一匕，饮和服。"

【八十一难】以问答的形式讨论"八十一"个疑难问题。如仲景序："乃勤求古训，博采众方，撰用《素问》、《九卷》、《八十一难》、《阴阳大论》、《胎胪药录》，并平脉辨证，为《伤寒杂病论》合十六卷。"

巴 bā 巴，即药名，如巴豆，入三物备急丸。

【巴豆】巴豆为大戟科乔木植物巴豆成熟种子。

别名：刚子，江子，巴椒。

性味：辛，热；有大毒。

功用：泻下寒积，攻逐水饮，荡涤顽痰，通达腑气。

主治：腹痛，大便不通，喉中痰鸣，胸中痞塞，惊悸，恶疮，气血结聚。

《神农本草经》曰："主伤寒温疟寒热，破癥瘕结聚坚积，留饮痰澼，大腹水胀，荡涤五脏六腑，开通闭塞，利水谷道，去恶肉，除鬼毒蛊注邪物，杀虫鱼。"

入方：见三物备急丸、三物白散。

用量：

用量		经方数量	经方名称
古代量	现代量		
一分	3g	1 方	三物白散
仲景未言用量			三物备急丸

注意事项：孕妇禁用，热结者慎用。

化学成分：脂肪油，蛋白质，其中含有毒蛋白质，巴豆毒素，巴豆苷，氨基酸，酶；巴豆油含油酸，亚油酸，肉豆蔻酸，花生酸，棕榈酸，硬脂酸，月桂酸，巴豆油酸等脂肪酸，生物碱，β-谷甾酸，大戟二萜-12-豆蔻酸-13-乙酸酯，大戟二萜醇-12-癸酸-13-乙酸酯，大戟二萜醇-12-月桂酸-13-乙酸酯，大戟二萜醇-12-棕榈酸-13-乙酸酯，大戟二萜醇-12-α-甲基丁酸-13-月桂酸酯，大戟二萜醇-12-α-甲基丁酸-13-癸酸酯，大戟二萜-12-乙酸-13-月桂酸酯，大戟二萜醇-12-乙酸-13-癸酸，大戟二萜醇-12-顺芷酸-13-辛烯酸酯，大戟二萜醇-12-顺芷酸-13-癸酸酯，大戟二萜醇-12-顺芷酸-13-月桂酸酯，大戟二萜醇-12-顺芷酸-13-丁酸酯，大戟二萜醇-12-丁酸-13-十二酸酯等。

药理作用：抗菌作用（流感杆菌，绿脓杆菌，金黄色葡萄球菌，白喉杆菌等），抗病毒作用（乙型脑炎病毒），镇痛作用，抗肿瘤作用（由于巴豆油中含有辅助癌活性成分，故能促进某些化学致癌作用；故用巴豆抗肿瘤当因人而异），促进血小板凝聚作用，升血压作用，降低动脉血氧含量作用，兴奋肠肌作用，增强蠕动作用，增加胆汁分泌作用，促进胰液分泌作用，增加肾上腺皮质激素分泌，抑制蛋白质合成等。

把 bǎ 把，即量词。一把艾或竹叶约 10g。如 397 条竹叶石膏汤方中言：“竹叶二把（20g）。”又如第十六 14 条柏叶汤方中言：“艾三把（30g）。”

罢 bà 罢，即停，歇，引申为病证解除。如 48 条：“若太阳病证不罢者，不可下，下之为逆，如此可小发汗。”

擘 bāi 又读“bò”擘，即用手把东西分开或折断。如 12 条桂枝汤方中言：“大枣擘，十二枚。”

白 bái❶白色。如第一 3 条：“色白者，亡血也。”❷清亮，或与“黄色”相对而言。如 339 条：“小便利，色白者，此热除也。”❸冷，寒冷，冷澈。如第十 17 条：“寒疝，绕脐痛，若发则白汗出。”❹药名：如白术。❺方名：如白虎汤、白通汤等。

【白汗出】病证发作时则冷汗出。见脾胃脘腹寒痛证，如第十 17 条：“寒疝，绕脐痛，若发则白汗出，手足厥冷。”《金匮要略方论本义·腹满寒疝宿食病》：“寒疝即成，伏于少腹，绕脐痛苦，发作有时，发则白汗出，津似汗非汗也，皮汗下部虚寒，阴邪逼迫外越故也。”其证机是寒气凝结于脘腹，阳气被遏而不能固护于外，津液外泄，气机上下阻滞而不通；其治以大乌头煎，温中逐寒，通阳止痛。

【白饮】或言白开水，或言将大米煮熟后去米取汁。如 71 条五苓散用法、141 条三物白散用法、313 条半夏散及汤用法、318 条四逆散用法、395 条牡蛎泽泻散等用法中言“白饮”。临证究竟如何选用白饮，当因人因病而宜。

【白饮和服】用白开水调和药散送服。如 141 条：“上三味，为散，内巴豆，更于臼中杵之，与白饮和服。”“不利，进热粥一杯，利过不止，进冷粥一杯。”仲景言“白饮”者，当言白开水，因后文又言“热粥”，即指米粥或面粥类是也。

【白粉】白粉为禾本科植物稻的种仁研成粉状。

别名：白米粉。

性味：甘，平。

功用：补益中气，填补肾气，生津和阴。

主治：咽喉不利，气短乏力，精神萎靡不振。

《本草纲目》曰：“利小便，止烦渴，养肠胃，益胃除湿。”

入方：见猪肤汤、蛇床子散。

用量：9~18g。

注意事项：湿热盛者慎用。

【白酒】白酒为米、麦、黍、高粱等和曲酿成的一种饮料（编者注：仲景言“白酒”者，当指酿酒的半成熟品）。

别名：清酒，酒。

性味：辛、甘、苦，温。

功用：行气活血，通脉止痛。

主治：痛经，闭经，月经不调，关节疼痛，肌肉疼痛，心胸胁肋脘腹肢节疼痛，短气，冻疮。

入方：见栝楼薤白白酒汤、栝楼薤白半夏汤。

用量：

用量		经方数量	经方名称
古代量	现代量		
七升	酌情	1 方	栝楼薤白白酒汤
一斗	酌情	1 方	栝楼薤白半夏汤

注意事项：阴虚内热者慎用。

化学成分：含高级醇类，脂肪酸类，酯类，醛类，挥发酸，不挥发酸，糖类。高粱酒：乙酸，丁酸，甲酸，乙酸乙酯，丁酸乙酯，乙酸戊酯，丁酸戊酯，缬草酸，辛酸，壬酸，癸酸，月桂酸，戊酸，丁醇，丙醇。绍兴酒：乙醇，麦芽糖，葡萄糖，糊精，甘油，酸类，氮物质，乙酸，乳酸，氨基酸，琥珀酸。

药理作用：能减弱大脑抑制功能，扩张皮肤血管，抑制血管中枢作用，增加胃酸分泌作用，（低浓度）增强胃的吸收功能，（高浓度）抑制胃液分泌，减弱胃蛋白酶活性，抗菌作用。

【白敛】白敛为葡萄科多年生藤本植物白敛的块根。

别名：白蔹，兔核，白草，白根，昆仑。

性味：苦、辛，微寒。

功用：清热解毒，消痈生肌，散结止痛。

主治：脏腑内热，疮痈肿毒。

《神农本草经》曰：“味苦平；主痈肿疽疮，散结气，止痛，除热，目中赤，小儿惊痫，温疟，女子阴中肿痛。”

入方：见薯蓣丸。

用量：

用量		经方数量	经方名称
古代量	现代量		
二分	6g	1方	薯蓣丸

注意事项：有人认为白敛反乌头、附子、天雄，因其论述不切合临床实际，所以不能作为临床参考依据；在临床中应用白敛配乌头、附子、天雄辨治诸多杂病具有良好的治疗效果，如乌头白敛汤、附子白敛汤、天雄白敛汤等。

化学成分：含淀粉，黏液质，杨梅树皮素，3，5，7，3′，4′，5′-六羟基双氨黄酮。

药理作用：抗真菌作用（同心性毛癣菌，奥杜盎氏小芽孢癣菌，腹股沟和红色表皮癣菌）。

【白前】白前为萝藦科多年生草本植物柳叶白前和芫花叶白前的根茎及根。

别名：白前根。

性味：辛、苦、甘，平。

功用：宣降肺气，止咳祛痰。

主治：咳嗽有痰，胸满喘急，心胸痞闷。

《神农本草经》曰：“主胸胁逆气，咳嗽上气，呼吸欲绝。”

入方：见泽漆汤。

用量：3～10g。

注意事项：肺虚、肾虚者慎用。

化学成分：含 C_{21} 甾体皂苷类成分，芫花叶白前苷 A、B、C、D、E、F、G、H、I、J、K，芫花叶白前苷元 A、B、C、D，新芫花叶白前苷元，新芫花叶白前苷 A、B 双糖。

药理作用：抑制气管平滑肌痉挛作用，抑制气管腺体分泌作用。

【白薇】白薇为萝藦科多年生草本植物直立白薇和蔓生白薇的根或根茎。

别名：白幕，薇草，春草，骨美。

性味：苦、咸，寒。

功用：清热调中，利水通淋，和胃降逆。

主治：心烦急躁，恶心呕吐，热淋血淋，咽喉肿痛，高热神昏，遗尿，金疮。

《神农本草经》曰：“味苦平，主暴中风，身热肢满，忽忽不知人，狂惑，邪气寒热，酸痛，温疟洗洗，发作有时。”

入方：见竹皮大丸。

用量：

用量		经方数量	经方名称
古代量	现代量		
一分	3g	1方	竹皮大丸

注意事项：脾胃虚寒者慎用。

化学成分：含低聚糖苷，白薇苷 C，白薇苷 D，白薇苷 E，白薇新苷，白薇素，挥发油，强心苷。

药理作用：增强心肌收缩作用，解热作用，利尿作用。

【白鱼】白鱼为鲤科动物翘嘴红鲌鱼的肉或全体。

别名：鲌鱼，鲚鱼，白扁鱼。

性味：甘，平。

功用：利水消肿，活血散瘀。

主治：腹水，四肢浮肿，大便不调，小便不利。

《神农本草经》曰：“味咸，温，无毒。主妇人疝瘕，小便不利，小儿中风，项强，背起摩之。”

入方：见滑石白鱼散。

用量：

用量		经方数量	经方名称
古代量	现代量		
二分	6g	1方	滑石白鱼散

注意事项：疮疡者慎用。

化学成分：含蛋白质，脂肪，灰分，维生素B_2，烟酸，微量元素（铁、钙、磷）。

药理作用：暂缺。

【白蜜】药名，即食蜜。详见“食蜜”项。

B

【白术】白术为菊科多年生草本植物白术的根茎。

别名：于术，山蓟，山姜，山连。

性味：苦、甘，温。

功用：健脾和胃，益气生血，燥湿消肿，养肝保胎。

主治：脘腹胀满，饮食不振，小便不利，大便不调，面色不荣，四肢无力，心悸气短，胎动不安，肌肉风湿，关节疼痛。

《神农本草经》曰：“味苦温，主风寒湿痹，死肌，痉，疸，止汗，除热，消食，作煎饵，久服轻身，延年，不饥。”

入方：见茯苓桂枝白术甘草汤、理中丸（人参汤）、桂枝人参汤、桂枝附子去桂加白术汤、麻黄升麻汤、五苓散、真武汤、附子汤、甘草附子汤、天雄散、侯氏黑散、甘草干姜茯苓白术汤、猪苓散、泽泻汤、越婢加术汤、茯苓泽泻汤、黄土汤、枳术汤、白术散、当归散、当归芍药散、茵陈五苓散、防己黄芪汤、麻黄加术汤、桂枝芍药知母汤、薯蓣丸、茯苓戎盐汤、当归生姜羊肉汤加减。

用量：

剂型	不同用量	古代量	现代量	代表方名
汤剂	最小用量	六铢	0.8g	麻黄升麻汤
	最大用量	四两	12g	桂枝芍药知母汤
	通常用量	二两	6g	苓桂术甘汤
	次于通常用量	三两或四两	9g 或 12g	桂枝人参汤、附子汤
散剂	最小用量	方寸匕的 1/3	2~3g	猪苓散
	最大用量	十分	30g	侯氏黑散
丸剂	最小用量	三两	9g	理中丸
	最大用量	六分	18g	薯蓣丸

注意事项：燥湿宜生用，健脾宜炒用。

化学成分：含苍术酮，苍术醇，白术内酯 A，白术内酯 B，3-β-乙酸氧基苍术酮，3-β-羟基苍术酮，芹烷二烯酮，桉树萜，氧双香豆素，白术内酯-Ⅰ，白术内酯-Ⅱ，白术内酯-Ⅲ，8-β-乙氧基白术内酯-Ⅲ，14-乙酰氧基-12-十四氧异戊烯酰-2E，8Z，10E-三烯-4，6-二炔-1-醇，12-十四氧异戊烯酰-2E，8Z，10E-4，6-二炔 1，14-二醇，白术三醇，α-甲基丁酸酯，12-α-甲基丁酰-14-乙酰-8 顺式-白术三醇，12-α-甲基丁酰-14-乙酰-8-反式-白术三醇，14-α-甲基丁酰-8-顺式-白术三醇，14-α-甲基丁酰-8-反式白术三醇。

药理作用：对肠胃功能所处状态呈双向调节作用，抗应激性胃溃疡，增强网状内皮系统的吞噬功能，提高淋巴细胞转化率和自然玫瑰形成率，升高白细胞，促进细胞免疫机能，明显增高血清 IgG 含量，利尿作用（抑制肾小管重吸收作用），降血糖作用，保肝作用，抑制血小板聚集，扩张血管，抑制心脏，抗肿瘤作用，抑制子宫平滑肌，利胆作用（增强胆汁分泌）。

【白术散】

组成：白术四分（12g）　川芎四分（12g）　蜀椒去汗，三分（9g）　牡蛎二分（6g）（编者注：言“分”不是言四分为一两，而是言方药之间用量的比例关系）

用法：上四味，杵为散，酒服一钱匕，日三服，夜一服。但苦痛，加芍药；心下毒痛，倍加川芎；心烦吐痛，不能饮食，加细辛一两，半夏大者二十枚。服之后，更以醋浆水服之。若呕，以醋浆水服之；复不解者，小麦汁服之。已后渴者，大麦粥服之。病虽愈，服之勿置。

功用：健脾除湿，调中安胎。

适应证：（妊娠）脾胃寒湿证：脘腹时痛，恶心，呕吐，不欲饮食，四肢不温而困重，或带下，或腰痛，或胎动不安，舌淡，苔薄白而滑，脉弱。

解读方药：

1. 诠释方药组成：方中白术健脾益气，燥湿和胃，兼以养胎；川芎活血行气，兼以荣胎；蜀椒温中散寒，通阳止痛；牡蛎收涩固脱；醋浆水开胃降逆，调畅气机。

2. 剖析方药配伍：白术与川芎，属于相使配伍，白术健脾益气生血，川芎活血行气，白术助川芎活血化气，川芎助白术益气生血；白术与蜀椒，属于相使配伍，白术助蜀椒温中和胃，蜀椒助白术健脾醒脾，兼以安胎；白术与牡蛎，属于相使配伍，牡蛎助白术健脾固涩，白术助牡蛎敛阴益气；川芎与牡蛎，属于相反配伍，川芎行气活血，牡蛎敛阴固涩，川芎制约牡蛎固涩恋邪，牡蛎制约川芎行散伤血。

3. 权衡用量比例：白术与川芎用量比例是1∶1，提示药效健脾益气与行气理血之间的用量调配关系，以治气血；白术与蜀椒用量比例是4∶3，提示药效健脾益气与温中散寒之间的用量调配关系，以治寒湿；白术与牡蛎用量比例是2∶1，提示药效健脾益气与收敛固涩之间的用量调配关系；川芎与牡蛎用量比例是2∶1，提示药效行气理血与收敛固涩之间的用量调配关系。

【白头翁】白头翁为毛茛科多年生草本植物白头翁的根。

别名：野丈人，胡王使者，奈何草。

性味：苦，寒。

功用：清热解毒，凉血止利。

主治：热利下重，里急腹痛，便下脓血，肛门灼热，里急后重。

《神农本草经》曰："味苦温（"温"应是"寒"），主温疟，狂易，寒热，癥瘕积聚，瘿气，逐血，止痛，疗金疮。"

入方：见白头翁汤、白头翁加阿胶甘草汤。

用量：

用量		经方数量	经方名称
古代量	现代量		
二两	6g（可用30g）	2方	白头翁汤、白头翁加阿胶甘草汤

注意事项：寒湿下利者禁用。

化学成分：白头翁素，白头翁英，白头翁灵，23-羟基白桦酸，（3β、23-$\Delta^{20(29)}$-羽扇豆烯-28-酸），白头翁皂苷 A_3，白头翁皂苷 B_4，23-三羟基羽扇-$^{20(29)}$-烯-28-酸的3-O-［α-L-吡喃鼠李糖基（1→2）-α-L-吡喃阿拉伯糖基］-28-O-［α-L-吡喃鼠李糖基（1→4）-β-D-吡喃葡萄糖基（1→6）］-β-D-吡喃葡萄糖酯苷，3-O-α-L-吡喃阿拉伯糖-3β，23-二羟基-23-$\Delta^{20(29)}$-羽扇烯-28-酸，胡萝卜苷，3-O-α-L吡喃阿拉伯糖-3β，23-二羟基-$\Delta^{20(29)}$-羽扇烯-28-O-α-L-吡喃鼠李糖（1→4）-β-D-吡喃葡萄糖（1→4）-β-D-吡喃葡萄糖酯苷，白头翁皂苷BC3-O-α-L-吡喃阿拉伯糖-3β，23-二羟基-$\Delta^{20(29)}$-羽扇烯-28-O-α-L-吡喃鼠李糖(1→4)-β-D-吡喃葡萄糖-（1→6）-β-D-吡喃葡萄糖苷，3-O-α-L-吡喃鼠李糖（1→2）-α-L-吡喃阿拉伯糖-3β，23-二羟基-$\Delta^{20(29)}$-羽扇烯-28-酸，3-23-二羟基-羽扇-20（29）-烯-28-酸，3-O-α-L-吡喃阿拉伯糖-3β，23-二羟基羽扇-20（29）烯-28-酸。

药理作用：抗菌作用（金黄色葡萄球菌，绿脓杆菌，痢疾杆菌，枯草杆菌，大肠杆菌，白喉杆菌，葡萄球菌，链球菌等），抗病毒作用（流感病毒等），抗阴道滴虫，抗阿米巴原虫，抗肿瘤作用，抗炎作用，镇痛作用，镇静作用，强心作用等。

【白头翁汤】

组成：白头翁二两（6g）　黄柏三两（9g）　黄连三两（9g）　秦皮三两（9g）

用法：上四味，以水七升，煮取二升，去滓。温服一升，不愈，更服一升。

功用：清热解毒，凉血止利。

适应证：肝热下利证：下利或利下脓血，赤多白少，肛门下重，利下频频努责而难下，腹痛，口苦，口渴，欲饮水，舌红，苔黄或腻，脉弦数。

解读方药：

1. 诠释方药组成：方中白头翁清热解毒，凉血止利；黄连、黄柏，清热解毒，燥湿止利；秦皮收涩固涩，清热解毒止利。

2. 剖析方药配伍：白头翁与黄连、黄芩，属于相须配伍，白头翁助黄连、黄柏清热解毒止利，黄连、黄柏助白头翁清热凉血止利；白头翁、黄连、黄柏与秦皮，属于相使配伍，秦皮既助白头翁、黄连、黄柏清热解毒，又兼以固涩，达到治利以求标的目的。

根据中医治病的基本原则，实证不能用固涩药，用之不当即会闭门留寇。辨治热毒血痢证，治病求本重要，治病求标也同样重要，只有标本兼治，才能在最短时间内解除病人血痢痛苦。根据治病需要可酌情配伍行气药，以提高治疗效果。

3. 权衡用量比例：白头翁与黄连、黄柏用量比例是2∶3∶3，临证可因病变证机调整其用量比例关系为10∶3∶3，提示药效清热凉血与清热燥湿之间的调配关系，以治湿热；黄连、黄柏与秦皮用量比例是1∶1∶1，提示药效清热燥湿与清热固涩之间的用量调配关系，以治病求标本。

4. 药理作用：白头翁汤具有抗炎作用，解热作用，抗菌作用，尤其对痢疾杆菌、大肠杆菌作用最强。对阿米巴原虫也有一定的治疗作用。

B

【白头翁加甘草阿胶汤】

组成：白头翁二两（6g） 甘草 阿胶各二两（各6g） 柏皮（黄柏）三两（9g） 黄连三两（9g） 秦皮三两（9g）

用法：上六味，以水七升，煮取二升半，内胶令消尽。去滓。分温三服。

功用：清肝凉血，益气补血。

适应证：

1. 肝热血虚下利证：下利或利下脓血，肛门下重，利下频频努责而难下，腹痛，口苦，口渴，欲饮水，四肢困重，面色不荣，肌肤枯燥，头晕，舌红，苔黄或腻，脉细数。

2. 产后血虚下利证：腹痛，下利，肛门灼热，里急后重，面色萎黄，肌肤不荣，舌淡，苔薄黄，脉细或芤。

解读方药：

1. 诠释方药组成：方中白头翁清热解毒，凉血止利；黄连、黄柏清热解毒，燥湿止利；秦皮收涩固涩，清热解毒止利；阿胶补血止血；甘草益气和中解毒。

2. 剖析方药配伍：白头翁与黄连、黄柏，属于相须配伍，白头翁助黄连、黄柏清热解毒止利，黄连、黄柏助白头翁清热凉血止利；白头翁、黄连、黄柏与秦皮，属于相使配伍，秦皮既助白头翁、黄连、黄柏清热解毒，又兼以固涩；阿胶与甘草，属于相使配伍，甘草助阿胶血能化气，阿胶助甘草气能生血；白头翁、黄连、黄柏与阿胶、甘草，属于相反配伍，阿胶、甘草益气血，制约白头翁、黄连、黄柏清热燥湿伤阴血，白头翁、黄连、黄柏清热燥湿，制约阿胶、甘草益气补血恋湿浊。

3. 权衡用量比例：白头翁与黄连、黄柏用量比例是2∶3∶3，可因病变证机调整其用量比例关系为10∶3∶3，提示药效清热凉血与清热燥湿之间的调配关系，以治湿热；黄连、黄柏与秦皮用量比例是1∶1∶1，提示药效清热燥湿与清热固涩之间的用量调配关系，以治病求标本；阿胶与甘草用量比例是1∶1，提示药效补血与益气之间的用量调配关系，以治气血虚；白头翁、黄连、黄柏与阿胶、甘草用量10∶3∶3∶2∶2，提示药效清热与补益之间的用量调配关系，以治虚实夹杂。

运用白头翁加甘草阿胶汤，若病变证机以湿热为主，又有气血虚弱，可酌情加大白头翁用量为30g，甘草、阿胶可用原方剂量；若湿热夹气血虚都比较重，既要加大白头翁用量，又要加大甘草、阿胶用量；若病变以气血虚弱为主，湿热为次，可酌情加大甘草、阿胶用量，使方药用量更加切中病变证机。

【白石脂】白石脂为硅酸盐类矿物白陶土。

别名：高岭土。

性味：甘、酸，平。

功用：益肾和阴，平肝熄风。

主治：手足抽搐，筋脉挛急，惊悸心烦。

《神农本草经》曰：“味甘平，主黄疸，泄痢，肠澼，脓血，阴蚀，下血赤白，邪气，痈肿，疽痔，恶疮，头疡，疥瘙。久服补髓，益气，肥健，不饥，轻身，延年。五石脂，各随五色补五脏。”

入方：见风引汤。

用量：

用量		经方数量	经方名称
古代量	现代量		
六两	18g	1方	风引汤

注意事项：湿热积滞者慎用。

化学成分：含水化硅酸铝，微量元素（铁、钙、镁、钾、硅、铝、钛）。

药理作用：抑制平滑肌蠕动，镇静作用。

【白虎汤】

组成：知母六两（18g） 石膏碎，一斤（48g） 甘草炙，二两（6g） 粳米六合（18g）

用法：上四味，以水一斗，煮米熟，汤成，去滓。温服一升，日三服。

功用：清泻盛热，燮理脾胃。

适应证：

1. 阳明热盛证：身热，汗自出，不恶寒，反恶热，腹满，身重，或难以转侧，口不仁，面垢，口渴，欲饮水，舌红，苔薄黄，脉数或大。

2. 胃火消中证：口渴而喜饮，多食而易饥，形体消瘦，小便黄赤，大便干结，舌红，苔黄或无苔，脉滑或数。

3. 热陷心包证：神志昏厥，手足厥逆，发热，谵语，脘腹灼热，面红，目赤，头痛，呼吸气粗，舌红，苔黄，脉数。

配伍原则与方法：阳明热盛证的基本病理病证，一是邪热侵袭于阳明而盛于外，一是邪热灼津而外斥，所以治疗阳明热盛证，其用方配伍原则与方法必须重视以下几个方面。

1. 针对证机选用清热生津药：邪热侵袭阳

明，阳明胃为津液之府，主肌肉与面，邪热外攻于肌肤，上冲于面，故其证候表现是壮热，面赤，欲饮水而不解渴。其治当清泻阳明盛热，在选用清泻阳明盛热药时，因阳明邪热最易损伤阴津，故最好选用既有清泻盛热作用，又有生津止渴作用的药物，如方中石膏、知母。

2. 合理配伍补气药：邪热之盛，极易伤气，又寒凉药也易损伤胃气，更因生津药在发挥治疗作用时，必借助气机的气化作用，故合理配伍补气药，其作用有三，一是补益正气，使正气积力抗邪于外，并使邪气不得留结于内；二是合理配伍补气兼防寒凉药损伤胃气；三是合理配伍补气，有利于阴津得气而化生。可见，合理配伍补气药既可增强方药治疗作用，又可避免方药治疗弊端，更可气化阴津。如方中粳米、甘草。

解读方药：

1. 诠释方药组成：方中知母清热泻火养阴；石膏清热泻火生津；粳米补益脾胃；甘草补益中气。

2. 剖析方药配伍：知母与石膏，属于相须配伍，增强清热泻火，益阴生津；粳米与甘草，属于相须配伍，益气和中；知母、石膏与粳米、甘草，属于相反配伍，粳米、甘草制约知母、石膏清热伤胃；石膏、知母制约粳米、甘草益气恋邪。

根据白虎汤方药及用量，主治病变证机以热为主，选用知母、石膏量小则无济于事，量大则寒伤脾胃，故配伍益气药以兼顾脾胃；若病变证机是实中夹虚，且以实为主，石膏、知母泻实，粳米、甘草兼益正，亦即粳米、甘草因病变证机而发挥不同治疗作用。

3. 权衡用量比例：知母与石膏用量比例是3∶8，提示药效甘苦寒清热与辛甘寒清热之间的用量调配关系，以治热盛；粳米与甘草用量比例是3∶1，提示药效补益与缓急之间的用量调配关系；知母、石膏与粳米、甘草用量比例是3∶8∶3∶1，提示药效清热与补益之间的用量调配关系，以治虚实夹杂。

药理作用：白虎汤具有对伤寒、副伤寒菌苗所致家兔发热有一定解热作用［药学通报，1983（11）：32］；对内毒素所致家兔发热有退热作用［安徽中医学院学报，1993（2）：49］；解热作用，抗炎作用，降低血糖作用，抑菌作用，镇静镇痛作用，抗惊厥作用等。

【白虎加人参汤】

组成：知母六两（18g）　石膏碎，绵裹，一斤（48g）　甘草炙，二两（6g）　粳米六合（18g）　人参三两（9g）

用法：上五味，以水一斗，煮米熟，汤成，去滓。温服一升，日三服。

功用：清泻盛热，益气生津。

适应证：

1. 阳明热盛津气两伤证：身热，汗自出，口燥渴，渴欲饮水，饮水数升不解渴，心烦，或时时恶风，或背微恶寒，或小便黄赤，舌红，苔黄而燥，脉洪大。

2. 燥热伤肺证：口干舌燥，烦渴多饮，尿频量多，舌红，苔薄黄或光红无苔，脉数。

3. 中暑津气两伤证者。

解读方药：

1. 诠释方药组成：方中知母清热养阴；石膏清热生津；人参大补元气；粳米顾护脾胃；甘草补益中气。

2. 剖析方药配伍：知母与石膏，属于相须配伍，增强清热泻火，益阴生津；人参与粳米、甘草，属于相须配伍，增强益气和中生津；知母、石膏与人参、粳米、甘草，属于相反配伍，石膏、知母泻热，人参、粳米、甘草补气，人参、粳米、甘草制约石膏、知母清热寒凝，知母、石膏制约人参、粳米、甘草补益助热。

3. 权衡用量比例：知母与石膏用量比例是3∶8，提示药效甘苦寒清热与辛甘寒清热之间的用量调配关系，以治热盛；人参与粳米、甘草用量比例是3∶6∶2，提示药效大补与缓补之间的用量调配关系，以治气虚；知母、石膏与人参、粳米、甘草用量比例是6∶16∶3∶6∶2，提示药效清热与补益之间的用量调配关系。

药理作用：白虎加人参汤具有降低血糖作用，解热作用，提高机体免疫功能的作用，协同抗癌药抗癌作用，抗过敏作用等。

【白虎加桂枝汤】

组成：知母六两（18g）　石膏碎，一斤（48g）　甘草炙，二两（6g）　粳米六合（18g）　桂枝去皮，三两（9g）

用法：上锉，每五钱，水一盏半，煎至八分，去滓。温服，汗出愈。

功用：解肌调荣，清热通络。

B

B

适应证：

1. 温疟证：身无寒但热，时有壮热，汗出，头痛，关节疼痛，心烦，胸热，时呕吐，舌红，苔黄，脉数。

2. 湿热痹证：关节疼痛，遇热则甚，或关节红肿，发热，烦躁，口干，口渴，舌红，苔黄，脉数。

解读方药：

1. 诠释方药组成：方中知母清热养阴；石膏清热生津；桂枝辛温透散通经；粳米补益脾胃；甘草补益中气。

2. 剖析方药配伍：知母与石膏，属于相须配伍，增强清热泻火，益阴生津；桂枝与知母、石膏，属于相反配伍，桂枝辛温透散通经，石膏、知母寒凉清热，桂枝制约石膏、知母寒凉，知母、石膏制约桂枝辛温通经助热；粳米与甘草，属于相须配伍，益气和中；知母、石膏与粳米、甘草，属于相反配伍，粳米、甘草补气，制约石膏、知母清热寒凝，知母、石膏清热，制约粳米、甘草补益恋邪。

白虎加桂枝汤中用桂枝非在解表散寒，而在温经通阳止痛。因病证轻重可酌情调整其用量，使其与病证表现切切相应。

3. 权衡用量比例：知母与石膏用量比例是3∶8，提示药效甘苦寒清热与辛甘寒清热之间的用量调配关系，以治热盛；桂枝与知母、石膏用量比例是3∶6∶16，提示药效辛散温通透邪与清热之间的用量调配关系，以治郁热；知母、石膏与桂枝、粳米、甘草用量比例是6∶16∶3∶6∶2，提示药效清热与温通补益之间的用量调配关系，以治热盛郁伏。

【白通汤】

组成：葱白四茎　干姜一两（3g）　附子（生，去皮，破八片）一枚（5g）

用法：上三味，以水三升，煮取一升，去滓。分温再服。

功用：破阴回阳，宣通上下。

适应证：心肾阳虚戴阳证：心悸，心烦，怔忡，汗出，面赤，手足逆冷，下利清谷，精神不振，少腹冷痛，小便清白，舌淡，苔白，脉微。

解读方药：

1. 诠释方药组成：方中生附子温壮阳气；干姜温暖中阳；葱白味辛而润，宣通上下阴阳。

2. 剖析方药配伍：附子与干姜，属于相须配伍，温壮先天后天之阳；附子、干姜与葱白，属于相使配伍，葱白助附子、干姜温壮上下阳气，附子、干姜助葱白宣通上下阳气。

3. 权衡用量比例：附子与干姜用量比例是5∶3，提示药效壮阳与温中之间的用量调配关系，以治阳虚；葱白与附子、干姜用量比例是近20∶5∶3，提示药效通阳与壮阳温中之间的用量调配关系，以治戴阳。

【白通加猪胆汁汤】

组成：葱白四茎　干姜一两（3g）　附子（生，去皮，破八片）一枚（5g）　人尿五合（30mL）　猪胆汁一合（6mL）

用法：上五味，以水三升，煮取一升，去滓。内胆汁、人尿，和令相得。分温再服，若无胆，亦可用。

功用：破阴回阳，宣通上下，引阳药入阴。

适应证：心肾阳虚戴阳服药格拒证：下利清谷不止，手足逆冷，神志昏沉，干呕，心烦，汗出，面赤如妆，脉微或无。

解读方药：

1. 诠释方药组成：方中生附子温壮阳气；干姜温暖中阳；葱白味辛而润，通达上下阴阳；人尿寒凉入阴；猪胆汁苦寒益阴潜阳。

2. 剖析方药配伍：附子与干姜，属于相须配伍，温壮先天后天之阳；附子、干姜与葱白，属于相使配伍，葱白助附子、干姜辛散温通，附子、干姜助葱白宣通上下阳气；人尿与猪胆汁，属于相须配伍，益阴制阳；附子、干姜、葱白与人尿、猪胆汁，属于相反配伍，人尿、猪胆汁益阴制阳，制约附子、干姜、葱白辛热温阳耗散。再则，病变证机若夹郁热，人尿、猪胆汁，则清泻郁热。

3. 权衡用量比例：附子与干姜用量比例是5∶3，提示药效壮阳与温中之间的用量调配关系，以治阳虚；葱白与附子、干姜用量比例是近20∶5∶3，提示药效通阳与壮阳温中之间的用量调配关系，以治戴阳；附子、干姜、葱白与人尿、猪胆汁（折算为克）用量比例是20∶5∶3∶30∶6，提示药效辛热温阳与寒凉入阴潜阳之间的用量调配关系，以治阳气浮越。

【白术附子汤】详见“桂枝附子去桂加白术汤”项。

百 bǎi❶数词，即十的十倍。《说文解字》："百，十十也，从一白，数，十十为一百，百白也。"如338条乌梅丸方中言："乌梅三百枚。"❷虚数，概数，约数，所有的，或特指数目多或数量多或种类多。如第三1条："百脉一宗，悉致其病也。"❸病名。如第三1条："百合病者，百脉一宗，悉致其病也。"❹药名：如百合。❺方名：如百合知母汤。

【百病皆然】诸多疾病发生、发展、演变规律都是如此。百者，泛言多，不可尽数，非尽谓100种病。见脉脱在脏在腑，如第一12条："脉脱入脏即死，入腑即愈，何谓也？师曰：非为一病，百病皆然。"仲景从辨证角度指出，预测任何疾病之预后，病若是由轻而重，深入脏腑而胶结，其病情危重，预后欠佳；病证表现若是由重而轻，邪出脏腑而溃散，病在好转，预后良好。同时还应注意，预测疾病且不可局限于脉脱在脏在腑，对任何疾病预后都有一定指导意义。

【百病悉主之】诸多疾病在其病变过程中只要其病变证机相同即可用相同的方药治疗。也即只要是血虚热证，都可用当归散治疗。如第二十9条当归散用法中言："百病悉主之。"仲景言"百病"者，并不是言所有病证，而是特言诸多疾病在其病变过程中若有其相同证机，提示临证只要病变证机与方药主治相符，即可用相同的方药治疗，并可取得预期治疗效果。同时又暗示若非女子而是男子，只要其病变证机是血虚热证，即可用当归散治疗。

【百合病】心肺阴虚内热证的基本病证表现，亦即心肺阴虚综合征。仲景虽言"百合病"，但其辨证精神则不尽相同，一定要因证因人而辨治。

其一，心肺阴虚内热证，如第三1条："百合病。"仲景论心肺阴虚内热证，是从高度概括角度以全面论述，其论述内容比较多，涉及诸多方面，绝非是一个病人而具有心肺阴虚内热证所有证候表现，具有纲领性与指导性。在辨证时，还要结合具体病情而辨，始可以法选用方药。

其二，心肺阴虚证以肺热为主，如第三2条："百合病。"其证机是心阴虚而神越，肺阴虚而生热，气不得肃降而上逆。审证是心肺阴虚证以肺热为主者；其治以百合知母汤。

其三，心肺虚热气逆夹湿证，如第三3条："百合病。"其证机是心肺阴虚，虚热内生，湿邪内阻，气机逆乱；其治以滑石代赭汤，清利心肺，导湿降逆。

其四，心肺阴虚证以血虚为主，如第三4条："百合病。"其证机是心肺阴虚，虚热内生，血虚不得滋养神明；其治以百合鸡子汤。

其五，心肺阴虚证以心热为主，如第三5条："百合病。"其证机是肺阴虚而气逆，心阴虚而生热则神不得安。审证是心肺阴虚证以心热为主者；其治以百合地黄汤，清心润肺，滋补阴血。

其六，心肺阴虚内热证，如第三6条："百合病。"因辨心肺阴虚内热证的表现是多种多样的，选方用药也有各自的不同适应证，但有一点，无论是何类心肺阴虚内热证型，其治都可用百合洗方煎汤去滓洗浴身体。

其七，心肺阴虚证以热为主，如第三7条："百合病。"其证机是心肺阴虚，邪热内生，热伤阴津；其治以栝楼牡蛎散，清解肺胃，生津止渴。

其八，心肺阴虚夹湿证，如第三8条："百合病。"其证机是心肺阴虚，虚热内生，湿邪内阻；其治以百合滑石散，清利心肺，导湿下行。

其九，心肺阴虚内热证，如第三9条："百合病。"仲景主要揭示辨心肺阴虚证有以阴虚为主者，有以虚热为主者，临证必须仔细审辨病变证机，以法论治。

【百脉一宗】人体所有的血脉皆汇聚而宗于心肺。见心肺阴虚内热证，如第三1条："百合病者，百脉一宗，悉致其病也。"心主一身之血脉，肺朝会一身之血脉，心肺共司一身血气之运行，心肺同居上焦而共主血脉，人身百脉一宗心肺，百脉非心肺不能一宗，故曰"百脉一宗"。

【百合】百合为百合科多年生草本植物百合和细叶百合的肉质嫩茎。

别名：重箱，重迈，摩罗，中逢花，强瞿。

性味：甘、微苦。

功用：滋润心肺，清退虚热，养阴生津，益气生血，定悸止咳。

主治：咳嗽，气喘，口干咽燥，心烦急躁，失眠健忘，惊悸。

《神农本草经》曰："味甘平，主邪气腹胀，心痛，利寺小便，补中益气。"

入方：见百合知母汤、百合地黄汤、百合滑石汤、滑石代赭汤、百合鸡子汤、百合洗方。

用量：

剂型	不同用量	古代量	现代量	代表方名
汤剂	基本用量	七枚	14g	百合知母汤
散剂	基本用量	一两	3g	百合滑石散
外用	基本用量	一升	24g	百合洗方

注意事项：素体湿气内盛者慎用。

化学成分：含秋水仙碱，淀粉，蛋白质，脂肪，多糖，精氨酸，脯氨酸，谷氨酸，赖氨酸，苯丙氨酸，丙氨酸，丝氨酸，天冬氨酸等氨基酸，微量元素（钙、镁、铁、钾、磷、锌、钛、锰等）。

药理作用：镇咳作用，祛痰作用，镇静作用，抗缺氧作用，保护肾上腺皮质功能，抗过敏作用，抗肿瘤作用。

【百合知母汤】

组成：百合擘，七枚（14g）　知母切，三两（9g）

用法：上先以水洗百合，渍一宿，当白沫出，去其水，更以泉水二升，煎取一升，去滓。别以泉水二升煎知母，取一升，去滓。后合和，煎取一升五合，分温再服。

功用：清肺滋心，除烦润燥。

适应证：心肺阴虚证以肺热为主者：咳嗽，痰少而黏，或带血丝，口燥，鼻干，小便赤，心烦，失眠即欲卧不得卧，或手足烦热，舌红，苔少或薄黄，脉虚数。

解读方药：

1. 诠释方药组成：方中百合滋补阴津；知母清热泻火，滋阴生津。

2. 剖析方药配伍：百合与知母，属于相须配伍，百合助知母清热滋阴，知母助百合滋阴泻火。

3. 权衡用量比例：百合与知母用量比例是近5∶3，提示药效滋阴与清热泻火之间的用量调配关系，以治虚热。

药理作用：百合知母汤具有降血糖作用，保护肾上腺皮质功能的作用，增强呼吸道的排泌功能，促使黏膜排泄分泌酚红量增加的作用，抗炎作用等。

【百合地黄汤】

组成：百合擘，七枚（14g）　生地黄汁一升（80mL）

用法：上先以水洗百合，渍一宿，当白沫出，去其水，更以泉水二升，煎取一升，去滓。内地黄汁，取其一升五合，分温再服。中病，勿更服，大便当如漆。

功用：清心润肺，滋补阴血。

适应证：心肺阴虚证以心热为主者：心烦，惊悸，失眠，多梦，干咳，少痰，口干，口燥，心神涣散，大便干，或欲卧不得卧，舌红，少苔，脉细数。

解读方药：

1. 诠释方药组成：方中百合滋补阴津；生地黄清热凉血，滋阴生津。

2. 剖析方药配伍：百合与生地黄，属于相须配伍，百合助生地黄清热凉血益阴，生地黄助百合养阴生津。

3. 权衡用量比例：百合与生地黄（折算为克）用量比例是近1∶5，提示药效滋阴与凉血之间的用量调配关系，以治阴血虚。

药理作用：百合地黄汤具有镇静作用，催眠作用，降低血糖作用等。

【百合滑石散】

组成：百合炙，一两（3g）　滑石三两（9g）

用法：上为散，饮服方寸匕，日三服。当微利者，止服，热则除。

功用：清利心肺，导湿下行。

适应证：心肺虚热夹湿证：心烦，干咳，咽燥，身沉重而困即欲行不得行，小便赤，头痛而沉，痰少，或发寒热，舌红，少苔或黄而腻，脉虚数。

解读方药：

1. 诠释方药组成：方中百合滋补阴津；滑石清热利湿。

2. 剖析方药配伍：百合与滑石，属于相反配伍，百合滋阴，滑石利湿，滑石制约百合滋阴生津助湿，百合制约滑石清热利湿伤阴，达到滋阴之中兼以利湿，利湿之中兼以滋阴。

3. 权衡用量比例：百合与滑石用量比例是1∶3，提示药效滋阴与利湿之间的用量调配关系，以治阴虚湿浊。

权衡百合滑石散用量，病变证机是以湿为主，阴虚为次，治疗重在利湿，次在滋阴；若阴虚与湿浊都比较重者，百合与滑石用量为相等；若阴虚重于湿者，百合用量应大于滑石。再则，若病变证机仅有湿热而无阴虚，百合可制约滑石利湿伤阴。

【百合鸡子汤】

组成：百合擘，七枚（14g）　鸡子黄一枚

用法：上先以水洗百合，渍一宿，当白沫出，去其水，更以泉水二升，煎取一升，去滓。内鸡子黄，搅匀，煎五分，温服。

功用：清心润肺，益阴养血。

适应证：心肺阴虚证以血虚为主者：心悸，干咳，失眠，盗汗，颧红而无光泽，或魂魄颠倒，如有鬼灵者，或神志失聪，或啼笑无常，舌红，少苔，脉虚或细。

解读方药：

1. 诠释方药组成：方中百合滋补阴津；鸡子黄补血养血。

2. 剖析方药配伍：百合与鸡子黄，属于相使配伍，百合滋阴，鸡子黄补血，鸡子黄助百合滋阴化血，百合助鸡子黄补血养阴。

3. 权衡用量比例：百合与鸡子黄用量比例是近 1∶2，提示药效滋阴与补血之间的用量调配关系，以治阴血虚。

药用鸡子黄，生用以泻火为主；熟用以补血为主；若半生不熟以滋阴为主。

【百合洗方】

组成：百合一升（24g）

用法：上以百合一升，以水一斗，渍之一宿，以洗身，洗已，食煮饼，勿以盐豉也。

功用：清心润肺，益阴和气。

适应证：心肺阴虚内热证：饥不欲食，表情沉默，不欲言语或善言语，失眠，困倦乏力，自觉发热，或自觉身凉，口渴，口苦，小便赤，或神志失灵即失主，舌红，少苔，脉细数。

解读方药：方中百合滋补阴津，益心润肺，滋肝育肾。

柏 bǎi❶药名：如黄柏。❷方名：如柏叶汤。

【柏实】柏实为柏科常绿乔木植物侧柏的种子。

别名：柏子仁，柏子，柏仁，侧柏子。

性味：甘，平。

功用：滋阴润燥，安神定志，除烦平喘。

主治：心烦，气喘，大便干结，失眠多梦。

《神农本草经》曰："味甘平，主惊悸，安五脏，益气，除风湿痹，久服令人润泽美色，耳目聪明，不饥，不老，轻身，延年。"

入方：见竹皮大丸加味。

用量：

用量		经方数量	经方名称
古代量	现代量		
一分	3g	1 方	竹皮大丸加味

注意事项：痰湿内盛者慎用。

化学成分：脂肪油，挥发油，皂苷。

药理作用：镇静作用，促进肠胃蠕动作用。

【柏叶】柏叶为柏科常绿乔木植物侧柏的嫩枝及叶。

别名：侧柏叶，丛柏叶，扁柏，香柏，片柏，片松。

性味：苦、涩，微寒。

功用：凉血止血。

主治：吐血，衄血，崩中漏血，月经量过多，便血。

《名医别录》曰："主吐血，衄血，痢血，崩中赤白，轻身益气。令人耐寒暑，去湿痹，生肌。"

入方：见柏叶汤。

用量：

用量		经方数量	经方名称
古代量	现代量		
三两	9g	1 方	柏叶汤

注意事项：脾胃虚寒证慎用。

化学成分：含挥发油，小茴香酮，樟脑，乙酰龙脑酯，β-和 γ-欧侧柏酚，侧柏烯，侧柏酮，蒎烯，石竹烯，去氢-α-姜黄烯，姜黄烯醚，α-和 β-雪松烯，罗汉柏烯，β-花柏烯，叩巴萜烯，α-姜黄烯，α-侧柏萜醇，β-侧柏萜醇，β-异侧柏萜醇，α-和 β-叩巴萜烯酮，α-、β-和 γ-叩巴萜醇，雪松醇，韦得醇，韦得醇-α-环氧化物，玛优尔酮，扁柏双黄酮，穗花杉双黄酮，槲皮素，杨梅树皮素，香橙素，花旗松素，山柰素，杜松酸，桧酸，棕榈酸-1，16-二醇，三十五烷，聚酯。

药理作用：止血作用（明显缩短凝血时间），抗菌作用（金黄色葡萄球菌，卡他球菌，痢疾杆菌，伤寒杆菌，白喉杆菌，乙型链球菌，炭疽杆菌），抗病毒作用（流感病毒，疱疹病毒），扩张血管作用（降压作用），镇静作用，镇咳作用，祛痰作用，平喘作用（松弛支气管平滑肌）。

【柏叶汤】

组成：柏叶　干姜各三两（9g）　艾三把

B

(30g)

用法：上三味，以水五升，取马通汁一升，合煮取一升。分温再服。

功用：温上摄血，敛血归经。

适应证：阳虚出血证：吐血，鼻衄，龈衄，频频出血而色淡或暗，恶寒，面色萎黄，口中和，脉虚弱。

解读方药：

1. 诠释方药组成：方中柏叶凉血止血；干姜温中散寒；艾叶温中止血；马通汁凉血止血。

2. 剖析方药配伍：柏叶与艾，属于相反配伍，柏叶性寒止血，艾性温止血，柏叶制约艾温阳动血；干姜与艾，属于相使配伍，干姜助艾温中固涩，艾助干姜止血散寒；柏叶与马通汁，属于相须配伍，凉血止血；马通汁与干姜，属于相反配伍，马通汁制约干姜温散动血，干姜制约马通汁寒凉凝滞。

权衡柏叶、马通汁，既能增强止血，又能兼防温热药伤血动血；若阳虚夹有热，柏叶、马通汁寒凉即清热；若阳虚无夹热，即制约干姜、艾温燥之性，亦即药因病变证机而发挥治疗作用。

3. 权衡用量比例：柏叶与干姜用量比例是1∶1，提示药效凉血与温阳之间的用量调配关系，以治出血；艾与干姜用量比例是5∶3，提示药效温中止血与温中散寒之间的用量调配关系，以治阳虚出血；柏叶与干姜、艾用量比例是1∶1∶3，提示药效凉血止血与温阳止血之间的用量调配关系。

温阳止血方为何以寒性柏叶命名：①针对病变证机选用温热药至为重要，可不能忽视温热药易伤血动血，选用方药只有全面考虑，统筹兼顾，才能避免方药治病出现不良反应；②若是阳虚夹热，热虽居次，其治也要兼顾次要方面，且不能顾此失彼。

药理作用：柏叶汤具有缩短凝血时间，促进血小板聚集等。

败

bài❶毁坏，败坏，引申为疾病或灾难。如仲景序：“降志屈节，钦望巫祝，告穷归天，束手受败。”❷药名：如败酱草。❸方名：如薏苡附子败酱散。

【败酱】败酱为败酱科多年生草本植物黄花败酱，白花败酱的带根全草。

别名：败酱草，鹿肠，鹿首，马草，泽败。

性味：辛、苦，微寒。

功用：清热解毒，利湿消肿。

主治：肠痈腹痛，少腹急结，疼痛拒按，女子带下，痈肿疮毒，产后腹痛。

《神农本草经》曰：“味苦平，主暴热火疮赤气，疥瘙，疽痔，马鞍热气。”

入方：见薏苡附子败酱散。

用量：

用量		经方数量	经方名称
古代量	现代量		
五分	15g	1方	薏苡附子败酱散

注意事项：素体阳虚有寒者慎用。

化学成分：含挥发油，黑芥子苷，莫罗忍冬苷，番木鳖苷，白花败酱苷，齐墩果酸，常春藤皂苷元，β-谷甾醇-β-D-葡萄糖苷，败酱皂苷，黄花败酱皂苷A、B、C、D、E、F、G，生物碱，鞣质，淀粉。

药理作用：抗炎作用，抗菌作用（金黄色葡萄球菌，痢疾杆菌，伤寒杆菌，绿脓杆菌，大肠杆菌），抗病毒作用，镇静作用，保肝作用（能促进肝再生，防止肝细胞变形），增强机体免疫机能。

般

bān 般，即样，种类。如第一2条：“千般疢难，不越三条。”

板

bǎn 板，即成片状较硬的物体，引申为“前门牙”。如第二25条：“小有劳，身即热，口开，前板齿燥。”

半

bàn❶整体的二分之一。如12条桂枝汤用法中言：“又不汗，后服小促其间，半日许令三服尽。”❷不完全的。如第六12条：“妇人则半产漏下，男子则亡血失精。”❸部分。如148条：“此为半在里，半在外也。”❹药名：如半夏。❺方名：如半夏泻心汤。

【半斤】半斤约24g。汉代16两为1斤，1两为3g。如65条茯苓桂枝甘草大枣汤方中言：“茯苓半斤（24g）。”

【半两】半两约1.5g。如升麻鳖甲汤方中言：“雄黄研，半两（1.5g）。”

【半升】或言药用重量为12g，或言药用容量为30~40mL。如177条炙甘草汤方中言：“麦门冬去心，半升（12g），麻仁半升（12g）。”又如第十二 38 条苓甘五味加姜辛夏汤用法中言：“温服半升（30~40mL），日三。”

【半钱】半钱即半钱匕（0.7~0.9g）。如 152 条十枣汤用法中言：“强人服一钱匕，羸人服半钱，温服之，平旦服。”

【半钱匕】半钱匕（0.7~0.9g）。如 141 条三物白散用法中言：“强人半钱匕，羸者减之。”

【半产】女子不完全流产。见妇人宫寒血虚血瘀证，如第二十二 9 条：“曾经半产，瘀血在少腹不去，何以知之?”指出女子曾有不完全流产病证，其证机是因于不完全流产而伤血，血不和而寒气乘机袭入，以此变生宫寒血虚血瘀病理。

【半产后因续下血都不绝】女子因不完全流产而出现连续下血且不能停止。见冲任虚弱血虚证，如第二十 4 条：“妇人有漏下者，有半产后因续下血都不绝者，有妊娠下血者。”《金匮发微·妇人妊娠病》：“但经血妄行，不能一致，有下少数之血，相继不绝者，有因半产气虚，不能摄血，续下不止者，有冲激大下者，设妊娠见此证，但腹中痛，脐上不见跳动者，即为内无宿症，宿症利用攻，无症则利用补，胞中之血，不得上行冲任二脉，阻塞下陷，故名胞阻。”其证机是下血不止而伤血，血虚则无以生气，气因之而虚且不得摄血，血不得气固而漏下不能自止。

【半产漏下】妇人不完全流产与经血漏下不止并见。见肝肾精血亏虚证证机，如第六 12 条，又如第十六 8 条：“妇人则半产漏下，男子则亡血失精。”《金匮要略论注·血痹虚劳病》：“下既虚则无阳以流之，血不循行经络而下漏，男女一体，故曰妇人半产漏下，男子则亡血，血下遗如亡也。”其证机是肝肾精血亏虚，阴血耗损，阳气因阴精亏虚而日损，阳气虚弱而不摄阴，阴血下陷，气虚不能固胎，则半产漏下；又带脉不得气之统摄，带脉约束不及，则易变生漏下与带下病证。

【半在里】审度病证表现之证机有部分在少阳胆。见少阳病证与太阳病证相兼，如 148 条：“假令纯阴结，不得复有外证，悉入在里，此为半在里，半在外也。”指出表里兼证，其病变证机部分在少阳胆，即少阳胆热气郁证，提示临证当辨病变主要矛盾方面。

【半在外】审度病证表现之证机有部分在肌表营卫。见少阳病证与太阳病证相兼，如 148 条：“假令纯阴结，不得复有外证，悉入在里，此为半在里，半在外也。”指出病变证机有部分在太阳营卫，即太阳病证，临证法当仔细辨证求机，以法选方用药。

【半身不遂】半侧身体活动不便或不遂。见中风及痹证与鉴别，如第五 1 条：“风之为病，当半身不遂，或但臂不遂者，此为痹。”《金匮要略编注二十四卷·中风历节病》：“此分中风与痹也。风之为病，非伤于气，即侵于血，故当半身不遂，但臂不遂者，邪气入于肢节之间，故为痹。痹者，邪气闭塞经隧，气血不通，较之中风，则又轻也。”其证机是气血失和，风从内生，浸淫筋脉，经气不利，气不得推动，血不得滋荣；其治当调理气血，平熄内风。

【半日许令三服尽】半天左右必须将 1 剂方药分 3 次服完。如 12 条桂枝汤用法中言：“又不汗，后服小促其间，半日许令三服尽。”指出服药的具体方法与时间，对提高治疗效果具有重要作用。

【半夏】半夏为天南星科多年生草本植物半夏的块茎。

别名：地文，水玉，守田，示姑。

性味：辛、苦，温；有毒。

功用：醒脾和胃，燥湿化痰，降逆止咳，利咽通声。

主治：咳嗽，气喘，痰多，脘腹胀满或疼痛，大便不调，心悸，头晕，恶心呕吐。

《神农本草经》曰：“味苦平，主咳逆上气，喉痹咽痛，不得消息，散结气，腹中邪逆，饮食大热。”

入方：见小青龙汤、小青龙加石膏汤、越婢加半夏汤、厚朴麻黄汤、泽漆汤、桂苓五味甘草去桂加姜辛夏汤、苓甘五味加姜辛半夏杏仁汤、射干麻黄汤、半夏厚朴汤、苦酒汤、半夏散及汤、小半夏汤、小半夏加茯苓汤、大半夏汤、生姜半夏汤、半夏干姜散、干姜人参半夏丸、半夏泻心汤、生姜泻心汤、甘草泻心汤、奔豚汤、旋覆代赭汤、半夏麻黄丸、栝楼薤白半夏汤、小陷胸汤、厚朴生姜半夏甘草人参汤、附子粳米汤、赤丸、小柴胡汤、大柴胡汤、柴胡加龙骨牡蛎汤、柴胡加芒硝汤、柴胡桂枝汤、麦门冬汤、竹叶石膏汤、黄连汤、温经汤、黄芩加半夏生姜汤、鳖甲煎丸、甘遂半夏汤。

用量：

剂型	不同用量	古代量	现代量	代表方名
汤剂	最小用量	二十铢	2.2g	柴胡加芒硝汤
	最大用量	二升	48g	大半夏汤
	通常用量	半升或五合或四两	12g	小青龙汤
散剂	最小用量	方寸匕 1/3	2~3g	半夏散及汤
	最大用量	方寸匕 1/2	3~4.5g	半夏干姜散
丸剂	最小用量	一分	3g	鳖甲煎丸
	最大用量	二两	6g	干姜人参半夏丸

注意事项：素体阴虚内热者慎用。有人言半夏反乌头、附子、天雄，因其论述不切合临床实际，所以不能作为临床参考依据；在临床中应用半夏配乌头、附子、天雄辨治诸多杂病具有良好的治疗效果，如乌头半夏汤、附子半夏汤、天雄半夏汤等。

化学成分：含挥发油，生物碱（胆碱、左旋麻黄碱、烟碱），多糖，葡萄糖醛酸，葡萄糖苷，脂肪（脂肪酸含固体酸、液体酸），淀粉，蛋白，多种氨基酸（天门冬氨基酸、谷氨酸、精氨酸、β-氨基丁酸），β-谷甾醇，β-谷甾醇-β-D葡萄糖苷，3，4-二羟基苯甲醛，微量元素。

药理作用：止咳作用（抑制咳嗽中枢，解除平滑肌痉挛而起镇咳作用），祛痰作用（减少支气管及气管黏膜分泌而呈祛痰作用），止呕作用（抑制呕吐中枢，激活迷走神经传出活动而呈止呕作用），能升高肝脏内酪氨酸转氨酶的活性，促进胆汁分泌作用，能抑制胃酸分泌和胃蛋白酶活性，降低胃液总酸度和游离酸度，对胃黏膜有保护和促进修复作用，抗溃疡作用。姜半夏可减缓肠胃运动，有抗心律失常作用（室性心动过速，室性早搏），降压作用，延缓高脂血症形成而起降脂作用，抗肿瘤作用，抗炎作用，抗真菌作用，镇痛、镇静及催眠作用，降低眼压作用，抗早孕作用，对子宫功能所处状态起到双向调节作用。

【半夏有毒】半夏有毒副作用。如313条半夏散及汤用法中言："半夏有毒，不当散服。"指出半夏有毒副作用，在临床应用时要因人因证而斟酌用量，用药定量一定要恰到好处，以法切中证机。同时又揭示半夏用于散剂则有毒性，若用于汤剂则可减弱半夏毒副作用。

【半夏泻心汤】

组成：半夏洗，半升（12g）　黄芩三两（9g）　人参三两（9g）　干姜三两（9g）　甘草三两（9g）　黄连一两（3g）　大枣擘，十二枚

用法：上七味，以水一斗，煮取六升，去滓，再煎取三升。温服一升，日三服。

功用：补中泄热，除湿消痞。

适应证：中虚湿热痞证：心下痞满或疼痛，以胀满为主，呕吐，肠鸣，下利，肢体困重，舌淡，苔薄黄，脉弱或数。

配伍原则与方法：中虚湿热痞证的基本病理病证，一是湿热侵袭脾胃，一是脾胃虚弱，一是气机壅滞不畅，所以治疗中虚湿热痞证，其用方配伍原则与方法必须重视以下几个方面。

1. 针对证机选用清热燥湿药：湿热浸淫脾胃，脾气不升，浊气不降，清浊之气与湿热相互搏结而阻滞于心下，则心下痞满或疼痛，其治当清热燥湿，以使湿热之邪不得困阻于脾胃。如方中黄连、黄芩。

2. 合理配伍苦温燥湿药：湿热之邪，其治当清热燥湿，可因苦寒药虽能清热，但用之稍有不当，则会引起寒凝气机，寒凝则又不利于湿热之邪退散。因此，在治疗湿热之邪时，除了针对证机而用药外，还要合理配伍苦温燥湿药，以监制苦寒而不寒凝，若能合理配伍苦温药，则可使湿得温而燥化，以增强清热燥湿作用。如方中半夏、干姜。

3. 妥善配伍补气药：湿热之邪之所以侵袭脾胃，是因为素体脾胃之气虚弱，则证见少气乏力，肢体困倦，其治当补益脾胃，以使脾胃之气得复，并能驱邪于外。如方中人参、大枣、甘草。

解读方药：

1. 诠释方药组成：方中黄连、黄芩清热燥湿；半夏醒脾燥湿降逆；干姜温中和胃；人参、大枣、炙甘草补益中气。

2. 剖析方药配伍：黄连与黄芩，属于相须配伍，增强清热燥湿；干姜与半夏，属于相使配伍，干姜助半夏降逆止呕，半夏助干姜温中散寒；人参与大枣、甘草，属于相须配伍，健脾益气，生化气血；黄连、黄芩与干姜、半夏，属于相反配伍，黄连、黄芩苦寒清热燥湿，并制约干姜、半夏温中化热，干姜、半夏温中降逆，并制约黄连、黄芩苦寒伤阳；黄连、黄芩与人参、大枣、炙甘草，属于相反配伍，人参、大枣制约黄

连、黄芩清热燥湿伤胃，黄连、黄芩制约人参、大枣补益助热；半夏、干姜与人参、大枣、甘草，属于相使配伍，半夏、干姜助人参、大枣、甘草益气化阳，人参、大枣、甘草助半夏、干姜健脾醒脾，益气开胃。

3. 权衡用量比例：黄连与黄芩用量比例是1∶3，增强清热燥湿，以治湿热；半夏与干姜用量比例是4∶3，提示药效醒脾燥湿与温中散寒之间的用量调配关系，以治寒湿；黄连、黄芩与干姜、半夏用量比例是1∶3∶3∶4，提示药效清热燥湿与温阳燥湿之间的用量调配关系，以治寒热夹杂；黄连、黄芩与人参、大枣、甘草用量比例是1∶3∶3∶10∶3，提示药效清热燥湿与健脾益气之间的用量调配关系，以治湿热气虚；干姜、半夏与人参、大枣、甘草用量比例是3∶4∶3∶10∶3，提示药效温中燥湿与健脾益气之间的用量调配关系，以治寒伤阳气。

根据半夏泻心汤组成，既可辨治中虚湿热证，又可辨治中虚寒湿证，还可辨治中虚寒热夹杂证。辨治中虚湿热证，可酌情加大黄连、黄芩用量，干姜、半夏之温可制约黄连、黄芩苦寒伤胃；辨治中虚寒湿证，可酌情加大干姜、半夏用量，黄连、黄芩之寒可制约干姜、半夏温热化燥；辨治中虚寒热夹杂证，因病变证机可酌情调整黄连、黄芩与干姜、半夏用量。

药理作用：半夏泻心汤具有对新斯的明引起的强烈胃运动有明显的抑制作用［实用中医药杂志，1996（4）：31-32］；抑制蓖麻油引起的伴有炎症反应的腹泻有剂量依赖性；保护胃黏膜作用，抗胃溃疡作用，抗缺氧作用等。

【半夏散及汤】

组成：半夏洗　桂枝（去皮）　甘草炙（各12g）

用法：上三味，等分，各别捣筛已，合治之。白饮和，服方寸匕，日三服。若不能服散者，以水一升，煎七沸，内散两方寸匕，更煮三沸，下火，令小冷。少少咽之。半夏有毒，不当散服。

功用：散寒通阳，涤痰开结。

适应证：咽痛寒证：咽痛而不欲饮水，咽中如有物似痰阻塞，咯出白痰，咽部红肿不明显，舌淡，苔白，脉紧。

解读方药：

1. 诠释方药组成：方中半夏利咽降逆；桂枝温通阳气；甘草益气利咽，缓急止痛。

2. 剖析方药配伍：半夏与桂枝，属于相使配伍，半夏助桂枝温通利咽，桂枝助半夏降逆利咽；半夏与甘草，属于相使配伍，半夏助甘草益气缓急利咽，甘草助半夏利咽降逆止痛；桂枝与甘草，属于相使配伍，温通益气化阳。

3. 权衡用量比例：半夏、桂枝、甘草用量比例为相等，提示药效辛温散寒利咽与益气缓急之间的用量调配关系，以治寒痛。临证亦可根据病变证机寒、痰主次变化而酌情调整用量比例。

【半夏干姜散】

组成：半夏　干姜等分（各10g）

用法：上二味，杵为散，取方寸匕，浆水一升半，煮取七合。顿服之。

功用：温暖阳气，化饮降逆。

适应证：饮阻脾胃寒证：恶寒，手足不温，干呕，或呕吐，吐涎沫，胃脘支结而喜热，舌淡，苔薄白，脉迟或沉。

解读方药：

1. 诠释方药组成：方中半夏醒脾降逆，燥湿化饮；干姜温中化饮，和胃降逆。

2. 剖析方药配伍：半夏与干姜，属于相使配伍，半夏偏于化饮降逆，干姜偏于温中散寒，干姜助半夏醒脾化饮，半夏助干姜温中和胃。又，干姜既能增强半夏温中降逆，又能减弱半夏之毒性。

3. 权衡用量比例：半夏与干姜用量比例为相等，提示药效醒脾降逆与温中散寒之间的用量调配关系，以治寒逆。

【半夏麻黄丸】

组成：半夏　麻黄等分（各9g）

用法：上二味，末之，炼蜜和丸小豆大，饮服三丸，日三服。

功用：温阳化饮，通阳止悸。

适应证：

1. 饮邪凌心证：心悸，或怔忡，胸闷，或胸满，舌淡，苔薄而滑，脉沉或滑。

2. 饮居脾胃悸证：胃脘部筑然跳动即心下（胃脘）悸，时有心悸，或恶心，或呕吐痰涎，舌淡，苔白，脉沉或紧。

解读方药：

1. 诠释用药组成：方中半夏醒脾理胸，燥湿化痰；麻黄宣发温阳，利饮止悸；蜜能益气缓急。

2. 剖析方药配伍：半夏与麻黄，属于相使配伍，半夏助麻黄散寒化饮，麻黄助半夏温化痰

B

湿；又，半夏得麻黄则温通阳气，化饮止悸，麻黄得半夏则苦降温通，化饮止悸；蜂蜜与麻黄、半夏，属于相反配伍，蜂蜜之润可制约麻黄、半夏燥湿伤津。

3. 权衡用量比例：半夏与麻黄用量为相等，提示药效醒脾燥湿与宣发利饮之间的用量调配关系，以治寒饮。

【半夏厚朴汤】

组成：半夏一升（24g） 厚朴三两（9g） 茯苓四两（12g） 生姜五两（15g） 干苏叶二两（6g）

用法：上五味，以水七升，煮取四升。分温四服，日三夜一服。

功用：理气消痰，降泄散结。

适应证：痰阻气郁证（梅核气）：喉中如有物梗阻，咯之不出，吞之不下，每因情绪精神因素而诱发或加重，胸闷，胁痛，或咳，或呕，舌淡，苔薄，脉弦。

配伍原则与方法：痰阻气郁证的基本病理病证，一是痰阻于咽，二是气郁于咽，所以治疗痰阻气郁证，其用方配伍原则与方法必须重视以下几个方面。

1. 针对证机选用行气药：肝气郁而不疏脾，脾不得肝气所疏而水湿内停为痰，痰气相互搏结而上行阻滞于咽，则证见喉中如有物阻，咯之不出，吞之不下，其治当行气下气，在用理气药时，尽可能选用既有行气降气作用，又有化湿醒脾作用，更有升达气机作用，以此而配伍则可收到最佳治疗效果。如方中厚朴、苏叶。

2. 合理配伍化痰药：痰邪阻结咽喉，其治当化痰散结，在配伍化痰药时最好选用既有化痰作用，又有燥湿作用，更有利咽喉作用。如方中半夏、生姜。

3. 妥善配伍渗利药：痰由湿而生，治痰必须妥善配伍渗利化湿药，只有妥善配伍治湿药，则可杜绝痰邪变生之源。又，在配伍渗利药时，最好选用既有渗湿作用，又有益气健脾药，以此而配伍则既可治标又可治本。如方中茯苓。

解读方药：

1. 诠释方药组成：方中半夏燥湿化痰，降逆散结；厚朴下气开郁，行气化痰；茯苓健脾和胃，渗湿利痰；生姜降逆化湿，和胃化痰；干苏叶疏利气机，开郁散结。

2. 剖析方药配伍：半夏与生姜，属于相使配伍，半夏化痰偏于降逆，生姜化痰偏于宣散，辛开苦降，宣散降逆，调理气机；厚朴与苏叶，属于相须配伍，厚朴行气偏于下行，苏叶行气偏于升散，气顺则痰消；半夏与茯苓，属于相使配伍，半夏偏于醒脾燥湿，茯苓偏于健脾利湿，使痰湿既从内消，又从下去。半夏、生姜与厚朴、苏叶，属于相使配伍，半夏、生姜助厚朴、苏叶行气之中以降逆，厚朴、苏叶助半夏、生姜化痰降逆之中下气；茯苓与半夏、生姜，属于相使配伍，茯苓健脾利湿，助半夏、生姜醒脾燥湿，杜绝生痰之源；茯苓与厚朴、苏叶，属于相使配伍，健脾利湿，芳香化湿。

3. 权衡用量比例：半夏与生姜用量比例是8∶5，提示药效降逆与宣散之间的用量调配关系，以治痰逆；厚朴与苏叶用量比例是3∶2，提示药效下气与行散之间的用量调配关系，以治气滞；半夏、生姜与厚朴、苏叶用量比例是8∶5∶3∶2，提示药效化痰与行气之间的用量调配关系，以治痰气胶结；茯苓与半夏、生姜用量比例是4∶8∶5，提示药效健脾利湿与醒脾燥湿之间的用量调配关系，以治痰湿之源。

药理作用：半夏厚朴汤对Ⅰ型及Ⅳ型过敏反应具有明显拮抗作用，方中苏叶、厚朴均有抗过敏作用，原方去苏叶后，对2，4，6-三硝基苯（PC）反应的抑制效果明显降低；麻醉猫实验表明，对电刺激喉上神经所致的喉反射，有明显的抑制作用；显著抑制大鼠的自发运动，还可显著延长环己烯巴比妥所致小鼠翻正反射消失时间而显示镇静作用（伤寒杂病论汤方现代研究及应用，1993：67-68）。

胞 bāo❶胞宫，亦即胎儿的裹膜，子宫。如第二十二8条："妇人之病，因虚，积冷，结气，为诸经水断绝，至有历年，血寒积结，胞门寒伤，经络凝坚。"❷膀胱。如第二十二19条："此名转胞，不得溺也，以胞系了戾，故致此病，但利小便则愈。"❸病证名。如第二十4条："假令妊娠腹中痛，为胞阻。"

【胞阻】妊娠女子有腹部疼痛。见妇人冲任不固，胎动不安证，如第二十4条："假令妊娠腹中痛，为胞阻。"《医宗金鉴·妇人妊娠病》："惟腹中痛者，则为胞阻，胞阻者，胞中气血不和而阻其化育也。"其证机是血虚而不能养胎，经气不和，脉气滞涩，胎气失养，经脉拘急；其治以胶艾汤，调和气血。

【胞门寒伤】寒邪侵于妇人胞宫。见妇人杂病错综复杂证机，如第二十二8条：“妇人之病，因虚，积冷，结气，为诸经水断绝，至有历年，血寒积结，胞门寒伤，经络凝坚。”《医宗金鉴·妇人杂病》：“至有历年，寒积胞门，以致血凝气结而不行也。”指出寒气侵入女子胞中是病变的主要矛盾方面，暗示其治当温阳散寒，活血调经。

【胞系了戾】膀胱之气为邪气所肆虐而急结不舒，病以小腹急痛为主的小便不利，亦即胞（膀胱）系（被侵扰）了（严重）戾（疼痛）。见肾阴阳俱虚转胞证，如第二十二19条：“此名转胞，不得溺也，以胞系了戾，故致此病，但利小便则愈。”其证机是妇人肾阴阳俱虚，主持下焦不及，膀胱之气为邪气所肆虐，胎气又相迫于膀胱，所以引起小腹急痛；其治以肾气丸，温补肾阳，滋补肾阴。

薄

báo❶不肥沃，引申为不光泽或不荣或无泽。如第六4条：“男子面色薄者，主渴及亡血。”

bó❷轻微，少，引申为接近。如第十五2条：“额上黑，微汗出，手足中热，薄暮即发，膀胱急，小便自利，名曰女劳疸。”❸单薄，引申为稀。如第十九6条甘草粉蜜汤用法中言：“内粉、蜜，搅令和，煎如薄粥。”

【薄暮即发】病证接近傍晚时分而发作。见女劳疸证即肾虚疸证，如第十五2条：“额上黑，微汗出，手足中热，薄暮即发，膀胱急，小便自利，名曰女劳疸。”其证机是阳气于暮而欲内行，正气行于内而与邪气相斗争，此时正邪斗争比较剧烈，故病证表现趋于明显；其治当因时而宜，以冀取得最佳疗效。

【薄粥】犹如米面一类稀粥。如第十九6条甘草粉蜜汤用法中言：“内粉、蜜，搅令和，煎如薄粥。温服一升，差即止。”

饱

bǎo饱，即吃足了。如195条，又如第十五3条：“阳明病，脉迟，食难用饱，饱则微烦，头眩，必小便难，此欲作谷疸。”

【饱则微烦】饮食若饱则心烦或胃中烦闷不舒。见阳明虚寒谷疸证，如195条，又如第十五3条：“阳明病，脉迟，食难用饱，饱则微烦，头眩，必小便难，此欲作谷疸。”《伤寒溯源集·阳明篇》：“食难用饱，饱则微烦者，胃寒不化，强饱则满闷而烦也。”其证机是阳明胃气虚弱，寒气内乘，浊气填塞，食则胃气不行不降，浊气熏蒸；其治当健脾和胃，调理气机。

B

暴

bào❶突然而来。如287条：“少阴病，脉紧，至七八日，自下利，脉暴微，手足反温，脉紧反去者，为欲解也。”❷多，频繁。如第一16条：“病者素不应食，而反暴思之，必发热也。”

【暴腹胀大者】脉突然胀大如同腹胀大一样。见太阳湿热痉证，如第二8条：“暴腹张大者，为欲解。”辨“暴腹胀大”，当指脉突然胀大如同腹胀大一样，即脉紧如蛇皮之不柔和而转为像腹胀一样且柔和，以揭示脉形由不柔和而趋于和缓与柔和。审脉胀大，乃是正气积力抗邪，气血涌盛于脉，故病为欲解。

【暴烦下利】突然出现心烦，下利。见太阴脾湿热证，如278条：“若小便自利者，不能发黄，至七八日，虽暴烦下利，日十余行，必自止，以脾家实，腐秽当去故也。”其证机是正气积力抗邪，邪不胜正，邪气在欲去而未去之际且猖獗，则突然出现心烦，下利病证，然则邪气不胜正气且从下而去。

杯（盃）

bēi杯，即盛酒、水、茶等的器皿。如141条三物白散用法中言：“病在膈上必吐，在膈下必利，不利，进热粥一杯，利过不止，进冷粥一杯。”又如第十四31条：“气分，心下坚大如盘，边如旋杯，水饮所作，桂枝去芍药加麻黄附子细辛汤主之。”

卑

bēi卑，即低下，引申为沉而小。如第十四19条：“少阳脉卑，少阴脉细，男子则小便不利，妇人则经水不通，经为血，血不利则为水，名曰血分。”

悲

bēi悲，即伤心，哀痛。如第二十二6条：“妇人脏躁，喜悲伤欲哭，象如神灵所作。”

【悲伤欲哭】情绪无常，神志不定，悲伤而欲哭泣。见心脾气血虚脏躁证，如第二十二6条：

"喜悲伤欲哭。"其证机是心脾气血两虚，心不得主持神明，脾不得主思虑，故其证候特点是情绪无常，神志不定，悲伤而欲哭泣；治以甘麦大枣汤。

【悲伤多嗔】悲哀感伤而善愤怒或发怒。见妇人杂病错综复杂证机，如第二十二8条："或有忧惨，悲伤多嗔，此皆带下，非有鬼神。"其证机是心神为邪气所虐，情志不遂，气机不和，所愿不得，心情内伤；其治当调理情志，和畅气机，以四逆散与甘麦大枣汤加减。

B

贝 bèi❶药名：如贝母。❷方名：如当归贝母苦参汤。

【贝母】贝母为通称。❶川贝母为百合科多年生草本植物川贝母、暗紫贝母和甘肃贝母或棱砂贝母的地下鳞茎。❷浙贝母为百合科多年生草本植物浙贝母的地下鳞茎。

别名：浙贝母又名象贝，空草，药实，勒母。

性味：川贝母苦、甘，微寒；浙贝母苦，寒。

功用：清热化痰，降肺止咳。

主治：咳嗽，痰黄，胸闷，咽喉不利，气急，疖，痈，痰核，流注，痰核，瘰疬，乳岩，横痃，贴骨疽，蟮拱头。

《神农本草经》曰："味辛平，主伤寒烦热，淋沥邪气，疝瘕，喉痹乳难，金疮风痉。"

入方：见三物白散、当归贝母苦参丸。

用量：

用量		经方数量	经方名称
古代量	现代量		
三分	3g	1方	三物白散
四两	12g	1方	当归贝母苦参丸

注意事项：有人认为贝母反乌头、附子、天雄，因其论述不切合临床实际，所以不能作为临床参考依据；在临床中应用贝母配乌头辨治诸多杂病具有良好的治疗效果，如乌头贝母汤、附子贝母汤、天雄贝母汤等。

化学成分：❶川贝母：青贝含贝碱，白炉贝含青白炉贝碱，黄炉贝含黄炉碱，白松贝和黄松贝含松贝碱甲和松贝碱乙，暗紫贝母含生物碱，糖类，有机酸，皂苷，甾醇类，内酯香豆素，白聚芦碱类异甾体生物碱。岷贝母含岷贝碱甲和岷贝碱乙，棱砂贝母含白炉贝碱，炉贝碱。❷浙贝母：浙贝甲素，浙贝乙素，贝母辛，贝母芬，贝母定，贝母替定，原贝母碱，浙贝母苷，异贝母甲素，浙贝酮，浙贝丙素，西藜芦碱类生物碱，茄类生物碱。

药理作用：镇咳作用，祛痰作用，镇痛作用；浙贝母对机体肠道所处状态呈双向调节作用，对机体血压所处状态呈双向调节作用，升血糖作用，兴奋子宫作用。

背 bèi❶脊背，即人体项以下，腰以上的部位。足太阳膀胱经与督脉循行于背。如31条："太阳病，项背强几几，无汗恶风。"❷背部，腰部，骶部的总称。如第二7条："身热足寒，颈项强直，恶寒，时头热，面赤，目赤，独头动摇，卒口噤，背反张者，痉病也。"

【背恶寒】病人自觉背部恶寒。见肾阳虚寒湿证，如304条："口中和，其背恶寒者。"《注解伤寒论·辨少阴病脉证并治》："背恶寒者，阳气弱，阴气胜也。"《伤寒贯珠集·少阴篇》："背恶寒者，背为阳而阴乘之，不能通于阳也。"其证机是少阴阳气虚弱，不能温煦行使于背则恶寒；其治以附子汤。

【背微恶寒】病人有轻微的背部怕冷症状。见阳明热盛津气两伤证，如169条："伤寒，无大热，口燥渴，心烦，背微恶寒者。"《医宗金鉴·伤寒论注》："背恶寒，非阳虚恶寒，乃阳明内热熏蒸于背，汗出肌疏，故微恶之义也。"其证机是邪热不仅消灼阴津，且也耗伤正气，卫气因之而不能固护肌表。审病是阳明热盛津气两伤证，其治以白虎加人参汤，清热益气生津。

【背强】病人背部强硬不柔和。

其一，太阳营卫湿郁证，如第二16条："湿家，其人但头汗出，背强，欲得被覆向火。"《注解伤寒论·辨痉湿暍脉证并治》："背，阳也；腹，阴也。太阳之脉，夹脊抵腰，太阳客寒湿，表气不利而背强也。"《医宗金鉴·痉湿暍病》："背强者，乃湿邪重着之强，非风湿拘恶之强也。"其证机是风湿相搏，经气郁滞不利，风湿壅滞背部筋脉则背强；其治当祛风胜湿，和畅筋脉。

其二，肾虚病证，如第一9条："浮者在后，其病在里，腰痛，背强，不能行，必短气而极也。"《金匮要略方论本义·脏腑经络先后受病》："肾虚而寒起，寒气必循腰入背，于是腰背强痛，且膝足无力。"其证机是肾气虚弱，阴精化生不足，背既不得阳气温煦，又不得阴精滋荣，则背脊强硬不柔和；其治当益肾和筋，以肾气丸与栝楼桂枝汤加减。

另详见“项背强几几”诸项。

【背行】背部麻木不仁似有虫行感。详见“痹侠背行”项。

【背反张】背部至骶部强硬而不能自主活动。见太阳湿热痉证，如第二7条：“身热足寒，颈项强直，恶寒，时头热，面赤，目赤，独头动摇，卒口噤，背反张者，痉病也。”其证机是湿热浸淫太阳营卫筋脉，筋脉为湿热肆虐而拘急，经气不和，筋脉受热虐则拘急，筋脉受湿困则僵硬，筋脉拘急僵硬则背反张。

【背痛】背部疼痛。见膈间痰饮证，如第十二11条：“膈上病痰，满喘咳吐，发则寒热，背痛，腰疼，目泣自出。”其证机是痰气阻滞经脉，经气不通，脉气滞涩；其治当涤痰化饮。

另详见“胸背痛”项。

【背痛彻心】背部疼痛牵引于心胸。

其一，阳虚寒凝脉阻证，如第九9条：“心痛彻背，背痛彻心。”其审证要点是以心痛引背，厥逆为主，其证机是阳气大虚，寒气内盛，脉络不得阳气温煦，反被寒气凝结；其治以乌头赤石脂丸，温阳逐寒，破阴通脉。

其二，心寒证，如第十一9条：“心中寒者，其人苦病心如噉蒜状，剧者心痛彻背，背痛彻心，譬如蛊注。”其证机是寒邪袭心，心气为寒气所凝而不畅，经脉滞涩而郁结，脉气不通，心气闭阻；其治当温阳散寒，益气通脉。

【背寒冷如手大】背部怕冷如手掌大小。见胃脘痰饮证，如第十二8条：“夫心下有留饮，其人背寒冷如手大。”《金匮要略心典·痰饮咳嗽病》：“留饮，即痰饮之留而不去者也，背寒冷如掌大者，饮留之处，阳气所不入也。”其证机是痰阻胃脘，壅滞气机，阳气不能外达；其治当温胃化饮，通达阳气，以苓桂术甘汤加减。

备 bèi❶应该有的都有了。如第二11条：“太阳病，其证备，身体强，几几然，脉反沉迟。”❷预备，准备，防备。如三物备急丸。

【备急】为应急而准备。如三物备急丸，仲景所言“备急”者，以揭示病证较重或病情危急者，当备丸药以应急救治。

倍 bèi❶跟原数相同的数，某数的几倍就是用几乘某数。如第二十10条白术散用法中言：“心下毒痛，倍加川芎。”❷加剧，加重。如第二十一7条：“切脉微实，再倍发热，日晡时烦躁者，不食，食则谵语。”

【倍加川芎】将川芎用量增加一倍。如第二十10条白术散用法中言：“心下毒痛，倍加川芎。”指出若病人胃脘疼痛明显者，可加大川芎用量，以行气活血，通经止痛。

被 bèi❶睡觉时覆盖在身体上的东西。如289条：“少阴病，恶寒而蜷，时自烦，欲去衣被者，可治。”❷盖，遮覆，引申为遭受。如117条：“烧针令其汗，针处被寒，核起而赤。”又如第六1条：“重因疲劳汗出，卧不时动摇，加被微风，遂得之。”❸介词，介绍主动的人物并使动词含有受动的意义。如第一1条：“心火气盛，则伤肺，肺被伤，则金气不行。”❹用在名词活用为动词之前，表示受动。如第三15条：“阴毒之为病，面目青，身痛如被杖，咽喉痛。”❺用。如200条：“阳明病，被火。”又如6条：“若被下者，小便不利，直视失溲。”

【被火】用火法治疗或遭受火热之邪所侵袭。

其一，厥阴热证亦即厥阴温病证，如6条：“若被火者，微则发黄色，剧则如惊痫。”指出病变证机本是火热之邪内盛，且又用火热方法治疗，所以引起火热之邪更盛。

其二，阳明湿热发黄证，如200条：“阳明病，被火。”《注解伤寒论·辨太阳病脉证并治》：“被火，则火热相合而甚。”仲景言“被火”者，当指邪热侵袭而肆虐阳明，并与湿邪相结，遂成阳明湿热发黄证。

【被火气劫故也】遭受火热之邪侵袭是引起疾病发生发展的根本原因。见少阴谵语热证，如284条：“少阴病，咳而下利，谵语者，被火气劫故也，小便必难，以强责少阴汗也。”指出病人咳而下利、谵语等，其病因是火热之邪所侵袭，其证机是热邪内盛而扰乱心神，神明失主。

【被火者必谵语】用火法治疗，则会引起谵语等病证。详见“谵语”其六项。

【被杖】被用拐杖毒打。详见“身痛如被杖”项。

【被刀斧所伤】身体遭受刀斧所创伤。见伤科病证，如第十八5条：“若身有疮，被刀斧所伤，亡血故也。”指出刀斧损伤是伤科病证的主要原因之一。

B

辈 bèi 辈，即某一类方药或事物或东西。如277条：“自利不渴者，属太阴，以其脏有寒故也，当温之，宜服四逆辈。”

臂 bei 又读“bì”臂，即人体上肢。又有上臂、下臂，前、后、侧臂之分。如第一13条：“头痛，项、腰、脊、臂、脚掣痛。”

【臂不遂】肩臂一侧或双侧活动不灵活。见中风及痹证，如第五1条：“夫风之为病，当半身不遂，或但臂不遂者，此为痹。”《金匮要略编注二十四卷·中风历节病》：“此分中风与痹也。……但臂不遂者，邪气入于肢节之间，故为痹。痹者，邪气闭塞经隧，气血不通，较之中风，则又轻也。”其证机是风寒湿或风热湿浸淫经脉，客于肌肤关节，壅滞气血，经脉阻滞不通，则可引起肌肤关节活动不便之臂不遂；其治当祛邪通经，和畅气血。

【臂不举】两上肢抬举不灵活。详见“两臂不举”项。

【臂脚直】上下肢筋脉劲急强直。见转筋证，如第十九3条：“转筋之为病，其人臂脚直，脉上下行，微弦，转筋入腹者。”《金匮要略方论本义·趺蹶手足臂肿转筋阴狐蛔虫病》：“其人臂脚直，……风寒入而变热，热耗其营血，而脉隧直劲也。”其证机是湿热浸淫筋脉，肝阴不足则不能充盈滋泽于筋，湿热之邪肆虐于筋，于是筋脉挛急而劲直则臂脚直；其治当清热利湿，和畅筋脉，以鸡屎白散。

【臂肿动】臂浮肿及肌肉颤动。详见“手指臂肿动”项。

奔 bēn❶直往，引申为气上冲。如117条，又如第八3条：“烧针令其汗，针处被寒，核起而赤者，必发奔豚，气从少腹上冲心者。”❷病名。如第八1条：“病有奔豚，有吐脓，有惊怖，有火邪，此四部病，皆从惊发得之。”

【奔豚】病人自觉少腹有气上冲胸咽。

其一，肾虚水气证，如65条，又如第八4条：“发汗后，其人脐下悸者，欲作奔豚。”《注解伤寒论·辨太阳病脉证并治》：“肾之积，名曰奔豚。发则从少腹上至心下，为肾气逆欲上凌心。今脐下悸为肾气发动，故云欲作奔豚。”其证机是肾阳不足，水不得阳气所化而为水气，水气充斥于脐下，其水气欲上冲而又不能；其治当助肾气，伐水邪，以苓桂枣草汤。

其二，肾寒气逆证，如117条，又如第八3条：“烧针令其汗，针处被寒，核起而赤者，必发奔豚，气从少腹上冲心者。”《伤寒溯源集·太阳上篇》说：“盖奔豚者，肾脏阴寒之气上冲也。”《伤寒论本旨·汗吐下后并误治诸证》：“太阳之邪不得外泄，内遏肾脏水寒之气，必致上冲于心，如豚之奔突，以太阳经脉络肾，寒邪由表犯里也。”其证机是肾为寒气所遏，寒气乘机而上乘，寒气与肾气相结而逆乱于上且冲心；其治当温阳平冲降逆，以桂枝加桂汤。

其三，奔豚证及其相关病，如第八1条：“病有奔豚，有吐脓，有惊怖，有火邪，此四部病，皆从惊发得之。师曰：奔豚病，从少腹起，上冲咽喉，发作欲死，复还止，皆从惊恐得之。”《金匮要略心典·奔豚气病》：“豚，水畜也；肾，水脏也。肾气内动，上冲胸喉，如豚之奔，故名奔豚。亦有从肝病得者，以肝肾同处下焦，而其气并善上逆也。”其证机是浊气内结而留于下，且攻冲于上，浊气逆乱于心胸，心神为浊气所肆虐；其治当泄浊降逆，若是肾寒气逆证，治以桂枝加桂汤；若是肝热气逆证，治以奔豚汤。

其四，肝热气逆证，如第八2条：“奔豚，气上冲胸，腹痛，往来寒热。”《金匮要略心典·奔豚气病》：“此奔豚气之发于肝邪者。往来寒热，肝脏有邪气而通于少阳也。”其证机是邪热及肝，肝气逆乱而上冲于胸，胸中宗气被遏而不通；其治以奔豚汤，养肝平冲，清热降气。

其五，下焦水气证，如第十四21条：“又与葶苈丸下水，当时如小差，食饮过度，肿复如前，胸胁苦痛，象若奔豚，其水扬溢，则浮咳喘逆。”仲景言“象若奔豚”，以指出下焦阳虚水气证，因其病证表现有类似奔豚病证之气上冲，于此当注意鉴别诊断，以法审机求证别因，做出恰当的治疗方案。审证是下焦阳虚水气证，其治当温补阳气，平冲止逆，利水散寒。

【奔豚病】气从少腹上冲心、胸、咽的病证称之为奔豚。详见“奔豚”其三项。

【奔豚汤】

组成：甘草　川芎　当归各二两（各6g）　半夏四两（12g）　黄芩二两（6g）　生葛五两（15g）　芍药二两（6g）　生姜四两（12g）　甘李根白皮一升（24g）

用法：上九味，以水二斗，煮取五升。温服一升，日三夜一服。

功用：养肝平冲，清热降气。

适应证：肝热气逆证：腹痛，往来寒热，气从少腹上冲胸或至咽喉，发作欲死，复还止，舌红，苔薄黄，脉弦或数。

配伍原则与方法：肝热气逆证的基本病理病证，一是肝血虚而不涵气，一是热从内生而逆于上，所以治疗肝热气逆证，其用方配伍原则与方法必须重视以下几个方面。

1. 针对证机选用补血药：肝主藏血，肝体阴而用阳，用阳易伤肝血。又，肝血伤则肝阴易不足，阴不足则又易生内热，故其治首当选用补肝血药，以治病求本。如方中当归、芍药、川芎。

2. 合理配伍清降肝热药：肝阴血不足而生热，或邪热乘机侵袭于肝，肝气不得疏泄条达降泄而上逆，则证见气从下而上冲心胸，其治当清肝热，降逆气。如方中甘李根白皮、黄芩。

3. 妥善配伍辛散降逆药：肝气逆乱于上，其治当降泄肝之逆气，但降泄之中又有戕伐肝气，于此一定还要妥善配伍辛散药，辛散则使降泄而不太过，更有利于降泄逆气能恰到好处。如方中生姜、生葛、半夏。

解读方药：

1. 诠释方药组成：方中当归补血活血；芍药养血敛肝，柔肝缓急；甘李根白皮清肝热，降逆气，泄奔豚；半夏降逆下气；生姜宣散降逆，调理气机；川芎理血行气；生葛降逆升清；黄芩清热降泄；甘草益气和中。

2. 剖析方药配伍：当归与芍药，属于相须配伍，增强补血养血；川芎与当归、芍药，属于相使配伍，川芎使当归、芍药所补之血运行于经脉之中，当归、芍药使川芎行血之中以主滋荣；黄芩与甘李根白皮，属于相须配伍，增强清热泻火；生葛与生姜，属于相反相使配伍，相反者，寒热同用，相使者，辛散透达，调理气机；甘草与当归、芍药，属于相使配伍，益气生血，补血化气；半夏与黄芩、甘李根白皮，属于相反配伍，半夏辛温制约黄芩、甘李根白皮清热凝滞；半夏与生葛，属于相反配伍，半夏降逆制约生葛升散太过，生葛辛散制约半夏降泄伤正；甘草与川芎，属于相使配伍，益气帅血，血行载气。

3. 权衡用量比例：当归、芍药与黄芩、甘李根白皮用量比例是 2：2：2：8，提示药效补血与清热之间的用量调配关系，以治血虚夹热；甘草与川芎用量比例是 1：1，提示药效益气与活血之间的用量调配关系；生姜与生葛用量比例是 4：5，提示药效辛温与辛凉之间的用量调配关系，以治气逆；甘草与当归、芍药用量比例是 1：1：1，提示药效益气与补血之间的用量调配关系；半夏与生姜用量比例是 1：1，提示药效降逆与宣散之间的用量调配关系。

本 běn❶草本的根，与“末”相对，引申为本质。如 194 条：“以其人本虚，攻其热必哕。”❷根据，依据。如 98 条：“本渴饮水而呕者，柴胡不中与也，食谷者哕。”❸本来，原来。如 16 条：“桂枝本为解肌，若其人脉浮紧，发热，汗不出者。”❹现今的，引申为就此。如 21 条桂枝去芍药汤用法中言：“本云：桂枝汤，今去芍药，将息如前法。”❺就是。如 104 条：“伤寒十三日不解，胸胁满而呕，日晡所发潮热，已而微利，此本柴胡证。”❻体，面，本体。如第十一 5 条：“肝中寒者，两胁不举，舌本燥，喜太息。”❼根本，根源。如仲景序：“崇饰其末，忽弃其本。”

【本太阳病】根据病证表现是以太阳病证为主。见表里兼证，如 279 条：“本太阳病，医反下之，因尔腹满时痛者，属太阴也。”指出辨表里兼证，其病变主要矛盾方面在表，其治当先从太阳，否则，则易加重里证。

【本太阳病不解】审病证表现本来是太阳病证没有解除。见表里兼证，如 266 条：“本太阳病不解，转入少阳者。”仲景主要揭示审病证表现是表里兼证，且病以表证为主，本当先从太阳论治，但因病者素体少阳胆气失调至为明显，太阳病邪则乘机而传入少阳以加重少阳病证。

【本太阳初得病时】根据太阳病当初所患病证表现。见阳明病证与太阳病证相兼，如 185 条：“本太阳初得病时，发其汗，汗先出不彻，因转属阳明也。”指出根据太阳病当初所患病证表现，则知病以太阳病为主，其治当先从太阳，论治一定要恰到好处，否则，则易加重里证。

【本自汗出】根据病证表现则知病人有自汗出。见表里兼证，如 203 条：“阳明病，本自汗出，医更重发汗。”根据病人自汗出的特点，则知其证机是邪热逼迫津液外泄，其治当清泻邪热。

B

【本自寒下】病证本来就有寒气在下的病理特征。见胃热脾寒证，如359条："伤寒，本自寒下，医复吐下之。"《伤寒论译释·辨厥阴病脉证并治》："本自寒下，是追溯治疗以前的病情，原有下寒上热证候。"其证机是邪热在胃而上攻，寒气袭脾而内结；其治当清胃温脾，以干姜黄连黄芩人参汤。

【本自有寒】病变证机本来就有寒气内结。见脾胃阳虚水气证，如第十四6条："趺阳脉当伏，今反紧，本自有寒，疝瘕。"指出病变证机是阳虚而生寒，寒气内斥；其治当温补阳气而散寒。

【本自有热】病变证机本来就有邪热内蕴。见脾胃水气热证，如第十四7条："趺阳脉当伏，今反数，本自有热，消谷。"指出病变证机的主要矛盾方面是邪热内蕴，水气内生；其治当清热利水。

【本有久瘀血】根据病证表现则知病变证机是瘀血郁久不去所致。详见"瘀血"其一项。

【本有宿食故也】根据病证表现则知病变证机是燥屎阻结的缘故。详见"宿食"其二项。

【本有支饮在胸中】病变证机本来是有饮邪支撑留结在胸中。详见"支饮在胸中"项。

【本渴饮水而呕】根据口渴欲饮水，呕吐等病证表现。详见"渴饮水而呕吐"项。

【本以下之】本来应当用利水通下的方法治疗痞证。见脾胃水气痞证，如156条："本以下之，故心下痞。"仲景言"本以下之"，指出脾胃水气痞证的治疗原则是利水通下，使水气之邪从下而去。同时暗示若用其他方法治疗，则不能达到治疗目的。

【本云】就此而言，或就此而说。如21条桂枝去芍药汤用法中言："本云：桂枝汤，今去芍药，将息如前法。"等等。

【本为解肌】本来是为解肌散邪，调和营卫阴阳而设。详见"桂枝本为解肌"项。

【本发汗】根据病证表现应当用发汗方法。见表里兼证，如90条："本发汗，而复下之，此为逆也。"指出表里兼证，病以表证为主，其治本当先解表，然后再以法治里。

【本先下之】根据病证表现应当先用下法治疗。见表里兼证，如90条："本先下之，而反汗之，为逆；若先下之，治不为逆。"指出表里兼证，病以里证为主，其治本当先其里，然后再治其表。

【本柴胡证】这就是大柴胡汤所主治病证。详见"柴胡证"其二项。

【本一方二法】根据方药组成的特点1个方有2种用法。详见"一方二法"项。

【本虚】病人本来就有胃气虚弱。见阳明虚寒哕逆证，如194条："以其人本虚，攻其热必哕。"指出病人素体体质虚弱，并暗示疾病在其病变过程中则有可能出现类似实热病证，对此一定要注意鉴别诊断，以法论治，且不可为假象所迷惑。

【本发热六日】根据病人病证表现得知发热已6日，或根据病证表现而知正邪斗争的演变过程。见厥阴寒证与阳明寒证相兼，如332条："所以然者，本发热六日，厥反九日，复发热三日，并前六日，亦为九日，与厥相应，故期之旦日夜半愈。"仲景所论从表面文字似论发热日数，但通过文字表面而探索其深层含义，则知仲景是论正邪力量的对比，提示正气在不断地恢复而与邪气相斗争，病情趋于好转或向愈。

【本是霍乱】审病证表现则知病是霍乱证。详见"霍乱"其三项。

【本渴】本来有口渴病证。详见"呕家本渴"项。

【本呕下利】本来就有呕吐与下利。见辨霍乱病证与太阴少阴厥阴病证及鉴别，如384条："伤寒，其脉微涩者，本是霍乱，今是伤寒，却四五日，至阴经上，转入阴必利，本呕下利者，不可治也。"指出呕吐与下利病证并见，必须审明其病变证机是由三阴（太阴、少阴、厥阴）病引起的，还是由霍乱病引起的。一定要辨证准确，若病本来是霍乱而又感受外邪以加重呕吐与下利，则其预后不良。

崩

bēng 崩，即倒塌，引申为女子突然经血大下不止。如第二十二9条温经汤用法中言："兼取崩中去血，或月水来过多，及至期不来。"

【崩中去血】女子非在月经经行期而突然下血或月经过多不止。见妇人宫寒血虚血瘀证，如第二十二9条温经汤用法中言："兼取崩中去血，或月水来过多，及至期不来。"其证机是素体血虚而胞宫有寒，寒凝脉络，血行不畅而为瘀，瘀血阻脉而血不得归经则为虚，形成瘀虚寒的病理；其治以温经汤，温补冲任，养血祛瘀。以此而揭示温经汤可以治疗诸多妇科病证，但审机要点必须是宫寒血瘀血虚，只要具备此病变证机，才可用此方药。

鼻

bí 鼻是肺呼吸出入之门户。《医学入门》："鼻乃清气出入之道。"鼻为肺之窍，而与心、肝、脾、肾皆有一定关系，与足阳明胃经、手阳明大肠经、足太阳膀胱经、手太阳小肠经，以及督脉都有一定的络属关系。如 294 条："少阴病，但厥，无汗，而强发之，必动其血，未知从何道出，或从口鼻，或从目出者。"

【鼻中】鼻孔，亦即左右两鼻孔道。详见"内药鼻中则愈"项。

【鼻塞】鼻塞不通。详见"鼻塞而烦"项。

【鼻塞而烦】鼻塞不通，心烦，或言鼻塞非常明显。见寒湿郁表发黄证，如第二 19 条："湿家，病身疼，发热，面黄而喘，头痛，鼻塞而烦，其脉大。"《金匮要略编注二十四卷·痉湿暍病》："盖鼻为肺窍，肺气受湿则鼻塞。"《金匮要略心典·痉湿暍病》："鼻塞者，湿上甚也；发热面黄，烦，喘者，阳上郁也。"证机是寒湿之邪侵犯太阳，营卫气血为寒湿所郁滞，寒湿上壅鼻窍；治当解表散寒祛湿，以麻黄加术汤再加茵陈，茯苓等。

【鼻塞清涕出】鼻塞不通而流清稀鼻涕。见实热肺痈水逆证，如第七 15 条："肺痈，胸满胀，一身面目浮肿，鼻塞清涕出，不闻香臭酸辛。"《金匮要略直解·肺痿肺痈咳嗽上气病》："肺开窍于鼻，肺气壅滞，则畜门不开，但清涕渗出，而浊脓犹塞于肺之间，故不闻香臭酸辛也。"其证机是邪热蕴结于肺，肺气不得通调水道，水气逆乱于内，攻冲于外，壅塞于鼻窍；治以葶苈大枣泻肺汤，以泻肺除痈。

【鼻息】鼻呼吸气息。详见"鼻息必鼾"项。

【鼻息必鼾】鼻呼吸气息声音粗大。见阳明热盛证，如 6 条："脉阴阳俱浮，自汗出，身重，多眠睡，鼻息必鼾，语言难出。"《伤寒内科论·辨太阳病脉证并治》："鼻息必鼾，由邪热上扰，肺窍不利，宣发不及。"其证机是阳明邪热内盛，迫津外泄，上扰而肆虐神明，肺气失和；治当清泻盛热，以白虎汤。

【鼻鸣】鼻呼吸音粗糙不利。见太阳中风证，如 12 条："汗自出，啬啬恶寒，淅淅恶风，翕翕发热，鼻鸣，干呕者。"《医宗金鉴·伤寒论注》："皮毛内合于肺，皮毛不固，风邪袭肺，则气壅而鼻鸣矣。"其证机是卫强营弱，肺气不利，鼻窍不通；治以桂枝汤加苍耳子等。

【鼻燥】鼻腔干燥。

其一，阳明气血热证，如 227 条："脉浮，发热，口干，鼻燥，能食者，则衄。"《伤寒论浅注·阳明篇》："热循经脉而乘于上焦，故口干鼻燥。"其证机是邪热在阳明迫及血中而消灼阴津，灼伤脉络而迫血妄行，津液为损而不得上荣；治当清气泻热，凉血生津。

其二，酒毒黄疸证，如第十五 5 条："酒黄疸者，或无热，靖言了了，腹满欲吐，鼻燥。"其证机是湿热酒毒内壅而上攻，气机为之逆乱而不得布津；其治当清热利湿，解酒毒，以栀子大黄汤或大黄硝石汤。

【鼻干】鼻腔干燥。见阳明少阳太阳兼证，如 231 条："阳明中风，脉弦浮大而短气，腹都满，胁下及心痛，久按之气不通，鼻干，不得汗，嗜卧。"其证机是阳明少阳太阳邪热循经脉而上攻，并消灼阴津；其治当清泻阳明少阳太阳之热，以针刺泻之，然后再以法选用方药治疗。

【鼻头】鼻尖部。详见"鼻头色青"项。

【鼻头色青】鼻尖部颜色发青。见脾气大伤证，如第一 3 条："鼻头色青，腹中痛，苦冷者，死。"其证机是脾气大伤，化源溃竭，寒气内结，气机不通，脾气色泽败露，其证预后不良。

【鼻头色微黑】鼻尖部颜色色深似黑。见肾气大伤证，如第一 3 条："鼻头色微黑者，有水气。"《金匮要略心典·脏腑经络先后受病》："肾者主水，黑，水之色，脾负而肾气胜之，故有水气。"其证机是肾气大虚，邪气内盛，肾不主水，水气肆虐，肾气色泽外露。

匕

bǐ❶古代硬币的组成单位，一钱匕即一硬币的四分之一。如 131 条大陷胸丸用法中言："别捣甘遂一钱匕，白蜜二合，水二升，煮取一升，温，顿服之。"❷取药的计量器具。如 141 条文蛤散用法中言："上一味，为散，以沸汤和方寸匕，服，汤用五合。"又如 71 条五苓散用法中言："服方寸匕，日三服。"

B

彼 bǐ 彼，代词，那，他。如仲景序："若是轻生，彼何荣势之云哉！"

【彼何荣势之云哉】那（他）还谈什么名位利禄呢！见仲景序："若是轻生，彼何荣势之云哉！"指出人以身体为本，应注意身体健康，了解医学知识，注重养生，有病要积极治疗与调养，重在防治，切不可因名位利禄而忽视身体健康。

必 bì❶副词，表示一定。如148条："此为阳微结，必有表，复有里也。"❷副词，表示必然。如145条："此为热入血室，无犯胃气及上二焦，必自愈。"❸副词，表示必定。如325条："呕而汗出，必数更衣，反少者，当温其上灸之。"❸可能，或许。如第十四29条："若汗出已反发热者，久久其身必甲错，发热不止者，必生恶疮。"

【必有表】病人一定有表证。见少阳病证与太阳病证相兼，如148条："此为阳微结，必有表，复有里也。"审病为表里兼证，在表是太阳病，但病变则以里证为主，其治当先里。

【必有燥屎五六枚】必定有燥屎内结的病理病证。详见"胃中必有燥屎五六枚"项。

【必有畜血】必定有瘀血的病理病证。详见"畜血"项。

【必有伏饮】其病理特征必定是饮邪伏结郁滞而深痼。详见"伏饮"项。

【必自愈】根据病证表现特点，病必然能向愈。

其一，热入血室证，如145条，又如第二十二2条："此为热入血室，无犯胃气及上二焦，必自愈。"仲景言"必自愈"，其含义有二，一是经治疗病必然痊愈，一是未经治疗而机体自我调节而必然向愈。

其二，少阴脉紧为向愈，如287条："虽烦，下利，必自愈。"其证机是正邪相争，邪不胜正而欲退，则病必然向愈。

【必自止】下利病证一定会停止。

其一，太阴脾气恢复证，如278条："虽暴烦下利，日十余行，必自止，以脾家实，腐秽当去故也。"其证机是太阴脾气若能积力驱邪于外，然则邪不胜正则病可向愈。

其二，厥阴肝寒证与阳气恢复的辨证关系，如331条："伤寒，先厥后发热而利者，必自止，见厥复利。"《医宗金鉴·辨厥阴病脉证并治》："先厥后发热，而利必自止者，是阴退而阳进也。"其证机是阳气恢复，寒气不胜正气而从下去，故其病向愈。

【必自下利】病证必然会出现下利。详见"自下利"其一项。

【必发奔豚】一定会出现气从少腹上冲心胸。详见"奔豚"其二项。

【必发热】病人一定有发热。详见"发热"其二十一、三十六项。

【必发谵语】可能会出现谵语。详见"谵语"其四项。

【必大便初硬后溏】大便一定是初头硬而难下，然则大便溏泄，或水谷夹杂而下。详见"大便初硬后溏"项。

【必大便硬】必定有大便硬。详见"大便硬"其四项。

【必小便难】必定有小便困难或不利。详见"小便难"其四项。

【必小便不利】一定有小便不利或不畅。详见"小便不利"其三十八项。

【必便血】病人可能会出现小便或大便下血。详见"便血"诸项。

【必便脓血】必定会出现便下脓血。详见"便脓血"诸项。

【必便难】必定会出现大便困难或不畅。详见"便难"其二项。

【必心下悸】病人可能有心下悸。详见"心下悸"其四项。

【必心下坚】必定有脘腹坚硬而胀满。详见"心下坚"项。

【必惊】病人可能会出现惊悸。见太阳伤寒证与心病证相兼，如119条："太阳伤寒者，加温针，必惊也。"指出表里兼证，且因治疗未能切中证机，以此而变生惊证。其证机是心为邪气所客，心神不得守藏而失主于内外；其治当安神定志，补益养心。

【必惊狂】可能会出现惊悸发狂。详见"惊狂"项。

【必作利也】必然会引起下利。见脾胃阳郁水气证，如356条："却治其厥，不尔，水渍于胃，必作利也。"指出辨治脾胃阳郁水气证，一定要审明证机所在而以法论治，切不可从症状即手足厥逆治疗，若从症状治疗，不仅不能达到治疗效果，反而还会引起水气逆乱肠胃而出现下利。

【必作结胸】可能会出现结胸。详见“结胸”其四项。

【必结胸】可能会出现结胸。详见“结胸”其五项。

【必吐下不止】必定会引起上吐下泻且不能自止。详见“吐下不止”项。

【必吐蛔】可能会出现吐蛔。详见“吐蛔”其一项。

【必振寒】必定会引起恶寒病证加重。详见“振寒”项。

【必协热便脓血】必定伴有热证便脓血。详见“协热便脓血”项。

【必暴喘满】可能会突然出现气喘，胸满。详见“喘满”其四项。

【必难治】病证一定是不容易治疗。详见“难治”其二项。

【必盗汗出】病人可能会出现盗汗。详见“盗汗”其二项。

【必胀满不能食】病人必定会出现腹胀满，不能饮食。详见“胀满不能食”项。

【必怵惕烦躁】病人必定会出现恐惧、惊惕、烦躁。详见“怵惕烦躁”项。

【必下利】可能出现下利病证。详见“下利”其五项。

【必胸下结硬】病人一定会出现胸下即胃脘痞结而硬满。详见“胸下结硬”项。

【必数更衣】必定会出现多次下利。详见“数更衣”项。

【必先振慄汗出而解】病人一定是先有振慄汗出，然后汗出而解。详见“振慄汗出而解”项。

【必蒸蒸而振】必定会出现蒸蒸发热，振振恶寒。详见“蒸蒸而振”项。

【必清脓血】可能会出现大便中有脓血。详见“清脓血”诸项。

【必恶寒】一定会有恶寒。详见“恶寒”其二项。

【必当先烦】可能会出现心烦。见太阳温病证与阴血虚证相兼，如116条：“欲自解者，必当先烦，烦乃有汗而解。”指出太阳病证与阴血虚证相兼，其治若误用灸法后，且病仍以表证为主，但其在病愈过程中则会出现一些特殊表现如心烦等，先见心烦，后见汗出，乃是正气与邪气相争，然则心烦因邪不胜正而随汗出解，这是病情向愈的佳象，不可误为病证加重。

【必两耳聋无闻】可能会引起两耳听不到任何声音。详见“两耳聋无闻”项。

【必喘】必定会引起气喘。见寒饮郁肺证，如75条：“发汗后，饮水多，必喘。”指出辨证不可忽视病因辨证，且当全面审谛。其证机是寒饮袭肺而郁肺，肺气不降而上逆；其治当温肺降逆。

【必衄】可能会引起鼻出血。

其一，太阳中风证，如56条：“若头痛者，必衄，宜桂枝汤。”其证机是营卫之气不足，邪气怫郁营卫而不解，郁久而伤脉络；其治以桂枝汤。

其二，阳明血热证，如202条：“阳明病，口燥，但欲漱水，不欲咽者，此必衄。”《伤寒内科论·辨阳明病脉证并治》：“热在血分，灼伤脉络，迫血妄行则衄血。”其证机是邪热迫及阳明之血，血为邪热所灼而外溢则衄血；其治当清营凉血。

【必郁冒汗出而解】头昏目眩可能是随汗出而解除。详见“郁冒汗出而解”项。

【必短气而极】短气病证一定是非常明显。详见“短气而极”项。

【必拘急】可能会出现筋脉拘急挛缩。详见“拘急”项。

【必龂齿】病或许出现咬牙或牙关紧闭或磨牙。详见“龂齿”项。

【必遗尿】可能会引起小便失禁。详见“遗尿”其二项。

【必眩】必定会出现头晕目眩。见虚寒肺痿证，如第七5条：“此为肺中冷，必眩，多涎唾。”眩者，头晕目眩也，其证机是肺气虚弱，寒气内生，虚寒之气上攻上冲于头，清阳被蒙；其治当温肺散寒，以甘草干姜汤加味。

【必痔】可能会引起痔疮。见下焦热证，如第十一19条：“有热者，必痔。”《金匮要略心典·五脏风寒积聚病》：“其有热者，则下注广肠而为痔，痔热疾也。”其证机是邪热灼腐脉络而阻滞气血则为痔。审痔有内痔与外痔及内外混合痔等不同，其治当泻热化瘀，以抵当汤与当归赤小豆汤加减。

【必苦冒】头晕头昏一定是特别明显。详见

B

"苦冒"项。

【必厥】病人可能会出现手足厥冷或神志不清。见寒饮郁肺水溢证，如第十二39条："若逆而内之者，必厥。"指出根据病证表现应当选用麻黄，但因病人夙有血虚即痹之意，则不当用之，若逆而用之，必定会进一步损伤阴血，或血虚不得滋荣于手足而厥冷，或血虚不得滋养心神而神昏。

【必发痈脓也】可能会引起痈疡脓肿。详见"痈脓"其一项。

【必生恶疮】可能会引起顽疾疮疡。详见"恶疮"项。

【必哕】必然会引起哕逆。详见"哕"其一项。

【必致吐血】可能会导致吐血。详见"吐血"其四项。

【必致痈脓】可能会引起痈脓。详见"痈脓"其四项。

【必大汗出】必然会引起大汗出。详见"大汗出"其六项。

闭 bì❶关，合。如第三10条："狐蜮之为病，状如伤寒，默默欲眠，目不得闭，卧起不安。"❷塞，不通。如第一2条："四肢才觉重滞，即导引，吐纳，针灸，膏摩，勿令九窍闭塞。"又如第二十二15条："妇人经水闭不利，脏坚癖不止。"

【闭塞】闭塞阻滞不通。详见"九窍闭塞"项。

【闭口】口不能张，引申为花椒至熟而未能开放裂口。如第十八6条王不留行散方中言："川椒除目及闭口。"指出用川椒一定要选择上乘的，若川椒至熟而未能开放裂口者，则为次品，提示药之优劣，则直接关系到治疗效果。

毙 bì死亡。如仲景序："厥身已毙，神明消灭，变为异物，幽潜重泉，徒为啼泣。"

痹 bì❶肌肉、关节疼痛，屈伸不利。《素问·痹论》："风寒湿三气杂至合而为痹也。"《伤寒溯源集·温病风病痉湿暍》："痹者，筋骨拘挛而不能屈伸。"如第六2条："外证身体不仁，如风痹状。"❷肌肤麻木不仁。如116条："脉浮，宜以汗解，用火灸之，邪无从出，因火而盛，病从腰以下必重而痹，名火逆也。"❸胸中阳气不布，血行滞涩，气机不通。如第九1条："今阳虚知在上焦，所以胸痹，心痛者，以其阴弦故也。"❹营卫气血虚，如第六2条："血痹，阴阳俱微，寸口关上微，尺中小紧。"❺红肿热痛。如334条："伤寒，先厥后发热，下利必自止，而反汗出，咽中痛者，其喉为痹。"❻湿热郁结。如第十五1条："寸口脉浮而缓，浮则为风，缓则为痹；痹非中风，四肢苦烦，脾色必黄，瘀热以行。"

【痹侠背行】背部麻木不仁似有虫行感。见虚劳夹痰证，如第六10条："人年五六十，其病脉大者，痹侠背行。"《金匮要略心典·血痹虚劳病》："痹侠背行，痹之侠背者，由阳气不足，而邪气从之也。"其证机是正气不足，痰气内生而阻结，着于背部而肆虐经气，经气与痰气相搏而攻冲；其治当补虚化痰，通达经气。

【痹非中风】审病是湿热之邪侵袭太阴脾，而不是风寒之邪所致太阳中风证。见湿热黄疸证，如第十五1条："痹非中风，四肢苦烦，脾色必黄，瘀热以行。"《金匮要略心典·黄疸病》："脉浮为风，脉缓为湿，云为痹者，风与湿合而痹也；然非风痹疼痛之谓，故又曰痹非中风。"辨"痹非中风"，暗示辨湿热黄疸证，因其证候表现时有类似太阳中风证，当注意鉴别诊断。其证机是湿热内结，与血相搏，壅滞气机，湿热熏蒸，黄色外露；其治当清热利湿，行气散瘀，以茵陈蒿汤。

婢 bì由"婢"字引申为"卑"。由"卑"之低下引申为营卫或脏腑之气因邪气郁滞而不畅通。如27条："太阳病，发热恶寒，热多寒少；脉微弱者，亡阳也，不可发汗。宜桂枝二越婢一汤。"又如越婢汤，越婢加术汤等。详见"越婢"项。

避 bì避，即躲藏，躲避。如第二21条麻黄杏仁薏苡甘草汤用法中言："温服。有微汗，避风。"

【避风】尽量避免风邪侵袭。见风湿热痹证，如第二21条麻黄杏仁薏苡甘草汤用法中言："温服。有微汗，避风。"指出治疗风湿热痹证，在服药后应尽量避开风邪侵袭，避风有助于方药发挥治疗作用，更有利于疾病早日康复。

边 biān 边，即物体周围的部分。如第十四 31 条：“气分，心下坚大如盘，边如旋杯，水饮所作。”

【边如旋杯】胃脘硬满如同复杯边缘一样坚硬。见阳虚饮结寒凝证，如第十四 31 条：“气分，心下坚大如盘，边如旋杯，水饮所作。”其证机是脾胃阳气虚弱，寒气内生，凝结中气，浊气梗阻；其治以桂枝去芍药加麻黄附子细辛汤，壮阳宣气，解凝化饮。

【边如旋盘】胃脘硬满如同复盘边缘一样坚硬。见脾气虚气滞热证，如第十四 32 条：“心下坚大如盘，边如旋盘，水饮所作。”其证机是脾胃气虚，虚而不运，浊气壅滞，升降失常；治以枳术汤，健脾理气、化饮散结。

扁 biǎn 扁，即扁鹊，人名。详见本页“扁鹊”项。

【扁鹊】扁鹊为中古时期名医。如仲景序：“中世有长桑、扁鹊。”

变 biàn❶性质，状态或情形和以前不同，更改。如 134 条：“医反下之，动数变迟，膈内拒痛，胃中空虚，客气动膈。”❷改变，引申为出现。如第三 6 条：“如百合病，一月不解，变成渴者。”

【变为胃反】病证表现演变为胃反证。详见“胃反”其一项。

【变为异物】死去的身体将变为其他物质。如仲景序：“神明消灭，变为异物。”

【变化难极】事物变化难以穷尽。如仲景序：“经络府俞，阴阳会通，玄冥幽微，变化难极，自非才高识妙，岂能探其理致哉！”

【变成渴者】病证表现出现口渴。见心肺阴虚内热证，如第三 6 条：“如百合病，一月不解，变成渴者。”仲景言“变成渴者”，以揭示心肺阴虚内热证在病变过程中，其阴津损伤比较明显，津液不得滋润与上承；治当滋阴养液，以栝楼牡蛎散。

【变发热者】病证表现又出现发热。详见“发热”其四十二项。

便 biàn❶二便，即大便，小便。如 110 条：“足下恶风，大便硬，小便当数，而反不数及不多，大便已。”❷就，于是。如 29 条：“得之便厥，咽中干，烦躁，吐逆者。”❸随即，随从。如 49 条：“所以然者，尺中脉微，此里虚，须表里实，津液自和者，便自汗出愈。”

【便脓血】大便夹有脓血。

其一，阳明血利证，如 258 条：“若脉数不解，而下不止，必协热便脓血也。”《注解伤寒论·辨阳明病脉证并治》：“若下后脉数不解，而下利不止者，为热得下泄，迫血下行，必便脓血。”辨阳明血利证，若为阳明血利实热证，其证机是邪热盛实而与血相结，热迫血而与血相灼腐；若为阳明血利虚热证，其证机是虚热内扰而与血相结，虚热蒸动营血，并与血相灼腐。

其二，肾阳虚滑脱证，如 306 条，又如第十七 42 条：“少阴病，下利，便脓血者。”再如 307 条：“腹痛，小便不利，下利，便脓血。”《伤寒论译释·辨少阴病脉证并治》：“本条是属于少阴虚寒性的下利便脓血，其原因是由于脾肾阳气不足，肠胃虚寒，下焦不能固摄所致。”《伤寒内科论·辨少阴病脉证并治》：“便脓血乃肾虚累及于脾，致脉络不固而统摄无权，阴络失固而下血与便混杂于一起。”其证机是肾阳虚弱，不能固摄，脉络不固；其治以桃花汤，温涩固脱。

其三，少阴热利便脓血证，如 308 条：“少阴病，下利，便脓血者，可刺。”《伤寒贯珠集·少阴篇》：“邪入少阴而下利，则下焦壅滞而不流行，气血腐化而为脓血，故可刺之以泄其邪，通行其脉络，则其病可已。不曰刺何经穴者，盖刺少阴之井荥俞经合也。”其证机是邪热灼伤脉络，迫血溢于脉外。审证是少阴热利便脓血证，其治当用针刺，则可取得应期治疗效果。

其四，阳化为热便脓血证，如 334 条：“若不止，必便脓血，便脓血者，其喉不痹。”《注解伤寒论·辨厥阴病脉证并治》：“利不止，必便脓血者，热气下行也。”其证机是阳复太过，化为邪热，邪热未上攻而下迫下注，并灼伤脉络则便脓血；其治当清热凉血止血，以泻心汤与当归赤小豆汤加减。

其五，厥阴寒证与阳气恢复的辨证关系，如 341 条：“四日至七日，热不除者，必便脓血。”《伤寒论译释·辨厥阴病脉证并治》：“假使热持续不除，则属阳复太过而偏亢，这时不仅病不会愈，还会出现其他病变，如内伤阴络，即有发生便脓血的变证。”其证机是阳气恢复太过而为邪热，邪热下迫并灼伤脉络，则易引起便脓血等证。

【便血】大便或小便中带血。

其一，太阳病证与膀胱病证相兼，如84条，又如第十三9条："淋家，不可发汗，发汗必便血。"审病为表里兼证，其治不可仅用发汗方法，若仅执发汗而未能兼顾其里，则易加重或诱发里证，当引起重视。假如素体有膀胱失调，邪易乘机侵入膀胱而引起便血。

其二，少阴病证与膀胱病证相兼，如293条："一身手足尽热者，以热在膀胱，必便血也。"《尚论篇·少阴经后篇》："膀胱之血为少阴之热所逼，其出必趋二阴之窍，以阴主降故也。"其证机是膀胱被邪热所迫而固摄无权，少阴脉络为邪热所灼；其治重在理膀胱，次在调少阴，以桃核承气汤与黄连阿胶汤加减。

其三，厥阴肝热厥逆证，如339条："若厥而呕，胸胁烦满者，其后必便血。"《注解伤寒论·辨厥阴病脉证并治》："厥阴肝主血，后数日热不去，又不得外泄，迫血下行，必致便血。"其证机是邪热内盛而逆乱上下，并灼腐血脉；其治当清热凉血，疏肝理气，止利止血，以白头翁汤与四逆散加减。

其四，下焦寒证，如第十一19条："小肠有寒者，其人下重，便血；有热者，必痔。"其证机是寒气内生，阳气虚弱而不能固摄脉络则便血；其治当温阳摄血，以黄土汤加减。

【便为厥】于是出现手足厥冷。详见"阴阳气不相顺接"项。

【便发热而利】于是有发热与下利并见。详见"发热而利"项。

【便为历节也】这就是历节病证。详见"历节"其一项。

【便自汗出愈】邪气随汗出则病向愈。见表里兼证，如49条："所以然者，尺中脉微，此里虚，须表里实，津液自和者，便自汗出愈。"指出病证恢复，在一般情况下，必须是里气得以恢复，并能积力协和于表，表气得和，则邪不得内聚，则汗出而解。

【便必硬】大便必然会转硬。见辨霍乱病证与太阴少阴厥阴病证及鉴别，如384条："此属阳明也，便必硬，十三日愈。"指出阳明之气不断在恢复，大肠之气能够行使其传导与变化功能，于是大便由不成形而变为大便硬。

【便硬】大便应当转硬。详见"当便硬"项。

【便难】大便困难。

其一，望面色主病，如第一3条："色黄者，便难。"其证机是脾肾虚弱，脾不得运，肾不得温，大便不得所主而难下。

其二，太阴脾虚寒证，如第十1条："趺阳脉微弦，法当腹满，不满者，必便难。"其证机是寒气与正气相搏，阻滞腑气而不畅则便难。

【便肠垢】大便胶结不畅，即大便呈黏滞腻垢似涕似脓的混杂浊物。见大肠热证，如第十一19条："大肠有寒者，多鹜溏；有热者，便肠垢。"《金匮要略心典·五脏风寒积聚病》："其有热者，则肠中之垢，被迫而下也。"其证机是邪热与肠中糟粕相结，气机壅滞不畅，则大便胶结不畅即肠垢；其治当清利肠腑，疏利气机，以小承气汤与白头翁汤加减。

【便处汤药】于是就给病人书写处方用药。如仲景序："省疾问病，务在口给，相对斯须，便处汤药。"

遍 biàn❶全面，到处。如12条桂枝汤用法中言："温服令一时许，遍身漐漐微似有汗者益佳，不可令如水流漓，病必不除。"❷次，回。如第十七16条大半夏汤用法中言："以水一斗二升，和蜜扬之二百四十遍，煮取二升半，温服一升，余分再服。"又如第二十二21条狼牙汤用法中言："以绵缠箸如茧，浸汤沥阴中，日四遍。"

【遍身漐漐微似有汗者益佳】全身微微汗出，犹如似有非有汗出者则更好。见太阳中风证，如12条桂枝汤用法中言："温服令一时许，遍身漐漐微似有汗者益佳，不可令如水流漓，病必不除。"指出治疗太阳中风证，其治当发汗，但汗出要适中，且不可汗出伤正，最好是全身微微汗出，犹如似有非有汗出者。

辨 biàn 辨，即分别，分析。如第二十二8条："其虽同病，脉各异源；子当辨记，勿谓不然。"

【辨证】根据证候特征而进行分析、归纳，然后得出诊断结论。详见"平脉辨证"项。

【辨记】牢牢记住辨证论治的基本方法与运用准则。详见"子当辨记"项。

表 biǎo 表，辨证方法之一，即表证。如 10 条："风家，表解而不了了者，十二日愈。"

【表解而不了了】表证解除而仍然有身体不舒服。见病解而体力未复，可不药而愈，如 10 条："风家，表解而不了了者，十二日愈。"《伤寒来苏集·伤寒论注》："不了了者，余邪未除也，七日表解后，复过一候，而五脏元气始充，故十二日精神慧爽而愈。此虽举风家，伤寒概之矣。"指出太阳病或因服药或因未服药而病解，但病者仍然觉得身体不爽，此时若能适当地将养调息，使正气渐趋充沛，其身体不爽等于 12 日左右可完全趋于康复。

【表未解】表证仍在而未解除。

其一，太阳中风证与大肠热利证相兼，如 34 条："太阳病，桂枝证，医反下之，利遂不止，脉促者，表未解也。"指出表里兼证的主要矛盾方面，病以表证即太阳中风证为主；治当解肌散邪、调和营卫，以桂枝汤。

其二，太阳中风证与寒饮郁肺证相兼，如 43 条："太阳病，下之微，喘者，表未解故也，桂枝加厚朴杏仁汤主之。"指出表里兼证，虽经治疗病证，但未能切中证机，表证仍在，其治当表里双解，以桂枝加厚朴杏仁汤。

其三，太阳温病证与结胸证相兼，如 134 条："数则为虚，头痛，发热，微盗汗出，而反恶寒者，表未解也。"指出病变的主要矛盾方面以太阳温病证为主；治以桂枝二越婢一汤，疏风清热、燮和营卫。

其四，太阳中风证与脾胃热痞证相兼，如 163 条："心下痞，恶寒者，表未解也；不可攻痞。"指出病变仍然以太阳病证为主，治当先解肌散邪、调和营卫，以桂枝汤。

其五，太阳中风证与阳明病证相兼，如 234 条："阳明病，脉迟，汗出多，微恶寒者，表未解也，可发汗，宜桂枝汤。"指出病变的主要矛盾方面以太阳中风证为主，治当解肌散邪、调和营卫，以桂枝汤。

【表不解】太阳伤寒证没有被解除。

其一，太阳伤寒证与寒饮郁肺证相兼，如 40 条："伤寒表不解，心下有水气。"指出"伤寒"当是太阳伤寒证，"伤寒表不解"即太阳伤寒证仍然在。审证则以表里病证都比较明显，治当兼顾表里，以小青龙汤。

其二，太阳伤寒证与阳明热盛津气两伤证相兼，如 170 条："伤寒，脉浮，发热，无汗，其表不解，不可与白虎汤。"指出表里兼证，以太阳伤寒证为主，治当先以麻黄汤解其表，然后再治其里。

【表里实】必须使表里之气充沛而不虚弱。详见"须表里实"项。

【表里证】既有表证，又有里证。详见"有表里证"项。

【表里俱虚】表里之气俱虚弱。

其一，太阳中风证与大肠邪结证相兼，如 93 条："以此表里俱虚，其人因致冒，冒家汗出自愈。"指出表里兼证，其病变主要矛盾方面都是以正气虚弱为主，但邪气仍然留结不去，审表证是太阳中风证，治可用桂枝汤加减。

其二，太阳病证与虚痞证相兼，如 153 条："因复下之，心下痞，表里俱虚，阴阳气并竭，无阳则阴独。"指出病理演变的主要矛盾方面均以正虚为主，治当兼顾表里，可用理中丸与甘草泻心汤加减，或桂枝人参汤。

【表证仍在】太阳病仍然没有被解除。见太阳病证与下焦瘀热重证相兼，如 124 条："太阳病，六七日表证仍在，脉微而沉，反不结胸。"指出病虽是表里兼证，但病变的主要矛盾方面则以里证为主，其治以抵当汤。

【表解者】表证已经解除。见太阳中风证与悬饮证相兼，如 152 条："太阳中风，下利呕逆，表解者，乃可攻之。"指出表里兼证，治当先表解，若表证得解，再以法治其里证。

【表解里未和】表证解除而里证仍在。见太阳中风证与悬饮证相兼，如 152 条："干呕，短气，汗出，不恶寒者，此表解里未和也。"指出表里兼证，表证解除而里证仍在者，则当治其里，以十枣汤。

【表里不解】表证与里证均未解除。见太阳中风证与脾胃虚寒痞证相兼，如 163 条："心下痞硬，表里不解者，桂枝人参汤主之。"指出表证与里证相兼，病以里证为主，在表是太阳中风证，在里是脾胃虚寒证；治当表里双解，以桂枝人参汤加减。

【表解乃可攻痞】表证解除后再以法治其里证。见太阳中风证与脾胃热痞证相兼，如 163 条："心下痞，恶寒者，表未解也；不可攻痞，当先解表，表解乃可攻痞。"指出治疗表里兼证，在通常情况下，法当先解表后治里，以法论治，方可取得预期治疗效果。

【表里俱热】热在表是病证表现，热在里是证机所在。见太阳病证与阳明热盛津气两伤证相兼，如168条："热结在里，表里俱热，时时恶风，大渴。"指出辨证既要辨病变证机，又要辨病证表现，只有有机地结合，才能辨清病变本质所在，以法论治。

【表有热】热在里而症状表现在表。见太阳伤寒证与阳明热盛证相兼，如176条："伤寒，脉浮滑，此以表有热，里有寒。"仲景言"表有热"者，并非是言证机在表，而是言在里之热而表现于外，其治当从里。

【表虚里实】在表是虚，在里是实；或言表无邪为虚，里有邪为实。

其一，太阳中风证与阳明热结重证相兼，如217条："下之若早，语言必乱，以表虚里实故也。"指出在表是太阳中风证，在里是阳明热结证，辨证一定要审明病变证机所在，一定要针对证机而用药。

其二，太阳病证与阳明里证相兼，如218条："而反发其汗，津液越出，大便为难，表虚里实，久则谵语。"仲景言"表虚里实"者，以"表虚"特指在表无邪气所结；以"里实"代病变主要矛盾方面所在，提示治疗方法与措施。

【表热里寒】在表是假热，在里是真寒。见阳明虚寒重证，如225条："脉浮而迟，表热里寒，下利清谷者。"《伤寒贯珠集·阳明篇上》："寒中于里，故下利清谷，而阳为阴迫，则其表反热也。"其证机是阳明胃阳气虚弱，寒气内生而逼迫虚阳浮越于外；治以四逆汤，温里散寒。

【表和里实】在表之气和而在里有邪气实的病理病证。见肝胆湿热夹瘀血证，如第十五19条："黄疸，腹满，小便不利而赤，自汗出，此为表和里实。"指出在表无他证，审里则以实证为主，其证机是湿热内蕴而肆虐，瘀血阻滞而梗阻气机；其治以大黄硝石散，清肝理血，利胆退黄。

鳖

biē ❶药名：如鳖甲。❷方名：如鳖甲煎丸。

【鳖甲】鳖甲为鳖科动物鳖的背甲。

别名：甲鱼甲。

性味：咸，寒。

功用：养阴退热，软坚散瘀。

主治：潮热骨蒸或低热，盗汗，颧红，牙齿动摇，囟门迟闭，须发早白，症瘕坚积，痞块。

《神农本草经》曰："味咸平，主心腹癥瘕，坚积，寒热，去痞，息肉，阴蚀，痔，恶肉。"

入方：见鳖甲煎丸、升麻鳖甲汤、升麻鳖甲去雄黄蜀椒汤。

用量：

用量		经方数量	经方名称
古代量	现代量		
手指大一枚	10g	2方	升麻鳖甲汤、升麻鳖甲去雄黄蜀椒汤
十二分	36g	2方	鳖甲煎丸

注意事项：大便溏者慎用。

化学成分：含骨胶原，碳酸钙，磷酸钙，动物胶，角蛋白，碘质，维生素D，氨基酸（天门冬氨酸，苏氨酸，丝氨酸，谷氨酸，甘氨酸，丙氨酸，胱氨酸，缬氨酸，蛋氨酸，异亮氨酸，亮氨酸，酪氨酸，苯丙氨酸，赖氨酸，组氨酸，精氨酸，脯氨酸），微量元素（铬、锰、铜、锌、铁、硒、铝等）。

药理作用：抑制结缔组织增生，提高血浆蛋白水平作用，抗肿瘤作用。

【鳖甲煎丸】

组成：鳖甲炙，十二分（36g）　乌扇烧，三分（9g）　黄芩三分（9g）　柴胡六分（18g）　鼠妇熬，三分（9g）　干姜三分（9g）　大黄三分（9g）　芍药五分（15g）　桂枝三分（9g）　葶苈熬，一分（3g）　石韦去毛，三分（9g）　厚朴三分（9g）　牡丹去心，五分（15g）　瞿麦二分（6g）　紫葳三分（9g）　半夏一分（3g）　人参一分（3g）　䗪虫熬，五分（15g）　阿胶炙，三分（9g）　蜂窝炙，四分（12g）　赤硝十二分（36g）　蜣螂熬，二分（6g）　桃仁二分（6g）

用法：上二十三味，为末，取煅灶下灰一斗，清酒一斛五斗，浸灰，候酒尽一半，着鳖甲于中，煮令泛烂如胶漆，绞取汁，内诸药，煎如丸，如梧子大，空心服七丸。日三服。

功用：化瘀消症，化痰散结。

适应证：

1. 疟母证：胁下有痞块，寒热阵作，或疼痛，或拒按，舌紫或瘀点或瘀斑，脉涩或沉。

2. 五脏瘀血痰结证：症块或在肝，或在脾，或在肾，或在心，或在肺，或在六腑，或在茎中，或在胞中，痛处不移，按之不动，肌肉消瘦，饮食不振，或有寒热，或困倦，或四肢无力，女子月经闭而不行，舌紫有瘀点，脉涩。

解读方药：

1. 诠释方药组成：方中鳖甲软坚散结，清酒炮制消瘕破积；桂枝通经化瘀；赤硝破坚散结；䗪虫破血逐瘀；大黄泻热祛瘀；半夏燥湿化痰；阿胶滋阴养血；人参补益正气；干姜温通阳气；柴胡疏利气机；瞿麦利水化瘀。乌扇（射干）降浊痰，散结气；葶苈子破坚逐邪，泻肺利痰；芍药养血入络；桃仁破血化瘀；鼠妇破血逐瘀，消溃症瘕；蜣螂化瘀破积；紫葳化痰消积；牡丹皮散瘀通经；石韦利水祛湿；厚朴行气消痰；黄芩清解郁热；蜂窝解寒热，祛痰瘀。

2. 剖析方药配伍：鼠妇、䗪虫、蜣螂、紫葳、赤硝、桃仁与牡丹皮，属于相须配伍，破血逐瘀，通络消症；鳖甲与鼠妇、䗪虫、蜣螂、紫葳、赤硝、桃仁、牡丹皮，属于相使配伍，增强软坚消症，破血逐瘀；芍药、阿胶与鼠妇、䗪虫、蜣螂、紫葳、赤硝、桃仁、牡丹皮，属于相反配伍，芍药、阿胶益血，兼防破血药伤血；厚朴与人参，属于相反配伍，人参益气兼防厚朴行气伤气，厚朴行气兼防人参益气壅滞；人参与鼠妇、䗪虫、蜣螂、紫葳、赤硝、桃仁、牡丹皮，属于相反相使配伍，相反者，补泻同用，相使者，人参益气，帅血散瘀；厚朴与鼠妇、䗪虫、蜣螂、紫葳、赤硝、桃仁、牡丹皮，属于相使配伍，行气帅血，血行瘀散；干姜与桂枝，属于相使配伍，温阳通经散瘀；桂枝、干姜与鼠妇、䗪虫、蜣螂、紫葳、赤硝、桃仁、牡丹皮，属于相使配伍，温通散瘀；半夏与葶苈子、石韦、瞿麦，属于相反相使配伍，相反者，寒温同用，温而不燥，寒而不凝，相使者，燥湿利湿；半夏、葶苈子、瞿麦、石韦与鼠妇、䗪虫、蜣螂、紫葳、赤硝、桃仁、牡丹皮，属于相使配伍，燥湿降泄，渗利瘀浊；柴胡与蜂窝，属于相使配伍，辛散透解痰瘀；大黄与鼠妇、䗪虫、蜣螂、紫葳、赤硝、桃仁、牡丹皮，属于相使配伍，通泻破瘀。

3. 权衡用量比例：鳖甲与鼠妇、䗪虫、蜣螂、紫葳、赤硝、桃仁、牡丹皮用量比例是 12∶3∶5∶6∶3∶12∶2∶5，提示药效软坚与逐瘀之间的用量调配关系，以治瘀结；芍药、阿胶与鼠妇、䗪虫、蜣螂、紫葳、赤硝、桃仁、牡丹皮用量比例是 5∶3∶3∶5∶6∶3∶12∶2∶5，提示药效补血与逐瘀之间的用量调配关系；厚朴与人参用量比例是 3∶1，提示药效行气下气与益气之间的用量调配关系；人参与鼠妇、䗪虫、蜣螂、紫葳、赤硝、桃仁、牡丹皮用量比例是 1∶3∶5∶6∶3∶12∶2∶5，提示药效益气帅血与逐瘀之间的用量调配关系；厚朴与鼠妇、䗪虫、蜣螂、紫葳、赤硝、桃仁、牡丹皮用量比例是 3∶3∶5∶6∶3∶12∶2∶5，提示药效行气下气与逐瘀之间的用量调配关系，以治湿瘀；干姜与桂枝用量比例是 1∶1，提示药效温阳与通经之间的用量调配关系，以治阳郁；桂枝、干姜与鼠妇、䗪虫、蜣螂、紫葳、赤硝、桃仁、牡丹皮用量比例是 3∶3∶3∶5∶6∶3∶12∶2∶5，提示药效温通与逐瘀之间的用量调配关系，以治寒瘀；半夏与葶苈子、石韦、瞿麦用量比例是 1∶1∶3∶2，提示药效燥湿与利湿之间的用量调配关系，以治痰湿；半夏、葶苈子、瞿麦、石韦与鼠妇、䗪虫、蜣螂、紫葳、赤硝、桃仁、牡丹皮用量比例是 1∶1∶3∶2∶3∶5∶6∶3∶12∶2∶5，提示药效燥湿化痰与逐瘀之间的用量调配关系，以治痰瘀；柴胡与蜂窝用量比例是 3∶2，提示药效辛散与解毒之间的用量调配关系；大黄与鼠妇、䗪虫、蜣螂、紫葳、赤硝、桃仁、牡丹皮用量比例是 3∶3∶5∶6∶3∶12∶2∶5，提示药效泻下与逐瘀之间的用量调配关系，以治瘀结。

别 bié❶分离，分开，离开，引申为单独。如131 条大陷胸丸用法中言：“别捣甘遂一钱匕，白蜜二合，水二升，煮取一升，温，顿服之。”❷分辨，区分。如 191 条：“所以然者，以胃中冷，水谷不别故也。”❸另，另外的。如 157 条生姜泻心汤用法中言：“本云加附子、半夏泻心汤、甘草泻心汤，同体别名耳。”❹辨别，识别。如第十 21 条：“人病有宿食，何以别之？”又如仲景序：“夫欲视死别生，实为难矣。”❺分别。如 152 条十枣汤用法中言：“上三味，等分，各别捣为散，以水一升半，先煮大枣肥者十枚，取八合，去滓。”

【别捣甘遂一钱匕】单独研碎甘遂，用量 1

钱匕（1.5~1.8g）。如131条大陷胸丸用法中言：“别捣甘遂一钱匕，白蜜二合，水二升，煮取一升，温，顿服之。”

【别煮取汁】将附子与其他药物分别煎煮以取汤汁。如155条附子泻心汤方中言：“附子炮，去皮，破，别煮取汁，一枚（5g）。”另外单独煎煮附子以取汁，取其性热以温壮阳气。

【别切】将桂枝单独切碎。如163条桂枝人参汤方中言：“桂枝别切。”指出炮制方药的具体方法。

【别作脂】单独将杏仁研制成脂状。如247条麻子仁丸方中言：“杏仁去皮尖，熬，别作脂，一升（24g）。”

【别捣筛已】将药物分别捣筛完毕。详见“各别捣筛已”项。

【别名】同样的内容而有别的名称。如157条生姜泻心汤用法中言：“本云加附子、半夏泻心汤、甘草泻心汤，同体别名耳。”

【别以泉水二升煎知母】另以泉水120~160mL煎煮知母。如第三2条百合知母汤用法中言：“别以泉水二升煎知母，取一升，去滓。”

【别以泉水二升煎滑石、代赭石】另以泉水120~160mL煎煮滑石、代赭石。如第三3条：“别以泉水二升煎滑石、代赭，取一升，去滓。”

冰 bīng 冰，即水因冷而凝结的固体。如仲景序：“忘躯徇物，危若冰谷，至于是也。”

【冰谷】履冰临谷的简称，亦即如履薄冰，如临深谷的意思。比喻到了非常危险的地步。见仲景序：“忘躯徇物，危若冰谷，至于是也。”

饼 bǐng 饼，即古代对面食的统称。《释名·释饮食》：“饼，并也。溲面使合并也。……蒸饼，汤饼，蝎饼，髓饼，索饼之属，皆随形而名之也。”如332条：“食以索饼，不发热者，知胃气尚在，必愈。”详见“索饼”项。

禀 bǐng 禀，即受，承受。如仲景序：“人禀五常，以有五脏。”详见“人禀五常”项。

并 bìng❶合并，共计，累计。如23条桂枝麻黄各半汤用法中言：“桂枝汤三合，麻黄汤三合，并为六合。”❷同时，相兼。如48条：“二阳并病，太阳初得病时，发其汗，汗先出不彻，因转属阳明。”❸还，还能。如157条：“本云：理中人参黄芩汤去桂枝加黄连。并泻肝法。”❹包括。如333条：“所以然者，本发热六日，厥反九日，复发热三日，并前六日，亦为九日，与厥相应，故期之旦日夜半愈。”❺结合。如仲景序：“乃勤求古训，博采众方，撰用《素问》、《九卷》、《八十一难》、《阴阳大论》、《胎胪药录》，并平脉辨证，为《伤寒杂病论》合十六卷。”❻泄。如192条：“其人骨节疼，翕翕如有热状，奄然发狂，濈然汗出而解者，此水不胜谷气，与汗共并，脉紧则愈。”

【并平脉辨证】结合脉象变化与证候特征而进行分析、归纳，然后得出正确的诊断结论。详见“平脉辨证”项。

【并为六升】将药汤合并为360~480mL。如23条桂枝麻黄各半汤用法中言：“桂枝汤三合，麻黄汤三合，并为六合。”

【并病】两种病证同时出现。详见“二阳并病”“太阳与少阳并病”及“太阳少阳并病”项。

【并竭】阴阳之气俱虚竭。详见“阴阳气并竭”项。

【并泻肝法】生姜泻心汤除了治疗中虚湿热水气痞证外，还具有清泻厥阴肝热的作用。如157条：“本云：理中人参黄芩汤去桂枝加黄连。并泻肝法。”

【并走皮内】方药的作用力同时走于肌肤之中。如174条桂枝附子去桂加白术汤用法中言：“此以附子、术并走皮内，逐水气未得除，故使之耳。”指出方药发挥作用的特点及其所发挥作用部位。

【并手捻作挺】合并两手搓捻煎蜜为膏，以制成比较坚硬的细长圆柱状。如233条蜜煎导用法中言：“欲可丸，并手捻作挺，令头锐，大如指，长二寸许。”指出外用方药的制作方法。

【并主下利】四逆散加五味子、干姜还能治疗下利。见肝气郁滞证，如318条四逆散用法中言：“咳者，加五味子、干姜各五分，并主下利。”指出辨证用方用药，临证若症状表现不同且其病变证机相同，即可用相同的方药。提示治疗病证用药且不可将某一味药主治病证局限在某一个方面，而当全面认识与理解。

【并前六日】包括以前发热六日，或特指正气蓄积力量以抗邪。如332条：“所以然者，本发热六日，厥反九日，复发热三日，并前六日，亦为九日，与厥相应，故期之旦日夜半愈。”仲景以日数为例，进一步论证正邪力量的对比，若正气不断地蓄积恢复力量而欲胜邪气，则病为向愈。

【并治腹中寒疝】（当归生姜羊肉汤）还能治疗腹中寒疝证。详见“腹中寒疝”项。

【并主痈脓】（枳实芍药散）还能治疗痈脓病证。详见“痈脓”其五项。

病 bìng❶疾病。如第 7 条：“病有发热恶寒者，发于阳也。”又如第一 1 条：“夫肝之病，补用酸，助用焦苦，益用甘味之药调之。”❷患，患病。如 92 条：“病发热，头痛，脉反沉，若不差，身体疼痛，当救其里。”又如第一 7 条：“肝色青而反色白，非其时色脉，皆当病。”❸脉证，证候。如 317 条通脉四逆汤用法中言：“病皆与方相应者，乃服之。”❹病邪。如第一 2 条：“不遗形体有衰，病则无由入其腠理。”❺病理。如第十四 5 条：“里水者，一身面目黄肿，其脉沉，小便不利，故令病水。”

【病证】即病证的表现。

其一，太阳病证与阳明病证相兼，如 48 条：“若太阳病证不罢者，不可下，下之为逆，如此可小发汗。”指出辨太阳病，只要其病证表现仍在，其治就仍当从表，不可用其他方法治疗。

其二，少阳病证与太阳病证相兼，如 101 条：“凡柴胡汤病证而下之，若柴胡证不罢者，复与柴胡汤，必蒸蒸而振，却复发热汗出而解。”指出少阳病证与太阳病证相兼，尤其是辨少阳病证的证候表现有类似可下证，对此一定要辨证准确，以法论治，且不可用其他方法治疗。

【病证犹在者】虽经治疗可病证依然未除。见太阳中风证，如 12 条桂枝汤用法中言：“服一剂尽，病证犹在者，更作服。”指出太阳中风证虽经治疗，可病证表现仍在，其治仍然当用桂枝汤，直至病证解除。

【病形】病证表现特征。详见“病形象桂枝”项。

【病形象桂枝】病证表现特征很像桂枝汤主治病证。见太阳中风证与阴阳两虚证相兼，如 30 条：“寸口脉浮而大，浮为风，大为虚，风则生微热，虚则两胫挛，病形象桂枝，因加附子参其间，增桂令其汗出，附子温经，亡阳故也。”指出太阳中风证与阴阳两虚证相兼，其病证表现很像单一的太阳中风证，对此一定要审证确切，以法论治，不可为假象所迷惑。

【病形如初者】病证表现如同初发病一样。见心肺阴虚证以心热为主，如第三 5 条：“百合病，不经吐下发汗，病形如初者。”《医宗金鉴·百合狐蜮阴阳毒病》：“病形如初者，是谓其病迁延日久，而不增减，形证如首章之初也。”仲景以揭示病证未经误吐、误下、误发汗，其病证表现仍然如初发病一样即心肺阴虚证以心热为主者；其治则当以百合地黄汤。

【病人】患病的人。见脾肾水气实证，如第十四 11 条：“夫水病人，目下有卧蚕，面目鲜泽，脉伏，其人消渴。”指出患病的人，其证机是肾不得主水，脾不得制水，水气泛溢于内外上下，其治当泻水利水下水。

【病人身大热】病人有明显的身体发热。详见“身大热”项。

【病人不恶寒而渴】病人没有恶寒症状且有口渴。详见“不恶寒而渴”项。

【病人脏无他病】病人脏腑没有病理病证变化。详见“脏无他病”项。

【病人手叉自冒心】病人用两手交叉守护心胸部。详见“手叉自冒心”项。

【病人旧微溏】病人宿有大便溏泄。见热扰胸膈证与脾虚寒证相兼，如 81 条：“凡用栀子汤，病人旧微溏者，不可与服之。”《注解伤寒论·辨太阳病脉证并治》：“病人旧微溏者，里虚而寒在下也，虽烦则非蕴热，故不可与栀子汤。”仲景以举例的形式论热扰胸膈证与脾虚寒证相兼，其治不可单用栀子豉汤，若逆而用之则易加重脾虚寒证，参合仲景所论，其治可用栀子干姜汤。同时又提示临证应注意辨错综复杂的病证，以提高临床诊断准确率。

【病人有寒】病人有脾胃寒证。见太阳病证与脾胃寒证相兼，如 89 条：“病人有寒，复发汗，胃中冷，必吐蛔。”《伤寒论译释·辨太阳病脉证并治中》：“病人有寒，指平素阳气不足，中焦虚寒。”仲景特言“病人有寒”，以揭示病者脾胃素体阳虚有寒，即使病以表证为主，其治当先从表，但要做到治表不伤脾胃，也即尽可能照顾到脾胃之气，达到解表而兼顾脾胃。

【病人腰以下必重而痹】病人腰部以下必定沉重而麻痹不仁。详见“腰以下必重而痹”项。

B

【病人脉数】病人脉搏跳动比较快。详见“脉数”其一项。

【病人不大便五六日】病人已有5~6天不大便。详见“不大便五六日”其三项。

【病人烦热】病人心烦身热。详见“烦热”其二项。

【病人小便不利】病人有小便不利。详见“小便不利”其二十一项。

【病人无表里证】病人无表证，言无里证者，乃是偏义词复用。详见“无表里证”其二项。

【病人脉阴阳俱紧】病人寸关尺三部脉均出现紧。详见“脉阴阳俱紧”其二项。

【病人手足厥冷】病人有手足厥寒。详见“手足厥冷”其三项。

【病人脉已解】病人脉证均已被解除。详见“脉已解”项。

【病人有气色见于面部】病人脏腑之邪气而显露于面部。详见“气色”项。

【病人语声寂然喜惊呼】病人由少言寡语而突然出现出人意料的呼叫声。详见“语声寂然喜惊呼”项。

【病人脉浮者在前】病人脉浮主要表现在寸部。见脉象主病的临床意义，如第一9条：“病人脉浮者在前，其病在表；浮者在后，其病在里。”《金匮要略方论本义·脏腑经络先后受病》：“浮者在前，寸部之脉，浮者在后，尺部之脉也。”辨脉因其脉象相同而其所在部位不同，则其所主病证也不尽相同，仲景以举例的形式论脉象同样是浮，可其所在部位有在寸部和在尺部等不同，故其所主病证有在表在里之分，如浮脉在寸部明显者，其大多主表证；而浮脉在尺部明显者，其大多主里证尤其是肾虚病证如腰痛背强，不能行等。理解仲景所言“在前”当指寸脉即寸部脉浮明显，“在后”当指尺脉即尺部脉浮明显，同时还要审脉浮有力与无力。

【病人面无色】病人面部不得气血滋荣润养而无色泽。详见“面无色”项。

【病人胸满】病人胸中满闷。详见“胸满”其十五项。

【病人欲吐者】病人欲吐而尚未出现呕吐。见阳明胃欲吐证，如第十七6条：“病人欲吐者，不可下之。”《金匮要略心典·呕吐哕下利病》：“病人欲吐者，邪在上而气方逆。”辨阳明欲吐证，其证机是胃气上逆所致。详审其病变则有寒热之分，若是胃热上攻，其治当使邪热从内而消或用清热的方法，且不可用攻下的方法；若用攻下的方法，则会损伤胃气，不利于正气恢复，当引起重视；若是寒气扰乱胃气所致，其治当用温阳散寒，也不当用攻下的方法。

【病人胸中似喘不喘】病人有胸中浊气逆乱，气欲上冲而又遏阻胸中气机且烦闷不适。详见“胸中似喘不喘”项。

【病人必微厥】病人一定有手足轻微厥冷。见少阴阳虚戴阳证，如366条，又如第十七34条：“病人必微厥，所以然者，其面戴阳，下虚故也。”《伤寒内科论·辨厥阴病脉证并治》：“本论特揭示机体阳气虽受阴寒侵袭，但仍不断自我修复以抗邪，阴寒往往乘正气积蓄力量而充斥，于四肢则厥冷，于胸则烦闷，于头则眩。若正气蓄积到一定程度，则奋力驱邪于外，于是阴寒之邪随阳气温和从汗而解，则诸证罢。”仲景指出“病人必微厥”，以揭示阳气积力与邪相争，并欲驱邪于外，而不及于手足，阳气一时不能温煦四肢则手足厥冷，然则邪不胜正，寒气随阳气通达以从汗出而解，寒气去则手足温和。

【病人饮水多】病人因饮水多而引起的病证表现。见饮证与饮水的关系，如第十二12条：“夫病人饮水多，必暴喘满。”仲景指出病人因饮水太过而阻遏脾胃气化功能而变生饮证，暗示其治当调理脾胃气机。其证机是因饮水太过，水不得化而为饮邪，壅滞气机，浊气阻塞胃脘。

【病人常以手指臂肿动】病人经常有手指臂浮肿及肌肉颤动。详见“手指臂肿动”项。

【病者一身尽疼】病人全身无处不疼痛。详见“一身尽疼”其二项。

【病者脉数】病人脉搏跳动比较快。详见“脉数”其六项。

【病者如热状】病者好像有发热病证表现。详见“如热状”项。

【病者静而复时烦】病人平静如常人而又时时出现烦躁。见蛔厥证，如338条：“蛔厥者，其人当吐蛔，今病者静而复时烦者，此为脏寒。”其证机是蛔虫时尔内动而肆虐，逆乱气机而梗阻阳气，经脉阻滞而不通，故病证表现时发时止；其治以乌梅丸，安蛔伏蛔驱蛔。

【病者身热足寒】病人身体有热且足部恶寒怕冷。详见“身热足寒”项。

【病者腹满】病人腹部胀满。详见“腹满”

其十项。

【病者手足厥冷】病人有手足厥寒。详见“手足厥冷”其一项。

【病者苦水】病人面目身体四肢皆肿并特别明显，也即病者苦于面目身体四肢皆肿。见下焦阳虚水气证，如第十四21条：“病者苦水，面目身体四肢皆肿，小便不利。”其证机是下焦阳气虚弱，水不得阳气所化而为水气，水气充斥于内外，溢于肌肤；其治当温阳利水。

【病者素不应食】病人本来就不欲饮食。详见“素不应食”项。

【病者痿黄】病人面色肌肤色泽萎黄不荣。详见“痿黄”项。

【病者脉伏】病者脉伏而不显。详见“脉伏”其一项。

【病在阳】病证表现在太阳。见太阳温病证的治疗大法，如141条：“病在阳，应以汗解之。”《伤寒论辨证广注·辨太阳病脉证并治法下》：“病在阳者，为邪热在表也，法当以汗解之。”仲景言“病在阳”，复言“其热被劫不得去”，以揭示辨证精神是论太阳温病证，审太阳温病证的治疗大法，“应以汗解之”，宜桂枝二越婢一汤。

【病在外】病在肌肤营卫。见浸淫疮证，如第一12条：“浸淫疮，从口起流向四肢者，可治；从四肢流来入口者，不可治；病在外者，可治，入里者即死。”仲景明确指出“浸淫疮”，若病变证机在肌肤营卫者，其毒邪在表而未内攻，则易于治疗；若病位在脏腑者，其毒邪在脏腑而肆虐猖獗，则难以治疗。

【病在表】病变部位在太阳，太阳为表，而阳明少阳太阴少阴厥阴则为里，太阳与之相较则在表。见辨麻黄汤疑似脉，如51条：“脉浮者，病在表，可发汗。”《伤寒内科论·辨太阳病脉证并治》：“文中言：‘病在表’者，以代诸证为太阳伤寒证，至于其证候为何？当据病人素体各有不尽相同，临证只要证机为卫闭营郁，无论其证候有何特征，那么其治均以麻黄汤汗之。”指出在表是太阳病，审太阳病是太阳伤寒证，其治当以麻黄汤。

【病在里】病变部位在脏腑气血。详见“病人脉浮者在前”项。

【病在胸中】病变主要矛盾方面在胸中。见痰阻胸膈证，如355条：“病人手足厥冷，脉乍紧者，邪结在胸中，心下满而烦，饥不能食者，病在胸中。”《医宗金鉴·伤寒论注》：“今心中烦满，饥不能食者，是病在胸中也。”仲景明确指出痰饮内结的主要矛盾方面在胸中，提示辨证当重视辨病变部位，因病变部位所在而确立治疗原则。

【病在膈上必吐】痰饮病理主要矛盾方面在胸膈，其治可使病邪从上而吐出。详见“膈上必吐”项。

【病在中焦】病变主要矛盾方面在中焦脾胃。见三焦辨证，如第一6条：“吸而微数，其病在中焦，实也，当下之，即愈。”指出辨中焦脾胃病证，还必须进一步辨清病变属性是虚证还是实证，只有如此，才能提高辨证准确率。

【病在脏】病变部位在脏腑。见脏腑实证的治疗大法，如第一17条：“夫诸病在脏，欲攻之，当随其所得而攻之。”仲景所言“夫诸病在脏”之“脏”，当包括病在腑，因脏腑病证有诸多，皆当一一详辨，不可顾此失彼。

【病在头中寒湿】寒湿病理主要在头部。详见“头中寒湿”项。

【病有发热恶寒】病人有发热恶寒。详见“发热恶寒”其一项。

【病有急当救里救表】根据病证表现的主要矛盾方面，有的急当治其里，有的急当治其表。见表里兼证，如第一14条：“病有急当救里救表者，何谓也？”辨表里兼证，有以表证为主，有以里证为主，其治当以病变主要矛盾方面，即急者先治之，缓者后治之，先后有序，循法论治，以取得最佳治疗效果。

【病有结胸】病证表现主要是结胸病理病证。见结胸病证，如128条：“病有结胸，有脏结，其状何如？答曰：按之痛，寸脉浮，关脉沉，名曰结胸也。”指出审病是结胸证，但辨结胸证，有实热证，有寒实证，有虚实并见等，临证一定要审证求机，以法做出恰当的治疗方案与措施。

【病有太阳阳明】病是太阳病证与阳明病证相兼。详见“太阳阳明”项。

【病有得之一日】疾病在初起阶段。见阳明热证，如183条：“病有得之一日，不发热而恶寒者，何也？”仲景以问答的方式论述阳明热证初起之恶寒的表现特点，并提示辨阳明病热证之恶寒与太阳病恶寒病证表现的不同，暗示鉴别诊断。又，理解仲景所言“一日”，且不可限于日数，而当理解为疾病初起，时间短暂，法当积极治疗。

【病有霍乱者何】病人霍乱病证主要有哪些表现，详见“霍乱”其一项。

【病有奔豚】病证表现是奔豚。详见“奔豚”其三项。

【病有宿食】病证表现是宿食积滞。详见“宿食”其六项。

【病有积】病证表现是积聚病理。见积证，如第十一20条：“病有积，有聚，有槃气，何谓也？”辨积证若在胸中，其证机多是心肺气血相结，病证深重；若在喉中，其证机多是肝脾痰气血相结，病证缠绵；若在脐傍，其证机多是脾气血相结；若在心下，其证机多是脾胃痰气瘀相结；若在少腹，其证机多是肝肾气血相结；若在气冲穴，其证机多是痰湿瘀相结。仲景同时还明确指出，辨脉以别病变部位，则有一定的指导意义，对此还要有一定的明确认识，且不可仅执于脉；若仅以辨脉尚似片面或局限，法当脉证合参，全面认识病变本质所在，以法确立治则。

【病有风水】所患病是风水证。见水气证，如第十四1条：“病有风水、有皮水、有正水、有石水、有黄汗。”辨风水证有诸多，有是太阳表虚风水证，有是太阳表实风水证等等，临证皆当以法辨证论治。

【病有血分水分】审病变证机有血分与水分等不同。详见“血分”其二项。

【病发热】病人患有发热。详见“发热”其七项。

【病发于阳】病发于太阳病证与痰饮病证相兼。详见“发于阳”其二项。

【病发于阴】病发于太阳病证与痞证相兼。详见“发于阴”其二项。

【病发时火劫其汗】疾病发生与发展是由于火热迫于湿并与之相结。详见“以病发时火劫其汗”项。

【病腹满】病证表现是腹满。详见“腹满”其十一项。

【病腹痛有虫】病人腹痛的原因起于虫邪所扰，气机不通。详见“腹痛有虫”项。

【病如桂枝证】病证表现很像桂枝汤主治病证。见胸中痰实证，如166条：“病如桂枝证，头不痛，项不强，寸脉微浮，胸中痞硬，气上冲喉咽不得息者，此为胸有寒也。”《伤寒贯珠集·太阳篇下》：“此痰饮类伤寒证，寒为寒饮，非寒邪也。《活人》云：‘饮之为病，能令人憎寒发热，状类伤寒，但头不痛，项不强为异，正此之谓。’脉浮者，病在膈间，而非客邪，故不盛而微也。”仲景所言“病如桂枝证”，以揭示病证表现有类似，病变证机则不同，对此一定要辨清病变主要矛盾，审明证机所在，不被类似现象所迷惑。

【病如狂状】病证表现如同狂躁病证表现一样。详见“如狂”其三项。

【病不除】病人的病证没有被解除。

其一，悬饮证，如152条十枣汤用法中言：“若下少病不除者，明日更服，加半钱，得快下利后，糜粥自养。”指出以十枣汤治疗悬饮证，有因病重药轻，药后病证没有完全被解除，其治则不当在1日内2次服用，可在次日适当加大用量，以取得治疗效果。

其二，水气病证，如第十四21条：“医以为留饮而大下之，气击不去，其病不除。”指出治疗水气病证，一定要切中证机，如果辨证失误，或因治疗不当，则不能达到预期治疗目的，故病证不能被解除。

【病不解】太阳病证没有被解除。见表里兼证，如68条：“发汗，病不解，反恶寒者，虚故也。”《伤寒内科论·辨太阳病脉证并治》：“本论太阳病与阴阳两虚兼证，其治以证情当兼顾二者。文中言：‘发汗，病不解’，以示辨治仅执太阳病证而失阴阳两虚，用汗法之后，不仅太阳病邪不解，反致阴阳两虚证有增而不解。”辨表里兼证，用发汗后，其病证若没有被解除，法当重新辨证，以法论治。

另详见“太阳病不解”“本太阳病不解”项。

【病仍不解】病证仍然没有被解除。见表里兼证，如69条：“发汗，若下之，病仍不解，烦躁者。”仲景所言“病仍不解”，以揭示在里之肾阴阳两虚证未能被解除，其辨其治还必须从肾阴阳两虚证入手，方可达到预期治疗目的。

【病身疼】病人有身体疼痛。详见“身疼”其三项。

【病胁下素有痞】病人胁下夙有气血相结之痞块。详见“胁下素有痞”项。

【病新差】疾病刚刚被治愈。详见“以病新差”项。

【病由都尽】仔细审度引起疾病的原因都被

概括完毕。见脏腑发病与致病因素，如第一 2 条：“千般疢难，不越三条：一者，经络受邪，入脏腑，为内所因也；二者，四肢九窍，血脉相传，壅塞不通，为外皮肤所中也；三者，房室、金刃、虫兽所伤。以此详之，病由都尽。”仲景主要论述疾病病因的种类与特点，提示辨治任何疾病，都要从此三大方面认识与探索病因病理，以此都能将疾病起病原因认识清楚，做到心中有数。

【病为在里】审病变证机在里即在脏腑。见少阴病证与太阳病证相兼，如 285 条：“少阴病，脉细沉数，病为在里，不可发汗。”仲景特言“病为在里”，以揭示表里兼证的主要矛盾方面在少阴，其治当从少阴。

【病皆与方相应】治疗原则应当使病证表现与方药主治功效完全相符合。见少阴阳虚格阳证，如 317 条通脉四逆汤用法中言：“病皆与方相应者，乃服之。”仲景于此主要论述治疗病证，确立方药，尽可能使方药功效与病变证机切切相应，从而达到预期治疗目的。

【病伤于汗出当风】病证表现起源于汗出之时而受风邪侵袭。见太阳湿热痹证，如第二 21 条：“此病伤于汗出当风，或久伤取冷所致也。”仲景言：“此病伤于汗出当风，或久伤取冷所致也。”其辨证精神有二：一是提示辨太阳湿热痹证应与太阳寒湿痹证相鉴别。二是提示辨病因仅仅是辨证的一个方面，辨证审机求因的原则是外因随体质因素而化。假如素体有热或阳盛，即使外感寒湿也随体质而为湿热，于此只有辨证地对待，才能了解仲景辨证审证求机的真正含义。

【病四五日而出】病证表现大多于 4~5 日趋于明显或典型。见心肺阴虚内热证，如第三 1 条：“其证或未病而预见，或病四五日而出，或病二十日或一月微见者，各随证治之。”辨心肺阴虚病证，其病证表现大多有先兆症状，病证表现明显或典型大多在 4~5 天，提示认识疾病病证表现有其潜伏期。

【病二十日或一月微见者】病证表现于 20 日或 1 个月才有轻微征兆。见心肺阴虚内热证，如第三 1 条：“其证或未病而预见，或病四五日而出，或病二十日或一月微见者，各随证治之。”结合临床实际，有的病人病证表现可在 20 日或 1 个月才能明显或典型，究其病证表现特征，皆当因人而异，其治疗也当因具体病证而采取有效措施。

【病疟以月一日发】疟疾的病证表现有的以 1 个月发作一次。见疟母证，如第四 2 条：“病疟以月一日发，当以十五日愈。”《金匮要略心典·疟病》：“天气十五日一更，人之气亦十五日一更，气更则邪当解也。否则，三十日天人之气再更，而邪自不能留矣。设更不愈，其邪必假血依痰，结为症瘕，僻处胁下，将成负固不服之热，故宜急治。”辨疟疾病证，必须因人而异，其病证表现也各有不同，尤其是疟母证其病证表现可于 1 个月发作一次，临证皆当以法详审细辨，以法论治。

【病历节】病人被风寒湿之邪久浸渐淫历经骨节所引起的疼痛病证。详见“历节”其二项。

【病咳逆】病人患有咳嗽、气喘。详见“咳逆”项。

【病属下焦】审病变证机属于下焦。见肾著寒湿证，如第十一 16 条：“肾著之病，其人身体重，腰中冷，如坐水中，形如水状，……病属下焦，身劳汗出，衣里冷湿。”审病变证机是肾虚寒湿证，其证机是下焦肾气不足，寒湿浸淫，经脉郁滞，气机不通；其治以甘草干姜茯苓白术汤。

【病属带下】病证表现属于带下病理。详见“带下”其二项。

【病痰饮者】患病是痰饮病理。详见“痰饮”其二项。

【病悬饮】患病是痰饮之邪悬结在胸胁。详见“悬饮”项。

【病溢饮】患病是饮邪溢于肌肤。详见“溢饮”其二项。

【病水】水气病理。

其一，脾胃阳郁夹热水气证，如第十四 5 条：“里水者，一身面目黄肿，其脉沉，小便不利，故令病水。”其证机是脾胃阳郁，不能气化水气，水气内郁，郁而化热，热水郁相互搏结；其治以越婢加术汤，调理脾胃，行水清热，使水气得行，阳气得化。

其二，脾肾水气实证，如第十四 11 条：“病水，腹大，小便不利，其脉沉绝者，有水，可下之。”其证机是肾不得主水，脾不得制水，水气泛溢于内外上下，其治当泻水利水下水。

其三，脾肾水气虚证，见第十四 12 条：“问

B

曰：病下利后，渴饮水，小便不利，腹满因肿者，何也？答曰：此法当病水。"《医宗金鉴·水气病》："病水者，脾必虚不能制水，故腹满也，肾必虚不能制水，故因肿也，于此推之，凡病后伤津，渴欲饮水，小便不利者，皆当防病水也。"其证机是脾肾虚弱，水气内停，遏阻气机，气不化津，津既伤而又不得上承以为水气，水气溢于内外；其治当温阳利水，补益脾肾。

【病下利后】在病人下利之后。见脾肾水气虚证，如第十四12条："病下利后，渴饮水，小便不利，腹满因肿者，何也？"《医宗金鉴·水气病》："病下利，则虚其土伤其津也，土虚则水易妄行，津伤则必欲饮水。"仲景通过论述"下利后"正气被伤而不能主水制水为笔法，进而将辨证论治引向辨脾肾水气虚证上，提示辨证思路与治疗方法。

【病当在后】确立旧（原有）病与新（刚发）病治疗原则，在通常情况下是先治疗新发病，后治疗原发病。见水气病证，如第十四21条："先治新病，病当在后。"仲景明确指出治疗疾病的一般原则与方法，即先治新病，后治旧病，提示辨证要审病变主要矛盾方面，暗示选方用药一定要步步与证机相应。

【病酒黄疸】患病是酒毒为邪所致黄疸。详见"酒黄疸"项。

【病黄疸】病证表现是黄疸。详见"黄疸"其二项。

【病差】疾病初愈。见太阳中风证，如12条桂枝汤用法中言："若一服汗出病差，停后服，不必尽剂。"指出用桂枝汤治疗太阳中风证，若病人一服而病愈，则当停止服药。

【病重】病证比较重。详见"若病重者"项。

【病必不除】病证表现必定是没有被解除。见太阳中风证，如12条桂枝汤用法中言："温服令一时许，遍身漐漐微似有汗者益佳，不可令如水流漓，病必不除。"指出假如辨证准确，用方药准确，可因服药方法未能恰到好处，同样不能达到预期治疗目的，故病证不除。

【病常自汗出】病人经常有自汗出。详见"自汗出"其三项。

【病趺蹶】病人足背僵硬，行动不便。详见"趺蹶"项。

【病虽愈】疾病虽然痊愈。详见"服之勿置"项。

【病痉】所患病证是筋脉拘急、抽搐或僵硬。见妇人产后津血虚三大病，如第二十一1条："新产妇人有三病，一者病痉，二者病郁冒，三者大便难，何谓也？"《金匮要略心典·妇人产后病》："痉，筋病也，血虚汗出，筋脉失养，风入而益其劲也。"其病因是"新产血虚，多汗出"以揭示产后失血，新血尚未新生，正气相对处于血虚阶段；其审证要点是"痉"即筋脉拘急，手足抽搐。其证机是血虚不得滋养筋脉，津亏不得滋荣经脉，筋脉经脉失养；其治当滋阴生津，和畅筋脉。

【病解能食】病证解除则能饮食。见妇人产后阳明热结重证，如第二十一3条："病解能食，七八日更发热者，此为胃实。"《金匮要略编注二十四卷·妇人产后病》："病解者，谓郁冒已解。能食者，乃余邪隐伏于胃中，风热炽盛而消谷；但食入于胃，助其余邪复胜，所以七八日而更发热，故曰胃实，是当荡涤胃邪为主。"仲景辨证的重点是论述阳明热结重证，若经治疗，病证得除，还要注意饮食调护。若未能病后饮食调护，或及早服用大量不易消化的食物，则会形成食积而变生阳明热结重证。审病是阳明热结重证，其治以大承气汤。

【病下利数十日不止】病人下利时间较久而不能自止。详见"下利数十日不止"项。

【病则无由入其腠理】病邪就没有可乘之机侵入肌肤腠理。见脏腑发病与致病因素，如第一2条："服食节其冷、热、苦、酸、辛、甘，不遗形体有衰，病则无由入其腠理。"仲景指出要想身体健康，必须重视调养身体，才能从不遗留形体有虚弱的迹象，邪气也就不能从肌肤腠理乘机而侵入。

【病难治】病情危重或病证复杂而难以治疗。详见"难治"其八、十项。

【病从小便出】使病邪从小便而去。见津亏燥热瘀血发黄证，如第十五17条猪膏发煎用法中言："和膏中煎之，发消药成。分再服。病从小便出。"仲景指出治疗津亏燥热瘀血发黄证，其治当清热润燥，生津育阴，利血化瘀，通便泻热，利湿不伤阴，使黄从小便去。

【病易治】相对来说疾病比较容易治愈。详见"难治"其八项。

【病随大小便去】使病邪从大、小便而去。见肝胆瘀血湿热证，如第十五14条硝石矾石散用法中言："病随大小便去，小便正黄，大便正黑，是候也。"指出病人服用硝石矾石散后，正气能够积力抗邪，邪不胜正，病邪可从大、小便而去。

【病过十日】病证表现已持续 10 天。如 231 条："病过十日，脉续浮者。"指出疾病在其演变过程中其病证表现是不断变化的，其治一定要因病证表现而采取相应的治疗措施。

【病金疮】病证是由机械性外伤所致。详见"金疮"项。

【病郁冒】所患病证是头昏目眩。详见"郁冒"项。

【病痼疾加以卒病】病人夙有顽疾（旧病）而又有复感新病（卒病）。详见"痼疾加以卒病"项。

博 bó 博，即多，广。如仲景序："乃勤求古训，博采众方。"

【博采众方】广泛搜索诸多有可靠疗效的方药。如仲景序："乃勤求古训，博采众方。"

搏 bó❶斗，斗争。如 97 条："血弱气尽，腠理开，邪气因入，与正气相搏，结于胁下。"❷搏斗，对打，引申为相互胶结在一起。如 174 条："伤寒八九日，风湿相搏，身体疼烦。"

檗（柏） bò❶药名：如黄檗（柏）。❷方名：如栀子檗皮汤，又如柏叶汤。

晡 bū 晡，即计时单位，即申时，指午后 3 时至 5 时。如 104 条："伤寒十三日不解，胸胁满而呕，日晡所发潮热，已而微利，此本柴胡证。"详见"日晡"项。

补 bǔ❶补益，强壮。如第一 1 条："虚虚实实，补不足，损有余。"❷补助，补充，辅助。如第一 1 条："夫肝之病，补用酸，助用焦苦，益用甘味之药调之。"

【补脾】用补益的方法治疗脾的病证。见脏腑辨证论治的整体观，如第一 1 条："此治肝补脾之要妙也。肝虚则用此法，实则不在用之。"指出补脾在通常情况下是治疗脾虚病证，可在特殊情况下治疗肝的病证，亦当重视健脾理脾调脾，以此而治则可提高治疗效果。

【补脾气】治疗病证应当补益脾气。见心脾气血虚脏躁证，如第二十二 6 条甘麦大枣汤用法中言："温分三服，亦补脾气。"仲景言"亦补脾气"者，以揭示甘麦大枣汤方药不仅是治疗心脾气血虚脏躁证的有效方，也是治疗脾虚证的重要方，临证一定要知此知彼，才能用活方药。

【补不足】用补虚的方法治疗虚弱病证。见脏腑辨证论治的整体观，如第一 1 条："虚虚实实，补不足，损有余。"指出治疗病证的基本原则是不足者补之即虚证用补法，实证泻之即有余者用泻法。

【补用酸】治疗肝虚病证应当用味酸药以辅助。见脏腑辨证论治的整体观，如第一 1 条："夫肝之病，补用酸，助用焦苦，益用甘味之药调之。"根据脏腑之气与药性五味之间的关系，则知酸先入肝而补肝，故治疗肝虚病证，当用酸味以辅助，从而揭示治疗脏腑病证因其生理特性而用药，则可提高治疗效果。

【补之】用补虚的方法治疗病证。详见"即勿补之"项。

【补虚】用峻药之丸剂攻邪而邪气得去，正气得补，于此不能理解为仅用补虚的方法治疗虚证。详见"缓中补虚"项。

【补气】针对病变证机而选用方药治疗，则能起到补气的作用。详见"补气加半夏三两"项。

【补气加半夏三两】针对证机而选用半夏治疗病证，则能起到补气的作用。见脾胃虚寒证以气虚为主，如第六 14 条黄芪建中汤用法中言："及疗肺虚损不足，补气加半夏三两。"指出病证若是湿邪梗阻中气，中气因湿阻而生成不足者，其治当用黄芪建中汤加半夏以燥湿理脾和胃，从而可达到补气作用。

不 bù❶否定词，表示相反。如 61 条："昼日烦躁不得眠，夜而安静，不呕，不渴，无表证。"❷不要，勿，毋。如第一 2 条："若人能养慎，不令邪风干忤经络。"❸未，没有，无。如 92 条："若不差，身体疼痛，当救其里。"又如 106 条："太阳病不解，热结膀胱，其人如狂，血自下，下者愈。"❹非，不是。如 356 条："不尔，水渍于胃，必作利也。"❺微，轻度。如第 6 条："太阳病，发热而渴，不恶寒，为温病。"

B

【不传】疾病在其发展过程中没有发生其他传变，或指受邪而不发病。

其一，论病传否之大法，如4条：“伤寒一日，太阳受之，脉若静者，为不传。”《伤寒论条辨·辨太阳病脉证并治上》：“然不传有二，一则不传而遂自愈；一则不传而犹或不解。”审太阳病传与不传，其审证要点不是恪守《素问·热论》言病变的日数，而是根据病人素体因素而决定。假若素体脏腑没有失调或宿疾，表邪则无内传之机，太阳病则不发生传变。

其二，论病不传之大法，如5条：“伤寒二三日，阳明少阳证不见者，为不传也。”仲景从临床实际出发，提出辨证要以脉证为准则，认识日数而辨证，仅是辨证中的一个参考条件，不可作为辨证的依据。仲景对《素问·热论》日数理论则有所扬弃，有所发展，有所创新，即辨日数是预测邪正斗争趋势及其或向愈或变化的一个重要参考依据，且不可拘于日数以论传否。

其三，论太阳病病愈日期兼论防病传变之要则，如8条：“若欲作再经者，针足阳明，使经不传则愈。”仲景在指出病愈日期的同时，还指出防病传变之要则，因太阳病在其病变过程中，受正气强弱或其他诸多因素的影响，则可出现病在太阳而迁延不愈，或因素体有阳明失调而邪欲乘机传入，对此，要根据病人的具体情况而采取积极有效措施，防止传变。

【不见】没有出现病证表现。详见“阳明少阳证不见者”项。

【不恶寒】病证表现没有出现恶寒，或指病人恶寒程度轻微。

其一，太阳温病证，如第6条：“太阳病，发热而渴，不恶寒者，为温病。”《伤寒论译释·辨太阳病脉证并治》：“我们认为‘不’字，可理解为微，因为临床上所见到温病卫分证，恶寒较发热为轻，确实具有程度轻微，时间短暂的特点，若恶寒一罢，则成为气分证，也就是由太阳传入阳明而成阳明病了。”《伤寒内科论·辨太阳病脉证并治》：“仲景于太阳病的理论模型言恶寒，而于其下属的太阳温病证中言不恶寒，这样错综复论主要在于示人风热之太阳温病证有别于风寒性质之太阳病，其恶寒程度轻微，也即暗示鉴别诊断，那么温热之邪何以致恶寒？因卫气受邪抗邪而不及于温煦固护肌表，故微恶寒。”认识太阳温病证基本脉证，是以太阳病基本脉证为指导而辨识太阳温病证的具体表现，尤其是太阳病基本脉证有恶寒，而太阳温病证则言“不恶寒”，似有矛盾，于此必须辨清仲景错综立论的辨证精神及其实质，仲景于本条所论主要揭示风热太阳温病证有别于风寒太阳病，风寒性质太阳病其恶寒程度较重，而风热太阳温病证其恶寒程度较轻。因此，理解“不恶寒”，不能理解为一定不恶寒，而是指太阳温病证有微恶寒，结合临床，的确如此。若不恶寒，则非太阳温病证，仲景曰：“因转属阳明，续自微汗出，不恶寒。”总之，辨太阳温病证机是卫热营灼，病以口渴等为主要审证要点。

其二，太阳病证与阳明病证相兼，如48条：“二阳并病，太阳初得病时，发其汗，汗先出不彻，因转属阳明，续自微汗出，不恶寒。”《注解伤寒论·辨太阳病脉证并治》：“不恶寒者，为太阳证罢，阳明证具也。”仲景言“不恶寒”者，以揭示太阳病证罢，太阳病邪乘机传入阳明，同时指出“不恶寒”是辨阳明热证的要点之一。

其三，辨虚证实证之大法，如70条：“不恶寒，但热者，实也，当和胃气，与调胃承气汤。”《伤寒贯珠集·太阳篇上》：“汗出而不恶寒，但热者，邪入里而成实也。然不可以峻攻，但与调胃承气汤，和其胃气而已。”辨实证，有表实里实之分，实证又有寒、热之不同。就仲景所论，当是辨里热实证，非论里实寒证。就里实热证而论，当是阳明热结缓证，非论阳明热结重证或轻证等，何以知之，因仲景论用方曰“与调胃承气汤”是也。

其四，脾胃阴虚证，如120条：“太阳病，当恶寒，发热，今自汗出，反不恶寒、发热，关上脉细数者，医以吐之过也。”仲景特曰“反不恶寒”者，以揭示病由表里兼证已变为单一里证，表证已罢，故不恶寒，其治不可再从表证；其治以麦门冬汤加减。

其五，胃热内烦证，如121条：“太阳病，吐之，但太阳病，当恶寒，今反不恶寒，不欲近衣，此为吐之内烦也。”辨太阳病证本当有恶寒症状，而仲景特言“反不恶寒”者，以揭示表证已罢而病是单一的里证。审里证是胃热内烦证，其治当清胃除烦，以竹叶石膏汤加减。

其六，悬饮证，如152条：“其人漐漐汗出，发作有时，头痛，心下痞硬满，引胁下痛，干呕，短气，汗出，不恶寒者，此表解里未和也。”《伤寒内科论·辨太阳病脉证并治》：“审饮停胸胁证，其汗出，头痛，干呕等证类太阳中风证，又有心下痞硬满，引胁下痛，短气等证，颇似表里兼证，对此法当详别证机，排除疑似，辨证若稍有疏忽即有误攻其表。何以别汗出，头痛，干呕等证非表而为里证呢？此虽汗出且无脉浮，头痛而无发热恶寒，干呕而无鼻塞等证，文中言‘汗出，不恶寒者’，是鉴别诊断的关键性一句，以别本类似证非表而为里。”指出悬饮证在其病变过程中有时会出现类似太阳病证表现，其鉴别要点之一就是必须审明悬饮证在一般情况下是没有恶寒的。

其七，阳明热盛证，如 182 条：“身热，汗自出，不恶寒，反恶热也。”《注解伤寒论·辨阳明病脉证并治》：“邪既入府，则表证已罢，故不恶寒，但身热汗出而恶热也。”《伤寒论条辨·辨阳明病脉证并治》：“不恶寒，反恶热者，邪过营卫入里而热甚也。”仲景揭示辨病是阳明病，审不恶寒的特点是辨太阳病发热与阳明病发热证机不同的关键所在。

其八，阳明热证，如 198 条：“阳明病，但头眩，不恶寒，故能食而咳者，其人咽必痛。”《伤寒论本旨·阳明篇》：“阳明中风，故能食，风邪上冒而头眩，其邪化热，则不恶寒。”其证机是邪热内结而外攻，审病不在表而在里，故不恶寒。

其九，阳明热结重证，如 208 条：“阳明病，脉迟，虽汗出，不恶寒者，其身必重，短气，腹满而喘，有潮热者，此外欲解，可攻里也。”又如 212 条：“伤寒，若吐、若下后，不解，不大便五六日，上至十余日，日晡所发潮热，不恶寒，独语如见鬼状。”《伤寒贯珠集·阳明篇下》：“伤寒以身热恶寒为在表，身热不恶寒为在里。”辨阳明热结重证的鉴别要点之一是虽发热且没有恶寒，虽类似表证但又不同于表证，对此若能知此知彼，其治用方则可有的放矢。

其十，阳明热郁证，如 221 条：“阳明病，脉浮而紧，咽燥口苦，腹满而喘，发热，汗出，不恶寒，反恶热，身重。”指出阳明热郁证，其证机是阳明热郁于内，肆虐于外，与太阳感受外邪之恶寒发热则有本质不同。

其十一，少阴阳虚格阳证，如 317 条：“少阴病，下利清谷，里寒外热，手足厥逆，脉微欲绝，身反不恶寒，其人面色赤。”《伤寒论集注·辨少阴病脉证篇》：“夫内外俱虚，身当恶寒，今反不恶寒，乃真阴内脱，虚阳外浮。”仲景特曰“反”者，以揭示少阴阳虚格阳证，本当恶寒，今且不恶寒，一定要重视鉴别诊断。其证机是少阴阳气虚弱，阴寒太盛，逼迫虚阳浮越于外于上，其虽不恶寒，但其有口淡不渴等要点，以资别之；其治以通脉四逆汤，破阴回阳，通达内外。

其十二，太阳柔痉证，如第二 2 条：“太阳病，发热，汗出，而不恶寒，名曰柔痉。”辨太阳柔痉证基本脉证中“不恶寒”之“不”字，结合临床实际，再验仲景所论，此“不”字当是衍文，即恶寒是也。

其十三，皮水证，详见“渴而不恶寒”项。

【不恶寒而渴】病人没有恶寒且有口渴。见阳明热证，如 244 条：“如其不下者，病人不恶寒而渴者，此转属阳明也。”其证机是阳明邪热不仅内蕴而外攻，且还消灼阴津，阴津而不得滋养则口渴，病不在表故不恶寒。

【不恶风】病者没有恶风寒。

其一，论皮水证，如第十四 1 条：“皮水，其脉亦浮，外证胕肿，按之没指，不恶风，其腹如鼓，不渴，当发其汗。”其证机是水气在脾，脾不得运化水津而为水气，水气泛溢于内外，充斥于肌肤，病证表现虽在肌表，但病变证机不在肌肤营卫，故不恶风；其治当健脾利水，渗利水湿。

其二，黄汗证，如第十四 2 条：“不恶风者，小便通利，上焦有寒，其口多涎，此为黄汗。”《金匮要略心典·水气病》：“以恶风者为风水，不恶风者为黄汗，而风水之脉浮，黄汗之脉沉，更不必言矣。”辨黄汗证有类似太阳病，如何辨清黄汗证不是太阳病，审证要点之一就是没有恶风寒。

【不了了】病邪虽去但身体仍有不舒服。

其一，病解而体力尚未恢复，病可不药而愈。详见“表解而不了了”项。

其二，少阳胆热气郁证，如 148 条：“可与小柴胡汤；设不了了者，得屎而解。”辨表里兼证，病以少阳病证为主，治用小柴胡汤，但也有用小柴胡汤后，病者仍有一些不舒服的感觉，此乃少阳胆气尚未完全恢复，一旦少阳胆气得舒，气机得畅，燥屎得下，其病证表现则可随之而

B

解除。

其三，阳明热结自愈证，如203条：“阳明病，本自汗出，医更重发汗，病已差，尚微烦不了了者，此必大便硬故也。”指出阳明病在病变过程中，主要矛盾方面因治而发生变化，对此则当重新以法辨证论治。

其四，胸阳虚证，如396条：“大病差后，喜唾，久不了了，胸上有寒，当以丸药温之，宜理中丸。”《伤寒贯珠集·厥阴篇》：“胃阳弱者，津液不摄，则口不渴而喜唾，至久之尚不了了，则必以补益其虚，以温益其阳矣。”其证机是胸阳虚弱，寒气内生，津随气逆而上行；其治“当以丸药温之”，以理中丸，温阳固摄阴津。

【不欲近衣】身体不欲接近衣服。

其一，寒热真假证，如11条：“病人身大热，反欲得衣者，热在皮肤，寒在骨髓也；身大寒，反不欲近衣者，寒在皮肤，热在骨髓也。”《伤寒论后条辨·辨太阳病脉证篇》：“病人身大热，反欲得近衣者，沉阴内锢而阳外浮，此曰表热里寒。身大寒，反不欲近衣者，阳邪内菀而阴外凝，此曰表寒里热。寒热之在皮肤者，属标属假，寒热之在骨髓者，属本属真。”在临床中，病若是单一的寒证或单一的热证则易于辨证，若是寒热错杂证则难于辨证，尤其是寒热真假证则更难辨证。对此仲景集临床之验，提出最佳的辨证方法，提示辨寒热不能从现象入手，而要通过现象探求其本质，以解决疾病在病变过程中出现某些自相矛盾的症状，求得寒热真假本质所在。仲景特言“反不欲近衣者”，以揭示病证虽有身寒，但其证机则是热，切不可从寒证治疗。

其二，胃热内烦证，如121条：“太阳病，吐之，但太阳病，当恶寒，今反不恶寒，不欲近衣，此为吐之内烦也。”《伤寒论集注·辨太阳病脉证篇》：“太阳病，反不恶寒，至不欲近衣，乃阳热盛而阴液消亡也。”《伤寒论条辨·辨太阳病脉证并治上》：“不欲近衣，言表虽不显热而热在里也。”其证机是邪热不仅内扰于胃，还肆虐于外；其治当清泻胃中邪热，或以竹叶石膏汤或以白虎汤与大黄甘草汤加减。

【不欲去衣】病者怕冷程度达到不欲脱去衣服。见阳虚骨痹证，如175条，又如第二24条：“风湿相搏，骨节疼烦，掣痛不得屈伸，近之则痛剧，汗出，短气，小便不利，恶风，不欲去衣，或身微肿者。”《伤寒贯珠集·太阳篇下》：“恶风，不欲去衣，卫阳虚弱之征。”《金匮要略编注二十四卷·痉湿暍病》：“此阳虚邪盛之证也。……表阳虚则恶风，不欲去衣。”其证机是病者素体阳气虚弱，复因风寒湿侵袭骨节筋脉，气血阻滞不通；其治当温阳散寒，通利关节，以甘草附子汤。

【不欲饮食】不想吃食物。

其一，少阳胆热气郁证，如96条：“伤寒五六日，中风，往来寒热，胸胁苦满，嘿嘿，不欲饮食，心烦，喜呕。”又如98条：“往来寒热，休作有时，嘿嘿，不欲饮食；脏腑相连，其痛必下，邪高痛下，故使呕也。”其证机是少阳胆气内郁，邪热逆乱胃气，胃气不降；其治当清少阳胆热，和阳明胃气。

其二，湿热疫毒证即狐蜮病（口眼生殖器综合征），第三10条：“狐蜮之为病，状如伤寒，默默欲眠，目不得闭，卧起不安，蚀于喉为蜮，蚀于阴为狐，不欲饮食，恶闻食臭。”《金匮要略论注·百合狐蜮阴阳毒病》：“蚀者若有食之而不见其形，如日月之蚀也，湿热既盛，阴火伤胃，不思饮食，恶闻食臭矣。”其证机是湿热之邪肆虐于胃，胃气不得通降；其治当清热燥湿；以甘草泻心汤与赤小豆当归汤加减。

【不欲食】不想吃食物。

其一，厥阴肝热厥逆证，如339条：“伤寒，热少，微厥，指头寒，嘿嘿，不欲食，烦躁。”其证机是厥阴肝热，壅滞气机而不得升降，阳气郁滞而不能外达，胃气不得肝气所疏；其治当疏肝清热，调理气机，以四逆散与小柴胡汤加减。

其二，寒疝腹痛证，如第十17条：“腹痛，脉弦而紧，弦则卫气不行，即恶寒，紧则不欲食，邪正相搏，即为寒疝。”其证机是寒气凝结而不通，胃气不降而阻结；其治当温中散寒，调和中气。

其三，阳明下利宿食重证，如第十23条：“下利，不欲食者，有宿食也，当下之。”《金匮要略心典·腹满寒疝宿食病》：“谷多则伤脾，而水谷不分；谷停则伤胃，而恶闻食臭，故下利不欲食者，知其有宿食，当下也。”其证机是阳明宿食内结，腑气不畅，浊气上攻，胃气不降；其治以大承气汤，攻下实热。

【不欲饮】不想喝水。见心水饮证，如第十二3条：“水在心，心下坚筑，短气，恶水，不欲饮。”其证机是水气凌心而壅结，心气为水气所郁所遏而不得主持于内；其治当利水化饮，通达心脉。

【不欲咽】饮水不想咽下。详见“但欲漱水”诸项。

【不可令如水流漓】使用发汗药不能使病人汗出如水流出一样。见太阳中风证，如12条桂枝汤用法中言：“温服令一时许，遍身漐漐微似有汗者益佳，不可令如水流漓，病必不除。”指出治疗太阳中风证，应当用发汗方药治疗，但用发汗方药一定要恰到好处，若发汗太过，则易导致汗出过多，损伤阴津而引起其他病证。

【不可与桂枝汤】对于这样的病证是不能使用桂枝汤的。见桂枝汤治禁，如17条：“若酒客病，不可与桂枝汤。”《医宗金鉴·伤寒论注》：“酒客病，谓过饮而病也。其病之状，头痛发热，汗出呕吐，乃湿热熏蒸使然，非风邪也。若误以桂枝汤，服之则呕，以酒客不喜甘故也。”仲景以“酒客”为例，暗示“酒客”有类似湿热之邪。湿热袭表，有类似桂枝汤主治太阳中风证，对此必须重视鉴别诊断，以法审机论治，若误用桂枝汤则会引起变证。仲景辨证既暗示鉴别诊断，又寓桂枝汤治禁，法当全面认识和理解。

【不可更行桂枝汤】对于这样的病证不能再次用桂枝汤治疗。见肺热壅盛证，如63条：“发汗后，不可更行桂枝汤。”又如162条：“下后，不可更行桂枝汤。”审病是表里兼证，其治当因相兼病证孰轻孰重，以法确定治法，若在表之太阳中风证已除，则不当再用桂枝汤治疗，若逆而用之，则会引起其他病证。

【不可与白虎汤】对于这样的病证不能用白虎汤治疗。见太阳伤寒证与阳明胃热盛证相兼，如170条：“伤寒，脉浮，发热，无汗，其表不解，不可与白虎汤。”《伤寒六经辨证治法·阳明篇》：“此有表，戒白虎汤也。脉浮发热无汗，为寒邪在表，白虎则不可与，因白虎汤但能解热，而不能解表。”审病是表里兼证，若以表证为主，其治当先解表，而不可先用白虎汤，若逆而用之，则易引起变证。

【不可与猪苓汤】对于这样的病证不能用猪苓汤治疗。见阳明热盛津伤证，如224条：“阳明病，汗出多者，不可与猪苓汤。”辨阳明热盛津伤证与阳明有热水气证均有渴欲饮水，审病若是阳明热盛津伤证，其治不可用猪苓汤，若逆而用之，则易更损伤阴津。

【不可更与承气汤】对于这样的病证不可再次使用承气汤治疗。见阳明正气不足热结重证，如214条：“明日又不大便，脉反微涩者，里虚也，为难治，不可更与承气汤也。”《伤寒溯源集·阳明上篇》：“以滑疾之脉而反变微涩，是邪盛正虚，所以为难治。如此者，正气将败，断不可更虚其虚，是以不可更与承气汤也。”辨阳明热结重证兼有正气不足，如果正气虚弱占病变主要矛盾，其治则不当单用承气汤，则当以补益为主，泻下为辅。

【不可更发汗】对于这样的病证不能再次使用发汗的方法。见阴阳两虚证与太阳病证相兼，如23条：“脉微而恶寒者，此阴阳俱虚，不可更发汗、更下、更吐也。”审病是表里兼证，辨病以里虚为主，其治不可再次使用发汗的方法，若用发汗方法，则易加重阴阳两虚病证。

【不可发汗】对于这样的病证不能用发汗的方法。

其一，太阳病证与阳虚证相兼，如27条：“太阳病，发热恶寒，热多寒少；脉微弱者，此无阳也，不可发汗。”辨病若为表里兼证，在表是太阳温病证，在里为阳气虚弱证，其病证若以里证为主，其治则“不可发汗”，当先治其里，或表里同治，或兼以解表，立法贵在圆机活法，切忌机械刻板。

其二，太阳病证与心气虚病证相兼，如49条：“脉浮数者，法当汗出而愈。若下之，身重，心悸者，不可发汗，当自汗出乃解。”《伤寒贯珠集·太阳篇上》：“若下之，邪入里而身重，气内虚而心悸者，表虽不解，不可以药发汗。”辨表里兼证，审病以里证为主，其治当先治里，若先治表，不仅表证不除，反而还会加重里证。

其三，太阳病证与营血虚证相兼，如50条：“脉浮紧者，法当身疼痛，宜以汗解之。假令尺中迟者，不可发汗，何以知然？以荣气不足，血少故也。”《伤寒来苏集·伤寒论注》：“脉浮紧者，以脉法论当身疼痛，宜发其汗；然寸脉虽浮紧，而尺中迟，则不得据此法矣。尺主血，血少则营气不足，虽发汗决不能作汗，正气反虚，不特身疼不除，而亡血亡津液之变起也。”《伤寒论条辨·辨太阳病脉证并治下》：“血，阴也，营主血，汗者血之液，尺迟不可发汗者，嫌夺血也。”审病以里证为主即素体营血不足证尤为明显者，其治则不当单用汗法，而当兼顾补益营血，若单

B

用解表的方法，则易更伤营血，引起其他变证。

其四，太阳病证与阴虚病证相兼，如83条："咽喉干燥者，不可发汗。"《伤寒贯珠集·太阳篇上》："咽喉者，诸阴之所集，而干燥则阴不足矣。汗者出于阳而生于阴也，故咽喉干燥者，虽有邪气，不可以温药发汗。"《伤寒论直解·辨太阳病脉篇》："三阴精血虚少，不能上滋于咽喉故干燥，所以不可发汗。"审病为表里兼证，仲景特言"不可发汗"者，以揭示病以里证为主，其治当先里，待里证解除后，再以法解表。

其五，膀胱湿热证类太阳病或与太阳病证相兼，如84条，又如第十三9条："淋家，不可发汗，发汗必便血。"《伤寒论后条辨·辨太阳病脉证篇》："淋家热畜膀胱，肾水必乏，更发汗以竭其津，水府告匮，徒逼血从小便出耳。凡遇可汗之证，必当顾虑夫下焦津液有如此者。"辨病若以里证为主，治当先里。若先治表，则易引起或加重里证。同时暗示辨淋家即膀胱湿热证的证候表现有时类似太阳病证，当重视鉴别诊断，且不可把膀胱湿热证的某些证候表现误为太阳病，以用汗法，用之必致变证，对此当引起高度重视。

其六，疮家兼太阳病证或类似太阳病，如85条，又如第二6条："疮家，虽身疼痛，不可发汗，发汗则痓。"《伤寒贯珠集·太阳篇上》："身疼痛，表有邪也。疮家脓血流溢，损伤阴气，虽有表邪，不可发汗，汗之血虚生风，必发痉也。"仲景以"不可发汗"借以说明病又有太阳病，但以表证为次，其治不可单用解表的方法，而当兼顾其二者。仲景又以确立治则、治法未能切中证机为借鉴，论述单用汗法之后，更伤气血，以此而导致筋脉不得气血滋养而变生痓证。

其七，太阳病证与阴虚火旺证相兼，如86条："衄家，不可发汗，汗出必额上陷脉急紧，直视不能眴，不得眠。"《伤寒论译释·辨太阳病脉证并治》："衄家指经常鼻出血的病人，由于频频出血，阴血必然亏虚，虽有可汗之证，也不可任意使用发汗方法，以免更伤其阴血。这里所说的'不可发汗'当指不可用辛温发汗。"仲景特言"不可发汗"，以揭示病以阴虚火旺证为主，其治不可先用发汗的方法，即使表里兼证都比较重，其治也不可单用解表的方法，而当兼顾表里，以免汗后重伤阴津，加重阴虚火旺证。

其八，太阳病证与血虚证相兼，如87条："亡血家，不可发汗，发汗则寒慄而振。"《伤寒论后条辨·辨太阳病脉证篇》："亡血家为阴虚，阴虚阳已无依，更发汗以夺其液，阳从外脱，则寒慄而振，是为阴阳两竭。凡遇可汗之证，便不可不顾虑夫阴经之营血，有如此者。"辨表里兼证，假如在表是太阳伤寒证，里有血虚证，即使以表证为主，其治则不可单用麻黄汤，而当兼顾素体血虚。若仅用汗法以治疗表里兼证，其治不仅伤血，更伤阳气，阳虚不得温煦则为寒慄而振。

其九，太阳病证与少阳病证相兼，如142条："太阳与少阳并病，头项强痛或眩冒，时如结胸，心下痞硬者，当刺大椎第一间，肺俞，肝俞，慎不可发汗。"辨太阳病证与少阳病证相兼，病非以表证为主，其治则不可单用汗法，若用之则易引起或加重少阳病证。

其十，少阳病证类太阳病证，如265条："伤寒，脉弦细，头痛，发热者，属少阳，少阳不可发汗。"《伤寒来苏集·伤寒论注》："若发其汗，是犯少阳胆液，必转属胃而谵语。"辨少阳胆热气郁证有类似太阳病证，若其辨证未能确得病本而治之，误认为病是太阳病证，而用发汗的方法治疗，由此则可引起其他病证。

其十一，少阴病证与太阳病证相兼，如285条："少阴病，脉细沉数，病为在里，不可发汗。"《伤寒内科论·辨少阴病脉证并治》："表里兼证，以里证为主，此虽有表证，'不可发汗'，当先治其里。若是少阴热证，当先育阴清热，若先发汗，必伤阴动血，呈下厥上竭变证。若是少阴寒证，当先扶阳抑阴，若先发汗，必致亡阳变证。"辨表里兼证，病以里证为主，治当先里，且不可先治其表，若先治其表，则可引起其他病证，对此一定要引起重视。

其十二，少阴病证与太阳病证相兼，如286条："少阴病，脉微，不可发汗，亡阳故也。"《伤寒论译释·辨少阴病脉证并治》："所谓脉微不可发汗，因脉微为阳气不足，如再发汗，则极易引起大汗亡阳的危险，所以不可发汗。"辨少阴病证与太阳病证相兼，审病以少阴病证为主，治当先里，若误用发汗的方法，则会更伤阳气。

其十三，水气里证，如第十四4条："然诸病此者，渴而下利，小便数者，皆不可发汗。"《金匮要略心典·水气病》："然此诸病，若其人渴而下利，小便数者，则不可以水气当汗，而概发之也。"因水气病证在其病变过种中有类似太阳病证，其辨当注意鉴别诊断，不可误用发汗的方法治疗，若逆而用之，则易引起其他病证。

【不可发其表】不可使用发汗方法治疗表证。见太阳病证与血虚证相兼，如第十六 9 条：“亡血，不可发其表，汗出即寒慄而振。”审病为表里兼证，病以血虚为主，治当重在补血，且因辨证未能切中证机，不当先用汗法而用汗法，复加用汗法不当，则易引起变证。

【不可服之】对于这样的病证不可用大青龙汤治疗。见太阳中风证与里热证相兼，如 38 条：“若脉微弱，汗出，恶风者，不可服之。服之则厥逆，筋惕肉瞤，此为逆也。”审病是表里兼证，在表是太阳中风证，其治不可用大青龙汤，大青龙汤主治在表是太阳伤寒证，若误用大青龙汤，则易损伤营卫之气而引起其他变证，当引以为戒。

【不可与服之】对于这样的病证不能用此类方药治疗。

其一，阳明热盛津气两伤证，如 26 条白虎加人参汤用法中言：“此方立夏后，立秋前乃可服，立秋后不可服，正月二月三月尚凛冷，亦不可与服之，与之则呕利而腹痛。”指出白虎加人参汤有其主治病证，也有其禁忌证，只有知此知彼，方可免于失误，才能以法切中证机而治。

其二，热扰胸膈证与下焦寒证相兼，如 81 条：“凡用栀子汤，病人旧微溏者，不可与服之。”《注解伤寒论·辨太阳病脉证并治》：“病人旧微溏者，里虚而寒在下也，虽烦则非蕴热，故不可与栀子汤。”指出栀子豉汤既有其适应证，也有其禁忌证。在辨证中，病人若非单一的热扰胸膈证，其治则不可单用栀子豉汤，而应根据具体病情而使方药与证机相符，以达到治疗目的。

【不可下】不可用下的方法治疗。

其一，太阳伤寒证与大肠邪结证相兼，如 36 条：“太阳与阳明合病，喘而胸满者，不可下，宜麻黄汤。”仲景曰“不可下”，以揭示病以里证为次，治当先表，宜麻黄汤。待表解之后，再以法权衡里证，一定要做到方药与证机切切相合，达到愈疾之目的。

其二，太阳病证与可下证相兼，如 44 条：“太阳病，外证未解，不可下也，下之为逆；欲解外者，宜桂枝汤。”《伤寒论类方·桂枝汤类一》：“此禁下总诀，言虽有当下之证，而外证未除，亦不可下，仍宜解外，而后下也。”审病是表里兼证，病以表证为主，治当先表；若先治里，则易引起其他病证。

其三，太阳病证与阳明病证相兼，如 48 条：“若太阳病证不罢者，不可下，下之为逆，如此可小发汗。”指出表里兼证，病以太阳病为主，其治当从太阳，不可用下法治疗阳明病；若先治疗阳明病证，则会引起其他病证。

其四，结胸证治禁，如 132 条：“结胸证，其脉浮大者，不可下，下之则死。”指出结胸证有正气虚者，虽有邪实，不可单用攻下的方法，而应兼顾正气；若单用攻下，则正气不支，难以救治。

其五，阳明虚寒发黄证证机、治则及治禁，如 259 条：“伤寒，发汗已，身目为黄，所以然者，以寒湿在里不解故也；以为不可下也，于寒湿中求之。”《伤寒论辨证广注·辨阳明病脉证并治法》：“且汗为阳液，乃中焦阳气所化，汗后中气愈虚，寒湿愈滞，脾胃受寒湿所伤，而色见于外。此与湿热发黄不同，故云不可下，言不可以甘寒药下之也。”仲景明确指出阳明寒湿发黄证的治疗大法是当用温里散寒祛湿的方法，且不可用攻下的方法；若用攻下的方法，则会加重阳明寒湿发黄证。

其六，痰阻胸膈证，如 324 条：“少阴病，饮食入口则吐，心中温温欲吐，复不能吐，始得之，手足寒，脉弦迟者，此胸中实，不可下也，当吐之。”《医宗金鉴·伤寒论注》：“寒实在胸，当因而越之，故不可下也。”其证机是痰邪阻结于胸膈，气机为遏，浊气上逆，阳气为郁。并且论述痰阻胸膈证的治疗法则为“不可下也，当吐之”。

其七，厥阴血虚厥证禁下证，如 347 条：“伤寒，五六日，不结胸，腹濡，脉虚复厥者，不可下，此亡血，下之死。”《伤寒论后条辨·辨厥阴病脉证篇》：“伤寒五六日，外无阳证，内无胸腹证，脉虚复厥，则虚寒二字，人人知之，谁复下者！误在肝虚则燥而有闭证，寒能凝血故也。”辨厥阴血虚厥证，其主要证候是“腹濡，脉虚复厥者”。并揭示其在病变过程中多有不大便等证，其治当用滋补阴血，兼以润下，而不可用攻下的方法，攻下则更伤阴血。

其八，肠痈热瘀证，如第十八 4 条：“肠痈者，少腹肿痞，按之即痛如淋，小便自调，时时发热，自汗出，复恶寒，其脉沉紧者，脓未成，可下之，当有血；脉洪数者，脓已成，不可下也。”指出肠痈热瘀证，若成痈而未成脓，可用下法治疗；若脓已成，其治则不可用攻下的方法，若逆而用之则易引起其他变证。

B

【不可下之】对于这样的病证不能用下法治疗。

其一，少阴阳虚证，如 286 条：“少阴病，脉微，不可发汗，亡阳故也；阳已虚，尺脉弱涩者，复不可下之。”《伤寒论译释·辨少阴病脉证并治》：“本条脉微已属阳虚，如果尺部脉微涩，表示阴血亦亏，虽有便秘，亦当禁用攻下。假如误下，必蹈虚虚之害，而祸不旋踵。”辨少阴病证有不大便症，其证机是少阴阳气虚弱，阳气不得温煦、不得推动所致，对此一定要审证确切，不可见到有不大便症，即用攻下的方法。若误用攻下的方法治疗，则更伤阳气，故仲景明确指出：“阳已虚，尺脉弱涩者，复不可下之。”

其二，厥证的治禁，如 330 条：“诸四逆，厥者，不可下之，虚家亦然。”《伤寒论直解·辨阳明病脉证篇》：“诸病而凡四逆厥者，俱属阴寒之证，故不可下。然不特厥逆为不可下，即凡属虚家，而不厥逆者，亦不可下也。”审厥证禁用下法，当指气郁厥证、水气厥证、痰饮厥证、热盛厥证等，仲景言“诸四逆”，并非是言所有厥证，而是有其特指的。要知气郁当理，水气当利，痰饮当化，热盛当清等，诸如此类是不能用下法的。同时又指出，厥证若是因虚致厥如阳虚、气虚者，其治不可用下，若下之则更伤阳气，病益加而不减。

其三，阳明胃欲吐证，详见“病人欲吐者”项。

【不可与之】不能用此方药治疗。

其一，桂枝汤治禁，如 16 条：“桂枝本为解肌，若其人脉浮紧，发热，汗不出者，不可与之也。”《伤寒来苏集·伤寒论注》：“若脉浮紧是麻黄汤脉，汗不出是麻黄汤症，桂枝汤无麻黄开腠理而泄皮肤，有芍药敛阴津而制辛热，恐邪气凝结，不能外解，势必内攻，为害滋大耳，故叮咛告诫如此。”《伤寒论译释·辨太阳病脉证并治》：“桂枝汤尽管是适应范围较广，疗效良好的一张方剂，但它的作用毕竟有一定限度，决不可能统治百病，所以说‘桂枝不中与之也’。”辨桂枝汤适应证，其治不宜太阳伤寒证为常，宜太阳伤寒证为变即太阳伤寒证有正气为足者，只有知其常变，才可对桂枝汤的应用范围及禁用了如指掌。可见，仲景论桂枝汤主治，圆机活法，令人深思。

其二，阳明热结重证，如 209 条：“阳明病，潮热，大便微硬者，可与大承气汤；不硬者，不可与之。”辨阳明热结重证的审证要点并不是以不大便六七日或十余日为必备要点，而是根据具体病情相互合参，以辨清病变证机所在，只有这样，才能得出正确结论。若是大便微硬，而其病变证机则具备阳明热结重证者，其治即可用大承气汤。

【不可用建中汤】对于这样的病证不能使用建中汤类方药。见脾胃虚弱证，如 100 条小建中汤用法中言，又如第六 14 条黄芪建中汤用法中言：“呕家不可用建中汤，以甜故也。”指出小建中汤与黄芪建中汤既能治疗脾胃虚弱病证，又是治疗脾胃虚弱病证的禁用方药，若脾胃虚弱证无呕吐症状则可用建中汤，若有呕吐病证，尤其是病变证机以虚中有湿邪明显者，则当暂时停止服用，若逆而用之，则易引起其他变证。

【不可攻】对于这样的病证不能用攻下的方法。见脏结证，如 130 条：“脏结无阳证，不往来寒热，其人反静，舌上胎滑者，不可攻也。”《伤寒来苏集·伤寒论注》：“脏结是积渐凝结而为阴，五脏之阳已竭也，外无烦躁潮热之阳，舌无黄黑芒刺之胎，虽有硬满之症，慎不可攻。理中、四逆辈温之，尚有可生之义。”审脏结证机而无阳热病证，其证机是气血内结郁阻，其治当理气活血散结，且不可妄用攻下方法。

【不可攻之】不能用攻下方法治疗病人。

其一，阳明胃气上逆证，如 204 条：“伤寒呕多，虽有阳明证，不可攻之。”《伤寒论集注·阳明篇》：“呕多者，胃气虚寒之征也，且其气逆而不降，故曰虽有阳明证，不可攻之。”《伤寒六经辨证治法·阳明篇》：“然呕多则气已上逆，邪气偏侵上脘，或带少阳，虽有阳明，是不可攻，攻则正伤邪陷，为患不浅。”审病者胃中有邪，或为寒邪或为热邪，扰乱胃气而上攻，其治当因势利导，或温补或寒清而不当用泻下，若妄用泻下，不仅不能达到治疗目的，反而还会加重病证。

其二，阳明胃热内结证，如 205 条：“阳明病，心下硬满，不可攻之。”指出辨证论治必须准确无误，若将胃热内结证误为承气汤所主治病证而用攻下方法，轻者，正气因误下而能积力恢复以自愈；若重者，胃气因误下戕伐而大伤，则预后不良。暗示辨证一定要准确，论治一定要切中证机。

其三，阳明热盛证，如206条：“阳明病，面合赤色，不可攻之；必发热，色黄者，小便不利也。”《伤寒内科论·辨阳明病脉证并治》：“辨阳明热证，其邪热上攻于面则满面通红，其治当清泻而不当攻下。若以为阳明热盛证是阳明热结证，以用下法，势必致生变证。”其证机是邪热盛于胃而攻冲于外，虽有类似阳明热结证，但其本质不同。治当用清泻，而不当用泻下，泻下则易引起变证，故当引以为戒。

其四，阳明热结重证，如209条：“若不转失气者，此但初头硬，后必溏，不可攻之。”指出辨证必须重视审证求机，不可拘于某一症状，只要病证证机具备，即可以法用方。若非阳明热结重证，其治则不当用大承气汤。

其五，大肠津亏热结证及大肠津亏燥热证和大肠津亏燥热内结证，详见“虽硬不可攻之”项。

其六，阳明热结证，如238条：“阳明病，下之，心中懊侬而烦，胃中有燥屎者，可攻；腹微满，初头硬，后必溏，不可攻之。”《伤寒贯珠集·阳明篇下》：“若腹微满，初头硬，后必溏者，热而不实，邪未及结，则不可攻，攻之必胀满不能食也。”辨阳明热结证，一定要权衡病变证机轻重，以法论治，当下则下，不当下则一定不能用下，治疗力争方药与证机切切相应。若有燥屎者，宜大承气汤；若非阳明热结证机，则不当用攻下方法。

【不可攻痞】不可先用治痞的方法。见太阳病证与脾胃热痞证相兼，如164条：“伤寒大下后，复发汗，心下痞，恶寒者，表未解也；不可攻痞，当先解表，表解乃可攻痞。”辨表里兼证，若病以表证为主，审太阳病是太阳中风证，其治宜桂枝汤；不可先用治痞的方法，若先治痞，则易引邪内陷。

【不可攻表】不可先用治表的方法。见厥阴寒证与太阳病证相兼，如364条：“下利清谷，不可攻表，汗出必胀满。”《伤寒论条析·辨厥阴病脉证并治》：“里有寒下利清谷，而更有表者，应先温里，不可攻表，以里气温而表邪自散也。若先攻表，则汗出阳亡，胃中阳虚阴乘，故必胀满也。”审病是表里兼证，从仲景所言治法可知病变的主要矛盾在厥阴，其治当先从厥阴，不可先治太阳病证。

【不可攻其表】不可先用治表证的方法。详见“不可攻表”项。

【不可余药】或言服用丸药而不剩余药滓，或言不可服用其他方药。见下焦瘀血证，如126条：“伤寒，有热，少腹满，应小便不利，今反利者，为有血也，当下之，不可余药。”《伤寒内科论·辨太阳病脉证并治》：“本论大肠瘀血证，虽重但非急，故易抵当汤为丸连滓（即不可余药）并服，以求药达病所。但辨本证更不可以为病不急而易用他药（亦即‘不可余药’之意），可见仲景变汤为丸，其寓理非见一斑也。”指出服用方药尽可能因人而异，以法采取最佳治疗措施，尤其对服药的有关注意事项也应当铭记在心中，以免差错。

【不可除热】不可用清热的方法。见脾胃寒湿发黄证，如第十五20条：“黄疸病，小便色不变，欲自利，腹满而喘，不可除热，热除，必哕，哕者。”指出寒湿发黄证在病变过程中有时也会出现发热症状，但不可认为是邪热所致，其是正气与寒气相争之发热。仲景特言：“不可除热”者，以揭示治疗不是针对症状表现，而应针对病变证机，只有审证求机，方可达到预期治疗目的。

【不可治呕】不可见到呕吐就用止呕的方法。见痈脓证类厥阴病及其治禁，如376条，又如第十七1条：“（夫）呕家有痈脓，不可治呕，脓尽自愈。”《伤寒贯珠集·厥阴篇》：“痈脓者，伤寒，热聚于胃口而不行，则生肿痈，而脓从呕出，痈不已则呕不止，是因痈脓而呕，故不可概以止呕之药治之。脓尽痈已，则呕自止，此胃痈杂病，当隶阳明，不当入厥阴也。”《医宗金鉴·伤寒论注》：“盖痈脓腐秽欲去而呕，故不当治。欲治其呕，反逆其机，邪热内壅，阻其出路，使无可泄，必致他变，故不可治呕。”审阳明胃有邪热，其邪热则可灼伤灼腐脉络而变生痈脓证。对痈脓证的治疗，不可因病者有呕吐而用止呕的方法，且当因势利导，使脓从上出，其治若违证机而治之，不仅不能达到治疗目的，反而还会加剧病证，当引起重视。

【不可吐】不可用吐法治疗。见少阴阳虚阴盛证，如324条：“若膈上有寒饮，干呕者，不可吐也，当温之。”《医宗金鉴·伤寒论注》：

"若膈上有寒饮，但干呕有声而无物出，此为少阴寒虚之饮，非胸中寒实之饮也，故不可吐，惟急温之，宜四逆汤，或理中汤加丁香、吴茱萸亦可也。"《伤寒经注·少阴温散》："若膈上有寒饮，但见干呕而不能吐出，则是阴寒上逆，当温而当吐也。"辨少阴阳虚阴盛证与痰阻胸膈证有类似之处，仲景言"不可吐也"，主要揭示鉴别诊断。可见，临证应用四逆汤一定要注重同中求异，确得病变本质而治之。

【不可治】此类病证，不易救治。

其一，辨霍乱病证与太阴少阴厥阴病证及鉴别，如384条："伤寒，其脉微涩者，本是霍乱，今是伤寒，却四五日，至阴经上，转入阴必利，本呕下利者，不可治也。"《注解伤寒论·辨霍乱病脉证并治》："先霍乱，里气大虚，又伤寒邪，再传为吐利，是重虚也，是为不治。"辨霍乱病证与三阴病证，"其脉微涩者"，若是三阴病呕利证所见，其证有轻有重，轻者，治疗较易；重者，其治较难。病若是霍乱病证呕利所见，其病证大多急重，若能积极治疗，则可转危为安。此即仲景所论："转入阴必利，本呕下利者，不可治也。"

其二，火毒热证，如第一12条："浸淫疮，从口起流向四肢者，可治；从四肢流来入口者，不可治。"《金匮要略心典·脏腑经络先后受病》："从口流向四肢者，病自内而之外，故可治；从四肢流来入口者，病自外之里，故不可治。"仲景指出浸淫疮的病证表现，其毒热之邪从内向外透达者，病证预后良好，并易于治疗；若其毒热之邪从外向内浸淫者，病证预后不良，并难以治疗。

其三，毒热阳郁证，如第三14条："阳毒之为病，面赤斑斑如锦纹，咽喉痛，唾脓血，五日可治，七日不可治。"《金匮要略心典·百合狐蜮阴阳毒病》："七日邪气已深，发之则难，故不可治。"仲景言："五日可治，七日不可治。"揭示病程较短者，其治疗较易；若病程较长者，其治疗较难。理解"五""七"数字，当是言虚数，提示治疗疾病如果能早期治疗，则会取得预期治疗效果。

【不可吐下】不可用吐法下法治疗病证。见少阳胆热气郁证，如264条："少阳中风，两耳无所闻，目赤，胸中满而烦者，不可吐下，吐下则悸而惊。"《伤寒内科论·辨少阳病脉证并治》："辨胸中满而烦。若误为痰邪阻于胸，以瓜蒂散吐之，或认为病为阳明热结而上扰胸膈以承气汤下之，或认为病为结胸而以陷胸汤下之，其误治之后，因素体而异，常可损伤心气，致神失所主，于是产生心悸、惊惕等证。"审少阳胆热气郁证有类似可吐证或可下证，仲景以论少阳病证为笔法，以论述少阳病证有类似可吐证或可下证为重点，如胸中满而烦证颇似结胸证而类可下证，而胸中满而烦证又颇似痰阻胸膈证而类可吐证，对此一定辨证准确，注意鉴别诊断，提示论治一定要切中证机，勿有丝毫差错。如果辨证未能同中求异，其治或用下法或用吐法，不仅不能达到治疗目的，反而还会加重病证，当引起重视。

【不可转侧】身体转动屈伸不能自如。见少阳胆证，如107条："伤寒八九日，下之，胸满，烦惊，小便不利，谵语，一身尽重，不可转侧者。"《医宗金鉴·伤寒论注》："邪壅三焦，则荣卫不行，水无去路，则外渗肌体，故一身尽重，不可转侧也，以柴胡加龙骨牡蛎汤主之。"其证机是少阳胆气不和，气机郁滞，经气不畅，筋脉不利；治以柴胡加龙骨牡蛎汤。

【不可屈伸】四肢关节屈伸不利或不畅。

其一，阳虚痰湿历节证，如第五7条："盛人脉涩小，短气，自汗出，历节痛，不可屈伸，此皆饮酒汗出当风所致。"《金匮要略论注·中风历节病》："于是气为湿所搏而短，因风作而使自汗，气血为邪所痹，而疼痛不可屈伸。"其证机是素体阳虚，阳不化津，津聚为痰，痰滞经脉，壅阻筋脉及关节，气血不得滋养；治当温阳益气，涤痰除湿，通达经络。

其二，气虚寒湿骨节痹证，如第五10条："病历节，不可屈伸，疼痛，乌头汤主之。乌头汤方：治脚气疼痛，不可屈伸。"《金匮要略编注二十四卷·中风历节病》："此寒湿历节之方也。经谓风寒湿三气合而为痹，此风少，寒湿居多，痹于筋脉关节肌肉之间，以故不可屈伸疼痛，即寒气胜者为痛痹是也。"其证机是气虚不得温养，寒湿乘机浸淫筋脉骨节，阻滞经脉，经气不通；治以乌头汤，益气蠲邪，通利关节。

【不能得小汗出】病人没有出现轻微汗出。见太阳伤寒轻证，如23条："以其不能得小汗出，身必痒。"指出辨太阳伤寒轻证的审证要点是病人没有轻微汗出。其证机是卫气闭塞，营气郁滞，经气闭阻，腠理不通；治以桂枝麻黄各半汤，解表散邪，小发其汗。

【不能食】不能吃食物。

其一，脾胃虚寒证，如98条："得病六七日，脉迟浮弱，恶风寒，手足温，医二三下之，不能食，而胁下满痛，面目及身黄。"其证机是脾胃虚弱，脾不能运，胃不得纳，食不得入；治当温中散寒，运脾和胃，以桂枝人参汤。

其二，脾胃阴虚证，如120条："一二日吐之者，腹中饥，口不能食。"其证机是脾胃阴虚，虚热内生，阴不得滋养脾胃，胃气不纳，脾气不运，浊气上逆；治当滋阴和中，清热降逆，以竹叶石膏汤与麦门冬汤加减。

其三，阳明寒证，如190条："阳明病，若能食，名中风；不能食，名中寒。"《伤寒论后条辨·阳明篇》："本因有寒，则阴邪应之，阴不化谷，故不能食，就不能食者名之曰中寒，犹云寒则召寒，其实乃胃中虚冷证也。寒热于此辨，则胃气之得中与失过于此验，非教人于能食不能食处辨及中风、中寒之来路也。"其证机是阳明胃气受寒气所袭，胃气不得通降；治当温胃降逆，以理中丸与吴茱萸汤加减。

其四，阳明虚寒固瘕证，如191条："阳明病，若中寒者，不能食，小便不利，手足濈然汗出，此欲作固瘕，必大便初硬后溏。"《注解伤寒论·辨阳明病脉证并治》："阳明中寒，不能食者，寒不杀谷也。"其证机是阳明胃素体虚弱，复加寒气侵入，寒气与胃气相互搏结，浊气壅滞，卫气不固；治以理中丸与黄芪建中汤加减。

其五，阳明虚寒哕逆证，如194条："阳明病，不能食，攻其热必哕。"《伤寒论集注·阳明篇》："阳明病者，病阳明胃府之气也；不能食者，胃气虚也。"辨阳明虚寒证之不能食颇似阳明热结证，其辨一定要审证求机，不可误将阳明虚寒证而为热证，若误为阳明热证而用攻下的方法，则会加重阳明寒证。

其六，阳明虚寒证，如209条："攻之，必胀满不能食也。"审阳明虚寒证，其证机是寒气内结，胃气不降，中气阻滞；其治当补虚和胃，以黄芪建中汤与吴茱萸汤加减。

其七，阳明虚寒哕证，如226条："若胃中虚冷，不能食者，与水则哕。"《伤寒论本旨·阳明篇》："若胃中虚冷不能食者，饮水则哕，如不哕，则非虚寒，其不能食必有所困矣。"其证机是胃气虚弱，寒气内生，浊气不降而上逆；治当温暖脾胃，降逆止哕，以橘皮汤与理中丸加减。

其八，阳明热结重证，如215条："阳明病，谵语，有潮热，反不能食者，胃中必有燥屎五六枚也。"《伤寒缵论·阳明篇》："胃热则能消谷，今反不能食，此必热伤胃津液，气化不能下行，燥屎逆攻于胃之故。"辨阳明热结重证与辨阳明热结轻证的一个主要鉴别要点是：能食者，为阳明热结轻证；假如不能食者，为阳明热结重证。审证是阳明热结重证，其证机是浊气壅滞而胃气不降；其治以大承气汤，攻下燥屎。

其九，少阳胆热气郁证，如266条："本太阳病不解，转入少阳者，胁下硬满，干呕，不能食，往来寒热，尚未吐下，脉沉紧者。"审证是少阳胆热气郁证，其证机是胆热内郁，气机壅滞，浊气逆乱；其治以小柴胡汤。

其十，辨霍乱病证与太阴少阴厥阴病证及鉴别，如384条："今反不能食，到后经中，颇能食，复过一经能食，过之一日当愈。"审阳明病向愈，其在正气恢复过程中，病愈大多是以6～7天为1周期即一经，若病人能食，恢复时间大多需要1周左右；若病重者，病愈周期则可能会更长一些，也有再过1周者。临证一定要结合具体病人而辨，方可得出正确结论。

其十一，厥阴肝寒证与阳明胃寒证相兼病证有类似除中证，如332条："凡厥利者，当不能食，今反能食者，恐为除中。食以索饼，不发热者，知胃气尚在，必愈。"辨厥阴肝寒证与阳明胃寒证相兼病证有类似除中证，其基本脉证是："凡厥利者，当不能食，今反能食者，恐为除中。"以此借以论述除中证有似类除中证，其辨证要点是："食以索饼，不发热者，知胃气尚在，必愈；恐暴热来出而复去也。"

其十二，厥阴肝寒证与阳明胃寒证相兼，如333条："伤寒，脉迟，六七日，而反与黄芩汤彻其热，脉迟为寒，今与黄芩汤复除其热，腹中应冷，当不能食，今反能食，此名除中，必死。"其证机是阳明胃有寒，寒气上逆；又，厥阴寒证，寒气逆乱于胃，胃气不降则不能饮食。

其十三，心肺阴虚内热证，如第三1条："百合病者，百脉一宗，悉致其病也。意欲食，复不能食，常默默，欲卧不能卧，欲行不能行。"

其证机是心肺阴虚，虚热内生而扰乱脾胃之气，导致胃气不降，脾气不运，饮食不下的病理病证。

其十四，黄汗证，如第十四4条："身肿而冷，状如周痹，胸中窒，不能食，反聚痛，暮躁不得眠，此为黄汗，痛在骨节。"《金匮要略心典·水气病》："胸中窒，不能食者，寒袭于外，而气窒于中也。"其证机是寒湿浸淫肌肤营卫，壅滞经气经脉，梗阻气机，遏阻胃气通降；其治当温阳化湿，益气固护营卫，以桂枝加黄芪汤。

其十五，酒毒湿热黄疸证，如第十五2条："心中懊侬而热，不能食，欲呕吐，名曰酒疸。"其证机是酒毒湿热浸淫肝胆或脾胃，壅滞气机，胃气不降而壅滞；其治当清热解毒利湿，以栀子大黄汤与茵陈蒿汤加减。

其十六，寒湿黄汗证，如第十四29条："若身重，汗出已辄轻者，久久必身瞤，髋及胸中痛，又从腰以上必汗出，下无汗，腰髋弛痛，如有物在皮中状，剧者不能食，身疼痛，烦躁，小便不利。"审证是寒湿黄汗证，其证机是寒湿浸淫肌肤营卫，壅滞经气经脉，阻滞气血而不畅，影响胃气通降；其治以桂枝加黄芪汤。

其十七，妊娠恶阻证，如第二十1条："妇人得平脉，阴脉小弱，其人渴，不能食，无寒热，名妊娠。"指出妇人素体脾胃不和，若因妊娠而阻滞脾胃之气纳运，影响脾胃之气通降，尤其胃气不降而上逆，则可引起不能食为主要病证。审证是脾胃不和证，其治当调理脾胃，调和营卫，以桂枝汤。

【不能消谷】饮食不容易消化。

其一，辨胃虚寒证与胃实热证，如122条，又如第十七3条："令阳气微，膈气虚，脉乃数也；数为客热，不能消谷，以胃中虚冷，故吐也。"《伤寒溯源集·太阳上篇》："若胃脘之阳气盛，则能消谷引食矣，然此数，非胃中之热气盛而数也，乃误汗之后，阳气衰微，膈气空虚，其外越之虚阳所致也，以其非胃脘之真阳，故为客热，其所以不能消谷者，以胃中虚冷，非唯不能消谷，抑且不能容纳也。"其证机是脾胃之气虚弱，脾不运，胃不纳，浊气内结，故不能饮食。

其二，脾胃之气恢复，如398条："病人脉已解，而日暮微烦，以病新差，人强与谷，脾胃气尚弱，不能消谷，故令微烦，损谷则愈。"《伤寒内科论·辨阴阳易差后劳复病》："本论揭示，任何疾病初愈，都要节制饮食，补充营养，贵在适中，太过反有其害，法当常识之。"指出脾胃为后天之本，任何疾病在其病变过程中，均易影响到脾胃，导致脾胃运化、受纳功能失常，对此若稍有饮食不当，即可引起脾胃不适等。仲景以"日暮微烦"，指出脾胃之气尚未完全趋于正常，饮食调节稍有偏多，即会影响脾胃之气恢复，对此一定要引起高度重视。

其三，三焦虚证，如第十一18条："师曰：上焦受中焦气未和，不能消谷，故能噫耳。"《金匮要略心典·五脏风寒积聚病》："上焦在胃上口，其治膻中，而受气于中焦，今胃未和，不能消谷。"其证机是中焦脾胃之气不和，饮食不得消化而留结；其治当调理脾胃，和畅宗气。

【不能饮食】不能正常饮食。

其一，肝血瘀脉阻证，如第六18条："五劳，虚极羸瘦，腹满，不能饮食。"其证机是肝为瘀血所阻滞，疏泄失职，络脉壅滞不通，血气阻结，胃气不降，脾胃因之而不能纳运，其浊气积聚于中而上逆则不能饮食；其治当活血化瘀，缓中补虚，以大黄䗪虫丸。

其二，妊娠脾胃寒湿证，如第二十10条白术散用法中言："心烦吐痛，不能饮食，加细辛一两，半夏大者二十枚。"其证机是脾胃寒湿，胃气不降而阻结；其治以白术散加细辛、半夏以和胃降逆散寒。

【不能服散】服用方药不能用散剂。见咽痛寒证，如313条半夏散及汤用法中言："若不能服散者，以水一升，煎七沸，内散两方寸匕，更煮三沸，下火，令小冷。少少咽之。"指出治疗咽痛寒证，因病证不同，有的能用半夏散治疗，有的则不能用半夏散治疗，若不能用散剂治疗，则当以半夏汤治疗。可见主治病证有散剂与汤剂不同，其治疗也当因病证而异。另外，还应知道，散剂对某些病人来说有轻微毒性，而对某些病人则没有明显毒性，若对病人有毒性，则不当服用散剂。

【不能卧】不能卧床休息或睡眠。见寒饮结胸证，如139条："太阳病，二三日，不能卧，但欲起，心下必结，脉微弱者，此本有寒分也。"其证机是寒邪与痰饮相互搏结，阻滞心下，壅塞气机，卧则气机更为壅滞，故病人不能正常卧床休息。

【不能自还】脉跳动不能自行复还。见辨结脉和代脉，如178条："脉来动而中止，不能自还，因而复动者，名曰代，阴也。"《注解伤寒论·辨太阳病脉证并治》："若动而中止，不能自还，因其呼吸阴阳相引复动者，是真气衰极，名曰代阴，为难治之脉。《经》云：'脉结者生，代者死。'此之谓也。"仲景对结脉和代脉均做了较为详细的描述，对进一步认识结脉和代脉都有很大帮助。但是还应注意，结脉和代脉不能同时见于一个人，可在病人不同时期而分别出现。于此，还应注意，结脉和代脉时而可见于正常人，当识之。另外，辨结、代脉未必尽主虚证，而有见于实证者，法当全面认识。

【不能发黄】病证表现不会出现发黄。

其一，阳明热证，如236条："阳明病，发热，汗出者，此为热越，不能发黄也。"《伤寒溯源集·阳明中篇》："此又详言发黄与不发黄，皆由汗之有无，小便利与不利，以反复互明前义也。……言邪在阳明，而发热汗出，乃其本证。若此者，为热邪已经随汗发越于外，虽或另有他证，然必不能发黄也。"指出阳明湿热发黄证的发病条件之一就是湿与热相互搏结在一起，若热不与湿结则不能发黄。

其二，太阴脾湿热证，如187条，又如278条："若小便自利者，不能发黄。"辨太阴湿热发黄证的要点是审病人小便利与不利，若小便利则是热未与湿相结，病在太阴而不发黄，正如仲景所言："若小便自利者，不能发黄。"

【不能制水】不能固摄水液正常运行。见少阴寒证的基本脉证，如282条："小便色白者，以下焦虚有寒，不能制水，故令色白也。"《伤寒经注·少阴温散》："今小便色白，是下焦虚寒，不能克制寒水之气，故令溺白，当用温补，而不当寒下也。"其证机是少阴阳气虚弱，寒气内生或外袭，寒气充斥上下，阳气不得气化阴津；其治当温补阳气。

【不能语言】不能正常言语或说话。见痰郁火灼咽痛证，如312条："少阴病，咽中伤，生疮，不能语言，声不出者。"《伤寒内科论·辨少阴病脉证并治》："本论少阴夙有旧疾，复感火热毒邪客于咽部，邪热并灼伤咽部而生痰，咽为痰火所攻克、蒸腐，则咽中伤而生疮即溃疡，此溃疡疼痛加痰阻必致语言艰难，甚则不能语言，再甚则语声不出。辨此少阴与咽痛兼证，且以咽痛为急为重，其治当先清热涤痰消肿，宜苦酒汤，少少含咽之。待咽痛证除，再权衡论治少阴。"其证机是痰与热搏结并灼伤咽喉，声窍气机为痰热所阻而不畅；其治以苦酒汤，清热涤痰，敛疮消肿。

【不能吐】不能呕吐。见痰阻胸膈证，如324条："少阴病，饮食入口则吐，心中温温欲吐，复不能吐，始得之，手足寒，脉弦迟者，此胸中实，不可下也，当吐之。"《伤寒悬解·少阴篇》："此先有痰涎在胸，故食入即吐，而宿痰胶滞，故不能吐。"《医宗金鉴·伤寒论注》："饮食入口则吐，且胸中嗢嗢欲吐复不能吐，恶心不已，非少阴寒虚吐也，乃胸中寒实吐也。"其证机是痰邪阻结于胸膈，气机为遏，阳气为郁，浊气欲从上出而又为痰气阻结，故又不能呕吐。

【不能自转侧】身体不能自行转侧活动。

其一，阳虚肌痹证，如174条，又第二23条："伤寒八九日，风湿相搏，身体疼烦，不能自转侧，不呕不渴，脉浮虚而涩者。"审证是阳虚肌痹证偏于寒者，其证机是风寒湿侵袭肌肤，阻滞经脉气血营卫而不通，筋脉滞涩不畅；其治以桂枝附子汤，温阳通经，祛风散寒。

其二，肝水气证，如第十四14条："肝水者，其腹大，不能自转侧，胁下腹痛，时时津津微生，小便续通。"《金匮要略方论本义·水气病》："肝经有水，必存两胁，故腹大而胁下痛，少阳阴阳往来之道路有邪窒碍，故不能自转侧。"《金匮悬解·水气病》："肝脉自少腹而循胁肋，行身之侧，脾胀肝郁，经脉迫急，故不能转侧。"其证机是水气在肝，肝气为水气所遏而不得疏泄通调水道，水气走窜肝脉经气，经气滞涩；其治当疏肝调气利水，以吴茱萸汤与苓桂术甘汤加减，或四逆散与五苓散加减。

【不能行】下肢不能走动。

其一，肾虚证，如第一9条："病人脉浮者在前，其病在表；浮者在后，其病在里，腰痛背强，不能行，必短气而极也。"《金匮要略方论本义·脏腑经络先后受病》："肾虚而寒起，寒气必循腰入背，于是腰背强痛，且膝足无力。"其证机是肾气虚弱，不能主持于下，筋骨不用而不得行走。

其二，心肺阴虚内热证，如第三1条："百合病者，百脉一宗，悉致其病也。意欲食，复不能食，常默默，欲卧不能卧，欲行不能行。"其证机是邪热内扰而欲动，且因阴虚而气不得化生，气不得以支持，故又不得行动。

【不能治】不能用不切合病变证机的方药治疗病证。详见“诸药不能治”项。

【不能眴】两目直视且眼睛转动不灵活。详见“直视不能眴”项。

【不能起】不能起床或不能站立。见心热证，如第十一 8 条：“心中风者，翕翕发热，不能起，心中饥，食即呕吐。”《金匮要略直解·五脏风寒积聚病》：“心主热，中于风，则风热相搏，而翕翕发热，不能起，心中虽饥，以风拥逆于上，即食亦呕吐也。”其证机是邪热在心，心气为热所动而被伤，火热下攻而上逆；治当清心泻热，益心降逆。

【不能自禁制】自己不能自行控制某些生理功能而产生病理变化。见下焦虚证，如第十一 18 条：“下焦竭，即遗溺失便，其气不和，不能自禁制，不须治，久则愈。”《金匮要略心典·五脏风寒积聚病》：“下焦在膀胱上口，其治在脐下，故其气乏竭，即遗溺失便。然上焦气未和，不能约束禁制，亦令遗溺失便，所谓上虚不能制下者也，云不须治者，谓不须治其下焦，俟上焦气和，信当自愈。”其证机是肾气虚弱，或膀胱之气不足，或大肠之气失职，其气化、固摄之气不及而变生诸证；其治当温补阳气，固摄于下；治以肾气丸与赤石脂禹余粮汤加减。

【不能却】下肢不能向后退却。见太阳经伤证，如第十九 1 条：“师曰：病趺蹶，其人但能前，不能却。”《金匮悬解·趺蹶手指臂肿转筋阴狐疝蛔虫病》：“病趺蹶，其人能前不能却，足趺硬直，能前走而不能后移也。筋脉寒湿缩急不柔，是以不能后却。”证机是太阳经气经脉为邪所伤，筋脉不能行使其自如活动。

【不得眠】不能睡眠。

其一，肾阳虚烦躁证，详见“昼日烦躁不得眠”项。

其二，太阳伤寒证与里热证相兼，如 38 条大青龙汤用法中言：“若复服，汗多，亡阳，遂虚，恶风，烦躁，不得眠也。”其证机是误用大青龙汤后，阳气大伤而不能固护，心神不得内守；治以桂枝甘草龙骨牡蛎汤加减。

其三，胃热津伤证，详见“烦躁不得眠”项。

其四，热扰胸膈证，如 76 条：“发汗，吐下后，虚烦，不得眠。”《伤寒论纲目·懊侬》：“因虚烦故不得眠，因不得眠故反复颠倒，故心中益觉懊侬，数语形容尽致，当作一气读，总由阴阳火热之邪上扰，动摇心君也。”其证机是邪热侵扰胸膈，壅滞气机，心神为热所扰；治当清宣郁热，以栀子豉汤。

其五，阴虚火旺证，如 86 条：“衄家，不可发汗，汗出必额上陷脉急紧，直视不能眴，不得眠。”《伤寒论直解·辨太阳病脉证篇》：“阴血虚少，则卫气不能行于阴，故不得眠也。”其证机是阴虚不制阳，阳亢而扰动心神；治以黄连阿胶汤。

其六，阳明热郁证，如 221 条：“若加温针，必怵惕烦躁，不得眠。”辨阳明热郁证，因其病证表现有类似太阳病证如脉浮而紧，发热汗出等，对此一定要辨清病变症结所在，以法选用栀子豉汤，不可被假象所迷惑。如果未能辨清病变证机所在，而用汗法或用温针等治疗，则会加重阳明热郁证，由此而出现不得眠病证。

其七，少阴阴虚水气热证，如 319 条：“少阴病，下利六七日，咳而呕渴，心烦，不得眠者。”其证机是少阴阴津不足而不得滋养于心，虚热内生而攻冲，水气内停而逆乱，心神不得内守；治以猪苓汤，育阴清热利水。

其八，肝阴血虚失眠证，如第六 17 条：“虚劳，虚烦，不得眠。”《金匮要略心典·血痹虚劳病》：“人寤则魂寓于目，寐则魂藏于肝，虚劳之人，肝气不荣，则魂不得藏，魂不藏，故不得眠。”其证机是肝阴血不足，心不得肝血所养而神烦，血不舍魂而魂妄动；治以酸枣仁汤，补肝益血、清热定魂。

其九，痰浊壅肺寒证，如第七 7 条：“咳逆上气，时时吐浊，但坐，不得眠。”《医宗金鉴·肺痿肺痈咳嗽上气病》：“但坐不得卧，气逆甚也。”其证机是痰浊壅肺，浊气不降而壅滞，卧则浊气壅滞更甚；治以皂荚丸，以祛痰利肺，止咳平喘。

其十，黄汗证，详见“暮躁不得眠”项。

【不得汗】没有出现汗出。

其一，太阳病证与里热证相兼，如 114 条：“太阳病，以火熏之，不得汗，其人必躁，到经不解。”《注解伤寒论·辨太阳病脉证并治》：“此火邪迫血，而血下行者也。太阳病用火熏之，不得汗，则热无从出，阴虚被火，必发躁也。”

指出治疗太阳病证，本当汗出且无汗出，则知邪气内郁而不解，法当切入病变证机而治之。

其二，阳明少阳太阳兼证，如231条："阳明中风，脉弦浮大而短气，腹都满，胁下及心痛，久按之气不通，鼻干，不得汗，嗜卧。"其证机是太阳伤寒，卫气闭塞，营气郁滞，腠理玄府不通，故不得汗出。

【不得复有外证】病证表现不得有太阳病证。见少阴病证类似少阳病证与太阳病证相兼，如148条："假令纯阴结，不得复有外证，悉入在里，此为半在里，半在外也。"仲景辨少阳病证与太阳病证相兼类少阴病证，指出少阴寒证证机是寒气充斥于内，虽有类似太阳病证，但无太阳病证审证要点，以资别之。

【不得为少阴病】不得将病证表现诊断为少阴病。见少阳病证与太阳病证相兼类似少阴病证，如148条："脉虽沉紧，不得为少阴病，所以然者，阴不得有汗，今头汗出，故知非少阴也，可与小柴胡汤。"辨少阴寒证在一般情况下，不当有汗，若有汗出，其汗出则未必尽在头部，多为全身汗出，今则头汗出，故知其不是少阴而是太阳少阳兼证。又，指出少阳病证与太阳病证相兼，在其病变过程中有时则会出现类似少阴病证表现，如微恶寒，手足冷，脉细等，对此仲景则明确指出鉴别要点，一是"假令纯阴结，不得复有外证"；二是"阴不得有汗，今头汗出，故知非少阴也"。

【不得安】心烦不得安宁。见中虚湿热痞重证，如158条："伤寒、中风，医反下之，其人下利日数十行，谷不化，腹中雷鸣，心下痞硬而满，干呕，心烦，不得安。"其证机是脾胃之气大虚，湿热内搏，清气不升而下陷，浊气内结而上逆于心；其治以甘草泻心汤。

【不得息】不得正常呼吸。

其一，胸中痰实证，如166条："病如桂枝证，头不痛，项不强，寸脉微浮，胸中痞硬，气上冲喉咽不得息者，此为胸有寒也。"其证机是痰邪阻于胸中，壅滞胸中宗气，宗气为之而逆乱，上冲咽喉；其治用瓜蒂散，涌吐胸中痰实。

其二，支饮热证，如第十二27条："支饮，不得息。"《金匮要略论注·痰饮咳嗽病》："肺因支饮，满而气闭也，一呼一吸曰息，不得息，是气既闭，而肺气之布，不能如常度也。"其证机是邪热与饮邪相互搏结于肺，肺气逆乱而壅滞，水饮在肺，遏制肺气，使肺不得通调水道，又加剧水饮内逆；其治以葶苈大枣泻肺汤，泻肺行水。

【不得卧】不得卧床休息或睡眠。

其一，心肾虚热心烦证，如303条："少阴病，得之二三日以上，心中烦，不得卧。"《伤寒论浅注·少阴篇》："上焦君火之气，不能下入于水阴，故不得卧。"其证机是心火亢于上而不能下蛰于肾，肾阴虚于下而不能上奉于上，心火肾水不交；治以黄连阿胶汤，清热育阴，交通心肾。

其二，痰盛瘀阻胸痹证，如第九4条："胸痹，不得卧，心痛彻背者。"《金匮要略心典·胸痹心痛短气病》："胸痹不得卧，是肺气上而不下也。"其证机是痰瘀互结阻于胸中，气机被痰气阻遏而不通；治以栝楼薤白半夏汤，通阳蠲痰，宽胸开结。

其三，支饮证，如第十二2条："咳逆倚息，短气不得卧，其形如肿，谓之支饮。"其证机是肺气不利，通调水道不及，水津变为饮邪且留结于肺，肺气为水饮所遏而不得肃降；治当宣肺化饮，临证当辨寒饮，热饮，以法论治。

其四，心水气证，如第十四13条："心水者，其身重而少气，不得卧，烦而躁，其人阴肿。"其证机是水气在心，心神为水气所遏所扰而躁动，心气为水气所困而伏郁；治当益心利水。

其五，吐血证的预后，如第十六6条："夫吐血，咳逆上气，其脉数而有热，不得卧者。"《金匮要略心典·惊悸吐衄下血胸满瘀血病》："脉数身热，阳独盛也。吐血，咳逆上气不得卧，阴之铄也。"其证机是心主血，血外溢而大夺心气，心气不能固守心神而躁越。

其六，气血郁滞腹痛证，如第二十一5条："产后腹痛，烦满，不得卧。"《医宗金鉴·妇人妊娠病》："产后腹痛，不烦不满，里虚也，今腹痛烦满，不得卧，里实也，气结血凝而痛。"其证机是气滞而不行，血瘀而不通，浊气逆乱而肆虐于心神；其治以枳实芍药散，疏肝缓急，理血活血。

其七，肾阴阳俱虚转胞证，如第二十二19条："问曰：妇人病，饮食如故，烦热，不得卧，而反倚息者。"《金匮要略心典·妇人杂病》：

“治以肾气者，下焦之气肾主之，肾气得理，庶缭者顺，戾者平，而闭乃通耳。”其证机是肾阳虚不得温煦固摄，肾阴虚不得滋养滋荣；治以肾气丸，温补肾阳、滋补肾阴。

B

【不得卧寐】不能正常卧床休息。见少阴阴阳离绝证，如300条：“少阴病，脉微细沉，但欲卧，汗出不烦，自欲吐；至五六日，自利，复烦躁，不得卧寐者。”《尚论篇·少阴经前篇》：“复烦躁，不得卧寐，非外邪至此转增，正少阴肾中真阳扰乱，顷刻奔散，即温之亦无及，故主死也。”其证机是阴中无阳，阳中无阴，阴阳离绝。病至于此，难以救治。

【不得屈伸】四肢不能屈伸。见阳虚骨痹证，如175条，又如第二24条：“风湿相搏，骨节疼烦，掣痛，不得屈伸，近之则痛剧。”《金匮要略编注二十四卷·痉湿暍病》：“阴血凝滞，阳虚不能轻跷，故不得屈伸。”其证机是素体阳气虚弱，复因风寒湿侵袭骨节筋脉，气血阻滞不通；治当温阳散寒，通利关节，以甘草附子汤。

【不得闭】两目不得闭合。详见“目不得闭”项。

【不得转侧】身体不能自行转侧。见肝寒证，如第十一5条：“肝中寒者，两胁不举，舌本燥，喜太息，胸中痛，不得转侧。”《金匮要略方论本义·五脏风寒积聚病》：“不能转侧者，两胁痛满急，辗转不安也。”其证机是寒气客肝，肝气被抑，疏达失司，气机不利，经脉不畅，阴津为凝，脾胃失和；治当温肝散寒、调理气机，以吴茱萸汤加减。

【不得溺】欲小便而不得。

其一，肾水气证，如第十四17条：“肾水者，其腹大，脐肿腰痛，不得溺，阴下湿如牛鼻上汗，其足逆冷，面反瘦。”《金匮要略直解·水气病》：“膀胱者肾之府，故令不得溺也；以其不得溺，则水气不得泄，浸渍于睾囊而阴汗。”其证机是水气在肾，肾气为水气所遏而不得主水，肾水不得肾气所化而为水气，水气走窜经气经脉而泛溢；治当温肾利水。

其二，肾阴阳俱虚转胞证，如第二十二19条：“问曰：妇人病，饮食如故，烦热，不得卧，而反倚息者，何也？师曰：此名转胞，不得溺也。”《金匮要略心典·妇人杂病》：“治以肾气者，下焦之气肾主之，肾气得理，庶缭者顺，戾者平，而闭乃通耳。”其证机是肾阳虚不得温煦气化，肾阴虚不得滋养通行，尤其是水津不得阳气所化，则小便不畅；治以肾气丸，温补肾阳，滋补肾阴。

【不得与之】不能再用前方药治疗病人。见太阳病证与可下证相兼，如15条：“太阳病，下之后，其气上冲者，可与桂枝汤，方用前法；若不上冲者，不得与之。”仲景以举例的形式指出治疗大法应当先治里，治里则里证得除，然则以法治表；后论治里且未能恰到好处，里证未必能除，且又发生了变化，对此必须重新辨证，以法确立合理的治法，不能再用前方治疗。

【不汗】没有汗出，或没有达到发汗目的。

其一，太阳中风证，如12条桂枝汤用法中言：“若不汗，更服依前法。又不汗，后服小促其间，半日许令三服尽。”指出服用桂枝汤后本当有汗出，且因病重药轻或因用药未能恰到好处，均有可能出现本当汗出而没有汗出，提示治疗一定要切中证机。

其二，脾寒阳郁水气证，如第十四25条甘草麻黄汤用法中言：“重覆汗出，不汗，再服。慎风寒。”指出服用甘草麻黄汤本当有汗出且未见汗出，为药未中病，当继续服用方药治疗。

其三，寒湿黄汗证，如第十四29条桂枝加黄芪汤用法中言：“温服，取微汗；若不汗，更服。”指出服用桂枝加黄芪汤本当有寒湿之邪从汗而解，若未见汗出，其病证未除，则当继续服用方药治疗。

【不汗出】没有汗出。见太阳中风证，如12条桂枝汤用法中言：“若不汗出，乃服至二三剂。”指出治疗太阳中风证，因病重药轻，故其治疗当加大方药用量或缩短服药时间，以取得治疗效果。

【不汗出而烦躁】没有汗出且烦躁。见太阳伤寒证与里热证相兼，如38条：“太阳中风，脉浮紧，发热恶寒，身疼痛，不汗出而烦躁者。”《伤寒论后条辨·辨太阳病脉证篇》：“不汗出而烦躁，是阴寒在表，郁住阳热之气在经而生烦热，热则并扰其阴而作躁也。”其证机是太阳营卫为风寒所客，卫闭而营郁，邪热蕴肺而内扰。辨表里兼证，审病以表证为主，其治当兼顾表里，以治表为主，治里为次，以大青龙汤，解表散寒，清里泻肺。

【不汗者云何】没有汗出的原因有哪些？见亡血证，如第十八5条：“问曰：寸口脉浮微而涩，法当亡血，若汗出，设不汗者云何？答曰：若身有疮，被刀斧所伤，亡血故也。”《金匮发微·疮痈肠痈浸淫病》：“而鲜血之流溢者加剧，虽境过情迁，而荣气既衰，断不能复充脉道，盖脉之虚，正不系乎新病也。”指出疾病在其病变过程中，一般情况下应当有汗出，但在特殊情况下则有没有汗出，若病证表现没有汗出，则标志着阴津随血而外亡，故不得作汗。

【不发汗】未使用发汗方法治疗病证。见太阳伤寒证，如55条：“伤寒，脉浮紧，不发汗，因致衄者。”《伤寒贯珠集·太阳篇上》：“邪气在表，法当汗解，而不发汗则邪无从达泄，内搏于血，必致衄也。”《伤寒论浅注·太阳篇》：“伤寒脉浮紧，不发汗因致衄者，其衄点滴不成流，虽衄表邪未解，仍以麻黄汤主之，俾玄府通，衄乃止，不得以衄家不可发汗为辞。”指出太阳伤寒证本应当积极治疗，使太阳之邪从汗而解，若未能及时从外而解，则会引起其他病证。

【不发热】病人没有发热病证或发热比较轻微。见厥阴肝寒证与阳明病证相兼，如332条：“食以索饼，不发热者，知胃气尚在，必愈。”仲景所言“不发热”之“不”字，当理解为“微”字，即微发热也，理解“不”字为“微”字正好与下文“其热续在者”相对应。可见，食后微热是正气渐渐来复，寒气将去，其预后良好；其治当积极扶助阳气，调和中气，以理中丸与吴茱萸汤或当归四逆汤加减。

【不发热而恶寒】病者没有发热而有恶寒。见阳明病恶寒的特殊性，如183条：“病有得之一日，不发热而恶寒者，何也？”《伤寒论辨证广注·辨阳明病脉证并治法》：“此节连下节申言阳明病亦有恶寒之证，故复设为问答以明之。问阳明病皆身热不恶寒，今病有始得一日，身不发热而恶寒。此恶寒者，非太阳病之恶寒。夫太阳为寒水之经，其表寒必甚。此为阳明病恶寒，阳明为燥金之经，其表寒自微。惟其微，故答云虽得之一日，恶寒将自罢，从未发表而寒自已，即自汗出而恶热。自汗出恶热，乃阳明病已入腑之外证。”《伤寒内科论·辨阳明病脉证并治法》：“因阳明阳盛初感外邪，尚未速化为热，寒邪交织阳盛之体初期，则不发热而恶寒也。”辨阳明病热证之恶寒与太阳病恶寒病证表现的不同，太阳病恶寒与发热同时并见，发热证除，则恶寒证则亦罢；而阳明病证之恶寒不与发热同时并见，若发热见则恶寒病证罢，以揭示阳明病恶寒在其较短时间内即可自行消失，尤其是其恶寒证除，其发热就更为明显，此即阳明热证恶寒与太阳病恶寒证表现本质不同所在，临证之际果能以法而辨之，则可辨清病变主要矛盾所在，即可以法用切合病变证机的方药而达到治疗目的。

【不上冲】没有邪气上冲，或特指正气抗邪之力不及。见太阳病证与里证相兼，如15条：“若不上冲者，不得与之。”仲景言“若不上冲者”，指出治疗表里兼证，先用下法，可因治里未能切中证机，导致正气抗邪不及而发生变证，此对变证一定要重新辨证论治。

【不必尽剂】没有必要将桂枝汤1剂服用完毕。见太阳中风证，如12条桂枝汤用法中言：“若一服汗出病差，停后服，不必尽剂。”指出服用桂枝汤半剂而达到治疗目的，则当停止服用方药，若继续服用方药，则会引起其他变化。

【不必悉具】得出辨证结论没有必要使所有证候都表现出来。见太阳病证与少阳病证相兼，如101条：“伤寒，中风，有柴胡证，但见一证便是，不必悉具。”仲景辨表里兼证不是辨其二者主要矛盾方面，而是辨表里兼证的主要证候表现及其证机，明确指出辨太阳病证不一定见到太阳病证的所有表现，辨少阳胆热证也不一定见到少阳胆热证的所有表现，辨证的关键不是辨所有症状表现，而是辨病变的证机所在。临证之际，只要对病变证机辨证准确，从“但见一证便是，不必悉具”即可得出辨证结论。从广义角度认识，这对辨所有病证都具有理论指导性，具有通则、准绳、法度，必须牢记，即辨证不可拘于病证表现而重在审证求机。

【不大便】病人数日不大便。

其一，气血两燔证，如111条：“或不大便，久则谵语，甚则至哕，手足躁扰，捻衣摸床；小便利者，其人可治。”《注解伤寒论·辨太阳病脉证并治》：“若热气下入胃，消耗津液，则大便硬，故云或不大便。”其证机是邪热内结，阻滞腑气不通，燥屎不得下行；其治当清热泻火，凉血益阴，以白虎汤与桃核承气汤加减。

其二，阳明热结重证兼有正气不足，如214条：“因与承气汤一升，腹中转气者，更服一升；若不转气者，勿更与之；明日又不大便，脉反微涩者，里虚也，为难治，不可更与承气汤也。”《伤寒溯源集·阳明中篇》：“至明日而竟不大便，其脉反微涩者，知其内无真气矣。”辨阳明热结重证兼有正气不足者，其治仅用下法是不能达到预期治疗目的，若仅用下法治疗病证，不仅不能达到治疗目的，反而还会加重病证。

其三，阳明热结重证，如239条：“发作有时，此有燥屎，故使不大便也。”《伤寒溯源集·阳明中篇》：“不大便五六日而绕脐痛者，燥屎在肠胃也。烦躁，实热郁闷之所致也。”又如212条：“伤寒，若吐、若下后，不解，不大便五六日，上至十余日，日晡所发潮热，不恶寒，独语如见鬼状。”复如251条：“若不大便六七日，小便少者，虽不能食，但初头硬，后必溏，未定成硬，攻之必溏，须小便利，屎定硬，乃可攻之。”其证机是邪热与肠中糟粕相搏而为燥屎，阻结而不通；其治当攻下阳明热结，以大承气汤。同时指出辨阳明热结轻证，其治以小承气汤，但因未能及时治疗，延误病情，则会引起病证发生变化，由阳明热结轻证转为阳明热结重证。辨阳明热结重证，必须是阳明热结重证证机具备，方可用大承气汤。

其四，阳明热结宿食重证，如241条：“六七日不大便，烦不解，腹满痛者。”其证机是阳明邪热内结，燥屎阻结不通，浊气内攻；其治以大承气汤。

其五，阳明瘀血善饥证，如257条：“假令已下，脉数不解，合热则消谷善饥，至六七日，不大便者，有瘀血。”辨大肠瘀血重证，其证候表现不完全相同，有以大便硬为主者，有以合热消谷善饥为主者，无论症状表现如何，只要证机是大肠瘀血重证，治均以抵当汤。

其六，少阴热证与阳明热结重证相兼，如322条：“少阴病六七日，腹胀，不大便者。”辨阳明热结重证的审证要点之一是：“腹胀，不大便。”权衡兼证的主要矛盾方面，其病以阳明热结重证为主，其治当先从阳明，以大承气汤。

其七，产后宿食瘀血证，如第二十一7条：“产后七八日，无太阳证，少腹坚痛，此恶露不尽，不大便，烦躁，发热，切脉微实。”其证机是妇人产后，瘀血未去，瘀而化热，热与食相搏，形成产后瘀血宿食证的证候表现。辨证是产后瘀血宿食兼证，其治以大承气汤，攻下实邪。

【不大便五六日】病人5~6日不大便。

其一，实热结胸证，如137条：“太阳病，重发汗而复下之，不大便五六日，舌上燥而渴，日晡所发潮热，从心下至少腹硬满而痛不可近者。”其证机是邪热与痰饮相结，阻结脘腹，气机梗死不通，浊气攻冲，邪热肆虐。辨证是实热结胸证，其治当泻热，逐饮，破结，以大陷胸汤。

其二，阳明热结重证，如212条：“伤寒，若吐、若下后，不解，不大便五六日，上至十余日，日晡所发潮热，不恶寒，独语如见鬼状。”其证机是阳明邪热内结，腑气不通，燥屎不得下行；治以大承气汤。

其三，阳明热结重证的基本脉证，如239条：“病人不大便五六日，绕脐痛，烦躁，发作有时，此有燥屎，故使不大便也。”《伤寒溯源集·阳明中篇》：“不大便五六日而绕脐痛者，燥屎在肠胃也。烦躁，实热郁闷之所致也。”其证机是邪热与肠中糟粕相搏而为燥屎，阻结而不通；治当攻下阳明热结，以大承气汤。

【不大便六七日】病者6~7天不大便。

其一，太阳病证与阳明病证相兼或太阳病证类阳明病证，如56条：“伤寒，不大便六七日，头痛有热者，与承气汤；其小便清者，知不在里，仍在表也，当须发汗。”《伤寒来苏集·伤寒论注》：“太阳亦有不大便者，阳气太重也。”辨不大便证，既可见于表证，又可见于里证，仲景以此展开辨表证里证之大法。同时又指出辨表证里证在某些情况下又有相互疑似，对此必须重视鉴别诊断。仲景明确提出：“其小便清者，知不在里，仍在表也。”以此指出病变部位在表，在表是太阳中风证，以桂枝汤治疗；也暗示若小便非清而黄赤，则病位在里。辨里之病证，是阳明热结证，用方有大承气汤、小承气汤、调胃承气汤等不同，临证之际一定要做到病证与方药切切相合。

其二，阳明热结证辨证，如209条：“若不大便六七日，恐有燥屎，欲知之法，少与小承气汤，汤入腹中，转矢气者，此有燥屎也，乃可攻之。”辨阳明热结证，有时没有确切的审证要点，证候表现似是而非，难以及时诊断清楚，对此可用方药试探的方法诊断。但用方药诊断时，最好是贵在适中，但有时也难以恰到好处，对此一定要用方药试探治疗，其治只可不及，不可太过。

其三，阳明热结重证的形成，如251条：“若不大便六七日，小便少者，虽不能食，但初头硬，后必溏，未定成硬，攻之必溏，须小便利，屎定硬，乃可攻之。”辨阳明热结轻证，其治以小承气汤，但因未能及时治疗，延误病情，则会引起病证发生变化，导致阳明热结轻证转为阳明热结重证。辨阳明热结重证，必须是阳明热结重证证机具备，方可用之。

【不大便而呕】不大便与呕吐并见。见阳明少阳兼证，如230条：“阳明病，胁下硬满，不大便而呕。”其证机是阳明邪热内结，少阳胆热内郁；其治当因病变主要矛盾方面，以法采取有效治疗措施与方法。

【不更衣】不大便。见阳明热证，如181条：“不更衣，内实，大便难者，此名阳明也。”《注解伤寒论·辨阳明病脉证并治》：“古人登厕必更衣，不更衣者，通为不大便。不更衣则胃中物不得泄，故为内实。”其证机是邪热内结，阻滞气机而不通，浊气内结的病理病证，治以麻子仁丸。

【不更衣十日】不大便已10余日。见脾约证，如244条：“小便数者，大便必硬，不更衣十日，无所苦也。”仲景于此进一步论述病证表现非阳明热结证，而是太阴脾约证，辨证若是太阴脾约证，其审证要点是：“小便数者，大便必硬，不更衣十日，无所苦也。”其治当从太阴脾，以麻子仁丸。

【不喜甘故也】这是病人不适于吃甘甜食物的缘故。见湿热证，如17条：“若酒客病，不可与桂枝汤；得之则呕，以酒客不喜甘故也。”因甘易助湿，素体有湿，尤其是湿热为患，则不适于食用甘味方药。

【不喜糜粥】不喜欢吃糜粥一类食物。见脾胃阴虚证，如120条：“三四日吐之者，不喜糜粥，欲食冷食，朝食暮吐。”《伤寒论直解·辨太阳病脉证篇》：“吐之则胃伤而脾未伤，脾虚不胜谷，故不喜糜粥。”其证机是脾胃阴虚，虚热内生，阴不得滋养脾胃，胃气不纳，脾气不运，浊气上逆；治当滋阴和中，清热降逆。

【不中与之】不能用此方药治疗。详见“桂枝不中与之”“柴胡不中与之”项。

【不知痛处】不知道病变痛苦的准确部位。见太阳病证与阳明病证相兼，如48条：“若发汗不彻，不足言，阳气怫郁不得越，当汗不汗，其人躁烦，不知痛处，乍在腹中，乍在四肢，按之不可得。”其证机是太阳营卫之气与邪气相搏而郁滞，经气不通而邪气肆虐，营卫气血为邪所郁而滞涩，故其疼痛部位较广而没有固定部位。

【不知】没有取得治疗效果。如第十19条乌头桂枝汤用法中言：“不知，即服三合；又不知，复加至五合。其知者，如醉状，得吐者，为中病。”

【不转失气】腹中没有转气声。

其一，阳明热结证，如209条：“若不转矢气者，此但初头硬，后必溏，不可攻之。”辨病是阳明热结证，治当用攻下，用攻下后，若病者腹中有转气声，则为方药发挥治疗作用；若病者腹中未有转气声，则当重新辨证，以法做出切合证机的方药，务必使方药与证机相合。

其二，阳明热结疑似证，如209条：“不转失气者，慎不可攻也。”指出辨病变证机若非阳明热结证，治不能用攻下方法，对此一定要审证确切，不可盲目治疗。

【不转气】腹中没有转气声。见阳明热结重证兼有正气不足，如214条：“若不转气者，勿更与之。”《伤寒溯源集·阳明中篇》：“若不转矢气者，是胃无实邪也，勿更与之。”辨阳明热结重证兼有正气不足，尤其是正气不足占病变主要矛盾方面，治则不当尽用攻下，必须以补虚为主，攻下为次。并明确指出辨阳明热结重证以正气不足为主的主要辨证要点是，用攻下方法治疗后，病人腹中没有转气声。

【不解而烦】病证表现未能向愈且又更增心烦。见太阳中风证与中焦水气证相兼，如74条：“中风发热，六七日不解而烦，有表里证。”辨病是表里相兼，法当积极治疗表证，但未能如此，表邪迁延时日不愈而又乘机内传以加重里之病证。其证机是水气上逆于心，心为水气所虐；治当化气行水，以五苓散。

【不解更作】服药后病证没有解除则当继续服用方药。见少阳病证与阳明病证相兼，如104条柴胡加芒硝汤用法中言：“不解更作。”指出治疗病证一定要彻底，不可半途而废，若用药后病证未能尽解，则当继续服用方药，直至病证解除为止。

【不解实脾】治疗肝病证不知道使用健脾补脾的方法。见脏腑辨证论治的整体观，如第一1条：“中工不晓相传，见肝之病，不解实脾，惟治肝也。”仲景以举例的形式论述治疗肝病与脾之间的辨证关系，进而又论述肝病极易传于脾，

B

引起脾的病理病证，对此必须引起高度重视，不可见到脾的病证，才知道治疗脾的病证，要在未见到脾的病证之前，就必须采取必要的措施，及时兼顾到脾，治肝之中以治脾，此不仅可提高治疗肝病疗效，还可防止肝病传脾。

【不往来寒热】病证表现没有往来寒热。见脏结证的鉴别诊断及治禁，如130条："脏结无阳证，不往来寒热，其人反静，舌上胎滑者，不可攻也。"指出脏结证有类似少阳病证，但无少阳病证辨证要点，"无往来寒热"就是鉴别要点之一。

【不结胸】病人没有结胸病证表现。

其一，太阳病证与下焦瘀血证相兼，如124条："太阳病，六七日表证仍在，脉微而沉，反不结胸，其人发狂者，以热在下焦，少腹当硬满。"指出辨下焦瘀血证之"发狂"应当与结胸证相鉴别，也暗示素体有大肠血分或女子胞宫失调，邪即传入大肠或女子胞宫。因素体无痰饮之邪，则病不为结胸。提示病证有类似，临证一定要辨清真伪，不可为假象所迷惑。

其二，湿热发黄证，如134条："若不结胸，但头汗出，余处无汗，剂颈而还，小便不利者，身必发黄。"指出病邪传变因体质而异，若素体有湿热内蕴，病则易变生湿热发黄证，则不会发生结胸证，于此主要提示鉴别诊断。

其三，太阳病证与里证相兼，如140条："太阳病，下之，其脉促，不结胸者，此为欲解也。"指出治疗里证若能恰到好处，则里邪得解；又暗示素体无痰饮为患，故病不作结胸。

其四，阳明热郁证，如228条："阳明病，下之，其外有热，手足温，不结胸，心中懊侬。"《伤寒内科论·辨阳明病脉证并治》："阳明郁热上扰，则心中懊侬，当与结胸证相鉴别，结胸证常伴有膈内拒痛，痛则拒按等证，而阳明热郁证则不然。"指出阳明热郁证时有类似结胸证，对此要注意鉴别诊断，临证只有知此知彼，才能确得病变本质而治之。

其五，冷结膀胱关元证，如340条："病者手足厥冷，言我不结胸，小腹满，按之痛者，此冷结在膀胱关元也。"指出辨冷结膀胱关元证的病证表现有类似结胸证，对此也要注意鉴别诊断，结胸证以痛为主，而冷结膀胱关元证则以不按不痛，按之则痛为要点，是其不同。

其六，厥阴血虚厥证，如347条："伤寒，五六日，不结胸，腹濡。"《伤寒论辨证治法·辨厥阴病脉证并治法》："腹濡脉虚，而不结胸，上下表里是无实证，但脉虚，乃因平素胃气不充，肝脏血虚受邪，复乘胃间而厥。"指出厥阴肝血虚厥证，其病证表现有类似结胸证，仲景言："不结胸"，以暗示辨厥阴肝血虚厥证当与结胸证相鉴别。

【不久必大便】在较短的时间内则会有大便排出。详见"大便不久出"项。

【不识人】病人昏迷不能认识他人。

其一，阳明热结危重证，如212条："若剧者，发则不识人，循衣摸床，惕而不安，微喘直视，脉弦者生，涩者死。"其证机是阳明邪热太盛，不仅肆虐于阳明，而且上扰困惑于心神；治当清泻阳明实热，以大承气汤。

其二，中脏腑证，如第五2条："邪入于腑，即不识人。"其证机是内风中于腑气，腑气为内风所扰而攻于神明，神明为邪气所虐而不能主持于外；治用方可参安宫牛黄丸或苏合香丸加减。

【不浮】脉没有出现浮。见厥阴寒证阳气恢复，如327条："厥阴中风，脉微浮，为欲愈；不浮，为未愈。"仲景指出辨脉没有出现浮，以代厥阴阳气还未恢复，未能积力以抗邪，故病为未向愈。

【不厥】神志不昏厥或手足不厥冷。见厥阴邪热内伏与厥的辨证关系，如336条："伤寒病，厥五日，热亦五日；设六日，当复厥，不厥者，自愈。"《伤寒贯珠集·厥阴篇》："设不厥，则阴退而邪解矣，故自愈。夫厥与热，阴阳消长之兆也。"仲景言"不厥"者，或言神志昏厥而苏醒，或言手足厥冷而转温，以揭示疾病在其演变过程中，邪气不胜正气，病可向愈。

【不相顺接】阴阳之气不相协调。详见"阴阳气不相顺接"项。

【不胜谷气】或言邪气不胜正气，或言脾胃之气虚，消化之力弱。

其一，阳明水湿郁表自愈证，如192条："阳明病，初能食，小便反不利，大便自调，其人骨节疼，翕翕如有热状，奄然发狂，濈然汗出而解者，此水不胜谷气，与汗共并，脉紧则愈。"《伤寒缵论·阳明下篇》："此是胃气有权，能驱阳明之水与热，故水热不能胜，与汗共并而出也。"指出阳明是多气多血之府，其罹病后则决定其正气在多数情况下是不断地自我调节，力争自我驱除病邪。病证若是水湿之邪郁表所致，其正气在驱邪时必须具备一定的条件即正气蓄积力量，而邪气乘机相对充盛，似有正不胜邪，则有病证表现加重，经全面揆度病情后，则知正气欲战胜邪气，但对此还要因具体病变证机而辨识，而不可一概而论。

其二，霍乱证病差注意饮食调护，如391条："吐利，发汗，脉平，小烦者，以新虚不胜谷气故也。"《伤寒贯珠集·太阳篇下》："吐利之后，发汗已，而脉平者，为邪已解也。邪解则不当烦，而小烦者，此非邪气所致，经吐下后胃气新虚，不能消谷，谷盛气衰，故令小烦，是当和养胃气，而不可更攻邪气者也。"因霍乱病证，其呕利证大多都损伤脾胃之气，故病后饮食护理则显得格外重要。若饮食稍有不当，即会引起胃脘不适等，此时若能及时注意调理饮食，胃脘不适等即行消除，于此也可适当用药治疗，病可及时痊愈。

【不须啜粥】服药后不需要再服用热稀粥一类食物。

其一，太阳伤寒证，如35条麻黄汤用法中言："覆取微似汗，不须啜粥。余如桂枝法将息。"因麻黄汤发汗功用与桂枝汤不同，其用麻黄汤即可达到发汗作用，故不必要再用热稀粥以助药力。

其二，太阳柔痉证，如14条桂枝加葛根汤用法中言："覆取微似汗，不须啜粥，余如桂枝法将息及禁忌。"因桂枝加葛根汤治疗太阳柔痉证，其功用本身就能起到发汗解表，和脉柔筋，不必要再啜热稀粥以助药力。

【不须治】不需要治疗。见下焦虚证，如第十一18条："下焦竭，即遗溺失便，其气不和，不能自禁制，不须治，久则愈。"《金匮要略心典·五脏风寒积聚病》："云不须治者，谓不须治其下焦，俟上焦气和，信当自愈。"辨下焦虚证，若积极治疗，则病可向愈；若未经治疗，其正气若能积极恢复以抗邪，假如邪不胜正，病亦可自愈，对此皆当全面认识。

【不越三条】疾病发病机理，在一般情况下不会超越此三大方面。见脏腑发病与致病因素，如第一2条："千般疢难，不越三条。"仲景主要论述诸多疾病发病的主要条件及途径，一是论病邪从经络侵犯脏腑，经络、脏腑者，指内而言也；二是论外邪之盛气相乘而为病，四肢、九窍者，指外而言；三是论房室、金刃、虫兽所致病证。总而言之，疾病的主要发病条件及途径不超过此三大方面。

【不令邪风干忤经络】不要使虚邪贼风侵犯逆乱经络。见脏腑发病与致病因素，如第一2条："若人能养慎，不令邪风干忤经络。"指出人之养生，一定要适应自然环境，因自然之变化与人体阴阳之调节相互一致，如此养生则可避免病邪侵入人体经络经气。

【不遗形体有衰】不要留下形体有虚弱的迹象。见脏腑发病与致病因素，如第一2条："服食节其冷、热、苦、酸、辛、甘，不遗形体有衰，病则无由入其腠理。"指出人之养生，只有平时重视身体健康，从不遗留形体有虚弱的迹象，则邪气就不能乘机侵犯人体。

【不闻香臭酸辛】没有闻到任何气味如香臭酸辛。见实热肺痈水逆证，如第七15条："肺痈，胸满胀，一身面目浮肿，鼻塞，清涕出，不闻香臭酸辛。"《金匮要略直解·肺痿肺痈咳嗽上气病》："肺开窍于鼻，肺气壅滞，则畜门不开，但清涕渗出，而浓浊犹塞于肺之间，故不闻香臭酸辛也。"其证机是邪热蕴结于肺，肺气不得通调水道，水气逆乱于内，攻冲于外，导致鼻窍不利；治以葶苈大枣泻肺汤，泻肺除痈。

【不经吐下发汗】没有用过吐法、下法、发汗等方法治疗。见心肺阴虚证以心热为主，如第三5条："百合病，不经吐下发汗，病形如初者。"指出心肺阴虚证以心热为主者，其病证表现有类似可吐证，有类似可下证，有类似可发汗证，对此一定要注意鉴别诊断，不可仅从病证表面而从吐下、发汗法。仲景特言："不经吐下发汗，病形如初者。"以揭示未误用吐下、发汗，病形仍是心肺阴虚证以心热为主者；治以百合地黄汤。假如误用或吐或下或发汗，则易引起其他病证，当引以为戒。

【不满者】脘腹没有出现胀满。见太阴脾虚寒证，如第十1条："趺阳脉微弦，法当腹满，不满者，必便难，两胠疼痛，此虚寒从下上也，当以温药服之。"其证机是太阴脾虚有寒，寒气与正气相搏而未壅滞于腹中，且与肠中糟粕相结则便难。

【不满五十】诊脉不够50次。见仲景序言："动数发息，不满五十。"指出诊脉一定要入细入微，方可辨清病变症结，且不可敷衍了事。

B

【不痛】没有疼痛。详见“反不痛”项。

【不痛为虚】没有疼痛为虚证。详见“按之不痛为虚”项。

【不热者为无脓】痈证若无发热表现则为未化脓。见疮痈成脓证的审证要点，如第十八 2 条：“师曰：诸痈肿，欲知有脓无脓，以手掩肿上，热者为有脓，不热者为无脓。”《金匮要略直解·疮痈肠痈浸淫病》：“灵枢经曰：营卫稽留于经脉之中，则血涩而不行，不行则卫气从之而不通，壅遏而不得行，故热。大热不止，热胜则肉腐，肉腐则为脓，故知热聚者则作脓，热未聚者但肿，而未作脓也，皆以手掩知之。”其证机是邪热与气血肌肤相结而壅阻，血为热搏而不得运行且壅瘀以为痈；治当清热解毒，消肿溃痈。

【不愈】疾病没有向愈。

其一，表里疑似证，如 45 条：“太阳病，先发汗不解，而复下之，脉浮者，不愈；浮为在外，而反下之，故令不愈。”《伤寒论类方·桂枝汤类一》：“脉浮而下，此为误下，下后仍浮，则邪不因误下而陷入，仍在太阳。不得因已汗下，而不复用桂枝也。”辨表里疑似证，必须辨明病变证机所在，以法决定治表之大法。倘若把单一的太阳病误认为是表里兼证，以表证为主，一剂治表，病证未除，且改用下法，其治用下之后，可因里夙无失调，此虽误下但正气不为伤，表邪也无内传之机。对此若能及时纠正辨证失误，重新认识病变之本质，采取果断的正确治疗措施，则可使表邪从外而解。辨表若是太阳中风证，以法用桂枝汤，病可向愈。

其二，肝热下利证，如 371 条，又如第十七 43 条白头翁汤用法中言：“温服一升，不愈，更服一升。”指出治疗病证，一定要彻底，不能半途而废，直至病证被解除。

其三，辨霍乱病证与太阴少阴厥阴病证及鉴别，如 384 条：“不愈者，不属阳明也。”仲景明确指出，若病者不愈，则知其证机不是属于阳明病，而是属于霍乱病证，其病愈日期则会比阳明病病愈日期更长一些，临证一定要辨明病变证机所在，且不可偏执。

其四，湿热黄汗证，如第十四 1 条：“黄汗，其脉沉迟，身发热，胸满，四肢头面肿，久不愈，必致痈脓。”指出湿热黄汗证，其病程缠绵，长期迁延不愈，法当及早治疗，且不可久延失治，久而久之，则易变生他证。

其五，产后气血郁滞腹痛证及胞中瘀血内阻腹痛证，如第二十一 6 条：“师曰：产妇腹痛，法当以枳实芍药散；假令不愈者，此为腹中有干血著脐下。”《医宗金鉴·妇人产后病》：“假令服后不愈，此为热灼血干，着于脐下而痛，非枳实芍药之所能治也，宜下瘀血汤，攻热下瘀血也，并主经水不通，亦因热灼血干故也。”指出产后气血郁滞腹痛证与胞中瘀血内阻腹痛证其表现有相同之处，对此一定要抓住病变证机所在，以法选用有效的方药，使方药与证机切切相应；否则，则病证不愈。

【不属阳明】病变证机不属于阳明。见辨霍乱病证与太阴少阴厥阴病证及鉴别，如 384 条：“不愈者，不属阳明也。”仲景明确指出，若病者不愈，则知其证机不是属于阳明病，而是属于霍乱病证，法当从霍乱辨治。同时又暗示阳明病其正气恢复比较快，而霍乱病其正气恢复比较慢。

【不硬】大便不硬。见阳明热结证，如 209 条：“阳明病，潮热，大便微硬者，可与大承气汤；不硬者，不可与之。”辨阳明热结证，在通常情况下应当有大便硬，若大便不硬，则当详辨细审其证机，以法做出恰当的治疗方案。

【不呕】病人没有出现呕吐。

其一，太阳伤寒轻证，如 23 条：“太阳病，得之八九日，如疟状，发热恶寒，热多寒少，其人不呕，清便欲自可，一日二三度发，脉微缓者，为欲愈也。”辨病是在太阳，其邪气尚未侵犯阳明胃，或素体阳明胃气没有失调，邪无内传之机，故不呕吐。

其二，肾阳虚烦躁证，如 61 条：“昼日烦躁不得眠，夜而安静，不呕，不渴，无表证。”仲景言“不呕”者，以揭示辨烦躁证机不是阳明病所致，而是肾阳虚所致，提示鉴别诊断。

其三，阳虚肌痹证，如 174 条，又如第二 23 条：“伤寒八九日，风湿相搏，身体疼烦，不能自转侧，不呕，不渴，脉浮虚而涩者。”指出阳虚肌痹证，其病邪尚未影响到阳明，胃气尚和，病仍在肌肤筋脉，故不呕。

其四，阳明寒证，如 197 条：“阳明病，反无汗而小便不利，二三日呕而咳，手足厥者，必苦头痛；若不咳，不呕，手足不厥者，头不痛。”指出阳明胃寒证，因人而宜，有以寒气内结为主者，也有以寒气上逆为主者，仲景特言“不呕”，以提辨证重在审证求机。

其五，脾胃不和证，如244条："太阳病，寸缓关浮尺弱，其人发热，汗出，复恶寒，不呕，但心下痞者，此以医下之也。"指出邪气内结于胃而尚未逆乱于上，故没有出现呕吐。

【不哕】病者没有哕逆。详见"似哕不哕"项。

【不渴】没有口渴。

其一，寒饮郁肺证，如41条："伤寒，心下有水气，咳而微喘，发热，不渴。"其证机是寒饮郁肺，津液未伤，故口不渴。

其二，肾阳虚烦躁证，如61条："昼日烦躁不得眠，夜而安静，不呕，不渴，无表证。"仲景言"不渴"者，以揭示辨烦躁证机不是阳明热证所致，而是肾阳虚所致，阳明热证伤津液则多有口渴，再参合他证，方可辨清病变主要矛盾所在。

其三，脾胃阳郁水气证，如73条："不渴者，茯苓甘草汤主之。"《伤寒论新注·辨太阳病脉证并治中篇》："如汗出之后不渴而心下悸者，则以茯苓甘草汤主之。"指出辨脾胃阳郁水气证的主要表现是"不渴"，但于此辨渴与不渴仅仅是辨证的一个方面，临证之时还要参合其他有关病证，方可得出正确结论。如果审证是脾胃阳郁水气证，治当温胃通阳，化气利水，以茯苓甘草汤。

其四，少阳胆热气郁证，如96条："或胸中烦而不呕，或渴，或腹中痛，或胁下痞硬，或心下悸，小便不利，或不渴，身有微热，或咳者。"指出少阳胆热气郁证，若其邪热未损伤阴津则口不渴。

其五，脾胃湿热轻证，如141条："弥更益烦，肉上粟起，意欲饮水，反不渴者，服文蛤散。"《伤寒论辨证广注·辨太阳病脉证并治法下》："意欲饮水，不渴者，邪热虽甚，反为水寒所制也。"其证机是水气为患，与热相搏，形成湿热之邪遏制营卫而未损伤胃津；治用文蛤散，以清热散水气。

其六，阳虚肌痹证，如174条，又如第二23条："伤寒八九日，风湿相搏，身体疼烦，不能自转侧，不呕，不渴，脉浮虚而涩者。"指出阳虚肌痹证，其阳虚而津液尚未被阻滞，津液尚能布行，故病人不渴。

其七，脾胃虚寒证，如277条："自利不渴者，属太阴，以其脏有寒故也。"《伤寒内科论·辨太阴病脉证并治》："辨自利不渴证，是审太阴脾虚寒证的要点，自利乃脾脏有寒，清阳不升而下趋，不渴乃脾脏有湿，寒湿弥漫，或脾气尚能布津。"辨病是太阴脾虚寒证，治当温里散寒，以理中丸或四逆汤类。

其八，肺痈证，如第七2条："其人则咳，口干，喘满，咽燥，不渴，多唾浊沫，时时振寒。"指出肺热痈证，若其邪热尚未损伤阴津，津液尚能得以布行，则口不渴。

其九，虚寒肺痿证，如第七5条："肺痿，吐涎沫而不咳者，其人不渴，必遗尿，小便数，所以然者，以上虚不能制下故也。"其证机是肺气虚弱，宣发肃降无权，但肺气尚能升腾与布达津液。

其十，实热肺痈证成脓期。详见"咽干不渴"项。

其十一，脾胃阳虚危证。详见"躁而不渴"项。

其十二，肾著寒湿证，如第十一16条："肾著之病，其人身体重，腰中冷，如坐水中，形如水状，反不渴，小便自利，饮食如故，病属下焦。"其证机寒湿浸淫，津液未被寒湿所遏而尚能上承上滋，则口不渴。

其十三，皮水证，如第十四1条："皮水，其脉亦浮，外证胕肿，按之没指，不恶风，其腹如鼓，不渴，当发其汗。"其证机是水气在脾，脾不得运化水津而为水气，水气泛溢于内外，充斥于肌肤；治当健脾利水，渗利水湿。

其十四，太阳风水表实证，如第十四4条："太阳病，脉浮而紧，法当骨节疼痛，反不痛，身体反重而酸，其人不渴，汗出即愈，此为风水。"其证机是风寒侵袭太阳营卫而尚未损伤津液，津液也未被寒气所遏，故不渴。

其十五，肺胀证，如第十四4条："咳而喘，不渴者，此为脾胀，其状如肿，发汗即愈。"其证机是肺气不得通调水道，水湿不得下行而壅滞气机，浊气上逆而浸淫于肺；治当宣肺发汗，利水消肿。仲景言"脾胀"者，当是言"肺胀"，疑"脾"字当是"肺"字。

其十六，太阳风水夹热证，如第十四23条："风水，恶风，一身悉肿，脉浮，不渴，续自汗出，无大热。"其证机是风热侵袭太阳肌肤营卫，营卫受邪既不得固护肌表，又不得泌津而为水气。辨太阳风水夹热证，当以口微渴为辨机要点，理解仲景言“不渴”之“不”字，当参合辨太阳温病证之“不恶寒”之“不”字，均应理解为“微”字，即口微渴。对此《金匮要略心典·水气病》直改为“脉浮口渴”，颇有理致。又，病人既有水气，又有热，相互搏结在一起，不像单一的热证，故仅见口微渴，但也有少数病人有口渴较著者，临证贵在切机而勿固执成见。审证是太阳风水夹热证；治以越婢汤，发表通阳、清热散水。

其十七，脾胃支饮寒证，如第十七2条：“呕家本渴，今反不渴者，以心下有支饮故也。”又如第十二28条：“呕家本渴，渴者为欲解，今反不渴，心下有支饮故也。”辨呕吐病证，其证机有许多，在多数情况下，因呕后伤津，病者大多有口渴，若病者呕后不渴，则多属饮证，其证机是水饮逆乱胃气，浊气上逆，饮气留结于胃。

【不下利】没有出现下利。见太阳伤寒证与胃寒证相兼，如33条：“太阳与阳明合病，不下利，但呕者。”《注解伤寒论·辨太阳病脉证并治》：“邪气外甚，阳不主里，里气不和，气下而不上者，但下利而不呕；里气上逆而不下者，但呕而不下利，与葛根汤以散其邪，加半夏以下逆气。”其证机是寒气侵袭在阳明胃而不在阳明大肠，故不下利；治以葛根加半夏生姜汤。

【不咳】没有出现咳嗽。

其一，心阳虚耳聋证，如75条：“未持脉时，病人手叉自冒心，师因教试，令咳，而不咳者，此必两耳聋无闻也。”仲景言“不咳”者，不是辨咳嗽，而是揭示问诊在辨证论治中的重要作用，提示问诊可以进一步辨清病变证机与部位。

其二，阳明寒证，如197条：“阳明病，反无汗而小便不利，二三日呕而咳，手足厥者，必苦头痛；若不咳，不呕，手足不厥者，头不痛。”辨阳明寒证，若其邪气未上攻于肺，则肺气肃降有序，故不咳。

其三，阳明热证，如198条：“阳明病，但头眩，不恶寒，故能食而咳者，其人咽必痛；若不咳者，咽不痛。”其证机是阳明邪热逆于胃而未上攻于肺，则肺气不上逆。

其四，虚寒肺痿证，详见“吐涎沫而不咳”项。

【不食】不想吃食物。

其一，脾胃湿热谷疸证，如第十五13条：“谷疸之为病，寒热不食，食即头眩，心胸不安，久久发黄为谷疸。”《金匮要略心典·黄疸病》：“健运之机窒而不用，则为不食。”其证机是湿热壅滞脾胃，脾不得运化水湿，而湿与热相搏；治以茵陈蒿汤，清热利湿退黄。

其二，产后宿食瘀血证，如第二十一7条：“产后七八日，……切脉微实，再倍发热，日晡时烦躁者，不食，食则谵语。”其证机是妇人产后，瘀血未去，瘀而化热，热与食相搏，形成产后瘀血宿食证的证候表现。辨证是产后瘀血宿食证，治以大承气汤。

【不足言】不值得一提，或指治疗作用比较轻微。见太阳病证与阳明病证相兼，如48条：“若发汗不彻，不足言，阳气怫郁不得越。”辨表里兼证，病以表证为主，治当先表，治表一定要恰到好处，若病重药轻，则不能解除病证。此曰“不足言”者，暗示虽经治疗但不值得一提，或治疗作用比较轻微。

【不受邪】没有感受邪气。详见“三阴不受邪”项。

【不受食】不能饮食。见阳明热结重证，如251条：“若不大便六七日，小便少者，虽不受食，但初头硬，后必溏，未定成硬，攻之必溏，须小便利，屎定硬。”仲景特言“虽”者，以揭示辨证必须重视病理变化的复杂性与多变性。若辨病为阳明热结重证，其证机是阳明腑气阻滞不通，浊气不降，故饮食不入。

【不尔】不是这样的话。

其一，脾胃热证，如123条：“若不尔者，不可与；但欲呕，胸中痛，微溏者，此非柴胡汤证，以呕，故知极吐下也。”指出治疗脾胃热证，当用调胃承气汤，若病变证机不是脾胃热证，其治则不当用调胃承气汤。

其二，阳明热结轻证，如213条小承气汤用法中言：“初服汤，当更衣，不尔者，尽饮之，若更衣者，勿服之。”指出用小承气汤后，本当大便通行，若不是这样，则当继续服用方药治疗。

其三，脾胃阳郁水气证，如356条：“伤寒，厥而心下悸，宜先治水，当服茯苓甘草汤；却治其厥，不尔，水渍于胃，必作利也。”指出治疗脾胃阳郁水气证，当用茯苓甘草汤，如果不是这样如此用方，则会引起其他变证。

【不为逆】治疗没有错误或指治疗未引起其他病变。见少阳胆热气郁证，如149条：“伤寒五六日，呕而发热者，柴胡汤证具，而以他药下之，柴胡证仍在者，复与柴胡汤，此虽已下之，不为逆，必蒸蒸而振，却发热汗出而解。”指出因辨少阳胆热气郁证未能切中证机，以用他法治疗，但因病人素体而异，病证虽经误治，但未引起其他病证。

【不在里】病变证机不在里。见表里疑似证，如56条：“伤寒，不大便六七日，头痛有热者，与承气汤；其小便清者，知不在里，仍在表也，当须发汗。”辨病有表里疑似，经过全面分析病情与判断病变证机，则知病变证机不是在里而在表；治当从表，以桂枝汤。

【不差】病证未向愈。

其一，太阳病证与肾阳虚证相兼，如92条：“病发热，头痛，脉反沉；若不差，身体疼痛，当救其里。”《伤寒缵论·太阳上篇》：“病不差，反加身疼者，此阳虚阴盛可知，宜与四逆汤回阳散寒，不解表而表解矣。”仲景言：“若不差”以揭示原病以表证为主，其治当先表，可因治表未能切中证机，其病证可由以表证为主而转化为以里证为主。如果病以肾阳虚证为主，治当用四逆汤，温补肾阳。

其二，少阳病证与太阴脾证相兼，如100条：“伤寒，阳脉涩，阴脉弦，法当腹中急痛，先与小建中汤；不差者，小柴胡汤主之。”《伤寒六经辨证治法·太阳篇》：“若中气充而腹痛不差，迺阴邪散而少阳风寒未解，邪乘脾土，故与小柴胡汤提邪外出也。”从仲景所论病证分析，则知病以太阴脾证为主，其证机是太阴脾气血不足，脉络失养所致；辨少阳病证为次，而太阴脾证较急；治当先从太阴脾，以小建中汤。如果太阴脾证得除，少阳病证仍在者，治以小柴胡汤。

其三，脾胃水气热证，如141条：“意欲饮水，反不渴者，服文蛤散；若不差者，与五苓散。”指出服用文蛤散而病证不愈，以揭示病变证机不是文蛤散所主治病证，而是脾胃水气热证，故治当用五苓散。

其四，少阴病与咽痛热证或热痰咽痛证相兼，如311条：“少阴病，二三日，咽痛者，可与甘草汤；不差者，与桔梗汤。”《本经疏证·卷十一》：“二三日邪热未盛，故可以甘草汤泻火而愈。若不愈，是肺窍不利，气不宣泄也，以桔梗开之，肺窍既通，气遂宣泄，热自透达矣。”指出用甘草汤治疗后，咽痛病证仍然不愈，则知其病变证机非属甘草汤所主，治则当更用桔梗汤，清热利咽化痰。

其五，痰郁火灼咽痛证，如312条苦酒汤用法中言：“不差，更作三剂。”指出服用苦酒汤后，若病证仍在，则当继续服用方药。

其六，厥阴肝寒下利阳复太过证，如367条，又如第十七29条：“下利，脉数而渴者，今自愈；设不差，必清脓血，以有热故也。”指出辨厥阴肝寒阳复太过证，其厥阴阳气当复而不可太过，太过则为邪热，邪热肆虐则病证不愈。

其七，饮阻胸痹证，如第九6条茯苓杏仁甘草汤用法中言：“不差，更服。”指出用茯苓杏仁甘草汤治疗饮阻胸痹证，若未能达到治疗目的，则当继续服用方药。

其八，脾胃脘腹寒痛证，如第十17条大乌头煎用法中言：“不差，明日更服，不可日再服。”指出大乌头煎治疗脾胃脘腹寒痛证，若用方药治疗后，其病证仍在，则当继续服用方药。

其九，冲任虚弱血虚证，如第二十4条胶艾汤用法中言：“不差，更作。”指出用胶艾汤治疗冲任虚弱血虚证，若未能达到治疗目的，则当继续服用方药。

【不当散服】不当服用散剂。详见“不能散服”项。

【不尿】病人不解小便。见阳明病证，如232条：“脉但浮，无余证者，与麻黄汤；若不尿，腹满加哕者，不治。”《伤寒贯珠集·阳明篇上》：“若不得尿，故腹加满，哕加甚者，正气不化，而邪气独盛，虽欲攻之，神不为使，亦无益矣，故曰不治。”指出由于治疗错误，从而导致阳明病证深重，腑气大伤，津液涸竭，故尿无化源。

【不言水】没有指出病变证机是水气。见水气病证，如第十四21条：“脉之，不言水，反言胸中痛，气上冲咽，状如炙肉，当微咳喘，辨如师言，其脉何类?”仲景曰“不言水”者，以揭示在辨证审证求机时还要重视识别症状表现，通过症状表现而进一步认识病变症结，只有全面地仔细地辨证之后，才能得出病变证机所在，此即“不言水”的辨证精神所在。

【不治】病证不须治疗，或病证不容易治疗。

其一，阳明病证，如232条：“脉但浮，无余证者，与麻黄汤；若不尿，腹满加哕者，不治。”指出阳明危重病证，其胃气大伤，阴津欲竭，病情深重，难以救治。

其二，少阴阴盛无阳证，如295条：“少阴病，恶寒，身蜷而利，手足逆冷者，不治。”《伤寒溯源集·少阴篇》：“此条恶寒身蜷而利，且手足逆冷，则四肢之阳气已败，故不温，又无烦与欲去衣被之阳气尚存，况下利又不能止，是为阳气已竭，故为不治。虽有附子汤及四逆、白通汤等法，恐亦不能挽回既绝之阳矣。”仲景所言“不治”，以揭示病证危重，难以救治。于此只要病人还有一线生机，一定要积极救治，庶机挽救病人于顷刻。

其三，望面色及形态主病，如第一3条：“其目正圆者，痉，不治。”《金匮要略心典·脏腑经络先后受病》：“痉为风强病，阴绝阳强，故不治。”审目正圆证机，乃是肾气大伤，元气不支，预后不良，难以救治。

其四，三焦辨证，如第一6条：“吸而微数，其病在中焦，实也，当下之，即愈；虚者不治。”《金匮要略今释·脏腑经络先后受病》：“其虚者，乃因膈膜无力鼓动之故，是以不治。”其证机是中气欲竭，气血生化乏源，病情危重，难以救治。

其五，三焦辨证，如第一6条：“呼吸动摇振振者，不治。”其证机是肺气脱于上，肾气竭于下，病证深重，难以救治。

其六，肺虚危证，如第七3条：“上气，面浮肿，肩息，其脉浮大，不治，又加利尤甚。”《金匮要略心典·肺痿肺痈咳嗽上气病》：“阴阳离决，故当不治。”审辨肺虚危证，因其正气不支，病情危重，难以救治。

其七，女劳疸证即肾虚疸证，如第十五2条：“额上黑，微汗出，手足中热，薄暮即发，膀胱急，小便自利，名曰女劳疸；腹如水状，不治。”《金匮要略心典·黄疸病》：“若腹如水状，则不特阴伤，阳亦伤矣，故曰不治。”仲景指出女劳疸若其病变证机发展为肾虚及脾，脾肾之气俱竭，其腹胀大如水状，则病情深重，预后不良。

【不烦】没有出现心烦。详见“汗出不烦”“不烦而躁”项。

【不烦而躁】没有出现心烦但有身躁。见少阴阳绝神亡证，如298条：“少阴病，四逆，恶寒而身蜷，脉不至，不烦而躁者。”《伤寒论浅注·少阴篇》：“且不见心烦，而惟见躁扰者，纯阴无阳之中忽呈阴证似阳，为火将绝而暴张之状，主死。”其证机是少阴心神欲亡已不能主持于内则“不烦”，少阴肾阳将绝而脱竭则“躁”。病至于此，阳绝神亡，难以救治。

【不念思求经旨】不能仔细琢磨与思索探求医学经典宗旨与旨意。见仲景序：“观今之医，不念思求经旨，以演其所知，各承家技，始终循旧。”

【不吐】病者没有出现呕吐或未用吐法治疗病证。

其一，胸中痰实证，如166条：“取汁和散，温，顿服之，不吐者，少少加，得快吐，乃止。”指出用瓜蒂散治疗胸中痰实证，本当有呕吐，然未出现呕吐，为未达到治疗效果，法当继续服用方药治疗。

其二，阳明热结缓证，如207条：“阳明病，不吐，不下，心烦者。”指出阳明热结缓证有类似可吐证、可下证，其辨当注重鉴别诊断，不可妄用吐、下方法治疗阳明热结缓证。辨阳明热结缓证，其治当用调胃承气汤，以泻热和胃，而非泻下。

【不利】或言大便没有出现泄泻，或言小便难或不利。

其一，寒实结胸证，如141条三物白散用法中言：“病在膈上必吐，在膈下必利，不利，进热粥一杯，利过不止，进冷粥一杯。”仲景言“不利”者，指出服用方药后本当出现大便泄泻而未出现泄泻，则知方药未能达到治疗目的，于此则当辅以热粥以助药力。

其二，有阴无阳证，如346条：“伤寒，六七日，不利，便发热而利。”指出厥阴寒证，其病证表现既可出现下利，也可不出现下利。其下利是寒气下斥下注；若未下利则是寒气内结内阻。

其三，辨霍乱病证与太阴少阴厥阴病证及鉴别，如384条：“欲似大便，而反失气，仍不利者，此属阳明也，便必硬，十三日愈。”指出疾病在其演变过程中本当出现大便通利，且未能出现通畅，此为阳明病证。其证机是邪气内结且阻滞不通。

其四，脾胃有热水气证，如第十四7条：“趺阳脉当伏，今反数，本自有热，消谷，小便数，今反不利，此欲作水。”《金匮要略心典·水气病》：“热则当消谷而小便数，今反不利，则水液日积，故欲作水。”其证机是脾胃有热，邪热侵袭脾胃而困扰气机，气不化水，水津变为水气，水气停留内结于脾胃，故小便不利；治当清热化水，调理脾胃。

【不下】瘀血病理未从下而去。

其一，下焦瘀血证，如124条抵当汤用法中言：“不下，更服。”又如126条抵当丸用法中言：“若不下，更服。”指出服用抵当汤（丸）治疗后，瘀血本当从下而去，若未见瘀血从下而去，则当继续服用方药。

其二，阳明热结缓证，如207条：“阳明病，不吐，不下，心烦者。”详见“不吐”其二项。

【不冲者】没有出现浊气上冲。见太阴脾虚寒证，如第十8条：“夫瘦人绕脐痛，必有风冷，谷气不行，而反下之，其气必冲，不冲者，心下则痞也。”其证机是寒气内结于脾胃，与浊气相互搏结，气机阻结而滞涩于心下且未上冲。

【不用闻食臭时】不愿意闻到食物气味也即厌恶食物异味。见心肺阴虚内热证，如第三1条：“欲卧不能卧，欲行不能行，欲饮食，或有美时，或有不用闻食臭时，如寒无寒，如热无热，口苦，小便赤，诸药不能治。”指出气味辛香走窜而易于损伤阴津，故心肺阴虚病人不愿意闻到辛香走窜食物气味；治当滋养心肺之阴、清心肺之热，以百合知母汤等方加减。

【不卒死】不会出现突然死亡。见悬饮证，如第十二33条：“夫有支饮家，咳烦，胸中痛者，不卒死，至一百日或一岁，宜十枣汤。”指出悬饮证时间较久，病情较重，但正气尚存，若能积力抗邪，其预后尚好，对此且当积极治疗，以十枣汤。

【不惜其命】不能珍惜自己的生命。如仲景序：“痛夫！举世昏迷，莫能觉悟，不惜其命，若是轻生，彼何荣势之云哉？”

怖 bù 怖，即恐惧。如第八1条：“师曰：病有奔豚，有吐脓，有惊怖，有火邪，此四部病，皆从惊发得之。”

部 bù❶脉象部位。如357条：“寸脉沉而迟，手足厥逆，下部脉不至，喉咽不利。”❷脏腑部位。如381条：“伤寒，哕而腹满，视其前后，知何部不利，利之则愈。”❸种类。如第八1条：“病有奔豚，有吐脓，有惊怖，有火邪，此四部病，皆从惊发得之。”❹前后二阴部位。如第三11条：“蚀于下部则咽干，苦参汤洗之。”❺部分。如第十一18条：“三焦竭部，上焦竭善噫，何谓也？”❻脏腑。如第十五12条：“发于阴部，其人必呕；阳部，其人振寒而发热也。”

C

才 cái❶才能，才华。如仲景序：“余每览越人入虢之诊，望齐侯之色，未尝不慨然叹其才秀也。”❷方，刚刚。如第一2条：“四肢才觉重滞，即导引，吐纳，针灸，膏摩，勿令九窍闭塞。”

【才秀】才华出众。见仲景序：“余每览越人入虢之诊，望齐侯之色，未尝不慨然叹其才秀也。”

【才高】才能智慧不平凡。见仲景序：“自非才高识妙，岂能探其理致哉！”

采 cǎi❶搜索，摘取。如仲景序：“乃勤求古训，博采众方。”❷收集，采集。如第十八6条王不留行散方中言：“王不留行八月八采，十分（30g）。”

参 cān❶参加，加入。如30条：“病形象桂枝，因加附子参其间，增桂令其汗出，附子温经，亡阳故也。”❷相互验证。如仲景序：“人迎、趺阳，三部不参；动数发息，不满五十。”

shēn❸药名，如苦参。❹方名：如桂枝人参汤。

蚕 cán 蚕，即家蚕，又称桑蚕。如第十四3条：“视人之目窠上微拥，如蚕新卧起状，其颈脉动，时时咳，按其手足上，陷而不起者，风水。”

惨 cǎn 惨，即凄惨，悲痛。如第二十二8条：“或有忧惨，悲伤多嗔，此皆带下，非有鬼神。”

仓 cāng 仓，即人名，如仓公，如仲景序：“中世有长桑、扁鹊，汉有公乘阳庆及仓公。”

【仓公】仓公为汉代名医。如仲景序：“中世有长桑、扁鹊，汉有公乘阳庆及仓公。”

藏 cáng❶藏，即潜匿，隐藏，引申为浸淫、肆虐、消灼耗伤。如第四3条：“邪气内藏于心，外舍分肉之间，令人消铄脱肉。”❷又读 zàng，同“脏”字，详见“脏”字。

螬 cáo 螬，即药名：如蛴螬，入大黄䗪虫丸中。

草 cǎo❶药名，如甘草。❷方名：如甘草汤。

侧 cè 侧，即侧面。如107条：“谵语，一身尽重，不可转侧者。”又如第十一5条：“肝中寒者，两胁不举，舌本燥，喜太息，胸中痛，不得转侧，食则吐而汗出也。”

曾 céng 曾，即曾经，尝，表示从前经历过。如仲景序：“曾不留神医药，精究方术。”

【曾不留神医药】从他的经历中得知，其从不专心研究、探讨医药理论知识与实践应用。见仲景序：“曾不留神医药，精究方术。”

【曾无彷彿】曾经没有一点印象。如仲景序：“短期未知决诊，九候曾无彷彿。”

【曾经半产】病人在此以前曾有过不完全流产。见妇人宫寒血虚血瘀证，如第二十二9条：“此病属带下，何以故？曾经半产，瘀血在少腹不去，何以知之？”仲景于此主要指出血虚血瘀的病理，其原因是以前曾有不完全流产所引起的，从而提示辨证必须审证求因，以此应用于临床，并指导临床。

叉 chā 叉，即两手交叉。如64条：“发汗过多，其人叉手自冒心，心下悸，欲得按者，桂枝甘草汤主之。”

【叉手自冒心】病人两手交叉按捺心胸或胃脘部位。见心阳虚悸证，如64条：“发汗过多，其人叉手自冒心，心下悸，欲得按者，桂枝甘草汤主之。”其证机是阳气虚弱不能守护于心或心下，而用双手按捺以守护阳气，则心悸或胃脘筑动可止。

察 chá 察，即观察，诊察。如仲景序言：“明堂阙庭，尽不见察，所谓窥管而已。”

柴 chái❶药名：如柴胡。❷方名：如柴胡桂枝汤。❸证名。如柴胡证。

【柴胡】柴胡为伞形科多年生草本植物柴胡（北柴胡）和狭叶柴胡（南柴胡）的根或全草。

别名：地薰，山菜，茹草，芸蒿。

性味：苦、辛、微寒。

功用：疏肝理气，调畅气机，清热散邪，升达阳气。

主治：胸胁痞满，脘腹胀满，精神萎靡，发热恶寒，头痛，咳嗽，心悸，大便不调，小便不利，月经不调，脱肛，消渴。

《神农本草经》曰：“味苦平，主心腹，去肠胃中结气，饮食积滞，寒热邪气，推陈致新。久服轻身，明目，益精。”

入方：见小柴胡汤、大柴胡汤、柴胡加龙骨牡蛎汤、柴胡桂枝汤、柴胡桂枝干姜汤、四逆散、薯蓣丸、鳖甲煎丸。

用量：

剂型	不同用量	古代量	现代量	代表方名
汤剂	最小用量	二两十六铢	8g	柴胡加芒硝汤
	最大用量	半斤	24g	小柴胡汤
散剂	最小用量	方寸匕的1/4	1.5~2.25g	四逆散
丸剂	最小用量	五分	15g	薯蓣丸
	最大用量	七分	21g	鳖甲煎丸

注意事项：寒湿及孕妇者慎用。

化学成分：含柴胡皂苷a，柴胡皂苷c，柴胡皂苷d，柴胡皂苷元F、E、G，甾醇类（α-菠菜甾醇、Δ^7-豆甾烯醇 Δ^{22}-豆甾烯醇），槲皮素，柴胡多糖（半乳糖醛酸、半乳糖、葡萄糖、阿拉伯糖、木糖、核糖、鼠李糖等），白芷素，挥发油，棕榈酸乙酯，γ-癸内酯，2-甲基环戊酮，柠檬烯，月桂烯，（+）-香芹酮，反式葛缕醇，长叶薄荷酮，桃金娘烯醇，α-萜品醇，芳樟醇，牛儿醇，n-十三烷，(E)-牻牛儿基丙酮，α-荜澄茄油烯，葎草烯，顺式和反式石竹烯，长叶烯，努特卡酮，十六酸，六氢法呢基丙酮，戊酸，乙酸，庚酸，辛酸，壬酸，苯酚，邻甲基苯酚，γ-庚酸内酯，γ-辛酸内酯，丁香酚，β-萜品烯，柠檬烯，莰烯，绿叶烷，喇叭茶醇，γ-衣兰油烯，α-法呢烯，微量元素（铁、锌、镉、锰、镍、硒、钼、铜等)。

药理作用：保肝作用（保护肝细胞损伤，促进肝细胞脂质代谢)，利胆作用（促进胆汁排出，增加胆盐)，抗胃溃疡作用（促进胃酸的分泌，增加胃液的 pH 值)，对肠机能所处状态呈双向调节作用，抑制蛋白酶的作用，抗菌作用，抗病毒作用（流感病毒，单孢病毒，乙肝病毒)，抗炎作用（抑制血管通透性增加，促进肾上腺皮质系统)，降压作用，减缓心率，增强毛细血管作用，抗惊厥作用，解热作用，镇痛作用，镇静作用，增强蛋白质生物合成，增加肝糖原，促进葡萄糖在总脂质和胆甾醇生物合成中的利用率，抑制肾上腺素和 ACTH 诱导的脂库中脂肪分解作用，抑制胰岛素，促进脂肪的生成作用，使血中脂肪量降低，降低血浆胆固醇的作用，兴奋腺垂体分泌 ACTH，刺激肾上腺引起皮质酮的合成与分泌，抗脂质过氧化作用［抑制肝匀浆 MDA 的生成和 H_2O_2 引起的血浆 MDA、血浆游离血红蛋白(PHb)升高]，提高免疫机能的作用（增加脾系数，增加巨噬细胞吞噬作用)，抗过敏作用，抗辐射作用，抗肿瘤作用。

【柴胡汤】柴胡汤类方药。

其一，脾胃虚寒证类少阳病证，如 98 条："而胁下满痛，面目及身黄，颈项强，小便难者，与柴胡汤，后必下重。"仲景言"柴胡汤"者，以揭示方证辨证在辨证论治中的重要作用，从而揭示方证辨证是辨证论治理论的重要组成部分。

其二，少阳病证与少阴病证相兼，如 107 条："本云：柴胡汤，今加龙骨等。"仲景言"柴胡汤"者，当言小柴胡汤。

其三，少阳胆郁发黄证，如第十五 21 条："诸黄，腹痛而呕者，宜柴胡汤。必小柴胡汤。"仲景于此主要讨论小柴胡汤既可治疗少阳胆热气郁证，还可治疗胆郁发黄证等，从而揭示小柴胡汤主治范围与应用领域。

【柴胡汤证】柴胡汤主治病证表现。详见"此非柴胡汤证"项。

【柴胡汤证具】小柴胡汤主治病证都已表现出来。见太阳病证与少阳病证相兼，如 149 条："伤寒五六日，呕而发热者，柴胡汤证具，而以他药下之，柴胡证仍在者，复与柴胡汤。"审度用方辨证不同于病证辨证，用方辨证是从方药作用及主治特点进行，揭示临床用方不能局限于某一方面，而有其广泛的适应范围，其应用标准是方药主治必须与证机切切相应。

【柴胡汤病证而下之】审病证当用小柴胡汤且用下法治疗。见少阳胆热气郁证，如 101 条："凡柴胡汤病证而下之，若柴胡证不罢者，复与柴胡汤，必蒸蒸而振，却复发热汗出而解。"辨少阳胆热气郁证，其证机是少阳胆气郁滞，大肠之气不得少阳之气疏达而壅滞，故少阳胆热气郁证在其病变中可有大便硬或不大便，对此只有审明病变证机所在，以法采用小柴胡汤调畅气机，非用攻下则大便自会通畅，提示治疗当针对病变证机，不可从于症状表现。

【柴胡不中与也】不能用小柴胡汤治疗此病。见脾胃虚寒证类少阳病证，如 98 条："本渴饮水而呕者，柴胡不中与也，食谷者哕。"指出小柴胡汤既有其主治证，也有其禁忌证，譬如小柴胡汤是不能治疗脾胃虚寒证，若误用之必定会加重脾胃病证。

【柴胡不中与之】小柴胡汤不能治疗中虚湿热痞证。见中虚湿热痞证类少阳病证，如 149 条："但满而不痛者，此为痞，柴胡不中与之，宜半夏泻心汤。"指出中虚湿热痞证有类似少阳病证，临证一定要辨清小柴胡汤主治病证与中虚湿热痞证之不同，提示临证一定要重视鉴别诊断。

【柴胡证】柴胡汤所主治病证。仲景言"柴胡证"者，其辨证精神有二，一是根据病证表现而辨证，另一是根据方药功用主治而辨证，临证若能将病证辨证与用方辨证有机地结合应用，则能提高辨证论治的准确性。

其一，太阳病证与少阳病证相兼，如 101 条："伤寒，中风，有柴胡证，但见一证便是，不必悉具。"指出辨证与用方，用方与辨证的辩证关系。仲景言"柴胡证"者，当指柴胡汤一类方，提示用方辨证。

其二，少阳病证与阳明病证相兼，如 104 条："日晡所发潮热，已而微利，此本柴胡证。"仲景言"柴胡证"者，以揭示病证表现就是大柴胡汤主治病证，其治当用大柴胡汤，可是没有用大柴胡汤而用其他方药，因此导致病证发生变化。

其三，阳明热结证辨证，如251条：“得病二三日，脉弱，无太阳柴胡证。”指出阳明病在其病变过程中，或有类似柴胡汤一类方药所主治病证，或兼有柴胡汤主治病证，对此一定要辨证求机，以法论治。

【柴胡证不罢者】柴胡汤类方药主治病证仍然没有被解除。见太阳病证与少阳病证相兼，如101条：“凡柴胡汤病证而下之，若柴胡证不罢者，复与柴胡汤，必蒸蒸而振，却复发热汗出而解。”提示辨证用方一定要因人因证而异，不要一概而论，并暗示辨证离不开症状表现，用方必须从病证表现审证求机，以法论治。

【柴胡证仍在者】小柴胡汤主治病证仍然没有被解除。见太阳病证与少阳病证相兼，如103条：“柴胡证仍在者，先与小柴胡汤。”如149条：“伤寒五六日，呕而发热者，柴胡汤证具，而以他药下之，柴胡证仍在者，复与柴胡汤。”指出辨证是因证而辨，不是因治而辨，只要病证表现仍在，病变证机未变，其治则当仍用前方药。

【柴胡汤证罢】柴胡汤类方药主治病证已解除。见少阳病证与其他病证相兼，如267条：“若已吐、下、发汗，温针，谵语，柴胡汤证罢，此为坏病。”指出辨证离不开病证，病证是辨证论治的根据，若柴胡汤类方药主治病证已解除，则不当再用柴胡汤类方药治疗。

【柴胡法】应用小柴胡汤主治病证的基本法则与方法。如146条柴胡桂枝汤用法中言：“本云：人参汤，作如桂枝法，加半夏、柴胡、黄芩，复如柴胡法。”

【柴胡桂枝汤】

组成：桂枝去皮，一两半（4.5g）　黄芩一两半（4.5g）　芍药一两半（4.5g）　人参一两半（4.5g）　甘草炙，一两（3g）　半夏洗，二合半（6g）　大枣擘，六枚　生姜切，一两半（4.5g）　柴胡四两（12g）

用法：上九味，以水七升，煮取三升，去滓。温服一升。本云：人参汤，作如桂枝法，加半夏、柴胡、黄芩，复如柴胡法，今用人参作半剂。（编者注：“本云……”至末29字，与方意不符，恐为叔和批注混入正文，宜删）

功用：解肌散邪，清热调气。

适应证：

1. 太阳中风证与少阳胆热证相兼：发热恶寒，汗出，肢节疼痛，微呕，胸胁胀满或疼痛，心下拘急，脉浮或兼紧或弦。

2. 胆胃不和证：脘腹卒痛，胸胁疼痛，胃脘胀满，或汗出，或饮食不佳，或情志不畅，苔薄，脉弦。

解读方药：

1. 诠释方药组成：方中柴胡清胆热，疏胆气；黄芩清泄郁热，降泄浊热；桂枝解肌温通；芍药益营缓急；生姜、大枣调理脾胃，益卫和营；半夏降泄浊逆。人参、甘草、大枣补中益气，顾护胃气。

2. 剖析方药配伍：柴胡与黄芩，属于相使配伍，辛散透热，苦寒泻热，使热既从外透又从内泻，兼疏气机；桂枝与芍药，属于相反相使配伍，相反者，发汗于外，敛汗于内，相使者，芍药助桂枝发汗有源，桂枝助芍药止汗益卫；柴胡与桂枝，属于相反相使配伍，相反者，寒热同用，相使者，柴胡助桂枝辛散通经，桂枝助柴胡辛散透解；柴胡与芍药，属于相反相使配伍，相反者，疏敛同用，相使者，芍药助柴胡疏中有敛，柴胡助芍药敛中有散；半夏与生姜，属于相使配伍，辛开苦降，调理脾胃；柴胡、黄芩与半夏、生姜，属于相反配伍，寒以清热，温以通阳，相互为用，制其偏性；柴胡、黄芩与人参、大枣、甘草，属于相反配伍，苦寒药可制约补益药化热，补益药可制约苦寒药伤胃；半夏、生姜与人参、大枣、甘草，属于相使配伍，辛开苦降，补益正气，使正气得复，浊气得降；桂枝、芍药、柴胡、黄芩与人参、大枣、甘草，属于相使配伍，外以解表，内以清热，调补正气。

3. 权衡用量比例：柴胡与黄芩用量比例是12∶4.5，提示药效透热与清热之间的用量调配关系，以治胆热；桂枝与芍药用量比例是1∶1，提示药效发汗与敛汗之间的用量调配关系，以治表寒；柴胡与桂枝用量比例是12∶4.5，提示药效辛凉与辛温之间的用量调配关系，以治内外；半夏与生姜用量比例是6∶4.5，提示药效降泄与宣散之间的用量调配关系，以调理气机；柴胡、黄芩与人参、大枣、甘草用量比例是12∶4.5∶4.5∶15∶4.5，提示药效清透郁热与益气之间的用量调配关系；柴胡、黄芩与半夏、生姜药用量比例是1.5∶1.5∶2∶1.5，提示药效清透泻热与辛温苦降之间的用量调配关系，以治寒热；柴胡、黄芩与人参、大枣、甘草用量比例是 1.5∶1.5∶1.5∶5∶1，提示药效清透泻热与益气之间的用量调配关系，以治郁热伤气。

本方由小柴胡汤和桂枝汤合方而成，其用量是原方的各 1/2，根据病变证机可酌情加大用量，使方药主治更好地切中病变证机。

药理作用：

1. 抗惊厥作用：对细胞外能抑制戊四唑（PTZ）引起的突发性活动；对癫痫发作，尤其是在癫痫发作活动过程中对细胞内钙和钙相关的病理现象有重要作用（仲景方临床应用指导，2001：91）；用 Wistar 大鼠口服 1.0g/kg 能完全抑制 15mg/kg PTZ 两次用药引起的脑电图能量谱的改变（伤寒杂病论临床用方必读，2002：229）；在作为癫痫放电特征表现的突发性活动中，细胞内贮存的钙释放并向细胞膜区移动，细胞膜区域附近的钙结合状态改变，使与钙相关的细胞内蛋白质也发生变化。结果使细胞膜离子通道发生变化，最终使正常而规则的触发型变成有关神经元病理放电的突发型。本方可使突发活动中这些连续的钙相关性改变的每个步骤都受到抑制，从而表现出对癫痫发作现象（包括 EEC 改变和肌痉挛性惊厥）的全身性抑制作用；抑制兴奋猫的全身性惊厥，并对癫痫全身发作阈值的增高呈剂量依赖性（仲景方临床应用指导，2001：91）。

2. 保护脑缺血的作用：实验大鼠在缺血的情况下，中枢神经系统表现出能量代谢降低，主动运输障碍，介质物质的异常释放，神经元细胞膜中磷酸肌醇代谢增加，细胞内钙增加，花生四烯酸过氧化物的生成异常，生成自由基并发生氧化反应及出现脑水肿，最终导致神经元的破坏，对缺血的抵抗性有部位特异性，海马回锥体细胞层的 CA_1 和 CA_4 区对缺血的耐受性较差，对海马回 CA_1 神经元的缺血性损伤具有保护作用（伤寒杂病论临床用方必读，2002：229）。

3. 消除自由基的作用：能抑制实验大鼠老化引起的活性氧自由基反应的加速，使由老化引起的神经功能减退得以恢复，增加老化脑某一部位的去甲肾上腺素、降低5-羟色胺（5-HT），增加小脑中的 5-HT，使皮质中牛磺酸、丝氨酸、丙氨酸的水平增高，可使老龄大鼠纹状体线粒体部分的过氧化物歧化酶活性降低，使海马回和下丘脑后微粒体部分的此酶活性增加［国外医学·中医中药分册，1988（3）：62］；能消除有机溶液 1，1-二苯基-2-基肼（DPPH）即水溶液中的过氧化物阴离子基和羟基自由基，还能消除哺乳动物组织中的过氧化物中间基。

4. 能使细胞松弛素 B（C-B）所致大鼠皮质原代培养神经元轴索变形正常化的作用，神经节苷脂对于细胞识别有重要作用，在给予 C-B 后以及由柴胡桂枝汤产生的恢复阶段，检测了神经节苷脂成分，加入 C-B 后神经节苷脂含量明显下降，其中 GM_1 神经节苷脂含量完全消失。而 C-B 和该方同时加入时，可观察到 GM_1 峰。其对 C-B 引起的轴索变形的恢复效应以及对 C-B 引起的 GM_1 消失的保护效应，提示本方对 C-B 引起的肌动蛋白聚合作用紊乱的保护作用［J Ethnopharmacol，1987（2）：193］；能抑制 E_1 系小鼠因注射 PTZ 而引起的惊厥，并可抑制 E_1 系小鼠惊厥发作时环核苷酸的升高；提高抗惊厥的阈值，增高 E_1 系小鼠的中脑和延髓中的 5-HT 水平。

5. 增强机体免疫机能：对大鼠末梢血管淋巴细胞及肠道菌丛的实验，表明可使幼鼠的免疫机能活性化［国外医学·中医中药分册，1991，13（4）：45］。

6. 抗炎作用：对大鼠巴豆油性肉芽囊的渗出和棉球肉芽肿增生均有显著抑制作用，对葡萄聚糖所致的大鼠水肿也有明显的抑制作用。

7. 解除痉挛作用：对乙酰胆碱所致豚鼠回肠收缩具有明显的抑制作用。

8. 保护胃黏膜作用：抑制胃酸分泌，抑制胃蛋白酶的分泌，抑制胃泌素分泌和防止巯乙胺所致胰分泌下降，直接促进胰腺分泌 HCO_3^- 和加强 Brunner 腺体分泌 HCO_2^-，加强十二指肠黏膜的防御功能，防止巯乙胺所致溃疡，以增强机体对胃溃疡形成的防御因子和对抗攻击因子两方面的作用（伤寒杂病论汤方现代研究及应用，1993，125）。

另外，柴胡还对大肠杆菌和葡萄球菌有抑制作用。

【柴胡桂枝干姜汤】

组成：柴胡半斤（24g） 桂枝去皮，三两（9g） 干姜二两（6g） 栝楼根四两（12g） 黄芩三两（9g） 牡蛎熬，三两（9g） 甘草炙，二两（6g）

用法：上七味，以水一斗二升，煮取六升，去滓，再煎取三升。温服一升，日三服。初服微

C

烦，复服，汗出便愈。

功用：清热调气，温化水饮。

适应证：

1. 胆热水气证：胸胁满或疼痛，小便不利，口渴，或干呕，头汗出，往来寒热，心烦，舌红，苔薄黄，脉弦。

2. 少阳胆热阳郁证：往来寒热，或发热轻，恶寒重，头痛头晕，口渴，饮食不振，口苦，咽干而噎，舌红，苔黄，脉弦数。

解读方药：

1. 诠释方药组成：方中柴胡清胆热、调气机；黄芩清泄胆热；栝楼根清热利饮；牡蛎软坚散结；桂枝通阳化饮；干姜温阳化饮；甘草益气和中，顾护脾胃。

2. 剖析方药配伍：柴胡与黄芩，属于相使配伍，清透泻热；桂枝与干姜，属于相使配伍，温阳通阳化饮；天花粉（栝楼根）与牡蛎，属于相使配伍，养阴之中以敛阴，敛阴之中以生津；桂枝、干姜与天花粉、牡蛎，属于相反相使配伍，相反者，温阳化饮与敛阴益阴同用，相使者，阳得阴化气，阴得阳生津，杜绝饮生之源；甘草与柴胡、黄芩，属于相反配伍，甘草益气制约苦寒药伤阳；甘草与桂枝、干姜，属于相使配伍，温阳益气化阳；甘草与天花粉、牡蛎，属于相使配伍，气以化阴，阴以化气。

3. 权衡用量比例：柴胡与黄芩用量比例是8∶3，提示药效透热与清热之间的用量调配关系，以治郁热；桂枝与干姜用量比例是3∶2，提示药效通阳化饮与温阳化饮之间的用量调配关系，以治阳郁；天花粉（栝楼根）与牡蛎用量比例是4∶3，提示药效益阴与敛阴之间的用量调配关系，以治津伤；桂枝、干姜与天花粉、牡蛎用量比例是3∶2∶4∶3，提示药效温阳通阳化饮与益阴敛阴之间的用量调配关系；甘草与柴胡、黄芩用量比例是2∶8∶3，提示药效益气与清透之间的用量调配关系；甘草与桂枝、干姜用量比例是2∶3∶2，提示药效益气与温阳通阳之间的用量调配关系；甘草与天花粉、牡蛎用量比例是2∶4∶3，提示药效益气与益阴敛阴之间的用量调配关系。

药理作用：柴胡桂枝干姜汤具有明显增加小鼠脑内乙酰胆碱含量［国外医学·中医中药分册，1997（2）：40］，促进多马胺（DA）神经功能兴奋，但抑制5-HA神经功能，促进DA神经系统（SRT含纹状体5-HT神经系统）神经递质代谢的作用［国外医学·中医中药分册，1996（6）：41］，镇静作用，明显抑制小鼠自发运动及痉挛作用等。

【柴胡加龙骨牡蛎汤】

组成：柴胡四两（12g）　龙骨一两半（4.5g）　黄芩一两半（4.5g）　生姜切，一两半（4.5g）　铅丹一两半（4.5g）　人参一两半（4.5g）　桂枝去皮，一两半（4.5g）　茯苓一两半（4.5g）　半夏洗，二合（6g）　大黄二两（6g）　牡蛎熬，一两半（4.5g）　大枣擘，六枚

用法：上十二味，以水八升，煮取四升，内大黄，切如棋子，更煮一两沸，去滓。温服一升。本云：柴胡汤，今加龙骨等。

功用：清胆调气，清心安神。

适应证：胆心热证：胸满，心烦，易惊，谵语，一身尽重，不可转侧，小便不利，舌红，苔薄黄，脉数或细；癫痫。

解读方药：

1. 诠释方药组成：方中柴胡清胆热，调气机；龙骨重镇安神；黄芩清泻郁热；茯苓宁心安神，兼益心气；牡蛎清热潜阳安神；铅丹泻热解毒，镇惊降逆；桂枝通阳化气；半夏醒脾降逆；生姜和胃调中；人参、大枣益气补中。

2. 剖析方药配伍：柴胡与黄芩，属于相使配伍，透热于外，清热于内；半夏与生姜，属于相使配伍，辛开苦降，调理气机；龙骨、牡蛎与铅丹，属于相使配伍，潜阳敛阴，重镇安神，兼以化痰；人参与大枣，属于相须配伍，补益中气；茯苓与人参、大枣，属于相使配伍，增强益气安神，兼以渗利；桂枝与生姜，属于相须配伍，辛散温通，调理脾胃；大黄与柴胡、黄芩，属于相使配伍，增强清热郁热；大黄与桂枝，属于相反配伍，温通不助热，寒清不凝结；大黄与大枣，属于相反配伍，大枣益气制约大黄泻热伤气。

3. 权衡用量比例：柴胡与黄芩用量比例是4∶1.5，提示药效透热与清热之间的用量调配关系，以治郁热；半夏与生姜用量比例是4∶3，提示药效降逆与宣散之间的用量调配关系，以治郁结；龙骨、牡蛎与铅丹用量比例是1∶1∶1，提示药效潜阳安神与泻热安神之间的用量调配关系，以治心烦；人参与大枣用量比例是1.5∶5，提示药效大补与缓补之间的用量调配关系，以治

气虚；茯苓与人参、大枣用量比例是 1.5：1.5：5，提示药效渗利安神与益气安神之间的用量调配关系；大黄与柴胡、黄芩用量比例是 4：8：3，提示药效泻热与清透之间的用量调配关系，以治积热；大黄与桂枝用量比例是 4：3，提示药效寒泻与温通之间的用量调配关系：大黄与大枣用量比例是 2：5，提示药效寒泻与甘缓之间的用量调配关系。

柴胡加龙骨牡蛎汤用量偏小，根据病变证机可酌情加大 2~3 倍。

药理作用：

1. 对中枢神经系统双向调节的作用：对小鼠环已巴比妥睡眠时间有延长作用，降低小鼠正常体温，对大鼠自发运动量的抑制作用及对 EI 小鼠的抗痉挛作用［国外医学·中医中药分册，1992（5）：47］；对小白鼠各部中枢神经色胺酸含量增大，5-羟吲哚乙酸（5-HIAA）的含量降低，其他部位如皮层、中脑、小脑皮质、5-羟色胺含量降低（5-羟色胺及代谢产物如 5-羟吲哚乙酸对人的精神活动有重要影响）；对使用中枢兴奋药甲基苯丙酸的小鼠，可使小鼠自发活动量减少；而对使用中枢抑制药戊巴比妥钠的小鼠，可使小鼠自发活动量增加，对中枢神经起双向调节作用可能是通过 5-羟色胺系统起作用（伤寒杂病论汤方现代研究及应用，1993：120）。

2. 保护心血管作用：对实验家兔儿茶酚胺（CA）引起的肺水肿、肺瘀血、心脏扩大，心肌肥厚，心内膜及心肌出血有对抗损伤作用（伤寒杂病论汤方现代研究及应用，1993：120）。

3. 对脑内单胺类物质的作用：使大脑皮质 DOPAC、HVA 增加，纹状体 DA、DOPAC、HVA、5-HIAA 增加，丘脑下部 NE 减少；促进 DA 及 5-HT 代谢［国外医学·中医中药分册，1997（2）：40］。

4. 增加血小板凝聚作用：增强血小板凝聚作用，不能用 α_1 拮抗药哌唑嗪来阻断，而被 α_2 拮抗剂育亨宾所阻断，并且在肾上腺素能受体完整的情况下，只对腺苷酸环化酶进行灭活处理，能增强肾上腺素的血小板凝聚作用机理之一。对血小板没有直接的凝聚作用，但能够增强肾上腺素对血小板的凝聚作用，这种增强凝聚作用，可被育亨宾阻断，而不被哌唑嗪和乙基马来酰胺阻断，故对 α_2-肾上腺素受体具有激活作用（伤寒杂病论汤方现代研究及应用，1993：120）。

5. 降血脂和防止动脉硬化作用：可使小鼠肝脏、心脏、主动脉中胆固醇、甘油三酯和磷脂含量降低；Ca^{+2}、Mg^{+2}、$P^{=}$沉淀量和$^{45}Ca^{+2}$结合量及胶原量均明显降低，从而显示降血脂和防止动脉硬化作用（伤寒杂病论汤方现代研究及应用，1993：121）。

另外，还具有增加下丘血脑内乙酰胆碱含量，明显抑制因激负荷所致血清中肾上腺皮质甾酮含量的上升，调节微量元素，解除痉挛作用等。

【柴胡加芒硝汤】

组成：柴胡二两十六铢（8g）　黄芩一两（3g）　人参一两（3g）　甘草炙，一两（3g）　生姜切，一两（3g）　半夏二十铢（2.1g）　大枣擘，四枚　芒硝二两（6g）

用法：上八味，以水四升，煮取二升，去滓。内芒硝，更煮微沸，分温再服，不解，更作。

功用：清胆热，和肠胃。

适应证：少阳阳明热结轻证：胸胁痞满或痞硬，大便硬，或下利，日晡潮热，呕吐，或腹痛拒按，口苦，口干，舌红，苔黄，脉弦或数。

解读方药：

1. 诠释方药组成：方中柴胡清胆热，疏胆气；黄芩清泄胆热；半夏醒脾和胃，降泄浊逆；生姜醒脾和胃降逆；芒硝清泻郁热；人参、大枣、甘草补益中气。

2. 剖析方药配伍：柴胡与黄芩，属于相使配伍，辛散透热，苦寒泻热，兼疏气机；黄芩与芒硝，属于相使配伍，清热散结，导热下行；柴胡与黄芩、芒硝，属于相使配伍，使热既从外透又从内泻；半夏与生姜，属于相使配伍，辛开苦降，调理脾胃；柴胡、黄芩、芒硝与半夏、生姜，属于相反配伍，寒以清热，温以通阳，相互为用，制其偏性；柴胡、黄芩、芒硝与人参、大枣、甘草，属于相反配伍，清泻不伤中气，补益不恋郁热；半夏、生姜与人参、大枣、甘草，属于相使配伍，辛开苦降，补益正气。

3. 权衡用量比例：柴胡与黄芩用量比例是 8：3，提示药效透热与清热之间的用量调配关系，以治郁热；黄芩与芒硝用量比例是 1：2，提示药效清热与泻热之间的用量调配关系；柴胡、黄芩与芒硝用量比例是 8：3：6，提示药效辛散与清泻之间的用量调配关系，以治热结；半夏与生姜用量比例是 2.1：3，提示药效降泄与宣散之间的用量调配关系；柴胡、黄芩、芒硝与人参、大枣、甘草用量比例是8∶3∶6∶3∶10∶3，提示药效清透郁热与益气之间的用量调配关系，以治虚实夹杂。

因柴胡加芒硝汤用量偏小，临证可在原方用量基础上加大2~3倍。

差 chài 差，即病愈，通“瘥”字。如12条桂枝汤用法中言：“若一服汗出病差，停后服，不必尽剂。”

【差后】疾病痊愈后。详见“大病差后”诸项。

【差以后】疾病痊愈以后。详见“伤寒差以后”项。

瘥 chài 瘥，即病愈，或证候被解除。如第六6条：“劳之为病，其脉浮大，手足烦，春夏剧，秋冬瘥，阴寒精自出，酸削不能行。”

缠 chán 缠，即绕，缠绵。如第二十二21条狼牙汤用法中言：“以绵缠箸如茧，浸汤沥阴中，日四遍。”

【缠箸如茧】用绵缠绕箸（即筷子）如同蚕茧一样紧密牢固。如第二十二21条狼牙汤用法中言：“以绵缠箸如茧，浸汤沥阴中，日四遍。”指出用方药治疗病证的具体使用与操作方法。

产 chǎn 产，即人或动物生子。如第二十9条当归散用法中言：“妊娠常服即易产，胎无疾苦。产后百病悉主之。”

【产后百病悉主之】产后诸多病证均可用当归散。如第二十9条当归散用法中言：“妊娠常服即易产，胎无疾苦。产后百病悉主之。”指出妇人妊娠若是血虚热证，应当经常服用当归散，不仅能养胎，更能助胎儿顺月产生。所言“百病悉主之”，并非是指所有病证，而是针对多种疾病而其病变证机是血虚热证，只要证机符合，用之即可取得治疗效果，若非女子而是男子，只要其证机是血虚热证，以法用之，其治疗效果亦非同一般；若病变证机不是血虚热证，则不当用当归散。

【产后】妇人生子女后的一段时间内。

其一，产后血虚寒客证，如第二十一4条：“产后，腹中㽲痛。”指出血虚寒客证的原因起源于产后调养不慎，对此治疗既要针对病因而治，又要照顾到产后，方可取得最佳治疗效果。

其二，太阳中风证与阳虚夹热证相兼，如第二十一9条：“产后，中风，发热，面正赤，喘而头痛。”指出产后体质虚弱，若稍有不慎则易感受外邪而为表里兼证，临证之际一定要全面审度，辨清病变主要矛盾方面，以法论治。

【产后腹痛】产后有腹痛。详见“腹痛”其九、十项。

【产后七八日】产后7~8天。见产后宿食瘀血证，如第二十一7条：“产后七八日，无太阳证，少腹坚硬，此恶露不尽，不大便，烦躁。”指出女子产后，必须休养调息，若有不慎，则易罹疾。若有罹疾则当积极治疗，不可延误病情。

【产后风】产后调养不慎而遭受风寒侵袭。见产后感风寒证，如第二十一8条：“产后风，续之数十日不解，头微痛，恶寒，时时有热，心下闷。”仲景言“产后风”者，当指产后因调养不慎而感受风寒以为太阳病证，治当解表散邪，以桂枝汤。

【产后下利极虚】产后下利以血虚病理为主要矛盾方面。见肝热血虚下利证，如第二十一11条：“产后下利虚极，白头翁加甘草阿胶汤主之。”其证机是素体肝血虚弱，邪热乘机侵入厥阴，扰乱肝气，邪热下迫下注；治以白头翁加甘草阿胶汤，清肝凉血，益气补血。

【产妇】称妇人生子女后的一段特定时间内。见阳虚肌痹证，如174条桂枝附子去桂加白术汤用法中言：“附子三枚，恐多也，虚弱家及产妇，宜减服之。”指出产妇多阴虚，附子多温燥，用之不当，则易损伤阴津，对此即使当用附子，也要恰到好处，方可免于药源性病证。

【产妇喜汗出】产后妇女经常有汗出。见产后郁冒证，如第二十一2条：“所以产妇喜汗出者，亡阴血虚，阳气独盛，故当汗出，阴阳乃复。”其证机是阴虚不制阳，阳亢而为热，热迫阴津而外泄则汗出；复因产妇多虚，营卫之气不足，固护不及，故经常有汗出。

【产妇郁冒】产后妇女有头晕目眩。详见“郁冒”其二项。

长 cháng❶长度，两端的距离。如233条：“并手捻作挺，令头锐，大如指，长二寸许。”❷对某事做得特别好。如仲景序：“上以疗君亲之疾，下以救贫贱之厄，中以保身长全，以养其生。”❸人名。如仲景序：“上古有神农、黄帝、岐伯、伯高、雷公、少俞、少师、仲文，中世有长桑、扁鹊，汉有公乘阳庆及仓公。”❹脉象。如274条：“太阴中风，四肢烦疼，阳微阴涩而长者，为欲愈。”❺长度大，与“短”相反。如第一4条：“语声啾啾然细而长者，头中病。”

zhǎng❻生长。如第一2条：“夫人禀五常，因风气而生长，风气虽能生万物，亦能害万物，如水能行舟，亦能覆舟。”

【长桑】长桑为中古时期名医。如仲景序：“中世有长桑、扁鹊，汉有公乘阳庆及仓公。”

【长二寸许】制作外用药物体长度2寸左右（6~7cm）。如233条：“并手捻作挺，令头锐，大如指，长二寸许。”指出制作外用药的尺寸与大小。

肠

cháng肠，包括大肠和小肠，详见大肠项，小肠项。

【肠垢】大便胶结不畅，即大便呈黏滞腻垢似涕似脓的混杂浊物。详见“便肠垢”项。

【肠鸣】腹中肠间有响声。

其一，脏腑辨证，如第一13条：“阴病十八，何谓也？师曰：咳、上气、喘、哕、咽、肠鸣、胀满、心痛、拘急。”其证机有寒热虚实，临证法当一一辨证求机，以法采取最佳治疗措施。

其二，虚劳夹痰证，如第六10条：“若肠鸣，马刀侠瘿者，皆为劳得之。”其证机是阳气虚弱，痰邪内生，肠中清浊之气为痰邪所阻而相搏；治疗当温阳涤痰，升清降浊。

【肠间】肠道，亦称肠胃之间。详见“水走肠间”及“走于肠间”项。

【肠间有水气】肠道有水气阻结的病理病证。见大肠水结证，如第十二29条：“腹满，口舌干燥，此肠间有水气。”其证机是大肠之气为水气相结，其传导、变化功能被水气所逆乱而不得行，水不得化津而留于肠间即“此肠间有水气”；治以己椒苈黄丸，清热利水，导饮下泄。

【肠痈】邪热侵入肠中而与血相结以为瘀热。见肠痈热瘀证，如第十八4条：“肠痈者，少腹肿痞，按之即痛如淋。”《金匮要略直解·疮痈肠痈浸淫病》：“则肠痈已成，故按之即痛也。……此证痈在大肠，以大肠在下，痈隐少腹，其位浅则有痞肿之形，其迹易见，其按即痛。”《经方辨治疑难杂病技巧·大肠病证用方》：“病机是热毒内腐，瘀结肠中，灼损脉络，燥屎梗阻，腑气不通，病变的矛盾是热瘀。”其证机是邪热与血搏结，并灼腐肌肉而为痈；治当泻热凉血，化瘀散痈，以大黄牡丹汤。

【肠痈之为病】肠痈寒湿证的病证表现。见肠痈寒湿证，如第十八3条：“肠痈之为病，其身甲错，腹皮急，按之濡如肿状。”指出寒湿肠痈证的辨证要点，为进一步治疗提供理论依据。

【肠内有痈脓】肠间有生痈化脓的病理病证。见肠痈寒湿证，如第十八3条：“肠痈之为病，其身甲错，腹皮急，按之濡如肿状，腹无积聚，身无热，脉数，此为肠内有痈脓。”其证机是寒湿浸淫大肠，脉络阻滞而痈腐，气机壅结而阻滞；治以薏苡附子败酱散，温阳通经，化瘀消肿。

尝

cháng尝，即曾经。如仲景序：“余每览越人入虢之诊，望齐侯之色，未尝不慨然叹其才秀也。”

常

cháng❶经常，恒久。如53条：“病常自汗出，此为荣气和，荣气和者外不谐。”❷普通，平常。如仲景序：“卒然遭邪风之气，婴非常之疾。”❸副词。偶尔，时有。如338条：“蛔闻食臭出，其人常自吐蛔。”❹五行。如仲景序：“人禀五常，以有五脏。”

【常自汗出】经常有汗出。详见“病常自汗出”项。

【常自吐蛔】病人时尔有从口中吐出蛔虫。详见“吐蛔”其二项。

【常须知此】必须经常记住这方面的内容。见桂枝汤治禁，如16条：“常须识此，勿令误也。”指出临证应用方药治病，必须经常记住一些基本常识与应用准则，否则会导致疾病发生变化，当引起重视。

【常宜冷食】经常吃一些冷饮食物。如第五11条侯氏黑散用法中言：“禁一切鱼肉，大蒜，常宜冷食，自能助药力。”指出服用方药，应注意饮食调护，以增强治疗效果。

【常服当归散】应当经常服用当归散调养。见妊娠血虚热证，如第二十9条：“妇人妊娠，宜常服当归散主之。”指出妇人妊娠，其若有血虚热证证机，宜经常服用当归散以调养。

【常默默】经常不欲言语。详见“默默”项。

畅 chàng 畅，即没有阻碍。如第一 2 条：“若五脏元真通畅，人即安和。”

抄 chāo 抄，即搜查而没收，引申为取用。如第二 22 条防己黄芪汤用法中言：“上锉麻豆大，每抄五钱匕，生姜四片，大枣一枚，水盏半，煎八分，去滓。”

【抄五钱匕】取用防己黄芪汤用量 5 钱匕约 7.5~9g。如第二 22 条防己黄芪汤用法中言：“上锉麻豆大，每抄五钱匕，生姜四片，大枣一枚，水盏半，煎八分，去滓。”

潮 cháo 潮，即海水定时涨落，引申为定时发热。如 104 条：“伤寒十三日不解，胸胁满而呕，日晡所发潮热。”《伤寒明理论》：“伤寒潮热，何以明之？若潮水之潮，其来不失其时也。一日一发，按时而发者，乃为潮热，若日三五发者，即是发热，非潮热也。”

【潮热】发热如海水之潮落，发有定时。

其一，少阳病证与阳明病证相兼，如 104 条：“伤寒十三日不解，胸胁满而呕，日晡所发潮热，已而微利，此本柴胡证；……潮热者，实也。”《伤寒内科论·辨太阳病脉证并治》：“少阳胆气不畅，邪热内郁，值日晡时，卫气欲行于内，致胆热益增而无宣泄之路，蕴积于里，发泄于外则为潮热。”其证机是邪热郁于少阳与阳明，正气与邪气相争，于其主时而抗邪至为明显则发为潮热；治当清少阳，泻阳明。

其二，实热结胸证，如 137 条：“不大便五六日，舌上燥而渴，日晡所发潮热，从心下至少腹硬满而痛不可近者。”其证机是邪热与痰饮相结，阻结脘腹，气机梗塞不通，浊气攻冲，邪热乘其势而肆虐。审证是实热结胸证，其治当泻热，逐饮，破结，以大陷胸汤。

其三，阳明热郁证，如 201 条：“阳明病，脉浮而紧者，必潮热，发作有时。”《伤寒内科论·辨阳明病脉证并治》：“潮热为邪热郁于内，不能畅达于外，于日晡值阳明气旺于内时，正邪交争剧烈所致。”其证机是阳明胃热欲外攻而不能外攻且内郁，郁热因阳明所主之时而蒸发于外；治当清泻郁热，以栀子豉汤。

其四，阳明热结重证，如 208 条：“其身必重，短气，腹满而喘，有潮热者，此外欲解，可攻里也。”又如 209 条：“阳明病，潮热，大便微硬者。”再如 212 条：“日晡所发潮热，不恶寒，独语如见鬼状。”复如 215 条：“阳明病，谵语，有潮热，反不能食者。”更如 220 条：“二阳并病，太阳证罢，但发潮热，手足漐漐汗出。”再如 231 条：“一身及目悉黄，小便难，有潮热，时时哕，耳前后肿。”《伤寒明理论》：“阳明者，胃属土，应时则王于四季，王于未酉。……邪气郁而为实热，随王而潮，是以日晡所发潮热者，属阳明也。”《伤寒论条辨·辨阳明病脉证并治法》：“潮热，阳明王于申酉戌，故热作于此，如潮之有信也。”阳明病发热甚于日晡而称谓潮热，阳明病为何出现潮热？因阳明之气于平旦随少阳之气而生发与升发，于日中随太阳之气而隆盛，且于日西随其气行于里而盛于内，阳明之气于日晡之时最旺于阳明，阳明之气最旺时，也正是腠理致密，毛窍闭塞之时。若因阳明受邪热而为病，则阳明之气受邪而抗邪，正邪相争则发热，其发热可在少阳与太阳之时从汗而外越，故其发热不著，且于日晡阳明之盛气已行于内，阳明之气与邪气相争较在少阳与太阳之时抗邪最为剧烈与明显，此时复因腠理毛窍致密与闭塞，邪不胜正而欲从外泄，且又不能从腠理毛窍以泄越，于时热郁于内而不得外泄则变生潮热。可见，潮热是人体阳明之气因自然之阳气变化而行于内，且能积力与邪气相争的一种积极反应，也标志着正气不虚，邪气盛实，同时也揭示辨阳明病潮热是阳明热证而非阳明寒证；治当清泻阳明，或用栀子豉汤清宣阳明郁热，或以承气汤类泻下阳明热结。

其五，阳明热结证兼正气不足，如 214 条：“阳明病，谵语，发潮热，脉滑而疾者。”其证机是阳明素体正气不足，邪热内结，腑气不通，浊气内壅，郁热内蒸。因阳明主时于日晡，日晡之时则阳明之气盛，其气盛则积力抗邪，“发潮热”标志邪正相争至为明显。

其六，阳明少阳兼证，如 229 条：“阳明病，发潮热，大便溏。”《伤寒论条辨·辨阳明病脉证并治法》：“潮热，少阳阳明之涉疑也。”《伤寒溯源集·阳明下篇》：“此阳明兼少阳之证也。邪在阳明而发潮热，为胃实可下之候矣。”其证机是阳明邪热内扰而未伤津，少阳胆热内郁而窜经。辨证以少阳胆热为主，治以小柴胡汤。

炒 chǎo 炒，即把东西放在锅里搅拌至熟或变色或变性。如第三 14 条升麻鳖甲汤方中："蜀椒炒，去汗，一两（3g）。"

彻 chè❶牵引，连及。如第九 9 条："心痛彻背，背痛彻心。"❷愈，尽，彻底。如 48 条："汗出不彻，因转属阳明。"❸治疗。如 333 条："伤寒，脉迟，六七日，而反与黄芩汤彻其热。"❹整个。如第十七 21 条："病人胸中似喘不喘，似呕不呕，似哕不哕，彻心中愦愦然无奈者。"

【彻其热】治疗病人发热症状。见阳明病证与厥阴病证相兼，如 333 条："伤寒，脉迟，六七日，而反与黄芩汤彻其热。"《伤寒论辨证广注·中寒脉证》："彻，即除也。又脉迟云云者，是申明除其热之误也。"仲景指出因病证有类似，误将发热症状表现是热证证机，以此而用清热方法治疗，必定会加重病证。

【彻心中愦愦无奈者】病人整个心胸中烦闷郁结无可奈何，或胃脘部支结不舒，极度嘈杂而沉闷不畅。详见"心中愦愦然无奈者"项。

坼 chè 坼，即裂开。如 318 条四逆散用法中言："附子一枚，炮令坼。"

掣 chè 掣，即拽，拉。如 175 条，又如第二 24 条："骨节疼烦，掣痛，不得屈伸，近之则痛剧。"

【掣痛】人体关节或肌肉疼痛如同牵拉欲断裂一样。见阳虚骨痹证，如 175 条，又如第二 24 条："骨节疼烦，掣痛，不得屈伸，近之则痛剧。"《金匮要略编注二十四卷·痉湿暍病》："风淫伤于营卫，流于关节经络之间，邪正相搏，骨节疼烦，掣痛，阴血凝滞，阳虚不能轻跷，故不得屈伸，近之则痛剧。卫阳虚则汗出，里气不足，则短气而小便不利，表阳虚则恶风，不欲去衣。阳伤气滞，故身微肿，然表里阴阳，正虚邪实。"其证机是病人素体阳气虚弱，复因风寒湿侵袭骨节筋脉，气血阻滞不通；治当温阳散寒，通利关节，以甘草附子汤。

另详见"脚掣痛""阴掣痛"项。

嗔 chēn 嗔，即生气，愤怒。如第二十二 8 条："或有忧惨，悲伤多嗔，此皆带下，非有鬼神。"

辰 chén 辰，即辰时，指上午 7 时至 9 时。如 272 条："少阳病欲解时，从寅至辰上。"

沉 chén❶脉象名，沉脉。如 135 条："伤寒六七日，结胸热实，脉沉而紧。"又如第一 11 条："寸脉沉大而滑，沉则为实，滑则为气。"❷里，内。如第十四 8 条："寸口脉浮而迟，浮脉则热，迟脉则潜，热潜相搏，名曰沉。"《金匮要略心典·水气病》："热而潜，则热有内伏之势，而无外发之机矣，故曰沉。"

【沉则为实】脉沉主实证。见卒厥病证证机，如第一 11 条："寸脉沉大而滑，沉则为实，滑则为气，实气相搏，血气入脏即死，入腑即愈，此为卒厥，何谓也？"仲景以脉沉代实邪在里即在脏腑，脏腑者，里也，里病证，其脉则沉。

【沉则脉络虚】沉为在里水热之邪而充斥于外。见水气热证的证机，如第十四 8 条："沉则脉络虚，伏则小便难，虚难相搏，水走皮肤，即为水矣。"其证机是水津不得游溢络脉而为水气，则络脉空虚，水气内停而不得从小便去，水气乘机走入络脉而溢于肌肤，则病证表现在外。

【沉则为水】脉沉主水气病证。见少阴水气寒证证机，如第十四 9 条："少阴脉紧而沉，紧则为痛，沉则为水，小便即难。"《金匮要略编注二十四卷·水气病》："沉则卫气郁而不宣，三焦壅闭，水即泛滥，曰沉则为水。"其证机是少阴水气遏制气机不通；治当温少阴，利水气。

【沉即主骨】脉沉主骨节间病证。见寒湿历节证的证机，如第五 4 条："寸口脉沉而弱，沉即主骨，弱即主筋，沉即为肾，弱即为肝。"《金匮要略编注二十四卷·中风历节病》："沉为肾气不足而主骨。"指出骨节间病证多见沉脉，其证机是寒湿浸淫经气经脉而不畅所致。

【沉即为肾】脉沉主肾病证。见寒湿历节证的证机，如第五 4 条："寸口脉沉而弱，沉即主骨，弱即主筋，沉即为肾，弱即为肝。"指出肾居下焦，肾主骨，寒湿在肾之骨节，故多见脉沉。

【沉为水】脉沉为水气病证。见水气病证，如第十四 21 条："师曰：寸口脉沉而紧，沉为水，紧为寒，沉紧相搏，结在关元。”其证机是水气为患，郁遏阳气，壅滞血脉，故见脉沉。

【沉伏相搏】水气与邪热相结的病理病证。见水气热证主脉及证机，如第十四8条：“寸口脉浮而迟，浮脉则热，迟脉则潜，热潜相搏，名曰沉；趺阳脉浮而数，浮脉即热，数脉即止，热止相搏，名曰伏；沉伏相搏，名曰水。”《金匮要略心典·水气病》：“热留于内而不行，则水气因之而蓄，故曰沉伏相搏，名曰水。”其证机是沉主水气，伏主热郁，脉沉伏为水气与邪热相结的病理病证。

【沉弦者】脉沉与弦并见。见酒毒黄疸证，如第十五5条：“酒黄疸者，或无热，靖言了了，腹满欲吐，鼻燥；其脉浮者，先吐之；沉弦者，先下之。”《医宗金鉴·黄疸病》：“沉弦者，酒饮在里，先下之以解内也。”指出脉沉主里，脉弦主酒毒伤肝，脉沉弦并见主酒毒黄疸证。

【沉为在里】脉沉主里证。见阳明病证，如218条：“伤寒四五日，脉沉而喘满，沉为在里，而反发其汗，津液越出，大便为难，表虚里实，久则谵语。”《伤寒来苏集·伤寒论注》：“今脉沉为在里，则喘满属于里矣。”仲景言“沉为在里”以揭示病变主要矛盾方面在里，治当先里。

陈 chén❶旧的，时间久的。如第二22条防己黄芪汤用法中言：“下有陈寒者，加细辛三分。”❷药名：如茵陈。❸方名：如茵陈蒿汤。

【陈寒】寒气浸渍于下而宿久痼结。详见“下有陈寒者”项。

疢 chèn 疢，即疾，病。如第一2条：“千般疢难，不越三条：一者，经络受邪，入脏腑，为内所因也；二者，四肢九窍，血脉相传，壅塞不通，为外皮肤所中也；三者，房室、金刃、虫兽所伤。以此详之，病由都尽。”

【疢难】病因病理病证错综复杂。详见“千般疢难”项。

称 chēng 称，即叫，叫作。如第一10条：“问曰：经云：厥阳独行，何谓也？师曰：此为有阳无阴，故称厥阳。”

【称厥阳】将阳气郁于内的病证叫作厥阳。详见“厥阳”项。

成 chéng❶做好了，办好了，完好。如26条白虎加人参汤用法中言：“煮米熟，汤成，去滓。”❷够，达到。如96条小柴胡汤用法中言：“若渴，去半夏，加人参合前成四两半，栝楼根四两。”❸成为，变为。如131条：“所以成结胸者，以下之太早故也。”❹事物生长发展到一定的形态或状况。如第三13条：“七八日，目四眦黑；若能食者，脓已成也，赤小豆当归散主之。”

【成结胸】疾病演变为结胸病证。

其一，太阳病证与结胸证相兼，如131条：“所以成结胸者，以下之太早故也。”指出表里兼证，尤其是结胸证的治疗当用下法，但在用下法之前，必须因病证表现而当先解表；否则，则易加剧或加重结胸证。

其二，太阳病证与少阳病证相兼，如150条：“太阳少阳并病，而反下之，成结胸，心下硬。”指出太阳病证与少阳病证相兼，因其在病变过程中有类似可下证，复因素体宿有痰饮内伏，更因辨证失误，再加治疗不能切中证机，则可引邪内陷而演变为结胸，对此还要辨清病是热实结胸还是寒实结胸，然后以法论治。

【成痿】疾病演变为痿证。详见“久而成痿”项。

盛 chéng❶容纳。如第五12条：“粗筛，以韦囊盛之，取三指撮，井花水三升，煮三沸。”

shèng❷炽烈。如111条：“阳盛则欲衄，阴虚小便难，阴阳俱虚竭，身体则枯燥。”❸兴旺，旺盛。引申为亢进。如第十三2条：“气盛则溲数，溲数即坚，坚数相搏，即为消渴。”又如第二十一2条：“所以产妇喜汗出者，亡阴血虚，阳气独盛，故当汗出，阴阳乃复。大便坚，呕不能食，小柴胡汤主之。”❹强壮。如第十四21条：“年盛不觉，阳衰之后，营卫相干。”❺充斥。如第十四21条：“营卫相干，阳损阴盛，结寒微动，肾气上冲。”❻肥胖。如第五7条：“盛人脉涩小，短气，自汗出，历节痛。”

【盛人脉涩小】肥胖人其脉涩而小。详见“脉涩小”项。

承 chéng❶顺从，通达。如209条："外未解者，其热不潮，未可与承气汤。"❷接续，继承。如仲景序："各承家技，始终循旧。"

【承气汤】能使脏腑之气通畅的一类方药。详见大、小、调胃承气汤以及桃核承气汤等项。

乘 chéng❶骑，坐，引申为欺负，以强凌弱。如108条："伤寒，腹满，谵语，寸口脉浮而紧，此肝乘脾也，名曰纵，刺期门。"❷人名。如仲景序："中世有长桑、扁鹊，汉有公乘阳庆及仓公。"

【乘肺】肝气逆克于肺的病理。详见"肝乘肺"项。

【乘脾】肝气相克于脾的病理。详见"肝乘脾"项。

池 chí 池，穴名，即风池穴。如14条："太阳病，初服桂枝汤，反烦不解者，先刺风池，风府，却与桂枝汤则愈。"

驰 chí 驰，即快跑，引申为追求。如仲景序："趋世之士，驰竞浮华，不固根本，忘躯徇物，危若冰谷，至于是也。"

【驰竞浮华】追求、竞争虚荣、名利而不能注重身体健康。见仲景序："趋世之士，驰竞浮华，不固根本，忘躯徇物，危若冰谷，至于是也。"

迟 chí 迟，即迟脉，一息脉来不足4次。如50条："假令尺中迟者，不可发汗，何以知然？以荣气不足，血少故也。"

【迟脉则潜】迟脉标志邪热深伏于里的病理病证。见水气热证，如第十四8条："寸口脉浮而迟，浮脉则热，迟脉则潜，热潜相搏，名曰沉。"其证机是邪热潜伏于水气之中，水气郁遏经气，脉气不利。

【迟则为寒】迟脉主寒邪。

其一，风中肌肤营卫气血证，如第五3条："寸口脉迟而缓，迟则为寒，缓则为虚。"其证机是寒气内乘，阻滞经气不畅，则脉应之而迟。

其二，水气证机与肾脾胃的关系，如第十四19条："寸口脉沉而迟，沉则为水，迟则为寒，寒水相搏。"其证机是水寒之气内结而阻滞经气经脉。

其三，阳虚寒厥血少证，如第十四30条："寸口脉迟而涩，迟则为寒，涩则血不足。趺阳脉微而迟，微则为气，迟则为寒。"其证机是阳气虚弱，寒气内结而壅滞经气经脉。

持 chí ❶拿着，握住。如仲景序："赍百年之寿命，持至贵之重器。"❷诊脉。如75条："未持脉时，病人手叉自冒心，师因教试，令咳，而不咳者，此必两耳聋无闻也。"

【持至贵之重器】拿着最珍贵的东西（身体）。如仲景序："赍百年之寿命，持至贵之重器。"

【持脉】诊脉。详见"未持脉时"项。

尺 chǐ❶诊脉部位、尺脉。如286条："阳已虚，尺脉弱涩者，复不可下之。"如第十五2条："尺脉浮为伤肾，趺阳脉紧为伤脾。"❷长度单位：十寸为尺。如247条麻子仁丸方中言："厚朴一尺。"

【尺脉】尺脉即寸、关、尺三部脉之一。《说文注笺》曰："人手却动脉谓之寸，自动脉至曲肘谓之尺，……高骨为关，关前为寸脉，后为尺脉。"辨尺脉变化有助于帮助诊断病人正气强弱以及素体秉赋等情况，如49条："尺中脉微，此里虚，须表里实，津液自和，便自汗出愈。"

【尺中】尺脉部位。见积病证，如第十一20条："尺中，积在气冲。"辨尺部脉细而沉伏，病在气冲穴，其证机是痰湿瘀相结。

【尺中脉微】尺部脉微弱。见太阳病证与心气虚证相兼，如49条："所以然者，尺中脉微，此里虚，须表里实，津液自和，便自汗出愈。"《伤寒贯珠集·太阳篇上》："尺中脉微，为里虚不足。"《伤寒内科论·辨太阳病脉证并治》："又血赖气动，气虚鼓动无力则脉微。"其证机是心主血脉，心气虚弱，心脉失主，脉动无力，故尺脉微比较明显。

【尺中迟】尺部浮紧迟三脉并见。见太阳病证与营血虚证相兼，如50条："假令尺中迟者，不可发汗，何以知然？以荣气不足，血少故也。"《伤寒来苏集·伤寒论注》："然寸脉虽浮紧，而尺中迟，则不得据此法矣。尺主血，血少则营气不足，虽发汗决不能作汗，正气反虚，不特身疼不除，而亡血亡津液之变起也。"《伤寒内科论·辨太阳病脉证并治》："辨其脉当是寸关尺三部均为浮紧迟，文中特言'尺中迟者'，以示病有不足一面。"指出假如尺脉迟者，标志营血不足，脉气不充，其治不可单用汗法治疗，而当兼顾正气，方可取得治疗效果。

【尺中自涩】尺部脉涩。见厥阴肝下利动血证，如363条，又如第十七32条："下利，寸脉反浮数，尺中自涩者，必清脓血。"《伤寒大白·下利》："尺中自涩，血分受伤。"其证机是肝主藏血，邪热入肝而伤血，血为热结而脉行滞涩，血为热迫而妄行；其治当清热凉血，止利止血。

【尺中小紧】尺部脉小而紧。见气血营卫虚痹证，如第六2条："血痹，阴阳俱微，寸口关上微，尺中小紧，外证身体不仁。"《金匮要略心典·血痹虚劳病》："寸口关上微，尺中小紧，即阳不足而阴为痹之象。"《医宗金鉴·血痹虚劳病》："上条言六脉微涩，寸口关上小紧，合而观之，可知血痹之脉，浮沉、寸口、尺中俱微俱涩俱小紧也。微者，虚也，涩者，滞也，小紧者，邪也，故血痹应有如是之诊也。"其证机是气虚不得鼓动血脉，血虚不得充盈脉中，邪气相乘于脉，脉气为邪气所阻滞，则脉小紧；治以黄芪桂枝五物汤，益气补血，温经通痹。

【尺中亦微而涩】尺部脉微而涩。见阳明宿食重证，如第十21条："寸口脉浮而大，按之反涩，尺中亦微而涩，故知有宿食。"《金匮要略心典·腹满寒疝宿食病》："尺中亦微而涩者，中气阻滞，而水谷之精气不能逮下也，是因宿食为病。"其证机是宿食阻结，浊气攻冲，腑气不通，气血为宿食所郁滞，脉气经气不畅；治以大承气汤。

【尺脉弱涩】尺部脉细弱无力且往来艰涩不畅。见少阴病证与太阳病证相兼，如286条："阳已虚，尺脉弱涩者，复不可下之。"《伤寒溯源集·少阴篇》："其尺脉又弱涩者，知命门之真火衰微，肾家之津液不足。"《伤寒内科论·辨少阴病脉证并治》："论脉弱，以示阳已虚，论脉涩，以示阴血虚。"其证机是少阴阳气虚弱，阳气不得温煦则脉弱，阴血不得滋荣血脉则涩。

【尺脉浮为伤肾】尺部脉浮而无力为肾气损伤。见脾肾虚寒谷疸证，如第十五2条："尺脉浮为伤肾，趺阳脉紧为伤脾。"其证机是肾阳虚弱而不得温煦，脾有寒湿而不得运化，阳虚寒湿而食气与浊气壅滞；治当温肾暖脾，利湿退黄。

齿

chǐ❶牙齿。如第二13条："痉为病，胸满，口噤，卧不着席，脚挛急，必龂齿，可与大承气汤。"❷方名：如小儿疳虫蚀齿方。

【齿燥】牙齿干燥。详见"前板齿燥"项。

豉

chǐ❶药名：如香豉。❷方名：如栀子豉汤。

赤

chì❶红色。如48条："设面色缘缘正赤者，阳气怫郁在表，当解之，熏之。"又如第一3条："色赤为风。"❷药名：如赤小豆、赤石脂等。❸方名：如赤小豆当归散、赤丸等。

【赤硝】赤硝为天然矿物硝石，生于赤山的结晶体。

别名：赤消。

性味：苦、辛，寒。

功用：破血逐瘀，行水消结，治疟。

主治：疟疾，症瘕积聚，水气，瘀血。

《神农本草经》曰："味苦寒，主五脏积热，胃胀闭，涤去畜结饮食，推陈致新，除邪气，炼之如膏，久服轻身。"

入方：见鳖甲煎丸。

用量：

用量		经方数量	经方名称
古代量	现代量		
十二分	36g	1方	鳖甲煎丸

注意事项：孕妇慎用。

化学成分：含硝酸钾。

药理作用：暂缺。

【赤小豆】赤小豆为豆科一年生半绕草本植物赤小豆或赤豆（饭小豆）的干燥成熟种子。

别名：红豆，小红绿喜，朱小豆，金红小豆。

性味：甘、酸，平。

功用：利湿退黄，解毒止血。

主治：湿热黄疸，小便不利，口舌生疮，大便下血，痈肿脓血。

《神农本草经》曰："味甘平，无毒，主下水，排痈肿脓血。"

入方：见麻黄连轺赤小豆汤、瓜蒂散、赤小豆当归散。

用量：

用量		经方数量	经方名称
古代量	现代量		
一分	3g	1方	瓜蒂散
一升	24g	1方	麻黄连轺赤小豆汤
三升	72g	1方	赤小豆当归散

注意事项：孕妇慎用。

化学成分：含蛋白质（α-、β-球朊），脂肪酸，淀粉，糖类，植物甾醇，色素，三萜皂苷，脂肪，维生素A，维生素B_1，粗纤维，灰分，微量元素（钙、磷、铁），硫胺素，维生素B_2，烟酸。

药理作用：利尿作用，抗衰老作用，增强机体免疫能力，抗炎作用。

【赤小豆当归散】

组成：赤小豆浸，令芽出，曝干，三升（72g）　当归十两（30g）

用法：上二味，杵为散，浆水服方寸匕，日三服。

功用：清热凉血，利湿解毒。

适应证：

1. 湿热出血证：大便下血，色鲜红而量多，先血而后便，甚则肛门坠胀，或腹痛，大便不畅或硬，舌红，苔黄，脉数。

2. 妇女湿热经血过多证者。

3. 湿热毒血证：表情沉默，懒怠喜卧，汗出，目赤或目内外皆黑，或眼睑微肿或溃烂，或阴痒或溃疡，身发红斑，小便灼热赤黄，口苦，苔黄腻，脉数。

解读方药：

1. 诠释方药组成：方中赤小豆解毒排脓，兼以清热止血；当归活血补血，通经利脉。

2. 剖析方药配伍：赤小豆与当归，属于相使配伍，赤小豆助当归活血消肿，当归助赤小豆解毒排脓。

3. 权衡用量比例：赤小豆与当归用量比例是7∶3，提示药效解毒排脓与活血补血之间的用量调配关系，以治湿夹瘀毒。

【赤石脂】赤石脂为硅酸盐矿物多水高岭土的一种红色块状体。

别名：赤符，红高岭，赤石土，吃油脂，红土。

性味：甘、涩、酸，温。

功用：温涩固脱，止血止利，和阴潜阳熄风，益心血，敛阴气，止痛。

主治：泄利不止，肛门下坠，心胸疼痛，心悸气短。

《神农本草经》曰：“味甘平，主黄疸，泄痢，肠澼，脓血，阴蚀，下血赤白，邪气，痈肿，疽痔，恶疮，头疡，疥瘙。久服补髓，益气，肥健，不饥，轻身，延年。”

入方：见赤石脂禹余粮汤、桃花汤、乌头赤石脂丸、风引汤。

用量：

剂型	不同用量	古代量	现代量	代表方名
汤剂	最小用量	四两	12g	风引汤
	最大用量	一斤	48g	桃花汤
丸剂	最小用量	一两	3g	乌头赤石脂丸

化学成分：含硅酸铝，氧化铁，镁，钙，氧化镁。

药理作用：能吸附消化道内的有毒物质及细菌毒素、食物异常发酵的产物，并能保护消化道黏膜，抑制消化道出血。

【赤石脂禹余粮汤】

组成：赤石脂碎，一斤（48g）　太一禹余粮一斤（48g）

用法：上二味，以水六升，煮取二升，去滓，分温三服。

功用：温涩固脱止利。

适应证：大肠滑脱证：下利，利下不止，甚则日数十行，或腹痛，肛门坠重明显，或肛门外脱，体困身重，舌淡，苔薄，脉沉。

解读方药：

1. 诠释方药组成：方中赤石脂甘涩酸敛，固脱止泻；禹余粮甘涩固脱止泻。

2. 剖析方药配伍：赤石脂与禹余粮，属于相须配伍，增强温涩固脱止泻。又，方中用固涩药虽少，但用量大，若能酌情配伍行气药，则可避免固涩药壅滞。

3. 权衡用量比例：赤石脂与禹余粮用量为相等，提示药效酸敛与甘涩之间的用量调配关系，以治滑脱。

【赤丸】

组成：茯苓四两（12g）　乌头炮，二两（6g）　半夏洗，四两（12g）　细辛一两（3g）

用法：上四味，末之，内真朱为色，炼蜜丸如麻子大，先食酒饮下三丸，日再夜一服；不知，稍增之，以知为度。

功用：逐寒散饮，通阳和中。

适应证：脾胃寒饮阳郁证：脘腹疼痛，遇寒则增，脘腹中有水声，或便溏，或呕吐清水，手足厥逆，舌淡，苔薄白，脉沉或迟。

解读方药：

1. 诠释方药组成：方中乌头温阳逐寒；半夏

醒脾燥湿化饮；茯苓健脾益气，渗湿利饮；细辛温阳化饮，散寒止痛；朱砂宁心安神；酒温通血脉；蜂蜜甘缓益气。

2. 剖析方药配伍：乌头与半夏，属于相使配伍，乌头助半夏温阳化饮，半夏助乌头温阳逐寒；乌头与细辛，属于相使配伍，乌头助细辛温阳逐寒化饮，细辛助乌头温阳散寒止痛；半夏与茯苓，属于相使配伍，半夏助茯苓利湿化饮，茯苓助半夏燥湿化饮；茯苓与蜂蜜，属于相反相使配伍，相反者，蜂蜜滋补，茯苓渗利，相使者，茯苓助蜂蜜益气缓急，蜂蜜助茯苓益气宁心；蜂蜜与乌头、半夏、细辛，属于相畏配伍，蜂蜜减弱乌头、半夏、细辛之温燥毒性。

3. 权衡用量比例：乌头与半夏用量比例是1∶2，提示药效逐寒与燥湿之间的用量调配关系，以治寒饮；乌头与细辛用量比例是2∶1，提示药效逐寒与化饮之间的用量调配关系，以治饮结；半夏与茯苓用量比例是1∶1，提示药效燥湿与利湿之间的用量调配关系。

瘛 chì 瘛，即筋脉拘急。《素问·玉机真脏论》："病筋脉相引而急，病名曰瘛。"如6条："若被火者，微发黄色，剧则如惊痫，时瘛疭。"

【瘛疭】四肢筋脉抽搐或挛急。见厥阴热证，如6条："若被火者，微发黄色，剧则如惊痫，时瘛疭。"瘛者，筋脉拘急；疭者，筋脉缓纵；瘛疭者，筋脉挛急不利。其证机是火毒扰动肝魂，肆虐筋脉，魂不得收藏而惊痫，筋脉不得津血所荣则时瘛疭；其治当清肝益阴，潜阳熄风，可用风引汤加减。

冲 chōng❶对着，向，冲击。如15条："太阳病，下之后，其气上冲者。"❷穴名。如第十一20条："尺中，积在气冲。"

【冲气即低】气逆上冲病理病证有所减轻。见寒饮郁肺气逆证，如第十二37条："冲气即低，而反更咳。"《金匮要略心典·痰饮咳嗽病》："服前汤已，冲气即低，而反更咳，胸满者，下焦冲逆之气既伏，而胸中伏匿之寒饮续出也。"其证机是寒饮郁肺，浊气逆乱胸中因治而发生变化；治以苓甘五味姜辛汤，温肺化饮，宣气制逆。

【冲气复发者】气逆上冲病理病证又发作。见寒饮郁肺支饮证，如第十二38条："咳满即止，而更复渴，冲气复发者，以细辛、干姜为热药也。"其证机是肺为饮邪所阻滞，气机逆乱，饮邪泛溢于上；治以桂苓五味甘草去桂加姜辛夏汤，以温肺化饮，降逆平冲。

虫 chóng❶昆虫。如196条："阳明病，法多汗，反无汗，其身如虫行皮中状者，此以久虚故也。"❷寄生虫。如第十九5条："问曰：病腹痛有虫，其脉何以别之？"❸药名：如虻虫。❹方名：如小儿疳虫蚀齿方。

重 chóng❶黄泉，九泉。如仲景序："厥身已毙，神明消灭，变为异物，幽潜重泉，徒为啼泣。"❷几次，重复。如29条："若重发汗，复加烧针者，四逆汤主之。"❸再，又。如第三3条："后合和，重煎，取一升五合，分温服。"❹厚厚地。如第十四25条甘草麻黄汤用法中言："重覆汗出，不汗，再服。"

zhòng❺分量较大，现"轻"相反。如46条："所以然者，阳气重故也。"❻重要，贵重。如仲景序："赍百年之寿命，持至贵之重器，委付凡医，恣其所措。"❼沉重。如第6条："风温为病，脉阴阳俱浮，自汗出，身重，多眠睡。"❽下坠。如98条："颈项强，小便难者，与柴胡汤，后必下重。"❾接着。如30条："重与芍药甘草汤，尔乃胫伸。"

【重发汗】重复使用发汗方法。如29条："若重发汗，复加烧针者，四逆汤主之。"又如88条："汗家，重发汗，必恍惚心乱。"指出治疗表里兼证，一定要审证求机，有是证即用是方药，切不可盲目用方用药，否则，则易引起其他病证。

【重与芍药甘草汤】接着用芍药甘草汤治疗。如30条："重与芍药甘草汤，尔乃胫伸。"指出治疗阴阳两虚证，在一般情况下是先治阳虚，后治阴虚，阳虚得复，接着应当用芍药甘草汤以益其阴，则可取得预期治疗目的。

【重语】反复重复其一句话。如210条："郑声者，重语也；直视，谵语，喘满者。"其证机是心气虚弱，神明不得心气守藏而失主，则语言错乱。

【重因疲劳汗出】复因疲劳汗出所致。见气血营卫虚痹证的病因病机，如第六1条："夫尊荣人骨弱肌肤盛，重因疲劳汗出，卧不时动摇，加被微风，遂得之。”《医宗金鉴·血痹虚劳病》：“疲劳则汗出，汗出则腠理开，亦不胜久卧，卧则不时动摇，动摇则加被微风，亦遂得以汗之，此膏粱之人，外盛内虚，虽微风小邪，易为病也。”指出病因是素体气血营卫虚弱，复因外邪乘机而客入，邪气搏结气血营卫而引起的病理病证；治当温补营卫气血，以黄芪桂枝五物汤。

【重亡津液】多次损伤津液。见肺痿原因，如第七 1 条：“或从便难，又被快药下利，重亡津液，故得之。”指出损伤津液是导致肺痿的主要原因之一。

【重覆汗出】厚厚地覆盖衣被使病人汗出。如第十四 25 条甘草麻黄汤用法中言：“重覆汗出，不汗，再服。”指出为了更好地发汗愈疾，可厚厚地覆盖衣被使病人汗出，以增强治疗效果。

【重煎】再次煎煮方药。如第三 3 条滑石代赭汤用法中言：“别以泉水二升煎滑石、代赭，取一升，去滓。后合和，重煎，取一升五合，分温服。”

臭

chòu❶气味难闻的，变质的。如 12 条桂枝汤用法中言：“禁生冷，黏滑，肉面，五辛，酒酪，臭恶等。”又如 157 条：“心下痞硬，干噫食臭，胁下有水气，腹中雷鸣。”

xiù❷食物气味，非言味道变质之臭味。如 338 条：“得食而呕，又烦者，蛔闻食臭出，其人常自吐蛔。”

丑

chǒu 丑，即丑时，在夜里 1 时至 3 时。如 275 条：“太阴病欲解时，从亥至丑上。”

出

chū❶跟“入”相反。如第 2 条：“太阳病，发热，汗出，恶风，脉缓者。”❷产生，发出。如第 6 条：“风温为病，脉阴阳俱浮，自汗出，身重，多眠睡，鼻息必鼾，语言难出。”❸显露。如 315 条：“服汤，脉暴出者，死；微续者，生。”❹出现，表现。如第三 1 条：“其证或未病而预见，或病四五日而出，或病二十日或一月微见者，各随证治之。”❺生长。如第三 13 条赤小豆当归散方中：“赤小豆浸，令芽出。”❻取出。如第五 10 条乌头汤方中：“川乌㕮咀，以蜜二升，煎取一升，即出乌头，五枚（10g）。”❼浮，越，引申为不能摄纳。如第二十一 2 条：“以血虚下厥，孤阳上出，故头汗出。”

【出见有头足】腹部有类似头足状物攻冲一样。见脾胃虚寒证以寒为主，如第十 14 条：“腹中寒，上冲皮起，出见有头足，上下痛而不可触近。”其证机是寒气内结，浊气外攻，壅滞不通而阻结于脘腹，寒气与浊气相结而攻于外；治以大建中汤。

【出汗】特指炒花椒至油质渗出。如 338 条乌梅丸方中：“蜀椒出汗，四两（12g）。”指出用药治疗病证，若能合理地炮制方药，则有利于方药更好地发挥治疗作用。

初

chū❶开始，表示时间、等级、次序等都是在前的。如 24 条：“太阳病，初服桂枝汤，反烦不解者，先刺风池，风府，却与桂枝汤则愈。”❷前端，前面。如 191 条：“大便初硬后溏；所以然者，以胃中冷，水谷不别故也。”❸第一次。如 147 条柴胡桂枝干姜汤用法中言：“初服微烦，复服，汗出便愈。”

【初服桂枝汤】太阳病初用桂枝汤治疗。详见“服桂枝汤”其一项。

【初得病时】太阳病发病之初。详见“太阳初得病时”项。

【初服微烦】第一次服用方药就出现轻微心烦。见少阳胆热水气证，如 147 条柴胡桂枝干姜汤用法中言：“初服微烦，复服，汗出便愈。”其证机是药后方药助正气抗邪，正气与邪气相搏，邪气欲去而未去，乘机而盛于内则有轻微心烦。

【初一服】服用方药的第一料。见阳虚肌痹证，如 174 条桂枝附子汤用法中言：“初一服，其人身如痹，半日许复服之，三服都尽，其人如冒状，勿怪。”指出 1 剂方药，经煎煮后，可分几次服用，每 1 次称为 1 服。

【初服得微汗则解】第一次服用甘草附子汤就出现轻微汗出，则病为向愈。见阳虚骨痹证，如 175 条甘草附子汤用法中言：“初服得微汗则解，能食，汗止，复烦者，将服五合，恐一升多者，宜服六七合为始。”其作用机理是方药助正气抗邪，邪不胜正则从汗出而解，尤其是汗出轻微，则标志着邪去而正气不为汗伤。

【初硬后溏】大便前端硬，继则溏。详见“大便初硬后溏”项。

【初能食】病初尚能饮食。见阳明水湿郁表自愈证，如 192 条：“阳明病，初能食，小便反

C

不利，大便自调。”其证机是阳明胃气虽受邪，但仍能职司通降下行，故其饮食尚可。

【初服汤】第一次服用小承气汤。见阳明热结证辨证，如208条小承气汤用法中言：“初服汤，当更衣，不尔者，尽饮之，若更衣者，勿服之。”指出治疗阳明热结轻证，因人因证而宜，有的服药一次即能达到治疗目的，也有需要连续服用方药才能达到治疗效果，对此皆当灵活运用。

【初头硬】大便前端较硬。见阳明病辨证，如209条：“此但初头硬，后必溏，不可攻之。”又如238条：“初头硬，后必溏，不可攻之。”复如251条：“但初头硬，后必溏，未定成硬，攻之必溏，须小便利，屎定硬。”辨大便“初头硬，后必溏”，其证机既可是热，又可是寒，其热者，热势较轻，燥屎尚未完全形成，故仅见大便初头硬；其寒者，寒气内盛而凝结，并壅滞气机则便硬，因其寒性清澈而下注故大便又出现溏。何以别其寒热，审脉验舌别苔是也。

【初得之三四日】初得病3~4日。见湿热毒血证，如第三13条：“病者脉数，无热，微烦，默默，但欲卧，汗出，初得之三四日，目赤如鸠眼。”提示辨治疾病一方面要重视辨症状表现而求证机，而另一方面还要重视疾病演变日期，并暗示若疾病演变日期较短，则当积极治疗，不可延误病情。

【初服二十日】开始服用汤药约20日。见心脾不足，痰风内生证，如第五11条侯氏黑散用法中言：“初服二十日，温酒调服。”指出病变证机复杂，取得治疗效果比较难，故其治必须坚持用药，才能取得预期治疗效果。

【初服二合】第一次服用方药12~16mL。见寒疝腹痛证或太阳中风证与脘腹寒积证相兼，如第十19条乌头汤用法中言：“以桂枝汤五合解之，得一升后，初服二合，不知，即服三合；又不知，复加至五合。”指出方中乌头有毒，第一次服用方药，先以小剂量为始，然后根据病情需要，则可逐渐加大用量。

除 chú❶去掉。如第十八6条王不留行散用法中言：“川椒除目及闭口，去汗，三分(9g)。”❷衰竭。如333条：“腹中应冷，当不能食，今反能食，此名除中，必死。”❸解除，消除。如第三8条百合滑石散用法中言：“当微利者，止服，热则除。”❹治疗。如第五12条：“风引汤：除热、瘫、痫。”

【除中】胃气大虚而欲竭的病理病证。见厥阴肝寒证与阳明胃寒证相兼，如332条：“今反能食者，恐为除中。食以索饼，不发热者，知胃气尚在，必愈。”又如333条：“腹中应冷，当不能食，今反能食，此名除中，必死。”其证机是阳明胃气大亡大竭，其阳气暴越外露，欲求救于食，可阳明胃气之受纳，腐熟功能衰竭，后天化生之机已绝。病至于此，难以救治。

【除热】治疗热证。见肝阴不足阳亢动风证，如第五12条：“风引汤：除热、瘫、痫。”指出风引汤功用及主治病证，揭示本方是治疗邪热内盛比较理想的方药。

【除其热】治疗病人发热症状。见厥阴寒证与阳明寒证相兼，如333条：“今与黄芩汤复除其热，腹中应冷，当不能食，今反能食，此名除中，必死。”指出治疗必须针对病变证机，且不可针对症状，若针对症状而治，则会引起其他病证或加重病情，当引以为戒。

处 chǔ❶居处，处所。如第一2条：“腠者，是三焦通会元真之处，为血气所注。”❷部位，位置。如117条，又如第八3条：“烧针令其汗，针处被寒，核起而赤，必发奔豚。”❸处理，引申为诊断。如第十一20条：“脉两出，积在中央，各以其部处之。”❹书写，开方。如仲景序：“省疾问病，务在口给，相对斯须，便处汤药。”

杵 chǔ杵，即舂米或捶衣的木棒。如141条三物白散用法中言：“内巴豆，更于臼中杵之，与白饮和服。”

【杵二千下】用舂米木棒捣方中药物约2000次。见蛔厥证，如338条乌梅丸用法中言：“饭熟捣成泥，和药令相得，内臼中，与蜜，杵二千下。”

【杵为散】用木棒将药物捣为散状。如第三13条赤小豆当归散用法中言：“上二味，杵为散，浆水服方寸匕，日三服。”

怵 chù怵，即恐惧。如221条：“若加温针，必怵惕烦躁，不得眠。”

【怵惕烦躁】恐惧、惊惕、心烦、身躁。见

阳明热郁证类太阳病证，如221条："若加温针，必怵惕烦躁，不得眠。"指出阳明热郁证在其病变过程中出现类似病证，临证应注意鉴别诊断，若未能如此，以从类似证治疗，必定会加重病证。其证机是阳明邪热未除而反为热药相迫，邪热益盛而猖獗且上攻于心，心神不得守藏；治以栀子豉汤，清宣郁热。

触 chù 触，即碰，遇着，引申为按压。如第十14条："上冲皮起，出见有头足，上下痛而不可触近，大建中汤主之。"

【触近】按压脘腹。见脾胃虚寒证以寒为主，如第十14条："上冲皮起，出见有头足，上下痛而不可触近，大建中汤主之。"指出脾胃虚寒证在其病理演变过程中会出现脘腹疼痛而拒按，此当与实热证相鉴别。

啜 chuò 啜，即饮也，喝也。如12条桂枝汤用法中言："服已须臾，啜热稀粥一升余，以助药力。"

【啜粥】喝热稀粥一类食物。详见"不须啜粥"。

【啜热粥发之】喝热稀粥以助药力发汗。见太阳柔痉体强证，如第二11条栝楼桂枝汤用法中言："汗不出，食顷，啜热粥发之。"审病为太阳柔痉体强证，其治当发汗，汗之又伤津，故使病人喝热稀粥以助药力发汗且不伤阴津。

【啜热稀粥一升余】喝热稀粥60~80mL。见太阳中风证，如12条桂枝汤用法中言："服已须臾，啜热稀粥一升余，以助药力。"《伤寒来苏集·伤寒论注》："而精义尤在啜稀粥以助药力，盖谷气内充，外邪勿复入，热粥以继药之后，则余邪勿复留，复方之妙用又如此，故用之发汗，自不至于亡阳，用之止汗，自不至于贻患。"指出病是太阳中风证，其治当用桂枝汤，为了增强疗效，再让病人喝热稀粥60~80mL，以助药力发汗而不伤津。

川 chuān 川，即药名，如川芎，入薯蓣丸，又如川椒，入王不留行散。

【川芎】详见"芎䓖"项。

【川乌】详见"乌头"项。

【川椒】详见"蜀椒"项。

传 chuán❶侵入。如第4条："伤寒一日，太阳受之，脉若静者，为不传。"❷发生变化。如第4条："颇欲吐，若躁烦，脉急数者，为传也。"

【传脾】邪气乘机侵入于脾的病理病证。详见"知肝传脾"项。

喘 chuǎn 喘，即呼吸急促，甚者鼻翼煽动，张口抬肩，不能平卧。❶太阳伤寒证，如35条："无汗而喘者。"❷寒饮郁肺证，如41条："咳而微喘。"❸气血两燔证，如111条："腹满微喘。"❹阳明热结重证，如212条："腹满而喘。"❺厥阴阴盛阳竭证，如362条："若脉不还，反微喘者。"❻肺虚饮证，如43条："太阳病，下之微，喘者。"❼邪热壅肺证，如63条："汗出而喘。"

【喘而汗出】气喘与汗出并见。见大肠热利证，如34条："喘而汗出。"其证机是大肠邪热既外迫津液，又上攻于肺，肺气逆而不降；其治当清泻大肠之热，以葛根芩连汤。

【喘而胸满】气喘与胸满并见。见太阳病证与阳明病证相兼，如36条："喘而胸满者。"《尚论篇·附合病》："太阳邪在胸，阳明邪在胃，两邪相合，上攻其肺，所以喘而胸满。"《医宗金鉴·伤寒论注》："若喘而胸满，是表邪盛，气壅于胸肺间也。"其证机是营卫郁闭，肺气不利，浊气壅滞；治以麻黄汤解表散寒，宣肺降逆。

【喘而躁】气喘与身躁并见。见饮邪郁肺证，如第七4条："上气，喘而躁者，属肺胀。"《金匮要略正义·肺痿肺痈咳嗽上气病》："若上气喘而兼躁，则喘为风，躁因水逆，饮邪挟风，而为风水，但使风从表散，而水自安澜，喘躁自已矣。"其证机是饮邪壅滞于肺，肺气不得肃降而上逆，浊气逆乱于心，心神不得内守内藏。

【喘而不能卧】气喘而不能平卧。见支饮证，如第十二14条："支饮亦喘而不能卧。"其证机是支饮留结于肺，肺气逆乱而不得升降；治以小青龙汤，宣肺利饮，和畅气机。

【喘而头痛】气喘，头痛。见太阳中风证与阳虚夹热证相兼，如第二十一9条："喘而头痛。"其证机是阳虚不得摄纳，邪热扰乱肺气而上逆；太阳营卫不和，经气不利；治当宣肺降逆，解表散邪。

C

【喘满】气喘，胸满。

其一，虚实夹证，如210条："喘满者。"其证机是正虚邪实，正气虚弱不能主持于胸，邪实壅塞于胸，正不胜邪，病情危重。

其二，阳明热证，如218条："喘满。"《伤寒来苏集·伤寒论注》："喘而胸满者，为麻黄证，然必脉浮者，病在表，可发汗。今脉沉为在里，则喘满属于里矣，反攻其表则表虚，故津液大泄；喘而满者，满而实矣。"其证机是阳明邪热，壅滞气机，气机不得升降而逆乱于胸。

其三，肺痈证，如第七2条："其人则咳，口干，喘满，咽燥不渴。"其证机是邪热蕴结于肺，肺气不利，浊气上逆而壅塞。

其四，饮证与饮水的关系，如第十二12条："喘满。"《金匮要略直解·痰饮咳嗽病》："饮水多，则水气泛溢于胸膈，必暴喘满也。"其证机是饮水太过，水气壅塞于胸，胸中气机不利而上逆。

其五，膈间阳郁热饮证，如第十二24条："喘满。"《医宗金鉴·痰饮咳嗽病》："支饮则喘满不得息，水在胸肺也。"其证机是阳气郁遏，郁而化热，热与水气搏结，气血梗阻于内而不能外荣；治以木防己汤，通阳化饮，清热益气。

【喘家】气喘病证时间比较久。详见"喘家作"项。

【喘家作】气喘病证时间比较久而又与太阳中风证相并发作。见肺虚寒饮证与太阳中风证相兼，如18条："喘家作。"《伤寒论译释·辨太阳病脉证并治》："患者原来有喘病宿疾，外受风邪引起了喘病，这时除了具有桂枝证外，还有气逆作喘。"其证机是素体肺气不足而有寒饮，风寒侵袭太阳而致卫强营弱，并传入于肺而为寒饮郁肺；治以桂枝加厚朴杏仁汤，当表里兼顾。

【喘冒】气喘，头晕目眩。详见"喘冒不能卧"项。

【喘冒不得卧】气喘，头晕目眩，不得卧。见阳明热结旁流重证，如242条："喘冒不得卧。"《伤寒内科论·辨阳明病脉证并治》："阳明邪热伏郁于内而不得外透则微热；邪热上攻于肺，其气不降则喘；邪热上冲，蒙蔽清阳则头晕目眩。诸证反映邪热郁结阳明，内伏而攻冲，时尔迫津旁流的病理特征；其治当攻下实邪，涤除浊物，宜大承气汤。"其证机是阳明邪热上攻于肺，肺气不降而浊气上逆，肆虐于心，心神不得守藏。

【喘不得卧】气喘，不得卧。见实热肺痈证，如第七11条："喘不得卧。"其证机是邪热蕴结于肺，壅滞肺气而灼伤脉络，血脉为邪热所腐灼；治以葶苈大枣泻肺汤。

【喘悸】气喘，心悸。见阴血虚证，如第六4条："喘悸。"《金匮要略编注二十四卷·血痹虚劳病》："虚阳上逆，冲肺卒喘，心营虚而真气不敛，则悸。"其证机是肺气虚弱而不得肃降则喘，心气虚弱而不得主持于内则悸。

【喘鸣迫塞】气喘，气粗，呼吸不利，胸中满闷。见实热肺痈水逆证，如第七15条："喘鸣迫塞。"其证机是邪热蕴结于肺，肺气不得通调水道，水气逆乱于内，攻冲于外；治以葶苈大枣泻肺汤，泻肺除痈。

【喘息咳唾】气喘，气短，咳嗽，唾涎。见痰瘀胸痹证，如第九3条："喘息咳唾。"其证机是痰瘀阻闭心脉，宗气不得行使主持呼吸，影响肺气肃降，气逆于上。

【喘喝】气喘，张口呼吸。详见"疾行则喘喝"项。

【喘者】气喘病证。

其一，太阳伤寒证，如35条，又如235条："无汗而喘者。"其证机是太阳营卫受邪，卫闭营郁，影响肺气肃降而气上逆。

其二，寒饮郁肺证，如40条："或喘者。"其证机是寒饮郁肺，肺气上逆；其治当温肺化饮，以小青龙汤。

其三，肺虚寒饮证，如43条："喘者。"其证机是肺气虚弱，肺气不降而上逆。

其四，厥阴阴盛阳竭证，如362条，又如第十七26条："喘者，死。"《伤寒溯源集·少阴前篇证治》："若脉不还，反见微喘，乃阳气已绝，其未尽之虚阳，随呼吸而上脱，其气有出无入，故似喘非喘而死矣。"其证机是气脱于上，正气不支；治当急急回阳，摄纳肾气。

其五，太阳风水表虚证，如第十四22条防己黄芪汤用法中言："喘者，加麻黄半两。"其证机是水邪射肺，肺气不降而上逆；治以防己黄芪汤，加麻黄利水治肺以平喘。

疮 chuāng❶肌肤黏膜溃烂。如301条："少阴病，咽中伤，生疮，不能语言。"❷痈疽类，统曰为疮。如第一12条："浸淫疮，从口起流向四肢者，可治；从四肢流来入口者，不可治；病在外者，可治，入里者即死。”❸外伤，通“创伤”字。如第十八6条：“病金疮，王不留行散主之。”

【疮家】皮肤肌肉生痈疽一类的疮疡。见疮家病证，如85条，又如第二6条：“疮家，虽身疼痛，不可发汗，发汗则痉。”《伤寒溯源集·太阳中篇》：“疮家，非谓疥癣之疾也。盖指大脓大血，痈疽溃疡，杨梅结毒，臁疮痘疹，马刀侠瘿之属也。”疮家或因寒湿或因湿热或因毒热之邪肆虐浸淫皮肤肌肉而变生疮疡病证，临证当以法审证求机论治。

床 chuáng❶床铺。如212条：“若剧者，发则不识人，循衣摸床，惕而不安，微喘直视，脉弦者生，涩者死。”❷药名：如蛇床子。❸方名：蛇床子散。

吹 chuī 吹，即气从内向外而出。如第二十二22条：“胃气下泄，阴吹而正喧，此谷气之实也。”

炊 chuī 炊，即烧火做饭。如357条麻黄升麻汤用法中言：“分温三服。相去如炊三斗米顷，令尽，汗出愈。”

春 chūn 春，即春季，一年四季的第一季。如第六6条：“劳之为病，其脉浮大，手足烦，春夏剧，秋冬瘥，阴寒精自出，酸削不能行。”

【春夏剧】病证在春夏季节表现比较明显。如第六6条：“劳之为病，其脉浮大，手足烦，春夏剧，秋冬瘥，阴寒精自出，酸削不能行。”仲景言“春夏剧”，主要揭示辨阴虚虚劳证，其病证表现有周期性、季节性，提示辨证不仅要辨证候表现，还要重视四季变化对疾病的影响，只有全面认识与了解，才能抓住病变本质所在。

唇 chún 唇，即嘴唇。《庄子·盗跖》：“摇唇鼓舌，擅生是非。”如第二十二9条：“其证唇口干燥，故知之。”

【唇口干燥】口唇及口舌干燥。见妇人宫寒血虚血瘀证，如第二十二9条：“其证唇口干燥，故知之。”《医宗金鉴·妇人杂病》：“唇口干燥。冲任血伤，不上荣也。”指出妇人宫寒证，则可引起阳气不得下行于胞中而郁滞，郁于肢体经脉，则可出现肢体经脉有郁热病证，对此一定要辨邪热不在胞中，而在肢体经脉之中；其治当活血化瘀，以温经汤。

【唇痿】口唇枯萎无光泽。见瘀血证，如第十六10条：“病人胸满，唇痿，舌青，口燥，但欲漱水不欲咽。”《金匮要略心典·惊悸吐衄下血胸满瘀血病》：“唇痿舌青，血不荣也。”其证机是瘀血留结于内，阻滞气机，气不化津，血不外荣则唇萎；治当活血化瘀，调理气机。

【唇口青】口唇色泽青紫。见卒厥证在脏在腑，如第一11条：“唇口青，身冷，为入脏即死。”《金匮要略编注二十四卷·脏腑经络先后受病》：“若唇口青身冷，即是邪气入脏，堵塞血气，神机不能出入，脏气垂绝，所以主死。”其证机是脏气大伤，气血为邪气所遏所伤而不能外荣，为邪气盛实，其病情大多危重，预后不良。

惷（蠢） chǔn 惷，即愚蠢，笨拙。仲景序：“蒙蒙昧昧，惷若游魂。”

【惷若游魂】愚蠢的样子犹如没有头脑或灵魂。如仲景序：“蒙蒙昧昧，惷若游魂。”

此 cǐ❶这，这个。如仲景序：“下此以往，未之闻也。”❷这样。如48条：“若太阳病证不罢者，不可下，下之为逆，如此可小发汗。”

【此为坏病】这是变化了的病证。详见“坏病”项。

【此为逆】这是治疗错误。见心肺阴虚内热证，如第三9条：“见阳攻阴，复发其汗，此为逆。”指出心肺阴虚内热证以内热为主者，其病证表现有类似太阳病证如头痛等，对此一定要注意鉴别诊断，且不可用发汗的方法即“见阳攻阴”，若用发汗法治疗，必会引起其他病证，当引起重视。

【此为逆也】这是治疗错误引起的病证表现。

其一，太阳伤寒证与里虚证相兼，如38条：“服之则厥逆，筋惕肉瞤，此为逆也。”指出大青龙汤有其主治证，也有其禁忌证，临证必须审证准确，若稍有差错，即会引起其他病证。

其二，表里兼证，如90条：“本发汗，而复下之，此为逆也。”指出治疗表里兼证，必须审明病变的主要矛盾方面，以法采取治疗措施，若未能以法论治，则会导致治疗错误。

【此为荣气和】这是营卫不和的主要矛盾方面在卫，并不可理解为是卫气不和而营气和。详见“荣气和”项。

【此为荣弱卫强】这是营卫之气虚弱而卫气与营气相较受邪抗邪比较明显。详见“荣弱卫强”项。

【此为内实也】这是里有实邪的病理。详见“内实”项。

【此为欲解也】这是疾病将要向愈的表现。

其一，阳明胃热证，如110条：“十余日振慄，自下利者，此为欲解也。”指出邪有去路，病为向愈。

其二，表里兼证，如140条：“太阳病，下之，其脉促，不结胸者，此为欲解也。”指出内无失调，邪无内传之机，其病为向愈。

其三，脾胃支饮寒证，如第十七2条：“先呕却渴者，此为欲解。”其证机是呕后饮邪因之而去，渴因阳气化津而自救，故病为欲解。

【此为实】这是邪气实的病理病证。见太阳温病证，如115条：“脉浮热甚，而反灸之，此为实。”指出病变的主要矛盾方面与审证求机要点。

【此为小逆】这是因治疗不当引起的病理病证。见脾胃阴虚证，如120条：“以医吐之所致也，此为小逆。”指出辨脾胃阴虚重证，若是在其演变过程中病情加重，其治疗则比较难；若是因治疗不当而导致病证加重，对此如果能积极治疗，则病可向愈，故仲景曰“此为小逆”，对此还要进一步根据病证表现辨证论治。

【此为吐之内烦也】这是因为用吐法不当而引起内热内烦证的缘故。详见“吐之内烦”项。

【此为水结在胸胁也】这是水饮之邪相结于胸胁的病理病证。详见“水结在胸胁”项。

【此为热入血室也】这是邪热侵入血室的病理病证。详见“热入血室”其一项。

【此为热入血室】这是邪热侵入血室的病理病证。详见“热入血室”其一项。

【此为未解也】这是病证还没有解除的表现。见少阳胆热水气证，如147条：“但头汗出，往来寒热，心烦者，此为未解也，柴胡桂枝干姜汤主之。”指出虽经治疗，但病证表现仍在，则当继续服用方药。

【此为阳微结】这是太阳少阳之气为邪气所结的病理病证。详见“阳微结”项。

【此为半在里】这是部分病变证机在少阳。详见“半在里”项。

【此为结胸也】这是结胸证的病证表现。详见“结胸”其三项。

【此为痞】这是痞证的病证表现。见中虚湿热痞证，如149条：“但满而不痛者，此为痞，柴胡不中与之，宜半夏泻心汤。”其证机是脾胃虚弱，湿热内蕴，壅滞气机，浊气不降；治当补中泄热，除湿消痞，以半夏泻心汤。

【此为胸有寒也】这是胸中有痰饮阻滞的病理病证。详见“胸有寒”项。

【此为风也】这是风寒所引起的病证表现。见阳明热结重证与太阳中风证相兼，如217条：“汗出，谵语者，以有燥屎在胃中，此为风也。”仲景言“此为风也”，当是辨太阳中风证，以揭示病是表里兼证，其治或表里同治，或有先后次序之别。

【此为津液内竭】这是津液从内为邪热所损伤耗竭的病理病证。详见“津液内竭”项。

【此为热越】这是邪热透发于外。详见“热越”项。

【此为阳明病也】这是阳明病的证候表现。见阳明恶寒自罢的特点，如184条：“始虽恶寒，二日自止，此为阳明病也。”指出这样的病证是阳明病而不是其他病，提示辨证应识别病变证机所在，进而为治疗提供确凿依据。

【此为瘀热在里】这是热与血相结而为瘀热的病理病证。详见“瘀热在里”项。

【此为阳去入阴故也】这是少阳之邪传入于太阴或少阴或厥阴的缘故。详见“阳去入阴”项。

【此为三阴不受邪也】这是太阴、少阴、厥阴之气不为邪气所侵入的缘故。详见“三阴不受邪”项。

【此为实也】这是里有实邪的病证表现。

其一，阳明热结重证与少阴热证相兼，如252条：“大便难，身微热者，此为实也，急下之。”仲景言“此为实也”，以揭示病变的主要矛盾方面是以阳明热结重证为主，其治当先从阳明，以大承气汤。

其二，胆胃热结证，如第十12条：“按之心下满痛者，此为实也。”《金匮要略心典·腹满寒疝宿食病》："按之而满痛者，为有形之实邪。"其证机是邪热侵袭胆胃，胆热内逆，胃热内结，气机阻滞不通；治以大柴胡汤。

【此为有水气】这是有水气的病理病证。详见"水气"其一项。

【此为热气有余】这是阳复太过而为邪热。详见"热气有余"项。

【此为脏厥】这是少阴心肾阳气极虚，阴寒充盛的病理。详见"脏厥"项。

【此为脏寒】这是脾胃虚寒证机。详见"脏寒"项。

【此为愈也】这是病为向愈之征兆。见肾中浊邪阴阳易证，如392条烧裈散用法中言："小便即利，阴头微肿，此为愈也。妇人病，取男子裈，烧，服。"指出小便利是病邪从下而去的重要标志之一，提出疾病向愈的判断标准。

【此为未至而至也】这是季节气候还没有到而气候变化先到的缘故。详见"未至而至"项。

【此为至而不去也】这是出现季节已去而气候仍在。详见"至而不去"项。

【此为至而太过也】这是季节到而气候变化太过。详见"至而太过"项。

【此为有阳无阴】这是有阳无阴的病理病证。详见"有阳无阴"项。

【此为卒厥】这是卒厥的病证表现。详见"卒厥"项。

【此为痹】将这种病证称为痹证。见中风及痹证的基本脉证与鉴别，如第五1条："夫风之为病，当半身不遂，或但臂不遂者，此为痹。"《金匮要略编注二十四卷·中风历节病》："风之为病，非伤于气，即侵于血，故当半身不遂，但臂不遂者，邪气入于肢节之间，故为痹。痹者，邪气闭塞经隧，气血不通，较之中风，则又轻也。"其证机是风寒湿或风热湿浸淫经脉，客于肌肤及关节，壅滞气血，经脉阻滞不通；治当祛邪通经，和畅气血。

【此为痉】将这种病证表现称为痉证。见太阳柔痉体强证，如第二11条："脉反沉迟，此为痉，栝楼桂枝汤主之。"其证机是太阳营卫素体阴津不足而又感受风寒侵袭，筋脉既不得阴津滋养，反被风寒所拘急。

【此为劳使之然】这是因为虚劳所导致的病证表现。详见"劳使之然"项。

【此为肺痈】这是肺痈证。详见"肺痈"其一项。

【此为肺中冷】这是虚寒肺痿证。详见"肺中冷"项。

【此为肺胀】这是肺胀证，详见"肺胀"其二项。

【此为心脏伤所致也】这是因为心气受损伤所致的缘故。详见"心伤"项。

【此为留饮欲去故也】这是饮邪留结将要去除的缘故。详见"留饮欲去故也"项。

【此为胃热上冲熏其面】这是胃中邪热上冲而熏蒸其面的缘故。详见"胃热上冲熏其面"项。

【此为风水】这是风水证的表现。详见"风水"项。

【此为黄汗】这是黄汗证的表现。详见"黄汗"其四项。

【此为极虚发汗得之】这是因为发汗导致体质虚弱为主所引起的病证表现。详见"极虚发汗得之"项。

【此为皮水】这是皮水证的病证表现。详见"皮水"其二项。

【此为寒】这是寒证证机。

其一，太阴脾腹满虚寒证，如第十3条："腹满时减，腹如故，此为寒，当与温药。"指出病变证机的主要矛盾方面，是寒而非热，是虚而非实，其治当温散。

其二，肾阳虚便结证，如第十15条："胁下偏痛，发热，其脉紧弦，此寒也。"其证机是阳虚有寒，阳虚不得温煦与推动，寒气内乘而相结。

【此为脾胀】这是肺胀证。详见"脾胀"项。

【此为女劳得之】这是女子劳伤所引起的病证。详见"女劳得之"项。

【此为表和里实】这是在表之气和而里有邪气实的病理病证。详见"表和里实"项。

【此为阴伏】这是瘀血在里的病理病证。详见"阴伏"项。

【此为胃实】这是胃家实的病理变化。详见"胃实"项。

【此为腹中有干血著脐下】这是女子胞中有瘀血留结的病理。详见"腹中有干血著脐下"项。

【此为水与血俱结在血室也】这是水气与血相结在女子血室的缘故。详见"水与血俱结在血室"项。

C

【此为肠内有痈脓】这是肠内有痈脓的病证表现。详见“肠内有痈脓”项。

【此肝乘脾也】这是肝之邪气太盛而相克于脾。详见“肝乘脾”项。

【此肝乘肺也】这是肝之邪气太盛而反克于肺金。详见“肝乘肺”项。

【此名脏结】这样的病证表现称之为脏结。详见“脏结”其三项。

【此名阳明也】这样的病证表现称之为阳明病。详见“何缘得阳明病”项。

【此名湿痹】这样的病证称为湿痹证。详见“湿痹”项。

【此名为革】这种脉叫作革脉。详见“名为革”项。

【此名除中】这种病叫作除中证。详见“除中”项。

【此名霍乱】这种病叫作霍乱证。详见“霍乱”其一、二项。

【此名转胞】这种病叫作转胞证。详见“转胞”项。

【此以发汗】这是因为发汗不当所引起的缘故。见表里兼证，如122条：“此以发汗，令阳气微，膈气虚，脉乃数也。”指出发汗虽能治疗病证，但一定要恰中病变证机；否则，可引起或加重病证。

【此以附子、术并走皮内】这是因为附子、白术的药力一并走于肌肤皮内的缘故。见阳虚肌痹证，如174条桂枝附子去桂加白术汤用法中言：“此以附子、术并走皮内，逐水气未得除，故使之耳。”指出服用方药后，方药作用特点，以及方药治病可能出现的一些特殊现象，对此一定要有正确的认识与了解。

【此以表有热】这是表有发热症状。详见“表有热”项。

【此以久虚故也】这是因为正气虚弱所致的缘故。见阳明虚热身痒证，如196条：“其身如虫行皮中状者，此以久虚故也。”指出身痒的证机是虚与热相结而逆乱、肆虐于肌肤，提示治疗邪热且不可忽视补益正气。

【此以夏月伤冷水】这是因为在夏季伤冷水所引起的缘故。详见“夏月伤冷水”项。

【此以医下之也】这是因为医生用下法治疗的缘故。详见“医下之”其二项。

【此寒去欲解也】这是寒气将要消散的表现。见寒饮郁肺证，如41条：“渴者，此寒去欲解也，小青龙汤主之。”指出寒气得去，阳气得复，阳从阴而化生则会出现口渴，其口渴可随阴阳之气恢复而向愈。

【此本柴胡证】这本来是柴胡汤所主治的病证。详见“柴胡证”其二项。

【此本有寒分也】这病变证机本来是寒气与痰饮证机相互搏结的缘故。详见“寒分”项。

【此本一方二法】这是1个方药有2种用法。详见“一方二法”项。

【此非结热】这病变证机不是邪热内结所致。见中虚湿热痞重证，如158条：“其痞益甚，此非结热，但以胃中虚。”仲景主要指出病变证机是中虚湿热痞，尤其是中虚湿热痞有类似实热证，对此一定审证确切，不可为疑似所迷惑。

【此非其治也】这种治疗方法是不正确的。详见“非其治”其一项。

【此非柴胡汤证】这不是柴胡汤类所主治的病证。见脾胃热证，如123条：“但欲呕，胸中痛，微溏者，此非柴胡汤证，以呕，故知极吐下也。”指出脾胃热证与柴胡汤证有类似表现，临证一定要审证求机，透过病证表面现象得出病变本质所在，然后以法用方用药。

【此属胃】这病变证机在胃。详见“属胃”其二项。

【此属少阴】这病变证机在少阴。详见“属少阴”其二项。

【此属何病】这是哪一种病证呢？见霍乱证与太阳病证相兼，如383条：“病发热，头痛，身疼，恶寒，吐利者，此属何病？”仲景以问答的形式论述霍乱病证，其目的就是为进一步辨清霍乱证主要矛盾方面提供理论依据。

【此属阳明也】这病证表现属于阳明病。详见“属阳明”其八项。

【此属历节】这病证表现属于历节病。详见“历节”其一项。

【此属饮家】这病证表现属于饮邪所致。详见“饮家”其二项。

【此属支饮】这病证表现属于支饮病。详见“属支饮”项。

【此皆难治】这病理病证都比较难以治疗。详见“难治”其七项。

【此皆饮酒汗出当风所致】这是因为饮酒出汗而受风邪侵袭所致。详见“饮酒汗出当风所致”项。

【此皆带下】这一类都属于带下病证。详见“带下”其一项。

【此病伤于汗出当风】这病证表现起源于汗出之时而受风邪侵袭。详见“病伤于汗出当风”项。

【此病难治】这一类病证都比较难以治疗。详见“难治”其十项。

【此病易治】这一类病证都比较容易治疗。详见“难治”其十项。

【此病属带下】这一类病理病证都是属于带下范围。详见“带下”其二项。

【此欲作痼瘕】这是将要发生为阳明虚寒固瘕证。详见“固瘕”项。

【此欲作谷疸】这是将要发生为阳明虚寒谷疸证。详见“谷疸”其一项。

【此欲自利也】这是将要出现下利病证。详见“自利”其二项。

【此欲作水】这是将要出现水气病理病证。见脾胃水气热证的基本脉证，如第十四 7 条：“小便数，今反不利，此欲作水。”《金匮要略心典·水气病》：“今反不利，则水液日积，故欲作水。”其证机是脾胃有热，热肆脾胃而扰气机，气不化水，水津变为水气，水气停留内结于脾胃；其治当清热化水，调理脾胃。

【此亡津液】这是津液损伤的病理病证。详见“亡津液”其二、六项。

【此亡血】这是血虚的病理病证。详见“亡血”其五项。

【此表里俱虚】这是表里之气俱虚弱的缘故。详见“表里俱虚”其一项。

【此表解里未和也】这是表证解除而里证仍在。详见“表解里未和”项。

【此必两耳聋无闻也】这可能是两耳聋听不到任何外界声音的缘故。详见“两耳聋无闻”项。

【此必衄】这可能会引起衄证。详见“必衄”其二项。

【此必大便硬故也】这必定会出现大便坚硬。详见“大便硬”其四项。

【此有燥屎也】这是燥屎内结的病理病证。详见“燥屎”其一、三项。

【此有宿食】这是有宿食的病证。详见“宿食”其七项。

【此阴阳俱虚】这是阴阳俱虚的病理病证。详见“阴阳俱虚”项。

【此无阳也】这是阳气虚弱的病理。详见“无阳”其一项。

【此误也】这是治疗的错误。见太阳病证与阴阳两虚证相兼，如 29 条：“反与桂枝欲攻其表，此误也。”提示辨证一定要准确无误，论治不得有丝毫差错；否则，会引起病证发生变化。

【此当发其汗】这样的病证应当用发汗的方法。详见“发其汗”其二项。

【此里虚】这是里气虚弱的病理。详见“里虚”其一项。

【此卫气不和也】这是卫气与营气不相和谐的缘故。详见“卫气不和”项。

【此作协热利也】这是发热与下利同时并见。详见“协热利”其一项。

【此虽已下之】这病证虽然已经用了下法治疗。详见“而以他药下之”项。

【此利在下焦】这下利证机在下焦。如痞利证辨证，如 159 条：“理中者，理中焦，此利在下焦。”辨下利病证，其证机有诸多，同时又暗示辨下利证，不仅要审明下利证机，还要进一步辨清下利病变部位。

【此水不胜谷气】这是水气不胜正气的缘故。详见“水不胜谷气”项。

【此外欲解】这是表证将要解除。详见“外欲解”项。

【此但初头硬】这仅仅是大便前端坚硬。详见“初头硬”项。

【此可发汗】这病证可以用发汗的方法治疗。详见“医云此可发汗”项。

【此转属阳明也】这病证表现属于阳明病。详见“属阳明”其七项。

【此热除也】这是发热症状已经解除。详见“热除”项。

【此冷结在膀胱关元】这是寒气搏结在膀胱关元部位的病理病证。详见“冷结在膀胱关元”项。

【此治肝补脾之要妙也】这是治肝补脾最好的方法之一。详见“治肝补脾之要妙也”项。

【此结为症瘕】这是邪气与血相结而为症瘕。详见“症瘕”项。

【此胸中实】这是胸中有痰饮实邪阻塞的病理。详见“胸中实”项。

【此肠间有水气】这是肠间有水气的病理病证。详见“肠间有水气”项。

【此水也】这是水气所引起的病理病证。见下焦水气证，如第十二31条：“假令瘦人脐下有悸，吐涎沫而癫眩，此水也。”其证机是水气内结，逆乱于下而攻冲于上，清阳为水气所蒙；治以五苓散，化气行水。

【此四部病】这4种病证。详见“四部病”项。

【此亦为逆】这也是治疗错误。见心肺阴虚内热证，如第三9条：“见阴攻阳，乃复下之，此亦为逆。”指出心肺阴虚内热证以阴虚为主者，其病证时有类似阳热可下证者，其治当滋阴以达润下，且不可用下法治疗即“见阴攻阳”，若用下法，则易引起病证发生变化。

【此虚寒从下上也】这是太阴虚寒从上从下的病理病证。详见“虚寒从下上也”项。

【此人肚中寒】这是病人肚中有寒气的病理病证。详见“肚中寒”项。

【此法当病水】这根据疾病演变规律则会出现水气病理。详见“病水”其三项。

【此劳气也】这是久虚而伤气阴的病理病证。详见“劳气”项。

【此女劳之病】这是女子因虚久失治而为黄疸病。详见“女劳之病”项。

【此因极饮过度所致也】这是因为饮酒过度所引起的病理病证。详见“极饮过度所致”项。

【此远血也】这是内在脏腑出血引起的缘故。详见“远血”项。

【此近血也】这是近在肛门附近出血引起的缘故。详见“近血”项。

【此太阳经伤也】这是太阳经筋受损伤的病理病证。详见“太阳经伤”项。

【此人身体瞤瞤者】这是病人身体肌肉蠕动或筋脉震颤。详见“身体瞤瞤”项。

【此心气实】这是心中有邪气实的缘故。详见“心气实”项。

【此恶露不尽】这是女子产后余血浊液留结于胞中而不尽下。详见“恶露不尽”项。

【此谷气之实也】这是邪气阻滞不畅的缘故。详见“谷气之实”项。

次

cì 次，即等级，引申为第三。如仲景序：“孔子云：生而知之者上，学而亚之，多闻博识，知之次也。余宿尚方术，请事斯语。”即“上”者，第一；“亚”者，第二；“次”者，第三也。

刺

cì 刺，即用有尖的东西穿进或杀伤，引申为针刺治疗。如231条：“刺之小差，外不解。病过十日，脉续浮者。”

【刺大椎】针刺大椎穴。见太阳病证与少阳病证相兼，如171条：“当刺大椎，肺俞，肝俞，慎勿下之。”指出治疗表里兼证，根据病证表现特点，可用针刺大椎的方法，既可泻太阳之邪，又可泻少阳之邪。

【刺大椎第一间】用针刺大椎第一椎间。见太阳病证与少阳病证相兼，如142条：“太阳与少阳并病，头项强痛或眩冒，时如结胸，心下痞硬者，当刺大椎第一间，肺俞，肝俞，慎不可发汗。”《伤寒来苏集·伤寒论注》：“督主诸阳，刺大椎以泄阳气。”仲景治疗太阳病证与少阳病证相兼，暗示既可用方药，又可用针刺的方法，尤其是对病证表现都比较重，其用方药不如先用针刺，可在用针刺之后，再以法用方药，若能将方药与针刺同时应用，其治疗效果会更好。

【刺风池】针刺风池穴。见太阳中风重证，如24条：“太阳病，初服桂枝汤，反烦不解者，先刺风池，风府，却与桂枝汤则愈。”指出治疗太阳病证，可针刺风池穴，以泻太阳少阳之邪，然后再用方药，以增强治疗效果。

【刺期门】针刺期门穴。见肝气乘肺证或肝气乘脾证，如108条、109条、142条、143条、216条：“刺期门。”指出针刺期门穴，可泻肝经胆经之邪热，对此若能再配合方药治疗，则效果会更好。

【刺之小差】用针刺之后病证有所减轻。见阳明少阳太阳相兼证，如231条：“刺之小差，外不解。病过十日，脉续浮者。”《伤寒来苏集·伤寒论注》：“小差句，言内证俱减，但外证未解耳。”《伤寒内科论·辨阳明病脉证并治》：“针刺减其大邪之后，察其机转，应机而治。”辨太阳阳明少阳兼证，病虽以阳明病证为主导方面，但治疗也不能仅从阳明，若仅从阳明则不能达到预期治疗目的，对此治疗既要从阳明，又要兼顾到太阳少阳，决定选用方药与针刺，最恰当的方法还是先用针刺，因针刺既可清泻阳明，又可兼治太阳少阳，用针刺之后，若病证有所减轻，可再以法选用方药。

【刺腨入二寸】刺伤腨部2寸（6~7cm）。见太阳经伤证，如第十九1条："病趺蹶，其人但能前，不能却，刺腨入二寸，此太阳经伤也。"指出太阳经伤证的主要病因之一是机械类刺伤。

【刺泻劳宫及关元】针刺劳宫穴与关元穴。见妊娠伤胎证，如第二十11条："妇人伤胎，怀身腹满，不得小便，从腰以下重如有水气状，怀身七月，太阴当养不养，此心气实，当刺泻劳宫及关元，小便微利则愈。"《金匮要略心典·妇人妊娠病》："当刺劳宫以泻心气，刺关元以行水气，使小便微利则心气降而肺气自行矣。"仲景论针刺治疗妊娠伤胎证，以揭示针刺劳宫，则可泻心脾之气实，针刺关元可顺应肾气以和胎气，致气和浊去湿行而病向愈。

【刺痛】疼痛的性质如针刺一样。详见"腹中血气刺痛"项。

葱

cōng 葱，即葱白，入白通汤。

【葱白】葱白为百合科多年生草本植物葱近根部的鳞茎。

别名：葱茎白，葱白头。

性味：辛，温。

功用：通阳发汗，散结消肿。

主治：发热，头痛，颧红，肢体疼痛，腹痛，面目肿，乳房胀痛，乳汁不通。

《神农本草经》曰："味辛温，主伤寒寒热，出汗，中风，面目肿"。

入方：见白通汤、白通加猪胆汁汤、旋覆花汤、通脉四逆汤加减。

用量：

用量		经方数量	经方名称
古代量	现代量		
四茎	20g	2方	白通汤、白通加猪胆汁汤
九茎	45g	1方	通脉四逆汤加味
十四茎	70g	1方	旋覆花汤

注意事项：经常汗出者慎用。

化学成分：含挥发油（蒜素，二烯丙基硫醚），草酸钙，维生素C、维生素B_1、维生素B_2，烟酸，脂肪油（棕榈酸，硬脂酸，花生酸，油酸，亚油酸），黏液质（多糖类，纤维素，半纤维素，原果胶，果胶）。

药理作用：抗菌作用（葡萄球菌，链球菌，白喉杆菌，结核杆菌，痢疾杆菌），抗真菌作用，解热作用，利尿作用，祛痰作用，健脾和胃作用。

【葱叶】葱的叶。详见"按之弱如葱叶"项。

从

cóng❶跟随，随从。如116条："脉浮，宜以汗解，用火灸之，邪无从出。"❷自，由。如第9条："太阳病欲解时，从巳至未上。"又如116条："因火而盛，病从腰以下必重而痹，名火逆也。"❸源于，起源。如第七1条："问曰：热在上焦者，因咳为肺痿，肺痿之病，何从得之？师曰：或从汗出，或从呕吐，或从消渴。"

【从腰以下不得汗】自腰以下部位没有出现汗出。详见"腰以下不得汗"项。

【从腰以下有水气者】自腰以下部位有水气病理病证。详见"腰以下有水气"项。

【从腰下如冰】自腰以下部位像冰一样凉。详见"如虫行皮中"项。

【从腰以下重】自腰以下部位既沉又重。详见"腰以下重如有水气状"项。

【从口鼻】自口或鼻而出血。见少阴动血证，如294条："未知从何道出，或从口鼻，或从目出者，是名下厥上竭，为难治。"其证机是邪气损伤口鼻脉络而动血，则自口或鼻而出血。

【从口入者】病邪从口而侵入。见病因辨证，如第一13条："槃饪之邪，从口入者，宿食也。"指出饮食积滞病证，其病因是饮食不当，病从口入，治当消食化积。

【从口起流向四肢】病证表现从口而浸淫于四肢，或病邪自内而向外透发。见浸淫疮，如第一12条："从口起流向四肢者，可治。"又如第十八7条："浸淫疮，从口流向四肢者，可治。"指出火毒热证在肌表即浸淫疮，若其毒热之邪从内向外浸淫者，其预后良好，并易于治疗。理解"口"当指"里"而言，"四肢"当指"外"而言。领会仲景所言辨证精神，具有广泛的指导意义，而不能简单地从文字表面理解为口就是指口；四肢就是指四肢。只有透过仲景文字表面论述，才能揭示辨证论治的精神实质所在，才能对浸淫疮的辨证有足够的认识和理解，才能将仲景所论应用于临床。

【从何道出】出血病证表现源于哪里呢？见少阴动血证，如294条："未知从何道出，或从口鼻，或从目出者，是名下厥上竭，为难治。"指出少阴动血证，因人因证而异，则有不同的出血病证表现，提示临证既要辨病变部位，又要辨病变属性，只有全面认识，才能使治疗更准确。

【从何得之】由哪些原因可引起这样的病证呢？详见"血痹病从何得之"项。

【从少腹上冲心者】气自少腹而上冲于心胸部位。详见"少腹上冲心"项。

【从少腹起】病证表现由少腹开始出现。见奔豚病证，如第八1条："此四部病，皆从惊发得之。师曰：奔豚病，从少腹起，上冲咽喉。"指出奔豚病证，其病证发作的起始部位在少腹。提示辨证应注意辨病变部位及其演变特点与证候特征。

【从小便去】病邪应当随从小便而泄去。详见"当从小便去之"项。

【从小腹上冲胸咽】浊气自小腹而上冲于胸咽部位。详见"气从小腹上冲胸咽"项。

【从巳至未上】自9时至15时之内。见太阳主时为欲解，如第9条："太阳病欲解时，从巳至未上。"指出太阳病在其病愈过程中，正气可随其气旺时而向愈，对此还要辨证地对待，且不可消极等待，最好能够积极治疗，以期缩短病程，求得最佳疗效。

【从申至戌上】自15时至21时之内。见阳明主时为欲解，如193条："阳明病欲解时，从申至戌上。"指出阳明病在其病愈过程中，正气可随其气旺时而向愈，对此还要辨证地对待，且不可消极等待，最好能够积极治疗，以期缩短病程，求得最佳疗效。

【从寅至辰上】自3时至9时之内。见少阳主时为欲解，如272条："少阳病欲解时，从寅至辰上。"指出少阳病在其病愈过程中，正气可随其气旺时而向愈，对此还要辨证地对待，且不可消极等待，最好能够积极治疗，以期缩短病程，求得最佳疗效。

【从亥至丑上】自21时至次日3时之内。见太阴主时为欲解，如275条："太阴病欲解时，从亥至丑上。"指出太阴病在其病愈过程中，正气可随其气旺时而向愈，对此还要辨证地对待，且不可消极等待，最好能够积极治疗，以期缩短病程，求得最佳疗效。

【从子至寅上】自1天23时至次日5时之内。见少阴主时为欲解，如291条："少阴病欲解时，从子至寅上。"指出少阴病在其病愈过程中，正气可随其气旺时而向愈，对此还要辨证地对待，且不可消极等待，最好能够积极治疗，以期缩短病程，求得最佳疗效。

【从丑至卯上】自1天1时至次日6时之内。见厥阴主时为欲解，如328条："厥阴病欲解时，从丑至卯上。"指出厥阴病在其病愈过程中，正气可随其气旺时而向愈，对此还要辨证地对待，且不可消极等待，最好能够积极治疗，以期缩短病程，求得最佳疗效。

【从目出】血从目溢出。见少阴动血证，如294条："未知从何道出，或从口鼻，或从目出者，是名下厥上竭，为难治。"指出若邪气损伤眼目脉络，则可引起血从目溢出病证。

【从四肢流来入口者】病证表现由四肢而浸淫于口，或病邪自外向里侵袭。见浸淫疮，如第一12条："从四肢流来入口者，不可治。"又如第十八7条："从四肢流来入口者，不可治。"指出毒热之邪若从外向内侵袭者，其病证比较重，预后不良，且难以治疗。

【从呕吐】审度肺痿病因可能是起源于呕吐而伤津。见虚热肺痿证，如第七1条："问曰：热在上焦者，因咳为肺痿，肺痿之病，何从得之？师曰：或从汗出，或从呕吐。"仲景从呕吐暗示肺痿病因之一是阴津损伤所致，提示治疗肺痿应当重视滋阴生津。

【从汗出】审度肺痿病因可能是起源于汗出而伤津。见虚热肺痿证，如第七1条："问曰：热在上焦者，因咳为肺痿，肺痿之病，何从得之？师曰：或从汗出。"仲景从汗出暗示肺痿病因之一是阴津损伤所致，提示其治疗当固护阴津。

【从消渴】审度肺痿病因可能是起源于消渴伤津。见虚热肺痿证，如第七1条："问曰：热在上焦者，因咳为肺痿，肺痿之病，何从得之？师曰：或从汗出，或从呕吐，或从消渴。"仲景所论提示肺痿病因之一是阴津损伤所致。

【从湿得之】审度病证表现是由湿邪所引起的。见湿热发黄证，如第十五8条："然黄家所得，从湿得之。"仲景指出黄疸证机必因其夙体有湿蕴，复感于热，以致湿热胶结而为黄疸，非有湿则不能发黄，湿为发黄之病根。

【从春至夏衄者】自春季至夏季出现衄血。见衄证与季节变化的辨证关系，如第十六3条："从春至夏衄者，太阳。"指出太阳病证衄血的发病特点与春夏季节有关，提示治疗太阳病衄血一方面要针对证机而治，另一方面还要重视季节变化，若能因季节变化而用药，则可提高治疗效果。

【从秋至冬衄者】自秋季至冬季出现衄血。见衄证与季节变化的辨证关系，如第十六3条："从秋至冬衄者，阳明。"指出阳明病衄血的发病特点与秋冬季节有关，提示治疗阳明病证衄血一方面要针对证机而治，另一方面还要重视季节变化，若能因季节变化而用药，则可提高治疗效果。

【从心下至少腹硬满而痛不可近】病证从心下至少腹硬满而疼痛且拒按。详见"心下至少腹硬满而痛不可近"项。

腠

còu❶皮肤与肌肉的交衔处。即肌肉的纹理，亦即肌肉纤维间的空隙。如97条："血弱气尽，腠理开，邪气因入，与正气相搏，结于胁下。"❷为血气营卫所流注。如第一2条："腠者，是三焦通会元真之处，为血气所注。"

【腠者】腠是人体气血通过三焦而输注于脏腑的必经之路。见脏腑发病与致病因素，如第一2条："腠者，是三焦通会元真之处，为血气所注。"腠者，是脏腑营卫气血运行必经之通道。

【腠理】肌肉、皮肤及脏腑之纹理。见脏腑发病与致病因素，如第一2条："服食节其冷、热、苦、酸、辛、甘，不遗形体有衰，病则无由入其腠理。腠者，是三焦通会元真之处，为血气所注；理者，是皮肤脏腑之文理也。"《素问·生气通天论》曰："清静则肉腠闭拒，虽有大风苛毒，弗之能害。"《灵枢·本脏》曰："卫气和则分肉解利，皮肤调柔，腠理致密矣。"王冰在解注《素问·皮部论》时曰："腠理，皆谓皮空及纹理也。"腠是人体气血通过三焦而输注于脏腑的必经之路；理是皮肤脏腑之文理也，可灌注气血。由此指出脏腑之间的相互关系与腠理流注气血也有一定的内在关系。腠理为气血所注。揭示营卫之气所行所司，腠理之气开合有度，则外邪不得侵入。

【腠理开】腠理当闭而不闭的病理变化；或言正气固护不及，邪气乘机而侵入。见少阳胆热气郁证，如97条："血弱气尽，腠理开，邪气因入，与正气相搏，结于胁下。"《素问·皮部论》曰："皮者，脉之部也，邪客于皮肤则腠理开，开则邪入客于络脉，络脉满则注于经脉，经脉满则入舍于脏腑也。"指出少阳胆气若有失调，则外邪易乘腠理当闭不闭而侵入，以此而为少阳胆热气郁证。

粗

cū粗，即跟"细"相反。如第五12条风引汤用法中言："上十二味，杵，粗筛，以韦囊盛之。"

【粗筛】将药物研成颗粒较大的粉状物。见肝阴不足阳亢动风证。如第五12条风引汤用法中言："上十二味，杵，粗筛，以韦囊盛之。"

卒

cù❶突然。如仲景序："卒然逢邪风之气，婴非常之疾，患及祸至，而方震慄。"❷新的。如第一15条："夫病痼疾加以卒病。"

【卒厥】突然昏倒，不省人事，手足逆冷等病证表现。见卒厥病证证机，如第一11条："寸脉沉大而滑，沉则为实，滑则为气，实气相搏，血气入脏即死，入腑即愈，此为卒厥，何谓也？"《金匮要略编注二十四卷·脏腑经络先后受病》："血气入脏者，即邪气入脏也，邪既入脏，堵塞经隧，神明无主，卒倒无知，谓之卒厥。"其证机是邪气肆虐神明，神明不得主持于外而闭阻于内。

【卒病】新发病。详见"病痼疾加以卒病"项。

【卒口噤】突然出现口噤不开。详见"口噤"项。

【卒喘悸】突然出现气喘心悸。详见"喘悸"项。

【卒呕吐】突然出现呕吐。详见"呕吐"其五项。

促

cù❶缩短。如第5条："若火熏之，一逆尚引日，再逆促命期。"又如12条桂枝汤用法中言："又不汗，后服小促其间，半日许令三服尽。"❷脉象。如21条："太阳病，下之后，脉促，胸满者。"❸急促。如第一6条："在上焦者，其吸促。"

【促命期】使生命期限缩短。见厥阴温病证，

C

如第5条："若火熏之，一逆尚引日，再逆促命期。"指出火热毒邪灼伤阴津，耗损精气，竭绝真阳，病证预后不良。

醋 cù❶用谷类或果类发酵制成的酸香饮料，可入药，又名苦酒。如233条大猪胆汁方用法中言："又大猪胆汁一枚，泻汁，和少许法醋。"❷用谷类或果类发酵制成的酸味水浆或以醋浸泡粟米一类面食所取的浆水。如第二十10条白术散用法中言："服之后，更以醋浆水服之。"

【醋浆水】以醋浸泡粟米一类面食所取得的浆水。见妊娠脾胃寒湿证，如第二十10条白术散用法中言："服之后，更以醋浆水服之。若呕，以醋浆水服之。"指出醋浆水能开胃降逆，调达气机，临证若能以法用之，则可提高方药治疗效果。

崔 cuī 崔，即姓氏，引为方名：如崔氏八味丸。

【崔氏八味丸】即肾气丸，详见"肾气丸"项。

悴 cuì 悴，即使憔悴，衰弱。如仲景序："华其外而悴其内。"

存 cún❶在，活着。如仲景序："皮之不存，毛将安附焉？"❷保留，留下。如第十八6条王不留行散用法中言："上九味，桑根皮以上三味烧灰存性，勿令灰过。"

【存性】保留原有的性味与作用。如第十八6王不留行散用法中言："上九味，桑根皮以上三味烧灰存性，勿令灰过。"

寸 cùn❶长度，单位。10分为1寸，10寸为1尺。如第十九1条："病趺蹶，其人但能前，不能却，刺腨入二寸，此太阳经伤也。"❷诊脉部位。一是指寸关尺三部，即寸口脉，见两手桡骨内侧桡动脉的诊脉处，也称脉口、气口。如30条："寸口脉浮而大，浮为风，大为虚。"一是指寸关尺三部之寸部。如第六2条："血痹，阴阳俱微，寸口关上微，尺中小紧，外证身体不仁，如风痹状，黄芪桂枝五物汤主之。"又如仲景序："按寸不及尺，握手不及足。"❸用药剂量单位。《政和证类本草序例》："凡散药有云刀圭者，十分方寸匕之一，准如梧桐子大也。方寸匕者，作匕正方一寸，抄散取不落为度。"如71条五苓散用法中言："上五味，捣为散，以白饮和，服方寸匕。"

【寸脉】一指寸口脉即寸关尺三部脉，《难经》："三部者，寸，关，尺也。"《脉经》："从鱼际至高骨却行一寸，其中名曰寸口；从寸至尺，名曰尺泽，故曰尺寸；寸后尺前，名曰关。"如第一11条："寸脉沉大而滑，沉则为实，滑则为气，实气相搏，血气入脏即死，入腑即愈，此为卒厥，何谓也？"一指寸关尺三部之中寸脉。如129条："寸脉浮，关脉小细沉紧，名曰脏结。"

【寸脉浮】寸部脉浮。

其一，结胸证，如128条："按之痛，寸脉浮，关脉沉，名曰结胸。"其证机是饮邪结于胸脘腹，壅滞气机而不通，正气抗邪于外；其治当泻邪涤饮；若为实热结胸，以陷胸汤类；若是寒饮结胸，以三物白散。

其二，脏结证，如129条："何谓脏结？答曰：如结胸状，饮食如故，时时下利，寸脉浮，关脉小细沉紧，名曰脏结。"其证机是气血相结于脏，脏气内结而不畅，正气不虚；其治当理气行血。

【寸脉沉】寸部脉沉。见寒饮郁肺气冲证，如第十二36条："青龙汤下已，多唾口燥，寸脉沉，尺脉微，手足厥逆，气从小腹上冲胸咽，手足痹。"《医宗金鉴·痰饮咳嗽病》："脉沉微，里气弱也。"其证机是寒气内郁，肺气不能外达，故脉沉；治当温肺化饮，平冲下气，以桂苓五味甘草汤。

【寸脉沉而迟】寸部脉沉而迟。见肝热阳郁证与脾寒阳虚证相兼，如357条："伤寒六七日，大下后，寸脉沉而迟，手足厥逆，下部脉不至，喉咽不利。"《伤寒内科论·辨厥阴病脉证并治》："肝热受寒药攻下而伏郁，气血为之阻滞而不畅，则寸脉沉而迟。"其证机是肝热郁遏阳气而脉沉，脾寒阳气虚弱而脉迟；治以升麻麻黄汤，发越肝阳，温暖脾阳。

【寸脉沉大而滑】寸部脉沉大而滑。见卒厥病证证机，如第一11条："寸脉沉大而滑，沉则为实，滑则为气，实气相搏，血气入脏即死，入腑即愈。"《金匮要略心典·脏腑经络先后受病》："实谓血实，气谓气实，实邪相搏者，血与气并俱实也。”仲景以脉沉代实邪在里即在脏腑，以脉滑代邪气盛，以脉大代邪气入脏腑而盛实。

【寸脉反浮数】寸脉不当浮数而反见浮数。见厥阴肝下利动血证，如363条，又如第十七32条：“下利，寸脉反浮数，尺中自涩者，必清脓血。”《伤寒大白·下利》：“今寸脉浮数，气中有热。”辨脉浮为邪热内盛，审脉数为热迫血而妄行，脉浮数主邪热动血证。

【寸脉微浮】寸部脉轻微出现浮。见胸中痰实证，如166条：“病如桂枝证，头不痛，项不强，寸脉微浮，胸中痞硬，气上冲喉咽不得息者，此为胸有寒也。”其证机是正气不虚，正气与痰气相结而相搏，正气为痰气所阻而欲抗邪于外，又不能驱邪于外；其治当涤痰泻实，以瓜蒂散。

【寸缓关浮尺弱】寸脉缓，关脉浮，尺脉弱。见阳明病证与太阳病证相兼，如244条：“太阳病，寸缓关浮尺弱，其人发热，汗出，复恶寒，不呕，但心下痞者，此以医下之也。”《医宗金鉴·伤寒论注》：“太阳病，脉浮弱而缓，中风脉也。”《伤寒论译释·辨太阳病脉证并治》：“寸缓关浮尺弱，相当于阳浮阴弱，是太阳中风证的脉象。”辨表里兼证，仲景特言“寸缓关浮尺弱”，以揭示病变主要矛盾方面在太阳，其治当先从太阳，使太阳之邪从外而散，然后再以法治其阳明。

【寸口】寸口，又名气口，亦称脉口。《素问·五脏别论》：“五味入口，藏于胃，以养五脏气，气口亦太阴也，是以五脏六腑之气味，皆出于胃，变见于气口。”《难经》：“寸口者，脉之大会，手太阴之动脉也。……五脏六腑之所终始，故法取于寸口也。”如108条：“伤寒，腹满，谵语，寸口脉浮而紧，此肝乘脾也。”

【寸口脉】一指寸关尺三部脉，如30条：“寸口脉浮而大，浮为风，大为虚。”一指寸关尺三部脉寸部，如第十二36条：“青龙汤下已，多唾口燥，寸脉沉，尺脉微。”

【寸口脉浮而大】寸口脉浮与大并见。

其一，太阳病证与阴阳两虚证相兼，如30条：“寸口脉浮而大，浮为风，大为虚，风则生微热，虚则两胫挛，病形象桂枝，因加附子参其间。”其脉浮为邪在太阳，脉大无力为正气虚弱。

其二，阳明宿食重证，如第十21条：“寸口脉浮而大，按之反涩，尺中亦微而涩，故知有宿食。”《金匮要略心典·腹满寒疝宿食病》：“寸口脉浮大者，谷气多也。谷多不能益脾而反伤脾。按之脉反涩者，脾伤而滞，血气为之不利也。尺中亦微而涩者，中气阻滞，而水谷之精气不能逮下也，是因宿食为病，宜大承气汤下其宿食。”其证机是宿食阻结，浊气攻冲，故脉浮而大；腑气不通，气血郁滞凝结而不畅，故按之反涩；治当涌吐宿食，以瓜蒂散。

【寸口脉浮而紧】寸口脉浮与紧并见。

其一，太阳病证与肝气乘脾证相兼，如108条：“伤寒，腹满，谵语，寸口脉浮而紧，此肝乘脾也。”《伤寒论本旨·少阳篇》：“腹满谵语，阳明之里证也，脉浮而紧，太阳之表脉也，脉证不合，必当求其故矣。”审脉浮而紧以代在表是太阳病证，临证当审证求机，以法论治。

其二，邪中经络脏腑的基本脉证及病理，如第五2条：“寸口脉浮而紧，紧则为寒，浮则为虚，寒虚相搏，邪在皮肤。”其证机是正气素体虚弱，复因寒邪侵袭，气血不和，肌肤筋脉拘急；治当益气血，和筋脉。

【寸口脉浮而迟】寸口脉浮与迟并见。

其一，上焦消渴证，如第十三2条：“寸口脉浮而迟，浮即为虚，迟即为劳。”辨“浮即为虚”，即脉浮为虚热所致；“迟即为劳”，即脉迟主病久虚劳证。脉浮迟并见，主上焦消渴证。

其二，水气热证的证机，如第十四8条：“寸口脉浮而迟，浮脉则热，迟脉则潜，热潜相搏，名曰沉。”其证机是邪热与正气相搏于外则脉浮，水气阻遏正气则脉迟，脉浮迟并见，主水气热证。

【寸口脉浮而缓】寸口脉浮而缓。见湿热黄疸证，如第十五1条：“寸口脉浮而缓，浮则为风，缓则为痹；痹非中风，四肢苦烦，脾色必黄，瘀热以行。”《金匮要略心典·黄疸病》：“脉浮为风，脉缓为湿，云为痹者，风与湿合而痹也。”脉浮主热，脉缓主湿。其证机是湿热内结，与血相搏，壅滞气机，湿热熏蒸，黄色外露；其治当清热利湿，行气散瘀。

【寸口脉浮微而涩】寸口脉浮而微且涩。见伤科证，如第十八5条：“寸口脉浮微而涩，法当亡血，若汗出。”《金匮发微·疮痈肠痈浸淫病》：“脉微而涩，是为阴虚，阴虚之人，或吐血，或盗汗，是为虚劳本证。”脉浮是血虚气浮，脉微是气因血亡而不得推动，脉涩是血虚不得滋荣血脉，脉气滞涩。

【寸口脉沉滑】寸口脉沉与滑并见。见风水证的典型脉证，如第十四3条："寸口脉沉滑者，中有水气，面目肿大，有热，名曰风水。"《金匮要略浅注补正·水气病》："盖脉法浮主表，寸亦主表，沉滑而见于寸部，即是水犯于表之诊，故亦断为风水。"脉浮标志正气与水气相争，正气积力抗邪于外，治当行水泻水。

【寸口脉沉而迟】寸口脉沉与迟并见。

其一，痰瘀胸痹证，如第九3条："胸痹之病，喘息咳唾，胸背痛，短气，寸口脉沉而迟，关上小紧数。"《金匮要略直解·胸痹心痛短气病》："寸脉沉迟，关脉小紧，皆寒客上焦之脉。"《医宗金鉴·胸痹心痛短气病》："寸口脉沉而迟，沉则为里气滞，迟则为脏内寒，主上焦脏寒气滞也。"其证机是痰瘀相互阻结于胸中，心之脉络为痰瘀阻结而不通；治当宽胸行气、祛痰通阳，以栝楼薤白白酒汤。

其二，水气证机与肾脾胃的关系，如第十四19条："寸口脉沉而迟，沉则为水，迟则为寒，寒水相搏。"其证机是水气内结则脉沉，寒气内伏则脉迟，脉沉迟并见主水气寒证。

【寸口脉沉而紧】寸口脉沉与紧并见。见水气寒证，如第十四21条："师曰：寸口脉沉而紧，沉为水，紧为寒，沉紧相搏，结在关元。"《金匮玉函经二注·水气病》："脉沉为水，紧为寒为痛，水寒属于肾。"脉沉主水气内结，脉紧主寒气与水气内伏，脉沉紧并见主水气寒证。

【寸口脉沉而弱】寸口脉沉与弱并见。见寒湿历节证，如第五4条："寸口脉沉而弱，沉即主骨，弱即主筋，沉即为肾，弱即为肝。"《金匮要略编注二十四卷·中风历节病》："沉为肾气不足而主骨，弱为肝血虚而主筋，然肝肾气血不足，则寸口脉沉而弱。"其证机是肝肾亏虚，精血不足，寒气侵袭而阻滞，经气经脉为寒气所遏，故脉沉与弱并见。

【寸口脉迟而缓】寸口脉迟与缓并见。见风中肌肤营卫气血证，如第五3条："寸口脉迟而缓，迟则为寒，缓则为虚；营缓则为亡血，卫缓则为中风。"《金匮要略心典·中风历节病》："迟者，行之不及；缓者，至而无力，不及为寒，而无力为虚也。沉而缓者为营不足，浮而缓者为卫中风。"其证机是风中肌肤而肆虐营卫，营卫与风邪相搏结而郁于气血；其治当疏风散邪，调和营卫，兼顾气血。

【寸口脉迟而涩】寸口脉迟与涩并见。见阳虚寒厥血少证，如第十四30条："师曰：寸口脉迟而涩，迟则为寒，涩则血不足。"其证机是寒凝血脉则脉迟，血少不荣血脉则脉涩，脉迟涩并见主阳虚寒厥血少证。

【寸口脉动者】寸口脉搏动。见脉诊与面诊之间的辨证关系，如第一7条："师曰：寸口脉动者，因其旺时而动，假令肝旺色青，四时各随其色。"指五脏之气就脉各有其所主，主则气旺而应动。

【寸口脉数】寸口脉数。见虚热肺痿证的基本脉证，如第七1条："寸口脉数，其人咳，口中反有浊唾涎沫者何？"其证机是素体肺气不足，邪热乘虚而袭于肺，邪热与肺气相搏而脉数；其治当清泻肺热，调理肺气。

【寸口脉微而数】寸口脉微与数并见。

其一，肺痈证的病理，如第七2条："寸口脉微而数，微则为风，数则为热，微则汗出，数则恶寒，风中于卫，呼气不入，热过于荣，吸而不出，风伤皮毛，热伤血脉，风舍于肺。"仲景言"脉微"之"微"字，非言"微脉"，而是言脉轻微数，揭示风热之邪侵袭于肺，肺热尚未壅盛，若病情进一步发展则可演化为肺热痈证。

其二，阳明虚寒胃反证主脉及证机，如第十七4条："寸口脉微而数，微则无气，无气则营虚，营虚则血不足，血不足则胸中冷。"《金匮要略心典·呕吐哕下利病》："脉微而数者，为无气，而非有热也。"其证机是中焦脾胃虚弱，生化气血不足，不能滋养营卫，经脉空虚而失主，则脉微而数。

【寸口脉弦】寸口脉弦。见太阴脾实寒证，如第十5条："寸口脉弦，即胁下拘急而痛，其人啬啬恶寒也。"《金匮要略心典·腹满寒疝宿食病》："寸口脉弦，亦阴邪加阳之象。"其证机是太阴脾正气不虚而被寒气所客，脾气为寒气所阻滞而不通，阳气不能外达而寒气充斥则脉弦。

【寸口脉弦而大】寸口脉弦与大并见。见肝肾精血亏虚证证机，如第六12条，又如第二十二11条："（寸口）脉弦而大，弦则为减，大则为芤，减则为寒，芤则为虚，虚寒相搏，此名为革。"《金匮要略论注·妇人杂病》："谓脉之弦者，卫气结也，故为减为寒。脉之大者，气不固也，故为芤为虚，至弦而大，是初按之而弦，弦可以候阳，稍重按之而大，大可以候阴。”《金匮发微·妇人杂病》：“脉弦为阳气衰，脉大而芤为阴气夺，阳衰则中寒，阴夺则里虚，两脉并见，其名曰革。”其证机是肝肾精血亏虚，阴血耗损，阳气因阴精亏虚而日损，精血不能充盈于脉，脉气反为邪气所乘。故脉弦而大；其治滋肾精，补肝血，兼顾阳气。

【寸口脉弦而紧】寸口脉弦与紧并见。见肠间水气寒证证机，如第十四9条：“寸口脉弦而紧，弦则卫气不行，即恶寒，水不沾流，走于肠间。”《金匮要略论注·水气病》：“弦则卫气为寒所结而不行。”《医门法律·水气病》：“弦为水，紧为寒，水寒在脉。”审脉弦主水气内郁，脉紧主寒气内结，脉弦紧并见主水气寒证。

【寸口脉动而弱】寸口脉动与弱并见。见少阴心悸证，如第十六1条：“寸口脉动而弱，动即为惊，弱则为悸。”《金匮发微·惊悸吐衄下血胸满瘀血病》：“寸口之脉，暴按则动，细按则弱，盖仓卒之间，暴受惊怖，气馁而惕息，则心为之跳荡不宁，而寸口之动应之，故动则为惊。”辨动脉：李中梓《诊家正眼·动脉》曰动脉：“动无头尾，其动如豆；厥厥动摇，必兼滑数。”仲景所言“脉动”之形态，非李中梓所言者。李时珍《濒湖脉学·动脉》：“动脉摇摇数在关，无头无尾豆形团；其原本是阴阳搏，虚者摇兮胜者安。”李中梓所言“动脉”尽主实证，非张仲景所论“动脉”主病，李时珍所言“动脉”有虚实之分，与仲景所言动脉主虚相符。因此，理解“动脉”主病有虚实之分，不可拘于一端。仲景所言脉动即指脉动而无头尾且弱，主虚实相夹证。

【寸口关上微】寸脉关脉微弱。见气血营卫虚痹证，如第六2条：“血痹，阴阳俱微，寸口关上微，尺中小紧，外证身体不仁，如风痹状。”其证机是气血营卫俱虚，气血不能充盈于血脉，营卫不能固护于血脉，故寸部关部脉微弱。

【寸口关小紧】寸脉关脉小而紧。见气血营卫虚痹证的病因病机及其基本脉证，如第六1条：“血痹病从何得之？师曰：夫尊荣人骨弱肌肤盛，重因疲劳汗出，卧不时动摇，加被微风，遂得之。但以脉自微涩，在寸口关上小紧，宜针引阳气，令脉和紧去则愈。”《医宗金鉴·血痹虚劳病》：“寸口关上小紧，亦风寒微邪应得之脉也。”其证机是气血营卫俱虚而被邪气侵袭经脉，经脉血脉拘急则寸关脉小紧。

剉（锉）

cuò 剉，即锉磨东西。如第二21条麻黄杏仁薏苡甘草汤用法中言：“上剉，麻豆大，每服四钱匕。”

错

cuò 错，即分开，岔开，引申为粗糙。如第六18条：“内有干血，肌肤甲错，两目黯黑。”又如第十八3条：“肠痈之为病，其身甲错，腹皮急。”

D

D

答

dá 答，即回复。如30条：“答曰：寸口脉浮而大，浮为风，大为虚。”

【答曰】在解答问题时所说的话。见太阳病证与阴阳两虚证相兼，如30条：“答曰：寸口脉浮而大，浮为风，大为虚。”仲景以假设的形式自问自答，进而将辨证论治的重点进一步阐明，提示辨证思路与治疗方法。

大

dà❶与“小”相对。如第十九4条：“阴狐疝气者，偏有大小，时时上下。”❷脉象。脉来满指且大，脉形波动越于常脉，详见“脉大”项。❸拟形体，拟物质，似形状。如328条乌梅丸用法中言：“和药令相得，内臼中，与蜜杵二千下，丸如梧桐子大。”如第十二8条：“夫心下有留饮，其人背寒冷如手大。”❹太过，过分。如59条：“大下之后，复发汗，小便不利者，亡津液故也。”如第二8条：“盖发其汗，汗大出者，但风气去，湿气在，是故不愈也。”❺高，壮，或引申为明显。如169条：“伤寒，无大热，口燥渴，心烦，背微恶寒者。”❻非常，极度。如11条：“身大寒，反不欲近衣者，寒在皮肤，热在骨髓也。”❼急，笃，重。如393条：“大病差后，劳复者，枳实栀子豉汤主之。”❽峻烈，凶猛剧烈。如110条：“大热入胃，胃中水竭，躁烦，必发谵语。”如第十14条：“心胸中大寒痛，呕不能饮食，腹中寒。”❾主要，关键。如第十一20条：“诸积大法，脉来细而附骨者，乃积也。”

【大热】病人自觉有明显发热。详见“身大热”项。

【大热入胃】火热毒邪较为峻烈而侵入阳明胃。见阳明胃热证，如110条：“大热入胃，胃中水竭，躁烦，必发谵语，十余日振慄，自下利者，此为欲解也。”其证机是胃中大热，邪热内灼外攻，胃中阴津被夺，遂成阳明胃热证。

【大病】病变证机比较急或笃或重。此类病证既可见于外感疾病，也可见于内伤杂病，更可见于内伤与外感兼证，究其病之属性为何？必须参合具体病证表现，才能得出确切结论。详见以下诸项。

【大病差后】病变证机比较急或笃或重，经治疗后病初愈。

其一，热扰胸腹兼气滞证或阳明胃热兼气滞证，如393条：“大病差后，劳复者。”《伤寒溯源集·差后诸证证治》曰：“凡大病新差，真元大虚，气血未复，精神倦怠，余热未尽，但宜安养，避风节食，清虚无欲，则元气日长。”仲景指出任何疾病初愈，其首要任务就是必须重视调理护养，使病者精力与体力得以全面恢复，则身体健康无病，若未能如此，则极易引起旧病复发，仲景以未能有效调理护养为借鉴，以此展开辨病后调养不当而致热扰胸腹兼气滞证或阳明胃热兼气滞证的证治。

其二，膀胱湿热证及湿热水气外溢证，如395条：“大病差后，从腰以下有水气者。”《伤寒内科论·辨阴阳易差后劳复病脉证并治》：“本论大病新差，或因起居失节，或因复感外邪，或因余热未尽，或因正气未全复，皆可导致下焦水气不利。”指出任何疾病初愈，病后护理至为重要，若有不当，邪气极易乘机而侵入，由此导致旧病复发。

其三，胸阳虚证，如396条：“大病差后，喜唾，久不了了，胸上有寒，当以丸药温之，宜理中丸。”指出任何疾病经治疗后，其病证向愈，且因病后未能有效地调理摄养，易引起旧病复发，对此一定要引起高度重视。

【大汗】大汗出不止。见厥阴阳虚厥冷证，如354条：“大汗，若大下利而厥冷者。”《伤寒内科论·辨厥阴病脉证并治》：“本论厥阴肝寒证，其阳气大虚，不能固摄于外，则大汗出。”其证机是厥阴阳气大虚既不得固摄，又不得温煦。审证是厥阴阳虚阴盛厥冷证，其治以四逆汤，温阳散寒。

【大汗出】大汗出不止。

其一，太阳中风证，如25条：“服桂枝汤，大汗出，脉洪大者，与桂枝汤，如前法。”《伤寒来苏集·伤寒论注》：“服桂枝汤，取微似有汗者佳，若大汗出，病必不除也。”《伤寒贯珠集·太阳篇上》：“服桂枝汤，汗大出而邪不去，所谓如水淋漓，病必不除也。”其证机是卫阳积力奋起抗邪，卫气不得固营而营阴外泄；治当解肌散邪、调和营卫，以桂枝汤。

其二，太阳病证与胃热津伤证相兼，如71条：“太阳病，发汗后，大汗出，胃中干。”辨病为表里兼证，从仲景言“发汗后”得知，病以表证为主，治当先表。若因治表未能恰到好处，则可引起或加重里之病证；因素体有胃阳偏盛，则病为胃热津伤证。

其三，太阳病证与阳明病证相兼，如110条：“太阳病二日，反躁，凡熨其背而大汗出，大热入胃，胃中水竭。”《伤寒论后条辨·辨太阳病脉证篇》：“反熨其背以取汗，助阳夺阴，阴液外亡，遂大汗出。”辨表里兼证，审病以太阳病证为主，治当先从太阳，但治太阳若未能以法而用方药，则会引起大汗出或变生他证。

其四，厥阴阳虚阴盛厥逆证，如353条：“大汗出，热不去，内拘急，四肢疼，又下利，厥逆而恶寒者。”《伤寒论条辨·辨厥阴病脉证并治》：“大汗出，阳虚而表不固也。”《伤寒内科论·辨厥阴病脉证并治》：“其阳气大虚，不能固摄于外，则大汗出。”其证机是厥阴阳气虚弱而不能外固，阴津外泄；治以四逆汤。

其五，阳虚阴盛假热霍乱证，如389条：“既吐且利，小便复利，而大汗出，下利清谷，内寒外热。”《伤寒溯源集·附霍乱篇》：“而大汗出者，真阳虚衰而卫气不密，阳虚汗出也。”其证机是阳虚阴盛，阴寒逼迫虚阳浮越于外而不能固护于外；治以四逆汤。

其六，产后郁冒证，如第二十一2条：“呕不能食，大便反坚，但头汗出。所以然者，血虚而厥，厥而必冒。冒家欲解，必大汗出。以血虚下厥，孤阳上出，故头汗出。所以产妇喜汗出者，亡阴血虚，阳气独盛，故当汗出，阴阳乃复。”其证机是正气虚弱，邪气内郁，邪热外蒸而迫津外泄；治以小柴胡汤。

【大汗出后】因用桂枝汤治疗不当而引起大汗出后。见表里兼证，如26条：“服桂枝汤，大汗出后，大烦渴不解，脉洪大者。”《伤寒论三注·太阳下篇》：“盖比上条（即25条）而汗更出过多，亡津液而表里燥热更甚。”《伤寒内科论·辨太阳病脉证并治》：“里有蕴热，外有表证，以桂枝汤，必当谨守用法：‘遍身漐漐微似有汗者益佳，不可令如水流离，病必不除。’此因大汗出后，或表邪从汗而解，或表邪乘汗后伤津而传入于胃，以加重里疾，呈阳明胃热盛证。”仲景言“大汗出后”，一是论表里兼证，以表证为主，治当先表；另一是论用桂枝汤解表，未能遵守当汗出而不当大汗出，大汗出易诱发或加重里之病证。

【大寒】恶寒病证比较明显，或言季节气候大寒不解。详见“身大寒”“天大寒不解”项。

【大寒痛】寒邪所致的疼痛病证十分剧烈而难以忍受。详见“心胸中大寒痛”项。

【大风】风从内生的病理病证。见心脾不足，痰风内生证，如第五11条：“侯氏黑散：治大风，四肢烦重，心中恶寒不足者。”《金匮要略编注二十四卷·中风历节病》：“直侵肌肉脏腑，故为大风。”仲景言“大风”，其“大风”是与“贼风”相对而言，风从外袭为贼风，风从内生为大风。对贼风治疗相对较易，而对大风治疗则相对较难，故将内风称为大风。

【大渴】口干咽燥尤甚，饮水而不解渴。见阳明胃热津气两伤证，如168条：“表里俱热，时时恶风，大渴，舌上干燥而烦，欲饮水数升者。”《伤寒论译释·辨太阳病脉证并治》：“正由于里热盛而津气大伤，所以大渴欲饮水数升。”其证机是阳明邪热内盛而消灼津液明显；治当清热生津止渴，以白虎加人参汤。

【大渴欲饮水】口干舌燥而饮水尤多。见肝气盛乘肺证，如109条：“伤寒，发热，啬啬恶寒，大渴欲饮水，其腹必满。”《伤寒来苏集·伤寒论注》：“此肝邪挟火而克金，脾精不上归于肺，故大渴。”其证机是肝气内盛而化热，邪热消灼津液；治当清泻肝之盛气。

【大肠】盲肠、结肠、直肠，统称为大肠。大肠上与小肠相连，下接阑门，与肛门相通，包括升、降、横结肠和直肠。《素问·灵兰秘典论》曰：“大肠者，传道之官，变化出焉。”其主要生理功能是接受小肠下输的消化食物，吸收剩余的水分和养料，从而使糟粕得以成形、变化与传送大便，是胃家整个消化过程的最后阶段。

【大肠有寒】寒邪侵袭于大肠。见下焦辨证，如第十一19条：“大肠有寒者，多鹜溏。”《金匮要略方论本义·五脏风寒积聚病》：“大肠有寒，则阳气下坠。”其证机或因外寒直中，或因寒从内生，或因饮食生冷，导致大肠寒证；治当温阳散寒，利湿止泻，以理中丸与附子粳米汤加减。

【大椎】大椎穴。《素问·气府论》：“督脉气所发者二十八穴，……大椎。”此穴位于第七颈椎与第一胸椎棘突之间凹陷处。如142条：“当刺大椎第一间，肺俞，肝俞。”又如171条：“当刺大椎，肺俞，肝俞，慎勿下之。”《伤寒论辨证广注·辨少阳病脉证并治法》：“当刺大椎第一间者，……先刺之以泻太少并病之邪。”大椎穴具有解表散邪，调和少阳，疏畅经气的功能。

【大法】辨证的主要方法，或具有重要作用的根本大法，或特指论治的主要措施。见积病证，如第十一20条：“诸积大法，脉来细而附骨者，乃积也。”《金匮要略释义·五脏风寒积聚病》：“伤寒论，金匮之脉法，全是活法，却是定法，只将上下左右表里阴阳虚实之理，一一洞悉，则脉法自精矣。”仲景言“大法”者，主要揭示辨诸多积证，必须从辨别脉象所主病证的根本大法入手，才能审明脉象所主病证，进而可知病变部位，最终而确立治疗方法与方药。

【大烦渴不解】心烦，口渴病证比较明显。见阳明胃热津气两伤证，如26条：“服桂枝汤，大汗出后，大烦渴不解，脉洪大者。”《伤寒论译释·辨太阳病脉证并治》：“烦是心烦，渴是口渴，大是形容烦渴的厉害。”《伤寒内科论·辨太阳病脉证并治》：“辨‘大烦渴不解。’其一，指胃热之盛，灼伤阴津，致口渴之甚，故将口渴称为烦渴，其‘烦’字作形容词解；其二，指胃热上攻心神，心神受热扰则烦，其‘烦’字作名词解。”其证机是阳明胃热，消灼津液；当清热生津益气，以白虎加人参汤。

【大实痛】脘腹疼痛比较剧烈。见脾伤气滞络瘀重证，如279条：“大实痛者，桂枝加大黄汤主之。”《伤寒论集注·辨太阳病脉证并治》：“大实痛者，乃腐秽有余而不能去。”其证机是脾气为邪气所虐，气血运行不畅而络脉瘀阻，经气郁滞不通，因而出现脘腹疼痛比较剧烈；治当理脾通络，以桂枝加大黄汤。

【大邪中表】邪气侵袭肌表营卫病理病证。见病因辨证，如第一13条："清邪居上，浊邪居下，大邪中表，小邪中里，槃饪之邪，从口入者，宿食也。"《金匮要略心典·脏腑经络先后受病》："大邪漫风，虽大而力散，故中于表。"《医宗金鉴·脏腑经络先后受病》："六淫天邪，故名大邪，六淫伤外，故曰中表也。"仲景言"大邪"与"小邪"相对而言，言"大邪"者即指六淫之邪，言"小邪"者即指七情内伤之邪。亦即六淫为大邪，七情为小邪。

D

【大逆上气】咳嗽、气喘病证比较重。见虚热肺痿证，如第七10条："大逆上气，咽喉不利。"仲景言"大逆上气"者，以揭示肺气上逆之咳嗽、气喘至为明显，其证机是肺虚而生热，热扰肺气而上逆；治以麦门冬汤，清热润肺，降逆利咽。

【大为虚】脉浮大而无力为虚证。见阴阳两虚证与太阳病证相兼，如30条："寸口脉浮而大，浮为风，大为虚，风则生微热，虚则两胫挛。"审脉大当辨虚证实证，若大而无力为虚证，若是大而有力为实证，辨证必须审明虚证实证，然则方可决定治疗方法与用方用药。

【大则为芤】脉形体大而中空，形似芤脉。见肝肾精血亏虚证证机，如第六12条，又如第十六8条，复如第二十二11条："脉弦而大，弦则为减，大则为芤，减则为寒，芤则为虚，寒虚相击，此名为革。"《金匮要略论注·妇人杂病》："脉之大者，气不固也，故为芤为虚。"脉大，乃是气虚而不得固摄，脉芤乃因精血亏损不能充盈和调于脉。

【大气一转】阴阳之气和调则可完全相互为用。见阳虚寒厥血少证，如第十四30条："阴阳相得，其气乃行，大气一转，其气乃散；实则失气，虚则遗尿，名曰气分。"仲景所言"大气"者，当指阴阳之气相合而相用，人体之气，总而言之为阴气、阳气，若阴阳之气相合而相用以奋力驱邪于外，则可称为大气。"大气一转"乃阴阳之气协调统一、升降出入以运转，并能抵御外邪。

【大下】当用下法而不当过用下法，过用下法则谓大下。见阳明胃寒哕逆证，如380条："伤寒，大吐，大下，之极虚，复极汗者，其人外气怫郁。"《伤寒论辨证广注·辨厥阴病脉证并治法》："此条伤寒，乃热传厥阴，误治之变证也。厥阴证虽有吐下之方，而无大吐大下之法。"仲景所言暗示阳明胃有疾，当用吐而不当大吐，当用下而不当用大下，仲景并以大吐大下为笔法，借以论述阳明胃寒哕逆证有类厥阴病证，于此当注意鉴别诊断。辨阳明胃寒证，其人因大吐大下而致虚，审病是虚寒哕逆证，尤其是阳明虚寒哕逆证极似厥阴病哕逆证，对此一定要辨清病变证机所在，以法论治。

【大下后】用大泻下方法治疗之后。

其一，太阳病与脾胃热痞证相兼，如164条："伤寒大下后，复发汗，心下痞，恶寒者，表未解也。"仲景辨证先言"大下后"，以揭示表里兼证以里证为主，治当先里，提示辨证的主要方面，同时也暗示辨证未能切中证机，治疗未能恰到好处，虽用大下，则病证不除。

其二，阳明热结宿食重证，如241条："大下后，六七日不大便，烦不解，腹满痛者，此有燥屎也。"仲景言"大下后"，主要揭示治疗阳明热结宿食重证，其治当用大下，即使用大下，也未必服用一剂方药即可达到预期治疗目的，切当以病人的具体表现，以法确立是否需要继续治疗。若病证不除，则当继用前法，不可因为用过大下而改用其他方法，或中止治疗，进而阐明治疗病证一定要彻底，不可半途而废。

其三，肝热阳郁证与脾寒阳虚证相兼，如357条："伤寒六七日，大下后，寸脉沉而迟，手足厥逆。"《伤寒内科论·辨厥阴病脉证并治》："言'大下后者'，以示肝脾失调有不大便证，其治当理不当下，且因辨证失误，误用大下，重伤脾气，致脾不升而下陷则泄利不止。"仲景在辨肝热阳郁证与脾寒阳虚证相兼之前，首先揭示辨肝热阳郁与脾寒阳虚相兼证的表现颇似可下证，对此一定要认清病变证机所在，不可盲目用下法治疗。如果辨证失误，用方有错，则会加重原有病证。

其四，弦脉主虚证，如第十二12条："脉双弦者，寒也，皆大下后，善虚。"《金匮玉函经二注·痰饮咳嗽病》："夫脉弦者，为虚为水，若两寸皆弦，则是大下之后，阳气虚寒所致。若偏见弦，则是积水之处也。"仲景言"大下后"，揭示原病即使有可下证，其治当下且不当大下，大下则易损伤正气，导致病证发生变化。同时又暗示弦脉未必尽主实证而有主虚证，法当全面理解与认识。

【大下之后】用下法太过之后。

其一，表里兼证，如59条："大下之后，复发汗，小便不利者，亡津液故也。"仲景以"大下之后"，揭示病有在里，里有可下证；治当用下而不当用大下，用之不当，则会引起其他变证，当引起重视。

其二，表里兼证，如78条："伤寒五六日，大下之后，身热不去，心中结痛者。"仲景言"大下之后"，揭示病以里证为主，同时又指出辨里证未能抓住病变证机，更未能有效地鉴别类似病证，误将热扰胸膈证诊为可下证，并用大下方法治疗，此则加重热扰胸膈证，形成热扰胸膈血结证。

【大下利而厥冷者】泻利病证特别明显，并有四肢厥冷或神昏。见厥阴阳虚厥冷证，如354条："大下利而厥冷者。"《伤寒内科论·辨厥阴病脉证并治》："其阴寒充斥于下，阳气失温则大下利，大下利则更伤其阳。从而呈厥阴肝阳大虚，阴寒太盛。文中言'厥'者，以示肝阳大虚，不能协理于神，神气散越而不知人也；冷者，阴寒太盛而充斥于外也。"其证机是厥阴阳气大虚既不得固摄，又不得温煦，阴寒太盛既猖獗于内，而又充斥于外。仲景言"若大下利"之"若"字，以揭示厥阴阳虚阴盛厥冷证或有大汗出，或有大下利，不一定同时并见，若其病证同时并见，则病证较重，对此皆当灵活辨之。审证是厥阴阳虚阴盛厥冷证，其治以四逆汤，温阳散寒。

【大吐】使用吐法太过。详见"大下"项。

【大便】饮食物经过人体有效的消化、吸收、转输等过程后而变为糟粕，且有规律有节奏地从肛门排出。也即饮食入胃，经胃气腐熟，脾气运化，以及心气温煦，肺气肃降，肝气疏泄，肾气主持，复经小肠泌清别浊等脏腑的共同作用，才能使饮食多余部分下行大肠而为糟粕，以形成大便。在临床中通过了解大便的异常与否，可以得知五脏六腑功能是否正常，还可审明病变的轻重、邪气的盛衰、正气恢复等情况，因此辨大便异常也是临床辨证审机的主要方面之一，欲明大便病理及病证，当参于以下各项大便异常病证。

【大便难】大便排泄艰涩不畅而难下。

其一，少阳病证与阳明病证相兼，如179条："少阳阳明者，发汗，利小便已，胃中燥，烦，实，大便难是也。"《医宗金鉴·伤寒论注》："少阳之邪复乘胃燥转属阳明，谓之少阳阳明，大便涩而难出，名大便难者是也。"其证机是阳明邪热内结，气机阻滞不通，燥屎不得下行；治可用承气汤类清泻。

其二，阳明热证的病因，如181条："太阳病，若发汗，若下，若利小便，此亡津液，胃中干燥，因转属阳明，不更衣，内实，大便难者，此名阳明也。"《注解伤寒论·辨太阳病脉证并治》："不更衣则胃中物不得泄，故为内实。胃无津液，加之蓄热，大便则难，为阳明里实也。"其证机是邪热内结，阻滞气机而不通，浊气内结的病理病证。

其三，阳明热结重证与少阴热证相兼，如252条："伤寒六七日，目中不了了，睛不和，无表里证，大便难，身有微热者，此为实也。"《医宗金鉴·伤寒论注》："虽外无阳证，惟身微热，内无满痛，只大便难，亦为热实，故曰此为实也，急以大承气汤下之，泻阳救阴，以全未竭之水可也。"《伤寒内科论·辨阳明病脉证并治》："辨阳明热结重证，……大便难乃邪热与糟粕相结以成燥屎，并留结于肠道。"其证机是邪热内结而腑气不畅，燥屎阻滞而不得下行；治以大承气汤。

其四，产后津血虚三大病，如第二十一1条："新产妇人有三病，一者病痉，二者病郁冒，三者大便难，何谓也？……亡津液，胃燥，故大便难。"《金匮要略心典·妇人产后病》："大便难者，液病也，胃藏津液而渗灌诸阳，亡津液胃燥则大肠失其润而便难也。"审大便难，其病因是产后"亡津液，胃燥"。其审证要点是"大便难"而数日不行。其证机是产后津液为损，津少不得滋于肠胃，液亏不得润于肠胃，肠胃燥结；治当滋阴生津润燥。

【大便难而谵语】大便难与谵语并见。见阳明热结重证，如220条："二阳并病，太阳证罢，但发潮热，手足漐漐汗出，大便难而谵语者。"《伤寒内科论·辨阳明病脉证并治》："辨阳明热结证，……大便难乃邪热与糟粕相结以成燥屎，并留结于肠道。"其证机是阳明邪热内结而外攻，腑气不通，故大便难而不下；浊气熏蒸，上攻神明，心神躁越于外，则为谵语。

【大便为难】大便坚难不畅。见表里兼证，如218条："脉沉而喘满，沉为在里，而反发其

D

D

汗，津液越出，大便为难，表虚里实，久则谵语。”辨表里兼证，病以里证为主，治当先里，且因辨证失误，先用汗法治疗，汗后则重伤津液又增里热，里热与腑中糟粕相结，燥屎内居而梗阻，则大便难。

【大便硬】大便干燥而硬且排泄不畅。

其一，阳明胃热盛证，如 110 条：“故其汗从腰以下不得汗，欲小便不得，反呕，欲失溲，足下恶风，大便硬，小便当数，而反不数及不多。”其证机是阳明胃热，消灼阴津，津液不得滋濡肠道，燥热与糟粕相结则大便硬；治当泻热通便。

其二，少阳胆热气郁证，如 148 条：“伤寒五六日，头汗出，微恶寒，手足冷，心下满，口不欲食，大便硬，脉细者，此为阳微结，必有表，复有里也。”《伤寒内科论・辨太阳病脉证并治》：“胆气内郁，相火内炽，疏达不及，饮食停积，则大便硬。”其证机是少阳胆气内郁而气机不畅，内结而不能疏达脾之运、胃之降，邪热内阻而糟粕不得下行。揆度表里兼证，病以里证为主；治当先从少阳，以小柴胡汤为是。

其三，阳虚肌痹证偏于湿者，如 174 条，又如第二 23 条：“若其人大便硬，小便自利者。”以及桂枝附子去桂加白术汤（即白术附子汤）用法中言：“以大便硬，小便自利，去桂也。”其证机是湿气内淫，阻滞气机，困阻脾气，脾气不得为胃家其津而偏渗于膀胱则大便硬；治以桂枝附子去桂加白术汤即白术附子汤。

其四，阳明热结证的自愈机制，如 203 条：“阳明病，本自汗出，医更重发汗，病已差，尚微烦不了了者，此必大便硬故也；以亡津液，胃中干燥，故令大便硬，当问其小便日几行，若本小便日三四行，今日再行，故知大便不久出。”《伤寒贯珠集・阳明篇下》：“阳明病不大便，有热结与津竭两端。热结者，可以寒下，可以咸软；津竭者，必津回燥释，而后便可行也。”其证机是阳明邪热内结而阻滞不通。辨阳明大便硬证，既有热结，又有津损，故治在泻热通便之时必当补益阴津。

其五，阳明热结证，如 187 条：“若小便自利者，不能发黄；至七八日，大便硬者，为阳明病也。”《尚论篇・阳明经下篇》：“但脾湿既行，胃益干燥，胃燥则大便必硬，因复转为阳明内实。”辨太阴病证与阳明病证相兼，其病证表现在演变过程中会转变以阳明为主。如果病以阳明为主，证以邪热内结而有不大便；治则当先从阳明，以法治之。

【大便不硬】大便偏于溏泄。见阳虚肌痹证，如 174 条，又如第二 23 条：“以大便不硬，小便不利，当加桂。”其证机是湿邪困于脾，复因湿邪既可致大便硬，又可致大便溏，大便溏者，乃脾不能布津化湿，湿邪下注而走于大肠。

【大便坚】大便坚硬，亦指大便坚硬如弹丸。见产后郁冒证，如第二十一 2 条：“大便坚，呕不能食。”其证机是产后血不足而阳偏盛，津不足而少阳胆气不疏，肠道不得少阳胆气疏泄则大便坚；治以小柴胡汤。

另详见“大便硬”其三项。

【大便反坚】大便反而出现坚硬。见产后郁冒证，如第二十一 2 条：“呕不能食，大便反坚，但头汗出。”其证机是产妇失血，阴不足而阳偏亢，阳偏亢而燥化阴津，肠道失滋则大便坚。

【大便反溏】大便不当溏泄而溏泄。见脾胃热证，如 123 条：“心下温温欲吐，而胸中痛，大便反溏，腹微满，郁郁微烦。”仲景指出辨证失误，以用大吐大下法，势必损伤胃气，胃气受损而复加邪气下攻下注，则大便反溏。

【大便反快】大便溏泄急迫，或一日数次，或一日一次。见太阳湿痹证，如第二 14 条：“湿痹之候，小便不利，大便反快，但当利其小便。”其证机是湿邪困脾，脾不得运化水湿，水湿下迫下注于大肠，故大便反快。辨大便反快之“反”字，揭示辨湿痹证，既可见大便硬，又可见大便溏，临证必须审明病变证机以法治疗。

【大便反易】大便色泽黑暗且易于排出。见阳明瘀血喜忘证，如 237 条：“本有久瘀血，故令喜忘，屎虽硬，大便反易，其色必黑者。”其证机是肠中邪热与血相结则大便硬，且因血性濡润而浸渍于肠中，则大便色泽黑暗且易于排泄；治当破血逐瘀，以抵当汤。

【大便乍难乍易】大便阻结而难以排出且时有津液从旁而下。见阳明热结旁流重证，如 242 条：“病人小便不利，大便乍难乍易，时有微热，喘冒不能卧者，有燥屎也。”《伤寒溯源集・阳明中篇》：“乍难，大便燥结也，乍易，旁流时出也。”《伤寒内科论・辨阳明病脉证并治》：“审阳明热结重证，其大便本当硬而难下，今则见‘大便乍难乍易’，似有与阳明热结重证不符，验其大便，所下之物非为大便，而为清稀水，其味臭秽，何以知此？乃阳明热结之甚，逼迫肠中津液从旁而下。大便何以乍难乍易？机体阴阳回复与修补与昼日阴阳波动息息相关，邪气乘其势则逼津而下则乍易，不得其势则乍难。”通过辨证分析，则知病者虽有大便乍易，但其易不是大便排出，而是臭秽稀水。由此而知，病为阳明热结旁流重证，其证机是邪热与肠中糟粕相结，气机阻结不通，邪热逼迫津液从旁而下；治仍以大承气汤，燥屎得下，旁流病证自愈。

【大便初硬后溏】大便一定是前端硬而难下，继则大便溏泄，或水谷夹杂而下。见阳明虚寒固瘕证，如191条：“此欲作固瘕，必大便初硬后溏；所以然者，以胃中冷，水谷不别故也。”《注解伤寒论·辨阳明病脉证并治》：“胃中寒甚，欲留结而为固瘕，则津液不得通行，而大便必硬者，若汗出，小便不利者，为实也。此以小便不利，水谷不别，虽大便初硬，后必溏也。”其证机是阳明阳虚有寒，寒凝结则大便硬，但其本性属阳虚，水谷不得阳气温化，则水谷清浊不分而趋于下，故呈大便初硬后溏。

【大便则硬】大便硬而不畅。见脾约证，如247条：“趺阳脉浮而涩，浮则胃气强，涩则小便数，浮涩相搏，大便则硬，其脾为约。”其证机是邪热侵袭于脾，脾的运化功能被邪热所约束，不能为胃家（包括大肠小肠）行其津液，津液偏渗膀胱而不得润濡肠道；治以麻子仁丸，运脾泻热通便。

【大便则坚】大便硬而不畅。详见“大便则硬”项。

【大便必硬】大便必定是坚硬不畅。见阳明热结轻证，如213条：“阳明病，其人多汗，以津液外出，胃中燥，大便必硬，硬则谵语。”《伤寒论译释·辨太阳病脉证并治》：“肠中的津液减少而干燥，大便必定结硬。”其证机是邪热与肠中糟粕相搏而阻滞不畅；其治以小承气汤。

【大便必坚】大便必定是坚硬不畅。见中焦消渴证，如第十三8条：“趺阳脉数，胃中有热，即消谷引食，大便必坚，小便即数。”《金匮要略心典·消渴小便利淋病》：“胃热则液干，故大便坚。”其证机是既有邪热消灼津液，又有燥热逼迫津液走泄膀胱，故肠中糟粕为邪热所灼而内结，则大便坚硬。

【大便因硬】大便因坚硬而不畅。

其一，阳明热结津亏证，如245条：“太过者，为阳绝于里，亡津液，大便因硬也。”《伤寒内科论·辨太阳病脉证并治》：“若致汗多，则阳明邪热极于里即阳绝于里，消灼津液即亡津液，肠道失润则大便硬。”指出病若是以太阳伤寒证为主，其治当发汗，汗出多者，则病邪易乘机传入于里，并加重里疾；若里素体阳明阳盛，则易变生热结津亏证。

其二，阳明热结轻证，如250条：“太阳病，若吐，若下，若发汗后，微烦，小便数，大便因硬者。”《伤寒贯珠集·阳明篇》：“小便数，大便因硬者，热气不在太阳之本，而之阳明之府，可与小承气汤，和胃除热为主，不取大下者，以津液先亡，不欲更伤其阴耳。”其证机是邪热与肠中糟粕相结而不畅，津液为邪热所灼而未著；治以小承气汤。

【大便当硬】大便硬而不畅。见大肠热结缓证，如105条：“若小便利者，大便当硬，而反下利，脉调和者，知医以丸药下之，非其治也。”《伤寒论集注·太阳病脉证篇》：“大便当硬，内热而燥，汤药下之可也。”其证机是邪热与糟粕相结，腑气不畅，浊气不行而壅滞，故大便硬；治以调胃承气汤。

【大便已】大便由硬变为通畅。见阳明胃热证，如110条：“大便硬，小便当数，而反不数及不多，大便已，头卓然而痛，其人足心必热，谷气下流故也。”《注解伤寒论·辨太阳病脉证并治》：“若火热消，津液和，则结硬之便得润，因自大便也。”审阳明热证，其证机若是邪热欲退，津液欲复且能滋润肠道，故其大便趋于通畅。

【大便已硬】大便硬而不畅。见阳明热结重证，如208条：“其身必重，短气，腹满而喘，有潮热者，此外欲解，可攻里也，手足濈然汗出者，此大便已硬也。”《经方辨治疑难杂病技巧·大肠病证用方》：“大承气汤主阳明热结重证，病机是邪热与糟粕相结，腑气不通；小承气汤主阳明热结轻证，病机是邪热与糟粕相搏，腑气不畅，……而调胃承气汤主阳明热结缓证，病机是邪热与糟粕相合，尚未搏结，腑气失和，未至不大便，可有大便硬。”辨阳明热结证，由于邪热既与糟粕相结，又消灼津液，津液不得滋润，则大便硬。辨阳明热结证有缓、轻、重，其均有大便硬，又因证机不尽相同，故其治也各有所宜。

【大便不久出】大便在较短时间内即将排出。见阳明热结自愈证，如203条："若本小便日三四行，今日再行，故知大便不久出。"《伤寒论条辨·辨阳明病脉证并治》："小便出少，则津液还停胃中，胃中津液足，则大便硬，润则软滑，此其必出可知也。"《伤寒贯珠集·阳明篇下》："小便本多，而今数少，则肺中所有之水精，不直输于膀胱，而还入于胃府，于是燥者得润，硬者得软，结者得通，故曰不久必大便出，而不可攻之意，隐然言外矣。"仲景指出观察病人小便，若小便由量多转为量少，则知津液不再偏渗膀胱，以能滋润走于肠中，则大便通畅，其病为向愈。

【大便微硬】大便硬的程度尚轻，未至坚硬。见阳明热结证，如209条："阳明病，潮热，大便微硬者。"指出大承气汤主治阳明病证，未必尽是大便硬结，主要病变证机是邪热内结，治即可以大承气汤。

【大便复硬而少者】大便硬且量又少。见阳明热结轻证，如209条："其后发热者，必大便复硬而少也，以小承气汤和之。"其证机是阳明邪热乘机复结，阳明之气阻结而不畅；治当泻下阳明热结。

【大便自调】大便尚属正常。见阳明湿郁表证，如192条："阳明病，初能食，小便反不利，大便自调，其人骨节疼。"指出病以阳明湿郁为主，其胃气受邪较轻，尤其是阳明受邪之初，脾胃之气尚能行使纳运，故饮食尚可，大便自调。

【大便溏】大便溏薄而不成形，也有言"大便溏"，是与"大便硬"相对而言，即大便尚属正常。见阳明病证与少阳病证相兼，如229条："阳明病，发潮热，大便溏，小便自可，胸胁满不去者。"《伤寒溯源集·阳明下篇》："而大便反溏，则知邪虽入，而胃未实也。"《伤寒内科论·辨阳明病脉证并治》："言大便溏，暗示阳明邪热欲结而未结，病变的主要矛盾方面在少阳。"其证机是阳明少阳邪热尚未内结而肆虐逆乱，故大便溏，审病以少阳为主要矛盾方面；治以小柴胡汤。

【大便正黑】大便色泽正黑。

其一，酒疸与黑疸的演变关系，如第十五7条："酒疸下之，久久为黑疸，目青面黑，心中如啖蒜虀状，大便正黑，皮肤爪之不仁，其脉浮弱。"指出酒疸病证日久不愈，其酒毒湿热蕴结而不解，内伤于肝血，酒毒湿热与血相搏而伤于肾，则为黑疸证；其治当清热利湿，调肝益肾。又，仲景以酒疸用下法未能切中病变证机为笔法，以此论述酒疸病证可演化为黑疸病证。同时暗示治疗酒疸证，法当清热利湿解毒，病至于黑疸，其治则当辅以益正祛邪。又，湿热之邪，侵袭于血而为湿热夹瘀，瘀血浸渍于肠胃，形成湿热瘀病理，则大便色黑。

其二，肝胆瘀血湿热证，如第十五14条硝石矾石散用法中言："病随大小便去，小便正黄，大便正黑，是候也。"其证机是瘀血与湿热相结，并与肠中糟粕相杂，得药力之助，则湿热瘀浊不得内结而从下去，故大便呈黑色。

【大便必黑】大便色泽正黑。见肝胆瘀血湿热证，如第十五14条："因作黑疸，其腹胀如水状，大便必黑，时溏，此女劳之病，非水也。"其证机是湿热内结，壅滞气机，瘀阻血脉，湿热与气血相互搏结而下注，则大便必黑。

【大疮】疮伤比较大者。详见"大疮但服之"项。

【大疮但服之】疮伤比较大者，其治可以用内服药。见伤科、疡科、妇科血瘀气郁证，如第十八6条王不留行散用法中言："小疮即粉之，大疮但服之，产后亦可服。"仲景所言"大疮"仍与"小疮"相对而言，即伤口比较大者，其治既可用内服药以增强机体抗病能力，又可以外用药因势利导，以此相互为用，则可提高治疗效果。

【大如指】制作蜜煎导的形状大小如手食指或中拇指一样。见阳明热结津亏证，如233条蜜煎导用法中言："并手捻作挺，令头锐，大如指，长二寸许，当热时急作，冷则硬。"指出制作蜜煎导的方法，太大则不能纳入于肛内，太小则无济于病，其制作大小如同手食指或中、拇指状，方可达到治疗效果。

【大麦（大麦粥）】大麦为禾科一年生植物大麦的果实。

别名：倮麦，牟麦。

性味：甘、咸，微寒。

功用：益气生津，补养脾胃，活血消肿。

主治：脾胃虚弱，心气不足，肝肾俱虚，头晕目眩，以及久而不愈痈肿痈脓。

《名医别录》曰："主消渴，除热，益气，调中。"

入方：见枳实芍药散、硝石矾石散、白术散

加减。

用量：

用量		经方数量	经方名称
古代量	现代量		
仲景未言用量		2方	白术散、硝石矾石散

注意事项：脾胃虚寒明显者不可久服。

化学成分：含尿囊素。

药理作用：增强机体新陈代谢，促进溃疡愈合。

【大麦粥服之】可用大麦粥调养病人。见妊娠脾胃寒湿证，如第二十10条："复不解者，小麦汁服之。已后渴者，大麦粥服之。"指出治疗脾胃寒湿证，一方面可用方药治疗，而另一方面可用大麦粥调和脾胃，若能相互为用，则能增强疗效。

【大麦粥汁和】可用大麦粥汁调和脾气，保养胃气。见肝胆瘀血湿热证，如第十五14条硝石矾石散用法中言："上二味，为散，以大麦粥汁和，服方寸匕，日三服。"指出服用方药若有不当，则易损伤脾胃，若能辅以大麦粥汁，以调和脾气，保养胃气，则可避免硝石、矾石戕伐胃气。

【大黄】大黄为蓼科多年生草本植物掌叶大黄，唐古特大黄，或药用大黄的根或茎。掌叶大黄和唐古特大黄药材称北大黄，药用大黄药材称南大黄。

别名：锦纹，川军，将军，黄良。

性味：苦，寒。

功用：泻热通便，荡涤水饮，活血祛瘀，利湿退黄。

主治：热结大便不通，或下利不爽，潮热谵语，脘腹胀痛，手足汗出，黄疸，瘀血，水气，痰饮，虫积。

《神农本草经》曰："味苦寒，有毒，主下瘀血，血闭，寒热，破癥瘕积聚，留饮宿食，荡涤肠胃，推陈致新，通利水谷，调中化食，安和五脏。"

入方：见大承气汤、小承气汤、厚朴三物汤、调胃承气汤、厚朴大黄汤、大陷胸汤、大陷胸丸、己椒苈黄汤、茵陈蒿汤、栀子大黄汤、大黄硝石汤、泻心汤、桃核承气汤、抵当汤、抵当丸、桂枝加大黄汤、大黄䗪虫丸、鳖甲煎丸、下瘀血汤、大黄甘遂汤、大黄牡丹汤、大黄黄连泻心汤、附子泻心汤、大黄甘草汤、风引汤、柴胡加龙骨牡蛎汤、大柴胡汤、大黄附子汤、三物备急丸、苓甘五味加姜辛半杏大黄汤、枳实栀子豉汤加减。

用量：

剂型	不同用量	古代量	现代量	代表方名
汤剂	最小用量	二两	6g	桂枝加大黄汤
	最大用量	六两	18g	大陷胸汤
	通常用量	四两	12g	大承气汤
	次于通常用量	二两	6g	大黄黄连泻心汤
丸剂	最小用量	三分	9g	鳖甲煎丸
	最大用量	一斤	48g	麻子仁丸

注意事项：寒湿者应慎用。

化学成分：含蒽类（蒽醌类：芦荟大黄素、土大黄素、大黄酚、大黄素、异大黄素、虫漆酸D、大黄素甲醚、大黄酸、大黄素甲醚葡萄糖苷、芦荟大黄素葡萄糖苷、大黄素葡萄糖苷、大黄酚葡萄糖苷，大黄酸苷A、B、C、D，大黄-8-葡萄糖苷，芦荟大黄素-ω-葡萄糖苷，大黄酚-8-葡萄糖苷，大黄素甲醚-8-葡萄糖苷，大黄素甲素醚-8-O-β-D-龙胆双糖苷），双蒽酮类（大黄二蒽酮A、B、C，掌叶二蒽酮A、B、C，番泻苷A、B、C、D、E、F），苯丁酮苷类（莲花掌苷，异莲花掌苷，苯丁酮葡萄糖苷），芪苷类［3，5，4′-三羟基芪-3-葡萄糖苷，3，5-二羟基-4′甲氧基-4′芪葡萄糖苷，3，5，4′-三羟基芪-4′-葡萄糖苷，5，4-三羟基芪-4′-O-β-D-（6″-O-浸食子酰）-葡萄糖苷，4，3′，5′-三羟基芪-4-葡萄糖苷，3，4，3′，5′-芪羟基芪-3-葡萄糖苷，4，3′，5′三羟基芪-4-（6″-没食子酰）-葡萄糖苷，土大黄苷，脱氧土大黄苷］，萘苷类（萘苷A，萘苷B，萘苷C），鞣质及有关化合物［(+)-儿茶素，(-)-表儿茶素，表儿茶素，没食子酸，没食子酰表儿茶精素，1，6-二没食子酰-2桂皮酰-葡萄糖，2-桂皮酰葡萄糖，葡萄糖没食子鞣苷，1，2，6-三-没食酰葡萄糖，桂皮酰葡萄糖没食子鞣苷，4-甲基没食子酸，3-没食子酰原花色素B-1，4，3′-二-没食子酰原色素B-2］，多糖化合物（L-岩藻糖，L-阿拉伯糖，D-木糖，D-甘露糖，D-半乳糖，D-葡萄糖）；苹果酸，琥珀酸，草酸，乳酸，桂皮酸，异丁烯二酸，柠檬酸，延胡索酸，脂肪酸，挥发油，植物固醇，灰分，微量元素（钾、钙、硅、铬、锰、铜、锌、锶、铁、镍、钴、钯、铝、锂、镁、铂、汞、锗、硫等）。

药理作用：解热作用，抗炎作用，降压作用，强心作用（增强心脏的收缩力，减慢心率，降低心肌耗氧量、冠脉阻力、左室心肌耗氧量），提高血管收缩力，增强血管的自发节律活动，改善微循环（增加红细胞聚集性，升高血液黏度，使微循环血液流速减慢），降血脂作用（抑制血清胆固醇升高，降低血清胆固醇和总磷脂比值），利尿作用（明显促进 Na^+ 和排 K^+ 的作用）Na^+-K^+-ATP 酶性的作用，保护肾功能（显著降低尿素氮量，降低氨基酸含量，促进尿素和肌酐随尿液排出体外，减缓残余肾组织肾小球硬化进程，减轻系膜细胞异常增生），止血作用（明显促进血小板聚集，升高血小板计数的作用），调节微血管扩张，改善组织微循环灌注，抗凝血，抗血栓形成，促进纤维蛋白溶解，泻下作用（促进肠胃蠕动，使大肠水分增加，促进肠胃的推进速度），抗胃溃疡的作用（减少胃酸的过量分泌），调整自主神经功能紊乱，抑制胃排空的作用，抑制胃蛋白质酶的作用，保肝作用（预防肝细胞坏死，降酶作用，抑制乙型肝炎抗原的作用，对细胞色素 P-450 具还原作用），利胆作用（促进胆汁分泌，增加胆汁流量），保护胰功能（抑制蛋白酶、胰弹性蛋白酶、胰蛋白酶、胰血管舒缓素、胰脂肪酶、胰淀粉酶等），祛痰作用（促进气管、支气管腺体的分泌），（大黄蒽醌衍生物）对免疫功能起抑制作用，（大黄多糖）对免疫功能起促进作用，降血糖（解除胰岛素抗性，使红细胞胰岛素受体最大结合力升高，血清胰岛素降低），降脂作用（能使甘油三酯、总胆固醇、极低密度脂蛋白、胆固醇、载脂蛋白 β 及肝脏过氧化脂质等水平显著下降），抗菌作用（大肠杆菌，金黄色葡萄球菌，福氏志贺杆菌，痢疾杆菌），抗厌氧菌作用（干扰厌氧菌细胞壁的形成和细胞膜的通透性），抗真菌作用（絮状表皮癣菌，足蹠毛癣菌，石膏样毛癣菌，趾间毛癣菌，铁锈色小孢子癣菌，大小孢子癣菌，星形双卡氏菌，甲克氏孢子丝菌，红色表皮癣菌，许兰氏黄癣菌及其蒙古变种，共心性毛癣菌，堇色毛癣菌），抗病毒作用（流感病毒，乙型肝炎病毒，肠道病毒），抗肿瘤作用（黑色素瘤，乳腺癌，肉瘤，艾氏腹水癌），抗寄生虫作用（肠道滴虫，阿米巴原虫，迈毛唇鞭毛虫等），对白细胞的抑制作用（对 DNA、RNA 和蛋白质的生物合成的抑制作用），抑制能量代谢，抑制钙调素依赖的磷酸二酯酶（PDE）的活力，抑制细胞色素 P-450，减缓 NADPH 对细胞色素 P-450 的还原作用，抑制酪氨酸，抑制黄嘌呤氧化酶的活力，抗超氧负离子自由基活性，抑制肝匀浆过氧化脂质的作用，抑制胃蛋白酶的消化作用，抑制人工红细胞钠、钾离子的主动转运。

【大戟】大戟为大戟科多年生草本植物大戟或茜草科多年生草本植物红芽大戟的根。

别名：邛钜，下马仙。

性味：苦、辛，寒。

功用：攻逐水饮，荡涤实邪，通利大便。

主治：浮肿，脘腹胀满，大便不调，咳嗽，心下痞硬，头痛。

《神农本草经》曰：“味苦寒，主蛊毒十二水，腹满急痛，积聚，中风，皮肤疼痛，吐逆。”

入方：见十枣汤。

用量：

用量		经方数量	经方名称
古代量	现代量		
一钱匕的 1/3	0.5~0.6g	1方	十枣汤

注意事项：虚弱及孕妇禁用。有人言大戟反甘草，因其论述不切合临床实际，所以不能作为临床参考依据；在临床中应用甘草配大戟辨治诸多杂病具有良好的治疗效果，如甘草大戟汤。

化学成分：含三萜（大戟苷），生物碱，大戟色素体 A、B、C，维生素 C，游离蒽醌，结合性蒽醌。

药理作用：扩张血管作用，降压作用（能抑制肾上腺素的升压作用），泻下作用，抗菌作用（金黄色葡萄球菌，绿脓杆菌）。

【大枣】大枣为鼠李科落叶灌木或小乔木植物枣树的成熟果实。

别名：红枣，美枣，良枣，干枣。

性味：甘，温。

功用：益气生血，和中养胃，调和营卫。

主治：气血虚弱，阴阳不和，面色不荣，精神萎靡，气少乏力。

《神农本草经》曰：“味甘平，主心腹邪气，安中养脾，助十二经胃气，通九窍，补少气少津，身中不足，大惊，四肢重，和百药。久服轻身长季。”

入方：见桂枝汤、桂枝加附子汤、桂枝加葛根汤、葛根汤、桂枝麻黄各半汤、桂枝二麻黄一汤、桂枝二越婢一汤、越婢汤、桂枝加黄芪汤、厚朴七物汤、柴胡桂枝汤、乌头桂枝汤、桂枝加厚朴杏仁汤、桂枝去桂加茯苓白术汤、桂枝去芍药汤、桂枝去芍药加附子汤、竹叶汤、桂枝新加汤、栝楼桂枝汤、桂枝人参汤、小建中汤、橘皮竹茹汤、越婢加术汤、黄芪建中汤、附子粳米汤、半夏泻心汤、生姜泻心汤、甘草泻心汤、黄连汤、桂枝去芍药加麻黄附子细辛汤、桂枝加芍药汤、桂枝加大黄汤、排脓汤、吴茱萸汤、薯蓣汤、黄芪桂枝五物汤、炙甘草汤、甘麦大枣汤、当归四逆汤、当归四逆加吴茱萸生姜汤、桂枝加桂汤、苓桂枣草汤、桂枝加龙骨牡蛎汤、越婢加半夏汤、麦门冬汤、小柴胡汤、射干麻黄汤、柴胡加芒硝汤、柴胡加龙骨牡蛎汤、黄芩汤、黄芩加半夏生姜汤、大柴胡汤、桂枝附子汤、桂枝附子去桂加白术汤、防己黄芪汤、葶苈大枣泻肺汤、皂荚丸、大青龙汤、文蛤汤、麻黄连轺赤小豆汤、十枣汤。

用量：

剂型	不同用量	古代量	现代量	代表方名
汤剂	最小用量	一枚	2.5g	防己黄芪汤
	最大用量	三十枚	75g	炙甘草汤
	通常用量	十二枚	30g	桂枝汤
丸剂	用量	百枚	250g	薯蓣丸
	仲景未言用量			竹皮大丸

注意事项：湿内盛者慎用。

化学成分：含皂苷类（五环三萜：桦木酸，齐墩果酸，山楂酸，山楂酸-3-O-反式-P-香豆酰酯，山楂酸-3-O-顺式-P-香豆酰，朦胧木酸P-香豆酰酯：达玛烷型：枣皂苷Ⅰ为L-阿拉伯糖，D-葡萄糖和6-脱氧L-塔洛糖，枣皂苷Ⅲ为L-阿拉伯糖，D-葡萄糖，6-脱氧-L-塔洛糖和木糖，酸枣仁皂苷B为L-阿拉伯糖，D-葡萄糖，L-鼠李糖和D-木糖，乙基-α-D-呋喃果糖苷），生物碱类（异哇啉类：苯基异哇啉型，阿扑啡型，原阿扑啡型，斯特法灵，N-降荷叶碱，阿西米诺宾；环肽类：枣碱，枣宁碱），黄酮类（黄酮C-葡萄糖苷，乙酰A、B、C，乙酰化黄酮-C-葡萄糖苷，柑橘素-6、8-双-C-葡萄苷混合物），糖类（D-木糖，D-葡萄糖，低聚糖由葡萄糖和果糖组成，阿聚糖，半乳醛聚糖，蔗糖，D-半乳糖醛酸），氨基酸类（天门冬氨酸，谷氨酸，丙氨酸，缬氨酸，脯氨酸，丝氨酸，苯丙氨酸，精氨酸，甘氨酸，白氨酸，天门冬酰氨，谷酰氨等），环磷腺苷，苹果酸，酒石酸，桦木酸，山楂酸，维生素C，维生素P，维生素A，维生素B_2，微量元素（磷、钾、镁、钙、铁、锰、铝等）。

药理作用：抗肿瘤作用（胃癌、肠癌、腺癌、肉瘤等），抗变态反应的作用（抑制外周血嗜碱性粒细胞释放白三烯的作用），对IgE抗体的产生有特异性抑制作用，对5-羟色胺和组织胺有拮抗作用，抑制中枢神经，保肝作用，强壮机体的作用。

【大附子】即附子较大者，详见“附子”项。

【大柴胡】即大柴胡汤。

【大柴胡汤】

组成：柴胡半斤（24g）　黄芩三两（9g）　芍药三两（9g）　半夏洗，半升（12g）　生姜切，五两（15g）　枳实炙，四枚（4g）　大枣擘，十二枚　［大黄二两（6g）］

用法：上七（八）味，以水一斗二升，煮取六升，去滓，再煎。温服一升，日三服。一方，加大黄二两，若不加，恐不为大柴胡汤。（编者注：方药用法后10字，可能是叔和批注文。）

功用：清胆和胃，降逆消痞。

适应证：胆胃热结证：胃脘痞硬，呕吐，下利，或大便硬，胃脘拘急或疼痛或按之痛，心烦，口苦，胸胁苦满或疼痛，不欲饮食，往来寒热或潮热，舌红，苔黄，脉弦数。

解读方药：

1. 诠释方药组成：方中柴胡清透郁热；黄芩清泻郁热；大黄清泻热结；枳实行气导滞；半夏醒脾降逆；生姜和胃调中；芍药和营缓急；大枣益气缓急。

又，《伤寒论》记载大柴胡汤中无大黄，《金匮要略》记载大柴胡汤中有大黄。提示运用大柴胡汤因病证轻重可酌情调整方中用药，务必使方药切中病变证机。

2. 剖析方药配伍：柴胡与黄芩，属于相使配伍，柴胡助黄芩清解郁热，黄芩助柴胡透散郁热，偏于治少阳；大黄与枳实，属于相使配伍，大黄助枳实行气泻热，枳实助大黄泻热通下，偏于治阳明；柴胡与枳实，属于相须配伍，柴胡行气偏于升，枳实行气偏于降，调理气机升降；半夏与生姜，属于相使相畏配伍，相使者，半夏调理气机偏于降，生姜调理气机偏于升，相畏者，生姜制约半夏之毒性；芍药与柴胡、黄芩、大黄、枳实，属于相反配伍，补泻同用，芍药益血缓急，制约柴胡、黄芩、大黄、枳实苦燥伤阴；大枣与柴胡、黄芩、大黄、枳实，属于相反配伍，补泻同用，大枣益气和胃，制约柴胡、黄芩、大黄、枳实寒凉伤胃；芍药与大枣，属于相使配伍，增强益气化血，缓急止痛。

3. 权衡用量比例：柴胡与黄芩用量比例是8∶3，提示药效辛散与苦寒之间的用量调配关系，以治胆热；大黄与枳实用量比例是3∶2，提示药效泻热与行气之间的用量调配关系，以治阳明热结；柴胡与枳实用量比例是8∶1，提示药效辛散行气与苦寒行气之间的用量调配关系，以治气郁；半夏与生姜用量比例是5∶4，提示药效降逆与宣散之间的用量调配关系；芍药与柴胡、黄芩、大黄、枳实用量比例是3∶8∶3∶2∶1，提示药效敛阴缓急与清泻疏散之间的用量调配关系，以治热痛；大枣与柴胡、黄芩、大黄、枳实用量比例是10∶8∶3∶2∶1，提示药效益气和胃与清泻疏散之间的用量调配关系；芍药与大枣用量比例是3∶10，提示药效益气缓急与补血缓急之间的用量调配关系。

药理作用：

1. 抗动脉硬化作用：对实验大白鼠观察其组织学损伤可改善胆固醇所致的胸腔动脉硬化，对胸腔大动脉硬化指数、动脉脂类及动脉羟脯氨酸均有作用，可改善由高脂血症所致动脉内皮和平滑肌损伤［国外医学·中医中药分册，1990，(1)：21］；抑制血小板凝聚，防止血液凝固，扩张血管，进而对动脉硬化有抑制作用。

2. 保肝作用：对于D-半乳糖胺所致大鼠急性肝炎能抑制SGPT含量升高，对四氯化碳所致小鼠肝硬变有显著抑制作用，可降低肝胶原量，抑制脾指数增加和SGPT含量升高，抑制肝纤维化的进展；抑制凝血酶原时间的延长，对羟脯氨酸升高的抑制作用；对D-半乳糖所致的大鼠肝损伤，可抑制血清SGPT活性上升及肝组织的透明变性，并可抑制色胺酸吡咯酶活性的降低及谷氨酸胺合成酶活性的降低（伤寒杂病论汤方现代研究及应用，1993：9）。

3. 利胆作用：能明显降低大鼠胆固醇结石的形成率，并使胆结石形成的体积明显减少，有效地降低血中中性脂肪［国外医学·中医中药分册，1989，11（1）：59］。

4. 保护胃黏膜作用：对阿司匹林、乙醇所致大鼠的胃黏膜损伤有抑制作用，保护胃黏膜是抑制攻击因子；能显著增加正常胃黏膜电位差（PD）下降则作用不明显；能提高幽门结扎所致胃溃疡大鼠的胃壁黏液糖蛋白量［国外医学·中医中药分册，1989，11（3）：54］。

5. 抑制胃酸：对麻醉大鼠胃内灌流对组织胺、五肽胃泌素所致的胃酸分泌有抑制作用，对2-去氧葡萄糖（2-DG）刺激的胃酸分泌有明显的抑制作用［国外医学·中医中药分册，1989，11（3）：55］。

6. 解除肠痉挛的作用：对乙酰胆碱、氯化钡、组织胺所致豚鼠离体回肠痉挛有较强抑制作用。

7. 改善血液性状的作用：能抑制倍他米松给药所致实验大鼠的血液黏度上升，改善血中脂质含量的上升，抑制血液凝固功能的亢进，减轻肾上腺机能的低下，并对甾类剂所致的总脂质、磷质、甘油三酯及过氧化质含量上升得以改善［国外医学·中医中药分册，1988，10（3）：22］。

8. 抗凝血及抗血栓形成作用：抗凝血酶Ⅲ活性的降低及凝血酶时间缩短均得到改善；对高脂血症，能降低血中血浆血栓烷B_2（TXB_2），使6-酮PCF_{1a}上升，降低凝血因子，并改善脂质和脂蛋白；体外实验小鼠呈剂量依赖性地抑制花生四烯酸诱导PGH_2的产生［国外医学·中医中药分册，1987，9（1）：21］；抑制环氧化酶活性的作用；并能抑制兔体外血栓形成作用。

9. 抗炎作用：对实验动物以鹿角胶致炎性水肿、葡聚糖所致脚肿、热烫伤性脚肿均具有明显抑制作用；对免疫性炎症较非特异性炎症为强，其抗炎作用可能与肾上腺重量增加有关（伤寒杂病论汤方现代研究及应用，1993：9）。

10. 调节免疫功能：对强的松龙引起的羊红细胞抗体反应的抑制，有恢复作用，可能是刺激T细胞功能；环磷酰胺对T细胞非依赖抗原-脂多糖的抗体引起的抑制，也具有恢复作用；对免疫应答作用虽与吞噬细胞无关，但对抗体产生之抑制则有改善；对实验大鼠腹膜肥大细胞的组胺释放及脱颗粒作用有很强的抑制作用［国外医学·中医中药分册，1998，10（5）：48］。

另外，还具有调节人体脂质代谢的作用，改善垂体-肾上腺皮质系统的作用，对倍他米松所致肾上腺重量降低有抑制作用，改善钙和磷酸的代谢作用，可抑制离体大鼠子宫，对去甲肾上腺素（NA）所致输精管收缩有较强的抑制作用，抗病原微生物的作用，增强耐力的作用，可使动物肝脏葡萄-6-磷酸酶、NADPH胞嘧啶还原酶以及琥珀嘧啶还原酶活性均降低。

【大承气汤】

组成：大黄酒洗，四两（12g） 厚朴炙，去皮，半斤（24g） 枳实炙，五枚（5g） 芒硝三合（8g）

用法：上四味，以水一斗，先煮二物，取五升，去滓，内大黄，更煮取二升，去滓。内芒硝，更上微火一两沸，分温再服。得下，余勿服。

功用：推陈致新，荡涤实热。

适应证：

1. 阳明热结重证：谵语，潮热，手足濈然汗出，不大便五六日，上至十余日，绕脐痛，拒按，烦躁，气短，气喘，身重，头昏目眩，不欲饮食，小便不利，腹满不减，减不足言，舌红，苔黄厚而燥，脉沉或迟或数。

2. 阳明热结危证：发热，汗出，腹满痛拒按，十余日不大便，发则不识人，或独语如见鬼状，语言无伦次，循衣摸床，直视，惕而不安，小便不利，舌红，苔黄燥，脉弦。

3. 阳明热结旁流重证：下利而所下之物为清水且无粪便，臭秽难闻，虽下利而腹满痛不减，按之腹坚硬满，不欲饮食，小便不利，舌红，苔黄厚腻，脉滑或浮大而按之反涩。

4. 阳明热极证：发热不减，汗出不止，谵语，舌红，苔黄，脉数。

5. 阳明热极痉证：胸满，口噤，卧不着席，脚挛急，必龂齿，舌红，苔黄，脉弦急。

6. 阳明宿食重证：脘腹胀满疼痛，不欲饮食，吞酸，恶食，嗳腐，苔腻，寸口脉浮而大，按之反涩，尺中亦微而涩，或脉数而滑。

7. 产后宿食瘀血证：少腹坚满而疼痛，恶露不尽，不能饮食，不大便，烦躁，嗳气有不消化食物气味，发热甚于日晡，谵语，舌红，苔黄，脉沉。

配伍原则与方法：热结证（阳明热结重证）的基本病理病证，一是邪热内结阻滞不通，二是腑气壅滞不行，三是浊热肆虐，所以治疗热结腑气不通证，其用方配伍原则与方法必须重视以下几个方面。

1. 针对证机选用苦寒泻下药：邪热内结于肠，或与肠中浊气相互搏结，阻滞气机不畅，浊气内蕴内结，或有邪热盛实而灼伤阴津与筋脉，证见大便不通，脘腹胀满，疼痛而拒按，潮热谵语，或筋脉拘急，其治当苦寒攻下，使邪热从下而去。在选用攻下药时尽可能用苦寒攻下之峻药，急急夺实，使脏腑之气通畅，同时还要考虑选用苦寒峻下药与咸寒软坚药配伍，苦寒以硬攻，咸寒以软坚，只有选用苦寒与咸寒相配伍，才能达到软硬兼施，以使内结之邪热从下而去。如方中大黄、芒硝。

2. 合理配伍行气理气药：苦寒咸寒泻下药虽可攻下实热内结，但未必就能取得预期治疗效果，欲达到预期治疗目的，就必须合理配伍行气理气药，因攻下邪热内结药必须借理气药，才能气机畅通，气机畅通又有助于邪热内结得以下行。《伤寒来苏集》："夫诸病皆因于气，秽物之不去，由于气之不顺，故攻积之剂必用行气之药以主之。"如方中枳实。

3. 妥善配伍苦温行气药：邪热内结之证，其治当用苦寒咸寒与行气之品，可单用苦寒咸寒之品攻下邪热，邪热未必能去，反而还会因寒凉太过而凝滞气机，则不利于邪热向外向下消退，于此组方用药必须配伍苦温行气理气药，此用苦温药，苦有助于泻邪，温有利于气机畅通，气机畅通有利于邪热得以泻下。若非用苦温之品，则不能监制寒凉太过，也不能达到预期治疗目的。如方中厚朴。

解读方药：

1. 诠释方药组成：方中大黄苦寒硬攻，泻热通便；芒硝咸寒软坚，泻热通便；枳实辛寒行气降浊；厚朴苦温行气下气。

2. 剖析方药配伍：大黄与芒硝，属于相须配伍，大黄苦寒助芒硝软坚，芒硝咸寒助大黄硬攻，相互作用，增强泻下热结；枳实与厚朴，属于相反相须配伍，相反者，寒温同用，制约其偏性，相须者，增强行气除胀；枳实与大黄、芒硝，属于相使配伍，苦寒行气泻热；厚朴与大黄、芒硝，属于相反相使配伍，相反者，寒温同用，相使者，寒因温而通，气因温而行。

3. 权衡用量比例：大黄与芒硝用量比例是4∶3，提示药效苦寒与咸寒之间的用量调配关系，以治热结；大黄与厚朴用量比例是1∶2，提示药效苦寒泻下与苦温行气之间的用量调配关系；厚朴与枳实用量比例是5∶1，提示药效苦寒行气与苦温行气之间的用量调配关系，以治气滞。

D

配伍特点：泻下药与行气药并用，通便借以气行，气行借以温通，温通有利于腑气通畅，腑气通畅则实热之邪得泄，然则病证向愈。

药理作用：

1. 兴奋肠胃蠕动的作用：能显著兴奋肠道功能，明显增加动物肠胃道对肠内容物的推进能力，并能增加肠容积而具有显著的泻下作用；对小肠起作用的主要是芒硝，对大肠起作用的是大黄、厚朴、枳实；兴奋肠管作用不为阿托品、六烃甲烷或丁基卡因所阻断，但不能增加乙酰胆碱及5-羟色胺对离体肠管的兴奋作用，也不能减弱或取消肾上腺素对离体结肠的抑制作用［中西医结合治疗急腹症通讯，1976（3）：1］。

2. 对离体回肠平滑肌的作用：实验豚鼠回肠呈现明显的收缩效应，而实验大鼠回肠则呈现显著的松弛效应［天津医科大学学报，1995（3）：10-11］。

3. 对豚鼠结肠带平滑肌细胞电活动的作用：能使细胞膜去极化，BP 数值减少，使细胞自发电活动的［慢波电位幅度值（SWPA）和频率（SWPF），峰电位幅值（SPA）和频率（SPF）］SWPA 和 SPF 显著增加，而 SWPA 和 SPA 减少［中国中西医结合杂志，1993（1）：33-34］；能够明显降低家兔实验性肠梗阻血浆 NA 水平的升高［中草药，1992（1）：30-31］；对实验性肠梗阻大鼠离体结肠平滑肌^{45}Ca内流显著增加有明显抑制作用；对小鼠离体小肠和结肠有明显的抑制作用。

4. 抗菌及抑酸作用：对体外抗菌试验对肠道G^-杆菌具有一定的抑制作用，对体外内毒素试验对内毒素有直接灭活作用；能促进大鼠胃液分泌，降低胃液酸度，提高胆汁中磷脂中胆固醇含量，提高肝糖原水平，对肌糖原也有增加的趋势［中国中药杂志，1993（3）：170-173］。

5. 改善肺组织的作用：能升高动脉血氧分压（PaO_2），减少肺体积，降低肺系数，能减轻肺水肿、肺出血［中西医结合杂志，1992（9）：541］；实验大鼠能增加肺泡巨噬细胞数量及活力得到明显加强，提高肺的免疫能力，增强其防卫机能，并能极大地增强肠上皮细胞的吞噬细胞消化能力［天津中医，1992（4）：19］；对实验性大鼠肺损害，其促进修复作用是减轻肺泡间质充血水肿，改善局灶性出血和肺泡不张。

6. 对内毒素引致肺损伤的保护作用；减轻肺泡膈充血水肿，减少肺泡中浆液渗出，提高血气屏障的物质交换功能，增强肺泡上皮细胞分泌功能，增强肺脏防御机能。

7. 对血管通透性的作用：降低腹部血管通透性，抑制异物从血循环渗出［中成药研究，1988（10）：28-29］。

8. 降低血浆去甲肾上腺素水平的作用：抑制炎症早期毛细血管通透性，减少内毒素吸收，改善微循环，增加腹腔脏器及肠壁组织血流量，减轻肠梗阻时缺血、缺氧及神经反射有关［中草药，1992（1）：30-31］。

9. 对肠源性内毒素血症大鼠心、肝、肾生化功能致伤的保护作用：抑制大鼠心肌酶活性升高，抑制大鼠尿 NAG 酶活性升高，对肝功生化指标起保护作用［中国实验方剂学杂志，1996（5）：34-37］。

10. 保肝作用：促进大鼠肝细胞 RNA 合成，维持肝细胞正常结构和功能，延长肝细胞老化，起到保肝作用［天津中医，1998（2）：86-87］；对 LPS 所致大鼠肝细胞线粒体功能的活化具有抑制作用。

11. 改变血管性肠肽的作用：血管活性肠肽（VIP）为-28 肽，它在肠胃主要以肽能神经递质方式与交感神经或副交感神经递质共同完成对消化系统的调控，VIP 使细胞内 cAMP 增加，血管平滑肌舒张，肠腺分泌增加。输注外源性 VIP 可使内脏血管舒张，肠腔内液体积聚，肠壁含水量增加，可使狗小肠狭窄，动脉及门脉血 VIP 增加，大承气汤对其在生理及病理状态下的 VIP 水平表现呈现双向调节［中西医结合杂志，1991（3）：162］。

另外，还具有增强机体免疫能力的作用，抗炎作用，抗菌作用，抗病毒作用，止血作用等。

【大青龙汤】

组成：麻黄去节，六两（18g）　桂枝去皮，二两（6g）　甘草炙，二两（6g）　杏仁去皮尖，四十枚（7g）　生姜切，三两（9g）　大枣擘，十枚　石膏碎，如鸡子大（45g）

用法：上七味，以水九升，先煮麻黄，减二升，去上沫，内诸药，煮取三升，去滓。取微似汗，汗出多者，温粉粉之。一服汗者，停后服。若复服，汗多亡阳，遂虚，恶风，烦躁，不得眠也。

功用：解表散邪，清宣肺热。

适应证：

1. 太阳伤寒证与肺（胃）蕴热证相兼：发热，恶风寒，身疼痛，无汗，烦躁，咳嗽，或气喘，或渴，苔白或兼薄黄，脉浮紧。

2. 太阳营卫湿郁证：发热，恶风寒，身不疼，但重，或疼重并见以重为主，时轻时重，舌淡，苔薄，脉浮缓。

3. 溢饮热证：身体疼重，或四肢浮肿，口渴，无汗，舌苔薄黄，脉浮紧。

配伍原则与方法：太阳伤寒证与肺胃蕴热证相兼的基本病理病证，一是风寒所致卫闭营郁，另一是邪热内蕴而不得外泄，所以治疗太阳伤寒证与肺胃蕴热证，其用方配伍原则与方法必须重视以下几个方面。

1. 针对证机选用解表散寒药：风寒之邪侵袭太阳营卫，营卫受邪而抗邪，正邪相争于肌表营卫，证见发热恶寒，头痛，无汗，其治当解表发汗。如方中麻黄、桂枝、生姜等。

2. 针对证机选用清泄里热药：因素体有热，邪热内郁而不得外越，则证见烦躁，口渴，其治当清泄里热。如方中石膏。

解读方药：

1. 诠释方药组成：方中麻黄解表散寒；石膏清泻蕴热；桂枝温散通经，助卫守营；杏仁肃降肺气，止咳平喘；生姜解表散寒，和胃宣肺；甘草、大枣，补益中气。

2. 剖析方药配伍：麻黄与桂枝、生姜，属于相须配伍，麻黄助桂枝、生姜通经发汗，桂枝、生姜助麻黄发汗宣散；麻黄与杏仁，属于相使配伍，麻黄治肺偏于宣，杏仁治肺偏于降，宣降肺气；石膏与麻黄、桂枝、生姜，属于相反配伍，辛温药散寒于表，寒凉药清热于里，各奏其功；甘草与大枣，属于相须配伍，益气顾正；甘草、大枣与麻黄、桂枝、生姜，属于相反配伍，补泻同用，益气药制约发汗药伤正；甘草、大枣与石膏，属于相反配伍，补泻同用，益气药制约清热药伤胃。

3. 权衡用量比例：麻黄与桂枝用量比例是3∶1，以治表寒，若桂枝用量偏大，则会引起大汗出；麻黄与杏仁用量比例是近2∶1，若杏仁用量偏大则会影响麻黄发汗；麻黄与石膏用量比例是8∶3，若麻黄用量偏大则会引起大汗出，若石膏用量偏大则会影响麻黄发汗；甘草、大枣与麻黄、桂枝、生姜用量比例是2∶10∶6∶2∶3，提示药效益气与发散之间的用量调配关系；甘草、大枣与石膏用量比例是2∶10∶18，提示药效益气与泻热之间的用量调配关系。

药理作用：大青龙汤具有抗炎作用，抗过敏作用，抗菌作用，增强机体免疫力，解除支气管平滑肌痉挛作用。

【大青龙汤发之】用大青龙汤以发汗解表散邪。见太阳营卫湿郁证，如39条："乍有轻时，无少阴证者，大青龙汤发之。"指出病是太阳营卫湿郁证，治当用发汗的方法，才能达到治疗目的。

【大陷胸丸】

组成：大黄半斤（24g）　葶苈子熬，半升（12g）　芒硝半升（12g）　杏仁去皮尖，熬黑，半升（12g）

用法：上四味，捣筛二味，内杏仁、芒硝，合研如脂，和散，取如弹丸一枚，别捣甘遂一钱匕，白蜜二合，水二升，煮取一升，温，顿服之。一宿乃下，如不下，更服，取下为效，禁如药法。

功用：逐水破结，峻药缓攻。

适应证：实热结胸轻证：胸膈疼痛，短气，烦躁，心中懊憹，汗出，项强，舌红，苔黄腻，脉沉或数。

解读方药：

1. 诠释方药组成：方中大黄攻下实热，荡涤饮结；葶苈子清热泻肺，行水泻饮；芒硝软坚散结；杏仁温化降逆，通调水道；蜂蜜益气缓急。

2. 剖析方药配伍：大黄与芒硝，属于相须配伍，大黄助芒硝泻热软坚，芒硝助大黄泻热通下；葶苈子与杏仁，属于相使配伍，葶苈子助杏仁降泄湿浊，杏仁助葶苈子行水通下；甘遂与葶苈子、杏仁，属于相使配伍，甘遂助葶苈子、杏仁降利水饮，葶苈子、杏仁助甘遂通利水饮；蜂蜜与大黄、芒硝、甘遂、葶苈子、杏仁，属于相反配伍，补泻同用，蜂蜜益气和中，制约大黄、芒硝、甘遂、葶苈子峻猛伤正。

3. 权衡用量比例：大黄与芒硝用量比例是2∶1，提示药效硬攻与软坚之间的用量调配关系，以治热结；大黄、芒硝与甘遂用量比例是近16∶8∶1，提示药效泻热与逐饮之间的用量调配关系，以治水热胶结；葶苈子与甘遂用量比例是8∶1，提示药效通调水道与逐饮之间的用量调配关系，以治水结；葶苈子与杏仁用量比例是1∶

1，提示药效清热涤饮与温化降逆之间的用量调配关系，以治饮逆。

【大陷胸汤】

组成：大黄去皮，六两（18g） 芒硝一升（24g） 甘遂一钱匕（1.5g）

用法：上三味，以水六升，先煮大黄，取二升，去滓。内芒硝，煮一两沸，内甘遂末，温服一升。得快利，止后服。

功用：泻热，逐水，破结。

适应证：实热结胸重证：胸膈疼痛，或胃脘或腹中痞硬而疼痛，疼痛从心下至少腹不可近，按之则痛剧，心中懊憹，烦躁，短气，头汗出，日晡所发热，舌上燥而渴，苔黄腻，脉沉紧。

解读方药：

1. 诠释方药组成：方中甘遂攻逐水饮；大黄荡涤热饮；芒硝软坚散结，泻热涤饮。

2. 剖析方药配伍：大黄与芒硝，属于相须配伍，大黄助芒硝泻热软坚，芒硝助大黄泻热涤饮；甘遂与大黄、芒硝，属于相使配伍，甘遂助大黄、芒硝攻逐热结，大黄、芒硝助甘遂荡涤热饮。

3. 权衡用量比例：大黄与芒硝用量比例是3∶4，提示药效硬攻与软坚之间的用量调配关系，以治热结；大黄与甘遂用量比例是近12∶1，提示药效泻热与逐饮之间的用量调配关系，若甘遂用量偏大则会引起泻下太过，以治饮结；芒硝与甘遂用量比例是16∶1，提示药效软坚与逐饮之间的用量调配关系，若甘遂用量偏大则会引起泻下不止，以治热饮内结。

药理作用：大陷胸汤具有类似速尿的利尿作用，可能与其抑制肾小管对 Na^+、K^+ 重吸收有关，因而治疗急性肾功能衰竭和肺水肿；促进闭尿动物排尿，减少尿毒性胸腹水，促进利尿可加速毒物的排泄，减轻 $HgCl_2$ 对肾脏的损害程度，对肾脏具有某种保护作用，促进再生或加强肾组织的防卫机能；增强小鼠腹腔巨噬细胞吞噬功能，对机体非特异性免疫机能有增强作用［中药药理与临床，1989，5（2）：6］；明显促进肠胃内容物的推进，增强肠胃蠕动作用，抗炎作用，抗菌作用等。

【大黄硝石汤】

组成：大黄四两（12g） 黄柏四两（12g） 硝石四两（12g） 栀子十五枚（15g）

用法：上四味，以水六升，煮取二升，去滓，内硝，更煮取一升，顿服。

功用：清肝理血，利胆退黄。

适应证：肝胆湿热夹瘀血证：脘腹满痞，胁痛不移，身目发黄，小便黄赤而少，汗自出，舌质红或紫或暗有瘀点，苔黄，脉涩或弦。

解读方药：

1. 诠释方药组成：方中大黄泻热燥湿，祛瘀退黄；硝石清热燥湿，散瘀止痛；黄柏清热燥湿退黄；栀子清热燥湿，泻火解毒。

2. 剖析方药配伍：大黄与硝石，属于相使配伍，大黄助硝石清热散瘀，硝石助大黄泻热祛瘀；黄柏与栀子，属于相须配伍，增强清热泻火，燥湿解毒。

3. 权衡用量比例：大黄与黄柏用量比例是1∶1，提示药效泻热燥湿与清热燥湿之间的用量调配关系，以治热结；大黄与硝石用量比例是1∶1，提示药效泻热与散瘀之间的用量调配关系，以治瘀热；黄柏与栀子用量比例是4∶5，以治湿热。

【大黄附子汤】

组成：大黄三两（9g） 附子炮，三枚（15g） 细辛二两（6g）

用法：上三味，以水五升，煮取二升。分温三服。若强人煮取二升半，分温三服。服后如人行四五里，进一服。

功用：温肾通便，通阳散寒。

适应证：肾阳虚寒结证：大便硬而难下，甚则十余日不大便，小便数而清，发热但无潮热，口中淡，腹痛或满，恶寒，腰酸腿软，舌淡，苔薄白，脉弦或迟。

配伍原则与方法：寒结证的基本病理病证，一是寒气内结阻滞不通，一是腑气壅滞不行，所以治疗寒结腑气不通证，其用方配伍原则与方法必须重视以下几个方面。

1. 针对证机选用温热药：寒气内生或外客，并与肠中糟粕相互搏结而阻滞气机，浊气内结而梗阻腑气不通，证见大便不通，脘腹冷痛，四肢不温，舌苔白，脉紧。其治当温阳散寒，以使寒气得温而散，在用温药时最好选用辛温药，其辛有利于气机畅通，温有利于寒气得散，以使寒气浊气不得内结而消散。如方中附子。

2. 合理配伍寒下药：因病变证机是寒袭，其治当以温药行之，温则以散寒通阳，乃正治之法。由于寒气内结，所致腑气不通，浊气内结，其治若单用温热药，温热药虽可散寒温通，但因温热药易于化燥伤津，燥化津伤又不利于肠中糟粕得下，因此当合理配伍寒下药，其与温热药相伍，取其用以通下，取其性以监制温热药之燥化，从而达到荡涤肠中燥结而不燥化。同时，在配伍寒性药时，一定做到温热药用量大于寒下药，使寒下药受温药所制而不寒凝，且因其性寒而能直达病所；温热药受寒下药所制而不燥化，以达温阳散寒，通便止痛之效。如方中大黄。

3. 妥善配伍散寒止痛药：因寒主凝结，所以其证机以腑气阻滞不通为主要病理特征，其病证表现特点是脘腹疼痛，故其治当配伍散寒止痛药。如方中细辛。

4. 适当配伍理气药：大便不通，无论是寒还是热，还是其他方面，其证机均有气机不通。因此，其治可适当配伍理气药，以增强治疗效果。如在大黄附子汤中可酌情加枳壳或厚朴。

解读方药：

1. 诠释方药组成：方中附子温壮阳气，驱逐阴寒；大黄泻下通便；细辛温阳散寒止痛。

2. 剖析方药配伍：附子与细辛，属于相使配伍，附子助细辛通阳止痛，细辛助附子壮阳止痛；附子、细辛与大黄，属于相反配伍，寒热同用，大黄性寒制约附子、细辛温热化燥，附子、细辛辛热制约大黄苦寒凝滞。

3. 权衡用量比例：附子与大黄用量比例是5∶3，提示药效温阳与寒下之间的用量调配关系，重用附子温壮阳气，以治寒结；附子与细辛用量比例是5∶2，提示药效温阳与止痛之间的用量调配关系，用细辛兼以止痛，以治寒凝；附子、细辛与大黄用量比例是5∶2∶3，提示药效温阳止痛与寒下之间的用量调配关系。

药理作用：大黄附子汤具有通过降低肾上腺系统的功能，减少动物整体耗氧量，增加心肌组织细胞耐缺氧能力，提高脑组织对缺血的耐受力，降低脑组织的耗氧量［辽宁中医杂志，1988（11）：25］；并显著推进肠运动等。

【大黄黄连泻心汤】

组成：大黄二两（6g）　黄连一两（3g）

用法：上二味，以麻沸汤二升，渍之，须臾，绞去滓，分温再服。

功用：泄热，消痞，和胃。

适应证：脾胃热痞证：心下痞满，按之濡软而无硬物，或胃脘满痛，以满为主，舌红，苔黄，脉数。

解读方药：

1. 诠释方药组成：方中大黄苦寒泻热燥湿；黄连苦寒清热燥湿。

2. 剖析方药配伍：大黄与黄连，属于相使配伍，大黄助黄连清热于中，黄连助大黄清泻实火。

3. 权衡用量比例：大黄与黄连用量比例是2∶1，重用大黄以泻热，提示药效泻热与清热之间的用量调配关系，以治积热。

药理作用：

1. 抗缺氧作用：抗常压下致整体缺氧的作用，抗异丙肾上腺素致心肌缺氧的作用，抗亚硝酸钠中毒致细胞缺氧的作用，抗氰化钾中毒致细胞缺氧的作用［四川中医，1988（8）：15］。

2. 抗凝血作用：实验家兔具有明显的抗凝及抗血小板聚集的作用。

3. 保护胃黏膜作用：对乙醇诱发大白鼠胃黏膜损伤有保护作用，对阿司匹林引起大白鼠胃黏膜损伤有抑制作用，对小鼠水浸制剂引起的应激性溃疡有明显的抑制作用，保护胃黏膜的机理是增强防御因子作用和抑制攻击因子作用；能明显抑制五肽胃泌素和2-DG引起的胃酸分泌。

4. 降低血脂作用：对实验性小鼠高血脂有改善作用，改善总胆固醇和动脉硬化指数，降低中性脂肪（甘油三酸脂），使过氧化脂质含量下降；对实验家兔可降低血清胆固醇及磷脂含量，减轻苯肼所致红细胞，血红蛋白及白细胞数量的降低（伤寒杂病论汤方现代研究及应用，1993，17）。

另外还具有改善苯肼中毒所致家兔肝肾功能；抑制金黄色葡萄球菌、痢疾杆菌、大肠杆菌，提高体液免疫、细胞免疫、特异性免疫机能指标。

【大黄甘草汤】

组成：大黄四两（12g）　甘草一两（3g）

用法：上二味，以水三升，煮取一升，分温再服。

功用：泻热涤实，和胃降逆。

适应证：胃热气逆证：口干，口渴，口苦，呕吐即食已即吐，或大便干，或心烦，舌红，苔黄，脉滑或数。

解读方药：

1. 诠释方药组成：方中大黄苦寒泻热；甘草甘平缓急。

2. 剖析方药配伍：大黄与甘草，属于相反配伍，甘草益气缓急，制约大黄苦寒峻猛伤胃。

3. 权衡用量比例：大黄与甘草用量比例是4：1，提示药效泻热与益气之间的用量调配关系，用大黄重在泻热，以治浊热上逆。

【大黄䗪虫丸】

组成：大黄蒸，十分（7.5g） 黄芩二两（6g） 甘草三两（9g） 桃仁一升（24g） 杏仁一升（24g） 芍药四两（12g） 干地黄十两（30g） 干漆一两（3g） 虻虫一升（24g） 水蛭百枚（24g） 蛴螬一升（240g） 䗪虫半升（12g）

用法：上十二味，末之，炼蜜和丸小豆大，酒饮服五丸，日三服。

功用：活血化瘀，缓中补虚。

适应证：肝血瘀脉阻重证：形体消瘦，腹满或腹痛，不能饮食，肌肤甲错，两目黯黑，面色灰滞而不华，舌质暗淡或有瘀点，脉涩或结。

解读方药：

1. 诠释方药组成：方中大黄泻热祛瘀；桃仁、干漆、虻虫、水蛭、蛴螬、䗪虫活血破血，逐瘀通络；芍药补血敛阴；干地黄清热凉血补血；黄芩清热燥湿；杏仁降泄浊逆；酒能活血通脉；蜂蜜、甘草益气和中。

2. 剖析方药配伍：大黄与䗪虫，属于相使配伍，泻热逐瘀通络；大黄与黄芩，属于相使配伍，大黄助黄芩清热，黄芩助大黄泻热；芍药与干地黄，属于相须配伍，敛阴补血；大黄与芍药、干地黄，属于相反配伍，芍药、干地黄补血制约大黄泻下伤阴，大黄泻瘀制约芍药、干地黄滋补浊腻；水蛭与虻虫，属于相须配伍，增强逐瘀破瘀；大黄与桃仁、干漆、虻虫、水蛭、蛴螬、䗪虫，属于相使配伍，增强泻热破血，逐瘀通络；酒与桃仁、干漆、虻虫、水蛭、蛴螬、䗪虫，属于相使配伍，酒助活血破瘀药通利血脉；芍药、干地黄与桃仁、干漆、虻虫、水蛭、蛴螬、䗪虫，属于相反配伍，补泻同用，若病变证机夹有阴血亏虚，芍药、干地黄即滋补阴血；若无夹阴血亏虚，芍药、干地黄即制约破血逐瘀药伤血；杏仁与大黄，属于相使配伍，降泄瘀热；蜂蜜、甘草与芍药、干地黄，属于相使配伍，益气生血，补血化气，气血互化；蜂蜜、甘草与大黄，属于相反配伍，补泻同用，蜂蜜、甘草益气制约大黄泻下伤正；酒与桃仁、干漆、虻虫、水蛭、蛴螬、䗪虫，属于相使配伍，酒助活血破瘀药通行脉络；蜂蜜、甘草与桃仁、干漆、虻虫、水蛭、蛴螬、䗪虫，属于相反配伍，蜂蜜、甘草益气缓急，制约破血药伤正。

3. 权衡用量比例：大黄与䗪虫用量比例是7.5：12，提示药效泻热与通络之间的用量调配关系，以治瘀热；大黄与黄芩用量比例是7.5：6，提示药效泻热与清热之间的用量调配关系，以治积热；芍药与干地黄用量比例是2：5，提示药效敛阴与凉血之间的用量调配关系，以治血虚；大黄与芍药、干地黄用量比例是7.5：12：30，提示药效泻热与敛阴凉血之间的用量调配关系，以治虚实夹杂；水蛭与虻虫用量比例是10：1，提示药效破血逐瘀与破血通络之间的用量调配关系，以治瘀血；大黄与桃仁、干漆、虻虫、水蛭、蛴螬、䗪虫用量比例是2.5：8：1：8：80：8：4，提示药效泻热与破血之间的用量调配关系；芍药、干地黄与桃仁、干漆、虻虫、水蛭、蛴螬、䗪虫用量比例是4：10：8：1：8：80：8：4，提示药效补血与破血之间的用量调配关系；杏仁与大黄用量比例是8：2.5，提示药效降泄与泻热之间的用量调配关系，以治瘀浊。

药理作用：

1. 降酶作用：可使乳酸脱氢酶和谷丙转氨酶下降，而使降低血清蛋白回升，γ-球蛋白下降，肝胶原含量明显减少。

2. 保肝作用：能减轻肝细胞坏死和肝小叶结构破坏，减慢纤维蛋白增生，对慢性肝损伤有保护作用。

3. 抗肠黏连作用：可使小白鼠肠道蠕动呈现持久而较强的增强作用，能使齿钳夹伤十二指肠形成的大白鼠实验性肠黏连减轻［中西医结合杂志，1988（11）：668］。

4. 抗血栓形成作用：抑制ADP诱导大鼠血小板聚集作用，与剂量呈依赖关系；抑制大鼠血栓形成作用，血栓湿度与对照组比较显著减少（中成药，1992（4）：29）。

5. 降血脂作用：降低高脂血症病人血清甘油三酯和总胆固醇，同时能使全血比黏度、全血还原黏度和凝血因子水平下降；降低实验性家兔高脂血症血清总胆固醇、甘油三酯、β-脂蛋白的含量，以及全血比黏度和血浆比黏度［中西医结合杂志，1989（10）：589］。

6. 抗动脉硬化作用：能使鹌鹑动脉粥样硬化

(AS)斑块面积明显缩小，并使AS斑块的消退加快，抑制胶原合成代谢［实用中西医结合杂志，1992（3）：135］。

另外还具有可明显减轻脑缺血动物脑水肿，降低脑毛细血管通透性，改善因缺氧而致神经细胞损伤；能明显提高代表血小板表现负荷多少的EPM，从而降低血小板聚集及其黏附血管内皮；对老年人糖尿病微血管病变者血小板活化具有抑制作用，并且对TXA_2与PGI_2平衡失调有调节功效，从而降低血栓形成和微血管损伤。

【大黄牡丹汤】

组成：大黄四两（12g） 牡丹皮一两（3g） 桃仁五十个（8.5g） 冬瓜子半升（12g） 芒硝三合（8g）

用法：上五味，以水六升，煮取一升，去滓。内芒硝，再煎沸。顿服之。有脓当下，如无脓，当下血。

功用：泻热凉血，化瘀散痈。

适应证：肠痈热瘀证：右少腹疼痛而拒按，或反跳痛，痛状如淋痛或刺痛，脘闷，不欲饮食，或恶心或呕吐，不大便，小便黄赤，时时发热，汗自出，恶寒，舌红，苔黄，脉数。

解读方药：

1. 诠释方药组成：方中大黄泻热祛瘀；芒硝泻热软坚；牡丹皮清热凉血散瘀；桃仁活血化瘀；冬瓜子清热利湿排脓。

2. 剖析方药配伍：大黄与芒硝，属于相须配伍，芒硝助大黄泻热祛瘀，大黄助芒硝软坚散结；牡丹皮与桃仁，属于相须配伍，增强逐瘀泻热；大黄、芒硝与桃仁、牡丹皮，属于相使配伍，增强泻热化瘀；冬瓜子与大黄、芒硝，属于相使配伍，冬瓜子助大黄、芒硝泻热，大黄、芒硝助冬瓜子排脓；冬瓜子与牡丹皮、桃仁，属于相使配伍，冬瓜子助牡丹皮、桃仁泻瘀，牡丹皮、桃仁助冬瓜子排脓。

3. 权衡用量比例：大黄与芒硝用量比例是4∶3，提示药效硬攻与软坚之间的用量调配关系，以治热结；桃仁与牡丹皮用量比例是近3∶1，提示药效活血与凉血散瘀之间的用量调配关系，以治瘀结；冬瓜子与大黄、芒硝用量比例是4∶4∶3，提示药效泻热与排脓之间的用量调配关系，以治热痈；冬瓜子与桃仁、牡丹皮用量比例是近4∶3∶1，提示药效清热排脓与活血破瘀之间的用量调配关系，以治瘀脓。

药理作用：大黄牡丹汤具有增强肠蠕动的作用，改善肠管及阑尾血运，改善组织营养，促进炎症消退，增强机体免疫功能，抗缺氧作用，抗炎作用，抗病原微生物的作用等。

【大黄甘遂汤】

组成：大黄四两（12g） 甘遂二两（6g） 阿胶二两（6g）

用法：上三味，以水三升，煮取一升，顿服之。其血当下。

功用：化瘀利水，洁净胞宫。

适应证：胞中血与水结证：（妇人）少腹满痛而膨大如敦状，小便难而少，口不渴，或产后瘀血不去，恶露不尽，舌紫或暗，脉涩或脉沉。

解读方药：

1. 诠释方药组成：方中大黄苦寒泻热；甘遂苦寒逐水；阿胶益血顾正。

2. 剖析方药配伍：大黄与甘遂，属于相使配伍，甘遂助大黄泻热，大黄助甘遂逐水；阿胶与大黄、甘遂，属于相反配伍，补泻同用，阿胶益血制约大黄、甘遂峻猛之性。

3. 权衡用量比例：大黄与甘遂用量比例是2∶1，提示药效泻热与逐水之间的用量调配关系，以治水热胶结；阿胶与大黄、甘遂用量比例是2∶1∶1，提示药效逐邪与益正之间的用量调配关系。

【大建中汤】

组成：蜀椒去汗，二合（5g） 干姜四两（12g） 人参三两（9g）

用法：上三味，以水四升，煮取二升，去滓。内胶饴一升，微火煎取一升半，分温再服。如一炊顷，可饮粥二升，后更服，当一日食糜，温服之。

功用：温中散寒，补虚止痛。

适应证：脾胃虚寒证以寒为主：心胸脘腹大寒痛，非遇寒则畏寒，得温则减，呕吐，不能食，脘腹皮中突起如有物攻冲上下，疼痛初则拒按，久则喜之，乏力，舌淡，苔薄白，脉弱或弦紧。

解读方药：

1. 诠释方药组成：方中干姜温中散寒；蜀椒温中止痛；人参益气和中；胶饴益气生血。

2. 剖析方药配伍：干姜与蜀椒，属于相须配伍，温中散寒止痛；人参与胶饴，属于相须配伍，人参助胶饴益气补血，胶饴助人参益气生津；干姜与人参，属于相使配伍，温阳之中以益气，益气之中以化阳。

3. 权衡用量比例：干姜与蜀椒用量比例是近2∶1，提示药效温中与止痛之间的用量调配关系，以治寒痛；干姜与人参用量比例是2∶1，提示药效温中与益气之间的用量调配关系，以治虚寒；人参与胶饴用量比例关系1∶6，提示药效益气与缓急之间的用量调配关系，以治气虚。

D

【大乌头煎】

组成：乌头熬，去皮，不㕮咀，大者五枚（15g）

用法：上以水三升，煮取一升，去滓。内蜜二升，煎令水气尽，取二升。强人服七合；弱人服五合。不差，明日更服，不可一日再服。

功用：温中逐寒，通阳止痛。

适应证：脾胃脘腹寒痛证：脘腹疼痛，或绕脐痛，痛甚则冷汗出，手足厥逆，或呕吐，舌淡，苔薄白，脉沉紧或弦紧。

解读方药：方中乌头温暖脾胃，驱逐阴寒，通达阳气，疏通经气，解凝止痛，对于实寒脘腹疼痛者尤为适宜。蜜甘温，缓急止痛，与乌头合用，减乌头之毒性，缓乌头之峻性，助乌头散寒止痛。二药相互为用，以奏其功。

【大半夏汤】

组成：半夏（洗）二升（48g）　人参三两（9g）　白蜜一升（60mL）

用法：上三味，以水一斗二升，和蜜扬之二百四十遍，煮取二升半，温服一升，余分再服。

功用：补气降逆，温中化饮。

适应证：脾胃虚寒夹饮证以气虚为主者：朝食暮吐，或暮食朝吐，呕吐涎沫较多，或食而不消即宿食，四肢乏力，懒动，动则乏力尤甚，脘腹冷痛，或胸中冷，苔白而滑，脉浮涩或弦迟。

解读方药：

1. 诠释方药组成：方中半夏醒脾降逆；人参益气和中；白蜜益气缓急。

2. 剖析方药配伍：人参与白蜜，属于相须配伍，增强益气缓急；半夏与人参，属于相反配伍，半夏降逆，人参补益，人参制约半夏降泄伤胃，半夏制约人参益气壅滞；半夏与白蜜，属于相反配伍，半夏燥湿，白蜜润燥，白蜜制约半夏降逆燥湿伤津。

3. 权衡用量比例：半夏与人参用量比例是16∶3，提示药效降逆与益气之间的用量调配关系，以治气逆；半夏与白蜜（约折算为克）用量比例是4∶5，提示药效降逆与缓急之间的用量调配关系；人参与白蜜用量比例关系近3∶20，提示药效益气与缓急之间的用量调配关系，以缓急。

代

dài❶替代，替换。如390条通脉四逆汤用法中言：“其脉即来，无猪胆，以羊胆代之。”❷脉象，即代脉。如117条：“伤寒，脉结代，心动悸。”❸药名：如代赭石。❹方名：如旋覆代赭汤。

【代赭石】代赭石为三方晶系赤铁矿的矿石。

别名：代赭，须丸，血师，赤赭石。

性味：苦，寒。

功用：镇肝降逆，和胃止呃，清热泻火，凉血止血。

主治：恶心呕吐，心下痞满，噫气不除，咳嗽有痰。

《神农本草经》曰：“味苦寒，主鬼注，贼风，蛊毒，杀精物恶鬼，腹中毒邪气，女子赤沃漏下。”

入方：见旋覆代赭汤、滑石代赭汤。

用量：

用量		经方数量	经方名称
古代量	现代量		
一两	3g	1方	旋覆代赭汤
如弹丸大一枚	15g	1方	滑石代赭汤

注意事项：孕妇慎用。

化学成分：含三氧化二铁，硅酸，铝化物，微量元素（镁、锰、钙、铝、钛、硅、铁、氧）。

药理作用：兴奋和促进肠蠕动，促进红细胞及血红蛋白的新生，镇静作用（中枢神经），抑制心脏作用。

带

dài带，即专指女子带下病证，有广义和狭义之分，广义带下泛指女子带脉以下病证，狭义带下专指女子阴中浊液溢出，有赤带、白带、黄带、青带、黑带等不同。如第二十二8条：“或有忧惨，悲伤多嗔，此皆带下，非有鬼神。”

【带下】女子带脉以下的诸多病证，并不局限于狭义带下。

其一，妇人杂病错综复杂证机，如第二十二8条：“或有忧惨，悲伤多嗔，此皆带下，非有鬼神。”指出妇科诸多病证，皆可称为带下证，同时也暗示妇科诸多病证，也有可能是由于带下病证所引起的，治可从带下。

其二，妇人宫寒血虚血瘀证，如第二十二9条：“此病属带下，何以故？曾经半产，瘀血在少腹不去，何以知之？”辨带下证，其含义有二，一是指带下如白带等；一是指在带脉以下病证包括月经在内。临证无论是月经病证，还是带下病证，只要其证机是宫寒血瘀血虚证，治当用温经汤。

戴 dài 戴，即加在头上或面上的东西，引申为面红如妆。如366条：“所以然者，其面戴阳，下虚故也。”

【戴阳】面红如妆，即犹如红色戴于面上。详见“面少赤”项。

丹 dān❶穴名。如丹田穴。❷药名：如铅丹。❸方名：如大黄牡丹汤。

【丹皮】即牡丹皮，详见“牡丹皮”项。

【丹田】穴名。在脐下三寸。本穴既具有强壮身体作用，又具有保健养生作用，主治妇科诸疾，男科诸疾，脾胃诸疾。详见“丹田有热”项。

【丹田有热】丹田穴部位上下左右有邪热病理病证。见上寒下热证，如第二16条：“以丹田有热，胸上有寒，渴欲得饮而不能饮，则口燥烦也。”仲景言“丹田”者，并非尽言丹田穴部位有热，而是泛言“丹田”穴上下左右有邪热病理；亦即邪热在下焦。

胆 dǎn❶人或动物脏腑之一，如羊胆。❷药名：如猪胆汁。❷方名：通脉四逆加猪胆汁汤。

【胆汁】详见“猪胆汁”项。

疸 dǎn 疸，即身黄，小便黄，目黄，尤其以目黄为审证要点。《素问·平人气象论》：“溺黄者，安卧者黄疸。”疸病有黄疸、酒疸、黑疸、女劳疸、谷疸，分寒湿与湿热。

【疸而渴者】黄疸病证伴有口渴。见黄疸证预后，如第十五12条：“疸而渴者，其疸难治。”《金匮要略心典·黄疸病》：“疸而渴，则热亦炽而且日增，故难治。”《金匮要略编注二十四卷·黄疸病》：“若疸而渴者，邪虽外越，胃中湿热，半居于内，耗竭津液则渴，阳火亢盛，表里皆邪，故曰难治。”仲景言：“疸而渴者，其疸难治。”其证机是湿热内结，壅滞气机，气不化津，津化为湿，湿邪益盛，复加邪热伤津也比较明显，故其利湿则易伤津，养阴生津且易助湿，于此权衡治法都比较难，若稍有不当即有可能引起其他病证，因此曰难治，此言难治主要揭示治疗一定要辨证准确，确立治法一定要恰到好处，切不可盲目治疗。

【疸而不渴者】黄疸病证伴有口不渴。见黄疸证预后，如第十五12条：“疸而不渴者，其疸可治。”《金匮要略编注二十四卷·黄疸病》：“不渴者，热邪一发，尽越于表，里无余蕴，一解表而即散，故曰可治。”仲景言：“疸而不渴者，其疸可治。”主要揭示黄疸病证，其湿热之邪，尚未阻滞气机，气仍能化津，津能上承以滋养，复因湿热之邪还未损伤津液，因此说此类黄疸病证治疗比较容易。仲景所言对黄疸病其证机是湿热者有指导意义，若非湿热而为寒湿则无临床意义。

【疸难治】此黄疸病证比较难以治疗。详见“疸而渴者”项。

【疸易治】此黄疸病证比较易于治疗。详见“疸而不渴者”项。

旦 dàn❶早晨。如152条十枣汤用法中言：“内药末，强人服一钱匕，羸人服半钱，温服之，平旦服。”❷方名：如阳旦汤，详见“桂枝汤”项。

【旦日】第二天早晨。详见“期之旦日夜半愈”项。

但 dàn❶范围副词，仅仅。如33条：“太阳与阳明合病，不下利，但呕者。”❷只是，可是。如仲景序：“但竞逐荣势，企踵权豪，孜孜汲汲，惟名利是务。”❸只，只要。如198条：“阳明病，但头眩，不恶寒，故能食而咳者。”❹可以。如第十八6条王不留行散用法中言：“小疮即粉之，大疮但服之，产后亦可服。如风寒，桑根勿取之。”

【但头汗出】仅仅是头部汗出。详见“头汗出”诸项。

【但头眩】只是头晕，目眩。详见“头眩”

D

其四项。

【但头眩者】仅仅是头晕，目眩。详见“头眩”其六项。

【但头微汗出者】仅仅是头部有轻微汗出。详见“头微汗出”项。

【但太阳病】可是太阳病应当有恶寒。详见“当恶寒”项。

【但欲呕】仅仅是想呕吐。见脾胃热证，如123条：“但欲呕，胸中痛，微溏者，此非柴胡汤证，以呕，故知极吐下也。”其证机是胃热逆乱胃气，浊气不降而上攻。

【但欲起】只是想起床或站立。见寒饮结胸证，如139条：“太阳病，二三日，不能卧，但欲起，心下必结，脉微弱者。”其证机是寒邪与痰饮相互搏结，阻滞心下，壅塞气机，起则有利于气机畅通。

【但欲漱水】可总是想饮水且不欲下咽。

其一，阳明血热证，如202条：“阳明病，口燥，但欲漱水，不欲咽者，此必衄。”其证机是邪热迫及阳明之血，血为邪热所灼而外溢，为热所蒸而津不得行；治当清营凉血，用方可参清营汤加减。

其二，瘀血证，如第十六10条：“病人胸满，唇痿舌青，口燥，但欲漱水，不欲咽，无寒热。”《金匮要略心典·惊悸吐衄下血胸满瘀血病》：“口燥欲漱水者，血结而气燥也。”其证机是瘀血留结于内，阻滞气机，气不化津，血不外荣；治当活血化瘀，调理气机。

【但欲睡眠】可总是想睡眠。见少阳阳明太阳兼证，如268条：“三阳合病，脉浮大，上关上，但欲眠睡，目合则汗。”其证机是少阳胆气内郁，阳气不升，气机郁滞；治当清泻少阳，以小柴胡汤。

【但欲寐也】可总是呈现似睡非睡状态。见少阴病的基本脉证，如281条：“少阴之为病，脉微细，但欲寐也。”又如282条：“少阴病，欲吐不吐，心烦，但欲寐。”其证机是少阴心肾阴阳之气虚弱，心神不得主持于外，寒气充斥。

【但欲卧】可总想卧床休息或睡眠。

其一，少阴阴阳离绝证，如300条：“少阴病，脉微细沉，但欲卧，汗出不烦，自欲吐。”其证机是阳气大虚，寒气充斥，阳气为寒邪所伤而不得行使于外。

其二，湿热毒血证，如第三13条：“病者脉数，无热，微烦，默默，但欲卧。”其证机是湿热浸淫血分而肆虐神明，灼伤脉络而腐烂经气；治当清热凉血、利湿解毒，以赤小豆当归散。

【但欲热饮】可总是想饮热水。见肝络瘀血轻证，如第十一7条：“但欲热饮，旋覆花汤主之。”审病者“但欲热饮”，其机制是气得温则行，得寒则凝，故饮热则有利于气血运行，气血运行有利于瘀血得行得散。

【但热】只是身热。详见“身无寒但热”项。

【但热不寒】只是身体发热而不怕冷。见瘅疟证，如第四3条：“若但热不寒者，邪气内藏于心，外舍分肉之间，令人消铄脱肉。”其证机是邪热内郁而内结，邪热肆虐于外，且其证机不在肌表营卫，故只是发热而不怕冷。

【但结胸】可是有结胸病证，详见“结胸”其三项。

【但苦喘短气】可是气喘，短气病证非常明显。详见“苦喘短气”项。

【但苦少气】可是少气乏力病证非常明显。详见“少气”其五项。

【但苦痛】可是疼痛病证非常明显。详见“苦痛”项。

【但以胃中虚】只是因胃气虚弱所引起的病证。详见“胃中虚”项。

【但以法救之】可辨证要根据病证表现而切中病变证机以法治之。见水气病证，如244条：“渴欲饮水，少少与之，但以法救之。”指出辨证一定要脉证合参，入细入微，以法采取有效的治疗措施。

【但以脉自微涩】只是因为脉微而涩。详见“脉自微涩”项。

【但利其小便】只是治疗重在利小便。详见“利其小便”其四、五项。

【但利小便则愈】只要能使小便通利，其病即可向愈。见肾阴阳俱虚转胞证，如第二十二19条：“此名转胞，不得溺也，以胞系了戾，故致此病，但利小便则愈。”审病为阴阳两虚，其阳虚不得气化水津，水气内停，故治必须使小便通利，则水气可泄，病可向愈。

【但发热】可是有发热。详见“发热”其十七项。

【但发潮热】可是有潮热。详见“发潮热”其四项。

【但当利其小便】只是治疗应当采用利小便的方法。详见“利其小便”其三项。

【但竞逐荣势】只是相互争胜、追赶荣华、权势。如仲景序：“但竞逐荣势，企踵权豪，孜孜汲汲，惟名利是务。”

【但呕】只是有呕吐。见太阳病证与阳明病证相兼，如33条：“太阳与阳明合病，不下利，但呕者。”其证机是阳明胃寒，寒气肆虐胃气，胃气不降而上逆。

【但重】仅仅是身体沉重。见太阳营卫湿郁证，如39条：“伤寒，脉浮缓，身不疼，但重，乍有轻时。”其证机是湿郁营卫，营卫之气为湿邪所遏而不得运行，则身体沉重。

【但坐】只是喜欢坐立。

其一，太阳病证与阳明病证相兼，如48条：“按之不可得，其人短气，但坐，以汗出不彻故也，更发汗则愈。”其证机是太阳营卫之气郁，气机不利而壅滞，卧则气机更为滞涩，坐则有利于气机畅通。

其二，痰浊壅肺证，如第七7条：“咳逆上气，时时吐浊，但坐，不得眠。”其证机是痰浊壅肺，肺气不利而壅滞，浊气填塞，坐则有利于肺主气以司呼吸。

【但热者】可是以发热证机为主导方面。见实热证，如70条：“不恶寒，但热者，实也。”仲景言“热者”，既言病证表现，又言证机，以揭示病变的主要矛盾方面是实热证。

【但阳脉微者】可是病以阳脉微为主。详见“阳脉微”项。

【但阴脉微者】可是病以阴脉微为主。详见“阴脉微”项。

【但见一证便是】只要见到病变证机主要矛盾方面，即可得出诊断结论。详见“不必悉具”项。

【但少腹急结者】只要病以少腹急结不舒为主。详见“少腹急结”项。

【但满而不痛者】可是病以胃脘满闷而不痛为主。详见“满而不痛”项。

【但气痞耳】只是气机壅滞不通所引起的痞证。详见“气痞”项。

【但浮者】可是脉浮。见阳明热郁证，如201条：“发作有时，但浮者，必盗汗出。”其证机是阳明邪热郁于内而涌动于外，故见脉浮。

【但初头硬】只是大便前端坚硬。详见“初头硬”项。

【但硬耳】只是大便硬罢了。见阳明热结轻证，如215条：“若能食者，但硬耳。”其证机是阳明邪热内结而阻滞气机，气机壅滞而尚未不通。

【但心下痞者】只是有心下痞满。详见“心下痞”其七项。

【但厥】仅仅是手足厥冷。见少阴动血证，如294条：“少阴病，但厥，无汗。”其证机是阳气郁厥于下而不得温煦。

【但风气去】仅仅是风邪被祛除。见太阳风湿病证的治疗原则，如第二18条：“但风气去，湿气在，是故不愈也。”指出治疗风湿病证，其风邪易去，而湿邪难除，因此治疗湿邪必须采取有效而合理的措施，始可达到预期治疗目的。

【但微微似欲出汗者】仅仅有微微似有汗出的表现。见太阳风湿病证的治疗原则，如第二18条：“若治风湿者，发其汗，但微微似欲出汗者，风湿俱去也。”指出治疗风湿病证，其治当发汗，但发汗一定要恰到好处，最好是微微欲似有汗而不当大汗，大汗则不能达到治疗目的。

【但臂不遂者】只是肩臂活动不方便或不灵活。详见“臂不遂”项。

【但服之】可以用内服药。详见“大疮但服之”项。

【但能前】病人仅仅能向前走动而不能向后退却。见太阳经伤证，如第十九1条：“师曰：病趺蹶，其人但能前，不能却。”其证机是太阳经气经脉所伤，其经脉不能行使正常向后活动。

啖（啖）

dàn 啖，即吃或给人吃。如第十五7条：“酒疸下之，久久为黑疸，目青面黑，心中如啖蒜齑状，大便正黑。”

【啖蒜齑状】好像是吃蒜、姜汁等灼热不适感。详见“心中如啖蒜齑状”项。

弹

dàn 弹，即可以用弹力发射出去的小丸。如131条大陷胸丸用法中言：“合研如脂，和散，取如弹丸一枚。”

【弹丸】像小而圆的石头。如131条大陷胸丸用法中言：“合研如脂，和散，取如弹丸一枚。”形容药丸如同弹丸一样大小。

瘅 dàn 瘅，即温疟。《素问·奇病论》："此五气之溢也，名曰脾瘅。"瘅即热也。如第四3条："阴气孤绝，阳气独发，则热而少气烦冤，手足热而欲呕，名曰瘅疟。"

【瘅疟】温热疟疾病理病证。见疟病热证的证机，如第四3条："阴气孤绝，阳气独发，则热而少气烦冤，手足热而欲呕，名曰瘅疟。"《金匮要略心典·疟病》："邪气内藏于心者，瘅为阳邪，心为阳脏，以阳从阳，故邪外舍分肉，而其气内通心脏也。"其证机是邪热内虐而困扰气机；治当清热泻火截疟，以白虎加桂枝汤加蜀漆、青蒿等。

当 dāng❶遇到，遭受。如第二21条："此病伤于汗出当风，或久伤取冷所致也。"❷相当，对等。如第十五22条："男子黄，小便自利，当与虚劳小建中汤。"❸应当，应该。如46条："太阳病……八九日不解，表证仍在，此当发其汗。"❹能，会。如187条："太阴病，身当发黄，若小便自利者，不能发黄。"❺判断，诊断。如第十八5条："寸口脉浮微而涩，法当亡血。"❻副词：则，就。如30条："言夜半手足当温，两脚当伸。"❼副词：目前，当今。如仲景序："怪当今居世之士，曾不留神医药。"❽本来，本当。如120条："太阳病，当恶寒，发热，今自汗出，反不恶寒发热。"❾可能。如第七2条："病咳逆，脉之，何以知此为肺痈？当有脓血，吐之则死，其脉何类？"❿药名：如当归。⓫方名：如当归四逆汤。⓬抵御。如抵当乌头桂枝汤。

dàng⓭适合，恰当。如第十二15条："病痰饮者，当以温药和之。"⓮期限，病期。如第四2条："病疟以月一日愈，当以十五日愈。"⓯按法，按照。如45条："今脉浮，故在外，当须解外则愈，宜桂枝汤。"⓰呈现，出现。如第十四28条黄芪芍桂苦酒汤用法中言："当心烦，服至六七日乃解。"⓱趁，利用。如233条："当热时急作，冷则硬，以内谷道中，以手急抱，欲大便时乃去之。"⓲暂时。如第十四2条："又与葶苈丸下水，当时如小差，食饮过度，肿复如前，胸胁苦痛，象若奔豚，其水扬溢，则浮咳喘逆。"

【当以汗解】应当用汗法治疗表证。见太阳病证与阳虚轻证相兼，如42条："太阳病，外证未解，脉浮弱者，当以汗解。"仲景既然言"太阳病"，而又言"外证未解"，乃重点论述病为表里兼证，以表证为主，既然以表证为主，其治当先以汗法解表，表解再治其里。

【当以汗解之】应当用汗法治疗表证。详见"汗解之"其四项。

【当以十八日为期】病理演变以18日为1周期。见从日期论黄疸证预后，如第十五11条："黄疸之病，当以十八日为期。"《金匮要略心典·黄疸病》："黄者土气也，内伤于脾，故即以土王之数，为黄疸之期。盖谓十八脾气至而虚者当复，即实者亦当通也。"仲景指出黄疸病，应当早期治疗，最好能在发病18日之前将病情控制，或使病证消除，因黄疸病其病理演变期限大多是以18日为1周期，若未能在其周期内将病证控制或消除，其病势发展大多难以彻底治愈。

【当以十五日愈】病理演变以15日为一病期而缓解或向愈。见疟母证，如第四2条："病疟以月一日发，当以十五日愈。"《金匮要略心典·疟病》："天气十五日一更，人之气亦十五日一更，气更则邪当解也。"辨疟病的发作，其寒热阵作大多于15日趋于缓解，此乃正邪斗争演变周期的一般规律，但也有特殊情况，法当全面认识与理解。

【当以附子汤温其脏】应当用附子汤温暖女子胞宫（子脏）。详见"附子汤温其脏"项。

【当以枳实芍药散】应当用枳实芍药散，以治疗产后气血郁滞腹痛证。详见"枳实芍药散"项。

【当以丸药温之】应当用理中丸温中散寒。见胸阳虚证，如396条："大病差后，喜唾，久不了了，胸上有寒，当以丸药温之。"《伤寒贯珠集·厥阴篇》："理中丸补虚温中之良剂，不用汤者，不欲以水气资吐也。"审病是胸阳虚证，其治当温暖胸阳散寒。

【当以温经汤主之】应当用温经汤治疗病证。见妇人宫寒血虚血瘀证，如第二十二9条："其证唇口干燥，故知之，当以温经汤主之。"《医宗金鉴·妇人杂病》："此皆曾经半产漏中，新血难生，瘀血不尽，风寒客于胞中，为带下，为崩中，为经水衍期，为胞寒不孕，均用温经汤主之者，以此方生新去瘀，暖子宫，补冲任也。"仲景指出妇人宫寒血瘀不孕证、妇人宫寒血瘀经不至证、妇人半产或产后宫寒瘀血证、妇人宫寒血瘀郁热证、妇人宫寒血瘀经行不定期证、妇人宫寒血瘀痛经、闭经、崩漏以及盆腔诸疾病人等，其证机只要是素体血虚而胞宫有寒，寒凝脉络，血行不畅而为瘀，瘀血阻脉而血不得归经而为虚，形成瘀虚寒的病理；治均以温经汤，温补冲任，养血祛瘀。

【当以温药服之】根据病证表现适合服用温中散寒药物。见太阴脾虚寒证，如第十 1 条："趺阳脉微弦，法当腹满，不满者，必便难，两胠疼痛，此虚寒从下上也，当以温药服之。"指出太阴脾虚寒证的基本治则："当以温药服之。"从仲景所论病变证机既有虚又有寒，因此理解"温药"当包括补虚与温阳散寒两大方面，不可局限于温热药。

【当以温药和之】恰当用温热方药以调和之。见痰饮证的基本治法，如第十二 15 条："病痰饮者，当以温药和之。"《金匮要略编注二十四卷·痰饮咳嗽病》："此言痰饮属阴，当用温药也，脾失健运，水湿酿成痰饮，其性属湿而为阴邪，故当温药和之，即助阳而胜脾湿，俾阳运化，湿自除矣。"审病为寒痰饮者，其治当用温法，理之常也；而病为热痰饮者，其治亦当用温法，此之变也。于此必须辨清，病为痰饮热证，其治必须以清热为主，在以清为主的同时，还必须辅以温，因寒凉之清，其虽可除热，但因寒凉易于凝滞气机，不利于气机畅通，故必伍以温药，温有利于气机畅通，有利于痰饮因气机通畅而消散。于此还必须明确指出，若病是热痰饮证，其治绝不可尽用温药，若尽用温药，不仅无益，反而还会加重病证，对此必须灵活运用，不可机械刻板。

【当须解外则愈】按照病证表现应当治疗在外之病证，然则病可向愈。见辨太阳病，如 45 条："太阳病，先发汗不解，而复下之，脉浮者，不愈；浮为在外，而反下之，故令不愈；今脉浮，故在外，当须解外则愈。"仲景暗示把单一的太阳病误认为是表里兼证，以表证为主，一剂治表，病证未除，且改用下法，其治用下之后，可因里夙无失调，此虽用误下但正气不为伤，表邪也无内传之机。对此若能及时纠正辨证失误，重新认识病变本质，采取正确治疗措施，则可使表邪从外而解。辨表若是太阳中风证，以法用桂枝汤，病可向愈。

【当须发汗】按照病证表现应当用发汗的方法。见辨表证里证之大法，如 56 条："伤寒，不大便六七日，头痛有热者，与承气汤；其小便清者，知不在里，仍在表也，当须发汗。"辨表证里证在某些情况下又有其相互疑似，对此必须重视鉴别诊断。仲景又明确指出"其小便清者，知不在里，仍在表也。"说明病变部位在表，在表审证是太阳中风证，应当用发汗的方法，以桂枝汤。

【当须自欲大便】病人应当等候将要解大便。见大肠津亏热结证，如 233 条："阳明病，自汗出，若发汗，小便自利者，此为津液内竭，虽硬不可攻之，当须自欲大便，宜蜜煎导而通之。"指出治疗大肠津亏证，使用方药最恰当的时间应该等候病人欲有大便时才用药，这样能够明显提高治疗效果。

【当须下之】按照病证表现应当用下法治疗。见阳明热结重证，如第十 13 条："腹满不减，减不足言，当须下之。"审病是阳明热结重证，其治应当用攻下方法，使阳明热结得除，腑气得通，气机得畅。

【当须凝如饴状】按照加工制作蜜煎导制剂的要求，必须将蜜煎熬至凝结如胶饴状。如 233 条蜜煎导用法中言："微火煎，当须凝如饴状，搅之勿令焦著，欲可丸。"指出制作蜜煎导制剂的具体方法与剂型特征，暗示药用剂型是否恰当，也直接关系到治疗效果。

【当须吐之】按照病证表现应当用吐法治疗。见痰阻胸膈证，如 355 条："病人手足厥冷，脉乍紧者，邪结在胸中，心下满而烦，饥不能食者，病在胸中，当须吐之。"《医宗金鉴·伤寒论注》："当吐之，宜瓜蒂散，涌其在上之邪，则满可消而厥可回矣。"指出治疗痰阻胸膈证，最好的治疗方法是涌吐在上之邪，以此才能取得预期治疗效果。

【当吐之】按照病证表现应当用吐法治疗。

其一，痰阻胸膈证，如 324 条："少阴病，饮食入口则吐，心中温温欲吐，复不能吐，始得之，手足寒，脉弦迟者，此胸中实，不可下也，当吐之。"《医宗金鉴·伤寒论注》："饮食入口则吐，且胸中嗢嗢欲吐复不能吐，恶心不已，非少阴寒虚吐也，乃胸中寒实吐也。"指出治疗痰阻胸膈证的基本法则是"不可下也，当吐之"。同时也兼论痰阻胸膈证的病证表现有类似可下证，对此当重视鉴别诊断。

其二，胸中痰实证，如166条："病如桂枝证，头不痛，项不强，寸脉微浮，胸中痞硬，气上冲喉咽不得息者，此为胸有寒也，当吐之。"审证是胸中痰实证，治应用瓜蒂散，以涌吐胸中痰实。

其三，阳明宿食证，如第十24条："宿食在上脘，当吐之。"《医宗金鉴·腹满寒疝宿食病》："胃有三脘，宿食在上脘者，膈间痛而吐，可吐不可下也。"审证是宿食在胃脘，治宜瓜蒂散，以涌吐宿食，使宿食从上而出。

D

【当吐蛔】按照疾病演变特点应当有呕吐或有蛔则吐蛔。见蛔厥证，如338条："蛔厥者，其人当吐蛔，今病者静而复时烦者，此为脏寒。"又如第十九7条："蛔厥者，当吐蛔，今病者静而复时烦，此为脏寒。"其证机是蛔虫扰乱肠胃升降之气，浊气不降而上逆，蛔因浊气上逆而上行。

【当发其汗】根据病证表现应当用发汗的方法使病人汗出。详见"发其汗"其二、十三、十四项。

【当发汗乃愈】根据病证表现应当用发汗的方法使病人汗出，然则病可向愈。详见"发汗乃愈"项。

【当发热】根据病证表现应当有发热。详见"发热"其五十项。

【当发其痈】根据病证表现特点，病人可能会出现痈疡病证，或指应当用发汗的方法使痈脓向外透散。详见"发其痈"项。

【当汗不汗】用汗法治疗应当出汗且不见汗出。见太阳病证与阳明病证相兼，如48条："若发汗不彻，不足言，阳气怫郁不得越，当汗不汗，其人躁烦，不知痛处，乍在腹中，乍在四肢，按之不可得。"审表里兼证，病以表证为主，治当先解表，但因用解表方法未能切中病变证机，故未能达到治疗目的，法当继续治疗。

【当汗而不汗则烦】用汗法治疗应当汗出且不见汗出，更见心烦。见寒实结胸证，如141条："若以水潠之、洗之，益令热劫不得出，当汗而不汗则烦。"审病是太阳病证与痰饮病证相兼，病以表证为主，且因治疗太阳病证未能切中病变证机，复加治疗方法不当，从而出现太阳病邪本当从汗解而未能从汗解，反而乘机内传而加重寒实结胸病证。

【当汗出而不汗出】病证表现本当有汗出且不见汗出。见溢饮证，如第十二条："饮水流行，归于四肢，当汗出而不汗出，身体疼重，谓之溢饮。"指出溢饮证在其病变过程中应当有汗出，但因水饮郁怫气机又不得汗出；治当宣发营卫，发汗散饮。

【当汗出而愈】病证应当随汗出而愈。详见"汗出而愈"项。

【当汗出而解】病证应当随汗出而解。详见"汗出而解"其二项。

【当温之】治疗病证应当用温里散寒的方法。

其一，脾胃虚寒证，如277条："自利不渴者，属太阴，以其脏有寒故也，当温之。"审病是脾胃虚寒证，治当以理中丸（汤），温中健脾，散寒化湿。

其二，少阴阳虚寒证，如324条："若膈上有寒饮，干呕者，不可吐也，当温之。"审病是少阴阳虚寒证，治以四逆汤，温少阴，散寒气，回阳气。

【当温其上】应当用灸法温其在上的穴位。见少阴阳虚血少证，如325条："少阴病，下利，脉微涩，呕而汗出，必数更衣，反少者，当温其上，灸之。"《伤寒论后条辨·辨少阴病脉证篇》："惟灸及顶上百会穴以温之，既可代姜附辈之助阳而上行，更可避姜附辈之辛窜而燥下，故下利可止。究其阴血无伤，可见病在少阴，不可以难用温，遂弃去温也。"辨少阴阳虚血少证，其治应当重在温阳，权衡利弊，用方药不如用灸法，故用灸法正好可达到补救用方药之不足。仲景言"当温其上"其义有三，一是当温灸百会穴；一是当温灸腹中上脘穴；一是当温灸上巨虚穴。

【当下之】应当用泻下的方法治疗，又，下法未必尽是攻下燥屎，当包括下瘀血，下邪热，下水气，下痰饮，下湿热，等等。

其一，太阳病证与下焦瘀热轻证相兼，如126条："伤寒，有热，少腹满，应小便不利，今反利者，为有血也，当下之。"审证是下焦瘀血证，治当用活血下瘀的方法，以抵当汤下其瘀血。

其二，阳明热结重证，如255条："腹满不减，减不足言，当下之。"审证是阳明热结重证，治以大承气汤，泻下热结。

其三，阳明热结重证与少阳病证相兼，如256条："阳明少阳合病，必下利，其脉不负者，为顺也；……脉滑而数者，有宿食也，当下之。”《注解伤寒论·辨阳明病脉证并治》：“今脉滑数，知胃有宿食，与大承气汤，以下除之。”仲景指出病变以阳明热结重证为主，治以大承气汤。

其四，三焦辨证，如第一6条：“师曰：吸而微数，其病在中焦，实也，当下之，即愈。”指出病是中焦实证（实证包括气血郁瘀实证，邪气内结实证等），治当用下法，使病邪从下而去。

其五，胆胃热结证，如第十12条：“按之心下满痛者，此为实也，当下之。”《金匮要略心典·腹满寒疝宿食病》：“按之而满痛者，为有形之实邪。实则可下，而心下满痛，则结处尚高，与腹中满痛不同，故不宜大承气而宜大柴胡。”审病是胆胃热结证，治以大柴胡汤，下其邪热。

其六，阳明下利宿食重证，如第十23条：“下利，不欲食者，有宿食也，当下之。”《金匮要略心典·腹满寒疝宿食病》：“谷多则伤脾，而水谷不分；谷停则伤胃，而恶闻食臭，故下利不欲食者，知其有宿食，当下也。”审病是阳明宿食重证，治以大承气汤，攻下宿食。

其七，湿热黄疸证，如第十五8条：“一身尽发热而黄，肚热，热在里，当下之。”《金匮发微·黄疸病》：“一身尽发热，面黄肚热，仲师既示人以瘀热在里，直可决为独阳无阴之大黄硝石汤证。”揆度湿热黄疸证的治法，其证机是湿热内结，壅滞气机，阻滞不通；治当用下法，仲景所言“当下之”，此“下”当包括清法和下法，若能结合应用，其治疗效果会更好。

其八，肝胆湿热夹瘀血证，如第十五19条：“黄疸，腹满，小便不利而赤，自汗出，此为表和里实，当下之。”审证是肝胆湿热夹瘀证，治以大黄硝石散，清肝理血，利胆退黄。

其九，瘀血证，如第十六11条：“病者如热状，烦满，口干燥而渴，其脉反无热，此为阴伏，是瘀血也，当下之。”《医宗金鉴·惊悸吐衄下血胸满瘀血病》：“血瘀者当下之，宜桃核承气、抵当汤丸之类也。”辨治瘀血证，在一般情况下，当用活血化瘀逐瘀的方法；但在特殊情况下，若用活血化瘀逐瘀的方法不能达到治疗目的，则可配合使用攻下的方法，使瘀血从下而去。又，活血化瘀法也属于下法范畴。

其十，阳明热结旁流重证，如第十七40条：“下利，已差，至其年月日时复发者，以病不尽故也，当下之。”《金匮要略编注二十四卷·呕吐哕下利病》：“今值脏腑司令之期，触动旧邪而复发，然隐僻之根本未除，故当大承气迅除之耳。”审病是阳明热结旁流重证，治以大承气汤。

【当下其寒】治疗应当使寒邪从下而去。见阳明实寒证，如第十20条：“其脉数而紧乃弦，状如弓弦，按之不移，脉数弦者，当下其寒。”审病是阳明实寒证，治当用温下法，以使寒邪从下而去。

【当下其症】治疗应当使瘀血积聚从下而去。见妇人胞中症积证，如第二十2条：“下血者，后断三月衃也，所以血不止者，其症不去故也，当下其症。”审证是妇人胞中症积证，治以桂枝茯苓丸，活血化瘀，下瘀消症，利水散结。

【当下血】应当有下血病理病证。

其一，肠痈热瘀证，如第十八4条大黄牡丹汤用法中言：“有脓当下，如无脓，当下血。”《金匮要略直解·疮痈肠痈浸淫病》：“故用大黄牡丹汤，排其脓血从大便而下也。”审肠痈热瘀证，其证机是热与血相结而为痈，以大黄牡丹汤，攻下瘀血，以使瘀血从下而去。

其二，下焦血结缓证，详见“晬时当下血”项。

【当先攻击冲气】治疗应当先用温通降利方法以降泄上冲逆气。“攻”即治疗，“击”治疗要切中病变证机。见下焦阳虚水气证，如第十四21条：“当先攻击冲气，令止，乃治咳，咳止，其喘自差。先治新病，病当在后。”《金匮玉函经二注·水气病》：“由是扬溢于面目四肢，浮肿并至，冲气乘虚愈击，更有象若奔豚咳喘之状，必先治其冲气之本，冲气止，肾气平，则诸证自差。”其证机是下后阳气重虚，肾与关元不能主水，水气上逆上攻；治当温补阳气，降冲止逆，利水散寒。

【当先解其外】应当先用解表的方法使邪从外而散。见太阳病证与膀胱瘀热证相兼，如106条：“太阳病不解，热结膀胱，其人如狂，血自下，下者愈；其外不解者，尚未可攻，当先解其外。”指出表里兼证，病以表证为主，治当先表；表证得解，再以法治其里，宜桃核承气汤。

【当先解表】应当先用解表的方法。见太阳中风证与脾胃热痞证相兼，如164条：“伤寒大下后，复发汗，心下痞，恶寒者，表未解也；不可攻痞，当先解表，表解乃可攻痞。”仲景以用下用汗为借鉴，进而揭示表里兼证虽用汗下，但都未能切中证机，其表里病证仍在，可病变的主要矛盾方面则发生了变化，由原来的里证为主变为表证为主，审表是太阳中风证，治以桂枝汤。

【当先实脾】治疗肝虚病证应当考虑理脾调脾。见脏腑辨证的整体观，如第一1条："夫治未病者，见肝之病，知肝传脾，当先实脾。"仲景以举例的形式论述治疗肝病与脾之间的辨证关系，提示只有懂得肝与脾之间的生理关系及其病理影响，才能将提高治疗效果落实到实处。但对于肝气传脾，而脾气不虚者，则不当用补脾的方法，而当用调脾理脾的方法，故临证时应当区别对待，不可一概而论。对此仲景还明确指出，肝病实脾的治疗大法是针对肝虚证而言；若是肝实证则不能用此法。

【当先治其卒病】应当先治疗病人的新发病证（卒病）。见新病旧病的先后治疗大法，如第一15条："夫病痼疾加以卒病，当先治其卒病，后乃治其痼疾也。"审病为相兼病证，其治就一般而论，当先治新病，因新病病证较轻，或病证比较急，故当先治其新病，然后再以法治其痼疾。这是一般而言，但在特殊情况下则当因具体病情而决定先后治疗大法。

【当先治其吐涎沫】治疗兼证应当先治寒饮郁肺吐涎沫。见寒饮郁肺证与胃脘热痞重证相兼，如第二十二7条："妇人吐涎沫，医反下之，心下即痞，当先治其吐涎沫。"辨兼证首先要辨清病变的主要矛盾方面，仲景先言小青龙汤，以揭示病变主要矛盾方面是寒饮郁肺证，故当先治寒饮郁肺证。

【当利小便】应当用利水的方法使水气从下而去。详见"利小便"其二项。

【当利其小便】治疗应当用利小便的方法。详见"利其小便"其一、三、五项。

【当消谷引食】出现饮食数量多并有饥饿感。详见"消谷引食"其一项。

【当受邪】在一般情况下脏腑应当受邪发病。详见"三阴不受邪"项。

【当消息和解其外】应当根据具体病证灵活地选用切中病变证机的方药，以治疗在外之邪。见营卫不和证，如387条："吐利止而身痛不休者，当消息和解其外。"《伤寒缵论·霍乱》："吐利止而身疼不休，外邪未解也，当消息和解其外，言当辨外邪之微甚，制汤剂之大小也。"审病在里是霍乱证，在表是太阳病证。由于疾病在演变过程中因治疗等多方面因素，可使其主要矛盾方面发生变化，即里证得解，表证仍在，但辨治表证应当根据具体病证灵活地选用切中病变证机的方药，即以桂枝汤，调和营卫，散邪于外。

【当有脓血】病人可能有吐脓血。见肺痈证的病理，如第七2条："病咳逆，脉之，何以知此为肺痈？当有脓血，吐之则死，其脉何类？"指出疾病在其演变过程中可能有吐脓血病证，其证机是热与血相结，血为热所灼腐而为痈脓，其病证多危重。

【当有所去】应当有清稀臭水之大便从下而去。见阳明热结旁流重证，如第十七39条："下利，脉反滑者，当有所去，下乃愈。"仲景辨"当有所去"，是指虽有大便，但泻下非燥屎而是清稀臭水，审证机是热结旁流；其治当用大承气汤泻下。

【当有血】大便中可能出现脓血。见肠痈热瘀证，如第十八4条："肠痈者，少腹肿痞，按之即痛如淋，……可下之，当有血。"《金匮要略直解·疮痈肠痈浸淫病》："故用大黄牡丹汤，排其脓血从大便而下也。"其证机是邪热与血相结而为痈脓，以大黄牡丹汤针对证机而治，其痈脓可从大便而去。

【当身疼痛】应当有身体疼痛。详见"身疼痛"其一项。

【当和胃气】治疗应当用调理胃气的方法。见太阳病证与阳明病证相兼，如70条："发汗后，恶寒者，虚故也；不恶寒，但热者，实也，当和胃气。"《伤寒贯珠集·太阳篇上》："汗出而不恶寒，但热者，邪入里而成实也。然不可以峻攻，但与调胃承气汤，和其胃气而已。"辨实证，有表实里实之分，实证又有实寒、实热等不同。就仲景而论，当是辨里热实证，非论里实寒证。就里实热证而论，当是论阳明热结缓证，治"与调胃承气汤"以调理胃气，泻下邪热。

【当救里】根据病证表现应当治其里。详见"急当救里"项。

【当救其里】根据病证表现应当先治其里。见太阳中风证与肾阳虚证相兼，如92条："病发热，头痛，脉反沉；若不差，身体疼痛，当救其里。"《伤寒缵论·太阳上篇》："病不差，反加身疼者，此阳虚阴盛可知，宜与四逆汤回阳散寒，不解表而表解矣。”如果病人以肾阳虚证为主，治当先里，以四逆汤，温补肾阳；待里证解除，然后再以法治其表。

【当救表】根据病证表现应当治其表。详见“急当救表”项。

【当腹中急痛】病人应当有腹中拘急疼痛。详见“腹中急痛”项。

【当恶寒】病证表现本当有恶寒。详见“恶寒”其五、六项。

【当加桂】方中应当加大桂枝用量。详见“当加桂四两”项。

【当加桂四两】方中应当加大桂枝用量为4两（约12g）。见阳虚骨痹证，如174条，又如第二23条桂枝附子汤用法中言：“法当加桂枝四两，此本一方二法。”辨治阳虚骨痹证，根据病证表现，有的需要去桂枝的如大便硬者以免燥化，有的需要加桂枝的如小便不利者，加桂枝以温阳化气，从而提示临证用药一定要步步与病变证机相应。

【当问其小便日几行】应当问病人一天之中有几次小便。见阳明热结证，如203条：“当问其小便日几行，若本小便日三四行，今日再行，故知大便不久出。”辨阳明热结证，若其小便次数多，则为津液为热所迫而偏走于水道，若其小便由多而变少，则为津液能滋润肠道，不久大便则通行。

【当行大黄芍药者】按照病证表现应当用大黄、芍药。见太阴脾虚证，如280条：“太阴为病，脉弱，其人续自便利，设当行大黄芍药者，宜减之，以其人胃气弱，易动故也。”仲景辨证揭示太阴脾虚弱证，其治根据病变证机应当用大黄、芍药，但因病人脉弱又不能轻易使用大黄、芍药，若非用大黄，芍药又不能达到治疗目的。对此用大黄、芍药，则可减其量，否则易损伤脾胃之气。

【当热时急作】趁热时立即制作蜜煎导。见大肠热结津亏证，如233条：“当热时急作，冷则硬，以内谷道中，以手急抱，欲大便时乃去之。”指出制作蜜煎导的具体方法与步骤。

【当咽痛】病人则会出现咽痛。详见“咽痛而复吐利”项。

【当灸之】治疗病证应当用灸法。见肾虚寒湿体痛证，如304条：“少阴病，得之一二日，口中和，其背恶寒者，当灸之。”指出治疗肾虚寒湿体痛证，其治用灸法则有利于祛寒胜湿，若能再配合方药，治疗效果则会更好。

【当更衣】应该有大便排出。仲景言“更衣”以代“大便”。见阳明热结轻证，如213条小承气汤用法中言：“分温二服。初服当更衣，不尔者，尽饮之，若更衣者，勿服之。”指出服用小承气汤后，病人由原来不大便，因用药后则会出现大便通利，大便通利则标志病为向愈。

【当便硬】大便应当变硬。见辨霍乱病证与太阴少阴厥阴病证及鉴别，如384条：“下利后，当便硬，硬则能食者愈。今反不能食，到后经中，颇能食，复过一经能食，过之一日当愈。不愈者，不属阳明也。”审其证机既不是霍乱病，也不是三阴病，而是病在阳明。若病在阳明，其阳明之气未虚，且能积极抗邪，病可向愈。其病愈特点是大便由溏薄转为成形。理解仲景所言“便必硬”之“硬”字，当是指大便由溏薄转为成形。

【当不能食】根据病证表现病人应当不能饮食。

其一，厥阴寒证与阳明病证相兼病证有类似除中证，如332条：“伤寒，始发热六日，厥反九日而利。凡厥利者，当不能食，今反能食者，恐为除中。”辨厥阴寒证与阳明病证相兼有类似除中证，其基本脉证是：“凡厥利者，当不能食，今反能食者，恐为除中。”以“当不能食”，借以论述除中证有类似证，其辨证要点是：“食以索饼，不发热者，知胃气尚在，必愈；恐暴热来出而复去也。”则知病非除中证，而是病为向愈。

其二，厥阴寒证与阳明病证相兼，如333条：“今与黄芩汤复除其热，腹中应冷，当不能食，今反能食，此名除中，必死。”其证机是既有阳明寒气上逆，又有厥阴寒气逆乱于胃，胃气不降则不欲饮食。

【当自汗出乃解】病证表现应当随自汗出而向愈。见太阳病证与心证相兼，如49条：“脉浮数者，法当汗出而愈。若下之，身重，心悸者，不可发汗，当自汗出乃解。”审病为表里兼证，证以里虚为主，虽有表证，不当先用发汗的方法，而当先治其里虚，里气得复，津液因之而和，正气抗邪，邪从汗出而解，于是病可向愈。

【当服茯苓甘草汤】根据病证表现应当服用茯苓甘草汤，以治脾胃阳郁水气证。详见“茯苓甘草汤”项。

【当刺期门】根据病证表现应当针刺期门穴。

其一，太阳病证与少阳病证相兼，如142条：“太阳与少阳并病，头项强痛或眩冒，时如结胸，……发汗则谵语，脉弦，五日谵语不止，当刺期门。”《伤寒来苏集·伤寒论注》：“土欲实，木当平之，必肝气清而水土治，故刺期门而三阳自和。”指出表里兼证，其病变的主要矛盾方面在少阳胆；治当从少阳，针刺期门，以泻肝胆之热。

其二，热入血室证，如143条：“妇人中风，发热恶寒，经水适来，得之七八日，……此为热入血室也，当刺期门，随其实而泻之。”《注解伤寒论·辨太阳病脉证并治》：“期门者，肝之募，肝主血，刺期门者，泻血室之热。审看何经气实，更随其实而泻之。”指出权衡病证表现，病是热入血室证；治既可用方药，又可用针刺期门穴，并暗示若能结合应用，其治疗效果则会更好。

【当刺大椎】根据病证表现应当针刺大椎穴。详见“刺大椎”项。

【当刺大椎第一间】根据病证表现应当针刺大椎穴第一节之间。详见“刺大椎第一间”项。

【当刺泻劳宫及关元】根据病证表现应当针刺劳宫穴与关元穴。详见“刺泻劳宫及关元”项。

【当随其所得而攻之】应当因病变证机所在而以法治其邪，“攻”者，治疗也。见脏腑实证的治疗大法，如第一17条：“夫诸病在脏，欲攻之，当随其所得而攻之。”《金匮要略心典·脏腑经络先后受病》：“无形之邪，入结于脏，必有所据，水，血，痰，食，皆邪薮也。”指出辨证一定要辨清病变部位在何脏何腑，其证机是在气在血，并能根据脏腑生理特性及其病理演变特征，以法使方药与病变证机切切相应。

【当月尽解】病证表现应当在1个月内完全解除。见疟母证，如第四2条：“病疟以月一日发，当以十五日愈；设不差，当月尽解。”《金匮要略心典·疟病》：“天气十五日一更，人之气亦十五日一更，气更则邪当解也，否则，三十日天人之气再更，而邪自不能留矣。”指出疟病病证表现，因人素体而宜，可有在1个月内得以完全解除。

【当云何】根据病证表现特征应当判断为什么病呢？见疟母证，如第四2条：“病疟以月一日发，当以十五日愈；设不差，当月尽解；如其不差，当云何？师曰：此结为症瘕，名曰疟母。”指出疟母证尤其是病变证机是症瘕，其证候表现可有15日或1个月而不趋于缓解，这是审证为疟母证的一个要点。

【当半身不遂】病人则会出现半身不遂。详见“半身不遂”项。

【当从小便去之】病邪应当随从小便而去。见胃脘痰饮证或脾胃气虚水气证及肾阴阳俱虚痰饮证，如第十二17条：“夫短气有微饮，当从小便去之。”《金匮要略心典·痰饮咳嗽病》：“气为饮抑则短，欲引其气，必蠲其饮。饮，水类也，治水必自小便去之，苓桂术甘，益土气以行水，肾气丸养阳气以化阴，虽所主不同，而利小便则一也。”审病为痰饮内留，其治应当用利小便的方法，使饮邪从小便而去。

【当骨节疼痛】病人应当有骨节疼痛。见太阳表实风水证，如第十四4条：“太阳病，脉浮而紧，法当骨节疼痛，反不痛，身体反重而酸，其人不渴，汗出即愈，此为风水。”《金匮要略心典·水气病》：“太阳有寒则脉紧骨疼；有湿则脉濡身重；有风则脉浮体酸，此明辨也。今得伤寒脉而骨节不疼，身体反重而酸，即非伤寒，乃风水外胜也。”另详见“反不痛”项。

【当责有水】辨证求机是水气病理。见水气主脉及预后，如第十四10条：“脉得诸沉，当责有水，身体肿重；水病脉出者，死。”《金匮要略心典·水气病》：“水为阴，阴盛故令脉沉。又，水行皮肤，营卫被遏，亦令脉沉，若水病而脉出，则真气反出邪水之上，根本脱离而病气独盛，故死。”其证机是水气内盛而外溢于肌肤，壅滞经脉，脉气为遏；治当逐水泻水利水。

【当病水】应当是水气病理。见脾肾水气虚证，如第十四12条：“此法当病水，若小便自利及汗出者，自当愈。”《医宗金鉴·水气病》：“惟小便不利，则水无所从出，故必病水。”其证机是脾肾虚弱，水气内停，遏阻气机，气不化津，津既伤而又不得上承以为水气，水气溢于内外；治当温阳利水，补益脾肾。

【当微咳喘】应当有轻微咳嗽，气喘。详见“咳喘”项。

【当心烦】病人出现心烦。详见“心烦”其十二项。

【当与虚劳小建中汤】相当于以小建中汤主治虚劳病证。详见“虚劳”其四项。

【当与温药】治疗应当给与温热方药。见太阴脾腹满虚寒证，如第十3条：“腹满时减，腹如故，此为寒，当与温药。”《金匮要略心典·腹满寒疝宿食病》：“腹满不减者，实也；时减腹如故者，腹中寒气得阳而暂开，得阴而合也，此亦寒从内生，故曰当与温药。”审证是太阴脾腹满虚寒证，治当用温里散寒药。

【当时如小差】病证表现暂时趋于缓解。见水气病证，如第十四21条：“又与葶苈丸下水，当时如小差，食饮过度，肿复如前，胸胁苦痛，象若奔豚，其水扬溢，则浮咳喘逆。”指出治疗病证若仅根据症状表现对症用方用药，治只能取得暂时效果，则不能达到彻底治愈病证，提示治病一定要求本。

【当脐跳】病人可能出现肚脐周围有跳动感。详见“脐跳”项。

【当亡血】病证表现应当有出血或血虚病理。详见“亡血”项。

【当微利】病人应当有大便微溏或小便微利。

其一，膀胱瘀热证，如106条桃核承气汤用法中言：“先食，温服五合，日三服。当微利。”用桃核承气治疗膀胱瘀热证后，因桃核承气汤有泻下作用，所以用桃核承气汤后病人可能出现大便溏泄；又审病是膀胱瘀热证，其病证多有小便不利，故服用方药后则小便通利，故认识“微利”且不可执于一面。

其二，心肺阴虚夹湿证，如第三8条百合滑石散用法中言：“当微利者，止服，热则除。”审病变证机是湿邪内结，故用百合滑石散后，其湿邪可从小便而去。

【当大便出宿食恶物】病人应当有排出大便宿食恶物臭秽。见大肠热结津亏证，如233条大猪胆汁方用法中言：“如一食顷，当大便出宿食恶物，甚效。”指出治疗不大便证，若用方药能切中病变证机，则燥屎恶物宿食不得内结，可从下而去。

【当归】当归为伞形科多年生草本植物当归的根。

别名：干归。

性味：甘、辛，温。

功用：补血活血，通经调血，利水通脉，调经安胎。

主治：血虚血滞，月经不调，痛经，闭经，崩漏，胎动不安，心悸失眠，头晕目眩，面色苍白。

《神农本草经》曰：“味甘温，无毒，主咳逆上气，温疟寒热洗洗在皮肤中，妇人漏下绝子，诸恶疮疡，金创。”

入方：见当归四逆汤、当归四逆加吴茱萸生姜汤、当归生姜羊肉汤、当归散、白术散、当归芍药散、温经汤、胶艾汤、奔豚汤、麻黄升麻汤、乌梅丸、升麻鳖甲汤、升麻鳖甲去雄黄蜀椒汤、赤小豆当归汤、当归贝母苦参丸、侯氏黑散、薯蓣丸。

用量：

剂型	不同用量	古代量	现代量	代表方名
汤剂	最小用量	一两	3g	升麻鳖甲汤
	最大用量	三两	9g	当归四逆汤
	通常用量	三两	9g	当归四逆汤
散剂	最小用量	三分	9g	侯氏黑散
	最大用量	一斤	48g	当归散
丸剂	最小用量	四两	12g	当归贝母苦参丸
	最大用量	六两	18g	乌梅丸

注意事项：量小补血，量大活血。

化学成分：含挥发油（酚性挥发油：苯酚，邻甲苯酚，对甲苯酚，2，3-二甲苯酚，间乙苯酚，4-乙基间苯二酚，2，4-二羟基二酚，2，4二羟基苯乙酮，香荆芥酚，异丁香酚，香草醛；中性挥发油：α-蒎烯，月桂酸，β-罗勒烯-α，别罗勒烯，6-正丁基环庚二烯-1，4，2-甲基十二烷-酮-5，二环榄烯，苯乙酮，β-甜没药烯，异菖蒲二烯，菖蒲二烯，反式-β-法尼烯，γ-榄烯，花侧柏烯，α-雪松烯，正丁基四氢化酞内酯，正丁基酞内酯，正丁烯基酞内酯，藁本内酯；酸性挥发油：壬二酸，葵二酸，大茴香酸，肉豆蔻酸，樟脑酸，邻苯二甲酸酐，以及十二烷醇，佛手柑内酯），氨基酸（赖氨酸，精氨酸，苏氨酸，酪氨酸，脯氨酸，甘氨酸，丙氨酸，胱氨酸，缬氨酸，异亮氨酸，亮氨酸，色氨酸，苯丙氨酸，天门冬氨酸，丝氨酸，谷氨酸，蛋氨酸，组氨酸），烟酸，阿魏酸，丁二酸，尿嘧啶，腺嘌呤，胆碱，十四醇-1，棕榈酸，新当归内酯，香荚兰酸，6-甲氧基-7-羟基香豆精，β-谷甾醇，β-谷甾醇-D-谷甾醇-D-葡萄糖苷，蔗糖，葡萄糖，果糖，溶血磷脂酰胆碱，磷脂酰胆碱，磷脂酰肌醇，磷脂酰丝氨酸，磷脂酰乙醇胺，双磷脂酰甘油，磷脂酸，D-葡萄糖，D-半乳糖，L-阿拉伯糖，D-木糖，葡萄糖醛酸，半乳糖醛酸，微量元素（钾、钠、钙、镁、硅、铝、磷、铁、锰、镍、铜、锌、砷、钼、锡、硼、铼、钡、硒、锶、钛、钒、铬等），维生素A，维生素B_{12}。

药理作用：降低心肌兴奋性，缓解心肌缺血，减慢心率，扩张冠脉，增加冠脉流量，收缩血管，对血压功能所处状态呈双向调节作用，降血脂，抗心律失常，抑制血小板聚集，降低血液黏滞性，抗血栓形成，促进血红蛋白及红细胞的生成，对子宫功能所处状态呈双向调节作用，调节子宫平滑肌收缩，解除痉挛，增强腹腔巨噬细胞吞噬功能，促进单核吞噬细胞系统功能，抗肿瘤作用，抗辐射作用，抗炎作用，保肝作用（抑制脂质过氧化等），镇痛作用，镇静作用，催眠作用，麻醉作用，抗菌作用（痢疾杆菌、大肠杆菌，伤寒及副伤寒杆菌，白喉杆菌，霍乱弧菌，α、β溶血性链菌等），保护肾功能（减轻肾损伤，促进肾小球功能恢复），降低血红蛋白与氧的亲和力，促进带氧血红蛋白在组织中释放氧，抗氧化及解除自由基的作用，松弛气管平滑肌（平喘）的作用。

【当归散】

组成：当归一斤（48g）　黄芩一斤（48g）　芍药一斤（48g）　川芎一斤（48g）　白术半斤（24g）

用法：上五味，杵为散，酒饮服方寸匕，日三服。妊娠常服即易产，胎无苦疾。产后百病悉主之。

功用：补血养胎，清热益气。

适应证：

1. 妊娠血虚热证：面色不荣，指甲不泽，肌肤枯燥，头晕目眩，心烦，手足心热，失眠，舌淡红，苔薄，脉弱。

2. 男子血虚热证者。

3. 产后血虚热证者。

解读方药：

1. 诠释方药组成：方中当归补血活血；芍药补血敛阴；川芎活血行气；黄芩清热安胎；白术健脾益气安胎；酒能行血通脉。

2. 剖析方药配伍：当归与芍药，属于相须配伍，增强补血养血。当归与川芎，属于相使配伍，补血活血，行气理血。芍药与川芎，属于相反配伍，敛活同用，川芎制约芍药敛阴壅滞，芍药制约川芎活血伤血。黄芩与白术，属于相反相使配伍，相反者，寒温同用，寒清不凝，温化不燥，白术制约黄芩苦寒伤胃；相使者，清热安胎，益气安胎。川芎与酒，属于相须配伍，增强活血通脉。

3. 权衡用量比例：当归与芍药用量比例是1：1，提示药效补血活血与补血敛阴之间的用量调配关系，以治血虚；黄芩与白术用量比例是2：1，提示药效清热（安胎）与健脾（安胎）之间的用量调配关系，以治虚热（胎动不安）；当归、芍药与川芎用量比例是1：1：1，提示药效补血与活血之间的用量调配关系。

【当归芍药汤】

组成：当归三两（9g）　芍药一斤（48g）　川芎半斤（24g）　茯苓四两（12g）　白术四两（12g）　泽泻半斤（24g）

用法：上六味，杵为散，取方寸匕，酒服。日三服。

功用：养肝调脾，调理气血。

适应证：

1. 肝脾气血虚证：脘腹疼痛或小腹疼痛，时或腹中急痛，时或绵绵作痛，胁肋胀满或疼痛，饮食不振，大便不调，头目眩晕，情志不畅，四肢困乏，舌淡，苔薄白，脉沉弦。

2. 妊娠气血虚证：腹痛时急时缓，或阴中少有下血，或带下量多，或足跗浮肿，或四肢困重无力，头晕目眩，舌淡，苔薄白，脉弦或迟。

解读方药：

1. 诠释方药组成：方中当归补血活血；重用芍药补血敛阴；川芎活血行气；白术健脾益气；茯苓健脾利湿；泽泻清利湿浊；酒能活血通脉。

2. 剖析方药配伍：当归与芍药，属于相须配伍，增强补血敛阴，缓急止痛；茯苓与泽泻，属于相须配伍，增强渗利湿浊；当归与川芎，属于相使配伍，补血之中以活血，活血之中以止痛；川芎与芍药，属于相反配伍，行敛同用，川芎制约芍药敛阴壅滞；白术与茯苓，属于相使配伍，健脾燥湿之中以利湿，健脾利湿之中以燥湿；川芎与酒，属于相须配伍，增强活血通脉。

3. 权衡用量比例：当归与芍药用量比例是3：16，提示药效补血活血与补血敛阴之间的用量调配关系，以治血虚；川芎与当归、芍药用量比例是8∶3∶16，提示药效活血与补血敛阴之间的用量调配关系，以治血虚滞涩；茯苓与泽泻用量比例关系1∶2，提示药效益气利湿与清热利湿之间的用量调配关系，以治湿浊；白术与茯苓用量比例是1∶1，提示药效健脾燥湿与健脾利湿之间的用量调配关系，以治脾湿。

【当归四逆汤】

组成：当归三两（9g） 桂枝去皮，三两（9g） 芍药三两（9g） 细辛三两（9g） 甘草炙，二两（6g） 通草二两（6g） 大枣擘，二十五枚

用法：上七味，以水八升，煮取三升，去滓。温服一升，日三服。

功用：温通血脉，养血散寒。

适应证：厥阴肝寒血虚证：手足厥寒，或手足疼痛，或腰酸，或肌肉筋脉疼痛，或月经愆期，或痛经，或手足麻木，目涩，面色不荣，舌淡，苔薄白，脉细欲绝。

配伍原则与方法：肝寒血虚证的基本病理病证，一是寒气袭肝而阻遏阳气，另一是肝血不足而不得滋荣，所以治疗肝寒血虚证，其用方配伍原则与方法必须重视以下几个方面。

1. 针对证机选用散寒药：寒邪侵袭于厥阴肝，肝血不得和调于筋脉，筋脉拘急挛缩，证见手足厥寒，或疼痛或麻木，其治当温经散寒，通畅经脉，使寒气去则筋脉调和。在选用散寒药时最好有温经通经药，以取得最佳疗效。如方中桂枝、细辛。

2. 合理配伍补血药：寒邪之所以侵入厥阴肝，是因为肝素体血虚。因此，在温经散寒时必须配伍滋补肝血药，只有充分地补肝血，才能有效地散肝寒，并可达到散肝寒而不燥肝血，以冀取得最佳治疗效果。如方中当归、芍药。

3. 妥善配伍补气药：血虚者，气易虚；补血者，必补气。又因气能化血，血能生气。因此，治疗血虚病证，其治除了针对证机选用补血药之外，还必须配伍补气药，妥善配伍补气药既能起到补气作用，又能起到气以生血的作用，还可驱邪于外。如方中大枣、甘草。

4. 适当配伍通利血脉药：寒主凝，经气经脉易为寒气所凝，血脉因之运行不畅而滞涩，此时病理特征既有血虚，又有血行不畅，对此治疗还必须配伍通利血脉药，以使血能运行于经脉之中，并能滋养于筋脉。在用通利血脉药时，最好选用具有利水作用，以使邪从小便而去。如方中通草。

解读方药：

1. 诠释方药组成：方中当归补血活血；芍药补血敛阴；桂枝温阳通经；细辛散寒止痛；通草通利血脉，大枣益气生血；甘草益气和中。

2. 剖析方药配伍：当归与芍药，属于相须配伍，增强补血养血；桂枝与细辛，属于相须配伍，增强温阳散寒通经；通草与当归，属于相使配伍，通草助当归活血，当归助通草通脉；通草与芍药，属于相反配伍，通敛同用，芍药制约通草通泄伤血，通草制约芍药敛阴壅滞；甘草与大枣，属于相须配伍，增强益气化血，益气帅血。

3. 权衡用量比例：当归与芍药用量比例是近1∶1，提示药效补血活血与补血敛阴之间的用量调配关系，以治血虚；桂枝与细辛用量比例是1∶1，提示药效温阳通经与散寒止痛之间的用量调配关系，以治寒滞；甘草与大枣用量比例关系1∶10，益气化血缓急，以治气虚。

药理作用：当归四逆汤具有扩张末梢血管，改善微循环，缓解肠胃及子宫平滑肌痉挛，调节子宫血运状态，抗炎作用，镇痛作用，镇静作用，促进消化作用。

【当归四逆加吴茱萸生姜汤】

组成：当归三两（9g） 桂枝去皮，三两（9g） 芍药三两（9g） 细辛三两（9g） 甘草炙，二两（6g） 通草二两（6g） 大枣擘，二十五枚 生姜切，半斤（24g） 吴茱萸二升（48g）

用法：上九味，以水六升，清酒六升，和，煮取五升，去滓。温分五服。

功用：养血通脉，温阳祛寒。

适应证：肝血虚痼寒证：手足厥逆，肢体疼痛或麻木，筋脉遇冷或受凉则拘急或疼痛加重，妇人月经不调，少腹冷痛或胁痛，寒呕，或下利，或头痛，舌淡，苔薄，脉细或沉紧。

解读方药：

1. 诠释方药组成：方中当归补血活血；芍药补血敛阴；桂枝温阳通经；细辛散寒止痛；吴茱萸温经散寒降逆；生姜辛温通阳散寒；通草通利血脉；酒能温经通脉；大枣益气生血；甘草益气和中。

2. 剖析方药配伍：当归与芍药，属于相须配伍，补血养血；桂枝与细辛、生姜，属于相须配

D

伍，温阳散寒止痛；桂枝与吴茱萸，属于相使配伍，温阳通脉降逆；通草与当归，属于相使配伍，通草助当归活血，当归助通草通脉；通草与芍药，属于相反配伍，通敛同用，芍药制约通草通泄伤血，通草制约芍药敛阴壅滞；甘草与大枣，属于相须配伍，增强益气化血。

3. 权衡用量比例：当归与芍药用量比例是1∶1，提示药效补血活血与补血敛阴之间的用量调配关系，以治血虚；桂枝、细辛与吴茱萸、生姜用量比例是1∶1∶5∶2.5，提示药效温阳止痛与温阳宣降之间的用量调配关系，以治久寒；甘草与大枣用量比例近1∶10，益气化血。

D

【当归生姜羊肉汤】

组成：当归三两（9g）　生姜五两（15g）　羊肉一斤（48g）

用法：上三味，以水八升，煮取三升，温服七合，日三服。若寒多者，加生姜至一斤；痛多而呕者，加橘皮二两，白术一两；加生姜者，亦加水五升，煮取三升二合，服之。

功用：温肝养血，散寒止痛。

适应证：

1. 肝血虚寒疝证：腹痛或胁痛剧烈，或拘急空痛，手足筋脉麻木不仁或疼痛，遇寒则增，爪甲不荣，舌淡，苔薄，脉细。

2. 产后血虚寒客证：腹痛剧烈，甚则牵引胸胁，遇寒则攻冲作痛，面色不华，肌肤不荣，头晕目眩，舌淡，苔薄，脉细弱。

解读方药：

1. 诠释方药组成：方中当归补血活血；生姜温阳散寒；羊肉温补阳气。

2. 剖析方药配伍：当归与羊肉，属于相须配伍，增强温通补血养血；生姜与羊肉，属于相使配伍，温阳补血，散寒止痛；生姜与当归，属于相使配伍，温通补血。

权衡用量配伍：当归与生姜用量比例是3∶5，提示药效补血与散寒之间的用量调配关系，以治血寒；当归与羊肉用量比例是1∶3，提示药效补血与补阳之间的用量调配关系；生姜与羊肉用量比例是1∶3，提示药效辛温散寒与温阳补血之间的用量调配关系，以治寒痛。

【当归贝母苦参丸】

组成：当归　贝母　苦参各四两（各12g）

用法：上三味，末之，炼蜜丸，如小豆大，饮服三丸，加至十丸。

功用：清热利湿，补血通窍。

适应证：

1. 膀胱血虚湿热证：小便难或不利，或涩痛，少腹胀满或疼痛或空痛，尤其尿后空痛明显，面色不荣或萎黄，舌淡，苔薄，脉弱。

2. 妊娠膀胱血虚湿热证者。

解读方药：

1. 诠释方药组成：方中当归补血活血；贝母降泄湿热；苦参清热燥湿行水；蜜能缓急和中。

2. 剖析方药配伍：贝母与苦参，属于相使配伍，贝母助苦参燥湿利水；苦参助贝母降利湿热；当归与贝母、苦参，属于相反配伍，寒温同用，补泻并行，贝母、苦参制约当归补血助热，当归制约苦参、贝母清热燥湿寒凝；当归与蜂蜜，属于相使配伍，益气补血。

3. 权衡用量比例：当归与贝母、苦参用量为相等，提示药效补血与清热燥湿之间的用量调配关系，以治湿热夹血虚。

刀

dāo❶用来切、割、斩、削、刺的工具。如312条苦酒汤用法中言：“内半夏，著苦酒中，以鸡子壳置刀环中，安火上，令三沸，去滓。”又如第十八5条：“若身有疮，被刀斧所伤，亡血故也。”❷病名。如第六10条：“若肠鸣，马刀侠瘿者，皆为劳得之。”

导

dǎo❶传导，引导。如233条：“若土瓜根及大猪胆汁，皆可为导。”❷方名：如233条：“虽硬不可攻之，当须自欲大便，宜蜜煎导而通之。”❸治疗方法之一。如第一2条：“四肢才觉重滞，即导引，吐纳，针灸，膏摩，勿令九窍闭塞。”

【导引】能够调理肌肉、关节运动的一种治疗方法。见脏腑发病与致病因素，如第一2条：“四肢才觉重滞，即导引，吐纳，针灸，膏摩，勿令九窍闭塞。”《一切经音义》：“凡人自摩自捏，伸缩手足，除劳去烦，名为导引；若使别人握搦身体，或摩或捏，即名按摩也。”导引包括锻炼身体，增强体质，活动关节，舒达筋脉，调畅气机，调整心态，怡愉情志，调摄房事，保全精气等方面内容。

捣

dǎo❶砸，舂。如313条半夏散及汤用法中言：“上三味，等分，各别捣筛已，合治之。”❷制作。如第七 11 条葶苈大枣泻肺汤方中言：“葶苈子熬令黄色，捣丸如弹子大，二十枚（10g）。”

【捣为散】将药物砸碎为粉状物。见五苓散用法中言：“上五味，捣为散，以白饮和，服方寸匕，日三服。”

【捣筛】将药物砸碎经密箩过目而为较细的粉状物。如 318 条四逆散用法中言：“上四味，各十分，捣筛，白饮和，服方寸匕，日三服。”

【捣筛二味】将 2 味药物砸碎经密箩过目而为较细的粉状物。如大陷胸丸用法中言：“上四味，捣筛二味，内杏仁、芒硝，合研如脂，和散。”

【捣丸如弹子大】将药物捣碎为粉状而制成丸剂像弹子大小一样。如第七 11 条葶苈大枣泻肺汤方中言：“葶苈子熬令黄色，捣丸如弹子大，二十枚（10g）。”

蹈

dǎo 蹈，即踩，践踏，引申为捶打或轻轻拍打。如第十一 7 条：“肝着，其人常欲蹈其胸上，先未苦时，但欲热饮。”

【蹈其胸上】病人常常想用手或拳捶打或按捺心胸部位。见肝络血瘀轻证，如第十一 7 条：“肝着，其人常欲蹈其胸上，先未苦时，但欲热饮。”其证机是肝络不和，血行不畅，瘀血内停；治以旋覆花汤，疏通肝络，化瘀行气。因用手轻拍或捶打则有利于气血运行，缓解瘀血病理，疏通经脉经气，若重证则不能达到治疗效果。

到

dào❶到达，达到。如 114 条：“其人必躁，到经不解，必清血，名为火邪。”❷进入，演变。如 384 条：“今反不能食，到后经中，颇能食，复过一经能食，过之一日当愈。不愈者，不属阳明也。”

【到经不解】7 天为疾病演变一经期或周期，即邪气到第 7 天本当解除且仍在。见表里兼证，如 114 条：“其人必躁，到经不解，必清血，名为火邪。”《伤寒论后条辨·辨太阳病脉证篇》：“到经者，火邪内攻，由浅及深，循行一周，经既尽矣。”指出疾病在一般情况下，无论是表证还是里证，大多于 6~7 日为 1 周期，此经期大多是病证趋于好转，或缓解或稳定，但也有少数病人因邪气盛或因正气弱于 6~7 日不为向愈，或加重或不解者，临证必须灵活辨证，不可执于一面。

【到后经中】进入第 2 病期，亦即疾病演变已进入第 8 天以后。见辨霍乱病证与太阴少阴厥阴病证及鉴别，如 384 条：“今反不能食，到后经中，颇能食，复过一经能食，过之一日当愈。不愈者，不属阳明也。”仲景指出疾病发作与证候表现大多在第 7 天趋于缓解或好转，但也有进入第 8 天以后的，临证皆当全面辨识，方可知此知彼。

倒

dào 倒，即倒下，引申为起卧不安。如 76 条：“若剧者，必反复颠倒，心中懊憹。”

盗

dào 盗，即偷，引申为夜里睡眠时出汗。如 134 条：“头痛，发热，微盗汗出，而反恶寒者，表未解也。”

【盗汗】夜间或白天睡眠时出汗。

其一，太阳温病证，如 134 条：“头痛，发热，微盗汗出，而反恶寒者，表未解也。”其证机是邪热肆虐营卫，邪热乘卫气行于内而迫津外泄；治当清泻营卫邪热，以桂枝二越婢一汤。

其二，阳明热郁证，如 201 条：“阳明病，脉浮而紧者，必潮热，发作有时，但浮者，必盗汗出。”其证机是阳明胃热欲外攻而不能外攻且内郁，郁热因阳明之气盛而蒸发于外；治当清泻郁热，以栀子豉汤。

其三，阴阳两虚证，如第六 9 条：“喜盗汗出也，”《金匮要略心典·血痹虚劳病》：“平人，不病之人也，脉虚弱细微，则阴阳俱不足矣，阳不足者不能固，阴不足者不能守，是其人必善盗汗。”其证机是既有阴虚生热，迫津外泄，又有阳虚不能固摄；治当温阳益气，育阴清热。

其四，虚劳病证，如第十四 29 条：“食已汗出，又身常暮盗汗出者，此劳气也。”其证机是正气虚弱，或虚热内生而迫津外泄则盗汗出；治当扶正益虚。

道

dào❶溢，溢出。如 294 条：“未知从何道出，或从口鼻，或从目出者，是名下厥上竭，为难治。”❷通道，引申为直肠。如 233 条蜜煎导用法中言：“当热时急作，冷则硬，以内谷道中，以手急抱，欲大便时乃去之。”

得 dé❶出现。如 175 条甘草附子汤用法中言："初服得微汗则解，能食，汗止，复烦者，将服五合，恐一升多者，宜服六七合为始。"❷服用，服药。如 243 条："得汤反剧者，属上焦也。"❸患病。如 251 条："得病二三日，脉弱，无太阳柴胡证，烦躁，心下硬。"❹能，能够。如 300 条："至五六日，自利，复烦躁不得卧寐者，死。"❺适合。如 303 条黄连阿胶汤用法中言："内胶烊尽，小冷，内鸡子黄，搅令相得。温服七合，日三服。"❻进，吃。如 338 条："蚘上入其膈，故烦，须臾复止，得食而呕，又烦者，蛔闻食臭出，其人常自吐蛔。"❼获得。如 11 条："病人身大热，反欲得衣者，热在皮肤，寒在骨髓也。"❽得到，取。如 76 条栀子豉汤用法中言："上二味，以水四升，先煮栀子得二升半，内豉，煮取一升半，去滓。"❾结，搏。如第十五 8 条："病黄疸，发热烦喘，胸满口燥者，以病发时火劫其汗，两热所得。"❿转变。如第二十二 8 条："行其针药，治危得安；其虽同病，脉各异源；子当辨记，勿谓不然。"⓫引起。如第七 1 条："热在上焦者，因咳为肺痿，肺痿之病，何从得之?"⓬引起的原因。如第十五 8 条："然黄家所得，从湿得之。"详见"然黄家所得"。⓭进入。如第一 8 条："以未得甲子，天因温和，此为未至而至也。"⓮治疗方法。如第一 16 条："五脏病各有所得者愈，五脏病各有所恶，各随其所不喜者为病。"

【得之则呕】服用方药则出现呕吐。见桂枝汤治禁，如 17 条："得之则呕，以酒客不喜甘故也。"指出若用桂枝汤未能切中病变证机而用之，尤其是与病变证机不符而用之，则会引起病证发生变化。

【得之八九日】患病已有 8~9 日。见太阳伤寒轻证，如 23 条："太阳病，得之八九日，如疟状，发热恶寒，热多寒少。"指出太阳伤寒轻证已患病多日，法当积极治疗，但也有不经治疗而自愈的。

【得之便厥】服用方药后则出现手足厥冷。见太阳病证与阴阳两虚证相兼，如 23 条："得之便厥，咽中干，烦躁，吐逆者。"指出审病是表里兼证，其治不能单用解表方法，而当兼顾阴阳，若仅仅治表而失顾阴阳，则会更伤阴阳，假如以阳伤明显者，则会出现手足厥冷。

【得之二三日】患病已有 2~3 日。

其一，少阴病证与太阳病证相兼轻证，如 302 条："少阴病，得之二三日，麻黄附子甘草汤微发汗。"指出表里兼证病程较短，且当积极治疗。

其二，少阴病证与阳明热极证相兼，如 320 条："少阴病，得之二三日，口燥。"指出里证相兼，病程较短，且当积极治疗，防止疾病发生他变。

【得之二三日以上】患病已超过 2~3 日。如 303 条："少阴病，得之二三日以上。"指出疾病病程已多日，且当积极治疗，防止疾病发生他变。

【得之一二日】患病时间比较短。如 304 条："少阴病，得之一二日，口中和。"指出疾病病程较短，且当积极治疗。

【得之数十日】患病已有数十日。如第十二 24 条："得之数十日，医吐下之不愈，木防己汤主之。"指出疾病病程已多日，且当积极治疗，防止疾病发生他变。

【得病二三日】患病已有 2~3 日。见阳明热结证辨证，如 251 条："得病二三日，脉弱，无太阳柴胡证，烦躁，心下硬。"指出疾病病程较短，且当积极治疗。

【得病六七日】患病已有 6~7 日。如 98 条："得病六七日，脉迟浮弱，恶风寒，手足温。"指出疾病病程已多日，且当积极治疗，防止疾病发生他变。

【得病七八日】患病已有 7~8 日。见热入血室证，如 143 条："妇人中风，发热恶寒，经水适来，得之七八日，热除而脉迟。"指出疾病病程已多日，且当积极治疗，防止疾病发生他变。

【得快利】服药在较短时间内即出现下利。见实热结胸证，如 134 条大陷胸汤用法中言："得快利，止后服。"指出服药后在较短时间内则出现下利，其下利是饮邪从下而去。

【得快吐】服药在较短时间内即出现呕吐。见胸中痰实证，如 166 条瓜蒂散用法中言："不吐者，少少加，得快吐，乃止。"指出服药后在较短时间内就出现呕吐，其呕吐是病邪从上而去。

【得快下利后】在服药较短时间内即出现大下利之后。见悬饮证，如 152 条十枣汤用法中言："得快下利后，糜粥自养。"指出服药后出现大下利，一定要注意饮食调护。

【得小便利】出现小便通利。见阴津不足证，如59条："勿治之，得小便利，必自愈。"指出阴津不足证本有小便不利，若出现小便通利，则为津液恢复得以下行。

【得吐者】出现呕吐。

其一，热扰胸膈证，如76条："得吐者，止后服。"指出服用栀子豉汤，因人而宜，则会出现呕吐，但也有未出现呕吐者，皆当因人而辨治。

其二，寒疝腹痛证或太阳中风证与脘腹寒积证相兼，如第十19条乌头桂枝汤用法中言："其知者，如醉状，得吐者，为中病。"指出服用乌头桂枝汤后可能有一种特殊现象，也有可能出现呕吐，此呕吐若较轻，则是脘腹寒积从上而越；若呕吐较重，则当以法论治。至于病者是否一定有呕吐，当视具体的病人而定，切不可一概而论。对呕吐的另一解释认为是中毒症状，《金匮要略语释·腹满寒疝宿食病》说："作呕吐的，是乌头没有煎好的中毒现象，因而中病的解释，应该是中毒而发生的病变。"此说也有一定的道理。

【得汤反剧者】服用方药反而出现病证加重。见上焦热证，如243条："得汤反剧者，属上焦也。"辨"食谷欲呕"病证，其证机未必尽属于阳明胃虚寒，而有属于上焦热证者，若其证机是上焦有热，引起阳明胃气不降而上逆，其治当清上焦之热，用方可参栀子豉汤与竹叶石膏汤加减。若误用吴茱萸汤治疗上焦热证，以热助热，必定加剧上焦热证。

【得此脉者】出现这种脉象。见脉结代辨证，如178条："得此脉者，必难治。"

【得下】大便出现泻下。见阳明热结重证，如208条大承气汤用法中言："得下，余勿服。"指出服用方药业已取得治疗效果。

【得屎而解】大便出现通畅则为疾病向愈。见少阳胆热气郁证，如148条："设不了了者，得屎而解。"指出服用小柴胡汤后，气机得畅，燥屎得下，病证得解。

【得食而呕】进食后则出现呕吐。见蛔厥证，如338条："蛔上入其膈，故烦，须臾复止，得食而呕，又烦者，蛔闻食臭出，其人常自吐蛔。"指出饮食而诱蛔，蛔动则扰动胃气上逆。

【得药则剧吐利】服用方药后出现剧烈的上吐下利。见心肺阴虚内热证，如第三1条："诸药不能治，得药则剧吐利，如有神灵者，身形如和，其脉微数。"指出心肺阴虚证在其病变过程中有诸多证候表现类似太阳病证，类似可吐证，类似可下证等方面，对此必须审证确切，不可盲目治疗，如果辨证失误，复因盲目治疗，必定会加重病证，甚至导致上吐下利病证。

【得六升】取药汤6升（360~640mL）。如第六17条酸枣仁汤用法中言："以水八升，煮酸枣仁，得六升，内诸药，煮取三升，分温三服。"

【得一升后】取药汤1升（60~80mL）。如第十19条乌头桂枝汤用法中言："以桂枝汤五合解之，得一升后，初服二合，不知，即服三合。"

等

děng❶类，群。如12条桂枝汤用法中言："禁生冷，黏滑，肉面，五辛，酒酪，臭恶等。"❷数量一样大，地位或程度一般高。如152条十枣汤用法中言："上三味，等分，各别捣为散。"

【等分】用药剂量相等。如152条十枣汤用法中言："上三味，等分，各别捣为散。"

低

dī低，即低下，引申为减轻。如第十二37条："冲气即低，而反更咳，胸满者，用桂苓五味甘草汤去桂加干姜、细辛、以治其咳满。"

抵

dǐ抵，即方名，如抵当汤。

【抵当汤】

组成：水蛭熬（60g）　虻虫去翅中，熬，各三十个（6g）　桃仁去皮尖，二十个（4g）　大黄酒洗，三两（9g）

用法：上四味，以水五升，煮取三升，去滓。温服一升，不下，更服。

功用：破血逐瘀。

适应证：

1. 大肠瘀血重证：少腹急结或疼痛，固定不移，或拒按，不大便，或大便硬而反易，其色如柏油状，发狂，或喜忘，或起卧不安，或身黄，小便自利，舌边有紫点，脉沉微。

2. 妇人胞中瘀血证：经水来潮不利或应来而不来且少腹痛，月经量少而夹血块，色泽暗淡，少腹硬满疼痛，或少腹痛而伴有热感，急躁，心烦，舌质暗淡，脉涩。

3. 膀胱瘀血证重者。

D

解读方药：

1. 诠释方药组成：方中大黄泻热祛瘀；水蛭软坚破瘀；虻虫破血逐瘀；桃仁活血化瘀。

2. 剖析方药配伍：大黄与桃仁，属于相使配伍，泻热破瘀；水蛭与虻虫，属于相须配伍，增强破血软坚逐瘀；大黄与水蛭、虻虫，属于相使配伍，大黄泻热助水蛭、虻虫破血逐瘀。

3. 权衡用量比例：水蛭与虻虫用量比例是10∶1，以治瘀结重证；大黄与桃仁用量比例是9∶4，提示药效泻热与破血之间的用量调配关系；大黄与水蛭、虻虫用量比例是3∶20∶2，提示药效泻热与软坚逐瘀之间的用量调配关系，以治瘀热。

药理作用：抵当汤能显著降低全血黏度、血浆黏度及红细胞比容，降低凝血因子含量；降低甘油三酯含量和β脂蛋白含量；改善凝血因子及血小板黏附率异常。

【抵当丸】

组成：水蛭熬（40g） 虻虫去翅足，熬，各二十个（4g） 桃仁去皮尖，二十五个（5g） 大黄三两（9g）

用法：上四味，捣，分四丸，以水一升，煮一丸，取七合服之。晬时当下血，若不下，更服。

功用：攻下瘀血，峻药缓攻。

适应证：大肠或胞宫瘀血缓证：少腹满或硬或痛，固定不移，大便硬反易，色如漆状，喜忘，身热，小便自利，舌质暗淡，脉沉或涩。

解读方药：

1. 诠释方药组成：方中大黄泻热祛瘀；水蛭软坚破瘀；虻虫破血逐瘀；桃仁活血化瘀。

2. 剖析方药配伍：大黄与桃仁，属于相使配伍，泻热破瘀；水蛭与虻虫，属于相须配伍，增强破血软坚逐瘀；大黄与水蛭、虻虫，属于相使配伍，大黄泻热助水蛭、虻虫破血逐瘀。

3. 权衡用量比例：水蛭与虻虫用量比例是10∶1，以治瘀结证；大黄与桃仁用量比例是9∶5，提示药效泻热与破血之间的用量调配关系；大黄与水蛭、虻虫用量比例是9∶40∶4，提示药效泻热与逐瘀之间的用量调配关系，以治瘀热。

【抵当乌头桂枝汤】抵御寒邪肆虐的乌头桂枝汤。详见“乌头桂枝汤”项。

地 dì❶大地，地面。如82条：“心下悸，头眩，身瞤动，振振欲擗地者。”❷境界，环境，地带。如仲景序：“遇灾值祸，身居厄地，蒙蒙昧昧。”❸药名：如生地黄。❹方名，防己地黄汤。

第 dì 第，即次序。如142条：“当刺大椎第一间，肺俞，肝俞，慎不可发汗；发汗则谵语，脉弦，五日谵语不止，当刺期门。”

【第一间】第一颈椎之间。如142条：“当刺大椎第一间，肺俞，肝俞，慎不可发汗；发汗则谵语，脉弦，五日谵语不止，当刺期门。”

谛 dì 谛，即确实，证实。如125条：“小便自利，其人如狂者，血证谛也，抵当汤主之。”

蒂 dì❶药名：如瓜蒂。❷方名，如瓜蒂散。

颠 diān 颠，即头顶，顶部，引申为起来。如76条：“若剧者，必反复颠倒，心中懊憹。”

【颠倒】翻来覆去，起卧不安。详见“反复颠倒”项。

癫 diān❶思维错乱，言行失常，情绪低落。《难经·五十九难》：“癫疾始作，意不乐，直视僵仆。”如第十一12条：“阴气衰者为癫，阳气衰者为狂。”又如第二十二8条：“或引腰脊，下根气街，气冲急痛，膝胫疼烦，奄忽眩冒，状如厥癫。”❷通“巅”，即在头上。如第十二31条：“假令瘦人脐下有悸，吐涎沫而癫眩，此水也。”

【癫眩】头晕目眩比较明显。见下焦水气证，如第十二31条：“假令瘦人脐下有悸，吐涎沫而癫眩，此水也。”癫者，巅也；巅者，上也；眩者，头晕目眩也。其证机是水气内结，逆乱于下而攻冲于上，清阳为水气所蒙；其治以五苓散，化气行水。

点 diǎn 点，即引火，燃火。如第二十二23条小儿疳虫蚀齿方用法中言：“取腊日猪脂熔，以槐枝绵裹头四五枚，点药烙之。”

【点药烙之】点燃方药以烧灼患处。如第二

十二23条小儿疳虫蚀齿方用法中言：“取腊日猪脂熔，以槐枝绵裹头四五枚，点药烙之。”指出治疗用药有具体方法与措施。

藿 diào 藿，药名，如葋藿细叶，入王不留行散中。

定 dìng 定，即确定，肯定。如251条：“但初头硬，后必溏，未定成硬，攻之必溏，须小便利，屎定硬，乃可攻之，宜大承气汤。”

东 dōng❶东，即方位名词。如第七9条泽漆汤用法中言：“泽漆以东流水五斗，煮取一斗五升，三斤（150g）。”❷药名：如桑东南根白皮。

【东流水】向东方流的水。如第七9条泽漆汤用法中言：“泽漆以东流水五斗，煮取一斗五升，三斤（150g）。”

冬 dōng❶四季之一，即冬季。如第十二20条：“脉弦数，有寒饮，冬夏难治。”❷药名：如麦门冬。❸方名：如麦门冬汤。

【冬至】冬至是一年二十四节气之一。这一天是太阳经过冬至点，北半球白天最短，夜间最长。见季节变化对人体的影响，如第一8条：“冬至之后，甲子夜半少阳起，少阳之时，阳始生，天得温和。”

【冬至之后】冬至过去之后。见季节变化对人体的影响，如第一8条：“冬至之后，甲子夜半少阳起，少阳之时，阳始生，天得温和。”指出一年四季气候变化与自然阳气变化的关系。

【冬夏难治】病证于冬天夏天都比较难以治疗。见饮证与季节的治疗关系，如第十二20条：“脉弦数，有寒饮，冬夏难治。”辨治饮证与季节确有一定的内在关系，尤其是寒饮证与季节之间的关系则更为密切。因冬天为寒气主时，饮为阴邪，故冬季治疗较难。可为何寒饮证于夏天治疗也较难呢？因于夏季治疗虽利于寒证，但不利于饮邪，利饮化饮则易伤阴，故治疗饮证的时间最好在春秋。辨证还暗示，冬者，肾也，肾有饮证，治疗较难；夏者，心也，心有饮证，其治亦较难。另一辨证精神还暗示，一日之中有春夏秋冬之分，对于饮证的治疗，其服药时间最好在早晚，有利于邪去病愈。

动 dòng❶脉搏。如仲景序：“人迎、趺阳，三部不参；动数发息，不满五十。”❷损伤。如280条：“设当行大黄、芍药者，宜减之，以其人胃气弱，易动故也。”❸逆乱，上逆。如386条：“若脐上筑者，肾气动也，去术加桂四两。”❹动作，举动。如第一6条：“在上焦者，其吸促，在下焦者，其吸远，此皆难治。呼吸动摇振振者，不治。”❺跳动，引申为有力。如134条：“太阳病，脉浮而动数，浮则为风，数则为热，动则为痛，数则为虚，头痛。”❻变化。如115条：“实以虚治，因火而动，必咽燥，吐血。”

【动则为痛】太阳温病证以脉浮数有力为主，则多见疼痛病证。见太阳病证与里证相兼，如134条：“太阳病，脉浮而动数，浮则为风，数则为热，动则为痛，数则为虚，头痛。”仲景言“动则为痛”，动非言动脉，而是言浮数脉有力，其所主病证以头痛为明显。

【动数变迟】太阳温病证以脉浮数有力为主而变为迟脉。见太阳病证与里证相兼，如134条：“医反下之，动数变迟，膈内拒痛，胃中空虚，客气动膈。”指出因辨证失误，治疗未能切中病变证机，其脉也因此而发生变化。脉迟者，邪气相结于里，气血为邪气所阻。

【动数发息】医生根据病人脉搏跳动次数所发出的信息。如仲景序：“人迎、趺阳，三部不参；动数发息，不满五十。”

【动即为惊】突然受到外界意外触动而惊悸。见少阴心悸证的基本脉证，如第十六1条：“寸口脉动而弱，动即为惊，弱则为悸。”《金匮发微·惊悸吐衄下血胸满瘀血病》：“寸口之脉，暴按则动，细按则弱，盖仓卒之间，暴受惊怖，气馁而惕息，则心为之跳荡不宁，而寸口之动应之，故动则为惊。”仲景所言“动则为惊”，其言“动”字，除了言“脉动”之外，还暗示辨少阴心虚证，惊证大多与突然受到外界意外触动而发作，亦即“动”的含义。

都 dōu❶表示语气的加重。如第二十4条：“妇人有漏下者，有半产后因续下血都不绝者，有妊娠下血者。”❷全部。如174条桂枝附子去桂加白术汤用法中言：“初一服，其人身如痹，半日许复服之，三服都尽，其人如冒状，勿怪。”

dū❸大城市，引申为大。如 231 条：“阳明中风，脉弦浮大而短气，腹都满，胁下及心痛，久按之气不通。”

斗 dǒu 斗，即容量单位，10 升为 1 斗（600~800mL）。如 14 条桂枝加葛根汤用法中言：“上六味，以水一斗，先煮葛根，减二升，去上沫，内诸药。”

豆 dòu❶药名：如巴豆。❷方名：如麻黄连轺赤小豆汤。❸泛指豆科植物。如第十一 11 条：“心死脏，浮之实如丸豆，按之益躁疾者，死。”

【豆黄卷】豆黄卷为豆科一年生草本植物大豆的种子（黑大豆）发芽后晒干而成。

别名：大豆黄卷，大豆卷，豆卷。

性味：甘，平。

功用：清热益气和中。

主治：脘腹不舒，少气乏力，大便不调，饮食不佳。

《神农本草经》曰：“味甘平，无毒，主湿痹筋挛膝痛。”

入方：见薯蓣丸。

用量：

用量		经方数量	经方名称
古代量	现代量		
十分	30g	1 方	薯蓣丸

注意事项：寒湿者慎用。

化学成分：含天门冬酰胺，胆碱，黄嘌呤，次黄嘌呤，无机盐。

药理作用：促进肠胃蠕动的作用。

毒 dú❶对生物体有危害的物质。如 313 条半夏散及汤用法中言：“半夏有毒，不当散服。”❷病证。如第三 14 条：“阳毒之为病，面赤斑斑如锦纹。”❸严重，剧烈。如第二十 10 白术散用法中言：“心下毒痛，倍加川芎。”

【毒药不止】仅用有毒的药不一定能制止病证。见虫证，如第十九 6 条：“蛔虫之为病，令人吐涎，心痛，发作有时，毒药不止，甘草粉蜜汤主之。”仲景言“毒药不止”者，以揭示仅用有毒的药不一定能达到杀虫作用，还必须针对因虫喜食甘，以甘而诱虫，然则虫因食甘而吞毒则死亡。

【毒痛】剧烈疼痛。详见“心下毒痛”项。

独 dú❶单一。如 153 条：“表里俱虚，阴阳气并竭，无阳则阴独。”❷独自。如 212 条：“日晡所发潮热，不恶寒，独语如见鬼状。”❸单独。如第一 10 条：“厥阳独行，何谓也？师曰：此为有阳无阴，故称厥阳。”❹偏。如第二十一 2 条：“所以产妇喜汗出者，亡阴血虚，阳气独盛，故当汗出，阴阳乃复。”❺只是，仅仅。如第五 9 条：“四属断绝，身体羸瘦，独足肿大，黄汗出，胫冷。”

【独语】独自说话，语无伦次，神志不清。详见“独语如见鬼状”项。

【独语如见鬼状】独自说话，语无伦次，神志不清，如有幻闻幻见变化不测的事物。见阳明热结危重证，如 212 条：“日晡所发潮热，不恶寒，独语如见鬼状。”《伤寒贯珠集·阳明篇下》：“热气熏心，则独语如见鬼状。盖神藏于心，而阳明之络通于心也。”《伤寒论条辨·辨阳明病脉证并治》：“独，自也，与谵互意。”其证机是阳明邪热太盛而熏蒸于心，心神既不能行使于内外，又不能辨识所有事物且如有幻觉变化莫测。

【独语不休】无休止地自言自语。见心虚热发狂证，如第五 13 条：“防己地黄汤：治病如狂状，妄行，独语不休，无寒热，其脉浮。”其证机是心气虚弱，虚热内扰，神明躁动；治以防己地黄汤，养心清热，散邪定狂。

【独头动摇】仅仅是头部动摇不定。见太阳湿热痉证，如第二 7 条：“病者身热足寒，颈项强急，恶寒，时头热，面赤，目赤，独头动摇，卒口噤，背反张者，痉病也。”其证机是湿热肆虐太阳经筋，筋脉挛急，头为太阳所会，清阳失其所主，则头动摇不定。

【独足肿大】只是足部肿大。见肝肾两伤历节证，如第五 9 条：“四属断绝，身体羸瘦，独足肿大，黄汗出，胫冷。”其证机是肝肾两伤，肝不得疏泄，肾不得主水，水湿下注而下淫。

肚 dù 肚，即腹部。《初学记·列女传》：“……凹头深目，长肚大节。”如第十 7 条：“中寒，其人下利，以里虚也，欲嚏不能，此人肚中寒。”

【肚中寒】腹内阳气虚弱且怕冷。见太阴脾虚寒证，如第十 7 条：“中寒，其人下利，以里虚也，欲嚏不能，此人肚中寒。”其证机是太阴脾气素体虚弱，又为寒邪所袭，寒气与正气相搏，正气欲驱寒气于外而不能；治当温补脾气而散寒。

【肚热】腹内有烦热不适。见湿热黄疸证，如第十五 8 条：“一身尽发热而黄，肚热，热在里，当下之。”《金匮要略心典·黄疸病》：“若一身尽热而腹热尤甚，则其热为在里。”其证机是湿热内结而外攻，肆虐于内则腹内有烦热不适。

度 dù❶限度，界限。如 247 条麻子仁丸用法中言：“渐加，以知为度。”❷规律，次序。如 111 条：“邪风被火热，血气流溢，失其常度。”❸量词。次，回。如 23 条：“发热恶寒，热多寒少，其人不呕，清便欲自可，一日二三度发。”

端 duān 端，即事情的开头。如第二十二 8 条：“久则羸瘦，脉虚多寒；三十六病，千变万端；审脉阴阳，虚实紧弦；行其针药，治危得安；其虽同病，脉各异源；子当辨记，勿谓不然。”

短 duǎn❶呼吸短促。如 48 条：“其人短气，但坐，以汗出不彻故也。”❷脉象。如 211 条：“脉短者，死，脉自和者，不死。”❸病危，病重。如仲景序：“短期未知决诊，九候曾无彷佛。”

【短气】呼吸短促，气短不足以息。《灵枢·癫狂》：“短气，息短不属，动作气索。”

其一，太阳病证，如 48 条：“其人短气，但坐。”其证机是太阳营卫之气与邪气相搏而郁滞，经气不通而邪气肆虐；治当解表散邪，畅达气机。

其二，实热结胸证，如 134 条：“客气动膈，短气，烦躁。”其证机是邪热与痰饮相结而阻塞气机，浊气壅滞于胸中；治以大陷胸汤，清热涤饮。

其三，悬饮证，如 152 条：“引胁下痛，干呕，短气。”《伤寒内科论·辨太阳病脉证并治》：“饮邪迫肺，其气不利，则短气。”其证机是饮邪阻于胸胁，壅滞气机，浊气填塞，气机不利；治以十枣汤，攻逐水饮。

其四，阳虚骨痹证，如 175 条，又第二 24 条：“汗出，短气，小便不利。”其证机是阳气虚弱，气不得主持，阳不得温煦，气短不足为用。

其五，阳明热结重证，如 208 条：“短气，腹满而喘。”其证机是阳明邪热内结，阻滞气机不通，浊气上攻上逆。

其六，阳明少阳太阳兼证，如 231 条：“阳明中风，脉浮弦大而短气。”其证机是太阳营卫郁滞，少阳气机不利，阳明邪热逆乱，胸中气机填塞。

其七，阳虚痰湿历节证，如第五 7 条：“盛人脉涩小，短气，自汗出，历节痛。”其证机是阳虚不得温煦，痰湿阻滞，并郁滞气机。

其八，阳虚热郁痹证，如第五 8 条：“短气，温温欲吐。”其证机是阳气虚弱，郁热内生，经气不利，气机不畅。

其九，阴血虚劳证，如第六 5 条：“短气，里急。”《金匮要略论注·血痹虚劳病》：“短气里急，仍是元气内虚也。”其证机是阴血虚弱，虚热内生而扰乱气机。

其十，痰瘀胸痹证，如第九 3 条：“短气，寸口脉沉而迟，关上小紧数。”《金匮要略直解·胸痹心痛短气病》：“诸阳受气于胸，而转行于背，气痹不行，则胸背为痛而气为短也。”其证机是痰邪阻滞，瘀血内结，气机为痰瘀阻结而不通。

其十一，饮阻胸痹证或气郁痰阻胸痹证，详见“胸中气塞”项。

其十二，脾热证，如第十一 13 条：“皮目瞤瞤而短气。”其证机是邪热在脾，困扰气机，浊气填塞。

其十三，心水饮证，如第十二 3 条：“短气，恶水不欲饮。”《金匮要略心典·痰饮咳嗽病》：“短气者，心属火而畏水，水气上逼，则火气不伸也。”其证机是水饮阻遏心气，心气内郁而壅滞。

其十四，饮证与饮水的关系，如第十二 12 条：“甚者则悸，微者短气。”《金匮要略直解·痰饮咳嗽病》：“凡人食少饮多，则胃土不能游溢精气，甚者必停于心下而为悸，微者则填于胸膈而为短气也。”其证机是饮水太过，水不得化为饮邪，壅滞气机，浊气阻塞。

其十五，肺饮证，如第十二13条："肺饮不弦，但苦喘短气。"《金匮要略论注·痰饮咳嗽病》："有饮在肺本，则肺自病而为喘，阻气不布而为短气。"其证机是饮邪留结于肺，阻滞气机，壅滞肺气，肺气既不得降，也不得宣而滞涩；治当利肺化饮。

其十六，支饮证，如第十二14条："支饮亦喘而不能卧，加短气，其脉平也。"其证机是支饮留结于肺，肺气逆乱而不得升降；治当宣肺利饮，和畅气机。

D

其十七，脾胃阳虚水气证，如第十四6条："下之即胸满，短气。"其证机是脾胃阳虚水气证，且因其证有类似可下证，临证一定要审证确切，不可为类似所迷惑，若用下法治疗脾胃阳虚水气证，必更伤阳气，壅滞气机而为短气，对此一定要高度重视。

【短气不足以息】气短不足以呼吸。见胸痹实证，如第九2条："短气不足以息者，实也。"辨气短不足以呼吸，因其病证表现颇似虚证，则当与虚证相鉴别。虚证者，乃正气虚弱，不能行使正常的气息，不能主持正常的气机运行，其短气必有少气乏力等；而实证者，乃是实邪壅滞气机而阻滞于内，气不得以息也，其短气必有胸中闷塞等。

【短气不得卧】气短而不能平卧。见支饮证，如第十二2条："短气不得卧，其形如肿，谓之支饮。"辨气短不能平卧，其证机是肺气不利，通调水道不及，水津变而为饮且留结于肺，肺气为水饮所遏而不得肃降；治当宣肺化饮，临证当辨寒饮、热饮，以法论治。

【短气而渴】短气，口渴。见胸中留饮证，如第十二10条："其人短气而渴，四肢历节痛。"《金匮要略心典·痰饮咳嗽病》："胸膈阳微，不能作汗，则水留膈上，阻塞肺脏出纳之气，因病短气，水在胸中，津液不得上承，故渴（必喜热饮）。"其证机是饮邪留结于胸中而泛溢于四肢，胸中宗气为饮邪阻遏而不得气化津液；治当宣利气机，涤饮开胸。

【短气有微饮】短气的病变证机是饮邪阻结。见胃脘痰饮证或脾胃气虚水气证或肾阴阳俱虚微饮证，如第十二17条："夫短气有微饮。"《金匮要略浅注·痰饮咳嗽病》："有饮者必短气，诚以水化则为气，水不化则气不生，故呼出之气短也；水停则阻气，水不化则气不降，故吸气短也。"仲景言"短气"者，以指症状，言"微饮"者，以论病变证机，从而揭示饮邪阻滞气机，胸中宗气气机为抑。

【短气而极】短气非常明显，或短气与气喘并见。见肾虚证，如第一9条："腰痛背强不能行，必短气而极也。"《金匮要略方论本义·脏腑经络先后受病》："更甚则肺气无根，短气上逆之极，皆肾病，故言里病也。一浮脉而表里之间迥然不同如此，推之他脉杂见纷出于指下，无不一一细为审辨，明其表里虚实，寒热真假之故，又必外与证符，方可选择出方，详求治法也。"辨短气与气喘，其证机是肾气虚弱，不能摄纳肺气，肺气不能下达于肾，肺肾之气不能摄纳下行且不足于胸中；治当温肾纳气，以肾气丸加蛤蚧、人参等。

【短期未知决诊】在规定的时间内不能了解及判断危重病情。如仲景序："短期未知决诊，九候曾无彷彿。"

煅 duàn 煅，即放在火里烧。如第四2条鳖甲煎丸用法中言："取煅灶下灰一斗，清酒一斛五斗，浸灰，候酒尽一半，着鳖甲于中。"

【煅灶下灰】炉灶火燃烧木材或杂草干柴一类东西所剩下的灰。见疟母证，如第四2条鳖甲煎丸用法中言："取煅灶下灰一斗，清酒一斛五斗，浸灰，候酒尽一半，着鳖甲于中。"取煅灶灰软坚散结化积，以增强治疗作用。

断 duàn❶断绝。停止。如390条："吐已，下断，汗出而厥，四肢拘急不解。"❷病证。如第五9条："枯泄相搏，名曰断泄。"

【断泄】筋弛纵骨痿弱的病证。见肝肾两伤证，如第五9条："枯泄相搏，名曰断泄。"辨筋骨病证，既有筋泄而弛纵，又有骨痿而断绝不用，病证表现较重，病变证机复杂，故将其病证表现称为断泄。

对 duì 对，即对答，答话。如仲景序："相对斯须，便处汤药。"

敦 duì 敦，即古时盛黍稷的器具。如第二十二13条："妇人少腹满如敦状，小便微难而不渴。"

【敦状】形容少腹满如敦状一样。详见"少

腹满如敦状”项。

顿 dùn❶副词，即时，顿时。如61条干姜附子汤用法中言：“去滓，顿服。”❷量词，1次为1顿。如23条桂枝麻黄各半汤用法中言：“桂枝汤三合，麻黄汤三合，并为六合，顿服，将息如上法。”

【顿服】将方药煎煮完毕后，1次将药汤服尽或即时服用。

其一，太阳伤寒轻证，如23条桂枝麻黄各半汤用法中言：“桂枝汤三合，麻黄汤三合，并为六合，顿服，将息如上法。”指出1次将煎煮药汤服用完毕，以揭示治疗太阳伤寒轻证，当以方药小的剂量并且将其1次服用完毕，此旨在提高疗效。

其二，肾阳虚烦躁证，如61条干姜附子汤用法中言：“去滓，顿服。”指出即时将药汤服用完毕，揭示病情比较急或重者，当即时用药，有利于使疾病早日康复。

【顿服之】1次将煎煮方药服用完毕。如第三14条升麻鳖甲汤用法中言：“顿服之。”

【顿服一半】1次将煎煮方药服用一半。如第二十二16条红蓝花酒用法中言：“顿服一半，未止再服。”

咄 duō 咄，即表示指责，呵叱。仲景序：“咄嗟呜呼，厥身已毙，神明消灭。”

【咄嗟呜呼】呼吸之间生命垂危，亦即在较短时间内生命危在旦夕。见仲景序：“咄嗟呜呼。”仲景指出把危笃急重的病人交给一般的庸医去治疗，生命垂危，难以救治。

多 duō❶与“少”相对。如仲景序：“余宗族素多，向余二百。”❷广泛。如仲景序：“孔子云：生而知之者上，学而亚之，多闻博识，知之次也。”❸喜欢，嗜好。如第6条：“风温为病，脉阴阳俱浮，自汗出，身重，多眠睡，鼻息必鼾，语言难出。”❹明显。如第四1条：“疟脉自弦，弦数者，多热。”

【多汗】出汗比较多。

其一，阳明虚热身痒证，如196条：“阳明病，法多汗，反无汗，其身如虫行皮中状者，此以久虚故也。”《伤寒来苏集·伤寒论注》：“阳明气血俱多，故多汗。其人久虚，故反无汗。”其证机是邪热迫津外泄，本当汗出较多，且因阴津不足，邪热又不得从津而外泄以郁于肌肤。

其二，阳明热结轻证，如213条：“阳明病，其人多汗，以津液外出，胃中燥，大便必硬，硬则谵语。”其证机是阳明邪热迫津外泄，同时又暗示辨阳明热结轻证与阳明热结重证在汗出方面则有明显不同。

【多汗出】出汗比较多。详见“汗出”其二十七项。

【多闻博识】广泛听取与博采知识。如仲景序：“孔子云：生而知之者上，学而亚之，多闻博识，知之次也。”

【多睡眠】嗜好睡眠。见阳明热盛证，如第6条：“风温为病，脉阴阳俱浮，自汗出，身重，多眠睡，鼻息必鼾，语言难出。”其证机是邪热伤气而困神，精气神气不足以主持于外，故嗜好睡眠。

【多饮暖水】多饮温水以助药力。如71条五苓散用法中言：“多饮暖水，汗出愈，如法将息。”因五苓散解表之力弱，故其治若有表证则当多饮暖水以助药力发汗。

【多热】发热证机比较明显。见疟证辨证，如第四1条：“疟脉自弦，弦数者，多热。”指出邪热内炽而充斥于外，故发热比较明显，同时又暗示辨疟为热证。

【多寒】怕冷证机比较明显。见疟证辨证，如第四1条：“弦迟者，多寒。”指出寒邪内盛而攻于外则怕冷，同时又暗示辨疟为寒证。

【多唾涎沫】唾涎沫比较多。见肺痈证的基本脉证，如第七2条：“喘满，咽燥不渴，多唾浊沫，时时振寒。”其证机是邪热伤肺，肺气不得固摄，津液外泄。

【多涎沫】唾涎沫比较多。见虚寒肺痿证，如第七5条：“此为肺中冷，必眩，多涎唾，甘草干姜汤以温之。”其证机是肺气虚弱，肺气不得固摄津液而外溢。

【多鹜溏】大便溏泄比较明显，犹如鸭粪一样溏泄。详见“鹜溏”项。

【多唾】唾涎比较多。见寒饮郁肺气冲证，如第十二36条：“青龙汤下已，多唾，口燥，寸脉沉，尺脉微，手足厥逆。”其证机是肺气虚弱，寒饮内盛，肺气不得固摄津液而外溢，津液耗伤则口中又干燥。

E

阿 ē❶药名：如阿胶。❷方名：如黄连阿胶汤。

【阿胶】阿胶为马科动物驴的皮，经漂泡去毛后熬制而成的胶块。

别名：驴皮胶，傅致胶，盆覆胶。

性味：甘，平。

功用：补血止血，养血安胎，温中祛瘀。

主治：心悸失眠，头晕目眩，月经不调，痛经，闭经，崩漏，面色苍白，出血，咳嗽。

《神农本草经》曰："味甘平，主心腹内崩，劳极洒洒如疟状，腰腹痛，四肢酸疼，女子下血，安胎。久服轻身益气。"

入方：见炙甘草汤、黄连阿胶汤、猪苓汤、薯蓣丸、黄土汤、温经汤、胶姜汤、胶艾汤、白头翁加甘草阿胶汤、鳖甲煎丸、大黄甘遂汤。

用量：

剂型	不同用量	古代量	现代量	代表方名
汤剂	最小用量	一两	3g	猪苓汤
	最大用量	三两	9g	黄连阿胶汤
	通常用量	二两	6g	炙甘草汤
	次于通常用量	三两	9g	黄连阿胶汤
丸剂	最小用量	三分	9g	鳖甲煎丸
	最大用量	七分	21g	薯蓣丸

注意事项：湿热内蕴者慎用。

化学成分：含蛋白质，氨基酸（色氨酸，赖氨酸，天门冬氨酸，苏氨酸，组氨酸，精氨酸，丝氨酸，谷氨酸，脯氨酸，甘氨酸，丙氨酸，缬氨酸，蛋氨酸，异亮氨酸，亮氨酸，半胱氨酸，苯丙氨酸，酪氨酸），脂肪（大分子环酮，胆甾醇，胆甾醇酯，蜡双脂），微量元素（钾、钠、镁、铁、铜、铝、锰、锌、铬、铂、锡、铅、银、溴、钼、锶、钡、钛、锆等）。

药理作用：生血作用（促进血红蛋白和红细胞的生长速度），抗休克作用（能使极低水平之血压恢复至正常高度）。

额 é额，即人体面部眉上发下的部分。如219条："下之则额上生汗，手足逆冷。"

【额上生汗】仅见额上出汗。见阳明少阳太阳兼证，如219条："发汗则谵语；下之则额上生汗，手足逆冷。"《医宗金鉴·伤寒论注》："若从阳明之里下之，则阴益伤而阳无依则散，故额汗肢冷也。"辨阳明热盛证的证候表现类似阳明热结证，阳明热盛证当用清泻，而阳明热结证当用下法。若辨证未能恰到好处，误将热盛证而为热结证，以用下法，同样也会引起或加重病证。其证机是阳气内郁而迫津于上。

【额上陷脉紧急】前额筋脉凹陷而拘紧挛急。详见"汗出必额上陷脉急紧"项。

【额上陷脉急紧】前额筋脉凹陷而拘紧挛急。详见"汗出必额上陷脉急紧"项。

【额上汗出】额部有汗出。见表里兼证，如第二17条："湿家，下之，额上汗出，微喘，小便利者，死。"其证机是素体阳气虚弱，复因下法不当而大伤阳气，阳气虚弱不能固护于外，阴津从上而外泄，其预后不良。

【额上黑】额部颜色发黑。

其一，女劳疸证即肾虚疸证，如第十五2条："额上黑，微汗出，手足中热，薄暮即发。"《金匮要略心典·黄疸病》："肾劳而热，黑色上出。……额上部为庭，《灵枢》云：庭者，颜也，又云：肾病者，颧与颜黑。"其证机是肾阴不足，虚热内生，浊气内壅，浊气与虚热相搏而外溢；治当滋肾清热、调气降浊，以肾气丸加茵陈。

其二，肝胆瘀血湿热证，如第十五14条："膀胱急，少腹满，身尽黄，额上黑，足下热，因作黑疸。"其证机是湿热内结，壅滞气机，瘀阻血脉，湿热与气血相互搏结。

【额上微汗出】额部有轻微出汗。见阳明湿热证的病因，如200条："阳明病，被火，额上微汗出。"《伤寒内科论·辨阳明病脉证并治》："遂致湿热交织于阳明，由于湿热之邪不能宣泄于外，而熏蒸于上，则额上微汗出。"其证机是湿热内蕴而郁蒸，湿热熏蒸于上于外。

厄 è❶灾难，引申为疾病。如仲景序："上以疗君亲之疾，下以救贫贱之厄，中以保身长全，以养其生。"❷危险。如仲景序："而进不能爱人知人，退不能爱身知已，遇灾值祸，身居厄地。"

儿 ér 儿，即 14 岁以下儿童。如第七 14 条小青龙加石膏汤用法中言：“强人服一升，羸者减之，日三服，小儿服四合。”

而 ér❶但是，可是。如仲景序：“崇饰其末，忽弃其本，华其外而悴其内。”❷和，又。如第 1 条：“太阳之为病，脉浮，头项强痛而恶寒。”又如 77 条：“发汗，若下之，而烦热，胸中窒者。”❸则，就，便。如 94 条：“但阳脉微者，先汗出而解。”❹表示偏正关系。如 110 条：“大便已，头卓然而痛，其人足心必热。”❺如果，假如。如 294 条：“少阴病，但厥，无汗，而强发之，必动其血。”❻并且。如 155 条：“心下痞，而复恶寒汗出者。”❼罢了。如仲景序：“明堂阙庭，尽不见察，所谓管窥而已。”❽对此。如仲景序：“卒然逢邪风之气，婴非常之疾，患及祸至，而方震慄，降志屈节。”❾此。如 178 条：“脉来动而中止，不能自还，因而复动者，名曰代，阴也。”

【而反下之】治疗不当用下而用下。

其一，太阳病证，如 45 条：“太阳病，先发汗不解，而复下之，脉浮者，不愈；浮为在外，而反下之，故令不愈。”《伤寒论类方·桂枝汤类一》：“脉浮而下，此为误下，下后仍浮，则邪不因误下而陷入，仍在太阳。不得因已汗下，而不复用桂枝也。”指出太阳病证表现有类似可下证，对此一定要审证确切，不可误认为是里证，若从里而用下，则太阳病证不除。

其二，表里兼证，如 131 条：“病发于阳，而反下之，热入因作结胸。”审“而反下之”，以揭示表里兼证，病以太阳温病证为主，治当先表，若先其里，则易加重里证。

其三，表里兼证，如 131 条：“病发于阴，而反下之，因作痞也。”辨表里兼证，治当先表，若因辨证失误，误用下法先治其里，则易引起或加重里证。

其四，太阳病证与少阳病证相兼，如 150 条：“太阳少阳并病，而反下之，成结胸，心下硬。”仲景重点论太阳病证与少阳病证相兼在其病变过程中有类似可下证，如太阳病证可有不大便，少阳病证也可有不大便，辨证若未能审证求机，仅从病证表面现象而用下法，此不仅不能达到治疗目的，反而还会因用下而引起其他变证，仲景并以此为笔法，将辨证论治重点突出在误用下法而引起变证的辨证论治。

其五，太阴脾虚寒证的基本脉证，如第十 8 条：“夫瘦人绕脐痛，必有风冷，谷气不行，而反下之，其气必冲，不冲者，心下则痞也。”辨太阴脾虚寒证之“谷气不行”而留结，其证颇似太阴脾约证，其治当用温补且误用寒下，此不仅不能治疗病证，反而还会因误下而加重或引起他证病证。

【而反下利】不当有下利反而出现下利。详见“下利”其一项。

【而反不数及不多】反而出现小便次数不多，量亦不多。见阳明胃热证，如 110 条：“足下恶风，大便硬，小便当数，而反不数及不多，大便已，头卓然而痛。”证机是邪热伤津灼津，津液不得游溢下行与滋润。

【而反灸之】假如用灸法治疗病证。见太阳温病证，见 115 条：“脉浮热甚，而反灸之，此为实。”指出辨证一定要准确，论治一定要切中证机，不当用灸而灸，则易引起疾病发生变化。仲景言“反”者，以揭示根据病证表现有当用灸者，也有不当用灸者，临证必须审明证机，以法论治。

【而反吐者】反而出现呕吐。见胃寒证，如 122 条，又如第十七 3 条：“病人脉数，数为热，当消谷引食，而反吐者，此以发汗，令阳气微，膈气虚，脉乃数也。”其证机是寒气客胃，胃气不降而上逆。仲景言“反”者，以揭示辨证应重视鉴别诊断，并暗示辨证应重视同中求异。

【而反恶寒】反而出现恶寒。详见“恶寒”其十七项。

【而反恶寒者】反而出现恶寒。详见“恶寒”七项。

【而反汗出濈濈然者】反而出现汗出且迅疾。详见“汗出濈濈然”项。

【而反发其汗】如果用发汗的方法治疗。详见“发其汗”其四项。

【而反与黄芩汤彻其热】如果反而用黄芩汤治疗病人发热症状。见厥阴寒证与阳明寒证相兼，如 333 条：“伤寒，脉迟，六七日，而反与黄芩汤彻其热，脉迟为寒。”仲景曰“反”，以揭示用方一定要注意辨证用方，不为假象所迷惑。同时又指出辨发热症状，必审明其病变证机既有邪热所致，又有寒邪所致，其发热症状虽同，但证机则截然不同，辨证若有失误，必然导致治疗错误，以此而加重病情。

【而反汗之】反而用发汗的方法治疗。见表里兼证，如90条："本先下之，而反汗之，为逆；若先下之，治不为逆。"辨治表里兼证，一定要分清表里兼证孰轻孰重，若未能切中病变证机而先治其表，用汗法则会引起病证发生变化。仲景言"反"者，以揭示治疗表里兼证一定要遵循表里先后之序，方可免于失误。

【而反汗出】反而出现汗出。详见"汗出"其十四项。

E

【而反发汗者】假如反而用发汗的方法治疗。见热陷心包证，如335条："厥应下之，而反发汗者，必口伤烂赤。"指出热陷心包证，其病证表现可能会出现类似太阳病证，对此必须审明病变证机，不可因类似而误辨为太阳病证，若一误再误用发汗的方法治疗，必定会加重病证或引起其他病证。仲景言"反"者，以突出辨证一定要重视鉴别诊断，不为假象所迷惑。

【而反失气】反而出现腹中转气或矢气。见辨霍乱病证与太阴少阴厥阴病证及鉴别，如384条："欲似大便，而反失气，仍不利者，此属阳明也，便必硬，十三日愈。"其证机是阳明胃气得复，胃气欲通降下行，但因胃气尚未完全恢复，故仅有腹中转气而无大便排出。

【而反暴思之】假如突然出现想多吃食物。见脏腑病证的基本治疗法则，如第一16条："病者素不应食，而反暴思之，必发热也。"仲景特言"反"者，提示辨证精神既要知常达变，又要重视鉴别诊断，暗示一辨脾胃虚弱，本当不能食，如果出现欲饮食，脾胃之气与饮食相争，则发热，此发热是脾胃之气恢复。二辨脾胃之气大虚，本不能饮食，假如突然出现多饮食，其发热则为阳气暴越而外露，病为除中证。

【而反洒淅恶寒】如果反见洒淅恶寒。详见"洒淅恶寒"其一项。

【而反更咳】且又出现咳嗽。见寒饮郁肺气逆证，如第十二37条："冲气即低，而反更咳，胸满者，用桂苓五味甘草汤去桂加干姜、细辛，以治其咳满。"指出饮邪逆乱于肺，肺气不降而上逆，故又出现咳嗽。

【而反倚息者】且反见倚物而呼吸。详见"倚息"项。

【而天未温和】如果天气尚未温和。见季节变化对人体的影响，如第一8条："以得甲子，而天未温和，为至而不至也。"指出天气当温和而未见温和，为寒气未去。

【而天大寒不解】如果天气大寒冷不能解除。见季节变化对人体的影响，如第一8条："以未得甲子，天因温和，此为未至而至也；以得甲子，而天未温和，为至而不至也；以得甲子，而天大寒不解，此为至而不去也。"指出天气当寒冷而不当大寒不解，不解为寒气太盛，提示治疗或养生尽可能要顾护阳气。

【而天温和如盛夏五六月】如果春天天气温暖如盛夏五六月一样炎热。见季节变化对人体的影响，如第一8条："以得甲子，而天温如盛夏五六月时，此为至而太过也。"指出春天当温热而不当炎热，暗示炎热太过则为邪热，当防止邪热伤阴。

【而不恶寒】并且有不恶寒。详见"不恶寒"其十二项。

【而不咳者】如果病人未听到让其咳嗽的话。详见"不咳"其一项。

【而复下之】如果多次用下法治疗病证。

其一，太阳病证。详见"而反下之"项。

其二，表里兼证，如90条："本发汗，而复下之，此为逆也。"《伤寒内科论·辨太阳病脉证并治》："本条以下法为例，阐明治里之大法，辨里证有虚实寒热，仅就下法而言，也有温下、寒下。其寒下也未必尽是攻燥屎，而有泻水、逐瘀、通小便等。若拘于下法仅为攻下阳明热结证，而失于里虚证之温、补、通法，则失仲景辨证论治举一反三也。"认识与理解仲景所言"下之"，且不可仅局限在寒下之大、小、调胃承气汤等，而当理解"下之"包括温下之大黄附子汤、三物备急丸等，更要知道"下"还包括逐水之十枣汤等、涤饮之大陷胸汤等、祛瘀之抵当汤等，只有全面理解，方能认清仲景论"下"之真正含义。辨表里兼证，若病以表证为主，而辨证失误，以为里证为主而多次用下法，此不仅不能达到治疗目的，反而还会引起其他病证。

其三，表里兼证，如137条："太阳病，重发汗，而复下之，不大便五六日，舌上燥而渴，日晡所发潮热。"辨里有痰饮，治当用下，若因用下未能恰到好处，导致可下证不除，又因医不审证求机而多次用下法治疗，必定会加重里证。

其四，表里兼证，如147条："伤寒五六日，已发汗，而复下之，胸胁满微结。"仲景言"而复下之”，以揭示少阳病证有类似可下证，对此一定要重视鉴别诊断，如果辨证未能从可下证中辨其疑似，以用下法，则易加重里之病证，当引起重视。

其五，表里兼证，如 151 条：“脉浮而紧，而复下之，紧反入里，则作痞。”仲景以“而复下之”代里有病证。言“而复下之”，以揭示病以里证为主，治里之际一定要权衡病变证机所在，不可多次用下，用之不当，则会引表邪内陷即“紧反入里”而加重里之病证。

【而复恶寒汗出者】并且又有恶寒与汗出并见。详见“恶寒汗出”项。

【而方震慄】对此才感到震惊与恐惧。如仲景序：“卒然逢邪风之气，婴非常之疾，患及祸至，而方震慄，降志屈节。”

【而进不能爱人知人】如果进一步说就不能关心他人与了解他人。如仲景序：“而进不能爱人知人，退不能爱身知己，遇灾值祸，身居厄地。”

【而已】罢了。如仲景序：“明堂阙庭，尽不见察，所谓管窥而已。”

【而烦热】又有烦热。详见“烦热”其一项。

【而胁下满痛】并且有胁下胀满疼痛。详见“胁下满痛”项。

【而胸中痛】并且有胸中疼痛。详见“胸中痛”其一项。

【而小便不利者】如果有小便不利。详见“小便不利”其十七项。

【而下不之】如果出现下利不止。见阳明血利证，如 258 条：“若脉数不解，而下不止，必协热便脓血也。”其证机是虚热内扰而与血相结，虚热蒸动营血，并与血相灼腐。

【而强发之】如果强加用发汗的方法治疗。见少阴动血证，如 294 条：“少阴病，但厥，无汗，而强发之，必动其血。”指出少阴病在其病变过程中时有出现类似太阳病证表现，对此一定要审证确切，以法论治，不可疑似不分，若误用发汗方法治疗少阴病证，必定会引起出血。

【而大汗出】并且有大出汗。详见“大汗出”其五项。

【而日暮微烦】如果在日暮时出现轻微烦热。详见“日暮微烦”项。

【而脉微弱】如果脉出现略微弱者。详见“脉微弱”其四项。

【而利不止者】如果出现下利病证不能自止。见脾胃阳虚危证，如第十 4 条：“病者，痿黄，躁而不渴，胸中寒实，而利不止者，死。”《金匮要略心典·腹满寒疝宿食病》：“气竭阳衰，中土已败，而复寒结于上，脏脱于下，何恃而可以通之止之乎？故死。”其证机是脾胃阳气大虚，气血生化乏源而不得滋荣内外，寒气内生，充斥上下，清气下陷，壅滞气机而不通；治当积极温脾暖胃，益气血生化之源，庶几化险为平。

【而更复渴】如果又出现口渴。见寒饮郁肺支饮证，如第十二 38 条：“咳满即止，而更复渴，冲气复发者，以细辛、干姜为热药也。”其证机是因用热药而伤津，津伤而不能上滋，其渴必饮水更多或仅喜热饮。

【而渴反止者】如果口渴又消除。见寒饮郁肺支饮证，如第十二 38 条：“服之当遂渴，而渴反止者，为支饮也。”其证机是寒饮内郁而阻遏阴津不得上承，且饮邪又逆乱充斥于上。

【而得漏下不止】假如出现月经过期漏下不止。详见“漏下不止”项。

【而以他药下之】而是用其他方药攻下少阳胆热气郁证。见少阳胆热气郁证，如 149 条：“伤寒五六日，呕而发热者，柴胡汤证具，而以他药下之，柴胡证仍在者，复与柴胡汤，此虽已下之，不为逆，必蒸蒸而振，却发热汗出而解。”仲景以“而以他药下之”，以揭示表里兼证，病变的主要矛盾方面在少阳，既然病证以里为主，其治当清胆热，调气机。于此仲景又指出，辨少阳胆证在某些情况下有类似可下证，对此一定要辨清病变证机所在，如果未能抓住病变证机所在而用其他方法治疗，不仅不能达到治疗目的，反而还会引起其他病证。如果病证未发生其他变化，治疗则当以小柴胡汤。

【而数下之】如果多次用下法治疗。见太阳中风证与脾胃虚寒证相兼，如 163 条：“太阳病，外证未除，而数下之，遂协热而利。”辨表里兼证，仲景特言“外证未除”以揭示病以表证为主，治当先表，使表邪从外而散。于此仲景又特言“而数下之”，以提示辨脾胃虚寒证有类似可下证，当注重鉴别诊断，切不可用下法治疗脾胃虚寒证。

尔 ěr❶这，这样。如 123 条：“若不尔者，不可与；但欲呕，胸中痛，微溏者，此非柴胡汤证，以呕，故知极吐下也。”❷词尾用词。如 53 条：“病常自汗出，此为荣气和，荣气和者，外不谐，以卫气不共荣气谐和故尔。”❸此。如 279 条：“本太阳病，医反下之，因尔腹满时痛者，属太阴也。”

【尔乃胫伸】这样即可使其两胫伸展。详见“胫伸”项。

E

耳 ěr❶耳朵，听觉器官。如 231 条：“腹都满，胁下及心痛，久按之气不通，鼻干，不得汗，嗜卧，一身及目悉黄，小便难，有潮热，时时哕，耳前后肿。”❷表示“罢了”的意思。如 151 条：“脉浮而紧，而复下之，紧反入里，则作痞，按之自濡，但气痞耳。”

【耳前后肿】耳前后肿胀。见阳明少阳太阳兼证，如 231 条：“嗜卧，一身及目悉黄，小便难，有潮热，时时哕，耳前后肿。”其证机是少阳经脉经气为邪气所阻滞而不畅，津液为邪所遏而不得行，太阳经气营卫郁闭滞涩。

二 èr❶数目字。如仲景序：“余宗族素多，向余二百，建安纪年以来，犹未十稔，其死亡者，三分有二，伤寒十居其七。”❷第二，次的。如第一 2 条：“二者，四肢九窍，血脉相传，壅塞不通，为外皮肤所中也。”

【二者】第二。如第一 2 条：“二者，四肢九窍，血脉相传，壅塞不通，为外皮肤所中也。”指出引起疾病的第二种致病原因。

【二者病郁冒】第二种病证是郁冒。详见“郁冒”其一项。

【二十丸】20 丸（约 9g）。如 338 条乌梅丸用法中言：“先食饮，服十丸，日三服。稍加至二十丸，禁生冷、滑物、食臭等。”指出服用方药剂量。

【二十日愈】约 20 天病可向愈。如第三 1 条：“若溺快然，但头眩者，二十日愈。”指出疾病在一般情况下的病愈日期。

【二十枚】20 枚（约 10g）。如第七 11 条葶苈大枣泻肺汤方中：“葶苈子熬令黄色，捣丸如弹子大，二十枚（10g）。”

【二十四枚】24 枚（约 4g）。如 23 条桂枝麻黄各半汤方中：“杏仁汤渍，去皮尖及两仁者，二十四枚（4g）。”

【二十五丸】25 丸（约 12g）。如第六 15 肾气丸用法中言：“炼蜜和丸，梧子大，酒下十五丸，加至二十五丸（12g），日再服。”

【二十八分】仲景言“分”字，不是言“一两为四分”之“分”字，而是言方药之间用量的比例关系，为了折算方便，故将 28 分折为 84g。如第六 16 条薯蓣丸用法中言：“甘草二十八分（84g）。”

【二日】2 天。如 110 条：“太阳病二日，反躁，凡熨其背而大汗出，大热入胃，胃中水竭。”指出疾病演变日数，提示疾病初期有类似表现，且当重视鉴别诊断。

【二日自止】病证于 2 天即自行消失。见阳明恶寒自罢的特点，如 184 条：“阳明居中，主土也，万物所归，无所复传，始虽恶寒，二日自止，此为阳明病也。”辨阳明病“始虽恶寒，二日自止”。主要揭示辨阳明热证的特点是，病初因邪气阻遏阳明阳气，可有恶寒病证，但因阳明正气积力抗邪，其恶寒可在较短时间内自行消失。理解“二日自止”，并非就是指 2 日，而是以“二日”代时间较短。

【二三日】2～3 天。见少阳咽痛热证，如 311 条：“少阴病，二三日，咽痛者。”指出疾病演变日期以及变化特点。

【二三日至四五日】2～3 天至 4～5 天。见少阴阳虚便脓血证，如 307 条：“少阴病，二三日至四五日，腹痛。”指出疾病在其病变过程中有其发生、发展及演变过程，临证当因人因证而辨，以法采取有效治疗措施。

【二三日呕而咳】2～3 天出现呕吐与咳嗽。详见“呕而咳”项。

【二寸】2 寸（6～7cm）。如第九 1 条：“刺腨入二寸，此太阳经伤也。”

【二寸许】2 寸左右（6～7cm）。如 233 条蜜煎导用法中言：“欲可丸，并手捻作挺，令头锐，大如指，长二寸许。”

【二两】2 两（约 6g）。如 12 条桂枝汤方中：“甘草炙，二两（6g）。”

【二升】或指药用容量为 120～160mL，或指药用重量 48g。如 14 条桂枝加葛根汤用法中言：“先煮葛根，减二升（120～160mL），去上沫，内诸药，煮取三升，去滓。”又如 247 条麻子仁丸用法中言：“麻仁二升（48g）。”

【二味】2 味药。如 29 条芍药甘草汤用法中言："上二味，以水三升，煮取一升五合，去滓，分温再服。"

【二合】2 合容量为 12～16mL。如 29 条调胃承气汤用法中言："上三味，以水三升，煮取一升二合，去滓。"

【二阳并病】太阳病与阳明病相互兼见。见太阳病证与阳明病证相兼，如 48 条："二阳并病，太阳初得病时，发其汗，汗先出不彻，因转属阳明，续自微汗出，不恶寒。"又如 220 条："二阳并病，太阳证罢，但发潮热。"指出病不是一种病，而是 2 种病证同时出现即阳明病证与太阳病证相兼，临证必须审明病变证机主要矛盾方面，以法采取针对证机而治。

【二斗】2 斗容量为 1200～1600mL。如 65 条茯苓桂枝甘草大枣汤用法中言："作甘烂水法，取水二斗，置大盆内，以杓扬之，水上有珠子五六千颗相逐，取用之。"

【二服】1 剂方药煎煮后分 2 次服用。如 76 条栀子豉汤用法中言："分为二服，温进一服。"

【二焦】上焦与中焦。如 145 条："此为热入血室，无犯胃气及上二焦，必自愈。"

【二法】2 种方法。如 174 条桂枝附子去桂加白术汤用法中言："法当加桂枝四两，此本一方二法。"

【二枚】2 个附子（约 10g）。如 175 条甘草附子汤方中："附子炮，去皮，破，二枚（10g）。"

【二物】2 种药即厚朴、枳实。如 208 条大承气汤用法中言："上四味，以水一斗，先煮二物，取五升，去滓，内大黄，更煮取二升，去滓。"

【二千下】2000 次。如 338 条乌梅丸用法中言："以苦酒渍乌梅一宿，去核，蒸之五斗米下，饭熟捣成泥，和药令相得，内臼中，与蜜，杵二千下。"

【二把】2 把（约 20g）。如 397 条竹叶石膏汤方中："竹叶二把（20g）。"

【二枚】2 个。如第三 12 条雄黄熏方用法中言："上一味，为末，筒瓦二枚合之，烧，向肛熏之。"

【二分】仲景言"分"字，不是言"一两为四分"之"分"字，而是言药物之间用量的比例关系，为了折算方便，故将 2 分折算为 6g。如第四 2 条鳖甲煎丸方中："瞿麦二分（6g）。"

【二钱】2 钱匕（约 3g）。即如第五 13 条防己地黄汤方中："甘草二钱（3g）。"

F

发 fā❶产生，发出。如仲景序："人迎、趺阳，三部不参；动数发息，不满五十。"❷发作，发生。如 23 条："其人不呕，一日二三度发，脉微缓者，为欲愈也。"❸起源，根源。如第十五 12 条："发于阴部，其人必呕。"❹显现，显露。如第 6 条："若被火者，微发黄色。"❺扬开，拿去。如 396 条理中丸用法中言："服汤后，如食顷，饮热粥一升余，微自温，勿发揭衣被。"❻治法之一。汗法。如 39 条："身不痛，但重，无少阴证者，大青龙汤发之。"❼出现。如第 2 条："太阳病，发热，汗出，恶风，脉缓者，名为中风。"又如 46 条："其人发烦，目瞑。"如第 7 条："发于阳者，七日愈；发于阴者，六日愈。"❽损伤。如第十二 39 条："所以然者，以其人血虚，麻黄发其阳故也。"

fà❾头发。如第六 8 条："夫失精家，少腹弦急，阴头寒，目眩，发落，脉极虚芤迟。"

【发热】出现身热，或体温超出正常标准范围，或体温没有超出正常标准范围仅是病人自我感到发热；发热亦称身热，其病变证机错综复杂，有外感，有内伤，有寒证，有热证，有实证，有虚证，有在气，有在血等病证，皆当详审病变证机，以法论治为是。

其一，太阳中风证，如第 2 条："太阳病，发热，汗出。"又如 12 条："啬啬恶寒，淅淅恶风，翕翕发热。"复如 13 条："太阳病，头痛，发热。"如 95 条："太阳病，发热，汗出者，此为荣弱卫强。"《伤寒内科论·辨太阳病脉证并治》："其发热乃由风寒之邪客于太阳，卫气受邪，又奋起抗邪的一种病理反映，通称卫强。"其证机是卫气不足而受邪，并积极抗邪，正邪斗争；治当解肌散邪、调和营卫，以桂枝汤。

其二，太阳伤寒证，如第 3 条："太阳病，或已发热，或未发热，必恶寒。"如 16 条："若其人脉浮紧，发热，汗不出者。"如 35 条："太阳病，头痛，发热。”《医宗金鉴·伤寒论注》：“已发热者，寒邪束于皮毛，元府闭密，阳气郁而为热也。”其证机是卫气失调而受邪，并奋起抗邪，正邪斗争；治当解表散邪、宣肺平喘，以麻黄汤。

其三，太阳伤寒重证，如46条：“太阳病，脉浮紧，无汗，发热，身疼痛，八九日不解。”论述太阳伤寒重证之发热，乃是正邪相争之故，同时暗示治疗太阳伤寒重证，既可加大麻黄汤用量，又可针药并行，以冀取得最佳治疗效果。

其四，太阳伤寒自愈证，如47条：“太阳病，脉浮紧，发热，身无汗。”指出太阳伤寒证在其病变过程中可能有自愈证。

其五，杂病时发热证，如54条：“病人脏无他病，时发热，自汗出而不愈者，此卫气不和也。”《伤寒内科论·辨太阳病脉证并治》：“辨发热证，既非表邪，也非里邪所致，而是在表‘卫气不和’，因卫气当开不开，致腠理闭塞，使卫气不和而怫郁则发热。”其证机是卫气不足而不能顾护肌肤，邪从营卫变生，营卫之气与邪气相争，而正气抗邪则需要蓄积力量，故其发热是时有时无；治当解肌散邪、调和营卫，以桂枝汤。

其六，太阳病证与心肾阳虚水泛证相兼，如82条：“太阳病，发汗，汗出不解，其人仍发热。”《注解伤寒论·辨太阳病脉证并治》：“仍发热，邪未解也。”其证机是太阳受邪，正气奋起抗邪，正邪斗争。

其七，太阳病证与阳虚证相兼，如92条：“病发热，头痛，脉反沉。”其证机是邪气侵入太阳，营卫受邪并与邪气相争则发热。

其八，太阳病证与肝气乘肺证相兼，如109条：“伤寒发热，啬啬恶寒。”其证机是太阳营卫受邪，肝气乘脾的病理病证。

其九，太阳温病证与心证相兼，如113条：“弱者，发热，脉浮，解之当汗出愈。”其证机是温热之邪侵袭太阳营卫，营卫受邪而奋起抗邪；其治当解肌清热，调燮营卫。

其十，太阳病证与里证相兼，如134条：“头痛，发热，微盗汗出，而反恶寒者，表未解也。”其证机是风热侵袭太阳，营卫受邪，并奋起抗邪，正气与邪气相斗争。

其十一，太阳温病证与热入血室证相兼，如143条、145条，又如第二十二2条、第二十二3条：“妇人中风，发热恶寒，经水适来。”“妇人伤寒，发热，经水适来。”其证机是太阳营卫受邪，正气与邪气相争的病理演变。

其十二，太阳中风证与少阳病证相兼，如146条：“伤寒六七日，发热，微恶寒。”其证机是太阳受邪，少阳胆气为邪所袭，正气与邪气相争则发热。

其十三，少阳病证与阳明病证相兼，如165条：“伤寒，发热，汗出不解，心中痞硬。”审发热证机有二，一是少阳之气抗邪，二是阳明之气与邪气相争；治当因病变主要矛盾方面而以法用方。

其十四，太阳伤寒证与阳明胃热证相兼，如170条：“伤寒，脉浮，发热，无汗，其表不解，不可与白虎汤。”其证机是邪在太阳，太阳营卫之气与邪气相争则发热。

其十五，阳明发病与素体关系，如185条：“伤寒发热，呕不能食。”其证机是太阳营卫之气与邪气相争之故。

其十六，阳明热结轻证，如209条：“其后发热者，必大便复硬而少也。”其证机是阳明邪热内结而外攻，热蒸于外；治当清泻阳明邪热，以小承气汤。

其十七，阳明热结重证，如212条：“微者，但发热，谵语者。”其证机是邪热内结阳明，邪热不仅肆虐于内，且攻斥于外；治当攻下阳明热结，以大承气汤。

其十八，阳明热郁证，如221条：“发热，汗出，不恶寒。”其证机是阳明邪热内郁而郁蒸于外；治当清宣阳明郁热，以栀子豉汤。

其十九，阳明阴虚水气热证，如223条，又第十三13条：“若脉浮，发热，渴欲饮水，小便不利者。”证机是阳明邪热既充斥于内，又攻冲于外；治以猪苓汤。

其二十，太阳病证与阳明病证相兼，如244条：“其人发热，汗出，复恶寒，不呕，但心下痞者。”证机是太阳营卫受邪而抗邪。

其二十一，阳明湿热发黄证，如206条：“必发热，色黄者，小便不利也。”又如261条：“伤寒，身黄，发热。”其证机是湿热蕴结于里，熏蒸充斥于外；治当清热利湿退黄，以茵陈蒿汤。

其二十二，阳明气血热证，如227条：“脉浮，发热，口干，鼻燥。”其证机是阳明邪热，不仅迫及气血，而且也攻斥于外；治当清热凉血，以白虎汤与桃核承气汤加生地黄、玄参等。

其二十三，阳明热证，如236条："阳明病，发热，汗出者，此为热越。"其证机是阳明受热，其邪热肆虐于内外；治当清泻邪热，以竹叶石膏汤与大黄甘草汤加减。

其二十四，阳明热极证，如253条："发热，汗多者，急下之。"其证机是阳明热极肆虐于里而猖獗于外；治当攻下极热，以大承气汤。

其二十五，少阳胆热气郁证，如265条："伤寒，脉弦细，头痛，发热者，属少阳也。"394条："伤寒差以后，更发热，小柴胡汤主之。"其证机是邪犯少阳，少阳之气奋起抗邪，正邪相争；治当清胆热，调气机，以小柴胡汤。

其二十六，阳气暴伤脉不至证，如292条："少阴病，吐利，手足不逆冷，反发热者，不死。"《伤寒内科论·辨少阴病脉证并治》："今反发热者，标志少阴阴阳不断自我调节与修复，积力与邪相争之故，故将'发热'之前冠以'反'字，以示病者虽有脉不至，但预后良好。"其证机是阳气虽大虚，但正气尚能积力抗邪，正气仍能与邪气相争，故此发热有别于阳气欲脱之发热。

其二十七，太阳病证与少阴病证相兼，如301条："少阴病，始得之，反发热。"《伤寒贯珠集·少阴篇》："少阴始得本无热，而外连太阳则发热。"其证机是邪气侵袭太阳营卫，营卫受邪而抗邪。

其二十八，厥阴肝寒证与阳气恢复的辨证关系，如331条："伤寒，先厥后发热而利者，必自止，见厥复利。"《医宗金鉴·伤寒论注》："厥逆，阴也；发热，阳也。先厥后发热，而利必自止者，是阴退而阳进也。"其发热是正气恢复，正气与邪气相争，病为向愈之佳象。

其二十九，厥阴肝寒下利阳复太过，如334条："伤寒，先厥后发热，下利必自止。"其证机是阳气恢复，正气积力抗邪的一种佳象。审"发热，无汗，而利必自止"。其证机是阳气恢复太过而为邪热，邪热肆虐于内而攻冲于外。

其三十，厥阴阴盛阳脱证，如344条："伤寒，发热，下利，厥逆，躁不得卧者，死。"指出其发热不是正气与邪气相争，而是正不胜邪，阳气外越，病证危重；治当急急回阳，庶几挽救于顷刻。

其三十一，厥阴阴盛阳亡证，如345条："伤寒，发热，下利至甚，厥不止者，死。"《伤寒溯源集·厥阴篇》："发热则阳气已回，利当自止，而反下利至甚，厥冷不止者，是阴气盛极于里，逼阳外出，乃虚阳浮越于外之热，非阳回之发热，故必死也。"其证机是厥阴阳气欲亡而不能外达，阴寒太盛而肆虐于内，阳气浮越于外；治当急急回阳，散寒救逆。

其三十二，霍乱证与太阳病证相兼，如383条："病发热，头痛，身疼，恶寒，吐利者，此属何病？答曰：此名霍乱，霍乱自吐下，又利止，复更发热也。"辨表里兼证，以揭示病变的主要矛盾方面已发生转化，病已不是霍乱证，而是太阳病，在太阳者，正邪相争则发热。

其三十三，湿热霍乱轻证及寒湿霍乱证，如386条："霍乱，头痛，发热，身疼痛。"其证机是外邪侵袭，正气奋起抗邪，正邪斗争则发热。

其三十四，阳虚阴盛霍乱证，388条："吐利，汗出，发热，四肢拘急。"《伤寒贯珠集·太阳篇下》："此阳虚霍乱之候，发热恶寒者，身虽热而恶寒，身热为阳格之假象。"其证机是阳气虚弱，虚阳为阴寒所迫而外越；治当温阳散寒，以四逆汤。

其三十五，少阳胆热气郁证，如394条："伤寒差以后，更发热，小柴胡汤主之。"其证机是少阳胆气蓄积力量与邪气相争则发热，或出现发作性发热。

其三十六，饮食与发热的辨证关系，如第一16条："病者素不应食，而反暴思之，必发热也。"《金匮要略方论本义·脏腑经络先后受病》："因与食之，其脏与之不相宜，食之必发热，无益于气血，而徒长其病邪。"仲景辨证有二，一是指脾胃虚弱，本当不能食，而反能饮食，饮食则脾胃之气与饮食相争，则发热，此发热是脾胃之气恢复。二是指脾胃之气大虚，本不能饮食，若能暴食之，其发热则为阳气暴越而外露，病为除中证。

其三十七，太阳刚痉证，如第二1条："太阳病，发热，无汗，反恶寒者，名曰刚痉。"其证机是太阳营卫筋脉失调而受邪，营卫之气奋起抗邪，正邪斗争；治当解表散邪、舒达筋脉，以葛根汤加减。

其三十八，太阳柔痉证，如第二2条："太阳病，发热，汗出。"其证机是太阳营卫筋脉之气虚弱而受邪，营卫之气奋起抗邪，正邪斗争；治当解肌散邪、舒达筋脉，以桂枝加葛根汤加减。

其三十九，太阳阳虚血少痉证，如第二3条："太阳病，发热，脉沉而细者，名曰痉，为难治。"《医宗金鉴·痉湿暍病》："夫太阳之邪郁于外，故病发热。"其证机是正气与邪气相争于肌表营卫；治当解表散邪、温达阳气、补益阴血、和畅筋脉，以黄芪桂枝五物汤与栝楼桂枝汤加减。

其四十，太阳湿热痹证，如第二15条："湿家之为病，一身尽疼，发热，身色如熏黄也。"其证机是太阳为湿热所侵，太阳营卫之气奋起与湿热之邪相斗争；治当清热利湿通痹。

其四十一，寒湿郁表发黄证，如第二19条："湿家，病身疼，发热，面黄而喘。"《金匮要略编注二十四卷·痉湿暍病》："湿邪惑于太阳，与肺气相合，气郁于表，故身疼发热。"其证机是寒湿郁于肌肤营卫，营卫与邪气相争；治当散寒除湿，通窍退黄。

其四十二，心肺阴虚夹湿证，如第三8条："百合病，变发热者。"《医宗金鉴·百合狐蜮阴阳毒病》："今变发热者，其内热可知也。"其证机是心肺阴虚，阴不制阳，阳亢而生热，虚热内生而浸淫于外；治当清心肺之热，益心肺之阴，兼以祛湿。

其四十三，肝肾两伤历节证，如第五9条："假令发热，便为历节也。"其证机是肝肾两伤，邪气乘机而袭入，正气仍能与邪气相争。

其四十四，太阴脾实寒证，如第十6条："夫中寒家，喜欠，其人清涕出，发热，色和者，善嚏。"其证机是太阴脾为寒气所袭，其人素体脾气不虚，正气能抗邪驱邪于外；治当温脾散寒，以大建中汤加减。

其四十五，肾阳虚寒结证，如第十15条："胁下偏痛，发热，其脉紧弦，此寒也。"审病因为寒邪外袭，其病证表现虽有发热，但发热证机是正气与寒邪相争，而非邪热所致，于此一定要审证求机，以法论治。

其四十六，心阴虚证，如第十一10条："心中痛而自烦，发热，当脐跳，其脉弦。"《金匮要略心典·五脏风寒积聚病》："心虚失养而热动于中也。"其证机是心阴不足而阳亢，阳亢而为热，热则浸淫于外；治当清热育阴、交通心肾，以百合知母汤与黄连阿胶汤加减。

其四十七，历节证及湿热黄汗证，如第十四29条："假令发热，此属历节。""若汗出已反发热者，久久其身必甲错，发热不止，必生恶疮。"其证机是湿热与营卫之气相搏且攻斥于外，指出病者若发热不止，其邪热内扰内郁而生热化火，由此可变生恶疮。对此治疗不能仅仅局限在恶疮，而应当审明病变证机是湿热黄汗证，其治当清热利湿。

其四十八，湿热黄疸证，如第十五8条："病黄疸，发热，烦喘，胸满口燥者，以病发时火劫其汗，两热所得。然黄家所得，从湿得之。一身尽发热而黄，肚热，热在里，当下之。"其证机是湿热浸淫于内，肆虐而猖獗，熏蒸于内外；治当清热利湿。

其四十九，厥阴肝热下利自愈证，如第十七30条："下利，脉反弦，发热，身汗者，自愈。"其证机是正邪相争，邪不胜正而欲从外而散，故病为向愈；治当清热止利。

其五十，疮痈证，如第十八1条："诸浮数脉，应当发热，而反洒淅恶寒，若有痛处，当发其痈。"《灵枢·痈疽》："营卫稽留于经脉之中，则血泣而不行，不行则卫气从之而不通，壅遏而不得行，故热。"其证机是外邪侵袭肌肤营卫，营卫为邪所郁而抗邪；治当清热消肿，溃痈散结。

其五十一，肠痈热瘀证，如第十八4条："肠痈者，少腹肿痞，按之即痛如淋，小便自调，时时发热，自汗出，复恶寒。"其证机是正气因其气旺之时而积力与邪气相争，故发热有特殊性；治当泻热凉血、化瘀散痈，以大黄牡丹汤。

其五十二，妊娠宫寒证，如第二十3条："脉弦，发热，其胎欲胀，腹痛，恶寒者。"其证机是寒袭胞中，正气抗邪，正邪相争；治当温阳散寒，以附子汤。

其五十三，产后阳明热结重证，如第二十一3条："七八日更发热者，此为胃实。"《金匮要略编注二十四卷·妇人产后病》："但食入于胃，助其余邪复胜，所以七八日而更发热，故曰胃实。是当荡涤胃邪为主。"其证机是阳明热结，邪热外攻；治以大承气汤。

其五十四，产后宿食瘀血证，如第二十一7条："烦躁，发热，切脉微实，再倍发热，日晡时烦躁者。”其证机是妇人产后，瘀血未去，瘀而化热，热与食相搏，形成产后瘀血宿食兼证的证候表现。审证是产后瘀血宿食证，治以大承气汤。

其五十五，太阳中风证与阳虚夹热证相兼，如第二十一9条：“产后，中风，发热，面正赤，喘而头痛。”《金匮要略论注·妇人产后病》：“中风，发热头痛，表邪也。”其证机是外邪侵袭营卫，营卫奋起抗邪，正邪相争则发热；治以竹叶汤。

【发热恶寒】病人既有发热又有恶寒。

其一，辨阴证阳证之大法。如第7条：“病有发热恶寒者，发于阳也，无热恶寒者，发于阴也。”仲景重点论述辨阴证阳证之基本大法，辨阳证其正气能与邪气相争而发热，正气抗邪而不及固护则恶寒；辨阴证其正气相对不足，抗邪不著则大多无热，邪气充盛多有恶寒。

其二，太阳伤寒轻证，如23条：“发热恶寒，热多寒少，其人不呕。”其发热标志正气为邪气所郁，但仍能积力抗邪；治当解表散邪，和调营卫，以桂枝麻黄各半汤。

其三，太阳温病证，如27条：“太阳病，发热恶寒，热多寒少。”其证机是太阳营卫受邪而抗邪，卫气奋力与邪热相搏而固护不及，营气为邪热所灼；治宜桂枝二越婢一汤。

其四，太阳伤寒证与里热证相兼，如38条：“发热恶寒，身疼痛，不汗出而烦躁者。”其证机是正气与邪气相争，卫气积力抗邪而不及于固表；治当解表散邪。

其五，表里兼证，如153条：“太阳病，医发汗，遂发热恶寒，因复下之。”其证机是卫气抗邪则发热，卫气不及固护则恶寒。

其六，阳明病证与太阳病证相兼，如189条：“腹满微喘，发热恶寒，脉浮而紧。”其证机是正气与邪气相搏，正气积力抗邪于外，卫气不及固护于表。

其七，阳明热结证与太阳病证相兼，如208条：“若汗多，微发热恶寒者，表未解也。”指出阳明热结证与太阳病证相兼，审病变的主要矛盾方面在太阳，其正邪斗争则发热恶寒。仲景特言“微”者，以揭示病理变化比较复杂，临证一定要审明病变主要矛盾方面。

其八，阳虚阴盛霍乱证，如388条：“吐利，汗出，发热恶寒，四肢拘急。”《伤寒贯珠集·太阳篇下》：“恶寒为虚冷之真谛也。”其证机是阳气虚弱而外越，阴寒内盛，寒气外攻下注；治以四逆汤，温阳散寒。

其九，暑热津气两伤证，如第二25条：“太阳中暍，发热恶寒，身重而疼痛，其脉弦细芤迟。”其证机是暑热侵犯阳明，既肆虐于内，又充斥于外；治当清热解暑，以白虎加人参汤。

【发热日晡所剧】发热于日晡时至为明显或加重。见太阳湿热痹证，如第二21条：“病者一身尽疼，发热日晡所剧者，名风湿。”《医宗金鉴·痉湿暍病》：“湿家发热，蚤暮不分微甚，风湿之热，日晡所必剧，盖以湿无来去，而风有休作，故名风湿。”其证机是太阳营卫为风湿所侵，正气奋起抗邪，正邪相争；治当祛风胜湿。

【发热不渴】发热，口不渴。见寒饮郁肺证，如41条：“咳而微喘，发热不渴。”其证机是寒饮郁肺，热为正邪相争而非邪热，寒未伤阴津；治以小青龙汤加减。

【发热不止】发热病证不能自行解除。见湿热黄汗证，如第十四29条：“若汗出已反发热者，久久其身必甲错，发热不止，必生恶疮。”指出病者若发热不能自行解除，病变证机是邪热内扰内郁而灼腐肌肤，而变生恶疮证。审病变证机是湿热黄汗证，治当清热利湿。

【发热不死】病人虽有发热但预后良好。见厥阴肝热下利证转归，如365条，又如第十七25条：“脉微弱数者，为欲自止，虽发热不死。”《伤寒论辨证广注·辨厥阴病脉证并治法》：“下利一候，大忌发热，兹者脉微弱而带数，所存邪气有限，故虽发热，不至死耳。”其证机既有正气抗邪一面，又有邪热未去一面，病人虽有发热，但预后良好。

【发热三日】言“发热”者非尽言发热症状，而是以“发热”代正气抗邪，言“三日”并非真正言日数，而言正气与邪气力量的对比。见厥阴肝寒证与阳明胃寒证相兼，如332条：“伤寒始发热六日，厥反九日而利。”其证机是厥阴与阳明受邪，正气尚能与邪气相争，但邪气相对处于优势。

【发热四日】言“发热”非尽言发热症状，而是以“发热”代正气抗邪，言“四日”并非真正言日数，而言正气与邪气力量的对比。见厥阴寒证与阳气恢复的辨证关系，如341条：“伤寒，发热四日，厥反三日，复热四日，厥少热多者，其病当愈。”仲景以“发热四日”暗示正气与邪气相争，寒邪不胜正气，正气足有力量驱邪于外。

【发热六日】言“发热”并非尽言发热症状，而是以“发热”代正气抗邪，言“六日”并非真正言日数，而言正气与邪气力量的对比。见厥阴肝寒证与阳明胃寒证相兼，如 332 条：“所以然者，本发热六日，厥反九日，复发热三日，并前六日，亦为九日，与厥相应，故期之旦日夜半愈。”其证机是厥阴与阳明受邪，正气在不断地恢复，正气欲抗邪于外，仲景言“发热六日”者，以重点揭示邪气与正气相斗争的演变过程。

F

【发热七八日】病人发热已 7~8 日。见阳明热结证与阳明瘀血善饥证相兼，如 257 条：“病人无表里证，发热七八日，虽脉浮数者，可下之。”《伤寒贯珠集·阳明中篇》：“发热七八日，而无太阳表证，知其热盛于内，而气蒸于外也。”其证机是阳明邪热客居于内而充斥于外，邪气盛实；治当泻下实邪。

【发热十日】病人发热已 10 日。见太阳中风证与阳明热证相兼，如条十 9 条：“病腹满，发热十日，脉浮而数，饮食如故。”其证机是既有太阳表邪不解，又有阳明里热外攻，仲景言“发热十日”，以揭示病以多日；法当积极治疗，以厚朴七物汤，解表泻里。

【发热而咳】发热与咳嗽并见。见太阳伤寒证与寒饮郁肺证相兼，如 40 条：“伤寒表不解，心下有水气，干呕，发热而咳。”《伤寒溯源集·太阳中篇》：“发热是表未解，……咳者，水气射肺也，皮毛者，肺之合，表寒不解，寒水已留其合矣。”其证机是风寒侵袭太阳营卫，营卫奋起抗邪，寒饮在肺，浊气不降而上逆；治以小青龙汤。

【发热而渴】发热与口渴并见。见太阳温病证，如第 6 条：“太阳病，发热而渴。”《伤寒内科论·辨太阳病脉证并治》：“辨发热乃因风热之邪客入太阳，卫气受邪热并奋起与之搏，又示病者热势尤重；温热之邪易伤津液，营气受灼则口渴。”其证机是温热之邪侵袭太阳营卫而消灼阴津，而营卫又奋起抗邪，正邪相争则发热，津为热灼而渴。

【发热而利】发热与下利并见。见厥阴有阴无阳证，如 346 条：“伤寒，六七日，不利，便发热而利，其人汗出不止者，死。”《伤寒贯珠集·厥阴篇》：“而忽热与利俱见，此非阳复而热也，阴内盛而阳外亡也。”仲景言“发热”不是正气抗邪，“下利”不是邪从下去。其证机是厥阴阴寒充斥于内，阳气欲无而外越，正气欲竭而下脱，有阴无阳而离决；治当急急回阳，或许挽救危重病证于顷刻。

另可详见“先厥后发热而利”项。

【发热而厥】发热与手足厥冷并见。见邪实正虚证，如 348 条：“发热而厥，七日下利者，难治。”《伤寒论本旨·厥阴篇》：“七日为阳复之期，先发热后厥，七日而下利不复热，其阳随邪陷而不出，故为难治。”其证机是邪气盛实而猖獗，阳气为遏而不能外达。

【发热而黄】发热与身黄并见。见湿热黄疸证，如第十五 8 条：“一身尽发热而黄，肚热，热在里，当下之。”其证机是湿热肆虐于内而泛溢于外；治当清热利湿。

【发热汗出而解】发热，汗出，然则邪随汗出而解。见少阳胆热气郁证，如 101 条：“凡柴胡汤病证而下之，柴胡证不罢者，复与柴胡汤，必蒸蒸而振，却复发热汗出而解。”又如 149 条：“柴胡证仍在者，复与柴胡汤，此虽已下之，不为逆，必蒸蒸而振，却发热汗出而解。”仲景言“发热”是正气抗邪，“汗出”是指邪从汗去，然则邪去病解。其证机是因误下而伤正气，正气仍能抗邪，但正气抗邪必须蓄积力量，待正气充沛则积力抗邪，正邪交争至为剧烈，然则邪不胜正而从汗出，对此且不可误为病情加重。

【发热甚】发热病证较重。见暑热津气两伤证类似他证，如第二 25 条：“加温针，则发热甚。”仲景言“加温针”，以暗示中暍证即暑热津气两伤证有类阳气不足证，如背微恶寒，时时恶风等，此时若误用温针治疗，必助邪热而加重病证。

【发潮热】发热如海水之潮落，发有定时；或特指发热病证甚于日晡时，即下午 3~9 时。详见“潮热”诸项。

【发则寒热】病证发作是发热恶寒。见膈间痰饮证，如第十二 11 条：“膈上病痰，满喘咳吐，发则寒热，背痛，腰疼。”《金匮要略心典·痰饮咳嗽病》：“所谓痰之为病，能令人憎寒发热，状类伤寒者也。”其证机是痰饮阻结于膈上而阻滞气机，营卫为痰气所遏而不能职司于外。

【发烦】出现心烦。见太阳伤寒重证，如46条："其人发烦，目瞑。"其证机是因心为营卫之本，太阳伤寒卫闭营郁导致心气不畅，心气为遏；治当解表散邪，以麻黄汤，或以针药并行。

【发黄】身黄，目黄，小便黄，尤其是目黄为审证要点。

其一，火毒发黄证，如第6条："若被火者，微则发黄色，剧则如惊痫。"其证机是火毒迫及血分，阻遏血气不能外荣肌肤；其治当清热泻火，以白虎汤与桃核承气汤加减。

其二，气血两燔证，如111条："两阳相熏灼，其身发黄，阳盛则欲衄，阴虚小便难。"其证机是火热毒邪迫及气血，气血为火热毒邪所遏而不得外荣肌肤；治当清热泻火，凉血益阴，以白虎汤与桃核承气汤加减。

其三，湿热发黄证，如134条："但头汗出，剂颈而还，小便不利者，身必发黄。"又如199条："阳明病，无汗，小便不利，心中懊憹，身必发黄。"复如236条："此为瘀热在里，身必发黄。"更如第十五9条："脉沉，渴欲饮水，小便不利者，皆发黄。"《伤寒溯源集·阳明中篇》："湿热郁蒸，瘀热在胃，不得发泄，则心中懊憹，而知其必发黄也。"《医宗金鉴·伤寒论注》："热瘀湿郁于里，故发黄也。"其证机是湿热熏蒸，气血不能外达，脾胃或肝胆之气失和，湿热浊气外溢；治当清热利湿，以茵陈蒿汤加减。

其四，太阴湿热发黄证，如187条："太阴者，身当发黄。"278条："太阴当发身黄，若小便自利，不能发黄。"其证机是湿热侵袭于太阴脾，困阻脾气运化水湿，水湿与湿热相搏而蕴结，阻遏气血而不能外荣；治当利湿清热，以茵陈五苓散加减。

【发黄色】身体肌肤出现黄色。详见"发黄"其一项。

【发黄为谷疸】这样的发黄病证称为谷疸。见脾胃湿热谷疸证，如第十五13条："谷疸之为病，寒热不食，食即头眩，心胸不安，久久发黄为谷疸。"其证机是湿热壅滞脾胃，脾不得运化水湿，而湿与热相搏，久而久之，湿热熏蒸于外，肌肤不得气血所荣；其治以茵陈蒿汤，清热利湿退黄。

【发狂】或起卧不安，或精神躁动，或狂躁不宁。

其一，下焦瘀血证，如124条："脉微而沉，反不结胸，其人发狂者，以热在下焦，少腹当硬满，小便自利者。"其证机是邪热与血相结于少腹，阻结而不通，瘀血浊气熏蒸于心。审证是下焦瘀血证，治当活血化瘀，以抵当汤。

其二，阳明水湿郁表自愈证，如192条："其人骨节疼，翕翕如有热状，奄然发狂，濈然汗出而解者。"因阳明是多气多血之府，其受邪后而决定正气在多数情况下能不断地自我调节，力争自我祛除病邪。病证若是水湿郁表所致，正气在驱邪时必须具备一定的条件，即正气在蓄积力量时，邪气则相对充盛，若病有发狂，似有正不胜邪，病证表现似有加重，对此若能全面认识病变证机，则知此"发狂"为正气欲战胜邪气，邪气将罢之征兆。

【发于阳】病理变化从阳演化，仲景所言"阳"，有指阳证，有指阳气，有指特殊的病理演变等，认识与理解"发于阳"不可局限在某一方面。

其一，辨阴证阳证之大法。如第7条："病有发热恶寒者，发于阳也，无热恶寒者，发于阴也。"仲景辨证承《素问·阴阳应象大论》"善诊者，察色按脉，先别阴阳"之大论，故曰："病有发热恶寒者，发于阳也；无热恶寒者，发于阴也。"以揭示辨阴证阳证之基本大法，但仲景辨阴证阳证的概念又是相对的，"相对"寓有随具体病人而辨，究其内涵诚如《素问·阴阳离合论》曰："阴阳者，数之可十，推之可百；数之可千，推之可万；万之大，不可胜数，然其要一也。"又如《素问·金匮真言论》曰："阴中有阳，阳中有阴。"如辨太阳营卫肌表证，其太阳温病证为阳，太阳中风证、太阳伤寒证为阴；就太阳中风证，太阳伤寒证而言，太阳中风证为阳，太阳伤寒证为阴。可见，辨阴证阳证的概念是相对的，不是绝对的。在辨证中，必须从动态中观察、分析、判断，并从宏观到微观掌握疾病阴阳之间的可变性和转化性，进而为论治提供择优方案。

其二，太阳温病证与痰饮病证相兼，如131条："病发于阳，而反下之。"仲景所论"病发于阳"揭示在表为太阳病，又从下文"热入"示辨太阳病是太阳温病证，审"而反下之"揭示病是表里兼证，病以表证为主，治当先表，若先治其里，则易加重里证。

【发于阳七日愈】病理变化从阳而演化，其

病愈日期大多在6~7天。见病愈日期之大法，如第7条："发于阳七日愈，发于阴六日愈。"仲景在大量的临床实践中，认识到无论是外感疾病，还是内伤杂病，其病程大多以6~7日为1周期。疾病在常态下，6~7日大多趋于向愈，或缓解，或稳定，提示辨治疾病，不仅要着眼于现有证候，更要着眼于以现证日数预测疾病向愈或缓解日期，这是仲景辨治及预测疾病的独到之处，也是当今中医其他学科所缺少的。仲景论病愈日期，也即人体免疫机制于6~7日反应的结果。在临床研究中偶尔发现，太阳中风证（发于阳）平均病愈日期较太阳伤寒证（发于阴）稍多一二日，太阳中风证即表虚证，太阳伤寒证即表实证，其虚证实证在抗邪驱邪方面与正气强弱有着一定的内在关系，关系到病愈日期。

【发于阴】病理变化从阴而演化。仲景所言"阴"，有指阴证，有指阴气，有指特殊的病理演变等，认识与理解"发于阴"且不可局限在某一方面。

其一，辨阴证阳证之大法，详见"发于阳"项。

其二，太阳病证与痞证相兼，如131条："病发于阴，而反下之。"从仲景所论则知病是表里兼证，在表是"病发于阴"，病理演变属性是风寒性质太阳病，辨表里兼证，治当先表，且因辨证失误，先用下法以治其里，则易引起表邪内陷而加重里证。

【发于阴六日愈】病理变化从阴而演化，其病愈日期大多在6~7日。详见"发于阳七日愈"。

【发于阴部】黄疸病理病证起源于脏。见黄疸病证所在部位，如第十五12条："发于阴部，其人必呕。"《金匮要略编注二十四卷·黄疸病》："然邪在胸膈胃府之里为发阴部，内逆上冲，其人必呕。"认识与理解"阴部"，其言"阴"者，当指脏而言，并指出黄疸病理病证起源于脏，病证大多有呕吐，其证机是肝气逆胃，胃气不降。

【发作有时】病证发作有其时间性。

其一，热入血室证，如144条，第二十二1条："续得寒热，发作有时，经水适断者，其血必结，故使如疟状。"其证机是邪热侵入血室而与血相结，正气为邪热所遏所阻，正气抗邪必须蓄积力量，故病证发作有时。可见仲景于此既揭示病证表现特征，又提示病理演变特点。审证是妇人热入血室证，治当清泻血室之热，以小柴胡汤，或用针刺方法。

其二，悬饮证，如152条："其人漐漐汗出，发作有时。"指出悬饮之汗出有别于他证之汗出，其证机因于饮邪肆虐，而非因于外邪，故汗出病证因饮邪逆乱而发作；治以十枣汤，攻逐水饮。

其三，阳明热郁证，如201条："脉浮而紧，必潮热，发作有时，但浮者，必盗汗出。"其证机是阳明胃热欲外攻而又不能外攻且内郁，郁热因阳明所主之时而蒸发于外；治当清泻郁热，以栀子豉汤。

其四，阳明热结重证，如239条："烦躁，发作有时，此有燥屎，故使不大便也。"《伤寒溯源集·阳明中篇》："发作有时者，日晡潮热之类也。"指出阳明病证发作有时，其证机乃阳明于主时则积力抗邪，正邪交争至为明显；治当攻下热结，以大承气汤。

其五，虫证，如第十九6条："令人吐涎，心痛，发作有时，毒药不止。"《金匮要略心典·趺蹶手指臂肿转筋阴狐疝蛔虫病》："发作有时者，蛔饱而静则痛立止，蛔饥求食，则痛复发也。"其证机是虫因食入而动，动则扰乱肠胃升降气机，气机逆乱则病证发作；治当驱蛔杀蛔，以甘草粉蜜汤。

其六，积聚病证，如第十一20条："聚者，腑病也，发作有时，展转痛移，为可治。"指出聚病证，病根在气，气者走窜不定，发无定时，故其病证时发时止；治当行气散气，以四逆散加减。

【发作欲死】病证发作时特别痛苦而难以忍受。见奔豚病证，如第八1条："发作欲死，复还止。"其证机是浊气内结而留滞于下，且攻冲于上，浊气逆乱于心胸，心神为浊气所肆虐；治当泄浊降逆。

【发则白汗出】病证发作时则有冷汗出。详见"白汗出"项。

【发则不识人】病证发作时昏迷不认识人。详见"不识人"其一项。

【发汗】使用发汗方法治疗病证。《素问·阴阳应象大论》："其在皮者，汗而发之。"仲景言"发汗"，除了具有发汗解表作用以外，更具有辨证意义，揭示辨表证及辨表里兼证的主要矛盾方面，辨病有类似表证等。可见，仲景言"发汗"者，既言治法，又言辨证方法，对此只有全面认识，方可辨清仲景所言“发汗”真正含义所在。

【发汗已】使用发汗方法治疗后。

其一，太阳温病证，如第 6 条：“若发汗已，身灼热者，名风温。”指出辨太阳温病证而未能恰到好处，误用辛温方药治疗，势必引起其他病证，当引以为戒。

其二，太阳病证与上焦水气病证相兼，如 72 条：“发汗已，脉浮数。”指出辨表里兼证，因治疗未能切中证机，虽用发汗方法治疗，但表证仍在，可病变主要矛盾方面则以里证为主，治当用五苓散。

其三，太阳病证与寒湿发黄证相兼，如 259 条：“伤寒，发汗已，身目为黄。”审病为表里兼证，因辨证未能抓住病变证机所在，引起治疗错误，从而导致病变的主要矛盾方面是寒湿，治当从寒湿中求之。

【发汗已解】使用发汗方法则表证已解。见太阳伤寒证，如 57 条：“伤寒，发汗已解，半日许复烦。”指出在临床中即使辨证准确，治疗恰到好处，但因服药后调护摄养不当，也可引起太阳病证复发。

【发汗后】使用发汗方法之后。

其一，太阳病证与营血虚证相兼，如 62 条：“发汗后，身疼痛，脉沉迟者。”指出用汗法治疗后，病证的主要矛盾方面是营血虚，治以桂枝新加汤。

其二，太阳中风证与邪热壅肺证相兼，如 63 条：“发汗后，不可更行桂枝汤，汗出而喘，无大热者。”指出用汗法治疗后，病证的主要矛盾方面是邪热壅肺证，治以麻黄杏仁石膏甘草汤。

其三，太阳病证与肾虚水气证相兼，如 65 条，又如第八 4 条：“发汗后，其人脐下悸者，欲作奔豚。”指出用汗法治疗后，病证的主要矛盾方面是肾虚水气证，治以茯苓桂枝大枣甘草汤。

其四，太阳病证与脾胃虚滞证相兼，如 66 条：“发汗后，腹胀满者。”指出用汗法治疗后，病证的主要矛盾方面是脾胃虚滞证，治以厚朴生姜半夏甘草人参汤。

其五，辨表里兼证，如 70 条：“发汗后，恶寒者，虚故也。”指出用汗法治疗后，病证的主要矛盾方面是虚证，辨证一定还要辨清虚证有气、血、阴、阳等不同，治必须针对病变证机用方药。

其六，太阳病证与阳明胃热证或膀胱水气证相兼，如 71 条：“太阳病，发汗后，大汗出，胃中干。”指出用汗法治疗后，病证的主要矛盾方面是胃热证或水气证，治当针对证机用方药。

其七，太阳中风证与寒饮郁肺证相兼，如 75 条：“发汗后，饮水多，必喘；以水灌之，亦喘。”指出用汗法治疗后，病证的主要矛盾方面是寒饮郁肺证，治以小青龙汤等。

其八，太阳病证与脾胃病证相兼，如 76 条：“发汗后，水药不得入口为逆；若更发汗，必吐下不止。”指出用汗法治疗后，病证的主要矛盾方面是脾胃病证，治当以法针对证机选方用药。

其九，阳明热结轻证与太阳病证相兼，如 250 条：“若发汗后，微烦，小便数，大便因硬者。”指出用汗法治疗后，病证的主要矛盾方面是阳明热结轻证，治以小承气汤。

其十，心肺阴虚证以肺热为主，如第三 2 条：“百合病，发汗后。”指出辨心肺阴虚证以肺热为主者，其病证表现有时类似太阳病证，对此一定要注意鉴别诊断，以免将心肺阴虚证以肺热为主者，误用发汗的方法，对此一定要引起重视。

【发汗不彻】发汗没有达到预期治疗目的。见太阳病证与阳明病证相兼，如 48 条：“发汗不彻，不足言，阳气怫郁不得越，当汗不汗，其人躁烦。”指出太阳病当用发汗的方法，且因病重药轻，不仅没有达到治疗目的，反而又使邪气郁于太阳肌肤营卫。

【发汗不解】用发汗方法没有达到解除病证。

其一，太阳病证，如 45 条：“太阳病，先发汗不解，而复下之，脉浮者，不愈。”指出临证用方未能切中病变证机，故其治疗不能达到消除病证的目的。

其二，阳明热结缓证与太阳病证相兼，如 248 条：“发汗不解，蒸蒸发热者，属胃也。”仲景所言“发汗不解”者，以代太阳病证仍在，但病变的主要矛盾发生变化，提示辨证要因病变证机变化而辨证，因变而抓住病变证机所在，然则以法论治。

【发汗多】使用发汗方法不当而导致汗出较多。见阳明病证与太阳病证相兼或阳明病证类太阳病证，如 211 条：“发汗多，若重发汗者，亡其阳。”《伤寒论集注·阳明篇》：“发汗多，则亡中焦之津液也。”辨表里兼证，其治当发汗，但发汗不可太多，太多则亡津亡阳，法当常识之；或阳明病证类太阳病证，误将阳明病证为太阳病证而用发汗方法，必致汗出多而损伤阳气。

【发汗过多】使用发汗方法不当而汗出较多。见太阳病证与心病证相兼，如 64 条："发汗过多，其人叉手自冒心。"《伤寒贯珠集·太阳篇上》："心为阳脏，而汗为心之液，发汗过多，心阳则伤。"辨表里兼证，先治其表，但治表不可忽视病有里证，发汗贵在适中，过多则易加重里证。

【发汗太多】使用发汗方法不当而汗出太多。见太阳病证与津亏证相兼，如第二 4 条："太阳病，发汗过多，因致痉。"《伤寒论本旨·太阳篇》："本太阳伤风寒，其气血虚者，仲景原有禁汗之条，亦有治虚之法。倘不如法而治，妄发其汗，汗太多，更伤津液，而筋脉枯燥，遂致拘急成痉，此明误汗而成者也。"辨表里兼证，在表为太阳病，在里为津亏证，权衡表里兼证，治当表里兼顾；若因辨证失误，治时单用汗法，复加用汗法未能切中证机而损伤阴津。

【发汗得之】使用发汗方法不当而引起的病证。见太阳表实风水证，如第十四 4 条："恶寒者，此为极虚发汗得之。"辨治太阳表实风水证，治当用汗法，但不当用大汗，大汗则易致生他变证。

【发汗则愈】使用发汗方法则病可向愈。

其一，太阳病证与阳明病证相兼，如 48 条："以汗出不彻故也，更发汗则愈。"辨太阳病应当用发汗方法，若发汗未能达到治疗目的，则当继续用发汗解表的方法，直至病证悉罢。

其二，杂病时发热证，如 54 条："此卫气不和也，先其时发汗则愈。"指出治疗太阳病证当用发汗方法，而治疗内伤杂病也可用发汗方法，对此若能恰当用之，则可收到显著治疗效果。

其三，太阳伤寒证与阳明病证相兼，如 235 条："阳明病，脉浮，无汗而喘者，发汗则愈。"审表里兼证，病以表证为主，治当先表，若治表发汗能恰到好处，然则病可向愈。

其四，风水证与饮邪郁肺证相兼，如第七 4 条："欲作风水，发汗则愈。"指出病以风水证为主，治疗风水证的基本方法是"发汗则愈"。

【发汗则痓】使用发汗方法不当而可引起筋脉痉挛或僵硬。见太阳病证与疮家证相兼或疮家类太阳病证，如 85 条："疮家，虽身疼痛，不可发汗，发汗则痓。"仲景以治疖未能切中病变证机为借鉴，以揭示仅用汗法治疗疮疡则更伤气血，以此而导致筋脉不得气血滋养而变生痓证即痉证。

【发汗则动经】使用发汗方法不当而引起肌肉经脉蠕动或颤抖。见营卫经脉经筋损伤证，如 67 条："发汗则动经，身为振振摇者。"《伤寒贯珠集·太阳篇上》："发汗则动经者，无邪可发，而反动其经气。"其证机是因用汗法治疗后损伤在表营卫经脉之气，营卫经脉筋脉之气不能职司肌肤，水气反而乘机肆虐肌肤经脉筋脉。

【发汗则寒慄而振】使用发汗方法不当而出现身体恶寒而震颤。见太阳病证与血虚证相兼，如 87 条，又如第十六 9 条："亡血家，不可发汗，发汗则寒慄而振。"《伤寒论后条辨·辨太阳病脉证篇》："亡血家为阴虚，阴虚阳已无依，更发汗以夺其液，阳从外脱，则寒慄而振。"指出辨表里兼证，假如在表是太阳伤寒证，在里有血虚证，即使以表证为主，治不当为单用麻黄汤，而当兼顾素体血虚。若仅用汗法治疗表里兼证，治不仅伤血，更伤阳气，阳虚不得温煦而为寒慄而振。

【发汗则躁】使用发汗方法不当而引起烦躁。见阳明热郁证，如 221 条："若发汗则躁，心愦愦，反谵语。"因阳明热郁证在病变过程中时有类似太阳病证，对此若未能鉴别诊断，误用发汗的方法，则汗后伤津而助热，热势益盛而扰乱神明。

【发汗则谵语】使用发汗方法不当而引起谵语。详见"谵语"其七、十五、十七项。

【发汗必便血】使用发汗方法不当而引起便血。详见"便血"其一项。

【发汗即愈】合理使用发汗方法则病可向愈。见肺胀证，如第十四 4 条："咳而喘，不渴者，此为脾胀，其状如肿，发汗即愈。"指出用发汗方法不仅能治疗外感病证、杂病营卫不和证，还可治疗肺胀证，以法而治，效果非凡。

【发汗乃愈】使用发汗方法可使病证向愈。见水气病的治疗原则，如第十四 18 条："诸有水者，腰以下肿，当利小便；腰以上肿，当发汗乃愈。"《医宗金鉴·水气病》："诸有水者，谓诸水病也。治诸水之病，当知表里上下分消之法。腰以上肿者水在外，当发其汗乃愈，越婢、青龙等汤证也。"指出治疗水气病证，最好的方法是因势利导，即水气病变证机与病位在上在外，治可使用发汗的方法，然则病向愈。

【发其汗】用发汗方法使病人出汗。

其一，杂病营卫不和证，如53条："以荣行脉中，卫行脉外，复发其汗，荣卫和则愈。"《伤寒论类方·桂枝汤类一》："自汗与发汗迥异，自汗乃荣卫相离，发汗使营卫相合，自汗伤正，发汗驱邪，复发者，因其自汗而更发之，则荣卫和而自汗反止矣。"审病变证机在营卫，应该用发汗方法使营卫之气和，故病可向愈。

其二，太阳伤寒重证，如46条："表证仍在，此当发其汗。"指出治疗太阳伤寒重证，其治当用发汗的方法，可使邪从汗出而解。

其三，太阳病证与阳明病证相兼，如48条，又185条："太阳初得病时，发其汗，汗先出不彻，因转属阳明也。"指出表里兼证，病以表证为主，其治当先表，可使邪从汗而解。

其四，太阳病证与阳明病证相兼，如218条："伤寒四五日，脉沉而喘满，沉为在里，而反发其汗，津液外出。"审表里兼证，病以里证为主，治当先里；若因辨证失误，治疗不当，而先用汗法，则易加重里证。指出表里兼证，其治一定要循法论治，不可表里先后失序。

其五，阳明病证与太阳病证相兼，如245条："因发其汗，出多者，亦为太过。"指出表里兼证，治当发汗，发汗贵在适中，若有太过，则会引起其他病证。

其六，阳明虚寒哕逆证，如380条："其人外气怫郁，复与之水，以发其汗，因得哕，所以然者，胃中寒冷故也。"指出阳明虚寒哕逆证的病证表现有类似太阳病，对此一定要重视鉴别诊断，必须辨清病变证机。若误认为阳明虚寒哕逆证是其与太阳病证相兼，以用汗法治疗，此时不仅病证不除，反而还会因误用发汗的方法而加重病证。

其七，太阳湿热痉证，如第二7条："若发其汗者，寒湿相得，其表益虚，即恶寒甚。"辨太阳湿热痉证，治当用汗法，但不可尽用发汗药，若用之不当，则可引起其他病证。

其八，太阳风湿证治疗原则，如第二18条："盖发其汗，汗大出者，但风气去，湿气在，是故不愈也。若治风湿者，发其汗，但微微似欲出汗者，风湿俱去也。"指出用汗法治疗太阳风湿证一定要注意：当汗出而不当汗大出，汗大出病必不除，即"风气去，湿气在"也。治湿必须做到只有微微汗出，才能使风湿之邪俱去。

其九，太阳寒湿表实痹证，如第二20条："湿家，身烦疼，可与麻黄加术汤，发其汗为宜。"指出治疗太阳寒湿表实痹证的基本治疗方法，其治只有合理地发汗，方可使寒湿之邪从汗而解。

其十，太阳病证与阳明胃病证相兼，如第十七3条："以发其汗，令阳气微，膈气虚，脉乃数也。"指出辨表里兼证，若以里证为主，其治当先里；若先用发汗方法，则易加重里证。

其十一，暑热津气两伤证类太阳病，如第二25条："若发其汗，则恶寒甚；加温针，则发热甚；数下之，则淋甚。"仲景言"若发其汗"，以揭示病证有类似太阳病证，若未能审证求机，用解表法治疗，则会更伤卫气而加重恶寒。

其十二，心肺阴虚内热证，如第三9条："见阳攻阴，复发其汗，此为逆。"辨心肺阴虚内热证在病变过程中时有类似太阳病证，对此一定要辨证清楚，不可用发汗方法；若误用发汗方法，则会引起其他病证。

其十三，溢饮病证，如第十二23条："病溢饮者，当发其汗，大青龙汤主之，小青龙汤亦主之。"《医宗金鉴·痰饮咳嗽病》："热者以辛凉发其汗，大青龙汤；寒者以辛温发其汗，小青龙汤。"指出溢饮者，水气在肌肤，治当用发汗的方法，使水饮之邪从汗而出。

其十四，皮水证，如第十四1条："皮水，其脉亦浮，外证胕肿，按之没指，不恶风，其腹如鼓，不渴，当发其汗。"其证机是水气在脾，脾不得运化水津而为水气，水气泛溢于内外，充斥于肌肤；治当健脾利水，渗利水湿，发汗散水。

【发其汗已】使用发汗方法治疗后。见太阳湿热痉证。如第二7条："发其汗已，其脉如蛇。"指出太阳湿热痉证，治当用发汗；若发汗未能切中病变证机，则会加重病证。

【发其汗即已】使用发汗方法治疗则病可向愈。见心肾阳虚水气证，如第十四26条："水，发其汗即已。脉沉者，宜麻黄附子汤；浮者，宜杏子汤。"其证机是少阴心肾阳气虚弱，水不得阳气所化而为水气；治以麻黄附子甘草汤，温补阳气，气化水气，发汗散水，使寒水得阳气气化而消散；病若为风水证，治当重在发汗。

【发其表】使用发汗方法治疗表证。详见“不可发其表”项。

【发其痈】根据病证表现特点病人可能会出现痈疡病证，或指应当用发汗的方法使痈脓向外透散。见疮痈证，如第十八 1 条：“若有痈处，当发其痈。”辨疮痈证的审证要点是局部红肿热痛，审病是疮痈证，治当清热解毒，透邪于外。

【发消药成】煎煮方药至头发溶化消解为度。如第十五 17 条猪膏发煎用法中言：“和膏中煎之，发消药成。”

【发落】头发脱落。见心肾虚寒失精证，如第六 8 条：“夫失精家，少腹弦急，阴头寒，目眩，发落，脉极虚芤迟。”《医宗金鉴·血痹虚劳病》：“发落，血本竭也。”其证机是心血虚，肾精亏，发为精血之余，精血虚不能上荣上滋于发，发失所养则脱落；治当调和阴阳，固摄心肾，以桂枝加龙骨牡蛎汤。

乏 fá 乏，即疲倦，引申为耗竭精气。如第一 2 条：“更能无犯王法、禽兽灾伤，房室勿令竭乏。”竭者，精气竭也，乏，精气耗也，竭与乏同义，连用者，以增强语言表达效果。

法 fǎ❶方法，用法。如 12 条桂枝汤用法中言：“若不汗，更服依前法；更不汗，后服小促其间。”又如 174 条桂枝附子去桂加白术汤用法中言：“此本一方二法，以大便硬，小便自利，去桂也。”❷法则，规章，引申为辨证结果。如 267 条：“知犯何逆，以法治之。”❸根据，依照，按照。如 49 条：“脉浮数者，法当汗出而愈。”又如 100 条：“伤寒，阳脉涩，阴脉弦，法当腹中急痛。”复如 49 条：“脉浮数者，法当汗出而愈。”❹规律，法规。如第一 2 条：“更能无犯王法，禽兽灾伤。”❺症结，证机。如 209 条：“若不大便六七日，恐有燥屎，欲知之法，少与小承气汤。”❻药名：如法醋等。

【法当汗出而愈】根据病证表现应当使用发汗方法则病可向愈。详见“汗出而愈”项。

【法当身疼痛】按照疾病演变规律应当身有疼痛。详见“身疼痛”其一项。

【法当腹中急痛】按照疾病演变规律则会有腹中剧烈疼痛。详见“腹中急痛”项。

【法当加桂四两】根据病证表现则当加桂枝为 4 两（约 12g）。见阳虚肌痹证，如 174 条桂枝附子去桂加白术汤用法中言：“法当加桂枝四两，此本一方二法。以大便硬，小便自利，去桂也；以大便不硬，小便不利，当加桂。”审病变证机有阳虚不化，加桂者有温阳化气散邪。

【法当汗出而解】按照病证表现应当使用发汗方法则病可向愈。详见“汗出而解”其二项。

【法当咽痛而复吐利】根据病理演变特点应当有咽喉疼痛、呕吐与下利。详见“咽痛而复吐利”项。

【法当腹满】依照疾病演变规律则会有腹胀满。详见“腹满”其九项。

【法当骨节疼痛】依照疾病演变规律则会有骨节疼痛。详见“反不痛”项。

【法当病水】依照疾病演变规律则会有水气病理病证。详见“病水”其三项。

【法多汗】依照疾病常规演变规律则会有汗出比较多。详见“多汗”其一项。

【法当亡血】根据病证表现判断为出血病理。详见“亡血”其九项。

【法醋】食用醋。如 233 条大猪胆汁方用法中言：“又大猪胆汁一枚，泻汁，和少许法醋，以灌谷道内，如一食顷，当大便出宿食恶物，甚效。”指出醋与猪胆汁相用，以增强泻热润肠通便，更能生津润燥。另详见“苦酒”项。

凡 fán❶平常的，一般的，不出奇的。如仲景序：“赍百年之寿命，持至贵之重器，委付凡医，恣其所措。”❷凡是，所有的。如 58 条：“凡病，若发汗，若吐，若下，若亡血，亡津液，阴阳自和者，必自愈。”❸部分。如 19 条：“凡服桂枝汤吐者，其后必吐脓血也。”❹大概，可能。如 110 条：“太阳病二日，反躁，凡熨其背而大汗出，大热入胃，胃中水竭。”

【凡服桂枝汤吐者】部分病人服用桂枝汤而有呕吐。见表里兼证，如 19 条：“凡服桂枝汤吐者，其后必吐脓血也。”指出辨治表里兼证，即使能用桂枝汤治疗，一定要恰到好处，不得有丝毫差错，若有不当，则有可能引起呕吐。

【凡病】所有的病。见表里兼证或里证相兼，如 58 条：“凡病，若发汗，若吐，若下，若亡血，亡津液，阴阳自和者，必自愈。”仲景指出无论任何疾病，其病愈机制都是阴平阳秘，亦即阴阳趋于协调统一平衡。

【凡用栀子汤】所有应用栀子豉汤的基本规

律是。见栀子豉汤禁忌证，如 81 条：“凡用栀子汤，病人旧微溏者，不可与服之。”指出栀子豉汤既有其主治证，又有其禁忌证，临证之时一定要审证求机，以法论治。

【凡柴胡汤病证而下之】凡是服用柴胡汤主治病证而误用下法治疗的。见表里兼证，如 101 条：“凡柴胡汤病证而下之，若柴胡证不罢者，复与柴胡汤，必蒸蒸而振，却复发热汗出而解。”仲景主要指出柴胡汤主治病证有类似可下证，临证一定要审证确切，以法论治，不可有丝毫差错。

【凡熨其背而大汗出】大概是因为用火热的方法治疗而引起病人大汗出。见表里兼证，如 110 条：“太阳病二日，反躁，凡熨其背而大汗出，大热入胃，胃中水竭。”指出表里兼证，尤其在表是太阳温病证，其治一定要切中病变证机，切不可用火热方法治疗，仲景并以此误用火热方法治疗为借鉴，将辨证论治引向深入。

【凡厥利者】凡是手足厥冷与下利并见。见厥阴寒证与阳明寒证相兼，如 332 条：“凡厥利者，当不能食，今反能食者，恐为除中。”仲景指出辨“厥利”之间的辨证关系，以及暗示治疗虚寒厥利证的一般方法是当温补而不当用其他方法。

【凡厥者】所有手足厥冷的病人。见厥证的基本证机。如 337 条：“凡厥者，阴阳气不相顺接，便为厥，厥者，手足逆冷者是也。”仲景主要揭示辨手足厥冷的基本病理演变特征与证候特点，临证必须进一步审证求机，以法论治。

【凡食少饮多】所有的病人只要是饮食少而饮水多。详见“食少饮多”项。

矾 fán❶药名：如矾石。❷方名：如硝石矾石散。

【矾石】矾石为明矾石的提炼品。

别名：明矾，白矾，枯矾，羽涅，羽泽。

性味：酸，寒。

功用：活血化瘀，燥湿祛痰。

主治：闭经，带下，湿疹，惊悸，怔忡，脚气，喉中痰盛，黄疸，黑疸。

《神农本草经》曰：“味酸寒，主寒热泄利，白沃阴蚀，恶疮，目痛，坚骨齿，炼饵服之，轻身，不老，增年。”

入方：见硝石矾石散、矾石丸、矾石汤、侯氏黑散。

用量：

剂型	不同用量	古代量	现代量	代表方名
汤剂	基本用量	二两	6g	矾石汤
散剂	最小用量	方寸匕的 1/2	3~4.5g	硝石矾石散
	最大用量	三分	9g	侯氏黑散
丸剂	基本用量	三分	9g	如矾石丸

注意事项：阴虚内热者慎用。

化学成分：含碱性硫酸铝钾、硫酸铝钾。

药理作用：收敛作用（强烈凝固蛋白作用），止血作用，抗阴道滴虫作用，抗菌作用（金黄色葡萄球菌、变形杆菌、大肠杆菌、绿脓杆菌、炭疽杆菌、痢疾杆菌、伤寒杆菌、副伤寒杆菌、白喉杆菌、布氏杆菌、百日咳杆菌、葡萄球菌、白色念珠菌、绿色链球菌、溶血性链球菌、肺炎球菌、脑膜炎球菌），抗炎作用，防腐作用。

【矾石丸】

组成：矾石烧，三分（9g）　杏仁一分（3g）

用法：上二味，末之，炼蜜和丸枣核大，内脏中，剧者再内之。

功用：化瘀燥湿，宣达气机。

适应证：胞中瘀湿相结证：少腹疼痛，固定不移，按之则硬，少腹困胀而坠重，或闭经，或经行不畅而滞涩，经水下有瘀血，或带下量多而色白质黏，或头重，或肢体困重，舌淡或紫暗，脉沉或涩。

解读方药：

1. 诠释方药组成：方中矾石清热燥湿，消肿散瘀；杏仁降利湿浊；蜂蜜滋润缓急。

2. 剖析方药配伍：矾石与杏仁，属于相反相使配伍，相反者，寒温同用；相使者，矾石助杏仁化痰祛湿，杏仁助矾石降利瘀浊。蜂蜜与矾石、杏仁，属于相反配伍，矾石、杏仁燥湿化痰，蜂蜜润燥，并制约燥湿药伤阴。

3. 权衡用量比例：矾石与杏仁用量比例是 3∶1，提示药效清热燥湿散瘀与降利湿浊之间的用量调配关系，以治湿浊。

【矾石汤】

组成：矾石二两（6g）

用法：上一味，以浆水一斗五升，煎三五沸，浸脚良。

功用：解毒燥湿，蠲邪下泄。

适应证：湿毒脚气冲心证：脚肿或痛或烂，心悸，气喘，或呕吐，或头晕，或泻利，或发狂，舌淡，苔薄，脉迟或沉。

解读方药：

1. 诠释方药组成：方中矾石清热燥湿；浆水解毒利湿消肿。

2. 剖析方药配伍：矾石、浆水，均属于单行用药；矾石与浆水，属于相使配伍，清热燥湿，解毒消肿。

F

烦 fán 烦，即苦闷，急躁。如 77 条："发汗，若下之，而烦热，胸中窒者。"

【烦躁】心中苦闷而急躁。

其一，阳明胃虚寒证，如 29 条："得之便厥，咽中干，烦躁，吐逆者。"又如 30 条："厥逆，咽中干，烦躁，阳明内结，谵语，烦乱。"其证机是阳明胃寒浊气上逆于心；治以甘草干姜汤，温中散寒。

其二，太阳伤寒证与里热证相兼，详见"不汗出而烦躁者"项。

其三，太阳伤寒证与里热证相兼，如 38 条大青龙汤用法中言："若复服，汗多，亡阳，遂虚，恶风，烦躁，不得眠也。"指出服用大青龙汤前后出现烦躁的不同证机：在服大青龙汤之前的烦躁证是肺热内扰所致，而误服大青龙汤之后的烦躁是汗出阳虚外越所致，临证皆当审证求机。

其四，肾阴阳俱虚烦躁证，如 69 条："病仍不解，烦躁者，茯苓四逆汤主之。"其证机是肾阴阳俱虚，阴虚不得滋荣，阳虚不得温养，阴阳不相协调而躁动；治当扶阳益阴，以茯苓四逆汤。

其五，心阳虚烦躁证，如 118 条："火逆，下之，因烧针烦躁者。"审病是表里兼证，其治不当用烧针而用烧针，用烧针后，则更伤心阳，于是变生心阳虚烦躁证。其证机是心阳虚弱，心神不得阳气守护而躁动；治当补益心阳、潜镇安神，以桂枝甘草龙骨牡蛎汤。

其六，阳明热郁证，详见"怵惕烦躁"项。

其七，阳明热结重证，如 239 条："病人不大便五六日，绕脐痛，烦躁，发作有时。"《伤寒溯源集·阳明中篇》："烦躁，实热郁闷之所致也。"其证机是邪热与肠中糟粕相搏而为燥屎，阻结而不通，浊热上扰上攻于心；治当攻下阳明热结，以大承气汤。

其八，阳明热结证辨证，如 251 条："得病二三日，脉弱，无太阳柴胡证，烦躁，心下硬。"其证机是阳明邪热内扰而上攻，心神为邪热所虐则烦躁；治以大承气汤。

其九，厥阴肝热厥逆证，如 339 条："伤寒，热少，微厥，指头寒，嘿嘿，不欲食，烦躁。"其证机是厥阴肝热，壅滞气机而不得升降，阳气郁滞而不能外达；治当疏肝清热、调理气机，以四逆散与白虎汤加减。

其十，阴盛阳绝证，如 343 条："伤寒六七日，脉微，手足厥冷，烦躁，灸厥阴，厥不还者，死。"其证机是厥阴阳气欲绝，阴寒内盛，正气不支，心神躁动于外。

其十一，寒湿黄汗证，如第十四 29 条："如有物在皮中状，剧者不能食，身疼重，烦躁，小便不利。"其证机是寒湿侵居，营卫失和，正邪相持，正欲抗邪从外而出，但又不能驱邪于外。

其十二，产后宿食瘀血证，如第二十一 7 条："不大便，烦躁，发热，切脉微实，再倍发热，日晡时烦躁者，不食，食则谵语，至夜即愈。"其证机是妇人产后，瘀血未去，瘀而化热，热与食相搏而乘其势且上扰于心；治以大承气汤。

【烦躁不得眠】心烦急躁且不得睡眠，见胃热津伤证，如 71 条："太阳病，发汗后，大汗出，胃中干，烦躁不得眠，欲得饮水者，少少与饮之，令胃气和则愈。"其证机是胃津为邪热所灼，阴津为邪热所燥而不得滋荣，邪热外斥而躁动。审证为胃热津伤证，其治当清热生津，用方可参白虎加人参汤或竹叶石膏汤加减。

【烦躁者亦死】若病久出现烦躁，其预后不良。见结胸病证预后，如 133 条："结胸证悉具，烦躁者亦死。"《伤寒贯珠集·太阳篇下》："伤寒邪欲入而烦躁，正气与邪争也；邪既结而烦躁，正气不胜而将欲散乱也。"其证机是正虚不胜邪，邪气内盛，神明躁动，欲有亡神之兆，其预后不良。辨"烦躁"证，在结胸证中并非都是预后不良，而有正邪相互斗争，临证重在审证求机，以法论治。

【烦躁欲死者】心烦与身躁，发作时非常难以忍受，痛苦之极。见厥阴虚寒证类少阴病证，如 309 条："少阴病，吐利，手足逆冷，烦躁欲死者。”辨少阴阳虚阴盛吐利证与辨厥阴肝寒吐利证的主要区别是在“欲死”证机上。“欲死”即病者知道症状表现非常痛苦，难以承受。而辨少阴阳虚阴盛吐利证，由于心阳虚弱，神明不得阳气顾护，病人虽有烦躁，但无“欲死”表现，乃神明不得所主；审病若是厥阴肝寒吐利证，其证机是厥阴肝寒上逆于心，心神被扰，则有烦躁欲死，因心气不虚，神明能主持于内，故病者有“欲死”证候表现。

【烦躁而喘】心烦，身躁，气喘。见寒饮郁肺夹热喘逆证，如第七 14 条：“肺胀，咳而上气，烦躁而喘。”其证机是寒饮郁肺，郁而化热攻心，浊气逆乱胸中而上逆；治当宣肺降逆，以小青龙加石膏汤。

【烦惊】心烦而易于受惊。见少阳病证与少阴病证相兼，如 107 条：“胸满，烦惊，小便不利，谵语。”《注解伤寒论·辨太阳病脉证并治》：“胸满而烦者，阳热客于胸中也。”《医宗金鉴·伤寒论注》：“胸满者，热入于胸，气壅塞也。”其证机是少阳胆气不和，少阴心经有热，心气胆气为邪热所躁动而不得守藏于内；治当清少阳、理少阴，以柴胡加龙骨牡蛎汤。

【烦不解】心烦身躁病证仍在。

其一，太阳中风重证，如 24 条：“太阳病，初服桂枝汤，反烦不解者。”其证机是太阳营卫受邪，经气郁滞，影响心主营卫之气，心气因经气郁滞而不畅，故反见心烦病证；治当解肌散邪、调和营卫，以桂枝汤。仲景言“反”者，以揭示太阳病在其病变过程中时而会出现心烦，提示临证一定要审证求机，以法论治。

其二，阳明热结重证，如 241 条：“大下后，六七日不大便，烦不解，腹满痛者，此有燥屎也。”其证机是阳明邪热内结而浊热上攻上逆；治当峻下热结，以大承气汤。

【烦而悸】心烦，心悸。见胃热证，如 265 条：“胃不和，烦而悸。”《伤寒贯珠集·少阳篇》：“设不和，则木中之火，又将并入心脏，而为烦为悸矣。”其证机是胃气不和而邪热浊气上攻于心，则烦而悸，治当清泻胃热。仲景辨“烦而悸”，以揭示其证机未必尽在心而有在阳明胃者，临证只有审证确切，才能用药准确。

【烦而躁】心烦，身躁。如第十四 13 条：“心水者，其身重而少气，不得卧，烦而躁，其人阴肿。”其证机是水气在心，心神为水气所遏所扰而躁动，心气为水气所困而伏郁；治当益心利水。

【烦乱】心中烦闷不安。

其一，阳明胃虚寒证，如 30 条：“阳明内结，谵语，烦乱。”其证机是寒气内结而逆乱于心；治当补虚散寒，以甘草干姜汤加味。

其二，妇人产后脾胃虚热烦逆证，如第二十一 10 条：“妇人乳中虚，烦乱，呕逆。”其证机是脾胃气虚，热从内生，脾胃升降气机被邪热所扰；治以竹皮大丸，清热和胃，补虚通阳。

【烦逆】心烦病证非常明显。见太阳病证与阴虚火旺证相兼，如 116 条：“微数之脉，慎不可灸，因火为邪，则为烦逆。”其证机是邪热上扰心神，神不得守藏而躁动；治当育阴清热。

【烦乃有汗而解】心烦病证于是随汗出而解。见太阳病证与阴虚火旺证相兼，如 116 条：116 条：“欲自解者，必当先烦，烦乃有汗而解，何以知之?”辨太阳病证与阴血虚证相兼，若治误用灸法之后，病仍以表证为主，但在病愈过程中则会出现一些特殊的表现如心烦等；此有心烦，乃正气与邪气相争，继则心烦因邪不胜正而随汗出而解，这是病情向愈的佳象，不可误认为病证加重。辨心烦为向愈，还当参合其他病证均以减轻或解除，方可得出正确结论。

【烦痛】疼痛病证非常明显。详见“支节烦痛”项。

【烦渴】或言心烦，口渴；或言口渴特别明显。见上焦水气证，如 72 条：“发汗已，脉浮数，烦渴者，五苓散主之。”其证机是水气内停，气不化津，津不上承，口不得阴津所滋润。

【烦热】心烦胸热。

其一，热扰胸膈证，如 77 条：“发汗，若下之，而烦热，胸中窒者。”其证机是邪热逆乱于心则烦，肆虐于胸则热；治当清宣郁热，以栀子豉汤。

其二，表里兼证，如 240 条：“病人烦热，汗出则解，又如疟状，日晡所发热者，属阳明也。”《伤寒贯珠集·阳明篇上》：“烦热，热而烦也，是为里热，里则虽汗出不当解，而反解者，知表犹有邪也。”辨病人烦热既可见于阳明病，又可见于太阳病，病为表里兼证但有疑似，辨证一定要认清病变证机所在，对此仲景明确指出：“脉实者，宜下之；脉浮虚者，宜发汗；下之，与大承气汤；发汗，宜桂枝汤。”以揭示辨表里兼证，审证要点在某些特定情况下，辨脉则至为重要，提示根据脉象而决定治疗法则。

其三，气血虚内热证。详见“手足烦热”项。

其四，妇人宫寒血瘀郁热证。详见“手掌烦热”项。

【烦热不得卧】心胸烦热而不得卧寐。见肾阴阳俱虚转胞证，如第二十二19条：“妇人病，饮食如故，烦热不得卧，而反倚息者，何也?”其证机是肾阴虚弱，阴不制阳而为热，虚热上逆而上攻于心胸；治以肾气丸，温补肾阳、滋补肾阴。

【烦冤】心烦而郁郁不舒。详见“热而少气烦冤”项。

【烦重】沉重比较明显。详见“腹中烦重”项。

【烦喘】心烦，气喘。

其一，湿热黄疸证，如第十五8条：“病黄疸，发热，烦喘，胸满口燥者。”其证机是湿热熏蒸于心则烦，壅滞于肺则喘；治当清热利湿退黄。

其二，妇人产后脾胃虚热烦逆证，如第二十一10条竹皮大丸用法中言：“有热者倍白薇，烦喘者加柏实一分。”其证机是胃热上攻于心则烦，上逆于肺则喘，治以竹皮大丸加柏实以除烦平喘。

【烦咳】或言心烦，咳嗽，或言咳嗽比较明显。见出血证的辨证要点，如第十六5条：“烦咳者，必吐血。”其证机是邪热扰心则烦；逆乱于肺则咳。

【烦满】或言心烦，胸脘腹满，或言胸脘腹满病证比较明显。见瘀血证辨证要点，如第十六11条：“病者如热状，烦满，口干燥而渴。”其证机是瘀血内结，浊气攻心；满者，或胸满或脘满或腹满，其证机是血瘀而气为之郁，郁则为满，且因素体而宜，其满所在部位则不尽相同；治当活血化瘀，调理气机。

【烦满不得卧】心烦与胸胁或脘腹胀满而不得安卧并见。见气血郁滞腹痛证，如第二十一5条：“产后腹痛，烦满不得卧。”其证机是产后气血郁滞，血脉不利，经脉不通，气滞而不行，血瘀而不通，浊气逆乱而肆虐；治以枳实芍药散，疏肝缓急，理血活血。

反 fǎn❶和原来的不同。如11条：“病人身大热，反欲得衣者，热在皮肤，寒在骨髓也。”❷向上，上逆，呕吐。如第十七3条：“脉弦者，虚也，胃气无余，朝食暮吐，变为胃反。”❸反复，翻来覆去。如76条：“必反复颠倒，心中懊憹。”❹原来。如1778条：“更来小数，中有还者反动者，名曰结。”❺重复。如103条：“太阳病，过经十余日，反二三下之，后四五日，柴胡证仍在者，先与小柴胡汤。”❻却。如104条：“今反利者，知医以丸药下之，此非其治也。”❼突然。如第一16条：“病者素不应食，而反暴思之，必发热也。”❽相反相乘。如甘草反甘遂。

【反欲得衣者】身发热反而想穿衣服。见真寒假热证，如11条：“病人身大热，反欲得衣者，热在皮肤，寒在骨髓也。”揭示辨证一定要从病人喜恶上审证求机，仔细审辨“反欲得衣者”，则知病是真寒假热。

【反不欲得衣者】身怕冷反而不想穿衣服。见真热假寒证，如11条：“身大寒，反不欲得衣者，寒在皮肤，热在骨髓也。”揭示辨证一定要从病人喜恶上审证求机，仔细审辨“反不欲得衣者”，则知病是真热假寒。

【反不恶寒】却出现不恶寒。详见“不恶寒”其四、五项。

【反不渴者】却不见口渴。详见“不渴”其五、十二、十七项。

【反不痛】却不见骨节疼痛。见太阳表实风水证的基本脉证，如第十四4条：“太阳病，脉浮而紧，法当骨节疼痛，反不痛，身体反重而痠。”《金匮要略心典·水气病》：“今得伤寒脉而骨节不疼，身体反重而痠，即非伤寒，乃风水外胜也。”其证机是风与水气相结而侵袭太阳肌肤营卫，水气因风寒而上拥，经气郁滞而未至不通。

【反不利】小便反而出现不畅通。见脾胃水气热证，如第十四7条：“趺阳脉当伏，今反数，本自有热，消谷，小便数，今反不利，此欲作水。”《金匮要略心典·水气病》：“热则当消谷而小便数，今反不利，则水液日积，故欲作水。”其证机是脾胃有热，热肆脾胃而扰气机，气不化水，水津变为水气，水气停留内结于脾胃；治当清热化水，调理脾胃。

【反不能食】反而出现不能饮食。详见“不

能食”其八、十、十一项。

【反汗出】反而出现汗出。详见“汗出”其二、十三、十四项。

【反不结胸】却没有出现结胸病证。详见“不结胸”其一项。

【反恶寒者】不当有恶寒却出现恶寒。详见“恶寒”其三、七、十一、十七项。

【反恶热】不当有恶热却出现恶热。详见“恶热”其一、三项。

【反与桂枝欲攻其表】不当用桂枝汤却用桂枝汤治疗。见太阳病证与阴阳两虚证相兼，如29条：“伤寒，脉浮，自汗出，小便数，心烦，微恶寒，脚挛急，反与桂枝欲攻其表，此误也。”提示辨证一定要审证求机，辨清病变的主要矛盾方面，以法论治，不可仅从病证表面现象决定治疗方法。

【反与黄芩汤彻其热】反而用黄芩汤治疗病人发热症状。详见“而反与黄芩汤彻其热”项。

【反无汗】却见无汗。详见“无汗”其七项。

【反无汗而小便利】却见无汗与小便利并见。详见“无汗而小便利”项。

【反能食而不呕】病人尚能食且没有呕吐。详见“能食而不呕”项。

【反能食】却出现能饮食。详见“今反能食”其诸项。

【反有热色者】面部反而出现发热或发红。详见“面色反有热色”项。

【反烦不解】反而出现心烦不能被解除。详见“烦不解”项。

【反复颠倒】病人反反复复起来与卧下，亦即翻来覆去，起卧不安。见热扰胸膈证，如76条：“若剧者，必反复颠倒，心中懊侬。”其证机是邪热内扰胸膈，心神为邪热所虐而不得主持于内且躁动于外。

【反二三下之】重复用下法2~3次。如103条：“太阳病，过经十余日，反二三下之，后四五日，柴胡证仍在者，先与小柴胡汤。”指出病证有类似，辨证一定要注意鉴别诊断，不可疑似不分，误用他法治疗。

【反利者】不当下利却出现下利，或不当出现小便利却出现了小便利。详见“今反利者”诸项。

【反躁】却有烦躁。见太阳病证与阳明胃热证相兼，如110条：“太阳病二日，反躁，凡熨其背而大汗出，大热入胃，胃中水竭。”其证机是邪热内盛而肆虐神明，神明不得主持于内而躁动于外。仲景言“反”者，以揭示太阳病在特殊情况下则会出现烦躁，提示从表治则可解除烦躁，若未能如此，则会引起病证发生变化。

【反呕】却出现呕吐。见阳明胃热证，如110条：“故其汗从腰以下不得汗，欲小便不得，反呕，欲失溲，足下恶风。”其证机是阳明胃气为邪热所扰而不得通降。仲景言“反”者，以揭示病证表现的复杂性与多变性，临证应当以变应变，抓住病变本质所在，以法论治。

【反静】病人不烦不躁。见脏结证，如130条：“脏结无阳证，不往来寒热，其人反静，舌上胎滑者，不可攻也。”审脏结证机是邪气与气血相结，脏气为郁，故病人不烦不躁。

【反下之】不当用下法却用下法治疗。详见“下之”其八项。

【反以冷水潠之】不当用冷水却用冷水喷洒或浇灌病人。见太阳温病证，如141条：“病在阳，应以汗解之，反以冷水潠之，若灌之，其热被劫不得去，弥更益烦。”因冷水作为一种疗热方法，乃病热者疗之以寒的一种权宜之变，尤其是用“冷水”之前冠以“反”字，足可证明治疗太阳温病证的最佳方案是用汤剂，但因汤剂不能应急，若不用冷水恐有热势更甚或逆传心包等，不得已而用冷水疗之，此种疗法是反于常而适于变，同时又暗示用冷水不如法，则易致生变证。

【反动者】脉停跳后则能不规律地补上停跳的次数。详见“中有还者反动者”项。

【反谵语】却见妄言妄语。详见“谵语”其十六项。

【反发热】反而出现发热。详见“发热”其二十六、二十七项。

【反少者】反而出现大便少。见少阴阳虚血少证，如325条：“少阴病，下利，脉微涩，呕而汗出，必数更衣，反少者，当温其上灸之。”其证机是下利无度而竭津，无物可下，故出现下利病证且大便反少。

【反微喘者】反而出现轻微气喘。详见“微喘”其一项。

【反伏弦者】却见脉应指而沉伏且弦。详见“伏弦”项。

【反聚痛】却疼痛剧烈而固定不移。详见

“聚痛”项。

【反言胸中痛】反而出现胸中疼痛。详见“胸中痛”其四项。

【反剧为难治】反而出现病证加剧者则为难治。详见“难治”其十一项。

【反洪大】脉不当洪大却出现洪大。见虫证，如第十九5条：“病腹痛有虫，其脉何以别之？师曰：腹中痛，其脉当沉若弦，反洪大，故有蛔虫。”仲景特言脉“反洪大”者，以揭示虫邪内扰，逆乱气血，涌动经脉，脉气壅盛而鼓动于外。

犯 fàn❶侵入，侵犯。如16条：“观其脉证，知犯何逆，随证治之。”又如145条：“此为热入血室，无犯胃气及上二焦，必自愈。”❷违背。如第一2条：“更能无犯王法、禽兽灾伤，房室勿令竭乏，服食节其冷、热、苦、酸、辛、甘，不遗形体有衰，病则无由入其腠理。”

饭 fàn❶煮熟的谷类食品。如第五13条防己地黄汤用法中言：“蒸之如斗米饭久，以铜器盛其汁，更绞地黄汁，和，分再服。”❷做饭。如338条乌梅丸用法中言：“蒸之五斗米下，饭熟捣成泥，和药令相得，内臼中，与蜜，杵二千下。”

【饭熟捣成泥】蒸煮乌梅的时间大约是用5斗（900~1500g）米做饭至熟，然后将乌梅捣成像泥一样烂。如338条乌梅丸用法中言：“蒸之五斗米下，饭熟捣成泥，和药令相得，内臼中，与蜜，杵二千下。”

泛 fàn 泛，即广泛，引申为全部，完全。如第四2条：“着鳖甲于中，煮令泛烂如胶漆，绞取汁，内诸药，煎如丸，如梧子大，空心服七丸。”

【泛烂如胶漆】将鳖甲煎煮完全溃烂至泥状如胶漆。见疟母证，如第四2条：“着鳖甲于中，煮令泛烂如胶漆，绞取汁，内诸药，煎如丸，如梧子大，空心服七丸。”泛者，全部，完全也；烂者，煎鳖甲如胶漆如泥状。

方 fāng❶医学知识与药学知识。如仲景序：“怪当今居世之士，曾不留神医药，精究方术，上以疗君亲之疾，下以救贫贱之厄，中以保身长全，以养其生。”❷才，始。如仲景序：“患及祸至，而方震慄，降志屈节，钦望巫祝，告穷归天，束手受败。”❸处方，方药。如仲景序：“乃勤求古训，博采众方。”❹计量单位。如五苓散用法中言：“上五味，捣为散，以白饮和，服方寸匕，日三服。”

【方术】应用医学知识与药学知识的技术与技能。如仲景序：“怪当今居世之士，曾不留神医药，精究方术，上以疗君亲之疾，下以救贫贱之厄，中以保身长全，以养其生。”又如：“余宿尚方术，请事斯语。”

【方用前法】治病方药的使用方法仍按以前服法与用法。见表里兼证，如15条：“太阳病，下之后，其气上冲，可与桂枝汤，方用前法。”指出治疗病证，用方药治疗后，有病证发生变化的，也有病证未发生他变的，若病未发生他变，其治仍当守前法。

【方寸匕】方药用量6~9g。详见“服方寸匕”项。

防 fáng❶药名：如防风。❷方名：如防己黄芪汤。

【防风】防风为伞形科多年生草本植物防风的根。

别名：铜芸，茴草，百枝，屏风，简根，百蜚。

性味：辛、甘，微温。

功用：解表散寒，祛风胜湿，解痉止痒，疏肝理脾。

主治：发热恶寒，头痛身痛，肢节疼痛，筋脉挛急，手足震颤，大便溏泻，风疹瘙痒，腹痛腹泻。

《神农本草经》曰：“味甘温，无毒，主大风头眩痛，恶风，风邪，目盲无所见，风行周身，骨节疼痹，烦满。”

入方：见竹叶汤、桂枝芍药知母汤、侯氏黑散、防己地黄汤、薯蓣丸。

用量：

剂型	不同用量	古代量	现代量	代表方名
汤剂	最小用量	一两	3g	竹叶汤
	最大用量	四两	12g	桂枝芍药知母汤
散剂	基本用量	十分	30g	侯氏黑散
丸剂	基本用量	六分	18g	薯蓣丸

注意事项：阴血虚者慎用。

化学成分：含辛醛，β-没药烯，壬醛，7-辛烯-4-醇，已醛，花侧柏烯，β-桉叶醇，2-甲基-3-丁烯-2-醇，戊醛，α-蒎烯，戊醇，已醇，辛醇，乙酰苯，萘，2-十九烷酮，α-已基-桂皮醛，9-羟基-8-棕榈酸酮，D-P-薄荷-1，8-二烯，十一羟酸，3-O-当归酰基亥茅酚，5-O-甲基阿密茄茴醇，木蜡酸，β-谷甾醇，甘露醇，香柑内酯，亥茅酚，胡萝卜苷，5-O-甲基维斯阿米醇，二氢呋喃色原酮，二氢吡喃色原酮，多糖，升麻素，蔗糖。

药理作用：抗炎作用，抗菌作用（金黄色葡萄球菌，乙型溶血性链球菌，肺炎链球菌），抗真菌作用（产黄青真菌，杂色曲真菌），抗过敏作用，解热作用，促进腹腔巨噬细胞吞噬功能，镇痛作用，镇静作用。

【防己】防己为防己科多年生草本植物粉防己或马兜铃科多年生缠绕草本植物广防己的根。前者药材称汉防己；后者药材称木防己。

别名：解离，石解，载君行，山乌龟，金钱钓。

性味：苦、辛，寒。

功用：祛风除湿，清热定狂，导饮泻水。

主治：眼睑浮肿，肢体沉重，肌肉风湿，关节疼痛，小便不利，胸胁支满，胸中烦闷，急躁。

《神农本草经》曰："味辛平，主风寒，温疟热气，诸痫，除邪，利大小便。"

入方：见防己黄芪汤、防己地黄汤、防己茯苓汤、已椒苈黄汤、木防己汤、木防己去石膏加茯苓芒硝汤。

用量：

剂型	不同用量	古代量	现代量	代表方名
汤剂	最小用量	一钱（匕）	1.8g	防己地黄汤
	最大用量	三两	9g	木防己汤
丸剂	基本用量	一两	3g	已椒苈黄丸

注意事项：不可久服。

化学成分：含粉防己碱，防己诺林碱，轮环藤酚碱，2-N-甲基防己诺林碱，氧化防己碱，轮环藤碱，防己菲碱，粉防己甲素，乙素，丙素，丁素，防己 AA-1，木兰碱，2′-N-α 氧粉防己碱，2′-N-β-氧粉防己碱，2，2′-N-N-二氯甲基粉防己碱，防己醌碱，紫堇醌碱，南天竹啡碱，氧化南天竹啡碱，无根藤新碱，无根藤米里丁，防己双黄酮甲，防己双黄酮乙，β-谷甾醇，棕榈酸，正三十五烷。

药理作用：抑制心肌收缩性及泵功能，减慢心率，降低总外周血管阻力和扩张，降低心肌能量消耗，抑制窦房结的自律性，增加冠脉流量，扩张冠脉，对抗冠脉挛缩，抗心肌缺氧、缺血，抗心律失常（阻抑 Ca^{2+} 内流），降压作用（松弛血管平滑肌，降低动脉血管的血浆，扩张动脉阻力血管），降低血脂（血清 HDL-C，HDL_3-C＝HDL-C/TC，HDL_3-C/TC 和 HDL_3-C/HDC-C），促进纤维蛋白溶解和抑制凝血酶引起的血液凝固过程，松弛支气管及子宫平滑肌的作用，抗炎作用，抗过敏作用（抑制 Ca^{2+} 内流而抑制胞浆游离 Ca^{2+} 浓度升高），镇痛作用，抗菌作用（同心性毛癣菌，紧密着色芽生菌，星形奴卡氏菌，痢疾杆菌），抗阿米巴作用，抑制血小板聚集，对受体的作用（对 M-胆碱受体有很高的亲和力），抗肿瘤作用（艾氏腹水癌细胞，肝癌细胞株），抗矽肺作用。

【防己黄芪汤】

组成：防己一两（3g）　甘草炙，半两（1.5g）　白术七钱半（12g）　黄芪去芦，一两一分（3.8g）

用法：上锉，麻豆大，每抄五钱匕，生姜四片，大枣一枚，水盏半，煎八分，去滓。温服，良久再服。喘者，加麻黄半两；胃中不和者，加芍药三分；气上冲者，加桂枝三分；下有陈寒者，加细辛三分。服后当如虫行皮中，从腰下如冰，后坐被上，又以一被绕腰以下，温令微汗，差。

功用：发表益气，散水健脾。

适应证：

1. 风水或风湿表虚证：眼睑浮肿，身重，汗出，恶风寒，舌淡，苔白，脉浮。

2. 脾虚水泛轻证：腹痛或腹大，腰以下沉重，或四肢苦重，小便不利或少，肢困乏力，舌淡，苔白，脉浮或沉或缓。

解读方药：

1. 诠释方药组成：方中防己发汗利湿；黄芪益气固表；白术健脾制水；生姜辛温发散通阳；大枣、甘草益气缓急。

2. 剖析方药配伍：防己与黄芪，属于相使配伍，黄芪助防己利水，制约防己苦降伤气；黄芪与白术，属于相须配伍，增强健脾益气制水；黄

F

芪与甘草，属于相须配伍，补脾益气，使水有所制；甘草与大枣，属于相须配伍，益气缓急；防己与甘草，属于相反配伍，甘草制约防己通利伤气，防己制约甘草益气恋湿；防己与生姜，属于相使配伍，生姜助防己降泄水湿，制约防己寒凉伤阳。

3. 权衡用量比例：防己与黄芪用量比例是3∶3.8，提示药效苦降利湿与益气利水之间的用量调配关系，以治气虚水湿；防己与白术用量比例是1∶4，提示药效苦降利湿与健脾燥湿之间的用量调配关系，以治水气；防己与生姜用量比例是1∶4，提示药效苦降利湿与辛温散水之间的用量调配关系；防己与甘草用量比例是2∶1，提示药效苦降利湿与益气缓急之间的用量调配关系；黄芪与白术用量比例是1∶3，提示药效益气利水与健脾燥湿之间的用量调配关系，以治气虚。

药理作用：本方具有抑制巨噬细胞对抗原的摄入，并能抑制抗原结合细胞增生和促进体内糖皮质激素离解，以增强其效用，抑制炎症介质的释放；并且还能在兴奋腺垂体-肾上腺皮质轴的同时，显著增强T细胞的免疫监督作用。还具有使类风湿因子转阴作用（仲景方临床应用指导，2001：63）。

【防己地黄汤】

组成：防己一钱（1.5g） 桂枝三钱（4.5g） 防风三钱（4.5g） 甘草二钱（3g）

用法：上四味，以酒一杯，浸之一宿，绞取汁，生地黄二斤，㕮咀，蒸之如斗米饭久，以铜器盛其汁，更绞地黄汁，和，分再服。

功用：养心清热，散邪定狂。

适应证：心虚热发狂证：发狂而精神萎靡，善动妄行而困乏，视物模糊而似鬼状，无人则独语不休而见人则止，无寒热，舌淡红，脉虚。

解读方药：

1. 诠释方药组成：方中防己降泄通窍；生地黄清热凉血，滋阴生津；桂枝温阳通经；防风通透疏散；酒能行气活血；甘草益气缓急。

2. 剖析方药配伍：防己与生地黄，属于相反配伍，滋利同用，防己降泄，制约生地黄滋补浊腻，生地黄益阴，制约防己降泄伤津；防己与甘草，属于相反相使配伍，相反者，补利同用，相使者，防己助甘草益气化湿，甘草助防己利湿化气；桂枝与防风，属于相须配伍，增强辛散通阳，透热外出；桂枝与生地黄，属于相反相使配伍，相反者，寒热同用，相使者，温阳以化阴，滋阴以助阳；酒与生地黄，属于相反相使配伍，相反者，酒制约生地黄滋补浊腻，相使者，酒助生地黄滋补之中以通脉。

3. 权衡用量比例：防己与生地黄用量比例近1∶50，提示药效苦降与滋补之间的用量调配关系，以治心热；桂枝与防风用量比例是1∶3，以治阳郁；防己与甘草用量比例是1∶2，提示药效通降与益气之间的用量调配关系；甘草与生地黄用量比例近28∶1，提示药效益气与养阴之间的用量调配关系，以治阴血虚。

【防己茯苓汤】

组成：防己三两（9g） 黄芪三两（9g） 桂枝三两（9g） 茯苓六两（18g） 甘草二两（6g）

用法：上五味，以水六升，煮取二升，分温三服。

功用：温脾利水，通阳消肿。

适应证：脾虚水泛重证：四肢浮肿而沉重，手足不温，体倦，四肢肌肉跳动，甚则面目浮肿，舌淡，苔白滑，脉沉。

解读方药：

1. 诠释方药组成：方中防己利湿通窍；茯苓渗利湿浊；黄芪益气利水消肿；桂枝温阳化气行水；甘草益气缓急。

2. 剖析方药配伍：防己与茯苓，属于相使配伍，防己助茯苓淡利湿浊，茯苓助防己苦降湿浊；防己与黄芪，属于相反相使配伍，相反者，补利同用，相使者，黄芪助防己利水，制约防己苦降伤气；黄芪与甘草，属于相须配伍，增强补益脾气，运化水湿；黄芪与茯苓，属于相使配伍，黄芪助茯苓利水，茯苓助黄芪益气，增强健脾益气制水；防己与甘草，属于相使配伍，甘草制约防己通利伤气，防己制约甘草益气恋湿；桂枝与甘草，属于相使配伍，辛甘益气化阳；桂枝与茯苓，属于相使配伍，温阳以利水，利水以通阳。

3. 权衡用量比例：防己与茯苓用量比例是1∶2，提示药效苦降利湿与益气利湿之间的用量调配关系，以治湿浊；防己与黄芪用量比例是1∶1，提示药效苦降利湿与益气利水之间的用量调配关系；防己与桂枝用量比例是1∶1，提示药效苦降利湿与辛温通阳之间的用量调配关系，以治水郁；防己与甘草用量比例是3∶2，提示药效苦降利湿与益气缓急之间的用量调配关系；黄芪、茯苓与甘草用量比例是3：6：2，提示药效益气利水与益气缓急之间的用量调配关系，以治气虚。

房 fáng 房，即房间，特指性生活。如第一2条："更能无犯王法，禽兽灾伤，房室勿令竭乏。"

【房室】特指性生活。见脏腑发病与致病因素，如第一2条："三者，房室，金刃，虫兽所伤。"指出人之性生活，既不可太过，又不可不及，一定要注意养生之道。

【房室伤】性生活因于太过或过度导致人体精血瘀滞而变生诸证。见瘀血证，如第六18条："饮伤，房室伤，饥伤。"《金匮要略直解·血痹虚劳病》："夫人或因七情，或因饮食，或因房劳，皆令正气内伤，血脉凝积，致有干血积于中，而虚羸见于外也。"指出性生活太过则可引起诸多疾病，譬如可引起瘀血病理病证。

【房室勿令竭乏】性生活当有且不当太过，太过则耗精竭气。见脏腑发病与致病因素，如第一2条："更能无犯王法，禽兽灾伤，房室勿令竭乏。"指出性生活乃是阴阳之用，不及则损寿，太过则耗精，太过与不及都不利于养生与保健，但一定要做到不可太过，太过则耗损阴精，久而为病。

仿 fǎng 仿，即仿效，效法。如30条葛根汤用法中言："余如桂枝法将息及禁忌，诸汤皆仿此。"

【仿此】仿照此方药用法。如30条葛根汤用法中言："余如桂枝法将息及禁忌，诸汤皆仿此。"又如第一17条："如渴者，与猪苓汤，余皆仿此。"

彷 fǎng 彷，即彷彿，好像。如仲景序"短期未知决诊，九候曾无彷彿。"

【彷彿】好像，印象。如仲景序"短期未知决诊，九候曾无彷彿。"

非 fēi ❶异乎寻常的，引申为严重，危急。如仲景序："卒然逢邪风之气，婴非常之疾，患及祸至，而方震慄。"❷不对，引申为错误。如104条："下之以不得利，今反利者，知医以丸药下之，此非其治也。"❸不是。如仲景序："自非才高识妙，岂能探其理致哉！"又如第二十二8条："或有忧惨，悲伤多嗔，此皆带下，非有鬼神。"

【非常】危急或危重。详见"婴非常之疾"项。

【非常之疾】危急或危重疾病。详见"婴非常之疾"项。

【非柴胡汤证】不是柴胡汤所主治病证。详见"此非柴胡汤证"项。

【非少阴】不是少阴病证。详见"知非少阴也"项。

【非结热】不是邪热内结所引起的病证。详见"此非结热"项。

【非蛔厥】不是蛔厥证。见蛔厥证与脏厥证鉴别，如338条："伤寒，脉微而厥，至七八日肤冷，其人躁无暂安时者，此为脏厥，非蛔厥也。"仲景指出脏厥者，其躁无暂安时者；而蛔厥者，则时发时止，是辨证审机与鉴别诊断的要点之一。

【非其时色脉】不是其（肝）所主时之面色与脉象。见脉诊与面诊之间的辨证关系，如第一7条："肝色青而反色白，非其时色脉，皆当病。"《金匮要略心典·脏腑经络先后受病》："若色当青而反白，为非其时而有其色，不特肝病，肺亦当病矣，犯其王气故也，故曰色脉皆当病。"指出肝气不得其所主之气色，而反见其相克之色，即肺金相克于肝木之色白，肝主之气而色白则为病。详审其由或因肺气失和于肝而盛于肝也，或因肺气不足失制于肝，或肺气太盛克制于肝，于此皆当一一详辨。可见，诊脉与望面若能有机地结合，对辨证求机具有重要意义。指出诊脉与望面是诊断中非常重要的方法与手段，诊脉可知脏腑气血阴阳之盛衰，望面可见五脏六腑之气盛弱。色脉合参，可知脏腑之气的相协、相乘、相克以及感邪属性。

【非为一病】不只是一种病是这样，亦即所有的病都是这样。见脉脱在脏在腑，如第一12条："师曰：非为一病，百病皆然。"指出诊断与预测疾病之预后，并不能局限在脉脱在脏在腑，而对其他任何疾病都有一定的指导意义，譬如诊断浸淫疮也是如此。

【非中风】不是中风病证。详见"痹非中风"项。

F

【非水也】病变证机不是水气所致。见肝胆瘀血湿热证，如第十五14条："其腹胀如水状，大便必黑，时溏，此女劳之病，非水也。"仲景特言："非水也"，以揭示肝胆瘀血湿热证其病证表现有类似水气病证，临证之际一定要审证求机，抓住病变本质所在。

【非止女身】不只是限于女子才患此类病证。见妇人杂病错综复杂证机，如第二十二8条："或结热中，痛在关元，脉数无疮，肌若鱼鳞，时着男子，非止女身。"指出有些病证是妇人所独有，如月经或带下病证；而有些则不是女子所独有，如头痛、胸痛，男子也常常有之。故临证一定要因人因证而辨，提示辨证不可忽视男女之别。

F

【非有鬼神】不是鬼神所致。见妇人杂病错综复杂证机，如第二十二8条："或有忧惨，悲伤多嗔，此皆带下，非有鬼神。"仲景所论主要揭示辨任何疾病都有其致病因素，临证一定要审明病因病理及其证候特征，不可疑似不分。同时又揭示辨证论治一定要崇尚科学，不能相信或迷信鬼神致病邪说。

【非其治】这种治疗方法是错误的，或错误的治疗方法。

其一，少阳病证与阳明病证相兼，如104条："下之以不得利，今反利者，知医以丸药下之，此非其治也。"指出没有有效地辨少阳病证与阳明病证相兼病证的孰轻孰重，而先用丸药以攻下，复加辨阳明病证未能切中证机，所以仲景明确指出这种治疗方法是错误的。

其二，阳明热结缓证，如105条："若小便利者，大便当硬，而反下利，脉调和者，知医以丸药下之，非其治也。"指出其证机是阳明邪热内结，燥屎内阻，津液尚未因热而伤。故其治当用承气汤类，但因未能切中病机以用丸剂，复因用丸剂未能与证机相应，导致病证由原来阳明热结证之不大便变为阳明热结之下利即旁流证，所以仲景明确指出这种治疗方法是不正确的。最后复审其邪热内结证机仍在，故其治当仍用下法。

肥

féi 肥，即果肉肥沃，充实，饱满。如152条十枣汤用法中言："先煮大枣肥者十枚。"

肺

fèi 肺乃五脏之一，主一身之气，司呼吸。《素问·阴阳应象大论》："天气通于肺。"《素问·五脏生成篇》："诸气者，皆属于肺。"主治节，朝百脉。《素问·灵兰秘典论》："肺者，相傅之官，治节出焉。"《素问·经脉别论》："脉气流经，经气归于肺，肺朝百脉。"主通调水道，《素问·经脉别论》："饮入于胃，……上归于肺，通调水道，下输膀胱。"主宣发卫气，《素问·平人气象论》："藏真高于肺，以行营卫阴阳也。"张景岳注："肺主呼吸，而营行脉中，卫行脉外，皆自肺宣发，故以行营卫阴阳也。"主皮毛，《素问·阴阳应象大论》："肺主皮毛。"《灵枢·经脉》："手太阴气绝，则皮毛焦。"开窍于鼻，《灵枢·脉变》："肺气通于鼻，肺和则鼻能知臭香矣。"在志为悲，在液为涕。与大肠相表里，位于胸腔，左右各一。

【肺俞】经穴名，出自《灵枢·背腧》，属足太阳膀胱经。位于背部，当第三胸椎棘突下旁开1.5寸处。具有泻热解表，散邪祛风，宣利肺气作用。见太阳病证与少阳病证相兼，如171条："太阳少阳并病，……当刺大椎，肺俞，肝俞，慎勿下之。"《注解伤寒论》："刺大椎，肺俞，以泻太阳之邪。"

【肺被伤】肺气被损伤的病理病证。见脏腑辨证的整体观，如第一1条："心火气盛，则伤肺，肺被伤，则金气不行。"指出肺气之所以被损伤，是因为心火太盛而戕伐于肺。心经火热之邪极易伤肺，因此出现心肺的病证，其常见的病证多是肺气不宣不降之咳喘。

【肺痿】肺气因邪侵而致痿弱不用。

其一，肺痿证，如第一5条："肺痿唾沫。"《医宗金鉴·脏腑经络先后受病》："若咳唾涎沫不已者，非咳病也，乃肺痿也。"其证机是肺叶痿弱而不得行使其能，固摄无权，津随气逆于上。细审其证机有虚热肺痿与虚寒肺痿之分，临证当详辨。

其二，虚热肺痿证的基本脉证，如第七1条："热在上焦者，因咳为肺痿。""咳唾脓血，脉数虚者，为肺痿。"其证机是素体肺气不足，邪热乘虚而袭于肺，邪热与肺气相搏，肺气不得肃降、摄津而上逆；治当育阴清热，以麦门冬汤。

其三，虚寒肺痿证，如第七5条："肺痿，吐涎沫而不咳者，其人不渴，必遗尿，小便数。"

《医宗金鉴·肺痿肺痈咳嗽上气病》："咳而不吐涎沫者，肺燥咳也；咳而吐涎沫者，肺热痿也。"其证机是肺气虚弱，阳不化气，气不布津，寒从内生，宣发肃降无权，不能通调水道；治当温肺摄津，以甘草干姜汤。

其四，肺热痿证，如第十一 19 条："热在上焦者，因咳为肺痿。"其证机是邪热在肺，灼伤肺叶，痿弱不用；治当清热益气固摄，以麦门冬汤。

【肺痿之病】肺痿病证表现。见虚热肺痿的基本脉证，如第七 1 条："肺痿之病，何从得之。""寸口脉数，其人咳，口中反有浊唾涎沫者何？师曰：为肺痿之病。"详见"肺痿"其二项。

【肺痿唾沫】肺痿病证有咳吐涎沫。详见"肺痿"其一项。

【肺中冷】虚寒肺痿证。见虚寒肺痿证，如第七 5 条："此为肺中冷，必眩，多涎唾。"《医宗金鉴·肺痿肺痈咳嗽上气病》："若似肺痿之吐涎沫而不咳者，此为肺中有冷饮，非为肺中成热痿也。"仲景言"肺中冷"者，当指肺阳虚有寒。另详见"肺痿"其三项。

【肺胀】病以咳嗽，气喘，烦躁，脉浮为主要证候特征者称为肺胀。病由内外邪气壅肺，肺气肃降、宣发、通调功能失常的病理病证。

其一，饮邪郁肺证，如第七 4 条："上气，喘而躁者，属肺胀。"《金匮要略正义·肺痿肺痈咳嗽上气病》："若上气喘而兼躁，则喘为风，躁因水逆，饮邪挟风，而为风水，但使风从表散，而水自安澜，喘躁自已矣。"其证机是饮邪壅滞于肺，肺气不得肃降而上逆；治当宽胸理气，宣降肺气。

其二，寒饮郁肺夹热水气证，如第七 13 条："咳而上气，此为肺胀。"《金匮要略心典·肺痿肺痈咳嗽上气病》："外邪内饮，填塞肺中，为胀，为喘，为咳而上气。"其证机是寒饮郁肺，郁热在经，水气肆虐；治以越婢加半夏汤，温肺化饮，散水清热。

其三，寒饮郁肺夹热喘逆证，如第七 14 条："肺胀，咳而上气，烦躁而喘。"《金匮要略心典·肺痿肺痈咳嗽上气病》："此亦外邪内饮相搏之证，而兼烦躁，则挟有热邪。"其证机是寒饮郁肺，郁而化热，浊气逆乱胸中而上逆；审病者既有寒饮，又有邪热，权衡寒热证情，病以寒邪为主导方面，邪热为次。治以小青龙加石膏汤，温肺兼清，化饮平喘。

【肺痈】以咳吐脓血或腥臭脓痰为主要证候特征者称为肺痈。

其一，实热肺痈证，如第七 11 条："肺痈，喘不得卧。"其证机是邪热蕴结于肺，壅滞肺气而灼伤脉络，血脉为邪热所腐灼；治当清肺泻热，以葶苈大枣泻肺汤。

其二，实热肺痈水逆证，如第七 15 条："肺痈，胸满胀，一身面目浮肿。"其证机是邪热蕴结于肺，肺气不得通调水道，水气逆乱于内，攻冲于外；治以葶苈大枣泻肺汤，以泻肺除痈。

其三，实热肺痈证成脓期，如第七 12 条："咳而胸满，振寒脉数，咽干不渴，时出浊唾腥臭，久久吐脓如米粥者，为肺痈。"其证机是邪热蕴肺，肺气壅滞，热灼脉络，血为热攻，灼腐为痈，痈烂为脓；治以桔梗汤，清热排脓解毒。

其四，妇人杂病错综复杂证机，如第二十二 8 条："在上呕吐涎唾，久成肺痈，形体损分。"其证机是邪气郁久而不去，郁结于肺，与血相结，腐蚀脉络而为痈。

【肺痛】肺胸部疼痛。见大肠热毒下利证，如第十七 46 条："下利，肺痛。"《金匮玉函经二注·呕吐哕下利病》："大抵肠中积聚，则肺气不行，肺有所积，大肠亦不固，二害互为病。大肠病，而气塞于肺者痛，肺有积者亦痛，痛必通用。"其证机是热毒浸淫大肠，壅滞气机，灼伤脉络；治以紫参汤，解毒清热止利。辨胸痛，以暗示大肠热毒下利证在其病变中，其毒热上攻可引起此证，但不可从胸中而辨，当从大肠热毒下利证处辨证论治，并提示辨证重在审证求机，抓住病变本质而治，不可从病证表面现象而当从证机论治。

【肺虚损不足】肺气虚弱而受损。见脾胃虚寒证以气虚为主者，如第六 14 条黄芪建中汤用法中言："及疗肺虚损不足，补气加半夏三两。"其证机是肺气虚损因中气虚弱而有湿阻，肺气不得中气所培荣且受损；言不足者，以揭示肺气虚与中气虚相较且居次，治疗重在中气，次在肺气。

【肺中风】邪热内结于肺。见肺热证，如第十一 1 条："肺中风者，口燥而喘，身运而重，冒而肿胀。"其证机是邪热在肺，肺气为热所扰而上逆，肺津为热所消灼而不得滋，肺不得主水之上源而外溢；治当清肺养阴利水。风者，热也，阳也；言风者，以代阳热之邪，言肺中风者，当指阳热之邪侵袭而结于肺。

【肺中寒】寒邪内结于肺。见肺寒证，如第十一2条："肺中寒，吐浊涕。"《医宗金鉴·五脏风寒积聚病》："肺中寒邪，胸中之阳气不治，则津液聚而不行，故吐浊涎如涕也。"其证机是寒邪袭肺，肺气不能摄津而上逆；治当温肺散寒降逆。辨肺寒证之因机，有外邪，有内生；审病证，有实寒，有虚寒，皆当"谨守病机"，方无差错。

【肺死脏】肺气欲绝而临危病证。见肺病危证，如第十一3条："肺死脏，浮之虚，按之弱如葱叶，下无根者，死。"《金匮要略直解·五脏风寒积聚病》："内经曰：真肺脉至，如以羽毛中人肤，非浮之虚乎；葱叶，中空草也，若按之弱，如葱叶之中空；下又无根，则浮毛虚弱，无胃气，此真脏已见，故死。"《素问·平人气象论》："死肺脉来，如物之浮，如风吹毛，曰肺死。"《素问·玉机真脏论》："真肺脉至，大而虚，如以毛羽中人肤。"其病理是肺气大伤而竭绝，肺气浮越而外露，病情危重，难以救治。病至于此，理当积极治疗，庶几挽救于顷刻。仲景所言"肺死脏"是临床经验总结和对《内经》所述的升华，从而使理论更加接近于实际。

【肺水者】肺水气病理病证。见肺水气证，如第十四15条："肺水者，其身肿，小便难，时时鸭溏。"《金匮要略论注·水气病》："肺主气，以运行周身，病则正气不布，故身肿。"其证机是肺为水之上源，肺主行水，主通调水道，水气在肺，肺气为水气所遏而不得肃降通调水道，水不得走于膀胱而渗于肠间；治当肃降肺气以利水。

【肺饮不弦】饮邪客于肺而其脉不见弦。见肺饮证，如第十二13条："肺饮不弦，但苦喘短气。"《金匮要略论注·痰饮咳嗽病》："有饮在肺本，则肺自病而为喘，阻气不布而为短气，乃肺之形病不妨脉，故不弦。"其证机是饮邪留结于肺，阻滞气机，壅滞肺气，肺气既不得降，也不得宣而滞涩；治当利肺化饮。

沸

fèi❶液体受热而滚沸。如25条桂枝二麻黄一汤用法中言："先煮麻黄一二沸，去上沫，内诸药。"❷滚烫的开水。如154条大黄黄连泻心汤用法中言："以麻沸汤二升，渍之，须臾，绞去滓，分温再服。"

【沸汤】滚烫的开水。

其一，胃热轻证，如141条文蛤散用法中言："以沸汤和方寸匕，服，汤用五合。"指出服用方药最好用滚沸的开水送服，从而增强疗效。

其二，胃热痞证，详见"麻沸汤"项。

分

fēn❶区划而成的部分。如仲景序："余宗族素多，向余二百，建安纪年以来，犹未十稔，其死亡者，三分有二，伤寒十居其七。"❷药与药或方与方之间用量所占比例关系。如28条桂枝二越婢一汤用法中言："本云：当裁为越婢汤，桂枝汤合之，饮一升。今合为一方，桂枝汤二分，越婢汤一分。"又如三物白散方中："桔梗三分，巴豆去皮尖，熬黑，研如脂，一分，贝母三分。"❸分成，分开。如25条桂枝二麻黄一汤用法中言："合为二升，分再服。"❹斗，斗争。如97条："血弱气尽，腠理开，邪气因入，与正气相搏，结于胁下，正邪分争，往来寒热。"❺计量单位，即一两为四分，一分为六铢。如357条升麻麻黄汤用法中言："升麻一两一分（3.7g）当归一两一分（3.7g）。"❻伤，受伤。如第二十二8条："在上呕吐涎唾，久成肺痈，形体损分。"

fèn❼本分，引申为证机。如139条："不能卧，但欲起，心下必结，脉微弱者，此本有寒分也。"又如第十四19条："妇人则经水不通，经为血，血不利则为水，名曰血分。"❽整体分成几部分，每一部分叫一分。如第十九4条蜘蛛散用法中言："为散，取八分一匕，饮和服。"

【分再服】将1剂汤药分成2次服用。如25条桂枝二麻黄一汤用法中言："合为二升，分再服。"

【分温再服】将1剂汤药分成2次并温热服用。如29条甘草干姜汤用法中言："上二味，以水三升，煮取一升五合，去滓。分温再服。"

【分温三服】将1剂汤药分成3次并温热服用。如67条茯苓桂枝白术甘草汤用法中言："上四味，以水六升，煮取三升，去滓。分温三服。"

【分为二服】将1剂汤药分成2次并温热服用。如76条栀子豉汤用法中言："分为二服，温进一服。"

【分二服】将1剂汤药分成2次并温热服用。如76条栀子豉汤用法中言："分二服，温进一服。得吐者，止后服。”

【分争】斗争，相互争夺。详见“正邪分争”项。

【分四丸】将方药制作为成药，并分成4丸，每丸约14g。如126条抵当丸用法中言：“上四味，捣，分四丸，以水一升，煮一丸，取七合，服之。”

粉 fěn❶将硬物或较硬物研细为末。如310条猪肤汤用法中言：“加白蜜一升，白粉五合，熬香，和令相得，温分六服。”❷粉涂，涂擦。如38条大青龙汤用法中言：“取微似汗，汗出多者，温粉粉之。”

【粉（轻粉、铅粉）】粉有铅粉与轻粉之分。

1. 轻粉为水银、明矾、食盐等经升华法制成的氯化亚汞（Hg_2Cl_2）化合物。

别名：汞粉，水银粉，腻粉。

性味：辛，温；燥烈有毒。

功用：杀虫止痛，攻毒敛疮。

主治：虫证，疥癣，梅毒，淋病，积滞鼓胀，毒疮，水肿。

《神农本草经》曰：“味辛寒，主疥瘙，痂疡，白秃，杀皮肤中虫虱，堕胎，除热，杀金银铜锡毒。”

入方：见甘草粉蜜汤。

用量：

用量		经方数量	经方名称
古代量	现代量		
一两	3g	1方	甘草粉蜜汤

注意事项：孕妇禁用，不可久服。

化学成分：含氯化亚汞。

药理作用：利水作用（抑制酶的活性，影响肾再吸收功能），抗菌作用，抗真菌作用（堇色毛癣菌，许兰氏黄癣菌，奥杜盎氏小芽孢癣菌，红色表皮癣菌，星形奴卡氏菌），杀虫作用（肠道寄生虫），泻下作用（能抑制肠壁细胞的代谢与机能活动，阻碍肠中电解质与水分的吸收）。

2. 铅粉为铅加工制成的碱式碳酸铅。

别名：粉锡，流丹，白膏，白粉。

性味：甘、辛，寒；有毒。

功用：杀虫解毒，消积敛疮，软坚消痰。

主治：虫证，疥癣，梅毒，淋病，积滞鼓胀，毒疮，水肿。

《神农本草经》曰：“味辛寒，主伏尸，毒螫，杀三虫。”

入方：见甘草粉蜜汤。

用量：

注意事项：孕妇禁用，不可久服。

用量		经方数量	经方名称
古代量	现代量		
一两	3g	1方	甘草粉蜜汤

化学成分：含碱式碳酸铅，微量元素（铁、银、铜、砷、锑、锡）。

药理作用：暂缺。

【粉之】涂擦身体。如38条大青龙汤用法中言：“取微似汗，汗出多者，温粉粉之。”详见“温粉粉之”项。

风 fēng❶六淫病邪之一，即风邪。如第一13条：“风中于前，寒中于暮。”❷风热之邪。如111条：“太阳病中风，以火劫发汗，邪风被火热，血气流溢，失其常度。”❸病证。如12条：“太阳中风，阳浮而阴弱，阳浮者，热自发。”❹症状表现。如第2条：“太阳病，发热，汗出，恶风，脉缓者。”❺阳气恢复。如274条：“太阴中风，四肢烦疼，脉阳微阴涩而长者，为欲愈。”❻热证。如191条：“阳明病，若能食者，名中风。”❼病名。如第十四1条：“风水，其脉自浮，外证骨节疼痛，恶风。”❽穴名。如24条：“先刺风池，风府，却与桂枝汤则愈。”

【风温】特指阳明热盛证。见太阳温病证误治引起的变证，如第6条：“若发汗已，身灼热者，名风温。”仲景所言“风温”，与陈平伯所言“风温”概念不一样，仲景所言“风温”即阳明热盛证，而陈平伯之风温即风热表证；仲景所论风温，治当用白虎汤清泻盛热；陈平伯所言风温，治当疏散风热、解表散邪，以桂枝二越婢一汤或银翘散加减。

【风温为病】阳明热盛证的病证表现。见阳明热盛证，如第6条：“风温为病，脉阴阳俱浮，自汗出，身重，多眠睡，鼻息必鼾，语言难出。”仲景言“风温为病”者，以辨阳明热盛证。其证机是阳明邪热内盛，迫津外泄，上扰而肆虐神明，肺气失和；治当清泻盛热，以白虎汤。

【风湿】风湿病证。

其一，太阳风湿表虚痹证，如第二22条：“风湿，脉浮，身重，汗出，恶风者。”其证机是素体太阳营卫之气不足，风湿之邪乘机侵袭，风湿与太阳肌肤营卫之气相搏；治当祛风除湿。

其二，太阳湿热痹证，如第二21条：“病者一身尽疼，发热日晡所剧者，名风湿。”其证机是湿热侵袭太阳肌肤营卫筋脉，气血郁滞不通；治当清热祛湿，以麻杏薏甘汤加减。

【风湿相搏】风湿之邪相互搏结的病理病证。

其一，阳虚肌痹证，如174条，又如第二23条：“伤寒八九日，风湿相搏，身体疼烦，不能自转侧。”其证机是风寒湿侵袭肌肤，阻滞经脉气血营卫不通；治以桂枝附子汤，温阳通经、祛风散寒。

其二，阳虚骨痹证，如175条，又如第二24条：“风湿相搏，骨节疼烦，掣痛，不得屈伸，近之则痛剧。”其证机是风湿侵袭营卫肌肤筋脉骨节，经气郁滞不通；治当祛风除湿、散寒通阳，以甘草附子汤。

其三，太阳风湿证治法及病理特征，如第二18条：“风湿相搏，一身尽疼痛。”其证机是风湿侵袭太阳营卫肌肤筋脉，经气郁滞不通。

【风湿俱去】风湿之邪均被祛除。见太阳风湿证治法及病理特征，如第二18条：“若治风湿者，发其汗，但微微似欲出汗者，风湿俱去也。”《医宗金鉴·痉湿暍病》：“若治风湿者，必俟天气晴朗，发其汗，但令汗微微似欲出状，则风与湿俱去，则病自解矣。”仲景指出治湿必须做到只有微微汗出，才能使风湿之邪俱去。怎样才能做到这一点，就必须在选方用药及定量方面与病变证机切切相合。

【风气】泛指自然界和谐之气。见脏腑发病与致病因素，如第一2条：“夫人禀五常，因风气而生长，风气虽能生万物，亦能害万物。”仲景言“风气”者，当指自然界和谐之气。

【风气虽能生万物】自然之风虽能生化自然之万物。见脏腑发病与致病因素，如第一2条：“夫人禀五常，因风气而生长，风气虽能生万物，亦能害万物。”指出自然之气既能助人生长，又能引起人体发病。以揭示人体只可适应、调节而不可违背自然之气。

【风气去】风邪被祛除。见太阳风湿证治法及病理特征，如第二18条：“但风气去，湿气在，是故不愈也。”指出治疗风湿病证，风邪与湿邪相较，风邪易于被祛除。

【风气相击】风邪与正气相互斗争的病理特征。见太阳风水证基本病理特征，如第十四2条：“风气相击，身体洪肿，汗出乃愈。”其证机是风气与水气相互搏结而溢于肌肤。

【风气相搏】风邪与正气相互搏结的病理特征。见太阳风水证基本病理特征，如第十四2条：“脉浮而洪，浮则为风，洪则为气，风气相搏，风强则为隐疹，身体为痒。”其证机是风邪与水气相搏，一论病者以风邪盛即风强于肌肤营卫为主要病理特征及病证如身痒或痂癞，二论以水气盛即气强于胸腹之间为主要病理特征及病证如“难以俯仰”，由于其病理矛盾方面各有侧重，故临床表现也各有不同，但病变证机都是水气外溢所致，临证还要仔细识别病变证机，以法论治。

【风气百疾】外感风邪与内伤杂病相兼病证。见阴阳气血俱不足证及兼论阴阳气血俱不足证与太阳病证相兼，如第六16条：“虚劳，诸不足，风气百疾。”其证机是在表太阳营卫为邪所客，在里阴阳气血俱虚而不得滋荣；治当解表和里，以薯蓣丸。

【风中于前】在早晨大多易于感受风邪侵袭。见病因辨证，如第一13条：“五邪中人，各有法度，风中于前，寒中于暮，湿伤于下。”仲景指出病邪导致疾病除了有致病特点外，更有致病的时间性，对此也要引起重视。只有知此知彼，才能认识疾病病因的复杂性和多变性，才能认清病变本质所在，此亦病因辨证。

【风中于卫】风热之邪侵袭于肺，影响于肌表营卫，卫气病理至为明显。见肺痈证的病理，如第七2条：“寸口脉微而数，微则为风，数则为热，微则汗出，数则恶寒，风中于卫，呼气不入。”指出肺主宣发营卫，营卫受邪则可引起肺气失和而演变为肺痈，而肺痈为病也可引起营卫病理，并指出肺痈病证的发生根源于风邪从营卫而及于肺。

【风寒】或言风寒之邪，或言病证表现。详见“恶风寒”及“头痛风寒”项。

【风寒相搏】寒湿相互搏结而引起的病理病证。见脾胃寒湿膀胱郁热谷疸证，如第十五2条：“风寒相搏，食谷即眩，谷气不消，胃中苦浊。”仲景所言“风寒相搏”，当指寒湿之邪。言“阴被其寒，热流膀胱。”以揭示其证机是太阴之气为寒湿所浸淫，膀胱为湿热所郁结；治当温胃暖脾、清利湿热，以理中丸与茵陈蒿汤或栀子大黄汤加减。

【风强则为瘾疹】风邪为主则易引起瘾疹一类病证。见太阳风水证基本病理特征，如第十四2条：“脉浮而洪，浮则为风，洪则为气，风气相搏，风强则为隐疹，身体为痒，痒为泄风。”《医宗金鉴·水气病》：“若风强于气，相搏为病，则偏于营，故为瘾疹。”仲景主要论述风邪盛即风强于肌肤营卫为主要病理特征及病证如身痒或痂癞，其证机是风与水邪相结而搏于肌肤；治当祛风活血，散水解表。

【风痹状】病证表现如风湿痹证一样。见气血营卫虚痹证，如第六2条：“外证身体不仁，如风痹状。”仲景言：“如风痹状”，既暗示辨气血营卫虚痹证有似风湿痹证的表现，又暗示辨气血营卫虚痹证当与风湿痹证相区别。

【风水】风邪与水气相搏而上拥于目以为浮肿的病理病证。

其一，太阳风水表虚证，如第十四22条：“风水，脉浮，身重，汗出，恶风者。”《医宗金鉴·水气病》：“风水之病，外风内水也。”其证机是太阳营卫为外邪所客，营卫不能泌津而为水气，水气上行上拥而外溢；治以防己黄芪汤。

其二，邪郁肺证，如第七4条：“欲作风水，发汗则愈。”《金匮要略正义·肺痿肺痈咳嗽上气病》：“若上气喘而兼躁，则喘为风，躁因水逆，饮邪挟风，而为风水，但使风从表散，而水自安澜，喘躁自已矣。”仲景辨证指出饮邪郁肺证在其病变过程中可能出现类似风水证，当注重鉴别诊断；同时兼论风水证与饮邪郁肺证相兼，以风水为主的治疗大法是“发汗则愈”。

其三，太阳风水证，如第十四1条：“病有风水、有皮水、有正水、有石水、有黄汗。风水，其脉自浮，外证骨节疼痛，恶风。”《金匮要略心典·水气病》：“风水，水为风激，因风而为病水也。”其证机是营卫受邪而抗邪，尤其是营气不能行使泌津而津变为水气，风与水气相搏而泛溢于肌肤、眼睑；其治解表散水气。

其四，太阳风水证基本病理特征，如第十四2条：“恶风则虚，此为风水。”仲景指出辨太阳风水证有虚证、实证、寒证、热证，临证时一定要审证确切，以法论治。虚寒证可用防己黄芪汤，实热证可用越婢汤等。

其五，风水证的典型脉证，如第十四3条：“寸口脉沉滑者，中有水气，面目肿大，有热，名曰风水。”其证机是风或夹寒或夹热侵犯太阳营卫，营气受邪不能“泌其津液，注之于脉，化以为血”。而为水气，水气溢于肌肤营卫。病证以风邪与水气相搏而上拥于目以为肿的病理病证；治当用发汗的方法。可在临证之际还当详别其病变证机，以法论治。

其六，太阳风水夹热证，如第十四23条：“风水，恶风，一身悉肿。”《金匮悬解·水气病》：“风水，恶风，一身悉肿，水胀于经络也。”其证机是风热侵袭太阳肌肤营卫，营卫受邪既不得固护肌表，又不得泌津而为水气。又如越婢汤用法中言：“风水加术四两。”指出病证水邪尤盛，浮肿明显者，治可用越婢汤加白术，燥湿制水，以杜绝水气变生之源。

其七，湿热黄汗证的证治，如第十四28条：“身体重，发热，汗出而渴，状如风水，汗沾衣，色正黄如柏汁，脉自沉。”《金匮要略心典·水气病》：“黄汗之病，与风水相似，但风水脉浮而黄汗脉沉，风水恶风而黄汗不恶风为异。”其证机是湿热肆虐肌肤营卫，营卫与湿热相搏，湿热外溢；治以黄芪芍桂苦酒汤，温阳益气，清化湿邪。并指出辨黄汗证有类似风水证，对此一定要注意鉴别诊断，不可盲目治疗。

【风池】穴名，即风池穴。出自《灵枢·热病》。属足少阳经，位于项后枕骨下两侧凹陷处，平风府穴，亦即斜方肌与胸锁乳突肌之间陷中。系足少阳胆经，手少阳三焦经和阳维脉的会穴。具有利少阳，和太阳，通达三焦气机的作用。见太阳中风重证，如24条：“先刺风池，风府，与桂枝汤则愈。”《伤寒总病论·辨太阳病脉证并治》：“风池，是少阳之经，阳维之会，不针天突而取风池者，阳维维诸阳，巨阳为诸阳主气故也。”《医宗金鉴·伤寒论注》：“宜刺三分，肌肉厚者可五分，留七呼，禁灸。”指出针刺风池，可激活太阳、少阳之气，能使太阳少阳之气积力抗邪。

【风府】穴名，风府穴。出自《素问·骨空论》，别名舌本。属督脉，位于后正中线，发际上1寸，当枕骨粗隆下凹陷处，亦即枕骨与第一颈椎之间。系足太阳膀胱经，督脉与阳维脉的会穴。具有疏散邪气，通达经气，清热散寒的双向作用。《医宗金鉴·伤寒论注》：“督脉，阳维之会，宜刺三分，肌肉薄者，只二分，候病人呼吸即出，禁灸。”见太阳中风重证，如24条：“先刺风池、风府，与桂枝汤则愈。”指出针刺风府，可激活、振奋太阳和少阳之气，能使太阳和少阳之气积力抗邪。

【风家】感受外邪以风邪为主。见太阳病证，如10条：“风家，表解而不了了者，十二日愈。”仲景言“风家”，当指以风邪为主引起的太阳病，但辨太阳病，一定要辨清病变的主要矛盾方面，以法做出恰当的治疗方案与措施。

【风则生微热】感受风寒之邪则会引起轻微发热症状。见太阳病证与阴阳两虚证相兼，如30条：“寸口脉浮而大，浮为风，大为虚，风则生微热，虚则两胫挛。”指出素体阴阳两虚，但感受外邪后，正气仍能抗邪，正邪相争则发热；治当扶阳益阴、解表散邪，以桂枝加附子汤加减。

F

【风令脉浮】感受风邪为主则易引起脉浮。见病因辨证，如第一13条：“风令脉浮，寒令脉急。”指出风邪主动，动则涌动气血而脉浮；治当祛风散邪，固护营卫。

【风病】泛指以风邪为主的一类病，或指太阳病一类证型。见表里兼证，如第二5条：“夫风病，下之则痉。”仲景言“夫风病”，当指太阳病证，言“风”者，以“风”代风寒与风热或夹湿或夹燥等，于此主要揭示在表有太阳病，临证一定要辨清病变证机属性，以法决定治疗方法；同时也兼论辨证应当重视鉴别诊断。

【风发】以风热之邪为主引发的疟病。见疟病主脉及其主证特征，如第四1条：“弦数者风发也，以饮食消息止之。”指出疟病病因有许多，但以风热为主引发的则比较多见，并暗示临证一定要审明病变证机，以法而辨。

【风之为病】中风或风湿痹证的病证表现。见中风及痹证与鉴别，如第五1条：“夫风之为病，当半身不遂，或但臂不遂者，此为痹。脉微而数，中风使然。”仲景言“夫风之为病”，其辨证精神有二，一是指内伤杂病即中风证如“当半身不遂”，如“脉微而数，中风使然”以揭示辨中风证的常见脉证，其证机是气血失和，风从内生，浸淫筋脉，经气不利；治当调理气血，平熄内风。另一是指风湿痹证，如“或但臂不遂者，此为痹”。其证机是风寒湿或风热湿浸淫经脉，客于肌肤关节，壅滞气血，经脉阻滞不通；治当散邪通经，和畅气血。

【风血相搏】风邪侵袭于血并与血相搏的病理病证。见阴血虚弱历节证，如第五6条：“少阴脉浮而弱，弱则血不足，浮则为风，风血相搏，即疼痛如掣。”其证机是阴血虚弱不得滋养筋脉，筋脉经气反为邪气肆虐而不通；治当滋补阴血，通经散邪。

【风伤皮毛】风邪易于侵犯皮毛。见肺痈证的病理，如第七2条：“风伤皮毛，热伤血脉，风舍于肺，其人则咳，口干。”指出肺痈证的发生与感受外邪有一定的内在关系，尤其是邪从皮毛而入者为多见。同时也暗示肺痈病证，其病证表现既有肺的病证，又有皮毛的病证，临证一定要辨清病变的主要矛盾方面。

【风舍于肺】以风热为主侵袭于肺。见肺痈证的病理，如第七2条：“风伤皮毛，热伤血脉，风舍于肺，其人则咳，口干。”指出肺痈证的主要病理矛盾方面是风热蕴结于肺，肺气不利。

【风冷】寒冷之邪。见太阴脾虚寒证，第十8条：“夫瘦人绕脐痛，必有风冷，谷气不行。”指出太阴脾虚寒证的主要病因是寒冷之邪，提示治疗方法及应当采取的相应措施。

【风引汤】

组成：大黄四两（12g） 干姜四两（12g） 龙骨四两（12g） 桂枝三两（12g） 甘草二两（6g） 牡蛎二两（6g） 寒水石六两（18g） 滑石六两（18g） 赤石脂六两（18g） 白石脂六两（18g） 紫石英六两（18g） 石膏六两（18g）

用法：上十二味，杵，粗筛，以韦囊盛之，取三指撮，井花水三升，煮三沸。温服一升。

功用：清肝益阴，潜阳熄风。

适应证：肝阴不足阳亢动风证：昏仆，两目上视，四肢抽搐，口吐涎沫，头晕头痛，烦热，四肢无力，急躁，或肌肉震颤，或四肢抽搐，口苦口干，舌红少苔或薄黄，脉弦数。

解读方药：

1. 诠释方药组成：方中大黄泻热息风；石膏、寒水石清热益阴息风；龙骨、牡蛎潜阳息风；滑石渗利湿浊；赤石脂、白石脂固涩收敛息风；紫石英重镇息风，潜阳安神；干姜、桂枝辛散温通透解；甘草益气缓急。

2. 剖析方药配伍：大黄与桂枝，属于相反配伍，大黄泻热，桂枝温阳通经，桂枝制约大黄泻热凝滞，大黄制约桂枝通阳化热；石膏与寒水石，属于相须配伍，清热生津息风；大黄与石膏、寒水石，属于相使配伍，清泻盛热，益阴息风；龙骨与牡蛎，属于相须配伍，敛阴潜阳，息风安神；大黄与龙骨、牡蛎，属于相使配伍，大黄助龙骨、牡蛎潜阳息风，龙骨、牡蛎助大黄泻热息风；干姜与桂枝，属于相须配伍，温阳通经；白石脂与赤石脂，属于相须配伍，固涩阴津；滑石与甘草，属于相反配伍，滑石利湿，甘草生津，滑石兼防甘草生津助湿，甘草兼防滑石利湿伤津；紫石英与龙骨、牡蛎，属于相使配伍，清热息风，重镇安神；干姜、桂枝与石膏、寒水石，属于相反配伍，寒得温清热而不凝，温得寒温通不助热；滑石与赤石脂、白石脂，属于相反配伍，滑石利湿，并制约赤石脂、白石脂收敛浊腻，赤石脂、白石脂收涩，并制约滑石利湿伤阴。

3. 权衡用量比例：大黄与桂枝用量比例是4∶3，提示药效泻热与通经之间的用量调配关系；石膏与寒水石用量比例是1∶1，以治热盛；大黄与石膏、寒水石用量比例是2∶3∶3，提示药效泻下与清热之间的用量调配关系；龙骨与牡蛎用量比例是2∶1，提示药效安神与潜阳之间的用量调配关系；大黄与龙骨、牡蛎用量比例是2∶2∶1，提示药效泻下与潜阳安神之间的用量调配关系；干姜与桂枝用量比例是4∶3，提示药效温阳与通经之间的用量调配关系；白石脂与赤石脂用量比例是1∶1，固涩阴津；滑石与甘草用量比例是3∶1，提示药效利湿与益气之间的用量调配关系；紫石英与龙骨、牡蛎用量比例是3∶3∶1，提示药效重镇安神与潜阳安神之间的用量调配关系；干姜、桂枝与石膏、寒水石用量比例是4∶3∶6∶6，提示药效温通与清热之间的用量调配关系；滑石与赤石脂、白石脂用量比例是1∶1∶1，提示药效利湿与收敛之间的用量调配关系。

蜂

fēng 蜂，药名，即蜂窝，入鳖甲煎丸中。

【蜂窝】蜂窝为胡蜂科昆虫大黄蜂或同属近缘昆虫的巢。

别名：蜂房，露蜂房，马蜂窝，蜂窠，百穿，蜂肠。

性味：甘、苦，平。

功用：解毒涤痰，散结祛瘀。

主治：症瘕积聚，顽痰结积，睾丸肿痛，疟疾。

《神农本草经》曰：“味味苦平，主惊痫瘈疭，癫疾，寒热，肠痔，虫毒，蛇痫。”

入方：见鳖甲煎丸。

用量：

用量		经方数量	经方名称
古代量	现代量		
四分	12g	1方	鳖甲煎丸

注意事项：孕妇慎用。

化学成分：含蜂蜡，树脂，有毒的露蜂油。

药理作用：促进血液凝固作用，利尿作用，强心作用，驱虫作用（绦虫），扩张血管作用，对心脏呈现剂量调配作用（低浓度兴奋，高浓度抑制）。

肤

fū 肤，即人体之表皮。如153条：“因胸烦，面色青黄，肤瞤者，难治。”

【肤瞤】肌肤时而跳动。见痞证预后及转归，如153条：“因胸烦，面色青黄，肤瞤者，难治。”《注解伤寒论·辨太阳病脉证并治》：“肌肤瞤动者，阳气大虚，故云难治。”《伤寒论辨证广注·辨太阳病脉证并治法下》：“人身肌肤，脾脏主之，肌肤瞤动而不宁，则太阴之真气欲脱，故难治也。”其证机是阳气虚弱，肌肤既不得阳气温煦与调摄，又不得阳气所主则跳动不宁。

【肤冷】肌肤寒冷。见脏厥证，如338条：“伤寒，脉微而厥，至七八日肤冷，其人躁无暂安时者，此为脏厥，非蛔厥也。”《伤寒论辨证广注·辨厥阴病脉证并治》：“肤冷，乃通身之肌肉皆冷。”《伤寒内科论·辨厥阴病脉证并治》：“少阴真阳极虚，复加寒客即脏厥证，……若未能及时医治，延至七八日致阳气垂危而欲尽，则周身肤冷。”其证机是阳气大虚，寒气充斥，肌肤失温；治当温补阳气，以肾气丸与通脉四逆汤加减。

趺

fū❶脚背。如第十九1条：“病趺蹶，其人但能前，不能却，刺腨入二寸，此太阳经伤也。”❷诊脉部位之一。如仲景序：“按寸不及尺，握手不及足；人迎、趺阳，三部不参。”

【趺阳】穴名，即冲阳穴，故又称冲阳脉，位于足背胫前动脉搏动处。属足阳明胃经。《灵枢·本输》：“胃脉过冲阳。”《注解伤寒论·辨阳明病脉证并治》：“趺阳者，脾胃之脉。”《伤寒溯源集·阳明中篇》：“趺阳，足趺上动脉也，又名冲阳，胃脉也。”具有调理脾胃之气，助气血生化之源的作用。另详见“少阴负趺阳也”项。

【趺阳脉浮而涩】趺阳脉浮与涩并见。详见“脉浮而涩”诸项。

【趺阳脉紧而数】趺阳脉紧与数并见。详见“脉紧而数”项。

【趺蹶】病人足背僵硬，行动不便。见太阳经伤证，如第十九1条：“病趺蹶，其人但能前，不能却，刺腨入二寸，此太阳经伤也。”《金匮悬解·趺蹶手指臂肿转筋阴狐蛔虫病》：“病趺蹶，其人能前不能却，足趺硬直，能前走而不能后移也。”辨“趺蹶”，“趺”者，脚背也；“蹶”者，足背僵硬，行动不便。其证机是太阳经气筋脉由机械外力而损伤，经气筋脉屈伸机关不利。

夫

fú❶文言发语词。如仲景序：“夫天布五行，以运万类；人禀五常，以有五脏。”❷文言助词。如仲景序：“痛夫！举世昏迷，莫能觉悟，不惜其命，若是轻生，彼何荣势之云哉？”

【夫天布五行】众所周知自然界具有生化五行等万物。详见“天布五行”项。

【夫欲视死别生】众所周知要想判断疾病预后转归是良好（生）还是欠佳（死）。详见“视死别生”项。

【夫实则谵语】众所周知谵语大多是实证。详见“实则谵语”项。

【夫肝之病】众所周知肝的病证表现。详见“肝之病”项。

【夫治未病者】众所周知治疗未病的重要性。详见“治未病”项。

【夫吐血】众所周知吐血的病证表现。详见“吐血”其三项。

【夫酒客咳者】众所周知饮酒太过而伤肺则会引起咳嗽。详见“酒客咳者”项。

【夫病人饮水多】大概是病人饮水多所引起的缘故。详见“病人饮水多”项。

【夫水病人】众所周知水气病人的病证表现。详见“水病人”项。

【夫脉浮】众所周知脉浮的形态与特征。详见“脉浮”二十八项。

【夫男子平人】大概是男子外表貌似正常人。详见“男子平人”其一项。

【夫瘦人绕脐痛】大概是形体虚弱的病人有脐周疼痛。详见“绕脐痛”其二项。

【夫诸病在脏】众所周知这是病变证机在脏腑。详见“诸病在脏”项。

【夫风之为病】众所周知中风或风湿痹证的病证表现。详见“风之为病”项。

【夫饮有四】众所周知水饮或痰饮之邪引起的病理病证主要有4个方面。详见“饮有四”项。

【夫尊荣人骨弱肌肤盛】众所周知养尊处优的人貌似强壮而本质上则是脏腑之气虚弱。详见“尊荣人骨弱肌肤盛”项。

胕

fú 胕，即浮肿。《素问·水热穴论》：“上下溢于皮肤，故为胕肿。胕肿者，聚水而生病也。”第十四1条：“皮水，其脉亦浮，外证胕肿，按之没指，不恶风。”

【胕肿】皮肤出现浮肿。见皮水证，如第十四1条：“皮水，其脉亦浮，外证胕肿，按之没指，不恶风，其腹如鼓，不渴，当发其汗。”《金匮要略直解·水气病》：“脾不能行水，至津液充郭，上下溢于皮肤，则水病生矣。”其证机是水气在脾，脾不得运化水津而为水气，水气泛溢于内外，充斥于肌肤；治当健脾利水，渗利水湿，发汗散水。

佛

fú 佛，即彷佛，印象，好像。如仲景序：“短期未知决诊，九候曾无彷佛。”

怫

fú 怫，即郁滞，闭阻，蕴结。如48条：“设面色缘缘正赤者，阳气怫郁在表，当解之，熏之。”

【怫郁】邪气与正气相搏而怫郁滞涩于营卫之间。详见“阳气怫郁在表”项。

伏

fú❶脉象之一，即伏脉，如第二8条：“脉如故，反伏弦者，痉。”❷趴，引申为深痼留结，郁结。如第十二11条：“背痛，腰疼，目泣自出，其人振振身瞤剧，必有伏饮。”又如第十四8条：“趺阳脉浮而数，浮脉即热，数脉即止，热止相搏，名曰伏。”

【伏则小便难】水气郁结在里则小便难。如第十四8条：“沉则脉络虚，伏则小便难，虚难相搏，水走皮肤，即为水矣。”其证机是水气郁结于里而深伏留结，水气不得下行则小便难。

【伏弦】脉应指而沉且弦。见太阳湿热痉证的基本脉证，如第二 8 条：“暴腹胀大者，为欲解。脉如故，反伏弦者，痉。”审伏弦脉其证机是经气郁滞，经脉不和，筋脉拘急。

【伏饮】饮邪郁滞而深痼留结。见膈间痰饮证，如第十二 11 条：“目泣自出，其人振振身瞤剧，必有伏饮。”《金匮要略心典·痰饮咳嗽病》：“伏饮，亦即痰饮之伏而不觉者，发则始见也。”其证机是痰饮胶结于膈而壅滞气机，气机逆乱而不得升降，饮气随经气溢于上下内外；治当涤痰化饮，开胸利膈，以小青龙汤与苓桂术甘汤加减。

茯

fú❶药名：如茯苓。❷方名：如茯苓泽泻汤。

【茯苓】茯苓为多孔菌科真菌茯苓的菌核。

别名：茯菟，松腴，绛晨伏胎，松薯，松苓，松木薯。

性味：甘、淡，平。

功用：益气健脾，宁心安神，利水消肿。

主治：心悸，头晕，小便不利，心下逆满，咳嗽有痰，大便溏薄，少腹急结。

《神农本草经》曰：“主胸胁逆气，忧恚，惊邪，恐悸，心下结痛，寒热，烦满，咳逆，止口焦舌干，利小便。久服安魂魄，养神，不饥，延年。”

入方：见苓桂术甘汤、桂枝去桂加茯苓白术汤、防己茯苓汤、五苓散、猪苓散、桂苓五味甘草汤、苓甘五味姜辛汤、桂苓五味甘草去桂加姜辛夏汤、苓甘五味加姜辛半夏杏仁汤、苓甘五味加姜辛半杏大黄汤、茯苓杏仁甘草汤、酸枣仁汤、赤丸、茯苓甘草汤、柴胡加龙骨牡蛎汤、侯氏黑散、木防己去石膏加茯苓芒硝汤、半夏厚朴汤、麻黄升麻汤、小柴胡汤加减。

用量：

剂型	不同用量	古代量	现代量	代表方名
汤剂	最小用量	六铢	0.8g	麻黄升麻汤
	最大用量	半斤	24g	茯苓泽泻汤
	通常用量	四两	12g	茯苓四逆汤
	次于通常用量	三两	9g	附子汤
散剂	最小用量	十八铢	2.3g	五苓散
	最大用量	三分	9g	侯氏黑散
丸剂	最小用量	三两	9g	肾气丸
	最大用量	四两	12g	薯蓣丸

注意事项：阴血虚者慎用。

化学成分：含多聚糖类［茯苓糖，茯苓聚糖，β-（1→6）吡喃葡萄糖，β-（1→3）葡萄糖聚糖］，三萜类（茯苓酸为3β-邻乙酰多孔菌酸-B，块苓酸，次孔酸，三萜羧酸-松苓酸，松苓新酸），微量蛋白酶，棕榈酸，十二碳烯酸，月桂酸，十一碳烯二酸，辛酸，麦角甾醇，树胶，甲壳质，蛋白质，脂肪，甾醇，卵磷脂，右旋葡萄糖，腺嘌呤，胆碱，组氨酸，β-茯苓聚糖分解酶，微量元素（镁、钙、铝、镉、铜、锰、硒等）。

药理作用：利尿作用，抗菌作用（金黄色葡萄球菌，大肠杆菌，变形杆菌），降低胃酸分泌，保肝作用（降低谷丙转氨酶活性），抗肿瘤作用，升高白细胞、红细胞、血浆皮质酮，镇静作用，降血糖作用（先升后降），增强心脏收缩，加速心率，减少肝匀浆细胞色素 P-450 含量，提高免疫机能［增强巨噬细胞的细胞毒性作用，使吞噬细胞的吞噬率和吞噬指数明显增加，增强脾抗体分泌细胞数（PFC）以及特异的抗原结合细胞数（SRFC）］，抗胸腺萎缩，抗脾脏增大，抑制肿瘤生长，增强脾 T 细胞生长因子的生长，增强 T 淋巴细胞的细胞毒性即增强细胞免疫反应，促进 NK 细胞活性的作用。

【茯苓甘草汤】

组成：茯苓二两（6g）　桂枝去皮，二两（6g）　甘草炙，一两（3g）　生姜切，三两（9g）

用法：上四味，以水四升，煮取二升，去滓。分温三服。

功用：温胃通阳，化气利水。

适应证：脾胃阳郁水气证：胃脘悸动不安而有振水声，呕吐清稀涎水，畏寒，手足厥逆，汗出，舌淡，苔薄白，脉弦或沉。

解读方药：

1. 诠释方药组成：方中茯苓健脾渗湿；桂枝通阳化气；生姜温中化水；甘草补益中气。

2. 剖析方药配伍：茯苓与甘草，属于相使配伍，健脾益气利水；茯苓与桂枝，属于相使配伍，温阳利水；桂枝与甘草，属于相使配伍，温阳益气；桂枝与生姜，属于相须配伍，辛温通阳，醒脾治水。

3. 权衡用量比例：茯苓与甘草用量比例是2∶1，提示药效利水与益气之间的用量调配关系，以治气不化水；茯苓与桂枝用量比例是1∶1，提示药效利水与温阳之间的用量调配关系，以治寒水；桂枝与生姜用量比例是2∶3，提示药效温阳通经与散水之间的用量调配关系，以治寒湿。

【茯苓桂枝白术甘草汤】

组成：茯苓四两（12g） 桂枝去皮，三两（9g） 白术 甘草各二两（各6g）

用法：上四味，以水六升，煮取三升，去滓。分温三服。

功用：温阳健脾，利水降逆。

适应证：

1. 脾胃气虚水气证：胃脘逆满或疼痛，气逆冲胸，头晕目眩，站立不稳，或呕或利，或小便不利，舌淡，苔薄，脉沉紧。

2. 胃脘痰饮证：胃脘满闷而有水动声，背寒冷如手大，胸胁胀满，身重，少气，小便不利，苔薄，脉沉。

解读方药：

1. 诠释方药组成：方中茯苓益气利湿；桂枝温阳化气；白术健脾益气燥湿；甘草补益中气。

2. 剖析方药配伍：茯苓与桂枝，属于相使配伍，益气利湿，通阳化水；茯苓与甘草，属于相使配伍，健脾益气利水；桂枝与白术，属于相使配伍，桂枝助白术健脾化湿，白术助桂枝温脾化饮；桂枝与甘草，属于相使配伍，温阳益气。

3. 权衡用量比例：茯苓与桂枝用量比例是4∶3，提示药效渗利与温阳之间的用量调配关系，以治阳虚痰湿；茯苓与白术用量比例是2∶1，提示药效健脾利湿与健脾燥湿之间的用量调配关系，以治脾虚湿盛；桂枝与白术用量比例是3∶2，提示药效温阳化气与健脾益气之间的用量调配关系，以治虚寒；茯苓与桂枝、甘草用量比例是4∶3∶2，提示药效渗利与温阳益气之间的用量调配关系，以治寒湿。

药理作用：苓桂术甘汤具有保护胃黏膜作用，利尿作用，抗心肌缺血作用，抗缺氧作用，抗心力衰竭作用，抗心律失常作用，抗胃溃疡作用，抑制交感神经兴奋作用，抑制子宫自发收缩作用等。

【茯苓桂枝大枣甘草汤】

组成：茯苓半斤（24g） 桂枝去皮，四两（12g） 甘草炙，二两（6g） 大枣擘，十五枚

用法：上四味，以甘烂水一斗，先煮茯苓减二升，内诸药，煮取三升，去滓。温服一升，日三服。作甘烂水法，取水二斗，置大盆内，以杓扬之，水上有珠子五六千颗相逐，取用之。

功用：助肾气，伐水气。

适应证：肾虚水气上冲证：小便不利，脐下悸动，欲有气上冲但至脐而止，少腹畏寒不适，舌淡，苔薄而滑，脉沉或弱。

解读方药：

1. 诠释方药组成：方中茯苓益气利湿；桂枝温阳化气；大枣、甘草补益中气。

2. 剖析方药配伍：茯苓与桂枝，属于相使配伍，茯苓桂枝温阳化饮，桂枝助茯苓利水通阳；桂枝与甘草，属于相使配伍，温阳益气；茯苓与甘草，属于相使配伍，益气缓急；大枣与甘草，属于相须配伍，增强补益中气。

3. 权衡用量比例：茯苓与桂枝用量比例是2∶1，提示药效益气利湿与温阳化气之间的用量调配关系，以治寒水；茯苓与甘草、大枣用量比例是4∶1∶6，重在益气渗利；桂枝与甘草用量比例是2∶1，提示药效温阳降逆与益气之间的用量调配关系，以治阳虚。

【茯苓泽泻汤】

组成：茯苓半斤（24g） 泽泻四两（12g） 甘草二两（6g） 桂枝二两（6g） 白术三两（9g） 生姜四两（12g）

用法：上六味，以水一斗，煮取三升，内泽泻，再煮取二升半。温服八合，日三服。

功用：温胃化饮，散水降逆。

适应证：饮阻脾胃呕渴证偏寒者：呕吐频繁而剧烈，畏寒，以呕吐后渴欲饮水为特点，吐出为清稀物或水，无异味，舌淡，脉紧或沉。

解读方药：

1. 诠释方药组成：方中茯苓益气利湿；泽泻渗利湿热；白术健脾益气燥湿；桂枝温阳化饮；生姜温阳化饮；甘草益气和中。

2. 剖析方药配伍：茯苓与泽泻，属于相须配伍，增强利水泻热；茯苓与白术，属于相使配伍，健脾益气，燥湿利饮；茯苓与桂枝，属于相使配伍，温阳利水化饮；桂枝与生姜，属于相使配伍，辛温通阳化饮；白术与甘草，属于相须配伍，增强健脾益气。

3. 权衡用量比例：茯苓与白术用量比例是8∶3，提示药效健脾利水与健脾燥湿之间的用量调配关系，以治气虚水气；茯苓与桂枝用量比例

是4∶1，提示药效利水与通阳之间的用量调配关系，以治阳虚水气；桂枝与生姜用量比例是1∶2，提示药效温阳通经与温阳散水之间的用量调配关系，以治阳郁；茯苓与泽泻用量比例是2∶1，提示药效健脾利水与清热利水之间的用量调配关系，以治水气内停；白术与甘草用量比例是3∶2，提示药效健脾燥湿与益气缓急之间的用量调配关系，以治脾虚。

【茯苓桂枝五味甘草汤】详见“桂苓五味甘草汤”项。

【茯苓戎盐汤】

组成：茯苓半斤（24g） 白术二两（6g） 戎盐弹丸大一枚（15g）

用法：上三味（编者注：上三味之后用法乃《四部备要》补注），先将茯苓、白术煎成，入戎盐煎，分三服。

功用：清热益气，扶正利水。

适应证：膀胱气虚湿热证：小便不利，尿后余淋未尽，前阴坠重，四肢无力，身倦，喜卧，少腹胀痛，舌红，苔黄，脉弱。

解读方药：

1. 诠释方药组成：方中茯苓益气利湿；戎盐通窍利湿泄热；白术健脾益气燥湿。

2. 剖析方药配伍：茯苓与白术，属于相使配伍，健脾益气，燥湿利水；茯苓与戎盐，属于相使配伍，益气利水泄热；白术与戎盐，属于相使配伍，健脾益气，利水泄热。

3. 权衡用量比例：茯苓与白术用量比例是4∶1，提示药效健脾利水与健脾燥湿之间的用量调配关系，以治气虚；茯苓与戎盐用量比例是5∶3，提示药效利水与泄热之间的用量调配关系，以治水热；白术与戎盐用量比例是近1∶3，提示药效健脾与泄热之间的用量调配关系。

【茯苓杏仁甘草汤】

组成：茯苓三两（9g） 杏仁五十个（8.5g） 甘草一两（3g）

用法：上三味，以水一斗，煮取五升。温服一升，日三服。不差，更服。

功用：通阳化饮，宣导气机。

适应证：饮阻胸痹证：胸痛，胸闷，以闷为主，短气，或胸中似有饮气走动，或呕吐痰涎，质地清稀，舌淡，苔滑，脉沉或滑。

解读方药：

1. 诠释方药组成：方中茯苓益气利饮；杏仁通阳降泄；甘草益气和中。

2. 剖析方药配伍：茯苓与杏仁，属于相使配伍，益气通阳，降逆化饮；茯苓与甘草，属于相使配伍，益气渗利化饮；杏仁与甘草，属于相使配伍，益气降逆化痰。

3. 权衡用量比例：茯苓与杏仁用量比例是近1∶1，提示药效健脾利水与降肺化痰之间的用量调配关系，以治胸中饮结；茯苓与甘草用量比例是3∶1，提示药效益气利水与益气缓急之间的用量调配关系，以治气虚水饮；杏仁与甘草用量比例是3∶1，提示药效降逆与益气之间的用量调配关系。

【茯苓四逆汤】

组成：茯苓四两（12g） 人参一两（3g） 附子生用，去皮，破八片，一枚（5g） 甘草炙，二两（6g） 干姜一两半（4.5g）

用法：上五味，以水五升，煮取三升，去滓。温服七合，日三服。

功用：扶阳益阴。

适应证：肾阴阳俱虚烦躁证：心烦，急躁，失眠或不得卧，腰膝酸软，恶寒，舌淡，苔薄，脉微弱。

解读方药：

1. 诠释方药组成：方中茯苓益气安神；附子温壮阳气；干姜温中化阳；人参大补元气，安定精神；甘草补益中气。

2. 剖析方药配伍：附子与干姜，属于相须配伍，增强温阳通阳壮阳。人参与茯苓，属于相反相使配伍，相反者，茯苓渗利，人参大补；相使者，人参助茯苓益气宁心，茯苓助人参益气安神。人参与甘草，属于相须配伍，增强补益中气。茯苓与附子、干姜，属于相使配伍，温阳壮阳，宁心安神。

3. 权衡用量比例：茯苓与人参用量比例是4∶1，提示药效渗利益气与大补元气之间的用量调配关系，以治烦躁；附子与干姜用量比例是5∶4.5，提示药效壮阳与温中之间的用量调配关系，以治阴寒；人参、茯苓与附子、干姜用量比例是3∶12∶5∶4.5，提示药效益气与温壮阳气之间的用量调配关系，以治阳虚烦躁；人参与甘草用量比例是1∶2，提示药效大补与缓急之间的用量调配关系，以治气虚。

F

浮 fú❶行，在水上行。如第一2条："如水能浮舟，亦能覆舟。"❷脉象之一。如30条："寸口脉浮而大，浮为风，大为虚。"❸表面，外表。仲景序："哀乎，趋世之士，驰竞浮华，不固根本。"

【浮华】仅注重外表虚荣。仲景序："哀乎，趋世之士，驰竞浮华，不固根本。"详见"驰竞浮华"项。

【浮为风】脉浮主病证是正气与风寒之邪相争。详见"寸口脉浮而大"项。

【浮为阳】脉浮主邪热侵袭。详见"脉浮而芤"项。

F

【浮则为风】脉浮主病证是正气与邪气相争于外。

其一，太阳温病证，如134条："太阳病，脉浮而动数，浮则为风，数则为热，动则为痛，数则为虚，头痛，发热，微盗汗出，而反恶寒者，表未解也。"其证机是风热之邪与正气相搏，卫气抗邪于外，脉应之而浮。

其二，阴血虚弱历节证的证机，如第五6条："少阴脉浮而弱，弱则血不足，浮则为风，风血相搏，即疼痛如掣。"《医宗金鉴·中风历节病》："风在血中，则慓悍劲切，无所不至，为风血相搏，盖血主营养筋骨者也，若风以燥之，则血益耗而筋骨失其所养，故疼痛如掣。昔人曰：治风先养血，血生风自灭，此其治也。"指出阴血虚弱之历节证的证机是风邪与阴血相搏于筋脉之间，正气尚能抗邪于外。

其三，太阳风水证基本病理特征，如第十四2条："脉浮而洪，浮则为风，洪则为气，风气相搏，风强则为隐疹，身体为痒，痒为泄风，久为痂癞。"《医宗金鉴·水气病》："六脉俱浮而洪，浮则为风，洪则为气，风气相搏之病。"脉浮是正气与邪气相争的病理特征，标志正气抗邪于外。

其四，湿热黄疸证，如第十五1条："寸口脉浮而缓，浮则为风，缓则为痹；痹非中风，四肢苦烦，脾色必黄，瘀热以行。"仲景所言"风"者，当指邪热，即邪热与正气相搏而出现脉浮。

【浮则胃气强】脉浮主胃中邪热比较明显。强者，盛也，明显也。见太阴脾约证，如247条，又如第十一15条："趺阳脉浮而涩，浮则胃气强，涩则小便数。"《伤寒溯源集·阳明中篇》："胃气强非胃阳之正气强也。"脉浮为胃中邪热比较明显，正气与邪气相争而抗邪于外。

【浮则为虚】脉浮主正气虚弱。

其一，邪中经络脏腑的基本脉证及病理，如第五2条："寸口脉浮而紧，紧则为寒，浮则为虚，寒虚相搏，邪在皮肤。"指出脉浮为正气不足，抗邪不及，正气不支，审脉浮应当浮而无力。

其二，阳明虚寒胃反证，如第十七5条："趺阳脉浮而涩，浮则为虚，涩则伤脾，脾伤则不磨，朝食暮吐，暮食朝吐，宿谷不化，名曰胃反。"《金匮悬解·呕吐哕下利病》："浮则胃气之虚而不降也。"审脉浮为胃气虚弱而被寒气所阻格于外。

【浮则自汗出】脉浮主自汗出。见湿热历节证的证机，如第五5条："趺阳脉浮而滑，滑则谷气实，浮则汗自出。"《金匮要略论注·中风历节病》："浮为热盛，故汗自出。"审脉浮是正气抗邪于外，邪不在脏腑，湿热熏蒸则津液外泄。

【浮者在后】脉浮在尺部比较明显。详见"脉浮"其十八项。

【浮者血虚】脉浮者主血虚。见邪中经络脏腑的基本脉证及病理。如第五2条："浮者血虚，络脉空虚，贼邪不泻，或左或右。"脉浮是血虚不能涵气，气浮于外。

【浮者为风】脉浮者主风邪所致病证。见心肾阳虚水气证，如第十四26条："水之为病，其脉沉小，属少阴；浮者为风，无水虚胀者为气。"《张氏医通·水气病》："风气之病，发其汗则已。"审脉浮为风邪侵入与正气相搏的缘故。指出脉浮即可主风邪所致病证，又可主气机气化失常所致病证。

【浮者宜杏子汤】根据脉浮，应当用杏子汤治疗。见风水证，如第十四26条："水之为病，……脉沉者，宜麻黄附子汤；浮者宜杏子汤。"因风水证有类似少阴心肾阳虚水气证，但风水证以脉浮为审证要点，其证机是风与水气相搏而上壅，治以杏子汤以行水散水。

【浮即为虚】脉浮主虚证。见上焦消渴证主脉及证机，如第十三2条："寸口脉浮而迟，浮即为虚，迟即为劳；虚则卫气不足，劳则营气竭。"指出上焦消渴证，其证机是因虚劳而致，提示治疗上焦消渴证，治当从补益中求之；审脉浮的特点是浮而无力。

【浮即为气】脉浮主邪热之气。见中焦消渴证，如第十三2条："趺阳脉浮而数，浮即为气，数即消谷而大坚。"其证机是胃中邪热之气盛，邪热涌动于外，脉应之而浮。

【浮脉则热】脉浮即主热证。见水气热证的证机，如第十四8条：“寸口脉浮而迟，浮脉则热，迟脉则潜，热潜相搏，名曰沉。”其证机是水气之热与正气相搏而涌动于外。

【浮脉即热】脉浮主热证。见水气热证的证机，如第十四8条：“趺阳脉浮而数，浮脉即热，数脉即止，热止相搏，名曰伏。”指出水热之邪与正气相争而涌动气血于外。

【浮芤相搏】浮脉与芤脉并见，或指邪热损伤阴津的病变证机。见阳明虚热证的证机，如246条：“脉浮而芤，浮为阳，芤为阴，浮芤相搏，胃气生热，其阳则绝。”《伤寒内科论·辨阳明病脉证并治》：“辨脉浮而芤，其浮为阳气盛，阳气盛则气有余而生热，热则脉浮。”审阳明虚热证之脉浮大多是与芤脉相并见，这也是辨阳明阴虚生邪热的证候要点之一。

【浮涩相搏】或浮脉与涩脉同时并见，或脾主运化水津为邪热所搏结的证机。详见“脉浮而涩”其一项。

【浮弱手按之绝】脉浮弱而以手按之似绝似无。见出血证的辨证特点，如第十六5条：“病人面无色，无寒热；脉沉弦者，衄；浮弱手按之绝者，下血。”其证机是血外出而不能涵气，气浮越于外，以手按之，则浮游于外，脉按之则似绝似无。

【浮数脉】脉浮与数并见。见疮痈证，如第十八1条：“诸浮数脉，应当发热，而反洒淅恶寒，若有痛处，当发其痈。”《金匮发微·疮痈肠痈浸淫病》：“凡外证初起，必先恶寒，此其大较也。盖痈之所由成，血络闭于寒湿而营气郁生热，脉乃数也。”其证机是外邪侵袭肌肤营卫，壅滞气血，灼腐肌肉；治当清热消肿，溃痈散结。

【浮大者可吐之】疟疾脉浮大者可用吐法治疗。见疟病主脉及其主证特征，如第四1条：“疟脉自弦，……浮大者可吐之。”脉浮者，主风痰之邪相搏于上，脉大者，主风痰之邪盛于上，浮大并见，风痰在上之盛；病在上者，治当用吐法，使风痰之邪从上而越出。

【浮之虚】脉浮而虚。见肺病危证，如第十一3条：“肺死脏，浮之虚，按之弱如葱叶，下无根者，死。”《金匮要略直解·五脏风寒积聚病》：“内经曰：真肺脉至，如以羽毛中人肤，非浮之虚乎；葱叶，中空草也，若按之弱，如葱叶之中空；下又无根，则浮毛虚弱，无胃气，此真脏已见，故死。”其病理是肺气大伤而竭绝，肺气浮越而外露。病情危重，难以救治。病至于此，理当积极治疗，庶几挽救于顷刻。

【浮之弱】脉浮而弱。见肝病危证，如第十一6条：“肝死脏，浮之弱，按之如索不来，或曲如蛇行者，死。”《金匮要略直解·五脏风寒积聚病》：“肝脏死，浮之弱，失肝之职，而兼肺之刑，按之不如弦而如索，如索，则肝之本脉已失，不来，则肝之真气已绝”其病理是肝气大衰，其气外越，真脏之气竭而外露。病情危重，难以救治。

【浮之实如豆丸】脉浮且实如豆粒一样坚硬且无柔和之象。见心病危证，如第十一11条：“心死脏，浮之实如丸豆，按之益躁疾者，死。”《金匮发微·五脏风寒积聚病》：“心脉之绝，内经云但钩无胃。谓如带钩之坚实数急而不见柔和也。此云之实，如麻豆，即以坚实言之。”其病理是心气大衰而竭绝，脉气外越而躁乱。病至于此，难以救治。

【浮之大坚】脉浮大而坚且无柔和之象。见脾病危证，如第十一14条：“脾死脏，浮之大坚，按之如覆盃洁洁，状如摇者，死。”《金匮发微·五脏风寒积聚病》：“脾脉之绝，内经言但代无胃，而不举其霰状。此言浮之坚，按之如覆杯洁洁，即但代无胃之的解也。浮取似实，重按绝无。”其病理是脾气衰败，真气外露，生化气血之源告罄。病至于此，难以救治。

【浮之坚】脉浮而坚且无柔和之象。见肾危证，如第十一17条：“肾死脏，浮之坚，按之乱如转丸，益下入尺中者，死。”《金匮发微·五脏风寒积聚病》：“肾脉之绝，内经云但石无胃，此云浮之坚，坚者，实也。”其病理是肾气大衰，真脏气绝，元气败竭。病至于此，难以救治。

【浮咳喘逆】脉浮、咳嗽、气喘、上逆。见水气病证，如第十四21条：“胸胁苦痛，象若奔豚，其水扬溢，则浮咳喘逆。”其证机是水气与正气相搏，气血涌盛于外则脉浮；水气上攻于肺，肺气不降而上逆则咳嗽、气喘；水气逆乱于上则浊气上逆。

斧

fǔ 斧，即砍东西用的工具。如第十八5条：“若身有疮，被刀斧所伤，亡血故也。”

㕮 fǔ，即用牙咬。如12条桂枝汤用法中言：“上五味，㕮咀，以水七升，微火煮取三升，去滓。”

【㕮咀】将药物用牙咬碎成小块状，亦即将药物切成片状或柱状。如12条桂枝汤用法中言：“上五味，㕮咀，以水七升，微火煮取三升，去滓。”

俯（俛） fǔ 俯（俛），即向下，低头，引申为躺下时面向下卧。如第十四2条：“气强则为水，难以俯仰。”

【俯仰】躺下时面向下卧或面向上卧。详见“难以俯仰”项。

F

腑 fǔ 腑，即六腑，奇恒之腑，腑是受盛与转输化水谷精气及变化糟粕的内脏。《素问·五脏别论》：“六腑者，传化物而不藏，故实而不能满也。”又说：“脑、髓、骨、脉、胆、女子胞，此六者，地气之所生也，皆藏于阴而象于地，故藏而不泻，名曰奇恒之腑。”如11条：“如身和，汗自出，为入腑，即愈。”

【腑病】六腑病证，即胆、胃、大肠、小肠、膀胱、三焦病证。见聚病证，如第十一20条：“聚者，腑病也，发作有时，展转痛移，为可治。”审聚病证，其证机是气机不得周行而结聚所引起的腑病，病在气分，大多易治。

腐 fǔ 腐，即脾家湿热腐秽之邪。如278条：“以脾家实，腐秽当去故也。”

【腐秽】湿热腐秽之邪。详见“腐秽当去故也”项。

【腐秽当去故也】这是脾家有湿热腐秽之邪应当被驱出体外的缘故。见太阴脾湿热证，如278条：“以脾家实，腐秽当去故也。”《伤寒内科论·辨太阴病脉证并治》：“是因脾家湿热之邪尽从下泄也。”指出太阴脾湿热证的病因病理及证候特征，其治当使湿热之腐秽浊邪从下而去。

付 fù 付，即交、给。如仲景序：“赍百年之寿命，持至贵之重器，委付凡医，恣其所措。”

附 fù❶生长。如仲景序：“皮之不存，毛将安附焉？”❷深伏，贴近。如第十一20条：“诸积大法，脉来细而附骨者，乃积也。”❸药名：如附子。❹方名：如大黄附子汤。

【附子】附子为毛茛科多年生草本植物乌头的子根之加工品。

别名：黑附子。

性味：辛，热；有毒。

功用：温壮阳气，散寒止痛。

主治：心胸疼痛，手足不温，下利，腹痛，心烦急躁，小便不利，四肢浮肿，神疲乏力。

《神农本草经》曰：“味辛温，有毒。主风寒咳逆邪气，温中，金创，破癥坚积聚，血瘕，寒湿踒躄拘挛，膝痛不能步。”

入方：见四逆汤、白通汤、白通加猪胆汁汤、通脉四逆汤、通脉四逆加猪胆汁汤、薏苡附子散、乌头赤石脂丸、肾气丸、茯苓四逆汤、附子汤、真武汤、栝楼瞿麦汤、麻黄附子甘草汤（麻黄附子汤）、干姜附子汤、大黄附子汤、桂枝附子汤、桂枝附子去桂加白术汤（白术附子汤）、甘草附子汤、桂枝芍药知母汤、头风摩散、黄土汤、桂枝去芍药加附子汤、桂枝加附子汤、竹叶汤、附子泻心汤、乌梅丸、芍药甘草附子汤、麻黄附子细辛汤、薏苡附子败酱散、桂枝去芍药加麻黄附子细辛汤、附子粳米汤、小青龙汤加减、四逆散加减、理中丸加减、越婢汤加减、竹叶汤加减。

用量：

剂型	不同用量	古代量	现代量	代表方名
汤剂	最小用量	一枚	5g	干姜附子汤
	最大用量	三两	9g	黄土汤
	通常用量	一枚	5g	四逆汤、附子泻心汤
散剂	最小用量	二分	6g	薏苡附子败酱散
	最大用量	十枚	80g	薏苡附子散
丸剂	最小用量	半两	1.5g	乌头赤石脂丸
	最大用量	六两	18g	乌梅丸

注意事项：有人认为附子反半夏、贝母、瓜蒌、白敛、白及，因其论述不切合临床实际，所以不能作为临床参考依据；在临床中应用半夏、贝母、瓜蒌、白敛、白及配附子辨治诸多杂病具有良好的治疗效果，如附子半夏汤、附子贝母汤、附子瓜蒌汤、附子花粉汤、附子白敛汤、附子白及汤等。阴虚阳亢及孕妇者慎用。

化学成分：含生物碱：海帕乌头碱（下乌头碱），乌头碱，新乌头碱，塔拉地萨敏，川乌头碱甲，川乌头碱乙，尼奥灵，宋果灵，附子灵，北乌头碱，单乙酰塔拉胺，乌头生布碱A、B，去甲猪毛莱碱，棍掌碱，惰碱，禾布碱，杰沙乌头碱，苯甲酰乌头原碱，苯甲酰下乌头原碱，乌头聚糖 A、B、C、D，尿嘧啶，消旋去甲乌头碱，苯甲酰中乌头碱，中乌头碱，15a-羟基新乌头碱。

药理作用：抗炎作用（具有兴奋腺垂体—肾上腺皮质的作用，具有糖皮质激素样作用），强心作用（增强心肌收缩力，增加心排血量，降低冠脉、脑和外周动脉以及全身血管阻力，加快心率），升压作用（兴奋神经结或结前纤维），改善心律失常作用，抗休克作用［对抗主动脉压力（BP），右心室收缩力（LVP）和左心室压力上升最大速率（LVdp/dt max）的降低］，扩张周围血管的作用，抗心肌缺血，促进血小板聚集，降血糖，提高免疫机能（使 T 细胞和 RE 花环形成细胞明显上升，使淋巴转化率显著上升），抑制下丘脑单胺氧化酶活性，镇痛作用，镇静作用，升高体温作用，抗应激及盐酸性溃疡。

【附子温经】附子具有温达阳气与通达经脉经气的作用。如 30 条：“因加附子参其间，增桂令其汗出，附子温经。”详见“附子”项。

【附子三枚】附子 3 枚（约 15g）。见阳虚肌痹证，如 174 条桂枝附子去桂加白术汤用法中言：“附子三枚，恐多也，虚弱家及产妇，宜减服之。”指出附子治疗肌肉骨节疼痛病证，其用量应适当加大。

【附子汤温其脏】附子汤具有温暖女子胞宫（子脏）的作用。见妊娠宫寒证，如第二十 3 条：“妇人怀娠六七月，脉弦，发热，其胎欲胀，腹痛，恶寒者，少腹如扇。所以然者，子脏开故也，当以附子汤温其脏。”《张氏医通・妇人妊娠病》：“妊娠脉弦为虚寒，虚阳外散故发热，阴寒内逆故胎胀。腹痛恶寒者，其内无阳，子脏不能司闭藏之令，故阴中觉寒气习习如扇也。用附子汤以温其脏，则胎自安。”其证机是宫中阳虚，寒气外袭或内生，阳虚而不能温煦，阴寒之气而乘机充斥，经脉不和，浊气逆乱；其治以附子汤，温阳散寒。

【附子汤】

组成：附子炮，去皮，破八片，二枚（10g） 茯苓三两（9g） 人参二两（6g） 白术四两（12g） 芍药三两（9g）

用法：上五味，以水八升，煮取三升，去滓。温服一升，日三服。

功用：温暖肾阳，驱逐寒湿。

适应证：

1. 肾虚寒湿体痛证：身体疼痛，骨节疼痛，手足寒冷，口中和，脉沉。

2. 妊娠宫寒证：腹中冷，遇寒则甚，少腹作冷如风寒吹样，似有胎儿欲动欲胀感，或腰痛或腰酸，或发热，苔白，脉弦。

解读方药：

1. 诠释方药组成：方中附子温壮阳气；白术健脾益气；人参大补元气；茯苓健脾渗湿；芍药敛阴缓急。

2. 剖析方药配伍：附子与白术，属于相使配伍，附子助白术益气健脾，温阳燥湿，白术助附子温阳散寒，益气化湿；人参与白术，属于相须配伍，增强补益中气；附子与人参、白术，属于相使配伍，附子助人参、白术益气之中以壮阳，人参、白术助附子温阳之中以化气；白术与茯苓，属于相使配伍，白术助茯苓健脾利湿，茯苓助白术健脾化湿；附子与茯苓，属于相使配伍，附子助茯苓利水通阳，茯苓助附子温阳化水；附子与芍药，属于相反配伍，附子温阳，芍药敛阴缓急，制约附子温热伤阴。

3. 权衡用量比例：附子与白术用量比例是 5∶6，提示药效温阳与健脾之间的用量调配关系，以治水气；人参与白术用量比例是 1∶2，提示药效大补元气与健脾益气之间的用量调配关系，以治气虚；附子与人参、白术用量比例是 5∶3∶6，提示药效温阳与健脾益气之间的用量调配关系，以治阳虚；白术与茯苓用量比例是 4∶3，提示药效健脾燥湿与健脾利湿之间的用量调配关系；附子与茯苓用量比例是 10∶9，提示药效温阳主水与健脾利湿之间的用量调配关系，以治寒水；附子与芍药用量比例是 10∶9，提示药效温阳化湿与敛阴之间的用量调配关系。

药理作用：

1. 抗心肌缺血及缺氧作用：对神经垂体素所致家兔心肌缺血有明显的对抗作用，对小鼠心脏有明显的抗缺氧能力，显著提高心肌营养性血流量［山东中医学院学报，1992（5）：23］；能明显降低实验小鼠红细胞微黏度，对小鼠心肌细胞环核苷酸（cAMP 和 cGMP）有明显提高作用，但对 cAMP 的影响更大［山东中医学院学报，1991（5）：42］。

2. 抗血小板聚集作用：对小鼠血浆 6-酮-前列腺素 F^1a_1/血栓素 B_2 的影响有明显抗血小板聚集作用［中成药，1993（4）：31］。

3. 镇痛及抗炎作用：对小白鼠扭体法、热板法均能明显提高小鼠痛阈，对实验性小鼠耳肿胀有明显的抗炎作用，增强机体免疫功能的作用。

【附子泻心汤】

组成：大黄二两（6g） 黄连一两（3g） 黄芩一两（3g） 附子炮，去皮，破，别煮取汁，一枚（5g）

用法：上四味，切三味，以麻沸汤二升渍之，须臾，绞去汁，内附子汁，分温再服。

功用：泄热消痞，扶阳益正。

适应证：

1. 肾虚胃热痞证：心下痞满，而按之濡软，胃脘灼热；恶寒，汗出，或腰酸，舌红，苔黄，脉弱。

2. 口腔溃疡证：溃疡处疼痛难忍，长期不愈，或经常复发，溃疡中心红边白，流口水，舌红或淡，苔薄或黄，脉细或弱。

解读方药：

1. 诠释方药组成：方中附子温壮阳气；大黄清泻积热；黄连、黄芩清热燥湿。

2. 剖析方药配伍：黄连与黄芩，属于相须配伍，增强清热燥湿；大黄与黄连、黄芩，属于相使配伍，大黄助黄连、黄芩清热于内，黄连、黄芩助大黄泻热于下；附子与大黄、黄连、黄芩，属于相反配伍，寒热同用，大黄、黄连、黄芩制约附子温热化燥，附子制约大黄、黄连、黄芩泻热寒凝。

3. 权衡用量比例：大黄与黄连、黄芩用量比例是2∶1∶1，提示药效泻热与清热之间的用量调配关系，以治积热；附子与大黄、黄连、黄芩用量比例是近2∶2∶1∶1，提示药效温阳与泻热之间的用量调配关系，以治寒热。

药理作用：附子泻心汤具有延长出血时间，减少血小板和白细胞计数，对体外血栓有明显抑制作用等。

【附子粳米汤】

组成：附子炮，一枚（5g） 半夏半升（12g） 甘草一两（3g） 大枣十枚 粳米半升（12g）

用法：上五味，以水八升，煮米熟，汤成，去滓。温服一升，日三服。

功用：温阳化饮，散寒降逆。

适应证：脾胃虚寒证以饮逆为主：呕吐，或吐涎沫，腹中寒痛，甚则剧痛，畏寒，腹中雷鸣有水声，大便溏或泄泻，胸胁逆满，肢体困重，乏力，舌淡，苔薄白，脉沉迟。

解读方药：

1. 诠释方药组成：方中附子温阳以散寒，助阳以化饮；半夏辛温，燥湿化饮，降逆，使脾运化水湿，以断饮生之源，与附子相用，温暖脾胃阳；粳米补益脾胃；大枣、甘草，补益中气。

2. 剖析方药配伍：附子与半夏，属于相使配伍，附子助半夏温阳燥湿化饮，半夏助附子温阳散寒除湿；附子与甘草，属于相使配伍，附子助甘草益气化阳，甘草助附子温阳化气；半夏与甘草，属于相使配伍，健脾益气，醒脾燥湿；粳米、大枣与甘草，属于相须配伍，增强补益中气。

3. 权衡用量比例：附子与半夏用量比例是2∶12，提示药效温阳散寒与醒脾燥湿之间的用量调配关系，以治寒湿；附子与甘草用量比例是5∶3，提示药效温阳与益气之间的用量调配关系，以治阳虚；半夏与甘草用量比例是4∶1，提示药效醒脾与益气之间的用量调配关系；粳米、大枣与甘草用量比例是4∶8∶1，提示药效补脾与缓急之间的用量调配关系，以治气虚。

负

fù❶承受，禀受。如362条：“少阴负趺阳者，为顺也。”❷逆，相克。如256条：“阳明少阳合病，必下利，其脉不负者，为顺也。”

【负者】少阳邪气相克于阳明之气。详见“名为负”项。

妇

fù已婚之女。《周易》：“有男女，然后有夫妇。”仲景所论之言“妇”者，未必尽言已婚之女；言“女”者，也未必尽言未婚之女，皆当因人而宜。如143条：“妇人中风，发热恶寒，经水适来，得之七八日，热除而脉迟，身凉，胸胁下满，如结胸状，谵语者，此为热入血室也。”又如第二十11条：“妇人伤胎，怀身腹满。”

【妇人三十六病】妇科病证主要有36种。见妇科病证，如第一13条：“妇人三十六病，不在其中。”仲景辨妇科病证有其特殊性，因妇科病证主要是在气在血等方面，就气而言，有五劳、六极、七伤；就血而言，亦有五劳、六极、七伤，合而言之，故有三十六病之说，但理解妇人三十六病且不能仅限于此，还当参合妇人妊娠、产后、妇人杂病等内容。

【妇人则半产漏下】妇人出现不完全流产与

经血漏下。详见“半产漏下”项。

【妇人得平脉】妇人所得脉与其妊娠脉基本相符，即妊娠之平脉，亦即妊娠正常脉。见妊娠恶阻证，如第二十 1 条：“妇人得平脉，阴脉小弱，其人渴，不能食，无寒热，名妊娠。”应理解与认识“妇人得平脉，阴脉小弱”之“平脉”。其“平”字，当指妇人妊娠之平脉即滑脉，但只是阴脉小弱即尺部脉既小又弱，其证机是脾胃生化气血不足所致，也提示辨尺部脉小弱不一定都是肾虚，而有脾胃虚弱证；治以桂枝汤，调和脾胃之气。

【妇人宿有症病】妇人妊娠宿有症瘕积聚。见妇人胞中症积证，如第二十 2 条：“妇人宿有症病，经断未及三月，而得漏下不止，胎动在脐上者，为症痼害。”《医宗金鉴·妇人妊娠病》：“妇人宿有症痼之疾而育胎者，未及三月而得漏下，下血不止，胎动不安者，此为症痼害。”《金匮要略编注二十四卷·妇人妊娠病》：“此经断未及三月，将已三月，而得漏下不止，见似经非经，胎衃疑似之间，以故详辨。”指出妇人在妊娠期间，其素体有症瘕积聚病。其证机是瘀血阻结胞中，水气内生，瘀血与水相互搏结，壅滞经气，梗阻脉络；治以桂枝茯苓丸，活血化瘀、消症散结。

【妇人怀娠】妇女怀孕妊娠。

其一，妊娠宫寒证，如第二十 3 条：“妇人怀娠六七月，脉弦，发热，其胎欲胀，腹痛，恶寒者，少腹如扇。”指出妇人在妊娠期间，应注意起居与饮食等方面的调养与护理，不令邪气侵入，尤其是避免寒气侵袭，若有寒气侵入，则易引起妊娠宫寒证；治当温阳散寒，以附子汤。

其二，妊娠气血虚证，如第二十 5 条：“妇人怀妊，腹中疞痛。”《金匮玉函经二注·妇人妊娠病》：“此与胞阻痛者不同，因脾土为木邪所克，谷气不举，浊淫下流，以塞搏阴血而痛也。”指出妇人妊娠，肝血易亏，肝气易盛，盛则易克脾气，由此而变生妊娠肝脾气血虚证；治当疏肝理脾。

【妇人怀娠六七月】妇女怀孕妊娠已 6~7 个月。详见“妇人怀娠”其一项。

【妇人有漏下】妇人有经血或带下漏下病理病证。见冲任虚弱血虚证，如第二十 4 条：“妇人有漏下者。”仲景辨“妇人漏下者”，其常见证候特征是时有腹痛或空痛，月水时下，色淡而质稀，或多日点滴不止，脉虚。其证机是妇人血虚，气无从生，气不摄血，血不生气，经血无所依附而溢于脉外。

【妇人妊娠】女子怀孕妊娠。见妊娠血虚热证，如第二十 9 条：“妇人妊娠，宜常服当归散主之。”辨妊娠血虚热证，其常见证候有面色不荣，指甲不泽，肌肤枯燥，头晕目眩，心烦，手足心热，失眠，舌淡红，苔薄，脉弱。其审证要点是面色不荣，头晕目眩。其证机是妊娠血虚，虚热内生，血不得养胎，虚热肆虐；治以当归散，补血养胎、清热益气。

【妇人伤胎】妇人妊娠当养失养而伤胎。见妊娠伤胎证，如第二十 11 条：“妇人伤胎，怀身腹满，不得小便，从腰以下重如有水气状。”《金匮要略浅注补正·妇人妊娠病》：“而所以致此证者，又有于怀孕七月，太阴当养不养，肺不行水之过。夫肺又何故不行水哉？此必心气实，致胎之伤也。”其证机是心脾之气失和，气机壅塞，浊气内结，湿气下注，胎气失养。

【妇人有三病】妇人产后主要有 3 种病证。见妇人产后津血虚三大病，如第二十一 1 条：“问曰：新产妇人有三病，一者病痉，二者病郁冒，三者大便难，何谓也？”指出妇人产后多虚，尤其是阴血虚更为多见，详审妇人产后 3 种病多是阴血虚弱所致，仲景对此论述妇人 3 种病的主要病证表现与特征。

【妇人乳中虚】妇人产后脾胃虚弱病证。见妇人产后脾胃虚热烦逆证，如第二十一 10 条：“妇人乳中虚，烦乱，呕逆，安中益气。”仲景所言“中”有“乳中”与“中虚”的含义，“乳中”即小儿哺乳期，“中虚”即脾胃虚弱。其证机是脾胃气虚，热从内生，脾胃升降气机被邪热所扰；治以竹皮大丸，清热和胃、补虚通阳。

【妇人中风】妇人在经期伴有太阳温病证。见妇人热入血室证，如 143 条，又如 144 条：“妇人中风。”指出妇人在经期患太阳病，审病是在太阳，治当及时从太阳，使病邪从外而解；若治疗未能如此，太阳病邪易乘血室之虚侵入，导致热入血室证。本条辨“妇人中风”，其“中风”不是太阳中风证之“中风”，从仲景所言“热除”，“热入”以揭示在表是太阳温病证。

【妇人伤寒】妇人在经期伴有太阳温病证。见妇人热入血室证，如 145 条：“妇人伤寒，发热。”仲景言“伤寒”者，乃广义伤寒，即太阳温病证，其辨证精旨详参“妇人中风”项。

【妇人咽中如有炙脔】妇人咽中如有炙脔黏附阻塞咽喉一样。详见“咽中如有炙脔”项。

【妇人脏躁】妇人心脾两虚，心神躁动于外。见心脾气血虚脏躁证，如第二十二6条：“妇人脏躁，喜悲伤欲哭，象如神灵所作。”其证机是心脾气虚，气不化血，血不养心，心神不得所主，神明不得所藏；治以甘麦大枣汤，养心补脾、安神怃思。

【妇人吐涎沫】妇人有吐涎沫病证。详见“吐涎沫”其四项。

【妇人之病】妇人患病的病理病证。见妇人杂病错综复杂证机，如第二十二8条：“妇人之病，因虚，积冷，结气，为诸经水断绝，至有历年，血寒积结，胞门寒伤，经络凝坚。”指出妇人之病的错综复杂性与多变性，临证之际一定要全面权衡，以法审明病因与证机，并采取有效的治疗措施。

【妇人年五十所】妇人年龄在50岁左右。见妇人宫寒血虚血瘀证，如第二十二9条：“问曰：妇人年五十所，病下利数十日不止，暮即发热，少腹里急，腹满，手掌烦热，唇口干燥，何也?”《医宗金鉴·妇人杂病》：“妇人年已五十，冲任皆虚，天癸当竭，地道不通矣。”仲景言“妇人年五十所”者，以揭示妇人宫寒血虚血瘀证，既可见于年青人，又可见于年长者，临证不在辨年龄大小，而在辨证候表现特征，以法审证求机为是。

【妇人陷经】妇人经血陷漏不止。见妇人阳虚血少漏下证，如第二十二12条：“妇人陷经，漏下黑不解。”《金匮要略心典·妇人杂病》：“陷经，下而不止之谓。”《医宗金鉴·妇人杂病》：“陷经漏下，谓经脉下陷，而血漏下不止，乃气不摄血也。”辨妇人阳虚血少漏下证，其审证要点是“陷经，漏下黑不解”。其证机是阳虚不能固摄，血虚而不得滋养；治以胶姜汤，温阳补血止血。

【妇人少腹寒】妇人少腹部寒冷。见妇人宫寒血虚血瘀证，如第二十二9条温经汤用法中言：“亦主妇人少腹寒，久不受胎。”指出温经汤主治病证除了治疗妇人宫寒血虚血寒病证外，更可治疗妇人少腹寒证以及久不受孕等证。

【妇人少腹满如敦状】妇人少腹膨胀如似敦状物一样。详见“少腹满如敦状”项。

【妇人经水不利下】妇人经水当行而不行。详见“经水不利下”项。

【妇人经水闭不利】妇人经水闭塞而不行。详见“经水闭不利”项。

【妇人则经水不通】妇人有经水不通利。详见“经水不通”项。

【妇人六十二种风】妇人之病其病因病理有许许多多。见妇人气血郁瘀证，如第二十二16条：“妇人六十二种风，及腹中血气刺痛。”《金匮要略方论本义·妇人杂病》：“此六十二种风名，不过言其风之致证多端，为百病之长者，不必据其文而凿求之。”仲景言“妇人六十二种风”当指风为百病之长，诸多病邪大多易于与风邪相兼，风邪相兼又极易侵袭人体而致病，尤其是侵袭妇女则更为多见。仲景言“六十二种风”者，以揭示疾病病因比较多，但不可局限数字，且当灵活辨识。

【妇人腹中诸疾痛】妇人腹中气血失调而出现痛胀。详见“腹中诸疾痛”项。

【妇人腹中痛】妇人腹中疼痛。详见“腹中痛”其十四项。

【妇人病】妇人病证表现。

其一，肾中浊邪阴阳易证，如392条烧裩散用法中言：“妇人病，取男子裩，烧，服。”仲景言“妇人病”，当指妇人患肾中浊邪阴阳易证的证治。

其二，肾阴阳俱虚转胞证，如第二十二19条：“妇人病，饮食如故，烦热，不得卧，而反倚息者，何也?”仲景言“妇人病”，当是论肾阴阳俱虚转胞证，其证机是肾阳虚不得温煦固摄，肾阴虚不得滋养滋荣；其治以肾气丸，温补肾阳，滋补肾阴。

【妇人中裩近隐处】药用部分取妇人中裩近前阴处内衣。见肾中浊邪阴阳易证，如392条烧裩散用法中言：“妇人中裩近隐处，剪烧作灰。”详见“中裩”项。

服

fú❶吃，食用，药用。如24条：“太阳病，初服桂枝汤，反烦不解者。”又如第一2条：“服食节其冷、热、苦、酸、辛、甘，不遗形体有衰，病则无由入其腠理。”❷中药经煎煮后服用次，称为1服。如76条栀子豉汤用法中言：“去滓，分为二服，温进一服，得吐者，止后服。”

【服桂枝汤】服用桂枝汤治疗。

其一，太阳中风重证，如 24 条：“太阳病，初服桂枝汤，反烦不解者，先刺风池，风府，却与桂枝汤则愈。”仲景言“服桂枝汤”，以揭示辨太阳病是太阳中风证，其治疗当用桂枝汤。

其二，太阳中风证，如 25 条：“服桂枝汤，大汗出，脉洪大者，与桂枝汤，如前法。”指出服用桂枝汤一定要遵守服药方法，若有不当，则不能达到治疗目的，对此要引起重视。

其三，太阳中风证与阳明胃热证相兼，如 26 条：“服桂枝汤，大汗出后，大烦渴不解，脉洪大者。”指出表里兼证，病以里证为主，治当以桂枝汤，尤其里证是阳明胃热证；用桂枝汤时一定要恰到好处，若未能切中病变证机而治，则易引起其他病证。

其四，太阳伤寒证与脾胃水气证相兼，如 28 条：“服桂枝汤，或下之，仍头项强痛，翕翕发热，无汗，心下满微痛，小便不利者。”指出桂枝汤既是太阳伤寒证的禁忌方，又可主治太阳伤寒证，但必须审明桂枝汤主治太阳伤寒证必须具有一定条件即正气虚弱，方可应用，否则不能应用。

【服桂枝汤吐者】用桂枝汤治疗后出现呕吐。见桂枝汤治疗禁忌，如 19 条：“凡服桂枝汤吐者，其后必吐脓血也。”《伤寒来苏集·伤寒论注》：“凡热淫于内者，用甘温辛热以助其阳，不能解肌，反能涌越。”指出桂枝汤既有其主治病证，又有其禁忌病证，对此一定要审证准确，勿有差错。若用桂枝汤治其禁忌证，尤其是素体胃有热者，其治之后必定会引起呕吐病证。

【服已须臾】在用药较短时间内。见太阳中风证，如 12 条桂枝汤用法中言：“适寒温，服一升。服已须臾，啜热稀粥一升余，以助药力。”指出服用桂枝汤虽然能治疗太阳中风证，但为了提高治疗效果，最好在服药后较短时间内，再啜热稀粥，以助药力。

【服方寸匕】服用散剂用量为 6～9g。如 71 条五苓散用法中言：“以白饮和，服方寸匕，日三服。”

【服之】服用方药。如 126 条抵当丸用法中言：“煮一丸，取七合，服之。”

【服之愈】服用枳实栀子豉汤则病可向愈。如 393 条枳实栀子豉汤用法中言：“若有宿食，内大黄，如博棋子大五六枚，服之愈。”仲景指出辨证准确，用方恰当，用药后则病可向愈。

【服之当遂渴】服用苓甘五味加姜辛夏汤之后可能有口渴。见寒饮郁肺支饮证，如第十二 38 条：“服之当遂渴，而渴反止者，为支饮也。”指出寒饮郁肺支饮证，其证本无口渴，服用苓甘五味加姜辛夏汤后，寒饮欲去，阳气欲复，阳从阴津化生，津从阳化而不足，则有口渴，病者口渴为向愈之征。假若病者口渴反而自止者，则为饮邪内盛，病证未除，法当继续治疗。

【服之后】服用白术散之后。如第二十 10 条白术散用法中言：“服之后，更以醋浆水服之。”指出服用方药后，还要注意药后护理，避免病证复发。

【服之勿置】服用白术散，不要立即停止使用方药。见妊娠脾胃寒湿证，如第二十 10 条白术散用法中言：“病虽愈，服之勿置。”《金匮要略直解·妇人妊娠病》：“病愈服之勿置，以大麦粥能调中补脾，故可常服。”仲景指出治疗妊娠脾胃寒湿证，若其病证表现业已解除，而其病变证机尚未完全消除，对此还要坚持服用方药，以冀巩固疗效，不可半途而废。

【服之则厥逆】服用大青龙汤后出现手足厥冷。见太阳中风证与里热证相兼，如 38 条：“若脉微弱，汗出，恶风者，不可服之。服之则厥逆，筋惕肉瞤，此为逆也。”指出在表是太阳中风证，其治不当用大青龙汤而用之，则更伤在表之阳气，阳气不能温煦四肢，则手足厥逆。

【服汤】服用白通加猪胆汁汤。见少阴阳虚戴阳证服药格拒证，如 315 条：“服汤，脉暴出者，死；微续者，生。”

【服汤药】服用汤剂一类的方药。见辨痞利证，如 159 条：“伤寒，服汤药，下利不止，心下痞硬，服泻心汤已。”仲景言“服汤药”，以揭示辨证一定要审证求机，以法论治，辨证必须通过病证表现求其本质，针对病变证机而治。

【服汤后】服用理中汤（丸）后。如 386 条理中丸用法中言：“服汤后，如食顷，饮热粥一升许，微自温，勿发揭示衣被。”指出服用理中丸后，应注意一些药后护理，则有利于提高治疗效果。

【服汤已】服用小青龙汤后。见寒饮郁肺证，如 41 条：“服汤已，渴者，此寒去欲解也。”《注解伤寒论·辨太阳病脉证并治》：“服汤已渴者，里气温，水气散，为欲解也。”指出疾病在其病

F

变过程中，因病人素体而异，有些病人服药后会出现口渴等，此为疾病向愈的一种特有表现，然后会自行消失。如果又有其他病证出现，则当密切观察病情，以法采取补救措施。

【服汤已渴】服用甘草干姜汤后出现口渴。见虚寒肺痿证，如第七 5 条：“若服汤已渴者，属消渴。”仲景论虚寒肺痿证有类似消渴证，尤其是辨虚寒肺痿证之小便数颇似消渴证，对此一定要注意鉴别诊断。也暗示若将消渴之小便数误为虚寒肺痿证而治之，则会加重消渴病证。可见，仲景言：“若服汤已渴者，属消渴。”具有重要的辨证意义，当引起重视，不可忽视。

F

【服食节其冷、热、酸、辛、甘】服用饮食应当节制冷、热、酸、辛、甘，不可太过与不及。见脏腑发病与致病因素，如第一 2 条：“服食节其冷、热、苦、酸、辛、甘，不遗形体有衰，病则无由入其腠理。”仲景明确指出，人之养生，对于饮食调节也要引起高度重视，即“服食节其冷、热、苦、酸、辛、甘”。暗示饮食失调也是诸多疾病发生的原因之一。养生只有重视饮食调节与身体健康的辨证关系，才能做到从不遗留形体有虚弱的迹象，邪气无乘机侵犯之处，即“不遗形体有衰，病则无由入于腠理”。

【服半钱】服用方药用量为 0.75～0.9g，仲景言“半钱”者，当指“半钱匕”。

其一，寒实结胸证，如 141 条三物白散用法中言：“强人服半钱，羸者减之。”指出服用方药一定要因人而异，只有因人而异，才能取得预期治疗效果。

其二，悬饮证，如 152 条十枣汤用法中言：“内药末，强人服一钱匕，羸人服半钱，温服之，平旦服。”

其三，阳郁牡疟证，如第四 5 条蜀漆散用法中言：“未发前以浆水服半钱。温疟加蜀漆半分，临发时，服一钱匕。”

【服半钱匕】服用方药用量为 0.75～0.9g。如第六 19 条天雄散用法中言：“上四味，杵为散，酒服半钱匕。”

【服半升】服用汤剂用量为 30～40mL。如第十二 37 条 桂苓五味甘草去桂加姜辛汤等用法中言：“温服半升，日三。”

【服一丸】服用丸药 1 粒。如第六 16 条薯蓣丸等用法中言：“炼蜜为丸，如弹子大，空腹酒服一丸，一百丸为剂。”

【服一升】服用汤剂用量为 60～80mL。如 12 条桂枝汤等用法中言：“适寒温，服一升。服已须臾，啜热稀粥一升余，以助药力。”

【服一钱匕】服用方药用量为 1.5～1.8g。如 152 条十枣汤等用法中言：“内药末，强人服一钱匕，羸人服半钱，温服之，平旦服。”

【服一剂尽】服用桂枝汤 1 剂。如 12 条桂枝汤用法中言：“服一剂尽，病证犹在者，更作服。”

【服二合】服用汤剂用量为 12～16mL。如第十 19 条乌头桂枝汤用法中言：“初服二合，不知，即服三合；又不知，复加至五合。其知者，如醉状，得吐者，为中病。”

【服三丸】服用丸药用量为 3 粒。如第七 7 条皂荚丸用法中言：“以枣膏和汤，服三丸，日三夜一服。”

【服三合】服用方药汤剂用量为 18～24mL。如第十 19 条乌头桂枝汤用法中言：“初服二合，不知，即服三合；又不知，复加至五合。其知者，如醉状，得吐者，为中病。”

【服四合】小儿服用小青龙加石膏汤汤剂用量为 24～32mL。如第七 14 条小青龙加石膏汤用法中言：“强人服一升，羸者减之，日三服，小儿服四合。”

【服四钱匕】服用方药用量为 6～7.2g。如第二 21 条麻黄杏仁薏苡甘草汤用法中言：“上锉，麻豆大，每服四钱匕，水盏半，煮八分，去滓。”

【服四逆辈】服用理中汤与四逆汤一类方药。如 277 条：“自利不渴者，属太阴，以其脏有寒故也，当温之，宜服四逆辈。”《伤寒溯源集・太阴篇》：“曰四逆辈而不曰四逆汤者，盖示人以圆活变化之机，量其轻重以为进退，无一定可拟之法也。若胶于一法，则非圆机矣。”辨脾胃虚寒证有轻重之分，轻者以理中丸，重者以四逆汤。仲景言“当温之，宜四逆辈”。既不言理中丸，又不言四逆汤者，以示辨证论治之活法也。

【服五合】服用汤剂用量为 30～40mL。如第十 17 条大乌头煎用法中言：“强人服七合；弱人服五合。”

【服六七合为始】开始服用汤剂用量应为 36～56mL。如 175 条，又如第二 24 条甘草附子汤用法中言：“初服得微汗则解，能食，汗止，复烦者，将服五合，恐一升多者，宜服六七合为始。”指出服用甘草附子汤因其有一定毒性，服用时当先以小量为始，然后可逐渐加大剂量。

【服七丸】服用丸药约7粒。如第四2条鳖甲煎丸用法中言："如梧子大，空心服七丸。日三服。"

【服七合】服用大乌头煎汤剂用量为42～56mL。如第十17条大乌头煎用法中言："强人服七合；弱人服五合。"

【服八分】服用方药汤剂用量为48～64mL。如第十四26条麻黄附子汤用法中言："以水七升，先煮麻黄，去上沫，内诸药，煮取二升半。温服八分，日三服。"仲景言"八分"之"分"字应与"合"字同义，当是指容量单位，不是言重量单位。即1分是1升的1/10。

【服八合】服用汤剂用量为48～64mL。如35条麻黄汤用法中言："温服八合。覆取微似汗，不须啜粥。余如桂枝法将息。"

【服十丸】服用丸药用量约10粒。如247条麻子仁丸用法中言："蜜和丸，如梧桐子大。饮服十丸，日三服，渐加，以知为度。"

【服后当如虫行皮中】服用防己黄芪汤后可能有皮肤痒如虫在皮中爬行一样。详见"如虫行皮中"项。

【服后如人行四五里】服用大黄附子汤后，需如人行4～5里路程，其药力才能发挥治疗作用。如第十15大黄附子汤用法中言："服后如人行四五里，进一服。"

【服柴胡汤已】服用柴胡汤类方药后。见少阳病证与阳明病证相兼，如97条："服柴胡汤已，渴者，属阳明也。"指出病是相兼证，且以少阳为主，其治当从少阳，以小柴胡汤，少阳病证得除，则当再以法治疗阳明病证。

【服药已微除】服用麻黄汤后，其病证有轻微解除。见太阳伤寒重证，如46条："表证仍在，此当发其汗，服药已微除。"指出病是太阳伤寒重证，其治仅以麻黄汤常规方法治疗，仅仅能解除部分症状表现，则不能达到预期治愈之目的，对此则当重新辨证治疗。

【服文蛤散】服用文蛤散。见湿热营卫不和证，如141条："意欲饮水，反不渴者，服文蛤散。"指出审证要确切，治疗要彻底，用方要恰当，以期取得治疗效果。

【服茯苓甘草汤】服用茯苓甘草汤。见脾胃阳郁水气证，如356条："伤寒，厥而心下悸，宜先治水，当服茯苓甘草汤。"指出审证是脾胃阳郁证，其治当服用茯苓甘草汤。

【服泻心汤已】服用泻心汤类方药。见痞利证辨证，如159条："伤寒，服汤药，下利不止，心下痞硬，服泻心汤已。"仲景言"服泻心汤已"，主要揭示辨痞证病变证机有许多，不可见到痞证，就认为是泻心汤类所主病证，非属泻心汤类方主治心下痞者如大柴胡汤、十枣汤、桂枝人参汤等，于此主要提示辨痞证一定要审证求机，以法论治。

复

fù❶多次。如38条大青龙汤用法中言："若复服，汗多，亡阳，遂虚，恶风，烦躁，不得眠也。"❷恢复。如29条："作甘草干姜汤与之，以复其阳。"又如116条："火气虽微，内攻有力，焦骨伤筋，血难复也。"❸又，更。如29条："若重发汗，复加烧针者，四逆汤主之。"❹再。如184条："阳明居中，主土也，万物所归，无所复传，始虽恶寒，二日自止，此为阳明病也。"❺发作。如393条："大病差后，劳复者，枳实栀子豉汤主之。"❻应，应该。如53条："以荣行脉中，卫行脉外，复发其汗，荣卫和则愈，宜桂枝汤。"❼反复。如136条："伤寒十余日，热结在里，复往来寒热者，与大柴胡汤。"❽还。如第二十10条白术散用法中言："若呕，以醋浆水服之；复不解者，小麦汁服之。"❾误用。如第三9条："见阳攻阴，复发其汗，此为逆。"❿重复，引申为经常。如第二十一1条："亡血，复汗，寒多，故令郁冒。"⓫继续。如178条："脉来动而中止，不能自还，因而复动者，名曰代，阴也。"

【复服】多次服用方药。如38条大青龙汤用法中言："若复服，汗多，亡阳，遂虚，恶风，烦躁，不得眠也。"又如147条柴胡桂枝干姜汤用法中言："初服微烦，复服，汗出便愈。"

【复其阳】使病人阳气恢复。见阳明胃寒证，如29条："作甘草干姜汤与之，以复其阳。"指出甘草干姜汤具有温阳散寒，恢复阳气的作用。

【复以他药下之】又以其他方药泻下治疗。见脾胃虚寒痞证，如159条："复以他药下之，利不止，医以理中与之，利益甚。"指出脾胃虚寒痞证，因其病证表现时有类似实证，对此如果未能抓住病变证机所在，将虚寒认为实证以用下法，用下之后，势必加重脾胃虚寒而引起下利证。

【复加烧针】又用烧针治疗。

其一，太阳病证与阴阳两虚证相兼，如 29 条：“若重发汗，复加烧针者，四逆汤主之。”指出病以阳虚为主，治当用方药温复阳气，而不当用烧针；若用烧针，则易损伤阳气而加重病证。

其二，见表里兼证，如 153 条：“表里俱虚，阴阳气并竭，无阳则阴独，复加烧针，因胸烦，面色青黄，肤瞤者，难治，”仲景暗示里有阳虚病证，治疗当用温热方药而不当用烧针，用之不当则易加重阳虚病证。

【复发其汗】应该使用发汗方法使病人汗出。详见“发其汗”其一项；又，辨证未能切中病变证机而误用发汗的方法治疗。详见“发其汗”其十二项。

【复发汗】又使用发汗的方法。如 59 条：“大下之后，复发汗，小便不利者，亡津液故也。”再如 60 条：“下之后，复发汗，必振寒，脉微细；所以然者，以内外俱虚故也。”复如 61 条：“下之后，复发汗，昼日烦躁不得眠，夜而安静。”更如 89 条：“病人有寒，复发汗，胃中冷，必吐蛔。”又如 164 条：“伤寒大下后，复发汗，心下痞，恶寒者，表未解也。”再复如第二 5 条：“夫风病，下之则痉；复发汗，必拘急。”指出表里兼证，若以里证为主，当先治里，治里之后，还要审明里证是否已经解除；在治表证时，一定要使方药与病变证机相符，且不可不加辨证地一汗又汗，其治若稍有不当，则有可能引起其他病变，对此一定要有足够认识与重视。

【复与柴胡汤】再次用小柴胡汤治疗。见少阳胆热气郁证，如 101 条：“凡柴胡汤病证而下之，若柴胡证不罢者，复与柴胡汤，必蒸蒸而振，却复发热汗出而解。”又如 149 条：“柴胡汤证具，而以他药下之，柴胡证仍在者，复与柴胡汤，此虽已下之，不为逆，必蒸蒸而振，却发热汗出而解。”指出治疗病证以辨证为主，只要病证具备小柴胡汤功用与主治，就可用小柴胡汤治疗，不可拘于是否已经治疗过。

【复与之水】又用热水治疗病证。如 380 条：“其人外气怫郁，复与之水，以发其汗，因得哕，所以然者，胃中寒冷故也。”仲景言“水”者，当指热水，即温热之水具有发汗作用，但用水法发汗必须恰到好处，若有不当，则会引起其他变证。

【复与不愈者】更有病证不愈者。见膈间阳郁饮结证，如第十二 24 条：“虚者即愈，实者三日复发，复与不愈者，宜木防己去石膏加茯苓芒硝汤主之。”指出膈间阳郁饮结证，经治疗后更有不愈者，其证机是阳气因误用吐下而更郁，饮邪因误用吐下而更结；治以木防己去石膏加茯苓芒硝汤，通阳破饮，益气利水。

【复往来寒热】反复出现往来寒热。详见“往来寒热”其二项。

【复如柴胡法】又如煎煮方法参照小柴胡汤用法。如 146 条柴胡桂枝汤用法中言：“本云：人参汤，作如桂枝法，加半夏、柴胡、黄芩，复如柴胡法，今用人参作半剂。”

【复有里】又有里证。见少阳胆热气郁证与太阳病证相兼，如 148 条：“此为阳微结，必有表，复有里也。”指出病人既有太阳病证，又有少阳胆热气郁证，言“里”者，即言少阳胆热气郁证。

【复下之】又用下法治疗。详见“下之”其五、十一、二十项。

【复烦者】又有心烦。见阳虚骨痹证，如 175 甘草附子汤用法中言：“初服得微汗则解，能食，汗止，复烦者，将服五合，恐一升多者，宜服六七合为始。”其证机是正气与邪气相争，正气积力抗邪而不及于固护，邪气则可乘机逆乱于心，于是又出现心烦。

【复脉汤】方药主治能使心主血脉的生理功能得以恢复，亦即炙甘草汤之别名。详见“炙甘草汤”项。

【复恶寒】更有恶寒。详见“恶寒”其八、十八项。

【复烦躁不得卧寐】又出现烦躁不得卧寐。详见“烦躁不得卧寐者”项。

【复不能吐】又不能出现呕吐。详见“不能吐”项。

【复发热三日】或言又出现发热病证 3 天，或言又出现正气与邪气相争的病理演变。详见“发热三日”项。

【复热四日】或言又出现发热病证 4 天，或言又出现正气与邪气相争的病理演变。见厥阴寒证与阳气恢复的辨证关系，如 341 条：“伤寒，发热四日，厥反三日，复热四日，厥少热多者，其病当愈。”其证机是正气与寒邪相较，寒邪不胜正气，正气足有力量驱邪于外。

【复厥五日】或言病证表现出现寒冷约 5 日，或特指邪气与正气相争力量的对比关系。见厥阴寒证与阳气恢复的辨证关系，如 342 条：“伤寒，厥四日，热反三日，复厥五日，其病为进。”《伤寒内科论·辨厥阴病脉证并治》："文中言'厥四日，热反三日，复厥五日'者，以日数多少论寒热，借以说明正邪斗争的过程，即言厥以代邪，言热以代正。正不胜邪，其病为进，亦即'寒（邪）多热（正）少，阳气退，故为进也'。"仲景辨"厥"者，当指寒邪，辨"热"者，当指阳气恢复。仲景所言日数，不是尽言真正的日数，而是以日数代正邪斗争过程中力量的对比。以"四日"代邪气强而正气弱，以"三日"代正气相对不足。"四"与"三"相较，借以说明"阳气退"即正弱邪盛，正不胜邪，故病为进。并暗示此时当积极治疗，祛除病邪，病可向愈。

【复极汗者】又因过度使用发汗方法治疗。如380条："伤寒，大吐，大下，之极虚，复极汗者，其人外气怫郁。"指出若误认为阳明虚寒哕逆证是其与太阳病证相兼，以用汗法治疗，此时病证不仅不除，反而还会因误用发汗的方法而加重病证。

【复更发热】又出现明显发热病证。详见"发热"其三十二项。

【复过一经能食】再过1经则饮食恢复正常。见辨霍乱病证与太阴少阴厥阴病证及鉴别，如384条："今反不能食，到后经中，颇能食，复过一经能食，过之一日当愈。"仲景对此明确指出，阳明病向愈，有其正气恢复的转化过程，其病愈大多是以6~7日为1周期即1经，病人在恢复过程中若饮食趋于正常，大约需要1周时间；若病重者，其病愈周期可能会更长一些，即再过1周。同时还揭示辨治疾病一定还要结合具体病人，方可得出正确的结论，不可机械呆板。

【复不能食】又有不能饮食。详见"不能食"其十三项。

【复还止】又恢复到正常状态。见肝热气逆证，如第八1条："师曰：奔豚病，从少腹起，上冲咽喉，发作欲死，复还止，皆从惊恐得之。"指出肝热气逆证，其病证表现时发时止，止则如常人，发则痛苦不堪。

【复加至五合】再加大汤药用量5合（30~40mL）。如第十19条乌头桂枝汤用法中言："初服二合，不知，即服三合；又不知，复加至五合。"指出治疗病证用汤药，因人因证而异，则可适当加大汤药用量，以求最佳治疗效果。

【复发为檠气】再次发生饮食不当而为积滞证。详见"檠气"项。

【复不解者】病证还是不能被解除。见妊娠脾胃寒湿证，如第二十10条白术散用法中言："若呕，以醋浆水服之；复不解者，小麦汁服之。"指出如果病证经治疗后还是不能解除，则当以小麦汁协助药力，以增强治疗作用。

【复汗】经常出汗。见妇人产后三大病，如第二十一1条："亡血，复汗，寒多，故令郁冒。"其证机是产后出血而气因之大伤，气不得固护则汗出。

腹

fù 腹，即人体躯干的前方，在胸部的下方，又称肚子。其中脐周左右部分称为"大腹"，脐旁开1寸左右至毛际处部分称"小腹"，小腹两侧部分称"少腹"。如66条："发汗后，腹胀满者，厚朴生姜半夏甘草人参汤主之。"

【腹中】腹皮之内，肠胃之中。见太阳病证与阳明病证相兼，如48条："若发汗不彻，不足言，阳气怫郁不得越，当汗不汗，其人躁烦，不知痛处，乍在腹中，乍在四肢，按之不可得，其人短气，但坐，以汗出不彻故也，更发汗则愈。"另详见"乍在腹中"项。

【腹中痛】腹中疼痛。

其一，少阳胆热气郁兼脾证，如96条："或腹中痛。"又小柴胡汤用法中言："若腹中痛者，去黄芩，加芍药三两。"《伤寒论译释·辨太阳病脉证并治》："胆木犯脾土而脾络不和，则腹中痛。"审腹中痛，其证机是肝胆之气犯脾，其治当以小柴胡汤加芍药泻肝柔肝利胆，和脾络以止痛，去黄芩之苦寒，以免寒伤中气。

其二，寒实结胸证，如141条三物白散用法中言："假令汗出已，腹中痛，与芍药三两，如上法。"审病者腹中痛，其证机若是兼有脾络失和，经气不利，筋脉拘急，其治当以三物白散加芍药，以通络，缓急，舒筋脉。

其三，胃热脾寒证，如173条："伤寒，胸中有热，胃中有邪气，腹中痛，欲呕吐者。"《医宗金鉴·伤寒论注》："腹中痛者，胃中有寒邪内攻也。"《伤寒经注·太阳辨证》："阴邪在腹，则阳不得入而和阴，为腹痛。"其证机是脾有寒而被寒气凝滞不通；其治当清上温下，以黄连汤。

其四，少阴阴盛格阳证，如317条通脉四逆汤用法中言："腹中痛者，去葱，加芍药二两。"若腹中络脉失和，脾络不畅而梗阻者，其治可用通脉四逆汤加芍药以通达络脉，并与甘草相用以

F

缓急止痛。

其五，肝气郁滞证，如318条：“少阴病，四逆，其人或咳，或悸，或小便不利，或腹中痛，或泄利下重者。”《伤寒内科论·辨少阴病脉证并治》：“阳气郁滞则腹中痛，……以附子大辛大热，宣通阳气，使阳气运行则腹痛止。”仲景首言“少阴病”，但其辨证精神不是辨少阴病，而是辨肝气郁滞证与少阴寒证有类似之处，提示鉴别诊断。审证是肝气郁滞证，其证机是肝气不得疏泄而郁滞，气机壅滞而不畅，气不得行于四肢；其治以四逆散，疏肝解郁，调理气机。

其六，厥阴肝寒下利证，如358条：“伤寒四五日，腹中痛，若转气下趣少腹者，此欲自利也。”其证机是寒气侵袭厥阴，肝气为寒气所抑而不得疏泄，肝气与寒气相结而不通，中气凝塞，气机不通则腹中痛。其审证要点是“转气下趣少腹者”。治当温阳散寒止利，调理气机。

其七，寒湿霍乱证，如386条理中丸用法中言：“腹中痛者，加人参足前成四两半。”审腹中痛，其证机是脾胃虚弱而经气经脉失养，其治当以理中汤中重用人参补益正气而达止痛效果。

其八，望面色主病，如第一3条：“鼻头色青，腹中痛，苦冷者，死。”《金匮要略论注·脏腑经络先后受病》：“青为肝色，乃肝木挟肾寒以乘土。”其证机是脾气大伤，化源溃竭，寒气内结，气机不通，其预后不良。

其九，肝血虚寒疝证，如第十18条：“寒疝，腹中痛，及胁痛里急者。”其证机是素体肝血虚，寒气内生，凝滞脉络而不通，脉络拘急则腹中痛；治以当归生姜羊肉汤，温肝养血、散寒止痛。

其十，寒疝腹痛证或太阳中风证与脘腹寒积证相兼，如第十19条：“寒疝，腹中痛，逆冷，手足不仁，若身疼痛，灸刺诸药不能治。”其证机是寒气内结，与浊气相搏而阻结不通，寒凝阳闭则腹中痛；治以乌头桂枝汤，温中逐寒。

其十一，脾胃阳虚水气证，如第十四6条：“趺阳脉当伏，今反紧，本自有寒，疝瘕，腹中痛。”其证机是脾胃阳虚，水不得阳气所化而为水气，水气与寒气相结而壅滞气机，气内结而不通；治当温阳散寒利水。

其十二，虫证腹痛。详见“腹痛”其八项。

其十三，冲任虚弱血虚证，如第二十4条：“假令妊娠腹中痛，为胞阻。”辨“妊娠腹中痛”，其证机是血虚而不能养胎，冲任不固，经气不和，脉气滞涩，胎气失养而躁动不安；治当养血和络、和调冲任，以胶艾汤加减。

其十四，妇人气血虚腹痛证，如第二十二18条：“妇人腹中痛。”《金匮要略论注·妇人杂病》：“此言妇人之病，既概由血，则虚者多，从何补起，唯有建中之法为妙。谓后天以脾胃为本，胃和而饮食如常，则自能生血而痛止也。”其证机是脘腹脉络不得气血的滋荣，脉络拘急而疼痛；治以小建中汤，补益气血。

【腹中疼】腹中疼痛。见脾气血虚证，如第六13条：“虚劳里急，悸，衄，腹中痛，梦失精，四肢痠疼，手足烦热，咽干，口燥。”其证机是气血虚弱，经气筋脉失养，脉络空虚而痛。

【腹中急痛】病人出现腹中拘急疼痛。见少阳病证与太阴脾证相兼，如100条：“伤寒，阳脉涩，阴脉弦，法当腹中急痛。”《伤寒六经辨证治法·太阳篇》：“此木挟阴邪乘脾也，阳脉涩，阴脉弦者，乃中气不足，阴邪有余，而阴邪挟木乘脾，故致腹中急痛。”《伤寒贯珠集·少阳篇》：“阳不足而阴乘之，法当腹中急痛。”《内合方义·小建中汤》曰病机“为中虚内寒也”。审病是里证相兼，其病证主要矛盾方面有孰轻孰重，其治则有先后之别，从仲景所论病证分析，则知病以太阴脾证为主，即“腹中急痛”，其证机是太阴脾气血不足，脉络失养；而少阳病证为次，因太阴脾证较急，治当先从太阴脾，以小建中汤；如果太阴脾证得除，少阳病证仍在者，治则以小柴胡汤。

【腹中㽲痛】腹中剧烈疼痛。

其一，妊娠肝脾气血虚证，如第二十5条：“妇人怀妊，腹中㽲痛。”《金匮玉函经二注·妇人妊娠病》：“此与胞阻痛者不同，因脾土为木邪所克，谷气不举，浊淫下流，以塞搏阴血而痛也。”其证机是肝气不和而克脾，脾气失理而不得荣肝，肝脾气机失调而滞涩不通，不通则痛；治以当归芍药散，养肝调脾、调理气血。

其二，产后血虚寒客证，如第二十一4条：“产后，腹中㽲痛。”《金匮要略论注·妇人产后病》：“产后血虚有寒，则腹中急痛。”其证机是产后血虚，寒气乘机侵袭而凝滞脉络，脉络不通则痛；治以当归生姜羊肉汤，温肝养血、散寒止痛。

【腹中诸疾痛】妇人腹中气血失调所致痛胀

诸证。见妇人肝脾气血虚证，如第二十二17条：“妇人腹中诸疾痛。”《金匮要略阐义·妇人杂病》：“妇人之病，由肝郁者居多，郁则气凝血滞，或胀或痛，或呕或利。”其证机是肝气内郁，脾气失和，肝脾气血虚；治当养肝调脾、调理气血，以当归芍药散。

【腹中血气刺痛】妇人少腹或小腹因气血郁瘀而刺痛。见妇人气血郁瘀证，如第二十二16条：“妇人六十二种风，及腹中血气刺痛。”《金匮要略方论本义·妇人杂病》：“妇人腹中经尽之时，及产子之后，卒皆空虚，风入无所捍卫，此风及腹中之由也。风邪入腹，扰气乱血，腹中必刺痛，主之以红蓝花酒。”其证机是外邪侵入，气血郁滞，脉气不和，经气郁瘀而不通，不通则痛；治以红蓝花酒，活血行气，化瘀止痛。

【腹中雷鸣】形容腹中有水声如雷鸣，震响于外，亦即肠鸣音。

其一，中虚湿热痞兼食滞水气证，如157条：“伤寒，汗出，解之后，胃中不和，心下痞硬，干噫食臭，胁下有水气，腹中雷鸣，下利者。”《伤寒论辨证广注·辨太阳病脉证并治法下》：“腹中雷鸣者，脾为阴，胃为阳，阴阳不和，因搏击有声也。”《伤寒论浅注·太阳篇》：“水谷不消，糟粕未成而遽下，逆其势则不平，所谓物不得平则鸣者是也。”其证机是脾胃虚弱，湿热内结，浊气壅滞，水气内生，湿热与浊气、水气相击而有声。审证为中虚湿热痞兼食滞水气证；治当补中降逆、散水消痞，以生姜泻心汤。

其二，中虚湿热痞重证，如158条：“其人下利日数十行，谷不化，腹中雷鸣，心下痞硬而满，干呕，心烦，不得安。”其证机是脾胃中气虚弱，湿热肆淫，气机升降逆行，清浊混杂而撞击则腹中雷鸣；治当清热消痞、补虚和中，以甘草泻心汤。

【腹中转气】腹中浊气欲转动下趋，似有大便排出。见辨阳明热结证及有否正气不足者，如214条：“因与承气汤一升，腹中转气者，更服一升。”《伤寒溯源集·阳明中篇》：“因与承气汤一升，若腹中行动而转矢气，此胃中有实热也，更服一升，以去其邪热宿滞。”《伤寒论后条辨·阳明篇》：“果转矢气，则知肠中有结屎，因剂小未能遽下，所下者屎之气耳。”《伤寒内科论·辨阳明病脉证并治》：“服汤后，腹中转气者，知肠中燥屎已有下趋之势，……假令服汤后腹中不转气者，以知本热结证其阴液损伤尤重。”指出用小承气汤治疗阳明热结重证兼有正气不足者，服药后，是否可以继续服用小承气汤，若腹中浊气转动下趋，则为燥屎欲从下而去，当继续服用，以巩固治疗效果。

【腹中寒气】有寒邪客居在腹中，或因阳虚寒从内生。见脾胃虚寒证以饮逆为主，如第十10条：“腹中寒气，雷鸣切痛，胸胁逆满。”《金匮要略直解·腹满寒疝宿食病》：“盖脾胃喜温而恶寒，寒气客于中，奔迫于肠胃之间。”其证机是阳虚与水饮相搏在腹中，阻滞气机而不畅不通；其治以附子粳米汤，温阳化饮，散寒降逆。

【腹中寒疝】腹中剧烈寒痛。见产后血虚寒客证，如第二十一4条：“产后，腹中疞痛，当归生姜羊肉汤主之；并治腹中寒疝，虚劳不足。”其证机是产后血虚，寒气乘机侵袭凝滞脉络而不通；治以当归生姜羊肉汤，温肝养血、散寒止痛。

【腹中寒】腹中寒气聚结病理病证。见脾胃虚寒证以寒为主，如第十14条：“心胸中大寒痛，呕不能饮食，腹中寒，上冲皮起，出见有头足，上下痛而不可触近。”《金匮要略心典·腹满寒疝宿食病》：“心腹寒痛，呕不能食者，阴寒气盛而中土无权也。”审证是脾胃虚寒证，因证是脾胃虚寒，以寒为主，寒主凝滞气机而不通，故病有“上下痛而不可触近”；治以大建中汤，温中散寒、补虚止痛。

【腹中有宿食不化】脘腹胀满而痞塞不通，时有嗳腐或不消化食物气味。见阳明胃宿食证，如第十26条：“脉紧，头痛风寒，腹中有宿食不化也。”《金匮要略心典·腹满寒疝宿食病》：“谓宿食不化，郁滞之气，上为头痛，有如风寒之状，而实为食积类伤寒也。”指出阳明胃宿食证，其病证表现有头痛，并暗示其有类似风寒性质太阳病，当注意鉴别诊断。此头痛证机是宿食浊气上攻上扰所致；治当消食化积，以小承气汤加莱菔子、山楂等。

【腹中烦重】腹中烦而似热郁且又沉重下坠。见脾热证，如第十一13条：“脾中风者，翕翕发热，形如醉人，腹中烦重，皮目瞤瞤而短气。”《金匮要略直解·五脏风寒积聚病》：“腹为阴，阴中之至阴脾也，故腹中烦重。”辨“腹中烦重”，烦者，热也；指腹中热而沉重，其证机是腹中邪热内扰而壅滞气机之谓。

【腹中饥】脘腹中有饥饿感。见脾胃阴虚证，如120条："一二日吐之者，腹中饥，口不能食。"其证机是脾胃阴虚，虚热内生而躁动，若损伤脾胃之阴气，尤其是损伤脾阴较轻，其运化之力尚健，则腹中饥；治当益阴和中降逆。

【腹中和无病】脾胃气机调和而无病。见寒湿郁表发黄证，如第二19条："自能饮食，腹中和无病，病在头中寒湿，故鼻塞，内药鼻中则愈。"指出寒湿郁于表，尚未浸淫于脾胃，故脾胃功能正常而无病变。

【腹中有干血著脐下】腹中有瘀血留著郁结在脐下（女子胞中）的病理病证。见胞中瘀血内阻腹痛证，如第二十一6条："假令不愈者，此为腹中有干血著脐下，宜下瘀血汤主之；亦主经水不利。"仲景言"腹中"与"脐下"，皆指小腹而言；小腹者，女子胞居也。干血者，瘀血病理也。言"腹中有干血著脐下"者，以揭示病变的主要矛盾方面是瘀血病理留结于女子胞中所产生的病理病证。

【腹中软即当散】腹中柔软者则标志脘腹坚硬痞满证已消散。见脾气虚气滞热证，如第十四32条枳术汤用法中言："分温三服，腹中软即当散也。"指出服用枳术汤后，脾胃之气得和，升降气机得理，饮邪得消，心下坚满及浊气填塞当除，脘腹由硬满而趋于柔和，则病可向愈。

【腹中温为知】由腹中寒冷转为温和为方药起到治疗效果。见肾气不化水气证，如第十三10条："不知，增至七八丸，以小便利，腹中温为知。"指出服用栝楼瞿麦丸，应当先以小量为始，然后渐渐加大剂量，以病者腹中寒冷转为温和者为向愈标志。也可以说，腹中温和是衡量服用方药是否起效的重要标志之一。

【腹中未热】服用理中丸后腹中寒冷病证仍在。见霍乱寒湿证，如386条理中丸用法中言："日三四，夜二服。腹中未热，益至三四丸，然不及汤。"指出寒湿之邪较重，服用理中丸已不胜任，当改用理中汤以增强治疗效果。

【腹中应冷】腹部应当恶寒怕冷。见厥阴肝寒与阳明胃寒兼证，如333条："脉迟为寒，今与黄芩汤复除其热，腹中应冷，当不能食，今反能食，此名除中。"指出厥阴肝寒证与阳明胃寒证相兼，其寒气内盛，既可充斥于外，又可肆虐于腹中，导致腹部恶寒怕冷。

【腹满】腹中胀满不舒。

其一，热扰胸腹证，如79条："伤寒，下后，心烦，腹满，卧起不安者。"《伤寒内科论·辨太阳病脉证并治》："温热之邪……陷于腹，扰乱气机则腹满。"其证机是邪热既扰于胸膈，又肆虐脘腹，气机壅滞而不畅；治当清热除烦，宽胸消满，以栀子厚朴汤。

其二，肝气乘脾证，如108条："伤寒，腹满，谵语，寸口脉浮而紧，此肝乘脾也，名曰纵，刺期门。"《伤寒论本旨·少阳篇》曰："此由肝邪犯脾而腹满，必无潮热，手足絷絷汗出等阳明之实证也。"其证机肝气内盛而为邪，肝气乘机而相乘于脾，脾气为肝气相乘而郁滞。审证是肝气乘脾证，治当"刺期门"以泻肝气，使肝气不得相乘于脾，然则脾气自可恢复。

其三，阳明病证与太阳病证相兼，如189条："若下之，则腹满，小便难也。"《伤寒贯珠集·阳明篇下》："下之则邪气尽陷，脾乃不化，腹加满而小便难矣。"其证机是阳虚而不化，寒气内结而气机壅滞不畅，故腹满。

其四，阳明热盛证，如219条："三阳合病，腹满，身重，难以转侧。"《伤寒来苏集·伤寒论注》："胃气不通，则腹满。"其证机是阳明邪热内盛，其邪热壅滞气机而不畅则腹满；治当清泻盛热，以白虎汤。

其五，寒湿霍乱证，如386条理中丸用法中言："腹满者，去术，加附子一枚。"若腹满因寒凝阳气不运者，治以理中丸去白术之壅滞，加附子以温阳散寒通滞。

其六，阳虚虚劳证，如第六11条："脉沉小迟，名脱气，其人疾行则喘喝，手足逆寒，腹满，甚则溏泄，食不消化也。"其证机是脾阳虚而不运，肾阳虚而不温，不运不温，浊气壅滞则腹满。

其七，脾胃虚寒证以气虚为主，如第六14条黄芪建中汤用法中言："腹满者，去枣，加茯苓一两半。"若腹满因于湿邪阻滞，治以黄芪建中汤去大枣之壅涩，加茯苓以健脾渗湿，使湿有所去。

其八，肝血瘀脉阻重证，如第六18条："五劳，虚极羸瘦，腹满，不能饮食。"其证机是瘀血阻滞经脉，络脉壅滞不通，肝气乘脾而气机壅滞；治当活血化瘀、缓中补虚，以大黄䗪虫丸。

其九，太阴脾虚寒证，如第十1条："趺阳脉微弦，法当腹满。"《金匮要略心典·腹满寒疝宿食病》："以阴加阳，脾胃受之，则为腹满。"

其证机是寒气与正气相搏而壅滞于腹中则腹满；治当益气散寒，以理中丸与附子粳米汤或厚朴生姜半夏甘草人参汤加减。

其十，太阴脾虚证实证的辨证要点，如第十2条："病者腹满，按之不痛为虚，痛者为实，可下之。"其证机若是实证腹满，因燥屎阻结，腑气不通而壅塞，按之则气机更壅滞不通，治当祛实；若是虚证腹满，因寒内结，正气不运，气机虚滞而寒阻也，按之则正虚得以内守，治当温补。辨虚证有气虚、阳虚之别；实证有在气在血之不同，临证皆当审证求机，以法论治。

其十一，阳明实热证与太阳中风证相兼，如第十9条："病腹满，发热十日，脉浮而数，饮食如故。"《金匮要略直解·腹满寒疝宿食病》："腹满者，内有实热也。"辨表里兼证，在里是阳明病，邪热内结则腹满；在表是太阳病，营卫与邪相争则发热。揆度表里病情，表里病证都比较明显，通过仔细辨证，得知在表是太阳中风证，在里是阳明热结证，治当表里兼顾，以厚朴七物汤，表里双解。

其十二，大肠水结证，如第十二29条："腹满，口舌干燥，此肠间有水气。"《金匮要略直解·痰饮咳嗽病》："痰饮留于中则腹满。"其证机是大肠之气为水气相搏结，其传导、变化功能被水气所逆乱而不得行；治以己椒苈黄丸，清热利水、导饮下泄。

其十三，石水证，如第十四1条："石水，其脉自沉，外证腹满，不喘。"其证机是水气内留而居结，阻塞气机升降则腹满，水气尚未逆乱于肺则不喘；治当健脾益肾，利水渗水。

其十四，寒湿发黄证，如第十五10条："腹满，舌痿黄，燥不得睡，属黄家。"其证机是寒湿内蕴，浊气熏蒸，阴气为遏而壅滞，神明为虐而躁动；治当温阳散寒祛湿，以理中丸加茵陈等为是。

其十五，肝胆湿热夹瘀血证，如第十五19条："黄疸，腹满，小便不利而赤，自汗出，此为表和里实。"其证机是湿热内蕴而肆虐，瘀血阻滞而梗阻气机；治以大黄硝石散，清肝理血、利胆退黄。

其十六，妊娠伤胎证，如第二十11条："妇人伤胎，怀身腹满，不得小便。"其证机是妇人伤胎，水气内停，遏阻气机，阳气不行而郁滞于腹则满。

其十七，妇人宫寒血虚血瘀证，如第二十二9条："妇人年五十所，病下利数十日不止，暮即发热，少腹里急，腹满，手掌烦热，唇口干燥，何也？"其证机是宫寒则阳气不行，血瘀则气机梗阻，因此出现腹满。

【腹满如故】阳明寒湿谷疸证经误治之后腹满证仍然存在。见阳明虚寒谷疸证，如195条，又如第十五3条："阳明病，脉迟，食难用饱，饱则微烦，头眩，必小便难，此欲作谷疸；虽下之，腹满如故，所以然者，脉迟故也。"《伤寒论条辨·辨阳明病脉证并治》："下之徒伤胃气，外邪反乘虚陷入，所以腹满仍旧也。"指出阳明寒湿谷疸证，治当用温而不当用下。若误用下法之后，寒气不去而内壅，故腹满不去，治当温阳散寒、化湿退疸，以桂枝人参汤加茵陈等为是。

【腹满而喘】腹胀满而伴有气喘。

其一，阳明热结重证，如208条："阳明病，脉迟，虽汗出，不恶寒者，其身必重，短气，腹满而喘，有潮热者。"其证机是阳明热结，燥屎不行，腑气不通则腹满，其大肠邪热浊气上攻于肺则喘；其治当推陈致新，荡涤实热，以大承气汤。

其二，阳明热郁证，如221条："阳明病，脉浮而紧，咽燥口苦，腹满而喘。"《伤寒内科论·辨阳明病脉证并治》："腹满乃邪热扰乱气机，喘为阳明郁热上攻于肺。"其证机是邪热侵袭阳明，胃气被遏，邪热与胃气相互搏结，壅滞气机；治以栀子豉汤，清宣郁热。

其三，脾胃寒湿发黄证，如第十五20条："黄疸病，小便色不变，欲自利，腹满而喘，不可除热，热除，必哕。"其证机是寒湿阻滞脾胃而壅滞气机，脾虚而不运，寒凝而气阻，湿阻而涩滞则腹满；寒湿浊气上攻于肺而不降则喘；治当用小半夏汤，温胃通阳、散寒除湿。

【腹满微喘】腹满且伴有轻度气喘。

其一，气血两燔证，如111条："但头汗出，剂颈而还，腹满微喘，口干咽烂。"《注解伤寒论·辨太阳病脉证并治》："腹满微喘者，热气内郁也。"其证机是火热毒邪迫及气血，邪热扰乱气机，上攻于肺气而不降则微喘；气机为邪热所壅滞则腹满；治当清热泻火、凉血益阴，以白虎汤与桃核承气汤加减。

其二，阳明病证与太阳病证相兼，如189条："阳明中风，口苦咽干，腹满微喘，发热恶寒，脉浮而紧。"《伤寒论条辨·辨阳明病脉证并治》：

"腹满，热入阳明也。"《伤寒贯珠集・阳明篇下》："腹满微喘，里气不行也。"其证机是阳明邪热内结而内扰，浊气因大肠表而上攻于肺里；治当清热泻实，以小承气汤与葛根芩连汤加减。

【腹满而吐】腹胀满且伴有呕吐。见太阴脾病的基本脉证，如273条："太阴之为病，腹满而吐，食不下，自利益甚，时腹自痛。"《注解伤寒论・辨太阴病脉证并治》："太阴之脉布胃中，邪气壅而为腹满，上不得降者，呕吐而食不下。"《伤寒贯珠集・太阴篇》："太阴之脉，入腹属脾络胃，上膈挟咽，故其病有腹满而吐。"其证机是太阴脾为邪气所袭，脾气不得运化，影响胃气通降，气机壅滞而上逆。

F

【腹满时痛】腹满且时有疼痛。见太阴脾气滞络瘀证与太阳病证相兼，如279条："因尔腹满时痛者，属太阴也。"《伤寒论集注・辨太阴病脉证并治》："因而腹满时痛者，乃太阳之邪入于地土而脾络不通。"辨太阳病证与太阴脾证相兼，且因辨证未能恰到好处，以用下法治疗，则易引起或加重太阴脾证。其证机是脾气郁瘀而梗阻脉络，经气阻滞而不畅；治以桂枝加芍药汤，温阳益脾、活血通络。

【腹满时减】腹满病证时而减轻。见太阴脾腹满虚寒证的辨证要点，如第十3条："腹满时减，复如故，此为寒，当与温药。"《金匮要略心典・腹满寒疝宿食病》："时减复如故者，脾中寒气得阳而暂开，得阴而复合也。"其证机是脾气虚弱而能积力抗邪，正气虽能抗邪而不能胜邪，但邪气仍在，故其"腹满时减，复如故"。

【腹满加哕】腹胀满病证不除且又增哕逆。见胃气败伤证，如232条："若不尿，腹满加哕者，不治。"《伤寒内科论・辨阳明病脉证并治》："由时时哕转为腹满加哕；斯证反映胃气败伤，气机不通，邪无出路的病理特征。"其证机是病情深重，腑气大伤，胃气不降而上逆，津液化源涸竭而不得下行。

【腹满不减】腹胀满病证且没有减轻迹象。见阳明热结重证，如255条，又如第十13条："腹满不减，减不足言。"仲景辨证揭示任何疾病的发展与演化，均有其时轻时重的证候表现特征，轻者则病证明显趋于缓和，重者则病证渐渐演变深重。辨阳明热结重证与其他疾病一样，也有时轻时重，但审阳明热结重证的要点是："腹满不减，减不足言"。其证机是阳明热结之甚，腑气阻结不通，浊气不得下趋则腹满不减，以揭示阳明热结重证于其轻时与其重时没有明显区别，若能于此而审证求机，以法论治，庶无差错。

【腹满欲吐】病者腹满且伴有欲吐。见酒毒黄疸证治法，如第十五5条："酒黄疸者，或无热，靖言了了，腹满欲吐，鼻燥；其脉浮者，先吐之；沉弦者，先下之。"其证机是酒毒湿热内结脘腹，浊气壅滞而不畅；治当用清泻的方法，使酒毒湿热从下而去。

【腹满因肿】腹胀满而伴有肌肤浮肿。见脾肾水气虚证，如第十四12条："病下利后，渴饮水，小便不利，腹满因肿者，何也?"《医宗金鉴・水气病》："病水者，脾必虚不能制水，故腹满也。"其证机是脾肾阳气虚弱，水不得脾之运、肾之化，以此而为水气，水气于内扰乱气机，于外攻窜肌肤为肿，因之则腹满而伴有肌肤浮肿；治当温阳利水，补益脾肾。

【腹满胁鸣相逐】腹胀满与肠鸣病证同时并见。见阳虚寒厥血少证，如第十四30条："营卫不利，则腹满胁鸣相逐。"其证机是阳气虚弱，寒气内斥，寒气与阳气相结，阴气聚积，则腹满；浊气不降，清气不升，清浊之气并走肠间，逆行而相击则肠鸣。

【腹满痛】腹胀满且疼痛。

其一，阳明热结宿食重证，如241条："烦不解，腹满痛者，此有燥屎也。"《伤寒论后条辨・阳明篇》："久则宿食结成燥屎，挡任去路，新食之浊秽总蓄于脾，故满痛。"其证机是阳明邪热内结，燥屎阻结不通，浊气内攻而逆乱；治当峻下热结，以大承气汤。

其二，太阳病证与阳明热结重证相兼，如254条："发汗不解，腹满痛者，急下之。"仲景以辨表里兼证为借鉴，以论阳明热结重证的证治为主题。以揭示辨阳明热结重证之证机是腑气阻滞而不通。

【腹都满】整个腹部都是胀满而急迫。见阳明热结证，如231条："阳明中风，脉弦浮大而短气，腹都满，胁下及心痛。"《伤寒溯源集・阳明上篇》："腹都满，言遍腹皆满也。"《伤寒贯珠集・阳明篇上》："阳明闭郁，故短气腹满。"其证机是阳明邪热内结，腑气阻结不通，浊气与邪热相搏而壅滞于内，肆虐于外。

【腹微满】腹部轻度胀满。

其一，脾胃热证，如123条："而胸中痛，大便反溏，腹微满，郁郁微烦，先此时自极吐下者。”《伤寒内科论·辨太阳病脉证并治》：“本因辨证未能恰到好处，过用大吐大下，则损伤脾胃之气而致热变，邪热扰乱气机，致脾胃升降功能失序而壅滞，则腹微满。”其证机是脾胃有热，胃中邪热上逆而郁于胸中，脾中邪热内郁而下迫。

其二，阳明病证，如238条：“腹微满，初头硬，后必溏，不可攻之。”辨“腹微满，初头硬，后必溏”。其证机既有邪热所致者，也有寒邪所致者。热者，气机为热肆虐而阻结；寒者，气机为寒气所凝而梗阻。临证皆当以具体病人而定，切不可主观决断。假如辨阳明热结重证服用大承气汤后所呈“腹微满，初头硬，后必溏”，应当从两方面理解，一指下后邪热未尽除，然虽有结，但未至于实，故呈“腹微满”等证；另一指下后邪热尽除，且因寒药留中，损伤中气，寒气内生，故呈“腹微满”等证，何以别之，当参合舌质、苔色、脉等方面别之。

其三，阳明湿热发黄证，如260条：“伤寒七八日，身黄如橘子色，小便不利，腹微满者。”《医宗金鉴·伤寒论注》：“其腹微满，此里热深也。”其证机是湿热内蕴，气机壅滞，浊气内结外溢；治以茵陈蒿汤，清热利湿退黄。

【腹不满】腹部没有胀满病证。见瘀血证主要证候特征，如第十六10条：“病人胸满，唇痿舌青，口燥，但欲漱水不欲咽，无寒热，脉微大来迟，腹不满，其人言我满，为有瘀血。”仲景言“腹不满”，主要揭示瘀血病理在胸而不在腹，故其腹不满。同时又暗示辨瘀血在胸者，其胸满；在腹者，其腹满，以资别之。

【腹胀】腹部胀满。

一指腹部胀满病证。见少阴热证与阳明热结重证相兼，如322条：“少阴病，六七日，腹胀，不大便者，急下之。”其证机是阳明邪热内结，腑气壅滞，浊气填塞而不通；治当泻热存阴，以大承气汤。

一指脉象形态如腹胀大一样。见太阳湿热痉证，如第二8条：“暴腹胀大者，为欲解。脉如故，反伏弦者，痉。”详见“腹胀大”项。

【腹胀满】腹部既胀又满。

其一，脾胃气虚气滞寒证，如66条：“发汗后，腹胀满者。”《注解伤寒论·辨太阳病脉证并治》：“腹胀满，知非里实，由脾胃津液不足，气涩不通，壅而为满。”其证机是脾气虚而不运，脾气滞而不行；治当温脾运脾，以厚朴生姜半夏甘草人参汤。

其二，阳明热结缓证，如249条：“伤寒，吐后，腹胀满者。”其证机是阳明邪热内结而逆乱，气机壅滞而阻结不畅；治当泻热去实，以调胃承气汤。

其三，表里兼证，如372条，又如第十七36条：“下利，腹胀满，身体疼痛者。”其证机是厥阴寒气内结而不行，太阳营卫经气不利；治当因表里主次矛盾方面不同，或先以四逆汤温其里，或先以桂枝汤治其表。

【腹胀如水状】腹胀满病证似有水气充斥其间。见肝胆瘀血湿热证，如第十五14条：“因作黑疸，其腹胀如水状，大便必黑，时溏，此女劳之病，非水也；腹胀者，难治。”其证机是肝胆有瘀血，则疏泄气机不及而壅滞；肝胆有湿热，则水不得疏泄而益湿邪，瘀血湿热相互浸淫肆虐肝胆，则可导致腹胀满似有水气充斥其间。

【腹胀大】形容脉象形态如腹胀大一样。见太阳湿热痉证，如第二8条：“暴腹胀大者，为欲解。脉如故，反伏弦者，痉。”辨“暴腹胀大”，当指脉胀大如同腹胀大一样，即脉紧如蛇腹之不柔和而转为像腹胀一样且有柔和之象，以揭示脉形由不柔和而趋于和缓、柔和。审脉胀大，乃正气积力抗邪，气血涌盛于脉也，故病为欲解。细审胀大之脉缓和自如，再参合其他病证大减，以揭示病为欲愈。

【腹如鼓】腹胀大如鼓之状。见皮水证，如第十四1条：“皮水，其脉亦浮，外证胕肿，按之没指，不恶风，其腹如鼓，不渴，当发其汗。”其证机是水气在脾，脾不得运化水津而为水气，水不得正常输布下趋而留积于腹，则腹胀满如鼓状。

【腹如水状】腹胀满如水充斥之状。见女劳疸证即肾虚疸证，如第十五2条：“名曰女劳疸；腹如水状，不治。”《金匮要略心典·黄疸病》：“若腹如水状，则不特阴伤，阳亦伤矣，故曰不治。”仲景指出女劳疸若其病变发展演变为肾虚及脾，脾肾之气俱虚，脾不运而浊气滞涩，肾气虚而浊气壅滞，故腹中浊气不得降泄且留滞于腹中，则腹胀大如水状，病到于此，预后不良；治当滋肾清热、调气降浊，以肾气丸加茵陈等。

【腹大】腹胀满而大。

其一，脾肾水气实证的治疗大法，如第十四11条：“病水，腹大，小便不利，其脉沉绝者，有水，可下之。”其证机是肾不得主水，脾不得制水，水气泛溢于内外上下，治当泻水利水下水。

其二，肝水气证，如第十四14条：“肝水者，其腹大，不能自转侧，胁下腹痛。”《金匮悬解·水气病》：“肝水者，水乘木也，木郁贼土，是以腹大。”其证机是水气在肝，肝气失调，水气走窜逆乱经气，壅滞气机，浊气填塞腹中而肆逆且攻冲则腹大；治当疏肝调气利水，以吴茱萸汤与苓桂术甘汤加减，或四逆散与五苓散加减。

其三，脾水气证，如第十四16条：“脾水者，其腹大，四肢苦重，津液不生，但苦少气，小便难。”《金匮要略心典·水气病》：“脾主腹而气行四肢，脾受水气，则腹大四肢重。”脾主大腹，脾气不得运化水湿，反为水气所乘，水气肆逆于腹中则腹大；治当理脾利水，气化水气。

其四，肾水气证，如第十四17条：“其腹大，脐肿腰痛，不得溺，阴下湿如牛鼻上汗，其足逆冷，面反瘦。”《金匮要略直解·水气病》：“肾者胃之关也，关门不利，故令聚水而生病，是有腹大脐肿之证也。”其证机是肾者水脏，主持水液的升清泌浊，肾主水液失职，水气充斥于腹中，则腹大；治当温肾利水。

【腹大满不通】腹胀大而满且不通畅。见阳明热结证，如208条：“若腹大满不通者，可与小承气汤，微和胃气，勿令致大泄下。”《伤寒内科论·辨阳明病脉证并治》：“辨太阳与阳明兼证，……言无潮热者，以暗示本辨里证为阳明热结轻证，如果阳明热结轻证为著者即‘腹大满不通’，其治当先以小承气汤微和胃气，切不可大泄下引邪内陷，致生他患。”其证机是阳明邪热内结而不通，气机壅滞；若是阳明热结轻证，治以小承气汤。

【腹痛】腹中疼痛。

其一，少阴阳虚便脓血证，如307条：“少阴病，二三日至四五日，腹痛，小便不利，下利不止。”《伤寒内科论·辨少阴病脉证并治》：“少阴病本当急治，未能如此，以延误病情，致阴寒日增，阳虚益加，阳虚阴凝则腹痛。”其证机是阳虚寒乘而气机不通；治当温阳散寒止利，以桃花汤加减。

其二，少阴阳虚水泛证，如316条：“少阴病，二三日不已，至四五日，腹痛，小便不利，四肢沉重疼痛，自下利者。”《伤寒论条辨·辨少阴病脉证并治》：“腹痛，小便不利，阴寒内盛，湿胜而水气不行也。”其证机是阳虚水气内盛，经气为水气所阻而不通则腹痛；治当温阳利水，以真武汤。

其三，少阴阴盛格阳证，如317条：“其人面色赤，或腹痛，或干呕，或咽痛。”其证机是少阴阴寒内盛，寒邪凝滞气血，脾络不和则腹痛；治当温阳逐寒，以通脉四逆汤加减。

其四，肝热气逆证，如第八2条：“奔豚，气上冲胸，腹痛，往来寒热。”其证机是肝气郁而化热，气郁则气血运行不畅，肝气内乘而肆虐且不通则腹痛；治当疏肝降逆泻热，以奔豚汤。

其五，寒疝腹痛证，如第十17条：“腹痛，脉弦而紧，弦则卫气不行，即恶寒，紧则不欲食，邪正相搏，即为寒疝。”《诸病源候论·腹满寒疝宿食病》：“此由阴气积于内，寒气结搏而不散，脏腑虚弱，故风邪冷气与正气相击，则腹痛里急，故云寒疝腹痛也。”其证机是寒气凝结而不通，阳气被遏而不得温煦。

其六，太阳风水表虚证兼证，如第十四22条：“腹痛加芍药。”其证机是水气内淫于脾，脾络不和而被肝气相乘，治当以防己黄芪汤加芍药，以通脾络而柔肝，兼以利水。

其七，少阳胆郁发黄证，如第十五21条：“诸黄，腹痛而呕者。”《金匮要略心典·黄疸病》：“腹满而呕，病在少阳，脾胃病者木邪易张也。故以小柴胡汤而散邪气，止痛呕，亦非小柴胡汤治诸黄也。”其证机是少阳胆气郁滞，中气失疏而阻塞则腹痛；少阳之热逆胃，胃气不降而上逆则呕吐，治以小柴胡汤。

其八，虫证，如第十九5条：“病腹痛有虫，其脉何以别之？师曰：其脉当沉若弦，反洪大，故有蛔虫。”其证机是虫邪内扰，扰乱气机，气机梗阻，气血运行不畅，脉气不和；治当杀虫驱虫，以甘草粉蜜汤加减，或用驱虫类西药。

其九，妊娠宫寒证，如第二十3条：“妇人怀娠六七月，脉弦，发热，其胎欲胀，腹痛，恶寒者，少腹如扇。”其证机是妇人宫中阳虚有寒，阳虚而不能温煦，阴寒之气乘机充斥，气机为寒气所凝而不通则腹痛；治当温阳散寒祛湿，以附子汤加减。

其十，气血郁滞腹痛证，如第二十一5条：“产后腹痛，烦满，不得卧。”《医宗金鉴·妇人产后病》：“产后腹痛，不烦不满，里虚也，今腹痛烦满，不得卧，里实也，气结血凝而痛，故用枳实破气结，芍药调腹痛。”其证机是产后气血郁滞，血脉运行不畅，经气不通则腹痛；治以枳实芍药散。

其十一，产后气血郁滞腹痛证及胞中瘀血内阻腹痛证，如第二十一 6 条：“产妇腹痛，法当以枳实芍药散；假令不愈者，此为腹中有干血著脐下。”《医宗金鉴·妇人产后病》：“产后腹痛，属气结血凝者，枳实芍药散以调之；假令服后不愈，此为热灼血干，着于脐下而痛，非枳实芍药之所能治也，宜下瘀血汤，攻热下瘀血也，并主经水不通，亦因热灼血干故也。”辨腹痛，审证机有诸多，若其证机是产后瘀血当去而未去，聚积于胞中，形成胞中瘀血内阻；治以下瘀血汤，破血下瘀、通络止痛。

【腹痛有虫】病人腹痛的原因是虫邪内扰而导致气机不通。详见“腹痛”其八项。

【腹痛而呕】腹痛而伴有呕吐。详见“腹痛”其七项。

【腹痛利】腹痛与下利并见。详见“呕利而腹痛”项。

【腹重如带五千钱】腹或腰部沉重犹如五千钱硬币在腹部一样沉重。见肾著寒湿证，如第十一 16 条：“肾著之病……久久得之，腰以下冷痛，腹重如带五千钱。”《金匮要略心典·五脏风寒积聚病》：“腹重如带五千钱，皆冷湿着肾，而阳气不化之征也。”指出肾著寒湿证，其证机是寒湿之邪以湿为主，湿邪重浊沉滞；治以甘草干姜茯苓白术汤。

【腹皮急】肠痈病证引起右少腹肌肤拘急紧迫。见肠痈寒湿证，如第十八 3 条：“肠痈之为病，其身甲错，腹皮急，按之濡如肿状，腹无积聚。”指出辨肠痈寒湿证，其腹皮虽拘急紧迫，但按压腹部且濡软欲似有肿胀物一样。其证机是寒湿与血气相结，浸淫攻冲于皮肤，气机滞涩，则少腹拘急紧迫不舒。

【腹无积聚】右少腹为寒湿与血相搏而无燥屎积聚。见肠痈寒湿证，如第十八 3 条：“肠痈之为病，其身甲错，腹皮急，按之濡如肿状，腹无积聚。”指出辨肠痈寒湿证，其证机不是寒湿之邪与肠中有形糟粕相结，故“腹无积聚”。

【腹濡】按压腹部柔软自如且无坚硬。见厥阴血虚厥证禁下证，如 347 条：“伤寒，五六日，不结胸，腹濡，脉虚。”《伤寒论后条辨·辨太阳病脉证篇》：“肝虚则燥而有闭证，寒能凝血故也。”其证机是厥阴肝阴血虚弱，肠道失滋，腹无有形之邪结聚，故其腹濡。

【腹减】腹胀满经治疗后病证减轻或减除。详见“一宿腹减”项。

【腹必满】病人一定有腹满。见肝气乘肺证，如 109 条：“伤寒，发热，啬啬恶寒，大渴欲饮水，其腹必满。”《伤寒悬解·太阳经中篇》：“腹满，是金气敛闭，而木不能泄也。”其证机是肝气内盛而化热且灼津相乘于肺，肺气为肝气所乘而不得宣发于外且郁滞于内。审证是肝气乘肺证，治当“刺期门”以泻肝气，使肝气不得相乘于肺，然则肺气可平。

覆 fù❶药名：如旋覆花，入旋覆代赭汤。❷方名：如旋覆花汤。❸遮盖，亦即加衣、加被取暖。如麻黄汤用法：“覆取微似汗。”

【覆取微似汗】取暖使病人微微似有汗出。详见“取微似汗”项。

G

盖 gài 盖，用于句首语气词。如第二 18 条：“盖发其汗，汗大出者，但风气去，湿气在，是故不愈也。”

【盖发其汗】按照病证表现应当用发汗的方法治疗。如第二 18 条：“盖发其汗，汗大出者，但风气去，湿气在，是故不愈也。”指出治疗风湿病证的基本方法与应当采取的治疗措施。

干 gān❶瘀血病理。如第六 18 条：“经络营卫气伤，内有干血，肌肤甲错，两目黯黑。”❷空，徒。如 12 条：“啬啬恶寒，淅淅恶风，翕翕发热，鼻鸣，干呕者。”❸燥，无水分或水分少。如 29 条：“得之便厥，咽中干，烦躁，吐逆者。”又如第十八 6 条：王不留行散用法中言：“前三物皆阴干百日。”❹侵犯，侵袭。如第一 2 条：“若人能养慎，不令邪风干忤经络。”❺逆乱。如第十四 21 条：“年盛不觉，阳衰之后，营卫相干，阳损阴盛。”❻药名：如射干。❼方名：如柴胡桂枝干姜汤。

【干呕】只是呕而无物。

其一，太阳中风证，如 12 条：“啬啬恶寒，淅淅恶风，翕翕发热，鼻鸣，干呕者。”其证机是营卫不和，影响胃气通降而上逆；治当解肌散邪、调和营卫，以桂枝汤。

其二，太阳伤寒证与寒饮郁肺证相兼，如40条：“伤寒表不解，心下有水气，干呕，发热而咳。”其证机是太阳伤寒卫闭营郁，肺为寒郁，影响阳明胃气通降而上逆；治当解表散邪、温肺化饮，以小青龙汤。

其三，悬饮证，如152条：“心下痞硬满，引胁下痛，干呕，短气。”其证机是水饮之邪逆乱阳明胃气而不得下降；治以十枣汤，攻逐水饮。

其四，中虚湿热痞重证，如158条：“心下痞硬而满，干呕，心烦不得安。”其证机是中气虚弱，浊气不降而上逆；治当温中补虚、清热消痞，以甘草泻心汤。

其五，少阴阳虚戴阳证，如317条：“其人面色赤，或腹痛，或干呕，或咽痛。”其证机是少阴寒气太盛而逆乱胃气上逆；治以通脉四逆汤加减。

其六，少阴阳虚寒证，如324条：“若膈上有寒饮，干呕者，不可吐也。”其证机是少阴阳虚，阳不化饮而逆乱于胃，胃气上逆；治以四逆汤。

其七，厥阴肝寒气逆证，如378条，又如第十七9条：“干呕，吐涎沫，头痛者。”其证机是厥阴寒气上逆于阳明胃，胃气不得肝气所疏而上逆；治以吴茱萸汤。

其八，饮阻脾胃寒证，如第十七20条：“干呕，吐逆，吐涎沫。”《金匮要略心典·呕吐哕下利病》：“干呕，吐逆，胃中气逆也。”其证机是饮邪阻于脾胃，浊气阻结而上逆；治以半夏干姜散，温暖阳气、化饮降逆。

其九，脾胃寒湿哕逆证，如第十七22条：“干呕，哕，若手足厥者。”其证机是脾胃有寒，湿从内生，寒湿相搏，阳气被抑而浊气上逆且不降；治以橘皮汤，散寒和胃、降逆除湿。

其十，产后感风寒证，如第二十一8条：“时时有热，心下闷，干呕，汗出。”其证机是风寒外袭，太阳营卫受邪而抗邪，外邪乘脾胃失和而加重脾胃病证；治以桂枝汤，调和营卫、调理脾胃。

【干呕而利】呕而无物且下利。见胆胃气逆证，如第十七11条：“干呕而利者，黄芩加半夏生姜汤主之。”其证机是胆热下迫下注，胃寒上逆上攻；治以黄芩加半夏生姜汤。

【干噫食臭】胃中浊气上逆而无物且伴有食物腐臭气味。见中虚湿热水气痞证，如157条：“胃中不和，心下痞硬，干噫食臭。”其证机是中气虚弱，湿热内蕴而导致食而不消，浊气夹食气且逆于上；治以生姜泻心汤，消痞散结。

【干忤经络】侵犯逆乱经络之气。详见“不令邪风干忤经络”项。

【干血】瘀血病理。详见“内有干血”及“中有干血”项。

【干血著脐下】瘀血留著郁结在脐下（女子胞中）的病理病证。详见“腹中有干血著脐下”项。

【干苏叶】详见“苏叶”项。

【干地黄】详见“生地黄”项。

【干漆】干漆为漆树科落叶乔木漆树树脂的干燥品。

别名：漆渣，漆底，漆脚。

性味：辛、苦，温；有小毒。

功用：活血化瘀散结。

主治：月经不调，闭经，症瘕积聚，疟疾。

《神农本草经》曰：“味辛温，无毒，主绝伤，补中，续筋骨，填髓脑，安五脏，五缓六急，风寒湿痹。”

入方：见大黄䗪虫丸。

用量：

用量		经方数量	经方名称
古代量	现代量		
一两	3g	1方	大黄䗪虫丸

注意事项：孕妇禁用，体弱者慎用。

化学成分：含漆酚，黑色树脂物质。

药理作用：暂缺。

【干姜】干姜为姜科多年生草本植物姜的干燥根茎。

别名：白姜，均姜，干生姜。

性味：辛，热。

功用：温暖脾胃，温肺化饮。

主治：脘腹疼痛，咳嗽痰稀，烦躁，手足不温，下利便脓血。

《神农本草经》曰：“味辛温，主胸满咳逆上气，温中，止血，出汗，逐风湿痹，肠澼下痢。”

入方：见小青龙汤、小青龙加石膏汤、厚朴麻黄汤、苓甘五味姜辛汤、桂苓五味甘草去桂加姜辛夏汤、苓甘五味加姜辛半夏杏仁汤、苓甘五味加姜辛半杏大黄汤、甘草干姜汤、理中丸（人参汤）、乌头赤石脂丸、大建中汤、桂枝人参汤、甘草干姜汤、栀子干姜汤、黄连汤、干姜黄连黄芩人参汤、半夏泻心汤、生姜泻心汤、甘草泻心汤、半夏干姜散、干姜人参半夏散、干姜附子汤、甘姜苓术汤、四逆汤、白通汤、白通加猪胆汁汤、通脉四逆汤、通脉四逆加猪胆汁汤、四逆加人参汤、茯苓四逆汤、胶姜汤、柏叶汤、鳖甲煎丸、王不留行散、风引汤、侯氏黑散、薯蓣丸、麻黄升麻汤、三物备急丸、桃花汤、柴胡桂枝干姜汤、乌梅丸、真武汤加减、小柴胡汤加减、四逆散加减。

用量：

剂型	不同用量	古代量	现代量	代表方名
汤剂	最小用量	六铢	0.8g	柴胡加芒硝汤
	最大用量	四两	12g	大建中汤
	通常用量	三两	9g	桂枝人参汤
	次于通常用量	一两	3g	干姜附子汤
散剂	最小用量	方寸匕 1/2	3~4.5g	半夏干姜散
	最大用量	五分	15g	四逆散加味
丸剂	最小用量	一两	3g	乌头赤石脂丸
	最大用量	四两	18g	乌梅丸

注意事项：孕妇、阴虚内热及血热者慎用。

化学成分：含精油：姜酮，β-雪松烯，β-没药烯，α-莒醇，α-姜黄烯，β-倍半水芹烯，姜醇；d 莰烯，桉脑，枸橼醛，龙脑，六氢姜黄素，姜油酮；姜辣醇类：（6）-姜辣醇，（3）-姜辣醇，（4）-姜辣醇，（5）-姜辣醇，（8）-姜辣醇，（10）-姜辣醇，（12）-姜辣醇，（4）-姜辣二醇，（6）-姜辣二醇，（8）-姜辣二醇，（10）-姜辣二醇，（6）-甲基姜辣二醇，（4）-姜辣二醇二乙酸酯，（6）-姜辣二醇二乙酸酯，（6）-甲基姜辣二醇二乙酸酯，姜辣酮，姜酚，姜烯酚，天冬酰胺，L-派可酯，氨基酸，微量元素（铁、钙、磷、锌、碳等）。

药理作用：详见生姜项。

【干姜附子汤】

组成：干姜一两（3g）　附子生用，去皮，切八片，一枚（5g）

用法：上二味，以水三升，煮取一升，去滓。顿服。

功用：温阳散寒。

适应证：肾阳虚烦躁证：昼日烦躁不得卧，夜而安静，或恶寒，或手足冷，或汗出，舌淡，苔薄，脉沉微。

解读方药：

1. 诠释方药组成：方中干姜温中散寒；附子温壮阳气。

2. 剖析方药配伍：干姜与附子，属于相须配伍，附子助干姜温中化阳，干姜助附子回阳救逆，附子散寒偏于温壮先天之阳，干姜散寒偏于温暖后天之阳。

3. 权衡用量比例：干姜与附子用量比例是 3：5，提示药效回后天之阳与壮先天之阳之间的用量调配关系，以治阴寒。

【干姜黄连黄芩人参汤】

组成：干姜　黄连　黄芩　人参各三两（各 9g）

用法：上四味，以水六升，煮取二升，去滓。分温再服。

功用：苦寒清热，甘温益阳。

适应证：胃热脾寒证偏于胃热重者：呕吐，食入口即吐，胃脘灼热，口苦，口干，大便溏或下利，或泻下不消化食物，舌红，苔黄或腻，脉数或紧。

解读方药：

1. 诠释方药组成：方中干姜温暖脾胃；黄连、黄芩清热燥湿；人参补益中气。

2. 剖析方药配伍：黄连与黄芩，属于相须配伍，增强清热燥湿；人参与干姜，属于相使配伍，干姜助人参益气化阳，人参助干姜温阳化气；黄连、黄芩与干姜、人参，属于相反配伍，黄连、黄芩清热，干姜、人参温补，黄连、黄芩制约干姜、人参温热伤阴，干姜、人参制约黄连、黄芩清热伤阳。

3. 权衡用量比例：干姜与人参用量比例为 1：1，提示药效温阳与益气之间的用量调配关系，以治虚寒；干姜、人参与黄连、黄芩用量比例为 1：1，提示药效温阳益气与清热之间的用量调配关系，以治寒热夹杂。

【干姜人参半夏丸】

组成：干姜　人参各一两（各 3g）　半夏二两（6g）

用法：上三味，末之，以生姜汁糊为丸，如

梧桐子大，饮服十丸，日三服。

功用：健脾益气，化饮降逆。

适应证：（妊娠）脾胃虚寒饮逆证：呕吐剧烈，或干呕频频不止，恶心，饮食不振，头晕，倦怠嗜卧，四肢不温而乏力，舌淡，苔白，脉弱。

解读方药：

1. 诠释方药组成：方中干姜温暖脾胃；人参补益中气；半夏醒脾燥湿，降逆和中。

2. 剖析方药配伍：干姜与人参，属于相使配伍，益气温阳散寒；干姜与半夏，属于相使配伍，温中降逆化饮；人参与半夏，属于相反配伍，人参益气，半夏降逆，半夏制约人参补益壅滞，人参制约半夏降泄伤气。

3. 权衡用量比例：干姜与人参用量比例是1∶1，干姜与人参用量比例是1∶1，提示药效温阳散寒与益气之间的用量调配关系，以治虚寒；人参与半夏用量比例是1∶6，提示药效益气与降逆之间的用量调配关系，以治气逆；干姜与半夏用量比例是1∶2，提示药效温阳散寒与醒脾降逆之间的用量调配关系，以治寒饮上逆。

G

肝

gān 肝为五脏之一，主藏血，《素问·五脏生成篇》："人卧血归于肝。"王冰注曰："肝藏血，心行之，人动则血运行诸经，人静则血归于肝脏。"主疏泄，调畅气机，条达脾胃。《素问·宝命全形论》："土得木而达。"《血证论》："木之性主于疏泄，食气入胃，全赖肝木之气以疏泄之，而水谷乃化。"主谋虑。《素问·六节脏象论》："肝者，将军之官，谋虑出焉。"主筋，《素问·宣明五气篇》："肝主筋。"《素问·经脉别论》："食气入胃，散精于肝，淫气于筋。"开窍于目，《素问·金匮真言论》："肝开窍于目。"在志为怒，在液为泪，与胆为表里，位于腹腔，横膈之下，在胁之内。

【肝俞】经穴名，出自《灵枢·背腧》。属太阳膀胱经，位于人体背部，居第9胸椎棘突下旁开1.5寸处。具有调达气机，疏达经气，和畅血脉，燮理气血的作用。主治少阳胆郁，三焦火盛，厥阴肝热。如142条："当刺大椎第一间，肝俞。"《尚论篇·太阳经中篇》："肝与胆合，刺肝俞所以泻胆也。"针刺肝俞以泻肝胆邪热。

【肝乘脾】肝之邪气太盛而相克于脾。见肝气乘脾证，如108条："腹满，谵语，寸口脉浮而紧，此肝乘脾也，名曰纵，刺期门。"《伤寒论本旨·少阳篇》："此由肝邪犯脾而腹满，必无潮热，手足漐漐汗出等阳明之实证也。"《伤寒内科论·辨太阳病脉证并治》："辨肝气乘脾之虚证者多，但实证者也并不少。实证者，病变重点在肝，肝气过盛以侮脾土；而虚证者，病变重点在脾，故其治实证以泻肝为要，虚证以扶脾为主。"其证机是肝气内盛而为邪，肝气乘机相乘于脾，脾气为肝气相乘而郁滞。审证是肝气乘脾证，其治当"刺期门"以泻肝气，使肝气不得相乘于脾，然则脾气自可恢复。

【肝乘肺】肝之邪气太盛而反克于肺金。见肝乘肺证，如109条："此肝乘肺也，名曰横，刺期门。"《伤寒论本旨·少阳篇》："肝本受肺制，而反乘肺，如下犯上之横逆，故名横也。"其证机是肝气内盛化热，邪热消灼津液，肝之邪气反克于肺，肺气为肝气所乘而不得宣发于外，且郁滞于内。审证是肝气乘肺证，其治当"刺期门"以泻肝气，使肝气不得相乘于肺，然则肺气可平。

【肝气盛】肝之邪气内盛的病理。见脏腑辨证的整体观，如第一1条："金气不行，则肝气盛。"审肝之所以邪气盛，是因为肝火失肺金之制而盛也，肝之邪气盛，病因起于肺气失制；治当宣肺降肺，疏肝泻肝。

【肝之病】肝的病证表现。见脏腑辨证的整体观，如第一1条："夫肝之病，补用酸，助用焦苦，益用甘味之药调之。"仲景言"肝之病"之"之"字，是取消句子独立成分，主要提示下文，言"肝之病"即言肝的病证表现。

【肝传脾】肝之邪气易乘机传入于脾。见脏腑辨证的整体观，如第一1条："夫治未病者，见肝之病，知肝传脾，当先实脾。"仲景言治肝之中以治脾，此不仅可提高治疗肝病疗效，还可防止肝病传脾。这对于提高临床治疗效果具有重要现实意义。只有懂得肝与脾之间的生理关系及病理变化，才能把提高治疗效果落实到实处。审"肝传脾"其义有二，一是肝气太盛而传脾，属实证；另一是脾有虚而肝气传之，属虚实夹杂证，或虚证。

【肝自愈】肝病证可向愈。见脏腑辨证的整体观，如第一1条："故实脾，则肝自愈；此治肝补脾之要妙也。"其证机是脾气虚弱，不得滋荣于肝，则肝亦病；治当补脾以荣肝，非治肝则肝自愈。

【肝虚则用此法】治疗肝虚证则用此种方法。见脏腑辨证的整体观，如第一 1 条：“肝虚则用此法，实则不在用之。”仲景明确指出，肝病实脾的治疗大法是针对肝虚证而言；若是肝实证则不能用此法。亦即肝实证治当调脾理脾，肝虚证治当补脾益脾，此其不同也。

【肝旺色青】肝气旺而面色发青。见脉诊与面诊之间的辨证关系，如第一 7 条：“寸口脉动者，因其旺时而动，假令肝旺色青，四时各随其色。”《素问·五脏生成篇》：“生于肝，如以缟裹绀。”“青如翠羽者生。”“青如草兹者死。”《金匮要略心典·脏腑经络先后受病》：“王时，时至而气王，脉乘之而动，而色亦应之，如肝王于春，脉弦而色青，此其常也。”辨“肝旺色青”，其言“青”者，当指肝气和调而荣泽于外，寓有青色与其他脏腑之气相合而滋泽于外，并非尽言单一青色。

【肝色青而反色白】肝旺之时当见色青而反见色白。见脉诊与面诊之间的辨证关系，如第一 7 条：“肝色青而反色白，非其时色脉，皆当病。”《金匮要略心典·脏腑经络先后受病》：“若色当青而反白，为非其时而有其色，不特肝病，肺亦当病矣，犯其王气故也，故曰色脉皆当病。”其证机是肝气不得其所主之气色，而反见其相克之色，即肺金相克于肝木之色白，肝主之气而色白则为病。详辨其由或因肺气失和于肝而盛于肝也，或因肺气不足而失制于肝，或肺气太盛相克制于肝，于此皆当一一详辨，方可认清病变本质。

【肝中风】邪热内结于肝。见肝热证，如第十一 4 条：“肝中风者，头目瞤，两胁痛，行常伛，令人嗜甘。”其证机是邪热在肝，肝气为邪热所迫而不得疏泄条达，邪热走窜经脉而肆逆；其治当清肝泄热，疏达肝气。风者，阳也，热也，言“肝中风”者，以揭示阳热之邪在肝。

【肝中寒】寒邪内结于肝。见肝寒证，如第十一 5 条：“肝中寒者，两胁不举，舌本燥，喜太息，胸中痛，不得转侧，食则吐而汗出也。”其证机是寒气客肝，肝气被抑，疏达失司，气机不利，经脉不畅，阴津为凝，脾胃失和。审其因或因于外邪而袭之，或因于内而生寒，以此而变生诸证；治当温肝散寒，调理气机，以吴茱萸汤加减。

【肝死脏】肝气欲绝而临危。见肝病危证，如第十一 6 条：“肝死脏，浮之弱，按之如索不来，或曲如蛇行者，死。”《素问·平人气象论》：“死肝脉来，急益劲，如新张弓弦。曰肝死。”《素问·玉机真脏论》：“真肝脉至，中外急，如循刀刃责责然，如按琴瑟弦。”其病理是肝气大衰，其气外越，真脏气竭，病情危重，难以救治。

【肝着】肝瘀血病理病证。见肝络血瘀轻证，如第十一 7 条：“肝着，其人常欲蹈其胸上，先未苦时，但欲热饮。”《金匮要略心典·五脏风寒积聚病》：“肝藏气血郁滞，著而不行，故名肝著。”其证机是肝络不和，血行不畅，瘀血内停；治以旋覆花汤，疏通肝络，化瘀行气。

【肝水】肝水气病理病证。见肝水气证，如第十四 14 条：“肝水者，其腹大，不能自转侧，胁下腹痛。”《金匮要略方论本义·水气病》：“此水邪随肝木往来升降之气上下为患也。”其证机是水气在肝，肝气为水气所遏而不得疏泄通调水道，水气走窜肝脉经气，水气滞涩；治当疏肝调气利水，以吴茱萸汤与苓桂术甘汤加减，或四逆散与五苓散加减。

甘

gān❶甜味。《尚书·洪范》：“稼穑作甘。”如 17 条：“得之则呕，以酒客不喜甘故也。”❷淡，淡水。如 65 条：“作甘烂水法，取水二斗，置大盆内，以杓扬之。”❸药名：如甘草，甘遂等。❹方名：如甘草汤、甘遂半夏汤等。

【甘烂水】用木棒击打淡水使水波浪起花动摇。见肾虚水气上冲证，如 65 条茯苓桂枝大枣甘草汤用法中言：“作甘烂水法，取水二斗，置大盆内，以杓扬之。”指出治疗水气病证，煎煮方药本当用水，且用水又有助水气，若能用木棒击打淡水使水波浪起花动摇，则水由阴而为阳，起到用水不助水之用。

【甘味】味甘甜滋补一类药物。详见“益用甘味之药调之”项。

【甘入脾】甘味滋补药通常是先归于脾而补脾。见脏腑病证的整体观，如第一 1 条：“酸入肝，焦苦入心，甘入脾。”主要揭示肝病易克脾，治当先用甘味以补脾，以此决定治疗原则，可提高治疗肝病效果。

【甘草】甘草为多年生草本植物甘草的根茎。

别名：蜜甘，美草，蜜草，甜草，国老，灵通。

性味：甘、平。

功用：益气生血，和阴助阳，祛痰止咳。

主治：心悸心烦，少气乏力，失眠多梦，心胸不适，筋脉挛急，咳嗽上气，咽喉不利，痰气郁结。

《神农本草经》曰："味甘平，主五脏六腑寒热邪气，坚筋骨，长肌肉，倍力，金创尰，解毒。久服轻身延年。"

入方：见炙甘草汤、甘麦大枣汤、小建中汤、小青龙汤、小青加石膏汤、桂枝甘草汤、桂枝甘草龙骨牡蛎汤、桂枝去芍药加蜀漆牡蛎龙骨救逆汤、理中丸（人参汤）、茯苓杏仁甘草汤、桂枝加龙骨牡蛎汤、甘草干姜汤、麦门冬汤、桔梗汤、麻杏石甘汤、泽漆汤、越婢汤、越婢加术汤、越婢加半夏汤、桂苓五味甘草汤、桂苓五味甘草去桂加姜辛夏汤、苓甘五味姜辛汤、甘草汤、苓甘五味加姜辛半夏杏仁汤、苓甘五味加姜辛半杏大黄汤、半夏散及汤、四逆汤、通脉四逆汤、通脉四逆加猪胆汁汤、四逆加人参汤、茯苓四逆汤、酸枣仁汤、风引汤、奔豚汤、芍药甘草汤、芍药甘草附子汤、大黄䗪虫丸、王不留行散、温经汤、桃核承气汤、胶艾汤、黄土汤、桂枝加芍药汤、桂枝加大黄汤、升麻鳖甲汤、升麻鳖甲去雄黄蜀椒汤、桂枝附子汤、桂枝附子去桂加白术汤（白术附子汤）、甘草附子汤、麻黄加术汤、乌头汤、桂枝芍药知母汤、白虎加桂枝汤、麻杏薏甘汤、防己地黄汤、四逆散、当归四逆汤、当归四逆加吴茱萸生姜汤、甘姜苓术汤、苓桂枣草汤、桂枝汤、桂枝加葛根汤、桂枝二麻黄一汤、防己黄芪汤、桂枝加黄芪汤、厚朴七物汤、柴胡桂枝汤、桂枝人参汤、乌头桂枝汤、桂枝加厚朴杏仁汤、桂枝去桂加茯苓白术汤、桂枝去芍药汤、桂枝去芍药加附子汤、桂枝加附子汤、竹叶汤、麻黄汤、葛根汤、桂枝麻黄各半汤、大青龙汤、文蛤汤、麻黄连轺赤小豆汤、葛根加半夏汤、麻黄附子甘草汤、桂枝二越婢一汤、桂枝新加汤、栝楼桂枝汤、小柴胡汤、柴胡加芒硝汤、柴胡桂枝干姜汤、黄芩汤、黄芩加半夏生姜汤、葛根芩连汤、白头翁加甘草阿胶汤、紫参汤、小建中汤、黄芪建中汤、薯蓣丸、苓桂术甘汤、防己茯苓汤、茯苓甘草汤、茯苓泽泻汤、甘草干姜汤、旋覆代赭汤、半夏泻心汤、生姜泻心汤、甘草泻心汤、厚朴生姜半夏甘草人参汤、麻黄升麻汤、竹皮大丸、橘皮竹茹汤、附子粳米汤、桂枝去芍药加麻黄附子细辛汤、黄连汤、甘草麻黄汤、白虎汤、白虎加人参汤、竹叶石膏汤、栀子甘草豉汤、调胃承气汤、栀子柏皮汤、排脓汤、甘草粉蜜汤、藜芦甘草汤、甘遂半夏汤。

用量：

剂型	不同用量	古代量	现代量	代表方名
汤剂	最小用量	六铢	0.8g	麻黄升麻汤
	最大用量	五两	15g	橘皮竹茹汤
	通常用量	二两	6g	麻黄汤
散剂	最小用量	方寸匕的1/4	1.5~2.25g	四逆散
	最大用量	十八分	54g	王不留行散
丸剂	最小用量	三两	9g	大黄䗪虫丸
	最大用量	二十八分	84g	薯蓣丸

注意事项：甘草反大戟、甘遂、芫花的理论应该是相反相乘，相互制约相互促进；湿盛者慎用。

化学成分：含甘草甜素，甘草酸，葡萄糖醛酸，18β-甘草次酸，24-羟基甘草次酸，3β-羟基齐墩果叶烷-11，13（18）-二烯-30-酸，乌拉尔甘草皂苷甲，乌拉尔甘草皂苷乙，甘乌内酯，甘次酸甲酯，甘草内酯，3β-，24-二羟基齐墩果-11，13（18）二烯-30羟酸甲酯，24-羟基甘草次酸甲酯，24-羟基甘草内酯，18α-羟基甘草次酸甲酯，甘草皂苷（A_3、B_3、C_2、D_3、F_3、G_2、H_2、J_2、K_2），甘草苷，甘草苷元，异甘草苷，异甘草苷元，新甘草苷，新异甘草苷，异甘草呋喃糖苷，鼠李糖异甘草苷，新异甘草黄酮醇，甘草香豆素，甘草素，甘草醇，异甘草醇，芒柄花黄素，甘草西定，甘草利酮，甘草新木脂素，β-谷甾醇，异黄酮，氨基酸，7-甲氧基香豆素，伞形花内酯，7-羟基香豆素，甘草多糖，二十二烷，正二十六烷，正二十七烷，甘草酚，葡聚糖，去氧甘草次酸Ⅰ，去氧甘草次酸Ⅱ，18-α-羟基甘草次酸，异甘草次酸，甘草萜醇，光果甘草苷元，异光果甘草苷，异光果甘草苷元，甘草黄酮A，甘草查耳酮A及B，光甘草宁，阿魏酸，门冬酰胺，甘露醇，4′-7-二羟黄酮，11-甘草脱氧次酸。

药理作用：抗炎作用（抑制毛细血管的通透性，降低细胞对刺激的反应性），镇静作用，催眠作用，降温作用，解热作用，抗心律失常作用（增加心脏收缩幅度，兴奋心脏），降脂及抗动脉粥样硬化作用（降低血清胆固醇、脂蛋白和β-脂蛋白甘油三酯的作用），保肝作用，抗溃疡作用，抑制胃酸分泌，解除肠胃平滑肌痉挛，抗氧化作用，抗过敏作用，增强网状内皮系统的活性，增强NK细胞活性，抗病毒作用（抑制艾滋病毒细胞（HIV）的增殖，水疱性口腔病毒，腺病毒3型，单纯疱疹病毒Ⅰ型，牛痘病毒），抗菌作用（金黄色葡萄球菌，结核杆菌，大肠杆菌，痢疾杆菌），杀阿米巴原虫，抑制滴虫，解毒作用（使肝匀浆细胞色素P-450含量增加，诱导肝药酶），抗肿瘤作用（骨髓瘤，艾氏腹水癌及肉瘤），镇咳作用，祛痰作用（促进咽喉及支气管的分泌），对机体机能所处状态及尿液呈双向调节作用，抑制膀胱结石形成，抑制雌激素对子宫的增长作用，提高内耳听觉功能的作用。

【甘李根白皮】甘李根白皮为蔷薇科植物李根皮的韧皮部。

别名：李根皮。

性味：苦、咸，寒。

功用：清肝泻热降逆。

主治：气从少腹上冲心胸，心烦急躁。

《药性论》曰：“治脚下气，主热毒，烦躁。”

入方：见奔豚汤。

用量：

用量		经方数量	经方名称
古代量	现代量		
一升	24g	1方	奔豚汤

注意事项：虚寒者慎用。

化学成分：暂缺。

药理作用：解热作用，抗炎作用，抗菌作用，调节内分泌作用，改善肠胃蠕动作用。

【甘遂】甘遂为大戟科多年生草本植物甘遂的块根。

别名：主田，甘藁，陵藁，凌泽，重泽。

性味：苦、甘，寒。

功用：攻逐水饮，通利大小便。

主治：四肢浮肿，大小便不通，胸胁支满，短气烦躁，心胸疼痛，咳嗽痰喘，心下痞硬。

《神农本草经》曰：“味苦寒，有毒，主大腹疝瘕，腹满，面目浮肿，留饮宿食，破癥坚积聚，利水谷道。”

入方：见十枣汤、大陷胸汤、大陷胸丸、甘遂半夏汤、大黄甘遂汤。

用量：

剂型	不同用量	古代量	现代量	代表方名
汤剂	最小用量	一钱匕的1/3	0.5~0.6g	十枣汤
	最大用量	二两	6g	大黄甘遂汤
丸剂	最小用量	一钱匕	1.5~1.8g	大陷胸丸

注意事项：反甘草，孕妇及虚弱者慎用。

化学成分：含大戟苷，γ-大戟苷，甘遂醇，20-表大戟脑，20-去氧巨大戟萜醇，巨大戟萜醇，13-氧化巨大戟萜醇-13-月桂酸酯-20-乙酸酯，甘遂萜醇A，甘遂萜醇B，维生素B_1，枸橼酸，棕榈酸，草酸，棕榈酸葵酯。

药理作用：抗早孕作用，中止妊娠（使胚胎子宫内膜脱离），对子宫所处功能状态有抑制收缩或加强收缩的作用。

【甘草汤】

组成：甘草二两（6g）

用法：上一味，以水三升，煮取一升半，去滓。温服七合，日二服。

功用：清热利咽。

适应证：咽痛热证：咽痛，咽部红肿、炽热，舌红，苔黄，脉数。

解读方药：

方中甘草清热解毒，益气利咽。

甘草汤属于单行用药，治病气疗效尚有一定局限性，临证应重视随证加味用药，以提高治疗效果。

【甘草干姜汤】

组成：甘草四两（12g）　干姜二两（6g）

用法：上二味，以水三升，煮取一升五合，去滓。分温再服。

功用：温补阳气，调理肺胃。

适应证：

1. 虚寒肺痿证：咳吐涎沫，其质清稀而量多，或不咳，不渴，头眩，畏寒，小便数，或遗尿，神疲乏力，短气不足以息，舌淡，苔薄白，脉虚弱。

2. 胃虚寒轻证：吐逆，烦躁，胃脘胀满或疼痛，或得热则减，或便溏，舌淡，苔白，脉弱或迟而无力。

解读方药：

1. 诠释方药组成：方中甘草益气和中；干姜

温中散寒，温肺暖胃。

2. 剖析方药配伍：甘草与干姜，属于相使配伍，甘草助干姜温阳之中以化气，干姜助甘草益气之中以化阳。

3. 权衡用量比例：甘草与干姜用量比例是2∶1，提示药效益气与散寒之间的用量调配关系，以治虚寒。

【甘草附子汤】

组成：甘草炙，二两（6g）　附子炮，去皮，破，二枚（10g）　白术二两（6g）　桂枝去皮，四两（12g）

用法：上四味，以水六升，煮取三升，去滓。温服一升，日三服。初服，得微汗则解，能食，汗止，复烦者，将服五合，恐一升多者，宜服六七合为始。

功用：温阳散寒，通利关节。

适应证：阳虚骨痹证：骨节疼痛，掣疼不得屈伸，近之则痛剧，遇风寒湿则痛剧，汗出，短气，小便不利，或身微肿，舌淡，苔薄，脉沉或弱。

解读方药：

1. 诠释方药组成：方中甘草益气缓急止痛；附子温阳散寒止痛；白术健脾益气燥湿；桂枝辛温通经止痛。

2. 剖析方药配伍：甘草与附子，属于相使配伍，甘草助附子温阳之中以益气缓急，附子助甘草益气之中以温阳止痛；附子与桂枝，属于相使配伍，附子助桂枝温阳通经止痛，桂枝助附子温阳通利骨节；附子与白术，属于相使配伍，白术助附子温阳化气，附子助白术益气化阳；白术与桂枝，属于相使配伍，健脾益气，通经止痛；甘草与白术，属于相须配伍，增强健脾燥湿，益气缓急。

3. 权衡用量比例：甘草与附子用量比例是3∶5，提示药效益气与温阳之间的用量调配关系，以治阳虚；附子与桂枝用量比例是5∶6，提示药效温阳与通经之间的用量调配关系，以治寒痛；桂枝与白术用量比例是2∶1，提示药效通经与益气之间的用量调配关系，以治虚寒。

【甘草泻心汤】

组成：甘草炙，四两（12g）　黄芩三两（9g）　半夏洗，半升（12g）　大枣擘，十二枚　黄连一两（3g）　干姜三两（9g）　人参三两（9g）

用法：上七味，以水一斗，煮取六升，去滓。再煎煮三升，温服一升，日三服。

按：《伤寒论》载方无人参，恐是传抄之误；《金匮要略》载方有人参，以甘草泻心汤主治病证揆度，当有人参为是。

功用：补虚和中，泄热消痞。

适应证：

1. 中虚湿热痞利重证：心下痞满或疼痛，但以满为主，下利日数十行，腹中雷鸣，干呕，心烦，不得安，少气，舌淡或红，苔薄黄，脉弱。

2. 湿热疫毒证即狐䘌病（口眼生殖器综合征）：表情沉默，精神不振，身热，失眠，烦躁，喉痛，咽烂，阴痒，阴部或阴中溃疡，口腔黏膜、颊黏膜有溃疡，不欲饮食，恶闻食臭，面色或白或青或黑，舌红，苔黄腻，脉滑或数。

解读方药：

1. 诠释方药组成：方中甘草益气缓急；黄连、黄芩，清热燥湿；干姜温中散寒；半夏醒脾燥湿降逆；人参、大枣，补益中气。

2. 剖析方药配伍：黄连与黄芩，属于相须配伍，增强清热燥湿；半夏与干姜，属于相使配伍，醒脾降逆，温中散寒；人参、大枣与甘草，属于相须配伍，增强健脾益气，化生气血；黄连、黄芩与干姜、半夏，属于相反配伍，寒热同用，黄连、黄芩制约干姜、半夏温降助热，干姜、半夏制约黄连、黄芩寒清凝滞；甘草与黄连、黄芩，属于相反配伍，补泻同用，甘草益气制约苦寒药伤胃；甘草与干姜、半夏，属于相使配伍，益气助阳，散寒降逆。

3. 权衡用量比例：黄连与黄芩用量比例是1∶3，以治湿热；半夏与干姜用量比例是4∶3，提示药效醒脾降逆与温阳之间的用量调配关系，以治气逆；人参、大枣与甘草用量比例是3∶10∶4，提示药效益气与缓急之间的用量调配关系，以治中虚；黄连、黄芩与干姜、半夏用量比例是1∶3∶3∶4，提示药效清热与温阳之间的用量调配关系，以治寒热夹杂；甘草与黄连、黄芩用量比例是3∶1∶3，提示药效益气顾胃与苦寒清热之间的用量调配关系，以治气虚夹热；甘草与干姜、半夏用量比例是3∶3∶4，提示药效益气与温降之间的用量调配关系，以治气虚夹寒。

根据甘草泻心汤组成，既可辨治中虚湿热证，又可辨治中虚寒湿证，还可辨治中虚寒热夹杂证。辨治中虚湿热证，可酌情加大黄连、黄芩用量，干姜、半夏之温可制约黄连、黄芩苦寒伤胃；辨治中虚寒湿证，可酌情加大干姜、半夏用量，黄连、黄芩之寒可制约干姜、半夏温热化燥；辨治中虚寒热夹杂证，因病变证机可酌情调整黄连、黄芩与干姜、半夏用量。

【甘草麻黄汤】

组成：甘草二两（6g） 麻黄四两（12g）

用法：上二味，以水五升，先煮麻黄，去上沫，内甘草，煮取三升。温服一升。重覆汗出，不汗，再服。慎风寒。

功用：理脾散寒，发越郁阳。

适应证：脾寒阳郁水气证：饮食不振，脘腹胀满，四肢困重或浮肿，或全身水肿，或腰以上明显，身肿按之没指，小便不利或少，尤其是身重恶寒明显，舌淡，苔薄白，脉缓或迟。

解读方药：

1. 诠释方药组成：方中甘草益气和中；麻黄宣发郁阳，温散水气。

2. 剖析方药配伍：甘草与麻黄，属于相反相使配伍，相反者，发汗补益同用，相使者，甘草助麻黄发越郁阳，温阳行水；麻黄助甘草益气助阳，化生阳气。

3. 权衡用量比例：甘草与麻黄用量比例是1∶2，提示药效益气与通阳利水之间的用量调配关系，以治阳郁水气。

【甘草粉蜜汤】

组成：甘草二两（6g） 粉一两（3g） 蜜四两（12g）

用法：上三味，以水三升，先煮甘草，取二升，去滓。内粉、蜜，搅令和，煎如薄粥。温服一升，差即止。

功用：缓急安中，杀虫止痛。

适应证：虫证：脘腹疼痛，其疼痛时作时止，痛甚则吐清水，脉紧。

解读方药：

1. 诠释方药组成：方中甘草益气缓急；轻粉或铅粉驱虫杀虫；蜂蜜味甘诱虫食药。

2. 剖析方药配伍：甘草与蜂蜜，属于相须配伍，益气和中缓急；甘草、蜂蜜与轻粉或铅粉，属于相反配伍，补泻同用，轻粉或铅粉驱虫杀虫，甘草、蜂蜜减缓轻粉或铅粉之毒性。

3. 权衡用量比例：甘草、蜂蜜与轻粉或铅粉用量比例是2∶4∶1，提示药效缓急与杀虫之间的用量调配关系，以治虫积。

【甘麦大枣汤】

组成：甘草三两（9g） 小麦一升（24g） 大枣十枚

用法：上三味，以水六升，煮取三升。温分三服，亦补脾气。

功用：养心补脾，安神忧思。

适应证：心脾气血虚脏躁证：精神恍惚，悲伤欲哭，心神不定，心烦不得卧，心悸，数欠伸，神疲乏力，食欲不振，大便失调，甚则言行失常，舌红，苔薄白，脉细弱。

解读方药：

1. 诠释方药组成：方中甘草益气缓急；大枣益气生血；小麦益气安神。

2. 剖析方药配伍：甘草与小麦，属于相须配伍，增强益气缓急，收敛安神；甘草与大枣，属于相须配伍，益气缓急，养心安神。

3. 权衡用量比例：甘草、小麦与大枣用量比例是3∶8∶8，提示药效益气缓急与益气安神之间的用量调配关系，以治脏躁证。

【甘姜苓术汤】

组成：甘草 白术各二两（各6g） 干姜 茯苓各四两（各12g）

用法：上四味，以水五升，煮取三升。分温三服。腰中即温。

功用：温补肾阳，散寒除湿。

适应证：肾著寒湿证：腰中冷痛而困重，如坐水中，身体沉重，形如水状，不渴，小便自利，或腰痛俯仰困难，或肢体困重行动不利，舌淡，苔薄或滑腻，脉沉。

解读方药：

1. 诠释方药组成：方中甘草益气和中；干姜温中散寒；茯苓健脾渗湿；白术健脾燥湿。

2. 剖析方药配伍：甘草与干姜，属于相使配伍，益气温阳化阳；甘草与茯苓，属于相使配伍，益气健脾利湿；白术与干姜，属于相使配伍，温阳散寒，健脾燥湿；甘草与白术，属于相须配伍，健脾益气燥湿。

3. 权衡用量比例：甘草与白术用量比例是1∶1，提示药效益气缓急与健脾之间的用量调配关系，以治气虚；甘草与茯苓用量比例是1∶2，提示药效益气缓急与利湿之间的用量调配关系，以治湿困；白术与干姜用量比例是1∶2，提示药效健脾益气与温阳散寒之间的用量调配关系，以治寒湿；甘草与干姜用量比例是1∶2，提示药效益气缓急与散寒之间的用量调配关系，以治阳虚；白术与茯苓用量比例是1∶2，提示药效燥湿与利湿之间的用量调配关系，以治湿著。

【甘遂半夏汤】

组成：甘遂大者，三枚（5g）　半夏以水一升，煮取半升，去滓，十二枚（8g）　芍药五枚（15g）　甘草炙，如指大一枚（3g）

用法：上四味，以水二升，煮取半升，去滓。以蜜半升，和药汁煎服八合。顿服之。

功用：攻逐水饮，洁净肠腑。

适应证：大肠饮结证：下利而胶结不畅，虽利后反觉舒服，但心下坚满不除，或利后心下舒服旋即心下坚复现，心下坚满按之有物，肠间沥沥有水声，或便结，苔滑腻，脉沉滑或伏。

解读方药：

1. 诠释方药组成：方中甘遂攻逐水饮；半夏燥湿化饮；芍药益阴缓急；蜜、甘草益气和中。

2. 剖析方药配伍：甘遂与半夏，属于相使配伍，醒脾燥湿攻饮；甘遂与甘草、蜂蜜，属于相反配伍，补泻同用，甘草、蜂蜜制约甘遂攻逐伤气；半夏与芍药，属于相反配伍，燥湿敛阴同用，芍药制约半夏燥湿伤阴；甘遂与芍药，属于相反配伍，补泻同用，芍药制约甘遂攻逐水饮伤津，甘遂制约芍药敛阴恋湿。

3. 权衡用量比例：甘遂与半夏用量比例是1∶2，提示药效益气逐饮与燥湿之间的用量调配关系，以治饮结；甘遂与芍药用量比例是1∶3，提示药效攻饮与敛阴之间的用量调配关系；甘遂与甘草用量比例是1∶1，提示药效攻饮与缓急之间的用量调配关系；半夏与芍药用量比例是4∶5，提示药效燥湿与敛阴之间的用量调配关系。

疳

gān 疳，即疳热生虫，蚀齿蛀牙证。如第二十二23条：“小儿疳虫蚀齿方。”

【疳虫蚀齿】疳积郁而为热，热郁而化虫，虫变而蚀齿。见疳热生虫证，如第二十二23条：“小儿疳虫蚀齿方。”其病证表现主要有牙齿虫蚀，牙齿黄或黑，牙龈糜烂或肿或痛等牙齿疾患；其证机是郁热上冲上熏，治以小儿疳虫蚀齿方。

感

gǎn 感，即在意识、情感上起反应。如仲景序：“感往昔之沦丧，伤横夭之莫救。”

【感往昔之沦丧】对从前遭受疾病而死亡的人感到伤心。如仲景序：“感往昔之沦丧，伤横夭之莫救。”

刚

gāng 刚，即僵硬，引申为不柔和。如第二1条：“太阳病，发热，无汗，反恶寒者，名曰刚痉。”

【刚痉】项背筋脉僵硬而不柔和且不见汗出。

其一，太阳刚痉证，如第二1条：“太阳病，发热，无汗，反恶寒者，名曰刚痉。”其证机是风寒侵袭太阳营卫，浸淫筋脉，经气不利。辨太阳刚痉证，是指太阳营卫及筋脉受邪而发病。痉者，病必有筋脉不和或强直之征，刚痉以无汗为辨证要点。

其二，太阳刚痉口噤证，如第二12条：“太阳病，无汗而小便反少，气上冲胸，口噤不得语，欲作刚痉。”《伤寒论本旨·痉病脉证并治》：“邪侵入筋，阳明筋急，而口噤不得语，欲作刚痉之先兆也。”其证机是风寒之邪侵袭太阳，营卫之气为邪所遏，并客于筋脉，太阳经脉不利而拘急；治以葛根汤。

肛

gāng 肛门。《六书故》：“大肠端，肛门也。”肛门是排泄粪便的器官。《证治要诀》：“肛门者，……又曰魄门。”如第三12条：“蚀于肛者，雄黄熏之。”

高

gāo❶上，与“下”相对，引申为外来。如97条：“脏腑相连，其痛必下，邪高痛下，故使呕也。”❷浮浅。如299条：“少阴病，六七日，息高者，死。”❸高深，高明，高超。如仲景序：“自非才高识妙，岂能探其理致哉！”❹人名。如仲景序：“上古有神农、黄帝、岐伯、伯高、雷公、少俞、少师、仲文，中世有长桑、扁鹊，汉有公乘阳庆及仓公。”

膏

gāo❶将方药制成膏状物。如第六16条薯蓣丸方中言：“大枣百枚为膏。”❷肉。如第七7条皂荚丸用法中言：“蜜丸梧子大，以枣膏和汤，服三丸，日三夜一服。”❸药名：石膏。❹名词作动词，即用膏。如第一2条：“即导引，吐纳，针灸，膏摩，勿令九窍闭塞。”❺猪脂肪油。如第十五16条猪膏发煎方中言：“猪膏半斤。”❻方名：如竹叶石膏汤。

【膏摩】用药膏涂擦或按摩推拿人体某一部位而达到治疗目的。见脏腑发病与致病因素，如第一2条：“即导引，吐纳，针灸，膏摩，勿令九窍闭塞。”指出病邪在肌表或经络或筋脉者，治可用药膏按摩等方法。

【膏发】以猪膏煎煮头发以为方药。详见“猪膏发煎”项。

告 gào 告，即告知，知道。如仲景序：“告穷归天，束手受败。”

【告穷归天】知道寿命已到尽头而欲死亡(归西天)。如仲景序：“告穷归天，束手受败。”

革 gé 革，脉象之一，即革脉：浮而搏指，中空外坚，如按鼓皮。如第六12条：“脉弦而大，弦则为减，大则为芤，减则为寒，芤则为虚，虚寒相搏，此名为革。”

蛤 gé❶药名：如文蛤。❷方名：如文蛤散。

格 gé 格，即格拒，阻格。如359条：“伤寒，本自寒下，医复吐下之，寒格，更逆吐下。”

膈 gé❶膈，即膈膜，人体胸腔与腹腔之间的肌膜结构，泛指胸膈之间。如第十二24条：“膈间支饮，其人喘满，心下痞坚。”❷宗气。如122条：“令阳气微，膈气虚，脉乃数也。”❸胆道。如338条：“蛔上入其膈，故烦。”

【膈上】胸腔与腹腔之间的肌膜以上。《难经·三十二难》曰：“五脏俱等，而心肺独在膈上者，何也。”

【膈上有寒饮】胸膈之间有寒饮之邪停留。见少阴阳虚寒饮证，如324条：“若膈上有寒饮，干呕者，不可吐也，当温之。”《伤寒论辨证广注·太阴少阴厥阴中寒脉证》：“少阴病，寒自下焦而起，肾虚不能约束水液，故上溢于膈而为寒饮。”《医宗金鉴·伤寒论注》：“若膈上有寒饮，但干呕有声而无物出，此为少阴寒虚之饮，非胸中寒实之饮也，故不可吐，惟急温之，宜四逆汤，或理中汤加丁香、吴茱萸亦可也。”辨证是少阴阳虚阴盛证，其证机是少阴阳气虚弱，阴寒内盛，阳不化气而寒饮内生且居于胸中；治以四逆汤。

【膈上必吐】痰饮之邪相结在胸膈以上，经治疗则会出现呕吐。见寒实结胸证，如141条三物白散用法中言：“病在膈上必吐，在膈下必利，不利，进热粥一杯，利过不止，进冷粥一杯。”指出服用三物白散，因病变部位不同，则可出现呕吐；呕吐是病邪从上而去，病为向愈。

【膈上病痰】胸膈之间有痰饮病理病证。见膈间痰饮证，如第十二11条：“膈上病痰，满喘咳吐，发则寒热，背痛，腰疼，目泣自出，其人振振身瞤剧，必有伏饮。”其证机是痰饮结于膈上而阻滞气机，气机逆乱而不得升降，饮气随经气溢于上下内外；治当涤痰化饮，开胸利膈。

【膈下必利】痰饮之邪相结在胸膈以下，经治疗则会出现下利。见寒实结胸证，如141条三物白散用法中言：“病在膈上必吐，在膈下必利，不利，进热粥一杯，利过不止，进冷粥一杯。”由于三物白散主治病证因病变部位不同而祛邪的方式也不尽相同，若痰饮在胸膈，其用方药治疗后则会出现呕吐，邪从上而去；若痰饮在脘腹，其用方药治疗后则会出现下利，邪从下而去。揭示治疗病证因病位不同，其邪去的方式也不同，并提示饮食调护对方药治疗也起到至关重要的作用。

【膈间】胸膈之间。详见以下诸条。

【膈间支饮】膈间饮邪支撑结聚而满闷。见膈间阳郁热饮证，如第十二24条：“膈间支饮，其人喘满，心下痞坚，面色黧黑，其脉沉紧。”其证机是阳气郁遏，郁而化热，热与水气相结，气血梗阻于内而不能外荣；其治以木防己汤，通阳化饮，清热益气。

【膈间有水】脾胃水饮之邪上逆膈间而留结。见脾胃支饮水逆证，如第十二30条：“卒呕吐，心下痞，膈间有水，眩悸者。”其证机是水气内停脾胃，水气与脾胃之气相结，胃中浊气不降而上逆且上冲膈间；治以小半夏加茯苓汤，温胃降逆，利水散水。

【膈内拒痛】胸膈之间疼痛而拒按。见实热结胸证，如134条：“膈内拒痛，胃中空虚，客气动膈，短气，躁烦，心中懊憹，阳气内陷，心下因硬，则为结胸。”《伤寒论条辨·辨太阳病脉并治上》：“膈，心胸之间也。拒，格拒也。言邪气入膈，膈气与邪气相格拒而为痛也。”《伤寒内科论·辨太阳病脉证并治》：“痰热相结于胸膈，气机滞涩而不通则膈内拒痛。”其证机是邪热与水饮相互搏结于胸中，阻滞气机而不通；治当泻热涤饮，以大陷胸汤。

【膈气虚】胸中宗气虚弱。见胃虚寒证，如122条，又如第十七3条：“令阳气微，膈气虚，脉乃数也。”《伤寒溯源集·太阳上篇》曰：“其宗气积于胸膈之膻中，上通于肺而为呼吸。……误汗而卫外之阳气败亡，则膈间之宗气，胃中之阳气，悉随汗出之精液而外泄矣。”胸中有心气肺气，阳气膈气，统称为宗气。言“膈气虚”者，概言胸中宗气虚弱。

葛

gě❶药名：如葛根。❷方名：如葛根汤。

【葛根（生葛）】葛根为豆科多年生落叶藤本植物野葛或干葛藤的根。

别名：生葛，鸡齐根，鹿藿，黄斤，干葛，甘葛。

性味：甘、辛，凉。

功用：疏风清热，透疹解毒，升举阳气。

主治：发热恶寒，头痛，麻疹不透，下利腹痛，恶心呕吐，项背强硬。

《神农本草经》曰：“味甘平，主消渴，身大热，呕吐，诸痹，起阴气，解诸毒。”

入方：见桂枝加葛根汤、葛根汤、葛根芩连汤、葛根加半夏汤、竹叶汤、奔豚汤。

用量：

剂型	不同用量	古代量	现代量	代表方名
汤剂	最小用量	三两	9g	竹叶汤
	最大用量	半斤	24g	葛根芩连汤
	通常用量	四两	12g	桂枝加葛根汤

注意事项：治寒利、寒呕宜炒用，治热利、热呕宜生用。

化学成分：含黄酮类（大豆苷，大豆苷元，葛根素，大豆苷元 4，7-二葡萄糖苷，7-木糖葛根素，4′6-二乙酰葛根素，7-羟基-4′-甲氧基异黄酮），尿囊素，β-谷甾醇，胡萝卜苷，6，7-二甲氧基香豆素，5-甲基海因，羽扇豆酮，1-廿四烷酸甘油酯，三萜皂苷。

药理作用：降压作用，扩张冠脉血管和脑血管的作用，抑制血小板聚集，阻滞肾上能受体的作用，解热作用，抗炎作用，降血糖作用，保护心肌缺血作用。

【葛根汤】

组成：葛根四两（12g）　麻黄去节，三两（9g）　桂枝去皮，二两（6g）　生姜切，三两（9g）　甘草炙，二两（6g）　芍药二两（6g）　大枣擘，十二枚

用法：上七味，以水一斗，先煮麻黄、葛根，减二升，去白沫，内诸药，煮取三升，去滓。温服一升，覆取微似汗，余如桂枝法将息及禁忌，诸汤皆仿此。

功用：解表散邪，升津舒筋。

适应证：

1. 太阳伤寒经气不利重证（太阳刚痉项背强证）：发热，恶风寒，头痛，无汗，项背强几几，舌淡，苔薄白，脉浮紧。

2. 太阳刚痉口噤证：无汗，小便不利或少，头痛，项背强，气上冲胸，口噤不得语言，或两足痉挛，或手足拘急，苔白，脉紧。

3. 太阳伤寒证与大肠寒利证相兼者。

解读方药：

1. 诠释方药组成：方中葛根辛散柔筋舒筋；麻黄发散温通；桂枝解肌通经；生姜辛散温通；芍药益营柔筋；大枣、甘草益气和中。

2. 剖析方药配伍：麻黄与桂枝、生姜，属于相须配伍，辛散温通；葛根与麻黄、桂枝、生姜，属于相须相反配伍，相须者，增强辛散通透，相反者，葛根制约麻黄、桂枝、生姜辛温化热；葛根与芍药，属于相反相使配伍，相反者，葛根辛散，芍药酸敛，相使者，葛根助芍药敛阴柔筋，芍药助葛根生津舒筋；大枣与甘草，属于相须配伍，益气缓急舒筋；芍药与大枣、甘草，属于相使配伍，芍药助大枣、甘草益气化阴缓急，大枣、甘草助芍药益血敛阴柔。

3. 权衡用量配伍：葛根与麻黄用量比例是4∶3，提示药效柔筋与发散之间的用量调配关系，以治筋脉僵硬；葛根与芍药用量比例是2∶1，提示药效辛散柔筋与酸敛柔筋之间的用量调配关系，以治筋急；葛根与甘草、大枣用量比例是2∶1∶5，提示药效辛散与甘补之间的用量调配关系；桂枝与芍药用量比例是1∶1，提示药效通经与柔筋之间的用量调配关系，以治挛急。

方用药理：

1. 抗炎作用：对羊红细胞诱发的小鼠迟发型足趾肿胀反应（SRBC-DTH）有明显的抑制作用［国外医学·中医中药分册，1993（3）：23］；可使 CRP 值降低，淋巴细胞增加的作用。

2. 抗病毒作用：流感病毒感染肺炎经治疗后，能抑制 IFN 诱导的 IL-1 生成，从而抑制了细胞浸润，使肺炎减轻，延长小鼠的生存期［国外医学·中医中药分册，1998（1）：35］。

3. 抗过敏作用：在致敏阶段通过被抑制性 T

细胞活化而起抗过敏和免疫抑制作用；通过增高血中嗜碱性粒细胞内的 cAMP 水平，从而抑制其过敏介质的释放而获抗过敏作用［新药与临床，1983（9）：136］；能显著抑制小鼠耳异种皮肤过敏反应（PCA）；对抗组织胺所致的回肠收缩；对大鼠肥大细胞脱颗粒有明显的抑制作用（$P<0.01$）；能明显抑制大鼠颅骨骨膜肥大细胞脱颗粒（$P<0.01$）。

4. 抗血栓形成作用：静脉注射有显著的抗血栓形成的作用；对 ADP 诱导的家兔血小板聚集有明显的量效关系，随着剂量的加大，抑制血小板聚集作用逐渐增强［陕西中医，1988（9）：423］；扩张脑血管，增加脑血流量。

5. 增强免疫功能：能使免疫功能正常的小鼠肝脾巨噬细胞吞噬功能增强，使免疫功能低下的小鼠细胞免疫性恢复，而对免疫功能亢进的小鼠又具有免疫抑制作用。

另外还能增加正常产褥期妇女乳汁分泌量；对金黄色葡萄球菌、大肠杆菌有抑制作用；具有明显的解热作用等。

【葛根加半夏汤】

组成：葛根四两（12g）　麻黄去节，三两（9g）　甘草炙，二两（6g）　芍药二两（6g）　桂枝去皮，二两（6g）　生姜切，二两（6g）　半夏洗，半升（12g）　大枣擘，十二枚

用法：上八味，以水一斗，先煮葛根、麻黄，减二升，去白沫。内诸药，煮取三升，去滓。温服一升。覆取微似汗。

功用：解表散邪，和胃降逆。

适应证：太阳伤寒证与胃寒证相兼：发热，恶风寒，无汗，头痛，胃脘疼痛，轻者绵绵不止，重者拘急疼痛，呕吐，或吐清水，舌淡，苔薄白，脉紧或浮。

解读方药：

1. 诠释方药组成：方中葛根辛散透达，升清降浊；麻黄发散温通；桂枝温阳通经；生姜辛散温阳；芍药和营缓急；半夏降逆和胃；大枣、甘草益气和中。

2. 剖析方药配伍：葛根与半夏，属于相反相使配伍，相反者，用辛凉葛根之升以止利，用苦温半夏之降以止呕，相使者，葛根助半夏降中有升，半夏助葛根升中有降；半夏与生姜，属于相使配伍，辛开苦降，调理气机，半夏偏于降逆，生姜偏于宣发；麻黄、桂枝与生姜，属于相须配伍，辛散温通；葛根与麻黄、桂枝、生姜，属于相须相反配伍，相须者，辛散透达，相反者，寒温并用，葛根制约麻黄、桂枝、生姜温热化燥；葛根与芍药，属于相使配伍，葛根助芍药敛阴柔筋，芍药助葛根生津舒筋；大枣与甘草，属于相须配伍，增强益气温筋；芍药与大枣、甘草，属于相使配伍，益卫和营，化生阴血，滋荣筋脉。

3. 权衡用量比例：葛根与半夏用量比例是 1∶1，提示药效辛散与苦降之间的用量调配关系，以治气逆；半夏与生姜用量比例是 2∶1，提示药效苦降与宣发之间的用量调配关系，以治气机逆乱；半夏与大枣、甘草用量比例是近 2∶1∶5，提示药效降逆与益气之间的用量调配关系，以和胃降逆。

【葛根芩连汤】

组成：葛根半斤（24g）　甘草炙，二两（6g）　黄芩三两（9g）　黄连三两（9g）

用法：上四味，以水八升，先煮葛根，减二升，内诸药，煮取二升，去滓。分温再服。

功用：清热止利。

适应证：

1. 大肠热利证：下利，利下胶冻，时有黏沫，腹痛，小便黄赤，喜饮冷水，或汗出，或喘，或发热，口干，舌红，苔黄，脉数。

2. 太阳温病证与大肠热利证相兼：发热恶寒，汗出或无汗，腹痛，下利臭秽，肛门灼热，头痛，或咽痛，舌红，苔黄，脉浮数。

解读方药：

1. 诠释方药组成：方中葛根解热于外，清热于内；黄连、黄芩清热燥湿止利；甘草益气和中。

2. 剖析方药配伍：黄连与黄芩，属于相须配伍，增强清热燥湿止利；葛根与黄连、黄芩，属于相使配伍，葛根辛凉透热，助黄连、黄芩清解里热；葛根与甘草，属于相使配伍，甘草助葛根升清益气，葛根助甘草益气和中；甘草与黄连、黄芩，属于相反配伍，补泻同用，甘草制约黄连、黄芩苦寒清热燥湿伤胃。

3. 权衡用药调配：葛根与黄连、黄芩用量比例是 8∶3∶3，提示药效辛散透达与苦寒清热之间的用量调配关系，以治表里；甘草与黄连、黄芩用量比例是 2∶3∶3，提示药效益气与清热之间的用量调配关系，以治热利。

葛根黄芩黄连汤可以主治表里兼证，但不是本条所论表里兼证，正如《伤寒内科论》说：

G

“葛根黄芩黄连汤既是清热止利剂，又是表里双解剂，但葛根黄芩黄连汤清热止利是针对本条(34条大肠热利证）而设，其表里双解之功绝非应于34条，而是后世临床应用之发展。因本论言‘太阳病，桂枝证’，以示太阳病是风寒性质之太阳中风证，其治当用辛温而不当辛凉，而葛根正是辛凉，岂有辛凉解风寒乎？要知葛根黄芩黄连汤解表清利之功，所适应证机皆为热变，方可用之。”可见。葛根黄芩黄连汤所主病证，表有太阳温病证则可解之，若无则尽走于里以清大肠而不显示解表作用，此乃方药合群之妙用。

药理作用：抗菌作用，对金黄色葡萄球菌的抑制作用最强，对肺炎双球菌、痢疾杆菌次之，对伤寒杆菌，甲副伤寒杆菌有一定的抗菌作用[中药通报，1987（6）：49]。

另外还具有解热作用，抗病毒作用，止泻作用，抑制肠胃道的推进作用，显著抑制小肠平滑肌收缩频率和幅度，抗缺氧作用，抗心律失常作用，增强机体免疫能力，对T淋巴细胞具有促进作用，镇痛作用等。

G

合 gé❶容量单位之一，即十合为一升，1合为6~8mL。如23条桂枝麻黄各半汤用法中言：“以水五升，先煮麻黄一二沸，去上沫，内诸药，煮取一升八合，去滓。”❷重量单位之一，即十合为一升，1合1.8~3g。如26条白虎加人参汤方中：“粳米六合（18g）。”

hé❸共计。如仲景序：“撰用《素问》、《九卷》、《八十一难》、《阴阳大论》、《胎胪药录》，并平脉辨证，为《伤寒杂病论》合十六卷。”❹合并。如25条桂枝二麻黄一汤用法中言：“本云：桂枝汤二分，麻黄汤一分，合为二升，分再服。今合为一方，将息如前法。”❺相兼。如32条：“太阳与阳明合病，必自下利，葛根汤主之。”❻满，全。如206条：“阳明病，面合赤色，不可攻之。”❼为主，明显。如257条：“假令已下，脉数不解，合热则消谷善饥，至六七日，不大便者，有瘀血，宜抵当汤。”❽闭，闭合。如268条：“但欲眠睡，目合则汗。”❾病名。如第三1条：“百合病者，百脉一宗，悉致其病也。”❿调和，调配。如第三2条百合知母汤用法中言：“后合和，煎取一升五合，分温再服。”⓫对拢。如第三12条雄黄熏方用法中言：“筒瓦二枚合之，烧，向肛熏之。”⓬参合，相加。如96条小柴胡汤用法中言：“若渴，去半夏，加人参合前成四两半，栝楼根四两。”⓭药名：如百合。⓮方名：如百合知母汤。

【合热则消谷善饥】邪热为主则可引起饥饿病证。详见“消谷善饥”项。

【合为二升】将方药煎煮合并为2升（120~160mL）。如25条桂枝二麻黄一汤用法中言：“本云：桂枝汤二分，麻黄汤一分，合为二升，分再服。”

【合为一方】将2个方组合为1个方。如25条桂枝二麻黄一汤用法中言：“今合为一方，将息如前法。”

【合病】两种或两种以上的病证相兼。详见“太阳与阳明合病”及“三阳合病”等项。

【合研如脂】将方药合并研细如脂状物一样。如131条大陷胸丸用法中言：“上四味，捣筛二味，内杏仁、芒硝，合研如脂，和散。”

【合治之】合并方药药粉并调配均匀。如166条瓜蒂散用法中言：“各别捣筛，为散已，合治之，取一钱匕。”

【合为九十病】合并共计有90类病种。见病因辨证，如第一13条：“五脏病各有十八，合为九十病，人又有六微，微有十八病，合为一百八病，五劳、七伤、六极；妇人三十六病，不在其中。”指出五脏病证各有五劳、六极、七伤，共计90种病，仲景言“九十”为虚数，不可限定为90种病，表示多的意思。

【合为一百八病】共计有108类病种。见病因辨证，如第一13条：“五脏病各有十八，合为九十病，人又有六微，微有十八病，合为一百八病，五劳、七伤、六极；妇人三十六病，不在其中。”指出五脏六腑病证各有五劳、六极、七伤，共计108种病，仲景言“一百八病”为虚数，不可限定为108种病，表示多的意思。

【合目欲眠】闭目就想睡眠。见心气虚证，如第十一12条：“血气少者属于心，心气虚者，其人则畏，合目欲眠，梦远行而精神离散，魂魄妄行。”其证机是心气虚弱，神明不得心气所主，故见精神萎靡不振，闭目就想睡眠。

【合煮取一升】将方药与马通汁合并煎煮后取药汤1升（60~80mL）。如第十六14柏叶汤用法中言：“以水五升，取马通汁一升，合煮取一升。分温再服。”

【合煮取三升】将方药与清酒相互煎煮后取药汤3升（180~240mL）。如第二十4芎归胶艾汤用法中言："以水五升，清酒三升，合煮取三升，去滓，内胶，令消尽。"

个 gè 个，即量词。如 25 条桂枝二麻黄一汤方中："杏仁去皮尖，十六个（2.5g）。"

各 gè 各，即指示代词。各自，每个。如 117 条："灸其核上各一壮，与桂枝加桂汤。"

【各承家技】各自学习与各自继承先辈流传下来的医学知识而不能相互交流。见仲景序："各承家技，始终循旧。"仲景主要指出当时的医生知识狭窄，不懂得相互交流与学习的重要性，仅满足于一时的需要，而不能用全面的知识去认识与掌握疾病的发生与发展以及变化规律。

【各随证治之】对疾病表现不同的证型与不同的变化，都要力争做到使方药与病变证机切切相应。见心肺阴虚内热证，如第三 1 条："各随证治之。"指出疾病在其病变过程中的具体表现各不一样，究其病证表现如何，皆当因人而异，其治疗也当因具体病证而异，力争做到方药与病变证机相应。

【各有所得者愈】各有其确切的治疗方法则病为向愈。详见"五脏病各有所得者愈"项。

【各有所恶】各有其治疗禁忌。详见"五脏病各有所恶"项。

【各以其部处之】按照疾病各自所在的部位及其病变特点而以法诊治之。见积聚檠气病证，如第十一 20 条："各以其部处之。"《金匮要略心典·五脏风寒积聚病》："各以其部处之，谓各随其积所在之处而分治之耳。"辨脉以别病变部位与病理特点，且当脉证合参，辨清病变本质所在，合理而有效地确立治疗方法与措施。

【各随其所不喜者为病】五脏六腑病证其病变证机各有寒热虚实等，饮食与治疗若违背病变证机则会加重病情。见脏腑病证的基本治疗法则，如第一 16 条："各随其所不喜者为病。"《金匮要略方论本义·脏腑经络先后受病》："各随其所不喜者而为病，犯其所忌而与之，能伤其正而益其邪，其病必增也。此病之性情，亦因人之性情为性情，而人之性情各有嗜好，百事皆然，食物又易于观辨。"指出治疗五脏六腑病证，必须注意饮食调节与治疗切中病变证机，譬如：治疗热性病证则不宜用热性食物，寒性病证则不宜用凉性食物，假如违背病证而用之，则会加重病证，对此一定要重视。对五脏六腑之生理，顺之则和，逆之则伤；治疗五脏六腑病理病证，当注意顺应其生理特性，治疗如此，饮食亦是如此，调理情志更是如此。仲景言"不喜者"，谓逆脏腑生理之气也；喜者，顺应脏腑生理之气也。

【各有法度】五邪侵犯人体各有其致病特点。见病因辨证，如第一 13 条："各有法度。"指出五邪中人，各有其致病特点，各有其演变规律，各有其辨治要点。但是，认识病因病邪，并非是千篇一律的，而是有各种各样，仲景以举例的形式论述："风中于前，寒中于暮，湿伤于下，雾伤于上，风令脉浮，寒令脉急，雾伤皮腠，湿流关节，食伤脾胃，极寒伤经，极热伤络。"提示病邪致病除了有致病特点外，更有致病的时间性，对此只有知此知彼，才能认识疾病病因的复杂性和多变性，才能认清病变本质所在，此亦病因辨证。

【各别杵筛】将每味药各自研碎如粉状而以密罗筛之。如第十八 6 条王不留行散方药用法："各别捣筛，合治之，为散，服方寸匕。"

【各别捣筛已】将方药各自分别捣筛完毕。如 313 条半夏散及汤用法中言："上三味，等分，各别捣筛已，合治之。"

【各别捣为散】将方药各自分别捣筛为粉状。如 152 条十枣汤用法中言："上三味，等分，各别捣为散，以水一升半，先煮大枣肥者十枚，取八合，去滓。"

根 gēn❶植物茎干下部长在土里部分。如 233 条："若土瓜根及大猪胆汁，皆可为导。"❷事物的本源。如仲景序："趋世之士，驰竞浮华，不固根本，忘躯徇物，危若冰谷，至于是也。"❸事物的基部。如第十一 3 条："肺死脏，浮之虚，按之弱如葱叶，下无根者，死。"❹连，连接。如第二十二 8 条："或引腰脊，下根气街，气冲急痛，膝胫疼烦。"❺药名：如葛根。❻方名：如葛根汤。

更 gēng❶继续。如 12 条桂枝汤用法中言："若不汗，更服依前法。"❷明显。如 383 条："此名霍乱，霍乱自吐下，又利止，复更发热也。"❸愈加。如 141 条："其热被劫不得去，弥更益烦，肉上粟起。"❹换，变，引申为解大便。如 181 条："不更衣，内实，大便难者，此名阳明也。”详见“更衣”项。❺一定。如 213 条：“若一服谵语止者，更莫复服。”❻再。如 312 条苦酒汤用法中言：“少少含咽之。不差，更作三剂。”❼特别。如 117 条：“与桂枝加桂汤，更加桂二两也。”❽又。如 178 条：“又脉来动而中止，更来小数，中有还者反动者，名曰结，阴也。”❾改用。如 29 条：“若厥愈足温者，更作芍药甘草汤与之，其脚即伸。”❿继则。如 395 条牡蛎泽泻散用法中言：“上七味，异捣，下筛为散，更于臼中治之。”⓫然后。如第五 13 条防己地黄汤用法中言：“生地黄二斤，㕮咀，蒸之如斗米饭久，以铜器盛其汁，更绞地黄汁，和，分再服。”

【更上火微煮】再将方药置于药具内放在火上微煮。如 29 条调胃承气汤用法中言：“内芒硝，更上火微煮，令沸，少少温服之。”

【更上微火一两沸】再将方药置于药具内放在火上微煮一两沸。如 208 条大承气汤用法中言：“内芒硝，更上微火一两沸，分温再服。得下，余勿服。”

【更上微火消解】再将胶饴置于药汤中微火熔化消解。如第六 14 条黄芪建中汤用法中言：“内饴，更上微火消解。”

【更煮一两沸】再将方药煎煮一两沸。如 107 条柴胡加龙骨牡蛎汤用法中言：“煮取四升，内大黄，切如棋子，更煮一两沸，去滓。”

【更煮三沸】将方药再煎煮 3 沸（1～2 分钟）。如 313 条半夏散及汤用法中言：“内散两方寸匕，更煮三沸，下火令小冷。”

【更煮五六沸】再煎煮方药 5～6 沸（3～4 分钟）。如 393 条枳实栀子豉汤用法中言：“内枳实、栀子，煮取二升，下豉，更煮五六沸，去滓。”

【更煮一升】再将方药煎煮取 1 升（60～80mL）。如第十五 19 条大黄硝石汤用法中言：“去滓，内硝，更煮取一升，顿服。”

【更煮取二升】将方药再煮取 3 升（120～160mL）。如 208 条大承气汤用法中言：“内大黄，更煮取二升，去滓。”

【更煮取三升】将方药再煮取 3 升（180～240mL）。如 163 条桂枝人参汤用法中言：“内桂，更煮取三升，去滓。”

【更作】再次服用方药。如第二十 4 条胶艾汤用法中言：“温服一升，日三服。不差，更作。”

【更作芍药甘草汤与之】改用芍药甘草汤给予治疗。如 29 条：“若厥愈足温者，更作芍药甘草汤与之，其脚即伸。”

【更作三剂】再服用 3 剂方药。如 312 条苦酒汤用法中言：“少少含咽之。不差，更作三剂。”

【更服】继续服用方药。如 124 条抵当汤用法中言：“温服一升，不下，更服。”

【更服依前法】继续服用方药，并按照前 1 次服药的用法。如 12 条桂枝汤用法中言：“若不汗，更服依前法。”

【更服一升】继续服用 1 升（60～80mL）。如 214 条：“因与承气汤一升，腹中转气者，更服一升。”又如 371 条白头翁汤用法中言：“温服一升，不愈，更服一升。”

【更于臼中杵之】继则于臼中捣研巴豆。如 141 条三物白散用法中言：“内巴豆，更于臼中杵之，与白饮和服。”

【更于臼中治之】继则于臼中调制方药。如 395 条牡蛎泽泻散用法中言：“上七味，异捣，下筛为散，更于臼中治之。”

【更发汗】再次使用发汗的方法。如 23 条：“脉微而恶寒者，此阴阳俱虚，不可更发汗，更下，更吐也。”

【更发热】又出现发热，或发作性发热。详见“发热”其三十五项。

【更以泉水二升】再次用泉水 2 升（120～160mL）。如第三 2 条：“当白沫出，去其水，更以泉水二升，煎取一升，去滓。”

【更以醋浆水服之】再次用醋浆水送服方药。如第二十 10 条白术散用法中言：“服之后，更以醋浆水服之。”

【更下】再次使用下法治疗。见表里兼证，如 23 条：“脉微而恶寒者，此阴阳俱虚，不可更发汗，更下，更吐也。”

【更吐】再次使用吐法治疗。见表里兼证，如 23 条：“脉微而恶寒者，此阴阳俱虚，不可更发汗，更下，更吐也。”

【更加桂二两】特别要增加桂枝 2 两（约 6g）。见肾寒气逆证，如 117 条：“与桂枝加桂汤，更加桂二两也。”

【更来小数】脉跳动又有略微加快。见脉结代辨证，如 178 条：“又脉来动而中止，更来小数，中有还者反动者，名曰结，阴也。”

【更衣】换衣服，引申为解大便。见阳明实

热证，如181条：“不更衣，内实，大便难者，此名阳明也。”

【更莫复服】一定不要再次服用方药。见阳明热结轻证，如213条：“若一服谵语止者，更莫复服。”指出病证得除，不可将剩余的方药用尽，用尽则易损伤正气。

【更逆吐下】再次违背病变证机而用吐下方法治疗。见胃热脾寒证，如359条：“伤寒，本自寒下，医复吐下之，寒格，更逆吐下。”指出辨证一定要准确，治疗一定要切中证机，治疗不可从症状表面现象。

【更烦】愈加心烦。见阳明热郁证，如375条，又如第十七44条：“下利后，更烦，按之心下濡者，为虚烦也。”其证机是邪热内郁而上逆于心，心神不得守藏。

【更能无犯王法】一定要做到不违背自然规律。见脏腑发病与致病因素，如第一2条：“更能无犯王法、禽兽灾伤，房室勿令竭乏，服食节其冷、热、苦、酸、辛、甘，不遗形体有衰，病则无由入其腠理。”指出人应顺从自然规律，不能违背自然规律，否则会引起灾难或疾病。

【更煎之】再次煎煮方药。如第五10条乌头汤用法中言：“内蜜煎中，更煎之。服七合。不知，尽服之。”

【更绞地黄汁】然后榨取地黄汁。如第五13条防己地黄汤用法中言：“生地黄二斤，㕮咀，蒸之如斗米饭久，以铜器盛其汁，更绞地黄汁，和，分再服。”

【更咳】又出现咳嗽。详见“而反更咳”项。

梗

gěng❶药名：如桔梗。❷方名：桔梗汤。

工

gōng 工，即精密，精巧，引申为医生。如第一1条：“上工治未病，何也。”工者，医也。医者，治病之人也。

攻

gōng❶治，治疗。如29条：“反与桂枝欲攻其表，此误也。”复如第二20条：“湿家，身烦疼，可与麻黄加术汤，发其汗为宜；慎不可以火攻之。”❷泻下瘀热。如106条：“外解已，但少腹急结者，乃可攻之，宜桃核承气汤。”❸肆虐，侵扰。如116条：“火气虽微，内攻有力，焦骨伤筋，血难复也。”❹逐水。如152条：“太阳中风，下利呕逆，表解者，乃可攻之。”❺泻下。如208条：“腹满而喘，有潮热者，此外欲解，可攻里也，手足濈然汗出者，此大便已硬也，大承气汤主之”

【攻其表】治疗表证。见太阳病证与阴阳两虚证相兼，如29条：“反与桂枝欲攻其表，此误也。”指出治疗一定要针对病变主要矛盾方面，不可盲目治疗，若未能针对病变证机而治，则会引起病证发生变化。

【攻其热必哕】误用泻热的方法，可能引起哕逆。见阳明虚寒哕逆证，如194条：“阳明病，不能食，攻其热必哕；所以然者，胃中虚冷故也；以其人本虚，攻其热必哕。”指出阳明虚寒证在其病变过程中，时有类似实热证，对此一定要辨证准确，不可为假象所迷惑，若误认为是实热病证而用泻热方法，必定会加重病证。

【攻之】用攻下的方法治疗。见阳明胃热内结证，如205条：“阳明病，心下硬满，不可攻之；攻之，利遂不止者，死。”指出阳明热证有类似可下证，若辨证稍有失误，误用攻下方法治疗，则会引起其他病证。

【攻之必溏】用攻下的方法治疗，必定会引起大便溏泄。见阳明热结证辨证，如251条：“但初头硬，后必溏，未定成硬，攻之必溏，须小便利，屎定硬，乃可攻之，宜大承气汤。”指出用大承气汤治疗病证，一定要审证准确，否则会引起其他病变。

【攻痞宜大黄黄连泻心汤】治疗热痞证适合用大黄黄连泻心汤。如164条：“不可攻痞，当先解表，表解乃可攻痞；解表宜桂枝汤，攻痞宜大黄黄连泻心汤。”指出治疗热痞证的具体方法与方药。

【攻表】治疗表证。见表里兼证，如372条：“温里，宜四逆汤；攻表，宜桂枝汤。”指出表里兼证，其治有表里先后之序，循法而治，则可取得预期治疗效果。

公

gōng 公，人名，即公乘阳庆。如仲景序：“中世有长桑、扁鹊，汉有公乘阳庆及仓公。”

【公乘阳庆】公乘阳庆为汉代名医。如仲景序：“中世有长桑、扁鹊，汉有公乘阳庆及仓公。”

宫

gōng 宫，即穴名，如劳宫穴。如第二十11条：“太阴当养不养，此心气实，当刺泻劳宫及关元，小便微利则愈。”

共 gòng❶供给。如53条：“此为荣气和，荣气和者，外不谐，以卫气不共荣气谐和故尔。”❷相互，一同。如192条：“濈然汗出而解者，此水不胜谷气，与汗共并，脉紧则愈。”

垢 gòu❶面色如油垢状。如219条：“难以转侧，口不仁，面垢，谵语，遗尿。”❷大便胶结不畅。如第十一19条：“大肠有寒者，多鹜溏；有热者，便肠垢；小肠有寒者，其人下重便血；有热者，必痔。”

孤 gū❶单独，引申为明显。如第四3条：“阴气孤绝，阳气独发，则热而少气烦冤，手足热而欲呕，名曰瘅疟。”详见“阴气孤绝”项。❷虚弱。如第二十一2条：“以血虚下厥，孤阳上出，故头汗出。”

【孤阳上出】虚弱阳气不能固摄于上。见妇人产后三大病，如第二十一2条：“以血虚下厥，孤阳上出，故头汗出。”指出阳气虚弱于上，不能固摄于上而阴津外泄，则汗出。

古 gǔ❶时代久远的，过去的。如仲景序：“上古有神农、黄帝、岐伯、伯高、雷公、少俞、少师、仲文，中世有长桑、扁鹊，汉有公乘阳庆及仓公。”❷古人。如仲景序：“乃勤求古训，博采众方。”

谷 gǔ❶正气，与“邪气”相对，如192条：“此水不胜谷气，与汗共并，脉紧则愈。”❷邪气。如第二十二22条：“胃气下泄，阴吹而正喧，此谷气之实也。”❸病名。如195条，又如第十五3条：“脉迟，食难用饱，饱则微烦，头眩，必小便难，此欲作谷疸。”❹大便中夹有不消化食物。如91条：“伤寒，医下之，续得下利清谷不止，身疼痛者，急当救里。”❺食物。如98条：“本渴饮水而呕者，柴胡不中与也，食谷者哕。”❻阳气。如110条：“头卓然而痛，其人足心必热，谷气下流故也。”❼肠道。如233条：“以内谷道中，以手急抱，欲大便时乃去之。”❽山谷。如仲景序：“不固根本，忘躯徇物，危若冰谷，至于是也。”

【谷气下流故也】阳气布行于下肢至脚。见阳明胃热证，如110条：“头卓然而痛，其人足心必热，谷气下流故也。”指出足心热的机理是阳气周流于全身各部。

【谷气实】正气不虚。详见“滑则谷气实”项。

【谷气不行】大便不通或大便不畅，或气机壅滞不通。见太阴脾虚寒证，如第十8条：“夫瘦人绕脐痛，必有风冷，谷气不行，而反下之，其气必冲。”《金匮要略心典·腹满寒疝宿食病》：“瘦人脏虚气弱，风冷易入，入则谷气留滞不行。”其证机是太阴脾气虚弱，寒气侵袭，寒气与虚气相搏而阻结不通，清气不升而留结；治当温脾散寒，调理脾气。

【谷气不消】所饮食物不能消化。见脾胃寒湿膀胱郁热谷疸证，如第十五2条：“风寒相搏，食谷为眩，谷气不消，胃中苦浊，浊气下流。”其证机是浊气停留，胃气壅滞而不降，故不能饮食。

【谷气之实】邪气壅滞而不畅。见妇人肠燥胃热阴吹证，如第二十二22条：“胃气下泄，阴吹而正喧，此谷气之实也。”《金匮要略心典·妇人杂病》：“谷气实者，大便结而不通，是以阳明下行之气，不得从其故道，而别走旁窍也。”仲景言“谷气”者，邪气也；言“谷气之实”者，以揭示肠胃有燥热的病理病证。

【谷疸】食谷不消而郁滞且发为黄疸证。

其一，阳明虚寒谷疸证，如195条，又如第十五3条：“脉迟，食难用饱，饱则微烦，头眩，必小便难，此欲作谷疸。”《伤寒溯源集·阳明篇》：“谷疸者，寒在中焦，胃不能化，脾不能运，谷食壅滞，中满发黄也。”其证机是阳明胃气虚弱，寒气与之相互搏结，虚寒之气上攻而内壅；其治当温阳散寒，益气和中。

其二，脾胃寒湿膀胱郁热谷疸证，详见“身体尽黄”项。

【谷疸之为病】谷疸的病证表现。见脾胃湿热谷疸证，如第十五13条：“谷疸之为病，寒热不食，食即头眩，心胸不安，久久发黄为谷疸。”《金匮要略心典·黄疸病》：“谷疸为阳明湿热瘀郁之证。”其证机是湿热壅滞脾胃，脾不得运化水湿，而湿与热相搏；其治以茵陈蒿汤，清热利湿退黄。

【谷不化】泻下有不消化食物。见中虚湿热痞重证，如158条：“其人下利日数十行，谷不化，腹中雷鸣，心下痞硬而满。”其证机是中气虚弱，脾不得运，胃不得降，则饮食不得消化而下趋下注；治当补虚消痞，以甘草泻心汤。

【谷不得下者】病证表现是饮食不得入胃。见脾胃支饮寒证，如第十七12条：“诸呕吐，谷不得下者。”其证机是脾胃寒湿气机壅滞，中气不得升降而浊气上逆；治以小半夏汤，温胃通阳、化饮降逆。

【谷道】直肠内。如233条蜜煎导用法中言：“以内谷道中，以手急抱，欲大便时乃去之。”指出治疗大便不畅或不通的方法是既可用内服药，又可用外用药，尤其是若能在直肠内给药，则可明显提高治疗效果。

股

gǔ 股，即大腿。《素问·金匮真言论》：“病在肾，俞在腰股。”如第十二36条：“青龙汤下已，多唾口燥，寸脉沉，尺脉微，手足厥逆，气从小腹上冲胸咽，手足痹，其面翕热如醉状，因复下流阴股。”

骨

gǔ❶人体的骨骼，构成人体的支架。具有支撑人体，保护内脏和进行运动的功能。《素问·宣明五气论》：“肾主骨。”骨虽与肾关系密切，但与其他脏腑也密切相关。如第十四4条：“身肿而冷，状如周痹，胸中窒，不能食，反聚痛，暮躁不得眠，此为黄汗，痛在骨节。”❷泛指内在脏腑。如11条：“病人身大热，反欲得衣者，热在皮肤，寒在骨髓也；身大寒，反不欲近衣者，寒在皮肤，热在骨髓也。”

【骨髓】骨髓为肾精所化，对骨骼的生长、发育、滋养、调燮及修复均起到重要作用。见辨寒热真假之大法，如11条：“病人身大热，反欲得衣者，热在皮肤，寒在骨髓也；身大寒，反不欲近衣者，寒在皮肤，热在骨髓也。”《注解伤寒论·辨太阳病脉证并治》：“皮肤言浅，骨髓言深；皮肤言外，骨髓言内。”仲景言“骨髓”，非真正言“骨髓”，而是以“骨髓”代病证表现在里在内。

【骨节】骨与骨相接之处。见黄汗证，如第十四4条：“身肿而冷，状如周痹，胸中窒，不能食，反聚痛，暮躁不得眠，此为黄汗，痛在骨节。”详见“痛在骨节”项。

【骨节疼烦】骨节疼痛而烦扰不宁。

其一，阳虚骨痹证，如175条，又如第二24条：“风湿相搏，骨节疼烦，掣痛，不得屈伸，近之则痛剧。”《伤寒内科论·辨太阳病脉证并治》：“风寒湿侵袭骨节，故致其证候以疼痛剧烈而有牵引拘急之感。”其证机是阳气虚弱，寒湿浸淫肌肤骨节，经气经脉阻滞不通；治当温阳散寒、除湿通痹，以甘草附子汤。

其二，温疟证，如第四4条：“温疟者，其脉如平，身无寒但热，骨节疼烦，时呕。”其证机是温疟之邪，侵袭骨节，肆虐经筋，筋脉为邪热所侵而不得气血营卫滋荣，则骨节疼痛而烦热不宁；治当清热截疟、通利关节，以白虎加桂枝汤。

【骨节疼】骨与骨连接处疼痛即骨节疼痛。见阳明水湿郁表自愈证，如192条：“阳明病，初能食，小便反不利，大便自调，其人骨节疼，翕翕如有热状。”《伤寒来苏集·伤寒论注》：“骨节疼者，湿流关节也。”《尚论篇·阳明篇》：“况其人骨节疼，湿胜也；翕然如有热状，热胜也。”其证机是阳明水湿，浸渍关节，留结筋脉，壅滞血脉，气血运行不畅，故骨节疼痛；治当温阳化气，气化水湿。

【骨节痛】骨节疼痛。见肾虚寒湿体痛证，如305条：“少阴病，身体痛，手足寒，骨节痛，脉沉者”《伤寒溯源集·少阴篇》：“此以脉沉而手足寒，则知寒邪过盛，阳气不流，营阴滞涩，故身体骨节皆痛耳。”《伤寒缵论·少阴上篇》：“观身体骨节之痛，皆阳虚所致。”《伤寒论纲目·少阴经症》：“盖肾主骨，肾寒故骨痛。”其证机是阳气虚弱，寒湿侵袭，浸淫筋脉骨节，气血运行不畅而阻滞不通。审证是肾虚寒湿体痛证；治以附子汤，温肾散寒祛湿。

【骨节疼痛】骨关节间疼痛。

其一，太阳伤寒证，如35条：“太阳病，头痛，发热，身疼，腰痛，骨节疼痛，恶风。”《伤寒来苏集·伤寒论注》：“太阳主筋所生病，诸筋者皆属于节，故骨节疼痛。”其证机是风寒侵袭太阳，卫气受邪而郁闭，卫闭则营气亦因之而郁滞，随之分肉失温，腠理闭塞，玄府不通，筋骨失养则骨节疼痛；治当解表散寒，以麻黄汤。

其二，太阳风水证，如第十四1条：“风水，其脉自浮，外证骨节疼痛，恶风。”《金匮要略心典·水气病》：“风伤皮毛，而湿流关节，故脉浮恶风而骨节疼痛也。”其证机是营卫受邪而抗邪，经气不畅，骨节郁涩而疼痛；治当解表行水，和畅骨节。

G

【骨节间病】骨关节疼痛等一类疾病，见骨节间病，如第一4条："病人语声寂然喜惊呼者，骨节间病。"辨骨节间病证，其病因之多，或风寒湿，或风热湿，或肾虚，或肝亏等不同，病理病证表现也各有所异，皆当审证求机以法治之。

【骨伤则痿】肾气虚弱不能主持于骨则变生痿软证。见肝肾两伤历节证，如第五9条："咸则伤骨，骨伤则痿，名曰枯。"其证机是肾气内伤，不能主骨生髓，髓不足而不能滋荣于骨，则痿弱不能行；治以肾气丸加锁阳、龟板、巴戟天等。

【骨弱肌肤盛】素体内在脏腑气血虚弱，而外貌似正常人一样。见气血营卫虚痹证，如第六1条："夫尊荣人骨弱肌肤盛，重因疲劳汗出，卧不时动摇，加被微风，遂得之。"辨"骨弱肌肤盛"即外强中干之意，言骨者，以指内；言肌肤者，以指外。借以论述素体内在脏腑气血虚弱，而外貌且似正常人一样。此类病人若因劳累过度，极易损伤气血，外邪也极易乘机侵入而发病。

【骨疼】骨节之间疼痛。详见"阴气不通即骨疼"项。

G

蛊 gǔ蛊，即毒虫。如第十一9条："心中寒者，其人苦病心如噉蒜状，剧者心痛彻背，背痛彻心，譬如蛊注。"

【蛊注】疼痛如毒虫咬人肌肤一样。见心寒证的基本脉证，如第十一9条："心中寒者，其人苦病心如噉蒜状，剧者心痛彻背，背痛彻心，譬如蛊注。"其证机是寒邪袭心，心气为寒气所凝而不畅，经脉滞涩而郁结，脉气不通，心气闭阻；其治当温阳散寒，益气通脉。仲景言"蛊注"者，形容心痛病证如同毒虫侵蚀一样难以忍受。

鼓 gǔ鼓，即乐器名，有军鼓、腰鼓等。如第十四1条："皮水，其脉亦浮，外证胕肿，按之没指，不恶风，其腹如鼓，不渴，当发其汗。"

故 gù❶原因，缘故。如第7条："发于阴，六日愈。以阳数七，阴数六故也。"❷所以，因此。如30条："以承气汤微溏，则止其谵语，故知病可愈。"❸原来，过去。如129条："如结胸状，饮食如故，时时下利，寸脉浮，关脉小细沉紧，名曰脏结。"

【故知病可愈】所以知道疾病经治疗后可以向愈。见阳明胃热证，如30条："以承气汤微溏，则止其谵语，故知病可愈。"指出治疗若能切中证机，则病可向愈。

【故知汗出解】所以知道邪从汗出而病解。见表里兼证，如116条："欲自解者，必当先烦，烦乃有汗而解，何以知之？脉浮，故知汗出解。"指出治疗太阳病，必须使病邪从汗出而解。

【故知极吐下也】所以知道是用大吐大下方法治疗的缘故。见脾胃热证，如123条："但欲呕，胸中痛，微溏者，此非柴胡汤证，以呕，故知极吐下也。"指出脾胃热证是由于误用大吐大下方法引起的，提示辨证当重视辨药源性疾病。

【故知自愈】所以知道病为向愈。见厥阴邪热内伏与厥的辨证关系，如336条："厥终不过五日，以热五日，故知自愈。"《伤寒贯珠集·厥阴篇》："至六日，阴当复胜而厥，设不厥，则阴退而邪解矣，故自愈。夫厥与热，阴阳消长之兆也。"仲景指出如果疾病在病变过程中，邪气不胜正气，则病可向愈。

【故知非少阴也】所以能判断病证表现证机不是在少阴。详见"知非少阴"项。

【故知有宿食】所以知道病人有宿食积滞。详见"宿食"其六项。

【故知之】所以知道这是什么病证。

其一，酒疸与黑疸的演变关系，如第十五7条："大便正黑，皮肤爪之不仁，其脉浮弱，虽黑微黄，故知之。"指出辨证根据病证表现，所以知道这病证是黑疸证。

其二，妇人宫寒血虚血瘀证，如第二十二9条："其证唇口干燥，故知之，当以温经汤主之。"指出根据病证表现，所以知道这病是妇人宫寒血虚血瘀证。

【故令不愈】所以导致病证不能向愈。见太阳中风证，如45条："浮为在外，而反下之，故令不愈。"指出治疗病证未能切中病变证机，所以病证不能向愈。

【故令大便硬】所以会引起大便硬。详见"大便硬"其四项。

【故令喜忘】所以导致健忘病证。详见"喜忘"项。

【故令色白也】所以出现小便色泽清白。详见"色白"其一项。

【故令微烦】因此出现轻微烦热，或胃脘轻

微不舒。详见“微烦”其三项。

【故令病水】所以将这样的病理叫作水气病证。详见“病水”项。

【故令渴也】所以引起口渴。见脾胃阳郁夹热水气证，如第十四5条：“假如小便自利，此亡津液，故令渴也。”指出脾胃阳郁夹热水气证在其病变过程中有时可能出现口渴，但应与“亡津液”之口渴相鉴别，审“亡津液”之口渴，有因邪热伤津所致者，也有因阴津从小便走泄所致者，临证皆当一一辨证。

【故令病痉】所以将病叫作痉证。详见“病痉”项。

【故令郁冒】所以叫作郁冒证。详见“郁冒”项。

【故大便难】所以导致大便难病证。详见“大便难”其五项。

【故使汗出】所以会导致汗出。见太阳中风证，如95条：“此为荣弱卫强，故使汗出，欲救邪风者。”指出太阳中风证的主要辨证要点之一是汗出。

【故使呕也】所以会引起呕吐。见少阳胆热气郁证病理，如97条：“脏腑相连，其痛必下，邪高痛下，故使呕也。”指出少阳胆热气郁证之呕吐的病理特征。

【故使如疟状】所以病证表现如同疟疾一样。详见“如疟状”其二项。

【故使硬也】所以出现脘腹硬满。见中虚湿热痞重证，如158条：“但以胃中虚，客气上逆，故使硬也。”其证机是脾胃之气虚弱，湿热相结壅滞于心下，气机阻滞不通。

【故使之耳】这是引起病证表现的缘故。如174条桂枝附子汤用法中言：“此以附子、术并走皮内，逐水气未得除，故使之耳。”指出服用桂枝附子汤有时可能出现一些特殊病证表现，对此不必惊慌，这是药力驱邪的一种特殊表现。

【故使不大便也】所以导致不大便。详见“不大便”其三项。

【故能食而咳者】所以病人出现饮食尚可，且有咳嗽。详见“能食而咳者”项。

【故能噫耳】因此会出现气噫。详见“能噫”项。

【故在外】所以知道病证表现是表证。见太阳病证类似表里兼证，如45条：“今脉浮，故在外，当须解外则愈，宜桂枝汤。”指出病不是表里兼证，而是单一的太阳病，若辨证失误而误用治里的方法，且因在里没有失调，故未引起在里的病证，其病仍在表。

【故其汗从腰以下不得汗】所以病人汗出从腰以下不得有汗出。详见“腰以下不得汗”项。

【故吐也】所以会引起呕吐。见阳明胃虚寒证，如122条：“数为客热，不能消谷，以胃中虚冷，故吐也。”其证机是阳明胃气虚弱，寒气内乘，胃气不降而上逆。

【故心下痞】根据病证表现判断为心下痞。详见“心下痞”其四项。

【故微发汗也】应当用轻微发汗的方法。详见“微发汗”项。

【故期之旦日夜半愈】所以预测疾病于次日夜半之时可向愈。详见“期之旦日夜半愈”项。

【故烦】所以会引起心烦。见蛔厥证，如338条；又如第十九7条：“蛔上入其膈，故烦，须臾复止，得食而呕，又烦者，蛔闻食臭出，其人常自吐蚘。”指出蛔内动而乱气血，气血逆乱于心则烦。

【故为进也】根据病证表现判断病情为加重。如342条：“其病为进，寒多热少，阳气退，故为进也。”仲景从疾病演变特点及其证候特征判断疾病是加重，指出预测疾病转归的审证要点。

【故实脾】所以应当调理脾气。详见“当先实脾”项。

【故称厥阳】因此将这样的病证表现称为厥阳。详见“厥阳”项。

【故鼻塞】所以会出现鼻塞不通。详见“鼻塞”项。

【故曰历节】根据病证表现叫作历节病证。详见“历节黄汗出”项。

【故得之】所以会引起这样的病证。见虚热肺痿证，如第七1条：“或从汗出，或从呕吐，或从消渴，小便利数，或从便难，又被快药下利，重亡津液，故得之。”指出虚热肺痿证的常见原因，并揭示其最主要的病理变化是损伤阴津。

【故不内之】所以方中不能用麻黄。见寒饮郁肺水溢证，如第十二39条：“其证应内麻黄，以其人遂痹，故不内之。”仲景指出病证表现当选用麻黄，但因病人夙有血虚即痹之意，则不当用之，若逆而用之，必定会进一步损伤阴血，或血虚不得滋荣于手足而厥冷，或见血虚不得滋养心神而神昏。

【故名曰虚】因此将这样的病证叫作虚证。详见“名曰虚”项。

【故有蛔虫】根据病证表现应当是有蛔虫。见虫证，如第十九5条：“腹中痛，其脉当沉若弦，反洪大，故有蚘虫。”仲景从脉形态以别病变证机是蛔虫内扰所致。

【故头汗出】所以会出现头汗出。详见“头汗出”其八项。

【故当汗出】因此会出现汗出。详见“头汗出”其十项。

【故致此病】因此出现这样的病证表现。见肾阴阳俱虚转胞证，如第二十二19条：“此名转胞，不得溺也，以胞系了戾，故致此病，但利小便则愈。”指出肾阴阳俱虚证的基本病理与证候特征及辨证要点。

G

固 gù❶坚定，不变动。如仲景序：“不固根本，忘躯徇物。”❷坚硬，引申为大便硬。如191条：“此欲作固瘕，必大便初硬后溏。”

【固瘕】阳明虚寒大便初硬后溏病理病证。见阳明虚寒固瘕证，如191条：“此欲作固瘕，必大便初硬后溏。”《注解伤寒论·辨阳明病脉证并治》：“固瘕者，寒气结积也。胃中寒甚，欲留结而为固瘕，则津液不得通行，而大便必硬者。”其证机是阳明胃素体虚弱，复加寒气侵入，寒气与虚气相互搏结，阳不化津，浊气壅滞；治当温阳补虚、散寒和中，以理中丸与大建中汤加减。

痼 gù❶久病，旧病。如第一15条：“夫病痼疾加以卒病，当先治其卒病，后乃治其痼疾也。”❷癥病，癥积。如第二十2条：“妇人宿有癥病，经断未及三月，而得漏下不止，胎动在脐上者，为癥痼害。”

【痼疾】病者夙有顽疾（旧病）。详见“痼疾加以卒病”项。

【痼疾加以卒病】病者夙有顽疾（旧病）而又有复感新病（卒病）。见新病旧病的先后治疗大法，第一15条：“夫病痼疾加以卒病，当先治其卒病，后乃治其痼疾也。”《金匮玉函经二注·脏腑经络先后受病》：“痼疾，谓病已沉痼，非旦夕可取效者。”仲景言“痼疾”即论病者素体有疾，言“卒病”即指素体有疾又感新病，病为相兼病证。

【痼害】妇人胞中有癥瘕为患的病证。见妇人胞中癥病，如第二十2条：“妇人宿有癥病，经断未及三月，而得漏下不止，胎动在脐上者，为癥痼害。”其证机是瘀血与水气相结而阻于胞中，经气经脉壅滞而不通。

瓜 guā❶药名：如土瓜根。❷方名：如瓜蒂散。

【瓜子】瓜子为葫芦科一年生草本植物冬瓜的成熟种子。

别名：冬瓜子，冬瓜仁，白瓜子，瓜瓣。

性味：苦，微寒。

功用：清热解毒，消痈排脓。

主治：肠痈，肺痈，便下脓血。

《神逐本草经》曰：“味甘平，主令人阅泽，好颜色，益气不饥。久服，轻身、耐老。”

入方：见大黄牡丹汤。

用量：

用 量		经方数量	经方名称
古代量	现代量		
半升	12g	1方	大黄牡丹汤

注意事项：寒湿内盛者慎用。

化学成分：含皂苷，脂肪，尿素，瓜氨酸，腺嘌呤，饱和脂肪酸，葫芦巴碱。

药理作用：抗炎作用，抗菌作用，增强机体免疫功能。

【瓜蒂】瓜蒂为葫芦科一年生草本植物藤本甜瓜的果蒂。

别名：瓜丁，苦丁香，甜瓜蒂。

性味：苦，寒。

功用：涌吐痰食及毒物，清暑祛湿散水。

主治：痰涎壅盛，喉中痰鸣，食积胃脘，误食毒物，暑湿。

《神农本草经》曰：“味苦寒，主大水身面四肢浮肿，下水，杀蛊毒，咳逆上气，及食诸果，病在胸腹中，皆吐下之。”

入方：见瓜蒂散、一物瓜蒂散。

用量：

用 量		经方数量	经方名称
古代量	现代量		
大者一枚	30g	1方	小陷胸汤
一枚	15g	3方	枳实薤白桂枝汤、栝楼薤白白酒汤、栝楼薤白半夏汤

注意事项：孕妇慎用。

化学成分：含喷瓜素。

药理作用：催吐作用（刺激胃感觉神经后，反射地兴奋呕吐中枢），保肝作用（降低血清谷丙转氨酶，增加肝糖原蓄积，抑制肝细胞纤维增生，阻止肝细胞脂肪及变性）。

【瓜蒂散】

组成：瓜蒂熬黄，一分（3g）　赤小豆一分（3g）

用法：上二味，各别捣筛，为散已，合治之，取一钱匕，以香豉一合，用热汤七合，煮作稀粥，去滓。取汁和散，温，顿服之，不吐者，少少加，得快吐，乃止。诸亡血虚家，不可与瓜蒂散。

功用：涌吐痰实。

适应证：痰（食或毒物）阻胸膈证：胸中痞硬，气上冲喉咽不得息，烦闷不安，心中愠愠不舒，欲呕吐，复不能吐，或吐痰涎，手足寒，或发热，或汗出，苔腻，脉弦迟。

配伍原则与方法：痰阻胸膈证基本病理病证，一是痰邪壅滞胸膈气机，一是气机逆乱攻冲，所以治疗痰阻胸膈证，其用方配伍原则与方法必须重视以下几个方面。

1. 针对证机选用涌吐药：痰邪或宿食或毒物留结于咽喉或胸膈或胃脘，清浊之气相结而不得各行其司，气机逆乱于上，则证见胸中痞硬，气上冲喉咽不得息，烦闷不安，欲吐不吐，其治当用涌吐，以使痰邪或宿食或毒物从上而吐出。如方中瓜蒂、淡豆豉。

2. 合理配伍通降药：因涌吐药大多作用峻猛，用之稍有不当，则会损伤胃气，或出现涌吐太过。因此，治疗痰或食或毒物等证，在选用涌吐药时尽可能考虑配伍通降渗利药，从而制约涌吐药不太过。如方中赤小豆。

解读方药：

1. 诠释方药组成：方中瓜蒂涌吐顽痰；赤小豆降利湿浊；香豉辛散透达。

2. 剖析方药配伍：瓜蒂与赤小豆，属于相反配伍，升降同用，赤小豆降利制约瓜蒂涌吐太过；瓜蒂与香豉，属于相须配伍，增强涌泄痰食；赤小豆与香豉，属于相反配伍，香豉偏于升散，赤小豆偏于降利，相合为用，制其偏性。

3. 权衡用量比例：瓜蒂与赤小豆用量比例是1∶1，提示药效涌吐与降利之间的用量调配关系，以治痰食；瓜蒂与香豉用量比例是1∶3，提示药效涌吐与轻清上行之间的用量调配关系，以治痰蕴。

刮

guā 刮，即用刀子去掉表面的东西。如第七7条皂荚丸方中：“皂荚刮去皮，用酥炙，八两（24g）。”

【刮去皮】用刀或尖锐东西将皂荚外皮去掉。如第七7条皂荚丸方中：“皂荚刮去皮，用酥炙，八两（24g）。”

栝

guā❶药名：如栝楼。❷方名：如栝楼薤白白酒汤。

【栝楼实】栝楼实为葫芦科多年生草本植物栝楼和双边栝楼的成熟果实。

别名：栝楼，黄瓜。

性味：甘，寒。

功用：润肺化痰，养阴生津。

主治：咳嗽痰黄，胸中满痛，心下痞满，大便干结。

《神农本草经》曰：“味苦寒，主消渴身热，烦满大热，补虚安中，续绝伤。”

入方：见栝楼薤白白酒汤、栝楼薤白半夏汤、枳实薤白桂枝汤、小陷胸汤。

用量：

用量		经方数量	经方名称
古代量	现代量		
大者一枚	30g	1方	小陷胸汤
一枚	15g	3方	枳实薤白桂枝汤、栝楼薤白白酒汤、栝楼薤白半夏汤

注意事项：栝楼反乌头、附子、天雄，因其论述不切合临床实际，所以不能作为临床参考依据；在临床中应用栝楼配乌头、附子、天雄辨治诸多杂病具有良好的治疗效果，如乌头栝楼汤、附子栝楼汤、天雄栝楼汤等。寒湿便溏者慎用。

化学成分：含蛋白质，油脂类（饱和脂肪酸，不饱和脂肪酸，1-栝楼酸-2-亚麻油酸-3-棕榈酸甘油酯，1-栝楼酸-2，3-二亚麻甘油酯，脂脑醇及脂肪酸的混合物），挥发油类（棕榈酸，亚麻酸，亚油酸），氨基酸类（精氨酸，丙氨酸，脯氨酸，缬氨酸等17种游离氨基酸），甾醇类（豆甾醇 Δ^7-豆甾醇，谷甾醇，α及β菠菜甾醇等多种甾醇类化合物），三萜皂苷（3-苯甲酸酯），盐类，树脂，糖类，色素，皂苷，微量元素（钠、钾、钙、镁、锰、铜、锌、铁等），蜡酸，木蜡酸，蒙坦尼酸，蜂蜜酸，香草酸，L-（-）-α棕榈酸甘油脂，苜蓿素，生物碱。

药理作用：抗菌作用（大肠杆菌，宋氏痢疾杆菌，霍乱弧菌，变形杆菌，伤寒杆菌，副伤寒杆菌，绿脓杆菌，溶血性链球菌，肺炎链球菌，白喉杆菌，金黄色葡萄球菌，流感杆菌），抗真菌作用（盎氏小芽孢癣菌，星奴卡氏菌），抗炎作用，促进细胞免疫功能，祛痰作用，扩张心脏冠状动脉，增加冠脉血流量，改善心肌非脂化脂肪酸（FFA）代谢及抑制脂质过氧化形成以达保护心肌作用，降血脂作用，抑制血小板氧化活性，减少 TXA_2 产生而发挥抗血小板聚集，抗应激作用，抗胃溃疡作用，松弛肠胃道平滑肌，泻下作用，抗肿瘤作用，抗心律作用。

【栝楼根】栝楼根为葫芦科多年生宿根草藤本植物栝楼或日本栝楼的干燥块根。

别名：天花粉，地楼，果裸，天瓜，瑞雪，天底粉。

性味：甘，微寒。

功用：清热生津，润肺化痰，解毒消痈。

主治：口舌干燥，筋脉拘急，项背强硬，小便不利，消渴，咳嗽少痰，痈肿疮疡。

《神农本草经》曰："味苦寒，主消渴身热，烦满大热，补虚安中，续绝伤。"

入方：见栝楼桂枝汤、栝楼牡蛎散、柴胡桂枝干姜汤、牡蛎泽泻汤、小柴胡汤加减。

用量：

剂型	不同用量	古代量	现代量	代表方名
汤剂	最小用量	二两	6g	栝楼桂枝汤
	最大用量	四两	12g	柴胡桂枝干姜汤
散剂	最小用量	方寸匕的 1/7	1g	牡蛎泽泻散
	最大用量	方寸匕的 1/2	3~4.5g	栝楼牡蛎散
丸剂	最小用量	二两	6g	栝楼瞿麦丸

注意事项：栝楼反乌头、附子、天雄，因其论述不切合临床实际，所以不能作为临床参考依据；在临床中应用栝楼配乌头、附子、天雄辨治诸多杂病具有良好的治疗效果，如乌头栝楼汤、附子栝楼汤、天雄栝楼汤等。孕妇禁用。

化学成分：含淀粉，皂苷，天门冬氨酸，谷氨酸，瓜氨酸，精氨酸，α-羟甲基丝氨酸，蛋白质，细胞毒蛋白，甘油脂（Δ^7-豆甾醇，α-菠菜甾醇，混合甾体，硬酯酰-6′-脂肪酰-β-D-吡喃葡萄糖苷），天花粉多糖（阿拉伯糖，半乳糖，葡聚糖，栝楼根聚糖 A、B、C、D 和 E），肽类。

药理作用：抗肿瘤作用（肝癌），抗早孕作用（使胚泡坏死，液化，吸收），中止妊娠（作用于胎盘滋养层细胞，并有一定的细胞专一性，能选择性地使胎盘绒毛合体滋养层细胞变性坏死，解体的细胞碎片留在血窦中，引起凝血造成循环障碍和进一步大量组织坏死，胎盘绒毛的损伤反映在功能方面，即绒毛膜促进腺激素（HCG）和甾体激素迅速下降到流产的临界水平以下，破坏了母体与胎儿之间的内分泌关系和代谢物的交换，并引起前列腺素增加，发动宫缩而引起流产），抗菌作用（溶血性链球菌，肺炎链球菌，白喉杆菌），抑制艾滋病病毒，提高机体免疫能力，降血糖作用。

【栝楼桂枝汤】

组成：栝楼根二两（6g）　桂枝三两（9g）　芍药三两（9g）　甘草二两（6g）　生姜三两（9g）　大枣十二枚

用法：上六味，以水九升，煮取三升，分温三服，取微汗。汗不出，食顷，啜热粥发之。

功用：解肌散邪，育阴生津。

适应证：太阳中风证与阴津不足证相兼（太阳柔痉体强证）：发热，恶风寒，汗出，身体强，拘急不舒即几几然，肌肤不荣，舌淡少津，苔薄而干，脉沉迟。

解读方药：

1. 诠释方药组成：方中栝楼根养阴生津；桂枝解肌通经；芍药柔筋缓急；生姜调理脾胃，升阳透达；大枣、甘草益气和中。

2. 剖析方药配伍：栝楼根与桂枝，属于相反相使配伍，相反者，寒温同用，相使者，栝楼根助桂枝通经和筋，桂枝助栝楼根益阴通筋；栝楼根与芍药，属于相须配伍，增强养阴敛阴柔筋；桂枝与生姜，属于相须配伍，解肌通筋；栝楼根与大枣、甘草，属于相使配伍，益气养阴柔筋。

3. 权衡用量比例：栝楼根与芍药用量比例是 2∶3，提示药效养阴柔筋与益血柔筋之间的用量调配关系，以治筋急；栝楼根与桂枝、生姜用量比例是 2∶3∶3，提示药效养阴柔筋与辛散温通之间的用量调配关系；栝楼根与大枣、甘草，提示药效养阴柔筋与益气缓急之间的用量调配关系，以治僵硬。

【栝楼薤白白酒汤】

组成：栝楼实捣，一枚（15g）　薤白半升（12g）　白酒七升（编者注：仲景用白酒恐为未酿成的半成品，按剂量折算当为 420mL，若用今

之白酒，当以 30mL 为宜）

用法：上三味，同煮，取二升，分温再服。

功用：通阳蠲痰，行气宽胸。

适应证：痰瘀胸痹证：胸痛，胸闷，以闷、痛并重为主，气短，气喘，胸痛引背，舌淡或紫，苔白而腻，寸脉沉迟，关脉紧明显。

解读方药：

1. 诠释方药组成：方中栝楼实宽胸化痰；薤白开胸通阳；白酒行气活血。

2. 剖析方药配伍：栝楼实与薤白，属于相使配伍，栝楼实助薤白通阳解郁，薤白助栝楼实行气化痰；栝楼实与白酒，属于相使配伍，宽胸化痰，行气活血；薤白与白酒，属于相使配伍，行气活血，通阳解郁。

3. 权衡用量比例：栝楼实与薤白用量比例是 5∶8，提示药效行气化痰与行气通阳之间的用量调配关系，以治气郁痰阻。

【栝楼薤白半夏汤】

组成：栝楼实捣，一枚（15g）　薤白三两（9g）　半夏半升（12g）　白酒一斗（50mL）

用法：上四味，同煮，取四升，温服一升，日三服。

功用：通阳蠲痰，宽胸开结。

适应证：痰盛瘀阻胸痹证：胸痛引背，胸闷，卧则胸闷更甚为特点，短气，或痰多黏而白，舌质紫暗或有瘀点，苔白或腻，脉迟或结。

配伍原则与方法：气痰瘀胸痹证基本病理病证，一是心气郁滞，二是痰邪阻结，三是瘀血留涩，所以治疗气痰瘀胸痹证，其用方配伍原则与方法必须重视以下几个方面。

1. 针对证机选用行气药：胸者，宗气聚也。宗气者，心气居也。若心气为邪气郁滞而不畅，心气不得主持于胸中，胸中气机滞涩而不通，则证见胸痛，胸闷，以闷、痛并重为主，治当行气理气。如方中薤白。

2. 合理配伍化痰药：心气郁而不得气化阴津而为痰，痰气相互搏结又阻结于心，心之脉络为痰气所阻，则证见心胸疼痛闷塞。因此，在选用行气药时，还必须考虑配伍化痰开胸药，化痰开胸则有利于胸中气机通畅，气机畅通又有利于气能化津，故治疗气痰瘀胸痹证，合理配伍化痰开胸药，则能明显提高治疗效果。如方中栝楼、半夏。

3. 妥善配伍化瘀活血药：心主血脉，血脉周流有借气帅而行，气为痰阻，气不帅血，血脉阻滞则为瘀，其治当妥善配伍活血理气药，活血有利于气机运行，理气则有利于气能化津即气顺则痰消。如方中白酒。

解读方药：

1. 诠释方药组成：方中栝楼实宽胸化痰；薤白开胸通阳；白酒行气活血；半夏燥湿化痰。

2. 剖析方药配伍：栝楼实与薤白，属于相使配伍，栝楼实助薤白行气解郁，薤白助栝楼实行气化痰；栝楼实与白酒，属于相使配伍，行气活血解郁；栝楼实与半夏，属于相反相须配伍，相反者，寒温同用，制约其偏性，相须者，栝楼实助半夏燥湿化痰，半夏助栝楼实降泄痰浊；薤白与白酒，属于相使配伍，行气活血，通阳解郁。

3. 权衡用量比例：栝楼实与薤白用量比例是 5∶3，提示药效行气化痰与行气通阳之间的用量调配关系，以治胸痛；栝楼实与半夏用量比例是 5∶4，提示药效行气化痰与燥湿化痰之间的用量调配关系，以治胸闷；薤白与半夏用量比例是 5∶4，提示药效通阳行气与燥湿化痰之间的用量调配关系，以治痰阻。

药理作用：

1. 抗缺氧作用：能延长正常小鼠和异丙肾上腺素所致心肌缺氧小鼠对常压缺氧耐受能力。

2. 扩张冠状动脉作用：能使离体灌注的豚鼠心脏冠状动脉扩张，冠脉流量明显增加。

3. 对心肌的作用：可使离体心脏的收缩力明显减弱，心率明显减慢，量效关系成正比；拮抗垂体后叶素使冠脉流量减少；对正常大鼠主动脉平滑肌无明显松弛和收缩作用，但能明显拮抗去甲肾上腺素和 KCl 引起的主动脉平滑肌的收缩。

4. 抑制血小板聚集：对 ADP 诱导的兔血小板聚集有明显的抑制作用，对 ADP 和胶原诱导的大鼠血小板聚集也有明显的抑制作用［中成药研究，1987（3）：45］。

【栝楼瞿麦丸】

组成：栝楼根二两（6g）　茯苓三两（9g）　薯蓣三两（9g）　附子炮，一枚（5g）　瞿麦一两（3g）

用法：上五味，末之，炼蜜丸，梧子大，饮服三丸，日三服。不知，增至七八丸，以小便利，腹中温为知。

功用：温肾润燥，益气化水。

适应证：肾气不化水气证：小便不利，腰酸腿软，或少腹拘急，或腹中冷，或浮肿，或面色浮白，口渴，或口渴特甚，且不欲多饮，舌淡或苔薄，脉细沉。

解读方药：

1. 诠释方药组成：方中栝楼根养阴生津；山药益气化阴；附子温阳化气；茯苓益气渗利；瞿麦利水散瘀。

2. 剖析方药配伍：栝楼根与瞿麦，属于相反配伍，滋利同用，栝楼根益阴制约瞿麦利湿伤阴，瞿麦利水制约栝楼根益阴恋湿；栝楼根与附子，属于相反配伍，栝楼根制约附子温化伤阴，附子温阳制约栝楼根益阴恋湿；栝楼根与山药，属于相使配伍，栝楼根助山药益气化阴，山药助栝楼根益阴化气；茯苓与瞿麦，属于相须配伍，增强渗利水气；栝楼根与茯苓、瞿麦，属于相反配伍，滋利同用，栝楼根制约茯苓、瞿麦利水伤阴。

3. 权衡用量比例：栝楼根与瞿麦、茯苓用量比例是2∶1∶3，提示药效养阴与利水之间的用量调配关系，以治水气；栝楼根与附子用量比例是近1∶1，提示药效养阴与温阳之间的用量调配关系，以治水结；栝楼根与山药用量比例是2∶3，提示药效养阴与益气之间的用量调配关系。

【栝楼牡蛎散】

组成：栝楼根　牡蛎熬，各等分

用法：上为细末，饮服方寸匕，日三服。

功用：清解肺胃，生津止渴。

适应证：心肺阴虚证以热为主者：口干，口渴，口苦，欲饮水，小便赤，大便干，咳嗽，面赤，鼻燥，或胃脘疼痛，舌红，苔黄，脉数。

解读方药：

1. 诠释方药组成：方中栝楼根养阴生津；牡蛎益阴敛阴。

2. 剖析方药配伍：栝楼根与牡蛎，属于相须配伍，栝楼根助牡蛎清热敛阴，牡蛎助栝楼根益阴益生津。

3. 权衡用量比例：栝楼根与牡蛎用量比例是1∶1，提示药效养阴与敛阴之间的用量调配关系，以治阴虚。

怪 guài❶奇怪，疑惑。如仲景序：“怪当今之世，曾不留神医药，精究方术。”❷指责，责备。如174条桂枝附子去桂加白术汤用法中言：“三服都尽，其人如冒状，勿怪。”

【怪当今之世】奇怪的是当今社会上有身份权势的人。见仲景序：“怪当今之世，曾不留神医药，精究方术。”

关 guān❶诊脉部位，即关脉。掌后高骨上之动脉，其前为寸，其后为尺，由此分界，故名关。如128条：“按之痛，寸脉浮，关脉沉，名曰结胸也。”❷关节，骨节。骨与骨端相衔接处。如第二14条：“太阳病，关节疼痛而烦，脉沉而细者，此名湿痹。湿痹之候，小便不利，大便反快，但当利其小便。”❸穴名，如关元穴。《素问·气穴论》：“下纪者，关元也。”位于人体前正中线上，脐下三寸处，属任脉，系小肠之募穴。如340条：“病者手足厥冷，言我不结胸，少腹满，按之痛，此冷结在膀胱关元也。”

【关节】人体骨与骨连接之处。详见以下诸项。

【关节疼痛而烦】关节疼痛非常明显而烦扰不宁。见太阳湿痹证，如第二14条：“关节疼痛而烦，脉沉而细者，此名湿痹。”其证机是湿邪侵袭太阳肌肤营卫筋脉，经气不利，气血不和，关节为湿邪浸淫而拘急，故关节疼痛而烦扰不宁。

【关元】关元穴。

其一，冷结膀胱关元证，如340条：“病者手足厥冷，言我不结胸，少腹满，按之痛，此冷结在膀胱关元也。”仲景主要指出内伤杂病，寒气相结在关元的病理病证。

其二，水气寒证，如第十四21条：“寸口脉沉而紧，沉为水，紧为寒，沉紧相搏，结在关元，始时尚微，年盛不觉，阳衰之后，营卫相干。”指出水气寒证的病变部位在关元，仲景言“关元”者，非尽言“关元”穴，泛指病变部位。

其三，妇人杂病错综复杂证机，如第二十二8条：“在上呕吐涎唾，久成肺痈，形体损分；在中盘结，绕脐寒疝；或两胁疼痛，与脏相连；或结热中，痛在关元，脉数无疮。”指出妇人杂病，邪郁而化热，热消灼营血，热与营血相结于关元，脉气不通，故痛在关元穴左右上下。

【关上】诊脉部位。关上，即脉在关上部位，亦即关脉，在寸部之后，尺部之前。关脉大多诊脾胃病证以及其他脏腑病证。如268条：“三阳合病，脉浮大，上关上，但欲眠睡，目合则汗。”又如第十一20条：“寸口，积在胸中；微出寸口，积在喉中；关上，积在脐傍；上关上，积在心下；微下关，积在少腹。”

【关上浮】关部脉浮比较明显。详见“脉关上浮”项。

【关上小紧】关部脉小而紧。详见“关上小紧数”项。

【关上小紧数】关部脉小而紧特别明显。见痰瘀胸痹证，如第九 3 条：“胸痹之病，喘息咳唾，胸背痛，短气，寸口脉沉而迟，关上小紧数。”仲景言：“寸口脉沉而迟，关上小紧数。”其言“数”与“迟”是不能同时见于一个病人，病人或为脉数或为脉迟。对此理解一定要辨清仲景所言的特殊含义，即揭示辨证要点是论脉迟，尤其是关上脉迟更为明显。因此而知，言“数”字当为“薮”字之意。“薮”者，以代明显与突出之意。

【关上微】关部脉微弱。详见“寸口关上微”项。

【关上脉细数】关部脉上细而数。详见“脉细数”其一项。

【关脉】关上脉。诊脉部位，关上，即脉在关上部位，亦即关脉，在寸部之后，尺部之前。诊关脉大多主脾胃病证以及其他脏腑病证。

【关脉小细沉紧】关部脉小细而沉紧。见脏结证，如 129 条：“何谓脏结？答曰：如结胸状，饮食如故，时时下利，寸脉浮，关脉小细沉紧，名曰脏结。”《伤寒内科论·辨太阳病脉证并治》：“小者，气结而鼓动无力；细者，血结而运行不畅；沉紧者，气血结于脏矣。”其证机是气血相结于脏，脏气内结而不畅，脉气阻滞而不畅。

【关脉沉】关部脉沉。见结胸证，如 128 条：“按之痛，寸脉浮，关脉沉，名曰结胸也。”其证机是邪气与水饮相结，经气阻滞不畅，脉应之而沉。

观 guān❶仔细审查。如仲景序：“观今之医，不念思求经旨，以演其所知，各承家技，始终循旧。”❷看法，引申为认真辨证，诊断。如 16 条：“观其脉证，知犯何逆，随证治之。”❸观察。如 12 条桂枝汤用法中言：“若病重者，一日一夜服，周时观之。”

【观今之医】仔细审查当今的医生行为。如仲景序：“观今之医，不念思求经旨，以演其所知，各承家技，始终循旧。”

【观其脉证】诊断病人脉证变化。见辨证论治之大法，如 16 条：“观其脉证，知犯何逆，随证治之。”仲景指出辨证基本大法就是“观其脉证”，只有“观其脉证”，才能得出正确诊断结论。以揭示在临床中察脉观证是诊断疾病的基本要求与准则，是辨证论治之法宝，辨脉证有脉证相符的，也有脉证不相符的，有时诊断以脉舍证的，有时以证舍脉的，总之，临证要以病人的具体情况而定，做出恰当的取舍，以法判断脉证变化，合理地选用方药治疗，方可免于辨证与治疗失误。

灌 guàn❶用水喷洒或浇洗，引申为一种外治法。如 141 条：“若灌之，其热被劫不得去，弥更益烦，肉上起粟。”❷注入，纳入。如 233 条大猪胆汁用法中言：“和少许法醋，以灌谷道内。”

【灌之】用温水浇洗病人。见太阳温病证，如 141 条：“病在阳，应以汗解之，反以冷水潠之，若灌之，其热被劫不得去，弥更益烦。”《伤寒论辨证广注·辨太阳病脉证并治法下》：“若灌之，灌，浇也，灌更甚于潠矣。”详见“潠之”项。

【灌谷道内】用方药纳入肛门内以治疗不大便。见阳明热结津亏证，如 233 条大猪胆汁用法中言：“和少许法醋，以灌谷道内。”仲景言“谷道”者，特言直肠也。指出以大猪胆汁方直接纳入直肠内，则有利于方药更好地发挥治疗作用。

胱 guāng 胱，即膀胱，详见“膀胱”条。

归 guī❶返回，引申为死亡。如仲景序：“告穷归天，束手受败。”❷归附，归属，处所。如 184 条：“阳明居中，主土也，万物所归，无所复传，始虽恶寒，二日自止，此为阳明病也。”❸走，窜，逆乱。如第十二 2 条：“饮水流行，归于四肢，当汗出而不汗出，身体疼重，谓之溢饮。”❹药名：如当归。❺方名：如当归四逆汤。

【归天】死亡，亦即死亡的婉辞。如仲景序：“告穷归天，束手受败。”

【归于四肢】水气逆乱于四肢。见溢饮证基本脉证，如第十二 2 条：“饮水流行，归于四肢，当汗出而不汗出，身体疼重，谓之溢饮。”指出溢饮证的基本病理特点与病证表现。

鬼 guǐ❶迷信的人以为人死去之后有灵魂，叫作鬼，引申为如有所见怪物。如 145 条："昼日明了，暮则谵语，如见鬼状者，此为热入血室。"❷迷信所言妖魔邪气。如第二十二 8 条："或有忧惨，悲伤多嗔，此皆带下，非有鬼神。"

【鬼神】迷惑迷信妖魔邪气。详见"非有鬼神"项。

桂 guì❶药名：如桂枝。❷方名：如桂枝汤。

【桂枝】桂枝为樟科常绿乔木肉桂的嫩枝。

别名：桂条。

性味：辛、甘，温。

功用：解表散寒，温经通脉，化瘀散结，和中止痛。

主治：发热恶寒，头痛身痛，心胸脘腹疼痛，心下逆满，气从少腹上冲心胸，咳嗽，痰清稀，痛经，闭经，水肿，小便不利，筋脉挛急，心悸胸闷胸满。

《神农本草经》曰："味辛温，主上气咳逆，结气，喉痹，吐吸，利关节，补中益气。久服通神，轻身，不老。"

入方：见桂枝汤、桂枝加葛根汤、桂枝二麻黄一汤、桂枝麻黄各半汤、桂枝加黄芪汤、桂枝去芍药汤、桂枝去芍药加附子汤、桂枝加附子汤、桂苓五味甘草汤、桂枝加厚朴杏仁汤、桂枝加龙骨牡蛎汤、桂枝甘草汤、桂枝甘草龙骨牡蛎汤、桂枝去芍药加蜀漆牡蛎龙骨救逆汤、桂枝生姜枳实汤、桂枝加芍药汤、桂枝加大黄汤、桂枝附子汤、桂枝加桂汤、桂枝加黄芪汤、桂枝人参汤、厚朴七物汤、柴胡桂枝汤、柴胡加龙骨牡蛎汤、柴胡桂枝干姜汤、乌头桂枝汤、五苓散、竹叶汤、栝楼桂枝汤、麻黄汤、麻黄升麻汤、葛根汤、大青龙汤、葛根加半夏汤、小青龙汤、小青龙加石膏汤、苓桂术甘汤、茯苓泽泻汤、茯苓甘草汤、桂枝去芍药加麻黄附子细辛汤、防己茯苓汤、防己地黄汤、苓桂枣草汤、肾气丸、天雄散、小建中汤、炙甘草汤、枳实薤白桂枝汤、当归四逆汤、当归四逆加吴茱萸生姜汤、鳖甲煎丸、桂枝茯苓丸、温经汤、土瓜根散、桃核承气汤、甘草附子汤、麻黄加术汤、白虎加桂枝汤、黄连汤、半夏散及汤、黄芪桂枝五物汤、木防己汤、木防己去石膏加茯苓芒硝汤、黄芪芍桂苦酒汤、茵陈五苓散、侯氏黑散、风引汤、竹皮大丸、蜘蛛散、黄芪建中汤、薯蓣丸、理中丸加减、四逆散加减、防己黄芪汤加减。

用量：

剂型	不同用量	古代量	现代量	代表方名
汤剂	最小用量	六铢	0.8g	麻黄升麻汤
	最大用量	五两	15g	桂枝加桂汤
	通常用量	三两	9g	桂枝汤
	次于通常用量	二两	6g	麻黄汤
散剂	最小用量	半两	1.5g	五苓散、蜘蛛散
	最大用量	六两	18g	天雄散
丸剂（分）	最小用量	三分	9g	鳖甲煎丸
	最大用量	十分	30g	薯蓣丸
丸剂（两）	最小用量	一两	3g	肾气丸
	最大用量	六两	18g	乌梅丸

注意事项：阴虚火旺者慎用。

化学成分：（因桂枝研究资料暂缺，于此录肉桂研究文献）含桂皮醛，α-蒎烯，樟烯，β-蒎烯，枸橼烯，芳樟醇，胡椒烯，β-榄香烯，α-衣兰油烯，s-毕登茄烯，苯甲醛，香豆素，阿拉伯糖基木聚糖（L-阿拉伯糖，D-木聚糖），内酯型化合物，酮缩醇型化合物，二酮型化合物，新酮缩醇型化合物，芳香属化合物，黄酮-3-醇的甲基衍生物，黄酮-3-醇葡萄糖苷，微量元素（硫、磷、钾、钙、氯、钛、锰、铁、铜、锌、溴、锶、钡等）。

药理作用：降温解热作用，抗病毒作用，镇痛作用，镇静作用，抗菌作用，抗真菌作用，抗过敏作用，抑制下丘脑单胺氧化酶活性作用，增加冠脉流量，扩张外周血管，降压作用，强心作用，利尿作用，解除平滑肌痉挛作用，对肠胃机能所处状态呈双向调节作用，抗惊厥作用，止咳平喘作用。

【桂枝证】桂枝汤主治病证。

其一，太阳中风证与大肠热利证相兼，如 34 条："太阳病，桂枝证，医反下之，利遂不止，脉促者，表未解也。"仲景主要论述桂枝汤主治太阳中风证，同时揭示方证辨证在临床中的应用与理论指导。

其二，胸中痰实证，详见"病如桂枝证"项。

【桂枝法】桂枝汤的服用方法与煎煮方法。如12条桂枝汤用法中言："温服一升，覆取微似汗，不须啜粥，余如桂枝法将息及禁忌。"指出辨证正确重要，论治准确重要，而方药服用与煎煮方法也同样重要。

【桂枝不中与之也】这是不能用桂枝汤治疗的缘故。见表里兼证，如16条："仍不解者，此为坏病，桂枝不中与之也。"指出用方的审证要点与禁忌：即有是证即用是方，若非桂枝汤所主治病证，则不能用桂枝汤治疗。

【桂枝本为解肌】桂枝汤功用（治法）本来是解除肌表及脾胃邪气，调和营卫阴阳。见桂枝汤治禁，如16条："桂枝本为解肌，若其人脉浮紧，发热，汗不出者，不可与之也。常须识此，勿令误也。"仲景言"解肌"之"肌"，既言肌表之肌，又言脾胃主肌肉之肌，以揭示桂枝汤功用既能解除肌表营卫之邪，又能调和营卫阴阳，更能调理脾胃之气，同时也暗示桂枝汤虽能治疗诸多病证，但不是主治所有病证，临证一定要辨证用方，以冀方药与证机相符。

【桂枝汤三合】桂枝汤煎煮后取其容量为三合（180~240mL）。如23条桂枝麻黄各半汤用法中言："本云：桂枝汤三合，麻黄汤三合，并为六合。顿服，将息如上法。"

【桂枝汤二分】其含义有二，一是指用原方桂枝汤剂量的约2/5。如25条桂枝二麻黄一汤用法中言："本云：桂枝汤二分，麻黄汤一分，合为二升，分再服。"二是指用原方桂枝汤剂量的约2/8。如27条桂枝二越婢一汤用法中言："今合为一方，桂枝汤二分，越婢汤一分。"

【桂枝汤合之】桂枝汤与越婢汤合为一方。如27条桂枝二越婢一汤用法中言："本云：当裁为越婢汤，桂枝汤合之，饮一升。"

【桂枝汤】又名阳旦汤

组成：桂枝去皮，三两（9g）　芍药三两（9g）　甘草炙，二两（6g）　生姜切，三两（9g）　大枣擘，十二枚

用法：上五味，㕮咀三味，以水七升，微火煮取三升，去滓。适寒温，服一升。服已须臾，啜热稀粥一升余，以助药力。温服令一时许，遍身漐漐似有汗者益佳，不可令如水流离，病必不除。若一服汗出病差，停后服，不必尽剂。若不汗，更服依前法。又不汗，后服小促其间，半日许令三服尽。若病重者，一日一夜服，周时观之。服一剂尽，病证犹在者，更作服。若不汗出，乃服至二、三剂。禁生冷、黏滑、肉面、五辛、酒酪、臭恶等。

功用：外调营卫，内理脾胃。

适应证：

1. 太阳中风证（风寒表虚证）：发热，恶风寒，头痛，汗出，或项强，或鼻鸣，或干呕，口不渴，苔白，脉浮缓，或浮弱，或浮虚，或洪大。

2. 太阳伤寒变证（风寒表实证兼正不足者）：发热，恶风寒，头痛，心烦，无汗，乏力，或项强，或肢困，或体痛，苔白，口不渴，脉浮数无力。

3. 产后感风寒证：头微痛，时时发热，恶风寒，汗出，或干呕，或心下闷满，舌淡，苔白，脉弱。

4. 杂病营卫不和证即脏无他病者：时有汗出，发热，或面部烘热，或时有恶风寒，舌淡红，苔薄白，口中和，脉缓或弱。

5. 病差营卫不和证：身体疼痛，或汗出，或不汗出，全身困倦乏力，口不干不燥不苦，苔白，脉虚或弱或缓。

6. 脾胃不和证：胃脘微痛，或微结不适，或满而闷塞，或干呕，饮食欠佳，或不欲食，或大便微溏，舌淡，苔薄，脉缓。

7. 妊娠恶阻证：恶心，呕吐，甚则呕吐频繁，或呕吐清涎，饮食不香，或无味，或不能食，精神欠佳，乏力，舌淡，苔白，脉缓或滑。

配伍原则与方法：太阳中风证基本病理病证，一是风寒客表，一是营卫虚弱，一是经气不通，所以治疗风寒表虚证，其用方配伍原则与方法必须重视以下几个方面。

1. 针对证机选用解肌发汗药：风寒表虚证，张仲景将其称为太阳中风证，其病因是感受风寒之邪侵犯肌表营卫，因体质而异所致病证是表虚证，其证机是素体营卫之气虚弱而受邪，并与风寒之邪相搏，形成卫强营弱的病理特征，其卫强是指卫气受邪而抗邪，并非是卫气强盛，究其本质则是卫气虚弱；营弱是指营气不足而汗出。病以发热，恶寒，汗出，头痛，或身疼痛，鼻鸣，口中和，舌淡，苔薄白，脉浮或缓。其治当解肌发表和汗。在选用辛温解表药物时，必须辨清风寒表虚证，其证机大多与脾胃之气失调有关，因脾为营之源，胃为卫之本。故选用辛温解表药，

尽可能考虑选用既有解表作用，又有和中作用，这样既可使风寒表邪从外而解，又可照顾到脾胃之气。如方中桂枝。

2. 针对证机选用益营敛汗药：治疗风寒表虚证，在选用解肌发汗药时，还要辨清风寒之邪不仅侵犯太阳肌表营卫，更损伤营气的病理特征，如汗出、脉缓等。因此，在选用解表药时，必须合理配伍益营护营药以和协于卫，以冀营气使气于卫，达到解肌不伤卫气，发汗不伤营气，发汗之中有敛汗，益营之中不留恋邪气，从而达到解肌散邪、调和营卫的目的，如方中芍药。

3. 妥善配伍发汗和胃药：辨风寒表虚证，因其证机与素体脾胃之气不足，故在发汗时尽可能选用既有发汗作用，又有调理脾胃作用的方药，从而达到发汗以助解肌散邪，调和脾胃以益营卫，使营卫之气得脾胃之气协助以抗邪，如方中生姜。

4. 适当配伍和阳益阴药：卫气虚弱，法当补益卫气，应注意甘药与辛药配伍，其辛甘而化阳，化阳以补阳，补阳则卫气得益；营气虚弱，法当补益营气，选用酸药与甘药，酸甘而化阴，化阴以补阴，补阴则营气得荣，营卫得和，卫以守营，营以使卫，营卫调和，以司其职，固护肌表，抗邪于外。如方中大枣、甘草。

解读方药：

1. 诠释方药组成：方中桂枝辛温解肌发汗；芍药酸寒益营敛阴止汗；生姜辛温发汗解表，调理脾胃；大枣、甘草益气和中。

2. 剖析方药配伍：桂枝与生姜，属于相须配伍，增强解肌发汗，调理脾胃；桂枝与芍药、生姜，属于相反配伍，发敛同用，芍药制约桂枝、生姜辛温发汗伤津，桂枝制约芍药敛阴留邪；大枣与甘草，属于相须配伍，增强补益中气；芍药与大枣、甘草，属于相使配伍，芍药助大枣、甘草益气化血，大枣、甘草助芍药补血化气；桂枝与大枣、甘草，属于相使配伍，桂枝助大枣、甘草辛甘化阳，大枣、甘草助桂枝益气温中。

3. 权衡用量比例：桂枝与芍药用量比例是1∶1，提示药效发汗与敛汗之间的用量调配关系，以治营弱卫强；桂枝与生姜用量比例是1∶1，提示药效通经与发汗之间的用量调配关系，以治卫强；甘草与大枣用量比例关系1∶5，提示药效益气与生津之间的用量调配关系，以治气虚；桂枝与大枣、甘草用量比例是3∶10∶2，提示药效辛温解肌与益气之间的用量调配关系，以治阳虚；芍药与大枣、甘草用量比例是3∶2∶10，提示药效益营敛阴与益气生津之间的用量调配关系，以治营弱。

本方配伍特点是：桂枝与芍药相用，发汗之中有止汗，敛阴之中有散邪，发汗以治卫强，敛阴以治营弱。

药理作用：

1. 对体温双向调节作用：对酵母致热大鼠有显著降温作用，对安定所致体温下降有明显升温作用。在体温改变的峰值时测得的下丘脑中5-HT含量，均呈现双相调节作用［中国医药学报，1990（2）：34］。

2. 对汗腺双向调节作用：对汗腺分泌亢进大鼠有抑制作用，并使之降低到正常水平，并能使分泌抑制大鼠的汗腺分泌增加，呈现双相调节［中西医结合杂志，1991（1）：34］。

3. 对肠胃双向调节作用：对肠胃蠕动亢进及抑制的双相调节；对小鼠抗体分泌细胞（PFC）和特异玫瑰花形成细胞（SRFC）的抑制作用呈正相关［中西医结合杂志，1989（5）：285］。

4. 抗菌及抗炎作用：对表皮葡萄球菌、链球菌、绿脓杆菌和大肠杆菌有抑制作用［中国医药学报，1998（1）：72］；对抑制毛细血管通透性而呈抗炎作用。

5. 抗病毒作用：对流感病毒及副流感病毒Ⅰ、AdV_3、AdV_7以外的7株病毒均有抑制作用。

6. 镇静及镇痛作用：能协同戊巴比妥钠促进入睡率而呈镇静作用；能抑制醋酸诱发疼痛而呈镇痛作用。

另外还具有对氨水致咳及0.5%磷酸组织胺致豚鼠哮喘有抑制作用；增加心肌血流量［中国中药杂志，1995（7）：431］；抑制迟发型超敏反应，增强对环境不利因素的应激能力等作用。

【桂枝二麻黄一汤】

组成：桂枝去皮，一两十七铢（5.4g）　芍药一两六铢（4.7g）　麻黄去节，十六铢（2.1g）　生姜切，一两六铢（4.7g）　杏仁去皮尖，十六个（2.5g）　甘草炙，一两二铢（4.2g）　大枣擘，五枚

用法：上七味，以水五升，先煮麻黄一二沸，去上沫，内诸药，煮取二升，去滓。温服一升，日再服。本云：桂枝汤二分，麻黄汤一分，合为二升，分再服。今合为一方，将息如前法。

功用：解肌散邪，小和营卫。

适应证：太阳中风轻证：发热，恶风寒，形似疟状，一日再发，头痛，汗出，舌淡，苔薄，脉浮。

解读方药：

1. 诠释方药组成：方中桂枝辛温解肌发汗；麻黄辛温解表发汗，宣肺平喘；杏仁肃降肺气；芍药益营敛阴止汗；生姜解表发汗，调理脾胃；大枣、甘草益气和中。

2. 剖析方药配伍：桂枝与麻黄、生姜，属于相须配伍，解肌发汗，调理脾胃；杏仁与麻黄，属于相使配伍，麻黄助杏仁肃降之中以宣发，杏仁助麻黄宣发之中以肃降；桂枝与芍药、生姜，属于相反配伍，发敛同用，芍药制约桂枝、生姜辛温伤阴，桂枝、生姜制约芍药益营恋邪；大枣与甘草，属于相须配伍，增强补益中气；芍药与大枣、甘草，属于相使配伍，芍药助大枣、甘草益气敛阴，大枣、甘草助芍药益营和卫；桂枝与大枣、甘草，属于相使配伍，桂枝得大枣、甘草辛甘化阳，大枣、甘草得桂枝益气和中。

3. 权衡用量比例：桂枝与麻黄、生姜用量比例是5.4∶2.1∶3.7，提示药效解肌发汗与宣散发汗之间的用量调配关系以治风寒；桂枝、麻黄、生姜与芍药用量比例是5.4∶2.1∶3.7∶3.7，提示药效辛温发散与敛阴之间的用量调配关系；桂枝、麻黄、生姜与芍药、大枣、甘草用量比例是5.4∶2.1∶3.7∶3.7∶3.2∶12.5，提示药效发汗与益气敛阴之间的用量调配关系，以调营卫；麻黄与杏仁用量比例是2.1∶2.5，提示药效宣发与降泄之间的用量调配关系，以治浊逆。

本方配伍特点是：桂枝与芍药相用，一卫一荣；麻黄与芍药相并，一散一收；桂枝、芍药、麻黄相用，散邪之中以益正，补益之中不恋邪，相互为用，以建其功。

【桂枝二越婢一汤】

组成：桂枝去皮，十八铢（2.3g）　芍药十八铢（2.3g）　麻黄十八铢（2.3g）　甘草炙，十八铢（2.3g）　大枣擘，四枚　生姜切，一两二铢（4.3g）　石膏碎，绵裹，一两（3g）

用法：上七味，以水五升，煮麻黄一二沸，去上沫，内诸药，煮取二升，去滓。温服一升。本云：当裁为越婢汤，桂枝汤合之，饮一升。今合为一方，桂枝汤二分，越婢汤一分。

功用：解表散邪，燮理营卫。

适应证：太阳温病证（风热表证）：发热，恶风寒，头痛，或咽干，或咽痛，口渴，舌质偏红，苔薄黄，脉浮数。

解读方药：

1. 诠释方药组成：方中桂枝辛温解肌发汗；麻黄辛温发汗解表，宣肺平喘；芍药酸寒益营，敛阴止汗；石膏清热生津；生姜发汗解表，调理脾胃；大枣、甘草益气和中。

2. 剖析方药配伍：桂枝与麻黄、生姜，属于相须配伍，增强发汗解肌，调理脾胃；石膏与芍药，属于相使配伍，石膏助芍药清热敛阴，芍药助石膏清热生津；石膏、桂枝与芍药、麻黄、生姜，属于相反配伍，寒热同用，石膏、芍药制约桂枝、麻黄、生姜辛温发汗助热，桂枝、麻黄、生姜制约石膏、芍药清热寒凝；石膏与大枣、甘草，属于相反相使配伍，相反者，寒温同用，相使者，石膏助大枣、甘草益气生津，大枣、甘草助石膏养阴生津；大枣与甘草，属于相须配伍，增强补益中气；芍药与大枣、甘草，属于相使配伍，芍药助大枣、甘草益气生血益阴，大枣、甘草助芍药益营化气；桂枝、麻黄与大枣、甘草，属于相使配伍，桂枝、麻黄助大枣、甘草辛甘化阳，大枣、甘草助桂枝、麻黄益气和中。

3. 权衡用量比例：根据病变证机可调整石膏与芍药用量，即石膏15g，芍药5g，方药用量比例以调整后用量为妥。桂枝与麻黄、生姜用量比例是2.3∶2.3∶3.3，提示药效解肌发汗与宣散发汗之间的用量调配关系，以治营卫郁滞；石膏与芍药用量比例是3∶1，提示药效清热与敛阴之间的用量调配关系，以治营卫郁热；石膏、桂枝与芍药、麻黄、生姜用量比例是15∶5∶2.3∶2.3∶3.3，提示药效清热敛阴与发汗解表之间的用量调配关系，以治表里兼证；石膏与大枣、甘草用量比例是15∶10∶2.3，提示药效清热与益气之间的用量调配关系，以治夹热；芍药与大枣、甘草用量比例是5∶10∶2.3，提示药效敛阴与益气之间的用量调配关系，以治营弱；桂枝与大枣、甘草用量比例是2.3∶10∶2.3，提示药效解肌与益气之间的用量调配关系，以治卫强。

【桂枝麻黄各半汤】

组成：桂枝去皮，一两十六铢（5.2g）　芍药　生姜切　甘草炙　麻黄去节，各一两（各3g）　大枣擘，四枚　杏仁汤渍，去皮尖及两仁者，二十四枚（4g）

G

用法：上七味，以水五升，先煮麻黄一二沸，去上沫，内诸药，煮取一升八合，去滓。温服六合，本云：桂枝汤三合，麻黄汤三合，并为六合。顿服，将息如上法。

功用：解表散邪，小发其汗。

适应证：太阳伤寒轻证：发热，恶风寒，热多寒少，如疟状，一日二三度发，面色赤，身痒，舌淡，苔薄白，脉浮或紧。

解读方药：

1. 诠释方药组成：方中桂枝辛温解肌发汗；麻黄辛温发汗解表，宣肺平喘；杏仁肃降肺气；芍药益营敛阴止汗；生姜发汗解表，调理脾胃；大枣、甘草益气和中。

2. 剖析方药配伍：桂枝与麻黄、生姜，属于相须配伍，发汗解肌，调理脾胃；杏仁与麻黄，属于相使配伍，麻黄使杏仁降中有宣，杏仁使麻黄宣中有降；桂枝与芍药、生姜，属于相反配伍，发敛同用，芍药制约桂枝、生姜辛温伤阴，桂枝、生姜制约芍药益营恋邪；大枣与甘草，属于相须配伍，增强补益中气；芍药与大枣、甘草，属于相使配伍，芍药使大枣、甘草益气生血，大枣、甘草使芍药益血化气；桂枝、麻黄与大枣、甘草，属于相使配伍，桂枝、麻黄助大枣、甘草辛甘益气化阳，大枣、甘草助桂枝、麻黄温散益气和中。

3. 权衡用量比例：桂枝与麻黄、生姜用量比例是5.2∶3∶3，提示药效解肌发汗与宣发发汗之间的用量调配关系，以治风寒；桂枝、麻黄、生姜与芍药用量比例是5.2∶3∶3∶3，提示药效发汗解表与敛阴之间的用量调配关系，以治寒伤营；桂枝、麻黄、生姜与芍药、大枣、甘草用量比例是5.2∶3∶3∶3∶3∶10，提示药效发汗解表与益气敛阴之间的用量调配关系，以治营卫；麻黄与杏仁用量比例是3∶4，提示药效宣发与肃降之间的用量调配关系，以治浊气逆行。

桂枝麻黄各半汤虽是桂枝汤、麻黄汤各原方剂量的1/3，但合用以后，由于方中药物的协同力相互加强，所起的作用于则相当于原二方剂量的1/2，故曰各半汤。

【桂枝人参汤】

组成：桂枝别切，四两（12g）　甘草炙，四两（12g）　白术三两（9g）　人参三两（9g）　干姜三两（9g）

用法：上五味，以水九升，先煮四味，取五升，内桂，更煮取三升，去滓。温服一升，日再夜一服。

功用：温补中气，解肌散邪。

适应证：

1. 太阳中风证与脾胃虚寒证相兼：心下痞硬，或疼痛，或胀满，下利日增，食欲不佳，发热，恶风寒，汗出，舌淡，苔薄白，脉沉弱。

2. 脾胃虚寒证以阳虚为主者。

解读方药：

1. 诠释方药组成：方中桂枝解肌发汗，温暖脾胃；人参补益中气；白术健脾益气；干姜温中散寒；甘草益气和中。

2. 剖析方药配伍：桂枝与干姜，属于相使配伍，辛温解肌，温阳散寒；人参与白术，属于相须配伍，人参益气偏于补气，白术益气偏于健脾；桂枝与人参，属于相使配伍，人参助桂枝辛甘化阳，桂枝助人参甘温补阳；桂枝与白术，属于相使配伍，温阳健脾，化生阳气；桂枝与甘草，属于相使配伍，温阳益气化阳；桂枝、干姜与人参、白术、甘草，属于相使配伍，温阳之中以益气，益气之中以化阳。

3. 权衡用量比例：桂枝与干姜用量比例是4∶3，提示药效解肌与温阳之间的用量调配关系，以治内寒；人参与白术用量比例是1∶1，提示药效补气与健脾之间的用量调配关系，以治气虚；桂枝与人参用量比例是4∶3，提示药效温阳与益气之间的用量调配关系，以治虚寒；桂枝与白术用量比例是4∶3，提示药效解肌与健脾之间的用量调配关系；桂枝与甘草用量比例是1∶1，提示药效解肌与缓急之间的用量调配关系；桂枝、干姜与人参、白术、甘草用量比例是4∶3，提示药效温阳解肌与健脾益气之间的用量调配关系，以治阳虚。

【桂枝甘草汤】

组成：桂枝去皮，四两（12g）　甘草炙，二两（6g）

用法：上二味，以水三升，温服一升，去滓。顿服。

功用：补心阳，益心气。

适应证：

1. 心阳虚悸证：心悸，胸闷，汗出，悸则欲得按，按则舒，面色萎白，形寒，舌淡，苔薄，脉虚无力。

2. 胃阳虚悸证：胃脘疼痛，胃中时有筑筑然跳动，按之则舒，或呕吐，或恶心，或形寒，舌淡，苔薄，脉弱。

解读方药：

1. 诠释方药组成：方中桂枝辛温通阳；甘草益气缓急。

2. 剖析方药配伍：桂枝与甘草，属于相使配伍，桂枝助甘草益气之中以化阳，甘草助桂枝温阳之中以化气。

3. 权衡用量比例：桂枝与甘草用量比例是2∶1，提示药效温阳与益气之间的用量调配关系，以治阳虚。

【桂枝甘草龙骨牡蛎汤】

组成：桂枝去皮，一两（3g）　甘草炙，二两（6g）　牡蛎熬，二两（6g）　龙骨二两（6g）

用法：上四味，以水五升，煮取二升半，去滓。温服八合，日三服。

功用：补益心阳，潜镇安神。

适应证：心阳虚烦躁证：心悸，心烦，胸闷，身躁，汗出，乏力，或失眠，或精神萎靡，舌淡，苔薄，脉虚弱。

解读方药：

1. 诠释方药组成：方中桂枝辛温通阳；龙骨重镇安神；牡蛎敛阴潜阳；甘草益气缓急。

2. 剖析方药配伍：桂枝与甘草，属于相使配伍，桂枝助甘草益气之中以化阳，甘草助桂枝温阳之中以化气；龙骨与牡蛎，属于相使配伍，龙骨助牡蛎敛阴涩精，牡蛎助龙骨潜阳安神。

3. 权衡用量比例：桂枝与甘草用量比例是1∶2，提示药效温阳与益气之间的用量调配关系，以治阳虚；龙骨与牡蛎用量比例是1∶1，提示药效安神与敛阴之间的用量调配关系，以治烦躁。

【桂枝附子汤】

组成：桂枝去皮，四两（12g）　附子炮，去皮，破，三枚（15g）　生姜切，三两（9g）　大枣擘，十二枚　甘草炙，二两（6g）

用法：上五味，以水六升，煮取二升，去滓。分温三服。

功用：温阳通经，祛风散寒。

适应证：阳虚肌痹证偏寒者：身体疼痛，不能自转侧，遇风寒则剧，不呕，不渴，大便溏，小便不利，或浮肿，舌淡，脉浮虚而涩。

解读方药：

1. 诠释方药组成：方中桂枝辛温散寒通经；附子辛热温壮阳气；生姜温通散寒；大枣、甘草益气和中。

2. 剖析方药配伍：桂枝与生姜，属于相须配伍，增强通经散寒；大枣与甘草，属于相须配伍，增强益气缓急；附子与桂枝、生姜，属于相使配伍，附子助桂枝、生姜散寒，桂枝、生姜助附子温阳壮阳；附子与大枣、甘草，属于相使配伍，温阳益气化阳。

3. 权衡用量比例：桂枝与附子用量比例是4∶5，提示药效通经与温阳之间的用量调配关系，以治阴寒；附子与生姜用量比例是5∶3，提示药效温阳与辛散解毒之间的用量调配关系；附子与大枣、甘草用量比例是5∶10∶2，提示药效温阳与益气缓急之间的用量调配关系，以治阳虚。

【桂枝茯苓丸】

组成：桂枝　茯苓　牡丹去心　芍药　桃仁去皮尖，熬，各等分（各12g）

用法：上五味，末之，炼蜜和丸，如兔屎大，每日食前服一丸。不知，加至三丸。

功用：活血化瘀，消癥散结。

适应证：

1. 妇人胞中癥积证：经水漏下不止，血色紫黑晦暗，或经行不定期，或一月再至，或经水当行而不行，少腹痞块，按之坚硬而有物，或拒按，舌紫或边有瘀斑，脉沉或涩。

2. 男子血室癥瘕证：少腹疼痛，按之有条索状，或少腹疼痛牵引睾丸，或睾丸疼痛放射少腹，或睾丸疼痛按之有结节状，舌暗，脉涩。

配伍原则与方法：妇人胞中癥积证基本病理病证，一是瘀血阻滞而梗死，另一是水血瘀涩而搏结，所以治疗妇人胞中癥病证，其用方配伍原则与方法必须重视以下几个方面。

1. 针对证机选用温经散瘀药：瘀血阻滞，经气不通，久而久之则为癥，证见经水漏下不止，血色紫黑晦暗，或经行不定期，或一月再至，或经水当行而不行，少腹痞块，按之坚硬而有物，或拒按。治当温经散瘀，温经有利于经气经脉脉畅通，化瘀有利于消癥削坚。如方中桂枝。

2. 合理配伍活血化瘀药：瘀血病理，其治当选用温经散寒药，还必须配伍活血化瘀药，只有选用活血化瘀药与温经散寒药配伍，才能达到活血化癥作用。如方中桃仁、牡丹皮。

3. 妥善配伍补血药：治疗瘀血病理，其治当温经散瘀与活血化瘀，但用之稍有不当，则易于损伤阴血。因此，在用活血化瘀药时，一定要配伍补血药，从而达到散瘀化瘀而不伤阴血。在配伍补血药时最好再具有通络作用。如方中芍药。

解读方药：

1. 诠释方药组成：方中桂枝通经散瘀；茯苓渗利瘀浊；桃仁活血化瘀；牡丹皮凉血散瘀，芍药敛阴，兼防化瘀药伤血。

2. 剖析方药配伍：桂枝与茯苓，属于相使配伍，通经利水，渗利瘀浊；桂枝与芍药，属于相反配伍，桂枝通经散瘀，芍药敛阴益血；桃仁与牡丹皮，属于相使配伍，增强活血祛瘀；桃仁与芍药，属于相反配伍，补泻同用，芍药制约桃仁破瘀伤血，桃仁制约芍药敛阴留瘀；桂枝与桃仁，属于相使配伍，通经破瘀。

3. 权衡用量比例：桂枝、茯苓、桃仁、牡丹皮与芍药用量为相等，提示药效通经、利水、活血破瘀与益血之间的用量调配关系，以治癥瘕。

药理作用：

1. 桂枝茯苓丸抑制小鼠子宫内膜异位发生的作用。

2. 对腺体的作用：能加强催乳素释放激素LHRH引起的未成熟大鼠血浆黄体生成素（LH）和促卵泡激素（FSH）水平的增加作用［国外医学·中医中药分册，1988（4）：45］。

3. 抗肿瘤作用：将该方与麦秆半纤维素B和卵白糖肽的葡萄糖液（WOG）一起给以小鼠时，虽然不能延长甲基胆蒽诱发皮下癌小白鼠的生命，但却完全抑制了脾的淀粉样变性，而再将该方与灵芝一起和WOG合用时，则可见给药组小鼠生存时间延长，对照组生存152.9天，而用药组生存240.4天。改善外源性激素而致大鼠肾上腺萎缩、血中皮质激素降低、ACTH试验反应性降低、胸腺和脾脏的重量减少，以及肝脏重量增加；对垂体-肾上腺皮质有一定的保护作用；增加卵泡素和雌二醇的作用［国外医学·中医中药分册，1988（6）：12］。

4. 对血液系统的作用：明显降低全血还原比黏度（高切、低切），全血比黏度（高切、低切），血浆比黏度及凝血因子浓度，抑制凝血因子降解产物，抑制凝血酶时间，抑制血小板及有纤维沉着的肾小球百分率，减少红细胞电泳时间，降低血液黏度效果与其降血脂作用密切相关；但对红细胞数、白细胞数、血红蛋白含量及血浆中胆固醇均无明显影响。表明降低血液黏度的作用不是由于血细胞数量或血中胆固醇浓度降低所致，而是与血浆中链状高分子物质主要是凝血因子浓度降低有关［国外医学·中医中药分册，1988（6）：12］；降低血液黏度及血小板聚集作用而改善周围微循环的功能，血小板聚集作用的降低，可能抑制了血栓素 A_2（TXA_2）生成（伤寒杂病论汤方现代研究及应用，1993：109-111）；对胶原和ADP诱导的血小板聚集作用被抑制，血小板中血栓素 B_2 的合成也被抑制［国外医学·中医中药分册，1987（2）：32］。

5. 抗炎作用：抑制组织胺、5-羟色胺等所致的毛细血管通透性增高，抑制甲醛、蛋清等所致的大鼠脚爪水肿，抑制棉球肉芽组织增生，即对炎症早期、晚期均有显著抑制效果；切除双侧肾上腺后，仍有显著的抗炎作用，抗炎作用不是通过垂体-肾上腺素系统的调节，而是对炎症过程的许多环节起直接对抗作用，即与其体内炎性介质的释放，毛细血管通透性增加、渗出，水肿，以及肉芽组织增生等环节起直接对抗作用［中成药研究，1987（7）：29］。

6. 镇痛作用：实验雄性小鼠以热板法能明显提高小鼠热痛阈，对实验雄性小鼠以醋酸扭腰法能明显抑制醋酸所致小鼠扭腰频率［中成药研究，1987（7）：29］。

7. 镇静作用：实验雄性小鼠以落砂法能明显减少小鼠的活动力，实验雄性小鼠对戊巴比妥钠阈下催眠剂量，有明显的协同催眠作用，并能显著地延长戊巴比妥钠的睡眠时间。

【桂苓五味甘草汤】

组成：桂枝去皮，四两（12g） 茯苓四两（12g） 甘草炙，三两（9g） 五味子半升（12g）

用法：上四味，以水八升，煮取三升，去滓。分三温服。

功用：温肺化饮，平冲下气。

适应证：寒饮郁肺气冲证：多唾口燥，手足逆冷，气从少腹上冲胸咽，手足麻木或不仁，小便不利，时有头目眩晕，其面翕热如酒醉，寸脉沉，尺脉微。

解读方药：

1. 诠释方药组成：方中桂枝平冲降逆；茯苓渗利降浊；五味子酸涩收敛；甘草益气和中。

2. 剖析方药配伍：桂枝与五味子，属于相反配伍，桂枝辛散温肺，五味子酸收敛肺；桂枝与茯苓，属于相使配伍，桂枝温阳化饮，茯苓渗利水湿；五味子与甘草，属于相使配伍，五味子助甘草益气补肺，甘草助五味子益气敛肺；五味子与茯苓，属于相反配伍，茯苓制约五味子酸收恋邪，五味子制约茯苓渗利伤阴；茯苓与甘草，属于相使配伍，益气渗湿，通利水道。

3. 权衡用量比例：桂枝与茯苓用量比例是1∶1，提示药效温阳与渗利之间的用量调配关系，以治寒痰；桂枝与五味子用量比例是1∶1，提示药效辛散与内敛之间的用量调配关系，以治咳喘；茯苓与五味子用量比例是1∶1，提示药效渗利与敛肺之间的用量调配关系；茯苓与甘草用量比例是4∶3，提示药效渗利与益气缓急之间的用量调配关系，以治气虚。

【桂枝生姜枳实汤】

组成：桂枝　生姜各三两（各9g）　枳实五枚（5g）

用法：上三味，以水六升，煮取三升。分温三服。

功用：通阳化痰，平冲开结。

适应证：痰阻气逆胸痹证：心中痞硬，心胸疼痛，牵引背部肩部，胸中浊气上逆，以气逆上冲为特点，舌淡，苔白或滑，脉弦或细。

解读方药：

1. 诠释方药组成：方中桂枝温阳通经；生姜辛温通阳化痰；枳实行气降逆化痰。

2. 剖析方药配伍：桂枝与生姜，属于相须配伍，增强辛温通阳；枳实与桂枝，属于相使配伍，行气化痰，通阳降逆；枳实与生姜，属于相使配伍，宣发降泄痰浊。

3. 权衡用量比例：桂枝与生姜用量比例是1∶1，提示药效温阳通经与通阳化痰之间的用量调配关系，以治阳郁；桂枝与枳实用量比例是近2∶1，提示药效温阳与行气之间的用量调配关系，以治气郁。

【桂枝芍药知母汤】

组成：桂枝四两（12g）　芍药三两（9g）　甘草二两（6g）　麻黄二两（6g）　生姜五两（15g）　白术五两（15g）　知母四两（12g）　防风四两（12g）　附子炮，二枚（10g）

用法：上九味，以水七升，煮取二升。温服七合，日三服。

功用：温阳通经，清热益阴。

适应证：阳虚热郁痹证：肢节疼痛，遇寒则剧，身体关节肿大，两脚肿胀，麻木不仁，似有身体关节欲脱散感，头晕，目眩，短气，心中郁闷不舒，心烦，急躁，或呕吐，舌红，苔薄白或薄黄，脉沉。

解读方药：

1. 诠释方药组成：方中桂枝温阳通经；芍药酸寒敛阴，缓急止痛；知母清解郁热；麻黄辛温散寒通络；生姜辛散通阳止痛；防风疏散风寒；附子温阳散寒止痛；白术健脾益气燥湿；甘草益气缓急。

2. 剖析方药配伍：桂枝与生姜、麻黄、防风，属于相须配伍，增强温阳散寒，通经止痛。芍药与附子，属于相反相使配伍，相反者，寒热同用，芍药益阴清热，附子温阳散寒；相使者，芍药使附子温阳缓急止痛，附子使芍药敛阴和阳止痛；知母与芍药，属于相使配伍，增强清热益阴。白术与甘草，属于相须配伍，增强健脾益气。附子与甘草，属于相使配伍，益气温阳化阳。附子与桂枝、生姜、麻黄、防风，属于相使配伍，辛温壮阳，逐寒止痛。

3. 权衡用量比例：桂枝与生姜、麻黄、防风用量比例是4∶5∶2∶4，提示药效解肌与散寒之间的用量调配关系，以治风寒；桂枝与附子用量比例是6∶5，提示药效解肌与温阳之间的用量调配关系，以治寒痛；芍药与知母用量比例是3∶4，提示药效敛阴与清热之间的用量调配关系，以治郁热；麻黄与附子用量比例是3∶5，提示药效辛温散寒与温阳散寒之间的用量调配关系，以治不通；白术与附子用量比例是3∶2，提示药效益气与温阳之间的用量调配关系，以治阳虚。

【桂枝五味甘草去桂加干姜细辛半夏汤】

组成：茯苓四两（12g）　甘草二两（6g）　细辛二两（6g）　干姜二两（6g）　五味子半升（12g）　半夏半升（12g）

用法：上六味，以水八升，煮取三升，去滓。温服半升，日三。

功用：温肺化饮，降逆平冲。

适应证：寒饮郁肺支饮证：咳嗽，痰清稀而色白，胸满而滞塞，气上冲胸，头昏眩，呕吐，口渴不欲饮，舌淡，薄白，脉迟或紧。

解读方药：

1. 诠释方药组成：方中茯苓渗利降浊；五味子酸涩收敛；干姜温肺化饮；细辛温通化饮；半

夏燥湿化痰；甘草益气和中。

2. 剖析方药配伍：干姜与细辛，属于相使配伍，温肺散寒化饮；干姜、细辛与五味子，属于相反配伍，干姜、细辛辛散温通，五味子酸收内敛，五味子制约干姜、细辛辛热耗散，干姜、细辛制约五味子酸收恋邪；半夏与茯苓，属于相使配伍，半夏助茯苓渗利饮浊，茯苓助半夏降逆化饮；干姜、细辛与半夏，属于相使配伍，干姜、细辛偏于宣肺，半夏偏于降肺；五味子与甘草，属于相使配伍，五味子助甘草益气缓急，甘草助五味子益气敛肺；五味子与茯苓，属于相反配伍，茯苓渗利制约五味子酸收恋邪，五味子酸敛制约茯苓渗利伤阴；茯苓与甘草，属于相使配伍，益气渗利，通利水道。

3. 权衡用量比例：细辛与干姜用量比例是1∶1，以治寒饮；半夏与五味子用量比例是1∶1，提示药效降逆与敛肺之间的用量调配关系，以治咳喘；茯苓与干姜、细辛用量比例是2∶1∶1，提示药效益气渗利与温肺化饮之间的用量调配关系，以治痰饮；茯苓与五味子用量比例是1∶1，提示药效渗利与敛阴之间的用量调配关系，以治气虚。

【桂枝去芍药加附子汤】

组成：桂枝去皮，三两（9g）　生姜切，三两（9g）　甘草炙，二两（6g）　大枣擘，十二枚　附子炮，去皮，破八片，一枚（5g）

用法：上五味，以水七升，煮取三升，去滓。温服一升。本云：桂枝汤，今去芍药，加附子，将息如前法。

功用：温补阳气，解肌散邪。

适应证：

1. 太阳中风证与胸阳虚弱证相兼：发热，恶风寒，汗出，头痛，胸闷，胸满，气短，心悸，舌淡，苔薄白，脉弱。

2. 胸阳虚弱证：胸闷，胸满，或胸痛，气短，或动则尤甚，恶寒明显，脉微。

解读方药：

1. 诠释方药组成：方中桂枝温阳解肌；附子温阳散寒；生姜辛开温通；大枣补益中气；甘草益气和中。

2. 剖析方药配伍：桂枝与生姜，属于相须配伍，辛温解肌通阳；大枣与甘草，属于相须配伍，增强补益中气；附子与桂枝、生姜，属于相使配伍，解肌于外，温阳于内；附子与甘草、大枣，附子助大枣、甘草益气化阳，大枣、甘草助附子温阳化气。

3. 权衡用量比例：桂枝、生姜与附子用量比例是9∶9∶5，提示药效解肌与温阳之间的用量调配关系，以治寒伤阳；附子与大枣、甘草用量比例是1∶6∶1，提示药效温阳与益气之间的用量调配关系，以治阳虚。

【桂枝去芍药加蜀漆牡蛎龙骨救逆汤】

组成：桂枝去皮，三两（9g）　甘草炙，二两（6g）　生姜切，三两（9g）　大枣擘，十二枚　牡蛎熬，五两（15g）　龙骨四两（12g）　蜀漆洗去腥，三两（9g）

用法：上七味，以水一斗二升，先煮蜀漆减二升，内诸药，煮取三升，去滓。温服一升。本云：桂枝汤，去芍药，加蜀漆、牡蛎、龙骨。

功用：补益心阳，镇惊安神。

适应证：心阳虚惊狂证：心悸，心烦，胸闷，多梦，梦多险恶，身躁，易惊如狂，卧起不安，汗出，短气，舌淡，苔薄，脉虚弱。

解读方药：

1. 诠释方药组成：方中桂枝辛温通阳解肌；生姜辛散温通；大枣补益中气；龙骨重镇安神；牡蛎潜阳敛阴；蜀漆化痰安神；甘草益气和中。

2. 剖析方药配伍：桂枝与生姜，属于相须配伍，增强辛温通阳；大枣与甘草，属于相须配伍，增强补益中气；龙骨与牡蛎，属于相使配伍，龙骨助牡蛎育阴潜阳，牡蛎助龙骨重镇安神；桂枝与龙骨、牡蛎，通阳潜阳安神；蜀漆与龙骨、牡蛎，属于相使配伍，化痰潜阳安神。

3. 权衡用量比例：桂枝与甘草用量比例是3∶2，提示药效温阳与益气之间的用量调配关系，以治阳虚；桂枝与生姜用量比例是1∶1，以治阴寒；桂枝与牡蛎、龙骨用量比例是3∶4∶5，提示药效通阳与安神之间的用量调配关系，以治阳虚不固；蜀漆与牡蛎、龙骨用量比例是3∶4∶5，提示药效涤痰与安神之间的用量调配关系，以治惊狂。

【桂枝去芍药加麻黄附子细辛汤】

组成：桂枝三两（9g）　生姜三两（9g）　甘草二两（6g）　大枣十二枚　麻黄二两（6g）　细辛二两（6g）　附子炮，一枚（5g）

用法：上七味，以水七升，煮麻黄，去上沫，内诸药，煮取二升，分温三服。当汗出，如虫行皮中，即愈。

功用：壮阳宣气，解凝化饮。

适应证：阳虚饮结寒凝证：心下坚硬，按之有物如盘状，坚硬物界限清楚，或浮肿，恶寒，四肢厥逆，腹胀或腹中有水气，口渴不欲饮，小便不利，舌淡，苔白而滑腻，脉沉紧。

解读方药：

1. 诠释方药组成：方中桂枝通经温阳化饮；生姜温胃化饮；麻黄宣发化饮；附子壮阳逐寒；细辛温通化饮；大枣补益中气；甘草益气和中。

2. 剖析方药配伍：桂枝与生姜，属于相须配伍，增强醒脾和胃，温阳化饮；麻黄与细辛，属于相须配伍，增强宣发通阳化饮；附子与桂枝、生姜，属于相使配伍，辛温通经，壮阳逐饮；大枣与甘草，属于相须配伍，增强补益中气；大枣、甘草与麻黄、细辛，属于相反配伍，补泻同用，大枣、甘草制约麻黄、细辛温热化燥，麻黄、细辛制约大枣、甘草益气壅滞。

3. 权衡用量比例：桂枝与生姜用量比例是1：1，以治心下寒饮；麻黄与附子、细辛用量比例是近1：1：1，提示药效宣发与温阳化饮之间的用量调配关系，以治寒凝；桂枝与麻黄用量比例是3：2，提示药效温阳与宣发之间的用量调配关系，以治阳郁；大枣、甘草与麻黄、细辛用量比例是10：2：2：2，提示药效益气与温通宣发之间的用量调配关系，以治气虚寒饮。

【桂枝去芍药汤】

组成：桂枝去皮，三两（9g）　生姜切，三两（9g）　甘草炙，二两（6g）　大枣擘，十二枚

用法：上四味，以水七升，煮取三升，去滓。温服一升。本云：桂枝汤，今去芍药，将息如前法。

功用：解肌散邪，温通阳气。

适应证：

1. 太阳中风证与胸阳不足证相兼：发热，恶风寒，汗出，胸满，胸闷，气短，脉促。

2. 胸阳不足证：胸闷，胸满，气短，心悸，或心烦，脉促。

解读方药：

1. 诠释方药组成：方中桂枝温阳解肌；生姜辛温通阳；大枣补益中气；甘草益气和中。

2. 剖析方药配伍：桂枝与生姜，属于相须配伍，散寒于外，温阳于内；大枣与甘草，属于相须配伍，外固营卫，内益中气；桂枝、生姜与大枣、甘草，属于相使配伍，大枣、甘草助桂枝、生姜辛温化阳，桂枝、生姜助大枣、甘草甘温益气。

3. 权衡用量比例：桂枝与生姜用量比例是1：1，以治风寒；大枣、甘草与桂枝、生姜用量比例是10：2：3：3，提示药效益气与温阳之间的用量调配关系，以治气虚夹寒。

【桂枝去桂加茯苓白术汤】

组成：芍药三两（9g）　甘草炙，二两（6g）　生姜切，三两（9g）　白术　茯苓各三两（各9g）　大枣擘，十二枚

用法：上六味，以水八升，煮取三升，去滓。温服一升，小便利则愈。本云：桂枝汤，今去桂枝，加茯苓、白术。

功用：运脾利水，调和营卫。

适应证：

1. 太阳伤寒证与脾虚水气证相兼：发热，恶风寒，无汗，头痛项强，心下满微痛，或腹满，小便不利，或大便溏，舌淡，苔薄，脉弱。

2. 脾虚水气证：心下满微痛，或腹满，小便不利，大便溏，胃中有振水声，或胃脘悸动筑筑然，脉弱。

3. 太阳中风证与脾虚水气证相兼者。

解读方药：

1. 诠释方药组成：方中生姜辛温通阳；芍药益营缓急；茯苓健脾益气渗湿；白术健脾益气燥湿；大枣补益中气；甘草益气和中。

2. 剖析方药配伍：生姜属于单行用药，解表于外，散水于内；茯苓与白术，属于相使配伍，健脾益气，燥湿利湿；生姜与芍药，属于相反配伍，芍药制约生姜发汗伤津，生姜制约芍药益营恋邪；大枣与甘草，属于相须配伍，外固营卫，内益中气；白术、茯苓与大枣、甘草，属于相使配伍，补益脾胃，化生阳气，渗利湿浊。

3. 权衡用量比例：芍药与生姜用量比例是1：1，提示药效益营与发汗之间的用量调配关系，以治营卫受邪；白术与茯苓用量比例是1：1，提示药效燥湿与利湿之间的用量调配关系，以治脾虚水气；大枣、甘草与茯苓、白术用量比例是10：2：3：3，提示药效益气缓急与燥湿利湿之间的用量调配关系，以治气虚水气。

桂枝去桂加茯苓白术汤加减变化用药，因病情变化既可去桂枝，又可不去桂枝而适当调整用量；既可去芍药，又可不去芍药而酌情调整用

G

量，辨治用方贵在审证求机，且不能局限于某一方面而顾此失彼。

药理作用：苓桂术甘汤具有保护胃黏膜作用，利尿作用，抗心肌缺血作用，抗缺氧作用，抗心力衰竭作用，抗心律失常作用，抗胃溃疡作用，抑制交感神经兴奋作用，抑制子宫自发收缩作用等。

【桂枝附子去桂加白术汤】

组成：附子炮，去皮，破，三枚（15g）　白术四两（12g）　生姜切，三两（9g）　大枣擘，十二枚　甘草炙，二两（6g）

用法：上五味，以水六升，煮取二升，去滓。分温三服。初一服，其人身如痹，半日许复服之，三服都尽，其人如冒状，勿怪。此以附子、术并走皮内，逐水气未得除，故使之耳。法当加桂枝四两，此本一方二法。以大便硬，小便自利，去桂也；以大便不硬，小便不利，当加桂。附子三枚，恐多也，虚弱家及产妇，宜减服之。

功用：温阳通经，祛风除湿。

适应证：阳虚肌痹证偏湿者：身体疼烦且重，不能自转侧，遇寒湿则加重，大便硬，小便自利，舌淡，脉浮或虚。

解读方药：

1. 诠释方药组成：方中附子温阳散寒；白术健脾益气燥湿；生姜辛温通阳；大枣补益中气；甘草益气和中。

2. 剖析方药配伍：附子与白术，属于相使配伍，附子助白术健脾益气化阳，白术助附子温阳散寒燥湿；生姜与附子，属于相使配伍，辛热温化寒湿；大枣与甘草，属于相须配伍，增强补益中气；白术与大枣、甘草，属于相须配伍，健脾益气，化生气血。

3. 权衡用量比例：附子与生姜用量比例是5∶3，提示药效温阳散寒与辛温发散之间的用量调配关系，以治寒湿；大枣、甘草与附子、白术用量比例是10∶2∶5∶4，提示药效益气缓急与温阳化湿之间的用量调配关系，以治阳虚；白术与大枣、甘草用量比例是4∶10∶2，提示药效健脾益气与益气缓急之间的用量调配关系，以治气虚。

【桂枝加桂汤】

组成：桂枝去皮，五两（15g）　芍药三两（9g）　甘草炙，二两（6g）　生姜切，三两（9g）　大枣擘，十二枚

用法：上五味，以水七升，煮取三升，去滓。温服一升。本云：桂枝汤，今加桂满五两，所以加桂者，以泄奔豚气也。

功用：温通心肾，平冲降逆。

适应证：肾寒气逆证：腰膝酸软，恶寒，气从少腹上冲于心或咽喉，或少腹不仁，或遇寒则发奔豚，舌淡，苔薄，脉沉。

配伍原则与方法：肾寒气逆证基本病理病证，一是肾虚而气逆，一是寒气相乘而上冲，所以治疗肾寒气逆奔豚证，其用方配伍原则与方法必须重视以下几个方面。

1. 针对证机选用温肾降逆药：寒气袭肾，肾气为寒所虐而不得温煦于下且逆乱于上，证见气从少腹上冲心胸，其治温肾散寒降逆。如方中桂枝、生姜。

2. 合理配伍益气药：肾气主司阴阳，益气有利于肾气主持于下，以使肾气固摄阴阳，只有合理配伍补益肾气药，才能有效地温肾降逆而不伤肾气，以此而配伍则可明显提高温肾降逆作用。如方中甘草、大枣。

3. 妥善配伍补血药：精血同源，血能化气，血能益精，故治疗肾寒气逆证必须妥善配伍补血药，在配伍补血药时最好选用既有敛阴作用，又有补血作用，以冀方药补中能敛，降不伤正。如方中芍药。

解读方药：

1. 诠释方药组成：方中桂枝温阳平冲降逆；芍药益营敛阴缓急；生姜辛温通阳；大枣补益中气；甘草益气和中。

2. 剖析方药配伍：桂枝与生姜，属于相须配伍，增强辛温通阳散寒。桂枝与芍药，属于相反相使配伍；相反者，散敛同用，相使者，桂枝平冲助芍药敛阴，芍药益营助桂枝降逆。大枣与甘草，属于相须配伍，增强补益中气。桂枝与大枣、甘草，属于相使配伍，益气平冲，降逆缓急。

3. 权衡用量比例：桂枝与芍药用量比例是5∶3，提示药效平冲与敛降之间的用量调配关系，以治气逆；桂枝与生姜用量比例是5∶3，提示药效平冲与辛温宣散之间的用量调配关系，以治阴寒；桂枝与大枣、甘草用量比例是5∶10∶2，提示药效温阳平冲与益气缓急之间的用量调配关系，以治阳虚。

【桂枝加芍药汤】

组成：桂枝去皮，三两（9g） 芍药六两（18g） 甘草炙，二两（6g） 生姜切，三两（9g） 大枣擘，十二枚

用法：上五味，以水七升，煮取三升，去滓。温分三服。本云：桂枝汤，今加芍药。

功用：温阳益脾，活血通络。

适应证：脾瘀血轻证：脘腹时有胀满而疼痛，痛性较轻，固定不移，舌淡或边紫或有瘀点，脉迟或涩。

解读方药：

1. 诠释方药组成：方中桂枝温阳通经散瘀；芍药益营通络止痛；生姜辛温通阳；大枣补益中气；甘草益气和中。

2. 剖析方药配伍：桂枝与芍药，属于相反相使配伍，相反者，芍药收敛，桂枝辛散，相使者，芍药助桂枝温通和中，桂枝助芍药缓急止痛；桂枝与生姜，属于相须配伍，增强温通散寒；大枣与甘草，属于相须配伍，增强补益中气；芍药与甘草，属于相使配伍，芍药使甘草益气生血，甘草使芍药补血化气，缓急止痛。

3. 权衡用量比例：桂枝与芍药用量比例是3∶6，提示药效温通止痛与缓急止痛之间的用量调配关系，以治络瘀；芍药与大枣、甘草用量比例是6∶10∶2，提示药效敛阴缓急与益气缓急之间的用量调配关系，以治气虚络瘀。

【桂枝加大黄汤】

组成：桂枝去皮，三两（9g） 芍药六两（18g） 大黄二两（6g） 甘草炙，二两（6g） 生姜切，三两（9g） 大枣擘，十二枚

用法：上六味，以水七升，煮取三升，去滓。温服一升，日三服。

功用：温阳益脾，祛瘀通络。

适应证：脾瘀血重证：脘腹胀满时有疼痛，痛性较重，固定不移，或大便不调，或饮食不振，舌质淡或紫，脉沉。

解读方药：

1. 诠释方药组成：方中桂枝温阳通经散瘀；芍药益营通络止痛；大黄泻实通腑；生姜辛温通阳；大枣补益中气；甘草益气和中。

2. 剖析方药配伍：大黄与芍药，属于相反配伍，芍药补血缓急，大黄泻实通下，大黄制约芍药敛阴留邪，芍药制约大黄泻实伤血。大黄与桂枝，属于相反相使配伍，相反者，大黄制约桂枝温通化热，桂枝制约大黄通腑寒凝；相使者，大黄助桂枝通经止痛，桂枝助大黄通腑止痛。桂枝与芍药，属于相反相使配伍，相反者，芍药收敛，桂枝辛散；相使者，芍药助桂枝通经缓急，桂枝助芍药敛阴止痛。桂枝与生姜，属于相须配伍，增强温阳散寒。大枣与甘草，属于相须配伍，增强补益中气。芍药与甘草，属于相使配伍，补益气血，通络缓急。大黄与大枣、甘草，属于相反配伍，大枣、甘草制约大黄泻实伤气，大黄制约大枣、甘草益气恋邪。

3. 权衡用量比例：大黄与芍药用量比例是1∶3，提示药效泻实与敛阴之间的用量调配关系，以治急痛；大黄与桂枝用量比例是1∶2，提示药效泻实与通阳之间的用量调配关系，以治寒痛；桂枝与芍药用量比例是3∶6，提示药效温通与缓急之间的用量调配关系，以治瘀痛；芍药与大枣、甘草用量比例是6∶10∶2，提示药效敛阴缓急与益气缓急之间的用量调配关系，以治虚痛。

方中大黄用量为二两（6g），若病变证机无夹热者，用大黄受到辛温桂枝、生姜制约且尽在泻实；若病变证机夹有热者，大黄即可清泻夹热；若病变证机夹热较重者，可酌情加大大黄用量。

【桂枝加芍药生姜各一两人参三两新加汤】

组成：桂枝去皮，三两（9g） 芍药四两（12g） 生姜切，四两（12g） 甘草炙，二两（6g） 人参三两（9g） 大枣擘，十二枚

用法：上六味，以水一斗二升，煮取三升，去滓。温服一升。本云：桂枝汤，今加芍药、生姜、人参。

功用：益气生血，调和营卫。

适应证：

1. 太阳中风证与营血不足证相兼：发热，恶风寒，汗出，头痛，身疼痛，或肌肉空痛，或关节活动不畅，舌淡，苔薄，脉沉迟。

2. 营血虚证：身疼痛，微汗出，或肌肉跳动，或肌肉抽搐，舌淡，苔薄，脉沉迟无力。

解读方药：

1. 诠释方药组成：方中桂枝温阳解肌；芍药补血益营；人参补益中气；生姜辛温通阳；大枣补益中气；甘草益气和中。

2. 剖析方药配伍：桂枝与芍药，属于相反相使配伍，相反者，散敛同用；相使者，芍药助桂

枝益卫和营，桂枝助芍药益营和卫。人参与芍药，属于相使配伍，人参助芍药补血化气，芍药助人参补气生血。芍药与生姜，属于相反配伍，生姜制约芍药补血敛阴恋邪，芍药制约生姜辛温发散伤阴。桂枝与生姜，属于相须配伍，辛温通阳散寒。大枣与甘草，属于相须配伍，增强补益中气。人参与大枣、甘草，属于相须配伍，增强补气生血。人参与桂枝，属于相使配伍，益气化阳。

3. 权衡用量比例：人参与芍药用量比例是3∶4，提示药效补气与补血之间的用量调配关系，以治气血虚；桂枝与芍药用量比例是3∶4，提示药效温通与补血缓急之间的用量调配关系，以治营卫不固；芍药与大枣、甘草用量比例是4∶10∶2，提示药效补血与益气之间的用量调配关系；芍药与生姜用量比例是1∶1，提示药效补血敛阴与辛温通阳之间的用量调配关系，以治身疼痛。

【桂枝加附子汤】

组成：桂枝去皮，三两（9g）　芍药三两（9g）　甘草炙，二两（6g）　生姜切，三两（9g）　大枣擘，十二枚　附子炮，去皮，破八片，一枚（5g）

用法：上六味，以水七升，煮取三升，去滓。温服一升。本云：桂枝汤，今加附子，将息如前法。

功用：温补阳气，解肌散邪。

适应证：

1. 心阳虚证：心悸，或怔忡，或烦躁，胸闷或胸满，气短，舌淡，苔薄，脉弱。

2. 太阳中风证与阳虚重证相兼：发热，恶风寒，汗出，头痛，小便难，四肢微急，难以屈伸，舌淡，苔薄，脉沉或弱。

3. 太阳中风证与阴阳两虚证相兼：发热，恶风寒，汗出，心烦，小便数，脚挛急，舌淡，脉浮大无力。

4. 阳虚自汗证：自汗出，或恶风寒，或手足不温，少气，脉弱。

配伍原则与方法：心阳虚证基本病理病证，一是阳虚不得守护，一是心神不得守藏，所以治疗心阳虚证，其用方配伍原则与方法必须重视以下几个方面。

1. 针对证机选用温心阳药：心为阳中之太阳，心主藏神。心阳虚弱，其阳虚不得固护于心，心神不得守藏于内而失主，则心悸或怔忡，其治当温补心阳，以使心阳得以温煦，心神得以固守。如方中桂枝、附子。

2. 合理配伍补气药：心阳虚弱，其气必虚，故其治除了选用温壮心阳药外，还必须合理配伍补气药，只有有效地配伍补气药，才能使补气药与温阳药有机结合而起到补阳作用，即辛甘相伍而化阳、化阳以补阳。若单用温壮心阳药，其治虽可温达阳气，但不能达到补心阳作用。可见治疗心阳虚，补气药与温阳药合理配伍，则可起到补阳作用。如方中大枣、甘草。

3. 妥善配伍补血药：心主血，阳气从血中而化生。心阳虚弱，其治法当温补心阳，可在温补心阳时，用之稍有不当，可有温燥太达而伤阴血，阴血受伤又不利于心阳、心气化生。因此，在治疗心阳虚弱证时，除了选用温阳药与配伍补气药外，尽可能配伍补血药，以使阳从血从气而化生。如方中芍药。

解读方药：

1. 诠释方药组成：方中桂枝温阳解肌；附子温壮阳气；芍药益营敛汗；生姜辛温通阳；大枣补益中气；甘草益气和中。

2. 剖析方药配伍：附子与桂枝，属于相使配伍，附子助桂枝辛温通阳益卫，桂枝助附子辛热温阳壮阳。桂枝与芍药，属于相反相使配伍，散敛同用，相使者，芍药助桂枝益卫守营，桂枝助芍药益营护卫。芍药与生姜，属于相反配伍，生姜制约芍药补血益阴恋邪，芍药制约生姜发散伤阴。桂枝与生姜，属于相须配伍，辛温通阳散寒。大枣与甘草，属于相须配伍，补益中气；附子与大枣、甘草，属于相使配伍，附子助大枣、甘草益气化阳，大枣、甘草助附子温阳化气。

3. 权衡用量比例：附子与芍药用量比例是5∶9，提示药效壮阳与敛阴之间的用量调配关系，以治挛急；附子与桂枝用量比例是近1∶2，提示药效壮阳与解肌之间的用量调配关系，以治阳虚；芍药与大枣、甘草用量比例是3∶10∶2，提示药效敛阴止汗与益气助卫之间的用量调配关系，以治汗多。

【桂枝加葛根汤】

组成：葛根四两（12g）　桂枝去皮，二两（6g）　芍药，二两（6g）　生姜切，三两（9g）　甘草炙，二两（6g）　大枣十二枚擘［麻黄去节，三两（9g）］

用法：上六味，以水一斗，先煮葛根，减二升，去上沫，内诸药，煮取三升，去滓。温服一升，覆取微似汗，不须啜粥，余如桂枝法将息及禁忌。

按：宋本桂枝加葛根汤中，有麻黄三两，方后注："臣亿等谨按仲景本论，……第三卷有葛根汤证云，无汗恶风，正与方同，是合用麻黄也，此云桂枝加葛根汤，恐是桂枝汤中但加葛根耳。"桂枝加葛根汤当无麻黄为是，之所以加，乃是传写之讹。

功用：解肌散邪，生津舒筋。

适应证：太阳中风经气不利重证（太阳柔痉项背强证）：发热，恶风寒，汗出，项背强几几，头痛，舌淡，苔薄白，脉浮。

解读方药：

1. 诠释方药组成：方中桂枝温阳解肌；葛根辛散柔筋生津；芍药益营敛汗；生姜辛散温通；大枣补益中气；甘草益气和中。

2. 剖析方药配伍：桂枝、生姜与葛根，属于相反相使配伍，相反者，葛根性凉，桂枝、生姜性温，葛根制约桂枝、生姜辛散温通化热，桂枝、生姜制约葛根辛凉柔筋寒凝；相使者，葛根助桂枝、生姜温通舒筋。桂枝、生姜助葛根生津柔筋；芍药与葛根，属于相使配伍，芍药助葛根生津柔筋缓急，葛根助芍药益营柔筋缓急。桂枝与芍药，属于相反相使配伍，相反者，散敛同用；相使者，芍药助桂枝通经止痛，桂枝助芍药益营缓急。芍药与生姜，属于相反配伍，生姜制约芍药酸收恋邪，芍药制约生姜发散伤阴。大枣与甘草，属于相须配伍，增强补益中气。葛根、芍药与大枣、甘草，属于相使配伍，葛根、芍药助大枣、甘草益气柔筋缓急，大枣、甘草助葛根、芍药益营生津柔筋。

3. 权衡用量比例：葛根与芍药用量比例是2∶1，提示药效辛散柔筋与酸敛柔筋之间的用量调配关系，以治筋挛；桂枝与芍药用量比例是1∶1，提示药效敛阴柔筋与温通经脉之间的用量调配关系，以治营卫不调；葛根、芍药与大枣、甘草用量比例是4∶2∶10∶2，提示药效柔筋缓急与益气缓急之间的用量调配关系，以治项背拘急。

【桂枝加厚朴杏仁汤】

组成：桂枝去皮，三两（9g）　甘草炙，二两（6g）　生姜切，三两（9g）　芍药三两（9g）　大枣擘，十二枚　厚朴炙，去皮，二两（6g）　杏仁去皮尖，五十枚（8.5g）

用法：上七味，以水七升，微火煮取三升，去滓。温服一升。覆取微似汗。

功用：解肌散邪，降气定喘。

适应证：

1. 太阳中风证与寒饮郁肺证相兼：发热，恶风寒，汗出，头痛，咳嗽，气喘，舌淡，苔薄白，脉浮。

2. 肺虚寒饮证：咳嗽，气喘，气短，痰清稀色白，恶风寒，汗出，舌淡，苔薄白，脉浮或弱。

解读方药：

1. 诠释方药组成：方中桂枝温阳解肌；厚朴下气止逆；杏仁降肺平喘；芍药益营敛汗；生姜辛温通阳散寒；大枣、甘草补益中气。

2. 剖析方药配伍：桂枝与生姜，属于相须配伍，增强辛温解肌。桂枝与芍药，属于相反相使配伍，相反者，桂枝发汗，芍药止汗；相使者，芍药助桂枝护卫益营，桂枝助芍药守营益卫。厚朴与杏仁，属于相使配伍，厚朴止逆偏于行气，杏仁止逆偏于肃降；厚朴助杏仁肃降肺气，杏仁助厚朴下气宽胸。厚朴、杏仁与生姜，属于相反相使配伍，相反者，厚朴、杏仁偏于降肺，生姜偏于宣肺；相使者，厚朴、杏仁助生姜温肺止咳，生姜助厚朴、杏仁降肺平喘。大枣与甘草，属于相须配伍，增强补益中气。厚朴、杏仁与大枣、甘草，属于相反配伍，大枣、甘草制约厚朴、杏仁降泄伤气，厚朴、杏仁制约大枣、甘草益气助逆。

3. 权衡用量比例：厚朴与杏仁用量比例是2∶8.5，提示药效行气下气与降逆之间的用量调配关系，以治咳喘；厚朴、杏仁与生姜用量比例是2∶3∶3，提示药效下气降肺与温通宣发之间的用量调配关系，以治肺失宣降；厚朴、杏仁与大枣、甘草用量比例是2∶3∶10∶2，提示药效下气降肺与补益肺气之间的用量调配关系，以治气虚夹喘。

【桂枝加黄芪汤】

组成：桂枝三两（9g）　芍药三两（9g）　甘草二两（6g）　生姜三两（9g）　大枣十二枚　黄芪二两（6g）

用法：上六味，以水八升，煮取三升，温服一升，须臾，饮热稀粥一升余，以助药力，温

G

服，取微汗；若不汗，更服。

功用：通阳益气，温化湿邪。

适应证：

1. 寒湿黄汗证：两胫自冷，身重，汗出已辄轻，久久必身瞤；髋及胸中痛，腰以上必汗出，以下无汗，腰髋弛痛，如有物在皮中状，病甚者不能食，身疼痛，烦躁，小便不利，舌淡，苔白腻，脉濡或缓。

2. 营卫不和表虚证：汗出，或发热，恶风寒甚，或肌肤微肿，或嗜卧懒动，或动则汗出尤甚，脉浮无力。

3. 太阳中风证与寒湿发黄证相兼：发热，恶风，汗出，身目黄而晦暗，小便黄，腹满，舌淡，苔白，脉浮弱。

G

解读方药：

1. 诠释方药组成：方中桂枝温阳解肌；黄芪益气固表；芍药益营敛汗；生姜辛温通阳；大枣补益中气；甘草益气和中。

2. 剖析方药配伍：黄芪与桂枝，属于相使配伍，黄芪助桂枝益卫固表，桂枝助黄芪益气化阳。黄芪与芍药，属于相使配伍，黄芪助芍药敛阴化气，芍药助黄芪固表敛汗。桂枝与生姜，属于相须配伍，增强辛温解肌，透邪外散。桂枝与芍药，属于相反相使配伍，相反者，桂枝发汗，芍药止汗；相使者，芍药助桂枝护卫益营，桂枝助芍药守营益卫。黄芪与大枣、甘草，属于相须配伍，增强益气固表和中。

3. 权衡用量比例：黄芪与芍药用量比例是2∶3，提示药效益气固表与敛阴益营之间的用量调配关系，以治汗多；黄芪与桂枝用量比例是2∶3，提示药效益气固表与辛散解肌之间的用量调配关系，以治卫虚；黄芪与大枣、甘草用量比例是2∶10∶2，提示药效益气固表与益气缓急之间的用量调配关系，以治气虚。

【桂枝加龙骨牡蛎汤】

组成：桂枝　芍药　生姜各三两（各9g）　甘草二两（6g）　大枣十二枚　龙骨　牡蛎各三两（各9g）

用法：上七味，以水七升，煮取三升。分温三服。

功用：调和阴阳，固摄心肾。

适应证：心肾虚寒失精证：少腹弦急，阴头寒，心悸，心烦，头晕目眩，或脱发，或耳鸣，男子失精，女子梦交，苔薄，脉虚或芤或迟而无力。

解读方药：

1. 诠释方药组成：方中桂枝解肌温阳；龙骨交通心肾，安神定志；牡蛎潜阳固涩，敛阴止遗；芍药益营敛汗；生姜辛温通阳；大枣、甘草益气和中。

2. 剖析方药配伍：桂枝与芍药，属于相反相使配伍，相反者，桂枝温通，芍药酸敛；相使者，芍药使桂枝温通内守，桂枝使芍药酸敛化阳。龙骨与牡蛎，属于相使配伍，龙骨助牡蛎益肾固涩，牡蛎助龙骨益心安神。龙骨、牡蛎与桂枝，属于相反配伍，相反者，桂枝辛散，龙骨、牡蛎固涩，桂枝制约龙骨、牡蛎固涩恋邪，龙骨、牡蛎制约桂枝温通耗散。龙骨、牡蛎与芍药，属于相使配伍，龙骨、牡蛎助芍药敛阴，芍药助龙骨、牡蛎固精。桂枝与生姜，属于相须配伍，辛散温阳通经；龙骨、牡蛎与大枣、甘草，属于相使配伍，益气固涩安神。

3. 权衡用量比例：桂枝与芍药用量比例是1∶1，提示药效温通与敛阴之间的用量调配关系，以治阴阳不调；龙骨与牡蛎用量比例是1∶1，提示药效安神与潜阳之间的用量调配关系，以治心肾不交；龙骨、牡蛎与芍药用量比例是1∶1∶1，提示药效潜阳安神与补血敛阴之间的用量调配关系，以治阴津不固；龙骨、牡蛎与桂枝用量比例是1∶1∶1，提示药效潜阳安神与辛散温通之间的用量调配关系，以治阳虚不固；龙骨、牡蛎与大枣、甘草用量比例是3∶3∶10∶2，提示药效固涩与益气之间的用量调配关系，以治梦交。

【桂枝汤加厚朴杏子佳】桂枝加厚朴杏仁汤是治疗太阳中风证与肺虚寒饮证相兼比较理想的方药。详见“喘家作”项及“桂枝加厚朴杏仁汤”项。

虢

guó 虢，即周代诸侯国名。一说在今陕西省宝鸡县东，后迁到河南省陕县东南。一说在河南省郑州市西北。如仲景序：“余每览越人入虢之诊，望齐侯之色，未尝不慨然叹其才秀也。”

裹

guǒ 裹，即包，缠。如26条白虎加人参汤用法中言：“石膏碎，绵裹，一斤（48g）。”

过 guò❶超过。如仲景序："若能寻余所集，思过半矣。"❷太过。如64条："发汗过多，其人叉手自冒心，心下悸。"❸离开，引申为结束，罢了，解除。如103条："太阳病，过经十余日，反二三下之，后四五日，柴胡证仍在者，先与小柴胡汤。"❹误用，错误。如120条："今自汗出，反不恶寒发热，关上脉细数者，医以吐之过也。"❺侵犯，浸淫。如第七1条："风中于卫，呼气不入，热过于荣，吸而不出，风伤皮毛，热伤血脉。"❻持续。如231条："病过十日，脉续浮者。"

【过经十余日】太阳病已解除10余日。

其一，太阳病证与胆胃兼证，如103条："太阳病，过经十余日，反二三下之，后四五日，柴胡证仍在者，先与小柴胡汤。"指出太阳病已罢，治则不当再从太阳。

其二，太阳病证与脾胃热证相兼，如123条："太阳病，过经十余日，心下温温欲吐，而胸中痛。"指出病原是表里兼证，可疾病在病变过程中太阳病证罢而尽是脾胃病证，审脾胃病证是脾胃热证；治当清泻脾胃邪热。

【过经谵语者】太阳病证罢而出现谵语。见太阳病证与大肠热结缓证相兼，如105条："伤寒十三日，过经谵语者，以有热故也，当以汤下之。"指出病邪已离开太阳而尽在阳明大肠，其证机是邪热上攻心神，神明为邪热所扰则谵语。

【过经乃可下之】太阳病证已被解除，则可用下法治疗阳明热结重证。见太阳病证与阳明热结重证相兼，如217条："须下者，过经乃可下之；下之若早，语言必乱，以表虚里实故也。"《注解伤寒论·辨阳明病脉证并治》："经过太阳经，无表证，乃可下之。"辨表里兼证，病变的主要矛盾方面若非以里证为主，则不当先治其里，而当先治其表；然后以法治其里，若先治其里，则易引起太阳病邪从外向内而传，以加重里证，法当常识之。

【过之一日当愈】病证解除的第2天则可向愈。见辨霍乱病证与太阴少阴厥阴病证及鉴别，如384条："今反不能食，到后经中，颇能食，复过一经能食，过之一日当愈。不愈者，不属阳明也。"仲景对此明确指出，阳明病向愈，有其正气恢复的转化过程，其病愈日期大多是以6~7日为一周期，病人在恢复中若能食，其恢复时间大多需要1周左右；若病重者，其病愈时间可能会更长一些，也有再超过一周。临证一定要结合具体病人而辨，方可得出正确结论。

【过度】太过或超过正常范围。见吐血与饮酒的辨证关系，如第十六7条："夫酒客咳者，必致吐血，此因极饮过度所致也。"指出酒之于人，少则有益，极饮则伤，酒能悦人，亦能害人。仲景言"极饮"者，以言大量饮酒也；言"过度"者，以揭示过度饮酒而伤人也。

【过多】太多或超过正常限度。详见"发汗过多"及"月水来过多"项。

H

还 hái❶仍然，依旧。如386条理中丸用法中言："下多者，还用术。"

huán❷止，停止。如111条："但头汗出，剂颈而还，腹满微喘。"又如343条："伤寒六七日，脉微，手足厥冷，烦躁，灸厥阴，厥不还者，死。"❸恢复。如178条："又脉来动而中止，更来小数，中有还者反动者，名曰结，阴也。"又如第八1条："师曰：奔豚病，从少腹起，上冲咽喉，发作欲死，复还止，皆从惊恐得之。"❹归还。如203条："今为小便数少，以津液当还入胃中，故知不久必大便也。"❺生发。如30条："夜半阳气还，两足当热。"❻缓解。如343条："伤寒六七日，脉微，手足厥冷，烦躁，灸厥阴，厥不还者，死。"

【还用术】应当仍然用白术。见脾胃虚寒证，如386条理中丸用法中言："下多者，还用术。"指出白术有健脾燥湿的作用，下利者，湿不得行而下注，故应当仍然用白术。

海 hǎi 海，即药名，如海藻，入牡蛎泽泻散。

【海藻】海藻为马尾藻科植物海蒿子（大叶海藻）和羊栖菜（小叶海藻）的全草。

别名：落首，薄，乌菜，海带花。

性味：咸，寒。

功用：软坚散结，利水消肿。

主治：瘿瘤，瘰核，流注，小便不利，四肢浮肿，关节疼痛，肌肉疼痛。

《神农本草经》曰："味苦寒，主瘿瘤气颈下核，破散结气，痈肿，癥瘕，坚气，腹中上下鸣，下十二水肿。”

入方：见牡蛎泽泻散。

用量：

用量		经方数量	经方名称
古代量	现代量		
仲景未言用量		1方	牡蛎泽泻散

注意事项：海藻反甘草，因其论述不切合临床实际，所以不能作为临床参考依据；在临床中应用海藻配甘草辨治诸多杂病具有良好的治疗效果，如甘草海藻汤等。

化学成分：含藻胶酸，粗蛋白，甘露醇，灰分，钾，马尾藻多糖（D-半乳糖，D甘露糖，D-木糖，L-岩藻糖，D-葡萄糖醛酸，多肽，岩藻甾醇）。

药理作用：抗肿瘤作用，抗内毒素作用，抗病毒作用（I型单纯疱疹病毒），降低血清胆固醇作用，抗菌作用（枯草杆菌），促进红细胞凝聚作用，提高机体免疫功能（增强腹腔巨噬细胞的吞噬功能，增强体液免疫功能），对抗环磷酰胺引起的白细胞减少的作用，抗辐射作用，降压作用。

亥 hài 亥，即亥时，即下午9~11时。如275条：“太阴病欲解时，从亥至丑上。”

害 hài❶损害，伤害。如第一2条：“夫人禀五常，因风气而生长，风气虽能生万物，亦能害万物，如水能行舟，亦能覆舟。”❷疾病，灾难。如第二十2条：“妇人宿有癥病，经断未及三月，而得漏下不止，胎动在脐上者，为癥痼害。”

【害万物】损害或伤害诸多事物或东西。如第一2条：“夫人禀五常，因风气而生长，风气虽能生万物，亦能害万物，如水能行舟，亦能覆舟。”

鼾 hān 鼾，熟睡时的鼻息声，引申为鼻呼吸音粗糙有声。如第6条：“多眠睡，鼻息必鼾，语言难出。”

寒 hán❶六淫病邪之一，即寒邪。如117条：“烧针令其汗，针处被寒，核起而赤，必发奔豚。”又如第一13条：“风中于前，寒中于暮。”❷八纲辨证之一，即寒证。如380条：“复与之水，以发其汗，因得哕，所以然者，胃中寒冷故也。”❸怕冷症状。如第1条：“太阳之为病，脉浮，头项强痛而恶寒。”❹痰饮。如166条：“胸中痞硬，气上冲喉咽，不得息者，此为胸有寒也。”

【寒在骨髓】寒邪生于内的病理病证。见寒热真假证，如11条：“病人身大热，反欲得衣者，热在皮肤，寒在骨髓也。”仲景言“寒在骨髓”，以揭示病变证机在里是寒。审病为真寒假热证，其治可用通脉四逆汤加减。

【寒在皮肤】怕冷症状表现于外。见寒热真假证，如11条：“身大寒，反不欲近衣者，寒在皮肤，热在骨髓也。”指出“寒在皮肤”是症状表现，不是病变证机，通过症状表现分析其病变证机是热；其治可用白虎汤，以清泻盛热。

【寒在于上】寒邪在上的病理病证。见脾胃虚寒夹饮证，如第十七3条：“寒在于上，医反下之，今脉反弦，故名曰虚。”仲景辨“寒在于上”，以揭示虚寒证机在胃之不纳不运的病理病证；治当温上散寒，补益中气，用方药可参理中丸或吴茱萸汤加减。

【寒湿在里】寒湿之邪在里的病理病证。详见“寒湿在里不解”项。

【寒湿在里不解】寒湿之邪蕴结在里而不得解除。见阳明虚寒发黄证，如259条：“所以然者，以寒湿在里不解故也；以为不可下也，于寒湿中求之。”《伤寒论辨证广注·辨阳明病脉证并并治》：“所以然者，以其人在里素有寒湿，在表又中寒邪，发汗已，在表之寒邪虽去，在里之寒湿未除，故云不解也。”其证机是阳明中气虚弱，寒湿壅滞气机，气血为寒湿所阻而不得滋荣于外，寒湿反而乘机充斥于外；治当温里散寒化湿，可用理中丸与苓桂术甘汤加茵陈等。

【寒湿中求之】从寒湿证机中治疗黄疸病证。见阳明虚寒发黄证，如259条：“所以然者，以寒湿在里不解故也；以为不可下也，于寒湿中求之。”指出治疗寒湿发黄证的基本原则与方法。

【寒湿相得】寒气与湿气相结的病理病证。见太阳湿热痉证，如第二7条：“若发其汗者，寒湿相得，其表益虚，即恶寒甚。”指出辨太阳湿热痉证应注意鉴别诊断，若将寒湿痉证辨为湿热痉证治之，不仅“寒湿相得”，且还会损伤表气，加剧痉证。

【寒多】病理变化以寒邪占主要矛盾方面。

其一，阳明寒证，如第十9条厚朴七物汤用法中言：“寒多者加生姜至半斤。”指出厚朴七物汤本是为阳明热结证与太阳中风证相兼而设，但为了用活厚朴七物汤治疗阳明寒证，必于方中调整生姜用量，从而使厚朴七物汤能够治疗阳明寒证，以揭示量变导致质变，揭示因病证变化而调整方药用量，能起到截然不同的治疗效果。

其二，肝血虚寒疝证，如第十 18 条当归生姜羊肉汤用法中言："若寒多者，加生姜成一斤。"指出寒邪比较明显者，则可加大生姜用量，以增强温中散寒。

其三，产后津血虚三大病，如第二十一 1 条："亡血，复汗，寒多，故令郁冒。"其证机是阳气因亡（失）血而虚弱，阳虚不得温煦于外，病以寒气为主要方面。

【寒多热少】病理变化以邪气为主要矛盾方面。见厥阴寒证与阳气恢复的辨证关系，如 342 条："伤寒，厥四日，热反三日，复厥五日，其病为进，寒多热少，阳气退，故为进也。"《伤寒内科论·辨厥阴病脉证并治》："文中言'厥四日，热反三日，复厥五日'者，以日数多少论寒热，借以说明正邪斗争的过程，即言厥以代邪，言热以代正。正不胜邪，其病为进，亦即'寒（邪）多热（正）少，阳气退，故为进也'。"仲景辨"厥"当指寒邪，辨"热"当指阳气恢复。借以说明"阳气退"即正弱邪盛，正不胜邪，所以病理变化在加剧。

【寒多不用水】病理变化以寒邪为主而引起的病证表现是不欲饮水。见寒湿霍乱证，如 386 条："寒多不用水者。"《伤寒贯珠集·太阳篇下》："寒多则不能胜水而不欲饮，故与理中丸燠土以胜水。"其证机是寒湿肆虐脾胃气机，中气升降逆乱而上逆下斥；治以理中丸，温中散寒，调理脾胃，协理升降。

【寒热】发热与恶寒病证表现。详见"续得寒热""无寒热"及"发则寒热"项。

【寒热不食】发热恶寒与不欲饮食并见。见脾胃湿热谷疸证，如第十五 13 条："谷疸之为病，寒热不食，食即头眩。"《金匮要略心典·黄疸病》："阳明既郁，营卫之源壅而不利，则作寒热；健运之机窒而不用，则为不食。"其证机是湿热壅滞脾胃，脾不得运化水湿，而湿与热相搏于营卫，则发热恶寒与不欲饮食并见；其治以茵陈蒿汤，清热利湿退黄。

【寒实结胸】实寒证机所致结胸病证。见寒实结胸证，如 141 条："寒实结胸，无热证者。"其证机是寒邪与水饮相互搏结，壅滞气机而不通；其治当温逐寒饮，除痰散结，以三物白散。

【寒虚相搏】寒邪乘正气虚弱侵入，并与正气相互搏结。

其一，邪中经络脏腑的基本脉证及病理，如第五 2 条："寸口脉浮而紧，紧则为寒，浮则为虚，寒虚相搏，邪在皮肤。"《金匮要略心典·中风历节病》："寒虚相搏者，正不足而邪乘之，为风寒初感之诊也。"指出素体经脉经络血虚，寒邪乘机而客入；治当补虚散寒，可用黄芪建中汤与理中丸加减。

其二，肝肾精血亏虚证，如第二十二 11 条："寸口脉弦而大，弦则为减，大则为芤，减则为寒，芤则为虚，寒虚相搏，此名曰革。"其证机是寒气与正虚相互搏结而引起的病理变化。

【寒虚相击】寒邪乘正气虚弱而侵入，并与正气相互搏结。详见"寒虚相搏"其二项。

【寒气】寒邪乘机侵袭而引起的病理变化。见脾胃寒饮阳郁证，如第十 16 条："寒气，厥逆。"《金匮悬解·腹满寒疝宿食病》："寒气，厥逆，寒气在内，手足厥冷也，四肢秉气于脾胃，寒水侮土，四肢失秉，是以厥逆。"其证机是寒气侵袭脾胃，阳气内郁，水不得阳气所化而为饮，饮邪又阻遏阳气；治以赤丸，逐寒散饮，通阳和中。

【寒气不足】寒气内盛而阳气不足的病理变化。见阳虚寒厥血少证，如第十四 30 条："寒气不足，则手足逆冷。"仲景所言"寒气不足"，其言"寒"者，乃寒邪也；"气"者，阳气也，即寒气盛于内而阳气不足。

【寒水相搏】寒气与水气相搏的病理病证。见水气寒证的主脉，如第十四 19 条："寸口脉沉而迟，沉则为水，迟则为寒，寒水相搏。"指出水气寒证的病理变化及病证表现。

【寒慄而振】身体恶寒而震颤。见太阳病证与血虚证相兼，如 87 条，又如第十六 9 条："亡血家，不可发汗，发汗则寒慄而振。"《伤寒论后条辨·辨太阳病脉证篇》："亡血家为阴虚，阴虚阳已无依，更发汗以夺其液，阳从外脱，则寒慄而振。"指出辨表里兼证，假如在表是太阳伤寒证，在里有血虚证，即使以表证为主，其治则不当单用麻黄汤，而当兼顾素体血虚。若仅用汗法治疗表里兼证，其治不仅伤血，更伤阳气，阳虚不得温煦则寒慄而振。

【寒中于暮】于暮时寒邪易乘机侵入人体。

见病因辨证，如第一13条："风中于前，寒中于暮，湿伤于下，雾伤于上。"指出病邪侵犯人体有其一定特殊性与时间性，对此要有一定的认识并重视，方可防患于未然。

【寒疝】脘腹疼痛剧烈。

其一，寒疝腹痛证，如第十17条："腹痛，脉弦而紧，弦则卫气不行，即恶寒，紧则不欲食，邪正相搏，即为寒疝。"《诸病源候论·腹满寒疝宿食病》："此由阴气积于内，寒气结搏而不散，脏腑虚弱，故风邪冷气与正气相击，则腹痛里急，故云寒疝腹痛也。"其证机是寒气凝结不通，阳气被遏不能温煦。

其二，寒疝腹痛证或太阳中风证与脘腹寒积证相兼，如第十19条："寒疝，腹中痛，逆冷，手足不仁，若身疼痛。"其证机是寒气内结，与浊气相搏阻结不通；治以乌头桂枝汤，温中逐寒。

其三，脾胃脘腹寒痛证，如第十17条："寒疝，绕脐痛，若发则白汗出。"其证机是寒气凝结于脘腹，阳气被遏不能固护于外，气机上下阻滞不通；治以大乌头煎，温中逐寒，通阳止痛。

其四，肝血虚寒疝证，如第十18条："寒疝，腹中痛，及胁痛里急者。"其证机是素体肝血虚，寒气内生，凝滞脉络不通；治以当归生姜羊肉汤，温肝养血，散寒止痛。

其五，产后血虚寒客证，详见"腹中寒疝"项。

其六，见妇人杂病错综复杂证机，如第二十二8条："在中盘结，绕脐寒疝。"其证机是寒邪客居，经气为寒气所凝不通。

【寒分】寒气与痰饮证机相互搏结。见寒饮结胸证，如139条："心下必结，脉微弱者，此本有寒分也。"《伤寒贯珠集·太阳篇下》："寒分者，病属于寒，故为寒分。"仲景言"寒分"者，当指寒气与痰饮证机相互搏结而引起的病证。

【寒少】病人发热证机大于恶寒证机。详见"热多寒少"项。

【寒去欲解】寒饮之邪即将被解除。见寒饮郁肺证，如41条："服汤已，渴者，此寒去欲解也。"《注解伤寒论·辨太阳病脉证并治》："服汤已渴者，里气温，水气散，为欲解也。"仲景言："服汤已，渴者，此寒去欲解也。"以揭示温热药虽能散寒化饮，但用之稍有不当也会伤津，复因阳气从阴津化生，所以病人在病愈时可能会出现口渴，若口渴的同时其他病证解除，则为病愈；若有其他病证加重，则不可认为是病愈，法当积极治疗。

【寒饮】寒气与水饮相结而为邪。见饮证与季节的治疗关系，如第十二20条："脉弦数，有寒饮，冬夏难治。"指出因冬天为寒气主时，饮为阴邪，故冬季治疗较难。可为何寒饮证于夏天治疗也较难呢？因于夏治其虽利于寒证，但不利于饮邪，利饮化饮则易伤阴，暗示治疗饮证的最佳时间在春秋。

【寒下】寒邪在下的病理变化。详见"本自寒下"项。

【寒格】邪热与寒邪相格拒的病理。见胃热脾寒证，如359条："伤寒，本自寒下，医复吐下之，寒格，更逆吐下。"仲景言"寒格"，即胃热与脾寒相格拒，特言"寒格"者，以暗示病虽以胃热为主，但辨证不可忽视脾寒，若能全面认识证机，则可收到预期愈疾之目的。

【寒令脉急】寒气主病特点是凝滞脉络筋脉而拘急。见病因辨证，如第一13条："雾伤于上，风令脉浮，寒令脉急，雾伤皮腠。"其证机是寒主收引，寒袭筋脉，凝结血脉，气血不得滋濡于筋脉，筋脉失荣而拘急。

【寒者】寒邪所致病证。见寒湿霍乱证，如386条："寒者，加干姜足前成四两半。"指出寒气内盛者，可加大干姜用量，以增强温里散寒。

【寒水石】寒水石为硫酸盐类矿物芒硝的天然晶体。

别名：凝水石，白水石，凌水石。

性味：辛、咸，寒。

功用：清热泻火，制阳熄风。

主治：热厥，手足抽搐，筋脉不利，高热不解，心烦急躁，惊狂。

《神农本草经》曰："味辛寒，主身热，腹中积聚邪气，皮中如火烧，烦满，水饮之，久服不饥。"

入方：见风引汤。

用量：

用量		经方数量	经方名称
古代量	现代量		
六两	18g	1方	风引汤

注意事项：脾胃寒湿者慎用。

化学成分：含硫酸钙，碳酸钙。

药理作用：解热作用，抗炎作用，抗病毒作

用，抗菌作用。

汉 hàn 汉，朝代名。即前 1206—220 年。刘邦灭秦后建立，都城长安，即今陕西省西安市，史称西汉。公元 25 年刘秀灭王莽重建汉朝，都城洛阳，史称东汉。如仲景序：“汉有公乘阳庆及仓公，下此以往，未之闻也。”

【汉有公乘阳庆及仓公】汉代有公乘阳庆与仓公名医。如仲景序：“汉有公乘阳庆及仓公，下此以往，未之闻也。”汉者，汉代也，公乘阳庆与仓公，皆汉代名医也。

汗 hàn❶五液之一，由津液气化代谢而产生。《素问·宣明五气论》：“心为汗。”故有汗为心之液之称。汗的整个代谢过程虽由心所主，但与肺气宣发，脾气散精，肾气温化，肝气疏泄都息息相关，因此认识汗的生理与病理且不可仅执于心，而当全面认识。如 192 条：“此水不胜谷气，与汗共并，脉紧则愈。”❷病理性汗出。如第 2 条：“太阳病，发热，汗出，恶风，脉缓者，名为中风。”❸气机通畅性汗出。如 230 条：“上焦得通，津液得下，胃气因和，身濈然汗出而解。”❹阳复寒退性汗出。如 361 条：“下利，脉数，有微热，汗出，今自愈。”❺治疗性汗出。如 12 条桂枝汤用法中言：“若一服汗出病差，停后服，不必尽剂。”❻治疗方法，即汗法。如 58 条：“凡病，若发汗，若吐，若下，若亡血。”又如 90 条：“本先下之，而反汗之，为逆。”❼减去药物中脂液。如 338 条乌梅丸用法中言：“乌梅四两，出汗。”❽表里阴阳气和汗出。如 49 条：“须表里实，津液自和，便自汗出愈。”

【汗出】体内津液外越肌肤营卫而为汗，或因表因里或因邪因正而致汗出，或因用发汗方药所致汗出。

其一，太阳中风证：如 2 条：“太阳病，发热，汗出，恶风，脉缓者，名为中风。”再如 13 条：“太阳病，头痛，发热，汗出，恶风。”又如 95 条：“太阳病，发热，汗出者。”《伤寒内科论·辨太阳病脉证并治》：“汗出是因卫气受邪而抗邪，且不能固护于营，致营失卫守或受邪而外泄，又称营弱。”《医宗金鉴·伤寒论注》：“荣受邪蒸则汗出，精气因之而虚，故为荣弱，是荣中之阴气弱也，所以使发热汗出也。”其证机是营卫虚弱，卫气不能固护营气而外泄；治当解肌散邪，调和营卫，以桂枝汤。

其二，太阳柔痉项强证，如 14 条：“太阳病，项背强几几，反汗出，恶风者。”其证机是太阳营卫筋脉受邪，卫气虚弱不能固护营阴而外泄。

其三，太阳伤寒轻证，如 23 条：“以其不能得小汗出，身必痒。”指出太阳伤寒轻证，邪郁肌肤营卫而不得外泄，若得汗出则病解。

其四，太阳中风证与肺热证相兼，如 38 条：“若脉微弱，汗出，恶风者，不可服之。”其证机是营卫之气虚弱，不能固护营气而外泄。

其五，脾胃热痞兼阳虚证，如 155 条：“心下痞，而复恶寒，汗出者。”《伤寒溯源集·结胸心下痞》：“汗出者，知其命门真阳已虚，以致卫气不密，故玄府不得紧闭而汗出。”其证机是卫气因阳气虚弱而固护不及；治当固护阳气，以附子泻心汤。

其六，太阳病证与中虚湿热痞证相兼，如 157 条：“伤寒，汗出，解之后，胃中不和。”指出病是表里兼证，以表证为主，治当先表，治表汗出之后，证以里证为主，则当治其里。

其七，阳虚骨痹证，如 175 条，又第二 24 条：“风湿相搏，骨节疼烦，掣痛不得屈伸，近之则痛剧，汗出，短气，小便不利。”其证机是病人素体阳气虚弱，累及卫气，卫气固护不及，津液外溢；治当温阳散寒，通利关节，以甘草附子汤。

其八，阳明热结重证，如 208 条：“阳明病，脉迟，虽汗出，不恶寒者，其身必重。”其证机是阳明邪热内结，热结之重而迫津于外；治以大承气汤，攻下邪热。

其九，阳明热结重证与太阳中风证相兼，如 217 条：“汗出，谵语者，以有燥屎在胃中，此为风也。”其证机是既有阳明盛热迫津外泄，又有太阳卫气受邪抗邪而不及固护。

其十，阳明热郁证，如 221 条：“发热，汗出，不恶寒，反恶热。”其证机是阳明邪热郁于内而蒸于外，津液因热蒸而外泄。

其十一，阳明热证，如 236 条：“阳明病，发热，汗出，此为热越，不能发黄。”其证机是阳明内热，邪热迫津外泄。

其十二，阳明病证与太阳病证相兼，如 244 条：“其人发热，汗出，复恶寒，不呕，但心下痞者。”其证机既有太阳卫气固护不及，又有阳明邪热外迫，故见汗出。

其十三，少阴阳虚寒证，如283条："病人脉阴阳俱紧，反汗出者，亡阳也。"《伤寒论三注·少阴中篇》："寒邪入里，岂能有汗，乃有汗出者，则是真阳素亏，无阳以固其外，遂致腠理疏泄，不发热而汗自出也。"其证机是少阴阳气虚弱，卫气因之而虚不能固护于外，则津液外泄；治以四逆汤。

其十四，厥阴寒证，阳复太过，如334条："伤寒，先厥后发热，下利必自止，而反汗出，咽中痛者，其喉为痹。"其证机是阳气恢复太过而为邪热，邪热上攻上冲上灼而迫津外泄。

其十五，厥阴肝寒下利证，如361条，又如第十七28条："下利，脉数，有微热，汗出，今自愈。"《注解伤寒论·辨厥阴病脉证并治》："微热，汗出，阳气得通也。"指出厥阴肝寒下利证，其脉由迟变数，由恶寒罢而见微热，由无汗而变为汗出。其证机是阳气恢复，并能积力抗邪，似有邪不胜正从汗而解，病为向愈。

H

其十六，阳虚阴盛霍乱证，如388条："吐利，汗出，发热，四肢拘急，手足厥冷者。"其证机是阳气虚弱，阴寒内盛，阴津不得阳气固摄而外泄。

其十七，太阳柔痉证，如第二2条："太阳病，发热，汗出，而不恶寒，名曰柔痉。"其证机是风寒侵袭太阳营卫而浸淫筋脉，卫气受邪而不得固守。

其十八，太阳风湿表虚痹证，如第二22条："风湿，脉浮，身重，汗出，恶风。"其证机是素体太阳营卫之气不足，风湿之邪乘机侵袭，营气不能内守而外泄。

其十九，中暑气阴两伤证，如第二26条："太阳中热者，暍是也，汗出，恶寒，身热而渴。"其证机是暑热侵犯阳明，邪热灼伤津气，气不得固护于外，复加邪热迫津外泄；其治当清泻盛热，益气生津，以白虎加人参汤。

其二十，湿热毒血证，如第三13条："病者脉数，无热，微烦，默默，但欲卧，汗出。"《医宗金鉴·百合狐蜮阴阳毒病》："热在于阳，故微烦汗出也。"其证机是湿热侵入血分，邪热蒸动营阴外潮；其治当清热凉血，利湿解毒，以赤小豆当归散。

其二十一，气血营卫虚痹证，如第六1条："夫尊荣人骨弱肌肤盛，重因疲劳汗出，卧不时动摇，加被微风，遂得之。"其证机是营卫气血不足，邪气乘机侵入，卫气抗邪而固护营阴不足，营阴外泄。

其二十二，肺痿肺痈证成因，如第七1条："或从汗出，或从呕吐。"指出汗出伤阴，阴伤生热，热灼于肺而变生肺痿肺痈证。

其二十三，脾肾水气虚证，如第十四12条："问曰：病下利后，渴饮水，小便不利，腹满因肿者，何也？答曰：此法当病水，若小便自利及汗出者，自当愈。"指出脾肾水气虚证，若其病证不重，正气虽虚，但能积极恢复以抗邪，若水气不胜正气，其病可自我向愈，其向愈的特点是小便不利转利，阳气气化水气则从汗而解。

其二十四，太阳表虚风水证，如第十四22条："风水，脉浮，身重，汗出，恶风。"其证机是太阳营卫为外邪所客，营卫不能泌津而水气，水气上行上拥而外溢。

其二十五，女劳疸证即肾虚疸证，如第十五2条："额上黑，微汗出，手足中热，薄暮即发，膀胱急，小便自利，名曰女劳疸。"《金匮要略心典·黄疸病》："微汗出，肾热上行而气通于心也。"其证机是肾阴不足，虚热内生，虚热迫津而外溢；治当滋肾清热，调气降浊，以肾气丸加茵陈。

其二十六，亡血证即出血证的基本脉证，如第十八5条："问曰：寸口脉浮微而涩，法当亡血，若汗出。"其证机是血溢脉外而欲亡，阳气随血出因之而虚，津不得阳气固摄而为汗；治当止血温阳固摄。

其二十七，病痉证，如第二十一1条："多汗出，喜中风，故令病痉。"其证机是产后阴血不足而伤气，气虚不得固护肌表则汗出较多。

其二十八，产后感风寒证，如第二十一8条："产后风，续之数十日不解，头微痛，恶寒，时时有热，心下闷，干呕，汗出，虽久，阳旦汤续在耳。"其证机是风寒外袭，太阳营卫受邪而抗邪，卫气固护营气不及而外泄。

【汗出必解】汗出后病证表现一定能解除。见太阳中风轻证，如25条："若形似疟，一日再发，汗出必解。"《伤寒贯珠集·太阳篇上》："设得汗出，其邪必从表解，然非重剂所可发者，桂枝二麻黄一汤，以助正而兼散邪，而又约小其制，乃太阳发汗之轻剂也。"指出太阳中风轻证用桂枝二麻黄一汤治疗后，邪从汗出，则病证悉除。

【汗出必胀满】用发汗方药治疗后可能会出现腹胀满。见厥阴寒证与太阳病证相兼，如364条，又如第十七33条："下利清谷，不可攻表，汗出必胀满。"《伤寒内科论·辨厥阴病脉证并治》："且因辨证失误，先攻其表，表证未必能除，反而又加重里证即腹胀满。此乃汗后阳外泄，阴寒浊气内填所致。"《伤寒论条析·辨厥阴病脉证并治》："若先攻表，则汗出阳亡，胃中阳虚阴乘，故必胀满也。"指出表里兼证，治疗失先后之序，导致用汗法治疗后更伤阳气，阳气不得温煦，寒气相乘，浊气壅滞而不通；治以四逆汤，温里散寒回阳。

【汗出不彻】用汗法治疗不能向愈。见太阳病证与阳明病证相兼，如48条："其人短气，但坐，以汗出不彻故也，更发汗则愈。何以知汗出不彻？以脉涩故知也。"审病是表里兼证，以表证为主，治当先表，视病情，治太阳本当使太阳病邪尽从表解除，若治疗不彻底，则易引起表邪怫郁不解。仲景言"汗出不彻"者，以揭示治疗病证一定要彻底，决不能半途而废。

【汗出不解】使用发汗方法而不能解除病证，或出汗后病证不能解除。

其一，太阳病证与心肾阳虚水泛证相兼，如82条："汗出不解，其人仍发热，心下悸，头眩，身瞤动，振振欲擗地者。"《注解伤寒论·辨太阳病脉证并治》："发汗不解，仍发热，邪气未解也。"《伤寒贯珠集·太阳篇下》："发汗过多，不能解太阳之邪，而反动少阴之气。"辨表里兼证，以表证为主，但因治表不当，表证仍在即"汗出不解"，但其病证则可因素体有否失调而发生变化，或仍以表证为主，或表邪乘机传入于里并加重里证，以里证为主；若以里证为主，治以真武汤，温阳利水。

其二，太阳病证与里证相兼，如165条："伤寒，发热，汗出不解，心中痞硬，呕吐而下利者。"《医宗金鉴·伤寒论注》："伤寒发热，汗出不解，表尚未已也。"从仲景言"汗出不解"，以揭示病以表证为主，治当先表。仲景又以治表未能切中证机为笔法，以此把辨证的中心引向辨少阳病证与阳明病证相兼证治上。

【汗出不止】汗出连续不断。见厥阴有阴无阳证，如346条："伤寒，六七日，不利，便发热而利，其人汗出不止者，死。"《注解伤寒论·辨厥阴病脉证并治》："汗出不止者，邪气胜正，阳气脱也，故死。"《伤寒论本义·厥阴篇》："汗出且不止，则孤阳为盛阴所逼，自内而出亡于外。"其证机是厥阴阴寒充斥于内，阳气欲无而外越，有阴无阳而离决；治当急急回阳，以四逆加人参汤或通脉四逆汤加减，或许能挽救于顷刻。

【汗出不烦】汗出且心不烦。见少阴阴阳离绝证，如300条："少阴病，脉微细沉，但欲卧，汗出不烦，自欲吐。"《尚论篇·少阴经前篇》："汗出不烦，则阳证悉罢，而当顾虑其阴矣。"其证机是阳气虚弱，不得固护津液而外泄，心主神明为寒气所郁而失主。

【汗出而愈】合理使用汗法则病可向愈。见太阳病证与心病证相兼，如49条："脉浮数者，法当汗出而愈。"指出辨表里兼证，病以表证为主，治当先从表，使表邪从汗而出则病可向愈。

【汗出而解】合理使用发汗方法则病证解除。

其一，太阳病证与阳明热结缓证相兼，如93条："但阳脉微者，先汗出而解。"《医宗金鉴·伤寒论注》："若从寸脉阳部微微而见者，则知病势向外，必先汗出而解。"仲景以"阳脉微"的反面提示寸部脉即阳脉反映里证所致脉象不著，即脉微而太阳病所致脉象较为明显，故当先汗以解外。

其二，太阳风湿证治疗原则，如第二18条："风湿相搏，一身尽疼痛，法当汗出而解。"指出治疗风湿病证的基本原则是当用汗法，但用汗法治疗太阳风湿证一定要注意：当汗出而不当汗大出，汗大出则病必不除，即"风气去，湿气在"也。治风湿必须做到：只有微微汗出，才能使风湿之邪俱去。如何能做到这一点，就必须在选方药和定量方面与病变证机切切相合。

【汗出而喘】汗出与气喘并见。见邪热壅肺证，如63条，又如162条："汗出而喘，无大热者。"其证机是邪热壅肺，浊气上逆，肺气不降，邪热内郁而迫津外泄；治当清泄肺热，宜麻杏石甘汤。

【汗出而渴】汗出与口渴并见。

其一，脾胃水气热证，如73条："汗出而渴者，五苓散主之。"其证机是水气内停而阻滞阴津不得上承，邪热内结而迫津外泄。

其二，湿热黄汗证，如第十四28条："黄汗之为病，身体重，发热，汗出而渴，状如风水，汗沾衣，色正黄如柏汁，脉自沉。"其证机是湿热肆虐肌肤营卫，营卫与湿热相搏，湿热既外攻，又阻遏气机，气不得气化津液；治以黄芪芍桂苦酒汤，温阳益气，清化湿邪。

【汗出而恶热】汗出与恶热并见。详见“自汗出而恶热”项。

【汗出而厥】汗出与手足厥冷或神志昏厥并见。见厥阴病证与少阴病证相兼，如370条，又第十七45条：“下利清谷，里寒外热，汗出而厥者。”《医宗金鉴·伤寒论注》：“此条汗出而厥，则已露亡阳之变矣，故主以通脉四逆汤，救阳以胜阴也。”其证机是阳气大虚，阴寒太盛，虚阳既被格于外，又不能固护于外；治以通脉四逆汤。

【汗出则愈】汗出后则病可向愈。详见“濈然汗出则愈”项。

H

【汗出则解】汗出后则病证可解除。见太阳病证与阳明病证相兼，如240条：“病人烦热，汗出则解，又如疟状，日晡所发热者，属阳明也。”仲景辨证精神主要揭示：或言邪从汗出而外解，或言病证解除，或言病证趋于缓解。

【汗出则痉】使用发汗方法不当则可引起筋脉痉挛或僵硬。详见“发汗则痉”项。

【汗出乃解】汗出后则病证向愈。详见“自汗出乃解”项。

【汗出乃愈】汗出后病证则可向愈。见太阳风水证基本病理特征，如第十四2条：“气强则为水，难以俯仰；风气相击，身体洪肿，汗出乃愈。”仲景言风水者，以揭示风与水相搏而壅于上，在上者当以汗解之，点明太阳风水证的治疗大法是从汗而解即“汗出乃愈”。同时还要进一步辨清太阳风水证有虚证、实证之分，临证时一定要审证确切，以法论治。

【汗出即愈】汗出后病证即可向愈。

其一，太阳表实风水证，如第十四4条：“太阳病，脉浮而紧，法当骨节疼痛，反不痛，身体反重而酸，其人不渴，汗出即愈，此为风水。”《金匮要略心典·水气病》：“风固当汗，水在表者亦宜汗，故曰汗出即愈；然必气盛而实者，汗之乃愈。”其证机是风与水相搏在肌肤营卫，壅滞经脉之气不畅；治当以汗法，合理用汗之后则病可向愈。

其二，胃热津伤证与太阳伤寒证相兼，如第十七19条文蛤汤用法中言：“温服一升，汗出即愈。”仲景言“汗出即愈”，以揭示太阳伤寒证的治疗目的是使邪从汗出而病向愈，同时揭示汗出是审病向愈重要标志之一。

【汗出必额上陷脉紧急】汗出后必然导致前额筋脉凹陷紧急。见太阳病证与阴虚火旺证相兼，如86条：“衄家，不可发汗，汗出必额上陷脉急紧，直视不能眴，不得眠。”指出表里兼证或阴虚火旺证类太阳病，治不当先从太阳或从太阳而汗之，汗之则更伤阴津，阴津虚弱而不得滋荣于筋脉，筋脉空虚而失荣失养，筋脉拘急凹陷挛急；治当育阴清热，和畅筋脉。

【汗出必额上陷脉急紧】汗出后必然导致前额筋脉凹陷紧急。详见“汗出必额上陷脉紧急”项。

【汗出愈】汗出则病可向愈。

其一，温疟证，如第四4条白虎加桂枝汤用法中言：“温服，汗出愈。”辨温疟者，其温热之邪充斥肌肤营卫，治可使病邪从汗而解。

其二，肝热阳郁证与脾寒阳虚证相兼，如357条麻黄升麻汤用法中言：“相去如饮三斗米顷，令尽，汗出愈。”此言“汗出愈”者，以示阳热得泄，虚阳得复，表里之气和也。

【汗出自愈】汗出后病可向愈。详见“冒家汗出自愈”项。

【汗出便愈】汗出后病即可向愈。见少阳胆热水气证，如147条柴胡桂枝干姜汤用法中言：“初服微烦，复服，汗出便愈。”指出病人服用方药后，正气积力抗邪并与邪气相搏，正气不得守护于心则见微烦，此法当继续服用方药，然则正气得药力之助，邪气不胜正气则从汗出而解，对此且不可认为微烦是病证加重。若病人没有汗出，则不能确定病为向愈，对此一定要因人而异，不可一概而论。

【汗出解】汗出后病证得解。详见“故知汗出解”项。

【汗出不恶寒】汗出与不恶寒并见。见太阳病证与悬饮证相兼，如152条：“其人漐漐汗出，发作有时，头痛，心下痞硬满，引胁下痛，干呕，短气，汗出不恶寒者。”《伤寒内科论·辨太阳病脉证并治》：“审饮停胸胁证，其汗出，头痛，干呕等证类太阳中风证，又有心下痞硬满，引胁下痛，短气等证，颇似表里兼证，对此法当详别证机，排除疑似，若稍有疏忽即有误攻其表。何以别汗出，头痛，干呕等证非表而为里证呢？此虽汗出且无脉浮，头痛而无发热恶寒，干呕而无鼻塞等证，文中言‘汗出不恶寒者’，是鉴别诊断的关键性一句，以别本类似证非表而为里。”仲景主要揭示悬饮证之汗出不同于太阳病证之汗出的辨证要点。

【汗出表和故也】邪从汗出，表气得和，病证向愈。见太阳病证与大肠邪结证相兼，如93条：“所以然，汗出表和故也。”指出表里兼证，表证得解的标志是表邪从汗而出，然则表气得和，病证向愈。

【汗出为阳微】汗出的证机是太阳少阳兼证。见太阳病证与少阳病证相兼，如148条：“汗出为阳微，假令纯阴结，不得复有外证，悉入在里，此为半在里，半在外也。”其证机是太阳营卫不调，卫气不能守护营气，又加少阳胆热蒸腾津液而外泄，故汗出为太阳少阳相兼病证。

【汗出濈濈然】汗出较为迅疾。见阳明病发病与素体的关系，如185条：“伤寒发热，无汗，呕不能食，而反汗出濈濈然者，是转属阳明也。”《伤寒论条辨·辨阳明病脉证并治法》：“反汗出者，肌肉著热，肌肤反开泄，濈濈，热而汗出貌。”《伤寒悬解·阳明篇》：“而反汗出濈濈然者，必因胃腑有热，蒸其皮毛，是为转属阳明也。”指出阳明病汗出，尤其是阳明热证汗出的表现特点与证候特征，提示辨阳明病汗出应当与太阳病证汗出相鉴别。

【汗出当风】汗出后又受风邪侵袭。详见“饮酒汗出当风所致”项。

【汗出入水中】汗出时且入于水湿之中，也即汗出之时也正是寒湿所侵之时。见寒湿历节证，如第五4条：“汗出入水中，如水伤心，历节黄汗出，故曰历节。”指出汗出时，其腠理疏松，寒湿水气之邪易于乘机侵袭。水者，阴也，寒也，湿也；言水者，以寓寒湿之邪；仲景于此主要揭示历节证的病因是感受寒湿之邪。

【汗出入水中浴】出汗时入于水中洗浴。见湿热黄汗证，如第十四28条：“以汗出入水中浴，水从汗孔入得之。”指出湿热黄汗证的病因是外邪乘机侵袭所致，尤其是汗出之时正是邪气侵入之时，以揭示汗后不可入于水中浴，免于引起湿热黄汗证。

【汗出已反发热】汗出停止后反而又出现发热。见湿热黄汗证，如第十四29条：“若汗出已反发热者，久久其身必甲错，发热不止，必生恶疮。”其证机是湿热熏蒸津液则汗出，湿热因汗出而外越则热减，汗止则湿热仍在且郁蒸不解，故又出现发热。

【汗出已辄轻者】病证因汗出而减轻。见寒湿黄汗证，如第十四29条：“若身重，汗出已辄轻者，久久必身瞤，髋及胸中痛。”其证机是寒湿之邪因汗出而外泄，故汗出后即感到病证有所减轻。对此理解“汗出已辄轻”一定要审明病证减轻是一时性减轻，并非是病证得以彻底解除，因其寒湿证机仍在。

【汗出少】汗出比较少。见阳明病证与太阳病证相兼，如245条：“脉阳微而汗出少者，为自和也；汗出多者为太过。”仲景指出辨治太阳病，当汗出而不当大汗出，汗出少且适中，则病为向愈。

【汗出多】治法不当则可引起汗出较多。

其一，太阳伤寒证与肺热证相兼，如38条大青龙汤用法中言：“汗出多者，温粉粉之。”指出或因辨证未能切中证机，或因治疗未能恰到好处，均可导致汗后呈现多汗证，若引起其他病证，则当积极救治，以免发生他变。

其二，太阳中风证与阳明病证相兼，如234条：“阳明病，脉迟，汗出多，微恶寒者，表未解也。”《伤寒溯源集·阳明上篇》：“以汗多而仍恶寒，是以知太阳之表证尚未解也。”《伤寒论辨证广注·辨阳明病脉证并治法》：“汗出多者，阳明热而肌腠疏也。”仲景言汗多主要揭示病变的主要矛盾方面在太阳，其治当先从太阳，使邪从外而解。

其三，阳明病证与太阳病证相兼，如245条：“脉阳微而汗出少者，为自和也；汗出多者为太过。”《伤寒论条辨·辨阳明病脉证并治》：“伤寒本无汗，故曰因发其汗，发而因出之过多，则与自出过多者同一致，故曰亦为太过。”指出治疗太阳病，本当用发汗的方法，但发汗不可太过，太过则会导致病证发生变化，仲景于此主要提示治病贵在切中证机。

【汗出多者为太过】治疗病证应当用汗法且不可汗出过多，汗出过多则为治疗错误。详见“汗出多”其三项。

【汗出多而渴】汗出多与口渴并见。见阳明热盛津伤证，如224条：“阳明病，汗出多而渴者，不可与猪苓汤。”《伤寒论辨证广注·辨阳明病脉证并治法》：“汗出既多，则胃中水液外输，随饮随燥，津液少，以故作渴，便用猪苓汤以利小便，是重亡其津液，故示诫之。”《伤寒论三注·阳明篇》：“盖邪入阳明，汗出复多，更耗其津液，津液曾几，尚可下夺耶。”仲景辨“汗出多而渴”，若其证机是阳明水气津伤热证，其治以猪苓汤，即可达到预期治疗目的；若其证机是阳明热盛津伤证，则不可以猪苓汤，用之则更伤其阴津。对此如何辨清病变证机所在？若是阳明水气津伤热证，虽口渴但不欲多饮水，其热势不高；若是阳明热盛津伤证，口渴且饮水多而不解渴，热势较高。

【汗出即寒慄而振】发汗汗出后则有寒慄而振。详见“发汗则寒慄而振”项。

【汗出病差】汗出后则病可向愈。见太阳中风证，如12条桂枝汤用法中言：“若一服汗出病差，停后服，不必尽剂。”指出桂枝汤治疗太阳中风证，若用桂枝汤能恰到好处，方药能正好切中证机，病证可向愈。

H

【汗多】汗出较多。

其一，太阳病证与肺蕴热证相兼，如38条大青龙汤用法中言：“若复服，汗多，亡阳，遂虚，恶风，烦躁，不得眠也。”指出病以太阳病证为主，其治当用汗法，若用汗法稍有不当则会大伤阳气，出现阳虚不得固摄则汗出。

其二，阳明病证与太阳病证相兼，如208条：“若汗多，微发热恶寒者，外未解也，其热不潮，未可与承气汤。”仲景辨“汗多”，当与其他病证相参，进而提示病以太阳病证为主，其治当先从太阳，然后则以法论治阳明。

其三，阳明热极证，如253条：“阳明病，发热，汗多者。”《伤寒六经辨证治法·辨阳明病脉证并治法》：“兹见发热汗多，乃里热炽盛之极，蒸腾胃中津液尽越于外，务必亟夺其邪而救津液，稍有迟徊，则瓮干杯罄，故宜大承气急下也。”其证机是阳明邪热至极至重，热极逼迫津液外泄而亡阴；治以大承气汤，攻下实热。

【汗多胃中燥】汗出多则出现胃中津液不足的病理病证。见阳明胃热津伤证，如224条：“以汗多胃中燥，猪苓汤复利其小便故也。”仲景指出汗出是胃燥之因，而胃热不解又是汗多之果，相互因果，病证不除；治当清热生津，以白虎加人参汤。

【汗之】当用汗法治疗。详见“而反汗之”项。

【汗之病不愈】使用汗法治疗且病证不能向愈。见太阳风湿证治疗原则，如第二18条：“医云此可发汗，汗之病不愈者，何也？盖发其汗，汗大出者，但风气去，湿气在，是故不愈也。”指出用汗法治疗太阳风湿证一定要注意：当汗出不当汗大出，汗大出病必不除。

【汗止】出汗得以停止。见阳虚骨痹证，如175条，又如第二24条甘草附子汤用法中言：“能食，汗止，复烦者，将服五合。”指出服用甘草附子汤，风寒湿之邪当从汗出而解，其汗出标志病为向愈，故不可认为是阳虚之汗出，对此还要进一步辨清汗出时，其他证候消失，则为病情向愈；若在汗出时，其他病证加重如复烦等，则当积极治疗，不可认为是病愈之标志，对此必须知此知彼。

【汗从腰以下不得汗】汗从腰部以下不得出。详见“腰以下不得汗”项。

【汗自出】病理性汗出，或正气抗邪，邪不胜正而从汗出。

其一，太阳中风证，如12条：“太阳中风，阳浮者，热自发，阴弱者，汗自出。”《伤寒内科论·辨太阳病脉证并治》：“汗出是因卫气受邪后抗邪，且不能固护于营，致营失卫守或受邪而外泄，又称营弱。”其证机是营卫受邪而抗邪，卫气不及于固护于营则汗出。

其二，阳明热盛证，如182条：“身热，汗自出，不恶寒，反恶热也。”其证机是阳明邪热不仅盛于内，而且也斥于外，迫津外泄则汗出；治当清泻阳明盛热。

其三，卒厥在脏在腑，如第一11条：“如身和，汗自出，为入腑即愈。”仲景辨证主要揭示：脏主藏精气，实邪侵犯在脏，精气被伤，病证较重；而腑主传化，实邪侵犯在腑，传化功能失常，病证较轻，正气抗邪，邪不胜正而从汗出，然则病可向愈。

其四，湿热历节证，如第五5条：“趺阳脉浮而滑，滑则谷气实，浮则汗自出。”其证机是湿热浸淫筋脉骨节，肆虐熏蒸津液外泄，故汗自出；治当清热祛湿，疏通经气。

【汗解之】用发汗的方法治疗病证。

其一，太阳病证与营血虚证相兼，如50条：“脉浮紧者，法当身疼痛，宜以汗解之。”《伤寒来苏集·伤寒论注》：“脉浮紧者，以脉法论当身疼痛，宜发其汗。”仲景辨表里兼证，病以表证为主，其治当先用汗法，若能循法施治，则病证即能得以解除。

其二，太阳温病证，如141条：“病在阳，应以汗解之。”《伤寒论辨证广注·辨太阳病脉证并治》：“病在阳者，为邪热在表也，法当以汗解之。”《伤寒贯珠集·太阳篇下》：“病在阳者，邪在表也，当以药取汗。”指出太阳温病证的治疗大法是用发汗的方法，使表邪从外而解。

其三，病者新差复感外邪证，如394条：“伤寒差以后，更发热，小柴胡汤主之；脉浮者，以汗解之。”《伤寒溯源集·差后诸证证治》：“若脉浮则邪盛于表，必有可汗之表证，仍当以汗解之。”指出病人原来假如是太阳病证，病后当养而失养，外邪乘机侵入引起太阳病证复发，临证时还要进一步辨清太阳病的具体证型所在，以法选用切合证机的方药或麻黄汤加减或桂枝汤等。

其四，寒湿发黄证与太阳中风证相兼，如第十五16条：“诸病黄家，但利其小便；假令脉浮，当以汗解之。”《金匮要略心典·黄疸病》：“但本无外风而欲出汗，则桂枝发散之中，必兼黄芪固卫，斯病去而表不伤，抑以助正气以逐邪气也。”权衡表里兼证，表里病证都比较明显，但在相比之下则以表证为主，故其治当兼顾表里，且以解表发汗为主即“当以汗解之”，以桂枝加黄芪汤，以解表里病证。

【汗家】经常汗出所引起的病证。见心肾阴阳两虚证，如88条：“汗家，重发汗，必恍惚心乱，小便已，阴疼。”《伤寒论浅注·太阳篇》：“平素患汗病之人，名曰汗家。”《新增伤寒集注·太阳篇》：“平日汗多者，表阳素亏。”仲景首言“汗家”，揭示病者素体有阴阳两虚兼有太阳病证，复言“重发汗”，暗示病以表证为主，但因用汗法不当而又伤阴津。

【汗大出】汗出比较多。见太阳风湿证治疗原则，如第二18条：“盖发其汗，汗大出者，但风气去，湿气在，是故不愈也。”指出用汗法治疗太阳风湿证一定要注意：当汗出而不当汗大出，汗大出病必不除，即“风气去，湿气在”也。

【汗先出不彻】先用发汗方法且未能达到治疗目的。见太阳病证与阳明病证相兼，如48条：“二阳并病，太阳初得病时，发其汗，汗先出不彻，因转属阳明，续自微汗出，不恶寒。”指出治疗太阳病证与阳明病证相兼，病以表证为主，当先治其表，但在治表时一定要恰到好处，若用汗法不当，不仅不能达到治疗目的，反而还会引起太阳病邪乘机传入阳明，以加重阳明病证。

【汗沾衣】汗出黏且沾衣。见湿热黄汗证，如第十四28条：“黄汗之为病，身体重，发热，汗出而渴，状如风水，汗沾衣，色正黄如柏汁，脉自沉。”其证机是湿热肆虐肌肤营卫，营卫与湿热相搏，湿热外溢；治以黄芪芍桂苦酒汤，温阳益气、清化湿邪。

【汗不出】没有汗出。

其一，太阳伤寒证禁用桂枝汤，如16条：“若其人脉浮紧，发热，汗不出者，不可与之也。”辨太阳伤寒证，以无汗为主，汗不出者，卫闭营郁，邪郁于营卫而不得外泄。

其二，太阳柔痉体强证，如第二11条栝楼桂枝汤用法中言：“汗不出，食顷，啜热粥发之。”指出治疗太阳柔痉体强证用栝楼桂枝汤，在一般情况下使用发汗方法则能达到治疗目的，即邪从汗出而解；若病重药轻，其治除了加大方药用量外，还要啜热稀粥以助药力发汗。

蒿

hāo❶药名：如茵陈蒿。❷方名：如茵陈蒿汤。

豪

háo豪，即强横的，有特殊势力的，引申为有权势的人。如仲景序：“但竞逐荣势，企踵权豪，孜孜汲汲，惟名利是务。”

诃

hē❶药名：如诃梨勒。❷方名：如诃梨勒散。

【诃梨勒】诃梨勒为使君子科落叶乔木植物诃子的成熟果实。

别名：诃子，诃梨，随风子。

性味：苦、酸、涩。

功用：收敛止泻，固护胃气。

主治：大便滑脱，矢气频繁，腹中转气，咯血，小便带血，脱肛。

《药性论》曰：“通利津液，主胸膈结气，止水道，黑须发。”

入方：见诃梨勒散。

用量：

用量		经方数量	经方名称
古代量	现代量		
十枚	30g	1方	诃梨勒散

注意事项：邪实内结者慎用。

化学成分：含鞣质，诃子酸，诃梨勒酸，1，3，6-三没食酰葡萄糖，1，2，3，4，6-五没食子酰葡萄糖，鞣云实精，原诃子酸，葡萄糖没食子鞣苷，并没食子酸，莽草酸，去氢莽草酸，奎宁酸，阿拉伯糖，果糖，葡萄糖，蔗糖，鼠李糖，氨基酸，毒八角酸，去氢毒八角酸，番泻苷，诃子素，鞣酸酶，多酚氧化酶，过氧化酶，抗坏血酸氧化酶，β-谷甾醇，胡萝卜苷，三十碳酸，软脂酸，诃子次酸三乙酯，没食子乙酯。

药理作用：抗菌作用（绿脓杆菌，肺炎链球菌，溶血性链球菌，变形杆菌，鼠伤寒杆菌），抗病毒作用（流感病毒），解除平滑肌痉挛，兴奋胃盘神经节作用，抗氧化作用，收敛止泻作用。

【诃梨勒散】

组成：诃梨勒煨，十枚（30g）

用法：上一味，为散，粥饮和，顿服。

功用：顾护胃气，收敛中气。

适应证：胃气下泄气利证：气利即气从胃中下泄，直从肛门而出，不能自主控制，无声，气泄之后，四肢困乏，倦怠，或健忘，精神低沉，舌淡，苔薄，脉弱。

解读方药：方中诃梨勒顾护胃气，收敛中气，止泄止利，善治胃气下泄证。同时对脾胃虚弱，大肠滑脱证均有良好的治疗作用。饮粥和服，益脾胃而健中气，与诃梨勒相用，增补益脾胃，收敛中气。相合为用，以奏其功。

喝 hē❶呼吸气急声，或张口呼吸。如第六11条：“脉沉小迟，名脱气，其人疾行则喘喝，手足逆寒。”❷声音嘶哑。如第三10条：“蚀于上部则声喝。”

和 hé❶相安，谐和。如53条：“以荣行脉中，卫行脉外，复发其汗，荣卫和则愈。”❷调和。如29条：“若胃气不和，谵语者，少与调胃承气汤。”❸调理，清泻。如70条：“不恶寒，但热者，实也，当和胃气。”❹和合，送服。如71条五苓散用法中言：“以白饮和，服方寸匕，日三服。”❺痊愈。如131条：“结胸者，项亦强，如柔痉状，下之则和。”❻制作。如131条大陷胸丸用法中言：“捣筛二味，内杏仁、芒硝，合研如脂，和散，取如弹丸一枚，别捣甘遂一钱匕，白蜜二合，水二升，煮取一升，温，顿服之。”❼正常。如404条：“少阴病，得之一二日，口中和，其背恶寒者。”

huó❽纳入，加入。如233条大猪胆汁方用法中言：“又大猪胆汁一枚，泻汁，和少许法醋，以灌谷道内，如一食顷，当大便出宿食恶物，甚效。”

【和令相得】调剂方中药物，并使其相互调配均匀。如310条猪肤汤用法中言：“加白蜜一升，白粉五合，熬香，和令相得，温分六服。”又如第二十二20条蛇床子散用法中言：“以白粉少许，和令相得，如枣大，棉裹内之，自然温。”

【和药令相得】调剂方中药物，并使其相互调配均匀。如338条乌梅丸用法中言：“蒸之五斗米下，饭熟捣成泥，和药令相得，内臼中，与蜜，杵二千下。”

【和散】制作为散剂。如131条大陷胸丸用法中言：“捣筛二味，内杏仁、芒硝，合研如脂，和散。”

【和少许法醋】用药时加入少量食用醋。如233条大猪胆汁方用法中言：“又大猪胆汁一枚，泻汁，和少许法醋，以灌谷道内，如一食顷，当大便出宿食恶物，甚效。”

【和之愈】清泻肠胃邪热则病可向愈。见阳明热结轻证，如250条：“小便数，大便因硬者，与小承气汤，和之愈。”指出治疗阳明热结轻证的基本大法与具体措施。

【和膏中煎之】将药纳入猪脂肪油中煎熬。如第十五17条猪膏发煎中用法言：“上二味，和膏中煎之，发消药成。”

【和药汁煎服八合】调剂煎煮方药，以取汁服用8合（48~64mL）。如第十二18条甘遂半夏汤用法中言：“以蜜半升，和药汁煎服八合。”

【和蜜扬之二百四十遍】加入蜜中扬之240次。如第十七16条大半夏汤用法中言：“以水一斗二升，和蜜扬之二百四十遍，煮取二升半，温服一升，余分再服。”理解仲景言“二百四十遍”，表示多的意思，且不拘于具体数字。

何 hé❶表示疑问。如50条：“何以知然？以荣气不足，血少故也。”❷表示询问。如16条：“观其脉证，知犯何逆，随证治之。”

【何以知然】凭什么知道其原因？如50条：“何以知然？以荣气不足，血少故也。”提示辨证一定要审明病变证机，为进一步治疗提供依据。

【何以知汗出不彻】凭什么知道汗出没有达到治愈目的呢？如48条："何以知汗出不彻？以脉涩故知也。"指出治疗一定要彻底，切不可半途而废。

【何以知之】凭什么知道这些呢。如116条："欲自解者，必当先烦，烦乃有汗而解，何以知之？脉浮，故知汗出解。"指出辨证与预测疾病变化与转归，一定要脉证合参，方可得出正确结论。

【何谓结胸】有哪些证候表现叫作结胸呢？如128条："何谓脏结？答曰：如结胸状，饮食如故，时时下利，寸脉浮，关脉小细沉紧，名曰脏结。"指出辨证一定要审明病证表现与证候特征，不可为类似病证所迷惑。

【何以知此】凭什么知道这些呢。如30条："言夜半手足当温，两脚当伸，后如师言，何以知此？"指出疾病向愈除了方药治疗作用外，疾病恢复与自然界阴阳变化也密切相关，以揭示天人相应在临床中具体应用。

【何谓也】为何有这些呢？如179条："问曰：病有太阳阳明，有正阳阳明，有少阳阳明，何谓也？"又如第一8条："有未至而至，有至而不至，有至而不去，有至而太过，何谓也？"仲景所言为进一步辨证提供理论依据与临床应用理论提供思维导向。

【何缘得阳明病】什么原因引起阳明病。见阳明热证的病因，如181条："何缘得阳明病？答曰：太阳病，若发汗，若下，若利小便，此亡津液，胃中干燥，因转属阳明，不更衣，内实，大便难者，此名阳明也。"仲景以或然证的形式论阳明热结证成因，或是阳明病与太阳病相兼，其治当先从太阳，但在治太阳时，一定要恰到好处，若有不当，即会引起阳明热结证；同时又暗示病是阳明病与太阳病相兼，病以阳明热证为主，其治当先从阳明，且因治阳明未能切中证机，也会引起阳明热结证；仲景复从另一角度论述阳明病不当利小便而利小便，同样也会引起阳明热结证。总之，阳明病的成因是多方面的，且不可拘于一个方面。

【何也】这是什么原因呢？如183条："病有得之一日，不发热而恶寒者，何也？"

【何从得之】有哪些原因可能引起这样的病证呢。如第七1条："热在上焦者，因咳为肺痿，肺痿之病，何从得之？"又如第十四28条："汗沾衣，色正黄如柏汁，脉自沉，何从得之？"

【何以别之】凭什么能辨别清楚呢？如第十21条："人病有宿食，何以别之？师曰：寸口脉浮而大，按之反涩，尺中亦微而涩，故知有宿食，大承气汤主之。"

【何以知此为肺痈】怎么知道这种病是肺痈？如第七2条："问曰：病咳逆，脉之，何以知此为肺痈？"

【何以故】凭什么知道其缘故呢？如第十四20条："先病水，后经水断，名曰水分，此病易治。何以故？去水，其经自下。"又如第二十二9条："此病属带下，何以故？曾经半产，瘀血在少腹不去，何以知之？"

核

hé❶果实中坚硬并包含果仁的部分。如338条乌梅丸用法中言："以苦酒渍乌梅一宿，去核，蒸之五斗米下，饭熟捣成泥，和药令相得，内臼中，与蜜，杵二千下。"❷肌肤突起而坚硬。如117条："烧针令其汗，针处被寒，核起而赤者，必发奔豚，气从少腹上冲心者。"❸药名：如桃核，亦即桃仁。❹方名：如桃核承气汤。

【核起而赤】肌肤突起部分并呈赤红色。见太阳病证与肾寒气逆证相兼，如117条："烧针令其汗，针处被寒，核起而赤者，必发奔豚，气从少腹上冲心者。"其证机是寒气凝滞营卫，并壅阻经脉经气，寒气与血相结而郁于肌肤，其治当用灸法，使寒气从营卫肌表而散。

黑

hēi❶黑色。如237条："屎虽硬，大便反硬，其色必黑者。"❷色深似黑。如第一3条："鼻头色微黑者，有水气。"❸焦黑，似火熏状。如141条三物白散用法中言："巴豆一分，去皮心，熬黑，研如脂。"❹病证名。如第十五7条："酒疸下之，久久为黑疸。"

【黑疸】酒疸病证面部颜色呈现暗黑。

其一，酒疸与黑疸的演变关系，如第十五7条："酒疸下之，久久为黑疸。"《金匮要略心典·黄疸病》："酒疸虽有可下之例，然必审其腹满，脉沉弦者而后下之；不然，湿热乘虚陷入血中，则变为黑疸。"审酒疸病证日久不愈，其酒毒湿热蕴结而不解，内伤于肝血，酒毒湿热与血相搏而伤肾，则为黑疸证；其治当清热利湿，调肝益肾。

其二，肝胆瘀血湿热证，如第十五 14 条："膀胱急，少腹满，身尽黄，额上黑，足下热，因作黑疸。"《医宗金鉴·黄疸病》："血病者，颜必变，岂有色黑而血不病者乎。"其证机是湿热内结，壅滞气机，瘀阻血脉，湿热与气血相互搏结；治当清热化瘀，利湿退黄。

【黑微黄】面色虽黑但又有微黄。详见"虽黑微黄"项。

嘿

hēi 嘿，通"默"，表示表情沉默，不欲言语。如 96 条："往来寒热，胸胁苦满，嘿嘿，不欲饮食。心烦。"

【嘿嘿】表情沉默，不欲言语。

其一，少阳胆热气郁证，如 96 条："往来寒热，胸胁苦满，嘿嘿，不欲饮食。心烦。"又如 97 条："往来寒热，休作有时，嘿嘿，不欲饮食。"仲景言"嘿嘿"即默默，即表情沉默，不欲言语；其证机是少阳胆气内郁，不能协调心主神明，神明郁于内而不外达。

其二，厥阴肝热厥逆证，如 339 条："指头寒，嘿嘿，不欲食，烦躁。"其证机是厥阴肝热，壅滞气机而不得升降，阳气郁滞而不能外达，心神不得肝气疏泄条达；治当疏肝清热，调理气机，四逆散与白虎汤加减。

横

héng❶横行霸道，引申为反克。如 109 条："伤寒，发热，啬啬恶寒，大渴欲饮水，其腹必满；自汗出，小便利，其病欲解；此肝乘肺也，名曰横，刺期门。"❷灾难，疾病。如仲景序："感往昔之沦丧，伤横夭之莫救。"

【横夭之莫救】疾病与夭亡不能救治。如仲景序："感往昔之沦丧，伤横夭之莫救。"

红

hóng❶药名：如红蓝花。❷方名：如红蓝花酒。

【红蓝花】红蓝花为菊科二年生草本植物红花的筒状花冠。

别名：红花。

性味：辛，温。

功用：活血通经，养血止血，破血下瘀。

主治：月经不调，痛经，闭经，胸胁乳房胀痛，肢体疼痛，筋脉疼痛，腰痛身痛。

《本草纲目》曰："活血，润燥，止痛，散肿，通经。"

入方：见红蓝花酒。

用量：

用量		经方数量	经方名称
古代量	现代量		
一两	3g	1 方	红蓝花酒

注意事项：孕妇慎用。

化学成分：含红花黄色素，红花苷，红花素，红花醌苷，新红花苷，山柰酚，槲皮素，6-羟基山柰酚，山柰酚-3-葡萄糖苷，槲皮素-7-葡萄糖苷，槲皮素-3-葡萄糖苷，山柰酚-3-芸香糖苷，芦丁，3α-羟基类固醇脱氧酶（3α-HSD），6-羟基山柰黄素，圣草素，山柰黄素，芹黄素，脂肪油（为软脂酸、硬脂酸、油酸和亚油酸等），多糖（葡萄糖、木糖、阿拉伯糖和半乳糖），二棕榈酸甘油脂，油酸，亚油酸，月桂酸，肉豆蔻酸，棕榈酸，二十九烷 β-谷甾醇-3-O-葡萄糖苷，豆甾醇，微量元素（铬、锰、锌、铜等），红花油，花生酸。

药理作用：对心脏功能所处状态呈双向调节作用或兴奋或抑制，增加冠脉血流量作用，降低血管脆性而呈保护心血管，抑制血小板聚集及血栓形成而呈抗凝血和增加纤溶作用，降血压作用，抗缺氧作用，抗心肌缺血作用，抗心律失常作用，降血脂作用，降血糖及胆固醇，兴奋小肠、子宫、支气管平滑肌的作用，镇痛作用。

【红蓝花酒】

组成：红蓝花一两（3g）

用法：上一味，以酒一大碗，煎减半。顿服一半，未止再服。

功用：活血行气，化瘀止痛。

适应证：妇人气血郁瘀证：少腹既胀且痛，时攻冲胁肋，痛性如针刺，或遇寒则增，或经期延至而腹中胀痛，经色紫暗有块，瘀块得下则腹中胀痛顿减，舌紫或暗，脉弦或涩。

解读方药：红蓝花辛温，辛以活血通经，化瘀以理血，温以调畅气血以止痛，善疗妇人血气刺痛。酒，既能行气血，又能助红蓝花活血化瘀，通行气血。相互为用，化瘀而通经，温经以调血，共建其功。

洪

hóng❶脉象，即洪脉，如 25 条："服桂枝汤，大汗出，脉洪大者，与桂枝汤，如前法。"❷大，引申为明显，显著。如第十四 2 条：

“气强则为水，难以俯仰；风气相击，身体洪肿，汗出乃愈；恶风则虚，此为风水。”

【洪大】脉来盛去衰且大。详见“脉洪大”项。

【洪肿】身体肿胀比较明显。详见“身体洪肿”项。

【洪则为气】脉洪主水气病理。见太阳风水证基本病理特征，如第十四2条：“气强则为水，难以俯仰；风气相击，身体洪肿，汗出乃愈。”其证机是风邪与水气相搏，正气与水气相争剧烈，气血涌盛于脉。

侯

hóu❶姓氏。如侯氏黑散。❷人名。如仲景序：“余每览越人入虢之诊，望齐侯之色，未尝不慨然叹其才秀也。”

【侯氏黑散】

组成：菊花四十分（120g） 白术十分（30g） 细辛三分（9g） 茯苓三分（9g） 牡蛎三分（9g） 桔梗八分（24g） 防风十分（30g） 人参三分（9g） 矾石三分（9g） 黄芩五分（15g） 当归三分（9g） 干姜三分（9g） 川芎三分（9g） 桂枝三分（9g）

用法：上十四味，杵为散，酒服方寸匕，日一服，初服二十日，温酒调服，禁一切鱼肉，大蒜，常宜冷食，六十日止，即药积在腹中不下也。热食即下矣，冷食自能助药力。

功用：补养心脾，化痰祛风。

适应证：心脾不足，痰风内生证：魂梦颠倒，精神恍惚，心烦，身躁，四肢困重，乏力，倦怠，食欲不振，或呕吐痰涎，胶结黏腻，或大便失调，面色萎黄，舌淡，脉细无力。

解读方药：

1. 诠释方药组成：方中菊花清解郁热；白术健脾燥湿；细辛温阳化饮；茯苓益气渗湿；牡蛎潜阳息风；桔梗宣利气机；防风疏散透风；人参补益心脾；矾石燥湿化痰息风；黄芩清热燥湿；当归补血活血；干姜温通宣散；川芎活血行气；桂枝辛温通阳；酒能行血通阳。

2. 剖析方药配伍：人参与白术，属于相须配伍，增强健脾益气养心。白术与茯苓，属于相使配伍，健脾益心，燥湿利湿，杜绝痰生之源。桂枝与细辛、防风，属于相须配伍，温阳化饮，疏散透风。菊花与黄芩，属于相使配伍，菊花助黄芩清热于内，黄芩助菊花透热于外。当归与川芎，属于相使配伍，川芎助当归补血之中以活血，当归助川芎活血之中以养血。干姜与桂枝，属于相使配伍，干姜助桂枝温通心阳，桂枝助干姜温暖脾阳。桔梗与矾石，属于相使配伍，桔梗助矾石燥湿化痰，矾石助桔梗宣利痰湿。牡蛎与桂枝、细辛、防风，属于相反相使配伍，相反者，敛散同用；相使者，牡蛎使桂枝、细辛、防风透风于外，息风于内。

3. 权衡用量比例：人参与白术、茯苓用量比例是3∶10∶3，提示药效健脾益气与燥湿利湿之间的用量调配关系，以治心脾气虚；桂枝与细辛、防风用量比例是1∶1∶1，提示药效温通与疏风之间的用量调配关系，以治透散内风；桔梗与矾石用量比例是8∶3，提示药效宣利与化痰之间的用量调配关系，以治痰风；当归与川芎用量比例是1∶1，提示药效补血与理血之间的用量调配关系；菊花与黄芩用量比例是1∶8，提示药效辛散与苦泻之间的用量调配关系，以治郁热；桂枝与干姜用量比例是1∶1，提示药效温通与散寒之间的用量调配关系，以治阳虚。

喉

hóu喉，即喉咙。《灵枢·忧恚无言》：“喉咙者，气之上下者也。”《儒门事亲》：“喉以候气，故喉气通于天。”喉者，与肺、肾、脾、胃相关，并与诸多经脉相连相系相依，尤其与肺关系最为密切。《重楼玉钥》：“喉者，空虚，主气息出入，呼吸为肺之系，乃肺系之通道也。”如334条：“咽中痛者，其喉为痹。”

【喉为痹】咽喉红肿疼痛。见厥阴肝寒，阳复太过证，如334条：“其喉为痹。”其证机是阳气恢复太过而为邪热，邪热上攻上冲上灼而相结于咽喉。

【喉不痹】咽喉不红不肿。见阳化为热便脓血证，如334条：“喉不痹。”指出阳复太过而为邪热，其邪热因人而异，可有下注而未上攻，故其咽喉不红不肿。

【喉咽】喉与咽。详见“咽喉”项。

【喉咽不利】咽喉不适或疼痛或滞涩。见肝热阳郁证与太阴脾寒证相兼，如357条：“喉咽不利。”其证机是肝热郁遏阳气而灼伤脉络，脾寒阳气虚弱而清气下陷；其治以升麻麻黄汤，发越肝阳，温暖脾阳。

【喉咽塞噎】喉咽梗塞不利。见水气病证，如第十四21条：“喉咽塞噎。”其证机是水气上逆，壅滞于喉咽，气机阻结于喉咽。

【喉中水鸡声】喉中痰鸣音如水鸡叫声。见寒饮郁肺结喉证，如第七 6 条：“喉中有水鸡声。”《金匮要略心典·肺痿肺痈咳嗽上气病》：“肺中寒饮，上入喉间，为呼吸之气所激，则作声如水鸡。”其证机是寒饮郁于肺而结于咽喉，壅滞气机；治以射干麻黄汤，温肺化饮，下气祛痰。

后 hòu❶第二。如 384 条：“今反不能食，到后经中，颇能食，复过一经能食，过之一日当愈。不愈者，不属阳明也。”❷与“前”相对。如 60 条：“下之后，复发汗，必振寒，脉微细。”❸结果。如 30 条：“言夜半手足当温，两脚当伸，后如师言，何以知此？”❹后端，后面。如 209 条：“此但初头硬，后必溏，不可攻之。”❺其后，而后，之后。如 332 条：“恐暴热来出而复去也。后三日脉之，其热续在者，期之旦日夜半愈。”❻解除，停止。如 384 条：“下利后，当便硬，硬则能食者愈。”❼下一次，接着。如 12 条桂枝汤用法中言：“又不汗，后服小促其间，半日许令三服尽。”❽渐渐。如第十二 2 条：“饮后水流在胁下，咳唾引痛，谓之悬饮。”

【后服小促其间】下一次服药并渐渐缩短服药时间间隔。如 12 条桂枝汤用法中言：“又不汗，后服小促其间，半日许令三服尽。”指出服用方药一定要因病证而异，才能切中证机，才能取得预期治疗效果。

【后如师言】事情的结果如老师所言。如 30 条：“言夜半手足当温，两脚当伸，后如师言，何以知此？”指出对疾病的发展与转归一定要有科学的预测与判断，对治疗要做到心中有数。

【后身疼痛】治里证之后，以身体疼痛为主要矛盾方面。详见“身疼痛”项。

【后必下重】大便必定出现下重。详见“下重”其一项。

【后四五日】在病变过程中其后 4~5 天中。见少阳胆热气郁证，如 103 条：“太阳病，过经十余日，反二三下之，后四五日，柴胡证仍在者，先与小柴胡汤。”指出辨证一方面要辨症状表现与病变证机，另一方面还要根据疾病演变日期判断病情，在临床中可通过辨时间判断疾病演变，则有一定的参考价值。

【后以柴胡加芒硝汤主之】然后再用柴胡加芒硝汤治疗。如 104 条：“先宜服小柴胡汤以解外，后以柴胡加芒硝汤主之。”提出治疗方法有先后之分，若能循法施治，则可取得治疗效果。

【后必溏】大便后端出现溏泄。如 209 条：“此但初头硬，后必溏，不可攻之。”又如 238 条：“腹微满，初头硬，后必溏，不可攻之；若有燥屎者，宜大承气汤。”复如 251 条：“但初头硬，后必溏，未定成硬，攻之必溏，须小便利，屎定硬，乃可攻之，宜大承气汤。”其证机是邪气与肠中糟粕相结而未甚，故大便后端出现溏泄。

【后三日脉之】其后的第 3 天观察与诊断脉证。如 332 条：“恐暴热来出而复去也。后三日脉之，其热续在者，期之旦日夜半愈。”指出对疾病的发展与演变都要随时随地因病证表现辨治，不可用固定的思维去辨复杂的病证表现。

【后三日脉之而脉数】其后的第 3 天观察与诊断脉证且出现脉数。如 332 条：“后三日脉之而脉数，其热不罢者，此为热气有余，必发痈脓也。”指出辨治疾病一定要随时随地因病证变化而辨，提示病是在不断地变化，辨和治也要不断地针对变化的证机而采取治疗措施。

【后必厥】发热之后则出现或手足厥或神志厥。如 335 条：“厥者必发热，前热者，后必厥，厥深者，热亦深，厥微者，热亦微。”其证机是邪热深伏于内，阻遏阳气或神明不能外达。

【后乃治其痼疾也】先治新发病而后方可治其顽固旧疾。如第一 15 条：“夫病痼疾加以卒病，当先治其卒病，后乃治其痼疾也。”指出治疗新病与旧病相兼的基本大法有先后之别，提示治疗复杂的病证，一定要权衡病变主要矛盾方面，以法采取治疗措施。

【后坐被上】药后坐在棉被中包裹。如第二 22 条防己黄芪汤用法中言：“服后当如虫行皮中，从腰下如冰，后坐被上，又以一被绕腰以下，温令微汗，差。”指出治疗风湿病证，方药治疗虽重要，但若能合理地以棉被包裹取暖，则能明显增强治疗效果。

【后合和】然后调配方药以煎煮。如第三 2 条百合知母汤用法中言：“别以泉水二升煎知母，取一升，去滓。后合和，煎取一升五合，分温再服。”又如第三 3 条滑石代赭汤用法中言：“别以泉水二升煎滑石、代赭，取一升，去滓。后合和，重煎，取一升五合，分温服。”指出服用方药应重视方药之间的调剂配制等方法。

【后更服】药后再次服用方药。如第十 14 条大建中汤用法中言："如一炊顷，可饮粥二升，后更服，当一日食糜，温服之。"

【后病水】其后又有水气病理病证。见妇人水病血病的辨证要点，如第十四 20 条："经水前断，后病水，名曰血分，此病难治。"指出女子经血病理会引起水气病证，同时也暗示辨证一定要审证求机，针对证机而治之。

【后经水断】其后又出现经水断绝。见妇人水病血病的辨证要点，如第十四 20 条："先病水，后经水断，名曰水分，此病易治。"指出水气病理可引起经血病证，尤其可引起经血断绝病证，临证应重视辨经血与水气各自不同证机所在。

【后重吐之】其后又重用吐法治疗。如第十四 21 条："后重吐之，胃家虚烦，咽燥欲饮水，小便不利，水谷不化，面目手足浮肿。"指出治疗之前一定要审证明确，即使能用吐法也要恰到好处，更不可盲目用吐法治疗。

【后思水者】其后又想喝水。见膈间饮停呕吐证，如第十七 13 条："呕吐而病在膈上，后思水者，解，急与之。"其证机是阳气欲复，水气欲去，阴津不足。仲景于此主要指出辨膈间饮停证的病理特征与辨治要点。

【后断三月衃也】经血断之后且出现瘀血病理病证。见妇人宿有癥病，如第二十 2 条："下血者，后断三月衃也，所以血不止者，其癥不去故也。"指出妇人宿有癥病的病理变化主要矛盾方面是瘀血，并提示治疗只有从瘀血，才能取得治疗效果。

厚

hòu❶药名：如厚朴。❷方名：如厚朴七物汤。

【厚朴】厚朴为木兰科落叶乔木植物厚朴或凹叶厚朴的干皮、根皮及枝皮。

别名：厚皮，赤朴，重皮，烈朴，紫油厚朴。

性味：苦、辛，温。

功用：下气化湿，宽胸降逆，导滞通府，化饮通阳。

主治：胸满，胸痛，胸闷，脘腹胀满或疼痛，大便不行，咳嗽气喘，咽喉不利，腹中结积。

《神农本草经》曰："味苦温，无毒，主中风，伤寒，头痛，寒热，惊悸，气血痹，死肌，去三虫。"

入方：见桂枝加厚朴杏仁汤、厚朴麻黄汤、枳实薤白桂枝汤、厚朴生姜半夏甘草人参汤、厚朴大黄汤、王不留行散、鳖甲煎丸、半夏厚朴汤、麻子仁丸、大承气汤、小承气汤、厚朴三物汤、厚朴七物汤、栀子厚朴汤。

用量：

剂型	不同用量	古代量	现代量	代表方名
汤剂	最小用量	二两	6g	小承气汤
	最大用量	一尺	30g	厚朴大黄汤
	通常用量	半斤或八两	24g	大承气汤
	基本用量	二分		王不留行散
	基本用量	三分		鳖甲煎丸

注意事项：孕妇慎用。

化学成分：含厚朴酚，和厚朴酚，冰片基厚朴酚，挥发油（α-β-和 γ-SPV KF SGYB），α-蒎烯，莰烯，苧烯，醋酸冰片酯，石竹烯，石竹烯环氧化物，生物碱，厚朴碱，柳叶木兰花碱，木兰箭毒碱，木兰花碱，氧化黄心树宁碱，番荔枝碱，白兰花碱，单萜基厚朴酚，厚朴木脂体（A、B、C、D、E、F、G、H、I），丁香脂素，丁香脂素 4′-O-β-D-葡萄吡喃糖苷，6′-O-甲基和厚朴酚，厚朴醛（B、C、D、E），厚朴三醇，辣薄荷基厚朴酚，辣薄荷基厚朴酚，二辣薄荷基厚朴酚，芥子醛，1-（4-羟基-3-甲氧基苯）-2［4-（W-羟丙基）-2-甲氧基苯氧基］丙烷-1、3-二醇，四氢厚朴酚，异厚朴酚。

药理作用：抗应激性胃溃疡，对肠胃功能所处状态呈双向调节作用，抗菌作用（变形链球菌，金黄色葡萄球菌，八叠球菌，枯草杆菌，痢疾杆菌，肺炎链球菌），降压作用，抑制血小板聚集作用，抗血栓形成（抑制血栓烷 B_2 和细胞内 Ca 流动），松弛横纹肌作用（具有中枢性肌肉松弛作用，抑制脑干网状激活系统及丘脑下部激活系统，抑制脊髓反射），抗变态反应，抗肿瘤作用（皮肤癌），抗炎作用，镇痛作用，抑制胃酸作用，促进胆汁分泌作用，抗心律失常作用，抗心肌缺血作用。

【厚朴生姜半夏甘草人参汤】

组成：厚朴炙，去皮，半斤（24g）　生姜切，半斤（24g）　半夏洗，半升（12g）　甘草炙，二两（6g）　人参一两（3g）

用法：上五味，以水一斗，煮取三升，去滓。温服一升，日三服。

功用：温运脾气，行气除满。

适应证：脾寒气虚气滞证：腹胀满，饮食不振，四肢无力，或腹痛，或腹满时减，复如故，舌淡，苔白，脉弱。

解读方药：

1. 诠释方药组成：方中厚朴温中下气；生姜醒脾和胃；半夏醒脾降逆；人参补益中气；甘草益气和中。

2. 剖析方药配伍：生姜与半夏，属于相使配伍，半夏助生姜醒脾和胃，生姜助半夏降逆，并解半夏毒性。厚朴与生姜、半夏，属于相使配伍，行气理脾和胃。人参与甘草，属于相须配伍，增强补益中气。厚朴与人参、甘草，属于相反配伍，厚朴行气下气，制约人参、甘草补益壅滞；人参、甘草补益，制约厚朴下气伤气。

3. 权衡用量比例：生姜与半夏用量比例是2：1，提示药效宣散与降逆之间的用量调配关系，以治气滞；厚朴与生姜、半夏用量比例是2：2：1，提示药效行气与辛开苦降之间的用量调配关系，以治腹胀；人参与甘草用量比例是1：2，提示药效大补与缓补之间的用量调配关系，以治气虚；厚朴与人参、甘草用量比例是8：1：2，提示药效行气与益气之间的用量调配关系，以治气虚气滞。

【厚朴七物汤】

组成：厚朴半斤（24g）　甘草三两（9g）　大黄三两（9g）　大枣十枚　枳实五枚（5g）　桂枝二两（6g）　生姜五两（15g）

用法：上七味，以水一斗，煮取四升，温服八合，日三服。呕者加半夏五合，下利去大黄，寒多者加生姜至半斤。

功用：解肌散邪，和胃泻肠。

适应证：

1. 太阳中风证与阳明热证相兼：腹满，腹痛，大便硬或不大便，饮食尚可，发热，恶风寒，汗出，脉浮数。

2. 阳明肠胃寒证：腹满，腹痛，且以胀为主，大便不畅，舌淡，脉沉。（此即寒多者加生姜至半斤）

解读方药：

1. 诠释方药组成：方中厚朴苦温下气；生姜醒脾和胃；大黄泻热涤浊；枳实行气降逆；桂枝辛温解肌；大枣、甘草益气和中。

2. 剖析方药配伍：厚朴与枳实，属于相反相须配伍，相反者，厚朴性温，枳实性寒，相须者，厚朴助枳实行气降气，枳实助厚朴下气止逆；大黄与厚朴、枳实，属于相使配伍，厚朴、枳实助大黄泻热通结，大黄助厚朴、枳实行气通腑；桂枝与生姜，属于相须配伍，增强辛温解肌，调理脾胃；大枣与甘草，属于相须配伍，增强补脾胃，益营卫；大黄与大枣，属于相反配伍，大枣制约大黄泻热伤胃，大黄制约大枣补益恋邪；生姜与大枣，属于相使配伍，醒脾益气，和胃降逆。

3. 权衡用量比例：大黄与厚朴用量比例是3：8，提示药效泻热与温通行气之间的用量调配关系，以治满痛；厚朴与枳实用量比例是近5：1，提示药效清热行气与温通行气之间的用量调配关系，以治胀痛；桂枝与生姜用量比例是2：5，以治发热；生姜与大枣用量比例是3：5，提示药效醒脾和胃与益气之间的用量调配关系，以调治脾胃。又，方中若调整生姜用量，则可改变方药主治病证。

方中若以生姜量为24g则温中散寒，与厚朴相用，则温中行气，升降气机。生姜、厚朴、大枣、桂枝皆温热之品，功在调补之中而温通。而大黄、枳实功用受生姜等温品之制则寒性已去而通下行气之用存。诸药相合，旨在温中散寒通下，以疗阳明肠胃寒结者。

【厚朴三物汤】

组成：大黄酒洗，四两（12g）　厚朴炙，去皮，八两（24g）　枳实炙，五枚（5g）

用法：上三味，以水一斗二升，先煮二味，取五升，内大黄，煮取二升。温服一升。以利为度。

功用：行气泻实，除满通便。

适应证：阳明热结气闭证：腹胀满特甚，疼痛居次，大便小便不行，或气喘，或昏冒，或发热，舌红，苔黄，脉沉滑。

解读方药：

1. 诠释方药组成：方中厚朴苦温下气；大黄泻热涤浊；枳实行气降逆。

2. 剖析方药配伍：厚朴与枳实，属于相反相须配伍，相反者，厚朴性温，枳实性寒；相使者，厚朴助枳实降气，枳实助厚朴下气。大黄与厚朴、枳实，属于相使配伍，厚朴、枳实助大黄泻热通腑，大黄助厚朴、枳实行气除胀。

3. 权衡用量比例：大黄与厚朴用量比例是3∶8，提示药效泻热与温通行气之间的用量调配关系，以治气滞热结；厚朴与枳实用量比例是近5∶1，提示药效清热行气与温通行气之间的用量调配关系，以治腹胀。

【厚朴大黄汤】

组成：大黄六两（18g） 厚朴一尺（30g） 枳实四枚（4g）

用法：上三味，以水五升，煮取二升。分温再服。

功用：泻热行气，化饮涤实。

适应证：阳明热结支饮证：胸脘腹胀满疼痛，短气，不得卧，或喘，大便不通，舌红，苔黄而腻，脉滑。

解读方药：

1. 诠释方药组成：方中厚朴苦温下气，芳香化饮；大黄泻热涤饮；枳实行气降逆化饮。

2. 剖析方药配伍：厚朴与枳实，属于相反相须配伍，相反者，厚朴性温，枳实性寒；相使者，厚朴助枳实苦降化饮，枳实助厚朴芳香化湿。大黄与厚朴、枳实，属于相使配伍，厚朴、枳实助大黄泻热涤饮，大黄助厚朴、枳实行气化饮。

3. 权衡用量比例：大黄与厚朴用量比例是6∶10，提示药效泻热涤饮与下气化湿之间的用量调配关系，以治热饮气滞；厚朴与枳实用量比例是9∶2，提示药效清热行气化饮与温通行气化湿之间的用量调配关系，以治气滞饮停。

【厚朴麻黄汤】

组成：厚朴五两（15g） 麻黄四两（12g） 石膏如鸡子大（48g） 杏仁半升（12g） 半夏半升（12g） 干姜二两（6g） 细辛二两（6g） 小麦一升（24g） 五味子半升（12g）

用法：上九味，以水一斗二升，先煮小麦熟，去滓。内诸药，煮取三升，温服一升，日三服。

功用：温肺化饮，降逆宽胸。

适应证：寒饮郁肺夹热胸满证：咳嗽，气喘，胸满，胸闷，烦躁，口干欲饮水，咽喉不利，痰多，气逆不得平卧，舌淡或稍红，苔白滑或黄白相兼，脉浮或紧。

解读方药：

1. 诠释方药组成：方中厚朴下气平喘；麻黄宣肺平喘；石膏清泻肺热；杏仁降肺平喘；半夏降肺燥湿；干姜温肺化饮；细辛宣肺化饮；五味子收敛肺气；小麦补益肺气。

2. 剖析方药配伍：厚朴与麻黄，属于相须配伍，厚朴助麻黄宣肺平喘，麻黄助厚朴下气降逆。干姜与细辛，属于相使配伍，温肺宣肺化饮。石膏与干姜、细辛，属于相反配伍，石膏清郁热，干姜、细辛散肺寒，石膏制约干姜、细辛散寒助热，干姜、细辛制约石膏清热寒凝。麻黄与细辛，属于相须配伍，增强温肺化饮，止咳平喘。半夏与杏仁，属于相须配伍，增强降逆化痰，止咳平喘。麻黄、细辛与杏仁、半夏，属于相反相使配伍，相反者，麻黄、细辛宣肺，半夏、杏仁降肺；相使者，宣中有降，降中有宣。麻黄与五味子，属于相反配伍，相反者，五味子制约麻黄宣散耗伤，麻黄制约五味子收敛助邪。五味子与干姜、细辛，属于相反配伍，五味子制约干姜、细辛温肺化饮伤阴，干姜、细辛制约五味子益肺恋邪。五味子与半夏、杏仁，属于相反相使配伍；相反者，五味子益阴，半夏、杏仁化痰，相使者，五味子使半夏、杏仁降中有敛，半夏、杏仁使五味敛中有降。小麦与五味子，属于相使配伍，小麦助五味子益气化阴，五味子助小麦益阴化气。

3. 权衡用量比例：厚朴与麻黄用量比例是5∶4，提示药效下气降逆与宣肺之间的用量调配关系，以治胸满；麻黄、干姜与细辛用量比例是2∶1∶1，提示药效宣肺平喘与温肺化饮之间的用量调配关系，以治肺郁；五味子与干姜、细辛用量比例是2∶1∶1，提示药效益阴敛阴与温肺化饮之间的用量调配关系，以治咳喘；五味子与半夏、杏仁用量比例是1∶1∶1，提示药效益阴与化痰之间的用量调配关系；石膏与麻黄、干姜、细辛用量比例是8∶2∶1∶1，提示药效清热与温宣之间的用量调配关系，以治寒夹热；麻黄与小麦用量比例是1∶2，提示药效宣发与益气之间的用量调配关系；石膏与小麦用量比例是2∶1，提示药效清热与益气之间的用量调配关系，以治郁热。

候 hòu❶诊病部位。如仲景序："短期未知决诊，九候曾无彷彿；明堂阙庭，尽不见察，所谓窥管而已。"❷证候表现。如第十五4条："夫病酒黄疸，必小便不利，其候心中热，足下热，是其证也。"又如第十五14条硝石矾石散用法中言："病随大小便去，小便正黄，大便正黑，是候也。”❸等候。如第四 2 条鳖甲煎丸用法中言：“取煅灶下灰一斗，清酒一斛五斗，浸灰，候酒尽一半，着鳖甲于中，煮令泛烂如胶漆。”

【候酒尽一半】等候酒浸润灰中将近一半时。如第四 2 条鳖甲煎丸用法中言：“取煅灶下灰一斗，清酒一斛五斗，浸灰，候酒尽一半，着鳖甲于中，煮令泛烂如胶漆。”指出炮制与加工及煎煮方药的具体方法与措施。

乎 hū 乎，即文言叹词。如仲景序：“哀乎！趋世之士，驰竞浮华，不固根本，忘躯徇物，危若冰谷，至于是也。”

呼 hū❶出气，与“吸”相对而言，即气从鼻出或从口而出。如第一 6 条：“在下焦者，其吸远，此皆难治。呼吸动摇振振者，不治。”❷叹词。如仲景序：“咄嗟呜呼，厥身已毙。”

【呼吸】肺主呼浊吸清。呼吸由肺气宣发与肃降的有序调节来完成，宣发则浊气是以呼出，肃降则清气得以吸入，呼吸虽由肺所主，但与肾气摄纳，脾气充盈，心气温煦，肝气调燮均有一定的内在关系，尤其是肺与肾的关系最为密切。

【呼吸动摇振振】呼吸困难而抬举肩臂。见下焦辨证，如第一 6 条：“在下焦者，其吸远，此皆难治。呼吸动摇振振者，不治。”《金匮要略今释·脏腑经络先后受病》：“若呼吸时全身振振动摇，则虚弱已甚，故不治。”其证机是肺气脱于上，肾气竭于下，病证深重，难以救治。

【呼气不入】鼻塞不通或呼气困难。见肺痈证的病理，如第七 2 条：“风中于卫，呼气不入，热过于荣，吸而不出，风伤皮毛，热伤血脉。”其证机是肺卫受邪则气机不利，宣发不及而鼻塞不通或呼吸困难。

忽 hū❶不重视，不经意。如仲景序：“崇饰其末，忽弃其本。”❷突然，忽然。如第二十二 8 条：“或引腰脊，下根气街，气冲急痛，膝胫疼烦，奄忽眩冒，状如厥癫。”

【忽弃其本】不重视而放弃身体健康的根本所在。见仲景序：“崇饰其末，忽弃其本。”

惚 hū 惚，即恍惚，模糊。如 88 条：“汗家重发汗，必恍惚心乱。”

狐 hú❶狡猾，引申为时出时没。如第十九 4 条：“阴狐疝气者，偏有大小，时时上下。”❷顽固，引申为疮疡时有时无，缠绵难愈。如第三 10 条：“狐蟚之为病，状如伤寒，默默欲眠，目不得闭，卧起不安，蚀于喉为蟚，蚀于阴为狐。”

【狐蟚之为病】狐蟚病的病证表现。见湿热疫毒证即狐蟚病（口眼生殖器综合征），如第三 10 条：“狐蟚之为病，状如伤寒，默默欲眠，目不得闭，卧起不安，蚀于喉为蟚，蚀于阴为狐。”《金匮要略论注·百合狐蟚阴阳毒病》：“狐蟚，大抵皆湿热毒所为之病，故状如伤寒，谓温热无奈，略似伤寒，而病不在表也。”其证机是湿热疫毒浸淫经脉，走窜上下，浊气内攻，灼腐口眼生殖器肌肤；治以甘草泻心汤，以清热除湿，补虚解毒。

【狐疝】疝气时出时没。详见“阴狐疝气”项。

胡 hú❶药名：如柴胡。❷方名：小柴胡汤。

斛 hú 斛，即计量单位，十斗为一斛（6000~8000mL）。如第四 2 条鳖甲煎丸用法中言：“取煅灶下灰一斗，清酒一斛五斗，浸灰，候酒尽一半，着鳖甲于中，煮令泛烂如胶漆。”

虎 hǔ 虎，凶猛动物，引作方名，提示治疗作用显著。如白虎汤。

互 hù 互，即相互。如 256 条：“负者，失也，互相克贼，名为负也。”

【互相克贼】相兼病证的病理演变特点是相互侵犯或干扰。见阳明热结重证与少阳病证相兼，如 256 条：“负者，失也，互相克贼，名为负也。”指出兼证在其病理演变过程中，少阳之邪易乘机侵入阳明而可加重阳明病证，而阳明病证也可加重少阳病证。

花 huā❶视物模糊。如 392 条：“头重不欲举，眼中生花，膝胫拘急者。”❷样子或形状似花的。如第五 12 条风引汤用法中言：“以韦囊盛之，取三指撮，井花水三升，煮三沸。”❸药名：如旋覆花。❹方名：如红蓝花酒。

滑 huá❶脉象名，即滑脉。如256条：“脉滑而数者，有宿食也，当下之，宜大承气汤。”❷潮湿，滑润。如130条：“脏结无阳证，不往来寒热，其人反静，舌上胎滑者，不可攻之。”❸油腻物质。如338条乌梅丸用法中言：“禁生冷，滑物，臭物等。”❹药名：如滑石等。❺方名：如滑石代赭汤等。

【滑则为气】脉滑主邪气实。见卒厥病证证机，如第一11条：“寸脉沉大而滑，沉则为实，滑则为气，实气相搏，血气入脏即死，入腑即愈，此为卒厥，何谓也?”脉滑主邪气盛实，脏腑之气为邪气所阻而壅滞。

【滑则谷气实】脉滑主正气不虚。见湿热历节证的证机，如第五5条：“趺阳脉浮而滑，滑则谷气实，浮则汗自出。”《金匮要略论注·中风历节病》：“谓趺阳脾胃脉也，沉为实，知谷气实。”指出脉滑是正气积力抗邪，正气不虚。

【滑物】油腻类食物滑泄浊腻。如338条乌梅丸用法中言：“禁生冷，滑物，臭物等。”指出油腻类食物滑泄浊腻，滑泄浊腻之物则影响乌梅丸发挥驱虫作用，对此一定要引起注意。

【滑石】滑石为单斜晶系滑石的矿石。

别名：液石，共石，脱石，番石。

性味：甘、淡，寒。

作用：清热利水，通窍泄浊。

主治：心烦，身热，小便不利，身黄，肢体困重，大便溏泄。

《神农本草经》曰：“味甘寒，主身热泄澼，女子乳难，癃闭，利小便，荡胃中积聚寒热，益精气，久服轻身，耐饥，长年。”

入方：见百合滑石散、滑石代赭汤、蒲灰散、滑石白鱼散、风引汤、猪苓汤。

用量：

剂型	不同用量	古代量	现代量	代表方名
汤剂	最小用量	一两	3g	猪苓汤
	最大用量	三两	9g	滑石代赭汤
散剂	最小用量	二分	6g	滑石白鱼散
	最大用量	三分	9g	蒲灰散

化学成分：含硅酸镁，氧化铝，微量元素（镁、硅、铁等）。

药理作用：抗菌作用（伤寒杆菌、副伤寒杆菌、脑膜炎球菌），抗炎作用，保护胃黏膜作用，镇吐作用，止泻作用，阻止毒物在肠胃中吸收，保护皮肤黏膜作用。

【滑石白鱼散】

组成：滑石二分（6g）　乱发烧，二分（6g）　白鱼二分（6g）

用法：上三味，杵为散，饮服方寸匕，日三服。

功用：化瘀利湿清热。

适应证：膀胱瘀湿热轻证：小便不利，尿道热痛而坠，少腹急结或胀满，或尿中有血，身重身热，舌红，苔黄略腻，脉数。

解读方药：

1. 诠释方药组成：方中滑石清热利湿；乱发活血化瘀利水；白鱼益气利水散瘀。

2. 诠释方药配伍：滑石与乱发，属于相使配伍，清热利水化瘀；乱发与白鱼，属于相使配伍，益气化瘀，兼以利水；滑石与白鱼，属于相使配伍，益气利水，兼以化瘀。

3. 权衡用量比例：滑石与乱发用量比例是1∶1，提示药效利湿与化瘀之间的用量调配关系，以治湿瘀；滑石与白鱼用量比例是1∶1，提示药效利湿与益气化瘀之间的用量调配关系，以治小便不利；乱发与白鱼用量比例是1∶1，提示药效化瘀与益气利水之间的用量调配关系，以治瘀结。

【滑石代赭汤】

组成：百合擘，七枚（14g）　滑石碎，绵裹，三两（9g）　代赭石碎，绵裹，如弹丸大一枚（15g）

用法：上先以水洗百合，渍一宿，当白沫出，去其水，更以泉水二升，煎取一升，去滓。别以泉水二升煎滑石、代赭，取一升，去滓。后合和，重煎，取一升五合，分温服。

功用：清利心肺，导湿降逆。

适应证：心肺虚热气逆夹湿证：心烦，干咳，频频欲呕或恶心，四肢沉重懒动，头晕，善太息，意欲食复不能食，舌红，苔腻，脉虚数。

解读方药：

1. 诠释方药组成：方中百合滋补阴津；滑石清热利湿；代赭石清热重镇降逆。

2. 剖析方药配伍：百合与滑石，属于相使相反配伍，相使者，寒以清泻郁热，相反者，滑石利湿制约百合滋阴浊腻，百合滋阴制约滑石利湿伤阴；百合与代赭石，属于相使配伍，百合使代

H

赭石清热重镇安神，代赭石使百合清热养心安神；滑石与代赭石，属于相使配伍，重镇降逆利湿。

3. 权衡用量比例：百合与滑石用量比例是14∶9，提示药效滋阴与利湿之间的用量调配关系，以治阴虚夹湿；百合与代赭石用量比例是近1∶1，提示药效滋阴与降泄之间的用量调配关系，以治阴虚气逆；滑石与代赭石用量比例是3∶5，提示药效利湿与降泄之间的用量调配关系，以治湿浊上逆。

华 huá❶美观，高大。如仲景序：“崇饰其末，勿弃其本，华其外而悴其内。”❷虚荣，显贵。如仲景序：“趋世之士，驰竞浮华。”

【华其外而悴其内】使其外表荣华尊贵，可是其内在脏气憔悴枯烂，也即只重视权势荣贵而忽视身体健康。见仲景序：“崇饰其末，勿弃其本，华其外而悴其内。”指出当时社会的主要弊端是：一些有权势的人只知道表面社会地位高、荣华宝贵，且不知道身体健康的重要性。同时也暗示，没有身体健康，仅有社会地位，那是短暂的，是不会长久的，只有懂得身体健康，才是人生最根本的。

化 huà❶性质或形态改变。如仲景序：“经络府俞，阴阳会通，玄冥幽微，变化难极，自非才高识妙，岂能探其理致哉！”❷消化。如158条：“其人下利日数十行，谷不化，腹中雷鸣。”

怀 huái 怀。即怀孕。“妇人伤胎，怀身腹满，不得小便。”

【怀娠】怀孕妊娠。详见“妇人怀娠”项。

【怀妊】怀孕妊娠。详见“妇人怀娠”项。

【怀身七月】女子怀孕已7个月。见妊娠伤胎证，如第二十11条：“怀身七月，太阴当养不养，此心气实，当刺泻劳宫及关元，小便微利则愈。”指出女子怀孕7个月左右，应特别重视保养胎气，只有如此，才能有利于胎儿健壮成长。

【怀身腹满】妇人怀孕且有腹胀满。详见“腹满”其十六项。

槐 huái 药名，如槐枝。如第二十二23条小儿疳虫蚀齿方用法中言：“取腊日猪脂熔，以槐枝绵裹头四五枚，点药烙之。”

【槐枝】槐枝为豆科多年生植物槐的嫩枝。

别名：槐枝蘖。

性味：苦，平。

功用：活血消肿。

主治：齿黄，虫积，疮毒，痈疖。

《名医别录》曰：“主洗疮及阴经下湿痒。”

入方：见小儿疳虫蚀齿方。

用量：

用量		经方数量	经方名称
古代量	现代量		
二分	6g	1方	小儿疳虫蚀齿方用法

化学成分：含芸香苷。

药理作用：抗炎作用，抗菌作用。

坏 huài 坏，即变质，引申为变化。如16条：“太阳病三日，已发汗，若吐，若下，若温针，仍不解者，此为坏病。”

【坏病】病证发生变化。

其一，表里兼证的辨证论治，如16条：“太阳病三日，已发汗，若吐，若下，若温针，仍不解者，此为坏病。”仲景以治疗未能恰当好处为笔法，借以阐明辨表里兼证的审证要点，同时又提示假如辨证，无论其病以表证为主，还是以里证为主；无论是实证、热证，还是虚证、寒证，都未能针对证机而用方药或针刺，都未能达到治疗目的，以此则会引起或加重病证。如果病证已发生变化，亦非原之病变证机，均称为“坏病”，“坏病”即发生变化的病证。

其二，少阳病证与其他脏腑病证相兼，如267条：“若已吐下，发汗，温针，谵语，柴胡汤证罢，此为坏病。”仲景言“坏病”，是指病变证机已发生了变化，其辨其治当因变化而辨治。

缓 huǎn❶脉象之一，即缓脉，其形态是不浮不沉，不快不慢，脉形缓和，亦即脉缓。如第2条：“太阳病，发热，汗出，恶风，脉缓者，名为中风。”又如187条：“伤寒，脉浮而缓，手足自温者，是为系在太阴。”❷和缓，平稳。如第六18条：“内有干血，肌肤甲错，两目黯黑，缓中补虚。”❸不明显。如第五2条：“邪气反缓，正气即急，正气引邪，㖞僻不遂。”❹虚弱。如第五3条：“营缓则为亡血，卫缓则为中风。”❺轻微。如第九7条：“胸痹，缓急者，薏苡附子散主之。”

【缓则为虚】脉缓主营卫气血虚弱。见风中肌肤营卫气血证。如第五3条：“寸口脉迟而缓，迟则为寒，缓则为虚；营缓则为亡血，卫缓则为中风。”指出营卫气血虚弱大多会出现缓脉。

【缓急】病证表现时轻微时笃重。见阳虚寒湿胸痹证，如第九7条：“胸痹，缓急者，薏苡附子散主之。”辨“缓急”，缓则病证轻微如常人，急则病者证候表现典型而笃重。其证机是阳虚而不温，寒生而凝结，经脉阻滞而不通。

【缓则为痹】脉缓主湿热之邪与气血相结而郁闭不畅。见湿热黄疸证，如第十五1条：“寸口脉浮而缓，浮则为风，缓则为痹。”其证机是湿热内结，与血相搏，壅滞气机，湿热熏蒸，黄色外露，脉气缓纵；治当清热利湿，行气散瘀。

【缓中补虚】用峻药以丸剂攻邪邪气得去，正气得补。见肝血瘀脉阻重证，如第六18条：“内有干血，肌肤甲错，两目黯黑，缓中补虚。”《金匮要略直解·血痹虚劳病》：“干血去，则邪除正旺，是以谓之缓中补虚。”仲景言“缓中补虚”，并非是指大黄䗪虫丸为补虚方剂，而是言病证是瘀血，活血化瘀可使瘀血得去，正气得复。方药补虚是通过活血化瘀之后间接补虚，并非尽是直接补益剂。可见，活血化瘀的目的也正是使正气恢复，瘀血得去。

患 huàn 患，即灾难，疾病。如仲景序：“婴非常之疾，患及祸至，而方震慄。”

【患及祸至】疾病到来灾殃来临。如仲景序：“婴非常之疾，患及祸至，而方震慄。”

黄 huáng❶黄色。《易·坤》：“天玄而地黄。”如262条：“伤寒，瘀热在里，身必发黄。”❷湿热病理。如236条茵陈蒿汤用法中言：“一宿腹减，黄从小便去也。”❸橘子色。如260条：“伤寒七八日，身黄如橘子色。”❹药名：如黄连、黄芩等。❺方名：如黄连汤、黄芩汤等。❻病证名。如黄疸病。❼人名。如黄帝。

【黄帝】古代相传为少典之子，为中原各族人民的祖先。始公孙，居轩辕之丘，为轩辕氏部落首领，故号称轩辕氏。又居姬水，因改姓姬。国于有熊，故亦称有熊氏。败炎帝于阪泉，又与蚩尤战于涿鹿之野，轩杀蚩尤。诸侯尊为天子，以代神农氏。有土德之瑞，故号黄帝。传说蚕桑、医药、舟车、宫室、文字等之制，皆始于黄帝时，乃兴盛发达之时，故下古医籍，大多托名黄帝以演其说。如仲景序：“上古有神农、黄帝、岐伯、伯高、雷公、少俞、少师、仲文，中世有长桑、扁鹊，汉有公乘阳庆及仓公。”

【黄色】身目小便黄。详见“发黄”其一项。

【黄如橘子色】身体颜色发黄如橘子色一样。详见“身黄如橘子色”项。

【黄汗】汗出色黄且沾衣如柏汁一样。

其一，寒湿历节证，如第五4条：“汗出入水中，如水伤心，历节黄汗出，故曰历节。”指出寒湿历节证在病变过程中，病邪浸淫骨节肌肤，所致病证表现有类似黄汗证，对此应注意鉴别诊断。寒湿历节证，虽黄汗出，但以历节疼痛为主；治当祛湿散寒，益肾调肝。

其二，肝肾两伤历节证，如第五9条：“四属断绝，身体羸瘦，独足肿大，黄汗出，胫冷。”指出辨肝肾两伤历节证之黄汗表现有类似黄汗证，黄汗证证机在肌肤营卫，而历节黄汗证证机在肝肾，对此一定要注意鉴别诊断。

其三，湿热黄汗证，如第十四1条：“黄汗，其脉沉迟，身发热，胸满，四肢头面肿，久不愈，必致痈脓。”又如第十四28条：“问曰：黄汗之为病，身体重，发热，汗出而渴，状如风水，汗沾衣，色正黄如柏汁，脉自沉。”《金匮要略心典·水气病》：“黄汗之病，与风水相似，但风水脉浮而黄汗脉沉，风水恶风而黄汗不恶风为异。”《金匮要略方论本义·水气病》：“热逼于内，汗出于外，湿瘀乎热，汗出必黄，此又就汗出之色，以明湿热之理，名之曰黄汗。”其证机是湿热浸淫肌肤，肆虐营卫，壅滞气机，营卫与湿热相搏，湿热外溢；治以黄芪芍桂苦酒汤，温阳益气，清化湿邪。

其四，寒湿黄汗证，如第十四2条：“不恶风者，小便通利，上焦有寒，其口多涎，此为黄汗。”又如第十四4条：“身肿而冷，状如周痹，胸中窒，不能食，反聚痛，暮躁不得眠，此为黄汗。”其证机是寒湿与营卫津血相搏结，并迫阴津外泄或上逆；治当温阳祛湿，以桂枝加黄芪汤。

【黄汗出】汗出色黄。详见“黄汗”其一项。

【黄汗之病】寒湿黄汗证的证候表现。见寒

湿黄汗证，如第十四29条：“黄汗之病，两胫自冷。”《金匮要略心典·水气病》：“寒湿外淫，必流关节，故曰此为黄汗，痛在骨节也。”指出历节证之两胫自冷，身重，腰髋弛痛，如有物在皮中状等证颇似寒湿黄汗证，临证之际一定要辨清病变本质所在，审历节证之要点则以关节疼痛，不可屈伸为特征。其证机是寒湿浸淫肌肤营卫，壅滞经气经脉，阻滞气血而不畅；治以桂枝加黄芪汤。

【黄汗之为病】湿热黄汗证的证候表现。详见“黄汗”其三项。

【黄疸】黄疸，即身黄，目黄，小便黄，尤其目黄为审证要点。

其一，见酒毒黄疸证，详见“酒黄疸”项。

其二，湿热黄疸证，如第十五8条：“病黄疸，发热，烦喘，胸满口燥者。”《金匮发微·黄疸病》：“黄疸所由成，胃热与脾湿相参杂者为多。”其证机是湿热浸淫于内，肆虐而猖獗，熏蒸于内外。仲景所言：“以病发时火劫其汗，两热所得。然黄家所得，从湿得之。”以揭示黄疸证机必因其素体有蕴湿，复感于热而湿热胶结以为黄疸，非有湿则不能发黄，湿为发黄之病根；治当清热利湿退黄。

其三，肝胆湿热夹瘀血证，如第十五19条：“黄疸，腹满，小便不利而赤。”其证机是湿热内蕴而肆虐，瘀血阻滞而梗阻气机；治以大黄硝石散，清肝理血，利胆退黄。

【黄疸病】黄疸病证的证候表现。

其一，肝胆湿热证湿重于热者，如第十五18条：“黄疸病。”其证机是湿热内蕴，以湿为主而肆虐；治以茵陈五苓散，泄湿清热退黄。

其二，脾胃寒湿发黄证，如第十五20条：“黄疸病，小便色不变。”《金匮要略论注·黄疸病》：“此言黄疸中有真寒假热者。谓内实小便必赤，今色不变加自利，虚寒也。”其证机是寒湿阻滞脾胃而壅滞气机，寒湿浊气外攻而溢于肌肤；治当用小半夏汤，温胃通阳，散寒除湿。

【黄疸之病】黄疸病证的证候表现及预后。见从日期论黄疸证预后，如第十五11条：“黄疸之病。”《金匮要略心典·黄疸病》：“黄者土气也，内伤于脾，故即以土王之数，为黄疸之期。盖谓十八脾气至而虚者当复，即实者亦当通也。治之十日以上瘥者，邪浅而正胜之，则易治；否则，邪反正而增剧，所谓病胜脏者也，故难治。”仲景提示辨黄疸病证，其证机是错综复杂的，辨证必须审明病变证机所在，以法选用合理的方药治疗，才能免于治疗失误。

【黄家】一切发黄病证。

其一，肝胆瘀血湿热证，如第十五14条：“黄家，日晡所发热，而反恶寒，此为女劳得之。”其证机是湿热内结，壅滞气机，瘀阻血脉，湿热与气血相互搏结；治当清肝利胆，泄湿退黄。

其二，寒湿发黄证，如第十五10条：“舌痿黄，燥不得睡，属黄家。”其证机是寒湿内蕴，浊气熏蒸，阴气为遏而壅滞，神明为虐而躁动；治当温阳散寒祛湿。

【黄家所得】引起黄疸病证的主要病因。见湿热黄疸证，如第十五8条：“然黄家所得，从湿得之。”仲景主要揭示黄疸证机必因其素体有蕴湿，复感于热而湿热胶结以为黄疸，非有湿则不能发黄，湿为发黄之病根。

【黄从小便去】湿热之邪从小便而去。如236条茵陈蒿汤用法中言：“小便当利，尿如皂荚汁状，色正赤，一宿腹减，黄从小便去也。”指出治疗选方用药若能切中证机，其病邪则可从小便而去。

【黄耳杯】服药时所用容器一类用具。见63条麻杏石甘汤用法中言：“黄耳杯。”《易·鼎》：“鼎，黄耳金铉，利贞。”《汉书·桓宽·盐铁论》：“今富者，银口黄耳，金罍玉锺。”《伤寒论辨证广注》：黄耳杯“想系置水器也”。

【黄芩汤彻其热】用黄芩汤治疗发热症状。详见“而反与黄芩汤彻其热”项。

【黄芩汤复除其热】用黄芩汤继续治疗病人发热症状。见厥阴寒证与阳明寒证相兼，如333条：“今与黄芩汤复除其热，腹中应冷，当不能食，今反能食，此名除中，必死。”仲景指出辨发热症状，其证机有寒热之别，若认为寒邪所致发热症状是邪热，而反复地用清热方药黄芩汤治疗，必定更大伤阳气，导致病证危重不可救治。

【黄芩】黄芩为唇形科多年生草本植物黄芩的根。

别名：腐肠，空肠，内虚，黄文，经芩，妒妇，青子芩。

性味：苦，寒。

功用：清肺止咳，清心除烦，清胃消痞，清脾除满，清肠止利，清胆利气，清热安胎，凉血止血。

主治：胃脘痞满，湿热黄疸，痈肿疮毒，咽喉肿痛，咳嗽痰黄，吐血，衄血，咳血，崩漏，心烦急躁，口苦咽干，目眩，胸胁苦满，下利腹痛，胎热不安。

《神农本草经》曰："味苦平（"平"应是"寒"），主诸热黄疸，肠澼泄痢，逐水，下血闭，恶疮，疽蚀，火伤。"

入方：见黄连阿胶汤、泽漆汤、泻心汤、半夏泻心汤、生姜泻心汤、甘草泻心汤、附子泻心汤、干姜黄连黄芩人参汤、小柴胡汤、柴胡桂枝干姜汤、柴胡桂枝汤、黄芩汤、黄芩加半夏生姜汤、大柴胡汤、柴胡加芒硝汤、柴胡加龙骨牡蛎汤、奔豚汤、麻黄升麻汤、当归散、大黄䗪虫丸、王不留行散、鳖甲煎丸、葛根芩连汤、黄土汤、侯氏黑散。

用量：

剂型	不同用量	古代量	现代量	代表方名
汤剂	最小用量	十八铢	2.2g	麻黄升麻汤
	最大用量	三两	9g	小柴胡汤
	通常用量	三两	9g	黄连汤
散剂	最小用量	二分	6g	王不留行散
	最大用量	一斤	48g	当归散
丸剂	两之用量	二两	6g	大黄䗪虫丸
	分之用量	三分	9g	鳖甲煎丸

注意事项：夙有寒湿者慎用。

化学成分：含黄芩苷，黄芩苷元，白杨黄素，千层纸素，千层纸素A苷，汉黄芩素，汉黄芩苷，黄芩新素Ⅰ和Ⅱ，可加黄芩素，7-甲氧基黄芩素，7-甲氧基黄酮，白杨素，4′，5，7-三羟基-6-甲氧基二氢黄酮，5，7，2′-三羟基-基酮，5，7，2′3′-羟基氧黄酮，5、7、2′6′-四羟基黄酮，5，7，2′-三羟基-8-甲氧基黄酮，5，7，2′-三羟基-6-甲氧基黄酮，5，7，2′-三羟基-8，6′-二甲氧基黄酮，5，7，2′5′-甲羟基-8，6′二甲氧基黄酮，5，7，4′-三羟基-8-甲氧基黄酮，5，7，4′-三羟基黄酮-6-C-葡萄糖-8-C阿拉伯糖苷，5，7-二羟基-6，8，2′3′-四甲氧基黄酮，5，8-二羟基-6，7-二甲氧基黄酮，5，2′-二羟基-6，7，8-三甲氧基黄酮，5，2′5′-三羟基-6，7，8-三甲氧基黄酮，7，2′6′-三羟基-5-甲氧基二氢黄酮，二氢黄芩苷，2，6，2′4′-四羟基-6′-甲氧基查尔酮，3，5，7，2′6′-五羟基二氢黄酮醇，3，5，7，2′6″-五羟基黄酮醇，2-（3羟基-4-甲氧基苯基）-2基-1O-aL-鼠李糖-（1→3）β-D-（4-阿魏酰）-葡萄糖苷，氨基酸，挥发油，糖类。

药理作用：抗菌作用（痢疾杆菌，伤寒杆菌，副伤寒杆菌，霍乱弧菌，大肠杆菌，变形杆菌，绿脓杆菌，葡萄球菌，溶血性链球菌（α、β），肺炎链球菌，白喉杆菌，枯草杆菌，金黄色葡萄球菌，脑膜炎双球菌），抗真菌作用（狗小芽孢癣菌，堇色毛癣菌，许兰氏黄癣菌，许兰氏黄癣菌蒙古变种，共心性毛癣菌，铁锈色毛癣菌，奥杜盎氏小芽孢菌，羊毛样小芽孢癣菌，红色表皮癣菌，K及W氏表皮癣菌，星奴卡氏菌），抗病毒作用（乙型肝炎病毒DNA复制），抗炎作用，抗过敏作用［抑制抗原肺介质释放，抑制花生四烯酸代谢，抑制脂氧酶代谢产物12-羟基十七碳（HHT）的生成］，抗肿瘤作用，保肝作用，利胆作用，抗氧化作用，降血脂作用，降压作用（阻滞α、β_1、β_2受体作用），抗血小板聚集及抗凝作用，利尿作用，降血糖作用。

【黄芩汤】

组成：黄芩三两（9g）　芍药二两（6g）　甘草炙，二两（6g）　大枣擘，十二枚

用法：上四味，以水一斗，煮取三升，去滓。温服一升，日再夜一服。

功用：清胆热，利大肠。

适应证：少阳胆热下利证：下利，利而不爽，肛门灼热，不欲饮食，口苦，或表情沉默，舌红，苔黄，脉弦数。

解读方药：

1. 诠释方药组成：方中黄芩清热燥湿；芍药益营缓急；大枣、甘草补益中气。

2. 剖析方药配伍：黄芩与芍药，属于相反配伍，补泻同用，黄芩清热止利，芍药敛阴缓急；大枣与甘草，属于相须配伍，增强补益中气；黄芩与大枣、甘草，属于相反配伍，大枣、甘草制约黄芩清热伤胃，黄芩制约大枣、甘草补益助热；芍药与大枣、甘草，属于相使配伍，益气生血，缓急止痛。

3. 权衡用量比例：黄芩与芍药用量比例是3∶2，提示药效清热与补血缓急之间的用量调配关系，以治腹痛；芍药与大枣、甘草用量比例是1∶1∶5，提示药效补血缓急与益气缓急之间的用量调配关系，以治气血虚。

药理作用：

1. 抗菌作用：黄芩汤对大肠杆菌、克雷伯杆菌等感染小鼠有一定抗感染作用。

2. 消炎作用：对大白鼠酵母性足肿胀有明显抑制作用，对实验性关节炎有明显的抑制作用。

3. 解热作用：对家兔耳静脉注射伤寒、副伤寒甲、乙菌苗致热有明显的解热作用。

4. 解痉作用：能明显对抗乙酰胆碱所致大白鼠回肠段的强直性收缩而呈解痉作用。

5. 镇静镇痛作用：能使小白鼠睡眠数显著增多而呈镇静作用；能明显抑制醋酸所致小白鼠扭体反应而呈镇痛作用［中国中药杂志，1990（2）：51］。

另外，还能提高机体免疫功能的作用。

6. 配伍研究：动物实验表明，全方和主药黄芩得分最高，分别占阳性指标得分率的70.6%和75.0%，而最佳药理作用强度得分以全方最高，为42.7%，主药黄芩仅为16.7%。从而说明全方药理作用方面及作用强度，优于各组单味药。按君、臣、佐、使药研究，全方减去君药黄芩后，对大鼠回肠平滑肌收缩运动由抑制作用转为兴奋作用；而分别减去芍药、甘草、大枣，其作用变化不大，全方可明显地抑制由乙酰胆碱引起的大鼠回肠强直性收缩运动的紧张性，全方减君药后，其抑制作用消失，说明全方解痉作用最佳，君药黄芩在全方解痉作用中起主导作用。

按药量加减变化研究，全方及其单味药在古方剂量下比较，全方黄芩汤具有明显的抑制大鼠回肠的收缩频率，降低紧张性的作用，各单味药与全方比较均有明显差异，说明全方作用最佳，全方对大鼠回肠收缩幅度有一定抑制作用，而各单味药则呈现不同程度的加强收缩幅度的兴奋性，说明在古方剂量下黄芩汤配伍作用最佳，同时也证明黄芩汤因剂量加大，其作用也明显增强［中国中药杂志，1991（3）：177］。

【黄芩加半夏生姜汤】

组成：黄芩三两（9g）　芍药二两（6g）　甘草炙，二两（6g）　大枣擘，十二枚　半夏洗，半升（12g）　生姜切，一两半（4.5g）

用法：上六味，以水一斗，煮取三升，去滓。温服一升，日再夜一服。

功用：清胆热，和胃气。

适应证：胆胃气逆证：口苦，呕吐或吐出苦物，心下支结或痞硬或恶寒，胁痛或烦满，或下利，或胃脘疼痛，心烦，舌红，苔薄黄，脉弦。

解读方药：

1. 诠释方药组成：方中黄芩清热燥湿；芍药益营缓急；半夏降逆和胃；生姜醒脾和胃；大枣、甘草补益中气。

2. 剖析方药配伍：黄芩与芍药，属于相反配伍，补泻同用，黄芩清热止利，芍药敛阴缓急。半夏与生姜，属于相使配伍，半夏助生姜和胃，生姜助半夏降逆。大枣与甘草，属于相须配伍，增强补益中气。黄芩与大枣、甘草，属于相反配伍，大枣、甘草制约黄芩清热伤胃，黄芩制约大枣、甘草补益助热。芍药与大枣、甘草，属于相使配伍，益气生血，缓急止痛。半夏、生姜与大枣、甘草，属于相使配伍，醒脾和胃，补益中气。

3. 权衡用量比例：黄芩与芍药用量比例是3∶2，提示药效清热与补血之间的用量调配关系，以治热利；半夏与生姜用量比例关系是近3∶1，提示药效降逆与宣发之间的用量调配关系，以治呕逆；芍药与大枣、甘草用量比例是1∶1∶5，提示药效补血缓急与益气缓急之间的用量调配关系，以治气血虚；半夏、生姜与大枣、甘草用量比例是4∶1.5∶10∶2，提示药效醒脾和胃与益气缓急之间的用量调配关系，以治胃气不降。

【黄柏】黄柏为芸香科落叶乔木植物黄檗（关黄柏）和黄皮树（川黄柏）除去栓皮的树皮。

别名：檗木，檗皮，黄檗。

性味：苦，寒。

功用：清热燥湿，安蛔下蛔，解毒退黄。

主治：黄疸，出血，阴痒，阴汗，阴肿，带下色黄，臭秽难闻，湿疹湿疮，遗精盗汗，下肢溃烂，下利腹痛。

《神农本草经》曰：“味苦寒，主五脏中肠胃结气热，黄疸，肠痔，止泄痢，女子漏下，赤白，阴阳蚀疮。”

入方：见栀子柏皮汤、大黄硝石汤、白头翁汤、白头翁加甘草阿胶汤、乌梅丸。

用量：

剂型	不同用量	古代量	现代量	代表方名
汤剂	最小用量	二两	6g	栀子柏皮汤
	最大用量	四两	12g	大黄硝石汤
	通常用量	二两	6g	栀子柏皮汤
丸剂	最小用量	四两	12g	乌梅丸

注意事项：脾胃虚寒者慎用。

化学成分：含小檗碱，药根碱，木兰花碱，黄柏碱，N-甲基大麦芽碱（白栝楼碱），掌叶防己碱，蝙蝠葛碱，黄柏碱，黄柏内酯，白鲜交酯，黄柏酮酸，青荧光酸，7-脱氧豆甾醇，β-谷甾醇，菜油甾醇，枸橼苦素。

药理作用：抗菌作用（炭疽杆菌，痢疾杆菌，白喉杆菌，百日咳杆菌，枯草杆菌，破伤风杆菌，霍乱弧菌，金黄色葡萄球菌，肺炎球菌，草绿色链球菌，溶血性链球菌，脑膜炎球菌），抗真菌作用（新型隐球菌，红色发癣菌，白色念珠菌），抗滴虫作用（阴道毛滴虫），抗病毒作用（乙型肝炎病毒），增强免疫功能作用，镇咳作用，抗胃溃疡作用，降压作用（中枢性），抑制中枢神经系统，促进胰腺分泌作用，促进消化作用，促进皮下溢血吸收，保护血小板作用，降血糖作用，利尿作用。

【黄连】黄连为毛茛科多年生草本植物黄连、三角黄连或云连的根茎。

别名：川黄连，王连，支连。

性味：苦，寒。

功用：清热燥湿，凉血止血，泻热消痞。

主治：心烦失眠，口舌生疮，胸中烦热，高热烦躁，胃脘疼痛，腹痛下利，里急下重，呕吐，痈疖肿毒，湿疮，耳目肿痛。

《神农本草经》曰：“味苦寒，无毒，主热气，目痛眦，伤泣出，明目，肠澼，腹痛，下痢，妇人阴中肿痛，久服令人不忘。”

入方：见黄连汤、黄连阿胶汤、泻心汤、黄连粉方、半夏泻心汤、生姜泻心汤、甘草泻心汤、大黄黄连泻心汤、附子泻心汤、干姜黄连黄芩人参汤、小陷胸汤、葛根芩连汤、白头翁汤、白头翁加甘草阿胶汤、乌梅丸。

用量：

剂型	不同用量	古代量	现代量	代表方名
汤剂	最小用量	一两	3g	半夏泻心汤
	最大用量	四两	12g	黄连阿胶汤
	通常用量	一两	3g	小陷胸汤
	次于通常用量	三两	9g	黄连汤
散剂	基本用量	十两	30g	黄连粉方
丸剂	基本用量	十六两	48g	乌梅丸

注意事项：脾胃虚寒者慎用。

化学成分：含小檗碱，黄连碱，甲基黄连碱，巴马亭，药根碱，木兰花碱，黄柏碱，黄柏内酯，阿魏酸，4，4-羟基苯乙醇葡萄糖苷，3-羟基-4-羟基苯氧基葡萄糖苷，2，4，4-三羟基苯丙酸。

药理作用：抗菌作用（痢疾杆菌，伤寒杆菌，副伤寒杆菌，大肠杆菌，变形杆菌，鼠疫杆菌，白喉杆菌，结核杆菌，绿脓杆菌，炭疽杆菌，丹毒杆菌，霍乱弧菌，葡萄球菌，α-溶血性链球菌，β-溶血性链球菌，肺炎链球菌，金黄色葡萄球菌，白色葡萄球菌，柠檬色葡萄球菌，绿色链球菌），抗真菌作用（许兰氏黄癣菌，许兰氏黄癣菌蒙古变种，铁锈色毛癣菌，堇色毛癣菌，足蹠毛癣菌，白色念珠菌，絮状表皮癣菌，红色毛癣菌，同心性毛癣菌，红色表皮癣菌，腹股沟表皮癣菌，羊毛状小芽孢菌，铁锈色小芽孢菌，星形奴卡氏菌等），抗病毒作用（流感病毒，乙型肝炎病毒，沙眼病毒），抗阿米巴原虫作用，抗炎作用（抑制肉芽组织增生），止泻作用（促进 Na^+ 吸收，降低水和电解质的分泌），解热作用，降血糖作用［抑制糖元异生和（或）促进糖酵解而产生降血糖］，降血脂作用（降低血清胆固醇），抗氧化作用，降压作用（抑制胆碱酯酶，对抗乙酰胆碱，阻滞 α-及 α_2 受体），对心脏机能所处状态呈双向调节作用，抗凝血作用（抑制花生四烯酸血小板膜磷脂释放的代谢的作用），抗胃溃疡作用，利胆作用，抗缺氧作用，增强机体免疫机能。

【黄连汤】

组成：黄连三两（9g）　甘草炙，三两（9g）　干姜三两（9g）　桂枝去皮，三两（9g）　人参二两（6g）　半夏洗，半升（12g）　大枣擘，十二枚

用法：上七味，以水一斗，煮取六升，去滓。温服，昼三夜二服。

功用：清热和阴，温中通阳。

适应证：胃热脾寒证以脾寒为主者：腹中冷痛，大便溏或不利，或泻下水谷，胃脘不舒或疼痛，胃脘有热感，口苦，欲呕吐，舌淡，苔薄黄，脉弱或迟。

解读方药：

1. 诠释方药组成：方中黄连清热燥湿；半夏降逆和胃；干姜温阳醒脾和胃；桂枝通阳和胃；人参、大枣、甘草补益中气。

2. 剖析方药配伍：黄连与干姜，属于相反配伍，寒热同用，黄连清热燥湿，干姜温中散寒。

H

半夏与干姜，属于相使配伍，半夏助干姜温中散寒，干姜助半夏温中降逆。人参与大枣、甘草，属于相须配伍，增强补益中气；黄连与人参、大枣、甘草，属于相反配伍，人参、大枣、甘草益气制约黄连清热伤胃，黄连清热制约人参、大枣、甘草补益助热。桂枝与人参、大枣、甘草，属于相使配伍，辛甘化阳，温补脾胃。

3. 权衡用量比例：黄连与干姜用量比例是1∶1，提示药效清热与温中之间的用量调配关系，以治寒热；半夏与干姜用量比例关系是4∶3，提示药效降逆与温中之间的用量调配关系，以治寒郁；桂枝与人参、大枣、甘草用量比例是3∶2∶10∶3，提示药效通阳与益气之间的用量调配关系，以治气虚夹寒；黄连与人参、大枣、甘草用量比例是3∶2∶10∶3，提示药效清热与益气之间的用量调配关系，以治气虚夹热。

H

【黄连粉方】

组成：黄连十两（30g）（编者注：原方无剂量，此乃编者所加）

用法：上一味，研末为散，和水内服二两半。亦可外用涂患处，剂量斟酌用之。（编者注：仲景未言用法，此乃编者所加）

功用：清泻心火，燥湿解毒。

适应证：心火毒热证：浸淫疮，或在面部，或在四肢，或在胸腹，或在腰背，或遍及全身，或小儿赤眼，或火热牙痛，或龈肿，或舌肿，或衄证，或痈疡疮肿毒，舌红，苔黄，脉滑或数。

解读方药：方中黄连苦寒，入心清泻心经之火热，燥湿热毒邪，使火热毒邪得寒而解，使湿热毒邪得苦而降泄，善解心经火热湿毒外攻之痈疡疮肿毒。

【黄连阿胶汤】

组成：黄连四两（12g）　黄芩二两（6g）　芍药二两（6g）　鸡子黄二枚　阿胶三两（9g）

用法：上五味，以水六升，先煮三物，取二升，去滓。内胶烊尽，小冷，内鸡子黄，搅令相得。温服七合，日三服。

功用：清热育阴，交通心肾。

适应证：心肾虚热心烦证：心中烦，不得眠，梦多，口干，咽燥，或汗出，或头晕，或耳鸣，或健忘，或腰酸，舌红，少苔，脉细数。

解读方药：

1. 诠释方药组成：方中黄连、黄芩，清热燥湿除烦；芍药补血敛阴；阿胶补血化阴；鸡子黄补血育阴。

2. 剖析方药配伍：黄连与黄芩，属于相须配伍，增强清热泻火，除烦安神；芍药与阿胶，属于相须配伍，增强补血益阴；鸡子黄与黄连、黄芩，属于相反配伍，鸡子黄育肾制约黄连、黄芩清热燥湿伤阴，黄连、黄芩燥湿制约鸡子黄滋阴浊腻；鸡子黄与芍药、阿胶，属于相须配伍，增强补血化阴。

3. 权衡用量比例：黄连与黄芩用量比例是2∶1，以治郁热；芍药与阿胶用量比例关系是2∶3，以治阴血虚；鸡子黄与黄连、黄芩用量比例关系是30∶4∶2，提示药效育阴与清热之间的用量调配关系，以治虚热；鸡子黄与芍药、阿胶用量比例关系是30∶2∶3，提示药效育阴与补血之间的用量调配关系，以治心肾不交。

【黄芪】黄芪为豆科多年生草本植物黄芪和内蒙古黄芪的根。

别名：戴糁，戴椹，独椹，芰草，蜀脂，百本。

性味：甘，微温。

功用：益气固表，利水治湿。

主治：恶风汗出，四肢无力，语言低微，气短，口角流水，言语不清。

《神农本草经》曰："味甘微温，主痈疽，久败疮，排脓止痛，大风癞疾，五痔鼠瘘，补虚，小儿百疾。"

入方：见黄芪桂枝五物汤、桂枝加黄芪汤、防己黄芪汤、黄芪芍桂苦酒汤、黄芪建中汤、防己茯苓汤、乌头汤。

用量：

剂型	不同用量	古代量	现代量	代表方名
汤剂	最小用量	一两一分	3.8g	防己黄芪汤
	最大用量	五两	15g	黄芪芍药桂枝苦酒汤
	通常用量	三两	9g	乌头汤

注意事项：湿热内蕴者慎用。

化学成分：含单糖，多糖，皂苷，黄酮，氨基酸（天冬酰胺，刀豆氨酸，脯氨酸，精氨酸，天门冬氨基酸，γ-氨基丁酸，丙氨酸），蛋白质，维生素 B_2，叶酸，维生素 P，香豆素，β-谷甾醇，胡萝卜素苷，羽扇豆醇，正十六醇，胆碱，甜菜碱，黄酮类，异黄酮类，二氢黄酮类，山柰素，槲皮素，异鼠李素，鼠李柠檬素，熊竹素，芝柄花素，毛蕊异黄酮，葡萄糖，鼠李糖，半乳糖，乙酰黄芪苷Ⅰ，黄芪苷Ⅰ～Ⅷ，异黄芪苷Ⅰ～Ⅱ，黄芪皂苷乙，环黄芪醇，葡聚糖，微量元素（铁、锰、锌、铷、硒），有机酸（香草酸、阿魏酸、异阿魏酸、对羟苯基丙烯酸、咖啡酸、绿原酸、棕榈酸）。

药理作用：增强机能免疫功能的作用（增强单核巨噬细胞的吞噬活性，促进巨噬细胞的吞噬功能，促进B细胞的增殖并抑制总补体的活性，促进淋巴细胞对羊红细胞的免疫特异性玫瑰花结形成），增强细胞的生成代谢，促进各类血细胞的生成、发育及成熟，并促进骨髓的造血功能，促进骨髓造血细胞DNA合成，加快有核细胞分裂，提高血浆和组织内的cAMP和cGMP含量，促进蛋白质的更新，改善肾功能及利尿作用，保肝作用（防止肝糖原减少，增加糖原溶酶体及组织脱氧酶活跃），抗衰老作用（延长细胞生长寿命，提高脾脏和肝脏RNA含量，提高机体抗氧化酶和抗氧化剂含量的活力，降低血清脂质的含量，增强应激能力），降压作用，改善心功能，促进中性粒细胞作用，抗菌作用（痢疾杆菌，炭疽杆菌，α-溶血性链球菌，β-溶血性链球菌，白喉杆菌，假白喉杆菌，枯草杆菌，白色葡萄球菌，金黄色葡萄球菌，柠檬色葡萄球菌，肺炎链球菌），抗病毒作用（流感病毒），镇痛作用，镇静作用。

【黄芪建中汤】

组成：桂枝去皮，三两（9g）　甘草炙，二两（6g）　芍药六两（18g）　生姜切，三两（9g）　大枣擘，十二枚　胶饴一升（70mL）　黄芪一两半（4.5g）

用法：上七味，以水七升，煮取三升，去滓。内饴，更上微火消解。温服一升，日三服。呕家，不可用桂枝汤，以甜故也。气短，胸满者，加生姜；腹满者，去枣，加茯苓一两半；治疗肺虚损不足，补气加半夏三两。

功用：补中益气，温养气血。

适应证：脾胃虚寒证以气虚为主者：胃脘或腹隐隐作痛或急痛，喜温喜按，疼痛因劳累而加重，饮食不振，四肢无力，倦怠，或自汗，或盗汗，或身重，或手足不仁，面色萎黄，大便溏，舌淡，苔薄白，脉弱。

解读方药：

1. 诠释方药组成：方中黄芪补益中气；胶饴补益气血；桂枝温通脾阳，芍药益营缓急；生姜调理脾胃；大枣、甘草益气和中。

2. 剖析方药配伍：黄芪与胶饴，属于相须配伍，增强补气生血。黄芪与桂枝，属于相使配伍，益气温阳。桂枝与生姜，属于相须配伍，增强温中散寒，调理脾胃。芍药与胶饴，属于相使配伍，补血化气。桂枝与芍药，属于相反相使配伍，相反者，散敛同用；相使者，补血缓急，通阳止痛；黄芪与大枣、甘草，属于相须配伍，增强补益中气。

3. 权衡用量比例：黄芪与胶饴用量比例是1∶12，以治气虚；胶饴与芍药用量比例是10∶3，提示药效益气与补血之间的用量调配关系，以治气血虚；桂枝与胶饴用量比例是近1∶7，提示药效温阳与益气之间的用量调配关系，以治虚寒；桂枝与芍药用量比例是1∶2，提示药效温阳与补血之间的用量调配关系，以治拘急；黄芪与桂枝用量比例是1∶2，提示药效益气与温阳之间的用量调配关系，以治虚寒。

药理作用：黄芪建中汤具有抑制肠胃运动，抑制胃酸分泌，促进胃溃疡愈合，提高机体免疫功能等作用。

【黄芪芍桂苦酒汤】

组成：黄芪五两（15g）　芍药三两（9g）　桂枝三两（9g）

用法：上三味，以苦酒一升，水七升，相和，煮取三升，温服一升。当心烦，服至六七日乃解。若心烦不止者，以苦酒阻故也。

功用：温阳益气，清化湿邪。

适应证：湿热黄汗证：身体重，四肢头面肿，胸满，发热，汗出而渴，状如风水，汗沾衣，色正黄如柏汁，若汗出已，久久其身必甲错，发热不止者，必生恶疮，或生痈脓，舌红，苔黄腻，脉沉迟。

解读方药：

1. 诠释方药组成：方中黄芪益气化湿；桂枝辛温通阳化湿，芍药泻热益营缓急；苦酒（醋）清泄湿热。

2. 剖析方药配伍：苦酒与芍药，属于相使配伍，泄热敛阴；苦酒与黄芪，属于相使配伍，益气泄热；苦酒与桂枝，属于相反配伍，苦酒酸敛制约桂枝辛散伤阴，桂枝辛散制约苦酒酸收恋湿。

3. 权衡用量比例：黄芪与苦酒（折算为克）用量比例是1∶5，提示药效益气化湿与泄热之间的用量调配关系，以治汗出；苦酒与芍药用量比例是6∶1，以泄湿热；苦酒与桂枝用量比例是6∶1，提示药效泄热与温阳之间的用量调配关系，以治郁热。

【黄芪桂枝五物汤】

组成：黄芪三两（9g） 芍药三两（9g） 桂枝三两（9g） 生姜六两（18g） 大枣十二枚

用法：上五味，以水六升，煮取二升。温服七合，日三服。

治法：益气补血，温经通闭。

适应证：气血营卫虚痹证：四肢麻木不仁或疼痛，每因劳累而加重，身体疲倦，四肢无力，面色不荣，头目昏沉，或汗出，或肌肉抽搐，舌淡，苔薄白，脉沉弱。

解读方药：

1. 诠释方药组成：方中黄芪益气固卫；桂枝辛温通阳散寒；芍药益营敛阴缓急；生姜调理脾胃；大枣益气和中。

2. 剖析方药配伍：黄芪与芍药，属于相使配伍，黄芪助芍药补血化气，芍药助黄芪益气生血。桂枝、生姜与黄芪，属于相使配伍，增强温阳益气。黄芪与大枣，属于相须配伍，增强补益中气，固护肌表。桂枝与黄芪、大枣，属于相使配伍，温阳益气固卫。

3. 权衡用量比例：黄芪与芍药用量比例是近1∶1，提示药效益气与补血之间的用量调配关系，以治汗出；桂枝、生姜与黄芪用量比例是近1∶2∶1，提示药效温阳散寒与益气之间的用量调配关系，以治虚寒；黄芪与大枣用量比例是3∶10，以治气虚；桂枝与黄芪、大枣用量比例是1∶1∶10，提示药效温阳通经与益气之间的用量调配关系。

【黄土汤】

组成：甘草三两（9g） 干地黄三两（9g） 白术三两（9g） 附子炮，三两（9g） 阿胶三两（9g） 黄芩三两（9g） 灶心黄土半斤（24g）

用法：上七味，以水八升，煮取三升。分温二服。

功用：温脾摄血，益气养血。

适应证：

1. 脾阳虚出血证：便血，先便后血，血色紫暗，面色萎黄，四肢不温，体倦，食少，或心悸，或失眠，舌淡，脉细弱。

2. 妇女月经过多，崩漏属脾阳虚证者。

3. 吐血，衄血等属脾阳虚证者。

配伍原则与方法：脾阳虚出血证基本病理病证，一是脾阳虚弱不能统血，另一是血不得阳气固摄而溢出，所以治疗脾阳虚出血证，其用方配伍原则与方法必须重视以下几个方面。

1. 针对证机选用温阳药：脾主统血，血运行于经脉之中，全赖脾气脾阳统摄而固守。脾阳虚弱，不能统摄血行于脉中而溢于脉外，则证见出血或便血，或女子崩漏，四肢不温，面色萎黄，其治当温阳暖脾，使脾气脾阳能统血于脉中。如方中灶心黄土、附子。

2. 合理配伍健脾药：脾气健运则能统摄血行于脉中，其治温暖脾阳虽至为重要，但健脾对治疗脾阳虚出血举足轻重。因此，在治疗脾阳虚出血证时，一定要合理配伍健脾药，对治疗出血证则具有其他药不可替代的重要作用。如方中白术。

3. 妥善配伍补血止血药：病变主要矛盾方面是出血，出血必定伤血。又，阳气从血化生，血伤又影响阳气生成，其治除了温阳摄血之外，还要考虑配伍补血药，妥善配伍补血药，则能明显增强温阳与止血作用。如方中干地黄、阿胶。

4. 适当配伍寒凉药：温阳药虽可针对证机而治，但有温燥伤血而动血，或引起新的出血病证。因此，在治病求本的同时，还要适当配伍寒凉药，以监制温燥太过而动血，对此还要在配伍寒凉药时最好选用具有止血作用的药物，以取得最佳治疗效果。如方中黄芩。

解读方药：

1. 诠释方药组成：方中灶心黄土温阳止血；附子温壮阳气；白术健脾益气；阿胶补血止血；黄芩苦寒止血；甘草益气和中。

2. 剖析方药配伍：灶心黄土与附子，属于相使配伍，灶心黄土助附子温阳，附子助灶心黄土止血。干地黄与阿胶，属于相须配伍，增强补血凉血止血。白术与甘草，属于相须配伍，增强补益中气。干地黄、阿胶与白术、甘草，属于相使配伍，补血之中以化气，益气之中以生血。附子与甘草，属于相使配伍，辛甘益气化阳。干地黄与黄芩，属于相反相使配伍，相反者，黄芩苦泻制约干地黄甘补浊腻，干地黄甘补制约黄芩苦燥伤血；相使者，增强止血。附子、灶心黄土与干地黄、黄芩，属于相反配伍，干地黄、黄芩制约附子、灶心黄土温阳动血，附子、灶心黄土制约干地黄、黄芩止血凝滞。黄芩与甘草，属于相反配伍，甘草制约黄芩苦寒伤胃。

方中黄芩苦寒，干地黄甘寒，寒能清热，若阳虚夹热，干地黄、黄芩即清热；若阳虚无夹热，其尽在发挥制约温热药温燥之性。

3. 权衡用量比例：灶心黄土与附子用量比例是8∶3，提示药效温阳止血与温阳散寒之间的用量调配关系，以治阳虚出血；附子、灶心黄土与干地黄、黄芩用量比例是3∶8∶3∶3，提示药效温阳与清热之间的用量调配关系；干地黄与阿胶用量比例是1∶1，提示药效凉血止血与补血止血之间的用量调配关系，以治血虚出血；干地黄、阿胶与白术、甘草用量比例是1∶1∶1∶1，提示药效补血止血与健脾益气之间的用量调配关系，以治气血虚出血；黄芩与甘草用量比例是1∶1，提示药效苦寒与甘温之间的用量调配关系。

药理作用：黄土汤具有缩短凝血时间，使血液黏度增高，促进血小板聚集等。

恍

huǎng 恍，即恍惚，联绵词。如88条：“汗家重发汗，必恍惚心乱。”

【恍惚】神志、意识隐约模糊不清。详见“恍惚心乱”项。

【恍惚心乱】神志意识隐约模糊不清，对处理事物难以主持与思辨。见心肾阴阳两虚证，如88条：“汗家重发汗，必恍惚心乱。”《伤寒溯源集·太阳上篇》：“恍惚者，心神摇荡而不能自持。心乱者，神虚意乱而不能自主也。神者，心之所藏，阳之灵也。是以神留则生，神去则死也，从此重发其汗，阳之神散，故恍惚心乱也。”其证机是阳气不得顾护，阴津不得滋养，心神既不得阳气守护，又不得阴血滋荣，则心神恍惚不定；治以禹余粮丸，调补阴阳。治用方可参桂枝加附子汤再加禹余粮，人参为是。

灰

huī❶物体燃烧后剩下的东西。如392条烧裩散方中：“妇人中裩近隐处，剪烧作灰。”又如第十八6条王不留行散用法中言：“上九味，桑根皮以上三味烧灰存性，勿令灰过。”❷药名，蒲灰。❸方名：如蒲灰散。

蛔（蚘）

huí 蚘，即蛔虫，寄生在人或动物肠中的一种蠕形动物。如89条：“病人有寒，复发汗，胃中冷，必吐蚘。”

【蛔厥】蛔虫内扰肠胃而致气血逆乱之手足厥冷。见蚘厥证，如338条：“蚘厥者，其人当吐蚘，今病者静而复时烦者，此为脏寒。蚘上入其膈，故烦，须臾复止，得食而呕，又烦者，蚘闻食臭出，其人常自吐蚘。蚘厥者，乌梅丸主之；又主久利。”其证机是蛔虫扰动而肆虐，逆乱气机而梗阻阳气，经脉阻滞而不通；治以乌梅丸，安蛔伏蛔驱蛔。

会

huì❶聚合。如仲景序：“经络府俞，阴阳会通，玄冥幽微，变化难极，自非才高识妙，岂能探其理致哉！”❷行，通行。如第一2条：“腠者，是三焦通会元真之处，为血气所注。理者，是皮肤脏腑之文理也。”

慧

huì 慧，即聪明，引申为视物清晰。如第十六2条：“晕黄去，目睛慧了，知衄今止。”

【慧了】视物清晰。详见“目睛慧了”项。

秽

huì 秽，即肮脏，引申为秽浊之物。如278条：“以脾家实，腐秽当去故也。”

昏

hūn 昏，即模糊。如仲景序：“痛夫！举世昏迷，莫能觉悟，不惜其命，若是轻生，彼何荣势之云哉？”

【昏迷】认识处于模糊状态。如仲景序：“痛夫！举世昏迷，莫能觉悟，不惜其命，若是轻生，彼何荣势之云哉？”

魂

hún 魂，即人的精神、思维方面活动的总称。如仲景序：“蒙蒙昧昧，惷若游魂。”

【魂魄】精神、思想、勇气、朝气。详见“邪哭使魂魄不安者”项。

【魂魄妄行】精神、思想、勇气、朝气躁动于外而不得主持于内。如第十一12条：“血气少者属于心，心气虚者，其人则畏，合目欲眠，梦远行而精神离散，魂魄妄行。阴气衰者为癫，阳气衰者为狂。”其证机是心气虚不能固护心神，心血虚不得滋荣神明，心神不得守藏而躁动；治当补益气血，养心安神。

火 huǒ❶物体燃烧时发出的光和热。如18条桂枝加厚朴杏仁汤用法中言：“以水七升，微火煮取三升，去滓。”❷治法之一，包括温热药物、火针等治疗手段。如第6条：“若被火者，微发黄色，剧则如惊痫，时瘛疭；若火熏之，一逆尚引日，再逆促命期。”❸阳，阳热。如第一1条：“水不行，则心火气盛。”

【火劫】用火法强迫治疗，火法泛指温热方药或温针灸法等。

其一，太阳温病证与气血两燔证相兼，如111条：“太阳病中风，以火劫发汗，邪风被火热，血气流溢。”指出辨证失误，误用温热方药治疗，必定会引起病证发生变化。

其二，湿热黄疸证，详见“以病发时火劫其汗”项。

【火邪】火热之邪引起的病理病证。

其一，太阳温病证与肾证相兼，如114条：“太阳病，以火熏之，不得汗，其人必躁，到经不解，必清血，名为火邪。”仲景指出引起疾病发生的主要原因是火热之邪。

其二，奔豚病的有关辨证，如第八1条：“病有奔豚，有吐脓，有惊怖，有火邪，此四部病，皆从惊发得之。”指出因惊而化火则可变生火热病证。

其三，心阳虚惊狂证，如第十六12条：“火邪者，桂枝去芍药加蜀漆牡蛎龙骨救逆汤主之。”辨“火邪”的含义有二：一辨“火邪”是指引起心阳虚惊狂证的原因之一是“火邪”即邪热伤及阳气所致，同时又揭示心阳虚弱病证其病因既有寒邪所致者，也有邪热所致者，不可局限在一个方面。二辨“火邪”是代表致病原因，而不是代表病变证机。同时也提示认识“火邪”仅仅是作为认识病因的一个方面，切不可认为桂枝去芍药加蜀漆龙骨牡蛎救逆汤能治疗“火邪”证机。

【火气虽微】火热之邪侵袭人体虽然微弱，但其致病力还是非常明显的。见太阳病证与阴虚火旺证相兼，如116条：“追虚逐实，血散脉中，火气虽微，内攻有力，焦骨伤筋，血难复也。”仲景曰“火气虽微”是与正气相对而言，即火气与正气相较，其力较弱，但其致病力还是非常明显的，当引起重视。

【火逆】误用火热方法治疗而引起的病证。

其一，见太阳病证与阴虚火旺证相兼，如116条：“用火灸之，邪无从出，因火而盛，病从腰以下必重而痹，名火逆也。”指出用灸法治疗，因病人素体而异，既有进一步损伤阴血的，也有不损伤阴血，如用灸法之后，则可壅滞气机，导致血行不畅，经气痹阻不通。

其二，心阳虚烦躁证，如118条：“火逆，下之，因烧针烦躁者。”仲景言“火逆”以告诫治表最好是用汤剂而不是火法，用火法不当则会引起或加重病证。

或 huò❶连词，表示“或者”。如第3条：“太阳病，或已发热，或未发热，必恶寒。”❷副词，表示“又”。如28条：“服桂枝汤，或下之，仍头项强痛，翕翕发热，无汗，心下满微痛，小便不利者。”又如142条：“太阳与少阳并病，头项强痛，或眩冒。”❸可能。如111条：“或不大便，久则谵语，甚则至哕，手足躁扰，捻衣摸床；小便利者，其人可治。”❹还。如第二十二9条温经汤用法中言：“兼取崩中去血，或月水来过多，及至期不来。”

【或已发热】或者病人已有发热。详见“发热”其二项。

【或未发热】或者病人未出现发热。见太阳伤寒基本脉证，如第3条：“太阳病，或已发热，或未发热，必恶寒。”其证机是太阳营卫之气为邪气所郁而尚未与邪气相争。

【或渴】或者出现口渴，见太阳伤寒证与寒饮郁肺证相兼，如40条：“伤寒表不解，心下有水气，干呕，发热而咳，或渴。”其证机是寒气内郁而津为寒气所阻而不得上滋上承。

【或利】或者出现下利。见太阳伤寒证与寒饮郁肺证相兼，如40条：“伤寒表不解，心下有水气，干呕，发热而咳，或渴，或利。”其证机是寒饮在肺，肺不得通调水道，水气下趋下注则下利。

【或噎】或者咽部有气机阻塞。详见“噎者”项。

【或小利不利】或者有小便不利。详见“小便不利”其三、二十五项。

【或喘】或者有气喘。见太阳伤寒证与寒饮郁肺证相兼，如40条：“伤寒表不解，心下有水气，干呕，发热而咳，或渴，或利，或噎，或小便不利，少腹满，或喘者。”其证机是寒饮郁肺，肺气不降而上逆。

【或胸中烦而不呕】或者胸中烦热而没有呕吐。详见“胸中烦而不渴”项。

【或腹中痛】或者有腹中疼痛。详见“腹中痛”其一、五项。

【或心下悸】或者有心下悸。详见“心下悸”其三项。

【或不渴】或者没有出现口渴。详见“不渴”其四项。

【或咳】或者有咳嗽。

其一，少阳胆热气郁证，如96条：“胸胁苦满，嘿嘿，不欲饮食，心烦，喜呕，或不渴，身有微热，或咳者。”其证机是少阳胆热逆乱于肺，肺气不降而上逆。

其二，少阴阳虚水泛证，如316条：“四肢沉重疼痛，自下利者，此为有水气，其人或咳，或小便利，或下利，或呕者。”其证机是水气内盛而上逆于肺，肺气逆乱于上。

其三，厥阴肝气郁滞证，如318条：“其人或咳，或悸，或小便不利，或腹中痛，或泄利下重者。”其证机是肝气郁滞而影响肺气不得肃降。

【或不大便】可能有不大便。详见“不大便”其一项。

【或眩冒】又有眩晕头沉。详见“眩冒”其一项。

【或身微肿】或者有身体轻微肿胀。详见“身微肿”项。

【或从口鼻】或者血从口鼻而出。见少阴动血证，如294条：“未知从何道出，或从口鼻，或从目出者，是名下厥上竭，为难治。”指出出血病变部位往往因人因证而异，切不可拘于某一方面。

【或从目出】或者血从眼目而出。见少阴动血证，如294条：“未知从何道出，或从口鼻，或从目出者，是名下厥上竭，为难治。”指出出血病变部位往往因人因证而异，若眼目素体有失调，则血可从眼目而出。

【或小便利】或者小便自利。详见“小便利”其八项。

【或下利】或者有大便溏泄。见少阴阳虚水泛证之或然证，如316条论真武汤用法中言：“或下利，或呕者。”其证机是阳虚而不制水，水寒气下迫下注则大便溏泄。

【或下之】又用泻下的方法治疗。见表里兼证，如28条：“服桂枝汤，或下之，仍头项强痛，翕翕发热，无汗，心下满微痛，小便不利者。”指出表里兼证，用桂枝汤治疗后，又用泻下的方法治疗，可仍然没有达到治疗目的。提示辨证论治一定要审证求机，不可盲目治疗。

【或呕者】或者有呕吐。详见“呕者”其六项。

【或腹痛】或者有腹痛。详见“腹痛”其三项。

【或干呕】或者有干呕。详见“干呕”其五项。

【或咽痛】或者有咽痛。详见“咽痛”其三项。

【或利止脉不出者】或者出现下利止而脉伏不出。详见“利止脉不出者”项。

【或悸】或者心悸。见厥阴肝气郁滞证，如318条：“其人或咳，或悸，或小便不利，或腹中痛，或泄利下重者。”其证机是肝气内郁而影响心气畅通。

【或泄利下重】或是大便泄利而有肛门下坠，或欲大便而不畅。详见“泄利下重”项。

【或引阴中拘挛】或女子或男子前阴拘急挛缩不舒。详见“阴中拘挛”项。

【或胸满】或者有胸中满闷。详见“胸满”其四项。

【或久伤取冷所致也】又因长期遭受寒冷之气侵袭所伤。详见“久伤取冷所致也”项。

【或有美时】时而出现身体各方面都比较正常。见心肺阴虚内热证，如第三1条：“欲行不能行，欲饮食，或有美时，或有不用闻食臭时。”其证机是心肺阴气虽虚，但正气仍能积极抗邪，倘若正气相对处于优势，邪气不胜正气，其身体各方面都会像正常一样。

【或有不用闻食臭时】时而有不愿意闻到食物气味，也即厌恶食物异味。详见“不用闻食臭时”项。

【或有忧惨】或者有忧愁凄惨。详见“忧惨”项。

【或但臂不遂者】或者仅仅出现肩臂一侧或两侧活动不便。详见“臂不遂”项。

【或左或右】病证表现或者在左侧，或者在右侧。见邪中经络脏腑的基本脉证及病理，如第五2条："浮者血虚，络脉空虚，贼邪不泻，或左或右。"指出病邪侵袭于人，因人素体而异，则有不同的病证表现，并非局限在一个方面。

【或从汗出】引起病证的原因可能是津从汗出所致。见虚热肺痿证，如第七1条："或从汗出……重亡津液，故得之。"指出汗出较多则易损伤津液而导致虚热肺痿证。

【或从呕吐】引起病证的原因可能是从呕吐所致。见虚热肺痿证，如第七1条："或从呕吐……重亡津液，故得之。"指出呕吐较多则易损伤津液而引起虚热肺痿证。

【或从消渴】引起病证的原因可能是从消渴证机所致。见虚热肺痿证，如第七1条："或从消渴……重亡津液，故得之。"指出消渴之小便多则易损伤津液，从而引起虚热肺痿证。

H

【或从便难】引起病证的原因可能是从大便难而用下法治疗所致。见虚热肺痿证，如第七1条："……或从便难，又被快药下利，重亡津液，故得之。"指出治疗大便难用下法太过，则易损伤津液而引起虚热肺痿证。

【或曲如蛇行者】脉可能出现如蛇行走屈曲身体一样不柔和。详见"曲如蛇行"项。

【或无热】或者没有出现发热。详见"无热"其二项。

【或热痛】或者有心胸中热痛。详见"心中懊憹或热痛"项。

【或两胁疼痛】或者出现两胁疼痛。详见"两胁疼痛"项。

【或结热中】或者邪热内结于中。见妇人杂病错综复杂证机，如第二十二8条："或结热中，痛在关元，脉数无疮，肌若鱼鳞，时着男子，非止女身。"指出妇人杂病其病变证机有许多，有寒证，有热证，虽以寒证为多见，但对热证不可忽视，临证一定要全面认识与理解，方可免于偏执。

【或病二十日或一月微见者】或者病证表现于20日或1个月才有轻微征兆。详见"病二十日或一月微见者"项。

【或引腰脊】或者有腰脊病证表现。见妇人杂病错综复杂证机，如第二十二8条："或引腰脊，下根气街，气冲急痛，膝胫疼烦，奄忽眩冒，状如厥癫。"指出妇人杂病其病变证机有许多，如腰脊病证，其证机既有热，又有寒；既有虚，又有实，法当全面认识与理解。

【或月水来过多】还能治疗月经来潮过多。详见"月水来过多"项。

祸

huò 灾殃，苦难。如仲景序："婴非常之疾，患及祸至，而方震慄。"

霍

huò 霍，即霍乱，病证名。如382条："病有霍乱者何？答曰：呕吐而利，此名霍乱。"

【霍乱】疾病在其病变过程中出现剧烈的上吐下泻。

其一，霍乱病证，如382条："病有霍乱者何？答曰：呕吐而利，此名霍乱。"《注解伤寒论·辨霍乱脉证并治》："以饮食不节，寒热不调，清浊相干，阴阳乖逆，遂成霍乱，轻者止曰吐利，重者挥霍撩乱，名曰霍乱。"辨霍乱病证有的是寒湿，有的是湿热，有的是干霍乱，临证一定要辨证求机。仲景辨霍乱包括中医所言"霍乱"与西医"霍乱"两大内容。

其二，霍乱证与太阳病证相兼，如383条："此名霍乱，霍乱自吐下，又利止，复更发热也。"《医宗金鉴·伤寒论注》："呕吐泻利，在里饮食生冷为病也，具此证者，名曰霍乱。"指出霍乱病证的病理既有起于外的，也有起于内的，审证不管其因起于外还是起于内，临证以辨证为主，不可拘于病因。

其三，辨霍乱病证与太阴少阴厥阴病证及鉴别，如384条："伤寒，其脉微涩者，本是霍乱，今是伤寒。"指出霍乱病证与三阴病证有类似之处，临证应注意鉴别诊断，并明确指出霍乱证的表现特点与证候特征。

其四，湿热霍乱轻证及寒湿霍乱证，如386条："霍乱，头痛，发热，身疼痛，热多欲饮水者，五苓散主之；寒多不用水者，理中丸主之。"其证机是邪气侵入，扰乱气机，浊气不降，清气不升，清浊之气逆乱上下。临证当别湿热霍乱轻证及寒湿霍乱证，若是湿热霍乱轻证以五苓散，若是寒湿霍乱以理中丸。

【霍乱自吐下】霍乱病证自内而起并有上吐下泻。详见"霍乱"其二项。

蜮

huò 蜮，即迷惑，隐藏，引申为走串不定。病名。如狐蜮病。如第三10条："狐蜚之为病，状如伤寒，默默欲眠，目不得闭，卧起不安。”详见“狐蜚之为病”项。

J

饥 jī 饥，即饥饿。如 228 条：“其外有热，手足温，不结胸，心中懊侬，饥不能食，但头汗出者。”

【饥而不欲食】病人腹中饥而不欲饮食。见厥阴肝热证，如 326 条，又如第十三 1 条：“厥阴之为病，消渴，气上撞心，心中疼热，饥而不欲食，食则吐蚘。”其证机是邪热病理不在胃而知饥，肝被邪热所扰而不得疏泄胃气则又不欲饮食。

【饥不能食】病人腹中饥而不欲饮食。

其一，阳明热郁证，如 228 条：“其外有热，手足温，不结胸，心中懊侬，饥不能食，但头汗出者。”《伤寒论本旨·阳明篇》：“并非误下邪陷，而但心中懊侬，邪热肆扰，故饥不能食。”其证机是阳明邪热，胃气被郁，升降失常；治以栀子豉汤，清宣郁热。

其二，痰阻胸膈证，如 355 条：“病人手足厥冷，脉乍紧者，邪结在胸中，心下满而烦，饥不能食者。”《医宗金鉴·伤寒论注》：“今心中烦满，饥不能食者，是病在胸中也。”其证机是痰邪阻结于胸膈而壅滞气机，中焦阳气为痰邪所遏而不得通降，阳气被遏不能外达而逆乱；治以瓜蒂散，涌吐胸膈痰实。

【饥伤】病由饥饿劳伤引起。见肝血瘀脉阻重证，如第六 18 条：“房室伤，饥伤，劳伤，经络营卫气伤，内有干血，肌肤甲错，两目黯黑，缓中补虚。”指出肝血瘀脉阻重证的原因之一是饥饿劳伤。

肌 jī❶脾胃肌肉腠理营卫。如 16 条：“桂枝本为解肌。”❷肌肤，皮肤。《金匮要略》63 条：“邪在于络，肌肤不仁。”❸外表。如第六 1 条：“夫尊荣人骨弱肌肤盛，重因疲劳汗出。”

【肌肤不仁】肌肤麻木不仁，没有感觉。见风中经络与中脏腑各自不同的证候特征，如第五 2 条：“邪在于络，肌肤不仁。”其证机是风邪侵袭络脉，肌肤营卫受邪，营卫不能职司肌肤，络脉不和；治当补益气血、调和营卫，以黄芪桂枝五物汤与桂枝新加汤加减。

【肌肤盛】外表貌似强壮人一样。详见“骨弱肌肤盛”项。

【肌肤甲错】肌肤粗糙如有鳞甲状。见肝血瘀脉阻重证，如第六 18 条：“内有干血，肌肤甲错，两目黯黑，缓中补虚。”《金匮要略直解·血痹虚劳病》：“血积则不能经濡肌肤，故肌肤甲错。”其证机是瘀血阻滞经脉，络脉壅滞不通，血气阻结而不外荣；治当活血化瘀、缓中补虚，以大黄䗪虫丸。

【肌如鱼鳞】肌肤枯燥如鱼鳞甲状，“肌如鱼鳞”与“肌肤甲错”为同义词。见妇人杂病错综复杂证，如第二十二 8 条：“脉数无疮，肌若鱼鳞。”其证机是邪热与血相结而郁滞，气血阻滞而不得外荣肌肤。

击 jī❶搏，结。如第十四 2 条：“风气相击，身体洪肿，汗出乃愈；恶风则虚，此为风水。”❷治，治疗。如第十四 21 条：“医以为留饮而大下之，气击不去，其病不除。”

鸡 jī❶药名：如鸡子黄。❷方名：如鸡屎白散。❸水生动物。如水鸡，又名青蛙。

【鸡子】鸡子为雉科动物家鸡的蛋清。

别名：鸡子清，鸡子白，鸡蛋清。

性味：甘，凉。

功用：清热利咽。

主治：声音嘶哑，咽喉肿痛，口舌生疮。

《名医别录》曰：“疗目热亦痛，除心下伏热，止烦满咳逆，小儿下泄，妇人难产，胞衣不出。醋渍之一宿，疗黄疸，破大烦热。”

入方：见苦酒汤。

用量：

用量		经方数量	经方名称
古代量	现代量		
仲景未言用量		1 方	苦酒汤

注意事项：夙有痰湿者慎用。

化学成分：含蛋白质，脂肪，碳水化合物，维生素 B_2，烟酸，硫胺素，泛酸，对氨基苯甲酸，卵白蛋白，卵类黏蛋白，磷蛋白质，甘露糖，半乳糖，游离葡萄糖，溶酶菌，卵蛋白酶抑制物，卵糖蛋白，卵黄素蛋白，卵磷脂，胆甾醇，脂溶性色素叶黄素，氨基酸，微量元素

（钙、磷、铁）。

药理作用：暂缺。

【鸡子黄】鸡子黄为雉科动物家鸡的蛋黄。

别名：鸡蛋黄，鸡卵黄。

性味：甘，平。

功用：清心育肾，补血滋阴。

主治：阴血虚弱，大便干结，心烦失眠，健忘多梦，肌肤蠕动。

《本草纲目》曰："补阴血，解热毒，治下痢。"

入方：见黄连阿胶汤、百合鸡子汤、排脓散。

用量：

用量		经方数量	经方名称
古代量	现代量		
二枚	60g	1方	黄连阿胶汤
一枚	30g	1方	百合鸡子汤

注意事项：内有湿者慎用。

化学成分：含蛋白质（卵黄磷蛋白，卵黄球蛋白，唾液酸糖蛋白），脂肪性物质（磷脂，卵磷脂，黄磷蛋白），脂肪酸（油酸，亚油酸，亚麻酸，饱和酸），碳水化合物，灰分，维生素A，硫胺素，维生素B_2，烟酸，对氨基苯甲酸，胆甾醇，葡萄糖，叶黄素，胡萝卜素。

药理作用：抗疲劳作用，增强机体抗病能力，增强耐力，解除痉挛作用。

【鸡子壳】鸡子壳为雉科动物家鸡的蛋壳。

别名：鸡蛋壳。

性味：甘、涩，平。

功用：解毒敛疮。

主治：咽喉肿痛，发音不利。

《本草再新》曰："能消疸瘤，解毒，治气，下胎。"

入方：见苦酒汤。

用量：

用量		经方数量	经方名称
古代量	现代量		
仲景未言用量		1方	苦酒汤用法

化学成分：含碳酸钙，碳酸镁，磷酸钙，胶质，有机物。

药理作用：暂缺。

【鸡子大】药用剂量如鸡蛋黄大小一样。如38条大青龙汤方中言："石膏碎，如鸡子大（45g）"

【鸡屎白】鸡屎白为雉科动物家鸡的粪便中色白的部分。

别名：鸡矢，鸡子粪。

性味：苦、咸，寒。

功用：清热益阴柔筋。

主治：筋脉拘急，腹中转急，颈项强直，心悸心烦。

《神农本草经》曰："味甘微温，主消渴，伤寒寒热。"

入方：见鸡屎白散。

用量：

用量		经方数量	经方名称
古代量	现代量		
方寸匕	6~9g	1方	鸡屎白散

化学成分：暂缺。

药理作用：解痉作用，抗炎作用。

【鸡屎白散】

组成：鸡屎白。

用法：上一味，为散，取方寸匕，以水六合，和。温服。

功用：益阴清热，化湿缓急。

适应证：肝阴不足湿热动筋证：筋脉拘急，肌肉抽搐，四肢劲急强直，两腿牵引疼痛，甚则牵引少腹作痛，或时有手足心热，或急躁，或口干，舌红，少苔或薄黄，脉弦数或细数。

解读方药：方中鸡屎白泄热以存阴，益阴以和脉，和脉而缓急，利小便以祛湿，湿去则筋脉柔和，以达益阴清热，化湿缓急。

积

jī ❶聚结，阻结。如第十一20条："寸口，积在胸中。"❷积聚病证。如第十一20条："诸积大法，脉来细而附骨者，乃积也。"

【积者】气血相结的病证表现。见积证，如第十一20条："积者，脏病也，终不移。"《金匮要略心典·五脏腑风寒积聚病》："诸积，该气血痰食而言，脉来细而附骨，谓细而之至。"指出辨积证所在病变部位在脏，其治当从脏调理气血。对此还要进一步明确指出，辨证不可仅执于脉，只有脉证合参，才能比较全面地认识病变本质所在，才能确立治疗方法与措施。

【积在胸中】气血相结在心肺。见积证，如

第十一 20 条："寸口，积在胸中。"其证机多是心肺气血相结，病证深重。

【积在喉中】气血相结在喉中。如第十一 20 条："微出寸口，积在喉中。"其证机多是肝脾痰气血相结，病证缠绵。

【积在脐傍】气血相结在脐傍左右。如第十一 20 条："关上，积在脐傍。"其证机多是脾气血相结。

【积在心下】气血相结在心下亦即胃脘。如第十一 20 条："上关上，积在心下。"其证机多是脾胃痰气瘀相结。

【积在少腹】气血相结在少腹肝肾。如第十一 20 条："微下关，积在少腹。"其证多是肝肾气血相结。

【积在气冲】气血相结在气冲穴左右。如第十一 20 条："尺中，积在气冲。"其证机多是痰湿瘀相结。

【积在右】气血相结在右侧。如第十一 20 条："脉出右，积在右。"其证机是气血郁瘀积结于人体右侧。

【积在左】气血相结在左侧。如第十一 20 条："脉出左，积在左。"其证机是气血积结于人体左侧。

【积在中央】气血相结在中间。如第十一 20 条："脉两出，积在中央，各以其部处之。"其证机是气血积结于人体中央。

【积冷】寒气内结的病理病证。见妇人杂病错综复杂证机，如第二十二 8 条："妇人之病，因虚，积冷，结气，为诸经水断绝。"指出妇人之病，其主要证机之一就是寒气凝结而不解，其寒既可是感受外寒，又可是从内而生。

赍

jī 赍，即抱着，带着，引申为拥有。如仲景序："赍百年之寿命，持至贵之重器。"

【赍百年之寿命】拥有百年之长的寿命。如仲景序："赍百年之寿命，持至贵之重器。"

及

jí❶到。如仲景序："婴非常之疾，患及祸至，而方震慄。"又如仲景序："按寸不及尺，握手不及足。"❷和，与。如仲景序："中世有长桑、扁鹊，汉有公乘阳庆及仓公。"又如 98 条："而胁下满痛，面目及身黄，颈项强。"❸如，胜。如 386 条理中丸用法中言："腹中未热，益至三四丸，然不及汤。"❹又。如第六 14 条黄芪建中汤用法中言："及疗肺虚损不足，补气加半夏三两。"❺足。如第九 1 条："夫脉当取太过不及，阳微阴弦，即胸痹而痛。"❻或，或者。如第二十二 9 条温经汤用法中言："兼取崩中去血，或月水来过多，及至期不来。"❼主，主要。如第二十二 16 条："妇人六十二种风，及腹中血气刺痛。"

【及疗肺虚损不足】又可治疗肺气虚弱而受损病证。详见"肺虚损不足"项。

【及胁痛里急】与胁痛里急病证并见。详见"胁痛里急"项。

【及至期不来】或者月经到期而不来潮。详见"至期不来"项。

【及腹中血气刺痛】主要有腹中气血刺痛等病证。详见"腹中血气刺痛"项。

汲

jí 汲，即汲取，取水，引水，引申为争夺、追求。如仲景序中言："但竞逐荣势，企踵权豪，孜孜汲汲，惟名利是务。"

极

jí❶尽，完。如仲景序："经络府俞，阴阳会通，玄冥幽微，变化难极，自非才高识妙，岂能探其理致哉！"❷过度。如 380 条："伤寒，大吐，大下，之极虚，复极汗者，其人外气怫郁。"❸大。如 123 条："但欲呕，胸中痛，微溏者，此非柴胡汤证，以呕，故知极吐下也。"❹非常明显。如第六 8 条："目眩，发落，脉极虚芤迟，为清谷，亡血，失精。"❺主，主要。如第九 1 条："所以然者，责其极虚也。今阳虚知在上焦，所以胸痹，心痛者，以其阴弦故也。"❻顶端，引申为气上逆之喘。如第一 9 条："浮者，在后，其病在里，腰痛背强不能行，必短气而极也。"

【极虚】以虚弱病理占主要矛盾方面。见胸痹证，如第九 1 条："所以然者，责其极虚也。今阳虚知在上焦，所以胸痹，心痛者，以其阴弦故也。"指出胸痹证机以阳气虚弱为主要方面，于此还必须对仲景所论胸痹证机全面认识与理解，即有以虚为主要方面的，有以实为主要方面的，临证且不可仅局限在某一方面。

【极虚发汗得之】发汗导致体质虚弱为主所引起的病证表现。见太阳表实风水证，如第十四 4 条："恶寒者，此为极虚发汗得之。"指出辨太阳表实风水证，当以无汗为审证要点，治疗应当用汗法，但不当用大汗，大汗则易导致病证发生变化。

【极虚亦为劳】极度虚弱病证亦可称为虚劳。

见虚劳证，如第六3条：“夫男子平人，脉大为劳，极虚亦为劳。”指出虚劳病证，其脉大是虚劳病证的主要表现，极度虚弱亦是虚劳证的主要表现，临证皆当全面认识，不可偏执。

【极饮过度所致】极度饮酒过量所引起的病证表现。见吐血与饮酒的辨证关系，如第十六7条：“夫酒客，咳者，必致吐血，此因极饮过度所致也。”指出酒之于人，少则益人，极饮伤人，酒能悦人，亦能害人。仲景言“极饮”者，以言大量饮酒也；言“过度”者，以揭示过度而伤人也，法当识之。

即 jí❶就，便。如29条：“若厥愈足温者，更作芍药甘草汤与之，其脚即伸。”❷当时，当即。如第十19条乌头桂枝汤用法中言：“初服二合，不知，即服三合。”❸即刻，立刻，马上。如359条：“若食入口即吐，干姜黄连黄芩人参汤主之。”

【即自汗出而恶热也】就有自汗出而怕热。详见“自汗出而恶热”项。

【即勿补之】这类病证就不能用补法治疗。见脏腑辨证论治的整体观，如第一1条：“四季脾旺不受邪，即勿补之。”指出肝病易传于脾，在通常情况下，若适当用补脾的方法治疗，则可增强疗效；但对于肝气传脾，而脾气不虚者，则不当用补脾的方法，而当用调脾理脾的方法，临证时应当区别对待，不可一概而论。

【即恶寒甚】便有恶寒病证加重。详见“恶寒甚”项。

【即重不胜】就会出现身体沉重而不能胜任正常肢体活动。见邪中经络脏腑的基本脉证及病理，如第五2条：“邪在于经，即重不胜。”其证机是风邪侵袭经脉，气血营卫受邪，经气郁滞而不利。

【即医治之】就邀请医生诊断治疗。如第一2条：“未流传脏腑，即医治之。”指出治疗疾病贵在未病先防，既病防变，防微杜渐，揭示对任何疾病都及时医治的重要性。

【即疼痛如掣】就会出现疼痛如牵拉欲断裂之状。详见“疼痛如掣”项。

【即出乌头】马上取出乌头。如第五10条乌头汤方中：“川乌㕮咀，以蜜二升，煎取一升，即出乌头，五枚（10g）。”

【即胸痹而痛】就会出现胸中疼痛。详见“胸痹而痛”项。

【即胁下拘急而痛】便有胁下拘急疼痛。详见“胁下拘急而痛”项。

【即为寒疝】便为寒疝。详见“寒疝”其一项。

【即服三合】当即再服用3合（180～240mL）。如第十19条乌头桂枝汤用法中言：“初服二合，不知，即服三合。”

【即头面赤而下重】就出现头面赤红并有沉重。详见“头面赤而下重”项。

【即遗溺失便】就出现遗尿与大便失禁。详见“遗溺失便”项。

【即为消渴】就出现渴欲饮水。详见“消渴”其五项。

【即消谷引食】便有饮食数量超过正常范围，并常有饥饿感。详见“消谷引食”其二项。

【即恶寒】便有怕冷。详见“恶寒”其十四项。

【即愈】疾病就可向愈。如第十四31条桂枝去芍药加麻黄附子细辛汤用法中言：“当汗出，如虫行皮中，即愈。”

【即尔用之为散亦好】即刻将药制作为散剂，也要注意药用质量等级。如杂疗方三物备急散用法中言：“别研巴豆，如脂，内散中，合捣千杵。即尔用之为散亦好，下蜜为丸，密器贮之，莫令歇气。”

急 jí❶急急，即刻，即时。如253条：“阳明病，发热，汗多，急下之。”❷紧急，首要。如91条：“续得下利清谷不止，身疼痛者，急当救里；后身疼痛，急当救表。”❸拘急，挛急。如388条：“吐利，汗出，发热恶寒，四肢拘急。”❹危急，重笃。如第九7条：“胸痹，缓急者，薏苡附子散主之。”❺支结，或满或痛或痞。如103条：“呕不止，心下急，郁郁微烦者。”❻紧紧。如233条蜜煎导用法中言：“以内谷道中，以手急抱，欲大便时乃去之。”❼立急。如233条蜜煎导用法中言：“当热时急作，冷则硬。”

【急当救表】应当首要治疗表证。如91条：“续得下利清谷不止，身疼痛者，急当救里；后身疼痛，急当救表。”指出表里兼证，若里证得除，则当积极治表，以免表邪乘里虚初复而又复传，暗示急急治表寓有预防病邪传里。

【急当救里】应当首要治疗里证。如91条：“续得下利清谷不止，身疼痛者，急当救里。”指出表里兼证，病以里证为主，则当急急治其里，然后再治其表，方可免于治疗失误。

【急当救里救表】应当急急治疗里证表证。详见“病有急当救里救表”项。

【急温之】治疗病证应当急急用温补方法。见少阴阳虚阴盛证，如323条：“少阴病，脉沉者，急温之，宜四逆汤。”《伤寒论浅注·少阴篇》：“沉脉，即宜急温，所谓见微知著者，消患于未形也。”仲景言“急温之”，以揭示治疗阳虚阴盛证，必须做到见微知著，及早医治，防止病情继续演变与转危。

【急下之】治疗病证应当急急用下法。

其一，阳明热结重证与少阴热证相兼，如252条：“大便难，身有微热者，此为实也，急下之。”《医宗金鉴·伤寒论注》：“虽外无阳证，惟身微热，内无满痛，只大便难，亦为热实，故曰此为实也，急以大承气汤下之，泻阳救阴，以全未竭之水可也。”辨阳明热结重证与少阴热证相兼，决定治疗大法是先从阳明还是先从少阴，当根据病变的主要矛盾方面，审证病以阳明热结重证为主；治当急先从阳明热结重证，以大承气汤，夺实于下。

其二，阳明热极证，如253条：“阳明病，发热，汗多者，急下之。”《伤寒六经辨证治法·阳明篇》：“此热蒸津液外泄也。”其证机是阳明邪热至极至重，热极逼迫津液外泄而亡阴。其治若以白虎汤清泻盛热，则不足以清泻邪热，似有车薪杯水，故治疗阳明热极证，必用大承气汤。

其三，太阳病证与阳明热结重证相兼，如254条：“发汗不解，腹满痛者，急下之。”《伤寒论后条辨·阳明篇》：“邪阳盛实而弥漫，不急下之，热毒里蒸，糜烂速及肠胃矣，阴虚不任阳填也。”审病以阳明热结重证为主要方面，故治急急以大承气汤，以泻热于下。

其四，少阴热证与阳明热极证相兼，如320条：“少阴病，得之二三日，口燥，咽干者，急下之。”《医宗金鉴·伤寒论注》：“邪至少阴二三日，即口燥咽干者，必其人胃火素盛，肾水素亏，当以大承气汤，急泻胃火以救肾水。”揆度少阴阳明兼证的主要矛盾方面，则以阳明热极证为主，其治以大承气汤，急下夺热存阴。

其五，少阴热证与阳明热结重证相兼，如322条：“少阴病，六七日，腹胀，不大便者，急下之。”权衡兼证的主要矛盾方面，病以阳明热结重证为主；治当先治阳明，以大承气汤。

其六，阳明热结旁流重证，如第十七37条：“下利，三部脉皆平，按之心下坚者，急下之。”《医宗金鉴·呕吐哕下利病》：“今三部皆平，则里气不虚可知，自宜急下之，此凭脉又凭证之法也。”审阳明热结旁流重证，虽利但心下坚不除，此乃热结所致，故治当急用大承气汤攻下。

其七，阳明热结旁流重证，如第十七38条：“下利，脉迟而滑者，实也，利未欲止，急下之。”《金匮要略编注二十四卷·呕吐哕下利病》：“内滞中气不和，利未欲止，但恐土实而伤肾水，水浅渐成停搁之患，故宜大承气汤，急夺其邪也。”仲景论：“利未欲止，急下之。”以揭示下利愈不止，则津液被耗愈重，津耗越重，则热结旁流证愈重，治则更难，故曰：“急下之。”以夺实存阴，宜大承气汤。

【急治之】急急治疗病证。见疟母证，如第四2条：“师曰：此结为癥瘕，名曰疟母，急治之，宜鳖甲煎丸。”《金匮要略心典·疟病》：“设更不愈，其邪必假血依痰，结为癥瘕，僻处胁下，将成负固不服之势，故宜急治。”指出治疗疟疾病证不可延误病情，法当急急治疗，以取得最佳疗效。

疾

jí❶疾病，分而言之。轻者为疾，重者为病。如第二十二17条：“妇人腹中诸疾痛，当归芍药散主之。”❷脉象之一，即一息脉来7次以上。如214条：“阳明病，谵语，发潮热，脉滑而疾者，小承气汤主之。”❸快速，赶快。如第六11条：“脉沉小迟，名脱气，其人疾行则喘喝，手足逆寒，腹满，甚则溏泄，食不消化也。”

【疾苦】疾病或罹患。详见“胎无疾苦”项。

【疾行则喘喝】病人稍微快速行走即张口呼吸伴有喘息音。见阳虚虚劳证的基本脉证，如第六11条：“脉沉小迟，名脱气，其人疾行则喘喝。”其证机是阳气虚弱，阳不得温煦，气不得推动，动则易伤气，气不得主持于内而奔波于外，稍微快速行走就张口呼吸而有喘息声；治当温阳益气。

集 jí 集，即聚，会合，引申为著作。如仲景序："若能寻余所集，思过半矣。"

韲 jí 韲，即捣碎的蒜汁，引申灼热烧辣不适。如第十五 7 条："酒疸下之，久久为黑疸，目青面黑，心中如噉蒜韲状，大便正黑。"

濈 jí 濈，即流水，引申为汗出迅疾而连绵不断。如 188 条："伤寒转系阳明者，其人濈然微汗出也。"

【濈然】迅疾而连绵不断的样子。详见"濈濈然"项。

【濈濈然】迅疾而连绵不断的样子。详见"汗出濈濈然"项。

【濈然汗出】汗出迅疾而连绵不断的样子。详见"手足濈然汗出"项。

【濈然微汗出】汗出迅疾而微微连绵不断的样子。见阳明濈濈然汗出证，如 188 条："伤寒转系阳明者，其人濈然微汗出也。"《伤寒论辨证广注·辨阳明病脉证并治法》："当濈然微汗出，盖热蒸于内，汗润于外，汗出微，而府实之证的矣。"《伤寒六经辨证治法·阳明篇》："濈濈者，微微自汗不干之貌也。"辨阳明病或是阳明热证或是阳明寒证，阳明热证多见"濈然微汗出"，其证机是阳明邪热迫津外泄；而阳明寒证为何也会出现"其人濈然微汗出也"，其证机是阳明素体有虚，因虚生寒，其阳虚不能固护于外。辨寒证者如 191 条所论。因此认识"濈然微汗出"不可局限在阳明热证，而当因具体病证而辨。

【濈然汗出则愈】汗迅疾而出，然则病愈汗止。见阳明出血证，如 216 条："阳明病，下血，谵语者，此为热入血室，但头汗出者，刺期门，随其实而泻之，濈然汗出则愈。"《注解伤寒论·辨阳明病脉证并治》："刺期门以散血室之热，随其实而泻之，以除阳明之邪热，散邪除热，营卫得通，津液得复，濈然汗出而解"《伤寒论集注·阳明篇》："夫肝藏之血，充肤热肉，淡渗皮毛，濈然汗出，乃皮肤之血液为汗，则胞中热邪共并而出矣。"指出邪热迫及阳明血分，阴血为热所迫；治当用针刺或方药，药力助正气抗邪，邪不胜正而随汗出则向愈。

【濈然汗出而解】汗迅疾而出，然则病解汗止。

其一，阳明水湿郁表自愈证，如 192 条："其人骨节疼，翕翕如有热状，奄然发狂，濈然汗出而解者。"《尚论篇·阳明篇》："濈然汗出而解者，何以得此哉！此是胃气有权，能驱阳明之水与热，故水热不能胜，与汗共并而出也。"《伤寒贯珠集·阳明篇上》："濈然汗出者，谷气内盛，所为汗出于谷也，谷气盛而水湿不能胜之，则随汗外出，故曰与汗共并。"其证机是"此水不胜谷气，与汗共并，脉紧则愈。"亦即邪不胜正，邪迅疾从汗出而病解。

其二，阳明少阳兼证，详见"身濈然汗出而解"项。

己 jǐ❶药名：如防己。❷方名：如防己地黄汤。

【己椒苈黄丸】

组成：防己　椒目　葶苈熬　大黄各一两（各 3g）

用法：上四味，末之，蜜丸如梧子大，先食，饮服一丸，日三服。稍增，口中有津液。渴者加芒硝半两。

功用：清热利水，导饮下泄。

适应证：大肠水结证：腹满，口舌干燥，腹中有水声，口渴，但欲饮水，或大便干或大便溏，小便黄赤，或腹痛，或浮肿，舌红，苔红而燥，脉弦或数。

解读方药：

1. 诠释方药组成：方中防己辛开苦降行水；椒目通利水道；葶苈子通调水道；大黄通泻水结。

2. 剖析方药配伍：防己与大黄，属于相使配伍，防己助大黄泻热利大便，大黄助防己泻热利小便；防己与椒目，属于相使配伍，通利泻水；防己与葶苈子，属于相使配伍，泻肺利水。

3. 权衡用量比例：防己、椒目、葶苈子、大黄用量为相等，提示药效通利与泻热之间的用量调配关系，以治水热郁结。

给 jǐ 给，供应，引申为交谈。如仲景序："省疾问病，务在口给，相对斯须，便处汤药。"

脊 jǐ 脊，即脊骨。人体背部中间的骨即椎骨，《素问·骨空论》："（髓空）一在脊骨上空，在风府上。"如第二十二 8 条："或引腰脊，下根气街，气冲急痛，膝胫疼烦，奄忽眩冒，状如厥癫。”详见“腰脊”项。

戟 jǐ 药名，即大戟，入十枣汤中。

记 jì 记，即记忆，把印象保持在脑子里即心中。如第二十二 8 条：“其虽同病，脉各异源；子当辨记，勿谓不然。”

忌 jì 忌，即禁戒。如 31 条葛根汤用法中言：“温服一升，覆取微似汗，余如桂枝法将息及禁忌，诸汤皆仿此。”

季 jì 季，即 3 个月为 1 季。如第一 1 条：“见肝之病，知肝传脾，当先实脾，四季脾旺不受邪，即勿补之。”

悸 jì❶心慌，心恐慌。如 102 条：“伤寒二三日，心中悸而烦者。”❷跳动，筑动。如 65 条：“发汗后，其人脐下悸，欲作奔豚。”

【悸而惊】心慌且易于受惊。见少阳胆热气郁证，如 264 条：“不可吐下，吐下则悸而惊。”指出胸中满而烦证颇似结胸证而类似可下证，而胸中满而烦证又颇似痰阻胸膈证而类似可吐证，对此一定要辨证准确，论治一定要切中证机，勿有丝毫差错，如果辨证未能同中求异，而用或下法或吐法，此不仅不能达到治疗目的，反而还会损伤心气而引起心悸与惊惕病证，提示应当重视鉴别诊断。

剂 jì❶1 日 1 剂（服）药。如 12 条桂枝汤用法中言：“若一服汗出病差，停后服，不必尽剂。”❷配制方药。如第六 16 薯蓣丸用法中言：“炼蜜为丸，如弹子大，空腹酒服一丸，一百丸为剂。”❸同“齐”字，达于。如 111 条：“但头汗出，剂颈而还，腹满微喘。”

【剂颈而还】头部汗出至颈部而齐止。

其一，气血两燔证，如 111 条：“但头汗出，剂颈而还，腹满微喘。”其证机是火热伤津而又迫津，故仅仅能头汗出而达于颈部且齐止；治当清热泻火、凉血益阴，以白虎汤与桃核承气汤加减。

其二，湿热发黄证，如 134 条：“若不结胸，但头汗出，余处无汗，剂颈而还，小便不利者，身必发黄。”又如 236 条：“但头汗出，身无汗，剂颈而还，小便不利。”其证机是湿热内结而熏蒸，又因湿邪胶结阻滞而不能周身汗出，仅见头部汗出；治当清热利湿，以茵陈蒿汤加减。

寂 jì 寂，即静。如第一 4 条：“病人语声寂然喜惊呼者，骨节间病。”

【寂然喜惊呼】病人由肃静而突然发出惊呼叫声。详见“语声寂然喜惊呼”项。

加 jiā❶增加，增添。如桂枝加芍药汤。❷用。如 29 条：“若重发汗，复加烧针者，四逆汤主之。”❸把本来没有的添上去。如 40 条小青龙汤用法中言：“若渴，去半夏，加栝楼根三两。”❹又，又有。如第十二 14 条：“支饮亦喘而不能卧，加短气，其脉平也。”

【加生姜】在原方基础上再加生姜。如第十 18 条当归生姜羊肉汤用法中言：“加生姜者，亦加水五升，煮取三升二合，服之。”又如第六 14 条黄芪建中汤用法中言：“气短，胸满者，加生姜。”加生姜者，以温里散寒。

【加生姜二两】在原方中添上生姜 2 两（约 6g）。如 317 条通脉四逆汤用法中言：“呕者，加生姜二两。”

【加生姜三两】在原方中添上生姜 3 两（约 9g）。如 386 条理中丸用法中言：“吐多者，去术，加生姜三两。”

【加生姜足前成半斤】在原方用量上次基础上增加生姜为半斤（约 24g）。如 316 条真武汤用法中言：“若呕者，去附子，加生姜足前成半斤。”

【加生姜至半斤】在原方用量基础上再增大生姜用量为半斤（约 24g）。如第十 9 条厚朴七物汤用法中言：“寒多者，加生姜至半斤。”

【加生姜成一斤】在原方用量基础上再增大生姜用量为 1 斤（约 48g）。如第十 18 条当归生姜羊肉汤用法中言：“若寒多者，加生姜成一斤。”

【加芍药】桂枝汤中增添芍药用量。如 279 条桂枝加芍药汤用法中言：“桂枝汤，今加芍药。”

【加芍药二两】在原方中添上芍药 2 两（约 6g）。如 317 条通脉四逆汤用法中言：“腹中痛者，去葱，加芍药二两。”

【加芍药三两】在原方中添上芍药 3 两（约 9g）。如 96 条小柴胡汤用法中言："若腹中痛者，去黄芩，加芍药三两。"

【加芍药】在原方中添上芍药。如第二十 10 条白术散用法中言："但苦痛，加芍药；心下毒痛，倍加川芎。"

【加芍药三分】在原方中添上芍药 3 分（约 2g）。如第二 22 条防己黄芪汤用法中言："胃中不和者，加芍药三分。"

【加至三丸】在原方用量基础上再增加为 3 丸（约 3g）。如第二十 2 条桂枝茯苓丸用法中言："炼蜜和丸，如兔屎大，每日食前服一丸。不知，加至三丸。"

【加至十丸】在原方用量基础上再增加为 10 丸（约 9g）。如第二十 7 条当归贝母苦参丸用法中言："如小豆大，饮服三丸，加至十丸。"

【加至二十五丸】在原方用量基础上增加为 25 丸（约 22g）。如第六 15 条肾气丸用法中言："炼蜜和丸，梧子大，酒下十五丸，加至二十五丸，日再服。"

【加半夏五合】在原方中添上半夏为 5 合（约 15g）。如第十 9 条厚朴七物汤用法中言："呕者，加半夏五合。"

【加半夏半升】在原方中添上半夏为半升（约 12g）。如第二十一 9 条竹叶汤用法中言："呕者，加半夏半斤，洗。"

【加半夏、柴胡、黄芩】在原方中再加半夏、柴胡、黄芩。如 146 条柴胡桂枝汤用法中言："人参汤，作如桂枝法，加半夏、柴胡、黄芩，复如柴胡法，今用人参作半剂。"

【加半钱】在原方用量上再增添半钱匕（0.8~0.9g）。如 152 条十枣汤用法中言："若下少病不除者，明日更服，加半钱，得快下利后，糜粥自养。"

【加附子】即附子泻心汤。如 157 条生姜泻心汤用法中言："本云加附子、半夏泻心汤、甘草泻心汤，同体别名耳。"

【加附子一枚】在原方中再添上附子 1 枚（约 5g）。如 40 条小青龙汤用法中言："若噎者，去麻黄，加附子一枚，炮。"如 318 条四逆散用法中言："腹中痛者，加附子一枚，炮令坼。"又如 386 条理中丸用法中言："腹满者，去术，加附子一枚。"复如第十四 23 条越婢汤用法中言："恶风者，加附子一枚，炮；风水加术四两。"

【加栝楼根三两】在原方中再添上栝楼根 3 两（约 9g）。如 40 条小青龙汤用法中言："若渴，去半夏，加栝楼根三两。"

【加栝楼实一枚】在原方中再添上栝楼实 1 枚（15~30g）。如 96 条小柴胡汤用法中言："若胸中烦而不呕者，去半夏、人参，加栝楼实一枚。"

【加人参二两】在原方中再添上人参 2 两（约 6g）。如 317 条通脉四逆汤用法中言："利止脉不出者，去桔梗，加人参二两。病皆与方相应者，乃服之。"

【加人参合前成四两半】加人参用量是在原方基础之上相加为 4 两半（约 14g）。如 96 条小柴胡汤用法中言："若渴，去半夏，加人参合前成四两半，栝楼根四两。"

【加人参足前成四两半】在原方用量基础上再加大人参为 4 两半（约 14g）。如 386 条理中丸用法中言："腹中痛者，加人参足前成四两半。"

【加五味子半升】在原方中添上五味子半升（约 12g）。如 96 条小柴胡汤用法中言："若咳者，去人参、大枣、生姜，加五味子半升，干姜二两。"又如 316 条真武汤用法中言："若咳者，加五味子半升，细辛、干姜各一两。"

【加五味子、干姜各五分】在原方中添上五味子、干姜各 3 分（约 3.7g）。如 318 条四逆散用法中言："咳者，加五味子、干姜各五分，并主下利。"

【加桂枝三两】在原方中添上桂枝 3 两（约 9g）。如 96 条小柴胡汤用法中言："若不渴，外有微热者，去人参，加桂枝三两，温覆微汗愈。"

【加桂枝五分】在原方中添上桂枝 5 分（约 3.7g）。如 318 条四逆散用法中言："悸者，加桂枝五分。"

【加桂四两】在原方中添上桂枝 4 两（约 12g）。如 386 条理中丸用法中言："若脐上筑者，肾气动也，去术，加桂四两。"

【加干姜二两】在原方中添上干姜 2 两（约 6g）。如 316 条真武汤用法中言："若下利者，去芍药，加干姜二两。"

【加干姜足前成四两半】在原方用量上次基础上再加大干姜为 4 两半（约 14g）。如 386 条理中丸用法中言："寒者，加干姜足前成四两半。"

【加茯苓四两】在原方中添上茯苓 4 两（约 12g）。如 40 条小青龙汤用法中言："若小便不利，少腹满者，去麻黄，加茯苓四两。”又如96条小柴胡汤用法中言：“若心下悸，小便不利者，去黄芩，加茯苓四两。”

【加茯苓二两】在原方中添上茯苓2两（约6g）。如386条理中丸用法中言：“悸者，加茯苓二两。”

【加烧针】又用烧针治疗病证。详见“复加烧针”项。

【加荛花】在原方中添上荛花。如40条小青龙汤用法中言：“若微利，去麻黄，加荛花，如一鸡子，熬令赤色。”

【加杏仁半升】在原方中添上杏仁半升（约12g）。如40条小青龙汤用法中言：“若喘，去麻黄，加杏仁半升，去皮尖。”

【加牡蛎四两】在原方中添上牡蛎4两（约12g）。如96条小柴胡汤用法中言：“若胁下痞硬，去大枣，加牡蛎四两。”

【加厚朴杏子佳】在桂枝汤基础之上添上厚朴杏仁，则效果更好。见太阳中风证与寒饮郁肺证相兼，如18条：“喘家，作桂枝汤，加厚朴杏子佳。”方中加厚朴以温肺下气，加杏仁以降肺利气。

【加温针】用温针治疗病证。见太阳伤寒证与心病证相兼，如119条：“太阳伤寒者，加温针，必惊也。”指出治疗表里兼证，其治不当用温针而用之，用之则易损伤心气。

【加白蜜一升】在原方中添上白蜜1升（60~80mL）。如310条猪肤汤用法中言：“加白蜜一升，白粉五合，熬香，和令相得，温分六服。”

【加葱九茎】在原方中添上葱茎9个。如317条通脉四逆汤用法中言：“面色赤者，加葱九茎。”

【加桔梗一两】在原方中添上桔梗1两（约3g）。如317条通脉四逆汤用法中言：“咽痛者，去芍药，加桔梗一两。”

【加术足前成四两半】在原方用量上次基础上再加白术为4两半（约14g）。如386条理中丸用法中言：“渴欲得水者，加术足前成四两半。”

【加麻黄半两】在原方中添上麻黄半两（约1.5g）。如第二22条防己黄芪汤用法中言：“喘者，加麻黄半两。”

【加桂枝三分】在原方中添上桂枝3分（约2g）。如第二22条防己黄芪汤用法中言：“气上冲者，加桂枝三分。”

【加细辛三分】在原方基础上添上细辛3分（约2g）。如第二22条防己黄芪汤用法中言：“下有陈寒者，加细辛三分。”

【加细辛一两】在原方中添上细辛1两（约3g）。如第二十10条白术散用法中言：“心烦吐痛，不能饮食，加细辛一两，半夏大者二十枚。”

【加被微风】又有轻微感受风邪侵袭。见血痹证的基本脉证，如第六1条：“血痹病从何得之？师曰：夫尊荣人骨弱肌肤盛，重因疲劳汗出，卧不时动摇，加被微风，遂得之。”指出素体营卫气血不足是内因，又轻微遭受风邪是外因，内因外因相互交织于一起，则引起血气血营卫虚痹证。

【加茯苓一两半】在原方中添上茯苓1两半（约4.5g）。如第六14条黄芪建中汤用法中言：“腹满者，去枣，加茯苓一两半。”

【加橘皮二两】在原方中添上橘皮2两（约6g）。如第十18条当归生姜羊肉汤用法中言：“痛多而呕者，加橘皮二两，白术一两。”

【加短气】又有短气。详见“短气”其十六项。

【加芒硝半两】在原方中添上芒硝半两（约1.5g）。如第十二29条己椒苈黄丸用法中言：“渴者，加芒硝半两。”

【加杏仁主之】在原方中添上杏仁治疗病证。见寒饮郁肺水溢证，如第十二39条：“水去呕止，其人形肿者，加杏仁主之。”方中加杏仁者，以温肺化饮降肺，止咳平喘。

【加大黄以利之】在原方中添上大黄以清利泻之。如第十二40条：“若面热如醉，此为胃热上冲熏其面，加大黄以利之。”方中加大黄以清泻胃中邪热。

【加柏实一分】在原方中添上柏实1分（约0.7g）。如第二十一10条大竹茹丸用法中言：“有热者倍白薇，烦喘者，加柏实一分。”

痂

jiā 痂，即疮痂，亦称疮壳。如第十四2条：“脉浮而洪，浮则为风，洪则为气，风气相搏，风强则为隐疹，身体为痒，痒为泄风，久为痂癞。”

【痂癞】瘙痒经抓挠后为结痂鳞癞，如癞疾类病证。见太阳风水证基本病理特征，如第十四2条：“脉浮而洪，浮则为风，洪则为气，风气相搏，风强则为隐疹，身体为痒，痒为泄风，久为痂癞。”《医宗金鉴·水气病》：“身体为痒，痒则肌虚，为风邪外搏故也，名曰泄风，即今之风燥疮是也；故日久不愈，则成痂癞；痂癞疥癣、疠癞之类是也。”其证机是水气与风气相搏而走窜肌肤，肆虐营卫而攻冲，久则气血营卫失荣而结痂。

佳 jiā❶好，优。如18条：“喘家，作桂枝汤，加厚朴杏子佳。”❷正常。温服令一时许，遍身絷絷微似有汗者益佳，不可令如水流漓，病必不除。

家 jiā❶掌握某种专业学知的人，引申为具有各自局限的医学知识。如仲景序：“观今之医，不念思求经旨，以演其所知，各承家技，始终循旧。”❷量词，引申为某一类病。如第10条：“风家，表解而不了了者，十二日愈。”又如第十二34条：“其人本有支饮在胸中故也，治属饮家。”❸长期不愈的一类疾病，或痼疾。如18条：“喘家，作桂枝汤，加厚朴杏子佳。”❹家庭，引申为功能基本相同的一类脏腑。如180条：“阳明之为病，胃家实是也。”

荚 jiá❶药名：如皂荚。❷方名：如皂荚丸。

甲 jiǎ❶天干的第一位，用作顺序的第一。如第一8条：“冬至之后，甲子夜半少阳起，少阳之时，阳始生，天得温和。”❷角质坚硬，引申为皮肤粗糙。如第六18条：“内有干血，肌肤甲错，两目黯黑，缓中补虚，大黄䗪虫丸主之。”❸药名：如鳖甲。❹方名：如鳖甲煎丸。

【甲子】我国纪时、纪日、纪年或计算年龄的一种方法，以十干（甲、乙、丙、丁、戊、己、庚、辛、壬、癸）和十二地（子、丑、寅、卯、辰、巳、午、未、申、酉、戌、亥）顺序配合，六十组干支字轮一周叫一个甲子。

【甲子夜半少阳起】夜间11时左右为人体少阳之气生发升起之时。见季节变化对人体的影响，如第一8条：“冬至之后，甲子夜半少阳起，少阳之时，阳始生，天得温和。”《金匮要略心典·脏腑经络先后受病》：“当以冬至后六十日花甲一周，正当雨水之候为正。雨水者，冰雪解散而为雨水，天气温和之始也。云少阳起者，阳方起而出地；阳始生者，阳始盛而生万物，非冬至一阳初生之谓也。”甲子是计年月日60组的第一组，从1年来看，冬至后60日第一个甲子夜半，此时正是雨水节，正是自然阳气生发与升发之时，此时阳气为初生初升之时，故又称为少阳主时，而人体之阳气亦应之从之。自然之气生发于冬至之后，冬至之后的雨水节，正是自然少阳当令之时，自然之阳气由闭藏而生发、生长、气温由凉变温；而人之阳气于一日之中生发于少阴主时之后，正是少阳胆气所主之时即3~9时，人与自然之气生发与长养息息相应，同步而一致。提示人于自然之中，只可适应自然规律，不可逆自然规律。

【甲错】皮肤粗糙。详见“肌肤甲错”“身必甲错”“身甲错”诸项。

瘕 jiǎ❶大便初硬后溏。如191条：“阳明病，若中寒者，不能食，小便不利，手足濈然汗出，此欲作固瘕，必大便初硬后溏。”❷腹脘积聚病。如第四2条：“病疟以月一日发，当以十五日愈；设不差，当月尽解；如其不差，当云何？师曰：此结为癥瘕，名曰疟母。”又如第十四6条：“趺阳脉当伏，今反紧，本自有寒，疝瘕，腹中痛，医反下之，下之即胸满，短气。”

假 jiǎ 假，即假设，假如。如50条：“假令尺中迟者，不可发汗，何以知然？以荣气不足，血少故也。”

【假令尺中迟者】假如脉尺中迟明显。详见“尺中迟”项。

【假令汗出已】假如汗出之后。见寒实结胸证，如141条：“假令汗出已，腹中痛，与芍药三两，如上法。”指出病人经治疗假如汗出之后，还要进一步辨清病是否向愈，只有全面认识与了解，方可免于失误。

【假令纯阴结】假如邪气相结于少阴而为病，或病是单一的少阴阴寒内结病证。见太阳病证与少阳病证相兼类似少阴阴寒内结病证，如148条：“假令纯阴结，不得复有外证，悉入在里，此为半在里，半在外也。”指出表里兼证，其病在病变过程中时有类似少阴阴寒内结证，临证一定要注意鉴别诊断，以冀抓住病变本质所在，不可为假象所迷惑。

【假令已下】假如已经用下法治疗。见阳明

瘀血善饥证，如257条："假令已下，脉数不解，合热则消谷善饥，至六七日，不大便者，有瘀血，宜抵当汤。"指出病是阳明热结证与阳明瘀血证相兼，假如病以阳明热结证为主，已用下法治疗，复审病证表现，阳明热结证已解，那么治就应当从阳明瘀血证，以抵当汤。

【假令肝旺色青】假如肝气旺而面色发青。详见"肝旺色青"项。

【假令发热】假如有发热。详见"发热"其四十三、四十七项。

【假令瘦人脐下有悸】假如形体消瘦的病人而有脐下悸动感。详见"脐下有脐"项。

【假如小便自利】假如是小便自利。详见"小便自利"其八项。

【假令脉浮】假如是脉浮。详见"脉浮"其二十八项。

【假令妊娠腹中痛】假如女子在怀孕期间出现腹中疼痛。详见"腹中痛"其十三项。

【假令不愈者】假如病证没有向愈。详见"不愈"其五项。

尖 jiān尖，即物体末端或细小的部分。如18条桂枝加厚朴汤方中："杏仁去皮尖，五十枚（8.5g）。"

坚 jiān❶硬满。如第十20条："脉紧大而涩者，必心下坚；脉大而紧者，阳中有阴，可下之。"❷不柔和。如第十一14条："脾死脏，浮之大坚，按之如覆盃洁洁，状如摇者，死。"❸气机阻滞不通。如第十一19条："热在中焦者，则为坚。"如第十三2条："趺阳脉浮而数，浮即为气，数即消谷而大坚；气盛则溲数，溲数即坚，坚数相搏，即为消渴。"❹寒邪与血相结所凝滞的病理。如第二十二8条："至有历年，血寒积结，胞门寒伤，经络凝坚。"❺血与湿相结。如第二十二15条："妇人经水闭不利，脏坚癖不止，中有干血，下白物，矾石丸主之。"❻大便坚硬。如第十三2条："趺阳脉浮而数，浮即为气，数即消谷而大坚；气盛则溲数，溲数即坚，坚数相搏，即为消渴。"

间 jiān❶时间间隔。如12条桂枝汤用法中言："又不汗，后服小促其间，半日许令三服尽。"❷之中，中间。如30条："病形象桂枝，因加附子参其间，增桂令其汗出，附子温经，亡阳故也。"又如142条："当刺大椎第一间，肺俞，肝俞，慎不可发汗。"又如三物备急丸用法中言："若口已噤，可先和成汁，倾口中令从齿间得入至良。"

肩 jiān肩，即上臂和躯干连接的部分。如第七3条："上气，面浮肿，肩息，其脉浮大，不治，又加利尤甚。"

【肩息】抬肩呼吸。见肺虚危证，如第七3条："上气，面浮肿，肩息，其脉浮大，不治，又加利尤甚。"《灵枢·本脏篇》："肺高则上气肩息、咳。"《金匮要略心典·肺痿肺痈咳嗽上气病》："肩息，息摇肩也。"肩息即抬肩呼吸，其证机是肺气逆乱于上。

兼 jiān❶又。如第六5条："面色白，时目瞑，兼衄，少腹满，此为劳使之然。"❷还。如第二十二9条温经汤用法中言："兼取崩中去血，或月水来过多，及至期不来。"

【兼衄】又出现衄证。见阴血虚劳证，如第六5条："面色白，时目瞑，兼衄，少腹满，此为劳使之然。"其证机是阴虚而生热，热灼脉络则可见衄血。

【兼主微风】还可主治太阳伤寒证。见太阳伤寒证与胃热证相兼，如第十七19条："兼主微风，脉紧，头痛。"指出文蛤汤既可治疗单一的胃热证，又可治疗太阳伤寒证与胃热证相兼，以揭示临证用方贵在活用，提示从方药配伍要点及作用特点合理地用方，则可取得预期治疗效果。

【兼取崩中去血】还可治疗女子非在经行期间而突然下血或出现月经过多不止。详见"崩中去血"项。

煎 jiān煎，即熬，煮。如96条小柴胡汤用法中言："上七味，以水一斗二升，煮取六升，去滓，再煎取三升。温服一升，日三服。"

【煎取三升】煎煮方药取用量3升（180～240mL）。如96条小柴胡汤用法中言："上七味，以水一斗二升，煮取六升，去滓，再煎取三升。温服一升，日三服。"

【煎八分】煎煮方药汤成的标准是取用水的十分之八。如第二22条防己黄芪汤用法中言："水盏半，煎八分，去滓。"

【煎取一升】煎煮方药取用量 1 升（60～80mL）。如第三 2 条百合知母汤用法中言："更以泉水二升，煎取一升，去滓。"

【煎取一升五合】煎煮方药取用量 1 升 5 合（90～120mL）。如第三 2 条百合知母汤用法中言："别以泉水二升煎知母，取一升，去滓。后合和，煎取一升五合，分温再服。"

【煎五分】煎煮方药汤成的标准是取煎煮汤量 1 升的二分之一（30～40mL）。如第三 4 百合鸡子汤用法中言："更以泉水二升，煎取一升，去滓。内鸡子黄，搅匀，煎五分，温服。"

【煎如丸】煎煮方药再制作为丸剂。如第四 2 条鳖甲煎丸用法中言："着鳖甲于中，煮令泛烂如胶漆，绞取汁，内诸药，煎如丸，如梧子大，空心服七丸。"

【煎至八分】煎煮方药汤成的标准是取用水的十分之八。如第四 3 条白虎加桂枝汤用法中言："水一盏半，煎至八分，去滓。温服，汗出愈。"

J

【煎三五沸】煎煮方药 3～5 沸（2～3 分钟）。如第五 15 条矾石汤用法中言："以浆水一斗五升，煎三五沸，浸脚良。"

【煎减半】煎煮方药汤成的标准是取煎药用水的一半。如第十 19 条乌头桂枝汤用法中言："以蜜二升，煎减半，去滓。"又如第十八 3 条："以水二升，煎减半，顿服，小便当下。"

【煎服八合】煎煮方药取汤量 8 合（48～64mL）。如第十二 18 条甘遂半夏汤用法中言："以蜜半升，和药汁煎服八合。顿服之。"

【煎如薄粥】煎煮方药浓度如稀粥一样。如第十九 5 条甘草粉蜜汤用法中言："内粉、蜜，搅令和，煎如薄粥。温服一升，差即止。"指出煎药欲达到的程度、浓度及其标准。

【煎一丸】煎煮丸药 1 枚。如第二十一 6 条下瘀血汤用法中言："以酒一升，煎一丸，取八合，顿服之，新血下如豚肝。"

【煎药扬去沫】煎煮方药时将漂浮在药水上面的泡沫去除。如第二十一 9 条竹叶汤用法中言："颈项强，用大附子一枚，破之如豆大，煎药扬去沫；呕者，加半夏半斤，洗。"

【煎七沸】煎煮方药 7 沸（4～5 分钟）。如 313 条半夏散及汤用法中言："若不能服散者，以水一升，煎七沸，内散两方寸匕，更煮三沸，下火令小冷。"

【煎令水气尽】以蜜加水煎煮乌头，必须使水气全敖尽。如第十 17 条："大乌头煎内蜜二升，煎令水气尽，取二升。"指出为了减去乌头的毒性，必须先以水于蜜中，然后再纳入乌头于蜜中，煎煮蜜中水气尽，则乌头毒性即减。

茧

jiǎn 茧，即某种昆虫的幼虫在变成蛹之前吐丝做成的壳。如第二十二 21 条狼牙汤用法中言："以水四升，煮取半升，以绵缠箸如茧，浸汤沥阴中，日四遍。"

减

jiǎn❶由整体中去掉一部分，减少，减去。如 14 条桂枝加葛根汤用法中言："以水一斗，先煮葛根，减二升，去上沫，内诸药，煮取三升，去滓。"❷减轻。如 255 条："腹满不减，减不足言，当下之，宜大承气汤。"❸精血亏虚。如第六 12 条，又如第十六 8 条，复如第二十二 11 条："脉弦而大，弦则为减，大则为芤，减则为寒，芤则为虚，虚寒相搏，此名为革。"

【减二升】减少 2 升（120～160mL）。如 14 条桂枝加葛根汤用法中言："以水一斗，先煮葛根，减二升，去上沫，内诸药，煮取三升，去滓。"

【减服之】减少服药用量。如 174 条桂枝附子汤用法中言："附子三枚，恐多也，虚弱家及产妇，宜减服之。"

【减六升】减少 6 升（360～480mL）。如 236 条茵陈蒿汤用法中言："以水一斗二升，先煮茵陈减六升，内二味，煮取三升，去滓。"

【减不足言】病证减轻不值得一言。见阳明热结重证，如 255 条，又如第十 13 条："腹满不减，减不足言，当下之，宜大承气汤。"指出阳明热结证，其病证于阳明所主时本当减轻且减轻不足一言，则为阳明热结重证，其治当用大承气汤。

【减则为寒】精血亏虚并为寒气所虐的病理病证。如第六 12 条，又如第十六 8 条，复如第二十二 11 条："脉弦而大，弦则为减，大则为芤，减则为寒，芤则为虚，虚寒相搏，此名为革。"其证机是肝肾精血亏虚，阴血耗损，阳气因阴精亏虚而日损，阴寒内生而相搏。

见

jiàn❶看到，观察，诊察。如如第三 9 条："百合病，见于阴者，以阳法救之；见于阳者，以阴法救之。见阳攻阴，复发其汗，此为逆；见阴攻阳，乃复下之，此亦为逆。”❷听说，听见。如158条：“医见心下痞，谓病不尽，复下之，其痞益甚。”❸且动词，被。如仲景序：“明堂阙庭，尽不见察，所谓窥管而已。”❹征兆。如第三1条：“其证或未病而预见，或病四五日而出，或病二十日或一月微见者，各随证治之。”

xiàn❺视，即出现，呈现。如第5条：“伤寒二三日，阳明少阳病证不见者，为不传也。”

【见于阴者】诊察病证表现以阴虚为主。见心肺阴虚内热证，如第三9条：“百合病，见于阴者，以阳法救之；见于阳者，以阴法救之。见阳攻阴，复发其汗，此为逆；见阴攻阳，乃复下之，此亦为逆。”《金匮要略方论本义·百合狐蜮阴阳毒病》：“百合病，见于阴者，阳不足而阴有余也，当以阳法救之，使阳之不足，与阴相济则善矣，见于阳者，阴不足而阳有余也，当与阴法救之，使阴之不足与阳相济则善矣。倘病见于阳，阳有余可知，而反攻阴，则阴益不足矣；再病见于阴，阴有余可知，而反攻阳，则阳益不足矣，何谓攻阴？发汗是也，阳有余则阴不足，复误发汗以动扰其阴，此为逆也；何谓攻阳？下之不也，阴有余而阳不足，复误下之以伤损其阳，此亦为逆也。”辨心肺阴虚证有以阴虚为主即“见于阴者”，有以虚热为主即“见于阳者”。病者若是以阴虚为主者，其治“以阳法救之”，提示治疗心肺阴虚证，当注意阴中求阳，即在滋阴的同时，当适当补阳，有利于阴津的恢复；同时还暗示心肺阴虚内热证以阴虚为主者，其病证时有类似阳热可下证者，其治疗当滋阴以达润下之目的，且不可用下法治疗即“见阴攻阳”，若用下法，则易引起其他变证。病者假如以心肺内热为主，其治“以阴法救之”，暗示治疗心肺内热证，当注意用清内热的方药，即在滋阴的同时，不可忽视用清虚热的药物，尤其是心肺阴虚内热证以内热为主者，其病证表现有类似太阳病证如头痛等，对此一定要注意鉴别诊断，且不可用发汗的方法即“见阳攻阴”，若用发汗法治疗，必会引起其他病证，当引起重视。

【见于阳者】诊察病证表现是以内热为主。详见“见于阴者”项。

【见厥者】出现厥逆。见少阴阳虚阴盛证，如377条，又如第十七14条：“呕而脉弱，小便复利，身有微热，见厥者，难治。”其证机是阳气虚于内而不能外达，故出现厥逆。

【见察】被诊察。详见“尽不见察”项。

【见阳攻阴】看到内热病证而用发表解热的方法。详见“见于阴者”项。

【见阴攻阳】看到阴虚病证而用攻阳热的方法。详见“见于阴者”项。

【见心下痞】医生听到病人所说病证表现是心下痞。详见“医见心下痞”项。

【见肝之病】诊察到肝的病理病证。见脏腑辨证的整体观，如第一1条：“夫治未病者，见肝之病，知肝传脾，当先实脾。四季脾旺不受邪，即勿补之。”指出察色审证别脉是辨证的重要组成部分，提示临证一定要四诊合参，方可得出正确的结论。

建

jiàn❶年号。如仲景序：“建安纪年以来，犹未十稔，其死亡者，三分有二。”❷建立，建设。❸方名：如小建中汤。

【建安】东汉献帝刘协的年号，公元196—220年。见仲景序：“建安纪年以来，犹未十稔，其死亡者，三分有二。”

【建安纪年以来】设立建安记年号以后。见仲景序：“建安纪年以来，犹未十稔，其死亡者，三分有二。”“建安”者，年号也；“纪年”者，记述年之号也；“以来”者，以后也。建安是东汉献帝第三次改元的年号。

【建中汤】小建中汤，详见“小建中汤”项。

渐

jiàn 渐，即渐进，逐渐。如247条麻子仁丸用法中言：“饮服十丸，日三服，渐加，以知为度。”

【渐加】根据病证而逐渐增加用药剂量。见太阴脾约证，如247条麻子仁丸用法中言：“饮服十丸，日三服，渐加，以知为度。”指出治疗太阴脾约证，根据病证表现本当以小量为始，然后以法增加剂量，以达到治疗病证为目的。

将

jiāng ❶将要。如仲景序：“皮之不存，毛将安附焉？”又如183条：“虽得之一日，恶寒将自罢，即自汗出而恶热也。”❷保养，调养。如14条桂枝加葛根汤用法中言：“温服一升，覆取微似汗，不须啜粥，余如桂枝法将息及禁忌。”

J

【将息】服药后应注意调养休息。如14条桂枝加葛根汤用法中言："温服一升，覆取微似汗，不须啜粥，余如桂枝法将息及禁忌。"

【将息如前法】服药后调养休息如桂枝汤用法的有关事项。如20条桂枝加附子汤用法中言："本云：桂枝汤，今加附子，将息如前法。"又如桂枝去芍药汤用法中言："本云：桂枝汤，今去芍药，将息如前法。"

【将息如上法】服药后调养休息如前面桂枝汤用法的有关事项。如23条桂枝麻黄各半汤用法中言："顿服，将息如上法。"

【将服五合】将服用煎煮方药用量5合（30~40mL）。如175条甘草附子汤用法中言："初服得微汗则解，能食，汗止，复烦者，将服五合，恐一升多者，宜服六七合为始。"

浆 jiāng❶泛指饮料。如236条："小便不利，渴饮水浆者，此为瘀热在里。"❷用水浸粟米一类面食制成的酸浆。如393条枳实栀子豉汤用法中言："以清浆水七升，空煮取四升。"

【浆水】用水浸粟米一类面食制成的酸浆水。如393条枳实栀子豉汤用法中言："以清浆水七升，空煮取四升。"浆水具有调中开胃，畅达气机，降逆止呕，清泻邪热，畅达经气，促进消化作用。

【浆水服方寸匕】用浆水送服当归赤小豆汤方寸匕（6~9g）。如第三13条当归赤小豆汤用法中言："浆水服方寸匕，日三服。"

【浆水服半钱】用浆水送服蜀漆散半钱匕（0.7~0.9g）。如第四5条："蜀漆散未发前以浆水服半钱。"

【浆水一斗五升】用浆水1斗5升（900~1200mL）。如第五15条矾石汤用法中言："以浆水一斗五升，煎三五沸，浸脚良。"

【浆水一升半】用浆水1升半（90~120mL）。如第十七20条半夏干姜散用法中言："浆水一升半，煮取七合。"

【浆水服之】用浆水送服白术散。如第二十10条白术散用法中言："服之后，更以醋浆水服之。"

姜 jiāng❶药名：如生姜。❷方名：如橘枳姜汤。

降 jiàng降，即下落，落下，降低。如仲景序："卒然逢邪风之气，婴非常之疾，患及祸至，而方震慄，降志屈节，钦望巫祝。"

【降志屈节】降低身份志向，委屈操守贞节。如仲景序："卒然逢邪风之气，婴非常之疾，患及祸至，而方震慄，降志屈节，钦望巫祝。"

酱 jiàng❶药名：如败酱草。❷方名：如薏苡附子败酱散。

强 jiàng❶不柔和，强硬。如第1条："太阳之为病，脉浮，头项强痛而恶寒。"

qiáng❷壮健，有力，与"弱"相对。如29条四逆汤用法中言："强人可大附子一枚，干姜三两。"❸邪热比较明显，邪气比较明显。如247条："趺阳脉浮而涩，浮则胃气强，涩则小便数。"❹有余，过多。如398条："以病新差，人强于谷，脾胃气尚弱，不能消谷。"❺强迫，强加，引申为妄加。如294条："少阴病，但厥，无汗，而强发之，必动其血。"❻过分。如284条："小便必难，以强责少阴汗也。"❼受邪抗邪比较明显。如95条："此为荣弱卫强，故使汗出。"

【强发之】妄加用发汗的方法治疗。详见"而强发之"项。

【强人】病人素体体质比较强壮。详见以下诸条。

【强人半钱匕】病人素体体质比较强壮的人服半钱匕（0.8~0.9g）。如141条三物折散用法中言："强人半钱匕，羸者减之。"指出治疗病人服用药物一定要因人因证而宜，以冀方药与证机切切相应。

【强人服一钱匕】素体体质比较强壮的病人服1钱匕（1.5~1.8g）。如152条十枣汤用法中言："内药末，强人服一钱匕，羸人服半钱，温服之，平旦服。"

【强人可大附子一枚】素体体质比较强壮的病人适合用大附子1枚（约8g）。见阳虚阴盛证，如29条四逆汤用法中言："强人可大附子一枚，干姜三两。"

交 jiāo交，即性交，交媾。如第六8条："男子失精，女子梦交，桂枝加龙骨牡蛎汤主之。"

胶 jiāo❶动物的皮制成的物质。如阿胶等。❷用以黏合器物的油黑色物质。如第四 2 条鳖甲煎丸用法中言："着鳖甲于中，煮令泛烂如胶漆，绞去汁。"

【胶漆】胶和漆一类的东西，比喻事物的牢固结合。见疟母证，如第四 2 条鳖甲煎丸用法中言："着鳖甲于中，煮令泛烂如胶漆，绞去汁。"指出将药物煎煮如胶似漆一样为度。

【胶饴】胶饴系以糯米或粳米等磨粉煮熟，加入麦芽（搅均），微火煎熬而成。

别名：饴糖。

性味：甘，温。

功用：补气生血，缓急止痛。

主治：腹痛，面色不荣，少腹拘急，筋脉拘急。

《日华子本草》曰："益气力，消痰止嗽，并润五脏。"

入方：见小建中汤、黄芪建中汤、大建中汤。

用量：

用量		经方数量	经方名称
古代量	现代量		
一升	48g 或 70mL	2 方	小建中汤、黄芪建中汤

注意事项：湿热内蕴者慎用。

化学成分：含麦芽糖，葡萄糖，糊精，蛋白质。

药理作用：暂缺。

【胶艾汤（芎归胶艾汤）】

组成：川芎　阿胶　甘草各二两（6g）　艾叶　当归各三两（9g）　芍药四两（12g）　干地黄六两（18g）

用法：上七味，以水五升，清酒三升，合煮取三升，去滓，内胶，令消尽。温服一升，日三服。不差，更作。

功用：补血养血，调经安胎。

适应证：

1. 妇人冲任虚弱，久不受孕：经量少，血色淡，二三日经行即止，面色无华，两目干涩，舌淡，苔薄，脉弱。

2. 妇人冲任不固，胎动不安（即胞阻）：腰痛，或腹空痛，头昏目眩，肌肤枯燥，指甲无华，舌淡，苔薄，脉弱。

3. 妇人冲任不摄，经水过多：月经量多，色淡而清稀，或点滴不止或延续十余日，面色萎黄，腹胀而空痛，头晕，舌淡，苔白，脉虚。

4. 妇人漏下证：时有腹痛或空痛，月水时下，色淡而质稀，或多日点滴不止，脉虚。

5. 妇人半产下血不绝证：腹空痛，恶露不尽或点滴不止，血色淡，面色无华，舌淡，脉弱。

6. 男子肝血虚证：头痛而晕，目视昏黑，或眼前发黑，两胁疼痛，面色不荣，爪甲不泽，舌淡，脉弱。

配伍原则与方法：血虚证的基本病理病证是肝血虚而不得守藏；心血虚而不主神明；冲任血虚而经血失调。所以，治疗血虚证，其用方配伍原则与方法必须重视以下几个方面。

1. 针对证机选用补血药：心主血，肝藏血。审血虚病理病证与心、肝及妇科月经方面失调有着密切关系。心血虚不得所养则心神空虚无主；肝血虚不得所滋则清窍失荣，证以心悸失眠，头晕目眩，面色不荣，以及月经不调，崩漏，胎动不安，其治当滋补阴血。如方中当归、熟地、白芍、阿胶。

2. 合理配伍理血止血药：补血虽可治疗血虚，但补之不当则壅滞血脉。因此，在补血时一定要合理配伍理血药，以达血得补而不壅滞经气经脉。同时还要考虑到理血之中有伤血，尤其是治疗血虚病理，其治必须配伍止血药，以达理血之中不伤血，达到补中有理，理中有止，相互为用，以取其效。再则，辨妇科病证往往是既有血虚病理，又有出血病理，其治只有合理配伍止血药，才能提高治疗效果。如方中川芎、艾叶。

3. 妥善配伍补气药：血的生成有借气而化生，血虚者其气亦虚。又，无气则血无以化生。因此，治疗血虚病证，欲达到补血作用，必须配伍补气药，只有有效地配伍补气药，才能更好地达到补血作用。如方中甘草。

解读方药：

1. 诠释方药组成：方中阿胶补血止血；艾叶温经止血；当归补血活血；芍药补血敛阴；干地黄滋补阴血；川芎活血行气；清酒行血通脉；甘草益气和中。

2. 剖析方药配伍：阿胶与艾叶，属于相使配伍，补血温经止血；阿胶与干地黄，属于相须配伍，增强滋阴补血；阿胶与当归，属于相须配伍，增强补血养血；阿胶与芍药，属于相须配伍，增强补血敛阴；阿胶与川芎，属于相反配伍，阿胶制约川芎活血伤血，川芎制约阿胶补血壅滞；阿胶与甘草，属于相使配伍，益气补血；清酒与阿胶、芍药、干地黄，属于相反配伍，清酒制约滋补药浊腻；川芎与当归，属于相使配伍，补血活血行气；当归、芍药、干地黄与川芎，属于相使配伍，补血化阴，活血调经。

3. 权衡用量比例：阿胶与艾叶用量比例是1∶2，提示药效补血与止血之间的用量调配关系，以治出血；艾叶与当归用量比例关系是1∶1，提示药效止血与补血活血之间的用量调配关系；阿胶与芍药用量比例关系是2∶3，提示药效补血止血与补血敛阴之间的用量调配关系，以治血虚出血；艾叶与干地黄用量比例是1∶2，提示药效止血与凉血补血之间的用量调配关系；干地黄与芍药用量比例关系是2∶1，提示药效凉血补血与敛阴补血之间的用量调配关系，以治血虚。

J

【胶姜汤】

组成：阿胶三两（9g） 干姜三两（9g）（方药及剂量引自《经方辨治疑难杂病技巧》）

用法：上二味，以水四升，煮干姜减一升，去滓，内胶烊化，微沸。温服一升，日三服。（用法引自《经方辨治疑难杂病技巧》）

功用：温阳补血止血。

适应证：妇人阳虚血少漏下证：经行点滴漏下不止，上至十余日，甚者至月不尽，经血量少而黯，四肢不温，面色萎黄，恶寒，舌淡，苔薄，脉虚。

解读方药：

1. 诠释方药组成：方中阿胶补血止血；干姜温经止血。

2. 剖析方药配伍：阿胶与干姜，属于相使配伍，阿胶助干姜温经散寒，兼以止血；干姜助阿胶补血止血，兼以温经。

3. 权衡用量比例：阿胶与干姜用量比例是1∶1，提示药效补血与温经散寒之间的用量调配关系，以治阳虚出血。

椒

jiāo❶药名：如蜀椒。❷方名：如己椒苈黄丸。

【椒目】椒目为芸香科植物花椒的种子。

别名：川椒目。

性味：苦、辛，寒。

功用：利水消饮。

主治：小便不利，浮肿，大便溏薄，腹胀满。

《唐本草》曰：“主水，腹胀满，利小便。”

入方：见己椒苈黄丸。

用量：

用量		经方数量	经方名称
古代量	现代量		
一两	3g	1方	己椒苈黄丸

注意事项：阴虚火旺者慎用。

化学成分：含挥发油（牻牛儿醇，柠檬烯，枯醇，甾醇，不饱和有机酸，爱草脑，佛手柑内酯，苯甲酸）。

药理作用：抗炎作用，利尿作用，平喘作用。

焦

jiāo❶汇聚，集合。即三焦，上焦包括心肺，中焦包括脾胃，下焦包括肾肝大小肠膀胱女子胞等，如230条：“上焦得通，津液得下，胃气因和。”又如159条：“理中者，理中焦。”❷火烧物体所发出的气味。如第一1条：“夫肝之病，补用酸，助用焦苦。”❸物体经火烧而干枯。如233条蜜煎导用法中言：“微火煎，当须凝如饴状，搅之勿令焦著，欲可丸。”❹损伤，耗损。如116条：“焦筋伤骨，血难复也。”❺颜色。即焦黄色，如第十九4条蜘蛛散方中：“蜘蛛熬焦，十四枚。”

【焦骨伤筋】肾阴肝血为邪热损伤而引起的病证。见阴虚火旺证与太阳病证相兼，如116条：“焦筋伤骨，血难复也。”《伤寒内科论·辨太阳病脉证并治》：“因热变最速，消灼阴血，耗损精气，致筋骨失阴血营气的濡润滋养，则肌肤枯燥，甚至可耗伤肾阴（焦骨），内灼肝血（伤筋）等变证。”其证机是邪消灼肝肾精血，精血损用力不得滋荣筋脉而变生诸证。

【焦著】焦燥干枯。如233条蜜煎导用法中言“搅之勿令焦著，”指出制做蜜煎导贵在适中，既不可不及，也不可太过。

【焦苦】苦味药经火法炮制后发出焦苦气味。见脏腑辨证的整体观，如第一1条：“夫肝之病，补用酸，助用焦苦。”指出治疗肝病证，尤其是肝虚证，其治当先用酸味以补肝，但合理选用焦苦药也非常重要，焦味之芳香开达能疏肝，苦味则可制酸补而不敛邪。

【焦苦入心】焦苦药大多先入于心经。见脏腑辨证的整体观，如第一1条：“焦苦入心。”指出心于五味中主苦，苦味为心所主，故治心病证当首选苦味药，以冀方药充分发挥治疗作用。

绞 jiǎo❶榨取，挤取。如第五13条防己地黄汤用法中言：“生地黄二斤，㕮咀，蒸之如斗米饭久，以铜器盛其汁，更绞地黄汁，和，分再服。”❷捞。如154条大黄黄连泻心汤用法中言：“以麻沸汤二升，渍之，须臾，绞去滓。”❸过虑。如第四2条：“着鳖甲于中，煮令泛烂如胶漆，绞取汁，内诸药。”

【绞去滓】捞去药滓取汁。如154条大黄黄连泻心汤用法中言：“以麻沸汤二升，渍之，须臾，绞去滓。”

【绞取汁】过滤取药汁。如第四2条：“着鳖甲于中，煮令泛烂如胶漆，绞取汁，内诸药。”

疞 jiǎo❶腹中急痛，读“jiǎo”❷腹中绵绵作痛，读“xiǔ”。

【疞痛】腹中疼痛。详见“腹中疞痛”诸项。

脚 jiǎo❶小腿。如30条：“小便数，心烦，微恶寒，脚挛急。”❷足。如第五8条：“诸肢节疼痛，身体魁羸，脚肿如脱。”

【脚挛急】小腿肚拘急挛缩而不能正常活动。

其一，表里兼证，如29条：“伤寒，脉浮，自汗出，小便数，心烦，微恶寒，脚挛急，反与桂枝欲攻其表，此误也。”《注解伤寒论·辨太阳病脉证并治》：“脚挛急者，阴气不足也。”《伤寒内科论·辨太阳病脉证并治》：“脚挛急乃阴津不滋，阳虚不温也。”其证机是阳虚不得温煦，阴虚不得滋荣，筋脉失养而挛急；治当益阴和筋，以芍药甘草汤。

其二，阳明热极痉证，如第二13条：“痉为病，胸满，口噤，卧不着席，脚挛急，必齘齿。”《医宗金鉴·痉湿暍病》：“此皆阳明热盛灼筋，筋急而甚之象。”其证机是阳明热极，消灼津液，筋脉既不得阴津滋养，又反被邪热消灼；治当清泻阳明极热，以大承气汤。

【脚即伸】病人小腿即可伸展自如。见阴阳两虚证，如29条：“若厥愈足温者，更作芍药甘草汤与之，其脚即伸。”审阴阳两虚之脚挛急证，经芍药甘草汤治疗后，阴阳之气得复，筋脉既得阳气之温，又得阴津之滋，然则筋脉柔和而能伸屈矣。

【脚掣痛】足或小腿肚肌肉筋脉疼痛而伴有拘急牵拉感。见经络辨证，如第一13条：“阳病十八，何谓也？师曰：头痛、项、腰、脊、臂、脚掣痛。”其证机是经气不利，经脉不和，筋脉肌肉为邪所侵，血脉运行不畅而阻滞，则脚掣痛。

【脚肿如脱】两足既肿胀，又麻木不仁，似有与身体解散或脱散一样。见阳虚热郁痹证，如第五8条：“诸肢节疼痛，身体魁羸，脚肿如脱。”其证机是寒湿阻滞经脉，筋脉为寒湿所遏而不通；治以桂枝芍药知母汤，温阳通经、清热益气。

【脚气】寒湿风毒侵袭于脚或足或小腿或并见既肿胀又疼痛，或麻木而软弱病证。详见以下诸条。

【脚气疼痛】小腿或足既疼痛又肿胀。见气虚寒湿骨节痹证，如第五10条：“治脚气疼痛，不可屈伸。”其证机是寒湿浸淫骨节而不通，寒湿下流而肆逆；治以乌头汤。审“脚气”，即气虚不得气化，寒湿浸淫而为水气，水气充斥肌肤为肿。

【脚气冲心】湿毒脚气上冲心胸而见心悸、气喘、呕吐等证。见湿毒脚气冲心证，如第五15条：“矾石汤：治脚气冲心。”《金匮发微·中风历节病》：“脚气一证，湿胜于下，挟风阳而上升，故其气冲心。”其证机是湿毒浸淫筋脉肌肤，湿毒上攻于心则悸，肆虐于肺则喘，逆乱于胃则呕；治以矾石汤，解毒燥湿、蠲邪下泄。

【脚气上入】肾阴阳俱虚之浊气入于少腹心胸所致病证。见肾阴阳俱虚脚气证。如第五16条：“崔氏八味丸：治脚气上入，少腹不仁。”《金匮要略心典·中风历节病》：“肾之脉，起于足而入于腹，肾气不治，寒湿之气随经上入，聚于少腹，为之不仁，是非驱湿散寒之剂所可治者，须以肾气丸补肾中之气，以为生阳化湿之用也。”仲景言“脚气”者，以揭示寒湿浊气从下侵入少腹；少腹者，肾气所居也；心胸者，心悸，气喘也。其证机是肾阴阳俱虚，抵御外邪之气不足，寒湿浊气极易乘机袭入，以此变生少腹心胸等证；治以肾气丸，温补肾阳、滋补肾阴。

【脚缩】足或小腿肚肌肉筋脉拘急挛缩。见脏腑阳虚呕利证，如第十七 24 条：“夫六腑气绝于外者，手足寒，上气，脚缩。”其证机是六腑之阳气大虚，气不得守藏于内而外越，阳气不得温煦于外而筋脉挛急，寒气充斥内外而浊气上逆。

搅 jiǎo 搅，即搅拌。如 233 条蜜煎导用法中言：“当须凝如饴状，搅之勿令焦著，欲可丸。”

【搅之勿令焦著】搅拌蜂蜜不要使其熬焦干枯变硬。如 233 条蜜煎导用法中言：“当须凝如饴状，搅之勿令焦著，欲可丸。”指出制作蜜煎导的具体方法及注意事项。

【搅令相得】搅拌鸡子黄于药汤，并使之相互均匀。如 303 条黄连阿胶汤用法中言：“内胶烊尽，小冷，内鸡子黄，搅令相得。温服七合，日三服。”

J

教 jiào 教，即使，令。如 75 条：“师因教试，令咳，而不咳者，此必两耳聋无闻也。”

【教试】使病人做一些试验性动作。详见“师因教试”项。

皆 jiē 皆，即都，全，均。如 31 条葛根汤用法中言：“温服一升，覆取微似汗，余如桂枝法将息及禁忌，诸汤皆仿此。”

【皆仿此】其他方药煎法与服法均效仿于此。如 31 条葛根汤用法中言：“温服一升，覆取微似汗，余如桂枝法将息及禁忌，诸汤皆仿此。”

【皆可为导】均可作为导剂方药。如 233 条：“若土瓜根及大猪胆汁，皆可为导。”

【皆与方相应】病变证机均应与方药主治功用相符合。如 217 条通脉四逆汤用法中言：“病皆与方相应者，乃服之。”

【皆难治】病证均是比较难治的。详见“难治”其六项。

【皆当病】这都会引起疾病的。如第一 7 条：“肝色青而反色白，非其时色脉，皆当病。”指出面色如果变化异常都会引起疾病，指出望诊在诊断中的重要作用及意义。

【皆为劳得之】这都是虚劳所患的病证表现。如第六 10 条：“人年五六十，其病脉大者，痹侠背行，若肠鸣，马刀侠瘿者，皆为劳得之。”指出虚劳病证的基本病证表现及审证要点。

【皆从惊发得之】这都有可能从受惊而患此病。如第八 1 条：“病有奔豚，有吐脓，有惊怖，有火邪，此四部病，皆从惊发得之。师曰：奔豚病，从少腹起，上冲咽喉，发作欲死，复还止，皆从惊恐得之。”指出疾病发生的原因，提示审因辨证求机，提示治疗要有针对性与切机性。

【皆大下后善虚】这都是因用大下方法后所导致的虚证。如第十二 12 条：“脉双弦者，寒也，皆大下后善虚；脉偏弦者，饮也。”指出治疗不当也是导致疾病的主要原因之一，提示辨病因当重视辨药源性病因，同时揭示临床用药尽可能恰到好处，切中证机，防止药源性疾病发生。

【皆不可发汗】这类病证都不能用发汗的方法。如第十四 4 条：“然诸病此者，渴而下利，小便数者，皆不可发汗。”指出汗法有其适应证，也有其禁忌证，对此都要有全面的理解、认识与掌握。

【皆发黄】这都是发黄应有的病证表现。如第十五 9 条：“脉沉，渴欲饮水，小便不利者，皆发黄。”指出发黄证的基本病证表现，提示辨证思路与方法。

结 jiē❶聚，合，引申为邪气内结，邪气相结。如 30 条：“厥逆，咽中干，烦躁，阳明内结，谵语，烦乱。”❷阻滞不通。如 78 条：“身热不去，心中结痛者。”❸拘急胀满或疼痛。如 106 条：“但少腹急结者，乃可攻之，宜桃核承气汤。”❹脉象。如 125 条：“太阳病，身黄，脉沉结，少腹硬，小便不利者，为无血也。”❺病证名。如 128 条：“病有结胸，有脏结，其状何如？”

【结痛】阻滞不通之疼痛。详见“心中结痛者”。

【结于胁下】邪气相结于胁下。见少阳胆热气郁证的病理，如 97 条：“血弱气尽，腠理开，邪气因入，与正气相搏，结于胁下，正邪分争，往来寒热，休作有时。”指出邪气侵袭所结的病变部位，提示辨证应重视辨病变部位，辨病变部位有利于辨病变所在脏腑，为进一步治疗提供比较可靠依据。

【结胸】邪热或寒邪与水饮痰气相互搏结而引起的胸胁脘腹疼痛病证。

其一，结胸证，如 128 条：“问曰：病有结胸，有脏结，其状何如？答曰：按之痛，寸脉浮，关脉沉，名曰结胸也。”其证机是邪气与水饮相结而阻结不通；治当攻逐水饮。

其二，实热结胸项强证，如131条：“病发于阳，而反下之，热入因作结胸。”又如：“结胸者，项亦强，如柔痉状。”辨表里兼证，因人素体而言，假如素体有痰饮，则邪易于饮邪相结而加重病证。仲景又指出，结胸证的治疗当用下法，但在用下法之前，必当先解表。否则，更易加重结胸证。其证机是邪热与痰饮相结而郁滞于上以为结胸证；治以大陷胸丸。

其三，实热结胸证，如134条：“心中懊侬，阳气内陷，心下因硬，则为结胸。”又如136条：“但结胸，无大热者，此为水结在胸胁也。”复如149条：“若心下满而硬痛者，此为结胸也。”《医宗金鉴·伤寒论注》：“今伤寒六七日，结胸不因误下而成此热实之证。”其证机是邪热与饮相搏，阻滞胸脘气机而壅滞不通；治以大陷胸汤，荡涤饮邪、清泄邪热。

其四，寒饮结胸证，如139条：“反下之，若利止，必作结胸。”其证机是寒气与痰饮相结而阻结不通；治当温阳化饮，荡涤饮邪，以三物白散。

其五，结胸证，如140条：“太阳病，下之，其脉促，不结胸者，此为欲解也；脉浮者，必结胸。”指出结胸证的常见脉象，其证机是邪气与痰饮相结而阻滞气机不通。

其六，寒实结胸证，如141条：“寒实结胸，无热证者。”其证机是寒邪与水饮相互搏结，壅滞气机而不通；治当温逐寒饮，除痰散结，以三物白散。

其七，太阳病证与少阳病证相兼，如142条：“太阳与少阳并病，头项强痛或眩冒，时如结胸。”指出太阳病证与少阴病证相兼，在病变过程中时有出现类似结胸证的表现，揭示临证时应重视鉴别诊断，免于辨证失误；治当表里双解，以柴胡桂枝汤或针刺期门、大椎等。

其八，热入血室证，如143条，又第二十二3条：“胸胁下满，如结胸状，谵语者，此为热入血室。”其证机是邪热侵入血室，与血相搏，胸中气机不利，浊气壅滞，病证有类似结胸证，应与结胸证相鉴别。

其九，太阳病证与少阳病证相兼，详见“成结胸”其二项。

【结胸证】结胸证候表现。见结胸病证治禁，如132条：“结胸证，其脉浮大者，不可下，下之则死。”指出结胸证有实证，有虚证，若其正气虚弱而出现脉浮大，则不当用下法；若逆而用之，则会进一步损伤正气而加重病证，对此必须引起重视。

【结胸证悉具】结胸证病证表现几乎全都出现了。见结胸证预后，如133条：“结胸证悉具，烦躁者亦死。”指出结胸证在其病变过程中，病情深重，证候复杂，病程较长，病证典型，则难以治疗。

【结胸病】结胸病证表现。详见“小结胸病”项。

【结胸热实】实热结胸证的病理病证。见实热结胸证，如135条：“伤寒六七日，结胸热实，脉沉而紧，心下痛。”《医宗金鉴·伤寒论注》：“今伤寒六七日，结胸不因误下而成此热实之证。”其证机是水饮之邪与胃脘之浊气相互搏结而壅滞不通；治以大陷胸汤。

【结为症瘕】邪与血相结而为癥瘕。详见“症瘕”项。

【结在关元】水气相结在关元。见水气病证，如十四21条：“寸口脉沉而紧，沉为水，紧为寒，沉紧相搏，结在关元。”指出水气病理相结在关元穴上下左右，提示病变部位与病理症结。

【结寒微动】寒气内结而微微欲上攻。见水气病证，如十四21条：“阳衰之后，营卫相干，阳损阴盛，结寒微动，肾气上冲，喉咽塞噎。”其证机是寒气与水气相结，寒气乘其势而欲上攻的病理病证。

【结在膀胱】邪热相结在膀胱的病理病证。见热结膀胱证，如第二十一7条：“热在里，结在膀胱也。”其证机是邪热内结且阻滞在膀胱。

【结气】邪气内结，其邪气包括邪从内生或外邪所客。见妇人杂病错综复杂证机，如第二十二8条：“妇人之病，因虚，积冷，结气，为诸经水断绝，至有历年，血寒积结，胞门寒伤，经络凝坚。”审邪气内结病证，邪气包括六淫邪气与七情邪气，也包括气的病理如气虚、气逆等，辨气结必须全面权衡，以辨清病变证机所在，因证机所在而确立治疗原则与方法。

嗟

jiē 叹词。忧叹，感叹。见仲景序：“咄嗟呜呼，厥身已毙。”

街 jiē 街，经穴名，即气街穴。如第二十二8条：“或引腰脊，下根气街，气冲急痛，膝胫疼烦，奄忽眩冒，状如厥癫。”详见“气街”项。

节 jié❶操守，贞节。如仲景序：“卒然逢邪风之气，婴非常之疾，患及祸至，而方震慄，降志屈节，钦望巫祝。”❷植物学上称茎上长叶的部位。如23条桂枝麻黄各半汤用法中言：“麻黄去节，各一两（各3g）。”❸物体的分段或两段连接的部分。如34条：“太阳病，头痛，发热，身疼，腰痛，骨节疼痛。”又如146条：“伤寒六七日，发热微恶寒，支节烦痛。”❹省减，节制。如第一2条：“更能无犯王法、禽兽灾伤，房室勿令竭乏，服食节其冷、热、苦、酸、辛、甘，不遗形体有衰，病则无由入其腠理。”❺病证名。如第五4条：“汗出入水中，如水伤心，历节黄汗出，故曰历节。”

J

劫 jié❶强取，强迫。如111条：“太阳病中风，以火劫发汗，邪风被火热，血气流溢，失其常度，两阳相熏灼，其身发黄。”又如第十五8条：“病黄疸，发热烦喘，胸满口燥者，以病发时火劫其汗，两热所得。”❷威逼，胁制，引申为郁遏，郁结。如141条：“病在阳，应以汗解之，反以冷水潠之，若灌之，其热被劫不得去，弥更益烦，肉上粟起。”

洁 jié洁，即干净，引申为似有似无。如第十一14条：“脾死脏，浮之大坚，按之如覆盃洁洁，状如摇者，死。”

桔 jié❶药名：如桔梗。❷方名：如桔梗汤。

【桔梗】桔梗为桔梗科多年生草本植物桔梗的根。

别名：利如，房图，白药，梗草，荠苨。

性味：苦、辛，平。

功用：宣肺止咳，祛痰平喘。

主治：咳嗽有痰，咽喉不利，胃脘不适，胸中满闷。

《神农本草经》曰：“味苦微温，无毒，主胸胁痛如刀刺，腹满，肠鸣幽幽，惊恐悸气。”

入方：见桔梗汤、排脓散、排脓汤、三物白散、侯氏黑散、竹叶汤、薯蓣丸、通脉四逆汤加减。

用量：

剂型	不同用量	古代量	现代量	代表方名
汤剂	最小用量	一两	3g	桔梗汤
	最大用量	三两	9g	排脓汤
散剂	最小用量	二分	6g	排脓散
	最大用量	八分	24g	侯氏黑散
丸剂	基本用量	五分	15g	薯蓣丸

化学成分：含桔梗皂苷元，远志酸，远志苷，桔梗酸A、桔梗酸B、桔梗酸C，桔梗皂苷元-3-O-β葡萄糖苷，桔梗苷D，桔梗苷元，次皂苷，新皂苷，桔梗苷D_2，乙酸酯类，桦木醇，α-菠甾醇葡萄糖苷，氨基酸（缬氨酸，天门冬氨酸，蛋氨酸，苏氨酸，赖氨酸，异亮氨酸，亮氨酸，苯丙氨酸等）。

药理作用：抗炎作用（降低毛细血管通透性），抗菌作用（增强中性粒细胞的杀伤力），抗肿瘤作用，抗真菌作用，解热作用，降低肝内胆固醇，促进胆固醇及胆酸的排泄，镇咳作用，祛痰作用（增加呼吸道黏液的分泌量），降血糖作用（抑制血糖上升），降低冠脉动脉血管的阻力，增加血流量，抑制胃酸分泌，抗溃疡作用。

【桔梗汤】

组成：桔梗一两（3g） 甘草二两（6g）

用法：上二味，以水三升，煮取一升，去滓。温分再服。（又，《金匮要略》云：上二味，以水三升，煮取一升，分温再服，则吐脓血也）

功用：清宣肺气，排脓解毒。

适应证：

1. 实热肺痈证成脓期：咳嗽，气喘，咳出大量脓血，或如米粥，腥臭异常，胸中烦满或闷而痛，甚则气喘不能平卧，舌干或口渴，舌红或绛，苔黄腻，脉数或滑。

2. 痰热咽痛证：咽红，咽肿，咽痛，口干，舌红，苔薄黄，或黄白相兼，脉数或紧。

解读方药：

1. 诠释方药组成：方中桔梗清热利咽，宣肺排脓；甘草清热解毒，利咽消肿。

2. 剖析方药配伍：桔梗与甘草，属于相使配伍，甘草助桔梗宣肺利咽解毒；桔梗助甘草清热利咽，排脓解毒。

3. 权衡用量比例：甘草与桔梗用量比例是2∶1，提示药效利咽宣肺与清热解毒之间的用量调配关系，以治咽痛或咳吐脓血腥痰。又，根据治病需要，用量可加大2~3倍。

药理作用：桔梗汤对小白鼠呼吸道酚红排泌量显著增加而呈祛痰作用；促进胰腺分泌的作用，抗炎作用，抗菌作用（金黄色葡萄球菌、肺炎球菌、脑膜炎双球菌、大肠杆菌、链球菌等），镇咳作用，解热作用等。

竭 jié❶虚弱比较明显。如111条："阴阳俱虚竭，身体则枯燥。"又如第十一18条："三焦竭部，上焦竭，善噫，何谓也?"❷耗损。如110条："凡熨其背而大汗出，大热入胃，胃中水竭，躁烦，必发谵语。"又如第一2条："更能无犯王法、禽兽灾伤，房室勿令竭乏。"

解 jiě❶痊愈，向愈。如第9条："太阳病欲解时，从巳至未上。"又如第10条："风家，表解而不了了者，十二日愈。"❷解除。如16条："桂枝本为解肌，若其人脉浮紧，发热，汗不出者，不可与之也。常须识此，勿令误也。"❸治疗。如157条："伤寒，汗出，解之后，胃中不和，心下痞硬。"❹熔化。如第六14条黄芪建中汤用法中言："内饴，更上微火消解。"❺知道。如第一1条："中工不晓相传，见肝之病，不解实脾，惟治肝也。"

【解肌】解肌散邪，调和营卫阴阳。或言解除肌表营卫之邪气，或言调解脾胃不和之气。详见"桂枝本为解肌"项。

【解之当汗出愈】治疗表证应当使邪从汗出则病愈。见太阳伤寒证与心病证相兼，如113条："弱者，发热，脉浮，解之当汗出愈。"指出祛邪的具体方法与疾病向愈的标志。

【解之后】解除表证之后。见太阳病证与中虚湿热夹水气证相兼，如157条："伤寒，汗出，解之后，胃中不和，心下痞硬。"指出表里兼证，表证得解，治则当以法治其里。

【解后】治疗病证后。见太阳病证与中虚痰饮证相兼，如161条："伤寒，发汗，若吐，若下，解后。"指出表证虽得解，但里证仍在，治当从里。又见胃热津伤气逆证，如397条："伤寒，解后，虚羸少气，气逆欲吐。"指出病证大热已解，而余热未除，治仍当解除其余热。

【解表】解表散邪。详见"当先解表"项。

斤 jīn 斤，即计量单位。医用16两为1斤，汉代1斤约50g。如26条白虎加人参汤方中："石膏碎，绵裹，一斤（48或50g）。"又如96条小柴胡汤方中："柴胡半斤（24g）。"

今 jīn❶当时。如仲景序："怪当今居世之士，曾不留神医药，精究方术，上以疗君亲之疾，下以救贫贱之厄，中以保身长全，以养其生。"❷现在。如20条桂枝加附子汤用法中言："本云：桂枝汤，今加附子，将息如前法。"❸预测。如360条，又如第十七27条："下利，有微热而渴，脉弱者，今自愈。"❹根据。如104条："今反利者，知医以丸药下之，此非其治也。"

【今加附子】现于桂枝汤中加附子。如20条桂枝加附子汤用法中言："本云：桂枝汤，今加附子，将息如前法。"

【今去芍药】现于桂枝汤中去芍药。如21条桂枝去芍药汤用法中言："本云：桂枝汤，今去芍药，将息如前法。"又如22条："本云：桂枝汤，今去芍药，加附子，将息如前法。"

【今合为一方】现将桂枝汤与麻黄汤合并为1个方。如25条桂枝二麻黄一汤用法中言："今合为一方，将息如前法。"又如27条桂枝二越婢一汤用法中言："今合为一方，桂枝汤二分，越婢汤一分。"

【今去桂枝】现于桂枝汤中去桂枝。如28条桂枝去桂加白术茯苓汤用法中言："本云：桂枝汤，今去桂枝，加茯苓、白术。"

【今脉浮】现证有脉浮。见太阳中风证，如45条："今脉浮，故在外，当须解外则愈，宜桂枝汤。"仲景言"今脉浮"者，以揭示病是太阳病证，不可用其他方法治疗病证。

【今加芍药、生姜、人参】现于桂枝汤中加芍药、生姜用量及人参。如62条桂枝新加汤用法中言："本云：桂枝汤，今加芍药、生姜、人参。"

【今反利者】根据病证表现特点不当下利却出现下利病证，或不当出现小便利却出现了小便利。

其一，少阳病证与阳明病证相兼，如104条："今反利者，知医以丸药下之，此非其治也。"仲景特曰"反"，以揭示认识病因病证表现的复杂性。审下利证机是因误用攻下方药而伤正气所致，辨下利证机的主要矛盾方面是邪热内结，故其治仍当清热泻下，邪热内结得去，则下利自止。

其二，下焦瘀血缓证，如126条："伤寒，有热，少腹满，应小便不利，今反利者，为有血也，当下之，不可余药，宜抵当丸。"仲景特曰"反"，揭示认识证机的切入点。指出辨下焦瘀血缓证与下焦水气病证的鉴别要点，在于小便利与不利；同时也揭示由辨小便利与不利，可辨病变部位所在。

【今反和者】现脉象却出现与阳明热结证相一致。见阳明热结缓证，如105条："若自下利者，脉当微厥，今反和者，此为内实也，调胃承气汤主之。"仲景特曰"今"，以揭示辨证当了解病证是否已经治疗；特曰"反"者，提示治疗是否切中证机。从而点明病经误治之后，因人而异，则有病不发生他变而证机仍在者。

【今加龙骨等】现于方中加龙骨、牡蛎等。如107条柴胡加龙骨牡蛎救逆汤用法中言："本云：柴胡汤，今加龙骨等。"

【今加桂满五两】现于方中加大桂枝用量达到5两（约15g）。如117条桂枝加桂汤用法中言："本云：桂枝汤，今加桂满五两，所以加桂者，以泄奔豚气也。"

【今自汗出】目前有汗自出。详见"自汗出"其五项。

【今自愈】预测疾病向愈。

其一，厥阴寒证自我向愈证，如360条，又如第十七27条："下利，有微热而渴，脉弱者，今自愈。"《伤寒论后条辨·辨厥阴病脉证篇》："缘厥阴下利为阴寒胜，微热而渴则阳热复。脉弱知邪已退而经气虚耳，故今自愈。"辨厥阴肝寒下利证，其身微热、口渴与脉弱同时并见，则为阳气恢复，正气积力抗邪之佳象。尤其是微热与口渴同时并见，标志寒邪将去，阳气欲复。若是微热与脉弱同时并见，则不一定是正气恢复向愈，也不一定是邪气欲退，因发热仅能说明正邪斗争，还不能表明病为向愈。

其二，脉紧与脉数以别寒利愈与不愈，如361条，又如第十七28条："下利，脉数，有微热，汗出，今自愈；设复紧，为未解。"《注解伤寒论·辨厥阴病脉证并治》："下利，阴病也；脉数，阳脉也。阴病见阳脉者生。微热汗出，阳气得通也，利必自愈。"仲景以脉为例，辨厥阴肝寒下利证，其脉由迟变数，有恶寒罢而见微热，由无汗而变为汗出，则是阳气恢复，并能积力抗邪，似有邪不胜正而欲罢，病为向愈。

其三，厥阴肝寒下利阳复太过证，如367条，又如第十七29条："下利，脉数而渴者，今自愈；设不差，必清脓血，以有热故也。"辨厥阴肝寒下利证时，其在病变过程中，若阳气恢复，寒气不胜阳气，阳气积力驱邪，故预测疾病为向愈。

【今反不恶寒】现在却出现不恶寒。仲景特曰"反"，主要揭示辨证要点与论治措施。另详见"不恶寒"其五项。

【今头汗出】现有头汗出。详见"头汗出"其三项。

【今色微黄】现于面色则有轻微发黄而有光泽。详见"色微黄"项。

【今为小便数少】现小便次数及量由多而变少。详见"小便数少"项。

【今加芍药】现于方中加大芍药用量。如279条桂枝加芍药汤用法中言："本云：桂枝汤，今加芍药。"

【今反能食】现在却出现能够饮食。

其一，厥阴寒证与阳明病证相兼，如332条："凡厥利者，当不能食，今反能食者，恐为除中。"仲景在"能食"之前冠以"反"字，以揭示"能食"证机可能有两种情况，一是阳气恢复而能食，二是阳气竭绝而求食，辨证的关键是病人否有暴热，以此而辨清病变症结所在。

其二，厥阴寒证与阳明病证相兼，如333条："脉迟为寒，今与黄芩汤复除其热，腹中应冷，当不能食，今反能食，此名除中，必死。"仲景特曰"反"，以揭示病人能食不是疾病向愈能食，而是病情恶化。其证机是阳明胃气大亡大竭，若阳气暴越外露，欲求救于食，阳明胃气之受纳，腐熟功能衰竭，后天化生之本已绝。病至于此，不可救治。

【今与黄芩汤复除其热】根据症状表现继续用黄芩汤治疗发热症状。详见"黄芩汤复除其热"项。

【今病者静而复时烦者】病人当时平静如常人而又时时出现烦躁。详见"病者静而复时烦者"项。

【今是伤寒】现由感受外邪所引起的病证。

见辨霍乱病证与太阴少阴厥阴病证及鉴别，如384条：“本是霍乱，今是伤寒，却四五日，至阴经上，转入阴必利，本呕下利者，不可治也。”指出霍乱病证与三阴病证有其本质不同，同样是感受外邪其病变证机有轻重等不同，临证必须审明病变证机所在，以法选用方药治疗。

【今反不能食】现在却不能饮食。仲景特曰“反”，以揭示疾病在其演变过程中或在恢复过程中可能有一些特殊表现，对此必须审明证机，不为类似病证表现所迷惑。另详见“不能食”其十项。

【今阳虚知在上焦】现在得知病变阳虚证机在上焦心。详见“阳虚知在上焦”项。

【今反不渴】现却没有出现口渴。仲景特曰“反”，以揭示辨口渴与不渴的复杂性与特殊性，临证一定要知此知彼，不为某一症状表现所迷惑。另详见“不渴”其十七项。

【今反紧】现却出现脉紧。见脾胃阳虚水气证，如第十四6条：“趺阳脉当伏，今反紧，本自有寒，疝瘕。”《金匮要略方论本义·水气病》：“今反紧，不惟水盛于里，而且寒盛于中矣。”其证机是水气内盛，寒气内遏，经气经脉为之郁滞而不畅。仲景特曰“反”，以揭示阳虚证机不一定出现紧脉，而水气病理也不一定出现紧脉，若是阳虚与水气并见，其脉多出现紧，对此一定要有正确的认识。

【今反数】现却出现脉数。见脾胃有热水气证，如第十四7条：“趺阳脉当伏，今反数，本自有热，消谷。”《金匮要略心典·水气病》：“趺阳虽系胃脉，而出于阴部，故其脉当伏，今反数者，以其胃中有热故也。”其证机是邪热内盛而涌动气血所致。仲景特曰“反”，以揭示水气病理不一定出现数脉，若是水气热证则多有数脉。

【今反不利】现却出现小便不利。详见“不利”其四项。

【今脉反弦】现却出现脉弦。详见“脉反弦”项。

金 jīn❶金属类。如第十八6条：“病金疮，王不留行散主之。”❷金者，肺也。如第一1条：“肺被伤，则金气不行，金气不行，则肝气盛。”

【金刃】金属类刃具。见脏腑发病与致病因素，如第一2条：“房室、金刃、虫兽所伤。以此详之，病由都尽。”指出病因有因于内者，也有因于外感者，更有因于外伤者，外伤者，金属类是其主要致病原因之一。

【金疮】病由外而机械性损伤的一类病证。见伤科、疡科、妇科血瘀气郁证，如第十八6条：“病金疮，王不留行散主之。”《金匮要略心典·疮痈肠痈浸淫病》：“金疮，金刃所伤而成疮者，经脉斩断，营卫沮弛，治之者，必使经脉复行，营卫相贯而后已，王不留行散则行气血，和阴阳之良剂也。”仲景论“病金疮”，即论伤科病证的证治，其伤科者，由外而伤也，或为金刃所伤，或为它伤，临证只要符合证机，即可用王不留行散。

【金气不行】肺气不能行使正常的生理功能。见脏腑辨证的整体观，如第一1条：“肺被伤，则金气不行；金气不行，则肝气盛。”指出肺与肝在生理上相互协调，在病理上若肺气失调不能协调于肝，肝气易盛而为病。

津 jīn津津液，人体体液的重要组成部分，津的形成来源于饮食水谷，生化过程有藉于诸脏腑的共同参与。其主要性能如《灵枢·五癃津液别篇》：“故三焦出气，以温肌肉，充皮肤，为其津。”津的代谢以汗的形式变化。《灵枢·决气》：“腠理发泄，汗出溱溱，是谓津。”津与液关系密切，一般统称津液。

【津液】体内正常的水液。津液是人体一切正常水液有序运行的总称。津液由水谷所化生。《尚论篇·太阳经中篇》：“夫人之得以长变者，惟赖后天水谷之气生其津液。”津液的生成与运行有借诸脏腑的共同作用。《素问·逆调论》：“肾为水脏，主津液。”《素问·灵兰秘典论》：“膀胱者，州都之府，津液藏焉。”《注解伤寒论·辨阳明病脉证并治》：“胃为津液之本。”《素问·太阴阳明论》：“脾主为胃行其津液。”津液与五脏关系是：心气的温煦、气化，肺气宣发、布散，脾气的生化、游溢，肝气的调燮、疏达，肾气的激发、推动等脏腑的共同作用，才能够完成。《素问·经脉别论》：“饮入于胃，游溢精气，上输于脾，脾气散精，上归于肺，通调水道，下输膀胱，水精四布，五经并行。”津液与血同源而同化。《灵枢·痈疽》：“中焦出气如露，上注溪谷，而渗孙脉，津液和调，变化和调为血。”

【津液自和】津液气血自我调节而趋于和合。

见太阳病证与心气虚证相兼，如49条："所以然者，尺中脉微，此里虚，须表里实，津液自和，便自汗出愈。"《医宗金鉴·伤寒论注》："须待其里亦实，而与表平，平则和，和则阳津阴液自相和谐，所以便汗出而愈也。"审病为表里兼证，证以里虚为主，虽有表证，不当先用发汗的方法，而当先治其里虚，里气得复，津液因之而和，正气抗邪，邪从汗出而解，于是病可向愈。

【津液当还入胃中】偏渗于膀胱之津液应该归还于肠胃之中。见阳明热结证的自愈机制，如203条："今为小便数少，以津液当还入胃中，故知不久必大便也。"《伤寒贯珠集·阳明篇下》："小便本多，而今数少，则肺中所有之水精，不直输于膀胱，而还入于胃府，于是燥者得润，硬者得软，结者得通，故曰不久必大便出，而不可攻之意，隐然言外矣。"指出阳明热结证自愈机制是观察病人小便，若小便少而津液走于肠中，则其病为向愈。正如仲景所言："当问其小便日几行，若本小便日三四行，今日再行，故知大便不久出；今为小便数少，以津液当还入胃中，故知不久必大便也。"仲景所言以揭示问诊在辨证中具有重要作用。

【津液外出】体内津液因邪热所迫而溢于肌肤之外。见阳明热结轻证，如213条："阳明病，其人多汗，以津液外出，胃中燥。"其证机是邪热不仅侵袭于阳明肠胃，而且也充斥于外，蒸腾津液外泄。

【津液得下】津液得以通行上下而四布。见少阳病证与阳明病证相兼，如230条："上焦得通，津液得下，胃气因和。"指出少阳阳明之气不断地自我调节与恢复，若能积极治疗，其邪气不胜正气而病可向愈，一旦正气趋于正常，气化津液有序，则津液自能运行与四布。

【津液内竭】津液从内为邪热所损伤耗竭。见大肠津亏热结证，如233条："阳明病，自汗出，若发汗，小便自利者，此为津液内竭，虽硬不可攻之，当须自欲大便。"指出辨阳明热证有类似太阳病证，因阳明热证本有汗自出，复加误用发汗的方法治疗，导致汗出更多，进一步损伤津液，以此形成阳明热结津亏证。

【津液越出】津液外泄。见太阳病证与阳明病证相兼，如218条："伤寒四五日，脉沉而喘满，沉为在里，而反发其汗，津液越出，大便为难。"《伤寒来苏集·伤寒论注》："今脉沉为在里，则喘满属于里矣，反攻其表则表虚，故津液大泄。"指出阳明病证为病变的主要矛盾方面，治当先里且先表，治表不仅不能达到治疗目的，反而更大伤津液。

【津液微生】津液尚可生化与布行。见肝水气证，如第十四14条："其腹大，不能自转侧，胁下腹痛，时时津液微生，小便续通。"《金匮要略方论本义·水气病》："肝有水邪必上冲胸咽，故时时津液微生，及上升而下降，小便不利者又续通，此水邪随肝木往来升降之气上下为患也。"指出辨肝水气病证，因肝主疏泄条达，津液的输布与运行和肝气疏泄条达息息相关，辨证除了审明肝水气病证的主要病理特征外，还要密切观察、了解病者津液输布与运行情况，若津液尚能化生、输布与运行，尤其是小便自能通利，则知肝水气病证虽重，但预后良好。

【津液不生】津液不能生化与运行。见脾水气证，如第十四16条："脾水者，其腹大，四肢苦重，津液不生，但苦少气，小便难。"《金匮要略心典·水气病》："津气生于谷，谷气运于脾，脾湿不运，则津液不生而少气。"其证机是水气在脾，脾气为水气所遏而不得运化水津，水津变为水气即"津液不生"，水气溢于四肢而不得下行；其治当理脾利水，气化水气。

筋

jīn❶肌腱或骨头上的韧带。如116条："追虚逐实，血散脉中，火气虽微，内攻有力，焦骨伤筋，血难复也。"又如第五4条："寸口脉沉而弱，沉即主骨，弱即主筋，沉即为肾，弱即为肝。"❷生殖器。如167条："病胁下素有痞，连在脐旁，痛引少腹，入阴筋者，此名脏结，死。"

【筋惕肉瞤】筋脉拘急，肌肉跳动。见太阳中风证与里热证相兼，如38条："服之则厥逆，筋惕肉瞤，此为逆也。"其证机是阳虚既不得温煦筋脉，又不得温养肌肉，筋脉肌肉失荣失养而筋惕不宁。

【筋伤则缓】筋脉为邪所伤而缓纵不收。见肝肾两伤历节证，如第五9条："味酸则伤筋，筋伤则缓，名曰泄。"《金匮要略论注·中风历节病》："然味各归其所喜攻，酸为肝之味，过酸则伤筋，筋所以束骨而利机关，伤则缓漫不收，肝气不敛，故名曰泄。"指出伤筋历节证与饮食偏过的关系，揭示酸有益肝，但饮食过于酸则易伤肝筋，并提示其病证有筋气耗泄而筋脉弛纵不利，治当益肝舒筋，并调节饮食。

紧 jǐn❶脉象之一，即紧脉。如第3条：“脉阴阳俱紧者，名为伤寒。”❷邪气。如151条：“脉浮而紧，而复下之，紧反入里，则作痞，按之自濡，但气痞耳。”❸寒邪。如第十17条：“腹痛，脉弦而紧，弦则卫气不行，即恶寒，紧则不欲食，邪正相搏，即为寒疝。”

【紧反入里】邪气未从外解反而乘机入里。见表里兼证，如151条：“脉浮而紧，而复下之，紧反入里，则作痞，按之自濡，但气痞耳。”审病为表里兼证，在表之邪未能从外解且乘机侵入于里。

【紧则为寒】脉紧主病为寒邪。

其一，邪中经络脏腑的基本脉证及病理，如第五2条：“寸口脉浮而紧，紧则为寒，浮则为虚，寒虚相搏，邪在皮肤。”其证机是寒气阻结经脉而不畅，脉气滞涩。

其二，谷疸证，如第十五2条：“趺阳脉紧而数，数则为热，热则消谷，紧则为寒，食即为满。”其证机是胃热脾寒而壅滞气机。

【紧则不欲食】寒邪侵袭于胃则不欲饮食。详见“不欲食”其二项。

【紧则为痛】脉紧主痛证。见少阴水气寒证证机，如第十四9条：“少阴脉紧而沉，紧则为痛，沉则为水，小便即难。”《金匮要略编注二十四卷·水气病》：“少阴肾脉，紧则寒邪凝滞正气于内，曰紧则为痛。”其证机是少阴水气遏制气机，气不得化水，水气内阻而不通；其治当温少阴，利水气。

【紧为寒】脉紧主寒证。见水气病证，如第十四21条：“寸口脉沉而紧，沉为水，紧为寒，沉紧相搏，结在关元，始时尚微。”脉紧为寒水之气阻滞经气经脉，脉气不畅。

锦 jǐn 锦，彩色的花纹，引申为面部有红血丝。如第三14条：“阳毒之为病，面赤斑斑如锦纹，咽喉痛，唾脓血。”

【锦纹】彩色的花纹，锦与纹，义词复用，以加强语气。见毒热阳郁证，如第三14条：“阳毒之为病，面赤斑斑如锦纹，咽喉痛，唾脓血。”其证机是毒热迫及于血，郁遏阳气，瘀阻经脉，灼腐脉络；治以升麻鳖甲汤，解毒凉血，化瘀通阳。

尽 jìn❶全，都。如仲景序：“虽未能尽愈诸病，庶可以见病知源。若能寻余所集，思过半矣。”又如12条桂枝汤用法中言：“若一服汗出病差，停后服，不必尽剂。”❷罢，止，痊愈。如第8条：“太阳病，头痛至七日以上自愈者，以行其经尽故也。”又如158条：“医见心下痞，谓病不尽，复下之，其痞益甚，此非结热。”❸虚弱。如97条：“血弱气尽，腠理开，邪气因入，与正气相搏，结于胁下，正邪分争，往来寒热，休作有时。”❹完，完毕。如12条桂枝汤用法中言：“又不汗，后服小促其间，半日许令三服尽。”如第一2条：“以此详之，病由都尽。”❺将近。如第四2条鳖甲煎丸用法中言：“取煅灶下灰一斗，清酒一斛五斗，浸灰，候酒尽一半，着鳖甲于中，煮令泛烂如胶漆。”

【尽不见察】面部颜色与光泽没有全部被诊察。如仲景序：“明堂阙庭，尽不见察，所谓窥管而已。”指出辨证必须全面而细致，不得有丝毫忽视。

【尽饮之】将药汤全部喝下去。如208条小承气汤用法中言：“初服汤，当更衣，不尔者，尽饮之，若更衣者，勿服之。”

【尽服之】将药汤全部服用。如第五10条乌头汤用法中言：“服七合。不知，尽服之。”

进 jìn❶向前，与“退”相反，即进一步。如仲景序：“若是轻生，彼何荣势之云哉？而进不能爱人知人，退不能爱身知已。”❷加重。如342条：“其病为进，寒多热少，阳气退，故为进也。”❸入，引申为喝、服用。如76条栀子豉汤用法中言：“分为二服，温进一服。”又如141条三物白散用法中言：“病在膈上必吐，在膈下必利，不利，进热粥一杯，利过不止，进冷粥一杯。”

【进热粥一杯】服用热稀粥1杯。见寒实结胸证，如141条三物白散用法中言：“不利，进热粥一杯，利过不止，进冷粥一杯。”指出服用饮热粥能增强方药发挥泻下作用。

【进冷粥一杯】服用冷稀粥1杯。寒实结胸证，如141条三物白散用法中言：“不利，进热粥一杯，利过不止，进冷粥一杯。”指出服用冷粥能减弱方药发挥泻下作用。

【进不能爱人知人】进一步说就不能关心他人与了解他人。如仲景序："而进不能爱人知人，退不能爱身知已，遇灾值祸，身居厄地。"

近 jìn❶接近，接触。如121条："今反不恶寒，不欲近衣者，此为吐之内烦也。"❷浅近。如第十六16条："下血，先血后便，此近血也。"❸按压。如137条："日晡所发潮热，从心下至少腹硬满而痛不可近者，大陷胸汤主之。"❹附近，周围。如392条烧裩散方中："妇人中裩近隐处，剪烧作灰。"

【近之则痛剧】按压病变部位则疼痛明显加重。见阳虚骨痹证，如175条，又如第二24条："风湿相搏，骨节疼烦，掣痛不得屈伸，近之则痛剧。"《金匮要略编注二十四卷·痓湿暍病》："此阳虚邪盛之证也。风淫伤于营卫，流于关节经络之间，邪正相搏，骨节疼烦掣痛，阴血凝滞，阳虚不能轻跷，故不得屈伸，近之则痛剧。"其证机是病人素体阳气虚弱，复感风寒湿侵袭骨节筋脉，气血阻滞不通，按之则气血经气更为不通，故按之则痛剧；治当温阳散寒、通利关节，以甘草附子汤。

【近血】近在肛门出血。见湿热出血证，如第十六16条："下血，先血后便，此近血也。"《金匮要略心典·惊悸吐衄下血胸满瘀血病》："大肠与肛门近，故曰近血。"其证机是湿热浸淫血脉，迫血溢于脉外而下注，治以赤小豆当归散。

浸 jìn❶浸淫，浸渍，引申为侵蚀、腐蚀。如第一12条："浸淫疮，从口流向四肢者，可治。"❷浸润，泡软。如79条栀子厚朴汤用法中言："枳实四枚，水浸，炙令黄。"❸过虑。如第二十二21条猪牙汤用法中言："上一味，以水四升，煮取半升，以绵缠箸如茧，浸汤沥阴中，日四遍。"

【浸淫】毒邪侵蚀皮肤而引起的一类病证。详见"浸淫疮"项。

【浸淫疮】毒邪侵蚀皮肤而致疮疡一类病证。见火毒热证，如第一12条："浸淫疮，从口起流向四肢者，可治；从四肢流来入口者，不可治；病在外者，可治，入里者即死。"又如第十八8条："浸淫疮，黄连粉主之。"《金匮要略语译·疮痈肠痈浸淫病》："患浸淫疮，湿热重者，可以用黄连粉子来敷涂。"其证机是火热毒邪壅滞气血营卫，灼腐肌肤而为疮。在临床中，只要审明病变证机是火毒热邪所致病证，治可以黄连粉方加味。

【浸汤沥阴中】过滤狼牙汤浸润在女子前阴中。如第二十二21条猪牙汤用法中言："上一味，以水四升，煮取半升，以绵缠箸如茧，浸汤沥阴中，日四遍。"指出女子外用药的具体应用方法与措施。

【浸脚良】用矾石汤浸泡脚则效果良好。如第五15条矾石汤用法中言："上一味，以浆水一斗五升，煎三五沸，浸脚良。"指出因疾病病变所在部位不同，其治可用方药煎汤浸泡，以使药力直接作用于病变部位，以提高治疗效果。

禁 jìn❶不许，不能，禁止。如12条桂枝汤用法中言："禁生冷，黏滑，肉面，五辛，酒酪，臭恶等。"❷违反，违背。如14条葛根汤用法中言："温服一升，覆取微似汗，不须啜粥，余如桂枝法将息及禁忌。"❸监禁，引申为遵守。如131条大陷胸丸用法中言："一宿乃下，如不下，更服，取下为效，禁如药法。"❹控，控制。如第十一18条："下焦竭，即遗溺失便，其气不和，不能自禁制，不须治，久则愈。"❺止，停止。如第十七24条："夫六腑气绝于外者，手足寒，上气，脚缩；五脏气绝于内者，利不禁，下甚至者，手足不仁。"

【禁生冷】不能吃生冷的东西。如12条桂枝汤用法中言："禁生冷，黏滑，肉面，五辛，酒酪，臭恶等。"又如338条乌梅丸用法中言："禁生冷、滑物、食臭等。"指出饮食不当则会影响治疗效果，对此当引起重视。

【禁忌】不能违背注意事项。如14条葛根汤用法中言："温服一升，覆取微似汗，不须啜粥，余如桂枝法将息及禁忌。"指出服用方药后的有关注意事项必须严格遵守，方可取得预期治疗效果。

【禁如药法】遵守服药用药的具体方法。如131条大陷胸丸用法中言："一宿乃下，如不下，更服，取下为效，禁如药法。"指出遵守服药方法对提高治疗效果至为重要。

【禁一切鱼肉】禁止吃一切鱼类食品。如第五11侯氏黑散用法中言："初服二十日，温酒调服，禁一切鱼肉，大蒜，常宜冷食，自能助药力，在腹中不下也，热食即下矣，冷食自能助药力。”指出治疗心脾不足，痰风内生证，在服用方药时，当禁止服用一切鱼类食品，若未能遵守，则直接影响治疗效果。

【禁制】控制。详见“不能自禁制”项。

噤 jìn 噤，即闭口，不作声。如第二 7 条：“独头动摇，卒口噤，背反张者，痉病也。”

茎 jīng 茎，即量词。如 317 条通脉四逆汤用法中言：“面色赤者加葱九茎。”

经 jīng❶体表，肌肤。如第一 2 条：“若人能养慎，不令邪风干忤经络；适中经络，未流传脏腑，即医治之。”❷经脉，经络。如仲景序：“人禀五常，以有五脏，经络府俞，阴阳会通。”❸病期，病程，病理过程。如第 8 条：“若欲作再经，针足阳明，使经不传则愈。”❹经过，用过。如第三 5 条：“百合病，不经吐下发汗，病形如初者。”❺月经。如第二十 2 条：“妇人宿有癥病，经断未及三月，而得漏下不止，胎动在脐上者，为癥痼害。”❻经典书籍。如仲景序：“观今之医，不念思求经旨，以演其所知。”

【经水】女子月经。《伤寒来苏集·伤寒论注》：“人之十二经脉，应地之十二水，故称血为经水，女子属阴而多血。脉者，血之府也。脉之应月，故女子一月经水溢出，应时而下，故人之称之为月事也。”详见以下诸条。

【经水适来】女子月经正好来潮。见热入血室，如 143 条，复如第二十二 3 条：“妇人中风，发热恶寒，经水适来。”又如 145 条：“妇人伤寒，发热，经水适来。”《伤寒论辨证广注·刺热法》：“经水适来者，盖言经水适当其时而来。”指出女子患太阳病时，正好是月经来潮之时，当积极治疗太阳病，否则易引起热入血室证。

【经水适断】女子月经当行之际且停止。见热入血室，如 144 条，又如第二十二 1 条：“发作有时，经水适断者，此为热入血室，其血必结。”指出女子患太阳病时，正好是月经来潮之际，且因邪气侵入而停止，此时最易引起热入血室证，法当积极治疗。

【经水闭不利】妇人经水闭塞不行。见胞中瘀湿相结证，如第二十二 15 条：“妇人经水闭不利，脏坚癖不止，中有干血，下白物。”《医宗金鉴·妇人杂病》：“脏，阴内也；不止，不去也，经水闭而不通。”其证机是“中有干血，”即胞中瘀血与湿相互搏结而壅滞气机，梗阻脉络；治以矾石丸，化瘀燥湿、宣畅气机。

【经水不利下】妇人经水当下而不下。见妇人胞中瘀血证，如第二十二 14 条：“妇人经水不利下。”《金匮要略心典·妇人杂病》：“经水不利下者，经脉闭塞而不下，比前条下而不利者有别矣。”其证机是瘀血阻滞胞中，经气经脉不畅不利；治以抵当汤，活血化瘀、驱逐瘀血。

【经水不通】妇人经水滞涩而不通。见水气证机与肾的关系，如第十四 19 条：“男子则小便不利，妇人则经水不通，经为血，血不利则为水，名曰血分。”《金匮要略心典·水气病》：“少阴脉细而地道不通，男子则小便不利，妇人则经水不通，而其所以然者，则皆气不行，阴气乃结之故。曰血分者，谓虽病于水，而实出于血也。”辨女子经血病证，可引起水气不利的病证，临证一定要辨清病是经血还是水气，只有以法辨证，才能审明病变证机所在。

【经水利时】女子月经通畅和利之时。详见“前三月经水利时”项。

【经水不利】女子月经不调。

其一，胞中瘀血内阻腹痛证，如第二十一 6 条：“假令不愈者，此为腹中有干血著脐下，宜下瘀血汤主之；亦主经水不利。”《医宗金鉴·妇人产后病》：“宜下瘀血汤，攻热下瘀血也，并主经水不通，亦因热灼血干故也。”指出下瘀血汤既可治疗产后病证，亦可治疗月经不调病证，但其证机必须是瘀血所致。

其二，妇人阳郁血瘀证，如第二十二 10 条：“带下，经水不利，少腹满痛，经一月再见者。”《金匮要略心典·妇人杂病》：“妇人经脉流畅，应期而至，血满则下，血尽复生，如月盈亏，月晦朏也。惟其不利，则蓄泄失常，似通非通，欲止不止，经一月而再见矣。少腹满痛，不利之验也。”其证机是胞中瘀血，阻遏阳气，经血不和，经期逆乱；治以土瓜根散，化瘀通阳、调理气血。

【经水断】女子月经断绝。详见“经水前断”项。

【经水前断】女子经水停止于水气病证之前。见妇人水病血病的辨证要点，如第十四 20 条：“经水前断，后病水，名曰血分，此病难治；先

J

病水，后经水断，名曰水分，此病易治。何以故？去水，其经自下。”仲景指出经水（血）与水气之间的辨证关系，从水气与经水先后病理变化而知病变的主要矛盾方面，从而揭示辨治妇科病证，不能仅局限在经血方面，而应考虑到水气病证也可引起经血病证，而经血病证亦可引起水气病证。对此辨证一定要相互验证，审证求机而治之，方可取得治疗效果。辨经水与水气病证，若病由经水有病而引起水气病证，则病水气为标，经水病证为本，证机在经水，病由血演化为水气，治既当调血，又当除水气，假如顾此失彼，都很难取得预期治疗效果，故经水相对水气病证为难治；若病由水气病证引起经水病证，则病水气为本，经水病证为标，证机在水气，治当从水气，若水气得除则经水自和而病愈，故水气病证较经水病证易于治疗。

【经水断绝】女子月经不当断绝而断绝。见妇人杂病错综复杂证机，如第二十二8条：“妇人之病，因虚，积冷，结气，为诸经水断绝，至有历年，血寒积结，胞门寒伤，经络凝坚。”指出女子月经断绝，其病因有许许多多，如虚、冷、气等，临证一定要审明证机，以法论治，方可取得最佳疗效。

J

【经断未及三月】女子月经停止还没有超过3个月。见妇人胞中癥病，如第二十2条：“妇人宿有癥病，经断未及三月，而得漏下不止，胎动在脐上者，为癥痼害。”指出女子虽有癥病，但仍可受孕，可要密切观察病者证候特征，尤其“经断未及三月”者，一定要审明原因所在，以法调护，方可免于失误。

【经候不匀】女子月经不调与经色不正。见妇人杂病错综复杂证机，如第二十二8条：“在下未多，经候不匀，令阴掣痛，少腹恶寒。”其证机是寒结胞中，经脉凝滞，血脉不和，经气不通；治当温经散寒，调和气血。

【经为血】女子月经不调即是血的病理病证。详见“血分”其一项。

【经自下】女子月经能够自行而下。详见“经水前断”项。

【经一月再见】女子月经一个月之内出现2次。见妇人阳郁血瘀证，如第二十二10条：“带下，经水不利，少腹满痛，经一月再见者。”其证机是瘀血不去，新血不得归经，经血溢出；治当通阳化瘀。

【经络】经脉与络脉的统称。如仲景序：“人禀五常，以有五脏，经络府俞，阴阳会通。”《灵枢·经脉》：“经脉十二者，伏行分肉之间，深而不见，……诸脉之浮而常见者，皆络脉也。”经络具有沟通脏腑及其所主的各个组织部分，并交通脏腑之间的经气。《灵枢·海论》：“夫十二经脉者，内属于脏腑，外络于肢节。”奇经八脉与十二经脉相互交通融会，构成人体较为完整的经脉络脉系统。《灵枢·本脏》：“经脉者，所以行血气而营阴阳，濡筋骨，利关节者也。”

【经络府俞】经脉穴与络脉穴之气能使脏腑之气相互络属交贯流注。如仲景序：“人禀五常，以有五脏，经络府俞，阴阳会通。”

【经络受邪】肌表营卫气血经络受邪。见脏腑发病与致病因素，如第一2条：“经络受邪，入脏腑，为内所因也。”《金匮要略正义·脏腑经络先后病》：“以经络脏腑，皮毛血脉总括营卫表里之辨。”指出外邪侵犯人体大多是从肌表营卫经络而入，只有重视固护肌表营卫经络之气，才能防止外邪侵入。

【经络营卫气受】肌表营卫气血经络受损的病理病证。见肝血瘀脉阻重证，如第六18条：“饥伤，劳伤，经络营卫气伤，内有干血，肌肤甲错，两目黯黑。”指出引起肝血瘀脉阻重证的原因是多方面的，其中肌表营卫气血经络受伤是其原因之一。

【经络凝坚】经络因寒邪与血相结凝滞的病理。见妇人杂病错综复杂证机，如第二十二8条：“妇人之病，因虚，积冷，结气，为诸经水断绝，至有历年，血寒积结，胞门寒伤，经络凝坚。”指出女子月经不调的证机之一就是经络因寒邪与血相结所凝滞的病理。

【经尽】在一般情况下疾病在其演变过程中7天为1周期，经尽即1周为期尽。见太阳病自愈证，如第8条：“太阳病，头痛至七日以上自愈者，以行其经尽故也。”指出太阳病在一般情况下，正气不断地在恢复力量，邪气因正气所抗而削减致病力，正气于6~7日大多趋于抗邪充沛，然则邪不胜正而病自愈。故其病愈日期大多在6~7日，即仲景所言：“以行其经尽故也。”

【经脉动惕】肌肉经脉蠕动震颤。见阳虚水气痞证，如160条：“胁下痛，气上冲喉咽，眩冒，经脉动惕者，久而成痿。”《伤寒溯源集·太阳下篇》：“此阳气散亡，无以嘘养经脉，故经脉动惕。”其证机是脾胃阳气虚弱，水不得阳气所化而为水气，水气内停，走窜经脉而肆虐经气肌肤。

惊 jīng❶害怕，精神受到刺激，突然不安。如第6条：“若被火者，微发黄色，剧则如惊痫，时瘛疭。”❷出人意料的感觉。如第一4条：“病人语声寂然喜惊呼者，骨节间病。”

【惊痫】惊惕不安，或手足或肌肉震颤。见厥阴肝热证，如第6条：“若被火者，微发黄色，剧则如惊痫，时瘛疭。”其证机是邪热内盛而迫及厥阴，肝主筋脉为邪热所扰而失其所主；治当清肝柔筋，调和气血。

【惊狂】惊悸，发狂。见心阳虚惊狂证，如112条：“伤寒，脉浮，医以火迫劫之，亡阳，必惊狂，卧起不安者。”《伤寒来苏集·伤寒论注》：“惊狂者，神明扰乱也；阴不藏精，惊发于内；阳不能固，狂发于外；起卧不安者，起则狂，卧则惊也。”其证机是心阳虚弱，心神不得阳气守护而躁动于外；治以桂枝去芍药加蜀漆牡蛎龙骨救逆汤。

【惊怖】惊悸、恐惧。见惊怖证，如第八1条：“病有奔豚，有吐脓，有惊怖，有火邪，此四部病，皆从惊发得之。”指出惊悸、恐惧病证的主要原因之一是神明为惊所伤；治当安神定志，以柴胡加龙骨牡蛎汤与酸枣仁汤加减。

睛 jīng 睛，即眼球，眼珠。如252条：“伤寒六七日，目中不了了，睛不和，无表里证，大便难，身微热者，此为实也。”又如第十二2条：“夫脉浮，目睛晕黄，衄未止；晕黄去，目睛慧了，知衄今止。”

【睛不和】眼珠转动不灵活。见阳明热结重证与少阴热证相兼，如252条：“伤寒六七日，目中不了了，睛不和，无表里证，大便难，身微热者，此为实也。”《医宗金鉴·伤寒论注》：“睛不和者阳证也，今伤寒六七日，目中不了了，睛不和者，是肾水为胃阳所竭，水既不能制水，则火上熏于目，而眸子朦胧为之不了了也。”其证机是阳明邪热内盛而伤阴精，邪热与糟粕相结而深伏且不能外达；治当先从阳明热结重证，以大承气汤，夺热于下。

精 jīng❶专一，深入。如仲景序：“怪当今居世之士，曾不留神医药，精究方术，上以疗君亲之疾，下以救贫贱之厄，中以保身长全，以养其生。”❷精液。如第六6条：“春夏剧，秋冬瘥，阴寒精自出，酸削不能行。”❸阳气（精子）。如第六7条：“男子，脉浮弱而涩，为无子，精气清冷。”❹思想、认识、思维等活动。如第十一12条：“血气少者属于心，心气虚者，其人则畏，合目欲眠，梦远行而精神离散，魂魄妄行。”❺上等的，细密的。如三物备急丸用法中言：“上皆须精新，多少随意。先捣大黄、干姜，下筛为散。别研巴豆，如脂，内散中，合捣千杵。”

【精究方术】深入研究医学与药学知识的技术与技能。如仲景序：“怪当今居世之士，曾不留神医药，精究方术，上以疗君亲之疾，下以救贫贱之厄，中以保身长全，以养其生。”

【精气清冷】阳气阴精虚弱而寒冷（即精子活动率低下）。见虚劳与生育，如第六7条：“男子，脉浮弱而涩，为无子，精气清冷。”《金匮要略编注二十四卷·血痹虚劳病》：“阴阳精气皆为不足，故为精气清冷，则知不能成胎，谓无子也。”其证机是精气内竭，阳气大伤，化源暗耗，生育无能；治当滋阴壮阳、益肾生精，可用天雄散加鹿茸、人参、巴戟天等。

【精神离散】精神不能主持于内而荡游于外，犹如精神离开散失于人体一样。详见“梦远行而精神离散”项。

【精新】用药质量是上等的、上乘的、新近的。如三物备急丸用法中言：“上皆须精新，多少随意。先捣大黄、干姜，下筛为散。别研巴豆，如脂，内散中，合捣千杵。”

粳 jīng❶药名：如粳米。❷方名：如附子粳米汤。

【粳米】粳米为乔本科一年生草本植物稻的成熟果实。

别名：大米。

性味：甘，平。

功用：益气补脾和胃。

主治：咳嗽，气喘，脘腹疼痛，少气乏力，咽喉不利。

《本草纲目》曰：“利小便，止烦渴，养肠胃，益胃除湿。”

入方：见白虎汤、白虎加人参汤、竹叶石膏汤、附子粳米汤、麦门冬汤、桃花汤、白虎加桂枝汤。

用量：

剂型	不同用量	古代量	现代量	代表方名
汤剂	最小用量	三合	9g	麦门冬汤
	最大用量	一升	24g	桃花汤
	通常用量	六合	18g	白虎汤

化学成分：含淀粉，蛋白质，脂肪，维生素，胆甾醇，自由胆甾醇，菜油甾醇，豆甾醇，谷甾醇，甘油一、二、三酯，磷脂，廿四酰基鞘氨醇葡萄糖，自由脂肪酸，乙酸，延胡索酸，琥珀酸，甘醇酸，枸橼酸，苹果酸，葡萄糖，果糖，麦芽糖。

药理作用：抗肿瘤作用，增强机体抗病能力。

J

井

jǐng 井，即人工挖成能取水的深洞。如第五 12 条风引汤用法中言："以韦囊盛之，取三指撮，井花水三升，煮三沸。"

【井花水三升】用井水中间似有花朵的水 3 升（180~240mL）。如第五 12 条风引汤用法中言："以韦囊盛之，取三指撮，井花水三升，煮三沸。"

颈

jǐng 颈，即脖子，前者为颈，后者为项。如 99 条："身热恶风，颈项强，胁下满。"

【颈项强】颈部项部强硬不舒或拘急。

其一，脾胃虚寒证，如 98 条："不能食，而胁下满痛，面目及身黄，颈项强，小便难者。"《伤寒内科论·辨太阳病脉证并治》："颈项强者，乃水湿郁滞，经脉失和也。"《医宗金鉴·伤寒论注》："颈项强，则阳明之邪未已也。"其证机是脾胃寒湿，壅滞气机，寒湿内阻，湿气外攻，经气不利；治当温中散寒、化湿和筋，以桂枝人参汤加减。

其二，太阳病证、少阳病证与阳明病证相兼，如 99 条："伤寒四五日，身热，恶风，颈项强，胁下满。"其证机是少阳胆气内郁，太阳营卫不和，阳明邪热内结，经脉不利而拘急。

其三，太阳中风证与阳虚夹热证相兼，如第二十一 9 条竹叶汤用法中言："颈项强，用大附子一枚，破之如豆大。"其证机是寒邪凝滞经脉经气而阻滞不畅，颈项筋脉失和，则颈项强硬不舒；治以竹叶汤加大附子用量，以温阳通经、散寒解凝、通达筋脉。

【颈项强而眩】颈强项硬，头晕目眩。见太阳病证与少阳病证相兼，如 171 条："太阳与少阳并病，心下痞，颈项强而眩者。"其证机是少阳胆气内结，经气经脉阻滞不畅，太阳营卫不和，经气滞涩；治或用柴胡桂枝汤，或用针刺以泻太阳少阳之邪气。

【颈项强急】颈部项部强硬而拘急不舒。见太阳湿热痉证，如第二 8 条："病者身热足寒，颈项强急，恶寒，时头热，面赤，目赤，独头动摇。"其证机是湿热浸淫太阳营卫筋脉，筋脉为湿热肆虐而拘急，经气不和。

【颈脉动】病人颈部动脉（血管）搏动比较明显。见风水证的典型脉证，如第十四 3 条："视人之目窠上微拥，如蚕新卧起状，其颈脉动，时时咳，按其手足上。"其证机是水气内盛而壅遏血脉，血脉与水气相搏而涌动于外。

景

jǐng 景，即人名，如张仲景。

胫

jìng 胫，即人体下肢之小腿，自膝至踝处的部分。如 30 条："证象阳旦，按法治之而增剧，厥逆，咽中干，两胫挛急而谵语。"

【胫尚微拘急】小腿肌肉仍有轻微拘急挛紧。见阴阳俱虚证，如 30 条："夜半阳气还，两足当热，胫尚微拘急，重与芍药甘草汤。"其证机是阴虚而不滋，阳虚而不温，则胫肌拘急，用温阳药之后，阳气恢复，阴津尚未复还，故仍有轻微拘急。

【胫挛急】两小腿拘急挛紧。详见"两胫挛急而谵语"项。

【胫伸】两胫即可伸展。见阴阳两虚证，如 30 条："夜半阳气还，两足当热，胫尚微拘急，重与芍药甘草汤，尔乃胫伸。"阳气得复，阴津得回，阴阳能够温煦滋养筋脉，则两胫自能伸展自如。

【胫冷】小腿肌肉发冷。见肝肾两伤历节证，如第五 9 条："四属断绝，身体羸瘦，独足肿大，黄汗出，胫冷。"其证机是肝肾两伤，阳气为寒湿所伤而不得温煦，寒湿充斥于筋脉之间。

痉（痓） jìng “痉”与“痓”读音虽不同，但其义则同，又“痉”者似病轻，而“痓”者似病重，又有“痓”者，骨痓而不随，而今通作“痉”，引用为肌肉筋脉强硬，拘急。《素问·气厥论》：“肺移热于肾，传为柔痉。”如第二3条：“太阳病，发热，脉沉而细者，名曰痉，为难治。”《金匮要略今译·痉湿暍病》：“今曰痉，曰难治者，以其有头项强急，口噤背反张之症，非两感伤寒也。”

【痉病】筋脉拘急或僵硬。见太阳湿热痉证，如第二7条：“身热足寒，颈项强直，恶寒，时头热，面赤，目赤，独头动摇，卒口噤，背反张者，痉病也。”其证机是湿热浸淫太阳营卫筋脉，筋脉为湿热肆虐而拘急，经气不和而僵硬；治当清热祛湿，以麻杏薏甘汤加葛根、栝楼根。

【痉为病】筋脉拘急或僵硬。见阳明热极痉证，如第二13条：“痉为病，胸满，口噤，卧不着席，脚挛急，必齘齿。”《医宗金鉴·痉湿暍病》：“此皆阳明热甚灼筋，筋急而甚之象。”其证机是阳明热极，消灼津液，筋脉既不得阴津滋养，又反被邪热消灼；治以大承气汤。

【痉脉】脉呈现上下行而不柔和。见太阳湿热痉证，如第二9条：“夫痉脉，按之紧如弦，直上下行。”《医宗金鉴·痉湿暍病》：“痉之为病，其状劲急强直，故其脉亦劲急强直。”辨太阳湿热痉证脉象，仲景既言“伏弦”，又言“紧如弦，直上下行”，更言“脉如蛇”，论述脉象语言表达虽各有所异，但其实质则一，细审其脉象特征均是指脉紧似弦而不柔和。

【痉病有灸疮】痉病用灸法不当可引起疮疡。见太阳病痉证兼疮证，如第二10条：“痉病有灸疮，难治。”《伤寒论本旨·痉病脉证并治》：“灸疮因火而发，血液已损而内热也，又感外邪而成痉。”仲景言“痉病”当指太阳病痉证，并以“灸”借以说明疮之病邪是毒热所致。并暗示痉病兼有灸疮者，预后欠佳，当引起重视。

竞 jìng 竞，即比赛，相互争胜。如仲景序：“但竞逐荣势，企踵权豪，孜孜汲汲，惟名利是务。”

【竞逐荣势】相互争胜、追赶荣华、权势。如仲景序：“但竞逐荣势，企踵权豪，孜孜汲汲，惟名利是务。”

靖 jìng 靖，即安静，平安。如第十五5条：“酒黄疸者，或无热，靖言了了，腹满欲吐，鼻燥。”

【靖言了了】语言平静而话语不多。见酒毒黄疸证治法，如第十五5条：“酒黄疸者，或无热，靖言了了，腹满欲吐，鼻燥。”其证机是湿热酒毒内结而尚未扰动神明，神明尚能主持内外。

静 jìng❶即安静，与“躁”相对。如61条：“昼日烦躁不得眠，夜而安静。”❷不变的。如第4条：“伤寒一日，太阳受之，脉若静者，为不传。”

鸠 jiū 鸠，即斑鸡，山鸡，引申为赤红。如第三13条：“目赤如鸠眼；七八日，目四眦黑。”

【鸠眼】眼目颜色如斑鸠眼一样赤红。见湿热毒血证，如第三13条：“目赤如鸠眼；七八日，目四眦黑。”其证机是湿热之邪上攻上注于目。

究 jiū 究，即研究，探讨。如仲景序：“曾不留神医药，精究方术。”

啾 jiū 啾，象声词，寓声音。如第一4条：“语声啾啾然细而长者，头中病。”

【啾啾然】说话语音低微。详见“语声啾啾然细而长”项。

九 jiǔ❶数目字。如35条麻黄汤用法中言：“上四味，以水九升，先煮麻黄，减二升，去上沫，内诸药，煮取二升半，去滓。”❷虚数。如仲景序：“短期未知决诊，九候曾无彷佛。”

【九候曾无彷佛】寸关尺三部浮取中取沉取等曾经没有一点印象。如仲景序：“短期未知决诊，九候曾无彷佛。”

【九升】9升（540～720mL）。如35条麻黄汤用法中言：“上四味，以水九升，先煮麻黄，减二升，去上沫，内诸药，煮取二升半，去滓。”

【九味】9味药。如146条柴胡桂枝汤用法中言：“上九味，以水七升，煮取三升，去滓。”

【九茎】9根葱茎。详见“葱九茎”项。

【九窍】九窍即口，两鼻孔，两耳，两目，前后阴。见脏腑发病与致病因素，如第一2条："二者，四肢九窍，血脉相传，壅塞不通，为外皮肤所中也。"指出九窍是外邪侵袭的主要途径之一。

【九窍闭塞】九窍（眼、耳、鼻、口、前后阴）闭塞阻滞不通。见脏腑发病与致病因素，如第一2条："四肢才觉重滞，即导引，吐纳，针灸，膏摩，勿令九窍闭塞。"指出九窍与脏腑之气相通相用，气机通畅是人健康无病的重要保障，若有气机阻滞不通，则会引起病理变化。其治当因具体病证表现的寒热虚实属性，以法采取合理的治疗方法与措施。

【九十病】90种疾病。见病因辨证，如第一13条："五脏病各有十八，合为九十病。"从仲景所言90种病证，即五脏各有五劳、七伤、八极，但从临床实际认识与理解，且不可局限在90种，而应当理解为诸多疾病。

J

久 jiǔ❶时间长。如111条："或不大便，久则谵语，甚则至哕，手足躁扰，捻衣摸床；小便利者，其人可治。"❷长期。如第二21条："此病伤于汗出当风，或久伤取冷所致也。可与麻黄杏仁薏苡甘草汤。"❸夙有，宿有。如237条："所以然者，本有久瘀血，故令喜忘。"❹演变转化。如第十一18条："下焦竭，即遗溺失便，其气不和，不能自禁制，不须治，久则愈。"

【久久吐脓如米粥者】病证长期不愈则可出现吐脓痰如同米粥一样。详见"吐脓如米粥"项。

【久久得之】病证起源于寒湿之邪经久不愈。见肾著寒湿证，如第十一16条："病属下焦，身劳汗出，衣里冷湿，久久得之，腰以下冷痛。"指出久居寒湿之地，则易伤及阳气，久而久之则可引起肾著寒湿证。

【久久其身必甲错】病证长期不愈则可引起身体肌肤粗糙、枯燥不荣。详见"身必甲错"项。

【久久必身瞤】病证长期不愈则可引起身体肌肉震颤。详见"身瞤"项。

【久久为黑疸】病证长期不愈则可演变为黑疸证。详见"黑疸"其一项。

【久久发黄为谷疸】病证长期不愈则可引起发黄而为谷疸证。详见"发黄为谷疸"项。

【久则谵语】病证长期不愈则会出现语言错乱。详见"谵语"其五、十四项。

【久则愈】疾病可随正邪斗争的演变转化过程而向愈。如第十一18条："下焦竭，即遗溺失便，其气不和，不能自禁制，不须治，久则愈。"指出病证若未经治疗，其正气若能积极恢复以抗邪，假如邪不胜正，病可向愈。

【久则羸瘦】病证长期不愈而消耗气血则虚弱消瘦。见妇人杂病错综复杂证机，如第二十二8条："久则羸瘦，脉虚多寒；三十六病，千变万端。"其证机是病期日久而不愈，耗损气血，肌肤不得气血所荣而消瘦。羸者，瘦也；瘦者，羸也。羸瘦并用，以揭示体质虚弱消瘦比较明显。

【久不了了】疾病演变时间较久且不能趋于痊愈。详见"不了了"其四项。

【久不愈】病证迁延不能被解除。详见"不愈"其四项。

【久不受胎】长期不能怀孕受胎。见妇人宫寒血虚血瘀证，如第二十二9条温经汤用法中言："亦主妇人少腹寒，久不受胎。"其证机是寒气凝结，瘀血阻滞，血虚不得滋荣，胎气无所成。仲景同时又指出温经汤是临床中常用方，进而提示妇人病证有许多，不管其病证表现有哪些，只要其证机是宫寒血瘀血虚病理，即可用温经汤治疗。

【久而成痿】病证经久不愈则可演变为痿证。见阳虚痞证，如160条："气上冲喉咽，眩冒，经脉动惕者，久而成痿。"其证机是中焦脾胃阳气虚弱，气血生化不足，肌肤不得气血所荣而痿弱不用；其治当温补阳气，生化气血，以理中丸与黄芪建中汤加减。

【久虚】病证长期不愈而耗伤正气以为虚。见阳明虚热身痒证，如196条："阳明病，法多汗，反无汗，其身如虫行皮中状者，此以久虚故也。"《伤寒贯珠集·阳明篇下》："阳明者津液之府也，热气入之，津为热迫，故多汗。今反无汗，其身如虫行皮中状者，气内蒸而津不从之也。非阳明久虚之故，何致是哉！"其证机是邪热迫津外泄，且因阴津不足，邪热又不得从津外泄以郁于肌肤。

【久按之气不通】按压时间偏长则气机阻滞更加不通。见阳明少阳太阳兼证，如231条：

"腹都满，胁下及心痛，久按之气不通，鼻干，不得汗，嗜卧，一身及目悉黄，小便难，有潮热。"其证机是邪气内结而阻滞不通，按压时间偏长则气机更为壅滞不通，即按压胁下及脘腹，其胀满疼痛且不能趋于缓解。

【久瘀血】病人宿有瘀血病理病证。详见"瘀血"其一项。

【久利】病证长期不愈之上热下寒泄利证。见乌梅丸主治证，如338条："蚘厥者，乌梅丸主之；又主久利。"指出乌梅丸不仅是治疗蛔厥证的重要方，也是治疗上热下寒泄利证的主要方，因此理解乌梅丸主治疗病证不可局限在一个方面，法当全面认识与了解。

【久寒】病人宿有寒气内蕴久结。见厥阴肝血虚痼寒证，如352条："若其人内有久寒者，宜当归四逆加吴茱萸生姜汤。"其证机是素体肝体血虚，寒气内生内盛而痼结；治以当归四逆加吴茱萸生姜汤，养血通脉、温阳祛寒。

【久伤取冷所致也】长期遭受寒冷之邪侵袭所伤的缘故。见太阳湿热痹证，如第二21条："此病伤于汗出当风，或久伤取冷所致也。可与麻黄杏仁薏苡甘草汤。"辨证审机求因的原则是，外因随体质因素而化。假如素体有热或阳盛，即使外感寒湿也随体质而为湿热，于此必须辨证地对待，才能认识仲景辨证审机的核心所在。

【久咳数岁】长期咳嗽可达数年。见肺虚饮证，如第十二34条："咳数岁。"其证机是邪气在肺，肺气为邪气所扰而不得肃降且上逆。

【久为痂癞】瘙痒长期不愈经抓挠而为结痂鳞癞。详见"痂癞"项。

【久成肺痈】病证长期不愈则可演变为肺痈证。详见"肺痈"其四项。

灸 jiǔ 灸，即用艾叶等物烧灼或熏烤身体某一部位的治疗方法。如115条："脉浮热甚，而反灸之，此为实。"

【灸其核上各一壮】用灸法灸针孔突起处各1壮。见肾寒气逆奔豚证，如117条，又如第八3条："必发奔豚，气从少腹上冲心者，灸其核上各一状，与桂枝加桂汤，更加桂二两也。"指出用灸法治疗病证，则能起到散针处之寒气，寒气得去则核赤得消。

【灸少阴七壮】用灸法治疗少阴经穴7壮。见阳气暴伤脉不至证，如292条："少阴病，吐利，手足不逆冷，反发热者，不死；脉不至者，灸少阴七壮。"指出灸少阴经穴，以温阳散寒通脉。

【灸厥阴】用灸法灸厥阴经穴。见厥阴阴盛阳绝证，如343条："伤寒六七日，脉微，手足厥冷，烦躁，灸厥阴，厥不还者，死。"指出灸厥阴经穴，可以达到温阳散寒通脉的目的。

【灸之】用灸法治疗厥阴病证。见厥阴阴盛阳竭证，如362条，又如第十七26条："下利，手足厥冷，无脉者，灸之，不温，若脉不还，反微喘者，死。"指出灸法灸厥阴经穴，可达到温阳散寒。

【灸刺诸药不能治】不能用不切合证机的方药、灸法、针刺治疗病证。见寒疝腹痛证或太阳中风证与脘腹寒积证相兼，如第十19条："寒疝，腹中痛，逆冷，手足不仁，若身疼痛，灸刺诸药不能治，抵当乌头桂枝汤主之。"仲景指出因病变证机是寒邪积聚脘腹，阻滞不通，其治若用不切合证机的方药、灸法与针刺等方法都不能达到预期治疗目的，对此必须选用切合证机的方药，才能取得最佳治疗效果，尤其用乌头桂枝汤最为恰当。

【灸疮】因用灸法不当而引起的疮疡。详见"痉病有灸疮"项。

酒 jiǔ❶用谷类或果类发酵制成的辛香饮料，可入药。如17条："若酒客病，不可与桂枝汤。"❷用谷类或果类发酵制成的酸香饮料，可入药，即苦酒，亦即醋。如312条苦酒汤用法中言："上二味，内半夏，著苦酒中，以鸡子壳置刀环中，安火上，令三沸，去滓。"❸方名：如芪芍桂酒汤。

【酒客】"酒客"含义有二，一是被酒（湿热）所客（侵）而引起的病证；二是嗜好饮酒之人，亦即酒店之常客。见吐血与饮酒的辨证关系，如第十六7条："夫酒客，咳者，必致吐血，此因极饮过度所致也。"仲景所言"酒客"即饮酒太过之人，太过则酒热毒邪则易灼伤脉络，并迫血而妄行。

【酒客病】被酒（即湿热）所客（侵入）之人而患的病证，或嗜好饮酒的人所患病。见表里兼证，如17条："若酒客病，不可与桂枝汤。"《医宗金鉴》："酒客，谓好饮之人也。酒客病，谓过饮而病也。"仲景以"酒客"为例，提示

“酒客”有类似湿热之邪。湿热侵袭肌表营卫所致病证，有类似桂枝汤主治太阳中风证，对此必须重视鉴别诊断，审机论治，若辨证失误，误用桂枝汤治疗，则会引起其他变证，当引起重视。

【酒客咳者】饮酒太过而伤肺，肺气上逆则咳。见酒毒湿热证。如第十六7条：“夫酒客咳者，必致吐血。”指出饮酒太过，酒热毒邪上逆于肺，肺气不降而上逆。

【酒客不喜甘故也】嗜好饮酒之人所患病证不适于用辛甘方药治疗。见表里兼证，如17条：“若酒客病，不可与桂枝汤；得之则呕，以酒客不喜甘故也。”《伤寒来苏集·伤寒论注》：“平素好酒，湿热在中，故得甘必呕，仲景用方慎重如此，言外当知有葛根芩连以解肌之法矣。”仲景主要揭示病者素体有湿，甘味方药易助湿，以湿助湿，极易加重病证，因此治疗一定要注意病者素体。

【酒疸】酒毒为邪所致疸证。

其一，酒毒湿热黄疸证，如第十五2条：“心中懊侬而热，不能食，欲呕吐，名曰酒疸。”《金匮要略心典·黄疸病》：“此得之饮酒过多所致，故名酒疸。”其证机是酒毒湿热浸淫肝胆或脾胃，壅滞气机，湿热熏蒸而外溢；治当清热解毒利湿。

其二，酒毒黄疸证治法，第十五6条。“酒疸，心中热，欲呕者，吐之愈。”其证机是湿热酒毒内壅而上攻，气机为之逆乱；治当清热利湿解毒。

其三，酒疸与黑疸的演变关系，如第十五7条：“酒疸下之，久久为黑疸。”《金匮要略心典·黄疸病》：“酒疸虽有可下之例，然必审其腹满，脉沉弦者而后下之。”仲景以酒疸用下法未能切中证机为笔法，以此论述酒疸病证演化为黑疸病证。暗示酒疸法当清热利湿解毒，病至于黑疸，其治则当辅以益正祛邪。

【酒疸下之】酒疸病证可用下法治疗。详见“酒疸”其二项。

【酒黄疸】酒毒为邪所致黄疸证。见酒毒黄疸证，如第十五4条：“夫病酒黄疸，必小便不利，其候心中热，足下热，是其证也。”《医宗金鉴·黄疸病》：“酒体湿而性热，过饮之人，必生湿热，为疸病也。”其证机是酒毒湿热内蕴内结，阻滞气机，湿热浊气肆虐于内而熏蒸于外；治当清热利湿解毒。

【酒服一钱匕】以酒送服方药1钱匕（1.5~1.8g）。见妊娠脾胃寒湿证，如第二十10条白术散用法中言：“酒服一钱匕，日三服，夜一服。”

【酒服一丸】以酒送服药丸1粒（约9g）。如第六16薯蓣丸用法中言：“如弹子大，空腹酒服一丸，一百丸为剂。”

【酒服方寸匕】以酒送服方药方寸匕（6~9g）。见妇人阳郁血瘀证，如第二十二10条土瓜根散用法中言：“酒服方寸匕，日三服。”

【酒饮服方寸匕】以酒送服方药方寸匕（6~9g）。如第二十9条当归散用法中言：“上五味，杵为散，酒饮服方寸匕，日三服。”

【酒洗】用酒浸渍于药中。见下焦瘀热证，如124条抵当汤方药中：“大黄酒洗，三两（9g）。”指出酒制大黄可减缓大黄泻下峻性，增强大黄行血祛瘀。另，于其他方药中，其用意大致如此。

【酒酪】酒和酪。如12条桂枝汤用法中言：“禁生冷，黏滑，肉面，五辛，酒酪，臭恶等。”指出饮酒与啜酪都有可能影响桂枝汤正常发挥疗效。

旧

jiù❶过去的，陈旧的。如仲景序：“观今之医，不念思求经旨，以演其所知，各承家技，始终循旧。”❷宿有。如81条：“凡用栀子汤，病人旧微溏者，不可与服之。”

【旧微溏】宿有大便溏泄。详见“病人旧微溏者”项。

臼

jiù 臼，即舂米的器具。如141条三物白散用法中言：“内巴豆，更于臼中杵之，与白饮和服。”

救

jiù❶治疗。如仲景序：“上以疗君亲之疾，下以救贫贱之厄，中以保身长全，以养其生。”❷挽救。如仲景序：“感往昔之沦丧，伤横夭之莫救。”❸调节。如282条：“自利而渴者，属少阴也，虚故引水自救。”

【救里宜四逆汤】急急治疗里证以用四逆汤。见表里兼证，如91条：“后身疼痛，清便自调者，急当救表，救里宜四逆汤，救表宜桂枝汤。”指出表里兼证，若里证急者，当先治其里。

【救表宜桂枝汤】急急治疗表证以用桂枝汤。见表里兼证，如91条：“后身疼痛，清便自调者，急当救表，救里宜四逆汤，救表宜桂枝汤。”指出表里兼证，若表证急者，当先治其表，以桂枝汤。

【救邪风者】考虑治疗太阳中风证的具体方法与措施。详见“欲救邪风者”项。

拘

jū❶曲，不能伸直。如30条：“胫尚微拘急，重与芍药甘草汤。”❷痉挛，挛急。如391条：“少腹拘急，或引阴中拘挛。”

【拘急】四肢筋脉拘急挛缩，活动不便且不能伸展。见太阳病证与大肠津伤证相兼，如第二5条：“夫风病，下之则痉；复发汗，必拘急。”其证机是津伤不得滋养筋脉，则筋脉拘急，活动不便；治当益阴和筋，以栝楼桂枝汤加减。

【拘挛】肌肉挛急而欲跳动。详见“阴中拘挛”项。

居

jū❶处于，位于。如184条：“阳明居中，主土也，万物所归，无所复传。”❷占，比例关系。如仲景序：“三分有二，伤寒十居其七。”

【居中】位于中焦。详见“阳明居中”项。

菊

jú菊，药名，即菊花，入侯氏黑散中。

【菊花】菊花为菊科多年生草本植物菊的头状花序。

别名：节华，甘精，女节，女华，女茎，更生，周盈，傅延年，阴成。

性味：辛、甘、苦，微寒。

功用：疏散风热，清利头目，宣利肺气，调达肝气。

主治：发热恶寒，咳嗽，目赤目眩，头痛头晕，惊厥，肿痛。

《神农本草经》曰：“味苦平，主头风，头眩肿痛，目欲脱，泪出，皮肤死缓同，恶风湿痹，久服利血气，轻身，耐老，延年。”

入方：见侯氏黑散。

用量：

用量		经方数量	经方名称
古代量	现代量		
四十分	120g	1方	侯氏黑散

化学成分：含挥发油［樟脑，1、8-桉油醚，β-丁香烯，龙脑，乙酸龙脑酯，金合欢醇，金合欢烯（α和β），α-松油醇，对-聚伞花素，喇叭茶醇，菊烯酮，α-荜澄茄油烯］，黄酮（木樨草素，芹菜素，芹草素-7-葡萄糖苷），氨基酸（谷氨酸，天门冬氨酸），腺嘌呤，胆碱，菊苷，维生素E，微量元素（铜、锌、锰、镍、锑），绿原酸，鸡纳酸-4-咖啡酯，鸡纳酸-3，4-二咖啡酯，鸡纳酸-3，5-咖啡酯。

药理作用：扩张冠脉、增加冠脉血流量，提高心肌耗氧量，减轻心肌缺血，解热作用，抗炎作用（对抗毛细血管通透性），抗菌作用（金黄色葡萄球菌，痢疾杆菌，大肠杆菌），抗病毒作用（流感病毒），抗钩端螺旋体作用，抗氧化作用。

橘

jú❶药名：如橘皮。❷方名：橘枳姜汤。

【橘皮】橘皮为芸香科常绿小乔木植物橘及同属多种植物的成熟果实之果皮。

别名：陈皮，广陈皮，新会皮，红皮。

性味：辛、苦，温。

功用：理气化痰，醒脾开胃。

主治：咳嗽有痰，心胸疼痛，脘腹胀满或疼痛，胸胁不舒，恶心呕吐。

《神农本草经》曰：“味苦辛平，无毒，主胸中瘕热逆气，利水谷。久服去臭，下气通神。”

入方：见橘枳姜汤、橘皮汤、橘皮竹茹汤、当归生姜羊肉汤加减。

用量：

剂型	不同用量	古代量	现代量	代表方名
汤剂	最小用量	二两	6g	当归生姜羊肉汤加味
	最大用量	一斤或二升	48g	橘枳姜汤

化学成分：含川陈皮素，橙皮苷，右旋柠檬烯，柠檬醛，麝香草酚，5-羟基-6，7，8，3′，4′-五甲氧基黄酮，5，6，7，4′-五甲氧基黄酮，β-谷甾醇，新橙皮苷，橘皮素，二氢川陈皮素，辛弗林，柠檬烯，α-蒎烯，β-蒎烯，β-水芹烯，对-聚伞花素，α-松油烯，桧烯，β-月桂烯，辛醛，α-罗勒烯，萜烯-4，γ-松油烯，松油醇-4，香茅醇，芳樟醇，乙酸芳樟酯，紫苏醛，香芹酚，橙花醇，香茅醛，辛醇，α-金合欢烯，苯甲醇，松节油烯，水合松烯，橙花醛，癸醛，4-叔丁基苯甲醇，3，7-二甲基-7-辛烯醛。

药理作用：对肠胃蠕动功能所处状态呈双向调节作用，抑制胃酸分泌，提高唾液内淀粉酶活性，保护胃黏膜，扩张冠脉，增加心肌收缩力及心排血量，减慢心率，抗休克作用，对血压功能所处状态呈双向调节作用，抗炎作用（降低血管通透性），抗变态反应，祛痰作用，平喘作用（对抗支气管平滑肌痉挛），抑制皮质分泌，对子宫所处机能状态呈双向调节作用，保肝作用，改善肾功能，抗菌作用（葡萄球菌，卡他奈氏菌，溶血性嗜血菌），止血作用。

【橘皮汤】

组成：橘皮四两（12g） 生姜半斤（24g）

用法：上二味，以水七升，煮取三升。温服一升，下咽即愈。

功用：散寒和胃，降逆除湿。

适应证：脾胃寒湿气逆证：干呕，或呕吐，或恶心，或嗳气，脘腹寒痛，遇寒则呃逆频繁，或手足厥逆，舌淡，苔薄，脉沉紧。

解读方药：

1. 诠释方药组成：方中橘皮温胃理气，降逆化湿；生姜温胃散寒，降逆止呕。

2. 剖析方药配伍：橘皮与生姜，属于相使配伍，橘皮助生姜温中醒脾降逆；生姜助橘皮理气化湿和胃。

3. 权衡用量比例：橘皮与生姜用量比例是1∶2，提示药效理气与温中散寒之间的用量调配关系，以治寒气上逆。

【橘皮竹茹汤】

组成：橘皮二升（48g） 竹茹二升（48g） 大枣三十枚 人参一两（3g） 生姜半斤（24g） 甘草五两（15g）

用法：上六味，以水一斗，煮取三升。温服一升，日三服。

功用：补虚和胃，降逆清热。

适应证：脾胃虚热哕证：呃声低沉无力，气不接续，或脘腹疼痛，饮食不振，面色不荣，四肢倦怠，乏力，神疲，舌红，苔黄白相兼，脉虚弱。

解读方药：

1. 诠释方药组成：方中橘皮理气醒脾和胃；竹茹清热和胃降逆；生姜温中和胃降逆；人参补益中气；大枣、甘草益气和中。

2. 剖析方药配伍：橘皮与竹茹，属于相反相使配伍，相反者，寒温同用；相使者，橘皮助竹茹和胃降逆，竹茹助橘皮理气醒脾。橘皮与生姜，属于相使配伍，温中和胃，行气降逆。人参、大枣与甘草，属于相须配伍，增强补益中气。竹茹与生姜，属于相反配伍，生姜制约竹茹清降寒凝。橘皮、竹茹与大枣、甘草，属于相反配伍，橘皮、竹茹降逆，大枣、甘草益气，相互为用，降不伤气，补不助逆。

3. 权衡用量比例：橘皮与竹茹用量比例是1∶1，提示药效温中理气与清热降逆之间的用量调配关系，以治气逆；橘皮与生姜用量比例是2∶1，提示药效温中理气与温中宣散之间的用量调配关系；竹茹与生姜用量比例是2∶1，提示药效清热降逆与温中宣散之间的用量调配关系；人参、大枣与甘草用量比例是1∶25∶5，以治中气虚弱。

【橘枳姜汤】

组成：橘皮一斤（48g） 枳实三两（9g） 生姜半斤（24g）

用法：上三味，以水五升，煮取二升。分温三服。

功用：通阳理气，宽胸化痰。

适应证：气郁痰阻胸痹证：胸痛，胸闷，胸满，以满闷为主，短气，或咯吐浊痰而色白，舌淡，苔薄，脉弦。

解读方药：

1. 诠释方药组成：方中橘皮宽胸理气；枳实行气降浊；生姜温中散寒。

2. 剖析方药配伍：橘皮与生姜，属于相使配伍，橘皮助生姜温中散寒，生姜助橘皮理气止痛。橘皮与枳实，属于相反相须配伍，相反者，寒热同用，橘皮性温偏于升散，枳实性寒偏于降泄；相使者，橘皮助枳实行气止逆，枳实助橘皮行气止痛。枳实与生姜，属于相使配伍，枳实宽胸偏于降泄，生姜宽胸偏于宣散。

3. 权衡用量比例：橘皮与生姜用量比例是2∶1，提示药效理气与温中之间的用量调配关系，以治胸闷；橘皮与枳实用量比例是16∶3，提示药效温中行气与清热行气之间的用量调配关系，以治闷痛；枳实与生姜用量比例是3∶8，提示药效降泄与宣散之间的用量调配关系，以治胸痛。

咀 jǔ 咀，即用嘴咬。如12条桂枝汤用法中言："上五味，㕮咀，以水七升，微火煮取三升，去滓。"

举 jǔ ❶向上抬。如392条："热上冲胸，头重不欲举，眼中生花，膝胫拘急者。"又如第十一5条："肝中寒者，两胁不举，舌本燥。"❷整个。如仲景序："痛夫！举世昏迷，莫能觉悟，不惜其命，若是轻生，彼何荣势之云哉?”

【举世昏迷】整个世上有权势的人，对医学知识的重要性处于模糊认识状态。如仲景序：“痛夫！举世昏迷，莫能觉悟，不惜其命，若是轻生，彼何荣势之云哉?”

具 jù 具，即有，备有。如101条：“伤寒，中风，有柴胡证，但见一证便是，不必悉具。”

俱 jù 俱，即全，都。如111条：“阴虚小便难，阴阳俱虚竭，身体则枯燥。”又如第十四30条：“气转膀胱，营卫俱伤。”

剧 jù❶加重。如29条：“证象阳旦，按法治之而增剧，厥逆，咽中干，两胫挛急而谵语。”❷病重。如第6条：“若被火者，微发黄色，剧则如惊痫，时瘛疭。”

【剧则如惊痫】病重则会出现惊惕不安，手足或肌肉震颤。详见“惊痫”项。

【剧者】病证比较重。

其一，热扰胸膈证，如76条：“若剧者，必反复颠倒，心中懊憹，栀子豉汤主之。”指出热扰胸膈证，其病理病证比较重的一些特殊表现，其证机是邪热上扰心神而不得守。

其二，阳明热结危证，如212条：“若剧者，发则不识人，循衣摸床，惕而不安，微喘直视，脉弦者生，涩者死。”指出阳明热结危证不同于阳明热结重证，其证机是阳明邪热太盛而肆虐神明，神明不得守藏。

【剧者心痛彻背】病理病证比较重则心痛牵引背部疼痛。详见“心痛彻痛”其三项。

【剧者不能食】病理病证比较重则不能饮食。详见“不能食”其十六项。

【剧者再内之】病理病证比较重者，应当将方药再次直接纳入阴中。见胞中瘀湿相结证，如第二十二15条矾石丸用法中言：“炼蜜和丸枣核大，内脏中，剧者再内之。”《金匮要略直解·妇人杂病》：“以矾石质枯，佐杏仁一分以润之，使其同蜜，易以为丸，滑润易以内阴中也。”指出治疗用方药一定要因人而宜，以使方药能够达到愈疾之目的。

聚 jù❶集合，引申为气相聚结。如第十一20条：“病有积，有聚，有槃气，何谓也?”❷固定不移。如第十四4条：“身肿而冷，状如周痹，胸中窒，不能食，反聚痛，暮躁不得眠。”

【聚痛】疼痛剧烈而固定不移。详见“周痹”项。

【聚者】腑气不畅而聚结。见聚证，如第十一20条：“聚者，腑病也，发作有时，展转痛移，为可治。”其证机是腑气为邪气所聚而阻滞不畅。

卷 juǎn❶章节，即灵枢。如仲景序：“乃勤求古训，博采众方，撰用《素问》、《九卷》、《八十一难》、《阴阳大论》、《胎胪药录》，并平脉辨证，为《伤寒杂病论》合十六卷。”❷药名：如豆黄卷。

倦 juàn 倦，即疲倦。如第十一10条：“心伤者，其人劳倦，即头面赤而下重，心中痛而自烦，发热，当脐跳，其脉弦，此为心脏伤所致也。”

决 jué 决断，判断。如仲景序：“短期未知决诊，九候曾无彷彿。”

觉 jué❶醒悟。如仲景序：“痛夫！举世昏迷，莫能觉悟，不惜其命，若是轻生，彼何荣势之云哉?”❷感觉。如第一2条：“四肢才觉重滞，即导引，吐纳，针灸，膏摩，勿令九窍闭塞。”❸证候，表现。如第十四21条：“年盛不觉，阳衰之后，营卫相干，阳损阴盛，结寒微动。”

【觉悟】醒悟。如仲景序：“痛夫！举世昏迷，莫能觉悟，不惜其命，若是轻生，彼何荣势之云哉?”

绝 jué❶极。如245条：“太过者，为阳绝于里，亡津液，大便因硬也。”❷虚弱。如第四3条：“阴气孤绝，阳气独发，则热而少气烦冤，手足热而欲呕，名曰瘅疟。”❸无。如317条：“下利清谷，里寒外热，手足厥逆，脉微欲绝。”❹连接。如第五9条：“三焦无所御，四属断绝，身体羸瘦，独足肿大，黄汗出，胫冷。”❺竭，穷尽。如第十七24条：“夫六腑气绝于外者，手足寒，上气，脚缩；五脏气绝于内者，利不禁，下甚者，手足不仁。”❻停止。如第二十4条：“妇人有漏下者，有半产后因续下血都不绝者，有妊娠下血者。”

厥 jué❶人称代词。如仲景序：“厥身已毙，神明消灭，变为异物，幽潜重泉，徒为啼泣。”❷病证名。如29条：“得之便厥，咽中干，烦躁，吐逆者。”❸无。如105条：“若自下利者，脉当微厥，今反和者，此为内实也，调胃承气汤主之。”❹郁。如294条：“是名下厥上竭，为难治。”❺头昏。如第二十二8条：“或引腰脊，下根气街，气冲急痛，膝胫疼烦，奄忽眩冒，状如厥癫。”

【厥阴】厥阴生理主要包括经络和脏腑气血阴阳的生理功能，经络包括手厥阴心包经和足厥阴肝经，脏腑主要包括厥阴肝和厥阴心包。肝主藏血，主疏泄，性喜条达，与心为子母之脏，与脾胃为土木之脏，其间有着至为密切的关系。厥阴心包，又称膻中，《灵枢·胀论》：“膻中者，心主之宫城也。”心包是心之外围，有保护心脏的作用。

【厥阴之为病】厥阴肝热证病证表现。见厥阴肝热证，如326条：“厥阴之为病，消渴，气上撞心，心中疼热。”指出厥阴肝热证的基本病理特征与证候表现。

【厥阴中风】厥阴病正气恢复则向愈。见厥阴寒证阳气恢复证，如327条：“厥阴中风，脉微浮，为欲愈。”仲景所言“厥阴中风”之“中风”二字，其言“中风”并非是言病人感受了风邪，而是以“中风”代厥阴阳气恢复，并能积极抗邪的一种佳象。

【厥阴病】厥阴病理主要是厥阴肝的生理功能失常，或呈现虚弱性疾病，或呈亢奋性疾病，或为虚实夹杂性疾病，因病人体质而异，病证表现各不尽相同。厥阴心包病理，主要是邪热内陷心包，神明不能内守。

其一，厥阴主时为向愈，如328条：“厥阴病欲解时，从丑至卯上。”指出厥阴病病解日期，大多在6~7日。从其欲解时辰上看，大多在厥阴之气所旺之时即24时至次日6时，正气借自然之气极力抗邪，病情大多趋于向愈或缓解。但也有因感邪较重，于时加重者，不可不知。

其二，厥阴肝热证向愈，如329条：“厥阴病，渴欲饮水者，少少与之，愈。”由于厥阴热证在其病变过程中，若厥阴正气不断地在自我恢复，邪气不胜正气而欲退。在邪气欲退而未退之际，因邪热伤津，阳气从阴中化生，因此病者在邪去正复之时，常常有津不足而渴欲饮水，于此一定要少少与之，以免饮水过多而戕伐阳气，不利于阳气恢复。

【厥而呕】厥逆与呕吐并见。见厥阴肝热厥逆证，如339条：“若厥而呕，胸胁烦满者，其后必便血。”其证机是厥阴肝热内郁而上攻，胃气不降而上逆。

【厥而心下悸】手足厥冷，心中或胃脘悸动不安。见脾胃阳郁水气证，如356条：“伤寒，厥而心下悸，宜先治水，当服茯苓甘草汤。”《伤寒论译释·辨厥阴病脉证并治》：“本条肢厥是因胃有寒饮，阳气被遏，不能外达四肢所致，故除厥逆之外，尚有水气凌心的心下悸可资佐证。……厥与心下悸并提，就是‘水厥’的辨证眼目。肢厥由于水气，自应先治其水气，水去则厥自愈，所以用茯苓甘草汤温胃散水，而不用其他治厥方剂，这是治病求本的又一范例。”仲景言“心下悸”，既可言胃脘悸动不安而有振水声，又可言心中悸动，但必须审明病人在病变过程中以胃脘悸动不安为主，以心中悸为次。审证是脾胃阳郁水气证，其证机是水气阻滞脾胃之气，阳气内郁而不得化水行气，水气肆虐；治以茯苓甘草汤，温胃通阳，化气利水。

【厥而皮水】手足厥冷与水肿病证并见。见瘀郁水气证，如第十四27条：“厥而皮水者。”《金匮要略心典·水气病》：“厥而皮水者，水邪外盛，隔其身中之阳，不行于四肢也。”其证机是瘀血内阻，郁而不通，水气内结，瘀与水相结而阻遏阳气；治以蒲灰散，化瘀利水。

【厥而必冒】手足厥冷必伴有头昏不清醒。见妇人产后三大病，如第二十一2条：“所以然者，血虚而厥，厥而必冒。”其证机是血虚而损伤阳气，气血不得外荣与上奉。

【厥者】或手足厥冷，或言神志昏厥。

其一，厥证的治禁，如330条：“诸四逆，厥者，不可下之，虚家亦然。”《伤寒论直解·辨厥阴病脉证并治》：“诸病而凡四逆厥者，俱属阴寒之证，故不可下。”审厥证禁用下法，当指气郁厥证、水气厥证、痰饮厥证、热盛厥证等，仲景言“诸四逆”，并非是言所有厥证，而是有特指的。要知气郁当理，水气当利，痰饮当化，热盛当清等，诸如此类是不能用下法的。

其二，厥阴手足逆冷证的机制，详见“阴阳气不相顺接”项。

【厥者必发热】手足厥冷与神志昏厥的同时必有发热证机存在。见厥阴热陷心包证，如335条：“伤寒，一二日至四五日，厥者必发热，前热者，后必厥，厥深者，热亦深，厥微者，热亦微。”《伤寒内科论·辨厥阴病脉证并治》：“言‘厥深者，热亦深，厥微者，热亦微’者。是论温热之邪深重则神昏不识人与手足逆冷也重；温热之邪轻浅则神昏不识人也轻浅，但其手足不逆冷。因温热之邪内侵，只有在邪深时，才能致手足逆冷；若邪热轻浅者，则手足不会发生逆冷。”认识与理解仲景所言“厥”者，其含义有二，一指手足厥冷，另一指神志昏厥。辨“厥者必发热，前热者，后必厥，厥深者，热亦深，厥微者，热亦微”。揭示辨热陷心包证病证表现与邪热深浅的辨证关系。“厥者必发热”，是指手足厥、神志厥与邪热轻重的演变关系。因厥证发生的决定条件是“前热者，后必厥”。仲景所言“厥深者，热亦深，厥微者，热亦微”。主要是论邪热所致神志昏厥的演变关系。因邪热轻者，病者未必有手足厥，因邪热轻而其病位在心包，故其病证有轻微的神志昏厥。可见，邪热重既有手足厥又有神志厥；若邪热较轻，病者仅有神志昏厥而无手足厥，以此明辨之。综观仲景辨证精神，则知仲景所论病证是热陷心包证。

【厥反九日而利】以寒气为主而出现下利的病理演变特征。见厥阴肝寒证与阳明寒证相兼，如332条：“伤寒，始发热六日，厥反九日而利。”从仲景所言日数的辨证意义分析，则知正不胜邪，邪气充盛，其病为进。

【厥反九日】以寒气为主的主要病理病证。见厥阴肝寒证与阳明寒证相兼，如332条：“所以然者，本发热六日，厥反九日，复发热三日，并前六日，亦为九日，与厥相应，故期之旦日夜半愈。”指出正气与邪气不断的斗争，其病理演变过程以寒气所致病理病证为主要矛盾方面。

【厥反三日】或言寒冷病证表现约3日，或言邪气与正气力量的对比关系。详见“厥少热多者”项。

【厥不还者】手足厥冷或神志昏厥不能缓解。见厥阴阴盛阳绝证，如343条：“伤寒六七日，脉微，手足厥冷，烦躁，灸厥阴，厥不还者，死。”指出手足厥冷或神志昏厥的病理变化与证候表现不能趋于缓解且还在加重。其证机是阳气大虚，阴寒太盛，神明失主；治当急急回阳，以四逆加人参汤，庶几挽救于顷刻。

【厥不止者】手足厥冷或神志昏厥病证没有解除或消失。见厥阴阴盛阳亡证，如345条：“伤寒，发热，下利至甚，厥不止者，死。”其证机是寒气不去，阳气不复，厥证不能解除或消失。

【厥阳】阳气郁厥于内的病理病证。见厥阳证证机，如第一10条：“问曰：经云：厥阳独行，何谓也？师曰：此为有阳无阴，故称厥阳。”《金匮悬解·脏腑经络先后受病》：“阳性上行，有阴以吸之，则升极而降；阴性下行，有阳以煦之，则降极而升。有阳无阴，则阳有升无降，独行于上，故称厥阳。”仲景所言“厥阳”即阳厥，阳厥证机是阳气内郁而不与阴气相协和所演变的病证。其含义有二，一是指阳气怫郁于内而不能外达，证见手足厥冷和（或）神昏不识人；一指阳气不能入于阴中而郁于四肢，则证见手足发热，从仲景所论“厥阳独行”，当指后者，即“有阴无阳”故也。

【厥阳独行】阳气郁厥于内而盛于外且不与阴气相并行的病理病证。见厥阳证证机，如第一10条：“问曰：经云：厥阳独行，何谓也？师曰：此为有阳无阴，故称厥阳。”指出阴阳之间的关系是相依并行，若阴阳乖逆，阳不与阴相互为用而单独郁厥于内且盛于外，则变生诸证。

【厥逆】手足厥冷。

其一，太阳病证与阴阳两虚证相兼，如30条：“证象阳旦，按法治之而增剧，厥逆，咽中干，两胫挛急而谵语。”“厥逆，咽中干，烦躁，阳明内结，谵语，烦乱。”其证机是阳气虚弱而不得温煦，寒气内生而充斥于外。

其二，太阳中风证与里热证相兼，如38条：“若脉微弱，汗出，恶风者，不可服之。服之则厥逆，筋惕肉瞤，此为逆也。”指出在表是太阳中风证，其治不当用大青龙汤，用之则更伤在表之阳气，阳气不能温煦四肢，则手足厥逆。

其三，脾胃寒饮阳郁证，如第十16条：“寒气，厥逆，赤丸主之。”《金匮悬解·腹满寒疝宿食病》：“寒气，厥逆，寒气在内，手足厥冷也。四肢秉气于脾胃，寒水侮土，四肢失秉，是以厥逆。”其证机是寒气侵袭脾胃，阳气内郁，水不得阳气所化而为饮，饮邪又阻遏阳气；治以赤丸，逐寒散饮、通阳和中。

【厥逆而恶寒】手足厥逆与怕冷并见。见厥阴阳虚阴盛厥逆证，如353条：“大汗出，热不去，内拘急，四肢疼，又下利，厥逆而恶寒者。”《伤寒论条辨·辨厥阴病脉证并治》：“下利厥逆而恶寒者，亡阳而阴寒内甚也。”其证机是厥阴阳气虚弱，阴寒内生，寒阻阳气不能外达四肢；治以四逆汤，温阳散寒。

【厥利者】手足厥冷与下利并见。见厥阴肝寒证与阳明寒证相兼，如332条：“凡厥利者，当不能食，今反能食者，恐为除中。”其证机是阳气虚弱不得温煦则厥冷，寒气乘机下注下迫则下利。

【厥深者】手足厥冷与神志昏厥病证比较重者。详见“厥者必发热”项。

【厥微者】神志昏厥病证比较轻者。详见“厥者必发热”项。

【厥四日】或言寒冷病证表现约4日，或言邪气与正气力量的对比关系。详见“复厥五日”项。

【厥五日】或言寒冷病证表现约5日，或言邪气与正气力量的对比关系。见厥阴邪热内伏与厥的辨证关系，如326条：“伤寒病，厥五日，热亦五日；设六日，当复厥，不厥者自愈，厥终不过五日，以热五日，故知自愈。”《伤寒贯珠集·厥阴篇》：“伤寒厥五日，热亦五日者，阴胜而阳复之也。至六日，阴当复胜而厥，设不厥，则阴退而邪解矣，故自愈。夫厥与热，阴阳消长之兆也。”仲景所言“厥”者，当指邪热，言“热”者，当指正气抗邪。所言日数，即“厥五日，热亦五日”，不是言具体的日数，而是以日数代正邪力量的对比。同时又指出如果疾病在病变过程中，邪气不胜正气，则病可向愈。

【厥终不过五日】厥逆的病理不超过5日。详见“厥五日”项。

【厥癫】头昏而不清醒。见妇人杂病错综复杂证机，如第二十二8条：“或引腰脊，下根气街，气冲急痛，膝胫疼烦，奄忽眩冒，状如厥癫。”其证机是邪气结于小腹而逆乱于腰脊，气机阻结不得出入，浊气壅滞上逆且攻于头；治当行气调气，祛除邪气。

【厥愈足温】手足厥冷病证趋于痊愈而温和。见太阳病证与阴阳两虚证相兼，如29条：“若厥愈足温者，更作芍药甘草汤与之，其脚即伸。”其证机是阳气得复而能行于四肢，四肢得阳气温煦而能自和。

【厥少热多】邪气不胜正气的病理病证。见厥阴寒证与阳气恢复的辨证关系，如341条：“伤寒，发热四日，厥反三日，复热四日，厥少热多者，其病当愈。”其证机是正气与寒邪相较，寒邪不胜正气，则正气有足够力量驱邪于外。

【厥应下之】手足厥或神志昏厥证可用下法治疗。见厥阴热陷心包证，如335条：“厥深者，热亦深，厥微者，热亦微。厥应下之，而反发汗者，必口伤烂赤。”认识与理解“厥应下之”，当理解为清热和泻下两法，其用法当因具体病变证机所在而宜，决不可仅限于下法一个方面，但对厥证深重者，当用下法，下之则夺热于下。

【厥身已毙】其性命已经死亡。如仲景序：“厥身已毙，神明消灭，变为异物，幽潜重泉，徒为啼泣。”

蹶 jué 蹶，即跌倒，引申为足背僵硬，行动不便。如第十九1条：“病趺蹶，其人但能前，不能却，刺腨入二寸，此太阳经伤也。”

K

K

开 kāi❶疏松。如97条：“血弱气尽，腠理开，邪气因入，与正气相搏，结于胁下，正邪分争，往来寒热，休作有时。”❷张开，如第二25条：“小有劳，身即热，口开，前板齿燥。”❸虚弱。如第二十3条：“所以然者，子脏开故也，当以附子汤温其脏。”

慨 kǎi 慨，即感慨，如仲景序：“余每览越人入虢之诊，望齐侯之色，未尝不慨然叹其才秀也。”

窠 kē 窠，即鸟兽的巢，引申为眼睑。如第十四3条：“视人之目窠上微拥，如蚕新卧起状，其颈脉动，时时咳，按其手足上，陷而不起者，风水。”

颗 kē 颗，即量词，指圆形或粒状的东西。如65条茯苓桂枝大枣甘草汤用法中言：“作甘烂水法，取水二斗，置大盆内，以杓扬之，水上有珠子五六千颗相逐，取用之。”

壳 ké 壳，即坚硬的外皮。如 312 条苦酒汤方中言：“鸡子去黄，内上苦酒，著鸡子壳中，一枚。”

咳 ké 咳，即咳嗽，其病证表现在肺，且其证机则未必尽在肺，审证机则有在表在里，在气在血以及寒热虚实等，临证皆当详辨。❶寒饮郁肺证，如 40 条，41 条；❷少阳胆热气郁证，如 96 条或然证；❸阳明寒证，如 197 条；❹阳明热证，如 198 条；❺少阴阳虚水泛证之咳，如 316 条；❻厥阴肝郁证，如 318 条或然证；❼虚热肺痿证，如第七 1 条等。

【咳而微喘】咳嗽而伴有轻微的气喘。见寒饮郁肺证，如 41 条：“咳而微喘。”《注解伤寒论・辨太阳病脉证并治》：“咳而微喘者，水寒射肺也。”其证机是寒饮郁肺，肺气不得主持于内，气机逆乱于上；治当宣肺化饮，以小青龙汤。

【咳而呕渴】咳嗽，呕吐，口渴。见少阴阴虚水气热证，如 319 条：“咳而呕渴。”其证机是少阴阴津不足而不得滋养于心，虚热内生而攻冲，水气内停而逆乱；治以猪苓汤，育阴清热利水。

【咳而下利】咳嗽与下利并见。见少阴谵语热证，如 284 条：“咳而下利。”《医宗金鉴・伤寒论注》：“少阴受邪，不能主水，……下攻则利。”其证机是邪热侵犯少阴，邪热上攻于肺则咳，下迫于大肠则利。

【咳而上气】咳嗽与气喘并见。

其一，寒饮郁肺结喉证，如第七 6 条：“咳而上气。”《金匮要略心典・肺痿肺痈咳嗽上气病》：“咳而上气，肺有邪，则气不得降而反逆也。”其证机是寒饮郁于肺中，结于咽喉而壅滞气机；治以射干麻黄汤，温肺化饮、下气祛痰。

其二，寒饮郁肺夹热水气证，详见“肺胀”其二项。

其三，寒饮郁肺夹热喘逆证，详见“肺胀”其三项。

【咳而喘】咳嗽与气喘并见。见肺胀证，如第十四 4 条：“咳而喘。”其证机是肺不得通调水道，水湿不得下行而壅滞气机，浊气上逆而浸淫于肺；治当宣肺发汗、利水消肿，以小青龙加石膏汤。

【咳而脉浮】咳嗽与脉浮并见。见寒饮郁肺夹热胸满证，如第七 8 条：“咳而脉浮者。”《金匮要略论注・肺痿肺痈咳嗽上气病》：“咳而脉浮，则表邪居多，但此非在经之表，乃邪在肺家气分之表分也。”其证机是寒饮郁肺，郁而化热，热伏经脉，肺气壅滞而逆满；治以厚朴麻黄汤，温肺化饮，降逆宽胸。

【咳而胸满】咳嗽与胸满并见。见实热肺痈证成脓期，如第七 12 条：“咳而胸满。”其证机是邪热蕴肺，肺气壅滞，热灼脉络，灼腐为痈，痈烂为脓；治以桔梗汤，清热排脓解毒。

【咳为肺痿】肺痿病证以咳嗽为主。见虚热肺痿证，如第七 1 条：“咳为肺痿。”其证机是素体肺气不足，邪热乘虚袭于肺，邪热与肺气相搏，肺气不得肃降、摄津而上逆，其治以麦门冬汤加减。

【咳即胸中隐隐痛】咳嗽，胸中轻微疼痛。见肺痈热证，如第七 1 条：“咳即胸中隐隐痛。”其证机是邪热侵袭于肺，邪热与血相互搏结而为瘀，热盛肉腐而为脓，肺气不降而上逆，故胸中隐隐作痛；治当清肺泻热，以桔梗汤与葶苈大枣汤加减。

【咳逆】咳嗽与气喘并见。见肺痈热证，如第七 2 条：“咳逆。”其证机是邪热壅肺，肺气逆乱于上；治当清宣肺热，降逆平喘。

【咳逆上气】咳嗽与气喘病证都比较重。上气者，气喘是也。

其一，痰浊壅肺寒证，如第七 7 条：“咳逆上气。”其证机是痰浊壅肺，浊气不降而壅滞；治以皂荚丸，祛痰利肺、止咳平喘。

其二，实热肺痈水逆证，如第七 15 条：“咳逆上气。”其证机是邪热蕴结于肺，肺气不得通调水道，水气逆乱于内，攻冲于外；治以葶苈大枣泻肺汤，泻肺除痈。

其三，吐血证，如第十六 6 条：“咳逆上气。”《金匮玉函经二注・惊悸吐衄下血胸满瘀血病》：“血出则阳光益炽，有升无降，炎烁肺金，金受其害，因咳逆而上气。”其证机是热迫血而躁动，血欲竭而气欲亡，气不得固摄于上，其预后不良。

【咳逆倚息】咳嗽、气喘，尤其是气喘时须倚物呼吸。见支饮证，如第十二 2 条：“咳逆倚息。”其证机是肺气不利，通调水道不及，水津变为饮且留结于肺，肺气为水饮所遏而不得肃降；治当宣肺化饮，临证当辨寒饮，热饮，以法论治。

【咳逆倚息不得卧】咳嗽、气喘，尤其是气喘时须倚物呼吸，不得平卧。见寒饮郁肺证，如第十二35条："咳逆倚息不得卧。"《金匮要略心典·痰饮咳嗽病》："倚息，倚几而息，能俯而不能仰也。肺居上焦而司呼吸，外寒内饮，壅塞肺气，则咳逆上气，甚则但坐不得卧也。"其证机是寒气与饮邪相互搏结，阻塞于胸中肺中；治以小青龙汤，温肺化饮、降逆平喘。

【咳唾】咳嗽与唾涎并见。见痰瘀胸痹证，如第九3条："咳唾。"其证机是心气为痰瘀所阻，影响肺气之降，津随气逆而上越。

【咳唾引痛】咳嗽、唾涎并牵引胸胁疼痛。见悬饮证，如第十二2条："咳唾引痛。"其证机是胸胁气机不利，气化水津不利，水津变而为饮，饮邪留结于胸胁；治当攻逐胸胁饮邪。

【咳唾脓血】咳嗽与吐脓血并见；唾者，吐也。见肺痈证，如第七1条："咳吐脓血。"其证机是邪热侵袭于肺，邪热与血相互搏结而为瘀，热盛肉腐而为脓，肺气不降而上逆。

【咳嗽则辄已】"辄已"不是言咳嗽后疼痛减轻，而是疼痛因咳嗽而加甚之谓。见胁下留饮证，如第十二9条："咳嗽则辄已。"《金匮要略心典·痰饮咳嗽病》："胁下痛引缺盆者，饮留于肝，而气连于肺也，咳嗽则辄已者，饮被气击而欲移故辄已。"其证机是饮邪留结胁下而胶结，气机梗塞而不通，逆乱肺气而上逆；治当涤饮化饮，通调气机。

【咳吐】咳嗽、呕吐。详见"满喘咳吐"项。

【咳家】久咳而不愈。见悬饮证，如第十二32条："咳家。"《金匮要略方论本义·痰饮咳嗽病》："咳家，专为痰饮在内，逆气上冲之咳嗽言也。"其证机是饮邪久留郁结于肺，胶结不解，浊气上冲，肺气不降。

【咳烦】咳嗽与心烦并见。见悬饮证，如第十二33条："咳烦。"其证机是饮邪在胸，遏制肺气而上逆，阻遏心气而烦。

【咳满】咳嗽与胸满并见。见寒饮郁肺气逆证，如第十二37条："冲气即低，而反更咳，胸满者，用桂苓五味甘草汤去桂加干姜、细辛，以治其咳满。"《金匮要略心典·痰饮咳嗽病》："服前汤已，冲气即低，而反更咳胸满者，下焦冲逆之气既伏，而胸中伏匿之寒饮续出也。"辨寒饮郁肺气逆证的审证要点是咳嗽与胸满，其证机是寒饮郁肺，浊气逆乱胸中；治以苓甘五味姜辛汤，温肺化饮、宣气制逆。

【咳满即止】咳嗽，胸满病证停止。见寒饮郁肺支饮证，如第十二38条："咳满即止，而更复渴，冲气复发者，以细辛、干姜为热药也。"《金匮要略编注二十四卷·痰饮咳嗽病》："此支饮内蓄而复发也。"其证机是饮邪阻滞气机，浊气复发而泛溢于上；其治以桂苓五味甘草去桂加姜辛夏汤，温肺化饮，降逆平冲。

【咳数岁】咳嗽延续可达数年。见肺虚饮证，如第十二34条："咳数岁。"其证机是邪气在肺，肺气为邪气所扰而不得肃降且上逆。

【咳喘】咳嗽与气喘并见。见水气病证，如第十四21条："小便不利，脉之，不言水，反言胸中痛，气上冲咽，状如炙肉，当微咳喘，审如师言，其脉何类?"辨水气病证，其证机是水气上逆，逆乱于肺，则肺气不降。

【咳喘逆】咳嗽，气喘都比较重。见水气病证，如第十四21条："咳喘逆。"其证机是下后阳气重伤，肾与关元不能主水，水气上逆上攻；治当温补阳气，降冲止逆，利水散寒。

【咳止】咳嗽症状停止。见水气病证，如第十四21条："咳止。"指出水气病证经治疗后，水气得去，病证向愈。

可 kě❶能，可能。如仲景序："虽未能尽愈诸病，庶可以见病知源。"❷可以。如12条桂枝汤用法中言："温服令一时许，遍身漐漐微似有汗者益佳，不可令如水流漓，病必不除。"❸正常。如23条："发热恶寒，热多寒少，其人不呕，清便欲自可。"❹适合。如29条四逆汤用法中言："分温再服，强人可大附子一枚，干姜三两。"❺许，允许。如48条："其人躁烦，不知痛处，乍在腹中，乍在四肢，按之不可得，其人短气，但坐，以汗出不彻故也，更发汗则愈。"

【可与桂枝汤】可以用桂枝汤治疗。如15条："太阳病，下之后，其气上冲，可与桂枝汤，方用前法。"指出因病证而宜，可以继续用桂枝汤治疗。

【可发汗】可以用发汗方法治疗。如51条："脉浮者，病在表，可发汗，宜麻黄汤。"又如52条："脉浮而数者，可发汗，宜麻黄汤。"又如234条："阳明病，脉迟，汗出多，微恶寒者，表未解也，可发汗，宜桂枝汤。”更如 276 条：“太阴病，脉浮者，可发汗，宜桂枝汤。”指出根据病证表现，可以用发汗的方法治疗。

【可更发汗】可以再次用发汗的方法治疗。如 57 条：“伤寒，发汗已解，半日许复烦，脉浮数者，可更发汗，宜桂枝汤。”指出因病变证机所在，可以再次用发汗的方法治疗，以揭示用汗法的标准是根据病证表现，只要病证仍在，其治就当因病证而治。

【可与麻黄杏仁石膏甘草汤】可以用麻黄杏仁石膏甘草汤治疗。如 63 条：“发汗后，不可更行桂枝汤，汗出而喘，无大热者，可与麻黄杏仁石膏甘草汤。”

【可与小柴胡汤】可以用小柴胡汤治疗。见太阳病证或阳明病证与少阳病证相兼，如 148 条：“所以然者，阴不得有汗，今头汗出，故知非少阴也，可与小柴胡汤；设不了了者，得屎而解。”又如 230 条：“阳明病，胁下硬满，不大便而呕，舌上白苔者，可与小柴胡汤。”指出审证是少阳胆热气郁证，治以小柴胡汤。

【可与调胃承气汤】可以用调胃承气汤治疗。如 207 条：“阳明病，不吐，不下，心烦者，可与调胃承气汤。”

【可攻里也】可以用泻下里热的方法治疗。如 208 条：“腹满而喘，有潮热者，此外欲解，可攻里也，手足濈然汗出者，此大便已硬也，大承气汤主之。”

【可与小承气汤】可以用小承气汤治疗。如 208 条：“若腹大满不通者，可与小承气汤，微和胃气，勿令致大泄下。”

【可与大承气汤】可以用大承气汤治疗。

其一，阳明热结重证，如 209 条：“阳明病，潮热，大便微硬者，可与大承气汤。”指出治疗阳明热结重证，用方是大承气汤。

其二，阳明热极痉证，如第二 13 条：“痉为病，胸满，口噤，卧不着席，脚挛急，必齘齿，可与大承气汤。”指出大承气汤不仅可治疗阳明热结重证，更可治疗阳明热极痉证，提示治疗重在审证求机，以法论治。

【可攻】可以用攻下的方法治疗。如 238 条：“阳明病，下之，心中懊憹而烦，胃中有燥屎者，可攻。”

【可治】病证可以治疗。

其一，气血两燔证，如 111 条：“小便利者，其人可治。”指出热病伤津，病情深重，其预后如何，若小便利者，知阴津尚存，若能积极治疗，病可向愈。

其二，少阴寒证阳气恢复，如 288 条：“少阴病，下利，若利自止，恶寒而蜷卧，手足温者，可治。”又如 289 条：“少阴病，恶寒而蜷，时自烦，欲去衣被者，可治。”指出少阴寒证，其预后如何，当别阳气是否恢复，若阳气能复，病可向愈，预后良好。

其三，浸淫疮证，如第一 12 条：“浸淫疮，从口起流向四肢者，可治；从四肢流来入口者，不可治；病在外者，可治，入里者即死。”指出浸淫疮，病由重转轻者，病证表现虽重，但预后良好；若病位在表，病情笃重，预后良好。对此两种病情，若能积极治疗，病可向愈。

其四，肺虚饮证，如第十二 34 条：“久咳数岁，其脉弱者，可治。”指出肺气虚弱病证，若脉也是虚弱，其病虽久，但脉证相符，若能积极治疗，预后良好。

【可刺】可以用针刺的方法治疗。如 308 条：“少阴病，下利，便脓血者，可刺。”

【可与甘草汤】可以用甘草汤治疗。如 311 条：“少阴病，二三日，咽痛者，可与甘草汤；不差者，与桔梗汤。”

【可用】可以用之。如 315 条通脉四逆汤用法中言：“分温再服，若无胆，亦可用。”

【可灸之】可以用灸法治疗。如 349 条：“伤寒，脉促，手足厥逆，可灸之。”指出灸法可以通阳，对于阳郁而无热者，可用灸法治疗，但对阳郁热证，则当慎重用之。

【可与麻黄加术汤】可以用麻黄加术汤治疗。如第二 20 条：“湿家，身烦疼，可与麻黄加术汤，发其汗为宜。”

【可与麻黄杏仁薏苡甘草汤】可以用麻黄杏仁薏苡甘草汤治疗。如第二 21 条：“病者一身尽疼，发热，日晡所剧者，名风湿。此病伤于汗出当风，或久伤取冷所致也。可与麻黄杏仁薏苡甘草汤。”

【可饮粥二升】可以喝热稀粥 2 升（120~160mL）。如第十 14 条大建中汤用法中言：“如一炊顷，可饮粥二升，后更服，当一日食糜，温服之。”

【可与阳旦汤】可以用阳旦汤即桂枝汤治疗。如第二十一 8 条：“心下闷，干呕，汗出，虽久，阳旦证续在耳，可与阳旦汤。”

【可先和成汁】可先将方药研碎入水制成药汁以服用。如三物备急丸用法中言：“若口已噤，可先和成汁，倾口中令从齿间得入至良。”

【可下之】治疗可以用下法。

其一，见太阳病证与阳明热结重证相兼，如217条：“须下者，过经乃可下之；下之若早，语言必乱，以表虚里实故也。”详见“过经乃可下之”项。

其二，阳明热结证与阳明瘀血善饥证相兼，如257条：“病人无表里证，发热七八日，虽脉浮数者，可下之。”指出辨病证是兼证，但病变的主要矛盾方面是阳明热结证，治可用攻下阳明热结证。

其三，少阴热证与阳明热结旁流重证相兼，如321条：“少阴病，自利清水，色纯青，心下必痛，口干燥者，可下之。”其证机是阳明热结而阻结不通，邪热逼迫津液从旁而下为主，而少阴邪热内扰为次；治以大承气汤，下其邪热。

其四，太阴脾虚证实证的辨证要点，如第十2条：“病者腹满，按之不痛为虚，痛者为实，可下之。”审证是太阴脾实证，其治以病证表现特征及证机所在，可用下法以去实，如麻子仁丸治疗脾约证，即泻太阴脾实证。

其五，阳明实寒证主脉的基本特征，如第十20条：“脉紧大而迟者，必心下坚；脉大而紧者，阳中有阴，可下之。”《金匮要略心典·腹满寒疝宿食病》：“大虽阳脉，不得为热，正以形其阴之实也。故曰阳中有阴，可下之。”辨阳明寒结证，其证机是寒气阻结而不通，治可攻下寒气。

其六，脾肾水气实证的治疗大法，如第十四11条：“夫水病人，目下有卧蚕，面目鲜泽，脉伏，其人消渴；病水腹大，小便不利，其脉沉绝者，有水，可下之。”《金匮要略心典·水气病》：“脉沉固当有水，至于沉绝，则肾中阳气将亡，便当急下以存阳。”其证机是肾不得主水，脾不得制水，水气泛溢于内外上下，治当泻水利水下水。

其七，肠痈热瘀证，如第十八4条：“肠痈者，……其脉沉紧者，脓未成，可下之，当有血。”《金匮要略直解·疮痈肠痈浸淫病》：“故用大黄牡丹汤，排其脓血从大便而下也。”审证是肠痈热瘀证，若其未成脓者，可用大黄牡丹汤下之。

渴 kě 口渴，即口干欲饮水。审口渴证机有许多。❶太阳温病证。如第6条：“太阳病，发热而渴，不恶寒者，为温病。”❷阳明热盛津伤证。如26条：“大汗出后，大烦渴不解，脉洪大者。”膀胱水气证。❸肺寒饮证。如40条：“伤寒表不解，心下有水气，干呕，发热而咳，或渴，或利。”❹下焦水气证，如71条：“若脉浮，微热，小便不利，消渴者。”❺上焦水气证。如72条：“脉浮数，烦渴者。”❻中焦水气证。如74条：“渴欲饮水，水入则吐，名曰水逆。”❼实热结胸证。如137条：“不大便五六日，舌上燥而渴，日晡所小有潮热。”❽少阳胆热夹饮证。如147条：“胸胁满微结，小便不利，渴而不呕。”❾湿热黄疸证。如236条：“渴引水浆者，此为瘀热在里，身必发黄。”❿阳明热证。如244条：“病人不恶寒而渴者，此转属阳明也。”⓫少阴阳虚阴寒证。如282条：“自利而渴者，属少阴也，虚故引水自救。”⓬少阴阴虚水气热证。如319条：“少阴病，下利六七，咳而呕渴，心烦不得眠者。”⓭厥阴肝热证。如326条：“厥阴之为病，消渴，气上撞心，心中疼热。”⓮寒利证阳气恢复。如360条：“下利，有微热而渴者，脉弱者，今自愈。”⓯心肺阴虚内热证。如第三6条：“百合病，一月不解，变成渴者。”⓰脾胃支饮水盛证。如第十二41条：“先渴后呕，为水停心下，此属饮家。”⓱瘀血证，如第十六11条：“病者如热状，烦满，口干燥而渴。”⓲胃热津伤证。如第十七19条：“吐后，渴欲饮水而贪饮者。”

【渴而口燥烦】口渴，口燥非常明显或心烦。见脾胃水气病证，如156条：“与泻心汤，痞不解，其人渴而口燥烦，小便不利者。”《注解伤寒论·辨太阳病脉证并治》：“其人渴而口燥烦，小便不利者，为水饮内畜，津液不行，非热结也。与五苓散发汗散水则愈。”其证机是水气内停而逆乱，阻滞气机，气不化津，津不上承；治当化气行水，以五苓散。

【渴而不呕】病人口渴而没有出现呕吐。见少阳胆热水气证，如147条：“胸胁满微结，小便不利，渴而不呕，但头汗出。”其证机是少阳胆热消灼津液则口渴，少阳胆热尚未犯胃，则胃气尚和没有出现呕吐；治当清少阳、化水气，以柴胡桂枝干姜汤。

【渴而下利】口渴与下利并见。见水气里证，如第十四4条："渴而下利，小便数者。"其证机是水气内结而津不得行，水气内斥而下注下迫，阴津被夺而下流；治当化气行水。

【渴而不恶寒】口渴而没有出现恶寒。见皮水证，如第十四4条："渴而不恶寒者，此为皮水。"《金匮要略心典·水气病》："若其渴而不恶寒者，则非病风，而且独病水，不在皮外，而在皮中，视风水为较深矣。"其证机是水气遏制气机，气不得气化水津且上承，水气泛溢于肌肤，又其证机在里而不在表，故其不恶寒；治当健脾利水。

【渴饮水】口渴而能饮水。见脾肾水气虚证，如第十四12条："病下利后，渴饮水，小便不利，腹满因肿者，何也？"其证机是阳虚不化津，津气内伤，故渴欲饮水以自救，但欲饮水不多。

【渴饮水而呕】口渴欲饮水而呕吐。见脾胃寒湿证类少阳病证，如98条："本渴饮水而呕者，柴胡不中与也，食谷者哕。"审"本渴饮水而呕者"，主要揭示脾胃寒湿证的临床表现有类似少阳病证，若治从少阳，则会导致脾胃寒湿津伤证，又脾胃寒湿证津伤证又有可能类似少阳病证，对此一定要重视鉴别诊断。辨脾胃寒湿津伤证，其病证表现是："本渴欲水而呕者。"其证机是津伤而欲饮水，且因寒湿则欲饮水但不多，寒气上攻则呕吐；辨少阳胆热气郁证，其病证表现是："本渴欲水而呕者。"其证机是少阳胆热消灼津液则渴欲饮水，胆热攻胃，胃气上逆则呕。对此仲景又明确指出"柴胡不中与也"，以揭示临证一定要同中求异，针对病变证机而治之。

【渴欲饮水】口渴欲饮水。

其一，中焦水气证，如74条，又如第十三5条："渴欲饮水，水入则吐，名曰水逆。"其证机在里是素体脾胃不和，复因外邪传入而变生水气，水气肆虐气机，气不化津而自救，且水气逆乱而上行。

其二，阳明热盛津气两伤证，如170条："渴欲饮水，无表证者。"再如222条，又如第十三12条："若渴欲饮水，口干舌燥者。"《伤寒论辨证广注·辨阳明病脉证并治法》："渴欲饮水，口干舌燥者，此热邪伤气耗液之征也。"其证机是邪热内盛，灼伤阴津，耗伤正气；治当清泻盛热、益气生津，以白虎加人参汤。

其三，阳明津伤水气热证，如223条，又如第十三13条："若脉浮，发热，渴欲饮水，小便不利者。"其证机是邪热内扰，灼伤阴津，逆乱气机，水气内停；治以猪苓汤，育阴清热利水。

其四，见表里兼证，如244条："渴欲饮水，少少与之，但以法救之。"仲景辨"渴欲饮水"，其证机有许多，有因热伤津者，有因寒遏气机而不化津者，有因水气内停而不布津者，有因阳虚而不化津者等，临证皆当审证求机，以法论治。

其五，厥阴肝热证向愈，如329条："厥阴病，渴欲饮水者，少少与之愈。"《伤寒论辨证广注·辨厥阴病脉证并治法》："欲饮水，则邪热有向外之机，盖木火亢盛，得水济之，则阴阳气和而病向愈。"《伤寒悬解·厥阴篇》："阳复而渴欲饮水，有内热也。"其证机是厥阴阳气恢复而阴津生成不足；治当益气生津，和调脏腑。

其六，湿热黄疸证，如第十五9条："脉沉，渴欲饮水，小便不利者，皆发黄。"《医宗金鉴·黄疸病》："脉沉，主里也，渴欲饮水，热瘀也。"其证机是湿热蕴结，浊气熏蒸，湿阻阴津，热灼阴津，津既不得上承，又不得下行；治当清热利湿退黄。

【渴欲饮水不止】口渴欲饮水而不止。见脾胃津伤消渴证，如第十三6条："渴欲饮水不止者。"《医宗金鉴·消渴小便利淋病》："渴欲饮水而不吐水，非水邪盛也。"其证机是热伤阴津，脾胃气机不和，气化不利；其治以文蛤散，清热生津，以和脾胃之气。

【渴欲得水】口渴想喝水。见寒湿霍乱证，如386条理中丸用法中言："渴欲得水者，加术足前成四两半。"其证机是寒湿阻滞而不化津，津不得上承；治以理中丸重用白术而温阳燥湿，散寒以行津液。

【渴欲得水而贪饮】口渴欲饮水而喝水又非常多。见胃热津伤重证，如第十七19条："渴欲得水而贪饮。"其证机是胃中邪热消灼阴津，复因吐后暗耗阴津，津亏不得上承且求救于水。

【渴欲得饮而不能饮】渴欲饮水而又不能饮水。见上寒下热证，如第二16条："以丹田有热，胸上有寒，渴欲得饮而不能饮，则口燥烦也。"《金匮要略心典·痉湿暍病》："于是丹田有热而渴欲得水，胸上有寒而复不欲饮。"其证机是下有热而消灼阴津，津不上承而口燥烦且欲饮水，但因上焦有寒而阻滞气机且又不能饮水。

【渴者】口渴。

其一，寒饮郁肺证，如41条："渴者，此寒去欲解也。”《注解伤寒论·辨太阳病脉证并治》：“服汤已渴者，里气温，水气散，为欲解也。”以揭示疾病在其过程中，因病人素体而异，有些病人因服热药后出现口渴等，此为疾病向愈的一种特有表现，然则口渴随其他病证尽除而罢。

其二，少阳病证与阳明病证相兼，如97条：“服柴胡汤已，渴者，属阳明，以法治之。”《伤寒论条辨·辨太阳病脉证并治上》：“渴亦柴胡或为之一证，然非津液不足，水饮逆停，则不渴。或为之渴，往来寒热之暂渴也。今服柴胡汤已毕而渴，则非暂渴，其为热已入胃，亡津液口渴可知，故曰属阳明也。”辨“渴者，属阳明，以法治之”。尤其言“以法治之”，以揭示病在阳明，其证机未必尽是热证，而有水气证，津伤证等，且不可仅执一端。

其三，脾胃不和证，如244条：“渴者，宜五苓散。”仲景明确指出，因辨证失误，治疗不当，但因病人素体而异，病证若是脾胃水气痞证，治当化气行水以消痞，以五苓散。

K

其四，大肠水结证，如第十二29条已椒苈黄丸用法中言：“渴者，加芒硝半两。”其证机是水气阻结而津不上承，治当以已椒苈黄丸，加芒硝以软坚散结消水。

其五，妊娠脾胃寒湿证，如第二十10条白术散用法中言：“已后渴者，大麦粥服之。病虽愈，服之勿置。”指出用药后出现口渴，有的为疾病向愈，即正气恢复从阴津化生，其口渴可随正气恢复而自愈；有的为病理因素引起，且当审证求机，以法论治。辨口渴若因于津不足，其治以大麦汁调服，生津养胃止渴；若病证已愈，则不必再服药。

其六，脏腑实证的治疗大法，如第一17条：“如渴者，与猪苓汤。”《金匮要略心典·脏腑经络先后受病》：“如渴者，水与热得，而热结在水，故与猪苓汤利其水，而热亦除。”指出辨渴若是阴虚水气热证，治当用猪苓汤，清热育阴利水。

【渴者为欲解】病者若能出现口渴则为病情向愈。见脾胃支饮寒证，如第十二28条：“呕家本渴，渴者为欲解，今反不渴，心下有支饮故也。”《金匮要略编注二十四卷·痰饮咳嗽病》：“此支饮上溢而呕之方也，凡外邪上逆作喘，必伤津液，应当作渴，故谓呕家本渴，渴则病从呕去，谓之欲解。”其证机是寒气欲去，阳气欲复，阳从津中生，故口渴是病为向愈。

【渴及亡血】具有口渴病证及亡血证机。见虚劳病证，如第六4条：“男子面色薄者，主渴及亡血，卒喘悸，脉浮者，里虚也。”《金匮要略编注二十四卷·血痹虚劳病》：“阴血虚则阳气则盛，虚火上僭，津液不充，则渴，气伤而不摄血，则亡血。”指出口渴病证表现的证机是阴血虚弱所引起的。

【渴引水浆】口渴欲饮果汁一类饮料。见阳明湿热发黄证，如236条：“小便不利，渴引水浆者，此为瘀热在里。”其证机是湿热内蕴外溢而肆虐，壅滞气机而梗阻，气不化津，津不上承；治以茵陈蒿汤，清热利湿退黄。

【渴不差】出现口渴而病不解。见心肺阴虚证以热为主，如第三7条：“百合病，渴不差者。”《医宗金鉴·百合狐蜮阴阳毒病》：“与百合洗身而渴不差者，内热盛而津液竭也。”其证机是邪热损伤阴津，津不上承，欲饮水而病证不解。

客 kè❶邪气。《灵枢·小针解》：“客者，邪气也。”如221条：“若下之，则胃中空虚，客气动膈。”❷假。122条：“数为客热，不能消谷，以胃中虚冷。”❸偏食或嗜好某物或某事的人。如17条：“若酒客病，不可与桂枝汤。”❹浊气。如158条：“客气上逆，故使硬也。”

【客热】病证是假热。见胃寒证，如122条，又第十七3条：“数为客热，不能消谷，以胃中虚冷。”指出数脉一般主热证，但也有脉数主寒证，言“客热”者，提示辨寒证脉数当与热证脉数相鉴别。

【客气上逆】胃中浊气向上逆乱。见中虚湿热痞重证，如158条：“客气上逆，故使硬也。”其证机是脾胃之气大虚，湿热内搏，清气不升而下陷，浊气内结而上逆，清浊之气又相互阻结而壅滞于心下。

【客气动膈】邪气侵扰于胸膈。

其一，实热结胸证，如134条：“客气动膈，短气烦躁。”其证机是邪热与痰饮相结而阻滞于胸膈，扰乱气机而不通。

其二，阳明热郁证，如221条：“胃中空虚，客气动膈。”其证机是邪热郁于阳明而上逆于胸膈。

【客气邪风】邪气侵扰所致的病证。见脏腑

发病与致病因素，如第一 2 条："客气邪风，中人多死。"客者，邪气也；邪风者，邪气也，既言客气，又言邪风者，以揭示感邪尤重，病证多急多重或多危。

肯 kěn 肯，即一定，可，能。如第十三 1 条："下之不肯止。"详见"下之利不止"项。

空 kōng❶无，引申为没有纳入方、药。如 393 条枳实栀子豉汤用法中言："以清浆水七升，空煮取四升，内枳实、栀子，煮取二升，下豉，更煮五六沸，去滓。"❷饭前。如第四 2 条鳖甲煎丸用法中言："煎如丸，如梧子大，空心服七丸。日三服。"❸虚弱。如第五 2 条："浮者血虚，络脉空虚，贼邪不泻，或左或右。"

kòng❹使空，引申为损伤。如 134 条："膈内拒痛，胃中空虚，客气动膈，短气躁烦，心中懊侬。"

【空虚】或因用药不当而损伤胃气的病理概念，或言正气虚弱。详见"胃中空虚""络脉空虚"项。

【空煮取四升】没有纳入方、药而只煮清浆水取 4 升（240～320mL）。如 393 条枳实栀子豉汤用法中言："以清浆水七升，空煮取四升，内枳实、栀子，煮取二升，下豉，更煮五六沸，去滓。"

【空心服七丸】在饭前服药 7 丸（约 9g）。如第四 2 条鳖甲煎丸用法中言："煎如丸，如梧子大，空心服七丸。日三服。"

【空腹酒服一丸】在饭前以酒送服方药 1 丸。如第六 16 条薯蓣丸用法中言："炼蜜为丸，如弹子大，空腹酒服一丸，一百丸为剂。"

孔 kǒng❶姓。如仲景序："孔子云：生而知之者上，学而亚之，多闻博识，知之次也。"❷毛窍，汗孔。如第十四 28 条："以汗出入水中浴，水从汗孔入得之，宜芪芍桂酒汤主之。"

【孔子云】孔子说。如仲景序："孔子云：生而知之者上，学而亚之，多闻博识，知之次也。"

恐 kǒng❶恐怕。如 174 条桂枝附子汤用法中言："附子三枚，恐多也，虚弱家及产妇，宜减服之。"❷可能。如 209 条："若不大便六七日，恐有燥屎，欲知之法，少与小承气汤，汤入腹中，转失气者，此有燥屎也，乃可攻之。"❸担忧。如 332 条："恐暴热来出而复去也。"

【恐多也】恐怕用量有点多。如 174 条桂枝附子汤用法中言："附子三枚，恐多也，虚弱家及产妇，宜减服之。"指出方药若有毒性，在服用时最好先以小量为始，然后依病证表现可适当加大用量。

【恐一升多者】恐怕用量 1 升（60～80mL）有点多。如 175 条甘草附子汤用法中言："初服得微汗则解，能食，汗止，复烦者，将服五合，恐一升多者，宜服六七合为始。"

【恐有燥屎】可能有燥屎。见阳明热结证辨证，如 209 条："若不大便六七日，恐有燥屎，欲知之法，少与小承气汤，汤入腹中，转失气者，此有燥屎也，乃可攻之。"指出认识疾病一方面可从证候表现辨证，而另一方面则可从用方药疗效辨证，尤其是用方药辨证对诊治复杂多变的病证具有一定的指导意义。

【恐为除中】可能是除中证。详见"除中"项。

【恐暴热来出而复去也】担忧大热突然而来且又乍然以去。见厥阴肝寒证与阳明胃寒证相兼，如 332 条："恐暴热来出而复去也。"指出辨阳虚寒证，若有大热突然而来又乍然以去，担忧病是除中证，若发热微微而来则为阳气恢复。

芤 kōu 芤，即芤脉。《脉经》："芤脉浮大软，按之中央空，两边实。"❶阳明虚热证，如 246 条："脉浮而芤，浮为阳，芤为阴。"❷心肾虚寒失精证，如第六 8 条："脉极虚芤迟，为清谷，亡血，失精，脉得诸芤动微紧，男子失精，女子梦交。"❸肝肾精血亏虚证，如第六 12 条："减则为寒，芤则为虚，虚寒相搏。"

【芤为阴】芤脉主阴不足病理病证。见阳明虚热证，如 246 条："脉浮而芤，浮为阳，芤为阴，浮芤相搏，胃气生热，其阳则绝。"《伤寒内科论·辨阳明病脉证并治》："芤为阴血虚，阴血虚则阴不足以和阳，虚则脉芤。"脉芤为阴虚，虚热内生所致。

【芤则为虚】脉芤主虚证。

其一，肝肾精血亏虚证，如第六 12 条，又如第十六 8 条："脉弦而大，弦则为减，大则为芤，减则为寒，芤则为虚，寒虚相击。"其证机是肝肾精血亏虚，阴血耗损，阳气因阴精亏虚而日损不能充荣于脉。

其二，肝肾精血亏虚证与妇人半产瘀血漏下证相兼，如第二十二 11 条："减则为寒，芤则为虚，寒虚相搏，此名曰革，妇人则半产漏下，旋覆花汤主之。"仲景辨证言"芤则为虚"，复言治用旋覆花汤，以揭示辨证一定要因证机变化必须密切抓住病变主要矛盾方面，以法论治。若病证表现以妇人半产瘀血漏下证为主导方面，辨其治则当以妇人半产瘀血漏下证为主，以此展开辨治妇人半产瘀血漏下证的证治。

口 kǒu❶嘴，即人之饮食，发音的器官。如 76 条："发汗后，水药不得入口，为逆。"又如第一 5 条："息张口，短气者，肺痿唾沫。"❷言语，善辩。如仲景序："省疾问病，务在口给。"❸脉象部位。如 30 条："寸口脉浮而大，浮为风，大为虚。"❹特指胃。如 148 条："伤寒五六日，头汗出，微恶寒，手足冷，心下满，口不欲食。"

【口干】口舌干燥。

其一，阳明气血热证，如 227 条："脉浮，发热，口干，鼻燥，能食者，则衄。"《伤寒论浅注·阳明篇》："热循经脉而乘于上焦，故口干鼻燥。"其证机是邪热在阳明迫及血中而消灼阴津，灼伤脉络而迫血妄行；治当清气泻热，凉血生津。

其二，肺痈证的病理，如第七 2 条："风伤皮毛，热伤血脉，风舍于肺，其人则咳，口干，喘满，咽燥。"其证机是肺热伤津，津不上承；治当清热泻肺，以桔梗汤与葶苈大枣泻肺汤加减。

【口干舌燥】口舌干燥。见阳明热盛津气两伤证，如 222 条，又如第十三 12 条："若渴欲饮水，口干舌燥者。"《伤寒论辨证广注·辨阳明病脉证并治法》："渴欲饮水，口干舌燥者，此热邪伤气耗液之征也。"其证机是邪热内盛，灼伤阴津，耗伤正气；治当清泻盛热、益气生津，以白虎加人参汤。

【口干燥】口舌干燥。见少阴热证与阳明热结旁流重证相兼，如 321 条："少阴病，自利清水，色纯青，心下必痛，口干燥者。"其证机是阳明热结而阻结不通，邪热逼迫津液从旁而下为主，少阴邪热内扰为次，治当以大承气汤。

【口干燥而渴】口干燥而欲喝水。见瘀血证的基本脉证，如第十六 11 条："病者如热状，烦满，口干燥而渴，其脉反无热，此为阴伏，是瘀血也。"其证机是瘀血内阻，津不化血，津血不得上荣上承。

【口干咽烂】口舌干燥，咽中烂。见气血两燔证，如 111 条："口干咽烂，或不大便，久则谵语。"《注解伤寒论·辨太阳病脉证并治》："火气内发，上为口干。"其证机为邪热消灼阴津而不得上承，咽为邪热所灼所腐而脉络损伤；治当清热泻火，凉血益阴，以白虎汤与桃核承气汤加减。

【口燥】口干燥。

其一，阳明血热证，如 202 条："阳明病，口燥，但欲漱水，不欲咽者，此必衄。"其证机是邪热迫及阳明之血，血为邪热所灼而外溢，为热所蒸而津不行；其治当清营凉血。

其二，少阴热证与阳明热极证相兼，如 320 条："少阴病，得之二三日，口燥，咽干者，急下之。"《伤寒来苏集·伤寒论注》："热淫于内，肾水枯涸，因传属阳明，胃火上炎，故口燥咽干。"其证机是热在少阴而灼阴，热在阳明而夺津。

其三，气血虚内热证，如第六 13 条："手足烦热，咽干，口燥。"其证机是气血虚弱，气虚而不运，血虚而不行，虚热内生，热逆经气而伤津。

其四，寒饮郁肺气冲证，如第十二 36 条："青龙汤下已，多唾，口燥，寸脉沉，尺脉微，手足厥逆，气从小腹上冲胸咽，手足痹。"其证机是寒饮郁肺，寒阻气机，气不化津，津不上承。

其五，湿热黄疸证，第十五 8 病黄疸，发热，烦喘，胸满，口燥者，其证机是湿阻气机，热灼阴津，津不上承。

【口燥烦】口中干燥特别明显或有心烦。见上热下寒证机，如第二 16 条："以丹田有热，胸上有寒，渴欲得饮而不能饮，则口燥烦也。"其证机是寒气阻于上，气机被寒气所遏而不得升腾津液，则口干燥而不欲饮水。

【口燥渴】口中燥渴非常明显。见阳明热盛津伤证，如 169 条：“伤寒，无大热，口燥渴，心烦。”其证机是邪热消灼阴津，津不得滋且口燥，则欲饮水而不解渴。

【口燥而喘】口舌干燥，气喘。见肺热证，如第十一 1 条：“肺中风者，口燥而喘，身运而重，冒而肿胀。”《金匮要略心典·五脏风寒积聚病》：“肺中风者，津结而气壅，津枯则不上潮而口燥，气壅则不下行而喘也。”其证机是邪热在肺，肺气为热所扰而上逆，肺津为热所消灼而不得滋，肺不得主水之上源而外溢；治当清肺养阴利水。

【口不仁】言语不利，饮食没有味觉。见阳明热盛证，如 219 条：“三阳合病，腹满，身重，难以转侧，口不仁，面垢，谵语，遗尿。”《伤寒论条辨·辨阳明病脉证并治》：“阳明主胃，胃主肌肉而通窍于口，口不仁，胃不正则饮食不利，便无口之知觉也。”《伤寒内科论·辨阳明病脉证并治》：“口为胃之窍，邪热攻灼其窍则语言不利，食不知味即口不仁。”其证机是邪热肆虐而逆于上，心神不得主持其窍；治当清泻盛热，以白虎汤。

【口不欲食】胃中不欲饮食。见少阳胆热气郁证，如 148 条：“手足冷，心下满，口不欲食，大便硬，脉细者，此为阳微结，必有表，复有里也。”其证机是少阳胆气内郁，胃气失疏而不降；治当清少阳胆热、和阳明胃气，以小柴胡汤。

【口不能食】胃中不欲饮食。见脾胃阴虚证，如 120 条：“一二日吐之者，腹中饥，口不能食。”其证机是脾胃阴虚，虚热内生而躁动；治当益阴和中降逆，以麦门冬汤与白虎加人参汤加减。

【口中反有浊唾涎沫】口中反而有浊唾涎沫。见虚热肺痿的基本脉证，如第七 1 条：“寸口脉数，其人咳，口中反有浊唾涎沫者何?”其证机是素体肺气不足，邪热乘虚袭于肺，邪热与肺气相搏，肺气不得肃降摄津而上逆；治当清肺育阴、降气止逆，以麦门冬汤。

【口中辟辟燥】口中干燥非常明显。见实热肺痈证，如第七 1 条：“若口中辟辟燥，咳即胸中隐隐痛，脉反滑数，此为肺痈。”其证机是邪热侵袭于肺，邪热与血相互搏结而为瘀，热盛消灼津液而不得上承于口。

【口中有津液】口干燥而变为有津液滋润。见大肠水结证，如第十二 29 条己椒苈黄丸用法中言：“稍增，口中有津液。”指出水气内结得除，津液得以运行，津能上行则口中有津液。

【口噤】牙关紧闭或不能张口。

其一，太阳湿热痉证，如第二 7 条：“独头动摇，卒口噤，背反张者，痉病也。”其证机是湿热浸淫太阳营卫筋脉，筋脉为湿热肆虐而拘急则口噤；治当清热利湿，和畅筋脉。

其二，阳明热极痉证，如第二 13 条：“痉为病，胸满，口噤，卧不着席。”其证机是阳明热极而壅滞气机，消灼津液，筋脉既不得阴津滋养，又反被邪热消灼；治以大承气汤。

【口噤不得语】牙关紧闭而不能语言。见太阳刚痉口噤证，如第二 12 条：“太阳病，无汗而小便反少，气上冲胸，口噤不得语，欲作刚痉。”其证机是风寒之邪侵袭太阳，营卫之气为邪所遏，并客于筋脉，太阳经脉不利而拘急；治以葛根汤。

【口噤气急】牙关紧闭而呼吸气粗。见大肠寒结重证或寒气搏中证，如杂疗方中三物备急丸用法中言：“若中恶客忤，心腹胀满刺痛，口噤气急，停尸卒死者”其证机是寒气暴客，筋脉为寒气所虐，气机壅滞而不通，则牙关紧闭而呼吸气粗。

【口已噤】牙关已经紧闭。详见“口噤气急”项。

【口给】口语交谈。如仲景序：“省疾问病，务在口给，相对斯须，便处汤药。”指出诊断病证，一定要四诊合参，全面审证求机，不可仅仅局限在口头上了解病情。

【口舌干燥】口舌干燥。见大肠水结证，如第十二 29 条：“腹满，口舌干燥，此肠间有水气。”《金匮要略直解·痰饮咳嗽病》：“痰饮留于中则腹满，水谷入于胃，但为痰饮而不为津液，故口舌干燥也。”其证机是大肠之气为水气相搏结，其传导、变化功能被水气所逆乱而不得行，水不得化津而留于肠间即“此肠间有水气”；治以己椒苈黄丸，清热利水、导饮下泄。

【口苦】口中有苦味。

其一，阳明热郁证，如 221 条：“阳明病，脉浮而紧，咽燥口苦，腹满而喘。”详见“咽燥口苦”项。

K

其二，少阳胆热气郁证，如 263 条："少阳之为病，口苦，咽干，目眩也。"《注解伤寒论·辨少阳病脉证并治》："足少阳，胆经也。《内经》曰：'病有口苦者，名曰胆瘅。'"《伤寒贯珠集·少阳篇》："足少阳，胆也，胆盛精汁三合，而其味苦，胆受邪而热，其气上溢，故口苦。"其证机是邪犯少阳，胆气被郁，邪热内炽而上攻；其治当清少阳，调气机，以小柴胡汤。

其三，心肺阴虚内热证，如第三 1 条："如寒无寒，如热无热，口苦，小便赤。"其证机是阴虚内热，邪热上攻；治当清心肺虚热育阴，以百合知母汤加黄连。

【口苦咽干】口中苦，咽中干。见阳明热证，如 189 条："阳明中风，口苦咽干，腹满微喘。"其证机是阳明邪热内结而内扰且上攻；治当清泻阳明邪热，以栀子豉汤。

【口中和】口中不干不燥不苦且正常。见肾虚寒湿体痛证，如 304 条："少阴病，得之一二日，口中和。"《伤寒贯珠集·少阴篇》："口中和者，不燥不渴者，为里无热也。"其证机是肾阳虚弱，寒湿浸淫筋脉骨节而阴津不为伤；治以附子汤，温暖肾阳、驱逐寒湿。

【口伤烂赤】口舌溃烂而红肿。见厥阴热陷心包证，如 335 条："厥应下之，而反发汗者，必口伤烂赤。"《伤寒六经辨证治法·厥阴全篇》："若以温热发汗，致伤津液，则热邪上升而口伤烂赤。"指出若误用汗法治疗热陷心包证，以热助热，热势更盛而上灼上攻；治当清热泻火，以泻心汤与甘草泻心汤加减。

【口青】口唇青紫。详见"唇口青"项。

【口入】病从口侵入。详见"从口入者"项。

【口开】口张开。见暑热津气两伤证的基本脉证，如第二 25 条："小有劳，身即热，口开，前板齿燥。"其证机是暑热之邪侵袭阳明，热气随经气上冲，热气欲从口中而出，故张口以泄热。

【口吐涎】口中吐涎沫。见邪中经络脏腑的基本脉证及病理，如第五 2 条："邪入于脏，舌即难言，口吐涎。"其证机是内风中于脏气，脏气为内风所肆，不得上荣职司其窍，津液失守。

【口多涎】口中涎水较多。见黄汗证，如第十四 2 条："不恶风者，小便通利，上焦有寒，其口多涎，此为黄汗。"其证机是寒湿与营卫津血相搏结，并迫津外泄或上逆。

枯

kū❶干，引申为不荣。如 111 条："阴虚小便难，阴阳俱虚竭，身体则枯燥，但头汗出，剂颈而还。"❷软弱。如第五 9 条："味酸则伤筋，筋伤则缓，名曰泄；咸则伤骨，骨伤则痿，名曰枯；枯泄相搏，名曰断泄。"

【枯泄相搏】骨痿与筋纵病证同时并见。见肝肾两伤证，如第五 9 条："枯泄相搏，名曰断泄。"仲景言"枯"者，以揭示肾精亏虚；言"泄"者，以揭示肝血不足；言"枯泄相搏"者，以揭示肝肾精血俱虚而不得滋于筋骨。

哭

kū 哭，即悲伤者咽鼻有泣声。如第二十二 6 条："妇人脏躁，喜悲伤欲哭，象如神灵所作。"

【哭使魂魄不安】病人好像是被妖异怪物而引起精神恍惚不安，不能消解。详见"邪哭使魂魄不安"项。

苦

kǔ❶苦味，与"甘"味相对。如 263 条："少阳之为病，口苦，咽干，目眩也。"❷痛苦。如 244 条："小便数，大便必硬，不更衣十日，无所苦也。"❸苦于，为某种病所苦，也即证候表现特别明显。亦即非常，极度，严重。如 197 条："手足厥者，必苦头痛。"又如第十二 13 条："肺饮不弦，但苦喘短气。"❹困扰。如第二十 9 条当归散用法中言："妊娠常服即易产，胎无疾苦。"❺药名：如苦参。❻方名：如苦酒汤，苦参汤。

【苦满】胸胁胀满病证非常明显。详见"胸胁苦满"项。

【苦渴】口干舌燥非常明显。见肾气不化水气证，如第十三 10 条："小便不利者，有水气，其人苦渴。"其证机是肾气虚弱，气不化津，津不上承，则口干舌燥非常明显。

【苦头痛】头痛病证非常明显。见阳明实寒证，如 197 条："手足厥者，必苦头痛。"《伤寒内科论·辨阳明病脉证并治》："寒邪阻遏阳气外达则手足厥冷；上犯清阳则头痛。诸证反映阳明受寒，阳气受抑而不伸展的病理特征。"仲景言"苦头痛"者，主要揭示头痛因寒邪所致且非常明显。

【苦冷】苦于腹中寒冷病证。见脾阳大伤证，如第一3条："腹中痛，苦冷者，死。"《金匮要略心典·脏腑经络先后受病脉证》："腹中痛者，土受木贼也；冷则阳亡而寒水助邪，故死。"其证机是阳气大伤，不得温煦，寒气充斥内外。

【苦喘短气】气喘，短气病证非常明显。见肺饮证，如第十二13条："肺饮不弦，但苦喘短气。"其证机是饮邪留结于肺，阻滞气机，壅滞肺气，肺气既不得降，也不得宣；治当利肺化饮。

【苦冒】苦于头晕头昏，也即头晕头昏特别明显。见肺虚饮证，如第十二34条："其脉虚者，必苦冒。"《金匮要略编注二十四卷·痰饮咳嗽病》："痰饮浊阴上溢胸中，气逆上冲，所以苦冒，冒者，瞑眩黑花错晕之类。"其证机是胸中痰饮之邪，阻遏阳气，浊气上逆于头，清阳为浊气所蒙。

【苦冒眩】苦于头晕目眩，也即头晕目眩特别明显。详见"冒眩"项。

【苦里急】少腹或小腹急结拘急不舒特别明显。见下焦水气证，如127条："小便少者，必苦里急也。"《医宗金鉴·伤寒论注》："若更小便少，则水停下焦，必苦里急也。"其证机是水气内停，阻结气机，经气失和，水气肆虐。

【苦重】四肢沉重非常明显。详见"四肢苦重"项。

【苦痛】脘腹疼痛病证特别明显。见妊娠脾胃寒湿证，如第二十10白术散用法中言："但苦痛，加芍药。"其证机是寒湿阻滞气机不通，气机不得升降而壅结于中，则病者脘腹疼痛非常明显；治以白术散加芍药，缓急止痛。

【苦少气】少气乏力特别明显。详见"少气"其五项。

【苦水】病人面目身体四肢皆肿，并特别明显，也即病人苦于面目身体四肢皆肿。详见"病者苦水"项。

【苦酒】苦酒为米、麦、高粱或酒糟等酿成的含有乙酸的液体。

别名：醋，淳酢，米醋，醯。

性味：酸、甘、苦。

功用：清热利咽，滋阴生津，消肿通便。

主治：汗出色黄，咽喉肿痛，关节疼痛，痈肿疖疔，便结不通。

《长沙药解》曰："破瘀血，化癥瘕，除痰涎，消痈肿，止心痛，平口疮，敷舌肿，涂鼻衄。"

入方：见苦酒汤、黄芪芍桂苦酒汤、乌梅丸。

用量：

用量		经方数量	经方名称
古代量	现代量		
一升	70mL	1方	黄芪芍药桂枝苦酒汤（芪芍桂苦酒汤）
仲景未言用量		3方	乌梅丸用法、苦酒汤用法、三物备急丸用法

化学成分：含浸膏质，灰分，挥发油，不挥发酸，还元糖，高级醇类，3-羟基丁醇，二羟基丙酮，酪醇，乙醛，甲醛，乙缩醛，乙酸，琥珀酸，草酸，山梨酸。

药理作用：抗炎作用，抗菌作用，抗病毒作用。

【苦酒汤】

组成：半夏洗，碎如枣核，十四枚（24g） 鸡子去黄，内上苦酒，著鸡子壳中，一枚

用法：上二味，内半夏，著苦酒中，以鸡子壳置刀环中，安火上，令三沸，去滓。少少含咽之。不差，更作三剂。

功用：清热涤痰，敛疮消肿。

适应证：痰郁火灼咽痛证：咽痛，咽中溃烂，咯吐黄痰，或咽痛有灼热感，语言不利，发音嘶哑，稍有力则疼痛，咽中痰阻，舌红，苔黄腻，脉数或滑。

解读方药：

1. 诠释方药组成：方中苦酒泄热利咽；半夏燥湿利咽；鸡子壳收敛利咽；鸡子清清热利咽。

2. 剖析方药配伍：苦酒与鸡子清，属于相使配伍，清热滋润利咽。半夏与苦酒，属于相反相使配伍，相反者，寒温同用；相使者，半夏助苦酒利咽通声，苦酒助半夏消肿化痰。鸡子清与鸡子壳，属于相使配伍，清热收敛利咽。

【苦参】苦参为豆科多年生草本植物苦参的根。

别名：水槐，地槐，菟槐，骄槐，虎麻，芩茎，绿白，陵郎，白茎。

性味：苦，寒。

功用：清热燥湿，解毒利尿，杀虫止痒。

主治：风疹，湿疹，湿毒脚气，阴部溃疡，口舌生疮，疥癣，丹毒，湿热痢疾，湿热黄疸湿热带下，痔疮，小便不利。

《神农本草经》曰："味苦寒，主心腹结气，癥瘕，积聚，黄胆，溺有余淋，逐水，除痈肿，补中，明目，止泪。"

入方：见苦参汤、当归贝母苦参丸。

用量：

用量		经方数量	经方名称
古代量	现代量		
四两	12g	1方	当归贝母苦参丸
十两	30g	1方	苦参汤

注意事项：有人认为苦参反藜芦，因其论述不切合临床实际，所以不能作为临床参考依据；在临床中应用苦参配藜芦辨治诸多杂病具有良好的治疗效果，如藜芦苦参汤等。寒湿便溏者慎用。

化学成分：含多种生物碱（d-苦参碱，氧化苦参碱，槐花碱，槐果碱，金雀花碱，臭豆碱，穿叶赝靛碱，羟基苦参碱，d-氧化苦参碱，Ⅰ-甲基金花碱），黄酮类化合物（苦参黄酮），黄腐醇，异黄腐醇，3，4′5-三羟-7-甲氧-8-异戊烯基山柰酚等。

药理作用：抗皮肤真菌（皮肤癣菌），抗菌作用（结核杆菌，痢疾杆菌，金黄色葡萄球菌，大肠杆菌），抗病毒作用（肝炎病毒，病毒性心肌炎，柯萨奇病毒），抗淋病双球菌，抗血丝虫，杀死滴虫及阿米巴原虫，抗肿瘤作用（抗S_{180}肉瘤，抑制癌细胞分裂），抗炎作用，抗过敏作用，抗心律失常（抗室性心律失常，心脏异位节律性），降血脂作用（血清胆固醇，高甘油三脂血症），增加冠状流量，保护心肌缺血，抗辐射作用，防止白细胞减低，利尿作用，平喘作用，祛痰作用，镇静作用，镇痛作用，解热作用。

【苦参汤】

组成：苦参十两（30g）（方药及用量引自《经方辨治疑难杂病技巧》）

用法：上一味，以水二斗半，煮取一斗半，去滓。熏洗，分早晚。（用法引自《经方辨治疑难杂病技巧》）

功用：清热解毒，燥湿泄邪。

适应证：

1. 男女阴部瘙痒或溃疡证：阴部瘙痒或溃疡伴有口腔溃疡，局部有渗出物，或有疼痛，妇人带下黄浊，男子淫白或黄物，舌红，口干，苔黄，脉滑。

2. 皮肤瘙痒证属湿热证机者。

3. 风疹，湿疹，牛皮癣等属湿热证机者。

解读方药：方中苦参苦寒，苦以燥湿泄浊，寒以清热解毒，更能通利小便，使湿热毒邪从小便而去。又能杀虫疗恶疮，除下部蚀。因此，可清热解毒，燥湿泄邪，以疗湿热诸病证。

快 kuài❶通畅，爽。如第十二 18 条："病者脉伏，其人欲自利，利反快，虽利，心下续坚满。"❷泻下，攻下。如第七 1 条："或从汗出，或从呕吐，或从消渴，小便利数，或从便难，又被快药下利，重亡津液，故得之。"❸较短时间内。如 134 条大陷胸汤用法中言："得快利，止后服。"又如 152 条十枣汤用法中言："得快下利后，糜粥自养。"

【快药下利】泻下药引起下利。如第七 1 条："或从汗出，或从呕吐，或从消渴，小便利数，或从便难，又被快药下利，重亡津液，故得之。"指出方药引起的下利与病邪引起的下利有其本质不同，临证当区别对待。

髋 kuān 髋，即髀上的大骨，连接两股之端。通称胯骨。髀者，股骨也，髀者，髀上也。如第十四 29 条："腰髋弛痛，如有物在皮中状。"

【髋即胸中痛】胯骨及胸中疼痛。见寒湿黄汗证，如第十四 29 条："若身重，汗出已辄轻者，久久必身瞤，髋即胸中痛，又从腰以上必汗出，下无汗，腰髋弛痛，如有物在皮中状。"其证机是寒湿侵袭肌肉与皮肤，营卫滞涩，气血运行不利，寒湿阻滞脉络，经气不和，则髋即胸中痛。

款 kuǎn 款，药名，即款冬花，入射干麻黄汤中。

【款冬花】款冬花为菊科多年生草本植物款冬花的花蕾。

别名：颗东，虎须，菟奚，氏冬，看灯花，九九花。

性味：辛，温。

功用：温肺宣肺，镇咳降逆。

主治：咳嗽有痰，气喘，胸闷胸满。

《神农本草经》曰："味辛温，主咳逆上气，善喘，喉痹，诸惊痫，寒热邪气。"

入方：见射干麻黄汤。

用量：

用量		经方数量	经方名称
古代量	现代量		
三两	9g	1方	射干麻黄汤

注意事项：肺热者慎用。

化学成分：含款冬二醇，山金牛二醇，甾醇，芸香苷，金丝桃苷，蒲公英黄质，克氏千里光碱，款冬花内酯，鞣质，黏液质，款冬酮，款冬素，甲基丁酸素酯，甲基丁酸3，14z去氧款冬花酯，β-谷甾醇，1-链烯类，β-倍半萜烯油，香芹酚，棕榈酸甲酯，亚油酸甲酯，苯乙醇，1-壬烯-3-醇，1-十一碳烯-醇，当归酸，2-甲基丁酸，微量元素（锌、铜、铁、铅、镍、锰、镉、钴、硒等）。

药理作用：镇咳作用（对支气管所处状态呈双向调节作用），祛痰作用，平喘作用，兴奋呼吸的作用，升压作用（促进茶酚胺类递质释放与直接收缩血管平滑肌，增加外周阻力，增加心每搏输出量），抑制血小板聚集。

狂 kuáng❶精神失常，亦即狂躁病证。如第五13条："治病如狂状，妄行，独语不休，无寒热，其脉浮。"❷心神不宁如同发狂。如106条："太阳病不解，热结膀胱，其人如狂，血自下，下者愈。"

魁 kúi 魁，即大，高大，引申为关节肿大。如第五8条："诸肢节疼痛，身体魁羸，脚肿如脱，头眩，短气，温温欲吐。"

【魁羸】肢体关节肿大，形体消瘦。详见"身体魁羸"项。

葵 kúi❶药名：如葵子。❷方名：如葵子茯苓丸。

【葵子】葵子为锦葵科一年生草本植物冬葵的成熟种子。

别名：冬葵子，葵花子。

性味：甘，寒。

作用：利水通阳化饮。

主治：小便不利，肢体浮肿，头晕目眩，大便溏薄。

《神农本草经》曰："味甘寒，主五脏六腑寒热羸瘦，破五淋，利小便，久服坚骨，长肌肉，轻身，延年。"

入方：见葵子茯苓丸。

用量：

用量		经方数量	经方名称
古代量	现代量		
一斤	48g	1方	葵子茯苓散

化学成分：含脂肪油，蛋白质，单糖，蔗糖，麦芽糖，淀粉。

药理作用：利尿作用。

【葵子茯苓丸】

组成：葵子一斤（48g）　茯苓三两（9g）

用法：上二味，杵为散，饮服方寸匕，日三服。小便利则愈。

功用：利水通阳化气。

适应证：膀胱阳郁水气证。小便不利，洒淅恶寒，起即头眩，少腹胀满，身重或浮肿，舌淡，苔薄，脉沉。

解读方药：

1. 诠释方药组成：方中葵子通阳利水；茯苓健脾利水。

2. 剖析方药配伍：葵子与茯苓，属于相须配伍，葵子助茯苓健脾益气利水，茯苓助葵子通阳利水。

3. 权衡用量比例：葵子与茯苓用量比例是16∶3，提示药效通阳利水与健脾利水之间的用量调配关系，以治阳郁水气。

愦 kuì 愦，即昏乱，糊涂，引申为心胸烦乱不安。如221条："若发汗则躁，心愦愦，反谵语。"又如第十七21条："病人，胸中似喘不喘，似呕不呕，似哕不哕，彻心中愦愦然无奈者。"

【愦愦】形容心胸特别烦闷不舒。详见"心愦愦"项。

裩 kūn❶药名：如392条烧裩散中言："妇人中裩近隐处，剪烧作灰。"❷方名：如烧裩散。

用量		经方数量	经方名称
古代量	现代量		
方寸匕	6~9g	1方	烧裩散

K

L

腊 là 腊，即岁末，亦即十二月，如第二十二23条小儿疳虫蚀齿方用法言：“上二味，末之，取腊日猪脂熔，以槐枝绵裹头四五枚，点药烙之。”

【腊日】传说每年岁终祭祀百神之日。南朝·梁宗懔《荆楚岁时记》：“十二月八日为腊日。”如第二十二23条小儿疳虫蚀齿方用法言：“上二味，末之，取腊日猪脂熔，以槐枝绵裹头四五枚，点药烙之。”

来 lái❶来往，往来。如96条：“伤寒五六日，中风，往来寒热，胸胁苦满，嘿嘿，不欲饮食。”❷表示时间的经过。如仲景序：“余宗族素多，向余二百，建安纪年以来。”❸表示来到，到来。如143条：“妇人中风，发热恶寒，经水适来。”❹出现。如390条能脉四逆汤加猪胆汁汤用法中言：“其脉即来，无猪胆，以羊胆代之。”又如178条：“脉按之来缓，时一止复来者，名曰结。”

癞 lài 癞，即疥癣，疠癞之类。癞者，风气与水气相搏而走窜肌肤，滞涩于营卫，郁虐于腠理，肌肤为痒，以手抓破皮肤而结为疮痂，久而久之，以成痂癞。如第十四2条：“脉浮而洪，浮则为风，洪则为气，风气相搏，风强则为隐疹，身体为痒，痒为泄风，久为痂癞。”

蓝 lán❶药名：如红蓝花。❷方名：如红蓝花酒。

览 lǎn 览，即看到。如仲景序：“余每览越人入虢之诊，望齐侯之色，未尝不慨然叹其才秀也。”

烂 làn❶破碎，引申为使水激荡。如65条茯苓桂枝大枣甘草汤用法中言：“作甘烂水法，取水二斗，置大盆内，以杓扬之，水上有珠子五六千颗相逐，取用之。”❷溃烂，溃疡。如111条：“但头汗出，剂颈而还，腹满微喘，口干咽烂。”如33条：“厥应下之，而反发汗者，必口伤烂赤。”❸因过熟而变得松软。如第四2条鳖甲煎丸用法中言：“着鳖甲于中，煮令泛烂如胶漆，绞取汁，内诸药，煎如丸，如梧子大，空心服七丸。日三服。”

螂 láng 螂，药名，即蜣螂，入鳖甲煎丸中。

狼 láng❶药名：如狼牙。❷方名：如狼牙汤。

【狼牙】狼牙为蔷薇科多年生草本植物龙牙草带有不定芽的根茎。

别名：牙子，狼茜，狼子，犬牙，仙鹤草根芽，狼牙草根芽。

性味：苦、酸。

功用：清热解毒，燥湿敛疮。

主治：阴部溃疡，阴肿，阴痒，带下量多。

《神农本草经》曰：“味苦寒，有毒，主邪气热气，疥瘙恶疡疮痔，去白虫。”

入方：见狼牙汤。

用量：

用量		经方数量	经方名称
古代量	现代量		
三两	9g	1方	狼牙汤

化学成分：含仙鹤草素，仙鹤草酚，仙鹤草内酯，仙鹤草醇，鞣质，挥发油，维生素C，维生素K。

药理作用：抗菌作用（枯草杆菌，结核杆菌，金黄色葡萄球菌），抗寄生虫作用（草履虫，阴道滴虫，蛔虫，血吸虫，绦虫），抗病毒作用，抗疟作用，抗肿瘤作用，抗炎作用，降血糖作用，调整心率作用，止血作用。

【狼牙汤】

组成：狼牙三两（9g）

用法：上一味，以水四升，煮取半升，以绵缠箸如茧，浸汤沥阴中，日四遍。

功用：清热燥湿，解毒敛疮。

适应证：妇人阴中湿热疮证：阴中瘙痒，有热痛感，糜烂，带下黄浊，淋漓不止，脉滑数。

解读方药：方中狼牙性味苦寒，清泻邪热，荡涤湿浊，驱杀诸虫，敛疮生肌，善疗妇人阴中湿热疮毒诸证。

劳 láo❶穴名，即劳宫穴。见妇人伤胎证，如第二十 11 条："太阴当养不养，此心气实，当刺泻劳宫及关元，小便微利则愈。"❷过度劳累。如 393 条："大病差后，劳复者，枳实栀子豉汤主之。"❸疲劳，引申为虚弱性疾病经久不愈。如第十四 29 条："食已汗出，又身常暮盗汗出者，此劳气也。"又如第六 3 条："夫男子平人，脉大为劳，极虚亦为劳。"

【劳复】疾病初愈又因过度劳累而发作。见热扰胸腹兼气滞证或阳明胃热兼气滞证，如 393 条："大病差后，劳复者，枳实栀子豉汤主之。"《注解伤寒论·差后劳复阴阳易病》："病有劳复，有食复，伤寒新差，血气未平，余热未尽，早作劳动病者，名曰劳复。"仲景明确指出疾病初愈，必须注意调理护养，使病者精力与体力得以全面恢复，则可健康无病。若未能如此，容易引起病证复发，仲景以未能有效调理护养为借鉴，以此展开辨病后调养不当而致热扰胸腹兼气滞证或阳明胃热兼气滞证的证治。

【劳宫】劳宫穴。部位在手掌心，当第 2、第 3 掌骨之间偏于第 3 掌骨，握拳屈指时中指尖处。具有通达经气，和畅血脉，泻邪益正的作用。主治心痛，呕吐，癫狂痫，口疮，口臭。针刺0. 3~0. 5寸。如第二十 11 条："太阴当养不养，此心气实，当刺泻劳宫及关元，小便微利则愈。"

【劳气】久虚而伤气阴的病理病证。见劳气证，如第十四 29 条："食已汗出，又身常暮盗汗出者，此劳气也。"指出劳气即久虚而伤气阴之汗出，身重，两胫自冷等证颇似寒湿黄汗证，临证之际一定要注意鉴别诊断。审虚劳病证则以盗汗或自汗为主，其证机是正气虚弱，或虚热内生而迫津外泄，或卫气虚弱不能固护肌表；或阴血虚不得眠，或心血虚而悸，或肾气虚弱而腰痛等为特征，以资别之。

【劳则营气竭】虚劳的病理之一是营气虚弱比较明显。见上焦消渴证主脉及证机，如第十三 2 条："寸口脉浮而迟，浮即为虚，迟即为劳；虚则卫气不足，劳则营气竭。"指出上焦心肺之气虚弱的病证表现主要在营卫之气不足，提示治疗可从营卫入手，可取得预期治疗效果。

【劳使之然】因虚劳而导致这样的病证表现。见阴血虚劳证，如第六 5 条："小便不利，面色白，时目瞑，兼衄，少腹满，此为劳使之然。"《金匮要略论注·血痹虚劳病》："非下元劳极，何以使然。"其证机是阴血虚弱，阴不得滋，血不得养，虚热内生而内扰。

【劳伤】过度劳累而伤及气血。见肝血瘀脉阻重证，如第六 18 条："五劳，虚极羸瘦，腹满，不能饮食，食伤，忧伤，饮伤，房室伤，饥伤，劳伤，经络营卫气伤。"指出肝血瘀脉阻重证的常见致病因素，提示辨证当审因别证。

【劳倦】疲劳困倦的病证表现。见心阴虚证的基本脉证，如第十一 10 条："心伤者，其人劳倦，即头面赤而下重。"指出心阴虚证的常见病证表现是疲劳困倦，其证机是阴血不足，无以化气，气不得主持于外。

【劳之为病】虚弱性疾病的病证表现。见阴虚虚劳证，如第六 6 条："劳之为病，其脉浮大，手足烦，春夏剧，秋冬瘥，阴寒精自出，酸削不能行。"其证机是阴血虚弱，春夏为阳而伤阴，秋冬为阴而阴内守，若秋冬阴寒太过而伤阳，阳不得固精而精自出，阳不得柔筋而不能行；其治当滋养阴血，兼顾阳气。

老 lǎo 老，即 60 岁以上的人。如第三 14 升麻鳖甲汤用法中言："顿服之。老小再服，取汗。"

【老小再服】老人小孩当分 2 次服用。如第三 14 升麻鳖甲汤用法中言："顿服之。老小再服，取汗。"

【老小量之】根据老人小孩生理特点而调配药用剂量。如三物备急丸用法中言："以暖水、苦酒服大豆许三枚，老小量之。"

潦 lǎo 潦，即雨水。如 262 条麻黄连轺赤小豆汤用法中言："上八味，以潦水一斗，先煮麻黄，再沸，去上沫，内煮药，煮取三升，去滓。"

【潦水】雨后地面所积之水。如 262 条麻黄连轺赤小豆汤用法中言："上八味，以潦水一斗，先煮麻黄，再沸，去上沫，内煮药，煮取三升，去滓。"《本草纲目》："降注雨水谓之潦，又淫雨为潦。甘，淡，无毒，煎调脾胃，去湿热之药。"《注解伤寒论·辨阳明病脉证并治》："煎用潦水者，亦取其水味薄，则不助湿气。"

烙 lào 烙，即用器物烤。如第二十二 23 条小儿疳虫蚀齿方用法中言："取腊日猪脂熔，

L

以槐枝绵裹头四五枚，点药烙之。”

酪 lào 酪，即乳浆。用牛马羊等乳液制成的乳制品。如12条桂枝汤用法中言：“禁生冷，黏滑，肉面，五辛，酒酪，臭恶等。”

勒 lè❶药名：如诃梨勒。❷方名：诃梨勒散。

雷 léi❶人名。如仲景序：“上古有神农、黄帝、岐伯、伯高、雷公、少俞、少师、仲文，中世有长桑、扁鹊，汉有公乘阳庆及仓公。”❷云层放电时发出的强大声音，即雷鸣声，引申为肠鸣音。如157条：“干噫食臭，胁下有水气，腹中雷鸣，下利者。”

【雷公】人名，即雷公，上古黄帝之臣，善医。在《黄帝内经》中有雷公与黄帝设问答疑的记载。如仲景序：“上古有神农、黄帝、岐伯、伯高、雷公、少俞、少师、仲文，中世有长桑、扁鹊，汉有公乘阳庆及仓公。”

【雷鸣】形容腹中有水声如雷声。详见“腹中雷鸣”项。

L

【雷鸣切痛】形容腹中有水声如雷声，并伴有明显的腹痛。见脾胃虚寒证以饮逆为主，如第十10条：“腹中寒气，雷鸣切痛，胸胁逆满，呕吐，附子粳米汤主之。”《金匮要略直解·腹满寒疝宿食病》：“盖脾胃喜温而恶寒，寒气客于中，奔迫于肠胃之间，故作雷鸣切痛。”其证机是阳虚与水饮相搏在腹中，阻滞气机而不畅不通；其治以附子粳米汤，温阳化饮，散寒降逆。

羸 léi 羸，即消瘦。如141条三物白散用法中言：“强人半钱匕，羸者减之。”又如第二十二8条：“久则羸瘦，脉虚多寒。”

【羸者减之】体质消瘦的病人应减量服用。如141条三物白散用法中言：“强人半钱匕，羸者减之。”

【羸人服半钱】体质消瘦的病人应服用半钱匕（0.8～0.9g）。如152条十枣汤用法中言：“强人服一钱匕，羸人服半钱，温服之，平旦服。”

【羸瘦】形体虚弱消瘦。详见“久则羸瘦”项。

类 lèi 类，即种类，类别。如仲景序：“夫天布五行，以运万类。”又如第七2条：“病咳逆，脉之，何以知此为肺痈？当有脓血，吐之则死，其脉何类？”

冷 lěng❶温度低，与“热”相对。如第12条桂枝汤用法中言：“禁生冷，黏滑，肉面，五辛，酒酪，臭恶等。”又如第一2条：“服食节其冷、热、苦、酸、辛、甘，不遗形体有衰，病则无由入其腠理。”❷病证之一，即寒证。如89条：“病人有寒，复发汗，胃中冷，必吐蚘。”❸放凉。如233条蜜煎导用法中言：“当热时急作，冷则硬，以内谷道中，以手急抱，欲大便时乃去之。”

【冷则硬】放凉则变硬。如233条蜜煎导用法中言：“当热时急作，冷则硬，以内谷道中，以手急抱，欲大便时乃去之。”指出制作方药应该掌握的方法与标准。

【冷结在膀胱关元】寒气搏结在膀胱关元部位的病理病证。见冷结膀胱关元证，如340条：“病者手足厥冷，言我不结胸，小腹满，按之痛者，此冷结在膀胱关元也。”其证机是寒气结于膀胱关元，阻滞阳气不能外达，阴阳之气不相顺接；其治当温暖膀胱关元，散寒通阳。言“膀胱”者，泛指小腹部位；言“关元”者，泛指关元穴周围。

【冷食自能助药力】用冷饮食则有助于药力发挥治疗作用。如第五11条侯氏黑散用法中言：“禁一切鱼肉，大蒜，常宜冷食，自能助药力，在腹中不下也，热食即下矣，冷食自能助药力。”《仲景方临床应用指导·心病证用方》：“服用本方时，应进冷食为妥，冷食有助于药力留于腹中而攻邪。”

离 lí 离，即离开，分开。如第十一12条：“梦远行而精神离散，魂魄妄行。阴气衰者为癫，阳气衰者为狂。”

【离散】离开散失。详见“梦远行而精神离散”项。

漓 lí 漓，水渗入地，引申为汗出淋漓不止或太多。如12条桂枝汤用法中言：“温覆令一时许，遍身漐漐微似有汗者益佳，不可令如水流漓，病必不除。”

梨 lí❶药名：如诃梨勒。❷方名：如诃梨勒散。

藜 lí❶药名：如藜芦。❷藜芦甘草汤。

【藜芦】藜芦为百合科多年生草本植物黑藜芦的根茎。

别名：葱苒，葱葵，山葱。

性味：辛、苦，寒。

功用：涌吐风痰。

主治：手足蠕动或震颤，肌肉颤抖，喉中有痰声，咽喉不利，大便不调。

《神农本草经》曰："藜芦，味辛苦，有毒。主蛊毒，咳逆，泄痢肠澼，头疡疥瘙恶疮，杀诸虫毒，去死肌。"

入方：见藜芦甘草汤。

用量：

用量		经方数量	经方名称
古代量	现代量		
一两	3g	1 方	藜芦甘草汤

注意事项：有人认为藜芦反人参、苦参、紫参、芍药、细辛，因其论述不切合临床实际，所以不能作为临床参考依据；在临床中应用藜芦配人参、苦参、紫参、芍药（白芍、赤芍）、细辛辨治诸多杂病具有良好的治疗效果，如藜芦人参汤、藜芦苦参汤、藜芦紫参汤、藜芦芍药汤、藜芦细辛汤等。

化学成分：含介酚胺，假介酚胺，玉红介酚胺，秋水仙碱，计明胺，藜芦酰棋盘花碱，天目藜芦碱，天目藜芦宁碱，藜芦胺，龙葵胺，去氧介芬胺，β-谷甾醇，棋盘花辛碱，棋盘花酸 S-内酯-16-当归酸酯。

药理作用：降压作用（反射地抑制血管运动中枢），催吐作用。

【藜芦甘草汤】

组成：藜芦一两　甘草二两

用法：以水三升，煮取一升五合，分二服，温服之。

功用：化痰熄风，和畅筋脉。

主治：上肢风痰证。病人常以手指臂肿动，比人身体瞤瞤者。

解读方药：

1. 诠释方药组成：方中藜芦荡涤顽痰，息风止痉，甘草益气缓急。

2. 剖析方药配伍：藜芦与甘草，属于相反相使配伍，相反者，藜芦泻实涤痰，甘草益气和中；相使者，藜芦使甘草益气祛痰，甘草使藜芦息风涤痰。

3. 权衡用量比例：藜芦与甘草用量比例是 1∶2，提示药效涤痰与益气之间的用量调配关系，以治风痰。

黧 lí黧，即黑里带黄的颜色。如第十二 24 条："膈间支饮，其人喘满，心下痞坚，面色黧黑。"

【黧黑】乌黑而黄且无光泽。详见"面色黧黑"项。

李 lǐ李，药名，即甘李根白皮，入奔豚汤中。

里 lǐ❶辨证方法之一，即里证。如 74 条："中风发热，六七日不解而烦，有表里证。"❷内，与"外"相对，即内在脏腑。如 49 条："所以然者，尺中脉微，此里虚，须表里实，津液自和者，便自汗出愈。"❸市制长度单位，1 里为 150 丈，为 500 米。如第十 15 条大黄附子汤用法中言："服后如人行四五里，进一服。"

【里虚】里有正气虚弱病理。

其一，表里兼证，如 49 条："所以然者，尺中脉微，此里虚，须表里实，津液自和者，便自汗出愈。"指出表里兼证，病变的主要矛盾方面是里气虚弱，其治必须首先考虑补益正气。又，辨里虚，还应当进一步辨气虚、血虚、阴虚、阳虚等，以法采取有效治疗措施。

其二，阳明热结重证有正气不足者。如 214 条："明日又不大便，脉反微涩者，里虚也，为难治，不可更与承气汤也。"指出阳明热结证，若其虚实证机同时出现，治疗则比较难。

其三，虚劳证，如第六 4 条："男子面色薄者，主渴及亡血，卒喘悸，脉浮者，里虚也。"指出审虚劳证机是阴血虚弱的病理。

其四，太阴脾虚寒证，如第十七条："中寒，其人下利，以里虚也，欲嚏不能，此人肚中寒。"《金匮要略心典·呕吐哕下利病》："中寒而下利者，里气素虚，无为捍蔽，邪得直侵中脏也。"其证机是太阴脾气素体虚弱，寒邪乘机所袭，寒气与虚气相搏，正气欲驱寒气于外且不能；治当

L

温补脾气而散寒。

【里证】有在里的病理病证。详见“有表里证”项。

【里未和】在里病证仍在而未被解除。见表里兼证，如 93 条：“所以然者，汗出表和故也；里未和，然后复下之。”指出表里兼证，经治疗表证之后，若里证仍在，治当以法从里证，方可取得预期治疗效果。

【里急】在里病证表现比较急迫。

其一，下焦水气病证，如 127 条：“小便少者，必苦里急也。”其证机是水气内停，气机为水气所遏而壅滞不畅。

其二，肾中浊邪阴阳易证，如 392 条：“其人身体重，少气，少腹里急，或引阴中拘挛。”详见“少腹里急”项。

其三，阴血虚劳证，如第六 5 条：“男子，脉虚、沉、弦，无寒热，短气，里急，小便不利。”其证机是阴血虚弱，筋脉失荣而拘急。

其四，气血虚内热证，如第六 13 条：“虚劳，里急，悸，衄，腹中痛。”其证机是气血虚弱，气虚而不运，血虚而不行，虚热内生，虚热逆乱经气而伤津。

【里有寒】此“寒”字当是“热”字，或“有”字当是“冇”字。在里没有寒证，或里有邪热。见阳明热盛证，如 176 条：“伤寒，脉浮滑，此以表有热，里有寒。”其证机是邪热内盛而蒸腾于外，治以白虎汤，清泻盛热。

【里寒】在里是寒证。详见“表热里寒”项。

【里寒外热】在里有寒是证机，在表有热是症状。见少阴阳虚戴阳证，如 317 条：“少阴病，下利清谷，里寒外热，手足厥逆，脉微欲绝，身反不恶寒，其人面色赤。”又 370 条，复如第十七 45 条：“下利清谷，里寒外热，汗出而厥者，通脉四逆汤主之。”其证机是阴寒内盛，阳气内虚，虚阳不胜寒气而被格拒浮越于外，故里寒是真，表热是假。

【里有热】在里有邪热证机。见热陷心包证，如 350 条：“伤寒，脉滑而厥者，里有热，白虎汤主之。”其证机是邪热深伏于内而乘于心包。

【里水】在里有水气病理。

其一，脾胃阳郁夹热水气证，如第十四 5 条：“里水者，一身面目黄肿，其脉沉，小便不利，故令病水。”其证机是脾胃阳郁，不能气化水气，水气内郁，郁而化热，热水郁相互搏结；其治以越婢加术汤，调理脾胃，行水清热，使水气得行，阳气得化。

其二，脾胃阳郁夹热水气证及脾寒阳郁水气证，如第十四 25 条：“里水，越婢加术汤主之；甘草麻黄汤亦主之。”其证机是脾胃不和，郁而生热，邪热与水气相搏；治以越婢加术汤。或其证机是寒气留居于脾，脾阳被郁，水气内停而逆乱；治以甘草麻黄汤，理脾散寒，发越郁阳。

理

lǐ❶道理，事物的规律。如仲景序：“自非才高识妙，岂能探其理致哉！”❷肌肉组织的条纹。如 97 条：“血弱气尽，腠理开，邪气因入，与正气相搏，结于胁下，正邪分争，往来寒热，休作有时。”❸调理。如 159 条：“理中者，理中焦，此利在下焦，赤石脂禹余粮汤主之；复不止者，当利其小便。”❹方名：如理中丸。

【理者】“理”的生理特性及作用是什么？见脏腑发病与致病因素，如第一 2 条：“理者，是皮肤脏腑之文理也。”理是皮肤脏腑之纹理也，可灌注气血。

【理中人参黄芩汤去桂枝加黄连】此段有错简，不可望文生义。如 157 条生姜泻心汤用法中言：“本云：理中人参黄芩汤去桂枝加黄连。”

【理中者】理中汤（丸）的功用。见脾胃虚寒痞证，如 159 条：“理中者，理中焦，此利在下焦，赤石脂禹余粮汤主之；复不止者，当利其小便。”指出理中丸的基本功用与主治病证。

【理中焦】调理中焦脾胃之气。见脾胃虚寒痞证，如 159 条：“理中者，理中焦，此利在下焦，赤石脂禹余粮汤主之。”指出理中汤（丸）的主要功能之一是调理脾胃之气。

【理中丸】

组成：人参　干姜　甘草（炙）　白术各三两（9g）

用法：上四味，捣筛，蜜和为丸，如鸡子黄许大。以沸汤数合和一丸，研碎，温服之。日三四，夜二服。腹中未热，益至三四丸，然不及汤。汤法：以四两依物数切，用水八升，煮取三升，去滓。温服一升，日三服。若脐上筑者，肾气动也，去术加桂四两；吐多者，去术加生姜三两；下多者，还用术；悸者加茯苓二两；渴欲得水者，加术足前成四两半；腹中痛者，加人参足前成四两半；寒者，加干姜足前成四两半；腹满者，去术，加附子一枚。服汤后，如食顷，饮热粥一升许，微自温，勿发揭示衣被。

功用：温中健脾，散寒化湿。

适应证：

1. 脾胃虚寒证：胃脘或腹疼痛或胀满，时有寒气直入脘腹，遇寒则增，喜温喜按，倦怠，大便溏，或大便先溏后硬，饮食不佳，或呕吐，舌淡，苔薄白，脉弱或虚。

2. 寒湿霍乱证：呕吐频繁，其物清稀无臭，下利益甚而无肛门灼热，头痛，身疼痛，恶寒，甚则手足厥逆，口不渴，舌淡，苔薄白，脉微弱。

3. 虚寒胸痹证：胸痛，胸闷，短气不足以息，动则益甚，或咳，或喘，四肢无力，舌淡或紫，苔薄，脉细无力。

4. 胸阳虚证：胸部畏寒，喜唾清稀涎水而多，或背部恶寒，舌淡，苔薄白，脉弱。

5. 阳虚出血证：恶寒，肢冷，或便血，或吐血，或小便下血，或肌肤紫斑，脉弱。

配伍原则与方法：脾胃虚寒证基本病理病证，一是寒邪肆虐脾胃，另一是脾胃虚弱而不运不降。所以，治疗脾胃虚寒证，其用方配伍原则与方法必须重视以下几个方面。

1. 针对证机选用温阳散寒药：寒邪之所以侵袭于脾胃，大多因于脾胃之气虚弱，从而导致脾气不得升，胃气不得降，清浊之气与寒气相互搏结而阻塞中气，则证见脘腹疼痛或胀满，喜温喜按，治当选用温阳散寒药，只有切中证机而选药，才能达到预期治疗目的。如方中人参，干姜。

2. 合理配伍补气药：脾胃夙有阳虚，其气必虚。又，气可化阳，阳生于气。因此，治疗脾胃阳虚寒证，其治必须首当补气，只有合理而有效地配伍补气药，才能达到阳从气而化生即补阳作用。再则，治疗脾胃阳虚证，其治用药必须是温阳散寒药与补气药有机地配伍，才能阳以化气，气以生阳，进而达到补阳作用。如方中人参、甘草。

3. 妥善配伍健脾药：脾胃虚寒证机，其治配伍补气药虽非常重要，但其治仅是解决一时之虚，还不能达到使脾胃之气建立而生化气血，只有合理配伍健脾药，才能使脾胃之气源源地生化气血，从而达到阳从气而化生，阳气得复而能驱寒。可见，配伍健脾药是治疗脾胃虚寒证之关键。如方中白术。

解读方药：

1. 诠释方药组成：方中人参补益中气；干姜温中散寒；白术健脾益气；甘草益气和中。

2. 剖析方药配伍：人参与干姜，属于相使配伍，补益中气，温阳散寒；人参与白术，属于相须配伍，健脾补气，人参偏于补气，白术偏于健脾；干姜与甘草，属于相使配伍，辛甘化阳补阳；人参与甘草，属于相须配伍，增强补益中气。

3. 权衡用量比例：人参与干姜用量比例是1∶1，提示药效补气与温中之间的用量调配关系，以治虚寒；人参与白术用量比例是1∶1，提示药效大补元气与健脾之间的用量调配关系，以治气虚；干姜与甘草用量比例是1∶1，提示药效温中与益气之间的用量调配关系，以治阳虚。

本方配伍特点是：补气药与温阳药相伍，补气之中以补阳，阳得气而补，此即脾胃阳虚病证不用补阳药而用补气药与温阳药相伍，相互作用以达补阳之效用。

药理作用：

1. 保护胃黏膜作用：对大鼠醋酸型胃溃疡的愈合有明显促进作用，对大鼠幽门结扎型胃溃疡有保护作用［陕西中医，1987（7）：333］。

2. 拮抗小肠推进亢进：能明显抑制大黄脾虚小鼠小肠推进运动亢进，对阿托品负荷小鼠小肠推进运动受抑加强，对新斯的明负荷小鼠小肠推进运动有拮抗作用，能缓解乙酰胆碱、氯化钡所引起的肠管强直性收缩，表现为紧张性下降，收缩幅度减少［南京中医学院学报，1993（4）：33］。

3. 抗氧化作用：降低老龄大鼠红细胞超氧化物歧化酶活性及血清脂质过氧化物含量［国医论坛，1994（6）：37］；对缺血处死的大白兔心、脑、肺等组织匀浆中的脂质过氧化物含量有明显的降低作用，抗氧化作用，抑制脂质过氧化作用，保护细胞免受损伤［国医论坛，1992（4）：42］。

4. 增强机体免疫功能：能刺激健康人淋巴细胞转化，提高小鼠巨噬细胞的吞噬功能，增强机体免疫机能［中医研究，1988（3）：23］。

5. 改善肾功能作用：改善肾功能衰竭，防止肾功能减退；改善肾上腺皮质功能。

另外还具有降低血中胆碱酯酶的活性，改善内脏副交感神经，从而提高中枢神经系统兴奋性，并降低胃张力；降低四氧嘧啶所致小鼠外源性血糖作用；对精子运动功能上升有直接效果。

力 lì❶药物的效力。如12条桂枝汤用法中言：“服已须臾，啜热稀粥一升余，以助药力。”又如第五11条侯氏黑散用法中言：“常宜冷食，自能助药力，在腹中不下也，热食即下矣，冷食自能助药力。”❷用极大的力量，尽力，引申为非常明显。如116条：“火气虽微，内攻有力，焦骨伤筋，血难复也。”

历 lì❶经历，经过。如第二十二8条：“妇人之病，因虚，积冷，结气，为诸经水断绝，至有历年，血寒积结，胞门寒伤，经络凝坚。”❷病证名。如第五4条：“汗出入水中，如水伤心，历节黄汗出，故曰历节。”

【历节】风寒湿久浸渐淫历经骨节而引起疼痛。

其一，肝肾两伤历节证，如第五9条：“假令发热，便为历节也。”又如第十四29条：“假令发热，此属历节。”指出历节证，其证机有寒湿和湿热之别，假如证机是湿热者，其证多有发热证机；假如证机是寒湿者，其证机多有寒湿证机，即使有发热也不得诊为湿热。再则，辨历节者，其证机多是肝肾两伤，邪气侵入，病在骨节，病证较重，其治较难；而寒湿黄汗证也可引起骨节疼痛，但其治疗则相对较易。

其二，气虚寒湿骨节痹证，如第五10条：“病历节，不可屈伸，疼痛。”《金匮要略编注二十四卷·中风历节病》：“此寒湿历节之方也。”其证机是气虚不得温养，寒湿乘机浸淫筋脉骨节，阻滞经脉，经气不通；治以乌头汤，益气蠲邪、通利关节。

【历节黄汗出】历节病证表现常有汗出而色黄。见寒湿历节证的证机，如第五4条：“汗出入水中，如水伤心，历节黄汗出，故曰历节。”其证机是肝肾亏虚，寒湿浸淫，阳气为寒气所伤而不得气化固摄津液，津液与寒气相结而外泄则汗出色黄。

【历节痛】寒湿阻滞而郁结筋骨引起的疼痛。

其一，阳虚痰湿历节证，如第五7条：“盛人脉涩小，短气，自汗出，历节痛，不可屈伸，此皆饮酒汗出当风所致。”其证机是素体阳虚，阳不化津，津聚为痰，痰滞经脉，壅阻筋脉及关节，气血不得滋养；治当温阳益气，涤痰除湿，通达经络。

其二，胸中留饮证，详见“四肢历节痛”项。

【历年】历经有数年。见妇人杂病错综复杂证机，如第二十二8条：“妇人之病，因虚，积冷，结气，为诸经水断绝，至有历年，血寒积结，胞门寒伤，经络凝坚。”指出妇科有些病证可历经数年而不愈。

苈 lì❶药名：如葶苈子。❷方名：己椒苈黄丸。

沥 lì❶液体一滴一滴落地的声音，引申为流水声。如第十二2条：“其人素盛今瘦，水走肠间，沥沥有声，谓之痰饮。”❷浸渍，浸润。如第二十二21条狼牙汤用法中言：“上一味，以水四升，煮取半升，以绵缠箸如茧，浸汤沥阴中，日四遍。”

【沥沥有声】肠间似有流水声音。见痰饮证，如第十二2条：“其人素盛今瘦，水走肠间，沥沥有声，谓之痰饮。”其证机是脾胃阳气不足，气化水津不足，水津变而为痰饮，留结于脾胃；其治当温脾和胃化饮。

蛎 lì❶药名：如牡蛎。❷方名：如桂枝加龙骨牡蛎汤。

立 lì立，即做出，定出。如168条白虎加人参汤用法中言：“此方立夏后，立秋前乃可服，立秋后不可服，正月二月三月尚凛冷，亦不可与服之，与之则呕利而腹痛。”

【立夏后】立夏，即二十四节气之一，立夏后即每年5月5、6或7日以后。如168条白虎加人参汤用法中言：“此方立夏后，立秋前乃可服，立秋后不可服，正月二月三月尚凛冷，亦不可与服之，与之则呕利而腹痛。”指出在临床中使用白虎加人参汤的最佳时间，提示临证用方不可忽视季节变化对方药的影响。

【立秋前乃可服】立秋，即二十四节气之一，立秋前即在每年8月7、8或9日之前。如168条白虎加人参汤用法中言：“此方立夏后，立秋前乃可服，立秋后不可服，正月二月三月尚凛冷，亦不可与服之，与之则呕利而腹痛。”指出在临床中使用白虎加人参汤的最佳时间，提示临证用方不可忽视季节变化对方药的影响。

【立秋后不可服】立秋，即二十四节气之一，立秋后即在每年8月7、8或9日之后。如168条白虎加人参汤用法中言：“此方立夏后，立秋前乃可服，立秋后不可服，正月二月三月尚凛冷，亦不可与服之，与之则呕利而腹痛。”指出在临床中使用白虎加人参汤的注意事项，提示临证用方不可忽视季节变化对方药的影响。又，临证以辨证为准，有是证即可用是方，不可完全拘于季节变化与时间，且当灵活理解与掌握。

利 lì❶下利。如32条：“太阳与阳明合病，必自下利，葛根汤主之。”❷通畅。如第6条：“若被下者，小便不利，直视失溲。”又如28条桂枝去加茯苓白术汤用法中言：“温服一升，小便利则愈。”❸利益，好处，与“坏”“弊”相对。如仲景序：“但竞逐荣势，企踵权豪，孜孜汲汲，惟名利是务。”❹调和。如第十四30条：“手足逆冷，则营卫不利；营卫不利，则腹满胁鸣相逐。”❺舒服。如357条：“下部脉不至，喉咽不利，唾脓血。”❻治法之一，使小便或大便通畅，使水气从下而去。如381条，又如第十七7条：“伤寒，哕而腹满，视其前后，知何部不利，利之则愈。”

【利止】下利病证停止。

其一，寒饮结胸证，如139条：“反下之，若利止，必作结胸。”其证机是因用下法而导致下利，利下或因用药或机体自我调节以抗邪且自止。

其二，太阳病证与霍乱病证相兼，如383条：“此名霍乱，霍乱自吐下，又利止，复更发热也。”指出霍乱病证解除且以表证为主的辨证论治。

其三，阳虚液竭霍乱证，如385条：“恶寒，脉微而复利，利止，亡血也。”其证机是下利太过而大伤阴津，津竭而无物可下以利止，利止不是病情向愈，而是阴津大伤而欲竭。

【利止脉不出者】下利止且脉沉伏而不见。见少阴阳虚格阳证，如317条：“或利止脉不出者，通脉四逆汤主之。”又如317条通脉四逆汤用法中言：“其利止脉不出者，去桔梗，加人参二两。病皆与方相应者，乃服之。”其证机是下利无度而无物可下，阳气大虚而无力鼓动血脉之无脉，去桔梗，加人参益气，其与附子、干姜相用，以温补阳气，辅佐血脉运行；与甘草相用，益气复脉通脉。

【利小便】用利水方法使水气从小便而去，亦即通利小便。

其一，太阳病证与阳明病证相兼，如181条：“太阳病，若发汗，若下，若利小便，此亡津液，胃中干燥，因转属阳明。”指出病证有类似水气证，其治不可用利小便方法，同时也暗示即使能用利小便方法，其治也要切中证机，若稍有治疗不当，则有可能加重病证，对此一定要有足够的认识与了解。

其二，水气病的治疗原则，如第十四18条：“师曰：诸有水者，腰以下肿，当利小便。”《医宗金鉴·水气病》：“诸有水者，谓诸水病也。治诸水之病，当知表里上下分消之法。腰以下肿者水在下，当利小便乃愈，五苓、猪苓等汤证也。”指出治疗水气病证的基本原则与方法，同时也指出治疗水气病证，通畅小便是治疗的重要方面之一，只有以法用利小便方法，方可取得预期治疗效果。又，辨水气病理若在下在里，其治亦可适当配伍发汗药，只有兼顾彼此，以冀缩短治疗周期。

【利小便则愈】使小便通畅则病可向愈。见肾阴阳俱虚转胞证，如第二十二19条：“此名转胞，不得溺也，以胞系了戾，故致此病，但利小便则愈。”指出肾阴阳俱虚转胞证之小便不利证，其治当用利小便的方法，但利小便方法有许多，治疗肾阴阳俱虚证之利小便是以滋补阴阳而利小便。

【利小便已】用利小便方法治疗之后。见少阳病证与阳明病证相兼，如179条：“少阳阳明者，发汗，利小便已，胃中燥，烦，实，大便难是也。”仲景指出少阳病证与阳明病证相兼，其病证表现有类似水气证，临证一定要针对证机而治，不可为症状表现所迷惑，若用利小便方法治疗，则易引起其他病证。

【利不止】下利病证不能自止。

其一，辨痞利证，如159条：“复以他药下之，利不止。”指出因辨证失误而用下法治疗，故导致下利不止。

其二，少阴阳虚戴阳服药格拒证，如315条：“少阴病，下利，脉微者，与白通汤；利不止，厥，逆，无脉。”其证机是阴寒内盛，阳气内虚，寒气充斥于下。

【利不禁】下利滑脱不止。见脏腑阳虚呕利证，如第十七24条：“夫六腑气绝于外者，手足寒，上气，脚缩；五脏气绝于内者，利不禁，下甚者，手足不仁。”其证机是五脏之阳气大虚，气浮越于外而不能守藏于内，清气不得阳气所主而下陷。

【利其小便】用利水的方法使水气从小便而去。

其一，大肠虚寒下利证，如159条："复不止者，当利其小便。"《注解伤寒论·辨太阳病脉证并治》："下焦主分清浊，下利者，水谷不分也，若服涩剂而利不止，当利小便以分其气。"辨大肠虚寒下利证，但其证机有滑脱和水气之分，其证机非滑脱而是水气者，其治则不当固脱，而当利小便，行水气，用方可参五苓散等。

其二，阳明津伤水气热证，如224条："以汗多胃中燥，猪苓汤复利其小便故也。"指出阳明病水气内停之小便不利，可用猪苓汤利小便，即可达到治疗目的。若病变证机是邪热伤津之小便不利，则不当用利小便的方法，若逆而用之，必加重病证。

其三，太阳湿痹证，如第二14条："太阳病，关节疼痛而烦，脉沉而细者，此名湿痹。湿痹之候，小便不利，大便反快，但当利其小便。"《金匮要略心典·痉湿暍病》："治之者必先逐内湿，而后可以除外湿，故曰当利其小便，东垣亦云：治湿不利小便，非其治也。"仲景在辨太阳湿痹证的同时，还兼论若里有湿邪，其治当兼顾其里，治里湿之大法，"但当利其小便"。以揭示辨治太阳湿痹证，若能适当地针对证机配伍利小便药，则可明显增强治疗效果。

其四，寒湿发黄证，如第十五16条："诸病黄家，但利其小便。"指出发黄证机之一就是湿邪所致，因此决定治疗方药首先应考虑祛除湿邪，只有有效地治疗湿邪，才能达到治疗的目的。

其五，厥阴下利证的治疗原则，如第十七31条："下利气者，当利其小便。"《金匮要略心典·呕吐哕下利病》："下利气者，气随利失，即所谓气利是也。小便得利，则气行于阳，不行于阴而愈，故曰当利小便，喻氏所谓急开支河者是也。"指出厥阴肝主疏泄气机，邪犯厥阴肝，肝气不疏，则可引起下利；其治在疏肝的同时，还要适当兼顾利小便，利小便则能增强治疗效果，对此也要辩证地对待，切不可因病是下利，都用利小便的方法，确立治疗方法一定要切中证机为是。

【利之则愈】使大、小便通畅则病为向愈。如381条，又如第十七7条："伤寒，哕而腹满，视其前后，知何部不利，利之则愈。"指出治疗大、小便不通畅病证，要因人而异，若病在大肠宜用泻下，若病在膀胱宜用利小便，因证而异，以法取得治疗效果。

【利过不止】下利过度而不能自止。见寒实结胸证，如141条三物白散用法中言："病在膈上必吐，在膈下必利，不利，进热粥一杯，利过不止，进冷粥一杯。"其证机是因用下法治疗太过，正气不得固摄，故下利不能自止。

【利遂不止】下利于是不能自止。

其一，太阳中风证与大肠热利证相兼，如34条："太阳病，桂枝证，医反下之，利遂不止，脉促者，表未解也。"其证机是邪热下迫下注导致下利病证不止；其治以葛根芩连汤，清热止利。

其二，阳明胃热内结证，如205条："阳明病，心下硬满，不可攻之；攻之，利遂不止者，死。"《注解伤寒论·辨阳明病脉证并治》："若因下利不止者，为正气脱而死。"指出辨治若将胃热内结证用泻下的方法治疗，轻者，其正气可因素体正气恢复而自愈；重者可因误下而戕伐胃气，导致病证预后不良，对此一定要辨证准确，不可误用泻下。

【利益甚】下利病证更加明显。见辨痞利证，如159条："复以他药下之，利不止，医以理中与之，利益甚。"其证机是因误用攻下而损伤正气，正气因用下法所伤而不能固摄于下，则利下不止。

【利在下焦】下利证机在下焦。见辨痞利证，如159条："理中者，理中焦，此利在下焦，赤石脂禹余粮汤主之。"指出下利证机在下焦，但辨治下焦证机还必须针对病变主要矛盾方面。

【利下不止】下利病证比较明显且不能自止。见太阳中风证与脾胃虚寒痞证相兼，如163条："太阳病，外证未除，而数下之，遂协热而利，利下不止，心下痞硬。"其证机是脾气不升而下陷，寒气充斥于下。

【利自止】下利病证随正气恢复而自止。见少阴寒证阳气恢复，如288条："少阴病，下利，若利自止，恶寒而蜷卧，手足温者，可治。"其证机是寒气欲去，阳气欲复，邪不胜正而利自止。

【利反快】下利病证却出现急迫通畅。见大肠饮结证，如第十二18条："病者脉伏，其人欲自利，利反快，虽利，心下续坚满。"其证机是饮邪充斥于下，利下虽急迫通畅但饮邪不能尽去，故病证不能解除。

【利未欲止】下利病证未能趋于停止。见阳明热结旁流重证，如第十七38条："下利，脉迟而滑者，实也，利未欲止，急下之，宜大承气汤。"其证机是邪热内结逼迫津液从旁而下，虽下利而病证不能解除，故下利不能自止。

戾 lì戾，即凶残，引申为疼痛或拘急病证。如第二十二19条："此名转胞，不得溺也，以胞系了戾，故致此病，但利小便则愈。"

慄（栗） lì慄，即发抖，惊恐。如仲景序："卒然逢邪风之气，婴非常之疾，患及祸至，而方震慄，降志屈节，钦望巫祝，告穷归天，束手受败。"又如94条："太阳病未解，脉阴阳俱停，必先振慄汗出而解。"

连 lián❶内在联系。如97条："脏腑相连，其痛必下，邪高痛下，故使呕也。"又如第二十二8条："在上呕吐涎唾，久成肺痈，形体损分；在中盘结，绕脐寒疝；或两胁疼痛，与脏相连。"❷涉及，波及。如167条："病胁下素有痞，连在脐旁，痛引少腹入阴筋者，此名脏结。"❸药名：如连轺。❹方名：大黄黄连泻心汤。

【连轺】连轺为木樨科落叶灌木连翘的果实。

别名：连翘，兰华，折根，轵，三廉。

性味：苦，微寒。

功用：清热解毒，散结消肿。

主治：身黄目黄小便黄，痈疡疔毒疮，口舌生疮，胸中烦热，咽喉肿痛，积滞郁热。

《神农本草经》曰："味苦平，主寒热，鼠瘘，瘰疬，痈肿，恶疮，瘿瘤，结热，蛊毒。"

入方：见麻黄连轺赤小豆汤。

用量：

用量		经方数量	经方名称
古代量	现代量		
二两	6g	1方	麻黄连轺赤小豆汤

化学成分：含连翘酚，马苔树脂醇苷，桦木酸，熊果酸，齐墩果酸，牛蒡子苷，马苔树脂醇，连翘脂素，咖啡酸，芦丁，β-香树脂醇乙酸酯，20（S）-达玛-24-烯-3β，20-二醇-3-乙酸酯，新葡萄糖苷，A：2-（1、4-二羟基环己基）乙基β-D-吡喃葡萄糖苷，B：2-（1-羟基-4-酮环已基）-乙基β-D-吡喃葡萄糖苷，C：2-（1、4-二羟基环已基）乙基-β-D-6-O-［2-（4-羟基苯基）乙酰基］吡喃葡萄糖苷，3、4-二羟基-β-苯乙基-O-a-L-吡喃鼠李糖基-（1→6）-4-O-咖啡酰基-β-D-吡喃葡萄糖苷，连翘醇苷C、D，连翘醇苷E，氧化连翘醇，连翘醇酮，4-咖啡酰芸香糖，挥发油（α-侧柏烯，α-蒎烯，莰烯，β-蒎烯，香叶烯，α-水芹烯，α-松油烯，对-伞花烯，α-柠檬烯，萜烯，松油醇，异松油烯，芳樟醇，水合蒎烯，松香芹醇，龙脑，松油烯醇-4-醇，月桂烯醇，桃金娘烯醛），松脂素，非丽配基，连翘甙，（+）-松脂素-βD-葡萄糖苷，β-谷甾醇。

药理作用：抗菌作用（金黄色葡萄球菌，肺炎葡萄球菌，甲、乙型链球菌，卡他奈氏球菌，痢疾杆菌，大肠杆菌，副伤寒杆菌，绿脓杆菌），抗真菌作用（白色念珠菌，热带念珠菌），抗病毒作用（流感病毒，Ⅰ型副流感病毒，仙台株病毒），抑制弹性蛋白酶活性作用，抗中毒性休克，强心作用，升压作用，抑制小肠作用，抗炎作用（抑制毛细血管通透性）。

【连在脐旁】病证表现涉及脐腹周围。见脏结证的预后，如167条："病胁下素有痞，连在脐旁，痛引少腹入阴筋者，此名脏结。"《伤寒经注·太阳辨证》："宿结之邪与新结之邪交结而不解，痞连脐旁，脾脏结也。"《伤寒来苏集·伤寒论注》："脐为立命之源，脐旁者，天枢之位，气交之际，阳明脉之所合，少阳脉之所出，肝脾肾三脏之阴凝结于此。"脐旁者，脾所主，以揭示气血相结在脾。

敛 liǎn敛，药名，即白敛。入薯蓣丸。

炼 liàn炼，即煎熬。如第二十2条桂枝茯苓丸用法中言："炼蜜和丸，如兔屎大，每日食前服一丸。不知，加至三丸。"

【炼蜜为丸】煎熬蜂蜜与药相合而为丸剂。如第二十2条桂枝茯苓丸用法中言："炼蜜和丸，如兔屎大，每日食前服一丸。不知，加至三丸。"

【炼蜜丸】煎熬蜂蜜与药相合而为丸剂。如第二十7条当归贝母苦参丸用法中言："炼蜜丸，如小豆大，饮服三丸，加至十丸。”

【炼蜜和为四丸】煎熬蜂蜜与药相合而制为4丸约8g。如第二十一6下瘀血汤用法中言：“炼蜜和为四丸，以酒一升，煎一丸，取八合，顿服之。”

【炼蜜和丸枣核大】煎熬蜂蜜与药相合而为丸，如枣核大小，约1g。如第二十二15矾石丸用法中言：“炼蜜和丸枣核大，内脏中，剧者再内之。”

【炼蜜和丸小豆大】煎熬蜂蜜与药相合而为丸如小豆大小，1g左右。如第十六13半夏麻黄丸用法中言：“上二味，末之，炼蜜和丸小豆大，饮服三丸，日三服。”

良 liáng❶很久，好久。如第二22条防己黄芪汤用法中言：“温服，良久再服。”❷好，佳，益处。如第五15条矾石汤用法中言：“以浆水一斗五升，煎三五沸，浸脚良。”又如三物备急丸用法中言：“若口已噤，可先和成汁，倾口中令从齿间得入至良。”

【良久再服】常指在3~4小时后再次服用方药。如第二22条防己黄芪汤用法中言：“温服，良久再服。”

粮 liáng❶药名：如禹余粮。❷方名：如赤石脂禹余粮汤。

凉 liáng 凉，特指没有发热。如143条：“妇人中风，发热恶寒，经水适来，得之七八日，热除而脉迟，身凉，胸胁下满。”

量 liáng 量，即估量。如三物备急丸用法中言：“以暖水、苦酒服大豆许三枚，老小量之。”

两 liǎng❶数目，即“2”的意思。如第六18条：“内有干血，肌肤甲错，两目黯黑，缓中补虚。”❷计量单位之一，即1斤16两，凡仲景方药用量1两为3g，凡非仲景方用量1两为30g。如桂枝汤方中“桂枝三两（9g），芍药三两（9g）”。❸虚数，即不确定数字。如107条柴胡加龙骨牡蛎汤用法中言：“内大黄，切如棋子，更煮一两沸，去滓。”

【两胫挛急而谵语】两小腿拘急挛紧与谵语并见。见太阳病证与阴阳两虚证相兼，如30条：“证象阳旦，按法治之而增剧，厥逆，咽中干，两胫挛急而谵语。”其证机是阴阳两虚，阳不得温煦筋脉，阴不得滋养筋脉，筋脉拘急挛紧；邪热上攻而扰乱神明则谵语。

【两胫自冷】两小腿发凉或怕冷。见寒湿黄汗证，如第十四29条：“黄汗之病，两胫自冷。”其证机是寒湿浸淫于两小腿，则发凉而怕冷。

【两脚当伸】两腿就能伸展活动。见太阳病证与阴阳两虚证相兼，如30条：“言夜半手足当温，两脚当伸，后如师言，何以知此？”其机制是阳气恢复而能温煦肢体筋脉，则筋脉能够活动自如。

【两足当热】两脚转为温和。见太阳病证与阴阳两虚证相兼，如30条：“夜半阳气还，两足当热，胫尚微拘急，重与芍药甘草汤。”其机制是阳气恢复而能温煦两足。

【两耳聋无闻】两耳聋听不到任何外界声音或事物或东西。见心阳虚耳聋证，如75条：“未持脉时，病人手叉自冒心，师因教试，令咳，而不咳者，此必两耳聋无闻也。”心开窍于耳。其证机是心阳虚弱而不能通达其窍，阳气不得固护于耳。

【两耳无所闻】两耳听不到任何外界声音或事物或东西。见少阳胆热气郁证，如264条：“少阳中风，两耳无所闻，目赤，胸中满而烦者。”其证机是邪热壅滞少阳胆的经脉，经脉为邪热所阻而不通。

【两阳相熏灼】正气与邪热相搏而灼损气血。见气血两燔证，如111条：“太阳病中风，以火劫发汗，邪风被火热，血气流溢，失其常度，两阳相熏灼，其身发黄。”仲景所言“两阳”，一指正气为阳而抗邪，一指邪热为阳而侵袭。言“相熏灼”者，以揭示正气与邪气相搏而相结，熏灼气血而引起的病理病证。

【两胁拘急】两胁部拘急不舒。见弦脉主证，如140条：“脉弦者，必两胁拘急。”以揭示脉弦所主病证，有主悬饮证，气郁证，但更多见于厥阴肝证、少阳胆证。

【两方寸匕】两方寸匕为12~18g。如313条半夏散及汤用法中言：“若不能服散者，以水一升，煎七沸，内散两方寸匕，更煮三沸，下火令小冷。”

【两目黯黑】两目色泽黯然无华。见肝血瘀

脉阻重证，如第六 18 条：“内有干血，肌肤甲错，两目黯黑，缓中补虚。”《金匮要略直解·血痹虚劳病》：“血积则不能经濡肌肤，故肌肤甲错，不能以营于目，则两目黯黑。”其证机是瘀血阻滞经脉，络脉壅滞不通，血气阻结而不外荣；其治当活血化瘀，缓中补虚，以大黄䗪虫丸。

【两臂不举】两上肢抬举不灵活。见肝寒证，如第十一 5 条：“两臂不举，舌本燥，喜太息。”《金匮要略方论本义·五脏风寒积聚病》：“肝中寒者，两臂不举，筋骨得寒邪，必拘缩不伸也。”其证机是肝主筋，寒客于肝而袭于筋、筋脉拘急挛紧而不能抬举；治当温肝散寒、调理气机，以吴茱萸汤加减。

【两胠疼痛】两腋下疼痛。见太阴脾虚寒证，如第十 1 条：“趺阳脉微弦，法当腹满，不满者，必便难，两胠疼痛，此虚寒从下上也，当以温药服之。”《金匮要略心典·腹满寒疝宿食病》：“则阴邪必旁攻胠胁，而下闭谷道，为便难，为两胠疼痛。”其证机是寒气与虚气相搏而上攻下迫则便难、两胠疼痛。

【两热所得】两种邪热相互搏结。见湿热黄疸证，如第十五 8 条：“病黄疸，发热烦喘，胸满口燥者，以病发时火劫其汗，两热所得。”《金匮发微·黄疸病》：“证属阳热，复以火劫发汗，两热相得，便与湿热参杂之证判若天渊，概云从湿得之可乎。”指出素体脏腑有热，复加邪热侵袭，其证机是邪热益盛而病证表现显著。

【两胁疼痛】两胁下疼痛。见妇人杂病复杂证机，如第二十二 8 条：“或两胁疼痛，与脏相连。”其证机是寒邪客居肝胆经脉，经气为寒气所凝而不通，则两胁疼痛。

【两胁痛】两胁下疼痛。见肝热证的基本脉证，如第十一 4 条：“头目瞤，两胁痛，行常伛，令人嗜甘。”《金匮要略直解·五脏风寒积聚病》：“肝脉布胁肋，故两胁痛也。”其证机是邪热在肝，攻窜经脉，致肝之经脉失和而郁涩则胁痛；其治当清肝泄热，疏达肝气。

疗

liáo 疗，即治疗。如仲景序：“上以疗君亲之疾，下以救贫贱之厄，中以保身长全，以养其生。”

【疗君亲之疾】治疗君主宦臣父母兄长之疾病。如仲景序：“上以疗君亲之疾，下以救贫贱之厄，中以保身长全，以养其生。”

了

liǎo❶爽快，舒适。如第 10 条：“风家，表解而不了了者，十二日愈。”❷清晰。如 252 条：“伤寒六七日，目中不了了，睛不和，无表里证。”❸正常，和调。如 145 条：“妇人伤寒，发热，经水适来，昼日明了，暮则谵语，如见鬼状者，此为热入血室。”❹严重，不正常。如第二十二 19 条：“此名转胞，不得溺也，以胞系了戾，故致此病，但利小便则愈。”❺完，毕。如第五 14 条头风摩散用法中言：“上二味，为散，沐了，以方寸匕，已摩疾上，令药力行。”

淋

lín 淋，即小便淋涩不畅。如 84 条：“淋家，不可发汗，汗出必便血。”

【淋家】夙有小便淋涩不畅。见膀胱湿热证，如 84 条，又如第十三 9 条：“淋家，不可发汗，发汗必便血。”《伤寒论后条辨·辨太阳病脉证篇》：“淋家热畜膀胱，肾水必乏，更发汗以竭其津，水府告匮，徒逼血从小便出耳。凡遇可汗之证，必当顾虑夫下焦津液有如此者。”《医宗金鉴·伤寒论注》：“淋家者，湿热蓄于膀胱，水道涩痛之病也。”其证机是湿热胶结而蕴结膀胱，湿热下注下迫而阻结不畅。

【淋之为病】淋病的基本脉证及证候特征。见淋证，如第十三 7 条：“淋之为病，小便如粟状，小腹弦急，痛引脐中。”《医宗金鉴·消渴小便利淋病》：“小便不利及淋病，皆或有少腹弦急，痛引脐中之证。”其证机是邪热下迫下注膀胱而灼伤脉络，并扰乱膀胱的气化功能，水气与邪热相搏而壅滞阻结不通；其治当清热通淋，化气利水。

【淋秘不通】小便淋漓涩痛且不畅。见下焦膀胱热证，如第十一 19 条：“热在下焦者，则尿血，亦令淋秘不通。”《金匮要略心典·五脏风寒积聚病》：“下焦有热者，大小肠膀胱受之。小肠为心之府，热则尿血。膀胱为肾之府，热则癃闷不通也。”其证机是湿热蕴结，灼伤经脉，壅滞气机，水道滞涩不通；其治当通利小便，清热利湿。

【淋甚】小便淋漓病证非常明显。见暑热气津两伤证，如第二 25 条：“太阳中暍，发热恶寒，身重而疼痛，其脉弦细芤迟。……数下之，则淋甚。”其证机是阳明热结证而用下法，更伤阴津致小便淋漓不畅。

L

鳞 lín 鳞，即像鱼鳞似的，引申为肌肤粗糙。如第二十二8条："或结热中，痛在关元，脉数无疮，肌若鱼鳞，时着男子，非止女身。"

苓 líng❶药名：如茯苓。❷方名：如茯苓桂枝白术甘草汤。

【苓甘五味姜辛汤】

组成：茯苓四两（12g） 甘草三两（9g） 干姜三两（9g） 细辛三两（9g） 五味子半升（12g）

用法：上五味，以水八升，煮取三升，去滓。温服半升，日三服。

功用：温肺化饮，宣气制逆。

适应证：寒饮郁肺气逆证：咳嗽，胸满，吐涎沫，痰稀而色白，舌淡，苔白，脉紧或沉迟。

解读方药：

1. 诠释方药组成：方中茯苓健脾益气，通调水道；五味子益肺敛肺；细辛温肺化饮；干姜温中化饮；甘草益气和中。

2. 剖析方药配伍：茯苓与干姜，属于相使配伍，温肺降逆，通调水道；茯苓与五味子，属于相反配伍，茯苓渗利痰湿，五味子收敛肺气，五味子制约茯苓利水伤阴；干姜与细辛，属于相使配伍，干姜助细辛化饮，细辛助干姜温肺；五味子与干姜、细辛，属于相反配伍，干姜、细辛宣散制约五味子益肺恋痰，五味子敛肺制约干姜、细辛辛散伤气；甘草与干姜、细辛，属于相使配伍，益气化阳散寒；茯苓与甘草，属于相使配伍，健脾益气利湿。

3. 权衡用量比例：茯苓与甘草用量比例是2∶1，提示药效渗利与益气之间的用量调配关系，以治痰湿；茯苓与五味子用量比例是4∶3，提示药效渗利与敛阴之间的用量调配关系；五味子与干姜、细辛用量比例是4∶3∶3，提示药效敛肺与辛散之间的用量调配关系，以治咳喘。

【苓甘五味加姜辛半夏杏仁汤】

组成：茯苓四两（12g） 甘草三两（9g） 细辛三两（9g） 干姜三两（9g） 五味子半升（12g） 半夏半升（12g） 杏仁去皮尖，半升（12g）

用法：上七味，以水一斗，煮取三升，去滓。温服半升，日三服。

功用：温肺化饮，降气消肿。

适应证：寒饮郁肺水溢证。形体肿胀，咳嗽，痰色白，气喘，胸满，头目眩晕，或饮食不佳，或呕吐，舌淡，苔薄白，脉迟或紧。

解读方药：

1. 诠释方药组成：方中茯苓健脾益气，通调水道；五味子益肺敛肺；细辛温肺化饮；干姜温中化饮；半夏燥湿化痰；杏仁降肺化痰；甘草益气和中。

2. 剖析方药配伍：茯苓与干姜，属于相使配伍，温肺降逆，通调水道；茯苓与五味子，属于相反配伍，茯苓渗利痰湿，五味子收敛肺气；干姜与细辛，属于相使配伍，干姜助细辛化饮，细辛助干姜温肺；半夏与杏仁，属于相须配伍，半夏助杏仁化痰，杏仁助半夏降逆；五味子与干姜、细辛，属于相反配伍，五味子收敛肺气，干姜、细辛宣散肺气；甘草与干姜、细辛，属于相使配伍，益气化阳散寒；茯苓与甘草，属于相使配伍，益气健脾利湿。

3. 权衡用量比例：茯苓与甘草用量比例是2∶1，提示药效渗利与益气之间的用量调配关系，以治气虚痰湿；茯苓与五味子用量比例是4∶3，提示药效渗利与敛阴之间的用量调配关系；五味子与干姜、细辛用量比例是4∶3∶3，提示药效敛肺与辛散之间的用量调配关系，以治咳喘；半夏与杏仁用量比例是1∶1，提示药效燥湿化痰与润肺化痰之间的用量调配关系，以治痰多。

【苓甘五味加姜辛半杏大黄汤】

组成：茯苓四两（12g） 甘草三两（9g） 细辛三两（9g） 干姜三两（9g） 五味子半升（12g） 半夏半升（12g） 杏仁去皮尖，半升（12g） 大黄三两（9g）

用法：上八味，以水一斗，煮取三升，去滓。温服半升，日三服。

功用：温肺化饮，兼清胃热。

适应证：寒饮郁肺夹胃热证：咳嗽，咯痰稀或不爽，色白或黄白相兼，胸满，头晕目眩，面部通红如醉状，大便干，苔白或黄白相兼，脉浮或数。

解读方药：

1. 诠释方药组成：方中茯苓健脾益气，通调水道；五味子益气敛肺；细辛温肺化饮；干姜温中化饮；半夏燥湿化痰；杏仁降肺化痰；大黄通泻郁热；甘草益气和中。

2. 剖析方药配伍：茯苓与干姜，属于相使配伍，温肺降逆，通调水道；茯苓与五味子，属于相反配伍，茯苓渗利痰湿，五味子收敛肺气；干姜与细辛，属于相使配伍，干姜助细辛化饮，细辛助干姜温肺；半夏与杏仁，属于相须配伍，半夏助杏仁化痰，杏仁助半夏降逆；五味子与干姜、细辛，属于相反配伍，五味子收敛肺气，干姜、细辛宣散肺气；甘草与干姜、细辛，属于相使配伍，益气化阳散寒；大黄与茯苓，属于相使配伍，大黄泻郁热，茯苓利湿浊，茯苓渗利制约大黄通泻太过；大黄与干姜、细辛，属于相反配伍，干姜、细辛温肺制约大黄泻热寒凝，大黄制约干姜、细辛辛温化燥；茯苓与甘草，属于相使配伍，益气健脾利湿。

3. 权衡用量比例：茯苓与甘草用量比例是2∶1，提示药效渗利与益气之间的用量调配关系；茯苓与五味子用量比例是4∶3，提示药效渗利与敛阴之间的用量调配关系；五味子与干姜、细辛用量比例是4∶3∶3，提示药效敛阴与辛散之间的用量调配关系，以治咳喘；半夏与杏仁用量比例是1∶1，提示药效燥湿化痰与润肺化痰之间的用量调配关系，以治咯痰；大黄与干姜、细辛用量比例是1∶1∶1，提示药效泻热与温阳之间的用量调配关系，以治寒夹热。

灵 líng❶灵机，引申为似有所见，似有所闻。如第三1条：“如有神灵者，身形如和，其脉微数。”❷神仙，引申为妖魔邪气。如第二十二6条：“妇人脏躁，喜悲伤欲哭，象如神灵所作，数欠伸，甘麦大枣汤主之。”

令 lìng❶叫作。如第十四5条：“里水者，一身面目黄肿，其脉沉，小便不利，故令病水。”❷导致。如第十四5条：“假如小便自利，此亡津液，故令渴也。”❸使。如303条黄连阿胶汤用法中言：“内胶烊尽，小冷，内鸡子黄，搅令相得。温服七合，日三服。”又如第一13条：“风令脉浮，寒令脉急，雾伤皮腠，湿流关节，食伤脾胃。”❹必须。如12条桂枝汤用法中言：“温覆令一时许，遍身漐漐微似有汗者益佳。”又如：“又不汗，后服小促其间，半日许令三服尽。”❺引起。如16条：“常须识此，勿令误也。”❻假如，如果。如50条：“假令尺中迟者，不可发汗，何以知然？以荣气不足，血少故也。”❼将，把。如357条麻黄升麻汤用法中言：“分温三服。相去如炊三斗米顷，令尽，汗出愈。”

【令沸】使水沸腾。如29条调胃承气汤用法中言：“内芒硝，更上火微煮，令沸，少少温服之。”指出煎药的具体方法。

【令胃气和则愈】使胃气调和则病向愈。见阳明胃热津伤证，如71条：“胃中干，烦躁不得眠，欲得饮水者，少少与饮之，令胃气和则愈。”指出治疗病证必须重视调理胃气，胃气若和则病可向愈。

【令咳】使病人咳嗽。见心阳虚耳聋证，如75条：“未持脉时，病人手叉自冒心，师因教试，令咳，而不咳者，此必两耳聋无闻也。”仲景主要提示问诊在辨证中的重要作用。

【令阳气虚】导致阳气虚弱。见胃虚寒证，如122条，又如第十七3条：“此以发汗，令阳气微，膈气虚，脉乃数也。”指出疾病在其演变过程中的主要证机所在。

【令头锐】使圆柱状药条一端顶头比较尖锐。如233条蜜煎导用法中言：“并手捻作挺，令头锐，大如指，长二寸许。”

【令小安】使病人稍微趋于安和而不烦躁。见阳明热结证辨证，如251条：“以小承气汤少少与，微和之，令小安。”指出以小承气汤，调和阳明，清泻其邪热，邪热不得内扰而趋于安和。

【令三沸】使方药煎煮3沸2~3分钟。如312条苦酒汤用法中言：“以鸡子壳置刀环中，安火上，令三沸，去滓。”

【令尽】将药汤服用完毕。如357条麻黄升麻汤用法中言：“分温三服。相去如炊三斗米顷，令尽，汗出愈。”

【令芽出】使赤小豆生出嫩芽。如第三13条当归赤小豆汤用法中言：“赤小豆浸，令芽出，曝干，三升（72g）。”

【令人消铄脱肉】导致病人肌肉消瘦。详见“消铄脱肉”项。

【令药力行】使方药作用力能直达病所。如第五14条头风摩散用法中言：“为散，沐了，以方寸匕，已摩疢上，令药力行。”

【令脉和紧去则愈】使脉象趋于调和，紧脉得以消除，病可向愈。详见“脉和紧去则愈”项。

【令人嗜甘】导致病人嗜吃甘味食品。详见“嗜甘”项。

【令淋秘不通】导致小便淋漓闭阻而不通畅。详见“淋秘不通”项。

【令止】使病证解除。见水气病证，如第十四21条：“当先攻击冲气，令止，乃治咳，咳止，其喘自差。”

【令人吐涎】引起病人吐涎沫。详见“吐涎”项。

【令消尽】使阿胶消解熔化完毕。如第二十4条胶艾汤用法中言：“清酒三升，合煮取三升，去滓，内胶，令消尽。温服一升，日三服。不差，更作。”

【令阴掣痛】引起前阴牵引疼痛。详见“阴掣痛”项。

【令得下喉】使方药得以下喉入胃。如三物备急丸用法中言：“老小量之，扶头起，令得下喉，须臾未醒，更与三枚，腹中鸣转，得吐利便愈。”

留 liú❶集中，聚集。如仲景序：“怪当今居世之士，曾不留神医药，精究方术。”❷病证名。如第一3条：“色鲜明者，有留饮。”❸邪气。如第九5条：“胸痹，心中痞，留气结在胸，胸满，胁下逆抢心，枳实薤白桂枝汤主之；人参汤亦主之。”❹药名：如王不留行。❺方名：如王不留行散。

【留神医药】集中精力研究探讨医学与药学知识。如仲景序：“怪当今居世之士，曾不留神医药，精究方术。”

【留饮】饮邪留结而胶织。

其一，望面色主病，如第一3条：“色鲜明者，有留饮。”其证机是水气充斥于肌肤与颜面。

其二，胃脘痰饮证，详见“心下有痰饮”项。

其三，胁下留饮证的基本脉证，如第十二9条：“留饮者，胁下痛引缺盆，咳嗽则辄已。”胸胁为气机升降之清旷。其证机是饮邪留结胁下而胶结，脉气脉络不和，气机梗塞而不通，逆乱肺气而上逆，饮邪随肺气逆行，攻冲上下；其治当涤饮化饮，通调气机。

【留气结在胸】邪气郁结在心胸。见郁瘀痰胸痹证及虚寒胸痹证，如第九5条：“胸痹，心中痞，留气结在胸，胸满，胁下逆抢心，枳实薤白桂枝汤主之；人参汤亦主之。”指出胸痹证机的一个主要方面是邪气留结不去；其辨有以虚证为主，有以实证为主，临证皆当以法论治。

【留饮欲去故也】饮邪留结似有将要去除的缘故。见大肠饮结证，如第十二18条：“虽利，心下续坚满，此为留饮欲去故也。”其证机是饮邪留结不去，正气欲驱邪于外而又不能尽驱邪于外，饮邪欲从下去而又不能尽从下去的病理演变特征。

流 liú❶水移动，引申为流动，布行。如110条：“其人足心必热，谷气下流故也。”❷传布，传递，引申为邪气走注、流注。如第十五2条：“风寒相搏，食谷即眩，谷气不消，胃中苦浊，浊气下流，小便不通，阴被其寒，热流膀胱，身体尽黄，名曰谷疸。”❸侵袭。如第一2条：“若人能养慎，不令邪风干忤经络。适中经络，未流传脏腑，即医治之。”❹逆乱。如第十二2条：“饮水流行，归于四肢，当汗出而不汗出，身体疼重，谓之溢饮。”

六 liù 六，即数目字。如第7条：“发于阳，七日愈；发于阴，六日愈。以阳数七，阴数六故也。”

【六七日不解而烦】疾病已6~7日未能趋于向愈且更增心烦。详见“不解而烦”项。

【六七日表证仍在】太阳病于6~7日未能向愈且仍在。详见“表证仍在”项。

【六七日不大便】病人于6~7日没有出现大便排出。详见“不大便”其四项。

【六日愈】疾病于6~7日为向愈日期。详见“发于阳七日愈”项。

【六味】6种药。如14条桂枝加葛根汤用法中言：“上六味，以水一斗，先煮葛根，减二升，去上沫，内诸药，煮取三升，去滓。”

【六合】汤药容量6合为36~48mL，方药重量6合为10~18g。如23条桂枝麻黄各半汤用法中言：“本云：桂枝汤三合，麻黄汤三合，并为六合。顿服，将息如上法。”如26条白虎加人参汤方中：“粳米六合（18g）。”

【六铢】6铢为1分，4分为1两，1两约3g。如23条桂枝麻黄各半汤方中：“桂枝去皮，一两十六铢（5.2g）”又如357条麻黄升麻汤方中：“天门冬去心，六铢（0.8g）。”

【六两】6两约18g。如26条白虎加人参汤方中："知母六两（18g）。"

【六升】汤药容量6升为360~480mL，方药重量6升为100~180g。如67条茯苓桂枝白术甘草汤用法中言："上四味，以水六升，煮取三升，去滓。"

【六枚】6枚即6个。如107条柴胡加龙骨牡蛎汤中言："大枣擘，六枚。"

【六月】六月即农历六月。如第一8条："以得甲子，而天温如盛夏五六月时，此为至而太过也。"

【六微】六微即六腑。如第一13条："五脏病各有十八，合为九十病，人又有六微，微有十八病，合为一百八病。"

【六极】6种极度劳伤所致病证，如第一13条："五脏病各有十八，合为九十病，人又有六微，微有十八病，合为一百八病，五劳、七伤、六极。"六极即气极、血极、筋极、骨极、肌极、精极。极者，极度劳损也。

【六十日乃愈】疾病于60日左右可以向愈。见心肺阴虚内热证，如第三1条："每溺时头痛者，六十日乃愈。"指出病人若正气恢复而化生阴津，故病愈日期大多在2个月左右。

【六分】仲景言"六分"含义有二，一是言重量计量单位，一是言方中药物之间的量比关系。如第四2条鳖甲煎丸方中："柴胡六分（18g）。"

【六腑气绝于外者】六腑之气欲竭于外而不能主持于外。见脏腑阳虚呕利证，如第十七24条："夫六腑气绝于外者，手足寒，上气，脚缩。"其证机是六腑之阳气大虚，气不得守藏于内而外越，阳气不得温煦于外而筋脉挛急，寒气充斥内外而浊气上逆。

【六十二种风】62种致病因素，仲景言"六十二"者，乃是虚数，并非尽言62种致病因素，而是泛指致病因素有诸多。详见"妇人六十二种风"项。

龙 lóng❶药名，如龙骨。❷方名：如桂枝加龙骨牡蛎汤。❸古代传说中的一种长形、有鳞、有角的动物，并能走、能飞、能游泳。如青龙，亦即方名，如大青龙汤。

【龙骨】龙骨为古代哺乳动物如三趾马、犀类、鹿类、牛类等的骨骼化石。

别名：五花龙骨，白龙骨。

性味：甘、涩，微寒。

功用：重镇安神，固涩止遗，潜阳和阴，化痰熄风。

主治：失眠多梦，心悸怔忡，自汗盗汗，癫狂，头痛头晕，目眩，失精，发落。

《神农本草经》曰："味甘平，心腹鬼疰，精物，老魅，咳逆，泄痢脓血，女子漏下，癥瘕坚结，小儿热气惊痫。"

入方：见桂枝甘草龙骨牡蛎汤、桂枝去芍药加蜀漆牡蛎龙骨救逆汤、桂枝加龙骨牡蛎汤、柴胡加龙骨牡蛎汤、天雄散、风引汤、蜀漆散。

用量：

剂型	不同用量	古代量	现代量	代表方名
汤剂	最小用量	一两半	4.5g	柴胡加龙骨牡蛎汤
	最大用量	四两	12g	风引汤
散剂	最小用量	一钱匕的1/3	0.5~0.9g	蜀漆散
	最大用量	三两	9g	天雄散

注意事项：邪气盛实者慎用。

化学成分：含碳酸钙，磷酸钙，微量元素（铁、钾、钠、氯）。

药理作用：镇静作用，抑制骨骼肌兴奋作用，促进血液凝固作用，降低血管壁的通透性作用。

聋 lóng聋，即耳朵听不到声音。如75条："师因教试，令咳，而不咳者，此必两耳聋无闻也。"

楼 lóu❶药名：如栝楼根。❷方名：如栝楼桂枝汤。

漏 lòu❶渗出，渗泄，排出。如20条："太阳病，发汗，遂漏不止，其人恶风。"❷妇人经血不当下而下且不止。如第二十2条："妇人宿有癥病，经断未及三月，而得漏下不止，胎动在脐上者，为癥痼害。"

【漏不止】汗出不止。详见"遂漏不止"项。

【漏下不止】经血漏下不止。见妇人胞中癥病，如第二十2条："妇人宿有癥病，经断未及三月，而得漏下不止，胎动在脐上者，为癥痼害。”其证机是瘀血阻结胞中，水气内生，瘀血与水相互搏结，经血不得归经而漏下；其治以桂枝茯苓丸，活血化瘀，消癥散结。

【漏下】经血漏下不止。详见“半产漏下”及“妇人有漏下”项。

【漏下黑不解】妇人经血色泽紫黑漏下而多日不解。见妇人阳虚血少漏下证，如第二十二 12 条：“妇人陷经，漏下黑不解。”《金匮要略心典·妇人杂病》：“黑则因寒而色瘀也。”《医宗金鉴·妇人杂病》：“陷经漏下，谓经脉下陷，而血漏下不止，乃气不摄血也，黑不解者，瘀血不去，则新血不生，荣气腐散也。”其证机是阳虚不能固摄而血出，血虚而不得滋养而色黑；其治以胶姜汤，温阳补血止血。

芦 lú❶药名：如藜芦。❷方名：如藜芦甘草汤。❸植物根部之绒细毛。如第二 22 条防已黄芪汤方中：“黄芪去芦，一两一分（3.8g）。”

L

陆 lù 陆，药名，即商陆根，入牡蛎泽泻散中。

露 lù 露，即露水，引申为妇人产后余血浊液漏下不止。如第二十一 7 条：“产后七八日，无太阳证，少腹坚硬，此恶露不尽，不大便，烦躁，发热。”

挛 luán 挛，即蜷曲不得伸直。如 29 条：“伤寒，脉浮，自汗出，小便数，心烦，微恶寒，脚挛急，反与桂枝欲攻其表，此误也。”

【挛急】蜷曲不得伸直。详见“脚挛急”项。

脔 luán 脔，即切成块状的肉，引申为咽中有物阻。如第二十二 5 条：“妇人咽中如有炙脔。”

乱 luàn❶心神躁动而不得守藏。如 29 条：“烦躁，阳明内结，谵语，烦乱。”❷没有秩序，引申为脉跳动没有规律。如第十一 17 条：“肾死脏，浮之坚，按之乱如转丸，益下入尺中者，死。”❸病证名。如 382 条：“问曰：病有霍乱者何？答曰：呕吐而利，此名霍乱。”❹药名：如第十三 11 条滑石白鱼散方中：“乱发烧，二分（6g）。”

【乱发】乱发为健康人的头发经理剪后的乱发。

别名：血余，头发。

性味：苦，温。

功用：活血化瘀，利水散结，润肠通便。

主治：筋脉拘急，腹水，肌肤甲错，小便不利，妇人阴吹。

《神农本草经》曰：“味苦温，主五癃关格不通，利小便水道，疗小儿痫，大人痓，乃自还神化。”

入方：见滑石白鱼散、猪膏发煎。

用量：

用量		经方数量	经方名称
古代量	现代量		
二分	6g	1 方	滑石白鱼散
如鸡子大三枚	10g	1 方	猪膏发煎

注意事项：量小止血，量大活血。

化学成分：含优质蛋白质，灰分，脂肪，黑色素，微量元素（钠、钙、钾、锌、铜、铁、镁、砷、氮）。

药理作用：止血作用，利尿作用，抗炎作用，抗病毒作用，抗凝血作用。

沦 lún 沦，即沉没。如仲景序：“感往昔之沦丧，伤横夭之莫救。”

【沦丧】疾病或灾难导致人体及灵魂沦没，死亡。如仲景序：“感往昔之沦丧，伤横夭之莫救。”指出当时疾病流行导致众多人沦陷于死亡。

论 lùn 论，即分析，判断，阐明事物的道理。如仲景序：“乃勤求古训，博采众方，撰用《素问》、《九卷》、《八十一难》、《阴阳大论》、《胎胪药录》，并平脉辨证，为《伤寒杂病论》合十六卷。”

络 luò 络，即络脉。由经脉别出呈网状的细小分枝，络即网络之意。如第五 2 条：“邪在于络，肌肤不仁。”又如仲景序：“经络府俞，阴阳会通，玄冥幽微，变化难极。”

【络脉空虚】络脉营卫之气虚弱。见邪中经

络脏腑的基本脉证及病理，如第五 2 条："浮者血虚，络脉空虚，贼邪不泻，或左或右；邪气反缓，正气即急，正气引邪，㖞僻不遂。"《金匮要略心典·中风历节病》："血虚则无以充灌皮肤而络脉空虚，并无以捍御外气。"其证机是素体经脉经络中血虚，邪气乘机客入，正气虽虚但仍能与邪相争，抗邪与外。

落 luò 落，即脱，掉。如第六 8 条："夫失精家，少腹弦急，阴头寒，目眩，发落，脉极虚芤迟，为清谷，亡血，失精。"

M

麻 má❶药名：如麻子仁。❷方名：如麻黄汤。❸沸腾的开水。如 154 条大黄黄连泻心汤用法中言："上二味，以麻沸汤二升，渍之，须臾，绞去滓。"❹草本植物，其种类有许多。如第二 21 条麻黄杏仁薏苡甘草汤用法中言："上剉，麻豆大，每服四钱匕，水盏半，煮八分，去滓。"

【麻沸汤】沸腾的开水，或滚烫的开水，或言水温在 100℃。如 154 条大黄黄连泻心汤用法中言："上二味，以麻沸汤二升，渍之，须臾，绞去滓。"

【麻豆大】像麻豆大小一样。如第二 21 条麻黄杏仁薏苡甘草汤用法中言："上锉，麻豆大，每服四钱匕，水盏半，煮八分，去滓。"

【麻黄】麻黄为麻黄科草本状小灌木草麻黄、木贼麻黄和中麻黄的草质茎。

别名：卑相，龙沙，卑盐，狗骨，色道麻。

性味：辛、微苦，温。

功用：发汗解表，宣肺平喘，化饮通络。

主治：发热恶寒，头痛，身疼痛，咳嗽，气喘，痰多清稀，心悸，心下痞坚，胸满，水肿，阴疽，痰核，关节肌肉疼痛。

《神农本草经》曰："味苦温，无毒，主中风伤寒头痛，温疟，发表出汗，去邪热气，止咳逆上气，除寒热，破癥坚积聚。"

入方：见麻黄汤、葛根汤、桂枝麻黄各半汤、小青龙汤、大青龙汤、文蛤汤、麻黄连轺赤小豆汤、葛根加半夏汤、麻黄附子甘草汤、麻黄附子细辛汤、越婢汤、桂枝二麻黄一汤、桂枝二越婢一汤、麻杏石甘汤、小青龙加石膏汤、射干麻黄汤、厚朴麻黄汤、越婢加半夏汤、麻黄加术汤、乌头汤、桂枝芍药知母汤、麻杏薏甘汤、桂枝去芍药加麻黄附子细辛汤、半夏麻黄丸、甘草麻黄汤、越婢加术汤、麻黄升麻汤、防己黄芪汤加减。

用量：

剂型	不同用量	古代量	现代量	代表方名
汤剂	最小用量	十六铢	2.1g	桂枝二麻黄一汤
	最大用量	六两	18g	大青龙汤
	通常用量	三两	9g	麻黄汤
	次于通常用量	二两	6g	麻黄附子细辛汤
汤散剂	基本用量	半两	1.5g	麻杏薏甘汤
丸剂	基本用量	如小豆大（三丸）1/2	1.5g	半夏麻黄丸

注意事项：阴虚内热者慎用。

化学成分：含生物碱（1-麻黄碱，d-伪麻黄碱，1-N-甲基麻黄碱，d-N-甲基伪麻黄碱，麻黄次碱，麻黄噁烷，2，4，4-三甲基苯噁唑烷，3，4-二甲基苯噁唑烷，苄甲胺），挥发油（2，3，5，6-川芎嗪，1-α-萜品烯醇，川芎嗪），黄酮类（芹菜素，小麦黄素，山柰酚，芹菜素-5-鼠李糖苷，草棉黄素，3-甲氧基草棉黄素，和山柰酚鼠李糖苷，无色飞燕草素，芦丁，白天葵苷，白花色苷，无色矢车菊素，槲皮素，4′-5-7-三羟基-8-甲氧基黄酮醇-3-O-β-D-葡萄糖苷等），香草酸，香豆酸，肉桂酸，苯甲酸，儿茶酚鞣质，麻黄多糖 A~E。

药理作用：解热作用，抗炎作用（降低毛细血管通透性），抗菌作用（金黄色葡萄球菌，甲种链球菌，乙种链球菌，白色念珠菌，流感嗜血杆菌，大肠杆菌，伤寒杆菌，痢疾杆菌，绿脓杆菌，炭疽杆菌，白喉杆菌），抗病毒作用（甲型流感病毒），抗过敏作用［抑制过敏介质（补体）的释放］，增强免疫功能（脾脏和胸腺），镇咳作用，祛痰作用（促进气管分泌），平喘作用（松弛支气管平滑肌），促进肾上腺素能神经和肾上腺髓质嗜铬细胞释放去甲肾上腺素和肾上腺素而间接呈现肾上腺作用，增强心肌收缩力，抗心肌缺血，加快心率，扩张冠脉、脑、肌肉血管，增加血流量，使肾、脾等内脏和皮肤、黏膜血管收缩，血液流量降低，升高血压（收缩压和舒张压上长，脉压增大），降低血液黏度作用，散瞳作用（作用于虹膜辐状肌），松弛肠胃道平滑肌，抑制蠕动，延缓肠胃道内容物的推进和排空，对尿液所处状态呈双向调节作用，兴奋大脑皮质和皮质下中枢，兴奋呼吸中枢和血管运动中枢。

【麻黄发其阳也】麻黄易损伤阳气阴血。如第十二 39 条："所以然者，以其人血虚，麻黄发其阳故也。"指出麻黄既有其主治证，又有其禁忌证，临证一定要审证明确，且不可盲目用之，若不经辨证而随意用之，则易损伤阳气阴血。

【麻黄汤】

组成：麻黄去节，三两（9g） 桂枝去皮，二两（6g） 甘草炙，一两（3g） 杏仁去皮尖，七十个（12g）

用法：上四味，以水九升，先煮麻黄，减二升，去上沫，内诸药，煮取二升半，去滓。温服八合。覆取微似汗，不须啜粥。余如桂枝法将息。

功用：解表散邪，宣肺平喘。

M

适应证：

1. 太阳伤寒证（风寒表实证）：恶寒发热，头疼身痛，骨节疼痛，无汗而喘，舌苔薄白，脉浮紧。

2. 寒邪束肺证：咳嗽，气喘，胸满或闷，痰色白而质稀，或流清鼻涕，或流泪，或呕，舌淡，苔薄白，脉浮紧。

配伍原则与方法：太阳伤寒证基本病理病证，一是风寒客表，一是经气不通，一是影响肺气宣降，所以治疗风寒表实证，其用方配伍原则与方法必须重视以下几个方面。

1. 针对证机选用解表发汗药：风寒表实证，仲景称其为太阳伤寒证，其病因是风寒之邪侵犯肌表营卫，因体质而异所致病证是表实证，其证机是素体营卫之气不虚，营卫失调而受邪，并与风寒之邪相搏，形成营气郁滞，卫气闭塞的病理特征。证以发热，恶寒，无汗而喘，头痛，身疼痛，口中和，舌淡，苔薄白，脉浮或紧。其治当解表发汗，疏散风寒。在选用辛温解表药时，必须审明风寒表实证，其证机大多与肺气失调有关，因肺主皮毛，宣发营卫，故选用辛温解表药时，考虑用药既要具有解表作用，又要具有宣肺作用，这样可使风寒表实证应期而愈。如方中麻黄。

2. 合理配伍通经发汗药：治疗风寒表实证，在针对证机选用解表发汗药时，还要辨清风寒之邪不仅侵犯太阳肌表营卫之间，还郁滞太阳经气经脉，呈现经气不通的病理病证，如头痛，身疼痛，骨节疼痛。因此，在组方时最好配伍既有解表作用，又有通经作用，以此协助解表发汗药更好地发挥治疗作用，从而使表邪得散，经气得通，病证得解。如方中用桂枝。

3. 妥善配伍肃降肺气药：风寒之邪侵袭肌表营卫，其病理特点是卫闭营郁，势必影响肺气宣发皮毛，肺气不得宣发皮毛，则气逆于上则为气喘。肺的生理功能是既向外向上宣发，又向内向下肃降，宣降有序，才能构成肺气的升降出入。组方若仅宣而无降，同样是不能达到预期治疗效果。因此，在治疗太阳伤寒证时，要妥善配伍肃降肺气药，以增强治疗效果。如方中杏仁。

4. 适当配伍益汗源药：发汗，其汗由津液所化，只有适当配伍发汗药，才能使风寒之邪从外而散。但汗由津液所化，汗出则会损伤阴津，阴津受伤又不利于发汗解表散风寒。因此，适当配伍益汗源药，则有利于表邪从汗而解。如方中甘草。

解读方药：

1. 诠释方药组成：方中麻黄辛温宣肺散寒；桂枝辛温通阳发汗；杏仁肃降肺气；甘草益气和中。

2. 剖析方药配伍：麻黄与桂枝，属于相须配伍，辛温发汗，温肺散寒。麻黄与杏仁，属于相使配伍，麻黄治咳喘偏于宣散，杏仁治咳喘偏于肃降。麻黄与甘草，属于相反相使配伍，相反者，麻黄宣发，甘草补益；相使者，甘草助麻黄宣肺益肺，麻黄助甘草化痰祛痰。杏仁与甘草，属于相使配伍，益肺降逆。桂枝与甘草，属于相使配伍，辛甘益气温通。

3. 权衡用量比例：麻黄与桂枝用量比例是 3∶2，提示药效宣发与温通之间的用量调配关系，以治风寒；麻黄与杏仁用量比例是 3∶4，提示药效宣发与肃降之间的用量调配关系，以治咳喘；麻黄与甘草用量比例是 3∶1，提示药效宣发与益气之间的用量调配关系；桂枝与甘草用量比例是 2∶1，提示药效温通与益气之间的用量调配关系。

麻黄汤方药组成仅有四味，麻黄宣肺平喘，桂枝“主上气咳逆”，杏仁肃降肺气，甘草润肺止咳平喘。可见，麻黄汤不仅善治卫闭营郁之太阳伤寒证，更可治疗寒邪束肺证。正如吴坤安说：“开肺就是开太阳。”因此，认识麻黄汤主治病证不可局限在太阳伤寒证一个方面。

本方配伍特点是：一是麻黄与桂枝相用，既解表散风寒又通达经气，以达宣发营卫之效；二是麻黄与杏仁相用，既宣发肺气又肃降肺气，以达宣肺平喘之用，相辅相成，共建其功。

药理作用：

1. 增强汗腺分泌作用：采用汗液定量测定装置，观察麻黄汤对大鼠的发汗作用，发现大鼠内足趾部的汗液蒸发量明显高于对照组；调整免疫功能，对寒冷应激所致免疫功能降低，有明显的对抗作用［四川生理科学杂志，1991（1）：66］。

2. 镇咳及平喘作用：能促进肾上腺能神经和肾上腺髓质嗜铬细胞释放去甲肾上腺素和肾上腺素，以及直接兴奋支气管平滑肌细胞膜上的β-肾上腺素受体，从而激活腺苷酸环化酶，使 ATP 变为 cAMP，cAMP 对平滑肌收缩有抑制作用［国外医学·中医中药分册，1981（4）：18］；用氨水刺激法等对动物实验有明显的镇咳作用。

3. 抗病毒作用：用呼吸道合胞体病毒（RSV）培养过程中噬菌体噬斑数为指标，发现麻黄汤能使 RSV 的噬菌体噬斑数减少 50%，从而提示麻黄汤对呼吸道合胞体病毒增殖有明显抑制作用［和汉医学杂志，1986（3）：364］。

另外还具有协同抗肿瘤作用，能增强顺铂对肉瘤 S-180、Meth-A 的抗癌作用。

【麻黄加术汤】

组成：麻黄去节，三两（9g）　桂枝去皮，二两（6g）　甘草炙，一两（3g）　杏仁去皮尖，七十个（12g）　白术四两（12g）

用法：上五味，以水九升，先煮麻黄，减二升，去上沫，内诸药，煮取二升半，去滓。温服八合，覆取微似汗。

功用：解表散寒，除湿止痛。

适应证：寒湿表实痹证：身体疼痛剧烈而烦扰不宁，无汗，遇风寒湿则加剧，或关节疼痛，舌淡，苔薄，脉浮或紧。

解读方药：

1. 诠释方药组成：方中麻黄辛温通络散寒；桂枝辛温通经止痛；杏仁肃降浊逆；白术健脾燥湿；甘草益气和中。

2. 剖析方药配伍：麻黄与桂枝，属于相须配伍，麻黄助桂枝通经止痛，桂枝助麻黄通络止痛；麻黄与杏仁，属于相使配伍，麻黄助杏仁降泄湿浊，杏仁助麻黄发散祛湿；麻黄与白术，属于相使配伍，麻黄助白术健脾燥湿，白术助麻黄宣化湿浊；桂枝与白术，属于相使配伍，白术助桂枝温阳化湿，桂枝助白术健脾燥湿；麻黄与甘草，属于相使配伍，益气散寒化湿；杏仁与甘草，属于相使配伍，益气降利湿浊。

3. 权衡用量比例：麻黄与桂枝用量比例是 3∶2，提示药效通络止痛与通经止痛之间的用量调配关系，以治寒痛；麻黄与杏仁用量比例是 3∶4，提示药效宣散与降泄之间的用量调配关系，以治湿浊；麻黄与白术用量比例是 3∶4，提示药效宣散化湿与健脾燥湿之间的用量调配关系，以治寒湿；桂枝与白术用量比例是 1∶2，提示药效通经与燥湿之间的用量调配关系，以治重痛；麻黄与甘草用量比例是 3∶1，提示药效宣发与益气之间的用量调配关系；桂枝与甘草用量比例是 2∶1，提示药效通经止痛与益气缓急之间的用量调配关系，以治疼痛。

【麻黄附子甘草汤（麻黄附子汤）】

组成：麻黄去节，二两（6g）　甘草炙，二两（6g）　附子炮，去皮，破八片，一枚（5g）

用法：上三味，以水七升，先煮麻黄一两沸，去上沫，内诸药，煮取三升，去滓。温服一升，日三服。

功用：温补阳气，解表散邪。

适应证：

1. 太阳伤寒证与阳气不足证相兼：发热，恶风寒，无汗，或心悸，或胸满，或腰酸腿软，或小便清白而多，舌淡，苔薄白，脉沉。

2. 心肾阳虚水气证：身重而少气，心烦，心悸，甚则身躁，不得卧，或喘，或阴肿，舌淡苔薄白，脉沉或脉迟。

解读方药：

1. 诠释方药组成：方中麻黄辛散温通，利水消肿；附子温壮阳气，温化水气；甘草益气和中。

2. 剖析方药配伍：麻黄与附子，属于相使配伍，麻黄助附子温通壮阳，附子助麻黄宣散温通；附子与甘草，属于相使配伍，甘草助附子温阳化气，附子助甘草益气化阳；麻黄与甘草，属

M

于相使配伍，益气温通。

3. 权衡用量比例：麻黄与附子用量比例是6∶5，提示药效发散与温阳之间的用量调配关系，以治寒气；附子与甘草用量比例是5∶6，提示药效温阳与益气之间的用量调配关系，以治阳虚；麻黄与甘草用量比例是1∶1，提示药效宣散与益气之间的用量调配关系，以治寒伤气。

【麻黄连轺赤小豆汤】

组成：麻黄去节，二两（6g） 连翘二两（6g） 杏仁去皮尖，四十个（7g） 赤小豆一升（24g） 大枣擘，十二枚 生梓白皮切，一升（24g） 生姜切，二两（6g） 甘草炙，二两（6g）

用法：上八味，以潦水一斗，先煮麻黄，再沸，去上沫，内煮药，煮取三升，去滓。分温三服，半日服尽。

功用：解表散邪，清热利湿。

适应证：

1. 太阳伤寒证与湿热发黄证相兼：发热，恶风寒，无汗，身黄，身痒，目黄，小便黄而不利，腹微满，饮食不佳，舌红，苔黄白相兼或黄腻，脉滑或浮。

2. 风水挟寒证：发热，恶风寒，无汗，眼睑浮肿，或身有浮肿，或腰酸，或小便不利，舌淡，苔薄，脉浮紧。

解读方药：

1. 诠释方药组成：方中麻黄辛散温通，发汗祛湿；连轺清热解毒；杏仁降泄浊逆；赤小豆渗利湿浊；生梓白皮清热利湿；生姜宣散湿浊；大枣、甘草，益气和中。

2. 剖析方药配伍：麻黄与连轺，属于相反配伍，麻黄宣发散寒，连轺清热解毒；麻黄与赤小豆，属于相使配伍，麻黄助赤小豆利湿，赤小豆助麻黄化湿；麻黄与杏仁，属于相使配伍，宣降湿浊；连轺与生梓白皮，属于相须配伍，增强清热解毒；麻黄与大枣、甘草，属于相反配伍，补泻同用，大枣、甘草制约麻黄宣散伤胃；连轺、生梓白皮与大枣、甘草，属于相反配伍，大枣、甘草制约连轺、生梓白皮清热伤气。

3. 权衡用量比例：麻黄与连轺用量比例是1∶1，提示药效辛温与寒清之间的用量调配关系，以治表里；麻黄与杏仁用量比例是近1∶1，提示药效宣发与肃降之间的用量调配关系，以治湿浊；连轺与生梓白皮用量比例是1∶4，以治湿热；麻黄与赤小豆用量比例是1∶4，提示药效宣发与渗利之间的用量调配关系；麻黄与生姜用量比例是1∶1，以治湿郁。

【麻黄附子细辛汤】

组成：麻黄去节，二两（6g） 细辛二两（6g） 附子炮，去皮，破八片，一枚（5g）

用法：上三味，以水一斗，先煮麻黄，减二升，去上沫，内诸药，煮取三升，去滓。温服一升，日三服。

功用：温壮阳气，解表散寒。

适应证：

1. 太阳伤寒证与少阴阳虚证相兼：发热，恶风寒较重，无汗，手足不温或腰酸腿软，小便清而量多，或脚跟痛，或阴部恶寒而拘急，苔薄白，脉沉或脉迟。

2. 少阴虚寒证者。

解读方药：

1. 诠释方药组成：方中麻黄辛散温通；附子温壮阳气，细辛辛散温阳。

2. 剖析方药配伍：麻黄与附子，属于相使配伍，附子助麻黄散寒于外，麻黄助附子温阳于里；麻黄与细辛，属于相须配伍，辛散温通；附子与细辛，属于相须配伍，增强温壮阳气。

3. 权衡用量比例：麻黄与附子用量比例是6∶5，提示药效温宣与温阳之间的用量调配关系，以治寒盛；麻黄与细辛用量比例是1∶1，提示药效辛散宣发与辛散止痛之间的用量调配关系，以治表寒；附子与细辛用量比例是5∶6，提示药效温阳与辛散止痛之间的用量调配关系，以治寒痛。

药理作用

1. 抗炎作用：具有明显浓度依赖性地抑制细胞内游离 Ca^{2+} 浓度的上升，而细胞内 Ca^{2+} 浓度的上升能够诱导磷脂酶 A_2 和蛋白激酶 C 等的活性，在细胞内反应系统连锁反应的初期阶段具有非常重要的作用；抑制由 $CaIA_{23187}$ 或 PAF 刺激下的腹腔渗出巨噬细胞细胞内 Ca^{2+} 的上升，说明 Ca^{2+} 对巨噬细胞的机能具有重要作用［国外医学·中医中药分册，1992（2）：15］。

2. 抗过敏及抗氧化作用：能抑制特异抗原（海鞘）或甲方特异抗原刺激嗜碱细胞分泌的组胺释放，其抑制率依剂量改变而改变；使花生四烯酸 5-HETE 的产生有意义的减少，抑制溶液中白血病细胞的胞液中脂氧化酶的活性；能抑制花生四烯酸串联的脂氧化酶活性，抑制嗜酸细胞组胺释放，具有轻度的清除剂作用，有即时型抗炎变态反应和部分抗炎作用及抗氧化作用（伤寒杂病论汤方现代研究及应用，1993：139~140）；能使嗜中性细胞系统、黄花色精氧化酶系统产生的活性氧量效相依的有意义降低，不仅在细胞（中性）系，即在细胞自由的药物也使活性氧降低。

【麻黄杏仁石膏甘草汤】

组成：麻黄去节，四两（12g）　杏仁去皮尖，五十个（8.5g）　甘草炙，二两（6g）　石膏碎，绵裹，半斤（24g）

用法：上四味，以水七升，煮麻黄，减二升，去上沫，内诸药，煮取二升，去滓。温服一升。本云：黄耳杯。

功用：清宣肺热，平喘降逆。

适应证：肺热壅盛证：发热，气喘，咳嗽，咯吐黄稠痰，或痰中带血丝，口干，口渴，无汗或汗出，舌红，苔黄或黄白相兼，脉滑或数。

配伍原则与方法：肺热证其基本病理病证，一是邪热袭肺而不宣，一是邪热扰肺而不降，所以治疗肺热证，其用方配伍原则与方法必须重视以下几个方面。

1. 针对证机选用宣肺清热药：邪热侵袭于肺，肺气被邪热所扰而不得肃降，则气逆于上，证见咳嗽，气喘，其治当宣发肺气，使邪热从上而宣散。又因感邪是热，针对证机要选用清泻肺热药。但因肺主一身之气，气得温则行，得寒则凝。因此，在宣肺时最好选用性温味辛药，性温有利于肺气通畅，味辛有利于邪气向外透散，可在选用性温药时，又不利于证机即滋助邪热，于此必须选用清热泻肺药与辛温药配伍，一定要做到用寒药剂量大于温热药，以使温热药宣肺散邪而不助热，寒药清泄肺热而不寒凝，只有有效地选用性温味辛药与寒凉药配伍，才能如期达到宣肺清热作用。如方中麻黄、石膏。

2. 合理配伍降肺药：肺的生理特性是既主宣发又主肃降，宣则肺气得以上行，降则肺气得以下行，只有宣降有序，才能使肺气治节有权。对此必须懂得治疗肺证既要宣发肺气，又要肃降肺气，只有合理配伍宣肺降肺药，才能使方药切中证机，达到预期治疗目的。如方中杏仁。

3. 妥善配伍补气药：肺主气，邪热袭肺，最易损伤肺气，肺气被伤又不利于祛除邪气。因此在治疗肺热证时必须考虑配伍补益肺气药，但在配伍补气药时，最好做到补不留恋邪气，如何使补气药补而不留恋邪气，必须使方中药用剂量调配切中证机，可见，方中选药定量对治愈病证也非常重要。如方中甘草。

解读方药：

1. 诠释方药组成：方中麻黄宣肺平喘；石膏清泻肺热；杏仁肃降肺气；甘草益气和中。

2. 剖析方药配伍：麻黄与石膏，属于相反配伍，麻黄温宣，石膏寒清，石膏制约麻黄宣肺助热，麻黄制约石膏清热寒凝。麻黄与杏仁，属于相使配伍，宣降肺气，调理气机。石膏与甘草，属于相使配伍，甘草益气制约石膏寒清伤胃，石膏清热甘草益气恋邪。麻黄与甘草，属于相反相使配伍，相反者，麻黄宣发，甘草补益，甘草制约麻黄宣发伤气；相使者，益气温通。

3. 权衡用量比例：麻黄与石膏用量比例是1∶2，提示药效温宣与清热之间的用量调配关系，以治肺热；麻黄与杏仁用量比例是近4∶3，提示药效宣肺与降逆之间的用量调配关系，以治咳喘；石膏与杏仁用量比例是近3∶1，提示药效清热与降肺之间的用量调配关系，以治咳嗽；石膏与甘草用量比例是4∶1，提示药效清热与益气之间的用量调配关系。

本方配伍特点是：辛温之宣与辛寒之泄相伍，宣散肺气受寒凉之制而不助热，清降肺气受辛温之制而不寒凝，相互为用，温在于宣通，寒在于清泄，以达泄邪愈疾之目的。

药理作用：

1. 镇咳、祛痰及平喘作用：用灌胃法对氨水刺激所致的小鼠咳嗽，氨水刺激豚鼠所致咳喘，电刺激狗气管黏膜引起的咳嗽均有明显的抑制而起到镇咳作用［国外医学·中医中药分册，1996（1）：44］；对小鼠气管冲洗液中酚红含量明显高于对照组而显示祛痰作用；对甲醛引起的大鼠足跗肿胀有明显的抑制而呈抗炎作用［北京医学院学报，1979（1）：69］；对组织胺，乙酰胆碱，5-羟色胺，氯化钡所致的豚鼠离体平滑肌痉挛有明显的拮抗作用而呈现平喘作用。

2. 解热作用：对伤寒疫苗所致家兔之体温升高有明显的解热降温作用；抑制 IgE 的产生。

3. 抗过敏作用：阻断 IgE 与肥大细胞的嗜酸性粒细胞结合，抑制肥大细胞释放生物活性物质；阻止生物活性物质作用于效应器官以及解除效应器官反应；减少大鼠腹腔致敏肥大细胞脱颗粒率，使致敏肠管组织胺的释放量显著降低，缓解由于抗原刺激而增强的肠管蠕动，并能保护肠管中的肥大细胞免受抗原的攻击［辽宁中医杂志，1983（8）：43］；对小鼠被动皮肤过敏反应及对鲜蛋致敏的豚鼠离体回肠均有明显的抑制作用。

4. 增强机体免疫机能：增强机体网状内皮系统免疫功能和促进吞噬细胞的吞噬功能，抑制细胞免疫功能，抑制中和抗体产生［中成药研究，1987（3）：25］；提高小鼠腹腔巨噬细胞的吞噬率，对非攻特异性和特异性免疫功能均有增强作用。

另外还对金黄色葡萄球菌、乙型溶血性链球菌、肺炎链球菌、白喉杆菌、肺炎克雷伯杆菌等均有明显的抑制作用；对流感病毒有抑制作用；改善家兔血液循环，升高血压。

【麻黄杏仁薏苡甘草汤】

组成：麻黄去节，汤泡，半两（1.5g）　杏仁（去皮尖，炒）十个（1. 8g）　薏苡仁半两（1.5g）　甘草炙，一两（3g）

用法：上锉，麻豆大，每服四钱匕，水盏半，煮八分，去滓。温服。有微汗，避风。

功用：发表祛风，利湿清热。

适应证：风湿热痹证：一身尽疼痛，发热，甚于日晡，四肢沉重，或头昏，或疼痛游走不定，苔薄，脉沉或迟。

解读方药：

1. 诠释方药组成：方中麻黄辛散宣发通络；薏苡仁利湿清热；杏仁通利水道，降泄湿浊；甘草益气和中。

2. 剖析方药配伍：麻黄与薏苡仁，属于相反相使配伍，相反者，寒热同用；相使者，薏苡仁助麻黄宣化湿浊，麻黄助薏苡仁汉寿早湿浊。麻黄与杏仁，属于相使配伍，降利湿浊。薏苡仁与杏仁，属于相反相使配伍，相反者，薏苡仁寒清利湿，杏仁温化湿浊；相使者，薏苡仁得杏仁寒清温化，降利湿浊。薏苡仁与甘草，属于相使配伍，益气清热利湿。

3. 权衡用量比例：麻黄与薏苡仁用量比例是1∶1，提示药效宣发与清利之间的用量调配关系，以治湿热；麻黄与杏仁用量比例是5∶6，提示药效宣发与降浊之间的用量调配关系，以治湿浊；薏苡仁与杏仁用量比例是5∶6，提示药效寒清与温化之间的用量调配关系，以治湿热。

【麻黄升麻汤】

组成：麻黄去节，二两半（7.5g）　升麻一两一分（3.7g）　当归一两一分（3.7g）　知母十八铢（2.2g）　黄芩十八铢（2.2g）　萎蕤十八铢（2.2g）　芍药六铢（0.8g）　天门冬去心，六铢（0.8g）　桂枝去皮，六铢（0.8g）　茯苓六铢（0.8g）　甘草炙，六铢（0.8g）　石膏碎，绵裹，六铢（0.8g）　白术六铢（0.8g）　干姜六铢（0.8g）

用法：上十四味，以水一斗，先煮麻黄一两沸，去上沫，内诸药，煮取三升，去滓。分温三服。相去如炊三斗米顷，令尽，汗出愈。

功用：发越肝阳，温暖脾阳。

适应证：肝热阳郁与脾寒阳虚相兼证：手足厥逆，咽喉不利，唾脓血，泄利不止，或口干，口渴，四肢困乏，寸脉沉迟，尺脉不止。

解读方药：

1. 诠释方药组成：麻黄宣散郁滞；升麻透发郁阳；黄芩清热燥湿；石膏清热泻火；知母清热益阴；当归补血活血；萎蕤滋补阴津；芍药补血敛阴；天冬滋阴生津；桂枝温通阳气；茯苓益气渗湿；白术健脾燥湿；干姜温中散寒；甘草益气和中。

2. 剖析方药配伍：麻黄与升麻，属于相使配伍，辛散宣发，透达郁阳；石膏与知母、黄芩，属于相须配伍，增强清泻郁热；当归与芍药，属于相须配伍，增强补血敛阴；萎蕤与天冬，属于相须配伍，增强滋补阴津；白术与甘草，属于相须配伍，增强健脾益气；干姜与桂枝，属于相须配伍，增强温阳散寒；石膏、知母与干姜、桂枝，属于相反配伍，寒清热而不凝，温通阳而不燥。

3. 权衡用量比例：麻黄与升麻用量比例是7.5∶3.7，提示药效辛温宣发与辛凉透散之间的用量调配关系，以治阳郁；石膏与知母、黄芩用量比例是1∶3∶3，提示药效甘寒清热与苦寒清热之间的用量调配关系，以治郁热；当归与芍药用量比例是3.7∶0.8，提示药效甘温补血与酸寒补血之间的用量调配关系，以治伤肝血；白术与甘草用量比例是1∶1，提示药效健脾与缓急之间的用量调配关系，以治脾虚；干姜与桂枝用量比例是1∶1，提示药效温阳与温通之间的用量调配关系，以治阳虚；萎蕤与天冬用量比例是3∶1，以治阴伤生热。

【麻子仁】麻子仁为桑科一年生植物大麻的成熟果实。

别名：火麻仁，大麻仁。

归经：脾、大肠。

功用：滋阴润燥，养血通便。

主治：心悸，心烦，面色不荣，大便干结，小便量多。

入方：见麻子仁丸、炙甘草汤。

用量：

用量		经方数量	经方名称
古代量	现代量		
半升	12g	1方	炙甘草汤
二升	48g	1方	麻子仁丸

注意事项：湿盛者慎用。

化学成分：含脂肪油，脂肪酸，饱和脂肪酸，不饱和脂肪酸，油酸，亚油酸，亚麻酸，大麻酚，植物钙镁，葫芦巴酶，赖氨酸，苏氨酸等多种氨基酸。

药理作用：降低血清胆固醇作用，促进机体代谢作用，增强抗病能力，增强耐缺氧能力，降压作用，泻下作用（能刺激肠黏膜，增加分泌，加快蠕动）。

【麻子仁丸】

组成：麻仁二升（48g）　芍药半斤（24g）　枳实炙，半斤（24g）　大黄去皮，一斤（48g）　厚朴炙，去皮，一尺（30g）　杏仁去皮尖，熬，别作脂，一升（24g）

用法：上六味，蜜和丸，如梧桐子大。饮服十丸，日三服，渐加，以知为度。

功用：运脾泻热通便。

适应证：太阴脾约证：不大便或大便硬，或十余日不大便，小便数，或轻微腹痛，或轻微腹满，无潮热，苔黄或腻，脉数或浮。

解读方药：

1. 诠释方药组成：方中麻仁运脾润脾；大黄泻热通便；杏仁泻肺润肠；芍药补血泻肝；枳实、厚朴行气除胀；蜂蜜润肠通便。

2. 剖析方药配伍：麻仁与大黄，属于相使配伍，麻仁助大黄清润通便，大黄助麻仁运脾泻热。麻仁与芍药，属于相使配伍，麻仁助芍药敛阴润肠，芍药助麻仁补血化阴。麻仁与杏仁，属于相使配伍，麻仁运脾润肠，杏仁泻肺润肠。枳实与厚朴，属于相反相须配伍，相反者，寒温同用；相须者，行气通便。大黄与枳实、厚朴，属于相使配伍，泻热行气通便。大黄与杏仁，属于相反相使配伍，相反者，寒温同用；相使者，泻热润肠通便。大黄与蜂蜜，属于相反相使配伍，相反，大黄泻热，蜂蜜益气，蜂蜜制约大黄苦寒伤胃；相使者，增强泻热运脾润肠。

3. 权衡用量比例：麻仁与大黄用量比例是1∶1，提示药效泻热与运脾之间的用量调配关系，以治脾约不运；枳实与厚朴用量比例是8∶10，提示药效苦寒行气与苦温行气之间的用量调配关系，以治浊气壅滞；麻仁与杏仁用量比例是2∶1，提示药效运脾润肠与泻肺润肠之间的用量调配关系，以治大便干结；大黄与枳实、厚朴用量比例是8∶4∶5，提示药效泻热与行气之间的用量调配关系，以治热结。

药理作用：麻子仁丸具有对燥结型便秘模型小鼠有通便作用，能增加小鼠排便量；促进大肠、小肠运动；促进豚鼠回肠平滑肌运动［中国中药杂志，1993（4）：236］；能显著增加蟾蜍肠内容物重量，增加肠管容积；实验家兔增加肠段收缩幅度。

马

mǎ❶药名：如马通汁。❷病证名。如第六10条：“人年五六十，其病脉大者，痹侠背行，若肠鸣，马刀侠瘿者，皆为劳得之。”

【马刀侠瘿者】马刀言腋下，侠瘿言颈部有结块。见虚劳夹痰证，如第六10条：“人年五六十，其病脉大者，痹侠背行，若肠鸣，马刀侠瘿者，皆为劳得之。”《金匮要略心典·血痹虚劳病》：“马刀侠瘿者，阳气以劳而外张，火热经劳而上逆，阳外张，则寒动于中而为肠鸣，火上逆，则与痰相搏而为马刀侠瘿。”其证或在腋下（马刀），其证机是痰气阻滞于经脉，痰气与经气相结于腋下；或在颈（侠瘿），其证机是痰气与经脉之气相结于颈而阻滞不通等，其辨皆当因人而辨；其治当补虚化痰，通达经气。

【马通汁】“通”与“桶”通假。马通汁即马桶汁，言马通汁者，即指人尿。如第十六14条柏叶汤方中言：“取马通汁一升，合煮取一升。”

麦

mài❶食物。一年生或二年生草本植物。如小麦。❷药名：如瞿麦。❸方名：如麦门冬汤。

【麦门冬】麦门冬为百合科多年生草本植物

沿阶草或大叶麦冬的须根上的小块根。

别名：麦冬，寸冬。

性味：甘、微苦，微寒。

功用：滋阴润燥，清热生津。

主治：咳嗽，气喘，咽喉不利，胃脘不适，咳唾涎沫，心烦，心悸，大便干结。

《神农本草经》曰："味甘平，主心腹结气，伤中，伤饱，胃络脉绝，羸瘦短气。久服轻身，不老，不饥。"

入方：见炙甘草汤、竹叶石膏汤、麦门冬汤、薯蓣丸、温经汤。

用量：

剂型	不同用量	古代量	现代量	代表方名
汤剂	最小用量	半升	12g	炙甘草汤
	最大用量	七升	168g	麦门冬汤
丸剂	基本用量	六分	18g	薯蓣丸

注意事项：阳虚者慎用。

化学成分：含樟脑，沉香醇，松油醇，β-绿叶烯，长叶烯，莎草烯，葎草烯，α-绿叶烯，愈创木醇，4-羟基-苯莉酮，麦门冬皂苷（A、B、B′、C、C′、D、D′），薯蓣皂苷元-3-O-［α-L-吡喃鼠李糖（1→2）］［β-D-吡喃木糖（1→3）］β-D-吡喃葡萄糖苷，薯蓣皂苷元-3-O［α-L-吡喃鼠李糖（1→2）］［3-O-乙酰基-β-D-吡喃糖-葡萄糖果苷（1→3）］β-D-L-吡喃葡萄糖苷，薯蓣皂苷元-3-O-［（a-L-乙酰基）-a-L-吡喃鼠李糖（1→2）］［β-D-吡喃木糖（1→3）β-D-吡喃葡萄糖苷，鲁斯可皂苷元-3-O-［a-L-吡喃鼠李糖（1→2）］［β-D-吡喃木糖（1→3）β-D-呋喃果糖苷，甲基麦冬二氢黄酮A即5、7-二羟基-6、8-二甲基-3-（3，4-亚甲二氧基苄基）-4-苯骈二氢吡喃酮，甲基麦冬二氢黄酮B即5，7-二羟基-6，8-二甲基-3-（4-甲氧基苄基）-4-苯骈二氢吡喃酮，麦冬二氢黄酮A即5，7二羟基-6-甲基-3-（3，4-亚甲二氧基苄基）-4-苯骈二氢吡喃酮，6-醛基异麦冬二氢黄酮A即5，7-二羟基-6-醛基-8-甲基-3-（4，4-亚甲二氧基苄基）-4-苯骈二氢吡喃酮，6-醛基-7-甲氧基异麦冬二氢黄酮A即5-羟基-6-醛基-7-甲氧基-8-甲基-3-（3，4-亚甲二氧基苄基）-4-苯骈二氢吡喃酮，6-醛基异麦冬二氢黄酮B即5，7-二羟基-6-醛基-8-甲基-3-（4-甲氧基苄基）-4-苯骈吡喃酮，6-醛基-7-甲氧基异麦冬二氢黄酮B即5-羟基-6-醛基-7-甲氧基-8-甲基-3-（4-甲氢基苄基）-4-苯骈二氢吡喃酮，麦冬二氢黄酮B即5，7-二羟基-6-醛基异麦冬黄酮B即5，7-二羟基-6-醛-8-甲基-3-（4-甲氧基苄基）-4-苯骈吡喃酮，6-醛基异麦冬黄酮A即5，7-二羟基-6-醛基-8-甲基-3-（3，4-亚甲二氧基苄基）-4-苯骈吡喃酮，6-醛基-7-甲氧基异麦冬黄酮B即5-羟基-6-醛基-7-甲氧基-8-甲基-3-（4-甲氧基苄基）-4-苯骈吡喃酮，甲基麦冬黄酮A即5，7-二羟基-6，8-二甲基-3-（3，4-亚甲二氧基苄基）-4-苯骈吡喃酮，β-谷甾醇，豆甾醇，β-谷甾醇-3-O-β-D葡萄糖苷，龙脑葡萄糖苷，龙脑葡萄糖-（6→1）-洋芫荽糖苷，酰胺化合物，葡萄糖，果糖，蔗糖，低聚糖，D-果糖，D-葡萄糖，微量元素（钠、钾、钙、镁、铜、钴、铬、锰、镍、钒、锌等）。

药理作用：对心脏功能所处状态呈双向调节作用（对心脏收缩力或加强或抑制），对冠脉流量也呈双向调节作用，抗心律失常，抗心肌细胞缺血、缺氧作用，镇静作用，催眠作用（抑制中枢神经），增强免疫功能（体液免疫和细胞免疫），促进血中溶血素的形成，抗肿瘤作用，抗辐射作用，抗疲劳作用。

【麦门冬汤】

组成：麦门冬七升（154g）　半夏一升（24g）　人参三两（9g）　甘草二两（6g）　粳米三合（9g）　大枣十二枚

用法：上六味，以水一斗二升，煮取六升，温服一升，日三夜一服。

功用：滋养肺胃，调和气机。

适应证：

1. 虚热肺痿证：咳嗽，气喘，咯痰不爽，咳吐涎沫，口干，咽燥，手足心热，舌红，少苔，脉细数。

2. 胃阴虚证：胃脘隐痛或剧通，口干，唇燥，饥不欲食，或干呕，或大便干，舌红，少苔，脉细数。

配伍原则与方法：虚热肺痿证基本病理病证，一是肺阴虚而不得滋养，一是肺气虚而不得固摄，所以治疗虚热肺痿证，其用方配伍原则与方法必须重视以下几个方面。

1. 针对证机选用滋阴清肺药：肺阴虚弱，阴不制阳而为热，虚热内生而又灼伤阴津，证见口干，咽燥，其治当滋阴清肺。如方中麦门冬。

2. 合理配伍补气药：虚热肺痿证，其证机不仅有阴虚，且更有气虚，气虚不得摄津，则证见咳唾涎沫，其治当合理配伍补气药。又，滋阴药欲发挥滋阴作用，有借于气机的气化作用，即滋阴必补气，气能化阴。如方是人参、粳米、大枣、甘草。

3. 妥善配伍辛开苦降药：阴虚者，法当滋阴；气虚者，法当补气，妥善配伍辛温药作用有二，一是辛温宣散有利于气机畅通，兼防滋补药壅滞气机；一是苦降有利于降泄浊气上逆。如方中半夏。

解读方药：

1. 诠释方药组成：方中麦冬滋补阴津；半夏醒脾燥湿，降逆利咽；人参补益中气；粳米、大枣、甘草益气和中。

2. 剖析方药配伍：麦冬与半夏，属于相反配伍，麦冬滋阴，半夏降逆燥湿，半夏制约麦冬滋补浊腻；人参与粳米、大枣、甘草，属于相须配伍，增强补益中气；麦冬与人参、粳米、大枣、甘草，属于相使配伍，阴得气而生，气得阴而化，气阴互化；半夏与人参、粳米、大枣、甘草，属于相反配伍，半夏制约人参、粳米、大枣、甘草补益壅滞。

3. 权衡用量比例：麦冬与半夏用量比例是7∶1，提示药效滋阴与燥湿之间的用量调配关系，以治阴虚；人参与粳米、大枣、甘草用量比例是3∶3∶10∶2，以治气虚；半夏与人参、粳米、大枣、甘草用量比例是8∶3∶3∶10∶2，提示药效辛开苦降与益气之间的用量调配关系，以治气虚气逆。

本方配伍特点是：重用滋阴药与补气药相伍，因阴津的生成必借气的气化才能为人所用；滋补药与辛温药相伍，使滋补药得辛开温通尽在滋补而不壅滞。

药理作用：

1. 镇咳作用：可使家兔气管上皮纤毛运动的频率（CPF）明显增加。最大 CPF 的增加率30.4%，并观察到增加 CPF，3 分钟内反应最强，此后逐渐降低，给药后 20 分钟，仍高于给药前水平，表明本方能改善气管液纤毛输送系统功能［国外医学·中医中药分册，1995（2）：40］；镇咳及促进唾液分泌作用。

2. 抗变态反应：对嗜酸细胞的脱粒作用；对脱颗粒及组织胺游离的抑制效果与色苷酸二钠作用相当［国外医学·中医中药分册，1989（6）：38］。

3. 降血糖作用：对四氧嘧啶性糖尿病小鼠及遗传性糖尿病 KK-GA 小鼠有降血糖作用。

脉 mài❶血脉，气血，血行。如第一 2 条："四肢九窍，血脉相传，壅塞不通，为外皮肤所中也。"❷色脉，色泽，气色。如第一 7 条："假令肝旺色青，四时各随其色。肝色青而反色白，非其时色脉，皆当病。"❸筋脉。如 86 条："衄家，不可发汗，汗出必额上陷脉紧急。"❹络脉，脉络。如第五 2 条："浮者血虚，络脉空虚，贼邪不泻，或左或右。"❺诊脉，切脉，如 332 条："后三日脉之而脉数，其热不罢者，此为热气有余，必发痈脓也。"❻动脉，血管，脉管。如第十四 3 条："视人之目窠上微拥，如蚕新卧起状，其颈脉动，时时咳，按其手足上陷而不起者，风水。"❼脉象，脉息，脉诊。如第 1 条："太阳之为病，脉浮，头项强痛而恶寒。"❽方名：如通脉四逆汤等。

【脉浮】脉位浮浅，轻取即得。《素问·脉要精微论》："春日浮，如鱼之浮在波。"《脉经·浮脉》："举之有余，按之不足。"

其一，见太阳病基本脉证，如第 1 条："太阳之为病，脉浮，头项强痛而恶寒。"脉浮标志正气抗邪于表，气血营卫御邪于外；其治当解表散邪。

其二，太阳病证与阴阳两虚证相兼，如 29 条："伤寒，脉浮，自汗出，小便数，心烦，微恶寒，脚挛急，反与桂枝欲攻其表，此误也。"脉浮主营卫之气与邪相争于太阳，审脉浮当别有力与无力，以别病变证机是虚是实。

其三，太阳中风证，如 45 条："太阳病，先发汗不解，而复下之，脉浮者，不愈；浮为在外，而反下之，故令不愈；今脉浮，故在外，当须解外则愈。"《伤寒论类方·桂枝汤类一》："脉浮而下，此为误下，下后仍浮，则邪不因误下而陷入，仍在太阳。"仲景辨证主要揭示病有疑似，治有失误，里无失调，表邪无内传之机，同时也揭示太阳病病邪是否传变与素体有无失调或宿疾有着直接的关系。

其四，辨麻黄汤疑似脉，如 51 条："脉浮者，病在表，可发汗。"《伤寒内科论·辨太阳病脉证并治》："辨脉浮，有为太阳中风证，有为太阳伤寒证，有为太阳温病证，有为结胸证，有为阳明热证，有为久病正虚者等。欲审脉浮证机为何？必当审证以参合，文中言‘病在表’者，以代诸证为太阳伤寒证，至于其证候为何？当据病人素体各有不尽相同，临证只要证机为卫闭营郁，无论其证候有何特征，那么其治均以麻黄汤汗之。”仲景辨脉浮是太阳伤寒证，必有太阳伤寒证及其主要病理特征。同时也暗示辨太阳伤寒证，其脉未必都是浮紧，而有单见浮者，要别其疑似，以法论治。审证是太阳伤寒证，其治以麻黄汤。

其五，太阳病证与膀胱水气证相兼，如 71 条，又如第十三 4 条：“若脉浮，小便不利，微热，消渴者。”脉浮为正气与邪气相争于表，表证仍在；其治当表里兼顾，以五苓散。

其六，表里兼证，如 112 条：“伤寒，脉浮，医以火迫劫之，亡阳，必惊狂，卧起不安者。”辨表里兼证，以“伤寒，脉浮”代太阳病证，以“亡阳”代心阳虚证。辨脉浮当别表寒证与表热证，以法针对证机而用方治疗。

其七，太阳温病证与心证相兼，如 113 条：“弱者，发热，脉浮，解之当汗出愈。”指出辨表里兼证，仲景言“脉浮”，复言“解之当汗出愈”，提示病以表证为主，其治自当从汗法。

其八，太阳病证与动血证相兼，如 115 条：“脉浮，热甚，而反灸之，此为实。”《注解伤寒论·辨太阳病脉证并治》：“脉浮，热甚为表实，医以脉浮为虚，用火灸之，因火气动血，迫血上行，故咽燥唾血。”辨表里兼证，仲景特言“脉浮热甚”，以揭示在表是太阳温病证，病以表证为主，治当先表。

其九，太阳病证与阴虚火旺证相兼，如 116 条：“脉浮，宜以汗解，用火灸之，邪无从出，因火而盛，病从腰以下必重而痹，名火逆也。”脉浮代表辨表里兼证以表证为主，其治当先表，使邪从表而散。

其十，结胸证，如 140 条：“太阳病，下之，其脉促，不结胸者，此为欲解也；脉浮者，必结胸。”辨脉浮所主病证，不一定都是主表证，但有主结胸证者。结胸证脉浮，其证机是正气与邪气相争，标志病位在表。

其十一，太阳伤寒证与阳明胃热盛证相兼，如 170 条：“伤寒，脉浮，发热，无汗，其表不解，不可与白虎汤。”《伤寒六经辨证治法·太阳篇》：“此有表，戒白虎汤也。脉浮发热无汗，为寒邪在表，白虎则不可与。”辨表里兼证，以脉浮代表是太阳伤寒证，提示病变的主要矛盾方面。

其十二，阳明津伤水气热证，如 223 条，又如第十三 13 条：“若脉浮，发热，渴欲饮水，小便不利者。”其证机是邪热内扰，灼伤阴津，逆乱气机，水气内停；其治以猪苓汤，育阴清热利水。

其十三，阳明气血热证，如 227 条：“脉浮，发热，口干，鼻燥，能食者，则衄。”《伤寒论浅注·阳明篇》：“热在经脉，故脉浮发热。”其证机是邪热在阳明，迫及于血中而消灼阴津，灼伤脉络而迫血妄行；其治当清气泻热，凉血生津，以白虎汤与泻心汤加减。

其十四，太阳病证与阳明病证相兼，如 235 条：“阳明病，脉浮，无汗而喘者，发汗则愈。”仲景特言“脉浮”，以揭示病变的主要矛盾方面在太阳，其治当从太阳，审证是太阳伤寒证，以麻黄汤。

其十五，太阳病证与太阴病证相兼，如 276 条：“太阴病，脉浮者，可发汗。”脉浮标志正气能积力抗邪于外。

其十六，病者新差复感外邪证，如 394 条：“伤寒差以后，更发热，小柴胡汤主之；脉浮者，以汗解之。”《伤寒溯源集·差后诸证证治》：“若脉浮则邪盛于表，必有可汗之表证，仍当以汗解之。”脉浮以揭示病者原来是太阳病证，病后当养而失养，外邪乘机侵入又出现太阳病证，临证一定要辨清太阳病的具体证型所在，以法选用切合证机的方药或麻黄汤加减或桂枝汤等。

其十七，脉象主病的辨证意义。如第一 9 条：“师曰：病人脉浮者在前，其病在表；浮者在后，其病在里，腰痛背强，不能行，必短气而极也。”《金匮要略方论本义·脏腑经络先后受病》：“浮者在前，寸部之脉，浮者在后，尺部之脉也。”辨脉因其脉象相同而其所在部位不同，则其所主病证也不尽相同，仲景以举例的形式论脉象同样是浮，可其所在部位有寸部和尺部等不同，故其所主病证有在表在里之分，例如浮脉在寸部明显者，其多主表证。

其十八，病因辨证的基本法则，如第一 13 条：“风令脉浮，寒令脉急，雾伤皮腠，湿流关节，食伤脾胃，极寒伤经，极热伤络。”其证机是风邪易伤肌表营卫，营卫奋起抗邪并与邪相争则脉浮。

M

其十九，太阳风湿表虚痹证，如第二 22 条："脉浮，身重，汗出，恶风者。"《医宗金鉴·痉湿暍病》："脉浮者，风也，身重，湿也，寒湿则脉沉，风湿则脉浮。"其证机是素体太阳营卫之气不足，风湿之邪乘机侵袭，太阳肌肤营卫之气与风湿相搏；其治当解表散邪，祛风除湿，以防己黄芪汤。

其二十，心虚热发狂证，如第五 13 条："防己地黄汤：治病如狂状，妄行，独语不休，无寒热，其脉浮。"其证机是心气虚弱，虚热内扰，躁动于外；其治以防己地黄汤，养心清热，散邪定狂。

其二十一，里虚证，如第六 4 条："男子面色薄者，主渴及亡血，卒喘悸，脉浮者，里虚也。"指出辨脉浮不一定都是主表而有主里虚，于此还必须辨清里虚之脉浮，必浮而无力。

其二十二，寒饮郁肺夹热喘逆证，如第七 14 条："肺胀，咳而上气，烦躁而喘，脉浮者，心下有水。"脉浮主肺气与邪气相争，正气仍能抗邪于外，其治以小青龙加石膏汤。

其二十三，心寒证，如第十一 9 条："心中寒者，其人苦病心如啖蒜状，剧者心痛彻背，背痛彻心，譬如蛊注。其脉浮者，自吐乃瘥。"《金匮要略直解·五脏风寒积聚病》："若其脉浮者，邪在上焦，得吐则寒邪越于上，其病乃愈。"其证机是寒邪袭心，心气与寒气相搏而盛于外；其治当温阳散寒，以四逆汤与薏苡附子散加减。

其二十四，太阳风水表虚证，如第十四 22 条："脉浮，身重，汗出，恶风者。"《医宗金鉴·水气病》："风水之病，外风内水也，脉浮恶风者风也。"其证机是太阳营卫为外邪所客，营卫不能泌津而为水气，水气上行上拥而外溢；其治以防己黄芪汤。

其二十五，太阳风水夹热证，如第十四 23 条："恶风，一身悉肿，脉浮，不渴。"其证机是风热侵袭太阳肌肤营卫，营卫受邪既不得固护肌表，又不得泌津而为水气，其治当解表行水，以越婢汤。

其二十六，酒毒黄疸证，如第十五 5 条："酒黄疸者，或无热，靖言了了，腹满欲吐，鼻燥；其脉浮者，先吐之。"《医宗金鉴·黄疸病》："其脉浮者，酒热在经，先吐之以解外也。"其证机是湿热酒毒上攻，其治可用吐法，使酒毒从上而去。

其二十七，寒湿发黄证与太阳中风证相兼，如第十五 16 条："诸病黄家，但利其小便；假令脉浮，当以汗解之。"权衡表里兼证，表里病证都比较明显，脉浮乃正气抗邪于表，病以表证为主，故治当兼顾表里，且以解表发汗为主，即"当以汗解之"；以桂枝加黄芪汤，解表里病证。

其二十八，阴虚火旺证，如第十六 2 条："师曰：夫脉浮，目睛晕黄，衄未止。"《金匮要略心典·惊悸吐衄下血胸满瘀血病》："尺脉浮，知肾有游火。"其证机是热在血中，热动气血，血脉壅盛。

【脉浮紧】脉浮与紧并见。

其一，太阳伤寒证，如 16 条："若其人脉浮紧，发热，汗不出者，不可与之也。常须识此，勿令误也。"《伤寒来苏集·伤寒论注》："若脉浮紧是麻黄汤脉，汗不出是麻黄汤症。"其证机是太阳伤寒，卫营受邪，卫气闭阻，营气郁滞；治以麻黄汤。

其二，太阳伤寒证与里热证相兼，如 38 条："太阳中风，脉浮紧，发热恶寒，身疼痛，不汗出而烦躁者。"其证机是寒邪阻滞经气，经脉运行不利，里热蕴结不解，治以大青龙汤。

其三，太阳伤寒重证，如 46 条："太阳病，脉浮紧，无汗，发热，身疼痛，八九日不解，表证仍在，此当发其汗。"其证机是风寒郁滞营卫，经脉为寒气郁遏而不畅。

其四，太阳伤寒衄证自愈，如 47 条："太阳病，脉浮紧，发热，身无汗，自衄者愈。"《伤寒悬解·太阳上篇》："发热无汗而脉浮紧，是宜麻黄发汗以泄卫郁。"其证机是邪气郁滞经气经脉而不畅。

其五，太阳病证与营血不足证相兼，如 50 条："脉浮紧者，法当身疼痛，宜以汗解之。假令尺中迟者，不可发汗，所以然者，以荣气不足，血少故也。"其证机是正气与邪气相搏于外。

其六，太阳伤寒衄证，如 55 条："伤寒，脉浮紧，不发汗，因致衄者。"其证机是邪气郁滞经脉而不畅。

【脉浮而紧】脉浮与紧并见。

其一，太阳病证与阳明病证相兼，如 151 条："脉浮而紧，而复下之，紧反入里，则作痞，按之自濡，但气痞耳。"《伤寒论条辨·辨太阳病脉证并治下》："紧反入里，言寒邪转内伏也。"辨表里兼证，以"脉浮而紧"代表有太阳病，以揭示治当先从太阳。

其二，阳明病证与太阳病证相兼，如189条："阳明中风，口苦咽干，腹满微喘，发热恶寒，脉浮而紧；若下之，则腹满，小便难也。"其证机是阳明邪热内结内扰，太阳营卫受邪而抗邪；治当解表散邪。

其三，阳明热郁证，如201条："阳明病，脉浮而紧者，必潮热，发作有时，但浮者，必盗汗出。"如221条："阳明病，脉浮而紧，咽燥口苦，腹满而喘，发热，汗出，不恶寒，反恶热，身重。"《伤寒内科论·辨阳明病脉证并治》："脉浮为有热，以示正气抗邪而不虚，紧为热郁于内，气血运行为之抑。"其证机是邪热郁滞经脉，经气为邪热所搏而不畅；治当清泻郁热，以栀子豉汤。

其四，太阳风水表实证，如第十四4条："太阳病，脉浮而紧，法当骨节疼痛，反不痛，身体反重而酸，其人不渴，汗出即愈，此为风水。"其证机是风寒侵袭太阳肌肤营卫，水气因风寒而上拥，经气郁滞而不畅。

【脉浮缓】脉浮与缓并见。见太阳营卫湿郁证，如39条："伤寒，脉浮缓，身不疼，但重，乍有轻时，无少阴证者。"《伤寒内科论·辨太阳病脉证并治》："浮为病在表，缓为有湿邪，浮缓为湿郁营卫。"脉浮主邪在营卫，脉缓主湿邪，脉浮缓并见为太阳营卫湿郁证；治当解表祛湿，以大青龙汤。

【脉浮而缓】脉浮与缓并见。见太阴脾湿热发黄证，如187条，又如278条："伤寒，脉浮而缓，手足自温者，是为系在太阴。"《伤寒六经辨证治法·太阴全篇》："但太阴主湿，其性迟缓，风邪主温，其性轻扬，传于湿土，湿滞化热，风湿互应，故脉浮而缓。"《伤寒内科论·辨阳明病脉证并治》："其脉浮缓乃太阴湿热之证，若为寒湿，其脉不浮，手足不温也。"脉浮主正气与热相争，脉缓主正气与湿相争，脉浮缓并见主太阴脾湿热证；治当利湿清热，以茵陈五苓散加减。

【脉浮弱】脉浮与弱并见。

其一，太阳病证与阳虚轻证相兼，如42条："太阳病，外证未解，脉浮弱者，当以汗解。"《伤寒来苏集·伤寒论注》："此条是桂枝本脉，明脉为主。今人辨证不明，故与证不合。伤寒、中风、杂病，皆有外证，太阳主表，表证咸统于太阳，然必脉浮弱者，可用此解外。"脉浮主太阳病证，脉弱主正气不足；治当解肌散邪、调和营卫，以桂枝汤。

其二，酒疸与黑疸的演变关系，如第十五7条："酒疸下之，久久为黑疸，目青面黑，心中如噉蒜齑状，大便正黑，皮肤爪之不仁，其脉浮弱，虽黑微黄，故知之。"《金匮要略心典·黄疸病》："且其脉当浮弱，其色虽黑当微黄，必不如女劳疸之色纯黑而脉必沉也。"其证机是酒疸病证日久不愈，其酒毒湿热蕴结而不解，内伤于肝血，血不得滋荣于脉则浮弱；治当清热利湿，调肝益肾。

【脉浮虚】脉浮与虚并见。见太阳病证与阳明病证相兼，如240条："病人烦热，汗出则解，又如疟状，日晡所发热者，属阳明也；脉实者，宜下之；脉浮虚者，宜发汗。"《伤寒论后条辨·阳明篇》："若脉浮虚者，仍是阳明而兼太阳，更宜汗而不宜下矣。"《伤寒贯珠集·阳明篇上》："脉浮而虚者，知气居于表，故可汗之，使从表出。"脉浮主邪在太阳，脉虚主里证为次，治当从太阳。

【脉浮虚而涩】脉浮而虚且兼涩。见阳虚肌痹证，如174条，又如第二23条："伤寒八九日，风湿相搏，身体疼烦，不能自转侧，不呕，不渴，脉浮虚而涩者。"《伤寒溯源集·太阳篇下》："正风寒湿三气所著之脉，名为湿痹是也。"脉浮主感受外邪，脉虚主阳气虚弱，脉涩主风寒湿阻滞经脉，脉浮虚涩并见，主阳虚肌痹证。

【脉浮大】脉浮与大并见。辨脉浮大，主要辨脉大有力无力，有力者主实证，无力者主虚证，以此可辨清病变主要矛盾方面。

其一，结胸虚证，如132条："结胸证，其脉浮大者，不可下，下之则死。"《注解伤寒论·辨太阳病脉证并治》："若脉浮大，心下虽结，是在表者犹多，未全结也，下之重虚，邪气复结，则难可制，故云：下之则死。"仲景辨脉或以"脉浮大"暗示脉浮而无力以代正气之虚，即结胸证正气虚者，虽有邪实，不当单用攻下的方法，而应兼顾正气，若单用攻下，则正气不支，难以救治。或以"脉浮大"以代病是表里兼证，以表证为主，治当先表，若先用下法，则会损伤正气，引邪内陷，加重里证，难以救治。

其二，少阳病证与太阳阳明病证相兼，如268条："三阳合病，脉浮大，上关上，但欲眠睡，目合则汗。”《注解伤寒论·辨少阳病脉证并治》：“关脉以候少阳之气，太阳之脉浮，阳明之脉大，脉浮大上关上，知三阳合病。”仲景以脉浮代太阳病证，以脉大代阳明病证，以脉“上关上”即关部脉特别明显代少阳病证，审病是少阳太阳阳明兼证，临证之际，一定要辨清病变的主要矛盾方面，以法决定治疗方法和措施。

其三，阴虚虚劳证，如第六 6 条：“劳之为病，其脉浮大，手足烦，春夏剧，秋冬瘥，阴寒精自出，酸削不能行。”其证机是阴不涵阳而阳躁动于外，阳不得阴制而亢于外，故脉浮大。

其四，肺虚危证，如第七 3 条：“上气，面浮肿，肩息，其脉浮大，不治，又加利尤甚。”《金匮要略正义·肺痿肺痈咳嗽上气病》：“脉见浮大，……元气毫无藏聚。”《金匮要略心典·肺痿肺痈咳嗽上气病》：“脉复浮大，则阳有上越之机。”其证机是肺气虚弱，既不能主持肃降而上逆，又不能通调水道而外溢，或因不能与大肠为表里，其气下泄；治法当及时补益肺气，否则难以救治。

其五，寒饮郁肺夹热水气证，如第七 13 条：“咳而上气，此为肺胀，其人喘，目如脱状，脉浮大者。”脉浮主肺气与寒气相搏，脉大主正气与夹热水气相搏，脉浮大并见，主寒饮郁肺夹热水气证；治以越婢加半夏汤。

【脉浮数】脉浮与数并见。

其一，太阳病证，如 49 条：“脉浮数者，法当汗出而愈。”《伤寒内科论·辨太阳病脉证并治》：“本论外有太阳病，内有里气不足。病为表里兼证，以脉浮数代病在太阳，或 57 条桂枝汤证，或 52 条麻黄汤证，或 134 条太阳温病证。”又如 72 条：“发汗已，脉浮数，烦渴者。”审脉浮主病邪在营卫，营卫与邪气相斗争；脉数或为太阳温病证，或为太阳伤寒兼证，浮数并见，为太阳病证。

其二，桂枝汤主治太阳伤寒变证，如 57 条：“伤寒，发汗已解，半日许复烦，脉浮数者，可更发汗。”《伤寒贯珠集·太阳篇中》：“脉浮数者，邪气在表之征，故可更发其汗，以尽其邪。”何以知仲景所论太阳伤寒证有正气不足一面？曰：病人必有正气不足之表现，如辨脉浮数本为热证，若见于寒证，其浮数无力，乃寒中有正气不足是也；若是单一的太阳伤寒证，其脉在一般情况下是不会出现浮数的。

其三，阳明热结证与阳明瘀血善饥证相兼，如 257 条：“病人无表里证，发热七八日，虽脉浮数者，可下之。”《伤寒贯珠集·阳明篇下》：“脉虽浮数，亦可下之以除其热，令身热去，脉数解则愈。假令已下，脉浮去而数不解，知其热不在气而在血也。热在血，则必病于血，……畜于中者，为有瘀血，宜抵当汤。”脉浮主热盛，脉数主热在血中，脉浮数并见，主热在血而有瘀。

【脉浮而数】脉浮与数并见。

其一，麻黄汤特殊脉，如 52 条：“脉浮而数者，可发汗。”仲景论脉浮数，治用麻黄汤，何以能用之？脉浮数非主单一太阳伤寒证，而是主表里兼证，仔细揆度其病证，则以表证为主，在表则脉浮；里证为次，但里证为热，热则脉数。病以表证为主，审表为太阳伤寒证，治当用麻黄汤。可见，仲景言“脉浮而数”者，其脉浮主表，脉数主里，麻黄汤主治脉浮数是一种特殊脉象，并非单论太阳伤寒证在其过程中是浮数脉并见。

其二，太阳病证与阳明热结证相兼，如第十 9 条：“病腹满，发热十日，脉浮而数，饮食如故。”《金匮要略直解·腹满寒疝宿食病》：“脉浮而数，浮则为风，风为表邪，故发热十日；数则为热，热则消谷，故饮食如故，与下方荡腹满而除表热。”辨表里兼证，脉浮在表是太阳病，脉数在里是阳明病，揆度表里病情，表里病证都比较明显，通过仔细辨证，得知在表是太阳中风证，在里是阳明热结证，其治当表里兼顾，以厚朴七物汤，双解表里。

其三，中焦消渴证，如第十三 2 条：“趺阳脉浮而数，浮即为气，数即消谷而大坚；气盛则溲数，溲数即坚，坚数相搏，即为消渴。”脉浮主阳气盛，脉数主热气盛，脉浮数并见，主中焦消渴证。

其四，水气热证的证机，如第十四 8 条：“趺阳脉浮而数，浮脉即热，数脉即止，热止相搏，名曰伏。”脉浮标志正气与邪气相争，脉数为邪热蒸动气血，脉浮数并见主水气热证之证机。

【脉浮而动数】脉浮与数并见且有力。见太阳温病证，如 134 条：“太阳病，脉浮而动数，浮则为风，数则为热，动则为痛，数则为虚，头痛，发热，微盗汗出，而反恶寒者，表未解也。”

《伤寒内科论·辨太阳病脉证并治》："辨太阳温病证，卫受热并与之搏，致气血壅盛于外则脉浮数，其'动'字标志脉浮数有力。"其证机是太阳营卫受邪，卫为热所搏，营为热所灼，气血为热所迫而涌动于外；治当疏散邪热。

【脉浮滑】脉浮与滑并见。

其一，胃脘痰热证，如138条："小结胸病，正在心下，按之则痛，脉浮滑者。"脉浮滑主痰热之邪，其证机是邪热与痰饮相互搏结于胃脘，阻滞气机不通；治以小陷胸汤，清热涤痰开结。

其二，下焦出血证，如140条："脉浮滑者，必下血。"《尚论篇·太阳经上篇》："浮滑阳邪正在营分，扰动其血而下血也。"脉浮标志邪热迫及血分，蒸动气血浮动于外。辨出血病证，有在上在下之分。脉浮滑一般主在上出血证，但也有主在下出血者，不可忽视。

其三，阳明胃热盛证，如176条："伤寒，脉浮滑，此以表有热。"《伤寒论译释·辨太阳病脉证并治》："白虎汤证应是里热为主，热势蒸达于外，可至表里俱热，有热而无结，脉象可见到浮滑。"其证机是阳明邪热太盛，既充斥于内，又肆虐于外；治当清泻盛热，以白虎汤。

【脉浮而细滑】脉浮与细并见且兼滑。见饮证主脉，如第十二19条："脉浮而细滑，伤饮。"《医宗金鉴·痰饮咳嗽病》："凡饮病得脉浮而细滑者，为痰饮初病，水邪未深之诊也。"其证机是正气与饮气相搏而壅滞于脉，脉气与饮气相搏结而鼓动于外；治当涤饮化饮。

【脉浮细】脉浮与细并见。详见"脉浮细而嗜卧"项。

【脉浮细而嗜卧】脉浮而细并见且欲卧床休息。见太阳病自愈证，如37条："太阳病，十日以去，脉浮细而嗜卧者，外已解也。"《伤寒贯珠集·太阳正治法》："太阳病，至十余日之久，脉浮不紧而细，不为躁烦而嗜卧，所谓紧去人安，其病为已解也。"太阳病若病期较长，在病愈过程中可能出现脉浮细而嗜卧，这是正气与邪气相争，正气驱邪之后的恢复阶段，为病愈之征，不可视为病情加重，于此还必须审明其他病证也随之而解。

【脉浮而迟】脉浮与迟并见。见阳明胃虚寒重证，如225条："脉浮而迟，表热里寒，下利清谷者。"《伤寒贯珠集·阳明篇上》："脉迟为寒，而病系阳明，则脉不沉而浮。"《伤寒六经辨证治法·阳明篇》："脉浮而迟，胃虚挟寒也。"其证机是阳明阳气虚弱，寒气内生而逼迫虚阳浮越于外；其治以四逆汤，病可应期而愈。

【脉浮而芤】脉浮与芤并见。见阳明虚热证的证机，如246条："脉浮而芤，浮为阳，芤为阴，浮芤相搏，胃气生热，其阳则绝。"《伤寒内科论·辨阳明病脉证并治》："辨脉浮而芤，其浮为阳气盛，阳气盛则气有余而生热，热则脉浮；芤为阴血虚，阴血虚则阴不足以和阳，虚则脉芤。浮芤并见，以示病为虚热。"仲景辨证重点揭示辨脉浮不一定都是太阳病证，而有阳明病证，其既可见于阳明实热证，又可见于阳明虚热证。审阳明虚热证之脉浮大多是与芤脉相并见，这也是辨阳明虚热证的一个要点。

【脉浮而洪】脉浮与洪并见。见太阳风水证基本病理特征，如第十四2条："脉浮而洪，浮则为风，洪则为气，风气相搏。"《医宗金鉴·水气病》："六脉俱浮而洪，浮则为风，洪则为气，风气相搏之病。"其证机是风邪与水气相搏，风邪盛于外则脉浮，水气盛于外则脉洪。

【脉浮而涩】脉浮与涩并见。

其一，脾约证，如247条，又如第十一15条："趺阳脉浮而涩，浮则胃气强，涩则小便数，浮涩相搏，大便则硬，其脾为约。"《注解伤寒论·辨阳明病脉证并治》："趺阳者，脾胃之脉，诊浮为阳，知胃气强，涩为阴，知脾为约，约者俭之约，又约束之约。"脉浮主正气抗邪于外，脉涩主脾运化津液功能为热所约束，脉浮涩并见，主太阴脾约证，治以麻子仁丸。

其二，阳明虚寒胃反证，如第十七5条："趺阳脉浮而涩，浮则为虚，涩则伤脾，脾伤则不磨，朝食暮吐，暮食朝吐，宿谷不化，名曰胃反。"脉浮是胃气虚弱，脉涩是脾寒凝结，胃虚则不能受纳，脾寒则不能运化，不纳不运则饮食宿积留结。

【脉浮而滑】脉浮与滑并见。见湿热历节证的证机，如第五5条："趺阳脉浮而滑，滑则谷气实，浮则汗自出。"指出浮是正气抗邪于外，邪不在脏腑，脉滑是正气积力抗邪，正气不虚。

【脉浮而弱】脉浮与弱并见。见阴血虚弱历节证，如第五6条："少阴脉浮而弱，弱则血不足，浮则为风，风血相搏，即疼痛如掣。"脉浮主正气与邪气相争，脉弱主正气虚弱，脉浮弱并见，主阴血虚受邪之历节证。

【脉浮弱而涩】脉浮而弱且兼涩。见虚劳与生育，如第六7条："男子，脉浮弱而涩，为无子，精气清冷。"《金匮要略编注二十四卷·血痹虚劳病》："此以脉断无子也，男精女血，盛而成胎，然精盛脉亦当盛，若浮弱而涩者，浮乃阴虚，弱为真阳不足，涩为精衰。"其证机是精气内竭，阳气大伤，化源暗耗，生育无能；治当滋阴壮阳，益肾生精。

【脉浮而大】脉浮与大并见。详见"寸口脉浮而大"项。

【脉浮微而涩】脉浮而微且兼涩。详见"寸口脉浮微而涩"项。

【脉沉】脉重按始得，轻取不应。《脉经·脉沉》："沉脉，举之不足，按之有余。"

其一，少阳胆热气郁证，如148条："此为阳微结，必有表，复有里也；脉沉，亦在里也。"少阳主里，邪结少阳，胆气内郁，故其脉应沉。

其二，少阴病证与太阳病证相兼重证，如301条："少阴病，始得之，反发热，脉沉者。"审病是表里兼证，其证机是在里阳气虚弱，寒气内生，在表卫闭营郁；权衡表里兼证，表里病证都比较明显，当表里同治，以麻黄附子细辛汤，温壮阳气、解表散寒。

其三，肾虚寒湿体痛证，如305条："少阴病，身体痛，手足寒，骨节痛，脉沉者。"《伤寒溯源集·少阴篇》："此以脉沉而手足寒，则知寒邪过盛，阳气不流，营阴滞涩。"《伤寒内科论·辨少阴病脉证并治》："里阳不足，生气不举则脉沉。"其证机是阳气虚弱，寒湿侵袭，浸淫筋脉骨节，气血运行不畅而阻滞不通。审证是肾虚寒湿体痛证，治以附子汤，温肾散寒祛湿。

其四，少阴阳虚阴盛证，如323条："少阴病，脉沉者，急温之。"《伤寒论浅注·辨少阴病脉证并治》："脉沉，而四逆，吐利，烦躁等证，已伏其机。脉沉，即宜急温，所谓见微知著，消患于未形也。"仲景辨证仅言"脉沉者"，而未言少阴阳虚阴盛证的具体证候表现，结合临床实际，仅仅根据病人脉沉，是不能得出正确辨证结论的；再则病人仅仅是脉沉，也是不会诊治的。辨少阴病，证机有寒热之别，仲景所论少阴病当指少阴阳虚阴盛证，这是根据四逆汤方药配伍关系及作用特点判断得来的。审脉沉乃阳气虚弱，鼓动气血无力所致。

其五，肺热饮气伤证，如第七9条："脉沉者，泽漆汤主之。"《金匮要略论注·肺痿肺痈咳嗽上气病》："咳而脉沉，则里邪居多，但此非在腹之里，乃邪在肺分之里也，故以泽漆汤以下气。"《经方辨治疑难杂病技巧·肺病证用方》："因肺主气，热易伤气，肺气为损而抗邪之力不能显于外，其脉沉标志正气有伤。"其证机是邪热与饮相互搏结，阻塞肺气，邪热又伤肺气。审证是肺热饮气伤证；治以泽漆汤，清热益肺、化饮宽胸。

其六，胸中留饮证，如第十二10条："胸中有留饮，其人短气而渴，四肢历节痛，脉沉者，有留饮。"《金匮要略心典·痰饮咳嗽病》："水寒不得阳热之化，则其脉沉弦，故曰脉沉者有留饮，若脉不见沉而见浮，则犹为风湿证耳。"其证机是饮邪留结于胸中而泛溢于四肢，胸中宗气为饮邪阻遏而不得气化津液；治当宣利气机，涤饮开胸。

其七，脾胃阳郁夹热水气证，如第十四5条："里水者，一身面目黄肿，其脉沉，小便不利，故令病水。"又仲景曰："脉得诸沉，当责有水。"《金匮要略直解·水气病》："里有水则脉沉。"其证机是脾胃阳郁，不能气化水气，水气内郁而脉沉；治以越婢加术汤，调理脾胃、行水清热，使水气得行、阳气得化。

其八，湿热黄疸证，如第十五9条："脉沉，渴欲饮水，小便不利者，皆发黄。"《医宗金鉴·黄疸病》："脉沉，主里也。"其证机是湿热蕴结，气机郁滞而脉沉；治当清热利湿退黄。

【脉沉而喘满】脉沉，气喘，胸满或腹满。见太阳病证与阳明病证相兼，如218条："伤寒四五日，脉沉而喘满，沉为在里。"《伤寒来苏集·伤寒论注》："今脉沉为在里，则喘满属于里矣。"其证机是太阳之气不和，阳明之气壅滞，邪郁在里则脉沉，浊气上逆则喘，气机逆乱则满。

【脉沉迟】脉沉与迟并见。

其一，太阳病证与营血不足证相兼，如62条："发汗后，身疼痛，脉沉迟者。"《注解伤寒论·辨太阳病脉证并治》："脉沉迟，荣血不足也，经曰：其脉沉迟者，荣气微也。又曰：迟者，荣气不足，血少故也。"脉沉主卫气不足，脉迟主营血少，脉沉迟并见，主营卫之气俱不足。

其二，正水证，如第十四1条："正水，其

脉沉迟，外证自喘。”其证机是水气在肺，肺气逆乱而不得通调水道，水气壅滞于脉则脉沉迟；治当宣肺利水，通调水道。

其三，湿热黄汗证，如第十四1条：“黄汗，其脉沉迟，身发热，胸满，四肢头面肿，久不愈，必致痈脓。”其证机是湿热浸淫肌肤，肆虐营卫，壅滞气机，浊气逆乱。

【脉沉而迟】脉沉与迟并见。见少阴阳虚戴阳证，如366条，又如第十七34条：“下利，脉沉而迟，其人面少赤，身有微热，下利清谷者。”《金匮要略浅注·呕吐哕下利病》：“下利脉沉而迟，其为阳虚阴盛无疑矣。”其证机是少阴阳气虚弱则脉沉，寒气内盛则脉迟；治当温暖少阴以散寒，以四逆汤。

【脉沉紧】脉沉与紧并见。

其一，脾胃气虚水气证，如67条：“心下逆满，气上冲胸，起则头眩，脉沉紧。”其证机是脾胃气虚，气不化水而为水气，水气内肆而上逆；治当温阳健脾、利水降逆，以苓桂术甘汤。

其二，胃逆呕吐证，如140条：“脉沉紧者，必欲呕。”《伤寒贯珠集·太阳篇下》：“脉沉为在里，紧为寒脉，邪入里而正不容，则内为格拒，故必欲呕。”辨脉沉紧所主病证，其病证表现不一定都是主在下之病证，也有主在上之病证，临证之际一定要辨清证机所在，审其寒热虚实，方可免于治疗失误。

其三，少阳胆热气郁证，如266条：“胁下硬满，干呕，不能食，往来寒热，尚未吐下，脉沉紧者。”脉沉主里即邪在胆，脉紧主邪气内结，脉沉紧主少阳胆热气郁证。

其四，脾胃脘腹寒痛证，如第十17条：“绕脐痛，若发则白汗出，手足厥冷，其脉沉紧者。”《金匮要略方论本义·腹满寒疝宿食病》：“脉得沉紧，何非寒厥之气为害也耶。”审证是脾胃脘腹寒痛证。其证机是寒气凝结于脘腹，阳气被遏不能固护于外，气机上下阻滞而不通；治以大乌头煎，温中逐寒、通阳止痛。

其五，膈间阳郁热饮证，如第十二24条：“膈间支饮，其人喘满，心下痞坚，面色黧黑，其脉沉紧。”《医宗金鉴·痰饮咳嗽病》：“其脉沉紧，水邪深结之脉也。”其证机是阳气郁遏而脉沉，热与水气搏结则脉紧；治以木防己汤，通阳化饮、清热益气。

其六，肠痈热瘀证，如第十八4条：“肠痈者，少腹肿痞，按之即痛如淋，小便自调，时时发热，自汗出，复恶寒，其脉沉紧者。”其证机是邪热与血搏结，经气阻滞不畅，则脉沉紧；治当泻热凉血、化瘀散痈，以大黄牡丹汤。

【脉沉而紧】脉沉与紧并见。见热实结胸证，如135条：“伤寒六七日，结胸热实，脉沉而紧，心下痛，按之石硬者。”《医宗金鉴·伤寒论注》：“若脉沉紧，里实脉也。”《伤寒论译释·辨太阳病脉证并治》：“脉沉而紧，沉为邪在里，紧是邪结痛甚之征。”其证机是水饮之邪与胃脘之浊气相互搏结而壅滞不通；治以大陷胸汤。

【脉沉弦】脉沉与弦并见。

其一，厥阴肝热下利证，如365条，又如第十七25条：“下利，脉沉弦者，下重也。”《伤寒论辨证广注·辨厥阴病脉证并治法》：“脉沉弦者，沉主里，弦主急，故为里急后重，如滞下之证也。”《伤寒说意·厥阴篇》：“沉为里为下，弦为阴，是肝气之郁陷，必主下重。”审病人若脉沉弦，则为邪热内盛，壅滞气机，证见下利后重。

其二，出血证的辨证特点，如第十六5条：“病人面无色，无寒热；脉沉弦者，衄。”《金匮要略直解·惊悸吐衄下血胸满瘀血病》：“今无寒热，而脉弦，衄者，则与上证不殊，为劳证也。”仲景辨脉沉弦，其辨的特点不是从一般的角度论述出血病证，而是从特殊的角度论述出血证机，即脉沉弦，一般主在下出血，但也有主在上出血，法当全面认识与理解。

【脉沉而弦】脉沉与弦并见。见悬饮证主脉，如第十二21条：“脉沉而弦者，悬饮内痛。”《金匮要略心典·痰饮咳嗽病》：“脉沉而弦，饮气内聚也，饮内聚而气击之则痛。”《金匮玉函经二注·痰饮咳嗽病》：“悬饮结积，在内作痛，故脉见沉弦。”其证机是饮邪阻结胸胁，气机不通，阻滞脉气，经气不和，正气与饮邪相搏而郁伏不解；其治当涤饮逐饮，宣利气机。

【脉沉滑】脉沉与滑并见。见热利证，如140条：“脉沉滑者，协热利。”辨“脉沉滑”，脉沉主里证，脉滑主邪热内扰，脉沉滑主热利证。

【脉沉大而滑】脉沉大与滑并见。详见“寸脉沉大而滑”项。

【脉沉结】脉沉而不流畅。见太阳病证与阳明湿热发黄证或下焦瘀血证相兼，如125条：

“太阳病，身黄，脉沉结，少腹硬，小便不利者，为无血也；小便自利，其人如狂者，血证谛也。”《伤寒论后条辨·辨太阳病脉证篇》：“脉沉而结，里热且谛于脉矣。”其证机是邪热与湿相结而壅滞气机，壅滞血脉而不畅，或邪热与血相结而搏于下焦，血滞经脉而阻结不通。

【脉沉实】脉沉与实并见。见里实证，如394条：“伤寒差以后，更发热，小柴胡汤主之；……脉沉实者，以下解之。”《伤寒溯源集·差后诸证证治》：“若脉沉实者，沉为在里，实则胃实，仍当用下法解之；但胃气已虚，不宜用承气峻下，宜消息其虚实，或小承气，或调胃，或如博棋子之法，随其轻重以为进止可也。”假如病者原来是可下证，经治之后，若病人未能调护摄养，而又复感外邪或因饮食不当，均易引起可下证复发，对此一定要仔细辨证，确得病变证机所在，以法选用合理的方药，从而达到预期治疗目的。

【脉沉微】脉沉与微并见。见肾阳虚烦躁证，如61条：“昼日烦躁不得眠，夜而安静，不呕，不渴，无表证，脉沉微。”《注解伤寒论·辨太阳病脉证并治》：“而脉沉微，知阳气大虚，阴寒气盛，与干姜附子汤，退阴复阳。”《伤寒论条辨·辨太阳病脉证并治上》：“脉沉微，身无大热，则阳大虚不足，以阴盛为谛也。”其证机是肾阳虚弱，鼓动气血不足，脉气内伏而见沉微。

【脉沉小】脉沉与小并见。见少阴心肾阳虚水气证，如第十四26条：“水之为病，其脉沉小，属少阴。”《张氏医通·水气病》：“此论少阴正水之病，其脉自见沉小。”其证机是少阴心肾阳气虚弱，水不得阳气所化而为水气；治以麻黄附子甘草汤，温补阳气、气化水气，使寒水得阳气气化而消散。

【脉沉绝】脉沉按之欲无。见脾肾水气实证，如第十四11条：“病人腹水，小便不利，其脉沉绝者，有水，可下之。”《金匮要略心典·水气病》：“脉沉固当有水，至于沉绝，则肾中阳气将亡，便当急下以存阳。”其证机是肾不得主水，脾不得制水，水气泛溢于内外上下，治当泻水利水下水。

【脉沉而细】脉沉与细并见。

其一，太阳阳虚血少痉证，如第二3条：“太阳病，发热，脉沉而细者，名曰痉，为难治。”《伤寒贯珠集·太阳篇下》：“太阳脉本浮，今反沉者，风得湿而伏也。痉脉本紧弦，今反细者，真气适不足也。”《医宗金鉴·痉湿暍病》：“今沉而细，邪入少阴，阳气已衰，岂易治乎？故曰难治。”其证机是阳虚不得温煦，血少不得滋养。辨太阳病痉证因既有阳虚，又有血少，温阳易伤血，益血而妨温阳，故为难治。

其二，太阳湿痹证，如第二14条：“关节疼痛而烦，脉沉而细者，此名湿痹。”《金匮要略心典·痉湿暍病》：“湿为六淫之一，故其感人，亦如风寒之先在太阳，但风寒伤于肌腠，而湿则流入关节；风脉浮，寒脉紧，而湿脉则沉而细。”其证机是湿邪侵袭太阳肌肤营卫筋脉，正气与邪气相争于表，脉气为邪气郁滞而沉细。

【脉沉小迟】脉沉小与迟并见。见阳虚虚劳证，如第六11条：“脉沉小迟，名脱气。”《医宗金鉴·血痹虚劳病》：“脉沉细迟，则阳大虚，故名脱气。”其证机是阳气虚弱则脉沉，阳不得温煦则脉小，气不得行则脉迟。

【脉沉而弱】脉沉与弱并见。详见“寸口脉沉而弱”项。

【脉迟】脉来迟缓，一息不足四至。《脉经》：“呼吸三至，去来极迟。”

其一，热入血室，如143条：“妇人中风，发热恶寒，经水适来，得之七八日，热除而脉迟，身凉，胸胁下满，如结胸状，谵语者，此为热入血室也。”《伤寒内科论·辨太阳病脉证并治》：“迟为热与血结，脉道不利。”其证机是温热之邪内传血室，邪热与血相结而经脉不利，心主血而为邪热所扰；其治以小柴胡汤。

其二，阳明虚寒谷疸证，如195条，又如第十五3条：“阳明病，脉迟，食难用饱，饱则微烦，头眩，必小便难，此欲作谷疸；虽下之，腹满如故，所以然者，脉迟故也。”《伤寒论后条辨·阳明篇》：“脉迟为寒，寒则不能宣行胃气，故非不能饱，特难用饱耳。”《伤寒溯源集·阳明篇》：“脉迟，中寒也。”其证机是阳明胃气虚弱，寒气与之相互搏结，经脉滞涩。

其三，阳明热结重证，如208条：“阳明病，脉迟，虽汗出，不恶寒者，其身必重，短气，腹满而喘，有潮热者，此外欲解，可攻里也。”其证机是邪热与肠中糟粕相搏结，壅滞气机而不通，阻滞血脉而不畅；其治以大承气汤。

其四，太阳病证与阳明病证相兼，如234条：“阳明病，脉迟，汗出多，微恶寒者，表未

M

解也，可发汗。"《伤寒论辨证广注·辨阳明病脉证并治法》："脉迟者，太阳中风缓脉之所变，传至阳明，邪将入里，故脉变迟。"辨"脉迟"有寒热之分，且不可将"脉迟"局限在寒证，热证亦可见到脉迟如208条，对此必须认真辨证，仔细揆度证机，方可免于治疗失误。

其五，厥阴寒证与阳明病证相兼，如333条："伤寒，脉迟，六七日，而反与黄芩汤彻其热，脉迟为寒。"《伤寒直格·辨厥阴病脉证并治》："夫脉迟为寒，胃中真阳已薄，不可更与凉药。"其证机是寒袭经脉而内阻，脉气经气为寒气所遏，经气不畅，血脉壅滞不利。

【脉迟为寒】脉迟为寒邪阻滞血脉。

【脉迟浮弱】脉迟与浮弱并见。见太阳病证与脾胃病证相兼，如98条："得病六七日，脉迟浮弱，恶风寒，手足温，医二三下之，不能食，而胁下满痛，面目及身黄，颈项强，小便难者。"《医宗金鉴·伤寒论注》："脉迟，太阴脉也，浮弱，太阳脉也。"其证机是脾胃寒湿，壅滞气机，寒湿内阻，经脉为寒气所阻滞；治以桂枝人参汤。

【脉迟而滑】脉迟与滑并见。见阳明热结旁流重证，第十七38条："下利，脉迟而滑者，实也。"《金匮要略编注二十四卷·呕吐哕下利病》："此亦食滞之利也，食壅于胃，气道不利，故脉来迟，然脉虽迟，而非虚寒可比，但迟为气壅，滑为血实，血实气壅，水谷为病，故为实也。"脉迟为腑气不通，脉滑为邪气内结，脉迟滑并见，主阳明热结旁流重证。

【脉迟而涩】脉迟与涩并见。详见"寸口脉浮而涩"项。

【脉迟而缓】脉迟与缓并见。详见"寸口脉迟而缓"项。

【脉数】脉来急速，一息脉来6次。《脉经》："数脉，去来促急，一日一息六七至，一日数者进之名。"

其一，胃寒证，如122条，又如第十七3条："病人脉数，数为热，当消谷引食，而反吐者，此以发汗，令阳气微，膈气虚，脉乃数也。"《伤寒溯源集·太阳中篇》："若胃脘之阳气盛，则能消谷引食矣，然此数，非胃中之热气盛而数也，乃误汗之后，阳气衰微，膈气空虚，其外越之虚阳所致也，以其非胃脘之真阳，故为客热。"《伤寒内科论·辨太阳病脉证并治》："脉数何以主寒，脾胃虚寒，致虚阳躁动，宗气失制而脉数也。……辨胃热、胃寒脉数，胃热者，必数而有力；胃寒者，必数而无力。"仲景指出若欲辨清寒热证机，审脉数，有力者为实热，无力者为虚寒。究脉数主虚寒之机，正如仲景所言："令阳气微，膈气虚，脉乃数也。"因阳气主固摄血脉，膈气主行使血脉，阳气虚不得固摄，膈气虚不得行使，脉失阳气所摄、膈气所使而奔波，是以脉数。

其二，阳明瘀血善饥证，如257条："脉数不解，合热则消谷善饥，至六七日，不大便者，有瘀血。"《伤寒贯珠集·阳明中篇》："假令已下，脉浮去而数不解，知其热不在气而在血也。热在血，则必病于血，……畜于中者，为有瘀血，宜抵当汤。"其证机是阳明邪热在血，蒸动气血，气血壅盛，故脉数不解。

其三，阳明血利证，如258条："若脉数不解，而下不止，必协热便脓血也。"《注解伤寒论·辨阳明病脉证并治》："若下后脉数不解，而下利不止者，为热得下泄，迫血下行，必便脓血。"其证机是阳明邪热壅动气血则脉数；辨阳明血利证，其虚实证机均可有脉数，审其脉数则有有力和无力之不同。若脉数有力，则为阳明血利实热证；若脉数无力，则为阳明血利虚热证。故辨阳明血利证，一定要辨清脉数有力无力，以审明病变的主要矛盾方面是虚热还是实热，只有以此辨治，才能达到预期治疗目的。

其四，厥阴肝寒证与阳明胃寒证相兼阳复太过证，如332条："后三日脉之而脉数，其热不罢者，此为热气有余，必发痈脓也。"指出正气恢复以抗邪，但正气恢复不可太过，太过则为邪热，邪热盛则脉数。

其五，厥阴肝寒下利证，如361条，又如第十七28条："下利，脉数，有微热，汗出，今自愈。"《伤寒内科论·辨厥阴病脉证并治》："若脉紧转数，数而欲绝则为阴阳离决之兆；若数而和缓，则为阳气来复；若数而有力则为阳复太过。"指出厥阴肝寒证，若其寒气欲去，正气来复，其脉应之而数。

其六，湿热毒血证，如第三13条："病者脉数，无热，微烦，默默，但欲卧，汗出，初得之三四日，目赤如鸠眼。"其证机是湿热浸淫血分，灼伤脉络则脉数；其治当清热凉血，利湿解毒，以赤小豆当归散。

其七，实热肺痈证成脓期，如第七12条：“咳而胸满，振寒脉数，咽干不渴，时出浊唾腥臭，久久吐脓如米粥者，为肺痈。”《金匮发微·肺痿肺痈咳嗽上气病》：“血热内炽，故脉数。”其证机是邪热蕴肺，肺气壅滞，热涌血脉则脉数。

其八，中焦消渴证，如第十三8条：“趺阳脉数，胃中有热，即消谷引食，大便必坚，小便即数。”其证机是邪热蕴胃，消灼阴津，热盛肉腐而脉数；其治当清泻胃热。

其九，肠痈寒湿证，如第十八3条：“肠痈之为病，其身甲错，腹皮急，按之濡如肿状，腹无积聚，身无热，脉数，此为肠内有痈脓。”其证机是寒湿浸淫大肠，脉络阻滞而痈腐，气机壅滞则脉数；其治以薏苡附子败酱散，温阳通经，化瘀消肿。

其十，妇人杂病错综复杂证机，如第二十二8条：“或结热中，痛在关元，脉数无疮，肌若鱼鳞，时着男子，非止女身。”其证机是邪热与血相结而郁滞，气血为热所搏而脉数。

【脉数无疮】脉数而没有疮痈。妇人杂病错综复杂证机，如第二十二8条：“或结热中，痛在关元，脉数无疮，肌若鱼鳞。”其证机是邪热与血相结而郁滞，气血为热所搏则脉数，邪热尚未灼腐肌肤营卫，故无疮。

【脉数而渴】脉数与口渴并见。见厥阴肝寒下利阳复太过证，如367条，又如第十七29条：“下利，脉数而渴者，今自愈；设不差，必清脓血，以有热故也。”《伤寒贯珠集·厥阴篇》：“然脉不弱而数，则阳之复者已过，阴寒虽解，热气旋增，将更伤阴而圊脓血也。”其证机是厥阴肝寒阳复太过，因厥阴阳气当复而不可太过，太过则为邪热，热则脉数也。

【脉数而有热】脉数，身发热。见吐血证的预后，如第十六6条：“夫吐血，咳逆上气，其脉数而有热，不得卧者，死。”《金匮要略心典·惊悸吐衄下血胸满瘀血病》：“脉数身热，阳独盛也。”如果病人脉数并伴有躁卧不安，则为热迫血而躁动，血欲竭而气欲亡，故其预后不良。

【脉数不解】脉数病证没有解除。详见“脉数”其二、三项。

【脉数虚】脉数而无力。见肺痿肺痈的基本脉证，第七1条：“咳唾脓血，脉数虚者，为肺痿；数实者，为肺痈。”辨肺痿与肺痈均可见到脉数，肺痿多属虚证，而肺痈则多为实证，故肺痿热证其脉多数而无力；而肺痈热证其脉多数而有力。

【脉数急】脉数而急促。见辨太阳病传与不传，如4条：“伤寒一日，太阳受之，脉若静者，为不传；颇欲吐，若躁烦，脉数急者，为传也。”《伤寒六经辨证治法·太阳上篇证治大意》：“脉数急，则邪机向里已著，势必传入他经为病。”仲景言“脉数急”非尽言“脉数急”，而有暗示病者脉发生了变化，病变证机也发生变化，法当重新辨证。倘如素体有脏腑失调或宿疾，或因感邪较重，其病邪则会在较短的时间内发生传变，究其传入何脏腑？当因人素体有何失调或宿疾而宜，尚无固定的传变方式。

【脉数弦】脉数与弦并见。详见“脉数而紧乃弦”项。

【脉数而紧乃弦】脉数与紧兼弦并见。见阳明实寒证主脉的基本特征，如第十20条：“其脉数而紧乃弦，状如弓弦，按之不移，脉数弦者，当下其寒。”《金匮要略心典·腹满寒疝宿食病》：“脉数为阳，紧弦为阴，阴阳参见，是寒热交至也。然就寒疝言，则数反从弦，故其数为阴凝于阳之数，非阳气生热之数也。”辨脉数不一定都是热证，而有寒证，同时指出寒证脉数的特点是：“其脉数而紧乃弦，状如弓弦，按之不移。”以揭示辨寒证脉数的具体特征，其证机是寒气凝结而脉紧，脉气为寒气所凝而脉弦，经气脉气积力抗邪则脉数。审脉数，乃是正气极力抗邪，脉弦紧者，乃是寒气遏制血脉也。

【脉数而滑】脉数与滑并见。见阳明宿食重证，如第十22条：“脉数而滑者，实也，此有宿食。”《医宗金鉴·腹满寒疝宿食病》：“滑者，水谷之气胜也，若滑而兼数，则实热已入胃府矣，故云有宿食，可下之。”脉数为阳明邪热内结，脉滑阳明宿食内阻，脉数滑主阳明宿食重证。

【脉虚】脉来举之不足，按之空虚而软弱。《脉经》：“虚脉，迟大而软，按之不足，隐指豁豁然空。”

其一，厥阴血虚厥证，如347条：“伤寒，五六日，不结胸，腹濡，脉虚，复厥者，不可下。”肝主藏血，厥阴肝血虚弱，血虚不能荣脉则脉虚。

其二，阴血虚劳证，如第六5条：“男子，

脉虚、沉、弦，无寒热，短气，里急，小便不利。”其证机是阴血虚弱，阴不得滋，血不得养，故脉虚。辨脉虚、沉、弦，既可单见，又可并见，但虚弦之脉不可同时并见。

其三，肺虚饮证主脉及其预后，如第十二34条：“其脉虚者，必苦冒。”《金匮要略编注二十四卷·痰饮咳嗽病》：“脉虚者，乃上焦膻中宗气不布，痰饮浊阴上溢胸中，气逆上冲。”其证机是正气不足，胸中痰饮之邪内扰，故见脉虚。

【脉虚弱细微】脉虚弱与细兼微并见。见虚劳盗汗证，如第六9条：“男子平人，脉虚弱细微者，喜盗汗出也。”《金匮要略心典·血痹虚劳病》：“脉虚弱细微，则阴阳俱不足矣。”审脉虚弱细微者，虚弱者，气血不足也；微者，阳虚也；细者，阴血少也。

【脉虚多寒】脉虚病证多由寒邪所致。见妇人杂病错综复杂证机，如第二十二8条：“久则羸瘦，脉虚多寒。”指出妇人病久多阳虚，阳虚生寒，故其脉虚，治当补虚温阳。

【脉实】脉长大而坚实，举按皆有余。《脉经》：“实脉，大而长，微强，按之隐指，幅幅然。”《脉经乳海·实脉》：“实者，阳也，指下寻之不绝，举之有余，曰实。”

M

其一，阳明病证与太阳病证相兼，如240条：“病人烦热，汗出则解，又如疟状，日晡所发热者，属阳明也；脉实者，宜下之。”《伤寒贯珠集·阳明篇上》：“若脉实者，知气居于里，故可下之，使从里出。”《伤寒溯源集·阳明上篇》：“若按其脉而实大有力者，为邪在阳明之里而胃实，宜攻下。”其证机是阳明热结，实邪壅滞气血，脉道壅盛而实。

其二，阳明病证与太阳病证相兼，如245条：“阳脉实，因发其汗，出多者，亦为太过。”《伤寒论译释·辨阳明病脉证并治》：“阳脉实，是浮取紧实有力，证属太阳表实。”仲景言“阳脉实”，并非指脉实，而是言太阳病证，其证机表现是太阳伤寒证，实者，暗示在表是表实证，其治当用发汗的方法。

【脉滑】脉来往来流利，应指圆滑，如盘走珠。《脉经》：“滑脉，往来前却，流利辗转，替替然与数相似。”

【脉滑而厥】脉滑，手足厥逆，神志昏厥。见热陷心包证，如350条：“伤寒，脉滑而厥者，里有热。”《尚论篇·厥阴经全篇》：“滑为阳脉，其里热炽盛可知。”辨热陷心包证是“脉滑而厥”，其厥既可指四肢厥逆，又可指神志昏厥，其证机是“里有热”，即邪热肆虐而蒙蔽心神，阳气被阻而不能外达；其治当清泻邪热，以白虎汤。

【脉滑而疾】脉滑与疾数并见。见阳明热结重证兼有正气不足，如214条：“阳明病，谵语，发潮热，脉滑而疾者。”《伤寒溯源集·阳明中篇》：“脉滑则食停于胃，疾则热邪过甚，跳动已极，其变态有不可测者，以未见实大之脉，不可轻下，故不用大承气汤，而以小承气汤主之。”《伤寒论译释·辨阳明病脉证并治》：“脉滑而疾，滑为流利不定，疾为脉搏极为快速，从脉来看，……而且露出里虚之机，脉证合参，当属邪实正虚。”其证机是阳明素体正气不足，邪热内结，腑气不通，浊气内壅则脉滑，正气虚弱且不得和调于脉则疾。

【脉滑而数】脉滑与数并见。

其一，阳明热结重证与少阳病证相兼，如256条：“阳明少阳合病，必下利，其脉不负者，为顺也；负者，失也，互相克贼，名为负也；脉滑而数者，有宿食也。”《注解伤寒论·辨阳明病脉证并治》：“《脉经》脉滑者，为病食也，又曰：滑数则胃气实。下利者，脉当微厥，今脉滑数，知胃有宿食。”指出阳明热结则脉滑，邪热肆虐则脉数，脉滑数并见主阳明热结重证。

其二，妇人阴中湿热疮证，详见“少阴脉滑而数者”项。

【脉涩】脉来迟滞不畅，往来艰涩，如轻刀刮竹之状。《脉经》：“涩脉，细而迟，往来难且散。”

其一，太阳病证与阳明病证相兼，如48条：“何以知汗出不彻？以脉涩故知也。”《注解伤寒论·辨太阳病脉证并治》：“《内经》曰：诸过者切之，涩者，阳气有余，为身热无汗。是以脉涩，知阳气拥郁。”其证机是太阳营卫之气与邪气相搏而郁滞，经气不通而邪气肆虐则脉涩。

其二，少阳病证与太阴脾证相兼，如100条：“阳脉涩，阴脉弦，法当腹中急痛。”《伤寒内科论·辨太阳病脉证并治》：“辨‘阳脉涩’即浮取涩，乃是胆气之郁，脾气血之虚。”脉涩主脾气血不足为少阳胆邪所乘。

【脉涩小】脉涩与小并见。见阳虚痰湿历节证，如第五7条：“盛人脉涩小，短气，自汗出，历节痛，不可屈伸。”其证机是素体阳虚，阳不化津，津聚为痰，痰滞经脉则脉涩小。

【脉弦】脉搏端直而长，如按琴弦。《素问·玉机真藏论》：“端直以长，故曰弦。”

其一，少阳病证与太阴脾证相兼，如100条：“伤寒，阳脉涩，阴脉弦，法当腹中急痛，先与小建中汤。”《伤寒六经辨证治法·太阳篇》：“此木挟阴邪乘脾也，阳脉涩，阴脉弦者，乃中气不足，阴邪有余，而阴邪挟木乘脾，故致腹中急痛，所以先用小建中汤。”脉弦主少阳胆相乘于脾，少阳与太阴脏腑之气失和而受邪。

其二，肝胆病证，如140条：“脉弦者，必两胁拘急。”《伤寒总病论·辨太阳病脉证并治》：“少阳正得弦脉，体是小弦长大脉也。”《医宗金鉴·伤寒论注》：“脉弦，少阳之脉也。”辨脉弦，其所主病证有主悬饮证、气郁证，但更多见于厥阴肝证、少阳胆证。弦脉乃经气经脉不畅。

其三，太阳病证与少阳病证相兼，如142条：“发汗则谵语，脉弦，五日谵语不止，当刺期门。”《注解伤寒论·辨太阳病脉证并治》：“少阳之邪因干于胃，土为木刑，必发谵语，脉弦。”《伤寒论辨证广注·辨太阳病脉证并治法下》：“脉又见弦，乃肝木旺而乘胃土，少阳经证居多。”仲景特言“脉弦”，以揭示病变的主要矛盾方面在少阳。

其四，阳明热结危证，如212条：“若剧者，发则不识人，循衣摸床，惕而不安，微喘直视，脉弦者生，涩者死。”《注解伤寒论·辨阳明病脉证并治》：“脉弦为阴有余，涩为阴不足。阳热虽剧，脉弦知阴未绝，而犹可生；脉涩则绝阴，不复可治。”《伤寒论辨证广注·辨阳明病脉证并治法》：“脉弦为阴为绝，犹带长养，故可生。”仲景明确指出：“脉弦者生，涩者死。”以揭示阳明热结重证，其病情深重，辨脉则能了解脏腑之气强弱、盛衰，以判断病证预后。辨“脉弦者生，涩者死。”仲景所言“脉弦”，并非是专论弦脉，而是以弦脉暗示脉体形态似琴弦之长，即《素问·玉机真藏论》：“端直以长，故曰弦。”亦即脉短者死，脉长者生之意。以揭示病虽危重，但生气尚存，阴气尚在，若能积极治疗，病可向愈，预后良好。

其五，心阴虚证，如第十一10条：“心伤者，其人劳倦，即头面赤而下重，心中痛而自烦，发热，当脐跳，其脉弦，此为心脏伤所致也。”《金匮要略心典·五脏风寒积聚病》：“心之平脉累累如贯珠，如循琅玕，又胃多微曲曰平，今脉弦，是变温润圆利之常而长直劲强之形矣，故曰此为心脏伤所致也。”其证机是心阴不足，虚热内生，热扰心气而壅塞，虚热上浮而下交结；治当清热育阴、交通心肾，以百合知母汤与黄连阿胶汤加减。

其六，悬饮证主脉，如第十二32条：“咳家，其脉弦，为有水。”《金匮要略方论本义·痰饮咳嗽病》：“咳家，专为痰饮在内，逆气上冲之咳嗽言也，故其脉必弦。……但见弦者，知有水饮在中为患也。”《金匮要略心典·痰饮咳嗽病》：“脉弦，知为水饮渍入肺也。”其证机是水饮壅滞气机则脉弦。

其七，脾胃虚寒夹饮证，如第十七3条：“脉弦者，虚也，胃气无余，朝食暮吐，变为胃反。”《伤寒杂病论释疑解惑》：“张仲景论‘脉弦’而强调病变证机是‘虚’，重点突出辨脉弦未必尽主实证，弦脉主虚证，必与结合相关病证相互验证，才能得出正确诊断结论。”其证机是正气虚弱，阴寒充盛，虚实夹杂，脉气失和则脉弦。

其八，妊娠宫寒证，如第二十3条：“妇人怀娠六七月，脉弦，发热，其胎欲胀，腹痛，恶寒者，少腹如扇。”《张氏医通·妇人妊娠病》：“妊娠脉弦为虚寒。”其证机是宫中阳虚，寒气外袭或内生，经脉不和，浊气逆乱；治以附子汤，温阳散寒。

【脉弦浮大】脉弦而浮且大。详见“脉弦浮大而短气”项。

【脉弦浮大而短气】脉弦浮且大与短气并见。见阳明少阳太阳兼证，如231条：“阳明中风，脉弦浮大而短气，腹都满，胁下及心痛，久按之气不通。”《尚论篇·阳明篇》：“盖阳明脉本大，兼以少阳之弦，太阳之浮，则阳明之大，正未易衰也。”脉弦主少阳病证，少阳胆气内郁；脉浮主太阳病证，太阳营卫之气抗邪于外；脉大主阳明病证，阳明之气极力抗邪于外。短气者，乃太阳阳明少阳之气郁于胸中气机，气机滞涩而不畅。

【脉弦细】脉弦与细并见。见少阳胆热气郁证，如265条：“伤寒，脉弦细，头痛，发热者，属少阳。”《伤寒贯珠集·少阳篇》：“《经》曰：少阳之至，其脉弦。故头痛发热者，三阳表证所同，而脉弦细，则少阳所独也。”《伤寒溯源集·少阳篇》：“若传入少阳，则胆府肝脏，皆属东方之木气，所以脉见弦细。”《伤寒内科论·辨少阳病脉证并治》：“脉弦细者，乃少阳受邪之本脉，细者，一因少阳气郁而生气不升，一因火郁而散气。”其证机是少阳胆热内扰则脉弦；气机郁滞，气血运行不畅则脉细。

【脉弦迟】脉弦与迟并见。见痰阻胸膈证，如324条：“少阴病，饮食入口则吐，心中温温欲吐，复不能吐，始得之，手足寒，脉弦迟者，此胸中实。”《医宗金鉴·伤寒论注》：“脉弦迟，弦者，饮也，迟者，寒也。”《伤寒论译释·辨少阴病脉证并治》：“弦脉主痰饮，弦而兼迟，是痰浊阻遏，阳气不布之象。”其证机是痰邪阻结于胸膈，气机为遏则脉弦，阳气为郁则脉迟。

【脉弦数】脉弦与数并见。见饮证与季节的治疗关系，如第十二20条：“脉弦数，有寒饮，冬夏难治。”脉弦主饮阻气机，脉数主正气与邪气相搏。辨脉数主寒饮，以揭示数脉未必尽主热证，而有主寒饮证者，临证之际，一定要结合具体病人而辨，不可顾此失彼。

【脉弦而大】脉弦与大并见。详见“寸口脉弦而大”项。

M

【脉弦而紧】脉弦与紧并见。

其一，寒疝腹痛证，如第十17条：“腹痛，脉弦而紧，弦则卫气不行，即恶寒，紧则不欲食，邪正相搏，即为寒疝。”《金匮要略心典·腹满寒疝宿食病》：“弦紧脉皆阴脉，而弦之阴从内生，紧之阴从外得。”其证机是寒气凝结而不通，气机凝结而滞涩，故脉弦而紧。

其二，肠间水气寒证证机，详见“寸口脉弦而紧”项。

【脉弦细芤迟】脉弦细而迟或芤细而迟等脉相兼。见暑热津气两伤证，如第二25条：“太阳中暍，发热恶寒，身重而疼痛，其脉弦细芤迟。”其证机是暑热之邪侵袭阳明，灼伤阴津，耗伤正气，累及卫气，表卫不固。辨暑热津气两伤证，其脉既可见到弦脉，邪热及肝；又可见到细脉，邪热损伤阴津；更可见到芤脉，邪热大耗气血；还可见到迟脉，邪热伤气尤为明显；但弦脉与芤脉不可能同时见到，而可与其他脉兼而见之。

【脉紧】脉来紧急，状如转索，应指紧张有力。《脉经》：“紧脉，数如切绳状。”

其一，咽痛证，如140条：“脉紧者，必咽痛。”《注解伤寒论·辨太阳病脉证并治》：“经曰：脉紧者，属少阴。《内经》曰：邪客于少阴之络，令人咽痛。”脉紧主咽痛，其证机是寒气郁滞经脉拘急不利。辨脉紧所主病证，有主寒证、实证等不同，更有主咽痛证者，皆当一一别之，切不可局限在一个方面。

其二，少阴病脉紧为向愈，如287条：“少阴病，脉紧，至七八日，自下利，脉暴微，手足反温，脉紧反去者，为欲解也。”《注解伤寒论·辨少阴病脉证并治》：“少阴病脉紧者，寒甚也。”《伤寒论三注·少阴中篇》：“始病脉紧，阴寒实盛。”其证机是少阴寒盛，经脉为寒气所遏则脉紧。

其三，阳明胃宿食证，如第十26条：“脉紧，头痛风寒，腹中有宿食不化也。”辨“脉紧”“头痛”，其证机有宿食与风寒所致太阳病之分，病者若是宿食，其证机是宿食浊气壅滞经脉，气机不利，其治当消食；若是风寒所致太阳病，其证机是风寒肆虐经气，脉气不畅，治当疏散风寒。揭示辨证要结合具体病人，以法决定治疗方法。

其四，胃热津伤证与太阳伤寒证相兼，如第十七19条：“吐后，渴欲饮水而贪饮者，文蛤汤主之；兼主微风，脉紧，头痛。”脉紧是太阳伤寒卫闭营郁，经气不利。

【脉紧如转索无常】脉紧如同转绳索且无常态。见阳明宿食证主脉，如第十25条：“脉紧如转索无常者，有宿食也。”《金匮要略方论本义·腹满寒疝宿食病》：“转索，宿食中阻，气道艰于顺行，曲屈旁行之象。”其证机是宿食内结，浊气内搏而壅滞，气血为宿食阻滞而不畅；其治当消食和胃，通泄降逆。

【脉紧弦】脉紧与弦并见。见肾阳虚便结证，如第十15条：“胁下偏痛，发热，其脉紧弦，此寒也。”其证机是寒凝气机则脉弦，寒阻经脉则脉紧，脉弦紧并见主肾阳虚便结证。

【脉紧而数】脉紧与数并见。见谷疸的基本脉证，如第十五2条：“趺阳脉紧而数，数则为热，热则消谷，紧则为寒，食即为满。”脉紧为饮食积聚内郁内结，脉数为湿热蒸动经脉，脉紧数并见主谷疸证。

【脉紧而沉】脉紧与沉并见。见少阴水气寒证证机，如第十四9条：“少阴脉紧而沉，紧则为痛，沉则为水，小便即难。”《金匮要略编注二十四卷·水气病》："少阴肾脉，紧则寒邪凝滞正气于内，曰紧则为痛；沉则卫气郁而不宣，三焦壅闭，水即泛滥，曰沉则为水，决渎无权，小难即难。"其证机是少阴水气遏制气机不通，经气经脉不利；治当温少阴，利水气。

【脉紧而涩】脉紧与涩并见。见阳明虚寒胃反证，如第十七 5 条："朝食暮吐，暮食朝吐，宿谷不化，名曰胃反。脉紧而涩，其病难治。"其证机是寒气阻结脾胃，脉涩为寒气壅滞气血，经气为寒气所阻。

【脉紧大而迟】脉紧与大兼迟并见。见阳明实寒证，如第十 20 条："脉紧大而迟者，必心下坚。"脉大主正气与邪气相争，脉迟主寒气内结，脉紧主寒气郁遏气血，经气不利。

【脉紧则愈】脉紧则可标志病为向愈。见阳明水湿郁表自愈证，如 192 条："其人骨节疼，翕翕如有热状，奄然发狂，濈然汗出而解者，此水不胜谷气，与汗共并，脉紧则愈。"《尚论篇·阳明篇》："脉紧疾则胃气强盛，所以肌肉开而濈然大汗。"《伤寒内科论·辨阳明病脉证并治》："脉紧乃是正邪交争，正气积力抗邪的一种积极反映。"其证机是"此水不胜谷气，与汗共并，脉紧则愈"。亦即邪不胜正，邪从汗出而病解。仲景指出脉紧不是病加重，而是正气恢复。揭示辨脉紧也当结合具体病人而定，不可见到脉紧就认为是病证加重，而此则是正气欲战胜邪气之征兆。总之，辨证一定要因具体病情而异，方可得到正确结论。

【脉紧反去者】脉紧且随阳气恢复而去除。见少阴病脉紧为向愈，如 287 条："少阴病，脉紧，至七八日，自下利，脉暴微，手足反温，脉紧反去者，为欲解也。"仲景特曰"反"者，以揭示少阴阳虚寒证，其在病变过程中因人而异，则有阳气恢复，阴寒消退，紧脉消除，脉气调和，病为向愈。

【脉紧急】筋脉拘急而紧。详见"脉急紧"项。

【脉大】脉形阔大，浮取有力，按之盈指。《脉理求真·大脉》："大脉，大则应指满溢，既大且长，按似少力。"

其一，阳明病证的主脉，详见"阳明脉大"项。

其二，厥阴肝热下利证，如 365 条，又如第十七 25 条："下利，脉沉弦者，下重也；脉大者，为未止。"《伤寒论辨证广注·辨厥阴病脉证并治法》："脉大者，邪热甚也。《脉经》：'大则病进'，故为利未止也。"指出若病人脉大，则为邪气盛实，肝热仍在，故病不愈。

其三，寒湿郁表发黄证，如第二 19 条："湿家，病身疼，发热，面黄而喘，头痛，鼻塞而烦，其脉大，自能饮食。"其证机是寒湿之邪侵犯太阳，营卫奋起与邪相争，正气受邪而不虚，故脉大。脉大标志正气抗邪比较明显。

其四，虚劳夹痰证，如第六 10 条："人年五六十，其病脉大者，痹侠背行，若肠鸣，马刀侠瘿者，皆为劳得之。"《金匮要略心典·血痹虚劳病》："而病脉反大者，是其人当有风气也。"其证机是虚劳日久，阳气虚弱，正气浮越于外。

【脉大而紧】脉大与紧并见。见阳明实寒证的基本脉证，如第十 20 条："脉大而紧者，阳中有阴，可下之。"《金匮要略心典·腹满寒疝宿食病》："大虽阳脉，不得为热，正以形其阴之实也。故曰阳中有阴，可下之。"其证机是阳明之气与邪相争则脉大，阳明之气又被寒气所约束则脉紧。脉大标志阳明之气内盛，脉紧标志寒气内迫而拘急。

【脉大为劳】脉大而无力则为虚劳。见虚劳证，如第六 3 条："夫男子平人，脉大为劳，极虚亦为劳。"《医宗金鉴·血痹虚劳病》："今六脉大而极虚，非平人之脉也。然大而无力，劳役伤脾气也。"辨脉大而无力，标志正气虚弱比较明显，称为虚劳病证。

【脉小】脉细如线且短，应指明显。《脉理求真·小脉》："小脉，小则三部皆小，而指下显然。"见少阳病向愈证，如 271 条："伤寒三日，少阳脉小者，欲已也。"《伤寒论辨证广注·辨少阳病脉证并治法》："此条以脉辨少阳欲已之法也。少阳伤寒，以脉弦大为病进。今者，脉不弦而且小，乃邪气已退，正气将复也，故云其病欲已。已，止也。"辨少阳脉小，主要指少阳之气极力抗邪而不及于脉，此脉小不是正气不足，而是正气积力抗邪的一种表现，对此还要辨证地看待，若病人在脉小的同时伴有其他病证，则为病证表现比较重，对此不可认为病情向愈，而是病情在加重；若脉小的同时，其他病证均有明显减轻或消除，则为病证向愈。

【脉小细沉紧】脉小细与沉紧并见。详见"关脉小细沉紧"项。

【脉小弱】脉小与弱并见。见妊娠恶阻证，如第二十1条："师曰：妇人得平脉，阴脉小弱，其人渴，不能食，无寒热，名妊娠。"《金匮要略心典·妇人妊娠病》："阴脉小弱者，初时胎气未盛，而阴方受蚀，故阴脉比阳脉小弱。"认识与理解"妇人得平脉，阴脉小弱"之"平脉"，其"平"字，当指妇人妊娠之平脉即滑脉，但只是阴脉小弱即尺部脉既小又弱，这是脾胃生化气血不足所致，也暗示辨尺部脉小弱不一定都是肾虚，而有脾胃虚弱证。

【脉细】脉细如线，按之应指明显。《脉经》："细脉，小大于微，常用但细耳。"《脉诀乳海·细脉》："细者，阴也，指下寻之，细细如线。"

其一，少阳胆热气郁证，如148条："伤寒五六日，头汗出，微恶寒，手足冷，心下满，口不欲食，大便硬，脉细者，此为阳微结。"《注解伤寒论·辨太阳病脉证并治》："脉细者，邪结于里也。"《伤寒内科论·辨太阳病脉证并治》："少阳气郁，影响气血运行，致血脉不和则脉细。"其证机是少阳胆气内郁，气机郁而不畅，故脉细。

其二，水气证机与肾的关系，如第十四19条："少阳脉卑，少阴脉细。"辨"少阴脉细"标志肾主水，主气化水液，肾气虚弱，不能行使主水之职，水气内停，郁滞血脉而变生诸证；其治当温肾利水。

【脉细数】脉细与数并见。

其一，脾胃阴虚证，如120条："太阳病，当恶寒，发热，今自汗出，反不恶寒、发热，关上脉细数者，医以吐之过也。"《伤寒溯源集·太阳上篇》："细则为虚，数则为热，误吐之后，胃气既伤，津液耗亡，虚邪误入阳明，胃脘之阳虚躁，故细数也。"其证机是脾胃阴虚则脉细，虚热内生则脉数；治当清热益阴，以麦门冬汤与竹叶石膏汤加减。

其二，阴虚证，如140条："脉细数者，头痛未止。"指出辨头痛一症，其证机未必尽是外感，而有内伤杂病，审其内伤杂病，则有虚寒、虚热等不同。提示辨内伤头痛可审脉以别证机。

【脉细沉数】脉细与沉兼数并见。见少阴病证，如285条："少阴病，脉细沉数，病为在里，不可发汗。"脉细既可见于阴血虚，又可见于阳气虚弱；脉沉主病在里；脉数既可见于阴虚生内热，又可见阳虚不得所主。因此辨"脉细沉数"，既可见于少阴热证，又可见于少阴寒证，临证皆当详审证机，以法论治。

【脉细欲绝】脉细欲有且似无。见厥阴肝寒血虚证，如351条："手足厥寒，脉细欲绝者。"《注解伤寒论·辨厥阴病脉证并治》："脉细欲绝者，阴血内弱，脉行不利。"《金镜内台方议·当归四逆汤》："阴血内虚，则不能荣于脉，阳气外虚，则不能温于四末，故手足厥寒，脉细欲绝也。"其证机是素体肝体血虚，寒气内生或外袭，血脉不得气血滋荣，反被寒气阻滞；治以当归四逆汤，温通血脉、养血散寒。

【脉弱】脉来细软且沉，柔弱无力。《脉经》："弱脉，极软而沉细，按之欲绝指下。"

其一，阳明热结轻证兼正气不足，如251条："得病二三日，脉弱，无太阳柴胡证，烦躁，心下硬。"辨"脉弱"者，提示辨阳明热结轻证有正气不足，其治虽然可用小承气汤，但用小承气汤时，当少少服用，以免损伤正气。

其二，太阴脾虚证，如280条："太阴为病，脉弱，其人续自便利。"《医宗金鉴·伤寒论注》："若其人脉弱，则其中气不实。"其证机是脾气虚弱，生化气血不足，则脉弱。

其三，厥阴寒证自愈证，如360条，又如第十七27条："下利，有微热而渴，脉弱者，今自愈。"《伤寒论后条辨·辨厥阴病脉证篇》："脉弱知邪已退而经气虚耳，故今自愈。"脉弱标志正气仍有不足，但能积极抗邪。

其四，少阴阳虚阴盛证，如377条，又如第十七14条："呕而脉弱，小便复利，身有微热，见厥者，难治。"《伤寒经注·厥阴证治》："脉弱，小便利，虚寒见于下也。"其证机是阳气虚弱，鼓动无力，脉应之而弱。

其五，肺虚饮证，如第十二34条："久咳数岁，其脉弱者，可治。"《金匮要略编注二十四卷·痰饮咳嗽病》："其脉故弱，脉证相应，故为可治。"其证机是肺气虚弱，气不得鼓动，则脉弱。

【脉弱涩】脉弱与涩并见。详见"尺脉弱涩"项。

【脉微】脉来极细极微，至数不明，似有似无，按之欲绝。《脉经》："微脉，极细而软，或欲绝，若有若无。"《脉理求真·微脉》："微则似有若无，欲绝不绝，指下按之，稍有模糊之象。”仲景所辨“脉微”未必尽是论“微脉”，而有诸多则是以“微”字作形容词，以修饰他脉主病的特殊性，进而将辨证引向深入，点明辨治疑难杂病或错综复杂病证的思路与方法，果能从此研究与理解仲景论“脉微”的真正含义，无论是对理论研究还是对临床实践，都大有裨益。

其一，太阳病证与里证相兼，如94条：“太阳病未解，脉阴阳俱停，必先振慄汗出而解；但阳脉微者，先汗出而解；但阴脉微者，下之而解。”辨“阳脉微”和“阴脉微”是提示辨表里兼证孰轻孰重之关键，决定治疗之核心。以“阳脉微”的反面提示寸部脉即阳脉反映里证所致脉象不著，即脉微是论太阳病所致脉象较为明显，故当先发汗以解外；以“阴脉微”的反面暗示尺部脉即阴脉反映表证所致脉象不著，即脉微是论里证所致脉象较为明显，故当用下以治里。审可下证，证机至为复杂，必当详别证机，以法论治。审病若为阳明热结缓证，宜调胃承气汤。仲景言“阳脉微”和“阴脉微”从表面上看，好像是论脉象主病，但实际是从另一面突出辨脉以审明病变证机所在，提示治疗大法，此乃仲景辨证的独到之处。

其二，少阴病证与太阳病证相兼，如286条：“少阴病，脉微，不可发汗，亡阳故也。”《伤寒溯源集·少阴篇》：“脉微则阳气大虚，卫阳衰弱。”《伤寒论译释·辨少阴病脉证并治》：“所谓脉微不可发汗，因脉微为阳气不足，如再发汗，则极易引起大汗亡阳的危险，所以不可发汗。”其证机是少阴阳气虚弱，血脉不得阳气所鼓动，则脉微。

其三，少阴阳虚戴阳证，如315条：“少阴病，下利，脉微者，与白通汤。”其证机是少阴阳气虚弱，阳气不得温煦血脉，则脉微。

其四，厥阴阴盛阳绝证，如343条：“伤寒六七日，脉微，手足厥冷，烦躁，灸厥阴，厥不还者，死。”《注解伤寒论·辨厥阴病脉证并治》：“若反脉微而厥，则阴胜阳也。”《伤寒内科论·辨厥阴病脉证并治》：“厥阴病六七日，阳气日损，阴寒日增，其阳气鼓动无力则脉微。”其证机是厥阴阳气欲绝，阴寒内盛，正气不支，血脉不荣。

其五，寒饮郁肺气冲证，如第十二36条：“青龙汤下已，多唾口燥，寸脉沉，尺脉微，手足厥逆，气从小腹上冲胸咽，手足痹。”《医宗金鉴·痰饮咳嗽病》：“脉沉微，里气弱也。”其证机是寒饮郁肺，肺气为抑，气不得帅血于脉，则脉微；治当温肺化饮，平冲下气，以桂苓五味甘草汤。

【脉微缓】脉略微接近于缓脉。见太阳病轻证，如23条：“太阳病，得之八九日，如疟状，发热恶寒，热多寒少，其人不呕，清便欲自可，一日二三度发，脉微缓者，为欲愈也。”《伤寒内科论·辨太阳病脉证并治》：“细审脉象基本正常，只是略微欠和缓，足知正气在自我调节，足有力战胜微邪，故将此证断为欲愈征兆。”仲景言“脉微缓”，其“微”不是指脉微，而是指脉略微接近于缓脉。审太阳病轻证，在一般情况下，正气不断恢复，其大多是正气欲抗邪，邪将不胜正，病可不药而愈。

【脉微弱】脉微而弱或脉略微接近于弱脉。

其一，太阳病证与阳虚证相兼，如27条：“太阳病，发热恶寒，热多寒少；脉微弱者，此无阳也。”《医宗承启·发表》：“微乃微甚之微，非细微之微，但不过强耳。”《伤寒论类方·桂枝汤类一》：“盖其人本非强壮盛，而邪气亦轻，故身有寒热而脉微弱。”审病是表里兼证，里证有阳气虚弱，鼓动气血不足，故脉弱。

其二，太阳中风证与肺虚有热证相兼，如38条：“若脉微弱，汗出，恶风者，不可服之。”辨太阳中风证之营卫虚弱，在里有里气虚弱，内外俱虚，则脉微弱。

其三，太阳病证与寒饮结胸虚证相兼，如139条：“太阳病，二三日，不能卧，但欲起，心下必结，脉微弱者，此本有寒分也。”《伤寒内科论·辨太阳病脉证并治》：“脉微弱者，以示阳气不足，寒邪内伏而又阻滞脉道。”其证机是正气虚弱，抗邪不及，脉见微弱。

其四，暑湿营卫不和证，如第二27条：“太阳中暍，身热疼重，而脉微弱，此以夏月伤冷水，水行皮中所致。”《经方辨治疑难杂病技巧·表证用方》：“‘微’字作形容词解释，以修饰‘弱’字，不能作名词脉微解。”其证机是暑热伤气，气虚则脉弱，但病变主要矛盾方面是暑湿营卫不和。

其五，产后郁冒证，如第二十一2条：“产妇郁冒，其脉微弱，呕不能食，大便反坚，但头汗出。”《金匮要略心典·妇人产后病》：“郁冒虽有邪客，而其里则本虚，故其脉微弱。”指出产后正气相对不足，气血相对受损，故其脉略微见弱。辨脉微弱之“微”字，非言脉象，而是言脉弱是略微弱，微是形容词，而非名词。审病若以少阳胆热证为主导方面，治以小柴胡汤，因小柴胡汤具有益气作用。

【脉微弦】脉轻微弦。见太阴脾虚寒证，如第十1条：“趺阳脉微弦，法当腹满。”《金匮要略心典·腹满寒疝宿食病》：“趺阳，胃脉也；微弦，阴象也。”其证机是脾胃虚弱，寒气内乘，经脉不和，气机不利，则脉略微见弦。

【脉微涩】脉微与涩并见。

其一，少阴阳虚血少证，如325条：“少阴病，下利，脉微涩，呕而汗出，必数更衣，反少者。”《伤寒论条辨·辨少阴病脉证并治》：“微，阳虚也，涩，血少也。”《伤寒论后条辨·少阴篇》：“少阴病下利，阳微可知，乃其脉微而且涩，且不但阳微，而阴且竭矣。”其证机是阳气虚弱则脉微，阴血亏虚则脉涩。

其二，辨霍乱病证与太阴少阴厥阴病证及鉴别，如384条：“伤寒，其脉微涩者，本是霍乱，今是伤寒，却四五日，至阴经上，转入阴必利，本呕下利者，不可治也。”《伤寒溯源集·附霍乱篇》：“其脉微涩者，阳气大衰则微，阴血凝泣则涩，微涩之脉，阴阳两伤残矣。”脉微标志阳气虚弱，脉涩标志阴血不足，脉微涩并见主阴阳两虚证。

【脉微浮】脉轻微浮。

其一，胸中痰实证，如166条：“病如桂枝证，头不痛，项不强，寸脉微浮，胸中痞硬，气上冲喉咽不得息者，此为胸有寒也。”《伤寒贯珠集·太阳篇下》：“脉浮者，病在膈间，而非客邪，故不盛而微也。”其证机是痰邪阻于胸中，壅滞胸中宗气，宗气为之逆乱，其病位在上而见脉轻微浮；治用瓜蒂散，涌吐胸中痰实。

其二，厥阴寒证阳气恢复，如327条：“厥阴中风，脉微浮，为欲愈；不浮，为未愈。”《伤寒来苏集·伤寒论注》：“厥阴受病，则尺寸微缓而不浮。今微浮是阴出之阳，亦阴病见阳脉也。”仲景以“脉微浮”代厥阴阳气恢复，阳气恢复则积力抗邪，故病为向愈；以脉不浮代厥阴阳气还未恢复，未能积力抗邪，故病为未向愈；同时又暗示，若脉不是轻微浮而是暴出浮，则非为阳气恢复，而是阳气暴露。

【脉微细】脉微与细并见。

其一，太阳病证与阴阳两虚证相兼，如61条：“下之后，复发汗，必振寒，脉微细；所以然者，以内外俱虚故也。”《注解伤寒论·辨太阳病脉证并治》：“脉微细者，阴血弱也。”阳虚则脉微，阴虚则脉细，脉微细并见，主阴阳俱虚证。

其二，少阴病的基本脉证，如281条：“少阴之为病，脉微细，但欲寐也。”《伤寒论读·辨少阴病脉证》：“微，薄也，属阳虚；细，小也，属阴虚。”《伤寒论浅注补正·辨少阴病脉证篇》：“微是肾之精气虚，细是心之血虚。”其证机是少阴虚弱，邪气相搏，心神为邪所困而不振，肾精为邪所虐而不上奉。

【脉微实】脉略微接近于实脉。见产后宿食瘀血兼证，如第二十一7条：“产后七八日，无太阳证，少腹坚痛，此恶露不尽，不大便，烦躁，发热，切脉微实。”其证机是妇人产后，瘀血未去，瘀而化热，热与食相搏，邪气实于胞中为主要矛盾，故其脉略微接近于实脉，治以大承气汤。

【脉微细沉】脉微与细兼沉并见。见少阴阴阳离绝证，如300条：“少阴病，脉微细沉，但欲卧，汗出不烦，自欲吐。”其证机是少阴阳虚则脉微，阴寒充盛则脉细，阳虚阴寒则脉沉，脉微细沉并见则标志病情深重。

【脉微弱数】脉略微弱及轻微数。见厥阴肝热下利证转归，如365条，又如第十七25条：“脉微弱数者，为欲自止，虽发热不死。”《伤寒论辨证广注·辨厥阴病脉证并治法》：“脉微弱数者，此阳邪之热已退，真阴之气将复。”若肝热下利证，其脉数而变为略微脉数，脉弱比较轻微，则为邪热欲去，正气抗邪，病为向愈。

【脉微欲绝】脉微而欲无。

其一，少阴阳虚格阳证，如317条：“少阴病，下利清谷，里寒外热，手足厥逆，脉微欲绝，身反不恶寒，其人面色赤。”《伤寒论集注·辨少阴病脉证篇》：“脉微欲绝，则生气内竭。”其证机是少阴阳气虚弱，阴寒太盛，元气大伤，故脉微欲绝；治以通脉四逆汤。

其二，阳虚阴盛假热霍乱证，如389条：“既吐且利，小便复利，而大汗出，下利清谷，内寒外热，脉微欲绝者。”《伤寒溯源集·附霍乱篇》：“阴寒太甚，阳气寖微，故脉微欲绝也。”其证机是阳气大虚，阴寒大盛，血脉不得阳气鼓动与温煦则脉微欲绝。

其三，阳虚格阳阴损霍乱证，如390条："吐已下断，汗出而厥，四肢拘急不解，脉微欲绝者。"《注解伤寒论·辨霍乱病脉证并治》："脉微欲绝者，阳气大虚，阴气独盛也。"《伤寒贯珠集·太阳篇下》："脉微欲绝，则阴无退散之期，阳有欲亡之象。"其证机既有阳气大虚而外越，又有阴津大伤，更有阴寒内盛而肆虐，治以通脉四逆加猪胆汁汤，回阳救逆、益阴助阳。

【脉微数】脉略微数。见心肺阴虚内热证，如第三1条："如寒无寒，如热无热，口苦，小便赤，诸药不能治，得药则剧吐利，如有神灵者，身形如和，其脉微数。"其证机是心肺阴虚，虚热内生，热动气血，故脉略微见数。

【脉微而数】脉微与数并见。见中风证，如第五1条："脉微而数，中风使然。"《金匮要略编注二十四卷·中风历节病》："然脉微为阳气微而受风，数则风邪化而为热，此气血虚而风客，故脉微而数，为中风使然。盖微数之脉，是血虚风热之实。"其证机是气血失和，风从内生，浸淫筋脉，经气不利；治当调理气血，平熄内风。

【脉微而迟】脉微与迟并见。见阳虚寒厥血少证，如第十四30条："趺阳脉微而迟，微则为气，迟则为寒。寒气不足，则手足逆冷；手足逆冷，则营卫不利。"《医宗金鉴·水气病》："趺阳脉微乏气，迟亦为寒，是则气血俱虚，为寒气所干。"其证机是阳气虚弱则脉微，寒气内盛则脉迟，脉微迟并见主阳虚寒厥血少证。

【脉微而厥】脉微与手足厥冷并见。见脏厥证，如338条："伤寒，脉微而厥，至七八日肤冷，其人躁无暂安时者，此为脏厥，非蛔厥也。"《尚论篇·厥阴经全篇》："曰脉微而厥，则阳气衰微可知。"其证机是脏气大虚，寒气太盛，脏气欲有不胜寒气，寒气充斥脏气内外；治当温补阳气，用方可参肾气丸加人参、鹿茸。

【脉微而沉】脉微与沉并见。见太阳病证与下焦瘀血证相兼，如124条："太阳病，六七日表证仍在，脉微而沉，反不结胸，其人发狂者，以热在下焦。"《伤寒内科论·辨太阳病脉证并治》："脉沉微，微者，邪与血结之急重，血行不畅；沉者，血结于下，气血运行受阻，脉道滞涩也。"脉微乃瘀血内阻，经脉为郁，血脉为遏，故脉微，脉沉主里，脉微沉并见主下瘀血证。辨"脉微而沉"，其证机并非都是主虚证，而有主实证者，切不可固守"脉微而沉"为虚以用补法，这在辨证方面又揭示辨脉象的复杂性和多变性，贵在全面把握病情，不为某一脉证现象所迷惑。

【脉微大来迟】脉略微大而迟。见瘀血证主要证候特征，如第十六10条："病人胸满，唇痿舌青，口燥，但欲漱水不欲咽，无寒热，脉微大来迟，腹不满，其人言我满，为有瘀血。"《金匮要略心典·惊悸吐衄下血胸满瘀血病》："脉微大来迟，血积肥经隧，则脉涩不利也。"其证机是瘀血留结于内，阻滞气机，气不化津，血不外荣；治当活血化瘀，调理气机。

【脉微而恶寒】脉微与恶寒并见。见太阳病证与阴阳俱虚证相兼，如23条："脉微而恶寒者，此阴阳俱虚，不可更发汗，更下，更吐也。"仲景言"脉微而恶寒者，此阴阳俱虚"，复言"不可更发汗"者，以揭示表里兼证，以里虚为主，不可再用发汗的方法，治当以法针对证机而用方药。

【脉微而复利】脉微与下利并见。见阳虚液竭霍乱证，如385条："恶寒，脉微而复利，利止，亡血也。"《注解伤寒论·辨霍乱病脉证并治》："恶寒脉微而利者，阳虚阴胜也。"其证机是阳气虚弱而不能内守外固，阴津内竭而不能滋荣；治以四逆加人参汤。

【脉短】脉来首尾俱短，不能满于本位，且关部应指明显。《脉诀乳海》："短者，阴也，指下寻之，不及本位，曰短。"详见"脉短者死"项。

【脉短者死】脉短者预后不良。见阳明危重病证，如211条："发汗多，若重发汗者，亡其阳，谵语，脉短者死。"《伤寒论集注·阳明篇》："脉者，心之所主也，脉短则血液虚而心气内竭，故死。"《伤寒内科论·辨阳明病脉证并治》："若脉短，以揭示气血大虚，阴津欲竭，阳气欲败，故预后极差。"其证机是正气不支，邪气盛实，血脉为邪气所遏则脉短。

【脉动】脉形如豆，节律不匀，搏动有力而部位局限。《脉经》："动脉，见于关上，无头尾，大如豆，厥厥然动摇。"仲景论脉动其含义有三，一是论病理性脉象；一是论生理性脉象；一是论动脉之脉，于此不可局限在某一方面。

其一，脉诊与面诊之间的辨证关系，如第一7条："师曰：寸口脉动者，因其旺时而动，假令肝旺色青，四时各随其色。肝色青而反色白，非其时色脉，皆当病。”《金匮要略心典·脏腑经络先后受病》：“王时，时至而气王，脉乘之而动，而色亦应之，如肝王于春，脉弦而色青，此其常也。”《医宗金鉴·脏腑经络先后受病》：“脉动发乎四时，命乎五脏，然必因其王时而动，则为平脉也。”仲景以常恒变的角度论述脉象、面色的变化与脏腑之气所主之时有其一定的关系。其机制是气血充盈、鼓动于血脉，脉应之而动。

其二，风水证及兼证，如第十四3条：“视人之目窠上微拥，如蚕新卧起状，其颈脉动，时时咳，按其手足上陷而不起者，风水。”仲景言“脉动”，主要是指颈部脉之动脉跳动，即水气病证在其病变过程中常有颈部动脉跳动的病证表现。其证机是水气内盛，壅动经气经脉，脉气为水气肆虐则应之而动。

其三，少阴心悸证，详见“寸口脉动而弱”项。

【脉动而弱】脉动而弱。详见“寸口脉动而弱”项。

【脉伏】脉来隐伏，重按推筋着骨始得，甚则伏而不见。《难经》：“伏者，脉行筋下也。”

M

其一，大肠饮结证，如第十二18条：“病者脉伏，其人欲自利，利反快，虽利，心下续坚满，此为留饮欲去故也。”《金匮要略心典·痰饮咳嗽病》：“脉伏者，有留饮也。”其证机是水气内伏，脉气为遏，经气不畅，故脉伏而不显。

其二，脾肾水气实证，如第十四11条：“夫水病人，目下有卧蚕，面目鲜泽，脉伏，其人消渴。”《金匮要略心典·水气病》：“脉沉固当有水，至于沉绝。”其证机是肾不得主水，脾不得制水，水气泛溢于内外上下，治当泻水利水下水。

其三，水气证与脾胃的关系，如第十四19条：“趺阳脉伏，水谷不化，脾气衰则鹜溏，胃气衰则身肿。”因胃为津液之府，脾主运化水津，脾胃阳气虚弱，不能运化水津，水津之府而为水气，水气郁遏经脉，则脉伏。

【脉缓】脉柔软松弛，来去怠缓。《脉经》：“缓脉，去来亦迟，小快于迟，曰缓。”《脉诀乳海·缓脉》：“缓者，阴也，指下寻之，往来迟缓，小于迟脉。”见太阳中风证，如第2条：“太阳病，发热，汗出，恶风，脉缓者，名为中风。”《伤寒论译释·辨太阳病脉证并治》：“结合提纲脉浮，则应为浮缓。”《伤寒内科论·辨太阳病脉证并治》：“脉浮缓，浮为卫气抗邪，缓为营气失和，浮缓并见，为太阳中风证的主脉。”其证机是卫气虚弱而不能顾护于营，营阴不足而不得卫气固守以外溢。

【脉促】脉来短促或急促；或指脉来急数，时有一止，止无定数。《脉经》：“促脉，来去数，时一止复来。”

其一，太阳病证与胸阳不足证相兼，如21条：“太阳病，下之后，脉促，胸满者。”《伤寒溯源集·太阳上篇》：“脉促者，非脉来数，时一止复来之促也，即急促亦谓之促也。”《伤寒来苏集·伤寒论注》：“促为阳脉，胸满为阳证。然阳盛则促，阳虚亦促。”其证机是胸阳不足，宗气失主，心脉失和，脉应之而促。

其二，太阳病证与大肠热利证相兼，如34条：“太阳病，桂枝证，医反下之，利遂不止，脉促者，表未解也。”《伤寒内科论·辨太阳病脉证并治》：“言‘脉促’者，以示表邪内陷而未尽陷，表证仍在。”脉促者，急促之促。揭示虽经误下而正气不为伤，仍能抗邪的一种积极反映。

其三，太阳病证，如140条：“太阳病，下之，其脉促，不结胸者，此为欲解也。”脉促者，急促之促。其证机是正气能积极抗邪，正气不虚。

其四，厥阴阳郁证，如349条：“伤寒，脉促，手足厥逆。”《伤寒贯珠集·厥阴篇》：“脉阳盛则促，阴盛则结，手足厥逆而脉促者，非阳之虚，乃阳之郁而不通也。”其证机是阳气内郁而不能外达。

【脉结代】结脉与代脉。结脉：脉来迟缓，时一止复来，止无定数。《脉经》：“结脉，往来缓，时一止复来。”代脉：脉来动而中止，不能自还，良久复动，止有定数。《脉理求真·结脉》：“代则动而中止，不能自还，因而复动，名曰代阴。”见心阴阳气血俱虚证，如177条：“伤寒，脉结代，心动悸。”审脉结代之机，《注解伤寒论·辨太阳病脉证并治》：“结代之脉，一为邪气留；一为真气衰。”邪留者，邪气客心而居之。《素问·痹论》：“脉痹不已，复感于邪，内舍于心。”气衰者，乃气血虚惫。《伤寒溯源集·太阳中篇》：“真气衰微，力不支给，如欲求代也。”《伤寒来苏集·伤寒论注》：“心不主其脉，失其常度，故结代也。”其证机是在里心气虚不得推动，心血虚不得滋养，心阴虚不得濡润，心阳虚不得温煦。另外，结脉与代脉未必尽主病证，而有见于正常人者，不可不知，尤其可见于妊娠者。

【脉洪大】脉来宽阔而大，满指滔滔，如洪水汹涌而来盛去衰。《脉经》：“洪脉，极大在指下。”《脉理求真·洪脉》：“洪则既大且数，累累珠珠，如循琅玕，来则极盛，去则稍衰。”

其一，太阳中风证，如25条：“服桂枝汤，大汗出，脉洪大者，与桂枝汤，如前法。”《伤寒论译释·辨太阳病脉证并治》：“何以会脉洪大呢？这是大汗出而阳气浮盛于外的缘故。”其证机是卫阳奋起抗邪，正邪相争至为剧烈，故脉洪大；治当解肌散邪、调和营卫，以桂枝汤。

其二，阳明热盛津气两伤证，如26条：“服桂枝汤，大汗出后，大烦渴不解，脉洪大者。”《伤寒内科论·辨太阳病脉证并治》：“里热涌盛，气血浮沸，故脉见洪数。”其证机是阳明胃热，消灼津液，涌动血脉；治当清热生津益气，以白虎加人参汤。

【脉洪数】脉洪与数并见。见肠痈热瘀证，如第十八4条：“其脉沉紧者，脓未成，可下之，当有血；脉洪数者，脓已成，不可下也。”其证机是热毒腐灼脉络，邪热与血搏结，瘀热毒邪充斥于脉，血脉因毒热而沸腾，故脉洪数。

【脉绝】脉来断续不接，似有脉阴阳俱停。见厥阴阳气暴脱证，如368条，又如第十七35条：“下利后，脉绝，手足厥冷，晬时脉还；手足温者生，脉不还者，死。”《伤寒溯源集·厥阴篇》：“而厥冷脉绝者，则真阳未至陡绝，一时为暴寒所中，致厥利脉伏，真阳未至陡绝，故阳气尚有还期。”《医门棒喝·厥阴篇》：“今反厥冷而脉绝，是阳陷不出也。”其证机是暴寒骤侵厥阴，厥阴阳气大伤而欲亡，故脉绝。

【脉脱】脉来突然伏而不见，重按细寻难现。详见“脉脱入脏者死”项。

【脉脱入脏即死】脉来突然伏而不见，重按细寻难现，为病邪侵入脏病证者，预后不良。见脉脱在脏在腑，如第一12条：“脉脱入脏即死，入腑即愈，何谓也？”其证机是脏气大衰，邪气暴中，正不敌邪，病证深重。若病邪在脏而见到脉脱，多为脏气虚脱或为邪气暴虐而脏气骤竭，其病证大多预后不良。

【脉急】经脉筋脉拘急。详见“寒令脉浮”项。

【脉急紧】筋脉拘急而挛缩。见太阳病证与阴虚火旺证相兼，如86条：“衄家，不可发汗，汗出必额上陷脉急紧，直视不能眴，不得眠。”《伤寒贯珠集·太阳篇上》：“额上陷，脉急紧者，额上两旁之动脉，陷伏不起，或急紧不柔也。”《尚论篇·太阳经中篇》：“诸脉皆属于目，筋脉紧急，则目上瞪不能合。”辨“汗出必额上陷脉急紧”，其因是表里兼证或阴虚火旺证类太阳病，若治不当即先从太阳或从太阳而汗之，则更伤阴津，阴津虚弱而不得滋荣于筋脉，筋脉空虚而失荣失养，筋脉拘急凹陷挛缩。

【脉平】脉来和缓自如，节律一致，不浮不沉，不迟不数。《伤寒来苏集·伤寒论注》：“凡脉之不浮不沉而在中，不迟不数而五至者，谓之平脉，是有胃气，可以神求。”仲景论平脉有病脉与正常脉两种。

其一，霍乱证病差注意饮食调护，如391条：“吐利，发汗，脉平，小烦者，以新虚不胜谷气故也。”《伤寒贯珠集·太阳篇下》：“吐利之后，发汗已，而脉平者，为邪已解也。”仲景以“脉平”，代病证悉除，病为向愈。

其二，支饮证，如第十二14条：“支饮亦喘而不能卧，加短气，其脉平也。”认识与理解“脉平”者，并不是指病者脉平和，而是指肺饮脉弦，脉证相符，故曰平也。但也有主张“脉平”是正常脉者，如《金匮玉函经二注·痰饮咳嗽病》：“脉平当无病，何以有病而反平也？……明其虽有支饮，而饮尚不留伏，不停积，以其在上焦，未及胸中，不伤经脉，故脉平。”

【脉皆平】寸关尺三部脉均正常，仲景于此以脉平代病理性脉象。详见“三部脉皆平”项。

【脉乃数】脉数。详见“脉数”其一项。

【脉还】脉伏而不见之后且渐渐来复。见厥阴阳气暴脱证，如368条，又如第十七35条：“下利后，脉绝，手足厥冷，晬时脉还；手足温者生，脉不还者，死。”其证机是暴寒骤侵厥阴，厥阴阳气大伤而欲亡。此时若能积极治疗，其阳气可复，阴寒可去，其手足温者，阳回脉气渐渐复还则生。

【脉不还】脉伏而不见且不能复还。见厥阴阳气暴脱证，如368条，又如第十七35条：“下利后，脉绝，手足厥冷，晬时脉还；手足温者生，脉不还者，死。”《伤寒溯源集·厥阴篇》：“若脉不见还，是孤阳已绝而死也。”其证机是暴寒骤侵厥阴，厥阴阳气大伤而欲亡。若脉不还者，阳气不回，脉气为暴寒所虐而欲绝，预后欠佳。

【脉不出】脉来断绝，时时不来，推筋着骨，寻之不得。见少阴阳虚格阳证，如 317 条：“身反不恶寒，其人面色赤，或腹痛，或干呕，或咽痛，或利止脉不出者。”《伤寒内科论·辨少阴病脉证并治》：“若阳气大衰，阴液内竭，则利止而脉不出。”其证机是少阴阳气虚弱，阴寒太盛，逼迫虚阳浮越于外于上；治以通脉四逆汤，破阴回阳、通达内外。

【脉不至】脉来乍断，或移时复来，或一断而难欲复。

其一，少阴阳气暴伤证，如 292 条：“少阴病，吐利，手足不逆冷，反发热者，不死；脉不至者，灸少阴七壮。”《伤寒论辨证广注·中寒脉证》：“此由吐利而阴阳之气暴虚，以致卒不相接，非脉绝之相比。”审病者脉不至，从表面上看，好像是病证危重，难以救治，若仔细揆度证情，则知病者虽然脉不至，但病者并非是病久阳气久虚，正气不支之脉不至，而是少阴暴受寒气所伤，病程短暂，正气尚存，若能积极治疗，病可向愈。

其二，少阴阳绝神亡证，如 298 条：“少阴病，四逆，恶寒而身蜷，脉不至，不烦而躁者，死。”《伤寒论浅注·辨少阴病脉证篇》：“阳气不通于经脉，故脉不至。”《伤寒内科论·辨少阴病脉证并治》：“脉不至，以示少阴真阳将绝，无力鼓动血脉也。”其证机是阳气欲亡而血不行，则脉不止。

其三，肝热阳郁证与脾寒阳虚证相兼，如 357 条：“伤寒六七日，大下后，寸脉沉而迟，手足厥逆，下部脉不至，喉咽不利，唾脓血，泄利不止者，为难治。”《伤寒六经辨证治法·厥阴全篇》：“脉不至，斯非虚寒脉绝之比，即东垣谓下部无脉，木郁是也。”《伤寒内科论·辨厥阴病脉证并治》：“下部脉（或指尺部，或指趺阳与太溪）不至，此乃阳郁气阻而不得伸展故也。”其证机是厥阴肝热阳郁而经气不畅，脾寒阳虚而脉气不调，故脉不至。

【脉不负】脉未出现与证机相逆，此是一种病理性概念，不是指具体的脉象。见阳明热结重证与少阳病证相兼，如 256 条：“阳明少阳合病，必下利，其脉不负者，为顺也。”《注解伤寒论·辨阳明病脉证并治》：“阳明土，少阳木，二经合病，气不相和，则必下利。少阳脉不胜，阳明不负，是不相克，为顺也。”辨阳明与少阳兼证，由于木易克土，如果病以阳明热结重证为主，则知少阳之邪气不盛，其治较易。即仲景言“脉不负者”，以揭示病以阳明病为主；治当先从阳明，以大承气汤。

【脉不弦紧而弱】脉不是弦紧而是弱，即脉弱。见太阳病证与心气失调证相兼，如 113 条：“形似伤寒，其脉不弦紧而弱，弱者必渴；被火者必谵语。”其证机是素体心气失调，心主血脉不及，外邪乘机袭入，心气抗邪不及，则脉弱。

【脉自和】病理性脉与证相符而未出现异常变化。见阳明热结危重证，如 211 条：“发汗多，若重发汗者，亡其阳，谵语，脉短者死；脉自和者，不死。”《伤寒溯源集·阳明上篇》：“脉自和者，则真气未散，阳气犹未亡，故曰不死。”《伤寒论集注·阳明篇》：“脉自和则心气调而血液渐生，故不死。”《伤寒论辨证广注·辨阳明病脉证并治法》：“脉当弦实或洪滑为自和，自和者，言脉与病不相背也，是病虽甚，不死。”辨阳明热结危重证，其病证深重，预后如何？若其脉未发生异常变化，仍然是阳明热结危重证之脉，则知病未发生他变；若脉与阳明热结危重证不符，则知病情危重，脉证不符，预后欠佳。以此点明辨阳明危重病证审脉以别预后，则至为重要，也即诊脉可别危重病证证机及预后良否。

【脉自弦】审脉是弦脉。见疟病主脉，如第四 1 条：“疟脉自弦，弦数者，多热。”疟之为病，其邪易于郁滞气机，阻滞血脉，壅塞经气，脉气郁滞，故其脉多弦。

【脉自浮】审脉是浮脉。见太阳风水证，如第十四 1 条：“风水，其脉自浮，外证骨节疼痛，恶风。”其证机是营卫受邪而抗邪，邪气不得内传而与正气相争于营卫，故脉浮。

【脉自沉】审脉是沉脉。见石水证，如第十四 1 条：“其脉自沉，外证腹满，不喘。”其证机是水气在脾肾，肾不得主水，脾不得制水，水气壅滞气机，脉气为水气所遏，经气郁滞里则脉沉；治当健脾益肾，利水渗水。

【脉自微涩】审脉是微与涩并见。见气血营卫虚痹证，如第六 1 条：“但以脉自微涩，在寸口、关上小紧，宜针引阳气，令脉和紧去则愈。”《医宗金鉴·血痹虚劳病》：“脉自微涩，则知邪凝于血故也。”其证机是营卫气血虚弱则脉微，邪气客于经脉而郁于经脉则脉涩。

【脉阳微】脉浮比较轻微。详见“脉阳微而汗出少者”项。

【脉阳微而汗出少者】脉浮比较轻微的太阳中风证，其治疗用发汗的方法应该是药后微微汗出者为佳。见阳明病证与太阳病证相兼，如245条：“脉阳微而汗出少者，为自和也。”《伤寒内科论·辨阳明病脉证并治》：“病为表里兼证，本论以脉微浮即脉阳微代太阳病证比较轻，故其治当微发其汗。”辨“脉阳微”并非是指脉微，而是言浮脉比较轻微（即脉阳微），亦即指太阳病证比较轻，可见“脉阳微”是指病证。言“汗出少”是指太阳中风证本有汗出病证，治当用汗法治疗，但用汗法贵在微微汗出且适中。

【脉阳微阴浮】寸脉微而尺脉浮。见少阴正气来复，如290条：“少阴中风，脉阳微阴浮者，为欲愈。”《伤寒论本旨·少阴篇》：“阳微者，寸微也；阴浮者，尺浮也。……少阴在里，故其脉本微细，今尺浮者，邪从阴出阳之象，故为欲愈。”《伤寒内科论·辨少阴病脉证并治》：“尺以候肾，尺浮以示肾阳来复，鼓动有力；寸脉微即阳微，乃示阳气未尽复，尚有不足之征。”辨脉阳（寸部）微是提示少阴之气积力恢复，因抗邪而不足以鼓动血脉，尤其辨阴（尺部）浮标志少阴之气足有力祛除病邪，从而揭示病为向愈。

【脉阴阳俱紧】脉寸关尺三部俱紧。

其一，太阳伤寒证，如第3条：“太阳病，或已发热，或未发热，必恶寒，体痛，呕逆，脉阴阳俱紧者，名为伤寒。”《伤寒论条辨·辨太阳病脉证并治中》：“阴为关后，阳为关前，俱紧，三关通度而疾，寒性劲急而然也。”其证机是风寒侵袭太阳营卫，卫气受邪而闭塞，营阴受邪而郁滞，经脉为寒气所凝则脉紧。

其二，少阴阳虚寒证的主脉，如283条：“病人脉阴阳俱紧，反汗出者，亡阳也，此属少阴。”《伤寒论三注·少阴中篇》：“脉至阴阳俱紧，阴寒极也。”《伤寒论辨证广注·中寒脉证》：“此少阴中寒也，病人脉阴阳俱紧，此阴阳以尺寸言。”辨少阴病有以阳虚为主者，其脉大多是微细或虚弱；若是以寒证为主者，因寒主收引，故其脉大多是紧。

【脉阴阳俱浮】脉寸关尺三部俱浮。见阳明热盛证，如第6条：“风温为病，脉阴阳俱浮，自汗出，身重，多眠睡，鼻息必鼾，语言难出。”《伤寒溯源集·太阳上篇》：“此所谓阴阳俱浮，则以寸口为阳，尺中为阴，即关前为阳，关后为阴之法也。”《伤寒内科论·辨太阳病脉证并治》：“脉阴阳俱浮，乃阳明热盛，邪热充斥于外，气血应之，故寸关尺三部皆浮盛有力。”其证机是阳明热盛，涌动气血于外，则脉阴阳俱浮；治当清泻盛热，以白虎汤。

【脉阴阳俱停】脉寸关尺三部俱伏而不见。见太阳病证与阳明病证相兼，如94条：“太阳病未解，脉阴阳俱停，必先振慄汗出而解。”《医宗金鉴·伤寒论注》：“太阳病未解，当见未解之脉，今不见未解之脉，而阴阳脉俱停，三部沉伏不见，既三部沉伏不见，则当见可死之证，而又不见可死之证，是欲作解之兆也。作解之兆，必先见振慄汗出而始解者，乃邪正交争作汗故也。”辨病若非表里兼证，太阳病病愈在一般情况下是不会出现脉阴阳俱停，只有在表里兼证的某一特定条件下才会出现，对此不可不知，也不得有丝毫疏忽。病人在脉阴阳俱停时，并有振慄汗出，然则脉复证平，则为病解之征。若脉阴阳俱停，汗出不止，面色苍白，四肢厥逆，则为病情加剧，时当积极治疗，以防他变。

【脉按之来缓】脉来迟缓，缓有歇止的一种病理脉象，非言和缓之正常脉。见结代脉，如178条：“脉按之来缓，时一止复来者，名曰结；又脉来动而中止，更来小数，中有还者反动者，名曰结，阴也。”《注解伤寒论·辨太阳病脉证并治》：“结代之脉，一为邪气留结，一为真气虚衰。脉来动而中止，若能自还，更来小数，只是邪气留结，名曰结阴。”此是仲景对结脉的具体描述，对临床具有重要指导意义。

【脉来动而中止】脉搏跳动且中间有歇止。亦即脉来动，是指脉搏的跳动应指于手，不是指脉形如动，厥厥动摇之动脉；言中止者，不是指脉搏跳动之间的休止或间歇，而是言脉跳动之间的正常脉息出现了异常，其间歇或有规律的出现，或没有规律的出现。

其一，论结脉，如178条：“脉按之来缓，时一止复来者，名曰结；又脉来动而中止，更来小数，中有还者反动者，名曰结，阴也。”《注解伤寒论·辨太阳病脉证并治》：“脉来动而中止，若能自还，更来小数，只是邪气留结，名曰结阴。”此是仲景对结脉形态的具体描述，提示审脉要点。

其二，论代脉，如178条：“脉来动而中止，不能自还，因而复动者，名曰代，阴也。”此是仲景对代脉的具体描述，提示审脉要点。

【脉如故】脉仍然是原来的脉象。见太阳湿热痉证，如第二8条：“脉如故，反伏弦者，痉。”《金匮要略论注·痉湿暍病》：“若脉仍如故，反做而弦。”指出太阳湿热痉证虽经治疗，但未能切中证机，其病证仍然存在，尤其是脉仍然是“按之紧如弦，直上下行”。对此若能积极治疗，则可取得预期治疗效果，否则易贻误病情。

【脉如平】脉象如正常脉一样。见温疟证，如第四4条：“温疟者，其脉如平，身无寒但热，骨节疼烦，时呕。”《金匮要略方论本义·疟病》：“其脉如平人，此温疟之邪浅者也。”《金匮要略浅注·疟病》：“其脉如平，但此病当凭证而不凭脉。”辨“脉如平”，主要指疟证在病变过程中有时会出现以脉弦为主的脉象，有时会出现正常的脉象，对此一定要有足够的认识与了解。也就是说，辨疟证尤其是辨温疟证时会出现正常脉象，于此不可认为无病，当全面合参，不可仅执一而失全，只有知此知彼，才可免于辨证失误，治疗差错。

【脉如蛇】脉形态像蛇皮一样不柔和。见太阳湿热痉证，如第二7条：“若发其汗者，寒湿相得，其表益虚，即恶寒甚。发其汗已，其脉如蛇。”其证机是湿热浸淫太阳营卫筋脉，筋脉为湿热肆虐而拘急，经气不和，脉气为湿热壅滞而强劲，故其脉坚硬程度如同蛇皮一样不柔和。

【脉极虚芤迟】脉虚弱而软非常明显，按之如葱管一样空虚，且一息不足四至。见心肾虚寒失精证，如第六8条：“夫失精家，少腹弦急，阴头寒，目眩，发落，脉极虚芤迟，为清谷，亡血，失精。脉得诸芤动微紧，男子失精，女子梦交。”《金匮要略心典·血痹虚劳病》：“脉极虚芤迟者，精失而虚及其气也。”“脉得诸芤动微紧者，阴阳并乖而伤及其神与精也。”辨心肾虚寒失精证主脉，具体病证特征有不同的表现，有是脉极虚芤迟，有是脉得诸芤动微紧，均当灵活辨证，不可固执一而失全。审“脉极虚芤迟”，其证机是心气虚弱不能主持血脉，肾气虚弱不能激发经脉，经气脉气空虚无主，故脉极虚芤迟。审“脉极虚芤迟”，既主心肾虚寒失精证，又主阳虚下利清谷证，还主亡血证即血虚证，更主精气失藏证，对此要有足够的认识。但同时还要知道心肾虚寒证，阳虚下利清谷证，亡血证，失精证既可见于“脉极虚芤迟”，又可见于“脉得诸芤动微紧”，即芤脉、动脉、微脉、紧脉，其芤主血虚、动主阴虚、微主阳虚、紧主寒盛，对此也要有足够的认识与了解。

【脉得诸芤动微紧】其脉表现有多种，如芤脉、动脉、微脉、紧脉等。详见“脉极虚芤迟”项。

【脉得诸沉】脉来轻取不应，重取可得。见水气主脉，如第十四10条：“脉得诸沉，当责有水，身体肿重。”《金匮要略心典·水气病》：“水为阴，阴盛故令脉沉。又，水行皮肤，营卫被遏，亦令脉沉。”《金匮要略释义·水气病》：“水为阴邪，故脉多沉，水行皮肤，营卫被遏，则脉亦沉，故曰脉得诸沉。”其证机是水气内盛而外溢于肌肤，壅滞经脉，脉气为遏；治当逐水泻水利水。

【脉暴出】脉突然暴出。见少阴阳虚戴阳证服药格拒证，如315条：“服汤，脉暴出者，死；微续者，生。”《伤寒论条辨·辨少阴病脉证并治》：“暴出者死，无根之阳骤迸诸外也。”《伤寒溯源集·少阴篇》：“其脉忽暴出者，是将绝之阳得热药之助，勉强回焰，一照而熄，故死。”《医宗金鉴·伤寒论注》：“服汤后，更诊其脉，若暴出者，如烛烬焰高，故主死。”其证机是阳气大虚，正气不支，脏气因用药不当而暴露外出，预后不良。

【脉暴微】脉由紧突然转为微弱。见少阴病脉紧为向愈，如287条：“少阴病，脉紧，至七八日，自下利，脉暴微，手足反温，脉紧反去者，为欲解也。”《伤寒论三注·少阴中篇》：“利去之后，脉忽变微，手足反温，固邪气向衰之兆，即真阳内复之征。”《伤寒论辨证广注·中寒脉证》：“诊其脉乃暴微，则其微非亡阳之微，实阳气回而脉微也。”此辨脉微必须辨清病者原之脉紧而转为脉微，再参考其他有关证候表现，才可辨清病者脉微是少阴寒气欲去，阳气积力祛除寒气而不足以鼓动血脉所致，故见脉微。此脉微是正气驱邪的一种标志，不可视为病证加重。于此还要知道，仅凭脉微是不能得出辨证结论的，必须脉证相互验证，才能认清脉微是病情向愈而不是病证加重。

【脉出】脉气显露于外。见水气主脉及预后，如第十四10条：“脉得诸沉，当责有水，身体肿重；水病脉出者，死。”《金匮要略心典·水气病》：“若水病而脉出，则真气反出邪水之上，根本脱离而病气独盛，故死。出与浮迥异，浮者盛于上而弱于下，出则上有而下绝无也。”若水气病证脉本沉，而反见脉出而不沉，则为正气败露，预后不良。言“脉出”者，主要是论水气病证，其脉当沉而反见浮越于外且无根。

【脉但浮】仅仅脉浮而不兼其他脉象。

其一，太阳伤寒证，如37条：“脉但浮者，与麻黄汤。”《伤寒贯珠集·太阳正治法》：“若脉但浮而不细，不嗜卧者，邪犹在太阳而未解也。”辨太阳病有6~7日不解，也有10余日不解，论治太阳病不是根据病变时日决定的，而是根据病证表现决定的，只要病在太阳，即从太阳论治。仲景以脉但浮揭示病是太阳伤寒证，治以麻黄汤，病可应期而愈。

其二，太阳伤寒证，如232条：“脉但浮，无余证者，与麻黄汤。”《伤寒贯珠集·阳明篇上》：“若脉但浮，而无少阳证兼见者，则但与麻黄汤，发散邪气而已。”脉浮为正气与邪气相争，其证机是太阳卫闭营郁，经气失和。

【脉亦浮】脉亦见浮。见皮水证的基本脉证，如第十四1条：“皮水，其脉亦浮，外证胕肿，按之没指。”其证机是水气在脾，脾不得运化水津而为水气，水气泛溢于内外，充斥于肌肤，其脉亦可见浮；治当健脾利水、渗利水湿，发汗散邪。

【脉续浮】脉仍然是浮。见阳明少阳太阳兼证，如231条：“刺之小差，外不解。病过十日，脉续浮者，与小柴胡汤。”仲景言“脉续浮者，与小柴胡汤”，以揭示少阳与太阳为病变主要方面，权衡少阳与太阳，病则以少阳为主导方面，故治以小柴胡汤。

【脉双弦】审脉左右两手均见弦。见弦脉主虚证，如第十二12条：“脉双弦者，寒也，皆大下后善虚。”《金匮玉函经二注·痰饮咳嗽病》：“夫脉弦者，为虚为水，若两寸皆弦，则是大下之后，阳气虚寒所致。若偏见弦，则是积水之处也。”辨脉弦，其在通常情况下，弦脉多主实证，主寒证，主饮证。但在临床中，弦脉未必尽主实证，寒证，而有主虚证，其主虚证大多是因治疗不当损伤正气。因此，辨脉弦主病一定要因人而异，切不可千篇一律。

【脉偏弦】或左手或右手脉弦。详见“脉双弦”项。

【脉乍紧】脉时尔出现紧。见痰阻胸膈证，如355条：“病人手足厥冷，脉乍紧者，邪结在胸中，心下满而烦，饥不能食者，病在胸中。”《伤寒论译释·辨厥阴病脉证并治》：“脉乍紧，是因胸中实邪阻滞，阳气不得四布所致。”其证机是痰邪阻结于胸膈而壅滞气机，中焦阳气为痰邪所遏而不得通降，阳气被遏而不得外达且逆乱；治以瓜蒂散，涌吐胸膈痰实。

【脉甚微】脉非常微弱。见阳虚水气痞证，如160条：“伤寒，吐下后，发汗，虚烦，脉甚微。”其证机是脾胃阳气虚弱，气血生化不足，水不得阳气所化而为水气，经脉为水气所遏，则脉微非常明显。

【脉反滑】脉不当滑且出现滑。见阳明热结旁流重证，如第十七39条：“下利，脉反滑者，当有所去，下乃愈。”《注解伤寒论·辨可下病脉证并治》：“脉经曰，脉滑者为病食也，下利脉滑，则内有宿食。”其证机是阳明邪热内结，腑气阻滞，肆虐于脉则滑；治以大承气汤。

【脉反滑数】脉不当滑数且出现滑数。见肺痈证，如第七1条：“若口中辟辟燥，咳即胸中隐隐痛，脉反滑数，此为肺痈。”其证机是邪热侵袭于肺则脉数，邪热与血相互搏结而为瘀则脉滑，脉滑数并见主肺痈热证。

【脉反浮数】脉不当浮数反而出现浮数。见厥阴肝下利动血证，如363条，又如第十七32条：“下利，寸脉反浮数，尺中自涩者，必清脓血。”《伤寒大白·下利》：“今寸脉浮数，气中有热。”脉浮主邪热内肆，脉数主热迫血而妄行，脉浮数主邪热动血证。

【脉反沉】脉不当沉反而出现沉。见太阳病证与阳虚证相兼，如92条：“病发热，头痛，脉反沉。”《伤寒缵论·太阳下篇》：“脉反沉者，其人本虚，或病后阳气虚弱也。”辨太阳病证，其脉本当浮，但因阳气虚弱比较明显，故其脉反而出现沉。

【脉反沉迟】脉不当沉迟反而出现沉迟。见太阳柔痉体强证，如第二11条：“太阳病，其证备，身体强，几几然，脉反沉迟，此为痉。”《金

M

匮要略心典·痉湿暍病》："沉本痉之脉，迟非内寒，乃津液少而营卫之行不利也。"其证机是太阳营卫素体阴津不足，脉道不充则脉沉，风寒侵袭经脉则脉迟，脉沉迟并见主筋脉既不得阴津滋养，反被风寒所拘急。

【脉反实】脉不当实反而出现实。见厥阴真脏脉脱证，如369条："伤寒，下利，日十余行，脉反实者，死。"《伤寒论集注·辨厥阴病脉证篇》："气虚而脉反实者，乃真元下脱，不能柔和之胃脉也，故死。"其证机是厥阴脏气外露，邪气独居，正不胜邪，邪气充盛内外。病至于此，难于救治，预后不良。

【脉反弦】脉不当弦反而出现弦。

其一，脾胃虚寒夹饮证，如第十七3条："脉弦者，虚也，胃气无余，朝食暮吐，变为胃反。寒在于上，医反下之，今脉反弦，故名曰虚。"《金匮要略直解·呕吐哕下利病》："此证乃寒在于上，法当温之，反下之，复损胃中之阳，阴寒独盛，故脉弦也。"其证机是中气虚弱，本当脉虚，但因脾不得运化水谷，胃不得腐熟水谷，寒气与清浊之气相搏而相乘于脉，故脉反弦。

M

其二，厥阴肝热下利自愈证，如第十七30条："下利，脉反弦，发热，身汗者，自愈。"仲景言"脉反弦"者，以揭示病者原之脉非弦而是数，数者热也，弦者阳气复也，再参合病者发热、身汗，则知正邪相争，邪不胜正且欲从外而散，故病为向愈。

【脉反微涩】脉不当微涩反而出现微涩。见阳明热结重证兼有正气不足，如214条："因与承气汤一升，腹中转气者，更服一升；若不转气者，勿更与之；明日又不大便，脉反微涩者，里虚也，为难治。"《伤寒溯源集·阳明中篇》："其脉反微涩者，知其内无真气矣。脉微则阳衰，涩则阴气竭，阴阳俱虚。以滑疾之脉而反变微涩，是邪盛正虚，所以为难治。"审阳明热结证，本为脉滑或沉或实，但因正气不足，复加用下不当，更伤正气，正气虚弱则脉微涩。

【脉反无热】没有出现数脉。见瘀血证的基本脉证，如第十六11条："病者如热状，烦满，口干燥而渴，其脉反无热，此为阴伏，是瘀血也。"《医宗金鉴·惊悸吐衄下血胸满瘀血病》："其人当得数大之阳脉，今反见沉伏之阴脉，是为热伏于阴，乃瘀血也。"辨"脉反无热"之热，以代脉数，审脉没有出现数脉，亦即诊其脉无热象，参考其他病证表现则知证机是瘀血，治当从瘀血。

【脉虽沉紧】脉沉与紧并见。见少阳胆热气郁证，如148条："脉虽沉紧，不得为少阴病，所以然者，阴不得有汗，今头汗出，故知非少阴也。"《伤寒论类方·小柴胡汤类》："少阳已渐入里，故不浮而沉，紧则弦之甚者，亦少阳本脉。"脉沉主里即邪在胆也，脉紧主邪气内结，脉沉紧主少阳胆热气郁证。

【脉卑】脉来沉且小。详见"少阳脉卑"项。

【脉上下行微弦】脉来僵硬而直且似弓弦，劲急且无柔和之象。见肝阴不足湿热动筋证，如第十九3条："转筋之为病，其人臂脚直，脉上下行微弦，转筋入腹者。"《金匮要略方论本义·趺蹶手指臂肿转筋阴狐疝蚘虫病》："风寒入而变热，热耗其营血，而脉隧直劲也。"其证机是湿热肆虐筋脉，筋脉拘急；治以鸡屎白散，益阴清热，化湿缓急。

【脉当沉若弦】脉来应当是重按始得而似弦。见虫证，如第十九5条："腹中痛，其脉当沉若弦，反洪大，故有蚘虫。"其证机是虫邪内扰，扰乱气机，气机梗阻，气血运行不畅，脉气不和；治当杀虫驱虫。

【脉当微厥】脉来当是微弱或似无或肢厥。见阳明热结缓证的特殊脉证，如105条："若自下利者，脉当微厥，今反和者，此为内实也。"《伤寒直格·辨太阳病脉证并治》："脉当微厥，厥者，脉初来大，渐渐小，更来渐渐大也。"《伤寒论后条辨·辨太阳病脉证篇》："要之脉微肢厥当辨。"审阳明热结缓证，因辨证不当及治疗未能切中证机，导致病证表现复杂而有疑似，对此若能从脉从手足以别其证机，则至为重要。

【脉出左】脉表现在左手部位比较明显。见积聚证，如第十一20条："脉出左，积在左。"指出病变证机积聚在人体左侧。

【脉出右】脉表现在右手部位比较明显。见积聚证，如第十一20条："脉出右，积在右。"指出病变证机积聚在人体右侧。

【脉两出】脉表现在左右手部位都比较明显。见积聚证，如第十一20条："脉两出，积在中央，各以其部处之。"《金匮要略心典·五脏风寒积聚病》："诸积，该气血痰食而言，脉来细而附骨，谓细而之至。又积而不移之处，其气血荣卫不复上行而外达，则其脉为之沉细而不起，故历举其脉出之，所以决其受积之处，而复言之曰脉两出积在中央，以中央有积，其气不能分布左右，故脉之见于两手者俱沉细而起也，各以其部处之，谓各随其积所在之处而分治之耳。”指出病变证机及其证候积聚在人体中央。

【脉当取太过不及】诊脉既要辨清太过，又要辨清不足。见虚寒胸痹证，如第九 1 条：“夫脉当取太过不及，阳微阴弦，即胸痹而痛；所以然者，责其极虚也。”辨胸痹证，其证机既有邪实所致者，又有正气虚弱所致者，辨邪实，其脉以太过为主即实证实脉；审正虚，其脉以不及为主即虚证虚脉，此对审脉以别胸痹虚实证机具有重要指导意义。

【脉来细而附骨】脉来细而沉伏。见积聚证，如第十一 20 条：“诸积大法，脉来细而附骨者，乃积也。”积者，血病也；聚者，气病，气血为病，积而不行，聚而不运，气血郁结，经气滞涩，脉气为气血郁滞所遏，则脉来细而沉伏不起。

【脉各异源】脉主病证各有不同。见妇人杂病错综复杂证机，如第二十二 8 条：“审脉阴阳，虚实紧弦；行其针药，治危得安；其虽同病，脉各异源；子当辨记，勿谓不然。”指出妇人杂病，其证机有诸多，其病证表现各有不同，故其脉象也各不一样，临证之际，一定要审明证机，以法判断脉象主病证机所在，若仅执于一个方面都是不正确的。

【脉之】以诊脉为主全面诊断病证表现。

其一，厥阴肝寒证与阳明胃寒证相兼，如 332 条：“后三日脉之，其热续在者，期之旦日夜半愈。”审病是兼证，其病证表现如何？其证机有特点？其病证转归如何？对此只有以诊脉为主全面审察脉证，才能认清病变证机所在，才能辨清病变征结，才能以法做出恰当治疗方案。

其二，肺痈证的病理，如第七 2 条：“问曰：病咳逆，脉之，何以知此为肺痈？”指出病者咳嗽与气喘病证，其证机为何，仅从咳嗽与气喘病证表现是辨不清楚的，只有全面诊断病证表现，尤其是审脉别证求机最为重要，对此只有以诊脉为主全面审证，方可辨清病变症结所在。

其三，水气病证，如第十四 21 条：“脉之，不言水，反言胸中痛，气上冲咽，状如炙肉，当微咳喘，审如师言，其脉何类？”仲景言“脉之”者，以揭示辨证当全面合参，不得有丝毫疏忽，同时又提示应注重辨证求机，不要被症状表现所迷惑。

【脉关上浮】脉关部浮比较明显。见脾胃热痞证，如 154 条：“心下痞，按之濡，其脉关上浮者。”《伤寒溯源集·结胸心下痞》：“其脉关上浮者，浮为阳邪，浮主在上，关为中焦，寸为上焦，因邪在中焦，故关上浮也。……此则关上浮，按之濡，乃无形之邪热也。”指出脾胃居中焦，关脉候脾胃，脾胃有热极易反映在关部脉上，热则气血涌沸，故脉在关上浮比较明显。

【脉和】脉象趋于调和。详见“脉和紧去则愈”项。

【脉和紧去则愈】脉象趋于调和，紧脉得以消除，病可向愈。见气血营卫虚痹证，如第六 1 条：“宜针引阳气，令脉和紧去则愈。”指出病愈标准之一就是脉象趋于调和，紧脉得以消除，病可向愈。

【脉调和】脉象表现与证候表现相一致，非言正常脉象之调和。见阳明热结缓证，如 105 条：“伤寒十三日，过经谵语者，以有热故也，当以汤下之；若小便利者，大便当硬，而反下利，脉调和者，知医以丸药下之，非其治也。”指出阳明热结缓证，虽经治疗，但因辨证未能切中证机，故治疗不能取得预期效果。于此经过认真分析、辨证之后，得知虽经误治，但病变证机未发生其他变化，尤其脉与证相符合，均是阳明热结缓证的病理病证，所以治仍当用调胃承气汤。

【脉即来】脉伏而不见因用药后即刻出现。见阳虚格阳阴损霍乱证，如 390 条通脉四逆加猪胆汁汤用法中言：“其脉即来，无猪胆，以羊胆代之。”指出阳虚格阳阴损霍乱证病证虽重，脉伏而不见，对此若能积极而恰当治疗，则脉即可来复，病可向愈。

【脉即出】脉伏之后即刻复出。见少阴阳虚阴盛格阳证，如 317 条通脉四逆汤用法中言：“其脉即出者愈。”《尚论篇·少阴经前篇》：“此条云脉即出者愈，其辨最细，盖脉暴出则脉已离根，即出则阳已返舍，……真阳尚在躯壳，然必通其脉而脉即出，始为体征。”辨少阴阳虚阴盛格阳证，其阳气大虚，阴寒太盛，脉气不得阳气温煦，反而又被寒气所遏，其脉伏而不出，若经治疗后，阳气得复，阴寒得去，阴阳之气趋于自和，其脉亦因之即出。

【脉证】认识、了解、研究、探索与掌握病人的证候与脉象。详见“观其脉证”项。

【脉已解】病人脉证均已被解除。见论疾病向愈要注意饮食调护，如398条：“病人脉已解，而日暮微烦，以病新差，人强与谷，脾胃气尚弱，不能消谷，故令微烦，损谷则愈。”《伤寒论条辨·阴阳易差后劳复病》：“脉已解，邪悉去而无遗余也。”《尚论篇·差后劳复阴阳易病》：“脉已解者，阴阳和适，其无表里之邪可知也。”仲景言“病人脉已解”，以揭示病人的脉证均已解除，也暗示邪气虽去而未尽去，但正气未必即刻完全恢复正常，亦即邪气被祛除在前，正气完全恢复在后，正气尚未完全恢复之前，一定要注意固护正气，尤其是脾胃为后天之本，在饮食方面更要固护正气与脾胃之气，若在饮食方面稍有疏忽与不当，则有可能引起脾胃不适，以及影响正气等方面的证候表现，对此一定要引起重视。

【脉若静】脉未发生明显变化或指正常脉，或指脉仍是原病之脉而未发生他病之脉。见病初传否之大法，如第4条：“伤寒一日，太阳受之，脉若静者。”《伤寒论集注·辨太阳病脉证篇》：“脉若静者，太阳正气自和，故为不传。”《尚论篇·太阳经上篇》：“脉静者，邪在本经，且不能遍，故不传经。”辨“脉若静”，既有可能是邪气侵入太阳而不发病，也有可能是邪在太阳而未传入于里，对此要有全面的理解与灵活的辨识，方可得出辨证之精旨。

M

满 mǎn❶充满，引申为胀满。如273条：“太阴之为病，腹满而吐，食不下。”❷达到，够。如仲景序：“人迎趺阳，三部不参，动数发息，不满五十。”又如117条桂枝加桂汤用法中言：“本云：桂枝汤，今加桂满五两，所以加桂者，以泄奔豚气也。”❸烦闷、胀满。如21条：“太阳病，下之后，脉促，胸满者。”

【满痛】病证表现既满又疼痛。详见“腹满痛”“少腹满痛”“心下满痛”诸项。

【满喘咳吐】胸满，气喘，咳嗽，吐痰。见膈间痰饮证，如第十二11条：“膈上病痰，满喘咳吐，发则寒热。”其证机是痰饮阻结于膈上阻滞气机，气机逆乱不得升降，饮气随经气溢于上下内外；治当涤痰化饮，开胸利膈。

【满而不痛者】病以胃脘满闷不痛为主。见中虚湿热痞证，如149条：“但满而不痛者，此为痞，柴胡不中与之，宜半夏泻心汤。”其证机是脾胃虚弱，湿热内蕴，壅滞气机，浊气不降；治当补中泄热，除湿消痞，以半夏泻心汤。再则辨中虚湿热痞证证机若有不通则可出现疼痛，不可局限在不痛一症，而当全面认识与掌握。

芒 máng❶药名：如芒硝。❷方名：如柴胡加芒硝汤。

【芒硝】芒硝为含硫酸钠的天然矿物经精制而成的结晶体。

别名：盆消，芒消。

性味：咸、苦，寒。

功用：软坚化瘀，泻热通便。

主治：大便干结，潮热，脘腹胀满，少腹急结，小便不利，胸胁支满，气喘。

《神农本草经》曰：“味咸寒，主百病，除寒热邪气，逐六腑积聚，结固留癖。能化七十二种石。”

入方：见大承气汤、调胃承气汤、大陷胸汤、大陷胸丸、木防己去石膏加茯苓芒硝汤、桃核承气汤、大黄牡丹汤、柴胡加芒硝汤、己椒苈黄汤加减。

用量：

剂型	不同用量	古代量	现代量	代表方名
汤剂	最小用量	二两	6g	桃核承气汤
	最大用量	一升	24g	大陷胸汤
丸剂	最小用量	半两	1.5g	己椒苈黄丸加味
	最大用量	半升	12g	大陷胸丸

注意事项：阴寒者慎用。

化学成分：含硫酸钠，硫酸钙，硫酸镁，食盐，氯化钠。

药理作用：泻下作用（使肠内水分高渗溶液增加，引起机械刺激，促进肠蠕动），抗炎作用，增强网状内皮系统吞噬功能，止痛作用。

毛 máo毛，即动植物的皮上所生的丝状物。如仲景序：“皮之不存，毛将安附焉？”又如第四2条鳖甲煎丸方中：“石韦去毛，三分(9g)。”

【毛将安附焉】皮毛将生长在哪里？也即没有树根怎样能有树枝呢？如仲景序："皮之不存，毛将安附焉？"

【毛耸】皮肤毫毛立起。见中暑气阴两伤证，如第二25条："小便已，洒洒然毛耸，手足逆冷，小有劳，身即热，口开，前板齿燥。"其证机是暑热伤气，累及卫气，卫气不能固护肌肤毫毛，故毛耸。

卯

mǎo 卯，即卯时，早晨5~7时。如382条："厥阴病，欲解时，从丑至卯上。"

冒

mào❶按压。如64条："发汗过多，其人叉手自冒心，心下悸。"❷头昏目眩。如93条："太阳病，先下而不愈，因复发汗，以此表里俱虚，其人因致冒，冒家汗出自愈。"

【冒心】用手按压心胸部位。详见"叉手自冒心"项。

【冒而肿胀】头昏目眩，肢体浮肿。见肺热证的基本脉证，如第十一1条："口燥而喘，身运而肿，冒而肿胀。"《金匮要略心典·五脏风寒积聚病》："冒者，清肃失降，浊气反上，为蒙冒也。肿胀者，输化无权，水聚而气停。"其证机是肺为水之上源，主通调水道，邪热壅肺，肺气肃降失职，水气上逆于头则头昏目眩，水不得下趋而外溢于肌肤则肿胀。

【冒家汗出自愈】头昏目眩病证随汗出而自我向愈。见表里兼证，如93条："太阳病，先下而不愈，因复发汗，以此表里俱虚，其人因致冒，冒家汗出自愈。"其证机是邪郁肌肤营卫，清阳不得上荣于头，汗出邪去则清阳布于头，故病可向愈。

【冒眩】头晕目眩表现比较重。见脾虚饮逆眩冒证，如第十二25条："心下有支饮，其人苦冒眩。"《金匮要略心典·水气病》："水饮之邪，上乘清阳之位，则为眩冒；冒者，昏冒而神不清，如有物冒蔽之也；眩者，目眩转而乍见玄黑也。"其证机是水饮之邪留居中焦，浊气不降与水饮之邪相搏而逆乱于上；治以泽泻汤，健脾利水，益气化饮。

【冒者必呕】头晕目眩病证必定伴有呕吐。见寒饮郁肺支饮证，如第十二38条："支饮者，法当冒，冒者必呕，呕者复内半夏以去其水。"其证机是寒饮之邪上犯清阳而逆乱于胃。

【冒家欲解】头晕目眩病证欲有好转或向愈。见产后妇人三大病，如第二十一2条："所以然者，血虚而厥，厥而必冒。冒家欲解，必大汗出。"其证机是邪气上犯清阳，若邪气不胜正气，邪气可从汗出而解。

枚

méi 枚，即相当于"个"字。如12条桂枝汤方中："大枣十二枚。"

梅

méi❶药名：如乌梅。❷方名：如乌梅丸。

每

měi 每，即反复动作中的任何一次。如仲景序："余每览越人入虢之诊，望齐侯之色，未尝不慨然叹其才秀也。"

【每日食前服一丸】每天在饭前服药1丸约3g。如第二十2条桂枝茯苓丸用法中言："炼蜜和丸，如兔屎大，每日食前服一丸。"

美

měi 美，即好，善，引申为正常。如第三1条："欲行不能行，欲饮食，或有美时，或有不用闻食臭时。"

【美时】有正常的时候，或病证表现未发作。如第三1条："欲行不能行，欲饮食，或有美时，或有不用闻食臭时。"指出疾病在其演变过程中，邪气欲去，正气欲主持于内外。

寐

mèi 寐，即睡眠，睡着。如281条："少阴之为病，脉微细，但欲寐也。"

闷

mēn 闷，即胀满不通，阻塞不畅，或胃脘胀满不通。如第二十一条："时时有热，心下闷，干呕，汗出。"

门

mén❶穴位名。如108条："此肝乘脾也，名曰纵，刺期门。"❷药名：如麦门冬。❸方名：如麦门冬汤。❹女子胞口，即宫颈口。如第二十二8条："至有历年，血寒积结，胞门寒伤，经络凝坚。"

虻

méng 虻，药名，即虻虫，入抵当汤中。

【虻虫】虻虫为昆虫类虻科复带虻的雌虫体。
别名：牛虻。
性味：苦，微寒；有小毒。

M

功用：活血化瘀消癥，破血通经利水。

主治：胸胁疼痛，少腹疼痛，癥瘕积聚，小便不利，经水不利，带下色赤。

《神农本草经》曰："主逐瘀血，破下血积，坚痞，癥瘕，寒热，通利血脉及九窍。"

入方：见抵当汤、抵当丸、大黄䗪虫丸。

用量：

剂型	不同用量	古代量	现代量	代表方名
汤剂	基本用量	三十个	6g	抵当汤
丸剂	最小用量	二十个	4g	抵当丸
	最大用量	一升	24g	大黄䗪虫丸

注意事项：正气虚弱者慎用。

化学成分：含丰富的微量元素（铁、锌、锰、镁、锶），蛋白质，多肽，胆固醇，甾类，色素，多种氨基酸，脂肪酸。

药理作用：具有溶解血栓的作用，降低血浆凝血因子含量，抑制血小板聚集，抑制血小板黏附性，降低全血黏度比和血浆黏度比，降低血球压积，减慢血沉速度，提高小白鼠耐缺氧的作用，能扩张兔耳血管而增加血流量，加强离体蛙心收缩力的作用，对脑下垂体后叶所致的急性心肌缺血有一定的改善作用，镇痛作用，抗炎作用。

M

萌

méng 萌，即开始，发端，初期。如第七2条："热之所过，血为之凝滞，蓄结痈脓，吐如米粥，始萌可救，脓成则死。"

梦

mèng 梦，即睡觉时心脑对自然的虚构或对往事的复摄。如第六8条："男子失精，女子梦交。"

【梦失精】或言梦中有男女性关系，或言梦交早泄，或言遗精失精。见气血虚内热证，如第六13条："虚劳，里急，悸，衄，腹中痛，梦失精，四肢痠疼。"其证机是脾气虚弱，统摄无权，精气外泄；治当益气摄精，以小建中汤。

【梦远行而精神离散】睡眠时所做梦幻是逍遥游荡，而其精神不能主持于内且荡游于外，犹如精神欲离开、散失于人体一样。见心气血虚证，如第十一12条："血气少者属于心，心气虚者，其人则畏，合目欲眠，梦远行而精神离散，魂魄妄行。"其证机是心气虚而不能固护心神，心血虚而不得滋荣神明，心神不得守藏而躁动；治当补益气血，养心安神。

弥

mí 弥，即满，遍，引申为进而。如141条："其热被劫不得去，弥更益烦，肉上粟起。"

【弥更益烦】进而愈加心烦。见太阳温病证，如141条："其热被劫不得去，弥更益烦，肉上粟起。"其证机是邪热不解而郁结，郁热乘机攻斥于心，心神不得守藏于内。

迷

mí 迷，即迷惑，引申为不清。如仲景序："痛夫！举世昏迷，莫能觉悟，不惜其命，若是轻生，彼何荣势之云哉？"

糜

mí❶热粥。如120条："三四日吐之者，不喜糜粥，欲食冷食，朝食暮吐，以医吐之所致也，此为小逆。"❷粥。如第十14条大建中汤用法中言："如一炊顷，可饮粥二升，后更服，当一日食糜，温服之。"

【糜粥自养】以热稀粥调理摄养。如152条十枣汤用法中言："若下少病不除者，明日更服，加半钱，得快下利后，糜粥自养。"指出用峻药攻下则易损伤脾胃，在调理摄养时一定要注意顾护脾胃，达到攻邪而不伤脾胃。

米

mǐ❶药名：如粳米。❷方名：如附子粳米汤。

密

mì 密，即事物与事物之间距离短，间隙小，跟"稀""疏"相对。如三物备急丸用法中言："即尔用之为散亦好，下蜜为丸，密器贮之，莫令歇气。"

【密器贮之】将药丸贮于封藏器皿中。如三物备急丸用法中言："即尔用之为散亦好，下蜜为丸，密器贮之，莫令歇气。"

蜜

mì❶药名：如食蜜。❷方名：如蜜煎导。

【蜜和丸】以蜜将药粉制成丸剂。如247条麻子仁丸用法中言："上六味，蜜和丸，如梧桐子大。"

【蜜和为丸】以蜜将药粉调和制成丸剂。如386条理中丸用法中言："上四味，捣筛，蜜和为丸，如鸡子黄许大。"

【蜜丸梧子大】以蜜将药粉调和制成丸剂像梧桐子大小一样。如第七 7 条皂荚丸用法中言："上一味，末之，蜜丸梧子大，以枣膏和汤，服三丸，日三夜一服。"

【蜜丸如梧子大】以蜜将药粉调和制成丸剂像梧桐子大小一样。如第十二 29 条己椒苈黄丸用法中言："上四味，末之，蜜丸如梧子大，先食，饮服一丸，日三服。"

【蜜丸如桐子大】以蜜将药粉调和制成丸剂如梧桐子大小一样。如第九 9 条乌头赤石脂丸用法中言："上五味，末之，蜜丸如桐子大，先服食一丸，日三服。"

【蜜丸亦可】以蜜将方药制成丸剂也是可行的。如第十九 4 条蜘蛛散用法中言："上二味，为散，取八分一匕，饮和服。日再服，蜜丸亦可。"

【蜜二升】用蜜 2 升（120～160mL）。如第十 19 条乌头桂枝汤用法中言："以蜜二升，煎减半，去滓。"

【蜜煎导】

组成：食蜜七合（50mL）

用法：上一味，于铜器内，微火煎，当须凝如饴状，搅之勿令焦著，欲可丸，并手捻作挺，令头锐，大如指，长二寸许，当热时急作，冷则硬，以内谷道中，以手急抱，欲大便时乃去之。

功用：润肠通便。

适应证：大肠津亏热结证：大便干硬，欲大便而不得，口舌干燥，小便少，头晕目眩，面色不荣，肌肤枯燥，或腹痛，或腹胀，舌红，苔薄黄或少，脉细数。

解读方药：方中食蜜甘平，清肠胃之热，益脾胃而生津，润燥而通便，甘缓而去急，对大肠津亏热结证尤为适宜。

眠

mián 眠，即睡眠。如第 6 条："风温为病，脉阴阳俱浮，自汗出，身重，多眠睡，鼻息必鼾，语言难出。"

【眠睡】与"睡眠"同义。见阳明热盛证，如第 6 条："风温为病，脉阴阳俱浮，自汗出，身重，多眠睡，鼻息必鼾，语言难出。"其证机是邪热内盛而伤气，热扰神明而昏沉。

绵

mián 绵，即蚕丝结成的片或团。如 26 条白虎加人参汤方中："石膏碎，绵裹，一斤（48g）。"

【绵裹】以蚕丝或棉花制成的布匹包裹石膏。如 26 条白虎加人参汤方中："石膏碎，绵裹，一斤（48g）。"

面

miàn❶脸，面部。《灵枢・邪气脏腑病形篇》："十二经脉，三百六十五络，其血气皆上注于面而走空窍。"《灵枢・五色》："庭者，首面也；阙上者，咽喉也；阙中者，肺也；下极者，心也；……此五脏六腑肢节之部也，各有部分，有部分，用阴和阳，用阳和阴，当明部分，万举万当，能别左右，是谓大道。"正常的面色是红黄隐隐，白里透红，有气有泽，是脏腑之气外荣，但因四时季节而变化，还要以常恒变，知此知彼。若面色红白青黄黑失调，则为病理特征，法当因人因证而辨之。如 23 条："面色反有热色者，未欲解也。"❷食品类。如 12 条桂枝汤用法中言："禁生冷，黏滑，肉面，五辛，酒酪，臭恶等。"

【面色缘缘正赤】整个面色因邪气怫郁营卫出现红赤。见太阳病证与阳明病证相兼，如 48 条："设面色缘缘正赤者，阳气怫郁在表，当解之，熏之。"《伤寒内科论・辨太阳病脉证并治》："太阳病面赤，为当汗失汗，阳（邪）气怫郁在表不得越；阳明病面赤，为当清而未清，邪热壅甚于经而上攻。在太阳者，当解之，汗之；在阳明者，当清之，泻之。"辨"面色缘缘正赤，阳气怫郁在表"。既可见于太阳病证，又可见于阳明病证，因阳明邪气上攻于面则面赤，而太阳邪气郁于面也可面赤。仲景言"阳气"者，即指太阳病之邪气怫郁于营卫而不得解除，非言人体之阳气。若欲得出准确辨证结论，必当全面合参。

【面色青黄】面部色泽既青又黄。见阳虚痞证，如 153 条："因胸烦，面色青黄，肤瞤者，难治。"《伤寒论直解・辨太阳病脉证篇》："阳明气血皆生于中土，阳明之部在面，面色青黄者，中土败而肝木之色，现于土位也。"其证机是阳虚而不得温煦，寒气充斥而肆虐于面。

【面色赤】面色红赤。见少阴阳虚格阳证，如 317 条："身反不恶寒，其人面色赤。"《伤寒贯珠集・少阴篇》："面色赤者，格阳于外也。真阳之气被阴寒所迫，不安其处而浮散于外，故显诸热象，实非热也。"其证机是少阴阳气虚弱，阴寒太盛，逼迫虚阳浮越于外于上；其治以通脉四逆汤，破阴回阳，通达内外。又如通脉四逆汤用法中言："面色赤者，加葱九茎。"虚阳不仅格拒于外，也格拒于上，加葱白以破阴回阳，宣通上下阴阳以交媾。

【面色白】面色无华而萎白。见阴血虚劳证，如第六5条："里急，小便不利，面色白，时目瞑。"其证机是阴血虚弱，阴不得滋，血不得养，面色不得气血所荣。

【面色黧黑】面色乌黑而黄且无光泽。见膈间阳郁热饮证，如第十二24条："膈间支饮，其人喘满，心下痞坚，面色黧黑，其脉沉紧。"《医宗金鉴·痰饮咳嗽病》："面色黧黑，水邪深结之色也。"其证机是阳气郁遏，郁而化热，热与水气搏结，气血梗阻于内而不能外荣；其治以木防己汤，通阳化饮，清热益气。

【面色反有热色】病人面部反而出现红赤或发热。见太阳伤寒轻证，如23条："面色反有热色者，未欲解也。"《注解伤寒论·辨太阳病脉证并治》："仅有热色，表未解也。热色，为赤色，得小汗则和。"其证机是邪气郁滞营卫而不解，邪气肆虐经脉而走窜经气则面色红赤。

【面色薄】面色不荣或无泽。见虚劳望诊，如第六4条："男子面色薄者，主渴及亡血。"《金匮要略心典·血痹虚劳病》："亡血者，不华于色，故面色薄。"《金匮要略编注二十四卷·血痹虚劳病》："血乃神之旂，营卫之标，若面色薄者，是白而娇嫩无神，乃气虚不统营血于面。"指出病人面部无气血色泽（即面色薄），以揭示其证机是阴（渴）血（亡血）虚弱，不能滋荣。

【面目浮肿】面目浮肿病证。详见"一身面目浮肿"项。

【面目黄肿】面目皆发黄而浮肿。详见"一身面目黄肿"项。

【面目及身黄】面目与身体均为发黄。见脾胃虚寒证，如98条："不能食，而胁下满痛，面目及身黄，颈项强，小便难者。"《伤寒论条辨·辨太阳病脉证并治中》："面目及身黄，土受木贼而色外薄也。"其证机是脾胃寒湿，壅滞气机，寒湿内阻，湿气外攻，经气不利；治当温中散寒，燥湿退黄，以桂枝人参汤加茵陈、茯苓等。

【面目手足浮肿】面目及手足均为浮肿。见水气病证，如第十四21条："胃家虚烦，咽燥欲饮水，小便不利，水谷不化，面目手足浮肿。"其证机是水气内盛而肆虐，并充斥于面目手足；治当温阳利水，以真武汤与五苓散加减。

【面目身体四肢皆肿】面目身体四肢均为浮肿。见水气病证，如第十四21条："病者苦水，面目身体四肢皆肿，小便不利。"其证机是水气内盛而肆逆，外溢充斥于肌肤营卫。

【面目鲜泽】面目浮肿而色泽鲜明。见脾肾水气实证，如第十四11条："夫水病人，目下有卧蚕，面目鲜泽，脉伏，其人消渴。"其证机是水气充斥肌肤营卫之间，水气外溢，则面目浮肿而色泽鲜明。

【面目肿大】面目浮肿胀大。见风水证的典型脉证，如第十四3条："寸口脉沉滑者，中有水气，面目肿大，有热，名曰风水。"其证机是风或夹寒或夹热侵犯太阳营卫，营气受邪不能"泌其津液，注之于脉，化以为血"而为水气，水气溢于肌肤营卫；治当用发汗的方法。

【面目青】面目颜色青紫。见热毒血证，如第三15条："阴毒之为病，面目青，身痛如被杖，咽喉痛。"其证机是热毒迫及血中，毒热与血相互搏结，气血壅滞，营卫滞涩；治以升麻鳖甲去雄黄蜀椒汤，解毒清热、凉血化瘀。

【面目乍赤、乍黑、乍白】面目色泽时尔发红，时尔发黑，时尔发白。见湿热疫毒证即狐蜮病，如第三10条："蚀于阴为狐，不欲饮食，恶闻食臭，其面目乍赤、乍黑、乍白。"审"面目乍赤、乍黑、乍白"，其证机是湿热疫毒若灼损脉络则面目时赤，若耗损肾精则面目黯黑，若肆虐肺络则面目色白无泽。仲景于此主要提示审面目色泽，因湿热疫毒所致病理矛盾方面不同，其病证表现也不尽相同，病证表现可因病理主要矛盾方面转化而变化，对此一定要因证机所在而辨，不可仅执某一方面。

【面赤】面色红赤。

其一，太阳湿热痉证，如第二7条："时头热，面赤，目赤，独头动摇。"其证机是湿热浸淫太阳营卫筋脉，筋脉为湿热肆虐而拘急，经气不和，阳气卫气为湿热所遏而郁蒸于上且不能温煦于下。

其二，心阴虚证。详见"头面赤而下重"项。

【面赤斑斑如锦纹】面色红赤似斑斑状如锦纹一样。见毒热阳郁证，如第三14条："阳毒之为病，面赤斑斑如锦纹，咽喉痛，唾脓血。"其证机是毒热迫及血中，郁遏阳气，瘀阻经脉，灼腐脉络；治以升麻鳖甲汤，解毒凉血、化瘀通阳。

M

【面无色】病人面部无气血滋荣润养而失色泽。见出血证的辨证特点，如第十六 5 条：“病人面无色，无寒热。”仲景论出血病证，其审证特点是病人面部无气血滋荣润养而失色泽，细辨又无寒热病证可审，病有疑似之间，必当从脉以别之。

【面少赤】面色轻微红赤。见少阴阳虚戴阳证，如 366 条，又如第十七 34 条：“下利，脉沉而迟，其人面少赤，身有微热。”《伤寒论辨证广注·辨厥阴病脉证并治法》：“面少赤，身微热，下焦虚寒，无根失守之火，浮于上，越于表也。”其证机是少阴阳气虚弱，寒气内盛，虚阳被阴寒所格而浮越于面；治当温阳散寒，以四逆汤与白通汤加减。

【面合色赤】满面通红。见阳明热盛证，如 206 条：“阳明病，面合赤色，不可攻之。”《伤寒内科论·辨阳明病脉证并治》：“辨阳明热证，其邪热上攻于面则满面通红，其治当清泻而不当攻下。”其证机是邪热内盛，邪热随经而上攻于面；治当清泻盛热，以白虎汤。

【面垢】面色如油垢状。见阳明少阳太阳兼证，如 219 条：“难以转侧，口不仁，面垢，谵语，遗尿。”其证机是阳明邪热内盛，其邪热既壅滞气机又上攻于面；治当清泻阳明，以白虎汤。

【面黄而喘】面色萎黄，气喘。见寒湿郁表发黄证，如第二 19 条：“病身疼，发热，面黄而喘，头痛，鼻塞而烦，其脉大，自能饮食，腹中和无病。”其证机是寒湿之邪侵犯太阳，营卫气血为寒湿郁滞，肌肤失荣而变生发黄等证。

【面浮肿】面部浮肿。见肺虚危证，如第七 3 条：“上气，面浮肿，肩息，其脉浮大，不治，又加利尤甚。”其证机是肺气虚弱既不能主持肃降而上逆，又不能通调水道而外溢。

【面翕热如醉状】面部微微发热如同醉酒一样。见寒饮郁肺气冲证，如第十二 36 条：“其面翕热如醉状，因复下流阴股，小便难，时复冒者。”其证机不是邪热所致，而是寒饮内郁，阳气被寒气格拒；其治当温肺化饮，平冲下气，以桂苓五味甘草汤。

【面热如醉】面部发热如饮醉状一样。见寒饮郁肺夹胃热证，如第十二 40 条：“若面热如醉，此为胃热上冲熏其面，加大黄以利之。”《金匮要略心典·痰饮咳嗽病》：“若面热如醉，则为胃热随经上冲之证，胃之脉上行于面故也。”其证机是阳明胃热随经气而上冲于面；治当温肺化饮，兼清胃热，以苓甘五味加姜辛夏杏大黄汤。

【面反瘦】面部反而呈现消瘦。见肾水气证，如第十四 17 条：“其足逆冷，面反瘦。”《金匮要略直解·水气病》：“夫肾为水脏，又被水邪，则上焦之气血，随水性而下趋，故其人面反瘦，非若风水里水之面目洪肿也。”其证机是水气在肾，精气不能上奉于面，水气尚未充斥溢于肌肤。

【面黑】面色乌黑。详见“目青面黑”项。

【面戴阳】面色红赤。详见“面少赤”项。

【面正赤】整个面色红赤。见太阳中风证与阳虚夹热证相兼，如第二十一 9 条：“发热，面正赤，喘而头痛。”其证机是阳气虚弱与邪气相争而浮越于上。

妙

miào❶神机，高明，精深。如仲景序：“自非才高识妙，岂能探其理致哉！”❷巧妙方法，妥善，妥当。如第一 1 条：“此治肝补脾之要妙也。肝虚则用此法，实则不在用之。”

灭

miè 灭，即完，尽，使不存在。如仲景序：“神明消灭，变为异物。”

名

míng❶事物的称号，名字。如 157 条生姜泻心汤用法中言：“半夏泻心汤，甘草泻心汤，同体别名耳。”❷命名，称说。如第 2 条：“太阳病，发热，汗出，恶风，脉缓者，名为中风。”❸名誉，功名。如仲景序言：“孜孜汲汲，惟名利是务。”❹叫作。如 177 条炙甘草汤用法中言：“一名复脉汤。”

【名为中风】将这样的病证表现命名为太阳中风证。见太阳中风证，如第 2 条：“名为中风。”指出太阳病证型之一是太阳中风证，其证机是卫强营弱。

【名为伤寒】将这样的病证表现命名为太阳伤寒证。见太阳伤寒证，如第 3 条：“名为伤寒。”指出太阳病证型之一是太阳伤寒证，其证机是卫闭营郁。

【名为负】病理矛盾方面出现相克证机。见阳明热结重证与少阳病证相兼，如 256 条：“其脉不负者，为顺也；负者，失也，互相克贼，名为负也。”辨“脉不负者”，审病以阳明病为主；其脉负者，病以少阳病为主而相克于阳明者。

【名为革】将这样的脉命名为革脉。

其一，肝肾精血亏虚劳证，如第六 12 条："脉弦而大，弦则为减，大则为芤，减则为寒，芤则为虚，虚寒相搏，此名为革。"《金匮要略论注·血痹虚劳病》："其上为实邪，下为正虚，故曰寒虚相搏，此名为革，谓如皮革之上有下空也。"其证机是肝肾精血亏虚，阴血耗损，阳气因阴精亏虚而日损。

其二，妇人半产瘀血漏下证，如第二十二 11 条："寸口脉弦而大，弦则为减，大则为芤，减则为寒，芤则为虚，寒虚相搏，此名曰革。"其证机是血行不畅，积久而为瘀，瘀血不去而留结于胞中；其治以旋覆花汤，化瘀止漏下。辨革脉既有主虚证，又有主瘀血证，临证皆当详别之。

【名为火邪】火热之邪引起的病证。详见"火邪"其一项。

【名曰水逆】命名为中焦水气证证机。详见"水逆"项。

【名曰结胸】将这样的病证表现命名为结胸证。详见"结胸"其一项。

【名曰纵】肝木盛而克脾土，相克者，名曰纵。见肝气乘脾证，如 108 条："伤寒，腹满，谵语，寸口脉浮而紧，此肝乘脾也，名曰纵，刺期门。"其证机肝气内盛而为邪，肝气乘机相乘于脾，脾气为肝气相乘而郁滞。

【名曰横】肝木反克肺金，反克者，名曰横。见肝气乘肺证，如 109 条："伤寒，发热，啬啬恶寒，大渴欲饮水，其腹必满；自汗出，小便利，其病欲解；此肝乘肺也，名曰横，刺期门。"其证机是肝气内盛而化热，邪热消灼津液，肝之邪气相乘于肺，肺气为肝气所乘而不得宣发于外，且郁滞于内。

【名曰脏结】将这样的病证表现命名为脏结，详见"脏结"其二项。

【名曰风水】将这样的病证命名为风水。详见"风水"其五项。

【名曰沉】将这样的证机命名为沉，见水气热证，如第十四 8 条："寸口脉浮而迟，浮脉则热，迟脉则潜，热潜相搏，名曰沉。"《金匮要略心典·水气病》："热而潜，则热有内伏之势，而无外发之机矣，故曰沉。"指出水气热证的主要证机及病理的主要矛盾方面。

【名曰伏】将这样的证机命名为伏。见水气热证，如第十四 8 条："趺阳脉浮而数，浮脉即热，数脉即止，热止相搏，名曰伏。"《金匮要略心典·水气病》："热留于内，则气不外行，热而止，则热有留滞之象，而无运行之道矣，故曰伏。"指出水气热证的主要证机及病理的主要矛盾方面是深痼留结。

【名曰水】将这样的证机命名为水。见水气热证，如第十四 8 条："沉伏相搏，名曰水。"《金匮要略心典·水气病》："热留于内而不行，则水气因之而蓄，故曰沉伏相搏，名曰水。"指出水气热证的主要证机及病理的主要矛盾方面。

【名曰血分】将这样的证机命名为血分。详见"血分"诸项。

【名曰水分】将这样的证机命名为水分。详见"水分"项。

【名曰气分】将这样的证机命名为气分。详见"气分"其一项。

【名曰谷疸】将这样的病证命名为谷疸。详见"身体尽黄"项。

【名曰女劳疸】将这样的病证命名为女劳疸。详见"女劳疸"项。

【名曰酒疸】将这样的病证命名为酒疸。详见"酒疸"其一项。

【名曰虚】将这样的证机命名为虚。见脾胃虚寒夹饮证，如第十七 3 条："寒在于上，医反下之，今脉反弦，故名曰虚。"其证机是中气虚弱，脾不得运化水谷，胃不得腐熟水谷，浊气壅滞而上逆。

【名曰胃反】将这样的病证命名为胃反。详见"胃反"其二项。

【名曰结】将这样的脉命名为结脉。见结脉，如 178 条："脉按之来缓，时一止复来者，名曰结。"《注解伤寒论·辨太阳病脉证并治》："结代之脉，一为邪气留结，一为真气虚衰。脉来动而中止，若能自还，更来小数，只是邪气留结，名曰结阴。"辨结脉有虚证与实证之分，虚证多见于心气血阴阳俱虚证，实证多见于郁瘀痰病证。

【名曰代】将这样的脉命名为代脉。见代脉。如 178 条："脉来动而中止，不能自还，因而复动者，名曰代，阴也。"《注解伤寒论·辨太阳病脉证并治》："结代之脉，一为邪气留结，一为真气虚衰。……若动而中止，不能自还，因其呼吸阴阳相引复动者，是真气衰极，名曰代阴，为难治之脉。"指出代脉的形态及其所主证机。

【名曰疟母】将这样的病证命名为疟母。详

M

见“疟母”项。

【名曰瘅疟】将这样的病证命名为瘅疟。见详“瘅疟”项。

【名曰牡疟】将这样的病证命名为牡疟。详见“牡疟”项。

【名曰泄】将这样的病证命名为泄。见伤筋历节证与饮食偏过的关系，如第五 9 条：“味酸则伤筋，筋伤则缓，名曰泄。”指出酸有益肝，但饮食过于酸则易伤肝筋。同时把酸伤筋证，命名为“泄”，并提示其病证有筋气耗泄而筋脉驰纵不利，其治当益肝舒筋，并调节饮食。

【名曰刚痉】将这样的病证命名为刚痉。详见“刚痉”其一项。

【名曰柔痉】将这样的病证命名为柔痉。详见“柔痉”其二项。

【名曰痉】将这样的病证命名为痉。见太阳阳虚血少痉证，如第二 3 条：“发热，脉沉而细者，名曰痉。”其证机是阳虚不得温煦，血少不得滋养。

【名曰枯】将这样的病证命名曰枯。见伤骨历节证与饮食偏过的关系，如第五 9 条：“咸则伤骨，骨伤则痿，名曰枯。”揭示咸能益肾，但贵在适中，太过则易伤肾。并指出将咸伤骨证，命名为“枯”，并提示其病证有骨气枯萎而软弱不用，其治当益肾壮骨，并调节饮食。

【名曰断泄】将这样的病证命名曰断泄。详见“断泄”项。

【名火逆也】将这样的病证命名为火逆。详见“火逆”其一项。

【名中风】这样的病证即阳明热证命名为中风。详见“中风”其一项。

【名中寒】这样的病证即阳明寒证命名为中寒。详见“中寒”其一项。

【名风温】将这样的病证表现命名为风温。详见“风温”项。

【名阳明】将这样的病证命名为阳明即阳明热结证。见阳明热结证，如 181 条：“不更衣，内实，大便难者，此名阳明也。”其证机是邪热内结，阻滞气机而不通，浊气内结的病理特征。

【名除中】将这样的病证命名为除中证。详见“除中”项。

【名霍乱】将这样的病证命名为霍乱证。详见“霍乱”其一项。

【名湿痹】将这样的病证命名为湿痹。详见“湿痹”项。

【名风湿】将这样的病证命名为风湿。详见“风湿”项。

【名利是务】集中一切精力追求功名、利益与权势。见仲景序：“孜孜汲汲，惟名利是务。”指出当时的社会风气是，不重视医学知识，只重视名利与权势。同时又指出作为一名医生，不是精益求精地钻研医学知识，而是一心一意地追求名位、利益、权势。

【名脱气】将这样的病证命名为脱气，即阳气大虚欲有正气不支的病证。详见“脱气”项。

【名妊娠】将女子怀孕称之为妊娠。详见“妊娠”项。

【名转胞】将这样的病证命名为转胞。详见“转胞”项。

明 míng❶病证名，如阳明病。❷明白，清楚。如 145 条：“昼日明了，暮则谵语。”❸次，第二。（专指日或年）。如 152 条十枣汤用法中言：“若下少病不除者，明日更服，加半钱，得快下利后，糜粥自养。”❹亮。如第一 3 条：“又色青为痛，色黑为劳，色赤为风，色黄者，便难，色鲜明者，有留饮。”❺专指鼻。如仲景序：“明堂阙庭，尽不见察，所谓窥管而已。”

【明日更服】次日再次服用方药。如 152 条十枣汤用法中言：“若下少病不除者，明日更服，加半钱，得快下利后，糜粥自养。”提示服用十枣汤不可 1 天 2 次服用。

【明日又不大便】次日又出现不大便。如 214 条：“明日又不大便，脉反微涩者，里虚也，为难治，不可更与承气汤也。”其证机是正气不足以驱除邪气，邪气乘机再次内结，故其明日又出现不大便。

【明堂】即鼻，如《灵枢·五色》：“明堂者，鼻也。”详见“明堂阙庭”项。

【明堂阙庭】鼻及前额与两侧。如仲景序：“明堂阙庭，尽不见察，所谓窥管而已。”

鸣 míng❶呼吸音粗糙不利。如 12 条：“淅淅恶风，翕翕发热，鼻鸣，干呕者，桂枝汤主之。”❷腹中有水声。如第十 10 条：“腹中寒气，雷鸣切痛，胸胁逆满，呕吐，附子粳米汤主之。”

冥 míng 冥，即精深。如仲景序：“人禀五常，以有五脏，经络府俞，阴阳会通，玄冥幽微，变化难极，自非才高识妙，岂能探其理致哉！”

瞑 míng 瞑，即闭目。如46条：“其人发烦，目瞑，剧者必衄，衄乃解。”

摩 mó❶用手轻按而有序地移动。如第一2条：“更能无犯王法、禽兽灾伤，房室勿令竭乏，服食节其冷、热、苦、酸、辛、甘，不遗形体有衰，病则无由入其腠理。”❷涂，擦。如第五14条头风摩散用法中言：“为散，沐了，以方寸匕，已摩疾上，令药力行。”❸方名：如头风摩散。

【摩疾上】将方药涂擦于病痛处。如第五14条头风摩散用法中言：“为散，沐了，以方寸匕，已摩疾上，令药力行。”

磨 mó 磨，即磨擦，引申为消化食物。如第十七5条：“趺阳脉浮而涩，浮则为虚，涩则伤脾，脾伤则不磨，朝食暮吐，暮食朝吐，宿谷不化，名曰胃反。”

没 mò 没，即淹没，引申为凹陷。如第十四1条：“皮水，其脉亦浮，外证胕肿，按之没指，不恶风，其腹如鼓，不渴，当发其汗。”

【没指】皮肤肿胀以手按之凹陷而不起。详见“按之没指”项。

末 mò❶碎屑，粉状。如134条大陷胸汤用法中言：“内芒硝，煮一两沸，内甘遂末，温服一升。”❷研碎。如第十六13条半夏麻黄丸用法中言：“上二味，末之，炼蜜和丸小豆大，饮服三丸，日三服。”

【末之】将药物研成粉状。如第十六13条半夏麻黄丸用法中言：“上二味，末之，炼蜜和丸小豆大，饮服三丸，日三服。”

沫 mò❶水泡，泡沫。如23条桂枝麻黄各半汤用法中言：“先煮麻黄一二沸，去上沫，内诸药，煮取一升八合。”❷唾沫，口水。如378条：“干呕，吐涎沫，头痛者，吴茱萸汤主之。”又如第七1条：“寸口脉数，其人咳，口中反有浊唾涎沫者何？”

莫 mò❶没有，无。如仲景序：“举世昏沉，莫能觉悟。”❷毋，勿，不要。如213条：“若一服谵语止，更莫复服。”❸不能。如仲景序：“感往昔之沦丧，伤横夭之莫救。”

【莫能觉悟】没有能够醒悟或警觉。如仲景序：“举世昏沉，莫能觉悟。”

【莫救】没有办法救治。如仲景序：“感往昔之沦丧，伤横夭之莫救。”

【莫复服】更不能再次服用。如213条：“若一服谵语止，更莫复服。”指出阳明热结重证兼有正气不足，其主要病证解除，则当重新考虑辨证用药，以冀方药与证机切切相应。

默 mò 不欲言语，亦即不说话，不出声。与“嘿”同义。

【默默】不欲言语。

其一，心肺阴虚内热证，如第三1条：“论曰：百合病者，百脉一宗，悉致其病也。意欲食，复不能食，常默默，欲卧不能卧，欲行不能行，欲饮……。”“常默默”的病变证机是心肺虚热，困扰心神，耗损心气，心神被郁则表情沉默。

其二，湿热毒血证，如第三13条：“病者脉数，无热，微烦，默默，但欲卧，汗出，初得之三四日，目赤如鸠眼。”“默默”的病变证机是湿热扰心而肆虐神明。

【默默欲眠】不欲言语，常常欲睡眠。湿热疫毒证，如第三1条：“狐𧏾之为病，状如伤寒，默默欲眠，目不得闭，卧起不安，蚀于喉为𧏾，蚀于阴为狐。”“默默欲眠”的病变证机是湿热浸淫而肆虐心神，心神不能职司内外。

母 mǔ❶病证名。如疟母。❷药名：如云母。❸方名：如桂枝芍药知母汤。

牡 mǔ❶病证名。如牡疟。❷药名：如牡丹皮。❸桂枝加龙骨牡蛎汤。

【牡疟】以阳郁不得温煦为主要证候特征。见阳郁牡疟证，如第四5条：“疟多寒者，名曰牡疟。”《金匮要略心典·疟病》：“疟多寒者，非真寒也，阳气为痰饮所遏，不得外出肌表，而但内伏心间，心牡脏也，故名牡疟。”其证机是阳气内郁不得外达，肌肤不得阳气温煦；其治以蜀漆散，通阳化痰，除疟安神。

【牡蛎】牡蛎为牡蛎科动物长牡蛎和大连牡蛎或近江牡蛎等的贝壳。

别名：蛎蛤，牡蛤。

性味：咸，微寒。

功用：敛阴安神，养阴止汗。

主治：胁下痞硬，心下痞满，盗汗，心悸心烦，失眠多梦，遗精遗尿，胃酸。

《神农本草经》曰：“味咸平，主伤寒，寒热，温疟洒洒，惊恚怒气，除拘缓，鼠瘘，女子带下赤白，久服强骨节，杀邪鬼，延年。”

入方：见桂枝甘草龙骨牡蛎汤、桂枝去芍药加蜀漆牡蛎龙骨救逆汤、桂枝加龙骨牡蛎汤、柴胡加龙骨牡蛎汤、风引汤、侯氏黑散、柴胡桂枝干姜汤、栝楼牡蛎散、牡蛎泽泻散、白术散。

用量：

剂型	不同用量	古代量	现代量	代表方名
汤剂	最小用量	一两半	4.5g	柴胡加龙骨牡蛎汤
	最大用量	五两	15g	桂枝去芍药加蜀漆牡蛎龙骨救逆汤
散剂	最小用量	方寸匕的 1/7	1g	牡蛎泽泻散
	最大用量	三分	9g	侯氏黑散

化学成分：含碳酸钙，磷酸钙，磷酸根，硅酸根，硫酸根，硫酸钙，硅酸盐，磷酸盐，氧化铁，氧化物，微量元素（铁、镁、氯、硅、铝）。

药理作用：抗炎作用，镇静作用，抗酸作用（抑制胃酸分泌），调节内分泌作用。

【牡丹皮】牡丹皮为茛科多年生落叶小灌木植物牡丹的根皮。

别名：丹皮，鹿韭，鼠站。

性味：苦、辛，微寒。

功用：清热凉血，化瘀散结。

主治：吐血，衄血，潮热，少腹急结，癥瘕积聚，痈疡肿毒。

《神农本草经》曰：“味辛寒，主寒热，中风，瘛疭，痉，惊痫，邪气，除癥坚瘀血留舍肠胃，安五脏，疗痈疮。”

入方：见桂枝茯苓丸、温经汤、大黄牡丹汤、肾气丸、鳖甲煎丸。

用量：

剂型	不同用量	古代量	现代量	代表方名
汤剂	最小用量	一两	3g	大黄牡丹汤
	最大用量	二两	6g	温经汤
丸剂	最小用量	三两	9g	肾气丸
	最大用量	五分	15g	鳖甲煎丸
	仲景未言用量			桂枝茯苓丸

注意事项：孕妇慎用。

化学成分：含芍药苷，氧化芍药苷，苯甲酰芍药苷，牡丹酚苷，牡丹酚原苷，牡丹酚新苷，1，2，3，4，6 五-没食酰葡萄糖苷，牡丹酚，L-阿拉伯糖，苯甲酸，植物甾醇，蔗糖，葡萄糖，阿拉伯糖，溶血磷脂酰胆碱，磷脂酰胆碱，磷脂酰甘油。

药理作用：抗炎作用，抗菌作用（枯草杆菌，大肠杆菌，伤寒杆菌，副伤寒杆菌，变形杆菌，绿脓杆菌，霍乱弧菌，葡萄球菌，肺炎球菌，溶血性链球菌），抗病毒作用，抗早孕作用，抗肿瘤作用（艾氏腹水癌细胞，子宫颈癌细胞），抗凝作用（抑制血小板聚集），抗血栓形成（阻断纤维溶酶原活化及抗纤维溶酶的作用），增加冠脉血流量，减少心排血量，降低左室做功，降低心肌耗氧量，降低胞内过氧化脂质，抗动脉粥样硬化作用，解热作用，镇静作用，抑制脂细胞和脂肪分解，增加体液及细胞免疫作用，抗过敏作用，降压作用，利尿作用。

【牡蛎泽泻散】

组成：牡蛎熬　泽泻　蜀漆暖水洗，去腥　葶苈子熬　商陆根熬　海藻洗去咸　栝楼根各等分

用法：上七味，异捣，下筛为散，更于臼中治之，白饮和，服方寸匕，日三服。小便利，止后服。

功用：清热利水，软坚散结。

适应证：

1. 膀胱湿热证：小便不利，甚则不通，欲尿而不得，少腹疼痛或拒按，尿时疼痛增甚，身热，小便黄，舌红，苔黄略腻，脉滑或数。

2. 湿热水气外溢证：小便不利，四肢沉重肿胀，尤其下肢及脚或脚跟浮肿明显，按之凹陷，色亮，舌红，苔黄或腻，脉沉。

解读方药：

1. 诠释方药组成：方中牡蛎软坚散结；泽泻

利水通淋；蜀漆涤痰化饮；葶苈子泻肺行水；商陆根攻逐水气；海藻软坚利水；栝楼根滋养阴津。

2. 剖析方药配伍：泽泻与商陆，属于相须配伍，增强攻逐水气；牡蛎与海藻，属于相使配伍，软坚散结利水；葶苈子与泽泻，属于相使配伍，清泻上下之水气；蜀漆与牡蛎，属于相使配伍，软坚涤水；栝楼根与泽泻、商陆，属于相反配伍，栝楼根滋阴，泽泻、商陆利水，栝楼根制约泽泻、商陆利水伤阴；牡蛎与泽泻，属于相使配伍，软坚泻水。

3. 权衡用量比例：泽泻与商陆用量比例是1∶1，提示药效泽利与荡涤之间的用量调配关系，以治湿热；牡蛎与海藻用量比例是1∶1，提示药效敛阴软坚与软坚散结之间的用量调配关系，以治湿结；葶苈子与泽泻用量比例是1∶1，提示药效降泄与渗利之间的用量调配关系，以治湿结；蜀漆与牡蛎用量比例是1∶1，提示药效涤痰与软坚之间的用量调配关系，以治湿热蕴结；栝楼根与泽泻、商陆用量比例是1∶1∶1，提示药效敛阴益阴与渗利之间的用量调配关系。

M

木 mù❶药名：如木防己。❷方名：如木防己汤。

【木防己】药名，详见“防己”项。

【木防己汤】

组成：木防己三两（9g） 石膏十二枚，鸡子大（48g） 桂枝二两（6g） 人参四两（12g）

用法：上四味，以水六升，煮取二升。分温再服。

功用：通阳化饮，清热益气。

适应证：膈间阳郁热饮证：胸闷而满，心烦，气喘，心下痞硬而坚，面色黧黑，短气，乏力，舌红，苔黄而腻，脉迟或沉。

解读方药：

1. 诠释方药组成：方中木防己清热利湿化饮；石膏清热泻火；桂枝温阳化饮；人参补益中气。

2. 剖析方药配伍：木防己与石膏，属于相反相使配伍，相反者，木防己清热利饮，石膏泻热生津，石膏制约木防己利饮伤津；相使者，清利郁热。木防己与桂枝，属于相反相使配伍，相反者，防己清热利饮，桂枝温阳化饮；相使者，桂枝使防己苦寒利饮得以温化。木防己与人参，属于相反配伍，防己清热利饮，人参益气生津，人参制约防己清利伤胃。桂枝与人参，属于相使配伍，益气温阳，使气能化阳，阳能化饮。

3. 权衡用量比例：木防己与石膏用量比例是3∶16，提示药效利饮与生津之间的用量调配关系，以治热饮；石膏与桂枝用量比例是8∶1，提示药效清热与温阳之间的用量调配关系，以治阳郁；木防己与人参用量比例是3∶4，提示药效利饮与益气之间的用量调配关系，以治热伤气。

【木防己去石膏加茯苓芒硝汤】

组成：木防己二两（6g） 桂枝二两（6g） 人参四两（12g） 芒硝三合（8g） 茯苓四两（12g）

用法：上五味，以水六升，煮取二升，去滓。内芒硝，再微煎。分温再服，微利则愈。

功用：通阳破饮，益气利水。

适应证：膈间阳郁饮结重证：胸满闷而痛，胸中滞塞不通，气喘，短气，身倦，心下坚满或疼痛，小便不利，面色黧黑，舌淡而质胖，苔黄白相兼，脉沉弦。

解读方药：

1. 诠释方药组成：方中木防己清热利湿化饮；茯苓健脾利湿；芒硝软坚泻热；桂枝温阳化饮；人参补益中气。

2. 剖析方药配伍：木防己与芒硝，属于相使配伍，泻热软坚化饮。木防己与桂枝，属于相反相使配伍，相反者，防己清热利饮，桂枝温阳化饮；相使者，桂枝使防己苦寒利饮得以温化。人参与茯苓，属于相使配伍，健脾益气，杜绝饮生之源。木防己与人参，属于相反配伍，防己清热利饮，人参益气生津，人参制约防己寒利伤胃。桂枝与人参，属于相使配伍，益气温阳，使气能化饮。桂枝与茯苓，属于相使配伍，温阳化饮，健脾利湿；人参与芒硝，属于相反配伍，人参益气，芒硝泻热，人参制约芒硝泻热软坚伤胃。

3. 权衡用量比例：木防己与芒硝用量比例是3∶4，提示药效利饮与软坚之间的用量调配关系，以治郁热；木防己与桂枝用量比例是1∶1，提示药效利饮与通阳之间的用量调配关系，以治阳郁；人参与茯苓用量比例是1∶1，提示药效补益与渗利之间的用量调配关系，以治气虚；木防己与人参用量比例是1∶2，提示药效利饮与益气之间的用量调配关系；桂枝与人参用量比例是

1∶2，提示药效通阳与益气之间的用量调配关系，以治气虚；桂枝与茯苓用量比例是1∶2，提示药效通阳与渗利之间的用量调配关系，以治饮结；人参与芒硝用量比例是3∶2，提示药效益气与软坚之间的用量调配关系，以治饮结伤气。

沐 mù 沐，即洗头。如第五14条头风摩散用法中言："上二味，为散，沐了，以方寸匕，已摩疾上，令药力行。"

【沐了】以洗浴头完毕。如第五14条头风摩散用法中言："上二味，为散，沐了，以方寸匕，已摩疾上，令药力行。"

目 mù❶眼睛。《灵枢·大惑论》："五脏六腑之精气，皆上注于目而为之精，精之窠为眼，骨之精为瞳子，筋之精为黑眼，血之精为络，其窠气之精为白眼，肌肉之精为约束，裹撷筋骨血气之精，而与脉并为系，上属于脑。"《灵枢·脉度》："肝气通于目，肝和则目能辨五色矣。"《素问·五脏生成篇》："诸脉者，皆属于目。"《灵枢·邪气脏腑病形篇》："十二经脉，三百六十五络，其血气皆上注于面而走空窍，其精阳气上走于目而为精。"如252条："目中不了了，睛不和，无表里证，大便难，身微热者。"❷眼睑。如第十一13条："脾中风者，翕翕发热，形如醉人，腹中烦重，皮目瞤瞤而短气。"

【目赤】两目红赤，或眼睑发红，或白睛发红。

其一，太阳湿热痉证，如第二7条："颈项强急，恶寒，时头热，面赤，目赤，独头动摇。"其证机是湿热浸淫肌肤营卫，并上行上攻而浸于目；治当清热利湿，和畅筋脉，以桂枝二越婢一汤加葛根、羌活、薏苡仁。

其二，少阳胆热气郁证，如264条："两耳无所闻，目赤，胸中满而烦者。"其证机是少阳胆气为邪热所扰，胆气内郁，经气经脉为邪热所灼；治当清少阳，调气机，以小柴胡汤加生地、牡丹皮等。

【目赤如鸠眼】目赤如斑鸠眼一样红。见湿热毒血证，如第三13条："初得之三四日，目赤如鸠眼。"《金匮玉函经二注·百合狐蜮阴阳毒病》："目赤如鸠眼者，热血循脉炎上，注见于目也。"其证机是湿热浸淫血分而肆虐神明，灼伤脉络而腐烂经气；治当清热凉血，利湿解毒，以赤小豆当归散。

【目睛晕黄】眼眶周围出现深黄且色暗，或病人视物模糊，昏黄不清，或病人黑睛周围发生黄晕。见阴虚火旺证，如第十六2条："夫脉浮，目睛晕黄，衄未止。"《金匮要略心典·惊悸吐衄下血胸满瘀血病》："目睛晕黄，知肝有蓄热。"审目睛晕黄，其证机是邪热上攻上灼脉络，阴虚有热，气血不得外荣；治当清热凉血，以栀子柏皮汤与泻心汤加减。

【目睛慧了】或视物清晰，或目睛周围晕黄消失。见阴虚火旺证，如第十六2条："晕黄去，目睛慧了，知衄今止。"《金匮要略心典·惊悸吐衄下血胸满瘀血病》："目睛且慧了，知不独肝热除，肾热亦除矣，故其衄今当止。"审目睛慧了，乃正气已复，邪热已去。

【目瞑】两目喜闭而害怕阳光刺激。

其一，太阳伤寒重证，如46条："其人发烦，目瞑，剧者必衄，衄乃解。"其证机是太阳伤寒卫闭营郁，寒气欲去而未去且随经气而上攻；治以麻黄汤，解表散寒、和调营卫。

其二，阴血虚劳证，如第六5条："面色白，时目瞑，兼衄。"《金匮要略论注·血痹虚实劳病》："时目瞑，阴火不耐动也。"其证机是阴血虚弱，阴不得滋，血不得养，虚热内生而上扰；治当滋阴养血，以黄连阿胶汤与薯蓣丸加减。

【目不得闭】两目不得闭合。见湿热疫毒证即狐惑病（口眼生殖器综合征），如第三10条："狐蜮之为病，状如伤寒，默默欲眠，目不得闭，卧起不安。"《金匮要略论注·百合狐蜮阴阳毒病》："然目不得闭，阴火而阳在目也。"其证机是湿热疫毒浸淫经脉，走窜上下，浊气内攻，灼腐口眼生殖器肌肤；治以甘草泻心汤，以清热除湿，补虚解毒。

【目中不了了】两目视物模糊不清晰。见阳明热结重证与少阴热证相兼，如252条："目中不了了，睛不和，无表里证，大便难，身微热者。"《伤寒论辨证广注·辨阳明病脉证并治法》："不了了者，病人之目，视物不明也。"《伤寒溯源集·阳明中篇》："热邪内烁，津液枯燥，则精神不得上注于目，故目中不了了。"《医宗金鉴·伤寒论注》："目中不了了，睛不和者，是肾水为胃阳所竭，水既不能制水，则火上熏于目，而眸子朦胧为之不了了也。"其证机是阳明邪热内盛而伤阴精，邪热与糟粕相结而深伏且不能外达，浊气上攻于目；治当先从阳明热结重证，以大承气汤。

【目为黄】两目白睛为黄色。详见“身目为黄”项。

【目黄肿】两目色黄而肿。详见“一身面目黄肿”项。

【目眩】目眩，轻者，眼前冒火花，重者，视物模糊。

其一，心肾虚寒失精证，如第六8条：“夫失精家，少腹弦急，阴头寒，目眩，发落。”其证机是心阳虚不得主持神明内守，肾有寒不得固藏精气，心肾不交，寒气充斥，精不上奉；治以桂枝加龙骨牡蛎汤，调和心肾、固摄心肾。

其二，少阳胆热气郁证，如263条：“少阳之为病，口苦，咽干，目眩也。”《伤寒论条辨·辨少阳病脉证并治》：“眩，目眩转而昏运也，少阳属木，木生火而主风，风煽摇而燔灼，所以然也。”其证机是邪犯少阳，胆气被郁，邪热内炽而随经上攻经气经脉；治当清少阳、调气机，以小柴胡汤。

其三，胃脘痰饮证，如第十二16条：“心下有痰饮，胸胁支满，目眩。”《金匮要略论注·痰饮咳嗽病》：“阴邪抑遏上升之阳而目见玄色，故目眩。”其证机是痰饮阻滞胃脘，中气升降失常，浊气逆乱而上攻；治当温胃化饮，以苓桂术甘汤。

【目合则汗】闭目则汗出即盗汗证。见少阳病证与太阳阳明病证相兼，如268条：“但欲眠睡，目合则汗。”《注解伤寒论·辨少阳病脉证并治》：“但欲眠睡，目合则汗，知三阳合病，胆有热也。”《伤寒内科论·辨少阳病脉证并治》：“目张则卫气行于外，目合则卫气行于内而失护于营，少阳胆热外蒸营阴则盗汗出。”其证机是邪热内郁而蒸动阴津则盗汗出，以此揭示辨盗汗，其证机未必尽属于阴虚，而有阳盛者；治当从少阳，以小柴胡汤。

【目正圆】目不转睛而如正圆状。见望目形态主病，如第一3条：“其目正圆者，痉，不治。”《金匮要略论注·脏腑经络先后受病》：“然目又为五脏精华之所聚，神气之所生，正圆则目瞋不转而至于痉，是阴绝，产妇多痉，亦亡阴也。”其证机或是毒热之邪灼损阴精而不得上荣于目，或气血因阴寒凝结而不能和调于目，目失所养而正圆。

【目乍赤、乍黑、乍白】两目时而发红，时而发黑，时而发白。详见“面目乍赤、乍黑、乍白”项。

【目四眦黑】目四周眼睑色泽黯然无华。见湿热毒血证，如第三13条：“七八日，目四眦黑。”《医宗金鉴·百合狐蜮阴阳毒病》：“七八日四眦皆黑者，是热瘀血腐，故眦络黑也。”其证机是湿热浸淫血分而肆虐神明，灼伤脉络而腐烂经气；治当清热凉血、利湿解毒，以赤小豆当归散。

【目青】两目颜色青紫。详见“面目青”项。

【目青面黑】两目颜色青紫，面色乌黑。见酒疸与黑疸的演变关系，如第十五7条：“酒疸下之，久久为黑疸，目青面黑，心中如噉蒜齑状。”《金匮要略心典·黄疸病》：“目青面黑，皮肤不仁，皆血变而瘀之征也。”其证机是酒毒湿热蕴结而不解，内伤于肝血，酒毒湿热与血相搏而伤于肾，则为黑疸证；治当清热利湿、调肝益肾，以栀子大黄汤与肾气丸加减。

【目黯黑】两目黯然无泽。详见“两目黯黑”项。

【目如脱状】两目胀大如同脱落一样。见寒饮郁肺夹热水气证，如第七13条：“咳而上气，此为肺胀，其人喘，目如脱状。”其证机是寒饮郁肺，郁热在经，水气肆虐，郁热与水气上攻于目；治以越婢加半夏汤，温肺化饮、散水清热。

【目浮肿】两目眼睑浮肿。详见“一身面目浮肿”项。

【目瞤瞤而短气】眼睑肌肉蠕动或跳动，短气不足以息。详见“皮目瞤瞤而短气”项。

【目泣自出】两眼泪水自溢于外。见膈间痰饮证，如第十二11条：“发则寒热，背痛，腰疼，目泣自出，其人振振身瞤剧，必有伏饮。”《金匮要略心典·痰饮咳嗽病》：“目泣自出，振振身瞤动者，饮发而上逼液道，外攻经遂也。”其证机是痰饮阻结于膈上而阻滞气机，气机逆乱而不得升降，饮气随经气溢于上下内外；治当涤痰化饮、开胸利膈，以苓桂术甘汤与猪苓散加减。

【目肿大】两目眼睑肿大。详见“面目肿大”项。

【目窠上微拥】两目眼睑部位有轻微浮肿。见风水证的典型脉证，如第十四3条：“视人之目窠上微拥，如蚕新卧起状。”其证机是水气内停而逆乱上下，走窜肌肤而外溢于目；治当利水消肿。

【目下有卧蚕】两目下眼睑有明显浮肿。见脾肾水气实证，如第十四 11 条："夫水病人，目下有卧蚕，面目鲜泽，脉伏，其人消渴。"其证机是肾不得主水，脾不得制水，水气泛溢于内外上下，治当泻水利水下水。

【目鲜泽】两目浮肿而色泽鲜明。详见"面目鲜泽"项。

【目身体四肢皆肿】两目及身体四肢均见浮肿。详见"面目身体四肢皆肿"项。

【目手足浮肿】两目及手足均为浮肿。详见"面目手足浮肿"项。

【目及身黄】两目及身体发黄。详见"面目及身黄"项。

暮 mù 暮，即傍晚，太阳落山的时候。如 120 条："三四日吐之者，不喜糜粥，欲食冷食，朝食暮吐，以医吐之所致也，此为小逆。"

【暮则谵语】于傍晚或夜间出现胡言乱语，或出现烦乱不安。见热入血室证，如 145 条："妇人伤寒，发热，经水适来，昼日明了，暮则谵语，如见鬼状者。"其证机是邪热深入血中，与血相结，血室之热随经脉而上冲于心，于傍晚或夜间邪热乘其势而猖獗。

【暮躁不得眠】于傍晚或夜间出现急躁，不得睡眠。见黄汗证，如第十四 4 条："身肿而冷，状如周痹，胸中窒，不能食，反聚痛，暮躁不得眠，此为黄汗，痛在骨节。"其证机是寒湿浸淫肌肤营卫，壅滞经气经脉，梗阻气机，遏阻于心而扰动于外，攻冲于肌肤筋脉；治当温阳化湿、益气固护营卫，以桂枝加黄芪汤。

【暮食朝吐】晚饭饮食于次日早晨吐出。见阳明虚寒胃反证，如第十七 5 条："趺阳脉浮而涩，浮则为虚，涩则伤脾，脾伤则不磨，朝食暮吐，暮食朝吐，宿谷不化，名曰胃反。"其证机是阳明胃气虚弱，寒气内盛，暮则为阳明胃主时，则能受食，于晨则阳明胃气未盛，寒气充斥，其虚寒相搏而不能容食且逆乱于上；治当温胃降逆止呕，以大半夏汤与理中汤加减。

【暮则发热】于傍晚或夜间出现发热。见妇人宫寒血虚血瘀证，如第十二十二 9 条："妇人年五十所，病下利数十日不止，暮即发热，少腹里急，腹满，手掌烦热，唇口干燥，何也？"其证机是正气乘其势与邪气相争而发热，其发热是症状表现而非证机所在；治当散寒补血化瘀，以温经汤。

N

纳 nà 纳，即收入，放进，引申为吸气。如第一 2 条："四肢才觉重滞，即导引，吐纳，针灸，膏摩，勿令九窍闭塞。"

乃 nǎi❶于是。如仲景序："乃勤求古训，博采众方。"❷即。如 30 条："胫尚微拘急，重与芍药甘草汤，尔乃胫伸。"❸才，方。如 106 条："外解已，但少腹急结者，乃可攻之，宜桃核承气汤。"如 131 条大陷胸丸用法中言："一宿乃下，如不下，更服，取下为效，禁如药法。"❹这。如第十一 20 条："诸积大法，脉来细而附骨者，乃积也。"❺则。如 166 条瓜蒂散用法中言："取汁和散，温，顿服之，不吐者，少少加，得快吐，乃止。"

【乃勤求古训】于是就勤奋、刻苦钻研与探讨医学与药学理论知识与经验认识。如仲景序："乃勤求古训，博采众方。"

【乃服至二三剂】于是就服用药汤 2~3 剂。如 12 条桂枝汤用法中言："若不汗出，乃服至二、三剂。禁生冷，黏滑，肉面，五辛，酒酪，臭恶等。"

【乃可攻之】才可用泻下瘀热的方法，或才可用逐水的方法。

其一，膀胱瘀热证，如 106 条："外解已，但少腹急结者，乃可攻之，宜桃核承气汤。"指出表里兼证，表证得解，才可用泻下瘀热的方法，治疗膀胱瘀热证。

其二，悬饮证，如 152 条："太阳中风，下利呕逆，表解者，乃可攻之。"指出表里兼证，表证得解，才可用逐水的方法，治疗悬饮证。

【乃止】则当停止服用。如 166 条瓜蒂散用法中言："取汁和散，温，顿服之，不吐者，少少加，得快吐，乃止。"

【乃服之】才可服用方药。如 317 条通脉四逆汤用法中言："病皆与方相应者，乃服之。"

【乃攻其表】才可用治疗表证的方法。见表

里兼证，如372条：“下利，腹胀满，身体疼痛者，先温其里，乃攻其表。”指出治疗表里兼证的先后大法。

【乃复下之】即可再次用下法治疗。见心肺阴虚内热证，如第三9条：“见阴攻阳，乃复下之，此亦为逆。”

【乃积也】这是积证的病理表现。见积证，如第十一20条：“诸积大法，脉来细而附骨者，乃积也。”

【乃治咳】才可治疗病人咳嗽。见水气病证，如第十四21条：“当先攻击冲气，令止，乃治咳，咳止，其喘自差。”

【乃治痞】才可治疗病人痞证。见脾胃热痞证与寒饮郁肺证相兼，如第二十二7条：“涎沫止，乃治痞，泻心汤主之。”指出治疗里证相兼的先后之序。

奈 nài奈，即奈何。如第十七21条：“胸中似喘不喘，似呕不呕，似哕不哕，彻心中愦愦然无奈者。”

男 nán男，即男子、男人，与“女人”相对。如第二十二8条：“痛在关元，脉数无疮，肌若鱼鳞，时着男子，非止女身。”

N

【男子】男人，既可指未婚之男子，又可指已婚之男子。

其一，阴血虚劳证，如第六5条：“男子，脉虚、沉、弦，无寒热。”其证机是阴血虚弱，阴不得滋，血不得养，虚热内生而内扰。

其二，虚劳与生育，如第六7条：“男子，脉浮弱而涩，为无子，精气清冷。”其证机是精气内竭，阳气大伤，化源暗耗，生育无能；治当滋阴壮阳，益肾生精。

其三，妇人胞中瘀血证，第二十二14条：“亦治男子、膀胱满急有瘀血者。”指出根据抵当汤药物组成及其配伍关系，而决定抵当汤不仅可以治疗妇人胞中瘀血证，还可主治男子瘀血重证，更可治疗膀胱瘀血证。

【男子裩】男子内裤近阴处部分。如392条烧裩散用法中言：“妇人病，取男子裩，烧，服。”仲景言“男子裩”即指男子内裤近阴处部分，可入药。详见“中裩”项。

【男子平人】男子外观貌似正常人。

其一，虚劳证，如第六3条：“夫男子平人，脉大为劳，极虚亦为劳。”《医宗金鉴·血痹虚劳病》：“男子平人，应得四时五脏平脉，今六脉大而极虚，非平人之脉也。”仲景言“男子”并非专言男子，当包括女子在内，何以言男子，以揭示虚劳病证男子多于女子也，也暗示男子虚劳病证与女子虚劳病证相较则难治，当引起重视。仲景言“平人”，当指外观貌似平常人，通过仔细审证求机，则知病是虚劳而非平常人也。

其二，阴阳两虚证，如第六9条：“男子平人，脉虚弱细微者，喜盗汗出也。”仲景辨证揭示，若有盗汗，多为阴阳两虚，即使是正常人，也要引起重视，因其时日若久，则易引起虚劳证。可见，仲景所论“男子平人”具有重要的理论指导意义。

【男子面色薄】男子面色不荣或无泽。详见“面色薄”项。

【男子则亡血失精】男子肝肾精血虚弱证机。详见“亡血失精”项。

【男子则亡血】男子阴血虚弱证机。详见“亡血失精”项。

【男子则小便不利】男子则可出现小便不利。详见“小便不利”其三十五项。

【男子失精】男子精气耗散而不能内守。详见“失精”项。

【男子消渴】男子有渴欲饮水而饮水多而渴不解。详见“消渴”项。仲景言“男子”，当包括女子在内，且不可仅限于肾气丸治疗男子而非治疗女子也。

【男子黄】男子虚劳发黄证。见气血虚发黄证，如第十五22条：“男子黄，小便自利。”《医宗金鉴·黄疸病》：“今男子黄而小便自利，则知非湿热发黄也，询知其人必有失血亡血之故，以致虚黄之色外现。”其证机是气血虚弱，不能滋养肌肤，肌肤不得气血滋养而枯萎；其治以小建中汤，补益气血，滋养肌肤，然则气血得复，虚黄自除。

【男子、膀胱满急有瘀血】男子、女子少腹及膀胱部位胀满或疼痛或急结不适而有瘀血病证。见膀胱瘀血证，如第二十二14条：“亦治男子、膀胱满急有瘀血者。”其证机是瘀血阻滞膀胱，气化不利，经气经脉不畅；治以抵当汤，活血化瘀、攻逐瘀血。

南 nán 南，即南方，药名，如第十八 6 条王不留行散方中：“桑东南根白皮三月三采，十分（30g）。”

难 nán❶不舒服。如第十四 2 条：“气强则为水，难以俯仰。”❷不利，不畅。如 20 条：“其人恶风，小便难，四肢微急。”❸困难。如 179 条：“胃中燥，烦，实，大便难是也。”又如第五 2 条：“邪入于脏，舌即难言，口吐涎。”❹不能。如 195 条：“阳明病，脉迟，食难用饱，饱则微烦，头眩，必小便难，此欲作谷疸。”❺问题。如仲景序：“撰用《素问》、《九卷》、《八十一难》、《阴阳大论》、《胎胪药录》，并平脉辨证，为《伤寒杂病论》合十六卷。”❻水气内停。如第十四 8 条：“沉则脉络虚，伏则小便难，虚难相搏，水走皮肤，即为水矣。”

nàn❼疾病，疾患。如第一 2 条：“千般疢难，不越三条。”

【难以俯仰】躺下时面向下或面向上都不舒服。见太阳风水证的基本脉证，如第十四 2 条：“气强则为水，难以俯仰。”其证机是水气充斥于经气经脉，气机为水气所遏而不得职司其能，经气经脉为水气所遏而困滞。

【难以屈伸】四肢屈伸困难。如 20 条：“其人恶风，小便难，四肢微急，难以屈伸者。”其证机是阳气虚而不温煦，阴津不足而不滋养。

【难治】病情危重或病证复杂而难以治疗。

其一，见脏气血结重证，如 129 条：“舌上白胎滑者，难治。”指出脏气血内结，寒气又充斥于内，病情深重，难以治疗。

其二，心阴阳俱虚证，如 177 条：“得此脉者，必难治。”指出心阴阳俱虚证，若其脉出现或结或代，则标志病情深重，难以救治，难治并等于不治，临证还要积极治疗，庶几转危为安。

其三，阳明热结正气不足证，如 214 条：“明日又不大便，脉反微涩者，里虚也，为难治，不可更与承气汤也。”指出治疗阳明热结正气不足证，其治不能仅用清热泻下的方药，若局限在清泻，则难以达到预期治疗目的，同时也提示治疗阳明热结正气不足证，其治一要泻热，一要益正，二者相互为用，才能达到治疗目的。

其四，少阴动血证，如 294 条：“必动其血，未知从何道出，或从口鼻，或从目出者，是名下厥上竭，为难治。”指出少阴动血证，其证机复杂，变化多端，故其治则比较难，提示治疗少阴动血证，必须全面考虑，才能取得治疗效果。

其五，邪实正虚证，如 348 条：“发热而厥，七日下利者，为难治。”指出邪实正虚，其治攻实则伤正，益正则助邪，若欲合理地选方用药，都比较难，提示治疗复杂多变的病证一定要顾此顾彼，才能提高治疗效果。

其六，肝热阳郁证与脾寒阳虚证相兼，如 357 条：“手足厥逆，下部脉不至，喉咽不利，唾脓血，泄利不止者，为难治，麻黄升麻汤主之。”指出治疗若发越阳郁则易伤阳，温阳散寒则易助热，确立治疗方法都比较难。仲景于此主要提示治疗错综复杂的病证，必须全面考虑，合理用方，才能达到预期治疗目的。

其七，下焦病证，如第一 6 条：“在下焦者，其吸远，此皆难治。”其证机是下焦肾气虚弱，摄纳不及，气息浮游于上，故其病理病证都比较难治。

其八，太阳阳虚血少痉证，如第二 3 条：“太阳病，发热，脉沉而细者，名曰痉，为难治。”指出治疗太阳阳虚血少证，温阳则伤血，益血则碍阳气恢复，故其治疗比较难，提示对此用方药治疗一定要合理而恰当地照顾到阳虚血少，才能取得治疗效果。

其九，太阳病痉证兼疮证，如第二 10 条：“痉病有灸疮，难治。”《伤寒论本旨·痉病脉证并治》：“灸疮因火而发，血液已损而内热也，又感外邪而成痉。”仲景主要指出痉病兼有灸疮即血虚毒热证，其病情至为复杂，权衡治法，既要兼顾痉病，又要兼顾血虚毒热证，若治疗稍有偏失，即有可能加重病证，故曰难治。

其十，妇人水病血病的辨证要点，如第十四 20 条：“病有血分、水分，何也？师曰：经水前断，后病水，名曰血分，此病难治；先病水，后经水断，名曰水分，此病易治。”辨经水（血）与水气病证，若病由经水有病而引起水气病证，其病水气为标，经水病证为本，证机在经水，病由血而演化为水气，其治既当调血，又当除水气，假如顾此失彼，都很难取得预期治疗效果，故此水气病证比较难治；若病由水气病证而引起经水病证，其病水气为本，经水病证为标，证机在水气，其治当从水气，若水气得除，则经水自和而病愈，故水气病证较经水病证易于治疗。

其十一，从日期论黄疸证预后，如第十五 11

条："黄疸之病，当以十八日为期，治之十日以上瘥，反剧为难治。"《金匮要略心典·黄疸病》："黄者土气也，内伤于脾，故即以土王之数，为黄疸之期。盖谓十八脾气至而虚者当复，即实者亦当通也。治之十日以上瘥者，邪浅而正胜之，则易治；否则，邪反胜正而增剧，所谓病胜脏者也，故难治。"仲景指出黄疸病证的治疗，应当早期治疗，最好在病发10日左右将病情控制，或使病证消除，因黄疸病证其演变期限以18日左右为1个周期，其治若未能在其周期内将病证控制或消除，病势发展而转变或增剧，则难以彻底消除病根。仲景对黄疸病证的辨证论治则有详尽的论述。

其十二，黄疸证预后，如第十五12条："疸而渴者，其疸难治。"详见"疸而渴者"项。

其十三，阳明虚寒胃反证，如第十七5条："脉紧而涩，其病难治。"指出阳明虚寒胃反证，若其"脉紧而涩"，其病证大多危重，常常难以治疗。仲景辨证重点揭示，病证复杂，如何把握病情，怎样识别证机，对此若能仔细辨脉，则对辨清阳明虚寒胃反证证机及预后具有重要指导意义。

【难以转侧】身体困重而不易转侧活动。见阳明少阳太阳兼证，如219条："三阳合病，腹满，身重，难以转侧，口不仁，面垢，谵语，遗尿。"其证机是邪热壅滞气机，阳明少阳太阳经气不利而滞塞。

N

囊 náng 囊，即口袋。第五12条风引汤用法中言："上十二味，杵，粗筛，以韦囊盛之，取三指撮，井花水三升，煮三沸。温服一升。"

憹 náo 憹，即心中烦闷不安。如76条："若剧者，必反复颠倒，心中懊憹，栀子豉汤主之。"

内 nèi❶"内"与"外"相对。又如仲景序："崇饰其末，忽弃其本，华其外而悴其内。"❷向内，在内，在里。如116条："火气虽微，内攻有力，焦骨伤筋，血难复也。"❸用。如第十二39条："其证应内麻黄，以其人遂痹，故不内之。"❹纳，纳入。如14条桂枝加葛根汤用法中言："先煮葛根，减二升，去上沫，内诸药，煮取三升，去滓。"❺中。如第十八3条："腹无积聚，身无热，脉数，此为肠内有痈脓。"❻合并。如155条附子泻心汤用法中言："内附子汁，分温再服。"❼加入。如306条桃花汤用法中言："温服七合，内赤石脂末方寸匕，日三服。"

【内胶烊消尽】纳入阿胶烊化溶化完毕。如177条炙甘草汤用法中言："内胶烊消尽，温服一升，日三服。一名复脉汤。"

【内阿胶烊消】纳入阿胶烊化溶化完毕。如223条猪苓汤用法中言："内阿胶烊消。温服七升，日三服。"

【内胶烊尽】纳入阿胶烊化溶化完毕。如303条黄连阿胶汤用法中言："内胶烊尽，小冷，内鸡子黄，搅令相得。"

【内胶令消尽】纳入阿胶烊化溶化完毕。如第二十一11条白头翁加甘草阿胶汤用法中言："内胶令消尽。去滓。"

【内胶饴一升】纳入饴糖1升（60~80mL）。如第十14条大建中汤用法中言："内胶饴一升，微火煎取一升半，分温再服。"

【内攻有力】邪气向内侵袭与肆虐气血则非常明显。如116条："火气虽微，内攻有力，焦骨伤筋，血难复也。"指出正气与邪气相较，邪气虽微，但引起气血逆乱病理则非常明显。

【内诸药】纳入诸药。如14条桂枝加葛根汤用法中言："先煮葛根，减二升，去上沫，内诸药，煮取三升，去滓。"又如23条桂枝麻黄各半汤用法中言："以水五升，先煮麻黄一二沸，去上沫，内诸药，煮取一升八合，去滓。"

【内外俱虚故也】这是表里阴阳俱虚的缘故。见太阳病证与阴阳两虚证相兼，如60条："所以然者，以内外俱虚故也。"《注解伤寒论·辨太阳病脉证并治》："发汗则表虚而亡阳，下之里虚而亡血；振寒者，阳气微也；脉微细者，阴血弱也。"仲景辨表里兼证，以揭示病理主要矛盾方面以表里阴阳俱虚为主，并提示治疗当以补虚为主，方可达到预期治疗目的。

【内实】里有实邪的病理病证。见阳明热结缓证，如104条："若自下利者，脉当微厥，今反和者，此为内实也。"内者，里也；实者，阳明热结缓证也。

【内豉】纳入淡豆豉。如76条栀子豉汤用法中言："以水四升，先煮栀子得二升半，内豉煮取一升半，去滓。”

【内芒硝】纳入芒硝。如 104 条柴胡加芒硝汤用法中言：“内芒硝，更煮微沸，分温再服，不解更作。”

【内大黄】纳入大黄。如 107 条柴胡加芒硝汤用法中言：“以水八升，煮取四升，内大黄，切如棋子，更煮一两沸，去滓。”

【内烦】里有烦热。见阳明胃热内烦证，如 121 条：“今反不恶寒，不欲近衣者，此为吐之内烦也。”指出邪热扰心则烦热。

【内杏仁、芒硝】纳入杏仁、芒硝。如 131 条大陷胸丸用法中言：“上四味，捣筛二味，内杏仁、芒硝，合研如脂，和散。”

【内甘遂末】纳入甘遂粉末。如 134 条大陷胸汤用法中言：“内芒硝，煮一两沸，内甘遂末，温服一升。得快利，止后服。”

【内巴豆】纳入巴豆。如 141 条三物白散用法中言：“内巴豆，更于臼中杵之，与白饮和服。”

【内药末】纳入药粉末。如 152 条十枣汤用法中言：“内药末，强人服一钱匕，羸人服半钱，温服之，平旦服。”

【内附子汁】合并煎煮附子药汁与其他方药汤汁。如 155 条附子泻心汤用法中言：“内附子汁，分温再服。”

【内桂】纳入桂枝。如 163 条桂枝人参汤用法中言：“先煮四味，取五升，内桂，更煮取三升，去滓。”

【内谷道中】纳入肛门内。如 233 条蜜煎导用法中言：“以内谷道中，以手急抱，欲大便时乃去之。”

【内二味】纳入大黄、栀子。如 236 条茵陈蒿汤用法中言：“先煮茵陈减六升，内二味，煮取三升，去滓。”

【内鸡子黄】纳入鸡子黄。如 303 条黄连阿胶汤用法中言：“内胶烊尽，小冷，内鸡子黄，搅令相得。”

【内赤石脂末方寸匕】加入赤石脂粉末方寸匕（6~9g）。如 306 条桃花汤用法中言：“温服七合，内赤石脂末方寸匕，日三服。”

【内上苦酒】纳入苦酒。如 312 条苦酒汤方中：“鸡子去黄，内上苦酒，著鸡子壳中，一枚。”

【内半夏】纳入半夏。如 312 条苦酒汤用法中言：“上二味，内半夏，著苦酒中，以鸡子壳置刀环中。”

【内散两方寸匕】纳入半夏散 2 方寸匕（12~18g）。如 313 条半夏散及汤用法中言：“以水一升，煎七沸，内散两方寸匕，更煮三沸，下火令小冷。”

【内胆汁、人尿】纳入猪胆汁、人尿。如 315 条白通加猪胆汁汤用法中言：“内胆汁、人尿，和令相得。”

【内汤中】将散剂纳入煎方药汤汁中。如 318 条四逆散用法中言：“以散三方寸匕，内汤中，煮取一升半，分温再服。”

【内臼中】将药纳入臼内。如 338 条乌梅丸用法中言：“和药令相得，内臼中，与蜜，杵二千下。”

【内有久寒】在内有宿寒痼结。见厥阴肝血虚痼寒证，如 352 条：“若其人内有久寒者，宜当归四逆加吴茱萸生姜汤。”指出病变证机是寒气宿有痼结。

【内拘急】在腹中有拘急不适。见厥阴肝寒下利证，如 353 条：“大汗出，热不去，内拘急，四肢疼。”其证机是寒气内结而经气经脉为寒气所遏。

【内寒外热】里有真寒且外有假热。见少阴阳虚阴寒证，如 389 条：“既吐且利，小便复利，而大汗出，下利清谷，内寒外热，脉微欲绝者。”其证机是寒气内盛，虚阳浮越于外。

【内猪胆汁】纳入猪胆汁。如 390 条通脉四逆加猪胆汁汤用法中言：“内猪胆汁，分温再服。”

【内枳实、栀子】纳入枳实、栀子。如 393 条枳实栀子豉汤用法中言：“空煮取四升，内枳实、栀子，煮取二升。”

【内粳米】纳入粳米。如 397 条竹叶石膏汤用法中言：“内粳米，煮米熟，汤成，去米。”

【内药鼻中则愈】将药纳入鼻腔中，然则其病可向愈。见寒湿郁表发黄证，如第二 19 条：“病在头中寒湿，故鼻塞，内药鼻中则愈。”《金匮要略心典·痉湿暍病》：“纳药鼻中，如瓜蒂散之属，使黄水出则寒湿去而愈，不必服药伤其和也。”仲景于此主要揭示治疗病证既可用内服药，又可用外用药，若能内外结合治疗，其治疗效果则会更好。

【内地黄汁】纳入地黄汁。如第三 5 条百合地黄汤用法中言：“内地黄汁，取其一升五合，分温再服。”

【内蜜煎中】纳入蜂蜜于煎煮药汤中。如第五10条乌头汤用法中言：“内蜜煎中，更煎之。”

【内饴】纳入胶饴。如第六14条黄芪建中汤用法中言：“内饴，更上微火消解。”

【内泽漆汁中】将方药加入泽漆煎汤中。如第七9条泽漆汤用法中言：“内泽漆汁中，煮取五升，温服五合，至夜尽。”

【内葶苈】纳入葶苈子。如第七11条葶苈大枣泻肺汤用法中言：“内葶苈，煮取一升，顿服。”

【内真朱为色】加入朱砂为赤色。如第十16条赤丸用法中言：“内真朱为色，炼蜜丸如麻子大，先食酒饮下三丸，日再夜一服。”

【内甘草】纳入甘草。如第十四25条甘草麻黄汤用法中言：“内甘草，煮取三升。”

【内硝】纳入硝石。如第十五19条大黄硝石汤用法中言：“内硝，更煮取一升，顿服。”

【内泽泻】纳入泽泻。如第十七18条茯苓泽泻汤用法中言：“内泽泻，再煮取二升半。”

【内生姜汁】纳入生姜汁。如第十七21条生姜半夏汤用法中言：“内生姜汁，煮取一升半。”

【内粉、蜜】纳入粉即铅粉或轻粉，蜜即蜂蜜。如第十九6条甘草粉蜜汤用法中言：“内粉、蜜，搅令和，煎如薄粥。”

【内散中】纳入药粉中。如三物备急丸用法中言：“别研巴豆，如脂，内散中，合捣千杵。”

【内有干血】在里有瘀血病理病证。见肝血瘀脉阻重证，如第六18条：“经络营卫气伤，内有干血，肌肤甲错，两目黯黑。”其证机是瘀血阻滞经脉，络脉壅滞不通，血气阻结而不外荣；其治以大黄䗪虫丸，活血化瘀，缓中补虚。

【内脏中】将药物纳入妇人阴道中。见胞中瘀湿相结证，第二十二15条矾石丸用法中言：“炼蜜和丸枣核大，内脏中，剧者再内之。”指出治疗妇人病证既可内服用药，又可配合外用药，尤其外用药可直接达于病所，以增强治疗效果。

能 néng❶胜任，能够。如86条：“直视不能眴，不得眠。”❷出现。如第十一18条：“上焦受中焦气未和，不能消谷，故能噫耳。”

【能噫】所以出现噫气上逆。见中焦辨证，如第十一18条：“上焦受中焦气未和，不能消谷，故能噫耳。”其证机是中焦脾胃气机不和，通降转输失司，饮食入胃而不得消化腐熟，宿而不化，浊气于是从上噫出。

【能害万物】能伤害或损伤诸多事物。如第一2条：“夫人禀五常，因风气而生长，风气虽能生万物，亦能害万物，如水能行舟，亦能覆舟。”仲景以风为例，指出自然界之风既能助万物生长，又能伤害万物的生长，提示人要利用自然，不可违背自然。

【能食】或言脾胃功能正常，即脾能运，胃能纳，饮食有序有节以化生气血；或指因邪侵袭中焦脾胃，脾胃功能虽受邪侵，但尚能饮食。

其一，阳虚骨痹证，如175条，又如第二24条甘草附子汤用法中言：“初服得微汗则解，能食，汗止，复烦者，将服五合，恐一升多者，宜服六七合为始。”指出风寒湿之邪侵袭肌肤营卫，营卫之气与胃气相通相依，邪在营卫，影响于胃，胃气通降不及则不能食。若经治疗后，在表肌肤营卫之气驱邪外出，则胃气通降复常则能食。病者能食，标志病情为向愈。

其二，阳明热证的基本脉证，如190条：“阳明病，若能食，名中风；不能食，名中寒。”《伤寒论后条辨·阳明篇》：“本因有热，则阳邪应之，阳化谷，故能食。”《伤寒内科论·辨阳明病脉证并治》：“若阳明失调偏阳者，感风寒可以从阳化热，感风热即为阳明热证，热则其气易动故能食，特指胃热轻证，重证则不然。”辨阳明热证，在通常情况下，其邪热较轻者，热主动而能克食，故尚能食。

其三，阳明水湿郁表自愈证，如192条：“阳明病，初能食，小便反不利，大便自调，其人骨节疼。”审阳明受邪，因其病变的主要矛盾方面各有所异，有以侵犯阳明胃气为主，有以肆虐阳明经气为主。若病以阳明经气为主，其胃气受邪较轻，尤其是阳明经气受邪之初，胃气尚能行使通降，故饮食尚可。

其四，阳明气血热证，如227条：“脉浮，发热，口干，鼻燥，能食者，则衄。”《伤寒论浅注·阳明篇》：“其能食者，热在经脉不伤中焦之胃气也。”其证机是邪热在阳明，且迫及血中并消灼阴津，因其病变不在阳明胃中，故能食；治当清气泻热，凉血生津。

其五，阳明热结轻证，如251条：“烦躁，心下硬，至四五日，虽能食，以小承气汤少少与，微和之，令小安。”其证机是阳明邪热内结，虽浊气壅滞，但阳明胃气尚能通降，故能食。

其六，厥阴肝寒证与阳明胃寒证相兼，如332条：“凡厥利者，当不能食，今反能食者，恐为除中。”仲景于此借以论述除中证与类似除中证有相同之处，除中证仍是胃气衰竭而阳气暴越于外，类除中证是胃气恢复而能行使通降功能，是其本质不同。

其七，阳明胃气大竭证，如333条：“腹中应冷，当不能食，今反能食，此名除中，必死。”《伤寒内科论·辨厥阴病脉证并治》：“今反能食乃胃中无根之阳所留无几，欲尽之阳以暴发而求于食矣。”其证机是阳明胃气大亡大竭，其阳气暴越外露，欲求救于食，细别阳明胃气之受纳，腐熟之功能将全衰竭，后天化生气血欲绝。病至于此，难以救治。

其八，湿热毒血证，如第三13条：“若能食者，脓已成也。”《金匮玉函经二注·百合狐𧏾阴阳毒病》：“若能食，可知其毒血已结成脓，胃气无扰，故能食也。”指出辨湿热毒血证，因其病变不在阳明胃，胃气尚和，故能食。

【能食而咳】病人饮食尚可，且有咳嗽。见阳明热证，如198条：“阳明病，但头眩，不恶寒，故能食而咳者，其人咽必痛。”指出阳明热证，其热在阳明胃而能克食，故能食；邪热上犯于太阴肺，则气上逆。

【能食而不呕】病人饮食尚可，且没有呕吐。见少阳病邪不传三阴，如270条：“其人反能食而不呕，此为三阴不受邪也。”《伤寒论辨证广注·少阳篇》：“今反能食而不呕，可征里气之和，而少阳之邪自解也。”指出假如三阴素体没有失调，病是单一的少阳病证，即使少阳病证没有积极治疗，其邪也无传三阴脏腑之机，病仍在少阳。以揭示太阴、少阴、厥阴正气内存，则邪气不能内传，病不会发生其他变化。

【能食者愈】病人能食则为病情向愈。见辨霍乱病证与太阴少阴厥阴病证及鉴别，如384条：“下利后，当便硬，硬则能食者愈。今反不能食，到后经中，颇能食，复过一经能食，过之一日当愈。”仲景于此连用3个“能食”，既言“能食者愈”，以揭示阳明胃气恢复，病邪得去，病为向愈；又言“颇能食”，以揭示阳明胃气在恢复过程，饮食数量应逐渐增加；复言“复过一经能食”，以揭示阳明胃气完全恢复需要一定的时间，尤其是病久胃气有伤，其不能在较短的时间内完全恢复正常，应注意饮食调护。

泥 ní 泥，即泥土，引申为如泥土之物。如338条乌梅丸用法中言：“以苦酒渍乌梅一宿，去核，蒸之五斗米下，饭熟捣成泥，和药令相得。”

逆 nì❶违背。如359条：“伤寒，本自寒下，医复吐下之，寒格，更逆吐下。”又如第十二39条：“若逆而内之者，必厥。所以然者，以其人血虚，麻黄发其阳故也。”❷逆于上。如第3条：“太阳病，或已发热，或未发热，必恶寒，体痛，呕逆，脉阴阳俱紧者，名为伤寒。”❸错误，失误。如第6条：“若火熏之，一逆尚引日，再逆促命期。”❹变化，转变。如16条：“观其脉证，知犯何逆，随证治之。”❺寒冷，不温。如29条：“证象阳旦，按法治之而增剧，厥逆，咽中干，两胫挛急而谵语。”❻气喘。如第七2条：“病咳逆，脉之，何以知此为肺痈？”❼胀满。如67条：“伤寒，若吐，若下后，心下逆满，气上冲胸。”❽病证。如74条：“渴欲饮水，水入则吐，名曰水逆。”如120条：“以医吐之所致也，此为小逆。”❾逆乱。如158条：“此非结热，但以胃中虚，客气上逆，故使硬也，甘草泻心汤主之。”❿方名：如四逆汤。

【逆冷】手足寒冷。见寒疝腹痛证或太阳中风证与脘腹寒积证相兼，如第十19条：“寒疝，腹中痛，逆冷，手足不仁。”其证机是寒气阻遏阳气而不得外达，手足不得阳气温煦则厥逆。

【逆而内之】违背证机而用麻黄。如第十二39条：“若逆而内之者，必厥。所以然者，以其人血虚，麻黄发其阳故也。”指出用麻黄治疗病证，必须切中证机，方可取得治疗效果，若违背证机而用麻黄，则会损伤正气，引起病证发生变化。

年 nián❶时期。如仲景序：“余宗族素多，向余二百，建安纪年以来，犹未十稔。”❷岁数，年纪。如仲景序：“赍百年之寿命，持至贵之重器，委付凡医，恣其所措。”❸地球绕太阳一周的时间。如第十七40条：“下利，已差，至其年月日时复发者，以病不尽故也。”

【年盛不觉】在年纪青春刚强之时则没有病

证表现。见水气病证，如第十四21条："年盛不觉，阳衰之后，营卫相干，阳损阴盛，结寒微动，肾气上冲，喉咽塞噎。"指出病证表现轻重与人之年纪秉赋有一定的内在关系，于此主要揭示治疗疾病一定要做到见微知著、防微杜渐，不可待病证完全出现才去治疗。

捻 niǎn 捻，即用手指搓转。如233条大猪胆汁方用法中言："欲可丸，并手捻作挺，令头锐，大如指，长二寸许。"

【捻作挺】用手搓药成笔直的条索状。如233条大猪胆汁方用法中言："欲可丸，并手捻作挺，令头锐，大如指，长二寸许。"

【捻衣摸床】无意识地用手搓捻衣服和胡乱摸被。如111条："甚则至哕，手足躁扰，捻衣摸床；小便利者，其人可治。"其证机是火热内扰心神，外斥四肢；治当清热泻火，凉血益阴，以白虎汤与桃核承气汤加减。

念 niàn 念，即思念，探索。如仲景序："观今之医，不念思求经旨，以演其所知。"

【思念】思索探求。如仲景序："观今之医，不念思求经旨，以演其所知。"详见"不念思求经旨"项。

【思过半矣】认识与了解已经超过大半了。如仲景序："若能寻余所集，思过半矣。"

【思水】想喝水，详见"后思水者"项。

尿 niào❶排泄小便。如232条："若不尿，腹满加哕者，不治。"❷小便。如219条："口不仁，面垢，谵语，遗尿。"

【尿血】小便中有血。见下焦膀胱热证，如第十一19条："热在下焦者，则尿血，亦令淋秘不通。"其证机是邪热灼伤脉络，迫血妄行则尿血。

【尿如皂荚汁状】小便色泽如同皂荚汁颜色一样黄赤。如236条茵陈蒿汤用法中言："小便当利，尿如皂荚汁状，色正赤，一宿腹减，黄从小便去也。"指出湿热蕴结发黄证，经治疗后，湿热之邪不得留结而从小便去，其小便色泽如同皂荚汁颜色一样黄赤。

溺 niào 溺，同尿。如第十一18条："上焦受中焦气未和，不能消谷，故能噫耳。下焦竭，即遗溺失便，其气不和，不能自禁制，不须治，久则愈。"

【溺时头痛】小便时时有头痛。见心肺阴虚内热证的基本脉证，如第三1条："每溺时头痛者，六十日乃愈。"《金匮要略心典·百合狐蜮阴阳毒病》："夫膀胱者，太阳之府，其脉上至巅顶，而外行皮肤，溺时头痛者，太阳乍虚，而热气乘之也。"辨心肺阴虚证，病人如果在小便时有头痛，则暗示病人阴不足而生热，阴津因小便而暗伤则不能上承，邪热乘机而上攻冲则头痛。若其正气恢复而能化生阴津，其病愈日期在2个月左右。

【溺时头不痛】小便时没有出现头痛。见心肺阴虚内热证的基本脉证，如第三1条："若溺时头不痛者，淅然者，四十日愈。"仲景指出若病人在小便时没有出现头痛，则知病者阴津损伤较轻，故知其病愈日期在40日左右。

【溺时快然】小便时有爽快舒适感觉。见心肺阴虚内热证的基本脉证，如第三1条："若溺快然，但头眩者，二十日愈。"《金匮要略心典·百合狐蜮阴阳毒病》："淅然快然，则递减矣。"指出若病人在小便时有爽快舒服感觉，仅有一时性头眩，则知病者阴津损伤比较轻，故其病愈日期在20日左右。

聂 niè 聂，同"蹑"字，即行动轻的样子，引申为肌肉跳动或抖动。如第十四24条："水气在皮肤中，四肢聂聂动者。"

【聂聂动】形容肌肉抖动。详见"四肢聂聂动"项。

凝 níng❶凝结。如233条："上一味，于铜器内，微火煎，当须凝如饴状，搅之勿令焦著，欲可丸。"❷瘀结。如第七2条："热之所过，血为之凝滞，蓄结痈脓，吐如米粥，始萌可救，脓成则死。"又如第二十二8条："血寒积结，胞门寒伤，经络凝坚。"

【凝如饴状】凝结如胶饴状。详见"当须凝如饴状"项。

牛 niú 牛，即家畜名。如第十四17条："肾水者，其腹大，脐肿腰痛，不得溺，阴下湿如牛鼻上汗，其足逆冷，面反瘦。"

N

脓 nóng 脓，即皮肤肌肉、黏膜为邪所腐而溃烂所化的黏液。《灵枢·玉板》："阴阳不通，两热所搏，乃化为脓。"如332条："后三日脉之而脉数，其热不罢者，此为热有余，必发痈脓也。"

【脓血】脓与血相夹杂并见。见肺痈证的病理，如第七2条："病咳逆，脉之，何以知此为肺痈？当有脓血，吐之则死，其脉何类？"其证机是邪热与血相搏相结，血为热所灼腐而为痈脓。另详见"吐脓血""便脓血""清脓血""唾脓血""咳吐脓血"及"吐脓血"诸项。

【脓尽自愈】胃热痈脓从上而去则为向愈。见阳明胃痈脓证，如376条，又如第十七1条："呕家有痈脓者，不可治呕，脓尽自愈。"《伤寒贯珠集·厥阴篇》："痈脓者，伤寒，热聚于胃口而不行，则生肿痈，而脓从呕出，痈不已则呕不止，是因痈脓而呕，故不可概以止呕之药治之。脓尽痈已，则呕自止，此胃痈杂病，当隶阳明，不当入厥阴也。"《医宗金鉴·伤寒论注》："欲治其呕，反逆其机，热邪内壅，阻其出路，使无所泄，必改他变，故不可治呕，脓尽则热随脓去而呕自止矣。"《伤寒内科论·辨厥阴病脉证并治》："当涌吐痈脓，清解毒热，其毒解脓尽则呕自止。"其证机是阳明胃有邪热，邪热灼伤灼腐脉络而变生痈脓证，对痈脓证的治疗，不可因病者有呕吐而用止呕的方法，而当因势利导，使脓从上出；治若违背证机而治之，不仅不能达到治疗目的，反而还会加剧病证，当引起重视。

【脓已成】血中毒热炽盛而内灼，肉为热腐而脓已溃。

其一，湿热毒血证，如第三13条："若能食者，脓已成也。"《金匮玉函经二注·百合狐蜮阴阳毒病》："若能食，脓已成者，湿热之邪散漫，则毒血流。"其证机是湿热浸淫血分而肆虐神明，灼伤脉络而腐烂经气；治当清热凉血、利湿解毒，以赤小豆当归散。

其二，肠痈热瘀证，如第十八4条："脉洪数者，脓已成，不可下也。"其证机是邪热灼腐气血，肉腐而为痈脓；治当泻热逐瘀，消痈排脓。

【脓成则死】肺痈脓成之危重证。见肺痈证的预后，如第七2条："热之所过，血为之凝滞，蓄结痈脓，吐如米粥，始萌可救，脓成则死。"《医门法律·肺痿肺痈咳嗽上气病》："所其脓成而致肺叶腐败矣。"其证机是邪热在肺，灼腐肺气，壅塞血脉，热与血相结而阻于肺，并灼腐为脓，脓成而败肺气，故预后不良。

【脓未成】毒热与血相结于肠而为痈肿且尚未成脓。见肠痈热瘀证，如第十八4条："脓未成，可下之，当有血。"其证机是大肠之邪热与血相结而为瘀为痈，且未灼腐成脓；治当泻热凉血、化瘀散痈，以大黄牡丹汤。

女 nǚ 女，即女性。古文曾曰：已嫁者为妇，未嫁者为女。仲景曰"女"者，当包括已婚与未婚之女。如第二十二8条："时着男子，非止女身。"

【女身】女子特有的生理功能。见妇人杂病错综复杂证机，如第二十二8条："时着男子，非止女身。"指出寒气侵入人体，既可侵入男子，又可侵入女子，提示女子不同于男子，其辨证一定要注意因人而辨，因证而求机，以法论治。

【女子梦交】女子梦中有两性关系。见心肾虚寒失精证，如第六8条："男子失精，女子梦交。"其证机是肾气虚弱不上奉于心，心气不得肾气相和而妄动，心气欲动而动情则梦交。

【女劳疸】女子因正气虚弱，久而不愈且为黄疸证。见女劳疸证即肾虚疸证，如第十五2条："额上黑，微汗出，手足中热，薄暮即发，膀胱急，小便自利，名曰女劳疸。"其证机是肾阴不足，虚热内生，浊气内壅，浊气与虚热相搏而外溢；治当滋肾清热，调气降浊。

【女劳得之】女子因劳所伤的病理病证。见肝胆瘀血湿热证，如第十五14条："黄家，日晡所发热，而反恶寒，此为女劳得之。"指出湿热发黄证的发热与过劳有关，尤其是女子劳累过度，最易引起或加重病证，对此必当引起重视。

【女劳之病】女子因虚久失治而演变为黄疸病证。见肝胆瘀血湿热证，如第十五14条："膀胱急，少腹满，身尽黄，额上黑，足下热，因作黑疸，其腹胀如水状，大便必黑，时溏，此女劳之病，非水也。"其证机是湿热内结，壅滞气机，瘀阻血脉，湿热与气血相互搏结。同时又指出肝胆瘀血湿热证有类似水气病证，对此一定要注意鉴别诊断，针对证机而治。

衄 nǜ 衄，即出血病证。如46条："其人发烦，目瞑，剧者必衄，衄乃解。"

【衄乃解】若有流鼻血则病可向愈。见太阳伤寒重证，如46条："其人发烦，目瞑，剧者必衄，衄乃解。"其机制是邪气郁结经气经脉而伤及脉络，邪气随衄而外散泄越，则病可向愈。

【衄家】经常出血或流鼻血的病人。见太阳病证与阴虚火旺证相兼，如86条："衄家，不可发汗，汗出必额上陷脉急紧，直视不能眴，不得眠。"其证机是阴虚生内热，虚热上灼，损伤脉络则出血。

【衄未止】出血病证未能自止。见望诊。如第十六2条："夫脉浮，目睛晕黄，衄未止。"其证机是邪热上攻上灼脉络，邪热未除则出血不止。

【衄血】出血病证表现。见心阴气不足病证，如第十六17条："心气不足，吐血，衄血，泻心汤主之。"其证机是阴不足而生热，热迫血而妄行，其治以泻心汤。

暖（煖）

nuǎn❶热水。如71条五苓散用法中言："多饮暖水，汗出愈，如法将息。"❷用热水。如395条牡蛎泽泻散用法中言："蜀漆暖水洗，去腥。"

【暖水】温热水（约80℃）。如71条五苓散用法中言："多饮暖水，汗出愈，如法将息。"又如三物备急丸用法中言："以暖水、苦酒服大豆许三枚。"

【暖水洗】用热水冲洗。如395条牡蛎泽泻散用法中言："蜀漆暖水洗，去腥。"

疟

nüè病名，病以寒战高热，发作有时为其主要特征。《素问·至真要大论》："恶寒发热如疟。"辨疟有温疟，有寒疟，有牡疟，有疟母等，详见诸条。如第四2条："病疟以月一日发，当以十五日愈；设不差，当月尽解；如其不差，当云何？师曰：此结为癥瘕，名曰疟母。"

【疟状】疟疾证候表现，或特指病证表现有类似疟疾证候。"详见"如疟状"诸项。

【疟脉自弦】疟疾脉大多是弦脉。详见"脉自弦"项。

【疟母】疟疾日久不愈而导致气血郁结聚积不解。见疟母证，如第四2条："师曰：此结为癥瘕，名曰疟母。"疟母审证要点是寒热阵作、癥瘕，其证机是血行不畅而为瘀，水不得汽化而为痰，痰血相搏而为结，阻结不通而为癥瘕；治以鳖甲煎丸，化瘀消癥、化痰散结。

【疟多寒】牡疟证候多有恶寒表现。见阳郁牡疟证，如第四5条："疟多寒者，名曰牡疟。"《金匮要略心典·疟病》："疟多寒者，非真寒也，阳气为痰饮所遏，不得外出肌表，而但内伏心间，心牡脏也，故名牡疟。"其证机是阳气内郁而不得外达，肌肤不得阳气温煦；治以蜀漆散，通阳化痰、除疟安神。仲景言"疟多寒者"，历代研究者，大多认为"疟多寒"是论疟病寒证，未能从仲景所辨证机上研究和认识。究竟仲景所论是寒是热？当从方药组成上分析主治病证，方中蜀漆性寒，龙骨清热，云母性平，即知蜀漆汤非在温而在清，因此，即知仲景言"疟多寒"者是阳郁所致。

O

呕

ǒu 呕，即呕吐。❶太阳伤寒证，如第3条："太阳病，或已发热，或未发热，必恶寒，体痛，呕逆，脉阴阳俱紧者，名为伤寒。"❷阳明胃寒证，如243条："食谷欲呕者，属阳明也。"❸胆胃热证，如103条："呕不止，心下急，郁郁微烦者。"❹厥阴肝热厥逆证，如339条："若厥而呕，胸胁烦满者。"❺霍乱证，如382条："呕吐而利，此名霍乱。"❻蛔厥证，如338条："得食而呕，又烦者，蛔闻食臭出。"等等。

【呕吐】食物从胃中吐出。

其一，胃热脾寒证，如173条："腹中痛，欲呕吐者。"《伤寒内科论·辨太阳病脉证并治》："邪热在胃，胃气不降而上逆，则呕吐。"其证机是胃热内扰，气逆于上；治当清胃温脾，以黄连汤。

其二，肺痿证，如第七1条："呕吐。"仲景论"呕吐"，主要揭示肺痿证的病因之一是由于呕吐太过而伤津，津不足以滋肺而为肺痿证，治当别虚寒与虚热，然后以法论治。

其三，脾胃虚寒饮逆证，如第十10条："呕吐。"其证机是阳虚与水饮相搏在腹中，阻滞气机而浊气上逆；治以附子粳米汤，温阳化饮、散寒降逆。

其四，心热证，如第十一8条："呕吐。"其

O

证机是邪热在心，心气为热所扰而损伤，火热下攻而上逆；治当清心泻热，益心降逆。

其五，脾胃支饮水逆证，如第十二 30 条：“呕吐。”《金匮要略心典·痰饮咳嗽病》：“饮气逆于胃则呕吐。”其证机是水气内结脾胃，水气与脾胃之气相搏，胃中浊气不降而上逆上冲；治以小半夏加茯苓汤，温胃降逆、利水散水。

其六，脾胃支饮寒证，如第十七 12 条：“诸呕吐。”《金匮玉函经二注·腹满寒疝宿食病》：“呕吐谷不得入者，有寒有热，不可概论也。食入即吐，热也；朝食暮吐，寒也；此则非寒非热，由中焦停饮气结而逆，故用小半夏汤。”其证机是脾胃寒湿而壅滞气机，中气不得升降而浊气上逆；治以小半夏汤，温胃通阳、化饮降逆。

其七，脾胃虚寒夹饮证以气虚为主者。详见“胃反呕吐”项。

【呕吐涎唾】以呕吐涎沫为主的病证。见肺痈证，如第二十二 8 条：“呕吐涎唾。”其证机是肺气虚弱，痿弱不用，固摄无权。

【呕吐而下利者】呕吐与下利并见。见少阳病证与阳明病证相兼，如 165 条：“呕吐而下利者。”其证机是少阳胆气内郁，邪热内炽；阳明邪热内结，气机不畅，浊气逆乱；治以大柴胡汤，清少阳、泻阳明。

【呕吐而利】呕吐与下利并见。见霍乱证，如 382 条：“呕吐而利。”《注解伤寒论·辨霍乱病脉证并治》：“以饮食不节，寒热不调，清浊相干，阴阳乖隔，遂成霍乱。轻者止曰吐利，重者挥霍撩乱，名曰霍乱。”其证机是邪气侵扰肠胃，肠胃清浊之气逆乱，上逆下注；治当升清降浊，调理气机。

【呕吐而病在膈上】呕吐证机在胸膈之上。见膈间饮停呕吐证，如第十七 13 条：“呕吐而病在膈上。”其证机是饮邪阻结膈间，气机不降而上逆；治以猪苓散，利水散饮。

【呕吐不止】呕吐病证不止。见妊娠脾胃虚寒饮逆证，如第二十 6 条：“妊娠呕吐不止。”《金匮玉函经二注·妇人妊娠病》：“此即后世所谓恶阻病也。先因脾胃虚弱，津液留洹，蓄为痰饮。至妊二月之后，胚化为胎，浊气上冲，中焦不胜其逆，痰饮遂涌，呕吐不已，中焦乃起。”其证机是脾胃虚弱，寒饮内留脾胃，浊气上逆；治以干姜人参半夏丸，健脾益气、化饮降逆。

【呕而发热】呕吐与发热并见。见少阳胆热气郁证，如 149 条、379 条，又第十七 15 条：“呕而发热者。”其证机是少阳胆受邪并与邪相争，而胆热又逆犯于胃，胃气上逆；治当清少阳、和胃气，以小柴胡汤。

【呕而汗出】呕吐与汗出并见。见少阴阳虚血少证，如 325 条：“呕而汗出。”其证机是少阴阳气虚弱不能固护于外，阴寒内生而上逆于胃，胃气不降而上逆；治当温阳补虚益血，可用四逆汤与黄芪桂枝五物汤或胶艾汤加减。

【呕而脉弱】呕吐与脉弱并见。见少阴阳虚阴盛证，如 377 条，又第十七 14 条：“呕而脉弱。”《伤寒经注·厥阴证治》：“呕者，邪气上逆之病也。脉弱，小便利，虚寒见于下也。”其证机是少阴阳虚而不能温煦于胃，胃气上逆，阳气虚弱鼓动气血无力；治当温阳降逆，以四逆汤加减。

【呕而肠鸣】呕吐与肠鸣并见。见中虚湿热痞证，如第十七 10 条：“呕而肠鸣。”《金匮要略心典·呕吐哕下利病》：“中气既痞，升降失常，于是阳独上逆而呕，阴独下走而肠鸣。”其证机是中气虚弱，湿热内生，肆虐气机升降，清浊之气逆行，湿热与清浊之气相互搏结而壅滞不通；治以半夏泻心汤。

【呕而胸满】呕吐与胸满并见。见阳明胃虚寒呕满证，如第十七 8 条：“呕而胸满者。”《金匮要略论注·呕吐哕下利病》：“乃呕而胸满，是中有邪，乘虚袭胸，不但胃不和矣。”其证机是寒气客居阳明胃，胃气上逆而扰乱肆虐胸中；治以吴茱萸汤。

【呕而咳】呕吐与咳嗽并见。见阳明寒证，如 197 条：“呕而咳。”《伤寒内科论·辨阳明病脉证并治》：“寒在阳明，致胃气不降而上逆则呕；寒邪及肺，其气上逆则咳。”其证机是寒邪侵袭阳明，胃中浊气不得通降而上逆，浊气攻肺则气上逆；治当温胃降逆，以吴茱萸汤与甘草干姜汤加减。

【呕不止】呕吐病证较重。见少阳病证与阳明病证相兼，如 103 条：“呕不止。”其证机是阳明胃有邪热，复因少阳胆热逆于胃，胃气上逆尤为明显；治以大柴胡汤，清少阳、泻阳明。

【呕不能食】呕吐与不能饮食并见。

其一，阳明病证，如 185 条：“呕不能食。”其证机是邪气侵袭阳明，胃气为邪气所扰而不得通降则上逆；治当因病变证机所在而以法选方用药。

其二，产后郁冒证，如第二十一2条："呕不能食。"《金匮要略论注·妇人产后病》："呕非寒，乃胆气逆也；不能食，非实邪，乃胃有虚热，则不能食也。"其证机是产后少阳胆热内郁，中气不足，气机不利，浊气不降而上逆；治以小柴胡汤。

【呕不能饮食】呕吐与不能饮食并见。见脾胃虚寒证以寒为主，如第十14条："呕不能饮食。"《金匮要略心典·腹满寒疝宿食病》："呕不能食者，阴寒气盛而中土无权也。"其证机是脾胃虚寒，气机为阴寒所凝而不通，浊气不降而上逆；治当温胃暖脾、降逆止呕，以大建中汤。

【呕逆】呕吐气逆。

其一，太阳伤寒证，如第3条："呕逆。"其证机是太阳伤寒卫闭营郁，影响胃气通降而上逆；治当解表散邪、调理胃气，以麻黄汤。

其二，悬饮证，如152条："下利，呕逆。"其证机是饮邪留结于胸胁，并阻遏胃气通降下行，胃中浊气随饮气而上逆；治以十枣汤，攻逐水饮。

其三，妇人产后脾胃虚热烦逆证，如第二十一10条："呕逆。"《金匮要略心典·妇人产后病》："妇人乳中虚，烦乱呕逆者，乳子之时，气虚火旺，内乱而上逆也。"其证机是脾胃气虚，热从内生，脾胃升降气机被邪热所扰；治以竹皮大丸，清热和胃、补虚通阳。

【呕利而腹痛】呕吐，下利，腹痛。见阳明热盛津气两伤证类似证，如168条白虎加人参汤用法禁忌中所言："呕利而腹痛。"指出白虎加人参汤有其主治证，也有其禁忌证，尤其是要辨别类似证，若非热证则不当服白虎汤，若误服之则寒气内盛而相结，寒气与浊气相搏而上逆则呕；寒气与清气相搏而下趋则利；气机为寒气所凝而不通则腹痛。同时又暗示寒气所致腹痛下利证，治当温阳散寒，寒气得散得温，则腹痛呕利证自除。辨"呕利而腹痛"的重点是理解辨类似证的重要性与现实性。

【呕多】呕吐病证比较明显。见阳明胃气上逆证，如204条："呕多。"《新增伤寒集注·阳明篇》："呕多者，胃气虚寒之征也，且其气逆而不降，故曰虽有阳明证，不可攻之。"其证机是邪气犯胃，胃气上逆而不降；治当降逆和胃。

【呕家】呕吐病证较久。详见"呕家有痈脓"。

【呕家有痈脓】呕吐病证较久而伴有痈脓病证。详见"痈脓"其二项。

【呕家不可与建中汤】呕吐病证较久而属于热证及实证者禁用建中汤类方药。如100条小建中汤用法中言："呕家不可与建中汤，以甜故也。"仲景主要揭示临证用小建中汤既有其适应证，也有其禁忌证，临证一定要审证确切，以法论治。

【呕家本渴】呕吐本来伴有口渴。见脾胃支饮寒证，如第十七2条，又如第十二28条："呕家本渴。"《金匮要略编注二十四卷·呕吐哕下利病》："此支饮上溢而呕之方也，凡外邪上逆作喘，必伤津液，应当作渴，故谓呕家本渴。"其证机是脾胃有寒而不化水，水不得气化为津以内停则为水气，水气与胃气相搏而上逆。审脾胃支饮寒证还必须辨清其一般表现和特殊表现，即在特殊情况下，脾胃支饮寒证可能有口渴，但其渴仅仅是喜饮热而量不多，因其证机是水遏气机，气不化津而自救；而在通常情况下，脾胃支饮寒证则无口渴，因其证机是寒气内结，水气内停所致。

【呕者】呕吐病证。

其一，阳明胃寒证，如33条："呕者。"其证机是阳明胃素体阳气不足，或感受外寒，或寒从内生，寒气扰乱胃气而上逆；治当温胃散寒降逆，以葛根加半夏汤。

其二，热扰胸膈夹胃逆证，如76条："呕者。"其证机是胃热上攻上逆而不降；治当清宣胸膈郁热、降泄胃气上逆，以栀子生姜豉汤。

其三，脾胃寒湿证，如98条："呕者。"其证机是脾胃寒湿，气机升降逆乱，浊气上攻，治当温胃降逆。

其四，胆热胃寒证，如172条："呕者。"其证机是胆气上攻，胃为寒气所虐而上逆；治当清胆温胃，以黄芩加半夏生姜汤。

其五，阳明胃虚寒证，如243条："呕者。"其证机是阳明胃气虚弱，寒气内生，浊气上逆；治以吴茱萸汤，降逆和胃。

其六，少阴阳虚水泛证之或然证，如316条论真武汤用法中言："或下利，或呕者。"其证机是少阴寒气上逆于胃，其治当用真武汤并加重生姜为24g，以温胃降逆散水，至于是否去附子，则当临证斟酌取舍。

其七，少阴阳虚格阳证之或然证，如317条通脉四逆汤用法中言："呕者，加生姜二两。"其证机是少阴寒气上攻于胃而呕，治当以通脉四逆汤中加生姜6g，以降逆止呕。

其八，阳明热结证，如第十9条厚朴七物汤用法中言："呕者加半夏五合。"其证机是胃气上逆而不降，治以厚朴七物汤加半夏，以降逆止呕。

其九，寒饮郁肺支饮证，如第十二38条："呕者。"《金匮要略编注二十四卷·痰饮咳嗽病》："呕者于前去茯苓五味甘草汤，复内半夏消去其水，呕即止矣。"其证机是寒饮在肺，气逆于胃，胃气不降；治当温肺化饮，降胃止逆。

其十，肝血虚寒疝证，如第十18条当归生姜羊肉汤用法中言："呕者。"其证机是厥阴肝气逆乱于胃，胃气上逆。

P

排 pái 排，即排除，驱除，此用作方名：如排脓散。

【排脓散】

组成：枳实十六枚（16g）　芍药六分（18g）　桔梗二分（6g）

用法：上三味，杵为散，取鸡子黄一枚，以药散与鸡黄相等，揉和令相得，饮和服之，日一服。

功用：解毒排脓，调理气血。

适应证：胃热痈证。胃痛，或胀而欲呕，呕吐物大多是脓血脓臭物，大便不调，舌红，苔黄，脉滑或弦兼数。

解读方药：

1. 诠释方药组成：方中桔梗清热排脓；枳实清热理气；芍药泻热敛阴；鸡子黄清热益阴。

2. 剖析方药配伍：桔梗与枳实，属于相使配伍，清热行气，解毒排脓；枳实与芍药，属于相使配伍，理脾和胃，行瘀缓急；桔梗与芍药，属于相使配伍，清热解毒，散瘀排脓。

3. 权衡用量比例：桔梗与枳实用量比例是3∶8，提示药效清热排脓与清热行气之间的用量调配关系，以治胃胀；枳实与芍药用量比例是8∶9，提示药效清热行气与泻热敛阴之间的用量调配关系，以治胃热痈脓；桔梗与芍药用量比例是3∶9，提示药效清热排脓与泻热敛阴之间的用量调配关系，以治胃痛。

【排脓汤】

组成：甘草二两（6g）　桔梗三两（9g）　生姜一两（3g）　大枣十枚

用法：上四味，以水三升，煮取一升。温服五合。日再服。

功用：益气扶正，托痈排脓。

适应证：胃寒痈证。呕吐脓血，胃脘胀或满或疼痛，且喜温，喜按，舌淡，苔白，脉迟。

解读方药：

1. 诠释方药组成：方中桔梗解毒排脓；生姜温脾和胃；大枣、甘草益气和中。

2. 剖析方药配伍：桔梗与甘草，属于相使配伍，甘草益气解毒，桔梗宣利排脓，甘草助桔梗解毒排脓；大枣与甘草，属于相须配伍，增强补益脾胃；大枣与生姜，温补脾胃；桔梗与生姜，属于相反配伍，桔梗性平偏于清，生姜辛温偏于散，桔梗制约生姜辛温燥热。

3. 权衡用量比例：桔梗与甘草用量比例是3∶2，提示药效排脓与益气之间的用量调配关系，以治痈脓；生姜与大枣、甘草用量比例是1∶10∶2，提示药效温胃与益气之间的用量调配关系，以治气虚夹寒；桔梗与生姜用量比例是3∶1，提示药效排脓与温阳之间的用量调配关系，以治胃气上逆。

盘 pán❶盛放物品的扁而浅的用具，多为圆形。如第十四31条："气分，心下坚大如盘，边如旋杯，水饮所作。"❷回旋地绕，引申为搏结。如第二十二8条："在中盘结，绕脐寒疝。"

【盘结】搏结，阻结。如第二十二8条："在中盘结，绕脐寒疝。"指出邪气侵袭而胶结不解，缠绵不已。

旁 páng 旁，即旁边。如167条："病胁下素有痞，连在脐旁，痛引少腹，入阴筋者。"又如第十一20条："关上，积在脐旁。"

膀 páng 膀，即膀胱。膀胱乃六腑之一。又名尿胞，脬，水府，净府，玉海。《素问·灵兰秘典论》："膀胱者，州都之官，津液藏焉，气化则能出焉。”主要功能是：固藏尿液，排泄尿液，是由膀胱的气化作用来完成，位于小腹中央，与肾相表里，其气化作用有赖肾气的协和与调燮。如340条：“病者手足厥冷，言我不结胸，小腹满，按之痛者，此冷结在膀胱关元也。”详见“冷结在膀胱关元”项。

【膀胱急】膀胱部位即少腹急结不舒，非一定尽指膀胱腑脏。

其一，女劳疸证即肾虚疸证，如第十五2条：“额上黑，微汗出，手足中热，薄暮即发，膀胱急，小便自利，名曰女劳疸。”《金匮要略心典·黄疸病》：“膀胱急者，肾热所逼也，小便自利者，病不在腑也。”其证机是肾阴不足，虚热内生，浊气内壅，浊气与虚热相搏而外溢；治当滋肾清热、调气降浊，以肾气丸加茵陈蒿。

其二，肝胆瘀血湿热证，如第十五14条：“膀胱急，少腹满，身尽黄，额上黑，足下热，因作黑疸。”其证机是湿热内结，壅滞气机，瘀阻血脉，湿热与气血相互搏结；治当清热利湿、活血化瘀，以硝石矾石散加减。

【膀胱满急】少腹及膀胱部位胀满或疼痛或急结不适。详见“膀胱满急有瘀血”项。

【膀胱满急有瘀血】少腹及膀胱部位胀满或疼痛或急结不适而有瘀血的病理。详见“男子、膀胱满急有瘀血者”项。

炮

páo 炮，即用烘、炒等方法把原料加工制成成品中药。如21条桂枝去芍药加附子汤方中：“附子炮，去皮，破八片，一枚（5g）。”

【炮令坼】将附子块炮制为如裂开状。如318条四逆散用法中言：“腹中痛者，加附子一枚，炮令坼。”指出合理而有效地炮制附子，则有利于提高附子治疗效果。

泡

pào 泡，即用液体浸泡物体。如第二21条：“麻黄去节，汤泡，半两（1.5g）。”

衃

pēi 衃，即瘀血。如第二十2条：“下血者，后断三月衃也，所以血不止者，其癥不去故也，当下其癥，桂枝茯苓丸主之。”

盆

pén❶盛放东西或洗涤的用具。如65条茯苓桂枝甘草大枣汤用法中言：“取水二斗，置大盆内，以杓扬之，水上有珠子五六千颗相逐，取用之。”❷解剖部位，缺盆部。如第十二9条：“留饮者，胁下痛引缺盆，咳嗽则辄已。”

皮

pí❶皮肤，即人体肌肉表层。如11条：“热在皮肤，寒在骨髓也。”❷树枝或树根或草根入药之皮部。如桂枝汤中桂枝去皮，三两。❸药名：如牡丹皮。❹证名。如第十四1条：“病有风水，有皮水，有正水，有石水，有黄汗。”

【皮肤】肌肉之表层。见脏腑发病与致病因素，如第一2条：“四肢九窍，血脉相传，壅塞不通，为外皮肤所中也。”指出病邪可从皮肤之表而传入脏腑。

【皮肤中】肌肤之中。详见“水气在皮肤中”项。

【皮肤脏腑之文理】皮肤脏腑之纹理是气血运行之通道。见脏腑发病与致病因素，如第一2条：“理者，是皮肤脏腑之文理也。”理是皮肤脏腑之纹理，可灌注气血。由此而点明脏腑之间的相互关系与腠理流注气血也有一定的内在关系。

【皮肤爪之不仁】皮肤指甲麻木不仁或不荣。见酒疸与黑疸的演变关系，如第十五7条：“心中如噉蒜虀状，大便正黑，皮肤爪之不仁。”《金匮要略心典·黄疸病》：“皮肤不仁，皆血变而瘀之征也。”其证机是酒毒湿热蕴结而不解，内伤于肝血，酒毒湿热与血相搏而不能滋荣肌肤爪甲；治当清热利湿、解毒理血，以栀子大黄汤与茵陈蒿汤加减。

【皮中】肌肤之中。详见“如虫行皮中”项。

【皮水】水气在皮肤的病理病证。

其一，水气证，如第十四1条：“病有风水，有皮水，有正水，有石水，有黄汗。……皮水，其脉亦浮，外证胕肿，按之没指，不恶风，其腹如鼓，不渴，当发其汗。”其证机是水气在脾，脾不得运化水津而为水气，水气泛溢于内外，充斥于肌肤；治当健脾利水，渗利水湿。

其二，皮水证主证，如第十四4条：“渴而不恶寒者，此为皮水。”《金匮要略心典·水气病》：“若其渴而不恶寒者，则非病风，而且独病水，不在皮外，而在皮中，视风水为较深矣。”其证机是水气遏制气机，气不得气化水津上承，水气泛溢于肌肤；治当健脾利水。

其三，瘀郁水气证，详见“厥而皮水”项。

【皮水为病】水气在皮肤的病证表现。见脾虚水泛重证，如第十四24条：“皮水为病，四肢肿。”《医宗金鉴·水气病》：“皮水为病，是水气相搏在皮肤之中，故四肢聂聂瞤动也。”其证机是脾虚不能运化水湿，水气泛滥于肌肤四肢；治以防己茯苓汤，温脾利水、通阳消肿。

【皮目瞤瞤而短气】肌肤眼睑肌肉蠕动或跳动，并有短气不足以息。见脾热证的基本脉证，如第十一13条：“脾中风者，翕翕发热，形如醉人，腹中烦重，皮目瞤瞤而短气。”《金匮要略直解·五脏风寒积聚病》：“肌肉蠕动，命曰微风，以风入于中，摇动于外，故皮目为之瞤动。”其证机是邪热在脾，困扰内外气机，走窜肆虐于其所主，脾气被困；治当清热理脾，和畅气机。

【皮腠】皮肤与腠理的统称。详见“雾伤皮腠”项。

【皮粟】皮肤有如粟状。详见“身热皮粟不解”项。

【皮之不存】皮毛就不存在了。如仲景序：“皮之不存，毛将安附焉?”仲景比喻事物之间的标本关系，本是根本，标是现象，本是标的根基。

疲

pí疲，即疲乏，劳累。如第六1条：“夫尊荣人骨弱肌肤盛，重因疲劳汗出，卧不时动摇，加被微风，遂得之。”

【疲劳】病者素体气血虚弱而又因劳累过度，或因脑力劳动过度，或因体力劳动过度。详见“重因疲劳汗出”项。

脾

pí脾乃五脏之一。主运化，运化水谷精微，《素问·奇病论》：“夫五味入胃，藏于胃，脾为之行其精气，津液在脾。”《注解伤寒论·辨阳明病脉证并治》：“脾、坤土也，脾助胃气消磨水谷。”运化水津，《素问·厥论》：“脾主为胃行其津液者也。”主升清，《素问·经脉别论》：“饮入于胃，游溢精气，上输于脾，脾气散精。”《临证指南医案》：“脾宜升则健。”主统血，《难经》：“脾……主裹血。”《金匮要略论注》：“五脏六腑之血，全赖脾气统摄。”主四肢，《素问·太阴阳明论》：“四肢皆禀气于胃而不得至经，必因于脾乃得禀也。”主肌肉，《素问·痿论》：“脾主身之肌肉。”开窍于口，《素问·阴阳应象大论》：“脾主口，……在窍为口。”其华在唇，在志为思，在液为涎，并与胃为表里，脾位于中焦而在膈之下。

【脾气】脾的整个生理功能，脾气有阴气与阳气之分，如脾气虚，病理主要有运化不及，升清不足，摄血无力，等等；脾气实则气机滞涩，郁而留结等，因此理解脾气必须全面认识，方可认清仲景所论精旨所在。见心脾气血虚脏躁证，如第二十二6条甘麦大枣汤用法中言：“温分三服，亦补脾气。”详见“补脾气”项。

【脾气衰则鹜溏】脾气大虚而不能运化水湿，水湿走泄而引起大便如鸭子粪一样溏泄。见水气证与脾胃的关系，如第十四19条：“趺阳脉伏，水谷不化，脾气衰则鹜溏，胃气衰则身肿。”仲景言“衰”者，以揭示病理矛盾方面是大虚大弱。其证机是胃为津液之府，脾主运化水津，脾胃阳气大虚，不能运化水津，水津之府而为水气，水气下注外溢而变生诸证；治当温脾和胃，渗湿利水。

【脾胃】脾胃同居中焦而属土，脾主升，升中有降；胃主降，降中有升；胃主燥，燥中喜润；脾主湿，湿中喜燥；脾司运，运中有纳，胃职纳，纳中有运，脾胃纳运相辅，燥湿相济，升降相合，共同完成饮食物的消化、收吸、转输、四布、散精等生理功能。脾胃健则气血生化有源，故脾胃为后天生命活动化生之本源。外邪、内伤与饮食极易损伤脾胃。见病因辨证，如第一13条：“风令脉浮，寒令脉急，雾伤皮腠，湿流关节，食伤脾胃，极寒伤经，极热伤络。”详见“食伤脾胃”项。

【脾胃气尚弱】脾胃之气虚弱或受损且尚未完全恢复。见任何病证差后皆当注意饮食调节，如398条：“病人脉已解，而日暮微烦，以病新差，人强与谷，脾胃气尚弱，不能消谷，故令微烦，损谷则愈。”《伤寒论本义·辨阴阳易差后劳复病》：“俟脾胃渐壮，谷渐益增，亦节饮食，预病复之，道也。”《伤寒内科论·辨阴阳易差后劳复病》：“任何疾病初愈，都要节制饮食，补充营养，贵在适中，太过反有其害，法当常识之。”指出无论任何疾病，都可引起脾胃之气不足，疾病初愈，脾胃之气虚弱或受损且尚未完全恢复，在饮食方面要注意调理脾胃之气，若在饮食方面稍有疏忽或不当，则有可能引起脾胃不适等证候表现，对此一定要引起重视。

【脾旺】脾的生理功能正常而不受邪。详见

“四季脾旺不受邪”项。

【脾约】脾气为邪热所约束而不能为胃家行其津液，津液偏走水道而不得正常运行于肠道，肠道失濡则大便硬。见太阴脾约证，如179条：“太阳阳明者，脾约是也。”《尚论篇·阳明篇》：“脾约一证，乃是未病外感之先，其人惯患脾约，三五日一次大便者。”详见“脾为约”项。

【脾约是也】这是脾约证的证候表现。详见“脾为约”项。

【脾为约】脾气为邪热所约束而不能为胃家行其津液，津液偏走水道而不得正常运行于肠道，肠道失濡则大便硬，小便数。见太阴脾约证，如247条，又如第十一15条：“趺阳脉浮而涩，浮则胃气强，涩则小便数，浮涩相搏，大便则硬，其脾为约。”《伤寒溯源集·阳明中篇》：“所谓脾约，胃无津液，脾气无精可散而穷约也。脾既无精可散，胃终热燥而大便难。”其证机是脾的运化水津功能为邪热所约束，脾不得为胃家行其津液，津液偏走于水道而不得下行于肠道，肠道不得津液濡润而失传导，则大便硬；治当运脾通便，以麻子仁丸。

【脾家实】脾家湿热实邪。见太阴脾湿热证，如278条：“若小便自利者，不能发黄，至七八日，虽暴烦下利，日十余行，必自止，以脾家实，腐秽当去故也。”《伤寒内科论·辨阳明病脉证并治》：“‘脾家实’当指脾家有湿热实邪。”辨太阴脾湿热证，有发黄证和未发黄证之分，不可把太阴湿热证尽归为发黄证。若病证未有发黄，则知其正气在不断地蓄积力量，若邪不胜正，太阴脾气能极力驱邪于外，病可向愈。仲景特言“实”者，以揭示辨太阴脾病证既要辨虚证，又要辨实证，一定要全面认识与了解。

【脾能伤肾】脾病则能损伤肾气，或脾之邪气易传于肾，或脾虚易累及于肾，或有脾肾俱虚。见脏腑辨证论治的整体观，如第一1条：“脾能伤肾，肾气微弱，则水不行。”脾与肾在主水和制水方面是相互为用的，若其生理功能失常，不能主持主水与制水，则会引起水气病证，尤其脾虚及肾或脾不能运化水津极易损伤肾气而引起脾肾水气病证。

【脾水】脾水气病理病证。见脾水气证，如第十四16条：“脾水者，其腹大，四肢苦重，津液不生。”其证机是脾主运化水湿，水气在脾，脾气为水气所遏而不得运化水津，水津变为水气即“津液不生”，水气溢于四肢而不得下行；治当理脾利水，气化水气。

【脾色必黄】脾家湿热之邪反映于外的病理表现则以发黄为主。见湿热黄疸证，如第十五1条：“痹非中风，四肢苦烦，脾色必黄，瘀热以行。”《金匮要略心典·黄疸病》：“脾脏瘀热而色黄。脾者四运之轴也，脾以其所瘀之热，转输流布，而肢体面目尽黄矣，故曰瘀热以行。”其证机是湿热内结，与血相搏，壅滞气机，湿热熏蒸，黄色外露；治当清热利湿，行气散瘀。

【脾伤则不磨】脾（胃）阳气损伤则不能消磨水谷。见阳明虚寒胃反证，如第十七5条：“趺阳脉浮而涩，浮则为虚，涩则伤脾，脾伤则不磨，朝食暮吐，暮食朝吐，宿谷不化，名曰胃反。”《金匮悬解·呕吐哕下利病》：“胃虚而上逆，则脾虚而下陷，陷则脾伤，不能磨化水谷。”其证机是脾胃阳气虚弱，不能消化腐熟水谷，阴寒浊气攻冲，故气上逆而为胃反证。

【脾中风】邪热内结于脾。见脾热证，如第十一13条：“脾中风者，翕翕发热，形如醉人，腹中烦重，皮目瞤瞤而短气。”《金匮要略直解·五脏风寒积聚病》：“风为阳邪，故中风必翕翕发热。”其证机是邪热在脾，困扰内外气机，走窜肆虐于其所主，脾气被困；治当清热理脾，和畅气机。风者，阳也、热也，以风代风热阳邪，即指风热阳邪客于脾，即脾热证。

【脾死脏】脾气欲绝而临危。见脾病危证，如第十一14条：“脾死脏，浮之大坚，按之如覆盃洁洁，状如摇者，死。”《素问·平人气象论》：“死脾脉来，锐坚如乌之喙，如鸟之距，如屋之漏，如水之流，曰脾死。”《素问·玉机真脏论》：“真脾脉至，弱而乍数乍疏。”其病理是脾气衰败，真气外露，生化气血之源告罄。病至于此，难以救治。

【脾胀】肺胀病理病证。即肺胀。见肺胀证主证，如第十四4条：“咳而喘，不渴者，此为脾胀，其状如肿，发汗即愈。”《金匮要略心典·水气病》：“其咳而喘不渴者，水寒伤肺，气攻于表，有如肿病，而实同皮水，故曰发汗则愈。”仲景言“脾胀”之“脾”字，“脾”字当疑为“肺”字，恐是笔下之误。其证机是肺气为邪气所肆虐而不得行使肃降，肺气逆乱于胸肺。

P

痞 pǐ❶满闷不通。如154条："心下痞，按之濡，其脉关上浮者。"《伤寒溯源集》："痞者，天地不交之谓也，以邪气痞塞于中，上下不通而命之也。"❷痞块，结块。如167条："病胁下素有痞，连在脐旁，痛引少腹。"痞者，乃气血内结，日久而不愈，积聚内结有形之痞，非气痞之痞耳。

【痞硬】痞塞不通，似有物堵塞一样。详见"胁下痞硬""心下痞硬""心下痞硬而满""胸中痞硬"诸项。

【痞坚】痞塞不通而坚硬满。详见"心下痞坚"项。

擗 pǐ擗，即分开，分裂，引申为身体颤抖欲倒于地。如82条："心下悸，头眩，身瞤动，振振欲擗地者。"

癖 pǐ癖，即对事物的偏好已成习惯，引申为湿与瘀相结。如第二十二15条："妇人经水闭不利，脏坚癖不止，中有干血。"

辟 pì辟，即透彻，引申为明显、显著。如第七1条："若口中辟辟燥，咳即胸中隐隐痛，脉反滑数，此为肺痈。"

【辟辟燥】口中干燥非常明显。详见"口中辟辟燥"项。

僻 pì僻，即偏僻，引申为歪斜。如第五2条："邪气反缓，正气即急，正气引邪，喎僻不遂。"

譬 pì譬，即打比方，或引申为例如。如第一12条："譬如，浸淫疮，从口起流向四肢者，可治。"

【譬如】例如。如第一12条："譬如，浸淫疮，从口起流向四肢者，可治。"

【譬如蛊注】打比方说像毒虫咬人体肌肤一样。详见"蛊注"项。

偏 piān❶不在中间，引申为一侧。如第十15条："胁下偏痛，发热，其脉紧弦，此寒也，以温药下之，宜大黄附子汤。"❷不全面，引申为偶尔，时时。如第十九4条："阴狐疝气者，偏有大小，时时上下，蜘蛛散主之。"

【偏痛】一侧疼痛。详见"胁下偏痛"项。

【偏有大小】时有肿大，时如正常。见肝寒狐疝证，如第十九4条："阴狐疝气者，偏有大小，时时上下，蜘蛛散主之。"其证机是肝气被寒气所扰，肝气不能主持筋脉，筋脉不得固守而逆乱；治以蜘蛛散，温肝散寒、通达阳气。

片 piàn片，即平而薄的物体。如20条桂枝加附子汤用法中言："附子炮，去皮，破八片，一枚（5g）。"

平 píng❶使平，引申为观察，审视，诊断。如仲景序："乃勤求古训，博采众方，撰用《素问》、《九卷》、《八十一难》、《阴阳大论》、《胎胪药录》，并平脉辨证，为《伤寒杂病论》合十六卷。"❷正常。如391条："吐利，发汗，脉平，小烦者，以新虚不胜谷气故也。"❸早上。如152条十枣汤用法中言："强人服一钱匕，羸人服半钱，温服之，平旦服。"❹脉与证相符合。如第二十1条："师曰：妇人得平脉，阴脉小弱，其人渴，不能食，无寒热，名妊娠。"

【平脉辨证】根据脉象变化与证候特征而进行分析、归纳，然后得出诊断结论。如仲景序："乃勤求古训，博采众方，撰用《素问》、《九卷》、《八十一难》、《阴阳大论》、《胎胪药录》，并平脉辨证，为《伤寒杂病论》合十六卷。"指出诊断脉象主病与证候特征，是得出正确结论的重要依据与决定因素。

【平旦服】早上服用药物。如152条十枣汤用法中言："强人服一钱匕，羸人服半钱，温服之，平旦服。"指出服用十枣汤的时间及其临床意义。

【平人】正常人，或貌似正常人。见虚劳证，如第六3条："夫男子平人，脉大为劳，极虚亦为劳。"仲景言"平人"，当指外观貌似平常人，但通过仔细审证求机，则知病是虚劳而非平常人也。

【平人无寒热】无寒热病证的病人而貌似正常人。见胸痹实证的主要脉证，如第九2条："平人无寒热，短气不足以息者，实也。"仲景言"平人"并非是指正常之人，而是言胸痹实证者在病证未发作之前很貌似正常人；辨"无寒热"者，当指辨胸痹实证尤其是痰饮瘀血病证的发作与寒热没有明显关系或没有明显的寒热症状，对此法当灵活理解和认识。

【平脉】脉与证相符合的脉象。详见“妇人得平脉”项。

颇

pō❶副词。很，甚。如第4条：“颇欲吐，若躁烦，脉数急者，为传也。”❷副词。少，稍微。如384条：“到后经中，颇能食，复过一经能食，过之一日当愈。”

【颇欲吐】欲呕吐病证比较重。见太阳病传与不传，如第4条：“颇欲吐，若躁烦，脉数急者，为传也。”指出邪气内传而肆虐于胃，胃气不得通降而上逆，则欲呕吐证比较重。

【颇能食】病人稍微能少量饮食。见辨霍乱病证与太阴少阴厥阴病证及鉴别，如384条：“到后经中，颇能食，复过一经能食，过之一日当愈。”《伤寒内科论·辨霍乱病》：“痊愈之后，未必即能食，胃气尚需要一定的时间恢复，在恢复过程中，少少能食即颇能食，大概六七日左右即可恢复饮食如常。”指出疾病在恢复过程中，其饮食可因胃气恢复而渐渐趋于正常。

朴

pò❶药名：如厚朴。❷方名：如厚朴麻黄汤。

迫

pò❶强迫。如112条：“伤寒，脉浮，医以火迫劫之，亡阳，必惊狂，卧起不安者。”❷急迫。如第七15条：“鼻塞，清涕出，不闻香臭酸辛，咳逆上气，喘鸣迫塞。”

P

魄

pò魄，即勇气，朝气。如第十一12条：“邪哭使魂魄不安者，血气少也；血气少者属于心，心气虚者，其人则畏，合目欲眠，梦远行而精神离散，魂魄妄行。”

破

pò❶切。如20条桂枝附子汤方中：“附子炮，去皮，破八片，一枚（5g）。”❷打碎。如174条桂枝附子汤方中：“附子炮，去皮，破，三枚（15g）。”

【破八片】将附子切为八片。如20条桂枝附子汤方中：“附子炮，去皮，破八片，一枚（5g）。”

【破之如豆大】将附子打碎如绿豆大小一样。如第二十一9条竹叶汤用法中言：“颈项强，用大附子一枚，破之如豆大，煎药扬去沫。”

蒲

pú❶药名：如蒲灰。❷方名：如蒲灰散。

【蒲灰】蒲灰为香蒲科水生草本植物狭叶香蒲或香蒲属其他植物花粉。

别名：蒲黄，蒲花，蒲草黄，蒲厘花粉。

性味：甘，平。

功用：活血化瘀，利水消肿，止血祛湿。

主治：腹水，小便不利，心胸脘腹疼痛，衄血，癥瘕积聚。

《神农本草经》曰：“味甘平，主心腹膀胱寒热，利小便，止血，消瘀血，久服轻身，益气，延年。”

入方：见蒲灰散。

用量：

用量		经方数量	经方名称
古代量	现代量		
七分	21g	1方	蒲灰散

注意事项：生用活血，炒用止血。

化学成分：含氨基酸类（天门冬氨酸、苏氨酸、丝氨酸、谷氨酸、甘氨酸、丙氨酸、胱氨酸、缬氨酸、蛋氨酸、异亮氨酸、亮氨酸、酪氨酸、苯丙氨酸、赖氨酸、色氨酸、组氨酸、精氨酸、脯氨酸），棕榈酸，硬脂酸，油酸甘油酯，不饱和脂肪酸，花生油烯酸，甲酸，乙酸，丙酮酸，乳酸，苹果酸，琥珀酸，枸橼酸，香草酸，反式对羟基肉桂酸，原儿茶酸，甘油单香豆酸酯，对羟基苯甲醛，芳香酸，D-甘露醇，α-香蒲甘醇，β-谷甾醇，β-谷甾醇棕榈酸酯，5α-豆甾烷-3，6-二酮，β-谷甾醇葡萄糖苷，异鼠李素，槲皮素，山柰黄素-3-葡萄糖苷，山柰黄素-3-半乳糖苷，槲皮素-3-新橙皮糖苷，3，3′-二甲基槲皮素-4′-葡萄糖苷，异鼠李素-3-O-葡萄糖苷，异鼠李素-3-O-新橙皮糖苷，异鼠李素-3-O-芸香糖苷，柚皮素，异鼠李素苷，二十九烷二醇-6，阿拉伯糖，木糖，4-O-甲基葡萄糖醛酸，半乳糖，葡萄糖，α-L-呋喃阿拉伯糖，β-D-半乳糖，α-D半乳糖醛酸，微量元素（铝、砷、硼、钡、钙、镉、钴、铬、铜、铁、汞、碘、钾、镁、锰、钼、钠、磷、铅、硫、硒、钛、锌）。

药理作用：增加冠脉流量作用，改善心肌微循环，抗心肌缺血作用，抗缺氧作用（提高心脑组织及动脉血氧分压，降低氧耗量及乳酸含量），降压作用，降血脂作用，抗动脉粥样硬化（保护血管内皮细胞作用），抑制血小板黏附和聚集作用，抗血栓形成的作用，（小剂量）增加子宫收缩，（大剂量）增强子宫兴奋，增强机体免疫功能作用，抗过敏作用，抗菌作用（大肠杆菌、痢疾杆菌、伤寒杆菌、绿脓杆菌、金黄色葡萄球菌），抗炎作用。

【蒲灰散】

组成：蒲灰七分（21g）　滑石三分（9g）

用法：上二味，杵为散，饮服方寸匕，日三服。

功用：化瘀利湿，通利小便。

适应证：

1. 膀胱瘀湿证：小便不利，尿道疼痛，或尿中伴有血丝，尿时常坠重，身重，头昏，舌红，苔黄而腻，脉数。

2. 瘀郁水气证：小便不利，手足厥逆，肢体水肿，舌质略红，苔黄略腻，脉沉或数。

解读方药：

1. 诠释方药组成：方中蒲灰（蒲黄）活血化瘀利水；滑石清热利水。

2. 剖析方药配伍：蒲黄与滑石，属于相使配伍，蒲黄活血化瘀，滑石利水消肿，蒲黄助滑石利水化瘀。

3. 权衡用量比例：蒲灰与滑石用量比例是近2∶1，提示药效化瘀与利水之间的用量调配关系，以治小便不利。

曝 pù 曝，即晒。如第三13条当归赤小豆汤方中：“赤小豆浸，令芽出，曝干，三升（72g）。”

【曝干】晒干。如第三13条当归赤小豆汤方中：“赤小豆浸，令芽出，曝干，三升（72g）。”

Q

七 qī 七，即数目字。如仲景序：“三分有二，伤寒十居其七。”又如第7条：“发于阳七日愈；发于阴六日愈。以阳数七，阴数六故也。”

【七日愈】病愈日期在7日左右。详见“发于阳七日愈”项。

【七升】7升容量（420～560mL）或7升重量约168g。如12条桂枝汤用法中言：“上五味……以水七升……”

【七味】七种药。如18条桂枝加厚朴杏仁汤用法中言：“上七味，以水七升，微火煮取三升，去滓。”

【七十个】70个杏仁（约12g）。如35条麻黄汤方中：“杏仁去皮尖，七十个（12g）。”

【七合】7合（42～56mL）。如69条茯苓四逆汤用法中言：“温服七合，日三服。”

【七八日续得寒热】疾病于7～8日仍有发热与恶寒。详见“续得寒热”项。

【七八日不解】疾病于7～8日仍不能解除。如168条：“伤寒，若吐，若下后，七八日不解，热结在里。”

【七壮】7壮即7个穴位。详见“灸少阴七壮”项。

【七沸】药物煎煮7沸（4～5分钟）。详见“煎七沸”。

【七日下利】7日出现下利。见邪实正虚证，如348条：“发热而厥，七日下利者，为难治。”其证机是邪气盛实而猖獗，正气大虚而不能主持于内，津液欲夺于下。

【七伤】七伤即7种致病因素。见病因辨证，如第一13条：“五劳、七伤、六极。”七伤即大饱伤脾，大怒气逆伤肝，强力举重、久坐湿地伤肾，形寒饮冷伤肺，忧愁思虑伤心，风雨寒湿伤形，大恐惧不节伤志。

【七钱半】7钱半约12g。如第二22条防己黄芪汤方中：“白术七钱半（12g）。”

【七枚】7枚即7个百合（约14g）。如第三2条百合知母汤方中：“百合擘，七枚（14g）。”

【七日不可治】疾病于7日则比较难以治疗。如第三14条：“五日可治，七日不可治，升麻鳖甲汤主之。”

【七丸】7丸约7g。如第四2条鳖甲煎丸用法中言：“如梧子大，空心服七丸。”

【七分】7分或言方中药与药之间用量比例的关系即7份，或言重量21g。如第六16条薯蓣丸方中：“人参七分（21g）。”又如第十三11条蒲灰散方中：“蒲灰七分（21g）。”

【七物】七种药。如第十9条厚朴七物汤。

【七月】阴历或农历7月。如第十八6条王不留行散方中：“蒴藋细叶七月七采，十分（30g）。”

【七月七采】在阴历或农历七月初七采集药

物。如第十八6条王不留行散方中："蒴藋细叶七月七采，十分（30g）。"

【七八日更发热者】疾病于7~8日又出现发热。详见"发热"其五十三项。

漆 qī❶药名：如蜀漆。❷方名：如泽漆汤。❸各种黏液状物质。如第三5条百便地黄汤用法中言："中病，勿更服，大便当如漆。"

期 qī❶预测。如332条："所以然者，本发热六日，厥反九日，复发热三日，并前六日，亦为九日，与厥相应，故期之旦日夜半愈。"❷规定的时间或一段时间。如仲景序："短期未知决诊，九候曾无彷彿。"❸期限。如第6条："若火熏之，一逆尚引日，再逆促命期。"又如第十五11条："黄疸之病，当以十八日为期，治之十日以上瘥，反剧为难治。"❹穴位名。如108条："此肝乘脾也，名曰纵，刺期门。"

【期之旦日夜半愈】预测疾病向愈可能在第二天夜半之时。见厥阴肝寒证与阳明胃寒证相兼，如332条："后三日脉之，其热续在者，期之旦日夜半愈。所以然者，本发热六日，厥反九日，复发热三日，并前六日，亦为九日，与厥相应，故期之旦日夜半愈。"《伤寒论条辨·辨厥阴病脉证并治》："旦日，明日平旦，朝而阳长之时也；夜半，阴尽阳生之时也。"《伤寒论本旨·厥阴篇》："期之旦日夜半可愈，以阳气生于子，旺于平旦，阳旺而邪解也。"夜半为少阴厥阴主时，少阴者，心肾也；厥阴者，肝心包也。心肝肾阳气生于夜半，阳气生则正气旺，正气旺则能积力抗邪，邪不胜正则病可向愈，尤其是心肝肾病证可在其主时而悉除，然则病可尽愈。

【期门】经穴名。位于第6~7肋间隙，距前正中线约3.5寸处。属足厥阴经，为肝之募穴，足厥阴肝经、足太阴脾经与阴维脉之会穴。具有调畅气机，和畅血脉，祛邪散邪的作用。主治太阳病证与少阳病证相兼，厥阴肝经热证，热入血室证，以及肝气乘肺、乘脾等病证。如108条："此肝乘脾也，名曰纵，刺期门。"《注解伤寒论·辨太阳病脉证并治》："期门者，肝之募，刺之以泻肝经盛气。"

齐 qí齐，即人名。如仲景序："余每览越人入虢之诊，望齐侯之色，未尝不慨然叹其才秀也。"

【齐侯】古时人名。如仲景序："余每览越人入虢之诊，望齐侯之色，未尝不慨然叹其才秀也。"

脐 qí脐，即人体腹部之阙，又称神阙、脐空、肚脐等。如162条，"病胁下素有痞，连在脐旁，痛引少腹入阴筋者死。"

【脐上】脐周。见妇人胞中癥病，详见"胎动在脐上"项。

【脐上筑】脐上有筑筑然跳动。见寒湿霍乱证，如386条理中丸用法中言："若脐上筑者，肾气动也，去术加桂四两。"《伤寒贯珠集·太阳篇下》："脐上筑者，脐上筑筑然跳动，肾气上而之脾也，脾方受气，术之甘能壅脾气，故去之，桂之辛能下肾气，故加之。"脐上筑者，是肾中寒气上逆，其治以理中丸去白术之壅滞，加桂枝以温肾降逆。

【脐下】平脐以下的部位即小腹。详见"腹中有干血著脐下"项。

【脐下悸】正脐以下的部位（神阙穴以下）有跳动感觉。见肾虚水气上冲证，如65条，又第八4条："发汗后，其人脐下悸者，欲作奔豚。"《注解伤寒论·辨太阳病脉证并治》："肾之积，名曰奔豚。发则从少腹上至心下，为肾气逆欲上凌心。今脐下悸为肾气发动，故云欲作奔豚。与茯苓桂枝甘草大枣汤，以降肾气。"《伤寒论条辨·辨太阳病脉证并治中》："脐下悸者，肾乘心，汗后液虚，欲上凌心而克之，故动惕于脐下也。"其证机是肾阳不足，水不得阳气所化而为水气，水气充斥于脐下；治当助肾气、伐水邪，宜茯苓桂枝大枣甘草汤。

【脐下有悸】病人脐下有跳动感。见下焦水气证，如第十二31条："假令瘦人脐下有悸，吐涎沫而癫眩，此水也。"《医宗金鉴·痰饮咳嗽病》："悸者，筑筑然跳动病也。……此条脐下悸则水停脐下为病也。"审证是下焦水气证，其证机是水气内结，逆乱于下而攻冲于上，清阳为水气所蒙；治以五苓散，化气行水。

【脐痛】脐周围疼痛。详见"绕脐痛"诸项。

【脐跳】肚脐周围有跳动感。见心阴虚证，如第十一10条："发热，当脐跳，其脉弦，此为心脏伤所致也。"《金匮要略心典·五脏风寒积聚病》："当脐跳者，心虚于上而肾动于下也。"辨

"脐跳"，乃指心阴虚不能下蛰于肾，肾气不得心气之下交而欲动于脐也；治当清热育阴、交通心肾，以百合知母汤与黄连阿胶汤加减。

【脐肿】肚脐凸起而肿大。见肾水气证，如第十四17条："肾水者，其腹大，脐肿，腰痛，不得溺，阴下湿如牛鼻上汗。"《金匮要略直解·水气病》："肾者，胃之关也，关门不利，故令聚水而生病，是有腹大脐肿之证也。"审"脐肿"，脐者，肾气所主所司，禀赋于先天；肾有水气而上逆于其所主，水气相结而为肿。

【脐旁】脐周围或左，或右，或上，或下。详见"连在脐旁""积在脐旁"项。

【脐寒疝】寒邪凝聚于内而致脐周疼痛。详见"绕脐寒疝"项。

【脐中】在脐的部位。详见"痛引脐中"项。

蛴

qí 蛴，药名，即蛴螬，入大黄䗪虫丸中。

【蛴螬】蛴螬为金龟子科昆虫朝鲜黑金龟子及其近缘昆虫的幼虫。

别名：老母虫，土蚕，肥齐，勃齐。

性味：咸，温。

功用：活血化瘀消癥。

主治：心胸脘腹疼痛，衄血，癥瘕积聚。

《神农本草经》曰："味咸微温，主恶血血瘀，痹气，破折血在胁下坚满痛，月闭，目中淫肤，青翳白膜。"

入方：见大黄䗪虫丸。

用量：

用量		经方数量	经方名称
古代量	现代量		
一升	24g	1方	大黄䗪虫丸

注意事项：孕妇慎用。

化学成分：暂缺。

药理作用：对子宫平滑肌有兴奋作用，对冠脉血管、肺血管、耳血管有收缩作用、利尿作用。

芪

qí❶药名：如黄芪。❷方名：如黄芪桂枝五物汤。

【芪芍桂酒汤】详见黄芪芍桂苦酒汤。

其

qí❶他，他们。如仲景序："余每览越人入虢之诊，望齐侯之色，未尝不慨然叹其才秀也。"❷的。如104条："下之以不得利，今反利者，知医以丸药下之，此非其治也。"❸病人。如15条："太阳病，下之后，其气上冲者。"❹服药。如19条："凡服桂枝汤吐者，其后必吐脓血。"❺这，这样。如第十五12条："疸而不渴者，其疸可治。"❻自己。如仲景序："痛夫！举世昏迷，莫能觉悟，不惜其命，若是轻生，彼何荣势之云哉？"

【其人恶风】病人有恶风。详见"恶风"其三项。

【其人不呕】病人没有出现呕吐。详见"不呕"其一项。

【其人发烦】病人出现心烦。详见"发烦"项。

【其人躁烦】病人身躁心烦。详见"躁烦"其二、五项。

【其人短气】病人有气短不足以息。详见"短气"其一项。

【其人脐下悸者】病人有脐下跳动。详见"脐下悸"项。

【其人仍发热】病人仍然有发热。详见"发热"其六项。

【其人因致冒】病人因此出现头昏目眩。见太阳病证与大肠邪结证相兼，如93条："太阳病，先下而不愈，因复发汗，以此表里俱虚，其人因致冒，冒家汗出自愈。"仲景以下法、汗法均未能达到预期治疗目的，以此论述因治而引起药源性病证，即表里俱虚证，接着又明确指出，药源性疾病不同于外感或内伤疾病，其在某种特定的情况下，或未经治疗或经治疗，正气能积极抗邪驱邪，病可向愈，但在病愈之前则会出现一些特殊表现，即冒（头晕目眩），其证机是治表治里均未能恰到好处且损伤正气，导致清阳之气不能协和于头，而邪气郁滞清阳，清窍失荣；治当解肌和营卫。

【其人脉浮紧】病人有脉浮紧。详见"脉浮紧"其一项。

【其人如狂】病人如同发狂病证表现一样。详见"如狂"其一、二项。

【其人足心必热】病人出现两足心温热。详见"足心必热"项。

【其人可治】病证可以治疗。详见"可治"其一项。

【其人发狂者】病人有狂躁不安。详见"发

狂”其一项。

【其人必躁】病人一定会出现身体躁烦。见表里兼证，如114条：“太阳病，以火熏之，不得汗，其人必躁。”其证机是邪热内盛而扰乱神明，攻冲于外则身躁不宁。

【其人反静】病人且出现静而不躁动。见脏结证，如130条：“脏结无阳证，不往来寒热，其人反静，舌上胎滑者。”其证机是气血阻结于内而未躁动于外。

【其人心烦】病人有心烦。详见“心烦”其五项。

【其人漐漐汗出】病人微微汗出。详见“漐漐汗出”项。

【其人渴而口燥烦】病人有口渴，口干燥特别明显或心烦。详见“渴而口燥烦”项。

【其人大便硬】病人有大便硬而不畅。详见“大便硬”其三项。

【其人身如痹】病人身体肌肤犹如麻木不仁。详见“身如痹”项。

【其人身体重】病人身体沉重。详见“身体重”其一、三项。

【其人如冒状】病人病证表现似有头昏目眩。详见“如冒状”项。

【其人濈然微汗出也】病人汗出迅疾而微微连绵不断的样子。详见“濈然微汗出”项。

【其人骨节疼】病人有骨节疼痛。详见“骨节疼”项。

【其人本虚】病人本来就有胃气虚弱。见阳明虚寒哕逆证，如194条：“阳明病，不能食，攻其热必哕；所以然者，胃中虚冷故也；以其人本虚，攻其热必哕。”指出辨证一定要准确，治疗一定要有针对性，不可误将虚证而为实证治疗，若以实证治疗，则必定加重其虚证。

【其人咽必痛】病人可能会出现咽中疼痛。详见“咽必痛”项。

【其人多汗】病人汗出比较多。详见“多汗”其二项。

【其人喜忘者】病人有健忘或记忆力明显减退。详见“喜忘”项。

【其人发热】病人有发热与汗出并见。详见“发热”二十项。

【其人反能食而不呕】病人且能饮食而没有出现呕吐。详见“反能食而不呕”项。

【其人续自便利】病人连续出现下利。详见“续自便利”项。

【其人胃气弱】病人有胃气虚弱。详见“胃气弱”项。

【其人或咳】病人或有咳嗽。

其一，少阴阳虚格阳证，如通脉四逆汤用法中言：“其人或咳，或小便利。”其证机是少阴寒气若上逆于肺，肺气不降则咳。

其二，肝气郁滞证，如318条：“四逆，其人或咳，或悸。”其证机是肝气郁而不得疏达于肺，肺气逆乱于上则咳。

【其人面色赤】病人面部颜色红赤。详见“面色赤”项。

【其人躁无暂安时者】病人身躁且没有短暂安静。详见“躁无暂安时者”项。

【其人常自吐蚘】病人经常有吐蛔或呕吐。见蛔厥证，如338条：“得食而呕，又烦者，蚘闻食臭出，其人常自吐蚘。”其证机是浊气或蛔内扰而逆乱胃气，胃气不降而上涌。

【其人汗出不止者】病人汗出连续不断。详见“汗出不止”项。

【其人内有久寒者】病人素体内有宿寒痼结。详见“内有久寒”项。

【其人面少赤】病人面色略有红赤。详见“面少赤”项。

【其人但头汗出】病人仅仅是头汗出。详见“头汗出”其七项。

【其人疾行则喘喝】病人快速行走则气喘，并有张口呼吸。详见“喘喝”项。

【其人外气怫郁】病人在表有邪气怫郁不解。详见“外气怫郁”项。

【其人咳】病人有咳嗽。见虚热肺痿证，如第七1条：“寸口脉数，其人咳，口中反有浊唾涎沫者何?”其证机是肺气虚弱，虚热内生，邪热扰乱肺气而上逆。

【其人则咳】病人则有咳嗽。见肺热痈证，如第七1条：“其人则咳，口干，喘满，咽燥不渴，多唾浊沫，时时振寒。”其证机是肺热壅盛，肺气不降而上逆。

【其人不渴】病人没有出现口渴。详见“不渴”其九、十四项。

【其人喘】病人有气喘。见寒饮郁肺夹热水气证，如第七13条：“咳而上气，此为肺胀，其人喘，目如脱状，脉浮大者。”《金匮要略心典·肺痿肺痈咳嗽上气病》：“外邪内饮，填塞肺中，为胀，为喘，为咳而上气。”其证机是寒饮郁肺，郁热在经，水气肆虐；治以越婢加半夏汤，温肺化饮，散水清热。

【其人啬啬恶寒者】病人怕冷病证比较明显。详见“啬啬恶寒”其三项。

【其人清涕出】病人有清稀鼻涕。详见“清涕出”项。

【其人下利】病人出现下利。详见“下利”其二十七项。

【其人下重】病人有泄利下重或便中脓血。详见“下重”其五项。

【其人常欲蹈其胸上】病人常常想用手或拳捶打或按捺心胸部位。详见“蹈其胸上”项。

【其人苦病心如啖蒜状】病人心胸不舒似有食蒜灼热烧心感而非常痛苦。详见“心如啖蒜状”项。

【其人劳倦】病人易于疲劳困倦。详见“劳倦”项。

【其人则畏】病人常常有恐惧心理。见心气血虚证，如第十一 12 条：“血气少者属于心，心气虚者，其人则畏，合目欲眠。”其证机是心气血虚弱，心神不得守藏于内而失主于内。

【其人素盛今瘦】病人素体肥胖且现在消瘦。见痰饮证的基本脉证，如第十二 2 条：“其人素盛今瘦，水走肠间，沥沥有声，谓之痰饮。”指出素体肥胖病人多有痰邪病理，而目前消瘦机理是痰温阻滞而阴血不得化生。

【其人背寒冷如手大】病人背部怕冷如手掌大小一样。详见“背寒冷如手大”项。

【其人振振身瞤剧】病人身体振摇而肌肉颤动。详见“振振身瞤剧”项。

【其人欲自利】病人欲有下利。详见“自利”其三项。

【其人喘满】病人有气喘，胸满。详见“喘满”项。

【其人苦冒眩】病人头昏目眩病证非常明显。详见“冒眩”项。

【其人本有支饮在胸中故也】病人病证表现本是有饮邪支撑留结在胸中的缘故。详见“支饮在胸中”项。

【其人形肿者】病人有形体肿胀。详见“形肿”项。

【其人遂痹】病人随即出现肌肤麻木不仁。见寒饮郁肺水溢证，如第十二 39 条：“其证应内麻黄，以其人遂痹，故不内之。”指出治疗若有不当，则有可能损伤阴血，肌肤不得阴血所荣则麻木不仁。

【其人血虚】病人有血虚病理。详见“血虚”其二项。

【其人苦渴】病人口渴比较明显。详见“苦渴”项。

【其人消渴】病人出现渴欲饮水而不能解渴。详见“消渴”其四项。

【其人阴肿】病人阴部肿胀。详见“阴肿”项。

【其人必呕】病人可能有呕吐。见黄疸病证所在部位，如第十五 12 条：“发于阴部，其人必呕。”《金匮要略编注二十四卷·黄疸病》：“然邪在胸膈胃府之里为发阴部，内逆上冲，其人必呕。”若黄疸病证，病发于脏者，其病证大多有呕吐；结合临床实际，若病发于肝，肝者，阴也，肝气逆胃，多有呕吐等证。

【其人振寒而发热也】病人有振振恶寒且伴有发热。详见“振寒而发热”项。

【其人言我满】病人说自己有胸满或腹满。见瘀血证主要证候特征，如第十六 10 条：“脉微大来迟，腹不满，其人言我满，为有瘀血。”《金匮要略心典·惊悸吐衄下血胸满瘀血病》：“其人言我满，外无形而内实有滞，知其血结在阴，而非气壅在阳也，故曰为有瘀血。”其证机是瘀血留结于内，阻滞气机，气不化津，血不外荣；治当活血化瘀，调理气机。

【其人但能前】病人仅仅能向前走而不能后退。详见“但能前”项。

【其人臂脚直】病人有肩臂脚僵直。详见“臂脚直”项。

【其人渴】病人有口渴。见妇人恶阻证，如第二十 1 条：“妇人得平脉，阴脉小弱，其人渴，不能食，无寒热，名妊娠。”其证机是脾之气为胎气所阻而生化阴津不足。

【其脉不弦紧而弱】病人脉不是弦紧而是弱。详见“脉不弦紧而弱”项。

【其脉浮】病人脉浮。详见“脉浮”其二十、二十三、二十六项。

【其脉浮大】病人脉浮与大并见。详见“脉浮大”一、三、四项。

【其脉浮弱】病人脉浮与弱并见。详见“脉浮弱”其二项。

【其脉促】病人有脉促。详见“脉促”其三项。

【其脉关上浮者】病人寸口关上脉浮比较明显。详见“脉关上浮”项。

【其脉不负者】病人脉与证机没有相逆即脉证相符。详见“脉不负”项。

【其脉即出者愈】病人脉伏而不见因用药后即刻出现者为向愈。详见“脉即出”项。

【其脉微涩者】病人脉微与涩并见。详见“脉微涩”其二项。

【其脉即来】病人脉伏之后即可复出。详见“脉即来”项。

【其脉如蛇】病人脉僵硬不柔和。详见“脉如蛇”项。

【其脉大】病人脉大。详见“脉大”其三项。

【其脉弦细芤迟】病人脉弦细而芤迟。详见“脉弦细芤迟”项。

【其脉微数】病人脉微与数并见。详见“脉微数”项。

【其脉如平】病人脉象如正常脉一样。详见“脉如平”项。

【其脉何类】病人的脉属于哪一种证型？见肺痈证的基本脉证，如第七 1 条：“当有脓血，吐之则死，其脉何类?”又如第十四 21 条：“病者苦水，面目身体四肢皆肿，小便不利，脉之，不言水，反言胸中痛，气上冲咽，状如炙肉，当微咳喘，审如师言，其脉何类?”指出同是一种脉，则有不同的证机，临证辨脉一定要重视同中求异，仔细审辨脉象形态，以抓住病变本质所在，给出恰当的治疗方法与措施。

【其脉紧弦】病人脉紧与弦并见。详见“脉紧弦”项。

【其脉数而紧乃弦】病人脉数而紧且弦。详见“脉数而紧乃弦”项。

【其脉沉小】病人脉沉与小并见。详见“脉沉小”项。

【其脉沉】病人脉沉。详见“脉沉”其七项。

【其脉沉迟】病人脉沉与迟并见。详见“脉沉迟”其二、三项。

【其脉沉绝者】病人脉沉且欲绝。详见“脉沉绝”项。

【其脉平也】病人脉如同正常脉一样。详见“脉平”其二项。

【其脉沉紧】病人脉沉与紧并见。详见“脉沉紧”其五项。

【其脉沉紧者】病人出现脉沉与紧并见。详见“脉沉紧”其四项。

【其脉弦】病人有脉弦。详见“脉弦”其五、六项。

【其脉弱者】病人有脉弱。详见“脉弱”其五项。

【其脉虚者】病人脉虚。详见“脉虚者”其三项。

【其脉自浮】病人脉本当是浮。详见“脉自浮”项。

【其脉自沉】病人脉本应是沉。详见“脉自沉”项。

【其脉亦浮】病人脉也会出现浮。详见“脉亦浮”项。

【其脉数而有热】病人脉数而伴有发热。详见“脉数而有热”项。

【其脉反无热】病人脉却没有出现发热的病理病证。详见“脉反无热”项。

【其脉何以别之】病人脉象有何不同；如何辨别呢？见虫证的基本脉证，如第十九 5 条：“病腹痛有虫，其脉何以别之?”指出辨脉必须认真而准确，方可得出正确结论。

【其脉当沉若弦】病人则会出现脉沉与弦并见。详见“脉当沉若弦”项。

【其脉微弱】病人脉略微弱。详见“脉微弱”其五项。

【其病脉大者】病人出现脉大。详见“脉大”其四项。

【其病欲解】病人病证表现即将向愈。见肝气乘肺证，如 109 条：“自汗出，小便利，其病欲解；此肝乘肺也，名曰横，刺期门。”指出肝气乘肺证及其转归，有服药向愈的，也有不服药而自我向愈的。

【其病不除】病人的病证表现不能被解除。详见“病不除”项。

【其病难治】此类病证难以治疗。详见“难治”其十三项。

【其病为愈】病人的病证表现则为向愈。见厥阴肝热厥逆证的基本脉证，如 339 条：“欲得食，其病为愈；若厥而呕，胸胁烦满者，其后必便血。”《注解伤寒论·辨厥阴病脉证并治》：

“数日之后，小便色白，里热去，欲得食，为胃气已和，其病为愈。”审厥阴肝热自愈证，其在病变过程中，若其正气不断恢复，正气足有力驱邪于外，则病可向愈。

【其病当愈】病人病证表现则会向愈。见厥阴寒证与阳气恢复的辨证关系，如341条：“伤寒，发热四日，厥反三日，复热四日，厥少热多者，其病当愈。”《伤寒论译释·辨厥阴病脉证并治》：“厥阴病热多于厥，为阳复阴退，阳能胜阴，故预断为其病愈。”仲景论正气与寒邪相较，寒邪不胜正气，正气足有力量驱邪于外。

【其病为进】病人的病证表现为加重。见厥阴寒证与阳气恢复的辨证关系，如342条：“伤寒，厥四日，热反三日，复厥五日，其病为进。”《伤寒内科论·辨厥阴病脉证并治》：“文中言‘厥四日，热反三日，复厥五日’者，以日数多少论寒热，借以说明正邪斗争的过程，即言厥以代邪，言热以代正。正不胜邪，其病为进，亦即‘寒（邪）多热（正）少，阳气退，故为进也’。”仲景所言日数，不是言真正的日数，而是以日数代正邪斗争过程中力量的对比。正如仲景所言：“厥四日，热反三日，复厥五日。”是论正邪斗争，以“四日”代邪气强而正气弱，以“三日”代正气相对不足。“四”与“三”相较，借以说明“阳气退”即正弱邪盛，正不胜邪，故病为进。

【其病在中焦】病人的病证表现特点在中焦。详见“病在中焦”项。

【其病在表】审病变证机主要在表。详见“病人脉浮者在前”项。

【其病在里】审病变证机主要在里。详见“病人脉浮者在前”项。

【其气乃行】病人阴阳之气得以布行。见阳虚寒厥血少证自我向愈者，如第十四30条：“阴阳相得，其气乃行，大气一转，其气乃散。”指出阴阳之气相依而并行，互根而互用。

【其气乃散】病人阴阳之气布散于周身。见阳虚寒厥血少证自我向愈者，如第十四30条：“阴阳相得，其气乃行，大气一转，其气乃散。”指出阴阳之气调和，而能布散于人体周身即上下内外。

【其气不和】病人气机不相调和。见三焦辨证，如第十一18条：“下焦竭，即遗溺失便，其气不和，不能自禁制，不须治，久则愈。”指出遗溺失便的证机是气机不相调和而逆乱。

【其气必冲】病人必有浊气上冲。见太阴脾虚寒证的基本脉证，如第十8条：“其气必冲，不冲者，心下则痞也。”其证机是太阴脾气虚弱，寒气侵袭，寒气与虚气相搏而阻结不通，清气不升而留结；治当温脾散寒，通调脾气。

【其气上冲】病人有浊气上冲，或言正气积力抗邪于外。详见“气上冲”项。

【其热不罢】病人邪热不能被解除。见阳复太过热化证，如332条：“后三日脉之而脉数，其热不罢者，此为热气有余，必发痈脓也。”指出病人正气恢复以抗邪，但正气恢复不可太过，太过则为邪热，邪热则易引起新的病证；治可用桃核承气汤与泻心汤加减。

【其热不潮】病证表现是发热而不是潮热。见表里兼证，如208条：“若汗多，微发热恶寒者，外未解也，其热不潮，未可与承气汤。”指出表里兼证，特言“其热不潮”，以揭示病不是以里证为主，治当从表证入手；若逆而治之，则会加剧病证。

【其热被劫不得去】病人邪热被水气所遏而不得散越。详见“热被劫不得去”项。

【其热续在者】病人发热病证仍在，或言正气仍能积力抗邪。见厥阴肝寒证与阳明胃寒证相兼，如332条：“后三日脉之，其热续在者，期之旦日夜半愈。”仲景言“热”者，以揭示正气能积力抗邪于外，标志正胜邪却。

【其身发黄】病人身体肌肤出现黄色。详见“身发黄”项。

【其身如虫行皮中状者】病人身体肌肤痒如虫行皮肤之内一样。详见“身如虫行皮中状”项。

【其身必重】病人一定有身体沉重。详见“身必重”项。

【其身重而少气】病人身体沉重与少气乏力并见。详见“身重而少气”项。

【其身肿】病人身体肿胀。详见“身肿”项。

【其身体重】病人身体沉重。详见“身体重”项。

【其身甲错】病人身体肌肤粗糙不荣。详见“身甲错”项。

【其腹如鼓】病人腹大如鼓状。详见“腹如鼓”项。

【其腹大】病人腹部胀大。详见“腹大”诸项。

【其腹必满】病人可能会出现腹满。详见“腹必满”项。

【其腹胀如水状】病人腹部胀大如同水气病状。详见“腹胀如水状”项。

【其后必吐脓血】服药后则会出现吐脓血。详见“吐脓血”其一项。

【其后发热者】病人经治疗后又出现发热。详见“发热”其十六项。

【其后必便血】病人因病证变化则会出现大便中有脓血。详见“便血”其三项。

【其外不解者】病人在表的太阳病证没有被解除。详见“外不解”其一项。

【其外有热】病人在外有发热症状。见阳明热郁证，如228条：“阳明病，下之，其外有热，手足温。”仲景所言“外有热”是症状而不是证机，其证机是阳明邪热不仅郁于内且攻冲于外。

【其证备】病人的病证表现基本都已具备。见太阳柔痉身体强证，如第二11条：“太阳病，其证备，身体强。”指出太阳柔痉身体强证的基本常见病证表现均已出现，其证机是太阳营卫素体阴津不足而又感受风寒侵袭，筋脉既不得阴津滋养，又被风寒所拘急。

【其证或未病而预见】病人的病证表现有时则会在未病之前而有预兆。见心肺阴虚内热证，如第三1条：“其证或未病而预见，或病四五日而出，或病二十日或一月微见者，各随证治之。”指出心肺阴虚证，因其病证表现错综复杂，证候表现各不一样，临证之际一定要因人因证而辨，以法而治，但最重要一点就是必须重视审明病人在病证表现未发作之前有预兆。

Q

【其证应内麻黄】病人的病证表现本当用麻黄。见寒饮郁肺水溢证，如第十二39条：“其证应内麻黄，以其人遂痹，故不内之。”指出临证用药，一定要因证机而异，以法用之，方可取得预期治疗效果。

【其证唇口干燥】病人病证表现有唇口干燥。详见“唇口干燥”项。

【其血必结】病人邪热必定与血相搏结。见热入血室证，如144条：“此为热入血室，其血必结，故使如疟状。”指出病变机制所在，即其证机是邪热乘机而传入并与血相搏结于血室。

【其血当下】病变证机是瘀血，其治应当使邪从下而去。见胞中血与水搏结证，如第二十二13条大黄甘遂汤用法中言：“其血当下。”指出下血是病邪从下而去，是病情向愈的标志，对此还当全面审证，勿有差错。

【其喉为痹】病人有咽喉红肿疼痛。详见“喉为痹”项。

【其喉不痹】病人没有咽喉红肿疼痛。详见“喉不痹”项。

【其疸难治】这样的疸证比较难以治疗。详见“难治”其十一项。

【其疸易治】这样的疸证比较容易治疗。详见“难治”其十一项。

【其面戴阳】病人面色红赤如妆。详见“面戴阳”项。

【其面目乍赤、乍黑、乍白】病人面目色泽时而发红，时而发黑，时而发白。详见“面目乍赤、乍黑、乍白”项。

【其面翕热如醉状】病人面部微微发热如同醉酒一样。详见“面翕热如醉状”项。

【其表不解】病人表证仍然没有被解除。详见“表不解”其二项。

【其表益虚】病人在表之气更虚。见太阳湿热痉证，如第二7条：“若发其汗者，寒湿相得，其表益虚，即恶寒甚。”其证机是因辨证失误，误用发汗方法治疗，导致在表之气更虚。

【其状何如】病人的病证表现有哪些？见结胸证、脏结证的基本脉证，如128条：“问曰：病有结胸，有脏结，其状何如？”提出问题，并暗示解决问题的核心，使人对辨证内容更加深入认识、了解与掌握。

【其状如肿】病人形体如同肿胀一样。见肺胀证，如第十四4条：“咳而喘，不渴者，此为脾胀，其状如肿，发汗即愈。”指出肺胀病证，其证机是水气充斥于外而溢于肌肤。

【其死亡者】死亡的人数。如仲景序：“建安纪年以来，犹未十稔，其死亡者，三分有二，伤寒十居其七。”

【其不能得小汗出】病人没有出现轻微汗出。详见“不能得小汗出”项。

【其脚即伸】病人小腿就可伸展自如。详见“脚即伸”项。

【其小便清者】病人小便清利。详见“小便清”项。

【其人叉手自冒心】病人两手交叉按捺心胸部位。详见“叉手自冒心”项。

【其痛必下】病人疼痛部位必定在胁下。见

少阳病证与阳明病证相兼，如 97 条：“脏腑相连，其痛必下，邪高痛下，故使呕也。”指出少阳胆病变部位，其证机是邪气郁滞，少阳胆气不通。

【其汗从腰以下不得汗】所以病人有汗而从腰以下则没有汗出。详见“汗从腰以下不得汗”项。

【其下利日数十行】病人 1 日腹泻可达 10 余次。详见“下利日数十行”项。

【其痞益甚】病人痞证则日益加重。见中虚湿热痞重证，如 158 条：“医见心下痞，谓病不尽，复下之，其痞益甚。”其证机是正气因误用下法而重伤，邪气乘机与正气相结而阻滞不通，治以甘草泻心汤。

【其色必黑】病人大便颜色必定发黑。详见“色必黑”项。

【其阳则绝】病人阳热极盛。见阳明虚热证，如 246 条：“脉浮而芤，浮为阳，芤为阴，浮芤相搏，胃气生热，其阳则绝。”指出阳明虚热证的证机所在及其主要矛盾方面。其阳热之邪之所以极盛，是因为阴不制阳所致。

【其脾为约】病变证机是脾约。详见“脾为约”项。

【其背恶寒者】病人有背部怕冷。详见“背恶寒”项。

【其目正圆者】病人目不转睛而似正圆状。详见“目正圆”项。

【其吸促】病人吸气急促。详见“吸促”项。

【其吸远】病人吸气浮浅。详见“吸远”项。

【其知者】若有治疗效果。如第十 19 条乌头桂枝汤用法中言：“其知者，如醉状，得吐者，为中病。”指出治疗疾病，取得治疗效果的一般指标及依据。

【其形如肿】病人形体如同肿胀一般。见支饮证的基本脉证，如第十二 2 条：“咳逆倚息，短气不得卧，其形如肿，谓之支饮。”其证机是饮邪充斥于肌肤而溢于外。

【其短气而渴】病人有气短不足以息及口渴。详见“短气而渴”项。

【其口多涎】病人口水比较多。详见“口多涎”项。

【其颈脉动】病人颈部动脉搏动比较明显。见风水证的典型脉证，如第十四 3 条：“视人之目窠上微拥，如蚕新卧起状，其颈脉动，时时咳，按其手足上。”其证机是水气内盛，壅遏血脉。

【其经自下】病人经血则会自然下行。见妇人水病血病的辨证要点，如第十四 20 条：“先病水，后经水断，名曰水分，此病易治。何以故？去水，其经自下。”指出治病必当求本而不当求标，同时又指出经血下行，则为疾病向愈的重要标志之一。

【其水扬溢】病变证机是水气充斥上下而泛溢。见水气病证，如第十四 21 条：“又与葶苈丸下水，当时如小差，食欲过度，肿复如前，胸胁苦痛，象若奔豚，其水扬溢，则浮咳喘逆。”指出水气病理的主要特征与病理演变特点。

【其喘自差】病人喘证可减轻或缓解。见水气病证，如第十四 21 条：“当先攻击冲气，令止，乃治咳，咳止，其喘自差。”指出治疗水气病证，若仅治标而从于症状表现，有时也可减轻病证表现，但其治最好还是要治病求本，以取得最佳疗效，同时也暗示在治病过程中若能适当治标也是必要的，最佳方法是标本兼治。

【其候心中热】病人证候表现是心中热。详见“心中热”项。

【其癥不去故也】这是病人癥块不去所引起的缘故。见妇人胞中癥病，如第二十 2 条：“下血者，后断三月衃也，所以血不止者，其癥不去故也，当下其癥。”指出病变证机主要矛盾方面，以及提示治疗方法与措施。

【其虽同病】病人虽然有相同的病证表现。见妇人杂病错综复杂证机，如第二十二 8 条：“其虽同病，脉各异源。”指出病证表现相同的病人，临证一定要审机确切，以法论治。

【其胎欲胀】妇人妊娠自觉胎儿愈益胀大。见妊娠宫寒证，如第二十 3 条：“妇人怀娠六七月，脉弦，发热，其胎欲胀，腹痛，恶寒者。”《张氏医通·妇人妊娠病》：“妊娠脉弦为虚寒，虚阳外散故发热，阴寒内逆故胎胀。”其证机是妊娠宫寒阳虚，阳虚不能温煦，宫寒则阴气充盛，宫中阳虚，阴寒之气充斥，经脉不和，浊气逆乱，阳虚阴盛居于胞宫则胎欲胀；治以附子汤，温阳散寒。

棋 qí 棋，即娱乐用品。如象棋、围棋等。如107条柴胡加龙骨牡蛎汤用法中言："内大黄，切如棋子，更煮一两沸，去滓。"

【棋子】像棋子大小一般。如107条柴胡加龙骨牡蛎汤用法中言："内大黄，切如棋子，更煮一两沸，去滓。"

【棋子大五六枚】如围棋子大小一样5~6个。如393条枳实栀子豉汤用法中言："若有宿食，内大黄，如博棋子大五六枚，服之愈。"

岂 qǐ 岂，即如何，怎样。如仲景序："自非才高识妙，岂能探其理致哉！"

【岂能探其理致哉】怎样才能够探明医学理论高深奥妙之处！如仲景序："自非才高识妙，岂能探其理致哉！"

企 qǐ 企，即踮着脚跟，引申为追求，期望。如仲景序："但竞逐荣势，企踵权豪。"

【企踵权豪】追求、渴望有权势的人。如仲景序："但竞逐荣势，企踵权豪。"

起 qǐ❶由躺而坐，或由坐而立。如67条："心下逆满，气上冲胸，起则头眩，脉沉紧。"❷开始。如第一12条："浸淫疮，从口起流向四肢者。"又如第八1条："此四部病，皆从惊发得之。师曰：奔豚病，从少腹起，上冲咽喉。"❸长出。如117条："烧针令其汗，针处被寒，核起而赤者，必发奔豚。"又如141条："其热被劫不得去，弥更益烦，肉上粟起。"❹恢复原貌。如第十四3条："其颈脉动，时时咳，按其手足上，陷而不起者，风水。"

【起则头眩】病人由躺而坐，或由坐而立则出现头晕目眩。见脾胃气虚水停证，如67条："心下逆满，气上冲胸，起则头眩，脉沉紧。"其证机是水气乘机而上凌于清阳，阳气为水气所遏，清阳失展。

【起即头眩】病人由躺而坐，或由坐而立就出现头晕目眩。见膀胱阳郁水气证，如第二十8条："妊娠，有水气，身重，小便不利，洒淅恶寒，起即头眩。"《医宗金鉴·妇人妊娠病》："内有水气，则小便不利，水盛阻遏阳气上升，故起则头眩也。"其证机是膀胱阳气内郁，气不化水，水气内攻外溢，肆虐上下；治以葵子茯苓散，利水通阳化气。

气 qì❶人体正气，与邪气相对而言，主要论述正气可抵抗外邪，保卫机体，与邪气相斗争。如97条："血弱气尽，腠理开，邪气因入，与正气相搏，结于胁下。"❷阴阳二气，如第十四30条："阴阳相得，其气乃行，大气一转，其气乃散。"❸人体脏腑组织器官的生理功能。如230条："上焦得通，津液得下，胃气因和，身濈然汗出而解。"❹阳气。如第六1条："但以脉自微涩，在寸口关上小紧，宜针引阳气，令脉和紧去则愈。"❺致病因素。如173条："伤寒，胸中有热，胃中有邪气。"又如第二18条："盖发其汗，汗大出者，但风气去，湿气在，是故不愈也。若治风湿者，发其汗，但微微似欲出汗者，风湿俱去也。"❻水气病理。如40条："伤寒表不解，心下有水气。"又如第十四3条："寸口脉沉滑者，中有水气，面目肿大，有热，名曰风水。"❼病理概念。如67条："心下逆满，气上冲胸，起则头眩。"❽肿胀。如第五10条："乌头汤方：治脚气疼痛，不可屈伸。"❾病证。气喘，气短。如第七6条："咳而上气，喉中有水鸡声。"❿面色。包括常色与病色。如第一3条："病人有气色见于面部。"⓫物质，阴血。如第十四30条："阳气不通即身冷，阴气不通即骨疼；阳前通则恶寒，阴前通则痹不仁。"⓬穴名。如第十一20条："尺中，积在气冲。"⓭矢气，放屁。如209条："汤入腹中，转矢气者，此有燥屎也，乃可攻之。"⓮方名：如大承气汤、小承气汤。⓯专指肾阴肾阳，如肾气丸中所言肾气。⓰特指脏腑之气，包括气血阴阳。如心气、脾气、肾气、胃气等。⓱邪热。如第十三2条："气盛则溲数，溲数即坚，坚数相搏，即为消渴。"

【气分】病在气分。

其一，阳虚寒厥血少证，如第十四30条："实则失气，虚则遗尿，名曰气分。"指出阳虚病证，其正气恢复贵在适中，太过则为邪实，实则气结于内而失气的升降出入作用。不及则正气不能行使固摄作用，若不能固摄膀胱，则变生遗尿证。"名曰气分"者，以揭示正气恢复太过与不及都有可能引起气的病证。

其二，阳虚饮结寒凝证，如第十四31条："气分，心下坚大如盘，边如旋杯，水饮所作。"《金匮要略心典·水气病》："气分即寒气乘阳之虚，而结于气者。”其证机是脾胃阳气虚弱，寒气内生，凝结中气，浊气梗阻；治以桂枝去芍药加麻黄附子细辛汤，壮阳宣气、解凝化饮。

【气上冲】或言病人自觉胸脘腹中有气上冲，或言正气能积力抗邪，邪气不得内传。见表里兼证，如15条：“太阳病，下之后，其气上冲者，可与桂枝汤，方用前法。”《注解伤寒论·太阳病脉证并治》：“若气上冲者，里不受邪，而气逆上与邪争也，则邪仍在表。”《伤寒来苏集·伤寒论注》：“气上冲者，阳气有余也，故外虽不解，亦不内陷。”仲景言“其气上冲者”，以揭示先用下法治里且正气不为伤，正气仍能抗邪于表，若能以法治其表，则表证可解。

【气上冲者加桂枝三分】病者自觉气逆乱于胸中，其治当加桂枝2.4g。见太阳表虚风水证，如第十四22条黄芪防己汤用法中言：“气上冲者，加桂枝三分。”其证机是寒水之气上逆，致浊气逆乱，上冲于胸或咽，治当用防己黄芪汤加桂枝，以化饮、温阳、平冲降逆。

【气上冲胸】气机逆乱于胸中的病理病证。

其一，脾胃气虚水停证，如67条：“心下逆满，气上冲胸，起则头眩，脉沉紧。”《伤寒内科论·辨太阳病脉证并治》：“辨脾胃气虚水停证，……水气变动不居而上攻，则气上冲胸。”其证机是脾胃气虚，气不化水而为水气，水气内虐而上逆；治当温阳健脾、利水降逆，以苓桂术甘汤。

其二，太阳刚痉口噤证，如第二12条：“太阳病，无汗而小便反少，气上冲胸，口噤不得语，欲作刚痉。”《伤寒论本旨·痉病脉证并治》：“是营卫三焦之气皆闭，外闭则内气不得转旋，而直上冲胸。”其证机是风寒之邪侵袭太阳，营卫之气为邪所遏，气机逆乱于胸中；治以葛根汤，解表舒筋、调和经气。

其三，肝热气逆证，如第八2条：“奔豚，气上冲胸，腹痛。”《经方辨治疑难杂病技巧·肝病证用方》：“肝血虚不制阳，阳化为热，热变而上冲，其气从少腹上冲必伴有热感。”其证机是邪热及肝，肝气逆乱而直冲于胸，胸中宗气被遏而不通；治以奔豚汤，养肝平冲、清热降气。

【气上冲咽】病者自觉浊气上冲咽喉。见水气病的证候特点，如第十四21条：“病者苦水，面目身体四肢皆肿，小便不利，脉之，不言水，反言胸中痛，气上冲咽，状如炙肉，当微咳喘，审如师言，其脉何类？”其证机是水气内停，阻遏气机，浊气不降而逆乱于咽喉。

【气上冲喉咽不得息】病者自觉气机逆乱且上冲喉咽而不得正常呼吸。见胸中痰实证，如166条：“病如桂枝证，头不痛，项不强，寸脉微浮，胸中痞硬，气上冲喉咽不得息者。”其证机是痰邪阻于胸中，壅滞胸中宗气，宗气为之而逆乱，上冲咽喉；治以瓜蒂散，涌吐胸中痰实。

【气上冲喉咽】病者自觉浊气逆乱而上冲于咽喉的病理。见阳虚水气痞证，如160条：“心下痞硬，胁下痛，气上冲喉咽，眩冒，经脉动惕者，久而成痿。”《伤寒溯源集·太阳下篇》：“气上冲喉咽而眩冒，阳虚而阴气上逆也。”《伤寒贯珠集·太阳篇下》：“气上冲喉咽，眩冒者，邪气搏饮，内聚而上逆也。”其证机是脾胃阳气虚弱，水不得阳气所化而为水气，水气内停而上冲于喉咽；治以理中丸与五苓散加减。

【气上冲心】气机逆乱而上冲撞于心的病理病证。详见“气上撞心”项。

【气上撞心】气机逆乱而上冲撞于心的病理病证。见厥阴肝热证，如326条：“厥阴之为病，消渴，气上撞心，心中疼热，饥而不欲食。”《伤寒论条辨·辨厥阴病脉证并治》：“气上撞心，心中疼热者，心属火，木火通气，肝气通于心也。”辨“气上撞心，心中疼热”，其含义有二，一是论厥阴肝热逆乱于胃，有胃脘疼痛而伴有发热表现，亦即古之言心者，今之所言胃也；一是论厥阴肝热逆乱于心，心气为肝热所遏而不通，有心中疼痛而伴有灼热，此两种情况于临床中均有可能出现。

【气从少腹上冲心】病者自觉有气从少（小）腹上冲于心胸。见肾寒气逆证，如117条，又如第八3条：“必发奔豚，气从少腹上冲心者。”《伤寒论本旨·汗吐下后并误治诸证》：“针处被寒，寒闭其经穴而核起，太阳之邪不得外泄，内遏肾脏水寒之气，必致上冲于心，如豚之奔突，以太阳经脉络肾，寒邪由表犯里也。”《伤寒溯源集·太阳上篇》：“盖奔豚者，肾脏阴寒之气上冲也。”其证机是肾为寒气所遏，寒气乘机而上乘，浊气与寒气相结而逆乱攻心。审病为肾寒气逆证，治当温阳平冲降逆，宜桂枝加桂汤。

【气从小腹上冲胸咽】病者自觉有气从少（小）腹上冲于胸咽。见寒饮郁肺气冲证，如第十二36条：“青龙汤下已，多唾口燥，寸脉沉，尺脉微，手足厥逆，气从小腹上冲胸咽，手足痹。”《经方辨治疑难杂病技巧·肺病证用方》：“此言气从小腹上冲胸咽，乃因肺寒有饮，肺降不及，导致下焦之气失肺气之降而奔波于上，病证虽起于小腹，但病机根源于肺。”其证机是寒饮郁肺，肺气不降，在下之气不得肺气肃降而逆乱于上；治当温肺化饮、平冲下气，以桂苓五味甘草汤。

【气痞】脾胃气机痞塞于中焦。见脾胃痞证，如151条：“脉浮而紧，而复下之，紧反入里，则作痞，按之自濡，但气痞耳。”《伤寒论条辨·辨太阳病脉证并治下》：“痞，言气隔不通而痞塞也。”其证机是脾胃之气，当升而不升，当降而不降，清浊之气壅滞于心下。

【气逆欲吐】胃气上逆而欲呕吐。见胃热津伤气逆证，如397条：“伤寒，解后，虚羸少气，气逆欲吐。”《伤寒论集注·辨阴阳易差后劳复脉证并治》：“虚热上炎，故气逆欲吐。”《伤寒内科论·辨阴阳易差后劳复脉证并治》：“余热复燃，扰乱胃降之职，则气逆欲吐。”其证机是阳明胃热，其邪热既伤津，又伤气，气伤而上逆；治当清热益气、生津和胃，以竹叶石膏汤。

【气色】面部色泽。见望面色主病，如第一3条：“病人有气色见于面部，愿闻其说。”《素问·脉要精微论》：“夫精明五色者，气之华也。”《灵枢·邪气脏腑病形篇》：“十二经脉，三百六十五络，其血气皆上注面而走空窍。”《四诊诀要·四诊抉微》：“夫气由脏发，色随气华。”《医宗金鉴·脏腑经络先后受病》：“气色见于面部，而知病之死生者，以五脏入鼻，藏于五脏，其精外荣于面也；色者，青赤黄白黑也；气者，五脏之光华也，气色相得者，有气有色，平人之色也。”论望面色主病，因五脏六腑之气，其血气皆上注而滋荣于面，故望面色可诊脏腑病证，色有五色，五脏主五色，色有主色及病色。主色为脏腑气血内盛而外荣；病色各有其主病特点，辨色主病，既要知其常，又要知其变。

【气盛则数溲】邪热内盛而迫津偏渗膀胱则小便次数多。见中焦消渴证，如第十三2条：“气盛则溲数，溲数即坚，坚数相搏，即为消渴。”《金匮要略心典·消渴小便利淋病》：“胃既坚硬，水入不能浸润，但从旁下转，而又为火气所迫而不留，故曰气盛则数溲。”其证机是邪热内盛而迫津偏渗膀胱则小便次数多。

【气强则为水】水气盛实则为水气病理病证。见太阳风水证基本病理特征，如第十四2条：“气强则为水，难以俯仰；风气相击，身体洪肿，汗出乃愈。”仲景于此主要论述水气盛实的病理特征与病证表现。

【气击不去】水气病理为下药所治而不能被祛除。见水气病证，如第十四21条：“医以为留饮而大下之，气击不去，其病不除。”指出水气病证，其治当针对证机而治，而不当仅用下法治疗水气病证，若治疗仅执于病证表现，而未能从证机而治，故用下法之后，则水气仍在而病证不除。

【气转膀胱】寒气侵袭于膀胱。见膀胱寒厥证，如第十四30条：“气转膀胱，营卫俱伤。”其证机是寒气内斥而外攻，阳气虚弱而不能外达。

【气利】胃气下泄气利证。见胃气下泄气利证，如第十七47条：“气利，诃梨勒散主之。”其审证要点是气从胃脘而直趋肛门，其证机是胃气虚弱，不能固摄中气而下泄；治以诃梨勒散。仲景辨气利证具有独特的辨证论治精神，切不可把气利证局限在下利而伴有矢气，认识仲景辨气利证具有广泛的辨证精神，法当全面理解。

【气街】穴名，即气街穴，亦即气冲穴之别名。《灵枢·卫气》：“胸有气街，腹有气街，头有气街，胫有气街。故气在头者，止之于脑；气在胸者，止之于膺与背腧；气在腹者，止之背腧与冲脉于脐左右之动脉者；气在胫者，止之于气街（冲）与承山、踝上以下。”见妇人杂病错综复杂证机，如第二十二8条：“下根气街，气冲急痛，膝胫疼烦，奄忽眩冒，状如厥癫。”详见“下根气街”项。

【气冲】穴名，即气冲穴，在腹股沟稍上方，当脐中下5寸，距前正中线2寸。见妇人杂病错综复杂证机，如第二十二8条：“下根气街，气冲急痛，膝胫疼烦，奄忽眩冒，状如厥癫。”详见“气冲急痛”项。

【气冲急痛】气冲穴部位急剧疼痛。见妇人杂病错综复杂证机，如第二十二8条：“下根气街，气冲急痛，膝胫疼烦，奄忽眩冒，状如厥癫。”其证机是寒气循经脉而客于气冲穴，寒凝而不通，则气冲穴部位出现急剧疼痛。

【气不和】下焦肾气不和证。见下焦虚证，如第十一18条：“下焦竭，即遗溺失便，其气不和，不能自禁制，不须治，久则愈。”其证机是肾气虚弱，或膀胱之气不足，或大肠之气失职，其气化、固摄之气不及而变生诸证；治当温补阳气，固摄于下。仲景同时又指出，下焦虚证，若积极治疗，病可向愈；若未经治疗，其正气若能积极恢复抗邪，假如邪不胜正，病亦可自愈。

【气不通】气机不通。详见“久按之气不通”“营气不通”“阴气不通即骨痛”“阳气不通则身冷”诸项。

【气短】气息短促不足一息。见脾胃虚寒证以气虚为主，如第六14条黄芪建中汤用法中言：“气短，胸满者，加生姜。”其证机是寒气充斥而逆乱，壅滞气机而不得运行；治以黄芪建中汤加大生姜用量，以散寒调理中气。

泣 qì❶无声或低声而哭。如仲景序：“幽潜重泉，徒为啼泣。”泣者，哭也。❷泪。如第十二11条：“膈上病痰，满喘咳吐，发则寒热，背痛，腰疼，目泣自出，其人振振身瞤剧，必有伏饮。”

器 qì❶用具的总称。如233条蜜煎导用法中言：“上一味，于铜器内，微火煎，当须凝如饴状，搅之勿令焦著，欲可丸。”又如第五13条防己地黄汤用法中言：“蒸之如斗米饭久，以铜器盛其汁，更绞地黄汁，和，分再服。”❷人体。如仲景序：“赍百年之寿命，持至贵之重器。”

千 qiān❶数目词。如65条苓桂术甘汤用法中言：“取水二斗，置大盆内，以杓扬之，水上有珠子五六千颗相逐，取用之。”❷表示多，约辞。如第二十二8条：“三十六病，千变万端。”

【千变万端】千变万化，或诸诸多多，或多不可胜数，或变化万千，或千变万化，提示疾病种类有诸多证型，其变化错综复杂。见妇人杂病错综复杂证机，如第二十二8条：“三十六病，千变万端。”仲景指出妇人病证有许多，变化多端，在临床中有同病异证，有同病同证，更有异病同证，对此一定要首辨阴阳，次辨虚实，牢牢记住，不可忽视。

【千般疢难】诸多不同种类的疾病，病因病理病证是错综复杂。见脏腑发病与致病因素，如第一2条：“千般疢难，不越三条。”指出诸多疾病，其病种种类虽不同，但其致病途径不越三大方面。千者，许许多多；般者，疾病种类；疢者，疾也，病也；难者，病之表现错综复杂。

铅 qiān 铅，药名，即铅丹，入柴胡加龙骨牡蛎汤中。

【铅丹】铅丹为铅的氧化物。

别名：黄丹，广丹，东丹，铅华。

性味：辛，微寒；有毒。

功用：清心和胆安神，拔毒生肌，杀虫止痒。

主治：虫证，疖，痈，疔，丹毒，惊悸，癫狂。

《神农本草经》曰：“主温疟，狂易，寒热，癥瘕积聚，瘿气，逐血，止痛，疗金疮”

入方：见柴胡加龙骨牡蛎汤。

用量：

用量		经方数量	经方名称
古代量	现代量		
一两半	4.5g	1方	柴胡加龙骨牡蛎汤

注意事项：不可久服，以免中毒。

化学成分：含四氧化三铅。

药理作用：能直接杀死细菌、寄生虫，并能抑制黏液分泌。

前 qián❶前次，前面。如12条桂枝汤用法中言：“若不汗，更服依前法。”❷上次。如386条理中丸用法中言：“渴欲得水者，加术足前成四两半；腹中痛者，加人参足前成四两半。”❸前阴。如381条：“伤寒，哕而腹满，视其前后，知何部不利，利之则愈。”❹寸部脉。如第一9条：“病人脉浮者在前，其病在表。”❺早晨，上午。如第一13条：“风中于前，寒中于暮，湿伤于下，雾伤于上。”❻前门牙齿。如第二25条：“洒洒然毛耸，手足逆冷，小有劳，身即热，口开，前板齿燥。”❼先。如335条：“厥者必发热，前热者，后必厥，厥深者，热亦深，厥微者，热亦微。”又如第十四20条：“经水前断，后病水，名曰血分。”❽前进，向前。如第十九1条：“病趺蹶，其人但能前，不能却，刺腨入二寸，此太阳经伤也。”

【前法】前次方药的服用方法。如12条桂枝汤用法中言：“若不汗，更服依前法。”

【前热者】先有发热。见热陷心包证，如335条：“厥者必发热，前热者，后必厥，厥深者，热亦深，厥微者，热亦微。”指出发热与厥证发生的先后关系，并提示其证机的主要矛盾是热。

【前板齿燥】前门牙牙齿干燥。见暑热气阴两伤证，如第二25条："洒洒然毛耸，手足逆冷，小有劳，身即热，口开，前板齿燥。"其证机是暑热伤津而津不得上承上滋；治当清热益气生津，以白虎加人参汤。

【前三物皆阴干百日】方中前三味药均应当在阴晾处百日，并使其干燥。如第十八6条王不留行散用法中言："前三物皆阴干百日。"

【前三月经水利时】在经水停止之前3个月经水还是通畅。见妇人胞中癥病。如第二十2条："妊娠六月动者，前三月经水利时，胎也。"指出妇子受孕之初3个月中可有经水通畅，对此要全面观察孕妇身体状况，以法判断经血是生理现象还是病理病证，且当与病理性出血相鉴别。

钱

qián❶计量单位，特指钱匕。如131条大陷胸丸用法中言："取如弹丸一枚，别捣甘遂一钱匕。"❷货币。如第十一11条："久久得之，腰以下冷痛，腹重如带五千钱。"

【钱匕】古代由铜或银或金制成的圆形货币，将其划分4份，每份为1钱匕。如131条大陷胸丸用法中言："取如弹丸一枚，别捣甘遂一钱匕。"

潜

qián❶暗中，引申为人体内部。如第十四8条："寸口脉浮而迟，浮脉则热，迟脉则潜，热潜相搏，名曰沉。"言"潜"者，以揭示证机在里不在表。❷隐藏，引申为地下。如仲景序："厥身已弊，神明消灭，变为异物，幽潜重泉。"

欠

qiàn❶身体稍稍向上移动。如第二十二6条："妇人脏躁，喜悲伤欲哭，象如神灵所作，数欠伸。"❷呵欠。如第十6条："夫中寒家，喜欠，其人清涕出，发热色和者，善嚏。"

【欠伸】身体稍稍向上移动而伸展。详见"数欠伸"项。

蜣

qiāng蜣，药名，即蜣螂，入鳖甲煎丸中。

【蜣螂】蜣螂为金龟科昆虫屎壳螂的干燥虫体。

别名：屎壳螂，推车虫，推粪虫，牛屎虫，铁甲将军。

性味：咸，寒。

功用：化瘀破积消癥。

主治：心胸脘腹疼痛，癥瘕积聚，心下坚硬，疟疾。

《神农本草经》曰："味咸寒，主小儿惊痫瘈疭，腹胀寒热，大人癫疾狂易。"

入方：见鳖甲煎丸。

用量：

用量		经方数量	经方名称
古代量	现代量		
二分	6g	1方	鳖甲煎丸

注意事项：孕妇慎用。

化学成分：含蜣螂毒素。

药理作用：对神经肌肉有麻痹作用，能使血压先降后升，能使呼吸幅度增大、频率加快，并对肠管及子宫有抑制作用，抑制心脏作用，抗肿瘤作用，抗病毒作用。

抢

qiǎng抢，即夺，攻，引申为逆乱。如第五9条："胸痹，心中痞，留气结在胸，胸满，胁下逆抢心。"

轺（翘）

qiáo"轺"与"连"并用，作为药名则通"翘"字，读"qiáo"音，即连轺；若不作药名则读"yáo"。

❶药名，如连轺（翘）。❷方名：如麻黄连轺（翘）赤小豆汤。

窍

qiào窍，即九窍，如口、眼、鼻、耳、前后二阴。如第一2条："四肢九窍，血脉相传，壅塞不通，为外皮肤所中也。"

切

qiē❶用刀从上往下割。如12条桂枝汤方中："生姜切，三两（9g）。"❷计量单位，即等份。如386条理中丸用法中言："以四物依两数切，用水八升，煮取三升，去滓。"❸诊脉。如第二十一7条："不大便，烦躁，发热，切脉微实，再倍发热，日晡时烦躁者。"❹剧烈。如第十10条："腹中寒气，雷鸣切痛，胸胁逆满，呕吐。"

qiè❺全部，所有的。如第五11条侯氏黑散用法中言："禁一切鱼肉，大蒜。"

【切八片】将方药切成八片。如61条附子干姜汤用法中言：“附子生用，去皮，切八片，一枚（5g）。”

【切如棋子】将大黄切如围棋子大小一样。如107条柴胡加龙骨牡蛎汤用法中言：“内大黄，切如棋子，更煮一两沸，去滓。”

【切三味】将大黄、黄连、黄芩切碎。如155条附子泻心汤用法中言：“切三味，以麻沸汤二升渍之，须臾，绞去滓，内附子汁，分温再服。”

【切痛】剧烈疼痛。详见“雷鸣切痛”项。

【切脉微实】诊脉略微接近于实脉。详见“脉微实”项。

且 qiě 且，即又。如389条：“既吐且利，小便复利，而大汗出，下利清谷。”

钦 qīn 钦，即恭敬。如仲景序：“降志屈节，钦望巫祝，告穷归天，束手受败。”

【钦望巫祝】恭敬、钦佩，追求、渴望祈祷求神的人能给人们带来美好的希望。如仲景序：“降志屈节，钦望巫祝，告穷归天，束手受败。”

芩 qín❶药名：如黄芩。❷方名：如黄芩汤。

禽 qín 禽，即鸟类的总称。如第一2条：“更能无犯王法、禽兽灾伤，房室勿令竭乏。”

【禽兽灾伤】禽类、兽类、自然灾害、致病因素等伤害。见脏腑发病与致病因素，如第一2条：“更能无犯王法、禽兽灾伤，房室勿令竭乏。”指出禽类、兽类、自然灾害都是致病因素。

秦 qín 秦，药名，如秦皮，入白头翁汤中。

【秦皮】秦皮为木樨科落叶乔木植物白蜡树或白蜡树的茎皮。

别名：岑皮，石檀，蜡树皮，秦白皮。

性味：苦、涩、寒。

功用：清热燥湿解毒，收涩止利止带，凉肝明目。

主治：下利或利下脓血，腹痛，里急后重，带下色黄，阴痒阴汗，目赤肿痛，目生翳膜。

《神农本草经》曰：“味酸微寒，无毒，主风寒湿痹，洗洗寒气，除热，目中青醫白膜，久服头不白，轻身。”

入方：见白头翁汤、白头翁加阿胶甘草汤。

用量：

用量		经方数量	经方名称
古代量	现代量		
三两	9g	1方	白头翁汤、白头翁加阿胶甘草汤

注意事项：虚寒痢者慎用。

化学成分：含秦皮苷（梣皮苷），白蜡树精，鞣质，苦味素，甘露醇，七叶灵，七叶亭，丁香苷，宿柱白蜡苷，七叶苷，莨菪亭，2，6-二甲氧基对苯酯，N-苯基-2-奈胺，香豆素化合物，酯性化合物。

药理作用：抗炎作用（抑制毛细血管通透性），抗菌作用（奈氏双球菌，甲型链球菌，卡他球菌，痢疾杆菌，大肠杆菌，伤寒杆菌，金黄色葡萄球菌），抗肿瘤作用（P_{388}癌细胞，鼻咽癌），收缩血管作用，升压作用，解除平滑肌痉挛（气管、回肠），镇咳作用，祛痰作用，平喘作用（松弛气管平滑肌），抗过敏作用，利尿作用（促进尿酸排泄），镇痛作用，抗惊厥作用。

勤 qín 勤，即勤奋，刻苦。如仲景序：“乃勤求古训，博采众方。”

【勤求古训】勤奋、刻苦钻研与探讨医学与药学理论及经验认识。如仲景序：“乃勤求古训，博采众方。”

青 qīng❶青色。《荀子·劝学》：“青，取之于蓝而青于蓝。”如321条：“自利清水，色纯青。”❷面色紫而似青。如第一3条：“色青为痛。”❸方名：如小青龙汤，大青龙汤是也。

【青龙汤下已】用小青龙汤宣降肺气，使饮邪从下而去。见寒饮郁肺气冲证，如第十二36条：“青龙汤下已。”仲景言“下”不是指泻下，而是指宣利水饮之邪，使水饮之邪从下而去。

清（圊） qīng❶澄清，与混浊相对。如56条：“其小便清者，知不在里，仍在表也。”❷雾露之气。如第一13条：“清邪居上，浊邪居下。”❸通“圊”，引申为大便。如363条：“下利，寸脉浮反浮数，尺中自涩者，必清脓血。”❹描绘饮食水谷不化。如317条：“少阴病，下利清谷，里寒外热。”❺通“青”，紫色。如320条：“少阴病，自利清水，色纯青。”❻登厕。如23条：“其人不呕，清便欲自可。”❼稀，澈。如第十6条：“夫中寒家，喜欠，其人清涕出，发热色和者，善嚏。”

【清便欲自可】登厕时大小便尚正常。见太阳病证，如23条：“其人不呕，清便欲自可。”认识与理解仲景言“清便欲自可”，主要在于揭示病变的主要矛盾在太阳，其治当从太阳，以使太阳病邪从外而解。

【清便自调】登厕时大小便正常。如91条，又如第一14条：“清便自调。”《伤寒贯珠集·太阳篇上》：“服后清便自调，里气已固。”指出辨肾阳虚弱证，经治疗之后，其大便由下利清谷而转为大便正常，提示里证已解。

【清谷】泻下有不消化的食物。见心肾虚寒失精证，如第六8条：“夫失精家，……脉极虚芤迟，为清谷，亡血，失精。”其证机是心肾阳气虚弱，水谷不得阳气腐熟，阳虚又不得固摄，则泻下有不消化食物。另详见“下利清谷”诸条。

【清血】大便或小便中带血。见肾或膀胱病证，如114条：“必清血，名为火邪。”仲景言“必清血”，以揭示在里为肾或膀胱病证，其证机是邪热下注而迫血，血不得内藏而外溢。

【清脓血】大便中有脓血。

其一，厥阴肝下利动血证，如363条，又如第十七32条：“下利，寸脉反浮数，尺中自涩者，必清脓血。”《伤寒大白·下利》：“热胜于血，故必圊脓血。”其证机是肝主藏血，邪热动肝，热迫血而灼腐以动血；治当清热止利，凉血止血。

其二，厥阴肝寒下利阳复太过证，如367条，又如第十七29条：“设不差，必清脓血，以有热故也。”《伤寒论译释·辨厥阴病脉证并治》：“下利而阳气恢复，固然是向愈的佳兆，但阳复太过，又往往因阳亢而致伤阴，热伤下焦血络，从而酿成便下脓血的变证。”指出厥阴阳气当复而不可太过，太过则为邪热，其邪热若灼伤脉络而下注，则为便脓血。

【清涕出】流清稀鼻涕。见太阴脾实寒证，如第十6条：“夫中寒家，喜欠，其人清涕出，发热色和者，善嚏。”其证机是太阴脾为寒气所袭，其寒气随经脉上行于肺，肺不得职司其窍；治当温脾散寒，以理中丸加丁香、柿蒂等。

【清邪居上】雾露之邪易袭人体上部，也有指风邪为清邪。见病因辨证，如第一13条：“清邪居上，浊邪居下。”《素问·太阴阳明论》：“故伤于风者，上先受之。”《医宗金鉴·脏腑经络先后受病》：“清邪居上，谓雾邪本乎天也。”《金匮要略心典·脏腑经络先后受病》：“清邪，风雾之邪。”认识与理解“清邪”，不可局限一端，切当全面识之。

【清浆水】使面制品加工发酵而成味酸性凉色白之水。如393条枳实栀子豉汤用法中言：“以清浆水七升，空煮取四升。”《伤寒准绳·辨阴阳易差后劳复病》：“浆水，气微温，味甘酸，无毒，即酸泔水也。或云煮粟米饮酿酸，主调中引气，宣和强力，通关开胃，解烦去睡。丹溪曰：浆水性凉善走，故解烦渴而化滞物。按：浆水能止渴，以其酸也。能化滞，以其米味之变化也，犹神曲、麦芽之消食，非性凉善走之谓。”《伤寒分经》：“一名酸浆水，炊粟米熟，投冷水中，浸至六日，味酸生花，色类浆，故名，若浸至败者害人。其性凉善走，能调中宣气，通关开胃，解烦渴，化滞物。”

【清酒】清酒即言饮用酒的半成熟品。《周礼·天官酒正》：“辨酒之物，一曰事酒，二曰昔酒，三曰清酒。”

入方：见炙甘草汤、当归四逆加吴茱萸生姜汤、鳖甲煎丸、胶艾汤。

【清酒一斛五斗】饮用酒的半成熟品1斛5斗（9000~12000mL）。如第四2条鳖甲煎丸用法中言：“取煅灶下灰一斗，清酒一斛五斗，浸灰，候酒尽一半。”

【清水】特指泻下臭秽难闻青色稀水。详见“自利清水”项。

【清冷】男子阳气阴精虚弱而寒冷（即精子活动率低下）。详见“精气清冷”项。

轻 qīng❶不重视。如仲景序：“若是轻生，彼何荣势之云哉？”❷证候不明显。如39条：“伤寒，脉浮缓，身不疼，但重，乍有轻时，无少阴证者。”又如第十四29条：“若身重，汗出已辄轻者，久久必身瞤。”

【轻生】没有认识到生命的重要性。如仲景序：“若是轻生，彼何荣势之云哉？”

【轻时】证候不明显的时候。详见“乍有轻时”项。

Q

顷 qǐng❶少许，片刻。如233条大猪胆汁方用法中言：“如一食顷，当大便出宿食恶物，甚效。”❷时间，工夫。如357条麻黄升麻汤用法中言：“相去如炊三斗米顷，令尽，汗出愈。”

请 qǐng 请，即求，愿。如仲景序：“余宿尚方术，请事斯语。”

【请事斯语】愿我奉行这样的话（行动）吧！如仲景序：“余宿尚方术，请事斯语。”

䓖 qióng❶药名，如芎䓖。❷方名：如芎䓖胶艾汤。

穷 qióng 穷，即达到极点。如仲景序：“告穷归天，束手受败。”详见“告穷归天”项。

秋 qiū 秋，即四季中的第三季。如第十六3条：“从秋至冬衄者，阳明。”

【秋冬瘥】疾病于秋冬季节相对处于缓解或向愈。见阴虚虚劳证，如第六6条：“劳之为病，其脉浮大，手足烦，春夏剧，秋冬瘥，阴寒精自出，酸削不能行。”《医宗金鉴·血痹虚劳病》：“秋冬阴也，阴虚得位自起，故瘥。”仲景辨“春夏剧，秋冬瘥”。主要提示辨阴虚虚劳证，其病证表现有其周期性、季节性，提示辨证不仅注意证候表现，还要重视四季变化对疾病的影响，只有全面认识与了解，才能抓住病变本质所在，以法论治。

求 qiú❶探索，研究。如仲景序：“乃勤求古训，博采众方。”《伤寒论文字考辨》：“求者，讲求也，犹好古敏以求之者也之求，初学或为求索之求，故今辨之。”❷责求，引申为治疗。如259条：“以为不可下也，于寒湿中求之。”求者，治也，疗也。

曲 qū❶弯，与“直”相反。如第十一6条：“肝死脏，浮之弱，按之如索不来，或曲如蛇行者，死。”❷药名：如曲。

【曲如蛇行】脉象形态如蛇行走屈曲身体一样不柔和。见肝病危证，如第十一6条：“肝死脏，浮之弱，按之如索不来，或曲如蛇行者，死。”《金匮要略直解·五脏风寒积聚病》：“若或有蛇行之状，蛇行者，曲折逶迤，此脉欲作弦而不能，故曲如蛇行，其死宜矣。”其证机是肝主疏泄气机血脉，肝病危证，肝气不能疏泄条达，血脉失和而按之如紧弦而无往来流利之感。

【曲】曲为面粉或其他药物混合后经发酵而成的加工品。

别名：神曲，六神曲。

性味：甘、辛，温。

功用：消食和胃。

主治：脘腹胀满或疼痛，嗳腐吞酸，恶心呕吐，厌食。

《本草纲目》曰：“消食下气，除痰逆霍乱泄痢胀满诸气。”

入方：见薯蓣丸。

用量：

用量		经方数量	经方名称
古代量	现代量		
十分	30g	1方	薯蓣丸

化学成分：含酵母菌，挥发油，苷类，脂肪油，维生素B，麦角固醇。

药理作用：促进消化，增进胃液分泌，增强肠胃蠕动。

屈 qū❶弯曲，不直。如175条：“风湿相搏，骨节疼烦，掣痛不得屈伸。”❷屈服，委屈。如仲景序：“降志屈节，钦望巫祝。”

【屈伸】人体关节筋脉一屈一伸。详见“不得屈伸”诸项。

【屈节】降低自己身份，谦恭顺和的样子。如仲景序：“降志屈节，钦望巫祝。”详见“降志屈节”项。

胠 qū 胠，即腋下。《素问·咳论》：“转侧两胠下满。”《说文》：“亦（古腋字）下也。”《广雅》：“胁也。”《辞源》注曰：“胠，亦胁也。”如第十1条：“趺阳脉微弦，法当腹满，不满者，必便难，两胠疼痛，此虚寒从下上也，当以温药服之。”详见“两胠疼痛”项。

趋 qū 趋，即向往，引申为在社会之中。如仲景序：“哀乎！趋世之士，驰竞浮华，不固根本。”

【趋世之士】在社会中有权势之士。如仲景序：“哀乎！趋世之士，驰竞浮华，不固根本。”

瞿 qú❶药名：如瞿麦。❷方名：如栝楼瞿麦丸。

【瞿麦】瞿麦为石竹科多年生草本植物麦和石竹的带花全草。

别名：巨麦，大菊，大兰，竹节草，南天竺草。

性味：苦，寒。

功用：利水化瘀，通络通经。

主治：小便不利，少腹拘急，癃闭，癥瘕积聚。

《神农本草经》曰："味苦寒，主关格，诸癃结，小便不通，出刺，决痈肿，明目去翳，破胎堕子，下闭血。"

入方：见栝楼瞿麦丸、鳖甲煎丸。

用量：

用量		经方数量	经方名称
古代量	现代量		
一两	3g	1方	栝楼瞿麦丸
三分	9g	1方	鳖甲煎丸

注意事项：孕妇慎用。

化学成分：含皂苷，石竹皂苷元，丝石竹酸，蓼黄素，生物碱，糖类，维生素A，水杨酸甲酯，丁香酚，苯乙酸，苯甲酸苄酯。

药理作用：利尿作用（增加氯化物的排泄），降压作用，抑制心脏作用，兴奋肠管作用，抗菌作用（大肠杆菌、伤寒杆菌、痢疾杆菌、绿脓杆菌、金黄色葡萄球菌）。

取 qǔ❶遭受。如第二21条："此病伤于汗出当风，或久伤取冷所致也。可与麻黄杏仁薏苡甘草汤。"❷治疗。如第二十二9条温经汤用法中言："兼取崩中去血，或月水来过多，及至期不来。"❸用。如12条桂枝汤用法中言："以水七升，微火煮取三升，去滓。"❹使。如12条桂枝汤用法中言："温服一升，覆取微似汗，不须啜粥，余如桂枝法将息及禁忌。"❺拿出。如65条茯苓桂枝大枣甘草汤用法中言："作甘烂水法，取水二斗，置大盆内，以杓扬之，水上有珠子五六千颗相逐，取用之。"❻辨清。如第九1条："师曰：夫脉当取太过不及，阳微阴弦，即胸痹而痛。"❼去除，减去。如第十八6条王不留行散用法中言："如风寒，桑根勿取之。前三物皆阴干百日。"

【取一钱匕】用1钱匕（1.5~1.8g）。如166条瓜蒂散用法中言："合治之，取一钱匕，以香豉一合，用热汤七合。"

【取一升五合】用1升5合（90~120mL）。如第三3条滑石代赭汤用法中言："后合和，重煎，取一升五合，分温服。"

【取一斗五升】用1斗5升（1000~1200g）。如第七9条泽漆汤方中："泽漆以东流水五斗，煮取一斗五升。"

【取二升】用2升（120~160mL）。如134条大陷胸汤用法中言："以水六升，先煮大黄，取二升，去滓。"

【取三指撮】用3指（即拇指、食指、中指）合拢拿取东西。如第五12条风引汤用法中言："以韦囊盛之，取三指撮，井花水三升，煮三沸。"

【取三升】用3升（180~240mL）。如12条桂枝汤用法中言："以水七升，微火煮取三升，去滓。"又如138条小陷胸汤用法中言："以水六升，先煮栝楼，取三升，去滓。"

【取四升】用4升（240~320mL）。如第九4条栝楼薤白半夏汤用法中言："取四升，温服一升，日三服。"

【取五升】用5升（300~400mL）。如163条桂枝人参汤用法中言："以水九升，先煮四味，取五升。"又如208条大承气汤用法中言："以水一斗，先煮二物，取五升，去滓，内大黄，更煮取二升，去滓。"

【取七合】用7合（42~56mL）。如125条抵当丸用法中言："以水一升，煮一丸，取七合，服之。"又如152条十枣汤用法中言："以水一升半，先煮大枣肥者十枚，取八合，去滓。"

【取八分一匕】将方中药粉分为八份，每份重量约1钱匕即1.5~1.8g。如第十九4条蜘蛛散用法中言："为散，取八分一匕，饮和服。"

【取八合】用8合（48~64mL）。如第二十一6条下瘀血汤用法中言："以酒一升，煎一丸，取八合，顿服之，新血下如豚肝。"

【取微似汗】使病人微微似有汗出。如14条桂枝加葛根汤或35条麻黄汤用法中言："温服一升，覆取微似汗，不须啜粥。"又如38条大青龙汤用法中言：“取微似汗，汗出多者，温粉粉之。”指出当汗出而不当大汗出，贵在适中。

【取微汗】使病人轻微出汗。如第二 11 条栝楼桂枝汤用法中言：“以水九升，煮取三升，分温三服，取微汗。”又如第十四 29 条桂枝加黄芪汤用法中言：“饮热稀粥一升余，以助药力，温服，取微汗。”

【取水二升】用水 2 升（120～160mL）。如 65 条茯苓桂枝大枣甘草汤用法中言：“作甘烂水法，取水二斗，置大盆内，以杓扬之，水上有珠子五六千颗相逐，取用之。”

【取用之】拿水用来煎煮药物。如 65 条茯苓桂枝大枣甘草汤用法中言：“作甘烂水法，取水二斗，置大盆内，以杓扬之，水上有珠子五六千颗相逐，取用之。”

【取如弹丸一枚】用药如弹丸 1 枚（约 3g）。如 131 条大陷胸丸用法中言：“取如弹丸一枚，别捣甘遂一钱匕。”

【取下为效】治疗以出现泻下为有效。如 131 条大陷胸丸用法中言：“一宿乃下，如不下，更服，取下为效，禁如药法。”

【取汁】用煎煮附子汤液。如 155 条附子泻心汤方中：“附子炮，去皮，破，别煮取汁，一枚（5g）。”

【取男子裩】用男子内裤近阴处部分。如 392 条烧裩散用法中言：“妇人病，取男子裩，烧，服。”

【取马通汁一升】用马通（桶）汁 1 升（60～80mL）。如第十六 14 条柏叶汤用法中言：“以水五升，取马通汁一升，合煮取一升。分温再服。”

【取方寸匕】用药方寸匕（6～9g）。如第十七 20 条半夏干姜散用法中言：“杵为散，取方寸匕，浆水一升半，煮取七合。”

【取鸡子黄一枚】用鸡蛋黄 1 个。如第十八 9 条排脓散用法中言：“杵为散，取鸡子黄一枚，以药散与鸡黄相等。”

【取崩中去血】能够治疗女子非在月经经行期而突然下血或月经过多不止。详见“崩中去血”项。

【取腊日猪脂熔】用农历十二月猪脂油熔化。如第二十二 23 条小儿疳虫蚀齿方用法中言：“末之，取腊日猪脂熔，以槐枝绵裹头四五枚，点药烙之。”

【取煅灶下灰一斗】用炉灶火燃烧木材或杂草干柴一类东西所剩下的灰 1 斗（180～300g）。如第四 2 条：“取煅灶下灰一斗，清酒一斛五斗，浸灰。”

去 qù❶除掉，减去。如桂枝去芍药汤。又如 12 条桂枝汤方中：“桂枝去皮，三两（9g）。”❷已过去。如 37 条：“太阳病，十日以去，脉浮细而嗜卧者，外已解也。”❸离开，解除。如 41 条：“服汤已，渴者，此寒去欲解也。”又如 269 条：“其人躁烦者，此为阳去入阴故也。”❹脱，脱衣。如 175 条：“汗出短气，小便不利，恶风，不欲去衣，或身微肿者，甘草附子汤主之。”❺离开。如 233 条蜜煎导用法中言：“以内谷道中，以手急抱，欲大便时乃去之。”❻去除，消失。如 287 条：“手足反温，脉紧反去者，为欲解也；虽烦，下利，必自愈。”❼持续。如 357 条麻黄升麻汤用法中言：“相去如炊三斗米顷，令尽，汗出愈。”❽治疗。如第十四 20 条：“去水，其经自下。”

【去皮】除掉桂枝的皮。如 12 条桂枝汤方中：“桂枝去皮，三两（9g）。”

【去上沫】除掉漂浮在水面上的药沫。如 14 条桂枝加葛根汤用法中言：“先煮葛根，减二升，去上沫，内诸药，煮取三升，去滓。”去上沫者，有利于取药物的醇和之性，避药物之燥性，从而使方药更好地发挥治疗作用。

【去滓】取药汁除去药渣。如 14 条桂枝加葛根汤用法中言：“先煮葛根，减二升，去上沫，内诸药，煮取三升，去滓。”

【去皮尖】除掉杏仁的皮与尖。如 18 条桂枝加厚朴杏仁汤方中：“杏仁去皮尖，五十枚（8.5g）。”

【去节】除掉麻黄节质部分。如 23 条桂枝麻黄各半汤方中：“麻黄去节，十六铢（2.1g）。”

【去白沫】除掉漂浮在水面上的白色药沫。如 31 条葛根汤用法中言：“先煮麻黄、葛根，减二升，去白沫，内诸药，煮取三升，去滓。”

【去半夏】减去半夏。如 40 条小青龙汤用法中言：“若渴，去半夏，加栝楼根三两。”又如 96 条小柴胡汤用法中言：“若胸中烦而不呕者，去半夏、人参，加栝楼实一枚；若渴，去半夏，加人参合前成四两半，栝楼根四两。”

【去麻黄】减去麻黄。如 40 条小青龙汤用法中言：“若微利，去麻黄，加荛花，如一鸡子，熬令赤色；若噎者，去麻黄，加附子一枚，炮；

若小便不利，少腹满者，去麻黄，加茯苓四两；若喘，去麻黄，加杏仁半升，去皮尖。”

【去黄芩】减去黄芩。如96条小柴胡汤用法中言：“若腹中痛者，去黄芩，加芍药三两；若胁下痞硬，去大枣，加牡蛎四两；若心下悸，小便不利者，去黄芩，加茯苓四两。”

【去人参】减去人参。如96条小柴胡汤用法中言：“若不渴，外有微热者，去人参，加桂枝三两，温覆微汗愈；若咳者，去人参、大枣、生姜，加五味子半升，干姜二两。”

【去大枣】减去大枣。如96条小柴胡汤用法中言：“若胁下痞硬，去大枣，加牡蛎四两。”

【去翅足】除掉虻虫翅与足。如124条抵当汤方中：“水蛭熬，虻虫去翅中，熬，各三十个（8g）。”

【去心】除掉麦冬中心木质部。如177条炙甘草汤方中：“麦门冬去心，半升（12g）。”

【去黄】去除鸡蛋黄。如312条苦酒汤用法中言：“鸡子去黄，内上苦酒，著鸡子壳中，一枚。”

【去茯苓】减去茯苓。如316条真武汤用法中言：“若小便利者，去茯苓。”

【去芍药】减去芍药。如316条真武汤用法中言：“若下利者，去芍药，加干姜二两；若呕者，去附子，加生姜足前成半斤。”又如317条通脉四逆汤用法中言：“咽痛者，去芍药，加桔梗一两；利止脉不出者，去桔梗，加人参二两。”

【去附子】减去附子。如316条真武汤用法中言：“若呕者，去附子，加生姜足前成半斤。”

【去葱】减去葱茎。如317条通脉四逆汤用法中言：“腹中痛者，去葱，加芍药二两。”

【去核】减去乌梅之内核。如338条乌梅丸用法中言：“以苦酒渍乌梅一宿，去核，蒸之五斗米下，饭熟捣成泥。”

【去术】减去白术。如384条理中丸用法中言：“若脐上筑者，肾气动也，去术，加桂四两；吐多者，去术，加生姜三两；……腹满者，去术，加附子一枚。服汤后，如食顷，饮热粥一升许，微自温，勿发揭示衣被。”

【去腥】减去蜀漆之腥味。如395条牡蛎泽泻散方中：“蜀漆暖水洗，去腥。”

【去咸】除掉海藻之咸味。如395条牡蛎泽泻散方中：“海藻洗去咸。”

【去芦】除掉黄芪毛芦。如第二22条防已黄芪汤方中：“黄芪去芦，一两一分（4.8g）。”

【去其水】除掉原来所用的水。如第三2条百合知母汤用法中言：“去其水，更以泉水二升，煎取一升，去滓。”

【去汗】除掉药中水分。如第三14条升麻鳖甲汤方中：“蜀椒炒，去汗，一两（3g）。”

【去毛】除掉石韦绒毛。如第四2条鳖甲煎丸方中：“石韦去毛，三分（9g）。”

【去枣】减去大枣。如第六14条黄芪建中汤用法中言：“腹满者，去枣，加茯苓一两半；及疗肺虚损不足，补气加半夏三两。”

【去水】治疗水气病证。如第十四20条：“去水，其经自下。”指出治疗水气病证的具体方法与措施。

趣

qù 趣，即向往，引申为趋向。如358条：“伤寒四五日，腹中痛，若转气下趣少腹者，此欲自利也。”

权

quán 权，权力，职责范围内支配与指挥的力量。如仲景序：“但竞逐荣势，企踵权豪。”

泉

quán ❶泉水。如第三2条百合知母汤用法中言：“去其水，更以泉水二升，煎取一升，去滓。”❷九泉，黄泉。如仲景序：“神明消灭，变为异物，幽潜重泉，徒为啼泣。”

【泉水】流动之水发源地。如第三2条百合知母汤用法中言：“去其水，更以泉水二升，煎取一升，去滓。”

【泉水二升】泉水2升（120~160mL）。如第三2条百合知母汤用法中言：“去其水，更以泉水二升，煎取一升，去滓。”

蜷

quán 蜷，即蜷卧。如288条：“少阴病，下利，若利自止，恶寒而蜷卧。”

【蜷卧】屈曲四肢而卧犹如一团状。详见“恶寒而蜷卧”项。

缺

quē 缺，即解剖部位，锁骨上方凹陷处。如第十二9条：“留饮者，胁下痛引缺盆，咳嗽则辄已。”

【缺盆】在胸上锁骨与肩甲骨之间凹陷处。如第十二9条：“留饮者，胁下痛引缺盆，咳嗽则辄已。”

鹊 què 鹊，人名，即扁鹊，如仲景序：“中世有长桑，扁鹊。”

阙 quē 阙，即皇宫门前两边的楼，引申为前额正中的两侧。如仲景序：“明堂阙庭，尽不见察，所谓窥管而已。”

却 què❶然后。如 24 条：“反烦不解者，先刺风池，风府，却与桂枝汤则愈。”❷反而。如 356 条：“却治其厥，不尔，水渍于胃，必作利也。”❸至，到，达。如 384 条：“本是霍乱，今是伤寒，却四五日，至阴经上。”❹后。如第十七 2 条：“先呕却渴者，此为欲解。先渴却呕者，为水停心下，此属饮家。”❺退。如第十九 1 条：“病趺蹶，其人但能前，不能却，刺腨入二寸，此太阳经伤也。”

【却与桂枝汤则愈】然后给予桂枝汤治疗则病向愈。见太阳中风重证，如 24 条：“反烦不解者，先刺风池，风府，却与桂枝汤则愈。”指出针药并用，有先后之别，先用针，后用药。

【却复发热汗出而解】然后又出现发热汗出则病解。详见“发热汗出而解”项。

【却治其厥】反而治疗其手足厥冷。见脾胃阳郁水气证，如 356 条：“却治其厥，不尔，水渍于胃，必作利也。”指出治疗一定要针对证机而治，不可因于病证表象而治，若以病证表象而治，则会引起其他变证。

【却四五日】到 4~5 日。见辨霍乱病证与太阴少阴厥阴病证及鉴别，如 384 条：“本是霍乱，今是伤寒，却四五日，至阴经上。”指出辨病程时间长短对预测疾病变化有一定的帮助。

【却一月加吐下者】到 1 个月反而又出现呕吐或下利。见妇人妊娠恶阻证，如第二十 1 条：“于法六十日当有此证，设有医治逆者，却一月加吐下者，则绝之。”指出女子在初孕之时，其胎气若逆乱于上或下则会出现呕吐与下利病证。

R

然 rán❶这，这样。如 46 条：“所以然者，阳气重故也，麻黄汤主之。”又如第一 12 条：“非为一病，百病皆然。”❷词尾，表示状态。如仲景序：“余每览越人入虢之诊，望齐侯之色，未尝不慨然叹其才秀也。”又如仲景序：“卒然逢邪风之气，婴非常之疾。”❸依次。如 93 条：“里未和，然后复下之。”❹可是。如 386 条理中丸用法中言：“腹中未热，益至三四丸，然不及汤。”

【然后复下之】依次再用下法治疗里证。见表里兼证，如 93 条：“里未和，然后复下之。”指出表里兼证的治疗大法要尽可能遵循先表后里。

【然不及汤】可是丸剂不如汤剂。如 386 条理中丸用法中言：“腹中未热，益至三四丸，然不及汤。”指出方药治病用丸剂与汤剂相比，汤剂作用明显大于丸剂，提示治病用方药剂型，且当因人因证而异。

【然诸病此者】这是因为诸多疾病都有此类病证表现。见水气病证的基本脉证，如第十四 4 条：“然诸病此者，渴而下利，小便数者，皆不可发汗。”指出诸多疾病在其病变过程有许多症状表现是一样的，辨证一定要辨清相同的症状则有其不同的证机，治疗疾病必须针对病变证机，才能达到治疗目的，否则，则易引起其他变化。

【然黄家所得】这是发黄病证所引起的缘故。见湿热发黄证，如第十五 8 条：“然黄家所得，从湿得之。”指出发黄证的原因，提示辨证应当审证求机。

荛 ráo 荛，即药名：如荛花，入小青龙汤加减中。

【荛花】荛花为瑞香科多年生草本植物荛花的花。

性味：辛、苦，寒。

功用：利水降逆。

主治：咳嗽，气喘，下利，小便不利。

《神农本草经》曰：“味苦寒，主伤寒温疟，下十二水，破积聚大坚癥瘕，荡涤肠胃，中留癖饮食，寒热邪气，利水道。”

入方：见小青龙汤加减。

用量：

用量		经方数量	经方名称
古代量	现代量		
如一鸡子	6g	1 方	小青龙汤加味

注意事项：孕妇慎用。

化学成分：暂缺。

R

药理作用：暂缺。

绕（遶）rào❶缠。如第二22条防己黄芪汤用法中言：“从腰下如冰，后坐被上，又以一被绕腰以下，温令微汗，差。”❷围绕，周围。如239条：“病人不大便五六日，绕脐痛，烦躁，发作有时，此有燥屎。”

【绕脐寒疝】肚脐周围因寒而致剧烈疼痛。见妇人杂病错综复杂证机，如第二十二8条：“在中盘结，绕脐寒疝。”其证机是阴寒之气相客于腹中或胞中，经气为寒气所凝而不通。

【绕脐痛】脐周疼痛。

其一，阳明热结重证，如239条：“病人不大便五六日，绕脐痛，烦躁，发作有时，此有燥屎。”《伤寒溯源集·阳明中篇》：“不大便五六日而绕脐痛者，燥屎在肠胃也。”其证机是邪热与肠中糟粕相搏而为燥屎，阻结而不通；治当攻下阳明热结。

其二，太阴脾虚寒证，如第十8条：“夫瘦人绕脐痛，必有风冷，谷气不行。”《金匮要略心典·腹满寒疝宿食病》：“瘦人脏虚气弱，风冷易入，入则谷气留滞不行，绕脐疼痛，有似里实，而实为虚冷，是宜温药以助脾之行者也。”其证机是太阴脾气虚弱，寒气侵袭，寒气与虚气相搏而阻结不通，清气不升而留结；治以温脾散寒，通调脾气。

其三，脾胃脘腹寒痛证，如第十17条：“寒疝，绕脐痛，若发则白汗出，手足厥冷。”《金匮要略方论本义·腹满寒疝宿食病》：“寒疝即成，伏于少腹，绕脐痛苦。”其证机是寒气凝结于脘腹，阳气被遏不能固护于外，气机上下阻滞而不通；治以大乌头煎，温中逐寒、通阳止痛。

热rè❶六淫邪气之一。如131条：“病发于阳而反下之，热入因作结胸。”❷八纲辨证之一。如141条：“寒实结胸，无热证者。”❸赤，红。如23条：“面色反有热色者，未欲解也。”❹症状表现之发热，或言体温升高之发热，或言病人自觉发热而体温正常。如第2条：“太阳病，发热，汗出，恶风，脉缓者。”❺温和。如30条：“夜半阳气还，两足当热，胫尚微拘急，重与芍药甘草汤。”

【热在皮肤】发热症状在皮肤，皮肤者，肌表营卫也。见寒热真假证，如11条：“病人身大热，反欲得衣者，热在皮肤，寒在骨髓也；身大寒，反不欲近衣者，寒在皮肤，热在骨髓也。”仲景集临床之验，提出辨寒热真假的最佳辨证方法，揭示辨寒热真假不能从现象入手，而要通过现象探求其本质，以解决疾病在其过程中出现某些自相矛盾的症状，求得寒热真假本质所在。病人自觉身体有明显发热，其是不是真正的热证，对此一定要审明证机所在，不可为假象所迷惑；若病人自觉身体有明显恶寒，其是不是真正寒证，对此尽可能审明病变证机所在，不为假寒所困惑，临证一定要审机确切。对此程应旄则有明确解注：“寒热之在皮肤者，属标属假；寒热之在骨髓者，属本属真，本真不可得见，而标假以惑我以形，故直从欲与不欲处断之，……情则无假。”仲景言“骨髓”者，以指内在脏腑；言“皮肤”者，以指在外肌肤营卫气血。

【热在骨髓】发热证机在脏腑、骨髓者，脏腑气血也。详见“热在皮肤”项。

【热在膀胱】邪热相结在膀胱。见少阴病证与膀胱病证相兼，如293条：“少阴病八九日，一身手足尽热者，以热在膀胱，必便血也。”《尚论篇·少阴经后篇》：“膀胱之血为少阴之热所逼，其出必趋二阴之窍，以阴主降故也。”《伤寒论本义·少阴前篇》：“肾为阴脏，属于下焦，与膀胱最为切近，肾热必旁注于膀胱，自然之理。”其证机是邪热侵袭膀胱，而致膀胱统摄无权；治重在理膀胱，次在调少阴，以黄连阿胶汤与猪苓汤加减，从而清热育阴、利水止血。

【热在上焦】邪热侵袭在上焦。见虚热肺痿证，如第七1条：“热在上焦者，因咳为肺痿，肺痿之病，何从得之？”又如第十一19条：“热在上焦者，因咳为肺痿。”《金匮要略心典·五脏风寒积聚病》：“热在上焦者，肺受之，肺喜清肃而恶烦热，肺热则咳，咳久则肺伤而痿也。”其证机是素体肺气不足，邪热乘虚而袭于肺，邪热与肺气相搏，肺气不得摄津、肃降而上逆；治可用麦门冬汤，以滋养肺胃、调和气机、降逆下气。

【热在中焦】邪热侵袭在中焦。见中焦热证，如第十一19条：“热在中焦者，则为坚。”《金匮要略心典·五脏风寒积聚病》：“热在中焦者，脾胃受之，脾胃者，所以化水谷而行阴阳者也。胃热则实而硬，脾热则燥而闷，皆为坚也。”其证机是邪热内结，阻滞不通，气机不畅，浊气内聚；治当泻热软坚润燥，以白虎汤与小承气汤加减。

【热在下焦】邪热侵袭在下焦。

其一，下焦瘀热证，如124条："以热在下焦，少腹当硬满，小便自利者，下血乃愈。"其证机是邪热与血相搏结于少腹，阻结而不通；治当泻热祛瘀，以抵当汤。

其二，下焦热证，如第十一19条："热在下焦者，则尿血，亦令淋秘不通。"《金匮要略心典·五脏风寒积聚病》："下焦有热者，大、小肠，膀胱受之。小肠为心之府，热则尿血。膀胱为肾之府，热则癃闷不通也。"指出下焦膀胱热证，若热灼脉络则尿血；若热壅热结则淋秘不通；其治可用桃核承气汤与猪苓汤加减，以清热祛瘀，利水通淋。

【热在里】瘀血与邪热相结在里的病理病证。详见"瘀热在里"诸项。

【热多】病人以热为主的证机。详见"厥少热多"项。

【热多寒少】病人发热证机大于恶寒证机。

其一，太阳病轻证，如23条："太阳病，得之八九日，如疟状，发热恶寒，热多寒少，其人不呕，清便欲自可。"仲景言"热多"代表正气大于邪气；"寒少"代表邪气不胜正气，即邪不胜正而欲去，病为向愈；其辨若是太阳伤寒轻证，以桂枝麻黄各半汤；若是太阳中风轻证，以桂枝二麻黄一汤。

其二，太阳温病证，如27条："太阳病，发热恶寒，热多寒少。"《伤寒内科论·辨太阳病脉证并治》："'热多'既寓太阳温病证尤重，又寓热重灼阴有口渴；'寒少'暗示太阳温病证之恶寒轻微，即微恶寒也。"仲景既言"发热恶寒"，又言"热多寒少"，尤其特言"热多"，以揭示病变证机是热，尤其发热症状明显；"寒少"，以揭示病为太阳温病证之微恶寒，即"寒少"，审其证机是太阳温病卫热营灼证，治宜桂枝二越婢一汤。本条言"热多寒少"与23条所言"热多寒少"所辨精神不尽一致，本条（27）所言是辨太阳温病证证机，而23条所言是辨正气抗邪的病理演变，提示辨证不能离开具体的辨证精神。

【热多欲饮水】邪热伤津而津不足上承则渴欲饮水。见湿热霍乱轻证，如386条："霍乱，头痛，发热，身疼痛，热多欲饮水者。"《伤寒论集注·霍乱病》："热多而渴欲饮水者，当主五苓散，助脾土之气，散精于上以滋热渴。"其证机是湿热肆虐中气，扰乱气机升降；治以五苓散，清热以分清浊，利水以止吐泻。

【热少】病以发热比较轻为主要病理病证。

其一，厥阴寒证与阳气恢复的辨证关系，详见"厥多热少"项。

其二，厥阴肝热厥逆证，如339条："伤寒，热少，微厥，指头寒，嘿嘿，不欲食，烦躁。"《伤寒内科论·辨厥阴病脉证并治》："辨厥阴肝热厥逆证，其邪热伏于内而不外达，则微热即热少；其阳气为邪热所遏而不外达则指头寒即微厥。"其证机是厥阴肝热，壅滞气机而不得升降，阳气郁滞而不能外达；治当疏肝清热、调理气机，以四逆散与乌梅丸加减。

【热劫不得出】邪热被寒水之气所遏而不得散越。劫者，遏也；"热劫"即热为寒水所遏。详见"益令热劫不得出"项。

【热结膀胱】邪热与血相结于膀胱。见膀胱瘀热证，如106条："太阳病不解，热结膀胱，其人如狂，血自下，下者愈。"《注解伤寒论·辨太阳病脉证并治》："热在膀胱，必与血相搏。"其证机是邪热与血相结而搏于少腹，少腹气机阻滞不通；治当活血化瘀，以桃核承气汤。

【热结在里】邪热相结在里。见阳明胃热津气两伤证，如168条："热结在里，表里俱热，时时恶风，大渴，舌上干燥而烦。"其证机是邪热不仅消灼阴津，而且还暗耗阳气，津不得滋荣上承，阳不得固护于肌表；治以白虎加人参汤，清热益气生津。

【热除】邪热已经解除。见厥阴寒证与阳气恢复的辨证关系，如342条："数日，小便利，色白者，此热除也。"指出厥阴肝热证，在其病变过程中，若其正气不断恢复，正气足有力驱邪于外，则病可向愈。

【热除而脉迟】太阳温病证解除而见脉迟。见热入血室证，如143条："妇人中风，发热恶寒，经水适来，得之七八日，热除而脉迟，身凉，胸胁下满。"《注解伤寒论·辨太阳病脉证并治法》："热除脉迟身凉者，邪气内陷而表证罢也。"其证机是温热之邪内传妇人血室，邪热与血相结而经脉不利，心主血而为热扰；治当清血室之热，并调理气机，以小柴胡汤或针刺期门。

【热除脉迟】太阳温病证解除而脉迟。详见

“热除而脉迟”项。

【热除必哕】治疗不从证机而从发热症状，则必定损伤胃气而引起哕逆。见脾胃寒湿发黄证，如第十五20条：“黄疸病，小便色不变，欲自利，腹满而喘，不可除热，热除必哕。”《金匮要略论注·黄疸病》：“误以为热而攻除之，则虚其胃而哕，哕由胃虚而气逆。”指出寒湿发黄证在病变过程中有时也会出现发热症状，但不可认为是邪热所致，而是正气与寒气相争之发热。如果辨证失误，误用清热的方药治疗，则会加剧病证，对此一定要审明误用清热方药后，是引起其他病证，还是加重病证，对此则当重新辨证。审哕逆证机有热有寒，热者以橘皮竹茹汤加减；寒者以理中丸或四逆汤加减。

【热入血室】邪热与血相结的病理病证。

其一，热入血室证，如143条，又如第二十二3条：“热除而脉迟，身凉，胸胁下满，如结胸状，谵语者，此为热入血室也。”复如144条，又第二十二1条：“七八日续得寒热，发作有时，经水适断者，此为热入血室，其血必结。”再如145条，又第二十二2条：“经水适来，昼日明了，暮则谵语，如见鬼状者，此为热入血室。”《注解伤寒论·辨太阳病脉证并治》：“因经水适来，血室空虚，至七八日邪气传里之时，更不入府，乘虚而入于血室，热除脉迟身凉者，邪气内陷而表证罢也。胸胁下满如结胸状，谵语者，热入血室而里实。”《伤寒论述义·辨太阳病脉证并治下》：“热入血室者，妇人月经，与邪相适，热乘子户是也。”指出妇人在经行期而患太阳病，病是太阳病，则当及时治疗太阳病，使病邪从外而解。但未能积极有效地治疗，导致太阳病邪乘血室之虚而侵入，出现热入血室证；治以小柴胡汤，清解血室之热，或用针刺期门穴。

其二，阳明出血证，如216条，又如第二十二4条：“阳明病，下血，谵语者，此为热入血室。”《医宗金鉴·伤寒论注》：“男子病伤寒，有下血谵语者，亦为热入血室。”《伤寒来苏集·伤寒论注》：“血室者，肝也，肝为藏血之脏，故称血室。……阳明热盛。侵及血室，血室不藏，溢出前阴，故男女俱有是证。”《伤寒论译释·辨阳明病脉证并治》：“阳明病，热入血室证，男女都有，当从热在血分理解，要与气分热实谵语作鉴别。”其证机是邪热迫及阳明而动血，血为热迫而逆行，热随血脉而攻心；治当针刺期门，以泻邪热。

【热入因作结胸】温热之邪传入而为结胸病证。见太阳病证与结胸证相兼，如131条：“病发于阳，而反下之，热入因作结胸。”指出在表是太阳温病证，其温热之邪因治疗不当而乘机传入于里，邪热与素体痰饮之邪相结而加重里疾以为结胸证。审结胸证，有热实结胸轻证重证之分，治疗有大陷胸汤与大陷胸丸及小陷胸汤等不同，临证皆当以法选用方药。

【热不罢】邪热留恋而不能解除。详见“其热不罢”项。

【热不去】身体发热症状不能解除。见厥阴阳虚阴盛厥逆证，如353条：“大汗出，热不去，内拘急。”《伤寒论条辨·辨厥阴病脉证并治》：“热不去，言邪不除也。”仲景曰“大汗出，热不去”，尤其是“热不去”以揭示病是表里兼证，表证仍在。审表证是太阳中风证，治以桂枝汤，待表证解除，再以法治其里。

【热则除】邪热已经被解除。见心肺阴虚夹湿证，如第三8条百合滑石散用法中言：“当微利者，止服，热则除。”指出以法选用方药治疗病证，则能达到消除邪热之目的。

【热则消谷】证机为邪热所致消谷引食。见脾寒胃热谷疸证，如第十五2条：“趺阳脉紧而数，数则为热，热则消谷，紧则为寒，食即为满。”其证机是脾寒有湿而不得升，胃热夹湿而主动，脾寒胃热则食而不消，清浊之气相互搏结而为谷疸，故出现食后腹满；治当清胃温脾利湿、温脾清胃，以理中丸与茵陈蒿汤加减。

【热色】面部反而有发热或发红。详见“面色反有热色”项。

【热甚】邪热比较重。见太阳温病与动血证相兼，如115条：“脉浮，热甚，而反灸之，此为实。”《注解伤寒论·辨太阳病脉证并治》：“热甚为表实。”仲景言“脉浮，热甚”，以揭示在表是太阳温病证，病以表证之发热为主，其治当疏散风热，以桂枝二越婢一汤加减。

【热被劫不得去】邪热被水气所郁遏而不得散越。见太阳温病证，如141条：“若灌之，其热被劫不得去，弥更益烦，肉上粟起。”指出治疗太阳温病证若用“冷水”，且未能恰到好处，其邪热不仅不能从外而解，反而还会被水气所郁遏，以此而变生他证，法当引以为戒。

【热证】邪热侵袭所引起的病证。详见“无

热证者”项。

【热粥】热粥一类食物。详见“进热粥一杯”“啜热粥发之”诸项。

【热稀粥】热稀粥一类食物。详见“啜热稀粥一升余”“饮热稀粥一升余”诸项。

【热状】邪热郁伏而不解。详见“翕翕如有热状”“如热状”项。

【热气有余】阳复之热且有太过。见阳复太过热化证，如332条：“后三日脉之而脉数，其热不罢者，此为热气有余，必发痈脓也。”指出寒证在其病变过程中，其阳气当复，而不当太过，太过则为有余，有余则为邪热。

【热反三日】正气与邪气相争的病理过程。见厥阴寒证与阳气恢复的辨证关系，如342条：“伤寒，厥四日，热反三日，复厥五日，其病为进。”《伤寒内科论·辨厥阴病脉证并治》：“以日数多少论寒热，借以说明正邪斗争的过程，即言厥以代邪，言热以代正。”仲景以“四日”代邪气强而正气弱，以“三日”代正气相对不足。“四”与“三”相较，借以说明“阳气退”即正弱邪盛，正不胜邪，故病为进。

【热亦五日】正气与邪气相争的病理过程。见厥阴邪热内伏与厥的辨证关系，如336条：“伤寒病，厥五日，热亦五日。”仲景所言日数，不是言具体的日数，而是以日数代正邪力量的对比及其正邪斗争的病理演变。

【热四日】正气与邪气相争的病理过程。详见“复热四日”项。

【热五日】正气与邪气相争的病理过程。详见“热亦五日”项。

【热利】邪热引起的下利。见肝热下利证，如371条，又如第十七43条：“热利，下重者。”《伤寒论今译·辨厥阴病脉证并治》：“热利，谓下利之属于热者，不必指身热，但脉、舌、腹候有热象者皆是。”其证机是邪热迫及厥阴肝，扰乱肝气而不得疏泄大肠，并下迫下注而灼伤脉络；治以白头翁汤，清热解毒、凉血止利。

【热实】实热病证。详见“结胸热实”项。

【热汤】滚沸的开水。见胸中痰实证，如166条瓜蒂散用法中言：“用热汤七合，煮作稀粥，去滓。”指出服用瓜蒂散，当以滚沸开水送下。

【热越】邪热向外攻斥。见阳明热证，如236条：“阳明病，发热，汗出者，此为热越，不能发黄也。”《伤寒贯珠集·阳明篇下》：“热越，热随汗而外越也，热越则邪不蓄而散，安能发黄哉!”指出湿热发黄的成因是湿与热相互搏结而成，二者缺一都不能演变为发黄证，此以举例的形式论述热不与湿相搏且向外透达，故不能出现发黄病证。

【热上冲胸】邪热上冲于心胸的病理病证。见肾中浊邪阴阳易证，如392条：“或引阴中拘挛，热上冲胸，头重不欲举，眼中生花。”其证机是浊热困扰肾气，肾气不得主持于内，浊热乘机而逆乱上下；治以烧裈散，导邪下行。

【热而少气烦冤】邪热所致少气而烦热、情志抑郁。见疟病热证的证机，如第四3条：“阴气孤绝，阳气独发，则热而少气烦冤，手足热而欲呕，名曰瘅疟。”《金匮要略心典·疟病》：“夫阴气虚者，阳气必发，发则足以伤气而耗神，故少气烦冤也。”其证机是邪热消灼阴津，阻遏阳气，气机逆乱而失和；治当清热透邪，以白虎加桂枝汤或与小柴胡汤加减。

【热过于荣】邪热侵袭营血的病理病证。见肺痈证的病理，如第七2条：“风中于卫，呼气不入，热过于荣，吸而不出，风伤皮毛，热伤血脉，风舍于肺。”其证机是邪热与血相搏，肺气不利。荣者，血也，邪热在血。

【热伤血脉】邪热伤及血脉。见肺痈证的病理，如第七2条：“风伤皮毛，热伤血脉，风舍于肺，其人则咳。”其证机是邪热侵袭肺之血脉，热与血相搏的病理病证。

【热自发】正与邪在其疾病演变过程中，则会出现发热病证。见太阳中风证，如12条：“太阳中风，阳浮而阴弱，阳浮者，热自发。”其证机是营卫之气与风寒之邪相争则发热。

【热之所过】此由邪热侵袭所引起的病证。见肺痈证的病理，如第七2条：“热之所过，血为之凝滞，蓄结痈脓，吐如米粥，始萌可救，脓成则死。”《医门法律·肺痿肺痈咳嗽上气病》：“若夫热过于营，即随吸气深入不出，而伤及血脉矣。”其证机是邪热太过而致肺痈的病理病证。

【热潜相搏】邪热与水气相结证机。见水气热证的证机，如第十四8条：“寸口脉浮而迟，浮脉则热，迟脉则潜，热潜相搏，名曰沉。”《金匮要略心典·水气病》：“热而潜，则热有内伏之势，而无外发之机矣，故曰沉。”仲景言“潜”者，当指热潜伏于水气之中；审“热潜相搏”，即指邪热与水气相搏。

【热止相搏】邪热与水气深深相结于内且留止不去。见水气热证的证机，如第十四8条："趺阳脉浮而数，浮脉即热，数脉即止，热止相搏，名曰伏。"《金匮要略心典·水气病》："热而止，则热有留滞之象。"仲景言"止"，当指热与水气相结且留止不去；"热止相搏"，即指邪热与水气深结于内且留止不去。

【热流膀胱】邪热浸淫于膀胱。见脾胃寒湿膀胱郁热谷疸证，如第十五2条："浊气下流，小便不通，阴被其寒，热流膀胱，身体尽黄，名曰谷疸。"其证机是寒湿浸淫脾胃而壅滞气机升降，饮食不消则浊气填塞，若膀胱阳郁，久而不去则为热，热与湿合而为湿热，湿热肆虐内外；治当温阳散寒祛湿，清热利湿。

【热者为有脓】痈处发热则大多为痈脓。见疮痈成脓证的审证要点，如第十八2条："诸痈肿，欲知有脓无脓，以手掩肿上，热者为有脓，不热者为无脓。"《金匮要略直解·疮痈肠痈浸淫病》："大热不止，热胜则肉腐，腐则为脓，故知热聚者则作脓。"其证机是热与气血肌肤相结而壅阻，热盛则肉腐，肉腐则为脓；治当清热透脓，消肿溃痈。

人 rén❶人类。如仲景序："夫天布五行，以运万类，人禀五常，以有五脏。"❷病人，患者。如第十21条："人病有宿食，何以别之？师曰：寸口脉浮而大，按之反涩，尺中亦微而涩，故知有宿食，大承气汤主之。"❸别人，他人。如仲景序："进不得爱人知人，退不能爱人知己。"❹通"仁"字。如杏人。❺药名：如人参。❻诊脉部位，或穴名。如人迎。

【人迎】诊脉部位之一，又称人迎脉。即结喉旁两侧颈总动脉搏动处。《灵枢·寒热篇》："颈侧之动脉人迎，人迎，足阳明也，在婴筋之前。"又有指寸口脉。《脉经》："左为人迎，右为气口。"气口者，寸关尺脉也。如仲景序："人迎、趺阳，三部不参。"指出诊脉对辨别证机所在最为重要，切要脉证相互参合，则确得病变本质所在。

【人禀五常】人类禀受五行（即自然界万物）而生长。

其一，仲景序："夫天布五行，以运万类，人禀五常，以有五脏。"指出人生活在自然之中，必借五行（自然界万物）变化而生生不息。

其二，脏腑发病与致病因素，如第一2条："夫人禀五常，因风气而生长，风气虽能生万物，亦能害万物，如水能行舟，亦能覆舟。"指出自然界万物既是人生存的必备条件，又是引起人发病的致病因素，对此一定要加以利用、战胜、改造与顺应自然界万物，不可违背自然界万物。

【人即安和】人体脏腑之气协调一致即安和健康。见脏腑发病与致病因素，如第一13条："若五脏元真通畅，人即安和。"指出人体脏腑之气，必须相互协调一致，阴平阳秘，使邪气无可乘之机，人则健康无病。

【人能养慎】人能够恪守养生之道。见脏腑发病与致病因素，如第一13条："若人能养慎，不令邪风干忤经络。"指出人之养生，一方面要注意调养情志，固摄精气内守；而另一方面则要适应自然环境，因自然之变化与人体阴阳之调节是相互一致，如此养生则可避免病邪乘机侵入人体。

【人年五六十】人的年龄已过50~60岁。见虚劳夹痰证的基本脉证，如第六19条："人年五六十，其病脉大者。"指出人的年龄已过50~60岁，应当重视调护摄养，否则，则易引起疾病。

【人又有六微】人既有五脏，又有六腑。见病因辨证，如第一13条："人又有六微，微有十八病。"仲景所言"人又有六微"，六微当指六腑，六腑中每一腑病也有五劳六极七伤即"十八"种病证病因，故合为108种病证病因。

【人病有宿食】病人所患病证是宿食。详见"宿食"其六项。

【人强与谷】初愈病人勉强过多饮食。见任何病证差后皆当注意饮食调节，如398条："病人脉已解，而日暮微烦，以病新差，人强与谷，脾胃气尚弱，不能消谷，故令微烦，损谷则愈。"《伤寒内科论·辨阴阳易差后劳复病》："若脾胃气尚弱，消化力差，若再强行进食数量，或进粗硬食物，致食物积聚而生热。"由于脾胃为后天之本，任何疾病在其病变过程中，均可影响到脾胃，导致脾胃运化、受纳功能失常，对此若稍有饮食不当，即可引起脾胃不适等。揭示脾胃之气尚未趋于正常，饮食调节稍有偏多，即会影响脾胃之气恢复，对此一定要引起高度重视。

【人尿】健康人的小便，一般以10岁以下儿童的小便为佳，未满周岁的最佳。

别名：童便。

性味：咸，寒。

功用：滋阴润燥，活血化瘀。

主治：心烦，心痛，语言謇涩，痛经，产后恶露不下。

《本草经疏》曰："除劳热骨蒸，咳嗽吐血，及妇人产后血晕闷绝之圣药。"

入方：见白通加猪胆汁汤。

用量：

用量		经方数量	经方名称
古代量	现代量		
仲景未言用量		1方	白通加猪胆汁汤用法

注意事项：虚寒者慎用。

化学成分：含尿素，硫酸，磷酸，尿酸，肌酐，氨，马尿酸，酚类，草酸，尿蓝母，叶酸，激素（17-酮甾类、17-氧皮质甾酮、雌激素、促性腺激素），维生素 B_1、维生素 B_2、维生素 B_6、维生素C，氧化钠，微量元素（钾、钙、镁等）。

药理作用：抗炎作用，改善微循环作用。

【人参】人参为五加科多年生草本植物人参的根。野生者名野参，人工培植者称园参。

别名：白参，红参，野山参，吉林参，别直参，人衔，鬼盖，神草，人微，土精，血参。

性味：甘、微苦，微温。

功用：益气生津，安神定魂，固胎摄血。

主治：面色不荣或萎黄，语言低微，气短乏力，饮食不佳，呼吸微弱，四肢无力，大便溏薄，失眠多梦，健忘，心悸怔忡，精神不振。

《神农本草经》曰："味甘微寒（"微寒"应为"温"），主补五脏，安精神，定魂魄，止惊悸，除邪气，明目，开心，益智。久服轻身延年。"

入方：见炙甘草汤、理中丸（人参汤）、麦门冬汤、泽漆汤、侯氏黑散、桂枝人参汤、大建中汤、大半夏汤、竹叶汤、半夏泻心汤、生姜泻心汤、甘草泻心汤、黄连汤、干姜黄连黄芩人参汤、旋覆代赭汤、橘皮竹茹汤、厚朴生姜半夏甘草人参汤、吴茱萸汤、白虎加人参汤、竹叶石膏汤、小柴胡汤、柴胡加芒硝汤、柴胡桂枝汤、柴胡加龙骨牡蛎汤、茯苓四逆汤、附子汤、四逆加人参汤、桂枝新加汤、薯蓣丸、干姜人参半夏丸、木防己汤、木防己去石膏加茯苓芒硝汤、温经汤、鳖甲煎丸，通脉四逆汤加减。

用量：

剂型	不同用量	古代量	现代量	代表方名
汤剂	最小用量	一两	3g	茯苓四逆汤
	最大用量	四两	15g	木防己汤
	通常用量	三两	9g	桂枝人参汤
	次于通常用量	二两	6g	炙甘草汤
散剂		三分	9g	侯氏黑散
丸剂（分）	最小用量	一分	3g	鳖甲煎丸
	最大用量	七分	21g	薯蓣丸
丸剂（两）		四两	18g	乌梅丸

注意事项：有人认为人参反藜芦，因其论述不切合临床实际，所以不能作为临床参考依据；在临床中应用人参配藜芦辨治诸多杂病具有良好的治疗效果，如藜芦人参汤等；人参畏五灵脂的理论应该是相畏相助相成；邪实者慎用。

化学成分：含人参皂苷，丙二酰基人参皂苷，三七皂苷，西洋参皂苷，人参二醇类，人参三醇类，齐墩果酸，葡萄糖基，阿拉伯糖基，鼠李糖基，吡喃糖基，呋喃糖基，丙二酰基，葡萄糖醛基，腺苷环化酶，L-天冬酰氨酸，酚酶，精氨酸脱羧酶，鸟氨酸脱羧酶，β-淀粉酶，β-苷酶，转化酶，过氧化物同Ⅰ酶，氨基酸（丝氨酸、丙氨酸、组氨酸、苏氨酸、缬氨酸、蛋氨酸、异亮氨酸、亮氨酸、苯丙氨酸、赖氨酸、天门冬氨酸、谷氨酸、甘氨酸、半胱氨酸、酪氨酸、精氨酸、脯氨酸、三七氨酸、γ-氨基丁酸），葡萄糖，果糖，阿拉伯糖，木糖，蔗糖，麦芽糖，鼠李糖，人参三糖A，人参三糖B，人参三糖C，人参三糖D，人参果胶（半乳糖醛酸、半乳糖），蛋白质，淀粉，多肽，人参多糖，水杨酸，香草酸，延胡索酸，琥珀酸，马来酸，苹果酸，枸橼酸，酒石酸，硬脂酸，油酸，亚油酸，亚麻酸，棕榈油酸，β-N-草酰基-L-α，β-二氨基丙酸，生物碱（Na-甲酰哈尔满、β-咔啉-1-羧酸酯），萜类（α-人参萜、β-人参萜等），苯丙素类，炔类（人参炔醇、人参醚醇、人参炔二醇、人参炔三醇、10-乙酰基-人参炔三醇），脂类（粗脂质化合物，中性脂类，糖脂类化合物，三酰甘油，甾醇酯类，磷脂类化合物，溶血磷脂酰胆碱，神经鞘磷脂，磷脂酰胆碱，磷脂酰肌醇，磷脂酰丝氨酸，磷脂酰乙醇胺，磷脂酰甘油，双磷脂酰甘油，磷脂酸，甘油半乳糖酯类化合物，甾醇葡萄糖脂肪酸脂类化合物，三棕榈酸甘油酯，三亚油酸甘油酯，α、γ-二棕榈酸甘油酸)，β-谷甾醇，β-谷甾醇葡萄糖苷，豆甾醇，菜油甾醇，艾里莫酚烯，β-古云烯，γ-石竹烯，β-石竹烯，β-绿叶烯，（E）-β-金合欢烯，β-没药烯，β-愈创烯，γ-榄香烯，α-榄香烯，β-榄香烯，α-古云烯，Z-β-金合欢烯，（3Z、6E）-α-金合欢烯，蛇麻烯，(3Z、6Z）-α-金合欢烯，α-香木兰烯，橄榄烯，γ-荜橙茄烯，(+)-香木兰烯，α-杜松烯，α-绿叶烯，α-檀香烯，α-荜橙茄烯，β-檀香烯，二十二碳二烯酸，十六酸乙酯，十六酸，香树烯，1，8-二甲基-，(1-甲基乙烯基）-1，2，3，4，5，6，7，8-八氢-3a-八氢萘，1，4，9，9-四甲基1，2，3，4，5，6，7，8-八氢-4，7-亚甲基薁，别香树烯，1，9，9-三甲基-4-甲烯基-八氢-3a，广藿香醇，1，3-二异基苯，1，1，7，7a-四甲基-1a，2，4，5，6，7，8，8a-八氢萘，1，1，4，7-四甲基十氢-环丙烷（e）薁醇，2，2，4，8-四甲基-十氢-4，8-亚甲基薁醇-4，十九烷，棕榈酸甲酯，邻苯二甲酸二丁酯，维生素 B_1、维生素 B_2、维生素 C，烟酸，烟酰胺，胆碱，胆胺，精胺，核苷，水杨酰胺，二十九烷，麦芽醇，3-O-β-D-葡萄糖苷，2-氧丙基-α-D-吡喃葡萄糖苷，麦芽醇-α-吡喃葡萄糖苷，多酚基化合物，田七素，焦谷氨酸，腺苷，微量元素（钠、钾、钙、镁、铁、铝、硅、钡、锶、锰、钛、硫、磷、氯、铷、钪、钴、镧、铯、钇、铬、矾、锗、钼、镉、锡、硼、镍、锆、铅、砷等)。

R

药理作用：对中枢神经机能所处状态呈双向调节作用，增强记忆力（兴奋中枢神经系统，对蛋白质、RNA、DNA 的合成起促进作用)，对外周自主神经系统具有双向调节作用，增强脑活动，兴奋子宫，降血糖作用，抑制脂肪肝和高脂血症，增加肾上腺细胞内 cAMP 含量，抗利尿作用，提高机体免疫功能，抗突变作用，抗肿瘤作用，对心室肌收缩所处状态呈双向调节作用，增强心肌细胞抗病毒作用，对心血管功能所处状态呈双向调节作用，保护和刺激骨髓的造血功能，保护红细胞作用，清除超氧化物阴离子自由基和氢氧自由基功能，保护胃黏膜作用，拮抗胃黏膜血流障碍，抑制胃溃疡，止血作用（增加血小板数目)，保肝作用，抗应激作用，增加对非特异性刺激的抵抗能力，拮抗外周血白细胞 DNA 损伤，增加分泌催乳素，改善缺血脑组织，解热作用，催眠作用，镇痛作用，镇静作用，抗惊厥作用，抗组织缺血缺氧作用，抗辐射作用，增加冠脉血流量，抗菌作用（福氏痢疾杆菌，变种福氏痢疾杆菌，Ⅰ型、乙型溶血性链球菌，产紫青真菌，金黄色葡萄球菌，大肠埃希杆菌，炭疽杆菌，产黄青真菌，黑色曲真菌，肺炎球菌等)，抗寄生虫作用，抗炎作用。

【人参汤】详见“理中丸”项。

仁

rén❶味觉，感觉。如 219 条：“三阳合病，腹满，身重，难以转侧，口不仁，面垢。”又如第五 2 条：“邪在于络，肌肤不仁；邪在于经，即重不胜。”❷舒服。如第五 16 条：“治脚气上入，少腹不仁。”又如第六 2 条：“寸口关上微，尺中小紧，外证身体不仁。”复如第十 9 条：“寒疝，腹中痛，逆冷，手足不仁，若身疼痛。”❸药名：如桃仁。❹方名：如麻子仁丸。

刃

rèn 刃，即刀枪等锋利部分。如第一 2 条：“房室、金刃、虫兽所伤。”

饪

rèn 饪，即烹饪，引申为饭菜。如第一 13 条：“槃饪之邪，从口入者，宿食也。”

妊

rèn 妊，即怀孕。《广雅释言》：“妊，娠也。”如第二十 5 条：“妇人怀妊，腹中疠痛，当归芍药散主之。”

【妊娠】妇人怀孕。妊者，娠也；娠者，妊也，此为同义词复用。见妊娠恶阻证，如第二十 1 条：“师曰：妇人得平脉，阴脉小弱，其人渴，不能食，无寒热，名妊娠。”妇人妊娠，因素体体质而异，可能会出现妊娠病证，但不一定所有妊娠者都会出现。同时还要知道妊娠病变证机有多种，辨证必须结合具体病情而异。

【妊娠下血】女子怀孕后有前阴下血。见冲任虚弱血虚证，如第二十 4 条：“有妊娠下血者。”其证机是血虚不得滋养，气不得固摄而下溢；治当补益冲任、和调气血，以胶艾汤。

【妊娠腹中痛】女子在怀孕期间出现腹中疼痛。详见“腹中痛”其十三项。

【妊娠呕吐不止】妇人妊娠有呕吐不止。详见“呕吐不止”项。

【妊娠小便难】妊娠期间有小便困难或不利。详见“小便难”其十项。

【妊娠有水气】妇人妊娠有水气病理病证。见膀胱阳郁水气证，如第二十 8 条：“妊娠有水气，身重，小便不利，洒淅恶寒，起即头眩。”《医宗金鉴·妇人妊娠病》：“妊娠外有水气，则浮肿。”其证机是膀胱阳气内郁，气不化水，水气内攻外溢，肆虐上下；治以葵子茯苓散，利水通阳化气。

【妊娠常服即易产】妊娠血虚有热证应当经常服用当归散，则有助于胎儿足月顺产。见妊娠血虚热证，如第二十 9 条当归散用法中言：“妊娠常服即易产，胎无苦疾。产后百病悉主之。”仲景于此主要指出，辨妇人妊娠若是血虚热证，则当常服当归散，此不仅有利于养胎，更有助于胎儿顺利产生。

【妊娠养胎】妊娠期间应注意保全滋养于胎。见妊娠脾胃寒湿证，如第二十 10 条：“妊娠养胎。”《金匮要略心典·妇人妊娠病》：“妊娠伤胎，有因湿热者，亦有因湿寒者，随人脏气之阴阳而各异也。当归散正治湿热之剂；白术散，……则正治湿寒之剂也。”仲景言“妊娠养胎”，并非是指所有胎失所养者，都可有白术散，而是针对脾胃寒湿证者，若非脾胃寒湿证者，则不当用白术散。仲景于此主要揭示对孕妇一定要注意保健与养生，既有利于胎儿，又有利于孕妇，乃一举两得。

【妊娠六月动者】妇人妊娠约 6 个月有胎动表现。见妇人胞中癥病，如第二十 2 条：“妊娠六月动者，前三月经水利时，胎也；下血者，后断三月衃也，所以血不止者，其癥不去故也，当下其癥。”仲景于此主要论述妇人胞中癥病与受孕特征有类似之处，当注意鉴别诊断，一定要知此知彼，不可混淆是非。仲景还指出妊娠 3 个月若有下血，不一定都是病理现象，而有胎血旺盛所致者。但是若在 6 个月而下血者，则不可认为是胎血旺盛所致，而是癥病所致，法当积极针对证机而治疗。

仍

réng 仍，即仍然。如 16 条：“太阳病三日，已发汗，若吐，若下，若温针，仍不解者，此为坏病，桂枝不中与之也。”

【仍不解者】病证仍然没有被解除。如 16 条：“太阳病三日，已发汗，若吐，若下，若温针，仍不解者，此为坏病，桂枝不中与之也。”提示辨证与治疗都要恰到好处，才能达到预期治疗目的。

【仍头项强痛】病人仍然有头痛项强。详见“头项强痛”其一项。

【仍在表也】表证仍然存在。如 56 条：“其小便清者，知不在里，仍在表也，当须发汗。”

【仍发热】病人仍然有发热。详见“发热”其六项。

【仍不利者】病人大便仍然不通利。详见“不利”其三项。

日

rì❶天，表示时间短。如第 4 条：“伤寒一日，太阳受之，脉若静者，为不传。”❷数日，或表示一段时间。如第 6 条：“若火熏之，一逆尚引日，再逆促命期。”❸白天。如 104 条：“伤寒十三日不解，胸胁满而呕，日晡所发潮热，已而微利，此本柴胡证。”又如 145 条：“经水适来，昼日明了，暮则谵语，如见鬼状者，此为热入血室。”❹每天。如第五 11 条侯氏黑散用法中言：“杵为散，酒服方寸匕，日一服，初服二十日。”

【日一服】每天服用 1 次。如第五 11 条侯氏黑散用法中言：“杵为散，酒服方寸匕，日一服，初服二十日。”

【日再】1 天 2 次服用。如 25 条桂枝二越婢一汤用法中言：“温服一升，日再。”

【日再服】1 天 2 次服用。如第六 15 条肾气丸用法中言：“酒下十五丸，加至二十五丸，日再服。”

【日再夜一服】白天服用 2 次，夜间服用 1 次。如 163 条桂枝人参汤用法中言：“温服一升，日再夜一服。”

【日二服】1 天服用 2 次。如 311 条甘草汤用法中言：“温服七合，日二服。”

【日三】每天 3 次服用。如第十二 37 条苓甘五味姜辛汤用法中言：“温服半升，日三。”

【日三服】1 天 3 次服药。如 26 条白虎加人参汤用法中言：“温服一升，日三服。”

【日三夜一服】白天服用 3 次，夜间服用 1 次。如第七 7 条皂荚丸用法中言：“以枣膏和汤，服三丸，日三夜一服。”

【日三夜二服】白天服用 3 次，夜间服用 2 次。如第二十一 10 大竹皮丸用法中言：“以饮服一丸，日三夜二服。”

【日四遍】1天用4次。如第二十二21条狼牙汤用法中言：“以绵缠箸如茧，浸汤沥阴中，日四遍。”指出方药在1天所用次数。

【日十余行】1天10余次。

其一，太阴脾气恢复证，如278条：“虽暴烦下利，日十余行，必自止，以脾家实，腐秽当去故也。”其证机是脾气恢复而积力抗邪，邪不胜正而从下利以去。

其二，厥阴真脏脉脱证，如369条：“伤寒，下利，日十余行，脉反实者，死。”其证机是厥阴脏气外露，邪气独居，正不胜邪，邪气充盛内外。病至于此，难以救治，预后不良。

【日晡所发潮热】白天日晡时即下午3~9时出现发热比较明显，其发热如海水之潮落，发作有定时。详见“潮热”诸项。

【日晡所发热】白天日晡时即下午3~9时出现发热。

其一，表里兼证，如240条：“病人烦热，汗出则解，又如疟状，日晡所发热者，属阳明也。”其证机是阳明之气乘其势而与邪热相争的病理演变特征。

其二，肝胆瘀血湿热证，如第十五14条：“黄家，日晡所发热，而反恶寒，此为女劳得之。”仲景明确指出，湿热发黄证之发热，不同于太阳病之发热，湿热发黄证之发热特点是日晡所发热，并暗示湿热发黄证的发热与过劳有关，尤其是女子劳累过度，最易引起或加重病证，对此当引起重视。

【日晡时烦躁者】白天日晡时即下午3~9时有明显的烦躁病证。详见“烦躁”其十二项。

R

【日晡所剧者】白天于日晡下午3~9时病证表现明显。详见“发热日晡所剧”项。

【日暮微烦】白天于日暮时出现轻微烦热。见任何病证差后皆当注意饮食调节，如398条：“病人脉已解，而日暮微烦，以病新差，人强与谷，脾胃气尚弱。”以揭示脾胃之气尚未完全趋于正常，饮食调节一定要恰到好处，若稍有偏多，脾胃之气与饮食之气相争，则会出现轻微心烦或不舒服感觉。

戎

róng❶药名：戎盐。❷方名：如茯苓戎盐汤。

【戎盐】戎盐为卤化物类矿物石盐的结晶。

别名：大青盐，胡盐。

性味：咸，寒。

功用：利水通脉，结散止痛。

主治：小便不利，心胸脘腹烦热。

《神农本草经》曰：“味苦咸寒，主明目，目痛，益气，坚肌骨，去蛊毒。”

入方：见茯苓戎盐汤。

用量：

用量		经方数量	经方名称
古代量	现代量		
如弹丸大一枚	15g	1方	茯苓戎盐汤

注意事项：水肿者慎用。

化学成分：含氯化钠，微量元素（钙、镁、砷、铁）。

药理作用：利尿作用。

荣

róng❶荣耀，名位利禄。如仲景序：“但竞逐荣势，企重权豪，孜孜汲汲，惟名利是务。”❷通“营”字，即营气，专指人体肌表之气，与“卫气”相对而言。如53条：“以荣行脉中，卫行脉外，复发其汗，荣卫和则愈，宜桂枝汤。”

【荣气】营气。荣者，营养也；营者，营养也。荣者，营也；营者，荣也；“荣”与“营”通用。《素问·痹论》：“营者，水谷之精气也，和调于五脏，洒陈于六腑，乃能入于脉也，故循脉上下，贯五脏络六腑。”《灵枢·邪客》：“营气者，泌其津液，注之于脉，化以为血。”营卫之气职司于表，固护肌表，营与卫的关系，营在内，卫之守也；卫在外，营之使也。营卫二气，由太阳所统，职司于外。详见以下诸条。

【荣气和】营卫不和的主要矛盾方面在卫，并非是卫气不和而营气和。见杂病自汗出证，如53条：“病常自汗出，此为荣气和，荣气和者，外不谐，以卫气不共荣气谐和故尔。”指出营卫不和的主要病理矛盾方面，以营气不和占次要方面，切不可理解为营和而卫不和。

【荣气和者，外不谐】营气尚能使行于卫，而卫不能守护于外的病理病证。见杂病自汗出证，如53条：“病常自汗出，此为荣气和，荣气和者，外不谐，以卫气不共荣气谐和故尔。”《伤寒内科论·辨太阳病脉证并治》：“营卫不调的主导方面是卫气发生了病理变化，即‘卫行脉外’(卫失护营)，‘荣行脉中’（营失守卫)，营卫不相协调的病理特征。”仲景于此主要揭示杂病自汗出的主要矛盾方面在卫气失调，卫气不能守护于营，营气外泄。

【荣气不足】营气虚弱病理病证。见表里兼证，如50条：“何以知然？以荣气不足，血少故也。”《伤寒来苏集·伤寒论注》：“尺主血，血少则营气不足，虽发汗决不能作汗，正气反虚，不特身疼不除，而亡血亡津液之变起也。”指出营气虚弱是病变的主要矛盾方面，其治当补血益营。

【荣行脉中】营气不能协于卫气的病理病证。见杂病自汗出证，如53条：“以荣行脉中，卫行脉外，复发其汗，荣卫和则愈。”指出营卫不和的病理特征是营气行于脉中而不与卫气相调和。

【荣卫和则愈】营卫之气相协和，则病为向愈。见杂病自汗出证，如53条：“以荣行脉中，卫行脉外，复发其汗，荣卫和则愈。”《伤寒论直解·辨太阳病脉证篇》：“卫为阳，荣为阴，阴阳贵乎相合，今荣自和而卫气不与之和谐，故荣自行于脉中，卫自行于脉外，两不相和，……宜桂枝汤发其汗，调和营卫之气则和。”指出杂病营卫不和的病理病证，经桂枝汤治疗后，营卫之气趋于调和，则病可向愈。

【荣弱卫强】营气虚弱，卫气受邪抗邪比较明显。见太阳中风证的证机及治法，如95条：“太阳病，发热，汗出者，此为荣弱卫强。”《医宗金鉴·伤寒论注》：“卫为风入则发热，邪气因之而实，故为卫强，是卫中之邪气强也；荣受邪蒸则汗出，精气因之而虚，故为荣弱，是荣中之阴气弱也，所以使发热汗出也。”仲景言“荣弱”者，以揭示素体营气不足，复加汗出又伤营气；言“卫强”者，是指卫气与营气相较则卫气受邪比较强，卫气与营气相较卫气抗邪比较强，故称“卫强”，究其本质仍然是卫气虚弱。

【荣势】荣耀，名位利禄。如仲景序：“但竞逐荣势，企重权豪，孜孜汲汲，惟名利是务。”

柔

róu 柔，即柔痉，病证名。如131条：“结胸者，项亦强，如柔痉状，下之则和，宜大陷胸丸。”

【柔痉】项背拘急或强直不柔和而伴有汗出。其一，热实结胸轻证，如131条：“如柔痉状。”《伤寒内科论·辨太阳病脉证并治》：“因邪热与痰饮相结，其势偏于上，阻滞气机，气化不利，津液为遏，筋脉不得滋润则项强。柔痉即汗出一证，乃痰热蒸腾也。此汗出与项强并见，颇似太阳中风经气不利重证，当加以别之。病为痰热结胸偏于上者，故其治当逐饮破结，峻药缓攻，宜大陷胸丸。”其证机是邪热与痰饮相互搏结，而阻结于胸项，筋脉不和；治以大陷胸丸。

其二，太阳柔痉证，如第二2条：“太阳病，发热，汗出，而不恶寒，名曰柔痉。”其证机是风寒侵袭太阳营卫而浸淫筋脉，卫气受邪而不得固守；治以桂枝加葛根汤。

肉

ròu❶人或动物身体柔软的物质。如12条桂枝汤用法中言：“禁生冷，黏滑，肉面，五辛，酒酪，臭恶等。”又如141条：“其热被劫不得去，弥更益烦，肉上粟起，意欲饮水，反不渴者，服文蛤散。”复如第四3条：“邪气内藏于心，外舍分肉之间，令人消铄脱肉。”❷果肉，果实中可以吃的部分。如第二十一10条竹皮大丸用法中言：“枣肉和丸如弹子大，以饮服一丸，日三夜二服。”

【肉上粟起】皮肤肌肉起粒如粟状。见营卫湿热不和证，如141条：“其热被劫不得去，弥更益烦，肉上粟起，意欲饮水，反不渴者，服文蛤散。”《伤寒论辨证广注·辨太阳病脉证并治法下》：“水寒之气客于皮肤，则汗孔闭，故肉上起粒如粟也。”其证机是水气为患，与热相搏，水热相结而壅滞于肌肤营卫，气血运行不畅，以此而形成皮肤肌肉起粒如粟状。

【肉面】肉食类食品。如12条桂枝汤用法中言：“禁生冷，黏滑，肉面，五辛，酒酪，臭恶等。”

【肉瞤】肌肉蠕动或跳动。详见“筋惕肉瞤”项。

如

rú❶依照，按照。如25条：“服桂枝汤，大汗出，脉洪大者，与桂枝汤，如前法。”❷好像，相同。第三1条：“如寒无寒，如热无热，口苦，小便赤，诸药不能治。”❸假如，如果。如131条大陷胸丸用法中言：“如不下，更服，取下为效。”❹类似，像。如23条：“太阳病，得之八九日，如疟状，发热恶寒，热多寒少。”❺制作。如第四2条鳖甲煎丸用法中言：

"着鳖甲于中，煮令泛烂如胶漆，绞取汁，内诸药，煎如丸，如梧子大，空心服七丸。"❻用。如131条大陷胸丸用法中言："一宿乃下，如不下，更服，取下为效，禁如药法。"

【如狂】病证表现类似发狂病证。

其一，膀胱瘀热证，如106条："热结膀胱，其人如狂。"其证机是邪热与血相结于膀胱，热随血脉而上逆扰心，心神不得主持于内而躁越于外，病人心神不宁如同发狂；治以桃核承气汤。

其二，下焦瘀血证，如125条："其人如狂者，血证谛也。"《注解伤寒论·辨太阳病脉证并治》："其人如狂者，非胃中瘀热，为热结下焦而为蓄血也，与抵当汤以下蓄血。"其证机是邪热与血相结而搏于下焦，血壅滞经脉而阻结不通；治以抵当汤。

其三，心虚热发狂证，如第五13条："防已地黄汤：治病如狂状，妄行，独语不休。"其证机是心气虚弱，虚热内扰，神明躁动；治以防已地黄汤，养心清热，散邪定狂。审心虚热发狂证的要点是发狂而精神萎靡不振。

【如狂状】病证表现类似发狂病证。详见"如狂"其二项。

【如结胸】病证表现类似结胸病证。详见"结胸"其七项。

【如结胸状】病证表现类似结胸症状。详见"结胸"其八项。

【如虫行皮中】病证表现好像是虫行皮肤之中。见太阳风水表虚证，如第十四22条黄芪防己汤用法中言："服后当如虫行皮中，从腰下如冰，后坐被上，又以一被绕腰以下，温令微汗，差。"指出治疗风水或风湿表虚证，水气或水湿之邪较重者，肌肤营卫之气得药力相助以极力抗邪，水气或水湿之邪在欲去而未去之际，正气与邪气积力相持，正气在蓄积力量时，水湿之邪又乘势猖獗，此时病人呈现肌肤营卫之中有虫爬之感，正气不得固护则有腰以下冷如冰一样，此时若能用被子缠绕包围腰部，则有助于固护阳气。

【如虫行皮中状】身体肌肤痒如虫行皮肤一样。见阳明虚热身痒证，如196条："阳明病，法多汗，反无汗，其身如虫行皮中状者，此以久虚故也。"《伤寒贯珠集·阳明篇上》："阳明者津液之府也，热气入之，津为热迫，故多汗。今反无汗，其身如虫行皮中状者，气内蒸而津不从之也。非阳明久虚之故，何致是哉！"《伤寒论辨证广注·辨阳明病脉证并治法》："如虫行者，痒也，皮中者，肌肉之间，汗欲出而不得，以故肌肉作痒，如虫行皮中状。"其证机是邪热迫津外泄，且因阴津不足，邪热又不得从津而外泄以郁于肌肤。病证如果是邪热从汗而解，则不会出现身痒；治当益气清热、育阴止痒，以竹叶石膏汤与桂枝二越婢一汤加减。

【如有物在皮中状】好像有东西在皮肤中走窜。见寒湿黄汗证，如第十四29条："如有物在皮中状。"其证机是寒湿浸淫肌肤营卫，壅滞经气经脉，阻滞气血而不畅；治以桂枝加黄芪汤。

【如热无热】病证表现好像是发热且又无发热病证。见心肺阴虚内热证，如第三1条："如热无热。"其证机是心肺阴虚，虚热内生而浮游肌肤。病证表现好像是发热，但又无外感发热之特征，尤其热不与寒同时并见，是其不同。

【如热状】病者似有发热的病证表现。见瘀血证，如第十六11条："病者如热状，烦满，口干燥而渴，其脉反无热，此为阴伏，是瘀血也。"《医宗金鉴·惊悸吐衄下血胸满瘀血病》："如热状，即所谓心烦，胸满，口干燥渴之热证也。其人当得数大之阳脉，今反见沉伏之阴脉，是为热伏于阴，乃瘀血也。"辨"病者如热状"，指病者虽"口干燥而渴"，但其证机非邪热所致，而是瘀血内郁，郁而化热，其病根是瘀血，治当从瘀血，而不当从热，若从热而治之，轻则无济于事，重则易加重或引起其他病证。因此，详诊其脉而无热象，于此还当与热证相鉴别，此言"热"当指脉数，即脉不见数。

【如有神灵者】病证表现有精神恍惚，似有所见，似有所闻。见心肺阴虚内热证，如第三1条："如有神灵者。"神者，心之所主也；灵者，心有灵机也；心者，君主之官，主神明；若心阴虚不能滋荣于神明，神明失主，不得主持内外，则精神恍惚不安。

【如醉状】面部发红如饮酒太过而上冲于面。

其一，寒疝腹痛证或太阳中风证与脘腹寒积证相兼，如第十19条乌头桂枝汤用法中言："其知者，如醉状，得吐者，为中病。"指出服用乌头桂枝汤后可能会出现一种特殊现象，即温热药物性主升浮，药物达到治病效用时，可有阳气浮越面部，由此而见面部发红如酗酒醉状。此不是病情加重，而是药物击中病情，正邪相争，正欲胜邪，阳气通达，阳气因药性温热而上浮，然则正胜邪退则病自罢。但审面部发红必是色泽荣润，精气寓焉。若非此，则当审机别证以法治之。

其二，寒饮郁肺气冲证，详见“面翕热如醉状”项。

【如醉人】形体表现如同饮酒太过失去知觉一样。详见“形如醉人”项。

【如水伤心】病证表现如同寒湿浸淫血脉之中一样。见寒湿历节证，如第五4条：“汗出入水中，如水伤心。”仲景言“水”者，寓寒湿之邪；言“心”者，指血脉而言；即寒湿之邪浸淫血脉之中而引起的病证。

【如水浮舟】像水一样能浮舟于水面。见脏腑发病与致病因素，如第一2条：“如水能浮舟。”仲景主要揭示自然之气既能助人生长，也能引起人体发病，提示人之养生与自然之气息息相关，人体只有顺应自然，改造自然，切不可违背自然。

【如其不下者】如果医者没有用下法治疗。见阳明病证与太阳病证相兼的辨证关系，如244条：“如其不下者。”指出太阳病邪的内传主要因病人素体而言，如果阳明失调较重，未经误治，其病邪也会在较短时间内传入于阳明，以加重阳明病证。

【如其不差】如果病证表现当愈而仍然未愈者。见疟母证，如第四2条“如其不差”，指出疟病在其演变过程中，病证表现应当趋于缓解且未缓解，则当积极针对证机而治疗。

【如前法】按照前次服药的方法。如25条：“服桂枝汤，大汗出，脉洪大者，与桂枝汤，如前法。”

【如此】像这样。见心阳虚耳聋证，如75条：“虚故如此。”指出心阳虚在其病变过程中可能会引起这样的耳聋。

【如冒状】如果有头昏目眩。见阳虚肌痹证，如174条桂枝附子汤用法中言：“三服都尽，其人如冒状，勿怪。”其证机是正气积力抗邪而不足于清阳，复因正气与邪气交争而充斥于上，清阳失展，则见头昏目眩。

【如疟状】病证表现类似疟疾证候。

其一，太阳伤寒轻证，如23条：“如疟状，发热恶寒，热多寒少。”《伤寒贯珠集·太阳篇上》：“病如疟状，非真是疟，亦非传少阳也，乃正气内胜，数与邪争故也。”《伤寒内科论·辨太阳病脉证并治》：“因病已八九日，邪有所溃败，正有所耗损，此时病人发热恶寒有似疟状，但非是疟病，此言‘如疟状’，以示正有所不足。”其证机是卫气闭阻，营阴郁滞，邪气郁于营卫之间，正气与邪气相争。仲景所论主要揭示太阳伤寒轻证，其病证表现有类似疟疾病证发作有时，但疟疾病证表现是发有定时，而太阳伤寒证其发作则没有定时。

其二，热入血室证，如144条：“此为热入血室，其血必结，故使如疟状，发作有时。”《注解伤寒论·辨太阳病脉证并治》：“血气与邪分争，致寒热如疟而发作有时。”其证机是邪热侵入女子血室，邪热与血相搏而内结。热入血室证虽有寒热发作有时，但热入血室证，则有明显的女子血室病证，如经水适来或适断等，是其不同。

其三，阳明热结重证与太阳中风证相兼，如240条：“病人烦热，汗出则解，又如疟状，日晡所发热者，属阳明也。”《伤寒贯珠集·阳明篇上》：“如疟者，寒热往来之状，是为在表，表则日晡所不当发热，而反发热者，知里已成实也，是为表里错杂之候，故必审其脉之浮沉，定其邪之所在，而后从而治之。”其证机是邪气欲去而未去，正与邪反复交争而出现如疟状。

【如柔痓状】病证表现好像是柔痓证，即太阳柔痓证。详见“柔痓”其一项。

【如见鬼状】病证表现好像如有神灵所作，似有物而见之。

其一，阳明热结重证，如212条：“日晡所发潮热，不恶寒，独语如见鬼状。”《注解伤寒论·辨阳明病脉证并治》：“独语如见鬼状者，阳明内实也，以为热气有余。”其证机是阳明邪热内结，上攻神明，熏蒸于外，肆虐于内；治以大承气汤。

其二，热入血室证，如145条，又第二十二2条：“昼日明了，暮则谵语，如见鬼状。”其证机是邪热与血相结而上扰神明；治以小柴胡汤。

【如寒无寒】病证表现好像是恶寒且又无恶寒症状。见心肺阴虚内热证，如第三1条：“如寒无寒。”其证机是心肺阴虚，阴不涵阳，阳气不能协和于卫，卫气固护肌表失职。病证表现好像有恶寒，但又无外感风寒之恶寒，以资不同。

【如渴者】如果病证表现出现口渴的证机。详见“渴者”其六项。

【如噉蒜虀状】好像吃蒜或姜汁灼热不适感。详见“心中如噉蒜虀状”项。

【如神灵所作】病证表现有精神恍惚，似有所见，似有所闻。见心脾气血虚脏躁证，如第二十二6条：“喜悲伤欲哭，象如神灵所作。”《医宗金鉴·妇人杂病》：“藏，心脏也，心静则神藏，若为七情所伤，则心不得静而神躁扰不宁也。故喜悲伤欲哭，是神不能主情也。”其证机是心脾气虚，气不化血，血不养心，心神不得所主，神明不得所藏；治以甘麦大枣汤，养心补脾、安神怃思。

【如风痹状】病证表现有类似风湿痹证。见气血营卫虚痹证，如第六2条：“如风痹状。”《医宗金鉴·血痹虚劳病》：“血痹外证，亦身体顽麻，不知痛痒，故曰如风痹状。”指出辨证既要辨气血营卫虚痹证有似风湿痹证的表现，又要辨气血营卫虚痹证当与风湿痹证相区别，以揭示临证重在审证求机，以法论治。辨证若是气血营卫虚痹证，其证以肌肤不荣或麻木不仁为主，治以黄芪桂枝五物汤；若是风寒湿或风热湿之痹证，其证以关节或骨节疼痛，不得屈伸为主，治以白虎加桂枝汤或桂枝附子汤等。

【如蚕新卧起状】眼睑肿胀病证表现如蚕刚卧起状，则甚于早上。见风水证，如第十四3条：“如蚕新卧起状。”其证机是风或夹寒或夹热侵犯太阳营卫，营气受邪不能“泌其津液，注之于脉，化以为血”。而为水气，水气溢于肌肤营卫。

【如梧桐子大】像梧桐子大小一样。如247条麻子仁丸用法中言：“上六味，蜜和丸，如梧桐子大。”

【如梧子大】像梧子一样大小。见鳖甲煎丸及已椒苈黄丸用法：“如梧子大”，指出药丸的大小如同梧桐树子一样大小，提示服用方药用量。

【如一食顷】像吃一顿饭的工夫。详见“一食顷”项。

【如一炊顷】像做一顿饭的时间。详见“一炊顷”项。

【如食顷】约吃一顿饭工夫的时间。见脾胃虚寒证，如386条理中丸（汤）用法中言：“如食顷”，指出服用方药后，大约在吃一顿饭工夫即可起到治疗效果。

【如鸡子黄许大】制作丸药像鸡蛋黄大小一样。如386条理中丸用法中言：“捣筛，蜜和为丸，如鸡子黄许大。”

【如鸡子大】像鸡蛋黄大小一样（约45g）。如38条大青汤方中：“石膏碎，如鸡子大。”

【如兔屎大】制作丸药像兔屎大小一样（约2g）。如第二十2条：“炼蜜和丸，如兔屎大，每日食前服一丸。”

【如坐水中】病证表现如同坐在水中一样。见肾著寒湿证，如第十一16条：“如坐水中，形如水状。”《金匮要略心典·五脏风寒积聚病》：“肾受冷湿，着而不去，则为肾着。身重，腰中冷，如坐水中，腰重如带五千钱，皆冷湿着肾，而阳气不化之征也。”其证机是肾气不足，寒湿浸淫，经脉郁滞，气机不通；治以甘草干姜茯苓白术汤，温补阳气、散寒除湿。

【如身和】像正常人一样。见卒厥在脏在腑，如第一11条：“如身和。”指出病证得以消除，身体恢复像正常人一样。仲景言“身和”者，以揭示病为向愈的标志。

【如牛鼻上汗】病证表现如同牛鼻上汗珠一样。见肾水证，如第十四17条：“肾水者，其腹大，脐肿腰痛，不得溺，阴下湿如牛鼻上汗。”其证机是寒湿内盛而浸淫于下，寒湿充斥而外溢。

【如法将息】用五苓散应按照服用方法与药后护理措施。见膀胱水气证，如71条五苓散用法中言：“多饮暖水，汗出愈，如法将息。”指出用五苓散一定要辨证准确，用方一定要恰当，其服用方法能否恰当也非常重要，对此必须引起高度重视。

【如不下】假如治疗没有取得泻下作用。见实热结胸缓证，如131条大陷胸丸用法中言：“如不下，更服，取下为效。”指出用大陷胸丸治疗实热结胸缓证，若水热之邪较盛，治疗后病邪未能从下而泻出，则当继续服用方药，直止水热之邪从下而去。

茹

rú❶药名：如竹茹。❷方名：如橘皮竹茹汤。

濡

rú濡，即柔顺，容忍，引申为软。如154条：“心下痞，按之濡，其脉关上浮者。”《伤寒论条辨·辨太阳病脉证并治中》：“濡，与软同，古今通用。一濡，言不硬不痛而柔软也。”

乳

rǔ乳，即特指产后，如第二十一10条：“妇人乳中虚，烦乱，呕逆，安中益气。”

【乳中虚】产后脾胃虚弱病证，详见“妇人乳中虚”项。

入 rù❶进入。如仲景序：“余每览越人入虢之诊，望齐侯之色，未尝不慨然叹其才秀也。”又如74条：“渴欲饮水，水入则吐，名曰水逆。”❷侵入，侵犯。如97条：“血弱气尽，腠理开，邪气因入，与正气相搏，结于胁下，正邪分争。”❸浸淫。如167条：“痛引少腹，入阴筋者，此名脏结。”❹归，走于。如第一1条：“酸入肝，焦苦入心，甘入脾。”❺及于，连及。如第十一17条：“肾死脏，浮之坚，按之乱如转丸，益下入尺中者，死。”

【入虢】进入虢国。如仲景序：“余每览越人入虢之诊，望齐侯之色，未尝不慨然叹其才秀也。”

【入阴筋者】病邪浸淫前阴生殖器。详见“阴筋”项。

【入胃】侵袭于胃。详见“大热入胃”项。

【入肝】归于肝或走于肝。详见“酸入肝”项。

【入脾】归于脾或走于脾。详见“甘入脾”项。

【入脏腑】邪气侵入脏腑。见脏腑发病与致病因素，如第一2条：“经络受邪，入脏腑，为内所因也。”指出病邪侵入人体由轻而重、由肌肤而脏腑的一般发病规律与演变特点。

【入脏即死】邪气侵入于脏，其病情多危重。详见“脉脱入脏即死”项。

【入腑即愈】邪气侵入于六腑，其病情较轻则易于向愈。见卒厥证在脏在腑，如第一11条：“血气入脏即死，入腑即愈，此为卒厥，何谓也?”如第一12条：“脉脱入脏即死，入腑即愈，何谓也?”指出病邪侵入有在脏在腑不同，其病理变化与演变也各有所异，病邪若在六腑者，多为邪气内结，攻其邪则可达到治疗目的，此乃腑病不同于脏病。

【入里者即死】邪气侵入脏者，其病情多危重。见浸淫疮，如第一12条：“浸淫疮，从口起流向四肢者，可治；从四肢流来入口者，不可治；病在外者，可治，入里者即死。”指出邪气侵入于脏者，其病情多危重，预后多不良。

软（耎） ruǎn 软，即柔和。如第十四32条枳术汤用法中言：“煮取三升，分温三服，腹中软即当散也。”

蕤 ruí 蕤，即药名，如萎蕤，入升麻麻黄汤。

锐 ruì 锐，即快或尖，与“钝”相反。如233条蜜煎导用法中言：“欲可丸，并手捻作挺，令头锐，大如指，长二寸许。”

瞤 rùn 瞤，即皮肤肌肉蠕动或跳动。如38条：“服之则厥逆，筋惕肉瞤，此为逆也。”

若 ruò❶像。如仲景序：“不惜其命，若是轻生，彼何荣势之云哉?”❷犹如，相似。如仲景序：“蒙蒙昧昧，惷若游魂。”又如仲景序：“忘躯徇物，危若冰谷，至于是也。”❸或者。如16条：“若吐，若下，若温针，仍不解者，此为坏病，桂枝不中与之也。”

【若是轻生】像这样不重视生命。如仲景序：“不惜其命，若是轻生，彼何荣势之云哉?”

【若能寻余所集】假如能够寻找我所写的《伤寒杂病论》中辨证论治精神与实质。如仲景序：“若能寻余所集，思过半矣。”

【若躁烦】如果有躁烦。详见“躁烦”其一项。

【若发汗】假如用发汗的方法治疗，或者用发汗的方法治疗。

其一，太阳病类似证，如第6条：“若发汗已，身灼热者，名风温。”指出辨证应当辨清病变在表之寒热属性，切中证机而治，提示临证一定要重视鉴别诊断。

其二，见相兼病证，如58条：“凡病，若发汗，若吐，若下，若亡血，亡津液，阴阳自和者，必自愈。”指出治疗必须因人因证而异，切不可有丝毫差错。

【若发汗不彻】假如用发汗的方法没有达到治疗目的。详见“发汗不彻”项。

【若发汗则躁】假如用发汗的方法则会引起躁烦。详见“躁”其三项。

【若被下者】假如用下法治疗。见阳明病类似证，如第6条：“若被下者，小便不利，直视失溲。”指出辨证应当辨清病是可下证，还是类似可下证，对此一定要辨证准确，切中证机而治，否则，则易引起病证发生变化。

【若被火者】假如用火法治疗。见厥阴肝热类似证，如第6条：“若被火者，微发黄色，剧则如惊痫，时瘛疭。”指出辨证应当辨清病变是真寒证还是假寒证，对此一定要抓住病变矛盾方面，切中证机而治。

【若火熏之】如果用火法治疗。见热病类似证，如第6条：“若火熏之，一逆尚引日，再逆促命期。”仲景主要揭示治疗失误，也是加剧疾病转危的一个主要方面，对此一定要引起重视，不得有丝毫忽视。

【若欲作再经】假如病邪欲进入第二周期。见太阳病传与不传，如第8条：“若欲作再经者，针足阳明，使经不传则愈。”指出疾病在其病变过程中因多方面因素影响，则可决定其病证表现变化多端，辨证也要因人因证而异，不可仅执此失彼。

【若一服汗出病差】假如第一次用药后即有汗出，则病为向愈。如12条桂枝汤用法中言：“若一服汗出病差，停后服，不必尽剂。若不汗，更服依前法。又不汗，后服小促其间，半日许令三服尽。”指出治疗太阳中风证，其汗出是病愈的重要标志之一。

【若不汗】假如用药后没有出汗。如12条桂枝汤用法中言：“若不汗，更服依前法。”指出服用方药后，没有达到预期治疗目的。

【若病重者】如果病证表现比较重。如12条桂枝汤用法中言：“若病重者，一日一夜服，周时观之。服一剂尽，病证犹在者，更作服。”指出太阳中风证，有轻证重证之分，其治疗方法也必须因病证表现轻重而异，从而确立最佳治疗措施与方案。

【若不汗出】假如没有出现出汗。如12条桂枝汤用法中言：“若不汗出，乃服至二三剂。”指出若服用方药后没有出现汗出，则当继续治疗，直至病证解除。

【若不上冲者】病人如果正气抗邪之力不及。详见“不上冲”项。

【若吐】或者用吐法治疗。如16条：“若吐，若下，若温针，仍不解者，此为坏病，桂枝不中与之也。”指出疾病在其病变过程中的多变性与复杂性、治疗的权变性与针对性。

【若下】或者用下法治疗。如16条：“若吐，若下，若温针，仍不解者，此为坏病，桂枝不中与之也。”指出疾病在其病变过程中的多变性与复杂性、治疗的权变性与针对性。

【若温针】或者用温针或温热方药治疗。如16条：“若吐，若下，若温针，仍不解者，此为坏病，桂枝不中与之也。”指出疾病在其病变过程中的多变性与复杂性、治疗的权变性与针对性。

【若其人脉浮紧】假如病人有脉浮紧。详见“脉浮紧”其一项。

【若其人内有久寒者】假如病人宿有寒气内蕴久结。详见“久寒”项。

【若酒客病】如果是嗜好饮酒之人所患的病证。详见“酒客病”项。

【若微寒】假如是脉微而恶寒。见表里兼证，如22条：“若微寒者，桂枝去约药加附子汤主之。”仲景言“微”，当指脉微，言“寒”者，当指恶寒。其证机是阳气虚弱，既不得固护于外，又不得充荣于脉。

【若形似疟】假如病证表现类似疟疾。详见“形似疟”项。

【若厥愈足温者】假如手足厥冷痊愈而转为温和。详见“厥愈足温”项。

【若胃气不和】假如胃气不能调和。详见“胃气不和”项。

【若重发汗】假如再次用发汗方法治疗。见太阳病证与阴阳两虚证相兼，如29条：“若重发汗，复加烧针者，四逆汤主之。”仲景提示辨证一定要准确，且不可为表面症状所迷惑，若有辨证失误，再次用错误的方法治疗，必定会引起其他病证。

【若脉微弱】或脉略微虚弱或言脉微而弱。详见“脉微弱”其一项。

【若复服】假如多次服用（大青龙汤）。如38条大青龙汤用法中言：“若复服，汗多，亡阳，遂虚，恶风，烦躁，不得眠也。”指出辨证用方一定要切中证机，否则，则会引起病证发生变化。

【若渴】假如出现有口渴。见太阳伤寒证与寒饮郁肺证相兼，如40条小青龙汤用法中言：“若渴，去半夏，加栝楼根三两。”其证机是寒阻气机，气不得化津，津不得上承。

【若微利】假如有轻微下利。见太阳伤寒证与寒饮郁肺证相兼，如40条小青龙汤用法中言：

“若微利，去麻黄，加荛花，如一鸡子，熬令赤色。”其证机是寒饮下注而走于肠间。

【若噎者】假如咽部有气机阻塞。详见“噎者”项。

【若小便不利】如果出现小便不利。见太阳伤寒证与寒饮郁肺证相兼，如40条小青龙汤用法中言：“若小便不利，少腹满者，去麻黄，加茯苓四两。”其证机是肺气为寒气所阻而不得通调水道。

【若喘】如果有气喘。见太阳伤寒证与寒饮郁肺证相兼，如40条小青龙汤用法中言：“若喘，去麻黄，加杏仁半升，去皮尖。”其证机是寒遏肺气不降而气机逆乱于上。

【若太阳病证不罢者】假如太阳病证仍然没有被解除。详见“太阳病证不罢”项。

【若下之】如果用下法治疗病证。详见“下之”其二、三、四、十二、十八。

【若下少病不除者】如果用下法治疗是药轻病重，则病证肯定不能被解除。详见“病不除”其一项。

【若头痛】假如有头痛。详见“头痛”其一项。

【若转气下趣少腹者】假如腹中有气在转动而欲下趋入于少腹。详见“转气下趣少腹者”项。

【若人能养慎】假如人能恪守养生之道。详见“人能养慎”。

弱 ruò❶虚弱证机。如12条：“太阳中风，阳浮而阴弱，阳浮者，热自发，阴弱者，汗自出。”又如97条：“血弱气尽，腠理开，邪气因入，与正气相搏。”复如第一1条：“脾能伤肾，肾气微弱，则水不行；水不行，则心火气盛。”❷脉搏无力。如27条：“脉微弱者，此无阳也，不可发汗。”

【弱者必渴】阴津虚弱的病人则必定会出现口渴。见太阳温病证与心病证相兼，如113条：“形作伤寒，其脉不弦紧而弱，弱者必渴。”仲景言“弱者必渴”，其言“弱”字不是指脉弱，而是指阴津虚弱之“弱”，当与弱脉相区别。其证机是阴津不足而不能上承于口。

【弱者】脉弱的病理。见太阳温病证与心病证相兼，如113条：“弱者，发热，脉浮，解之当汗出愈。”指出表里兼证在其病变过程中，因多种因素的相互影响，则会引起疾病在不断地发生变化，如何认识病变主要矛盾方面，对此审脉最为重要；同时又指出病人虽有正气不足，但病变且以表证为主，其治当先表而不当先里。

【弱即主筋】脉弱主筋脉病证。见寒湿历节证的证机，如第五4条：“寸口脉沉而弱，沉即主骨，弱即主筋。”《金匮要略编注二十四卷·中风历节病》：“弱为肝血虚而主筋。”其证机是肝肾亏虚，肝不得主筋，肾不得主骨，筋骨为寒湿所虐不得主持其职。

【弱即为肝】脉弱主肝与筋脉病证。详见“弱即主筋”项。

【弱则血不足】脉弱主血气虚弱病理病证。见阴血虚弱历节证的证机，如第五6条：“少阴脉浮而弱，弱则血不足，浮则为风，风血相搏，即疼痛如掣。”少阴者，心也，心主血脉，血不足，不能荣于心，心气因血不足而生化不足，不能充盈于脉，故脉弱；治当滋补阴血，通经散邪。

【弱则为悸】脉弱主心悸。见少阴心悸证，如第十六1条：“寸口脉动而弱，动即为惊，弱则为悸。”《金匮发微·惊悸吐衄下血胸满瘀血病》：“既受惊怖，气馁而惕息，寸口之弱应之，故弱则为悸。”脉弱主心气血不足，气血不足则不足以滋荣于心，心气失主则悸动不安。

S

洒 sǎ 洒，即寒慄貌。如第二25条：“小便已，洒洒然毛耸，手足逆冷，小有劳，身即热，口开，前板齿燥。”

【洒洒然】振慄而洒寒，详见“洒洒然毛耸”项。

【洒洒然毛耸】毫毛竖立而洒淅寒战的样子。见阳明暑热气阴两伤证，如第二25条：“小便已，洒洒然毛耸，手足逆冷，小有劳，身即热，口开，前板齿燥。”指出在通常的情况下，则有少数病人在小便之后，可能会出现一时性阴阳之气乍虚，出现毫毛竖立而洒淅寒战的样子，若经阴阳调节则可向愈，不为视为病态。可辨暑热气阴两虚证，其小便后，阴阳之气相对不足，卫气固护不及，则有洒洒然毛耸；治以白虎加人参汤。

【洒淅】寒慄貌而似风吹肌肤样感觉。详见“洒淅恶寒”项。

【洒淅恶寒】恶寒程度比较重而似寒风吹肌肤样感觉。

其一，疮痈证，如第十八1条：“诸浮数脉，应当发热，而反洒淅恶寒，若有痛处，当发其痈。”《金匮发微·疮痈肠痈浸淫病》：“盖痈之所由成，血络闭于寒湿而营气不通，营郁生热，脉乃浮数，血以凝涩而内停，则阳气不能独行于表分，此所以当发热而反洒淅恶寒也，遇此脉证，虽形似伤寒，而实为痈疽。”其证机是邪热与营卫气血相互搏结而壅滞不通，气血肌肤为邪热所壅腐，营卫不能固护肌表；治当清热散结，消肿除痈。

其二，膀胱阳郁水气证，如第二十8条：“妊娠，有水气，身重，小便不利，洒淅恶寒，起即头眩。”《金匮要略·妇人妊娠病》：“有水气者，虽未至肿胀，经脉中之水道已不利，而卫气挟水，不能调畅如平人矣。……洒淅恶寒，卫气不行也。”《医宗金鉴·妇人妊娠病》：“洒淅恶寒，水盛贮于肌肤。”其证机是膀胱阳气内郁而不得职司于外，并有气不化水，水气内攻外溢；治以葵子茯苓散，利水通阳化气。

塞 sāi❶阻塞，不通。如第一2条：“四肢九窍，血脉相传，壅塞不通，为外皮肤所中也。”❷胸中满闷。如第七15条：“不闻香臭酸辛，咳逆上气，喘鸣迫塞，葶苈大枣泻肺汤主之。”

三 sān❶数目字。如仲景序：“三分有二，伤寒十居其七。”❷次序数。如第一2条：“三者，房室、金刃、虫兽所伤。”❸方名：如厚朴三物汤。

【三分有二】三分之二，或2/3。如仲景序：“三分有二，伤寒十居其七。”

【三分】3分（约2.2g），或言方中药物之间的用量比例关系。如第二22条防己黄芪汤用法中言：“胃中不和者，加芍药三分；气上冲者，加桂枝三分；下有陈寒者，加细辛三分。”又如第四2条鳖甲煎丸方中：“鳖甲炙，十二分（36g）乌扇烧，三分（9g）。”

【三十六病】36种病证。见妇人杂病错综复杂证机，如第二十二8条：“三十六病，千变万端；审脉阴阳，虚实紧弦。”仲景言妇人有36种病证，以揭示病证表现有许多，尤其是变化多端，临证时有同病异证，有同病同证，更有异病同证，对此一定要首辨阴阳，次辨虚实。另外，还当参见“妇人三十六病”项。

【三十分】30分约90g。如第六16条薯蓣丸用法中言：“薯蓣三十分（90g）。”

【三焦无所御】三焦无法行使其正常生理功能。见肝肾两伤历节证，如第五9条：“营气不通，卫气不行，营卫俱微，三焦无所御，四属断绝。”仲景主要论述肝肾虚弱而不能行使其功能，以此而变生诸多病理病证。

【三焦通会】三焦之气机是脏腑营卫及元气相互通会的重要通道。见脏腑发病与致病因素，如第一2条：“腠者，是三焦通会元真之处，为血气所注。”仲景指出三焦之气机是协调人体脏腑营卫及元气之间相互为用的重要通道，是人体内在脏腑之气相互联结的重要枢纽。

【三焦通会元真之处】三焦是通畅气血及元气周流不息之通道。见脏腑发病与致病因素，如第一2条：“腠者，是三焦通会元真之处，为血气所注。”指出腠是人体气血通过三焦而输注于脏腑的必经之路；理是皮肤脏腑之纹理也，可灌注气血。由此而点明脏腑之间的相互关系与腠理流注气血也有一定的内在关系。

【三焦竭部】三焦虚弱证机。见三焦辨证，如第十一18条：“三焦竭部，上焦竭善噫，何谓也？”竭者，虚弱也；部者，三焦脏腑也。指出临证应当重视辨清病变部位是在上焦，还是在中焦，还是在下焦，只有辨清病变所在脏腑病，才能更有效地以法论治。

【三升】3升容量（180～240mL）或重量（54～90g）。如12条桂枝汤用法中言：“以水七升，微火煮取三升，去滓。”又如第三13条当归赤小豆汤用法中言：“赤小豆浸，令芽出，曝干，三升（72g）。”

【三升半】3升半（210～280mL）。如79条栀子厚朴汤用法中言：“上三味，以水三升半，煮取一升半，去滓。”

【三阳合病】三阳合病即太阳少阳阳明病证相兼，如219条：“三阳合病，腹满，身重，难以转侧。”又如268条：“三阳合病，脉浮大，上关上，但欲眠睡，目合则汗。”指出病证表现不是一种证机，而是有三种证机同时并存，其治一定要辨清病变主要矛盾方面，以法采取有效治疗措施。

【三阳为尽】三阳即少阳之别称，即少阳病证解除。见少阳病证不传，如270条：“伤寒三日，三阳为尽，三阴当受邪；其人反能食而不呕，此为三阴不受邪也。”指出少阳病在其病变过程中，其病证因素体而异则没有发生传变。

【三阴当受邪】三阴即太阴之别称或太阴、少阴、厥阴应当会感受邪气。见少阳病证不传，如270条：“伤寒三日，三阳为尽，三阴当受邪；其人反能食而不呕，此为三阴不受邪也。”指出若三阴素体没有失调，则病邪不能传入三阴，则病为向愈。

【三阴不受邪】太阴之气不受邪气所侵入。见少阳病邪不传三阴，如270条：“其人反能食而不呕，此为三阴不受邪也。”《伤寒论辨证广注·辨少阳病脉证并治法》：“上条言六七日，此止言三日，可见日数不可拘也。邪在少阳，原呕不能食，今反能食而不呕，可征里气之和，而少阳之邪自解也。既里和而少阳邪解，则不传三阴，断断可必，故三阴不受邪也。”指出太阴素体没有失调，审病是单一的少阳病证，假如少阳病证没有积极治疗，其病邪也无内传之机，故病仍在少阳。

【三部不参】诊寸关尺三部脉没有相互验证。如仲景序：“人迎、趺阳，三部不参。”指出辨脉一定要仔细审辨寸关尺三部脉，并能相互验证，方可得出正确结论。

【三部脉皆平】寸关尺三部脉所主病证皆能协调一致。见阳明热结旁流证，如第十七37条：“下利，三部脉皆平，按之心下坚者。”《医宗金鉴·呕吐哕下利病》：“下利按之心下坚者，实也，设或脉见微弱，犹未可下，今三部皆平，则里气不虚可知，自宜急下之，此凭脉又凭证之法也。”仲景言“三部脉皆平”，不是言脉象正常，而是言病者脉象与阳明热结旁流重证的审证脉象相符，亦即出现阳明热结旁流重证之脉滑等。同时又指出审阳明热结旁流重证，虽利但心下坚满不除，其证机仍是邪热所结；治当用大承气汤攻下。

【三两】3两（约9g）。如12条桂枝汤方中：“桂枝去皮，三两（9g）。”

【三剂】3剂为3天服药用量。如12条桂枝汤用法中言：“若不汗出，乃服至二三剂。”

【三合】3合容量（18~24mL）或重量（7~9g）。如23条桂枝麻黄各半汤用法中言：“桂枝汤三合，麻黄汤三合，并为六合。”又如208条大承气汤方中：“芒硝三合（9g）。”

【三味】3种药。如29条调胃承气汤用法中言：“上三味，以水三升，煮取一升，去滓。”

【三服】1日3次服用方药。详见“日三服”项。

【三四日吐之者】3~4天若用吐法治疗。见脾胃阴虚证，如210条：“三四日吐之者，不喜糜粥，欲食冷食，朝食暮吐，以医吐之所致也，此为小逆。”仲景指出辨证一定要准确，论治一定要合理，才能免于辨证与治疗错误，并暗示治疗若从病证表象而未能审证求机，则不能达到治疗效果。

【三枚】3枚即3个。如174条桂枝附子汤用法中言：“附子炮，去皮，破，三枚（15g）。”

【三物】3种药即黄连、黄芩、芍药。如303条黄连阿胶汤用法中言：“以水六升，先煮三物，取二升，去滓。”

【三物白散】

组成：桔梗三分（9g）　巴豆去皮尖，熬黑，研如脂，一分（3g）　贝母三分（9g）

用法：上三味，为散，内巴豆，更于臼中杵之，与白饮和服。强人半钱匕，羸者减之。病在膈上必吐，在膈下必利，不利，进热粥一杯，利过不止，进冷粥一杯。身热皮粟不解，欲引衣自覆，若以水潠之、洗之，益令热劫不得出，当汗而不汗，则烦。假令汗出已，腹中痛，与芍药三两，如上法。

功用：温逐寒饮，除痰散结。

适应证：

1. 寒实结胸证：胸中疼痛，短气，或心下石硬而疼痛，或从心下至少腹硬满疼痛而不可按，或咳，或喘，或恶寒，或不大便，舌淡，苔薄或腻，脉沉紧。

2. 肺寒痈脓证：《外台》云：“治咳而胸满，振寒脉数，咽干不渴，时出浊唾腥臭，久久吐脓如米粥者，为肺痈。”肺寒痈脓证的审证要点是：恶寒明显，痰色白，舌质淡，苔薄白或滑腻，脉数无力。

解读方药：

1. 诠释方药组成：方中巴豆逐寒涤饮；贝母

降逆化痰；桔梗宣利化痰。

2. 剖析方药配伍：巴豆与贝母，属于相反相使配伍，相反者，巴豆性温，贝母性寒，贝母制约巴豆温热化燥；相使者，增强降泄顽痰。巴豆与桔梗，属于相使配伍，巴豆偏于降泄，桔梗偏于宣利，攻逐顽痰。桔梗与贝母，属于相使配伍，桔梗治痰偏于宣，贝母治痰偏于降。

3. 权衡用量比例：巴豆与贝母用量比例是1∶3，提示药效温化与寒清之间的用量调配关系，以治痰结；巴豆与桔梗用量比例是1∶3，提示药效温热降泄与性平宣利之间的用量调配关系；桔梗与贝母用量比例是1∶1，提示药效宣肺与降泄之间的用量调配关系。

【三物备急丸】

组成：大黄　干姜　巴豆各等分（各3g）

用法：上皆须精新，多少随意。先捣大黄、干姜，下筛为散。别研巴豆，如脂，内散中，合捣千杵。即尔用之为散亦好，下蜜为丸，密器贮之，莫令歇气。若中恶客忤，心腹胀满刺痛，口噤气急，停尸卒死者，以暖水、苦酒服大豆许三枚，老小量之，扶头起，令得下喉，须臾未醒，更与三枚，腹中鸣转，得吐利便愈。若口已噤，可先和成汁，倾口中令从齿间得入至良。

功用：攻逐寒积，通达腑气。

适应证：大肠寒结重证或寒气搏中证。卒然脘腹胀满疼痛，痛如针刺，口噤不开，面青气急，大便不通，小便清白，或绕脐痛，或脘腹恶寒特甚，或手足不温，舌淡，苔薄白或白腻，脉沉紧。

解读方药：

1. 诠释方药组成：方中巴豆攻逐寒结；干姜温阳散寒；大黄泻下通便。

2. 剖析方药配伍：巴豆与干姜，属于相使配伍，温阳逐寒通下。巴豆与大黄，属于相反相使配伍，相反者，巴豆性热，大黄性寒，大黄制约巴豆温热化燥；相使者，大黄助巴豆通下。

3. 权衡用量比例：巴豆、干姜、大黄用量为相等，提示药效温药与寒凉之间的用量调配关系，以治寒结。

【三沸】水沸腾3次常1~2分钟。如313条苦酒汤用法中言："以鸡子壳置刀环中，安火上，令三沸，去滓。"

【三方寸匕】3方寸匕（18~27g）。如317条四逆散用法中言："以散三方寸匕，内汤中，煮取一升半，分温再服。"

【三百枚】300个乌梅（约500g）。如338条乌梅丸方中："乌梅三百枚（500g）。"

【三斗】3斗（约1800~2400mL）。如357条麻黄升麻汤用法中言："相去如炊三斗米顷，令尽，汗出愈。"

【三条】3种情况。见脏腑发病与致病因素，如第一2条："千般疢难，不越三条。"指出疾病发生的主要原因有3种。

【三者】第三类致病因素是。见脏腑发病与致病因素，如第一2条："三者，房室、金刃、虫兽所伤。"指出第三类致病因素及发病特点。

【三指】3指即拇指、食指、中指。详见"取三指撮"项。

【三钱】3钱即3钱匕（4.5~5.4g）。如第五13条防己地黄汤方中："桂枝三钱（5g）。"

【三斤】3斤（约90g）。如第七9条泽漆汤方中："泽漆以东流水五斗，煮取一斗五升，三斤（150g）。"

【三月三采】农历三月初三采集桑东南根白皮。如第十八6条王不留行散方中："桑东南根白皮三月三采，十分（30g）。"指出采集药材应重视收获季节，若能适时而采药，则能确保药用质量与疗效。

【三病】3种病证表现。见妇人产后三大病，如第二十一1条："新产妇人有三病，一者病痉，二者病郁冒，三者大便难，何谓也？"仲景明确指出妇人产后有3种常见病证，临证应当根据具体病情而治疗。

散

sǎn❶方剂剂型之一，即将方中药物研为粉末状。如四逆散。❷没有约束，引申为散乱。如116条："追虚逐实，血散脉中，火气虽微，内攻有力，焦骨伤筋，血难复也。"

sàn❸离开，散失。如第十一12条："心气虚者，其人则畏，合目欲眠，梦远行而精神离散，魂魄妄行。"❹运，布行。如第十四30条："阴阳相得，其气乃行，大气一转，其气乃散。"❺消散。如第十四32条枳术汤用法中言："腹中软即当散也。"

桑

sāng❶药名：桑东南根白皮。❷人名。如仲景序："中世有长桑、扁鹊，汉有公乘阳庆及仓公。"

【桑根皮以上三味烧灰存性】将王不留行

S

蒴藋细叶、桑东南根白皮三味药烧灰，但必须保留其性味及功用。如第十八6条王不留行散用法中言："桑根皮以上三味烧灰存性，勿令灰过。"

【桑根勿取之】假如病变证机是风寒所致，桑根性虽寒但也不可去之不用。如第十八6条王不留行散用法中言："如风寒，桑根勿取之。前三物皆阴干百日。"

【桑东南根白皮】桑东南根白皮为桑科小乔木桑树的根皮。

别名：桑白皮，桑根皮，桑根白皮。

性味：甘，寒。

功用：清肺泻肺，止咳平喘，行水消肿。

《神农本草经》曰："味甘寒，主伤中，五劳六析羸瘦，崩中脉绝，补虚益气。"

主治：咳嗽，气喘，痰黄，胸中烦热，浊气上冲，小便不利，四肢浮肿，筋脉损伤。

入方：见王不留行散。

用量：

用量		经方数量	经方名称
古代量	现代量		
十分	30g	1方	王不留行散

注意事项：散血消瘀当烧灰用。

化学成分：含伞形花内酯，东莨菪素，桑根皮素，桑皮素，桑色烯，环桑素，环桑色烯，鞣质，黏液素，桑皮色烯素，环桑皮色烯素，桑酮A、桑酮B、桑酮C、桑酮D、桑酮E、桑酮F、桑酮G、桑酮H、桑酮Q、桑酮I、桑酮R、桑酮V，桑酮根A、桑酮根B、桑酮根C、桑酮根D，桑色素，桦树酸，桑皮呋喃A、桑皮呋喃B、桑皮呋喃C、桑皮呋喃E、桑皮呋喃F、桑皮呋喃G，桑白皮多糖A，2，3′，4，5′-四羟基芪，β-香树精，α-香树精，谷甾醇，软脂酸，多糖，挥发油，鞣质，黏液素。

药理作用：镇咳作用，镇痛作用，镇静作用，抗惊厥作用，解热作用，抗炎作用，抗菌作用（金黄色葡萄球菌、痢疾杆菌、伤寒杆菌），抗真菌作用，增加肠胃道蠕动，兴奋子宫作用，降压作用，增强心肌收缩力，扩张血管，增加血流量作用，利尿作用（增加尿量、钠、钾、氯化物排出量），泻下作用。

色

sè❶颜色。是人体生理色泽及病理变化于外的反映。人之面色有常色，有病色，常色即正色，有青、黄、赤、白、黑五色相杂，通常为白里透红，红黄隐隐，随四季、情绪、饮食、运动而变化。病色是青、黄、赤、白、黑五色相杂而无光泽。❷神态，气质，气色。如仲景序："余每览越人入虢之诊，望齐侯之色，未尝不慨然叹其才秀也。"

【色缘缘正赤】满面通红。详见"面色缘缘正赤"项。

【色必黑】大便颜色可能是黑色。见大肠瘀血证，如237条："其色必黑者，"《伤寒来苏集·伤寒论注》："血久则黑，火极反见水化也。"《证治准绳·伤寒准绳》："邪热燥结，色未尝不黑，但瘀血则溏而黑黏如漆，燥结则硬而黑晦如煤为明辨也。"其证机是大肠腑气为瘀血所阻滞，血行不畅，瘀滞而为黑。

【色纯青】大便颜色青黑。见少阴热证与阳明热结旁流重证相兼，如321条："自利清水，色纯青。"其证机是阳明热结之甚，津液为邪热所迫所结而渗注于下。

【色白】色白病证。

其一，少阴寒证，如282条："若小便色白者，少阴病形悉具；小便色白者，以下焦虚有寒，不能制水，故令色白也。"《伤寒经注·少阴温散》："今小便色白，是下焦虚寒，不能克制寒水之气，故令溺白，当用温补，而不当寒下也。"指出其证机是少阴寒气内盛，充斥于下；治当用四逆汤，温阳散寒。

其二，厥阴肝热厥逆证，如339条："小便利，色白者。"指出厥阴肝热得除，小便由色黄而转为色白，色白是邪热得除的重要标志之一。

其三，望面色主病，如第一3条："色白者，亡血也。"《金匮要略心典·脏腑经络先后受病》："此气色之辨，所谓望而知之者也。……色白，亦面白也，亡血者不华于色，故白。"其证机是血虚而不得滋营于面。

【色青】鼻头发青。详见"鼻头色青""肝旺色青"及"面色青黄"项。

【色青为痛】面色发青者多主疼痛病证。见望面色主病，如第一3条："色青为痛。"《金匮要略心典·脏腑经络先后受病》："痛则血凝泣而不流，故色青。"其证机是痛则不通，不通则气血运行不畅而为青。

【色黄】面部呈黄色。

其一，湿热发黄证，如206条："必发热，色黄者，小便不利也。"《伤寒内科论·辨阳明脉证并治》："若下后致湿留与热合，湿热相交以熏蒸肌肤则发黄。"其证机是湿与热搏，熏蒸于外，上攻于面；治当清热利湿，以茵陈蒿汤。

其二，望面色主病，如第一3条："色黄者，胸上有寒。"《金匮要略心典·脏腑经络先后受病》："色黄者，面黄也，其病在脾，脾病则生饮，故胸上有寒，寒者，寒饮也。"其证机是饮邪上攻而肆虐于面且溢于肌肤以呈黄色。

其三，望面色主病，如第一3条："色黄者，便难。"其证机是脾不运化而留结，气血生化不足而不能外荣肌肤。

【色黑为劳】面色暗黑为虚劳。见望面色主病，如第一3条："色黑为劳。"《金匮要略心典·脏腑经络先后受病》："劳则伤肾，故色黑。经云：肾虚者，面如漆柴也。"其证机是虚久而伤肾，肾气不得主持于外，则真色败露。

【色微黑】鼻头色泽微黑。详见"鼻头色微黑"项。

【色微黄】面色轻微发黄而有光泽。见阳虚痞证，如153条："今色微黄，手足温者，易治。"《注解伤寒论·辨太阳病脉证并治》："若面色微黄，手足温者，即阳气得复，故云易愈。"其证机是阳气欲复而行于外，气血欲和而荣于面。

【色赤】面色赤红。详见"面色赤"项。

【色赤为风】面色赤红为风邪所引起。见望面色主病，如第一3条："色赤为风。"《金匮要略心典·脏腑经络先后受病》："风为阳邪，故色赤。"风者，阳也；阳者，热也。指出邪热涌盛而上攻且充斥于面。

【色正赤】小便颜色赤黄非常明显。见湿热黄疸证，如236条茵陈蒿汤用法中言："尿如皂荚汁状，色正赤。"湿热黄疸证，治以茵陈蒿汤，清热利湿，药后使湿热之邪从小便而去，故小便色呈黄赤。

【色正黄如柏汁】汗色黄如柏树汁状一样。见湿热黄汗证，如第十四28条："色正黄如柏汁。"其证机是湿热肆虐肌肤营卫，营卫与湿热相搏，湿热外溢；治以芪芍桂苦酒汤，温阳益气、清化湿邪。

【色鲜明】颜色鲜明而有光泽。见望面色主病，如第一3条："色鲜明者，有留饮。"《金匮要略心典·脏腑经络先后受病》："色鲜明者，有留饮，经云：水病人目下有卧蚕，面目鲜泽也。"其证机是饮气溢于肌肤而充斥于面。

【色脉】面色、脉象。详见"非其时色脉"项。

【色和】面色调和。见太阴脾实寒证，如第十6条："发热，色和者，善嚏。"其证机是太阴脾为寒气所袭，其人素体脾气不虚，正气尚能积极抗邪，气血且尚能和调于面。

涩

sè 涩，诊脉名，即涩脉。如48条："何以知汗出不彻，以脉涩，故知也。"又如第六7条："男子，脉浮弱而涩，为无子，精气清冷。"

【涩者死】脉涩主病情危重，预后不良。见阳明热结危证，如212条："若剧者，发则不识人，循衣摸床，惕而不安，微喘直视，脉弦者生，涩者死。"脉涩标志阴津大竭，阳气大耗，正气不支，病情危重，预后不良。

【涩则小便数】脉涩主小便数。见太阴脾约证，如247条，又第十一15条："趺阳脉浮而涩，浮则胃气强，涩则小便数，浮涩相搏，大便则硬，其脾为约。"《注解伤寒论·辨阳明病脉证并治》："涩为阴，知脾为约，约者俭之约，又约束之约。"其证机是邪热侵袭于脾，脾的运化功能被邪热所约束，不能为胃家（包括大肠、小肠）行其津液，津液偏渗膀胱，而不得润濡肠道，则小便数；治以麻子仁丸，运脾泻热通便。

【涩则伤脾】脉涩主脾气受伤。见阳明虚寒胃反证，如第十七5条："趺阳脉浮而涩，浮则为虚，涩则伤脾，脾伤则不磨。"脉涩是脾寒凝结，胃虚则不能受纳，脾寒则不能运化，不纳不运，则饮食宿积留结，气血为之壅涩不畅。

【涩则血不足】脉涩主血虚病理。见阳虚寒厥血少证，如第十四30条："师曰：寸口脉迟而涩，迟则为寒，涩则血不足。"其证机是血不足而不能荣于脉，脉气不足则御邪不及，寒气乘机侵入而与血相结，脉气不利，故脉涩。

啬

sè 啬，即小气，引申为害怕。如12条："阳浮者，热自发，阴弱者，汗自出，啬啬恶寒，淅淅恶风，翕翕发热。"

【啬啬恶寒】怕冷病证比较明显。

其一，太阳中风证，如12条："阳浮者，热自发，阴弱者，汗自出，啬啬恶寒，淅淅恶风，翕翕发热。"其证机是太阳营卫受邪而抗邪，且不及于固护肌表；治当解肌散邪、调和营卫，以

S

桂枝汤。

其二，表里兼证，如109条：“伤寒，发热，啬啬恶寒，大渴欲饮水，其腹必满。”其证机是肝气内盛而化热，邪热消灼津液，肝之邪气相乘于肺，肺气为肝气所乘而不得宣发于外，在外营卫不固而又感受外邪则恶寒，其治当解表散邪。

其三，太阴脾实寒证的审证要点，如第十5条：“寸口脉弦，即胁下拘急而痛，其人啬啬恶寒也。”其证机是太阴脾正气不虚而被寒气所客，脾气为寒气所阻滞而不通，阳气为寒气所遏而不能外达，且寒气又充斥于外；治当温阳散寒。

塞 sè 塞，即壅滞，阻塞不畅。如第一2条：“四肢九窍，血脉相传，壅塞不通，为外皮肤所中也。”

筛 shāi 筛，即用筛子过东西。如131条大陷胸丸用法中言：“上四味，捣筛二味，内杏仁、芒硝，合研如脂，和散。”又如第十八6条王不留行散用法中言：“各别杵筛，合治之，为散，服方寸匕。”

山 shān 山，药名，如山药，入肾气丸中。

【山药】即薯蓣，详见“薯蓣”项。

【山茱萸】山茱萸为山茱萸科落叶小乔木植物山茱萸的成熟果肉。

别名：山萸肉，萸肉，枣皮，蜀枣，实枣儿，鼠矢，鸡足，思益。

性味：酸、涩，微温。

功用：温肾固精，强筋壮骨。

主治：腰膝酸软或腰痛，阳痿遗精，月经过多或崩漏，小便多或数，渴欲饮水，牙齿动摇。

《神农本草经》曰：“味酸平，无毒，主心下邪气，寒热，温中，逐寒湿痹，去三虫。久服轻身。”

入方：见肾气丸。

用量：

用量		经方数量	经方名称
古代量	现代量		
四两	12g	1方	肾气丸

注意事项：湿热内盛者慎用。

化学成分：含苷类，环烯醚萜苷（山茱萸苷即马鞭草苷，莫诺苷，马钱子苷，獐牙菜苦素，7-氧-甲基莫诺苷，7-脱氢马钱苷，脱水莫诺苷元，7-乙氧基莫诺苷），皂苷，有机酸，没食子酸，苹果酸，熊果酸，酒石酸，羰基化合物，月桂酸，硬脂酸，亚麻酸，亚麻油，油酸，棕榈酸，没食子酸甲酯，氨基酸，酚类，还原糖，多糖，鞣质（梾木鞣质A、梾木鞣质B、梾木鞣质C、梾木鞣质D、梾木鞣质E、梾木鞣质F、梾木鞣质G，喜树鞣质A、喜树鞣质B，特里马里Ⅰ、特里马里Ⅱ，水杨梅素D，异诃子素，2，3-二-氧-没食子酰-β-D-葡萄糖，1，2，6-三-氧-没食子酰-β-D-葡萄糖），蛋白质，脂肪，脂肪油，挥发油，维生素A，维生素B_1，维生素C，黄酮，香豆素，甾醇，内酯，甾体三萜，蒽醌，微量元素，β-谷甾醇，5′-二甲基糠醛醚，抗氧化的活性成分megallate等。

药理作用：提高及促进机体免疫效应，抗肿瘤作用（抑制腹水癌细胞），抗菌作用（金黄色葡萄球菌、痢疾杆菌），抗真菌作用（堇毛癣菌），降血糖作用，抗休克作用，强心利尿作用，降压作用，降温作用，安定镇静作用，对于化疗或放疗引起的白细胞下降有使其升高的作用，对四氯化碳引起的大白鼠ALT的升高有明显降低作用，对子宫功能所处状态呈双向调节作用即抑制及收缩子宫、兴奋子宫，抑制小鼠淋巴细胞转化，IL-2的产生和LAK细胞生成，抗组织胺作用，抗家兔失血性休克和心源性休克的作用，促进乳汁分泌，促进血液凝固，止咳作用，祛痰作用，兴奋副交感神经作用。

扇 shān 扇，即摇动扇子扇风。如第二十3条：“其胎欲胀，腹痛，恶寒者，少腹如扇。”

疝 shàn❶疝气。如第十九4条：“阴狐疝气者，偏有大小，时时上下。”❷疝瘕。如第十四6条：“趺阳脉当伏，今反紧，本自有寒，疝瘕，腹中痛。”❸寒性腹痛。如第十17条：“腹痛，脉弦而紧，弦则卫气不行，即恶寒，紧则不欲食，邪正相搏，即为寒疝。”

【疝瘕】腹中寒气结聚而不通且似有物积聚状。见脾胃阳虚水气证，如第十四6条：“趺阳脉当伏，今反紧，本自有寒，疝瘕，腹中痛。”《金匮要略方论本义·水气病》：“盖其人不仅有水气之邪，而更兼平日有积寒疝瘕，腹中常常作

S

痛，水邪中又兼寒邪也。”其证机是脾胃阳虚，水不得阳气所化而为水气，水气与寒气相结而壅滞气机，气内壅结而不通，腹中之结似有形且又是无形之结；治当温阳散寒利水。

【疝气】小肠疝气，亦即腹股沟疝气。详见“阴狐疝气”项。

善 shàn❶引起，导致。如第十二12条：“脉双弦者，寒也，皆大下后善虚；脉偏弦者，饮也。”❷容易，爱。如257条：“假令已下，脉数不解，合热则消谷善饥。”❸经常，多，常常。如第十6条：“夫中寒家，喜欠，其人清涕出，发热，色和者，善嚏。”❹长于。如第十一18条：“三焦竭部，上焦竭善噫，何谓也？”

【善饥】容易饥饿。详见“消谷善饥”项。

【善噫】长于叹息。详见“上焦竭善噫”项。

【善虚】导致虚证。详见“皆大下后善虚”项。

【善嚏】常常多有打喷嚏。见太阴脾实寒证，如第十6条：“夫中寒家，喜欠，其人清涕出，发热，色和者，善嚏。”其证机是太阴脾为寒气所袭，其人素体脾气不虚，正气并能抗邪驱邪于外；治当温脾散寒。

伤 shāng❶起源。如第二21条：“此病伤于汗出当风，或久伤取冷所致也。可与麻黄杏仁薏苡甘草汤。”❷病证名。如第3条：“太阳病，或已发热，或未发热，必恶寒，体痛，呕逆，脉阴阳俱紧者，名为伤寒。”❸悲伤。如仲景序：“感往昔之沦丧，伤横夭之莫救。”❹受伤，损伤。如312条：“少阴病，咽中伤，生疮，不能语言。”又如第一1条：“脾能伤肾，肾气微弱，则水不行。”❺侵袭，侵犯。如第一13条：“风中于前，寒中于暮，湿伤于下，雾伤于上，风令脉浮，寒令脉急，雾伤皮腠，湿流关节，食伤脾胃，极寒伤经，极热伤络。”❻感受外邪。如第4条：“伤寒一日，太阳受之，脉若静者，为不传。”❼虚弱。如第十一10条：“心伤者，其人劳倦，即头面赤而下重，心中痛而自烦，发热，当脐跳，其脉弦，此为心脏伤所致也。”

【伤横夭之莫救】为疾病与夭亡而没有办法救治而感到悲伤。如仲景序：“感往昔之沦丧，伤横夭之莫救。”

【伤寒十居其七】外感疾病占所有疾病的十分之七或7/10。如仲景序：“建安纪年以来，犹未十稔，其死亡者，三分有二，伤寒十居其七。”

【伤寒杂病论】书名。如仲景序：“乃勤求古训，博采众方，撰用《素问》、《九卷》、《八十一难》、《阴阳大论》、《胎胪药录》，并平脉辨证，为《伤寒杂病论》合十六卷。”《伤寒杂病论》是东汉杰出医学家张仲景所著，成书于公元三世纪初，约200—205年。是书是张仲景总结前人理论与临床医学经验和他本人治病经验与创新的结晶，正如其说：“乃勤求古训，博采众方，撰用《素问》、《九卷》、《八十一难》、《阴阳大论》、《胎胪药录》，并平脉辨证，为《伤寒杂病论》十六卷。”是书创立了辨证论治体系，尤其是完善了六经辨证论治体系、脏腑辨证论治体系、八纲辨证体系，妇科病证辨证论治体系，以及三焦辨证、卫气营血辨证、经络辨证、病因辨证、方剂辨证，痰饮水气辨证。《伤寒杂病论》为临床医学形成、发展与基本完善的里程碑，其实用价值对临床各科疑难杂病均起到非凡的重要的指导作用，非读《伤寒杂病论》，不足为病人信任的临床医生，非读《伤寒杂病论》，不足以临床治病升堂入室。但张仲景也非常诚恳地说：“虽未能尽愈诸病，庶可以见病知源。”指出虽有诸多病证还没有有效的方法治疗，但认清疾病发生的本源及性质还是可以的。如当今有许许多多疾病如冠心病、糖尿病、肝炎等，虽不能彻底治愈，但可控制病情，减轻痛苦，延长寿命。由此而知仲景所著《伤寒杂病论》，其理、法、方、药并非是能治愈所有疾病，但可认识疾病，并可在《伤寒杂病论》理论基础之上继承、发展、完善与创新。对此仲景则明确暗示：“若能寻余所集，思过半矣。”结合当今实际，我们完全有理由继承和挖掘《伤寒杂病论》辨证论治体系，以此为契机而发展、创新中医学辨证论治理论。

【伤寒一日】感受外邪1天，表示时间短。如第4条：“伤寒一日，太阳受之，脉若静者，为不传。”指出初感外邪，或患病时间较短，则当积极治疗。

【伤寒二三日】感受外邪2~3天。如第5条：“伤寒二三日，阳明少阳证不见者，为不传也。”仲景言“伤寒”者，乃广义伤寒，当指外邪所引起的病证表现，因其病程较短，法当积极治疗。

【伤寒八九日】感受外邪已有8~9天。见阳虚肌痹证，如174条，又如第二23条："伤寒八九日，风湿相搏，身体疼烦。"仲景言"伤寒"者，乃广义伤寒，当指风寒湿所引起的阳虚肌痹证，因其病程较久，病证缠绵，难以治疗。

【伤寒】或言为寒邪所伤，或言多种外感疾病，或言外感疾病与内伤杂病相病相兼，或言内伤杂病为外邪所伤。

其一，太阳病证与阴阳两虚证相兼，如29条："伤寒，脉浮，自汗出，小便数，心烦，微恶寒，脚挛急，反与桂枝欲攻其表，此误也。"仲景言"伤寒"者，以揭示病有在太阳，其治必须全面权衡证机，以法针对证机而治。

其二，太阳营卫湿郁证，如39条："伤寒，脉浮缓，身不疼，但重，乍有轻时，无少阴证者。"仲景言"伤寒"者，以揭示病是湿邪所致，湿者，伤寒之类也。

其三，太阳伤寒证与寒饮郁肺证相兼，如41条："伤寒，心下有水气，咳而微喘。"仲景言"伤寒"者，当言狭义太阳伤寒证，其证机是卫闭营郁。

其四，太阳伤寒证，如55条："伤寒，脉浮紧，不发汗，因致衄者。"指出太阳伤寒证在其病变过程中可能出现衄证的特殊表现，临证一定要全面权衡证机，不可顾此失彼。

其五，太阳中风证与阳明热结证相兼，如56条："伤寒，不大便六七日，头痛有热者，与承气汤。"辨"伤寒"，当是太阳中风证，其证机是卫强营弱。

其六，太阳伤寒变证，如57条："伤寒，发汗已解，半日许复烦。"指出太阳伤寒证当用麻黄汤治疗，而太阳伤寒证若有正气不足者，其治则不当用麻黄汤，且当用桂枝汤，以揭示治疗病证必须因人因证而异，切不可机械地用方用药，若固执成见而用方药，则会导致病证发生变化。

其七，太阳病证与脾虚水停证相兼，如67条："伤寒，若吐，若下后，心下逆满，气上冲胸，起则头眩，脉沉紧。"仲景言"伤寒"者，泛指在外有太阳病证，临证之际还要进一步辨清太阳病病变证机所在，以法用方。

其八，太阳病证与水气病证相兼，如73条："伤寒，汗出而渴者，五苓散主之；不渴者，茯苓甘草汤主之。"仲景言"伤寒"，主要揭示在外有太阳病证，审病是表里兼证。

其九，太阳病证与热扰胸膈证相兼，如76条："伤寒五六日，大下之后，身热不去，心中结痛者。"仲景言"伤寒"者，乃是论广义伤寒，泛指感受外邪。

其十，太阳病证与热扰胸腹证相兼，如79条："伤寒，下后，心烦，腹满，卧起不安者。"仲景言"伤寒"者，乃是论广义伤寒，泛指感受外邪。

其十一，热扰胸膈证与下焦寒证相兼，如80条："伤寒，医以丸药大下之，身热不去，微烦者。"仲景言"伤寒"者，乃是论广义伤寒，泛指感受外邪。

其十二，太阳中风证与肾阳虚证相兼，如91条："伤寒，医下之，续得下利清谷不止，身疼痛者，急当救里。"仲景言"伤寒"，主要揭示病是表里兼证。

其十三，太阳病证与少阳胆热气郁证相兼，如96条："伤寒五六日，中风，往来寒热，胸胁苦满，嘿嘿，不欲饮食，心烦，喜呕。"仲景言"伤寒"，以揭示在表是太阳伤寒证。

其十四，太阳少阳阳明病证相兼，如99条："伤寒四五日，身热，恶风，颈项强，胁下满，手足温而渴者。"仲景言"伤寒"者，乃是论广义伤寒，泛指感受外邪。

其十五，少阳胆热气郁证与太阴脾虚证相兼，如100条："伤寒，阳脉涩，阴脉弦，法当腹中急痛，先与小建中汤；不差者，小柴胡汤主之。"仲景言"伤寒"者，乃是论广义伤寒，泛指感受外邪。

其十六，太阳病证与少阳病证相兼，如101条："伤寒，中风，有柴胡证，但见一证便是，不必悉具。"仲景言"伤寒"者，乃是论广义伤寒，泛指感受外邪。

其十七，太阳病证与心气血虚证相兼，如102条："伤寒二三日，心中悸而烦者，小建中汤主之。"仲景言"伤寒"者，乃是论广义伤寒，泛指感受外邪。

其十八，太阳病证与少阳病证相兼，如103条："伤寒十三日不解，胸胁满而呕，日晡所发潮热，已而微利，此本柴胡证。"仲景言"伤寒"者，乃是论广义伤寒，泛指感受外邪。

其十九，太阳病证与阳明胃热证相兼，如105条："伤寒十三日，过经谵语者，以有热故也，当以汤下之。”仲景言“伤寒”者，乃是论广义伤寒，泛指感受外邪。

其二十，少阳胆热气郁证与少阴心热证相兼，如107条：“伤寒八九日，下之，胸满烦惊，小便不利，谵语。”仲景言“伤寒”者，乃是论广义伤寒，泛指感受外邪。

其二十一，太阳病证与肝气乘脾证相兼，如108条：“伤寒，腹满，谵语，寸口脉浮而紧，此肝乘脾也。”仲景言“伤寒”者，乃是论广义伤寒，泛指感受外邪。

其二十二，太阳病证与肝气乘肺证相兼，如109条：“伤寒，发热，啬啬恶寒，大渴欲饮水，其腹必满；自汗出，小便利，其病欲解；此肝乘肺也。”仲景言“伤寒”者，乃是论广义伤寒，泛指感受外邪。

其二十三，太阳病证与心阳虚惊狂证相兼，如112条：“伤寒，脉浮，医以火迫劫之，亡阳，必惊狂，卧起不安者。”仲景言“伤寒”者，乃是论广义伤寒，泛指感受外邪。

其二十四，太阳病证与心热证相兼，如113条：“形作伤寒，其脉不弦紧而弱，弱者必渴。”仲景言“伤寒”者，乃是论广义伤寒，泛指感受外邪。

其二十五，太阳伤寒证与心证相兼，如119条：“太阳伤寒者，加温针，必惊也。”仲景言“伤寒”，主要揭示在表有太阳伤寒证，其治当用麻黄汤。

其二十六，太阳病证与下焦瘀热证或水气病证相兼，如126条：“伤寒，有热，少腹满，应小便不利，今反利者，为有血也。”仲景言“伤寒”者，乃是论广义伤寒，泛指感受外邪。

其二十七，实热结胸证，如135条：“伤寒六七日，结胸热实，脉沉而紧，心下痛。”仲景言“伤寒”者，乃是论广义伤寒，泛指感受外邪。

其二十八，太阳病证与实热结胸证或胆胃热证相兼，如136条：“伤寒十余日，热结在里，复往来寒热者，与大柴胡汤；但结胸，无大热者，此为水结在胸胁也。”仲景言“伤寒”者，乃是论广义伤寒，泛指感受外邪。

其二十九，热入血室证，如145条：“妇人伤寒，发热，经水适来，昼日明了，暮则谵语，如见鬼状者。”仲景言“伤寒”者，乃是论广义伤寒，泛指感受外邪。

其三十，太阳中风证与少阳胆热气郁证相兼，如146条：“伤寒六七日，发热微恶寒，支节烦痛，微呕，心下支结。”仲景言“伤寒”者，乃是论广义伤寒，泛指感受外邪。

其三十一，太阳病证与少阳胆热夹饮证相兼，如147条：“伤寒五六日，已发汗而复下之，胸胁满微结，小便不利，渴而不呕。”仲景言“伤寒”者，乃是论广义伤寒，泛指感受外邪。

其三十二，太阳病证与少阳胆热气郁证相兼，如148条：“伤寒五六日，头汗出，微恶寒，手足冷，心下满，口不欲食，大便硬，脉细者，此为阳微结，必有表，复有里也。”仲景言“伤寒”者，乃是论广义伤寒，泛指感受外邪。

其三十三，太阳病证与少阳胆热证或结胸证等相兼，如149条：“伤寒五六日，呕而发热者，柴胡汤证具。”仲景言“伤寒”者，乃是论广义伤寒，泛指感受外邪。

其三十四，太阳病证与中虚湿热夹水气证相兼，如157条：“伤寒，汗出，解之后，胃中不和，心下痞硬，干噫食臭。”仲景言“伤寒”者，乃是论广义伤寒，泛指感受外邪。

其三十五，太阳病证与中虚湿热痞重证相兼，如158条：“伤寒、中风，医反下之，其人下利日数十行，谷不化，腹中雷鸣，心下痞硬而满。”仲景言“伤寒”，主要是辨太阳伤寒证。

其三十六，太阳病证与痞利证相兼，如159条：“伤寒，服汤药，下利不止，心下痞硬，服泻心汤已。”仲景言“伤寒”者，乃是论广义伤寒，泛指感受外邪。

其三十七，太阳病证与阳虚水气痞证相兼，如160条：“伤寒，吐下后，发汗，虚烦，脉甚微。”仲景言“伤寒”者，乃是论广义伤寒，泛指感受外邪。

其三十八，太阳病证与中虚痰饮证相兼，如161条：“伤寒，发汗，若吐，若下，解后，心下痞硬，噫气不除者。”仲景言“伤寒”者，乃是论广义伤寒，泛指感受外邪。

其三十九，太阳病证与阳明胃热证相兼，如164条：“伤寒大下后，复发汗，心下痞，恶寒者，表未解也。”仲景言“伤寒”者，以揭示辨太阳中风证。

其四十，太阳病证与胆胃热结证相兼，如165条：“伤寒，发热，汗出不解，心中痞硬，呕吐而下利者。”仲景言“伤寒”者，乃是论广义伤寒，泛指感受外邪。

其四十一，太阳病证与阳明热盛津气两伤证相兼，如168条：“伤寒，若吐，若下后，七八日不解，热结在里，表里俱热。”又如169条：“伤寒，无大热，口燥渴，心烦，背微恶寒者。”仲景言“伤寒”者，乃是论广义伤寒，泛指感受外邪。

其四十二，太阳伤寒证与阳明热盛证相兼，如170条：“伤寒，脉浮，发热，无汗，其表不解，不可与白虎汤。”仲景言“伤寒”者，乃是论广义伤寒，泛指感受外邪。

其四十三，胃热脾寒证，如173条：“伤寒，胸中有热，胃中有邪气。”仲景言“伤寒”者，以揭示脾胃有寒热之邪侵入，提示辨证应当全面审度证机，以法论治。

其四十四，阳虚肌痹证，如174条：“伤寒八九日，风湿相搏，身体疼烦，不能自转侧。”仲景言“伤寒”者，当指风湿之邪侵袭所致的阳虚肌痹证。

其四十五，阳明热盛证，如176条：“伤寒，脉浮滑，此以表有热。”仲景言“伤寒”者，乃是论广义伤寒，泛指感受外邪。

其四十六，心气血阴阳俱虚证，如177条：“伤寒，脉结代，心动悸。”仲景言“伤寒”者，乃是论广义伤寒，泛指感受外邪。

其四十七，太阳伤寒证与阳明热证相兼，如185条：“伤寒发热，无汗，呕不能食，而反汗出濈濈然者，是转属阳明也。”仲景言“伤寒”者，主要是辨太阳伤寒证。

其四十八，阳明热证主脉，如186条：“伤寒三日，阳明脉大。”仲景言“伤寒”者，主要揭示辨阳明热证的基本脉证。

其四十九，太阳病证与太阴脾湿热发黄证相兼，如187条：“伤寒，脉浮而缓，手足自温者，是为系在太阴。”又如278条：“伤寒，脉浮而缓，手足自温者，系在太阴，太阴当发身黄。”仲景言“伤寒”者，乃是论广义伤寒，泛指感受外邪。

其五十，阳明胃热证，如204条：“伤寒呕多，虽有阳明证，不可攻之。”仲景言“伤寒”者，乃是论广义伤寒，泛指感受外邪。

其五十一，阳明热结重证，如212条：“伤寒，若吐、若下后，不解，不大便五六日，上至十余日，日晡所发潮热，不恶寒，独语如见鬼状。”仲景言“伤寒”者，乃是论广义伤寒，泛指感受外邪。

其五十二，太阳病证与阳明病证相兼，如218条：“伤寒四五日，脉沉而喘满，沉为在里，而反发其汗。”仲景言“伤寒”者，乃是论广义伤寒，泛指感受外邪。

其五十三，阳明热结缓证，如249条：“伤寒，吐后，腹胀满者，与调胃承气汤。”仲景言“伤寒”者，乃是论广义伤寒，泛指感受外邪。

其五十四，阳明热结重证与少阴热证相兼，如252条：“伤寒六七日，目中不了了，睛不和，无表里证，大便难。”仲景言“伤寒”者，乃是论广义伤寒，泛指感受外邪。

其五十五，脾胃寒湿发黄证，如259条：“伤寒，发汗已，身目为黄，所以然者，以寒湿在里不解故也。”仲景言“伤寒”者，乃是论广义伤寒，泛指感受外邪。

其五十六，阳明湿热发黄证，如260条：“伤寒七八日，身黄如橘子色，小便不利，腹微满者。”又如261条：“伤寒，身黄，发热者。”复如262条：“伤寒，瘀热在里，身必黄。”仲景言“伤寒”者，乃是论广义伤寒，泛指感受外邪。

其五十七，少阳胆热气郁证，如265条：“伤寒，脉弦细，头痛，发热者，属少阳，少阳不可发汗。”仲景言“伤寒”者，乃是论广义伤寒，泛指感受外邪。

其五十八，少阳病证发生传变，如269条：“伤寒六七日，无大热，其人躁烦者，此为阳去入阴故也。”仲景言“伤寒”者，乃是论广义伤寒，泛指感受外邪。

其五十九，少阳病证不发生传变，如270条：“伤寒三日，三阳为尽，三阴当受邪；其人反能食而不呕，此为三阴不受邪也。”仲景言“伤寒”者，乃是论广义伤寒，泛指感受外邪。

其六十，少阳病证向愈证，如271条：“伤寒三日，少阳脉小者，欲已也。”仲景言“伤寒”者，乃是论广义伤寒，泛指感受外邪。

其六十一，厥阴肝寒下利证，如331条：“伤寒，先厥后发热而利者，必自止，见厥复利。”仲景言“伤寒”者，乃是论广义伤寒，泛指感受外邪。

其六十二，厥阴肝寒证与阳明胃寒证相兼，如332条：“伤寒，始发热六日，厥反九日而利。”仲景言“伤寒”者，乃是论广义伤寒，泛指感受外邪。

S

其六十三，除中证，如333条："伤寒，脉迟，六七日，而反与黄芩汤彻其热，脉迟为寒，今与黄芩汤复除其热，腹中应冷。"仲景言"伤寒"者，乃是论广义伤寒，泛指感受外邪。

其六十四，肝寒下利阳复太过证，如334条："伤寒，先厥后发热，下利必自止，而反汗出，咽中痛者，其喉为痹。"仲景言"伤寒"者，乃是论广义伤寒，泛指感受外邪。

其六十五，热陷心包证，如335条："伤寒，一二日至四五日，厥者必发热，前热者，后必厥。"仲景言"伤寒"者，乃是论广义伤寒，泛指感受外邪。

其六十六，厥阴正邪斗争证，如336条："伤寒病，厥五日，热亦五日；设六日，当复厥。"仲景言"伤寒"者，乃是论广义伤寒，泛指感受外邪。

其六十七，脏厥证及蛔厥证，如338条："伤寒，脉微而厥，至七八日肤冷，其人躁无暂安时者，此为脏厥，非蚘厥也。蚘厥者，其人当吐蚘，今病者静而复时烦者，此为脏寒。"仲景言"伤寒"者，乃是论广义伤寒，泛指感受外邪。

其六十八，厥阴肝热厥轻证，如339条："伤寒，热少，微厥，指头寒，嘿嘿，不欲食，烦躁。"仲景言"伤寒"者，乃是论广义伤寒，泛指感受外邪。

其六十九，厥阴肝热证，如341条："伤寒，发热四日，厥反三日，复热四日，厥少热多者，其病当愈。"仲景言"伤寒"者，乃是论广义伤寒，泛指感受外邪。

其七十，厥阴肝寒证，如342条："伤寒，厥四日，热反三日，复厥五日，其病为进。"仲景言"伤寒"者，乃是论广义伤寒，泛指感受外邪。

其七十一，阴盛阳绝证，如343条："伤寒六七日，脉微，手足厥冷，烦躁，灸厥阴，厥不还者，死。"仲景言"伤寒"者，乃是论广义伤寒，泛指感受外邪。

其七十二，阴盛阳脱证，如344条："伤寒，发热，下利，厥逆，躁不得卧者，死。"仲景言"伤寒"者，乃是论广义伤寒，泛指感受外邪。

其七十三，阴盛阳亡证，如345条："伤寒，发热，下利至甚，厥不止者，死。"仲景言"伤寒"者，乃是论广义伤寒，泛指感受外邪。

其七十四，有阴无阳证，如346条："伤寒，六七日，不利，便发热而利，其人汗出不止者，死；有阴无阳也。"仲景言"伤寒"者，乃是论广义伤寒，泛指感受外邪。

其七十五，厥阴阳郁证，如349条："伤寒，脉促，手足厥逆，可灸之。"仲景言"伤寒"者，乃是论广义伤寒，泛指感受外邪。

其七十六，热陷心包证，如350条："伤寒，脉滑而厥者，里有热，白虎汤主之。"仲景言"伤寒"者，乃是论广义伤寒，泛指感受外邪。

其七十七，胃阳郁水气证，如356条："伤寒，厥而心下悸，宜先治水，当服茯苓甘草汤。"仲景言"伤寒"者，乃是论广义伤寒，泛指感受外邪。

其七十八，肝热阳郁证与脾寒证相兼，如357条："伤寒六七日，大下后，寸脉沉而迟，手足厥逆，下部脉不至，喉咽不利。"仲景言"伤寒"者，乃是论广义伤寒，泛指感受外邪。

其七十九，肝寒下利证，如358条："伤寒四五日，腹中痛，若转气下趣少腹者，此欲自利也。"仲景言"伤寒"者，乃是论广义伤寒，泛指感受外邪。

其八十，胃热脾寒证相兼，如359条："伤寒，本自寒下，医复吐下之，寒格，更逆吐下。"仲景言"伤寒"者，乃是论广义伤寒，泛指感受外邪。

其八十一，厥阴真脏脉脱证，如369条："伤寒，下利，日十余行，脉反实者，死。"仲景言"伤寒"者，乃是论广义伤寒，泛指感受外邪。

其八十二，胃中寒冷证，如380条："伤寒，大吐，大下，之极虚，复极汗者，其人外气怫郁，复与之水，以发其汗，因得哕，所以然者，胃中寒冷故也。"仲景言"伤寒"者，乃是论广义伤寒，泛指感受外邪。

其八十三，实热哕证，如381条："伤寒，哕而腹满，视其前后，知何部不利，利之则愈。"仲景言"伤寒"者，乃是论广义伤寒，泛指感受外邪。

其八十四，辨霍乱病证与太阴少阴厥阴病证及鉴别，如384条："伤寒，其脉微涩者，本是霍乱，今是伤寒，却四五日，至阴经上，转入阴必利，本呕下利者，不可治也。"仲景言"伤寒"者，乃是论广义伤寒，泛指感受外邪。

其八十五，阴阳易浊邪证，如392条："伤寒，阴阳易之为病，其人身体重，少气，少腹里急，或引阴中拘挛。"仲景言"伤寒"者，乃是论广义伤寒，泛指感受外邪。

其八十六，大病差后劳复证，如394条："伤寒差以后，更发热，小柴胡汤主之；脉浮者，以汗解之；脉沉实者，以下解之。"仲景言"伤寒"者，乃是论广义伤寒，泛指感受外邪。

其八十七，胃热气逆证，如397条："伤寒，解后，虚羸少气，气逆欲吐，竹叶石膏汤主之。"仲景言"伤寒"者，乃是论广义伤寒，泛指感受外邪。

其八十八，狐蜮病证，如长三10条："狐蜮之为病，状如伤寒，默默欲眠，目不得闭。"详见"状如伤寒"项。

【伤寒表不解】太阳伤寒证仍然没有被解除。详见"表不解"其一项。

【伤寒差以后】外感疾病痊愈以后。见新差复感外邪证，如394条："伤寒差以后，更发热，小柴胡汤主之。"指出外感疾病初愈后，一定要注意饮食调护，起居摄养，若稍有不当，则有可能引起旧病复发。

【伤寒转系阳明】外邪侵入而加剧阳明病证。见太阳病证与阳明病证相兼，如188条："伤寒转系阳明者，其人濈然微汗出也。"仲景言"伤寒"者，其辨证精神有二，一论太阳病证与阳明病证相兼，太阳病邪因阳明素体失调较重而传入，阳明病或是阳明热证或是阳明寒证；二论阳明素体有失调，尤其是阳明之气失调比较明显，感受外邪在较短时间内即传入阳明，形成阳明病证，于此对阳明病证还要进一步辨清病变属性，以法采用有效的方药。

【伤饮】饮邪所伤的病证。见饮证主脉，如第十二19条："脉浮而细滑，伤饮。"《金匮要略论注·痰饮咳嗽病》："不曰有饮，而曰伤饮，见于外感所骤伤，而非停积之水也。"其证机是正气与饮气相搏而壅滞于脉，脉气与饮气相搏结且充斥于外；治当涤饮化饮。

【伤胎】损伤胎气。详见"妇人伤胎"项。

商

shāng 商，即药名，如商陆根，入牡蛎泽泻散中。

【商陆根】商陆根为商陆科多年生草本植物商陆的根。

别名：商陆，苈根，夜呼。

性味：苦，寒；有毒。

功用：利水消肿。

主治：四肢浮肿或腰以下浮肿，小便不利，大便不实，心悸，咳嗽。

神农本草经》曰："味辛平，主水胀，疝瘕痹，熨除痈肿，杀鬼精物。"

入方：见牡蛎泽泻散。

用量：

用量		经方数量	经方名称
古代量	现代量		
方寸匕的1/7	1g	1方	牡蛎泽泻散

注意事项：孕妇慎用。

化学成分：含商陆皂苷元A，商陆皂苷甲，商陆皂苷乙，商陆皂苷丙，商陆皂苷元，加利果酸，商陆碱，硝酸钾，商陆皂苷丁，商陆皂苷巳，商陆皂苷辛，商陆多糖，商陆皂苷元B，商陆皂苷元D，甾醇，甾醇葡萄糖苷，酰化甾醇葡萄糖苷，商陆皂苷D，商陆毒素（葡萄糖、木糖、γ-氨基丁酸、组氨），微量元素（锰）。

药理作用：利水作用，扩张毛细血管，增加血流量，抗菌作用（流感杆菌、肺炎链球菌），抗真菌作用（许兰氏黄癣菌、奥杜盎氏小芽孢癣菌），抗炎作用，诱生免疫干扰素作用，增强巨噬细胞的细胞毒作用，激活核苷酶、还原酶的生物活性物质，镇咳作用，祛痰作用，平喘作用，抗肿瘤作用。

上

shàng❶高处，上部。与"下"相对。如294条："少阳病，但厥，无汗，而强发之，必动其血，……是名下厥上竭。"❷部位。如200条："阳明病，被火，额上微汗出。"❸范围。如第9条："太阳病欲解时，从巳至未上。"❹左右。如第8条："太阳病，头痛至七日以上自愈者，以行其经尽故也。"❺进，去。如338条："蛔上入其膈，故烦。"❻上等，上品。如仲景序："孔子曰：生而知之者上。"❼对上，首先，第一。如仲景序："上以疗君亲之疾，下以救贫贱之厄，中以保身长全，以养其生。"❽突出，明显。如268条："三阳合病，脉浮大，上关上，但欲眠睡。"❾表面。如65条茯苓桂枝甘草大枣汤用法中言："水上有珠五六千颗相逐。"❿加，入。如312条苦酒汤用法中言："去黄，内上苦酒，著鸡子壳中。”⑪往，达，上行。如67条：“心下逆满，气上冲胸，起则头眩。”⑫漂，浮。如35条麻黄汤用法中言：“先煮麻黄，减二升，去上沫。”⑬寸部脉即寸关尺之寸。如第二9条：“夫痉脉，按之紧如弦，直上下行。”⑭高明，著名。如第一1条：“上工治未病，何也？”⑮喘息。如第七6：“咳而上气，喉中有水鸡声，射干麻黄汤主之。”⑯置，放。如106条桃核承气汤用法中言：“去滓，内芒硝，更上火微沸。”⑰前，前面。如23条桂枝麻黄各半汤用法中言：“顿服，将息如上法。”⑱中，包裹。如第二22条防己黄芪汤用法中言：“服后当如虫行皮中，从腰下如冰，后坐被上，又以一被绕腰以下，温令微汗，差。”⑲处。如第五14条头风摩散用法中言：“为散，沐了，以方寸匕，已摩疾上，令药力行。”

【上焦】膈以上部位，心肺居也，至咽喉部。一说膈至头之间的部位均为上焦。《灵枢·营卫生会篇》：“上焦出于胃上口，并咽，以上贯膈而布胸中。”其功能包括心肺生理。《灵枢·决气篇》：“上焦开发，宣五谷味，熏肤充身，泽毛，若雾露之溉，是谓气。”如230条：“上焦得通，津液得下，胃气因和。”泛指上焦心肺。又如第一6条：“在上焦者，其吸促。”言“上焦者”，即专指上焦肺的病证。若邪气侵袭于肺，导致肺气不利，浊气壅滞，清气不得吸入，则吸促，其治当调理肺气。

【上焦得通】上焦气机得以上下宣降通畅。见少阳病证与阳明病证相兼，如230条：“上焦得通，津液得下，胃气因和，身濈然汗出而解。”指出少阳病证与阳明病证相兼，若经治疗或未经治疗而正气恢复且能积极抗邪，上焦郁滞之气机得以上下宣降通畅，气机因之而和，病证因之得解。

【上焦竭善噫】上焦虚弱证机则容易出现长于叹息。见三焦虚证，如第十一18条：“三焦竭部，上焦竭善噫，何谓也？”审“竭”者，乃用尽之意；仲景言“竭”者，借以说明正气虚弱为病变主要矛盾方面；辨“噫”者，乃叹息也；即上焦虚弱病证而长于叹息。其证机是上焦之气虚弱，不能行使气机宣降通畅功能，气虚而不升，气郁而阻结，郁气因叹息而上行消散，故上焦虚弱病证易于出现噫即叹息。

【上焦受中焦气未和】上焦之气禀受中焦脾胃之气且未能相和为用。见三焦虚证，如第十一18条：“上焦受中焦气未和，不能消谷，故能噫耳。”指出上焦虚证，其证机大多与中焦之气虚弱有关，因上焦之气禀赋于中焦之气，上焦之气虚，中焦之气亦不足也。由此而知，治疗上焦虚证，在补益上焦之时，一定要注意补益中焦之气，从而求得最佳疗效。

【上焦有寒】上焦有寒证机。见黄汗证，如第十四2条：“不恶风者，小便通利，上焦有寒，其口多涎，此为黄汗。”仲景言“上焦有寒”，主要论述黄汗证的发生与营卫之气虚弱有关，心肺职司上焦，心肺之气不足且生寒是黄汗证发生的主要内在原因之一。

【上二焦】上焦、中焦。见热入血室证，如145条：“妇人伤寒，发热，经水适来，昼日明了，暮则谵语，如见鬼状者，此为热入血室，无犯胃气及上二焦，必自愈。”指出治疗热入血室证，当从热入血室，又因热入血室证有类似上焦或中焦病证，其治且不可从上焦心肺、中焦脾胃，提示治疗病证必须针对证机而治，方可达到治疗目的。

【上古】春秋战国之前的时代。如仲景序：“上古有神农、黄帝、岐伯、伯高、雷公、少俞、少师、仲文，中世有长桑、扁鹊，汉有公乘阳庆及仓公。”

【上工】医术高明的医生。《灵枢·邪气脏腑病形篇》：“上工十全九。”详见“上工治未病”项。

【上工治未病】医术高明的医生能够治疗病邪尚未引起其他脏腑的病证。见脏腑辨证的整体观，如第一1条：“上工治未病，何也？师曰：夫治未病者，见肝之病，知肝传脾，当先实脾。”《医宗金鉴·脏腑经络先后受病》：“上工，良医也。”仲景指出只有高明的医生才能懂得疾病之间的传变关系，才能治疗错综复杂的疑难杂病，方可取得预期治疗效果；而一般的医生则不懂得疾病之间的传变关系，其仅仅能治疗一般常见病证，而对疑难杂病的治疗，则很难取得预期治疗效果。

【上部】咽喉部。详见“蚀于上部则声喝”项。

【上气】咳嗽，气喘或恶心，呕吐。

其一，肺气上逆证。详见“胸中上气”项。

其二，脏腑辨证，如第一13条：“咳、上气、喘、哕、咽、肠鸣、胀满、心痛、拘急。”

仲景言“上气”，当指恶心、呕吐等病证，其证机乃是浊气上逆而不降；治当降泄浊逆。

其三，肺虚危证，如第七 3 条：“上气，面浮肿，肩息，其脉浮大。”《金匮要略心典·肺痿肺痈咳嗽上气病》：“上气，面浮肿，肩息，气但升而不降矣。”其证机是肺气因大虚而不得行使肃降，肺气逆于上。

其四，饮邪郁肺证，详见“喘而躁”项。

其五，虚热肺痿证，详见“大逆上气”项。

其六，脏腑阳虚呕利证，如第十七 24 条：“夫六腑气绝于外者，手足寒，上气，脚缩。”仲景言“上气”者，当指胃气上逆之恶心、呕吐等病证。

【上关上】关部脉特别明显。

其一，少阳病证与太阳阳明病证相兼，如 268 条：“三阳合病，脉浮大，上关上，但欲眠睡，目合则汗。”仲景以脉“上关上”，以揭示关部脉明显代少阳病证为主要矛盾方面，治当先从少阳。

其二，积聚证，如第十一 20 条：“关上，积在脐傍；上关上，积在心下；微下关，积在少腹。”审关脉以候脾胃，诊关部脉明显者，多主积证在心下即脾胃积聚证。

【上虚不能制下】上焦虚弱不能制约于下焦的病理病证。见虚寒肺痿证，如第七 5 条：“所以然者，以上虚不能制下故也，此为肺中冷。”《医宗金鉴·伤寒论注·辨少阴病脉证并治》：“所以然者，以上焦阳虚，不能约制下焦阴水，下焦之水泛上而唾涎沫，用甘草干姜汤以温散肺之寒饮也。”其证机是肺气虚弱，宣发肃降无权，不能通调水道。仲景所言：“以上虚不能制下故也”，即对虚寒肺痿证可能引起小便数的证机解释。同时暗示治疗小便数不当从固摄膀胱入手，而当从肺，以甘草干姜汤。

【上冲咽喉】浊逆之气上冲喉咽。详见“气上冲喉咽”及“气上冲喉咽不得息”项。

【上冲皮起】寒气内攻而致腹皮有彼此突起表现。见脾胃虚寒证以寒为主，如第十 14 条：“心胸中大寒痛，呕不能饮食，腹中寒，上冲皮起，出见有头足，上下痛而不可触近。”《金匮要略心典·腹满寒疝宿食病》：“上冲皮起，出见有头足，上下痛而不可触近者，阴凝成象，腹中虫物乘之而动也。”其证机是太阴脾气虚弱，寒气内盛而攻冲，凝结气机而阻滞不通；治当温中散寒，以大建中汤加减。

【上下痛而不可触近】脘腹上下疼痛而不可用手接近即拒按。见脾胃虚寒证以寒为主，如第十 14 条：“心胸中大寒痛，呕不能饮食，腹中寒，上冲皮起，出见有头足，上下痛而不可触近。”《金匮要略心典·腹满寒疝宿食病》：“上下痛而不可触近者，阴凝成象，腹中虫物乘之而动也。”审证是脾胃虚寒证，因证机是脾胃虚寒，以寒为主，寒主凝滞气机而不通，故病有“上下痛而不可触近”。治以大建中汤，温中散寒、补虚止痛。审脾胃虚寒证以寒为主，其疼痛拒按的审证要点是：初按则痛，徐徐久按则喜之，其机制是寒气凝结，初按则阻滞不通，久按则寒气得散，阳气得复，是其审机鉴别要点。

【上脘】胃脘偏于上部。见阳明宿食证，如第十 24 条：“宿食在上脘，当吐之。”《医宗金鉴·腹满寒疝宿食病》：“胃有三脘，宿食在上脘者，膈间痛而吐，可吐不可下也。”仲景言“宿食在上脘”者，以提示宿食在胃者可用吐法；在肠者，当用泻下方法且不当用吐法。审证是宿食在胃脘，治宜瓜蒂散，以涌吐宿食从上而出。

【上以疗君臣之疾】首先（对上）可以用来治疗君臣及长辈之疾病。仲景序：“上以疗君亲之疾，下以救贫贱之厄，中以保身长全，以养其生。”

【上沫】药物经煎煮后漂浮在药水上面的泡沫。详见“去上沫”项。

【上竭】阴血从上而损伤的病理病证。详见“下厥上竭”项。

尚

shàng❶崇尚。如仲景序：“余宿尚方术，请事斯语。”❷还。如第 6 条：“一逆尚引日，再逆促命期。”❸暂时。如 104 条：“其外不解者，尚未可攻，当先解其外。”❹仍然。如 203 条：“阳明病，本自汗出，医更重发汗，病已差，尚微烦不了了者，此必大便硬故也。”

【尚未可攻】暂时不可用攻下方法。见表里兼证，如 104 条：“其外不解者，尚未可攻，当先解其外。”指出表里兼证的先后治疗大法是，当先解其外，然后再以法治其里。

【尚微烦不了了者】仍然有轻微心烦及不舒服的感觉。见阳明病自愈证，如 203 条：“阳明病，本自汗出，医更重发汗，病已差，尚微烦不了了者，此必大便硬故也。”其证机是邪热仍在且上扰并肆虐心神。

【尚未吐下】暂时不能用吐法或下法，或言病人还没有出现呕吐、泻下病证。见少阳胆热气郁证，如 266 条：“胁下硬满，干呕，不能食，往来寒热，尚未吐下，脉沉紧者。”指出少阳胆热气郁证的辨证方法与治疗措施，揭示临证一定要重视鉴别诊断，以及采取的治疗措施。

稍 shāo 稍，即渐渐。如 338 条乌梅丸用法中言：“稍加至二十丸，禁生冷、滑物、食臭等。”

【稍加至二十丸】略微增加到 20 丸。如 338 条乌梅丸用法中言：“稍加至二十丸，禁生冷、滑物、食臭等。”

【稍增之】渐渐增加服药剂量。如第六 19 条天雄散用法中言：“不知，稍增之。”又如第十 16 条赤丸用法中言：“不知，稍增之，以知为度。”

【稍加服】渐渐增加服用方药剂量。如第九 9 条乌头赤石脂丸用法中言：“不知，稍加服。”

【稍增】渐渐增加服用方药剂量。如第十二 29 条己椒苈黄丸用法中言：“稍增，口中有津液。”

烧 shāo❶用火或发热的东西使物品受热起变化。如 392 条烧裈散用法中言：“妇人病，取男子裈，烧，服。”又如第三 12 条雄黄散用法中言：“上一味，为末，筒瓦二枚合之，烧，向肛熏之。”❷经火烧灼的毫针或棱针。如 29 条：“若重发汗，复加烧针者，四逆汤主之。”

【烧针】经火烧灼的毫针或棱针而用作治疗疾病的工具。如 29 条：“若重发汗，复加烧针者，四逆汤主之。”

S

【烧针令其汗】烧针使病人出汗。见表里兼证，如 117 条：“烧针令其汗，针处被寒，核起而赤者，必发奔豚。”指出烧针可以作为发汗的工具之一，但应用时一定要切中证机，不可盲目使用，若盲目使用则会引起或加重其他病证。

【烧针烦躁】因用烧针不当而引起的烦躁病证。详见“烦躁”其五项。

【烧裈散】

组成：妇人中裈近隐处，剪烧作灰。

用法：上一味，以水服方寸匕，日三服。小便即利，阴头微肿，此为愈也。妇人病，取男子裈，烧，服。

功用：导邪外出。

适应证：肾中浊邪阴阳易证。身体重，少气，少腹里急，或阴中拘急，热上冲胸，头重不欲举，眼中生花，膝胫拘急，舌红，苔薄黄，脉沉。

解读方药：方中烧裈可导邪从下窍而出，引出肾中浊邪从下而泄，然则肾邪得泄，肾气得复，病为向愈。

芍 sháo❶药名：如芍药。❷方名：如桂枝芍药知母汤。

【芍药】芍药为毛茛科多年生草本植物芍药的根（白芍），或毛果赤芍（川赤芍）和卵叶芍药的根（赤芍）。

别名：白木，余容，犁食，解仓，滑骨花铤。

性味：（白芍）苦、酸，微寒；（赤芍）苦，微寒。

功用：（白芍）补血敛阴，通络缓急；（赤芍）清热凉血。

主治：面色苍白，指甲不荣，筋脉拘急疼痛，手足肌肉蠕动，痛经，心胸脘腹疼痛，心烦急躁，汗出，头痛。

《神农本草经》曰：“味苦平，主邪气腹痛，除血痹，破坚积，寒热疝瘕，止痛，利小便，益气。”

入方：见黄连阿胶汤、小青龙汤、小青龙加石膏汤、桂枝加龙骨牡蛎汤、桂枝汤、桂枝加葛根汤、桂枝二麻黄一汤、桂枝加黄芪汤、柴胡桂枝汤、乌头桂枝汤、桂枝加厚朴杏仁汤、桂枝去桂加茯苓白术汤、桂枝加附子汤、桂枝麻黄各半汤、葛根汤、葛根加半夏汤、桂枝二越婢一汤、黄芪芍桂苦酒汤、桂枝新加汤、栝楼桂枝汤、小建中汤、黄芪建中汤、四逆散、奔豚汤、枳实芍药散、芍药甘草汤、芍药甘草附子汤、桂枝茯苓丸、温经汤、土瓜根散、王不留行散、胶艾汤、当归散、当归芍药散、当归四逆汤、当归四逆加吴茱萸生姜汤、乌头汤、桂枝芍药知母汤、大黄䗪虫丸、鳖甲煎丸、黄芪桂枝五物汤、排脓散、真武汤、附子汤、黄芩汤、黄芩加半夏生姜汤、大柴胡汤、麻子仁丸、麻黄升麻汤、甘遂半夏汤、薯蓣丸。

用量：

剂型	不同用量	古代量	现代量	代表方名
汤剂	最小用量	六铢	0.8g	麻黄升麻汤
	最大用量	五枚	25g	甘遂半夏汤
	通常用量	三两	9g	桂枝汤
	次于通常用量	二两	6g	温经汤
散剂	最小用量	二分	6g	王不留行散
	最大用量	一斤	48g	当归芍药散
丸剂（分）	最小用量	五分	15g	鳖甲煎丸
	最大用量	六分	18g	薯蓣丸
丸剂（两）	最小用量	四两	12g	大黄䗪虫丸
	最大用量	半斤	24g	麻子仁丸
丸剂	仲景未言用量			白术散加味、桂枝茯苓丸

注意事项：芍药反藜芦的理论应该是相反相乘，相互制约，相互促进。

化学成分：（白芍）芍药苷，芍药花苷，牡丹酚，氧化芍药苷，芍药内酯苷，苯甲酰芍药花苷，芍药新苷，（Z）－（1s，5R）－β－蒎烯－1－O代β－巢菜糖苷，单萜芍药古酮，1，2，3，4，6－黄棓酰单宁，棓单宁，d－儿茶素，没食子酸，没食子酸乙酯，鞣质，β－谷甾醇，糖，淀粉，黏液质，挥发油（苯甲酸、芍药酮），氨基酸，微量元素（锰、铁、铜、钾、镉、铅）。

（赤芍）芍药苷，氧化芍药苷，芍药内酯苷，芍药苷元，牡丹酚苷，牡丹酚原苷，没食酰芍药苷，苯甲酰芍药苷，芍药新苷，芍药新苷，苯甲酸，鞣质，树脂，挥发油，β－谷甾醇，胡萝卜甾醇，（Z）－（1S，5R）－β－蒎烯－10基β－果菜糖苷。

药理作用：（白芍）镇静作用（抑制大脑皮质），镇痛作用，解热作用，解痉作用（抑制胃、肠、子宫平滑肌痉挛），抗炎作用，抗菌作用（葡萄球菌、大肠杆菌、痢疾杆菌、绿脓杆菌、草绿色链球菌），抗真菌作用，提高机体免疫机能作用（促进特异性T调节细胞的诱导，增加特异性T调节细胞的诱导，调节腹腔巨噬细胞的吞噬功能），抗病毒作用（水疱性口炎病毒），抗缺氧作用，扩张血管作用，保肝作用，阻断神经肌肉作用，抗过敏作用。

（赤芍）抗血小板聚集作用，抗血栓形成作用，扩张冠脉作用，增加冠脉流量，增加心排出量，抗心肌缺血，改善肺血运状态，降低肺动脉压，保肝作用（保护肝细胞），抗肿瘤作用（肺癌），增强免疫功能，抗缺氧作用，镇静作用，解除痉挛作用（抑制胃、肠、子宫平滑肌痉挛）。

【芍药甘草汤】

组成：芍药四两（12g）　甘草四两（12g）

用法：上二味，以水三升，煮取一升五合，去滓，分温再服。

功用：养阴舒筋。

适应证：

1. 肝阴血不足筋急证：筋脉拘急，肌肉疼痛或跳动，筋脉或关节屈伸不利，或关节活动疼痛，两目干涩，手足心热，舌红，脉细。

2. 胃阴不足轻证：胃脘隐痛或挛急疼痛，口干舌燥，大便干结，小便短少，饮食不佳，纳谷无味，舌红，少苔，脉细或弦细。

解读方药：

1. 诠释方药组成：方中芍药补血敛阴，缓急柔筋；甘草益气缓急止痛。

2. 剖析方药配伍：芍药与甘草，属于相使配伍，甘草助芍药补血化气，芍药助甘草益气生血；又，芍药之酸，甘草之甘，酸甘化阴，柔筋缓急。

3. 权衡用量比例：芍药与甘草用量为相等，提示药效补血缓急与益气缓急之间的用量调配关系，以治筋脉挛急。

药理作用：

1. 对肠胃的作用：对家兔的肠胃运动及乙酰胆碱、组织胺等所致收缩，在低浓度时有促进作用，在高浓度时则能抑制；对胃酸缺乏者能增加胃酸分泌，而对胃酸过多者又能抑制；对胃排空有明显的抑制作用；抑制肠管收缩，缓解肠管痉挛；对肌肉有松弛作用，但不为新斯的明所拮抗，可使乙酰胆碱电位强烈抑制，膜静止电位降低，突触后部对 Ca^{2+}/k^{+} 通透性降低，对于低频肠壁所致牵拉反应，呈持续性抑制反应而显示解痉作用、镇痛作用。

2. 对高催乳血症及排卵障碍的作用：对高雄激素血症的妇女能有效地降低血中睾酮浓度，改善排卵状态，其作用直接抑制卵巢和肾上腺分泌睾酮，但其不影响脑垂体释放黄体生成素和卵泡刺激素；降低血清睾酮的浓度作用在于甾醇转化酶（17－β－羟类固醇脱氢酶），抑制甾二醇转化为睾醇，从而促进妊娠；降低血清睾酮水平可直

S

接作用卵巢，从而影响T（血清睾酮）E_2（芳香化酶活性）合成过程中酶的活性，包括17-甾酮氧化还原和芳香化酶，抑制T的分泌；降低雄激素绝育鼠（ASR）血中睾酮浓度及减轻雌鼠卵巢、肾上腺的重要作用，但不影响脑垂体释放黄体生成素、卵泡刺激素（伤寒杂病论汤方现代研究及应用，1993：69-70）。

3. 抗炎作用：抑制巴豆油所致小鼠耳壳炎症的作用，能显著降低小鼠毛细血管通透性，减少炎性渗出，对醋酸所致腹腔炎症有明显对抗作用［中药材，1991，14（3）：27］。

4. 防止肠梗阻肠黏膜组胺水平降低：防止肠梗阻大鼠肠黏膜组胺水平降低；抑制结肠平滑肌^{45}Ca内流作用。

5. 抑制子宫收缩：在动情期和间情期对收缩频率和收缩强度均有抑制子宫收缩作用；明显抑制人子宫平滑肌细胞中PGE_2、PGF_{2a}及6-ketoPGF_{1a}的生成释放。

6. 具有抗肿瘤作用等。

【芍药甘草附子汤】

组成：芍药　甘草各三两（各9g）　附子炮，去皮，破八片，一枚（5g）

用法：上三味，以水五升，煮取一升五合，去滓。分温三服。

功用：扶阳益阴。

适应证：肝阴血不足阳损筋急证：两胫拘急（即两小腿腓肠肌疼痛而急），或四肢关节筋脉活动不便，或手足麻木而痛，爪甲不荣泽，或胁痛，或目涩，恶寒，舌红，苔薄，脉细。

解读方药：

1. 诠释方药组成：方中芍药补血敛阴，缓急柔筋；附子温壮阳气，强健筋骨；甘草益气缓急止痛。

2. 剖析方药配伍：芍药与甘草，属于相使配伍，甘草助芍药补血化气，芍药助甘草益气生血；又，芍药之酸，甘草之甘，酸甘化阴，柔筋缓急。芍药与附子，属于相反相使配伍，相反者，芍药性寒益血，附子性热温阳；相使者，芍药助附子阳可化阴，附子助芍药阴可生阳。附子与甘草，属于相使配伍，辛甘温阳化阳。

3. 权衡用量比例：芍药与甘草用量比例是1：1，提示药效补血缓急与益气缓急之间的用量调配关系，以治挛急；芍药与附子用量比例是9：5，提示药效补血与温阳之间的用量调配关系；甘草与附子用量比例是9：5，提示药效益气与温阳之间的用量调配关系。

杓 sháo 杓，即一种有柄的可以舀取东西的器具。如66条茯苓桂枝大枣甘草汤用法中言：“作甘烂水法，取水二斗，置大盆内，以杓扬之，水上有珠子五六千颗相逐，取用之。”

少 shǎo❶数量小，与“多”相对称。如245条：“脉阳微而汗出少者，为自和也；汗出多者，为太过。”❷渐渐，稍稍。如166条瓜蒂散用法言：“不吐者，少少加。”❸轻微，略微。如366条：“下利，脉沉而迟，其人面少赤，身有微热。”又如12条桂枝汤用法中言：“又不汗，后服小促其间，半日许令三服尽。”

shào❹同“小”，与“大”相对称。详见少阳、少阴、少腹条目。

【少气】言语，呼吸，活动等方面力气不足。

其一，热扰胸膈伤气证，如76条：“若少气者。”其证机是邪热易伤气，气伤则气不足以为用。

其二，肾中浊邪阴阳易证，如392条：“少气，少腹里急。”其证机是浊热困扰肾气，肾气不得主持于内外；治以烧裈散，导邪下行。

其三，脾水饮证，如第十二5条：“水在脾，少气，身重。”《金匮要略论注·痰饮咳嗽病》：“脾主肌肉，且恶湿，得水气则濡滞而重，脾精不运，则中气不足，而倦怠少气。”其证机是水饮淫脾，脾为水困而不得运化水津，水津变为水饮而又遏制脾气，水气充斥内外；治当运脾利水，化饮和中。

其四，心水气证，如第十四13条：“其身重而少气，不得卧。”《金匮要略心典·水气病》：“心，阳脏也，而水困之，其阳则弱，故身重而少气也。”其证机是水气在心，心气为水气所困而伏郁；治当益心利水。

其五，脾水气证，如第十四16条：“但苦少气，小便难。”《金匮要略心典·水气病》：“脾主腹而气行四肢，脾受水气，则腹大四肢重。津气生于谷，谷气运于脾，脾湿不运，则津液不生而少气。”其证机是水气在脾，脾气为水气所遏而不得运化精微，气血生成与运化为水气所遏；治当理脾利水，气化水气。

【少许】用量较常规用量少一些或少一点。

其一，阳明热结津亏证，如233条大猪胆汁方用法："和少许法醋，"指出在用大猪胆汁方时应加少量食用醋以增强疗效。

其二，肝络血瘀轻证，如第十一7条旋覆花汤组成中言："新绛少许。"揭示用新绛剂量较常规量要少一些。

【少少】第一个"少"是多少的"少"，第二个"少"是"渐渐"的意思。详见以下诸条。

【少少加】开始用量少，然后渐渐加大剂量。见胸中痰实证，如166条瓜蒂散用法："不吐者，少少加，得快吐，乃止。"《医宗金鉴·伤寒论注》："服之不吐，少少加服。得快吐即止者，恐伤胸中之气也。此方奏功之捷胜于汗下，所谓汗吐下三大法也。"指出服用方药一定要因人因病证而酌情确定用药剂量。

【少少与饮之】使病人少量渐渐以饮水。见胃热津伤证，如71条："少少与饮之，令胃气和则愈。"指出口渴当饮水且不当大饮水，若饮水过多则易引起水气内停证，对此则当引起重视。

【少少与之愈】使病人少量渐渐以饮水则病愈。见厥阴肝热证，如329条："渴欲饮水者，少少与之愈。"《伤寒论悬解·厥阴篇》："阳复而渴欲饮水，有内热也。少少与之，滋其渴燥，必当自愈。阳气初复，未可过与以伤胃气也。"指出治疗肝热证在其恢复过程中，若出现口渴，则当少少与饮，此既可补益阴津，又可使阳从阴津而化生。

【少少含咽之】使病人少量渐渐含咽药物。见痰郁火灼咽痛证，如312条苦酒汤用法："少少含咽之。"《伤寒内科论·辨少阴病脉证并治》："药取少少含咽，可使药物直接持续作用于患部，以提高疗效。"

【少少咽之】使病人少量渐渐含咽药物。见咽痛寒证，如313条半夏散及汤用法："少少咽之，"指出治疗咽痛，尽可能使方药更有效地作用于患部，以取得治疗效果。

【少与调胃承气汤】用调胃承气汤应减少汤剂剂量，或减少方药剂量。见阳复热化证，如29条："少与调胃承气汤。"指出阳复热化证，因原有阳气不足，故清泻胃热当用轻剂而不当用重剂，用调胃承气汤应当少少与服，缓缓清泻胃热而不损伤阳气，达到治疗目的。

【少少温服之】使病人少量渐渐温服方药。见阳复热化证，如29条调胃承气汤用法："少少温服之。"详见"少与调胃承气汤"项。

【少阳】少阳生理主要包括少阳经络和脏腑的气血阴阳功能活动，经络包括手少阳经和足少阳经，脏腑包括胆和三焦，主要是指少阳胆，胆主气机，主相火，参与消化，协调情志，主决断。相火随气载而温化，气靠相火激发而健运，情志因气机而畅达，消化因相火而腐熟，相互为用，以建其功。少阳病理主要是因少阳胆气失和而为邪气侵犯或邪气内生。若少阳胆气无失调，邪不得侵犯或邪不得内生，则不为病；若少阳胆气失和，邪气易于侵入，引起气机郁滞而不畅，相火郁滞而为热，火热而伤气的病理即气郁、火炽、气少。

其一，少阳病证类太阳病，如265条："伤寒，脉弦细，头痛发热者，属少阳。"仲景言"少阳"者，即言少阳胆热气郁证，其证机是少阳胆热内扰，气机郁滞，气血运行不畅。审证是少阳胆热气郁证，其治以小柴胡汤。同时又提示辨少阳病证有类似太阳病证，临证当重视鉴别诊断。

其二，少阳病证与太阳病证相兼，如266条："本太阳病不解，因转入少阳。"指出病为表里兼证，在里少阳之气失调比较重，太阳之邪则易乘机而传入少阳，以加重少阳病证。

【少阳之为病】少阳病病证表现。见少阳病的基本脉证，如263条："少阳之为病，口苦，咽干，目眩也。"其证机是邪犯少阳，胆气被郁，邪热内炽，正气有所损伤。所谓少阳病的基本脉证，就是在科学分析和科学抽象的基础上建立起来的对具体病例的近似反映，不是辨具体的少阳病病证，但对辨具体的少阳病病证起到纲领性指导作用。

【少阳中风】少阳被邪热所侵袭。见少阳胆热气郁证，如264条："少阳中风，两耳无所闻，目赤，胸中满而烦。"中者，击中，即受邪；风者，阳也，热也；言"中风"者，即感受邪热。"少阳中风"即邪犯少阳而为少阳胆热病证。

【少阳不可发汗】少阳病证不能用发汗的方法治疗。详见"不可发汗"其十项。

【少阳脉小】少阳病证在其表现过程中其脉体变小。详见"脉小"项。

【少阳病欲解时】少阳病有其欲解的时间。见少阳主时为病欲愈，如272条："少阳病欲解时"。指出少阳病病解日期，大多在6~7日。从其欲解时辰上，则大多在少阳之气所旺之时即3~9时，正气借自然之气极力抗邪，病情大多趋于向愈或缓解。但也有因感邪较重，于时加重者，不可不知。

【少阳阳明】少阳病证与阳明病证相兼。见阳明病成因，如179条：“病有太阳阳明，少阳阳明。”《医宗金鉴·伤寒论注·辨阳明病脉证并治》：“少阳之邪复乘胃燥转属阳明，谓之少阳阳明。”《伤寒溯源集·阳明中篇》：“此言少阳入阳明之由也，少阳阳明之证，有阳明之经邪传入少阳者，有少阳之经邪归入阳明胃府者，皆可称少阳阳明。”辨阳明少阳兼证，若少阳兼阳明病证较轻者，治可用柴胡加芒硝汤；若兼阳明病证比较重者，治可用大柴胡汤。临证更有先从少阳者，也有先从阳明者，皆当灵活运用。

【少阳起】少阳初生升发阳气。见季节变化对人体的影响，如第一8条：“甲子夜半少阳起。”《金匮要略心典·脏腑经络先后受病》：“云少阳起者，阳方起而出地。”指出少阳主时从辰至寅上，即3~9时，此为自然之阳气升发之时，亦为人体阳气升发之时，一年之中春为少阳之气，一日之中从辰至寅为少阳之气，少阳胆为阳气升发之时。故有阳气升发，阴气从之，阴阳和合，尽寿天年。

【少阳之时】少阳借助自然阳气升发之时，借以说明人体阳气升发之时。见季节变化对人体的影响，如第一8条：“少阳之时，阳始生，天得温和。”《金匮要略心典·脏腑经络先后受病》：“阳始生者，阳始盛而生万物，非冬至一阳初生之谓也。”指出少阳之时于人体所起作用的实际意义与理论指导意义。

【少阳脉卑】少阳脉沉而小。见水气与少阳的关系，如第十四19条：“少阳脉卑。”其证机是少阳胆气主火，若少阳胆气主火不足，则火不制水，水气泛滥，阻遏脉气则沉而小；又少阳三焦主通调水道，少阳三焦之气失和，不能主持水道，水不得化而为水气，水气肆虐于经脉，则脉沉而小。

【少阴】少阴生理包括经络和脏腑气血阴阳的生理功能活动，经络包括手少阴心经和足少阴肾经，脏腑包括心和肾。心主血脉，主神明，主汗，其华在面，为君主之官，对人体起到统领作用；肾主藏精，内寓真阴真阳，为元气之本，对人体起激活活力的作用，心肾相互为用，以维持人体的生命活动。少阴病理主要指或心肾素体虚弱或外邪侵袭而致心肾生理功能失常，或呈现虚弱性疾病，或呈亢奋性疾病，或为虚实夹杂性疾病，因病人体质而异，病证表现各不尽相同。如282条：“五六日自利而渴者，属少阴也。”又如283条：“此属少阴，法当咽痛而复吐利。”复如第十四26条：“水之为病，其脉沉小，属少阴。”

【少阴之为病】少阴病病证表现。见少阴病的基本脉证，如282条：“少阴之为病，脉微细，但欲寐也。”《伤寒论读·辨少阴病脉证》：“微，薄也，属阳虚；细，小也，属阴虚。但欲寐者，卫气行于阴而不能行于阳也。此是少阴病之提纲，凡称少阴病，必见但欲寐之证情，而其脉或微或细，见一便是，不必并见。”其证机是少阴虚弱，邪气相搏，心神为邪所困而不振，肾精为邪所虐而不上奉。

【少阴病】少阴病理主要指或心肾素体正气虚弱或外邪侵袭而致心肾生理功能失常，或呈现虚弱性疾病，或呈亢奋性疾病，或为虚实夹杂性疾病，因病人素体体质而异，其病证表现也不尽相同。

少阴病辨证，即少阴病辨证论治体系，其既然是体系，必有多个部分所组成，其主要有本证辨证，兼证辨证，类似证辨证。少阴病本证有寒证、热证、虚证和实证。其兼证有少阴病证与太阳病证相兼、少阴病证与阳明病证相兼、少阴病证与太阴病证相兼、少阴病证与血证相兼等。少阴病类似证辨证有厥阴肝气郁滞证类少阴病，胸中痰实证类少阴病等。

其一，少阴寒证，如282条：“少阴病，欲吐不吐，心烦，但欲寐。”仲景主要揭示辨少阴寒证的基本病证表现。

其二，少阴谵语热证，如284条：“少阴病，咳而下利，谵语者。”其证机是邪热侵袭少阴，邪热既上攻，又下注。

其三，少阴病证与太阳病证相兼，如285条：“少阴病，脉细沉数。”指出辨少阴病证与太阳病证相兼，一定要辨清病变的主要矛盾方面，论治一定要切中证机，否则会引起其他变证。

其四，少阴病兼表证或阳虚证，如286条：“少阴病，脉微，不可发汗。”指出辨相兼病证，一定辨清病变的主要矛盾方面，治疗必须切中证机，方可免于差错。

其五，少阴病脉紧为向愈，如287条：“少

S

阴病，脉紧。”指出辨脉微必须辨清病者原之脉紧而转为脉微，再参合其他有关证候表现，才可辨清病者脉微是少阴寒气欲去，阳气积力驱除寒气而不足以鼓动血脉，故见脉微。此脉微是正气驱邪的一种向愈标志，不可视为病证加重。如《伤寒论辨证广注·中寒脉证》曰：“诊其脉乃暴微，则其微非亡阳之微，实阳气回而脉微也。”

其六，少阴阳虚重证手足温者可治，如288条：“少阴病，下利。”仲景辨证主要揭示临证若病情危重，一定要全面观察，审明病变证机，以法得出恰当的判断结论与治疗方案。

其七，少阴寒证阳气恢复者可治，如289条：“少阴病，恶寒而蜷，时自烦，欲去衣被者，可治。”指出辨少阴寒证，假如其病情较重，对此若能积极治疗，病虽危重，但可化险为夷。

其八，少阴阳气暴伤脉不至证，如292条：“少阴病，吐利，手足不逆冷，反发热者，不死。”其证机是寒气暴虐，正气为伤，清浊之气逆乱，浊气上逆，清气下注。

其九，少阴动血证，如294条：“少阴病，但厥，无汗。”仲景辨少阴病“但厥，无汗者”，其既可见于少阴热证，又可见于少阴寒证，临证时一定要审证求机，辨清病变证机，且当参验舌质、舌苔、脉象等，方可得出正确结论。

其十，少阴阴盛无阳证的预后，如295条：“少阴病。”其证机是少阴阳气欲亡而不能主持于内，阴寒太盛而充斥于外之危候。

其十一，少阴阳气欲脱证的预后，如296条：“少阴病。”其证机是少阴阳气欲脱而清气下陷，阴寒独盛而逆乱上下，心神不得阳气固护而躁动。

其十二，少阴阴竭阳脱证的预后，如297条：“少阴病。”其证机是阴津大竭于下，阳气大脱于上，阴阳离绝而欲脱散。

其十三，少阴阳绝神亡证的预后，如298条：“少阴病。”其证机是阳气欲亡而血不行则脉不至，少阴心神欲亡不能主持于内则“不烦”，少阴阳气将绝而脱竭则“躁”。

其十四，少阴阳亡气脱证的预后，详见“少阴病六七日”项。

其十五，少阴阴阳离绝证的预后，如300条：“少阴病。”其证机是阴中无阳，阳中无阴，阴阳离绝。

其十六，少阴病证与太阳病证相兼，如301条，又如302条：“少阴病。”辨少阴病证与太阳病证相兼，治当表里同治。临证当辨表现兼证的主要矛盾方面，以法得出恰当的治疗方案。

其十七，心肾虚热心烦证，如303条：“少阴病。”其证机是心火亢于上而不能下蛰于肾，肾阴虚于下而不能上奉于上，心火肾水不交；治以黄连阿胶汤，清热育阴、交通心肾。

其十八，肾虚寒湿体痛证，如304条，又305条：“少阴病。”其证机是肾阳虚弱，寒湿浸淫筋脉骨节；治以附子汤，温暖肾阳、驱逐寒湿。

其十九，肾阳虚滑脱证，如306条、307条，又第十七42条：“少阴病。”其证机是肾阳虚弱，不能固摄，脉络不固；治以桃花汤，温涩固脱。

其二十，少阴热利便脓血证，如308条：“少阴病。”其证机是少阴邪热灼伤脉络，迫血溢于脉外。

其二十一，厥阴肝寒证类少阴病证，如309条：“少阴病。”仲景言“少阴病”，其辨证精神不是辨少阴病，而是辨厥阴肝寒吐利证有类似少阴病阳虚阴寒吐利证，对此一定要注意鉴别诊断，临证必须抓住病变本质所在。审证是厥阴肝寒吐利证，其证机是厥阴肝素体阳气不足，寒气内生或外袭，扰乱肝气而上攻下注；治以吴茱萸汤，温肝降逆止利。

其二十二，少阴心肾阴虚内热证，如310条：“少阴病。”其证机是阴虚不得滋养，虚热内生而逆乱，既上攻，又下注；治以猪肤汤，滋肾、润肺、补脾。

其二十三，少阴病与咽痛热证或热痰咽痛证相兼，如311条：“少阴病。”指出辨少阴病证与咽痛证相兼，一定要审证确切，以法选用切合证机的方药。

其二十四，少阴病与痰郁火灼咽痛证相兼，如312条：“少阴病。”其证机是痰与热搏结并灼伤咽喉，声窍气机不利；治以苦酒汤，清热涤痰、敛疮消肿。

其二十五，少阴病与咽痛寒证相兼，如313条：“少阴病。”其证机是寒气搏结咽喉，气机被寒气所凝结，咽喉气机不利；治以半夏散及汤，散寒通阳、涤痰开结。

其二十六，少阴阳虚戴阳证，如314条：“少阴病。”其证机是阳气虚弱，阴寒内盛，逼迫虚阳浮越于上；治以白通汤，破阴回阳、宣通上下。

其二十七，少阴阳虚戴阳证与少阴阳虚戴阳证服药格拒证，如315条："少阴病。"仲景主要揭示辨证只有全面揆度证机，才可免于失误，以法用白通汤或白通加猪胆汁汤治疗。

其二十八，肾阳虚水泛证，如316条："少阴病。"其证机是肾阳虚弱，阳不化水，水气内停而肆虐上下内外；治以真武汤，温阳利水。

其二十九，少阴阳虚格阳证，如317条："少阴病。"其证机是少阴阳气虚弱，阴寒太盛，逼迫虚阳浮越于外于上；治以通脉四逆汤，破阴回阳、通达内外。

其三十，肝气郁滞证类少阴病，如318条："少阴病。"仲景言"少阴病"，其辨证精神不是辨少阴病，而是辨肝气郁滞证与少阴病寒证有类似之处，提示临证应当重视鉴别诊断，切不可将肝气郁滞证从少阴病而治之，仲景特将肝气郁滞证冠以少阴病，以揭示辨证必须辨清病变证机所在，必须针对证机而以法用方。审证是肝气郁滞证，其证机是肝气不得疏泄而郁滞，气机壅滞而不畅；治以四逆散，疏肝解郁、调理气机。

其三十一，少阴热证与阳明热极证相兼，如320条："少阴病。"其证机是热在少阴而灼阴，热在阳明而夺津。揆度少阴阳明兼证的主要矛盾方面，则以阳明热极证为主；治以大承气汤，大下夺热存阴。

其三十二，少阴热证与阳明热结旁流重证相兼，如321条："少阴病。"其证机是阳明热结而阻结不通，以邪热逼迫津液从旁而下为主，而少阴邪热内扰为次，治先以大承气汤。若阳明热结旁流重证解除，则当以法治疗少阴热证。

其三十三，少阴阳虚阴盛证，如323条："少阴病。"仲景辨证精神既是辨少阴阳虚阴盛证的证治，又是辨四逆汤证的证治，此为四逆汤方证辨证奠定了理论基础。

其三十四，痰阻胸膈证类少阴病，如324条："少阴病。"指出痰阻胸膈证有类似少阴病，对此必须重视鉴别诊断，方可免于治疗失误。其证机是痰邪阻结于胸膈，气机为遏，浊气上逆，阳气为郁。同时又兼论痰阻胸膈证有类似可下证，对此也要重视鉴别诊断。

其三十五，少阴阳虚血少证，如325条："少阴病。"其证机既有阳虚，又有血少，揆度证机，其阳虚与血少虽都比较明显，但以阳虚为主导方面。

其三十六，少阳病证类少阴病证，详见"不得为少阴病"项。

【少阴中风】少阴病阳气恢复向愈证。见少阴正气来复者为向愈，如290条："少阴中风。"风者，阳也；中风，阳气恢复也。其证机是阳气来复，邪不胜正，病为向愈；并暗示其治若能积极辅助阳气，则更有利于病人早日康复。

【少阴病欲解时】少阴病证于其主时为向愈。见少阴主时者为向愈，如291条："少阴病欲解时。"指出少阴病病解日期，大多在6~7天。从其欲解时辰上，则大多在少阴之气所旺之时即23时至次日5时，正气借自然之气极力抗邪，病情大多趋于向愈或缓解。但也有因感邪较重，于时加重者，不可不知。

【少阴病形悉俱】少阴寒证其证候表现基本上都已具备。见少阴寒证，如282条："若小便色白者，少阴病证悉俱。"指出少阴寒证在其病变过程中，其病理病证基本上都已表现出来。

【少阴病六七日】少阴病已6~7天。

其一，少阴阴虚水气热证，如319条："少阴病六七日，咳而呕渴。"其证机是少阴阴津不足而不得滋养于心，虚热内生而攻冲，水气内停而逆乱；治以猪苓汤，育阴清热利水。并暗示治疗疾病贵在及早医治，不可延误病情。

其二，少阴病证与阳明热结重证相兼，如322条："少阴病六七日。"仲景主要论少阴病证与阳明病证相兼，若未能及时治疗，其病变的主要矛盾方面，则会发生变化，权衡兼证的主要矛盾方面，则以阳明热结重证为主；治当先治阳明，以大承气汤。若阳明热结重证得解，则当以法治疗少阴热证。

其三，少阴阳亡气脱证的预后，如299条："少阴病。"其证机是少阴肾阳欲亡，不能摄纳于肺，则肺气浮游于上而脱竭。

【少阴病八九日】少阴病业已8~9天。见少阴病证与膀胱病证相兼，如293条："少阴病八九日，一身手足尽热者，以热在膀胱也。"指出少阴病证本当早治，且未能及时医治，导致少阴病邪因夙有膀胱失调而传入并加重膀胱病证。

【少阴负趺阳者】少阴之气能禀赋趺阳胃气的供给，其病虽重，但预后良好。见厥阴阴盛阳竭证，如362条，又第十七26条："少阴负趺阳者，为顺也。"《伤寒溯源集·少阴篇》："若趺阳脉尚无亏损，则是先天之阳虽为寒邪之所郁伏，而后天胃脘之阳尚在，为真阳犹未磨灭，所谓有胃气者生，故为顺也。若趺阳脉亦负，则为无胃气而死矣。”指出病人病证虽重虽危，但趺阳脉且未至于绝，即知后天之气尚存，少阴元气仍能得趺阳之气以供给，少阴、厥阴同居下焦，精血同化，厥阴之气若得少阴之气相辅，病证虽危重，若能积极治疗，或用四逆汤或用四逆加人参汤，则可化险为平。

【少阴证】少阴病证表现。详见“无少阴证”项。

【少阴脉浮而弱】少阴脉浮与弱并见。详见“脉浮而弱”项。

【少阴脉细】少阴脉细表现。详见“脉细”其一项。

【少阴脉紧而沉】少阴脉紧与沉并见。详见“脉紧而沉”项。

【少阴脉滑而数】少阴脉滑与数并见。见妇人阴中湿热疮证，如第二十二 21 条：“少阴脉滑而数者，阴中即生疮，阴中蚀疮烂者。”《金匮要略今译·妇人杂病》：“少阴脉滑为阴部有湿之证，此条又兼数，数为热，湿热而病阴，故知阴中生疮。”其证机是湿邪内蕴则脉滑，邪热浸淫而攻冲则脉数，脉滑数并见主湿热病证。

【少腹】或少腹即平脐以下两旁部分。《伤寒直格·辨太阳病脉证并治》：“少腹，脐下两旁也。”或小腹即平脐正下部分。

【少腹满】少腹或小腹胀满。

其一，寒饮郁肺证，如 40 条：“或小便不利，少腹满。”其证机是寒饮郁肺，肺降不及，气机逆乱于下；治以小青龙汤加减。

其二，下焦血结证，如 126 条：“有热，少腹满。”其证机是邪与血相结而阻滞于下，经气不利，血气不调而郁于少腹；治当活血祛瘀，以抵当丸。

其三，阴血虚劳证，如第六 5 条：“少腹满。”《金匮要略论注·血痹虚劳病》：“小腹满，肾不治也，非下元劳极，何以使然。”其证机是阴血虚弱，虚热内生而内扰气机，壅滞于下。

其四，肝胆瘀血湿热证，如第十五 14 条：“少腹满，身尽黄。”其证机是湿热内结，壅滞气机，浊气填塞；治当清热利湿，活血化瘀。

【少腹满痛】少腹胀满且疼痛。见妇人阳郁血瘀证，如第二十二 10 条：“少腹满痛，”其证机是胞中瘀血，阻遏阳气，经血不和；治以土瓜根散，化瘀通阳、调理气血。

【少腹满如敦状】妇人少腹膨胀如似敦状物一样。见胞中血水搏结证，如第二十二 13 条：“少腹满如敦状。”《金匮要略心典·妇人杂病》：“少腹满如敦状者，言少腹形高起，如敦之状，与《内经》胁下大如复杯之文略同。”其证机是产后瘀血不去，积而为水，水与血相结于胞中，壅滞气机而不通；治以大黄甘遂汤。

【少腹硬】少腹坚硬不舒。见下焦瘀血证或阳明湿热发黄证，如 125 条：“少腹硬，小便不利者，为无血也；小便自利，其人如狂者，血证谛也。”其辨证精神有二：一是辨太阳病证与阳明湿热发黄证相兼，如“身黄，脉沉结，少腹硬，小便不利者”。其证机是邪热与湿相结而壅滞气机，湿热熏蒸气血而不能荣于外。二是辨太阳病证与下焦瘀血证相兼，如“小便自利，其人如狂者”。其证机是邪热与血相结而搏于下焦，血阻结经脉而阻结不通。

【少腹当硬满】少腹应当坚硬，胀满。见下焦瘀血证，如 124 条：“少腹当硬满。”其证机是邪热与血相结于少腹，阻结而不通。

【少腹坚痛】少腹坚硬疼痛。见产后宿食瘀血兼证，如第二十一 7 条：“少腹坚痛。”《医宗金鉴·妇人产后病》：“少腹坚痛者，以肝藏血，少腹为肝经部分，故血必结于此，则坚痛亦在此。”其证机是妇人产后，瘀血未去，瘀而化热，热与食相搏；治当攻下瘀热宿食，以大承气汤。

【少腹肿痞】少腹肿满痞塞不通。见肠痈热瘀证，如第十八 4 条：“少腹肿痞。”《金匮要略直解·趺蹶手指臂肿转筋阴狐疝蚘虫病》：“肿则形于外，痞则著于内，少腹既已痞肿，则肠痈已成，故按之即痛也。”其证机是邪热与血搏结，并灼腐肌肉而为痈，故见少腹肿痞；治当泻热凉血、化瘀散痈，以大黄牡丹汤。

【少腹急结】少腹拘急胀满或疼痛。见膀胱瘀热证，如 106 条：“少腹急结者。”其证机是邪热与血相结而搏于少腹，少腹气机阻滞不通；治当活血化瘀，宜桃核承气汤。

【少腹里急】少腹之里急结不舒。

其一，肾中浊邪阴阳易证，如 392 条：“少腹里急。”其证机是浊热困扰肾气，肾气不得主持正常生理功能，浊热乘机而逆乱上下；治以烧裩散，导邪下行。

S

其二，妇人宫寒血虚血瘀证，如第二十二 9 条：“少腹里急。”其证机是寒凝经脉，血虚不得滋荣经脉，瘀血又阻滞经脉；治当温里散寒、活血补血，以温经汤。

【少腹弦急】少腹弦急急迫不舒服。见心肾虚寒失精证，如第六 8 条：“少腹弦急。”其证机是心阳虚不得主持神明内守，肾有寒不得固藏精气，虚寒之气壅滞气机；治以桂枝加龙骨牡蛎汤，调和心肾、固摄心肾。

【少腹拘急】少腹拘急急迫。见肾阴阳俱虚腰痛证，如第六 15 条：“少腹拘急。”《金匮要略直解·血痹虚劳病》：“而少腹拘急，州都之官亦失其气化之职，水中真阳已亏，肾间动气已损，是方益肾间之气，气强则便溺行而小腹拘急亦愈矣。”其证机是肾阳虚不得温煦其府，阴虚不得滋养其筋脉；治以肾气丸，温补肾阳、滋补肾阴。

【少腹不仁】少腹麻木不舒服。见肾阴阳俱虚脚气证，如第五 16 条：“少腹不仁。”《金匮要略心典·中风历节病》：“肾之脉，起于足而入于腹，肾气不治，寒湿之气随经上入，聚于少腹，为之不仁，是非驱湿散寒之剂所可治者，须以肾气丸补肾中之气，以为生阳化湿之用也。”其证机是肾阳虚不得温煦，水津不得阳化而为水气内停，阴虚不得滋养；治以肾气丸，温补肾阳、滋补肾阴。

【少腹如扇】少腹恶寒如用扇子扇风一样。见妊娠宫寒证，如第二十 3 条：“少腹如扇。”《张氏医通·妇人妊娠病》：“腹痛恶寒者，其内无阳，子脏不能司闭藏之令，故阴中觉寒气习习如扇也。用附子汤，以温其脏，则胎自安。”其证机是宫中阳虚，寒气外袭或内生，经脉不和，浊气逆乱；治以附子汤，温阳散寒。

【少腹恶寒】少腹恶寒怕冷。见妇人带下证，如第二十二 8 条：“少腹恶寒。”其证机是寒结胞中，经脉凝滞，血脉不和，经气不通；治当温经散寒，调和气血。

【少师】少师为上古时期名医，相传为黄帝之臣子。《黄帝内经》中有黄帝与少师一问一答，讨论医学理论知识。如仲景序：“上古有神农、岐伯、伯高、雷公、少俞、少师、仲文，中世有长桑、扁鹊，汉有公乘阳庆及仓公。”

【少俞】少俞为上古时期名医，相传为黄帝之臣子。《黄帝内经》中有黄帝与少俞一问一答，讨论医学理论知识。如仲景序：“上古有神农、岐伯、伯高、雷公、少俞、少师、仲文，中世有长桑、扁鹊，汉有公乘阳庆及仓公。”

舌

shé❶舌头。五脏六腑、经络之气血阴阳与舌之气色皆息息相关，望舌苔与胃气最为相关，故望舌可知五脏六腑之强弱，感邪之轻重。《世医得效方》：“心之本脉系于舌根，脾之络脉系于舌旁，肝脉循阴器络舌本，肾之津液出于舌端，分部五脏。”❷说话，言语。如第五 2 条：“邪入于脏，舌即难言，口吐涎。”

【舌上白胎】胎者，苔也。舌面上有白苔，白苔多主寒证，又，舌上有薄白苔者，不一定尽是主病，而有主正常舌者。见少阳病证与阳明病证相兼，如 230 条：“舌上白胎者。”认识与理解仲景所言白苔，当是黄苔或黄白相兼，切不可认为是白苔，因阳明是热证，少阳也是热证，阳明少阳病证均是热证，故其舌苔当是薄黄或黄白相兼。

【舌上白胎滑者】舌面苔滑且色白。见脏气血结重证，如 129 条：“名曰脏结。舌上白胎滑者，难治。”《伤寒内科论·辨太阳病脉证并治》：“舌上白胎滑者，以示脏气血结之重，已发展为阳虚寒凝，其治不仅要调理气血，还要温阳散寒。”其证机是阴寒凝结，水气阻遏，阳气大伤，提示辨脏结证，察舌苔，则可知其预后良否。

【舌上胎】舌上生苔或白，或黄，或黄白相兼。见阳明热郁证，如 221 条：“舌上胎者。”仲景所言“舌上胎”，当是指舌上有黄苔。《伤寒溯源集·阳明上篇》：“但言舌上胎，而不言其色与状者，当是邪初入里，胃邪未实，其色犹未至黄黑焦紫，必是白中微黄耳。”其证机是阳明邪热上攻上蒸也。

【舌上胎滑者】舌面苔滑且色白。见脏结证的鉴别诊断，如 130 条：“舌上胎滑者，不可攻也。”《伤寒来苏集·伤寒论注》：“脏结是积渐凝结而为阴，五脏之阳已竭也，外无烦躁潮热之阳，舌无黄黑芒刺之胎，虽有硬满之症，慎不可攻。理中、四逆辈温之，尚有可生之义。”其证机是脏气血虚弱，阴寒内盛，寒气肆虐脏气，其病证深重；治当温阳补虚，而不当用攻下的方法。

【舌上如胎】胎者，苔也。舌面色白而似苔。见太阳营卫湿郁证，如第二 16 条：“小便不利，舌上如胎者。”《金匮要略心典·痉湿暍病》：“舌上如胎者，本非胃热而舌上津液燥聚如苔之状，实非苔也，盖下后阳气反陷于下，而寒湿仍聚于上。”其证机是湿气浸淫太阳而充斥于舌，则舌面如有似苔，治当解表祛湿。

【舌上燥而渴】舌上干燥，口渴。见实热结胸证，如137条：“舌上燥而渴。”其证机是邪热与痰饮相结，阻遏气机，气不化津，津不上承；治当清热涤饮，以大陷胸汤。

【舌上干燥而烦】舌上干燥欲饮水，心烦。见阳明热盛津气两伤证，如168条：“舌上干燥而烦。”其证机是邪热伤津，津不得上承，邪热扰心，心神为虐。又，烦者，非言心烦，而言舌上干燥特甚；治当清泻阳明、益气生津，以白虎加人参汤。

【舌本燥】舌体干燥。见肝寒证，如第十一5条：“舌本燥，喜太息。”辨寒证之舌燥，其虽燥且不欲多饮水，其证机是寒邪袭肝，寒主凝滞，气机不利，津液不行；治当温肝散寒、调理气机，以吴茱萸汤加减。

【舌干燥】舌体干燥。详见“口舌干燥”项。

【舌燥】舌体干燥。详见“口舌干燥”项。

【舌即难言】语言不利或困难。见中脏腑证，如第五2条：“邪入于脏，舌即难言，口吐涎。”《金匮要略心典·中风历节病》：“诸阴皆连舌本，脏气厥不至舌下，则机息于上，故知舌难言而涎自出也。”其证机是内风中于脏气，脏气为内风所肆，不得上荣职司其窍；治当和脏熄风，开窍醒神。

【舌黄】舌苔黄，非言舌体黄。详见“舌黄未下者”项。

【舌黄未下者】舌苔黄病证未能用泻下的方法治疗。见太阴脾实证的治疗原则，如第十2条：“舌黄未下者，下之黄自去。”指出辨实证热证，尤其是实热证，其邪热上攻而熏蒸于舌，多为黄苔。同时又指出太阴脾实证若为邪热所致，治当用泻下的方法，如果邪热未从下去，则舌苔仍黄。

【舌痿黄】舌体痿黄而不光泽。见寒湿发黄证，如第十五10条：“腹满，舌痿黄。”其证机是寒湿内蕴，浊气熏蒸，胃气上逆，寒湿浊气阻滞气血而不能上荣于舌；治当散寒除湿，降胃和胃。

【舌青】舌质青紫。见瘀血证，如第十六10条：“舌青，口燥。”其证机是瘀血留结于内，新血不能上荣；治当活血化瘀，调理气机。

蛇 shé❶爬行动物。如第二7条：“发其汗已，其脉如蛇。”❷药名：如蛇床子。❸方名：如蛇床子散。

【蛇床子】蛇床子为伞形科一年生草本植物的果实。

别名：蛇粟，蛇米，虺床，思益，绳毒，枣棘，墙蘼。

性味：辛、苦，温。

功用：温肾燥湿，杀虫止痒。

主治：阴痒，阴部潮湿，肌肤瘙痒，风疹，湿疹。

《神农本草经》曰：“味苦平，主妇人阴中肿痛，男子阳痿湿痒，除痹气，利关节，癫痫，恶疮，久服轻身。”

入方：见蛇床子散。

用量：

用量		经方数量	经方名称
古代量	现代量		
仲景未言用量		1方	蛇床子散

注意事项：阴虚火旺或湿热下注者慎用。

化学成分：含蒎烯，莰烯，异戊酸龙脑酯，异龙脑，甲氧基欧芹酚，蛇床明素，异虎耳草素，佛手柑内酯，二氢山芹醇，当归酸醇，乙酸酯，异戊酸酯，蛇床定，异丁酰氧基二氢山芹醇乙酸酯，丁烯，戊酸异丙酯，α-蒎烯，β-蒎烯，月桂酸，柠檬烯，间伞花烃，γ-萜品醇，里那醇，龙脑，桃金娘烯醛，二氢香芹酮，马鞭烯酮，反香芹烯醇，醋酸龙脑酯，醋酸牻牛儿醇酯，乙酸龙脑酯，环葑烯，β-松油烯，α-松油烯，3，5-二甲基苯乙烯，薁，Δ^{18}-对位薄荷二烯-9-醇，氧代夺戊烯，反β-麝子油烯，α-荜澄茄油烯，α-香柠檬萜烯，β-没药烯，α-榄烯，β-桉叶醇，蛇床子素，花椒毒酚，花椒毒素，欧芹属素乙，棕榈酸，β-谷甾醇。

药理作用：抗滴虫作用，抗菌作用（金黄色葡萄球菌、绿脓杆菌、耐药金黄色葡萄球菌），抗真菌作用，抗心律失常作用，抗过敏作用，抗突变作用，麻醉作用，祛痰作用，平喘作用（解除支气管平滑肌痉挛），性激素样作用（雄激素样作用），增强机体免疫机能作用（增强网状内皮细胞的吞噬功能，增强非特异性免疫功能）。

【蛇床子散】

组成：蛇床子仁

用法：上一味，末之，以白粉少许，和令相得，如枣大，棉裹内之，自然温。

功用：温肾散寒，燥湿化虫。

适应证：

1. 妇人阴中寒湿瘙痒证：前阴瘙痒，带下量多而色白，腰膝酸软，或恶寒，舌淡，苔薄，脉迟。

2. 湿疹，湿疮，湿痒等属寒湿证者。

3. 皮肤寒湿瘙痒属寒湿证者。

解读方药：方中蛇床子性味辛苦温，温肾壮阳，散寒燥湿，杀虫止痒，善主妇人阴中瘙痒，男子阴囊湿痒，疗皮肤恶疮及湿癣。白粉甘平，补益正气，长于扶正驱邪，与蛇床子相用，益气以助阳、温阳，散寒除湿。二药相互为用，以奏温肾散寒、燥湿化虫之效。

舍

shè 舍，即侵犯，侵入。如第四 3 条："邪气内藏于心，外舍分肉之间，令人消铄脱肉。"

设

shè 设，即假如，假设。如 37 条："设胸满胁痛者，与小柴胡汤。"

【设胸满胁痛】假如出现胸满胁痛。详见"胸满胁痛"项。

【设面色缘缘正赤者】假如面色因于邪气怫郁营卫而红赤。详见"面色缘缘正赤"项。

【设不了了者】假如病人仍然有不舒服。详见"不了了"项。

【设当行大黄、芍药者】假如根据病证表现应当用大黄、芍药者。见太阴脾虚弱证的治疗注意事项，如 280 条："太阴为病，脉弱，其人续自便利，设当行大黄、芍药者，宜减之。"仲景指出太阴脾虚弱证，其治当用大黄、芍药，但因病人脉弱又不当轻易用大黄、芍药，若非用大黄，芍药又不能达到治疗目的，对此一定要因人而异，于此则当减其用量，以期达到攻邪不伤正气。

【设六日】假如在第 6 天。见厥与热的辨证关系，如 336 条："设六日，当复厥，不厥者自愈，厥终不过五日，以热五日，故知自愈。"指出疾病在其演变过程中，根据病变日期可推测疾病发展与转归。

【设复紧】假如脉又出现紧。如 361 条，又如第十七 28 条："下利，脉数，有微热，汗出，今自愈；设复紧，为未解。"指出以脉为例，提示病邪未解，病证仍在，法当积极治疗。

【设不差】假如病证没有向愈。如 367 条："下利，脉数而渴者，今自愈；设不差，必清脓血，以有热故也。"又如第四 2 条："设不差，当月尽解；如其不差，当云何？师曰：此结为癥瘕，名曰疟母，急治之，宜鳖甲煎丸。"指出疾病在一般情况下，应当在向愈而向愈，且因其他诸多因素影响，则有病证未能向愈。

【设微赤非时者死】假如病人面色微赤而见于非其所主之时者，大多预后不良。见望面色，如第一 3 条："设微赤非时者死。"《金匮要略心典·脏腑经络先后受病》："血亡则阳更不可外越，设微赤而非火令之时，其为虚阳上泛无疑，故死。"指出望面色可诊脏腑病证，色有五色，五脏主五色，色有主色及病色。主色为脏腑气血内盛而外荣；病色各有其主病特点，辨色主病，既要知其常，又要知其变。

【设不汗者云何】假如病人没有汗出，这又是什么缘故呢？如第十八 5 条："设不汗者云何？答曰：若身有疮，被刀斧所伤，亡血故也。"仲景以假设的形式探讨病证没有出现汗出的病理特征是阴血损伤，汗无化生之源。

【设有医治逆者】假如是医生治疗错误所引起的。见妊娠恶阻证，如第二十 1 条："于法六十日当有此证，设有医治逆者，却一月加吐下者，则绝之。"仲景指出如果诊断未能抓住病变证机所在而任意用桂枝汤，或认为桂枝汤是唯一的治疗方剂，这是不符合辨证论治的。若执意要用桂枝汤治疗，必定会引起吐下等病证，对此必须绝对禁止。

射

shè❶药名：射干。❷方名：如射干麻黄汤。

【射干】射干为鸢科多年生草本植物射干的根茎。

别名：乌蒲，乌翣，乌吹，草姜，乌扇。

性味：苦，寒。

功用：泻肺利咽，降逆化痰。

主治：咳嗽有痰，咽喉不利或疼痛，胸中不适。

《神农本草经》曰："味辛平（注：味辛而

苦，平性偏于温)；主伤寒寒热，心下坚，下气，喉咽肿痛，头眩，胸胀咳逆，胸鸣，止汗。”

入方：见射干麻黄汤、鳖甲煎丸。

用量：

用量		经方数量	经方名称
古代量	现代量		
三分	9g	1方	鳖甲煎丸
十三枚	39g	1方	射干麻黄汤

注意事项：孕妇慎用。

化学成分：含野鸢尾黄素，射干酮（2-甲氧基，3，4-二氧次甲基，6-羟基，3′，-4′-5′-三甲氧基二苯乙酮)，花叶花宁，野鸢尾苷（野鸢毛黄素)，异黄酮，鸢尾黄素。

药理作用：解热作用，抗炎作用（抑制肉芽组织增生作用)，抗菌作用，抗病毒作用（流感病毒)，抗肿瘤作用。

【射干麻黄汤】

组成：射干十三枚（39g）　麻黄四两（12g）　生姜四两（12g）　细辛　紫菀　款冬花各三两（各9g）　五味子半升（12g）　大枣七枚　半夏大者，洗，八枚（12g）

用法：上九味，以水一斗二升，先煮麻黄两沸，去上沫，内诸药，煮取三升，分温三服。

功用：温肺化饮，下气祛痰。

适应证：寒饮郁肺结喉证。咳嗽，气喘，喉间痰鸣声，好像水鸡叫声，或喘息时胸部间有水鸡之声，或胸膈满闷，或吐痰涎，苔白或腻，脉弦紧或沉紧。

配伍原则与方法：寒饮郁肺结喉证其基本病理病证，一是寒饮郁结于肺，一是肺气逆乱于咽喉，所以治疗寒饮郁肺结喉证，其用方配伍原则与方法必须重视以下几个方面。

1. 针对证机选用宣肺散寒药：寒邪袭肺，肺气不降而上逆，症见咳嗽，气喘，治当宣肺散寒，以使肺气宣发于上，寒散于外。如方中麻黄、细辛、款冬花、生姜。

2. 合理配伍降肺化饮药：肺主通调水道，寒邪袭肺，肺气不得通调水道，寒气与水气相搏则为饮，饮邪阻结于肺，气逆于上，则症见喉间痰鸣，治当降泄肺气化饮。如方中半夏、射干。

3. 妥善配伍收敛肺气药：肺气既宣发于外，又肃降于内，调理肺气既要注重肺气之升，又要考虑肺气之降，以此而治则可明显提高治疗效果。如射干麻黄汤中五味子。

4. 适当配伍补气药：肺主气，寒邪袭肺，易于伤气，故治疗寒饮在肺证，除针对治疗寒饮外，还要补益肺气，以使肺气职司其能。如方中大枣。

解读方药：

1. 诠释方药组成：方中射干降肺平喘；麻黄宣肺平喘；生姜宣肺化饮；细辛温肺化饮；紫菀降肺止咳；款冬花宣肺止咳；五味子收敛肺气；半夏降逆燥湿化痰；大枣补益中气。

2. 剖析方药配伍：射干与麻黄，属于相反相须配伍，相反者，寒热同用，射干制约麻黄温宣化燥；相使者，射干助麻黄宣肺，麻黄助射干降肺。生姜与细辛，属于相须配伍，温肺宣肺化饮。紫菀与款冬花，属于相须配伍，款冬花止咳喘偏于宣肺，紫菀止咳喘偏于降肺。麻黄与半夏属相须配伍，麻黄助半夏降逆化痰，半夏助麻黄宣发化饮；麻黄与五味子，属于相反配伍，麻黄宣散，五味子敛降，五味子制约麻黄宣散伤阴，麻黄制约五味子敛肺留邪。半夏与五味子，属于相反配伍，半夏燥湿，五味子敛阴，五味子制约半夏燥湿伤阴。大枣与麻黄，属于相反配伍，大枣制约麻黄宣发伤肺，麻黄制约大枣益气壅滞。

3. 权衡用量比例：射干与麻黄用量比例是3∶4，提示药效寒降与温宣之间的用量调配关系，以治气逆；生姜与细辛用量比例是4∶3，以治寒饮；紫菀与款冬花用量比例是1∶1，提示药效宣肺与降肺之间的用量调配关系，以治咳喘；麻黄与半夏用量比例是1∶1，提示药效宣发与降逆之间的用量调配关系，以治痰多；半夏与五味子用量比例是1∶1，提示药效燥湿化痰与敛肺益阴之间的用量调配关系。

药理作用：射干麻黄汤能对抗组胺、乙酰胆碱所致的气管平滑肌收缩作用；能明显减少氨水引起的小鼠咳嗽次数，明显增加酚红排出量；抗过敏作用等。

伸 shēn 伸，即舒展开。如20条：“小便难，四肢微急，难以屈伸者。”又如第二十二6条：“妇人脏躁，喜悲伤欲哭，象如神灵所作，数欠伸。”

S

身 shēn❶身躯、身体的统称。如11条："病人身大热，反欲得衣者，热在皮肤，寒在骨髓也。"❷自我，自身，自己。如仲景序："进不能爱人知人，退不能爱身知己。"❸性命。仲景序："厥身已毙，神明消灭，变为异物。"

【身大热】病人自觉有明显发热。见寒热真假证，如11条："病人身大热，反欲得衣者，热在皮肤，寒在骨髓也。"《伤寒论后条辨·辨太阳病脉证篇》："病人身大热，……沉寒内锢而阳外浮。"指出病人自觉身体有明显发热，但其发热不是热证证机所致，而是虚阳为寒气所迫，虚阳外越，对此不可因假象所迷惑，对此一定要认清病变本质所在。

【身大寒】病人自觉恶寒比较明显。见寒热真假证，如11条："身大寒，反不欲近衣者，寒在皮肤，热在骨髓也。"病人自觉身体有明显恶寒，但其证机不是寒邪所致，对此一定要审明证机所在，不可为假象所迷惑，对此必须针对证机而以法用方用药。

【身热】身体发热。

其一，太阳少阳阳明病证相兼，如99条："伤寒四五日，身热，恶风，颈项强。"《伤寒论条辨·辨太阳病脉证并治中》："身热恶风，太阳表也。"其证机是正气与邪气相斗争，临证必须审明身热是以太阳为主，还是以阳明为主，还是以少阳为主，然后以法采取治疗措施。

其二，阳明热盛证基本脉证，如182条："身热，汗自出，不恶寒，反恶热也。"其证机是阳明邪热不仅盛于内，而且也攻于外，更迫津外泄；治当清泻盛热，以白虎汤。

【身热不去】身体发热没有被解除。

其一，热扰胸膈证，如78条："伤寒五六日，大下之后，身热不去，心中结痛者。"《伤寒论后条辨·辨太阳病脉证并治》："此则身热不去，则所结者，客热烦蒸所致，而热势之散漫尚连及表。"其证机是热扰胸膈，郁蒸于外；治当清宣郁热，以栀子豉汤加减。

其二，上热下寒证，如80条："伤寒，医以丸药大下之，身热不去，微烦者。"《伤寒论辨证广注·辨太阳病脉证并治中》："医以丸药大下之，徒伤表气，邪热不除，所以身热不去。"其证机是上热下寒，在上之邪热不仅郁于胸中，且也充斥于外。

【身热而渴】身热与口渴并见。见中暑证，如第二26条："太阳中热者，暍是也，汗出，恶寒，身热而渴。"《金匮要略心典·痉湿暍病》："发热汗出而渴，表里热炽，胃阴待涸，求救于水，故与白虎加人参以清热生阴，为中暑而无湿者之法也。"其证机是暑热侵犯阳明，邪热灼伤津气；治当清泻盛热、益气生津，以白虎加人参汤。

【身热疼重】身热疼痛与沉重并见。见暑湿营卫不和证，如第二27条："身热疼重，而脉微弱。"《金匮要略直解·痉湿暍病》："此证先中于热，再伤冷水，水气留于腠理皮肤之中，则身热疼重也。"其证机是暑热内攻而外虐，攻于外则身热，阻滞经气则疼痛，湿邪困阻气机则身重；治当清热解暑利湿，以一物瓜蒂散，而脉微弱。

【身热皮粟不解】发热，皮肤起粟。见寒实结胸证，如141条三物白散用法中言："身热皮粟不解，欲引衣自复。"其证机是寒实内结，正气与邪气相斗争，正邪斗争则发热；寒气郁于肌肤，营卫郁滞而不通，则肌肉上出现粟粒。

【身热足寒】病人身体有热且足部怕冷。见太阳湿热痉证，如第二7条："病者身热足寒，颈项强急，恶寒，时头热，面赤，目赤。"其证机是湿热浸淫太阳营卫筋脉，筋脉为湿热肆虐而拘急，经气不和，阳气卫气为湿热所遏而郁蒸于上，且不能温煦于下。

【身必发黄】身体一定会发黄。

其一，湿热发黄证，如134条："若不结胸，但头汗出，余处无汗，剂颈而还，小便不利者，身必发黄。"其证机是湿热蕴结，壅滞气机，湿不得下行，热肆虐于外；治当参合茵陈蒿汤或栀子大黄汤或合方为妥。

其二，阳明湿热发黄证的基本脉证，如199条："阳明病，无汗，小便不利，心中懊侬者，身必发黄。"又如236条："但头汗出，身无汗，剂颈而还，小便不利，渴引水浆者，此为瘀热在里，身必发黄。"《伤寒溯源集·阳明中篇》："湿热郁蒸，瘀热在胃，不得发泄，则心中懊侬，而知其必发黄也。"其证机是湿热胶结于内，熏蒸于外，肆虐于中；治当清热利湿，以茵陈蒿汤。

【身必黄】身体一定会出现黄色。见湿热郁瘀发黄证，如262条："伤寒，瘀热在里，身必黄。"《医宗金鉴·伤寒论注》："热入里而与湿合，湿热蒸瘀，外薄肌表，身必发黄也。"其证机是太阳伤寒卫闭营郁，阳明湿热郁瘀而熏蒸；治以麻黄连轺赤小豆汤，解表散邪、清热利湿。

【身必甲错】身体肌肤粗糙、枯燥不荣。见湿热黄汗证，如第十四29条："若汗出已反发热者，久久其身必甲错，发热不止者，必生恶疮。"《张氏医通·水气病》："仲景于瘀热壅滞之候，每云甲错，即肌若鱼鳞之状。"其证机是湿热蕴结，阻滞气机，气血不得外荣，肌肤不得所养，则身体肌肤枯燥不荣。

【身必痒】身体一定会出现发痒。见太阳病轻证，如23条："面色反有热色者，未欲解也，以其不能得小汗出，身必痒。"《伤寒贯珠集·太阳篇上》："身痒者，邪盛而攻走经筋则痛，邪微而游行皮肤则痒也。"其证机是邪气郁滞营卫而不解，邪气并肆虐经脉而走窜经气；治当解表散邪，以桂枝麻黄各半汤。

【身必重】病人一定有身体沉重。见阳明热结重证，如208条："阳明病，脉迟，虽汗出，不恶寒者，其身必重，短气，腹满而喘，有潮热者。"其证机是阳明邪热郁滞气机，气机阻滞不畅；治当清泻阳明邪热，以大承气汤。

【身重】身体沉重。

其一，阳明热盛证，如第6条："脉阴阳俱浮，自汗出，身重，多眠睡，鼻息必鼾，语言难出。"又如219条："三阳合病，腹满，身重，难以转侧，口不仁，面垢，谵语，遗尿。"《医宗金鉴·伤寒论注》："太阳主背，阳明主腹，少阳主侧，今一身尽为三阳热邪所困，故身重难以转侧。"《伤寒内科论·辨阳明病脉证并治》："身重乃热郁加气伤。"其证机是阳明邪热既壅滞气机，又易伤气；治当清泻盛热，以白虎汤。

其二，心气虚证，如49条："若下之，身重，心悸者，不可发汗，当自汗出乃解。"其证机是心气虚弱，不能主持于外，则身重；治当益气养心，以小建中汤与黄芪桂枝五物汤加减。

其三，阳明热郁证，如221条："阳明病，脉浮而紧，咽燥口苦，腹满而喘，发热，汗出，不恶寒，反恶热，身重。"其证机是邪热侵袭阳明，胃气被遏，胃气与邪热相互搏结，壅滞气机；治以栀子豉汤，清宣郁热。

其四，太阳风水或风湿表虚证，如第二22条，又如第十四22条："脉浮，身重，汗出，恶风者。"其证机是水气或水湿壅滞经脉之中，气机不利而滞涩；治当益气散邪，以防己黄芪汤。

其五，脾水饮证，如第十二5条："水在脾，少气，身重。"其证机是水饮淫脾，遏制脾气，气机为水气所遏而壅滞；治当运脾利水，化饮和中。

其六，寒湿黄汗证，如第十四29条："若身重，汗出已辄轻者，久久必身瞤，瞤即胸中痛。"其证机是寒湿阻滞气机而不得畅达则身重。

其七，膀胱阳郁水气证，如第二十8条："妊娠有水气，身重，小便不利，洒淅恶寒。"《医宗金鉴·妇人妊娠病》："水盛贮于肌肤，故身重。"其证机是膀胱阳气内郁，气不化水，水气内攻外溢，肆虐上下而充斥于肌肤；治以葵子茯苓散，利水通阳化气。

【身重而疼痛】身体沉重与疼痛并见。见暑热津气两伤证，如第二25条："太阳中暍，发热恶寒，身重而疼痛，其脉弦细芤迟。"其证机是暑热之邪侵袭阳明，灼伤阴津，耗伤正气，累及卫气，表卫不固；治以白虎加人参汤。

【身重而少气】身体沉重而少气乏力。见心水气证，如第十四13条："心水者，其身重而少气，不得卧，烦而躁，其人阴肿。"《金匮要略心典·水气病》："心，阳脏也，而水困之，其阳则弱，故身重而少气也。"其证机是水气困阻气机则身重，水气阻遏阳气布达则少气。

【身体】泛指人体是有机的整体，其含义有二：一是泛指人体脏腑气血阴阳经脉骨节等各个部分；另一是专指身体肌表部位，仲景所论大多是后者，详见以下各条。

【身体重】身体沉重。

其一，肾中浊邪阴阳易证，如392条："伤寒，阴阳易之为病，其人身体重，少气，少腹里急。"其证机是浊热困扰肾气，肾气不得主持正常生理功能，浊热乘机而逆乱上下；治以烧裩散，导邪下行。

其二，湿热黄汗证，如第十四28条："黄汗之为病，身体重，发热，汗出而渴，状如风水。"其证机是湿热肆虐肌肤营卫，营卫与湿热相搏，湿热外溢；治以黄芪芍桂苦酒汤，温阳益气、清化湿邪。

其三，肾著寒湿证，如第十一16条："肾著之病，其人身体重，腰中冷，如坐水中，形如水状，反不渴。"其证机是肾气不足，寒湿浸淫，经脉郁滞，气机不通；治以甘草干姜茯苓白术汤。

【身体痛】身体疼痛。见肾虚寒湿体痛证，如305条：“少阴病，身体痛，手足寒，骨节痛。”其证机是阳气虚弱，寒湿侵袭，浸淫筋脉骨节，气血运行不畅而阻滞不通。审证是肾虚寒湿体痛证；治以附子汤，温肾散寒祛湿。

【身体疼痛】身体疼痛。

其一，表里兼证，如92条：“若不差，身体疼痛，当救其里。”其证机是太阳受邪，营卫郁滞而不通；治当解表散邪，通畅经脉。

其二，表里兼证，如372条，又如第十七36条：“下利，腹胀满，身体疼痛者，先温其里，乃攻其表。”《伤寒论辨证广注·中寒脉证》：“其人既虚，风寒复袭，故身体疼痛。”其证机是太阳营卫受邪而郁滞不通；治当解肌散邪、调和营卫，以桂枝汤。

【身体疼重】身体疼痛与沉重并见。见溢饮证，如第十二2条：“饮水流行，归于四肢，当汗出而不汗出，身体疼重，谓之溢饮。”其证机是水气溢于肌肤营卫，营卫之气为水气郁滞而不通，则身体疼痛而沉重；治当鉴别证机是寒还是热，寒者，以小青龙汤；热者，以大青龙汤。

【身体疼烦】身体疼痛而烦扰不安。见阳虚肌痹证，如174条，又如第二23条：“伤寒八九日，风湿相搏，身体疼烦，不能自转侧。”《伤寒内科论·辨太阳病脉证并治》：“辨阳虚肌痹证，因素体阳虚加风寒湿之邪客于肌表，致营卫不和，气血不运，故身体疼烦。”其证机是风寒湿侵袭肌肤，阻滞经脉气血营卫而不通；治以桂枝附子汤，温阳通经、祛风散寒。

【身体则枯燥】身体即出现枯燥不荣。见气血两燔证，如111条：“阳盛则欲衄，阴虚小便难，阴阳俱虚竭，身体则枯燥，但头汗出，剂颈而还。”《注解伤寒论·辨太阳病脉证并治》：“若热消气血，血气少为阴阳俱虚，血气虚少不能荣于身体，为之枯燥。”其证机是邪热内盛，消灼津液气血，气血津液不得溢荣肌肤则身体枯燥；治当清热泻火、凉血益阴，以白虎汤与桃核承气汤加减。

【身体强】身体僵硬不柔和。见太阳柔痉体强证，如第二11条：“太阳病，其证备，身体强，几几然，脉反沉迟，此为痉。”《金匮要略心典·痉湿暍病》：“此证身体强几几然，脉反沉迟者，为风淫于外而津伤于内。……乃津液少而营卫之行不利也。”其证机是太阳营卫素体阴津不足而又感受风寒侵袭，筋脉既不得阴津滋养，反被风寒所拘急；治当解肌散邪、舒达筋脉，以桂枝栝楼汤。

【身体魁羸】肢体关节肿大，形体消瘦。见阳虚热郁痹证，如第五8条：“诸肢节疼痛，身体魁羸，脚肿如脱。”其证机是邪气肆虐骨节，经气经脉为邪气所阻而壅滞，气血不得滋荣而羸弱。魁者，以关节肿大明显而名命也；羸者，以形容形体消瘦也。

【身体羸瘦】身体羸弱消瘦。见肝肾两伤历节证，如第五9条：“营气不通，卫气独行，营卫俱微，三焦无所御，四属断绝，身体羸瘦，独足肿大。”其证机是肝肾两伤，阳气为寒湿所伤而不得温煦，寒湿充斥于筋脉之间，精血亏虚则肌肤失荣。

【身体不仁】身体肌肤麻木不仁。见气血营卫虚痹证，如第六2条：“血痹，阴阳俱微，寸口关上微，尺中小紧，外证身体不仁，如风痹状。”《医宗金鉴·血痹虚劳病》：“血痹外证，亦身体顽麻，不知痛痒，故曰如风痹状。”其证机是气不得温煦，血不得滋养，肌肤营卫不得所养，卫不得固护，营不得使卫；治以黄芪桂枝五物汤，益气补血、温经通痹。

【身体为痒】身体肌肤瘙痒。见太阳风水证基本病理特征，如第十四2条：“风气相搏，风强则为隐疹，身体为痒，痒为泄风，久为痂癞。”其证机是风邪与水气相搏，肆虐肌肤营卫；治当疏风止痒，调和营卫。

【身体洪肿】身体水肿病证比较明显。见太阳风水证基本病理特征，如第十四2条：“气强则为水，难以俯仰；风气相击，身体洪肿，汗出乃愈。”其证机是水气充斥于肌肤营卫而为水肿；治当行水散水。

【身体肿重】身体水肿与沉重并见。见水气主脉及预后，如第十四10条：“脉得诸沉，当责有水，身体肿重。”其证机是水气内盛而外溢于肌肤，壅滞经脉，脉气为遏；治当逐水泻水利水。

【身体尽黄】身体各部都出现黄色。见脾胃寒湿膀胱郁热谷疸证，如第十五2条：“胃中苦浊，浊气下流，小便不通，阴被其寒，热流膀胱，身体尽黄，名曰谷疸。”其证机是寒湿浸淫脾胃而壅滞气机升降，饮食不消则浊气填塞，若膀胱阳郁，久而不去则为热，热与湿合而为湿热，湿热肆虐内外；治当温阳散寒、清热利湿，以茵陈五苓散与牡蛎泽泻散加减。

【身体反重而瘦】身体反而出现沉重而瘦困。见太阳风水表实证，如第十四4条：“太阳病，脉浮而紧，法当骨节疼痛，反不痛，身体反重而瘦。”《金匮要略心典·水气病》：“身体反重而瘦，即非伤寒，乃风水外胜也。”其证机是风寒侵袭太阳肌肤营卫，水气与风寒相搏而上拥，经气郁滞而不畅。

【身体四肢皆肿】身体四肢都出现水肿。详见“面目身体四肢皆肿”项。

【身体瞤瞤】身体肌肉蠕动或筋脉震颤。见上肢风痰证，如第十九2条：“病人常以手指臂肿动，此人身体瞤瞤者。”《金匮要略心典·趺蹶手指臂转筋阴狐疝蛔虫病》：“身体瞤瞤者，风痰在膈攻走肢体，陈无择所谓痰涎留在胸膈下，变生诸病，手足项背，牵引钓痛，走易不定者是也。”其证机是风与痰相搏结，阻结于筋脉肌肤，扰动经气而不得内藏；治以藜芦甘草汤，化痰熄风、和畅筋脉。

【身形如和】身体形态如同正常。见心肺阴虚内热证，如第三1条：“诸药不能治，得药则剧吐利，如有神灵者，身形如和，其脉微数。”指出心肺阴虚内热证的外在表现时而如同正常人一样。

【身疼】身体疼痛。

其一，太阳伤寒证，如35条：“太阳病，头痛，发热，身疼，腰痛。”《伤寒来苏集·伤寒论注》：“太阳主人身之表，风寒外束，阳气不伸，故一身尽疼。”其证机是太阳受邪，卫气因邪而闭，营气因邪而郁，经气不利，脉气不和，腠理闭塞，玄府不通。

其二，霍乱证与太阳病证相兼，如383条：“病发热，头痛，身疼，恶寒，吐利者，此属何病？”其证机是太阳营卫受邪而郁滞不畅，气血滞涩而不通则身疼痛。

其三，寒湿郁表发黄证，如第二19条：“湿家，病身疼，发热，面黄而喘，头痛，鼻塞而烦。”其证机是寒湿浸淫肌肤营卫，经气郁滞不通，气血不得滋荣经脉。

【身疼痛】身体疼痛。

其一，太阳伤寒证，如38条：“脉浮紧，发热恶寒，身疼痛，不汗出而烦躁者。”又如46条：“太阳病，脉浮紧，无汗，发热，身疼痛，八九日不解，表证仍在。”复如50条：“脉浮紧者，法当身疼痛，宜以汗解之。”其证机是风寒侵袭，阻滞经气经脉而不通；治以麻黄汤，通达经气。

其二，太阳中风证与营血虚证相兼，如62条：“身疼痛，脉沉迟者。”《伤寒内科论·辨太阳病脉证并治》：“身疼痛，一为筋脉失养，一为太阳之邪未罢所致。”其证机是营卫受邪，气血不足，经脉失荣，肌肤失养；治当益气生血、调和营卫，以桂枝加芍药生姜各一两人参三两新加汤。

其三，疮家病证与太阳病证相兼，如85条，又如第二6条：“疮家，虽身疼痛，不可发汗，发汗则痓。”《伤寒贯珠集·太阳篇上》：“身疼痛，表有邪也。”其证机是或疮家气血失养或太阳营卫经气郁滞不畅。

其四，太阳病证与肾阳虚证相兼，如91条：“伤寒，医下之，续得下利清谷不止，身疼痛，急当救里，后身疼痛，清便自调者，急当救表。”其证机是太阳营卫受邪，经气郁滞不畅。

其五，湿热霍乱轻证及寒湿霍乱证，如386条：“霍乱，头痛，发热，身疼痛。”其证机是邪气侵入，扰乱气机，浊气不降，清气不升，清浊之气逆乱上下，经气郁滞不畅；治或以五苓散，或以理中丸。

其六，太阳中风证与脘腹寒积证相兼，如第十19条：“若身疼痛，灸刺诸药不能治。”其证机是太阳受邪，营卫郁滞，气血不通。

【身疼重】身体疼痛与沉重并见。见寒湿黄汗证，如第十四29条：“剧者不能食，身疼重，烦躁，小便不利，此为黄汗。”其证机是寒湿郁于肌肤营卫，营卫郁滞不通则身疼痛。

【身痛不休】身体疼痛不止。详见“吐利止而身痛不休”项。

【身痛如被杖】身体疼痛如被拐杖毒打一样。见热毒血证，如第三15条：“阴毒之为病，面目青，身痛如被杖，咽喉痛。”其证机是热毒迫及血中，毒热与血相互搏结，气血壅滞，营卫滞涩；治以升麻鳖甲去雄黄蜀椒汤，解毒清热、凉血化瘀。

【身发热】身体发热。见湿热黄汗证，如第十四1条：“身发热，胸满，四肢头面肿。”其证机是湿热肆虐营卫而熏蒸于外。

【身发黄】身体肌肤颜色呈黄色。见气血两燔证，如111条：“两阳相熏灼，其身发黄，阳盛则欲衄，阴虚小便难。”其证机是火热毒邪迫及气血，气机为邪热所壅滞，津液为热所灼而内损外泄，气血为火热所迫而不得外荣。

【身黄】身体发黄。

其一，太阳病证与阳明湿热发黄证相兼，如125条："太阳病，身黄，脉沉结，少腹硬，小便不利者。"《注解伤寒论·辨太阳病脉证并治》："身黄，脉沉结，少腹硬，小便不利者，胃热发黄也，可与茵陈汤。"其证机是邪热与湿相结而壅滞气机，湿与热结而不得下行，湿热熏蒸气血而不能荣于外；治可用茵陈汤加减。

其二，脾胃虚寒证，如98条："不能食，而胁下满痛，面目及身黄，颈项强，小便难者。"其证机是脾胃寒湿，壅滞气机，寒湿内阻，湿气外攻，经气不利；治以理中汤与小建中汤加茵陈等为是。

其三，阳明湿热发黄证以热为主，如261条："伤寒，身黄，发热者。"《伤寒论辨证广注·辨阳明病脉证并治法》："阳明居中，属土，其色黄，兹者身黄发热，则湿热已入里而发出。"《伤寒内科论·辨阳明病脉证并治》："以示邪热偏盛充斥于外，为阳明发黄热重于湿的审证要点之一。诸证反映湿热内蕴阳明，以热重于湿的病理特征。"其证机是湿热内蕴，壅滞气机，邪热充盛而肆虐；治以栀子柏皮汤，泻热利湿以退黄。

其四，太阴脾湿热发黄证，详见"太阴当发身黄"项。

【身黄如橘子色】身体发黄颜色如同橘子一样鲜明。见阳明湿热发黄证，如260条："身黄如橘子色，小便不利，腹微满者。"《医宗金鉴·伤寒论注》："热盛于湿则黄色明。如橘子色者，谓黄色明也。"其证机是湿热内蕴，气机壅滞，浊气内结外溢；治以茵陈蒿汤，清热利湿退黄。

【身色如熏黄】身体颜色如同烟熏一样。见太阳湿热痹证，如第二15条："湿家之为病，一身尽疼，发热，身色如熏黄也。"《金匮要略心典·痉湿暍病》："热与湿合，交蒸互郁，则身色如熏黄。熏黄者，如烟之熏，色黄而晦，湿气沉滞故也。"其证机是湿热熏蒸，并与营卫气血相搏，肌肤失荣，病证在肌肤营卫而不在里，故治当从表而不当从里。

【身当发黄】身体会出现发黄。见太阴脾湿热发黄证，如187条："太阴者，身当发黄。"其证机是湿热侵袭于太阴脾，困阻脾气而不得运化水湿，水湿与热相搏而蕴结，阻遏气血而不能外荣，治可用茵陈五苓散加减。

【身及目悉黄】全身上下与目都出现黄色。详见"一身及目悉黄"项。

【身目为黄】身体面目为黄色。见阳明虚寒证，如259条："伤寒，发汗已，身目为黄。"其证机是寒湿壅滞气机，气血为寒湿所阻，寒湿充斥于外。

【身尽黄】身体各部都为黄色。见肝胆瘀血湿热证，如第十五14条："膀胱急，少腹满，身尽黄，额上黑，足下热，因作黑疸。"其证机是湿热内结，壅滞气机，瘀阻血脉，湿热与气血相互搏结。

【身尽发热而黄】全身上下皆出现发热而色黄。详见"一身尽发热而黄"项。

【身面目浮肿】一身上下及面目均出现水肿。详见"一身面目浮肿"项。

【身面目黄肿】全身上下及面目皆发黄且水肿。详见"一身面目黄肿"项。

【身蜷】身体蜷卧而不欲伸展。详见"身蜷而利"及"恶寒而身蜷"项。

【身蜷而利】身体蜷卧而不欲伸展，且伴有下利。见少阴阴盛无阳证，如295条："少阴病，恶寒，身蜷而利，手足逆冷者，不治。"其证机是少阴阳气欲亡而不能主持于内，阴寒太盛而充斥于外之危候。

【身有疮】病人肌表有疮疡。见伤科证，如第十八5条："若身有疮，被刀斧所伤，亡血故也。"《金匮发微·疮痈肠痈浸淫病》："今见此极虚之脉，既不吐血，又无盗汗，病既不是虚劳，则其人必有夙疾，或身有疮疡，而脓血之抉去者过多，或向受刀创，而鲜血之流溢者加剧，虽境过情迁，而荣气既衰，断不能复充脉道，盖脉之虚，正不系乎新病也。"其证机是刀斧等损伤肌肤营卫筋脉，气血壅滞瘀阻或外溢；治当消肿散瘀或止血，以王不留行散。

【身有微热】身体出现轻微发热。

其一，少阳胆热气郁证与太阳病证相兼，如96条："或不渴，身有微热。"其证机是少阳病证仍在，太阳之邪不解，正邪相争于肌肤营卫；治当解太阳、治少阳，以小柴胡汤加减。

其二，少阴阳虚阴盛证，如377条，又如第十七14条："呕而脉弱，小便复利，身有微热。"其证机是阳气为阴寒所格而被浮越于外，身热为假热而其证机属寒。

其三，少阴阳虚戴阳证，如366条，又如第十七34条："下利，脉沉而迟，其人面少赤，身有微热，下利清谷者，必郁冒汗出而解。"《伤寒贯珠集·厥阴篇》："身虽热而亦微，则其阳之发露者仅十之三，而潜藏者尚十之七也，藏之能动，必当与阴相争。"《伤寒内科论·辨厥阴病脉证并治》："其阳虚有外越上浮之身微热，面少赤也，又因其面少赤，身微热证又轻于阴盛格阳证。"其证机是少阴阳气虚弱，寒气内盛，虚阳为寒气所迫而外越上攻；治当温阳散寒，以四逆汤或通脉四逆汤。

【身微热】身体有轻微的发热。见阳明热结重证与少阴热证相兼，如252条："大便难，身微热者，此为实也。"其证机是邪热深伏于里而不能外达，故见身微热；治当清泻邪热，以大承气汤。

【身微肿】身体有轻微水肿。见阳虚骨节痹证，如175条，又如第二24条："汗出，短气，小便不利，恶风，不欲去衣，或身微肿者。"《伤寒悬解·太阳经下篇》："湿气痹塞，经络不通，则身微肿。"其证机是素体阳气虚弱，阳不化湿，湿气内生，湿气外攻而及于肌肤；治当温阳散寒，除湿消肿。

【身无汗】身体没有出现汗出。

其一，太阳伤寒衄证自愈，如47条："太阳病，脉浮紧，发热，身无汗，自衄者愈。"《伤寒来苏集·伤寒论注》："寒邪坚敛于外，腠理不能开发，阳气大扰于内，不能出玄府而为汗。"其证机是卫闭营郁，气机郁滞不通，玄府阻塞不畅。

其二，阳明湿热发黄证，如236条："但头汗出，身无汗，剂颈而还，小便不利，渴引水浆者。"其证机是阳明湿热内郁，气机壅滞不畅，湿热不得外泄，故身无汗。

【身无热】身体没有出现发热。见肠痈寒湿证，如第十八3条："腹皮急，按之濡如肿状，腹无积聚，身无热，脉数，此为肠内有痈脓。"其证机是寒湿浸淫大肠，脉络阻滞而痈腐，气机壅滞而不通；治以薏苡附子败酱散，温阳通经、化瘀消肿。

【身无大热】身体没有明显的发热表现。详见"无大热者"其一项。

【身痒】身体肌肤瘙痒。详见"身痒而瘾疹"项。

【身痒而瘾疹】身体肌肤瘙痒并有轻微瘾疹。见风中肌肤营卫气血证，如第五3条："寸口脉迟而缓，迟则为寒，缓则为虚；营缓则为亡血，卫缓则为中风。邪气中经，则身痒而瘾疹。"《金匮要略心典·中风历节病》："经不足而风入之，血为风动，则身痒而瘾疹。"其证机是风中肌肤而肆虐营卫，营卫与风邪相搏结而郁于气血；治当疏风散邪、调和营卫，兼顾气血。

【身凉】身体由发热而转为凉和。见热入血室证，如143条："热除而脉迟，身凉，胸胁下满，如结胸状，谵语者，此为热入血室也。"又如第二十二3条："热除而脉迟，身凉和，胸胁满，如结胸状，谵语者，此为热入血室也。"《注解伤寒论·辨太阳病脉证并治》："因经水适来，血室空虚，至七八日邪气传里之时，更不入府，乘虚而入于血室，热除脉迟身凉者，邪气内陷而表证罢也。"指出妇人在经期而患太阳病，病是太阳病，且当及时治疗太阳病，使病邪从外而解，但治疗未能如此，太阳病邪乘血室之虚而侵入，导致热入血室证，表证罢则身无发热。

【身凉和】身体由发热而转为凉和。详见"身凉"项。

【身冷】身体寒冷。

其一，卒厥证在脏在腑，如第一11条："唇口青，身冷，为入脏即死。"《金匮要略编注十四卷·脏腑经络先后受病》："若唇口青，身冷，即是邪气入脏，堵塞气血，神机不能出入，脏气垂绝，所以主死。"其证机是脏气大伤，气血为邪气所遏所伤而不能外荣，为邪气盛实，其病情大多危重，预后不良。

其二，阳虚寒厥血少证，如第十四30条："阳气不通即身冷，阴气不通即骨疼；阳前通则恶寒，阴前通则痹不仁。"其证机是阳气虚弱而不能温煦、外达则身冷；治当温阳逐寒，兼补阴血。

【身和】身体和合而无其他病变。见卒厥证在脏在腑，如第一11条："如身和，汗自出，为入腑即愈。"指出疾病在其演变过程中，正气若能积力恢复以抗邪，然则邪不胜正而退散，故身体调和而无疾患。

【身不疼】身体没有出现疼痛。见太阳营卫湿郁证，如39条："伤寒，脉浮缓，身不疼，但重，乍有轻时。"指出太阳营卫湿郁证，其湿邪阻滞营卫且不同于寒邪凝塞营卫不通，故其身体没有出现疼痛。

【身瞤】身体肌肉震颤。见寒湿黄汗证，如第十四29条："若身重，汗出已辄轻者，久久必身瞤，髋及胸中痛。"其证机是寒湿浸淫肌肤营卫，壅滞经气经脉，阻滞气血而不畅，肌肤为寒湿所虐而不得气血所养，则身体肌肉震颤；治以桂枝加黄芪汤。

【身瞤动】身体肌肉震颤跳动。见心肾阳虚水泛证，如82条："心下悸，头眩，身瞤动，振振欲擗地者。"《注解伤寒论·辨太阳病脉证并治》："身瞤动，振振欲擗地者，汗出亡阳也。"其证机是心肾阳气虚弱，水不得阳气气化而变为水气，水气充斥于内外，肆虐于肌肤；治以真武汤，温阳利水。

【身瞤剧】身体肌肉震颤跳动比较明显。见膈间痰饮证的基本脉证，如第十二11条："目泣自出，其人振振身瞤剧，必有伏饮。"《金匮要略心典·痰饮咳嗽病》："振振身瞤动者，饮发而上逼液道，外攻经遂也。"其证机是痰饮胶结于膈上而阻滞气机，气机逆乱而不得升降，饮气随经气而溢于上下内外；治当涤痰化饮，开胸利膈。

【身肿】身体肿胀。见肺水气证，如第十四15条："肺水者，其身肿，小便难，时时鸭溏。"《金匮要略论注·水气病》："肺主气，以运行周身，病则正气不布，故身肿。"其证机是肺为水之上源，肺主行水，主通调水道，水气在肺，肺气为水气所遏而不得肃降通调水道，水不得走于膀胱而渗于肠间；治当肃降肺气以利水。

【身肿而冷】身体肿胀与怕冷并见。见黄汗证主证，如第十四4条："身肿而冷，状如周痹，胸中窒，不能食。"《金匮要略心典·水气病》："其证身肿而冷，状如周痹，周痹为寒湿痹其阳，皮水为水气淫于皮肤也。"其证机是寒湿浸淫肌肤营卫，壅滞经气经脉，梗阻气机，遏阻于心而扰动于外，攻冲于肌肤筋脉；治当温阳化湿，益气固护营卫。

【身悉肿】全身上下都是水肿。详见"一身悉肿"项。

【身尽疼痛】全身上下都是疼痛。详见"一身尽疼痛"项。

【身甲错】身体肌肤粗糙，没有光泽。见肠痈寒湿证，如第十八3条："肠痈之为病，其身甲错，腹皮急，按之濡如肿状。"《金匮要略心典·疮痈肠痈浸淫病》："甲错，肌肤干起，如鳞甲之交错，由营滞于中，故血燥于外也。"其证机是寒湿壅滞气血而不能外达，则出现身体肌肤甲错即肌肤不荣。

【身濈然汗出而解】身体汗出连绵不断。见阳明少阳兼证，如230条："上焦得通，津液得下，胃气因和，身濈然汗出而解。"《伤寒论后条辨·阳明篇》："身濈然汗出者，阳明病多汗，室则汗不得越，一通之而津液不窒，自能四布矣。"《伤寒论直解·阳明篇》："三焦通畅，气相旋转，身濈然汗出而解也。"其证机是上焦气机得以通畅，津液得以滋润上下，胃气因之而趋于正常，邪气不得留居，然则随汗出而解。

【身为振振摇】身体战立不稳且振振欲颤抖。见营卫经脉经筋损伤证，如67条："发汗则动经，身为振振摇者。"《伤寒贯珠集·太阳篇上》："发汗则动经者，无邪可发，而反动其经气。"其证机是汗后必定会进一步损伤在表营卫经脉之气，营卫经脉筋脉之气不能固护肌肤，水气反而乘机肆虐肌肤经脉筋脉，所以出现战立不稳且振振欲颤抖；治当温阳益气、和畅筋脉，以苓桂术甘汤加黄芪、牡蛎等。

【身灼热】身体发热比较明显。见阳明热盛证，如第6条："若发汗已，身灼热者，名风温。"《伤寒论条辨·辨太阳病脉证并治上》："灼热，谓热转加甚也。"《伤寒论辨证广注·辨太阳病脉证并治上》："误投麻桂等汤以发其汗，温袭经络，又亡津液，阳气亢极，如身热如灼。"其证机是阳明邪热内盛而充斥于外；治当清泻盛热，以白虎汤。

【身如痹】身体肌肤犹如麻木不仁。见阳虚肌痹证，如174条桂枝附子汤用法中言："初一服，其人身如痹，半日许复服之。"其证机是正气借助药力，正气能蓄积力量以抗邪，正气在尚未充沛之前，邪气乘机而猖獗于肌肤，且出现肌肤麻木不仁，若待正气充沛于表，邪不胜正而自罢。

【身手足尽热】全身上下及手足都是发热。详见"一身手足尽热"项。

【身汗】身体汗出。见厥阴肝热下利自愈证，如第十七30条："下利，脉反弦，发热，身汗者，自愈。"其证机是正邪相争，邪不胜正而欲从汗散越，故病为向愈。

【身烦疼】身体烦扰不宁而疼痛。见太阳寒

湿表实痹证，如第二 20 条：“湿家，身烦疼。”《金匮玉函经二注·痉湿暍病》：“此为湿气之邪，盖邪者，湿与寒合，故令人身疼。”其证机是风寒湿侵袭太阳肌肤营卫筋脉，筋脉气血郁滞而不通；治宜麻黄加术汤。

【身即热】身体即刻出现发热。见暑热气阴两伤证，如第二 25 条：“小便已，洒洒然毛耸，手足逆冷，小有劳，身即热，口开，前板齿燥。”其证机是暑热之邪侵袭阳明，灼伤阴津，耗伤正气，若稍有劳，则易伤气，气伤而郁则发热；治以白虎加人参汤，益气清热。

【身运而重】身体肌肉颤动而沉重。见肺热证，如第十一 1 条：“肺中风者，口燥而喘，身运而重，冒而肿胀。”《金匮要略心典·五脏风寒积聚病》：“身运而重者，肺居上焦，治节一身，肺受风邪，大气则伤，故身欲动，而弥觉其重也。”其证机是邪热在肺，肺气为热所扰而上逆，肺气既不得宣发于皮毛肌腠，又不得周流于一身，故身体肌肉颤动而沉重；治当清肺养阴利水。

【身劳汗出】身体因劳而易于汗出。见肾著寒湿证，如第十一 16 条：“病属下焦，身劳汗出，衣里冷湿，久久得之，腰以下冷痛。”仲景辨“身劳汗出”，以揭示寒湿证在一般情况下不会出现汗出，但病证若是肾气不足所致，则有每逢过劳而出现汗出，劳则伤气，气不得固护。

【身常暮盗汗出】身体常常在夜暮睡眠时出现盗汗。见劳气即虚劳之汗出，如第十四 29 条：“食已汗出，又身常暮盗汗出者，此劳气也。”审虚劳病证则以盗汗或自汗，其证机是正气虚弱，或虚热内生而迫津外泄则盗汗出。

【身如虫行皮中状】身体肌肤痒如虫走窜皮肤一样。见阳明虚热身痒证，如 196 条：“阳明病，法多汗，反无汗，其身如虫行皮中状者，此以久虚故也。”《伤寒贯珠集·阳明篇上》：“阳明者津液之府也，热气入之，津为热迫，故多汗。今反无汗，其身如虫行皮中状者，气内蒸而津不从之也。非阳明久虚之故，何致是哉！”《伤寒论辨证广注·辨阳明病脉证并治法》：“如虫行者，痒也，皮中者，肌肉之间，汗欲出而不得，以故肌肉作痒，如虫行皮中状。”其证机是邪热迫津外泄，且因阴津不足，邪热又不得从津而外泄且郁于肌肤。假如邪热从汗而解，则不会出现身痒；治当益气清热、育阴止痒，以竹叶石膏汤与桂枝二越婢一汤加减。

【身反不恶寒】身体反而出现不恶寒。见少阴阳虚格阳证，如 317 条：“下利清谷，里寒外热，手足厥逆，脉微欲绝，身反不恶寒，其人面色赤。”《伤寒论集注·少阴篇》：“夫内外俱虚，身当恶寒，今反不恶寒，乃真阴内脱，虚阳外浮。”其证机是少阴阳气虚弱，阴寒太盛，逼迫虚阳浮越于外于上；治以通脉四逆汤，破阴回阳、通达内外。

【身无寒但热】身体没有出现恶寒且有发热。见温疟证，第四 4 条：“温疟者，其脉如平，身无寒但热。”《金匮要略方论本义·疟病》：“温疟者，亦热积于内，而阳盛阴伏，无寒但热之证也。”其证机是温热或湿热浸淫肌肤营卫，邪气伏郁而搏结；治以白虎加桂枝汤，清热解肌、调荣通络。

【身居厄地】身体处于危险地带，引申为身体已遭受疾病肆虐。如仲景序：“而进不能爱人知人，退不能爱身知己，遇灾值祸，身居厄地。”

娠 shēn 娠，即怀孕。如第二十 3 条：“妇人怀娠六七月，脉弦，发热，其胎欲胀，腹痛，恶寒者，少腹如扇。所以然者，子脏开故也，当以附子汤温其脏。”

深 shēn 深，引申为重，甚。如 333 条：“厥深者，热亦深，厥微者，热亦微。”深者，病重也。

神 shén❶研究，探讨。如仲景序：“怪当今居世之士，曾不留神医药，精究方术。”❷心力、心思、注意力于内外的表现。如仲景序：“厥身已毙，神明消灭，变为异物，幽潜重泉，徒为啼泣。”又如第十一 12 条：“心气虚者，其人则畏，合目欲眠，梦远行而精神离散，魂魄妄行。”❸人名。如仲景序：“上古有神农、黄帝、岐伯、伯高、雷公、少俞、少师、仲文。”❹迷信的人称天地万物的“创造者”和被他们崇拜的人死后的所谓精灵。如第二十二 8 条：“或有忧惨，悲伤多嗔，此皆带下，非有鬼神。”

【神灵所作】精灵鬼神所引起。详见“象如神灵所作”项。

【神明消灭】心力、心思、注意力于内外的表现都不存在了。如仲景序：“厥身已毙，神明消灭，变为异物，幽潜重泉，徒为啼泣。”

【神农】传说上古时期有一个懂得医学药学知识的人而撰写《神农本草经》。如仲景序：“上古有神农、黄帝、岐伯、伯高、雷公、少俞、少师、仲文。”

审 shěn❶仔细思索、思考。如第二十二 8 条：“审脉阴阳，虚实紧弦。”❷果然，一定地。如第十四 21 条：“审如师言，其脉何类？”

【审如师言】果然像老师所说的一样。见水气病证，如第十四 21 条：“审如师言，其脉何类？”指出根据病证表现可以判断疾病演变特征与演变要点。

【审脉阴阳】仔细思索、思考脉有阴阳之别。见妇人杂病错综复杂证机，如第二十二 8 条：“审脉阴阳，虚实紧弦。”指出同一种脉而有不同的证机，提示辨脉虽至为重要，但不可仅执脉而忽于证，临证必须脉证合参，才能辨证准确，才能治疗恰到好处。

肾 shèn 肾乃五脏之一。主藏精，《素问·六节脏象论》：“肾者，主蛰，封藏之本，精之处也。”《素问·上古天真论》：“肾者主水，受五脏六腑之精而藏之。”藏精包括真阴、真阳，阴为气之基，阳为气之化，故又称肾气。主水，《素问·逆调论》：“肾者水脏，主津液。”主纳气，《类证治裁》曰：“肺为气之主，肾为气之根，肺主出气，肾主纳气。”主骨生髓，《素问·宣明五气论》：“肾主骨。”其华在发，开窍于二阴及耳，在志为恐，在液为唾。并与膀胱为表里，位于腰部，脊柱之两侧，左右各一。《素问·脉要精微论》：“腰者，肾之府也。”

S

【肾气】肾的生理活动。一言阳气、阴气两方面，如肾气丸主治阴阳两虚证。二言肾中阳气。如脏腑辨证的整体观，如第一 1 条：“脾能伤肾，肾气微弱，则水不行。”三言肾中邪气。如寒湿霍乱证或然证，如 386 条理中丸用法中言：“若脐上筑者，肾气动也，去术加桂四两；吐多者，去术加生姜三两。”详见以下诸项。

【肾气动】肾中水寒之气上逆的病理病证。见寒湿霍乱或然证，如 386 条理中丸用法中言：“若脐上筑者，肾气动也，去术加桂四两；吐多者，去术加生姜三两。”《伤寒内科论·霍乱病脉证并治》说：“若见脐上筑者，乃是肾阳不足，水寒之气上冲。”指出脐上筑，是肾中寒气逆乱而欲上冲，治以理中汤去白术之壅滞，加桂枝以温肾降逆。

【肾气微弱】肾气虚弱，阳不制水，水气泛滥。见脏腑辨证的整体观，如第一 1 条：“脾能伤肾，肾气微弱，则水不行。”指出肾气虚弱不能主持水，水不得化而为水气的病理病证。

【肾死脏】肾气欲绝而临危病证。见肾危证，如第十一 17 条：“肾死脏，浮之坚，按之乱如转丸，益下入尺中者，死。”《素问·平人气象论》：“死肾脉来，发如夺索，辟辟如弹石，曰肾死。”《素问·玉机真脏论》：“真肾脉至，搏而绝，如指弹石辟辟然。”其病理是肾气大衰，真脏气绝，元气败竭。病至于此，难以救治。

【肾著】腰部为寒湿之邪痹着而沉重冷痛。见肾著寒湿证，如第十一 16 条：“肾著之病，其人身体重，腰中冷，如坐水中，形如水状，反不渴。”《金匮要略心典·五脏风寒积聚病》：“肾受冷湿着而不去，则为肾着。”其证机是肾气不足，寒湿浸淫，经脉郁滞，气机不通；治当温阳散寒祛湿，以甘草干姜茯苓白术汤。

【肾水】肾水气病理病证。见肾水气证，如第十四 17 条：“肾水者，其腹大，脐肿，腰痛，不得溺。”《金匮要略直解·水气病》：“肾者胃之关也，关门不利，故令聚水而生病。”指出肾为水脏，主持水津的正常输布与代谢，若水气在肾，肾气为水气所遏而不得主水，肾水不得肾气所化而为水气，水气走窜经气经脉而泛溢；治当温肾利水，以真武汤与肾气丸或与猪苓汤加减。

【肾气上冲】肾中浊气上冲病理，见水气病证，如第十四 21 条：“阳损阴盛，结寒微动，肾气上冲，喉咽塞噎，胁下急痛。”仲景言“肾气”非言其生理，而是言其病理病证。指出肾藏精而分清浊，清者以上行，浊者以下注，肾阳虚弱，气化不及，水气为患，肾中清浊之气为水所遏而逆行，浊气不降而上冲；治当益肾平冲降逆。

【肾气丸】

组成：干地黄八两（24g） 薯蓣（即山药）四两（12g） 山茱萸四两（12g） 泽泻三两（9g） 茯苓三两（9g） 牡丹皮三两（9g） 桂枝一两（3g） 附子炮，一两（3g）

用法：上八味，末之，炼蜜和丸，如梧子大酒下十五丸，加至二十五丸，日再服。

功用：温补肾阳，滋补肾阴。

适应证：

1. 肾阴阳俱虚腰痛证：下半身常有冷感，少腹拘急，小便不利，或小便反多，口干而少欲饮水，舌质淡而胖，苔薄或燥，脉沉弱。

2. 肾阴阳俱虚脚气证：气喘，心悸，呕吐，咽干，少腹拘急，恶寒，或遇寒少腹拘急加重，或下肢水肿，或下肢冷痛，头晕耳鸣，舌淡，苔薄，脉弱。

3. 肾阴阳俱虚痰饮证：头晕目眩，胸闷气短，少腹不仁，小便不利，或口渴，或口中和，舌淡，苔薄，脉弱。

4. 肾阴阳俱虚消渴证：口渴，饮水多而不解渴，小便多而频数，头晕目眩，四肢无力，腰膝酸软，或肌肉关节疼痛，或两目模糊，舌淡，苔薄，脉细。

5. 肾阴阳俱虚转胞证：脐下急痛，小便不通，胸中烦闷，呼吸急促，但坐不得卧，舌淡或略红，脉沉。

配伍原则与方法：肾阴阳俱虚证基本病理病证，一是肾阳虚不得温煦，一是肾阴虚不得滋荣，所以治疗肾阴阳俱虚证，其用方配伍原则与方法必须重视以下几个方面。

1. 针对证机选用滋肾阴药：肾阴虚弱，不得滋荣于上，虚热内生则咽干口燥，或渴欲水不解或消渴，其治当滋补肾阴。在选用滋补肾阴药时最好既具有滋阴作用，又具有补血作用，以使阴得血而生化无穷。如方中干地黄。

2. 针对证机选用温暖肾阳药：肾阳虚弱，不能温煦于下，寒气乘阳气虚弱而内生，症见下半身常有冷感，小便不利或小便多，或阳痿滑泄；治当温暖肾阳，使肾阳职司于下。又，肾阳虚弱，治不用温补肾阳药而用温热药，以冀药物作用迅速而达到温阳散寒作用。如方中附子、桂枝。

3. 合理配伍补气药：气能化生阴血，气能化生阳气，故滋阴药必须合理配伍补气药，始可达到气能化阴；再则，温阳药必须与补气药配伍即辛甘化阳而补阳，从而达到温补阳气作用。如方中山药。

4. 妥善配伍助阳益精药：治疗肾阴阳俱虚证，既要照顾阳虚，又要兼顾阴虚，在配伍用药最好既具有助阳作用，又具有益阴作用，从而达到协调阴阳、阴阳并补作用。如方中山茱萸。

5. 酌情配伍针对组方而用药：滋阴药虽可治疗阴虚，但用之稍有不当即有浊腻、壅滞气机；温阳药虽可治疗阳虚，但用之若有不当则会助热伤阴。因此，在治疗阴阳两虚证时，最好是能针对方药弊端而设药，以冀方药发挥治疗作用而没有副作用。如方中泽泻、茯苓、牡丹皮。

解读方药：

1. 诠释方药组成：方中干地黄滋补阴津，清热凉血；附子温壮阳气；桂枝温阳通经；山药健脾益气；山茱萸温阳固精；泽泻渗利浊腻；茯苓益气渗利；牡丹皮清热凉血，酒助阳行血，蜜益气缓急。

2. 剖析配伍作用：附子与桂枝，属于相须配伍，增强温壮阳气。重用干地黄属于单行用药，滋补阴津。干地黄与附子、桂枝，属于相反相使配伍，相反者，干地黄滋阴，附子、桂枝温阳；相使者，干地黄滋阴助附子、桂枝温阳化阴，附子、桂枝温阳助干地黄滋阴化阳。干地黄与山药，属于相使配伍，使阴得气而化生。附子、桂枝与山药，属于相使配伍，山药助附子、桂枝温阳益气化阳。干地黄与牡丹皮，属于相使配伍，滋阴凉血；干地黄与泽泻、茯苓，属于相反配伍，干地黄滋补，茯苓、泽泻渗利，茯苓、泽泻制约干地黄浊腻。附子、桂枝与牡丹皮，属于相反配伍，附子、桂枝温阳，牡丹皮凉血，牡丹皮制约附子、桂枝温热伤血。山药与山茱萸，属于相使配伍，气以固精，精以化气。酒与附子、桂枝，属于相使配伍，增强温壮阳气；蜜与干地黄，属于相使配伍，增强滋补阴津。

3. 权衡用量比例：附子与桂枝用量比例是1∶1，以治阳虚；干地黄与山药用量比例是2∶1，提示药效滋阴与益气之间的用量调配关系；附子、桂枝与山药用量比例是1∶1∶4，提示药效温阳与益气之间的用量调配关系，以治阳气虚弱；干地黄与牡丹皮用量比例是8∶3，提示药效滋阴与凉血之间的用量调配关系，以治阴虚生热；干地黄与泽泻、茯苓用量比例是8∶3∶3，提示药效滋阴与渗利之间的用量调配关系；附子、桂枝与牡丹皮用量比例是3∶3∶4，提示药效温阳与凉血之间的用量调配关系；干地黄与附子、桂枝用量比例是8∶1∶1，提示药效滋阴与温阳之间的用量调配关系；山药与山茱萸用量比例是1∶1，提示药效益气与温固之间的用量调配关系。

本方配伍特点：一是温阳药与补气药相伍，使阳得气而补即补阳也；二是补阴药与补阳药相伍，乃阴中求阳，阳中求阴，阴阳互化互补；三是滋补药与泻利药相伍，使滋补而不壅滞。

药理作用：

1. 抗衰老作用：实验大鼠表明，对老化指标之大腿肌萎缩、皮肤萎缩、毛根萎缩等方面均有显著抑制，因增龄而萎缩之脾脏胸腺依赖区在给药组可见浆细胞反而增加，表明该方可改善脂代谢、防止老化（伤寒杂病论汤方现代研究与应用，1993：85-87）。

2. 改善微循环作用：能显著降血糖、胆固醇、三酰甘油等，有较强的改善微循环的作用。

3. 对肾上腺的作用：改善肾功能，使尿量增加，促进钠、氯的排泄，并能使灼伤动物肾上腺皮质造成的高血压下降；促进睾丸酮产生的作用，促使睾丸分泌睾丸酮，Δ^4-雄烯二酮、雌二醇的作用（伤寒杂病论汤方现代研究与应用，1993：85-87）。

4. 改善糖代谢：对抗糖尿病的作用。

5. 抗突变的作用：能明显抑制 CP 所致小鼠骨髓细胞 MN 率的增高［辽宁中医杂志，1998（7）：327-328］。

6. 降低脑组织过氧化的水平：能显著提高阳虚（氢化可的松所致）小鼠和老龄大鼠的学习记忆能力。同时测定小鼠脑组织线粒体的脂质过氧化物水平，结果显示能显著降低小鼠脑组织脂质过氧化物的水平［中成药，1992（10）：33］。

7. 防治动脉硬化的作用。服后，可使血中高密度脂蛋白-胆固醇量上升，且又以女性为显著。由于高密度脂蛋白-胆固醇有抗动脉硬化的作用，因此本实验结果具有重要意义（伤寒杂病论汤方现代研究与应用，1993：85-87）。

另外还具有对免疫系统功能的影响，实验表明有显著提高体液和细胞免疫的作用。

S

甚 shèn❶重，严重。如 111 条：“久则谵语，甚则至哕，手足躁扰。”❷非常。如 160 条：“伤寒，吐下后，发汗，虚烦，脉甚微，八九日，心下痞硬，胁下痛。”❸显著。如 233 条大猪胆汁方用法中言：“以灌谷道内，如一食顷，当大便出宿食恶物，甚效。”

【甚则至哕】病情若严重则会出现哕逆。详见“哕”其二项。

【甚效】效果特别显著，或治疗效果非常好。如 233 条大猪胆汁方用法中言：“以灌谷道内，如一食顷，当大便出宿食恶物，甚效。”

【甚则溏泄】病重者则有大便溏泄。详见“溏泄”项。

【甚者则悸】病重者则有心悸。见饮证与饮水的关系，如第十二 12 条：“甚者则悸，微者短气。”《金匮要略直解·痰饮咳嗽病》：“凡人食少饮多，则胃土不能游溢精气，甚者必停于心下而为悸。”仲景主要论述饮证因于饮水太过，水不得化为饮邪，壅滞气机，浊气阻塞而变生诸证。

慎 shèn❶恪守。如第一 2 条：“若人能养慎，不令邪风干忤经络。”❷小心，谨慎，慎重，引申为权衡病情。如 142 条：“太阳与少阳并病，头项强痛或眩冒，时如结胸，心下痞硬者，当刺大椎第一间，肺俞，肝俞，慎不可发汗。”❸避免。如第十四 25 条甘草麻黄汤用法中言：“重覆汗出，不汗，再服。慎风寒。”

【慎不可发汗】权衡病情不可用发汗的方法治疗。见太阳病证与少阳病证相兼，如 142 条：“太阳与少阳并病，头项强痛或眩冒，时如结胸，心下痞硬者，当刺大椎第一间，肺俞，肝俞，慎不可发汗。”指出太阳病证与少阳病证相兼，病非以表证为主，则不当单用汗法，用之则易引起或加重少阳病证。

【慎不可攻也】权衡病情不可用攻下的方法治疗。见太阳病证与阳明病证相兼，如 209 条：“不转失气者，慎不可攻也。”指出治疗相兼病证一定要针对证机而治，以使方药与证机相应，切不可盲目用攻下方法治疗。

【慎不可灸】权衡病情不可用灸法治疗。见太阳病证与阴虚火旺证相兼，如 116 条：“微数之脉，慎不可灸，因火为邪，则为烦逆。”指出病有阴虚病理，治不当用灸法，若逆而用之，则易损伤阴血。

【慎勿下之】权衡太阳病证与少阳病证相兼虽有类似可下证且不可用下法治疗。见太阳病证与少阳病证相兼，如 171 条：“太阳与少阳并病，……慎勿下之。”仲景言“慎勿下之”，以揭示辨太阳病证与少阳病证相兼，其病证表现有类似可下证，对此一定要辨清病变证机所在，不被类似病证所迷惑。

【慎不可以火攻之】权衡病情不可用火法治疗。见太阳寒湿痹证，如第二 20 条：“湿家，身烦疼，可与麻黄加术汤，发其汗为宜；慎不可以火攻之。”仲景言：“慎不可以火攻之，”提示治疗太阳寒湿表实证的最佳方案是用汤剂而不是用“火”，即火针或灸法等。同时又暗示用火法治疗，虽可控制症状表现，但不能从根本上治疗病证。

【慎风寒】避免风寒侵袭。如第十四25条甘草麻黄汤用法中言：“重覆汗出，不汗，再服。慎风寒。”指出病人服用方药后，若有汗出，则当避风寒，否则，则会感受外邪而引起旧疾复作。

升

shēng❶容量单位。1升约60～80mL。❷重量单位。1升为18～30g。❸药名：如升麻。❹方名：如升麻鳖甲汤。

【升麻】升麻为毛茛科多年生草本植物大三叶升麻或兴安升麻（北升麻）和升麻的根。

别名：周麻。

性味：辛、甘，微寒。

功用：发越郁阳，透疹解表，升阳举陷。

主治：麻疹，风疹，湿疹，发热恶寒，头痛，牙痛，脱肛，久泻久利，崩漏，月经过多。

《神农本草经》曰：“味甘平，主解百毒，杀百精老物殃鬼，辟温疫，瘴气，邪气，蛊毒。”

入方：见麻黄升麻汤、升麻鳖甲汤、升麻鳖甲去雄黄蜀椒汤。

用量：

用量		经方数量	经方名称
古代量	现代量		
一两一分	3.7g	1方	麻黄升麻汤
二两	6g	1方	升麻鳖甲汤、升麻鳖甲去蜀椒雄黄汤

注意事项：肝阳上亢者慎用。

化学成分：含升麻醇，升麻醇木糖苷，24-O-乙酰升麻醇木糖苷，北升麻醇，异升麻醇，去羟基北升麻醇，25-O-甲基异升麻醇，异阿魏酸，阿魏酸，咖啡酸，齿阿米素，齿阿米醇，β-谷甾醇，升麻碱，水杨酸，鞣酸。

药理作用：解热作用，抗炎作用，镇痛作用，抑制心脏，减慢心率，降压作用，对肠、子宫平滑肌机能所处状态呈双向调节作用，抗菌作用，抗肿瘤作用（子宫颈癌），升高白细胞，抑制血小板聚集与释放。

【升麻鳖甲汤】

组成：升麻二两（6g）　当归一两（3g）　蜀椒炒，去汗，一两（3g）　甘草二两（6g）　雄黄研，半两（1.5g）　鳖甲炙，手指大一枚（10g）

用法：上六味，以水四升，煮取一升。顿服之。老小再服，取汗。

功用：解毒凉血，化瘀通阳。

适应证：毒热阳郁血证。面赤斑斑如锦纹，咽喉痛，唾脓血，舌红或紫或有瘀点，脉数。

解读方药：

1. 诠释方药组成：方中升麻透热解毒；鳖甲益阴软坚散结；当归补血活血；雄黄温通解毒；蜀椒温阳散结；甘草益气解毒。

2. 剖析配伍作用：升麻与鳖甲，属于相使配伍，鳖甲助升麻辛散透散阴中热毒，升麻助鳖甲清热滋阴软坚。升麻与当归，属于相使配伍，升麻助当归活血解毒，当归助升麻透散血中热毒。升麻与雄黄，属于相反相使配伍，相反者，寒热同用；相使者，升麻助雄黄透散热毒，雄黄助升麻温化热毒。升麻与蜀椒，属于相使配伍，升麻助蜀椒通阳解毒，蜀椒助升麻透散郁毒。升麻与甘草，属于相使配伍，清热益气，透散热毒；蜀椒与雄黄，增强通阳散结解毒。

3. 权衡用量比例：升麻与鳖甲用量比例是3∶5，提示药效透热与益阴软坚之间的用量调配关系，以治阴中热毒；升麻与雄黄用量比例是4∶1，提示药效透热与解毒之间的用量调配关系，以治毒结；升麻与当归用量比例是2∶1，提示药效透热与补血活血之间的用量调配关系，以治血中热毒；升麻与蜀椒用量比例是2∶1，提示药效透热与通阳之间的用量调配关系；升麻与甘草用量比例是1∶1，提示药效透热解毒与益气解毒之间的用量调配关系，以治热毒。

【升麻鳖甲去雄黄蜀椒汤】

组成：升麻二两（6g）　当归一两（3g）　甘草二两（6g）　鳖甲炙，手指大一枚（10g）

用法：上四味，以水四升，煮取一升。顿服之。老小再服，取汗。

功用：解毒清热，凉血化瘀。

适应证：热毒血证。面目赤或青或肿，遍身疼痛而青紫，甚则疼痛剧烈，咽喉疼痛明显，舌红，脉数。

解读方药：

1. 诠释方药组成：方中升麻透热解毒；鳖甲益阴软坚散结；当归补血活血；甘草益气解毒。

2. 剖析方药配伍：升麻与鳖甲，属于相使配伍，鳖甲助升麻辛散透散阴中热毒，升麻助鳖甲清热滋阴软坚；升麻与当归，属于相使配伍，升麻助当归活血解毒，当归助升麻透散血中热毒；升麻与甘草，属于相使配伍，清热益气，透散热毒。

3. 权衡用量比例：升麻与鳖甲用量比例是3∶5，提示药效透热与益阴软坚之间的用量调配关系，以治阴中热毒；升麻与当归用量比例是2∶1，提示药效透热与补血活血之间的用量调配关系，以治血中热毒；升麻与甘草用量比例是1∶1，提示药效透热解毒与益气解毒之间的用量调配关系，以治热毒。

生 shēng❶生存，活着。如212条："循衣摸床，惕而不安，微喘直视，脉弦者生。"❷生发。如第二8条："冬至之后，甲子夜半少阳起，少阳之时，阳始生，天得温和。"❸生产。如第二十二13条："妇人少腹满如敦状，小便微难而不渴，生后者，此为水与血俱结在血室也。"❹出，冒出。如219条："发汗则谵语；下之则额上生汗，手足逆冷。"又如392条："热上冲胸，头重不欲举，眼中生花，膝胫拘急者，烧裈散主之。"❺变生。如246条："脉浮而芤，浮为阳，芤为阴，浮芤相搏，胃气生热，其阳则绝。"❻没有经过烧煮或烧煮没有熟的食物。如388条乌梅丸用法中言："稍加至二十丸，禁生冷、滑物、食臭等。"❼生化。如第一2条："夫人禀五常，因风气而生长，风气虽能生万物，亦能害万物，如水能行舟，亦能覆舟。"❽发生，演变。如312条："少阴病，咽中伤，生疮，不能语言，声不出者，苦酒汤主之。"❾药名：生姜。❿方名：生姜半夏汤。

【生疮】发展、演变为疮疡。见痰热咽中伤证，如312条："少阴病，咽中伤，生疮，不能语言，声不出者，苦酒汤主之。"其证机是邪热灼腐脉络而演变为疮疡，治以苦酒汤。

【生冷】没有经过烧煮或烧煮没有熟的食物或凉的食物。如388条乌梅丸用法中言："稍加至二十丸，禁生冷、滑物、食臭等。"

【生后者】生孩子之后。如第二十二13条："妇人少腹满如敦状，小便微难而不渴，生后者，此为水与血俱结在血室也。"指出疾病在其演变过程中有其特定的致病因素，对此一定要引起重视。

【生而知之者上】天生就知道事物原理的人为上等的人。如仲景序："孔子曰：生而知之者上。"

【生梓白皮】生梓白皮为紫葳科植物梓树的根皮或树皮的韧皮部。

别名：梓白皮。

性味：苦，寒。

功用：清热利湿，解毒退黄。

主治：身黄目黄小便黄，饮食不佳，肢体沉重，恶心呕吐。

《神农本草经》曰："味苦寒，主热，去三虫。"

入方：见麻黄连轺赤小豆汤。

用量：

用量		经方数量	经方名称
古代量	现代量		
一升	24g	1方	麻黄连轺赤小豆汤

注意事项：寒湿发黄者慎用。

化学成分：含异阿魏酸，谷甾醇，对-羟基苯甲醛；树皮含对香豆酸、阿魏酸。

药理作用：保肝作用，利胆作用，解热作用，抗炎作用。

【生姜】生姜为姜科多年生草本植物姜的根茎。

别名：姜。

性味：辛，温。

功用：解表散寒，降逆和胃，宣降肺气，化痰止咳。

主治：心悸，咳嗽有痰，胸中烦闷，胸痛，咽喉不利，头痛，脘腹疼痛，少腹急结，发热恶寒。

《神农本草经》曰："味辛温，胸满咳逆上气，温中，止血，出汗，逐风湿痹，肠澼下痢。生者尤良，久服去臭气，通神明。"

入方：见桂枝汤、桂枝加葛根汤、桂枝二麻黄一汤、桂枝二越婢一汤、桂枝加黄芪汤、桂枝加厚朴杏仁汤、桂枝去桂加茯苓白术汤、桂枝去芍药汤、桂枝去芍药加附子汤、桂枝加附子汤、桂枝新加汤、桂枝麻黄各半汤、桂枝附子汤、桂枝附子去桂加白术汤（白术附子汤）、桂枝芍药知母汤、桂枝加龙骨牡蛎汤、桂枝加芍药汤、桂枝加大黄汤、桂枝生姜枳实汤、桂枝去芍药加麻黄附子细辛汤、厚朴七物汤、厚朴生姜半夏甘草人参汤、柴胡桂枝汤、乌头桂枝汤、竹叶汤、栝楼桂枝汤、葛根汤、大青龙汤、大柴胡汤、文蛤汤、麻黄连轺赤小豆汤、葛根加半夏汤、越婢汤、防己黄芪汤、橘枳姜汤、炙甘草汤、射干麻黄汤、泽漆汤、越婢加半夏汤、奔豚汤、桂枝加桂汤、小柴胡汤、小建中汤、小半夏汤、小半夏加茯苓汤、黄芩加半夏生姜汤、柴胡加芒硝汤、柴胡加龙骨牡蛎汤、真武汤、吴茱萸汤、当归生姜羊肉汤、半夏厚朴汤、温经汤、生姜泻心汤、生姜半夏汤、茯苓泽泻汤、茯苓甘草汤、橘枳姜汤、橘皮竹茹汤、小建中汤、黄芪建中汤、排脓汤、黄芪桂枝五物汤、栀子生姜豉汤、理中汤加减、通脉四逆汤加减。

用量：

剂型	不同用量	古代量	现代量	代表方名
汤剂	最小用量	一两	3g	桂枝麻黄各半汤
	最大用量	一升容量	50g 或 48g	生姜半夏汤
	通常用量	三两	9g	桂枝汤
丸剂	基本用量	三两	9g	理中丸
	未言用量			干姜人参半夏丸

注意事项：阴虚火旺者慎用。

化学成分：含姜醇，姜烯，水芹烯，莰烯，柠檬醛，芳樟醇，甲基庚烯酮，壬醛，d-龙脑，姜辣素（姜烯酮、姜酮），姜萜酮，天门冬素，哌啶苯-2，氨基酸（天门冬氨酸、丝氨酸、甘氨酸），淀粉，树脂状物质。

药理作用：保护胃黏膜细胞作用（刺激胃黏膜合成，释放具有细胞保护作用的内源性 PG）。促进消化机能（刺激胃液分泌，保护胃黏膜免受胃酸的作用），抗溃疡作用，抑制淀粉酸中 β-淀粉酶，阻碍淀粉糖化，保肝作用，利胆作用，抑制自发活动，催眠作用，镇痛作用，对血压功能所处状态呈双向调节作用，兴奋心脏作用，扩张血管作用，促进血液循环，兴奋呼吸中枢作用，抑制血小板凝集作用，抗炎作用（抑制毛细血管通透性，抑制肉芽组织增生），抗过敏作用，抗菌作用（伤寒杆菌、霍乱弧菌），抗真菌作用，抗原虫作用（阴道滴虫、血吸虫），解热作用，抗氧化作用，增强机体免疫功能，止呕作用。

【生地黄】生地黄为玄参科多年生草本植物怀庆地黄的根。

别名：干地黄，干地，生地，地髓，苄，芑。

性味：甘、苦，寒。

功用：清热养阴，凉血止血，补血生津。

主治：面色萎黄或萎白，心悸心烦，失眠多梦，健忘盗汗，腰膝酸软，遗精潮热，衄血便血。

《神农本草经》曰：“味甘寒，主折跌绝筋伤中，逐血痹，填骨髓，长肌肉，作汤，除寒热积聚，除痹，生者尤良，久服轻身，不老。”

入方：见炙甘草汤、肾气丸、胶艾汤、黄土汤、大黄䗪虫丸、薯蓣丸、百合地黄汤、防己地黄汤。

用量：

剂型	不同用量	古代量	现代量	代表方名
汤剂	最小用量	二斤	100g	防己地黄汤用法
	最大用量	三两	9g	黄土汤
丸剂	最小用量	八两	24g	肾气丸
	最大用量	十两	30g	大黄䗪虫丸

注意事项：湿盛者慎用。

化学成分：含梓醇，二氢梓醇，乙酰梓醇，益母草苷，桃叶珊瑚苷，单蜜力特苷，蜜力特苷，胡萝卜苷，1-乙基-β-D-半乳糖苷，去羟栀子苷，筋骨草苷，氨基酸（丙氨酸、谷氨酸、缬氨酸、精氨酸、天门冬氨酸、异亮氨酸、亮氨酸、脯氨酸、酪氨酸、丝氨酸、甘氨酸、苯丙氨酸、苏氨酸、胱氨酸、赖氨酸），有机酸（辛酸、苹果酸、苯乙酸、壬烷酸、癸烷酸、肉桂酸、3-甲氧基-4-羟基苯甲酸、月桂酸、豆蔻酸、十五烷酸、油酸、棕榈酸、十七烷酸、亚油酸、硬脂酸、十九烷酸、花生酸、二十一烷酸、二十二烷酸），糖类（水苏糖、棉籽糖、葡萄糖、蔗糖、果糖、甘露三糖、毛蕊花糖、六碳糖、三糖、还原糖），3，4-二羟基-O-β-D 葡萄糖吡喃糖-（1→3）-4-O-咖啡酰-β-D-葡萄吡喃糖苷，3，4-二羟基-β-苯乙基--O-β-D-葡萄吡喃糖-(1→3)-O-α-L-鼠李吡喃糖-（1→3）-O-β-D-半乳吡喃糖-（1→6）-4-O-咖啡酰-β-D-葡萄吡喃糖苷，β-谷甾醇，豆甾醇，菜油甾醇，D-甘露醇，磷酸，S_8 环状化合物，微量元素（钾、锌、钡、铬、钛、镍、钴、铝、硅、硼、锶、镁、钙、磷、钠、铁、铜），磷脂，腺嘌呤核苷。

药理作用：保护氢化可的松 A 环上 C_4 和 C_5 之间的双键及 C_3 的酮基不被还原，侧链 C_{17} 和 C_{21} 上的羟基和 C_{20} 上的酮基免受降解，从而延缓肝细胞对氢化可的松的分解代谢效应，保肝作用（防止肝糖原减少），强心作用，增加冠脉流量，增加心肌营养性血流量，对血压所处功能状态呈双向调节作用，降血糖作用，止血作用（缩短凝血时间），抗辐射作用，抗炎作用，抗真菌作用（须疮癣菌、石膏样及杜盎氏小芽孢癣菌），抗缺氧作用，提高干扰素诱生和协同增强 NDV 诱生作用，利尿作用（扩张肾血管），泻下作用。

【生姜泻心汤】

组成：生姜切，四两（12g）　甘草炙，三两（9g）　人参三两（9g）　干姜一两（3g）　黄芩三两（9g）　半夏洗，半升（12g）　黄连一两（3g）　大枣擘，十二枚

用法：上八味，以水一斗，煮六升，去滓。再煮取三升，温服一升，日三服。附子泻心汤，本云加附子、半夏泻心汤、甘草泻心汤，同体别名耳。生姜泻心汤，本云理中人参黄芩汤去桂枝加黄连。并泻肝法。

功用：补中降逆，散水消痞。

适应证：中虚湿热痞兼食滞水气证。心下痞满或疼痛，但以满为主，嗳气有不消化食物气味，腹中雷鸣，下利或呕吐，舌淡，苔薄黄，脉滑或弱。

解读方药：

1. 诠释方药组成：方中黄连、黄芩，清热燥湿；半夏醒脾燥湿；干姜温暖脾胃；生姜调理脾胃；人参、大枣、甘草补益中气。

2. 剖析方药配伍：黄连与黄芩，属于相须配伍，增强清热燥湿；黄连、黄芩与甘草，属于相反配伍，黄连、黄芩苦寒清热燥湿，甘草益气，制约苦寒药伤胃；生姜与干姜，属于相须配伍，增强辛热温阳散寒；半夏与生姜、干姜，属于相使配伍，半夏醒脾和胃偏于降逆，生姜、干姜醒脾和胃偏于宣散；人参与大枣、甘草，属于相须配伍，增强健脾益气，生化气血。

3. 权衡用量比例：黄连与黄芩用量比例是1∶3，以治湿热；半夏与干姜、生姜用量比例是4∶4∶1，提示药效降逆与宣散之间的用量调配关系，以治内寒；人参与大枣、甘草用量比例是3∶10∶3，以治中气虚弱；黄连、黄芩与甘草用量比例是1∶3∶3，提示药效苦寒清热与益气顾胃之间的用量调配关系，以治中虚夹热。

根据生姜泻心汤组成，既可辨治中虚湿热证，又可辨治中虚寒湿证，还可辨治中虚寒热夹杂证。辨治中虚湿热证，可酌情加大黄连、黄芩用量，干姜、半夏之温可制约黄连、黄芩苦寒伤胃；辨治中虚寒湿证，可酌情加大干姜、半夏用量，黄连、黄芩之寒可制约干姜、半夏温热化燥；辨治中虚寒热夹杂证，因病变证机可酌情调整黄连、黄芩与干姜、半夏用量。

【生姜半夏汤】

组成：半夏半升（12g）　生姜汁一升（60mL）

用法：上二味，以水三升，煮半夏，取二升，内生姜汁，煮取一升半。小冷，分四服。日三夜一服，止，停后服。

功用：通阳散水，开胸化饮。

适应证：饮阻脾胃冲胸证。胸中烦闷，似喘而不喘，胃脘支结不舒，似呕而不呕，心下筑筑动，似哕而不哕，苔薄白，脉沉或迟。

解读方药：

1. 诠释方药组成：方中生姜辛温宣散，温脾暖胃；半夏醒脾燥湿，和胃降逆。

2. 剖析配伍用药：生姜与半夏，属于相使配伍，生姜助半夏醒脾燥湿，半夏助生姜和胃降逆。

3. 权衡用量比例：生姜与半夏（折算为克）用量比例是5∶1，提示药效降逆与宣散之间的用量调配关系，以治寒气上逆。

声

shēng❶病证名。如210条：“夫实则谵语，虚则郑声；郑声者，重语也。”❷声音。如312条：“少阴病，咽中伤，生疮，不能语言，声不出者，苦酒汤主之。”又如第一4条：“病人语声寂然喜惊呼者，骨节间病。”

【声不出者】声音说不出，或不能说话。见痰热咽中伤证，如312条：“少阴病，咽中伤，生疮，不能语言，声不出者。”其证机是痰热阻结于咽喉，气机为痰热所结而不畅；治以苦酒汤。

胜

shèng 胜，即胜过，战胜。如192条：“此水不胜谷气，与汗共并，脉紧则愈。”如391条：“以新虚不胜谷气故也。”

失

shī❶矢气，放屁，或气机升降失调。如209条：“汤入腹中，转失气者，此有燥屎也，乃可攻之。”❷错误，引申为不相协调，逆乱，克制。如256条：“阳明少阳合病，必下利，其脉不负者，为顺也；负者，失也，互相克贼，

S

名为负也。”❸遗，不能控制。如第6条：“若被下者，小便不利，直视失溲。”❹不能。如111条：“太阳病中风，以火劫发汗，邪风被火热，血气流溢，失其常度，两阳相熏灼。”

【失溲】小便失禁或大便失禁。

其一，少阴热证，如第6条：“若被下者，小便不利，直视失溲。”其证机是邪热内扰，或因邪热扰乱于下而不得主司大便，或因邪热肆虐于下而不得气化尿液。

其二，阳明胃热证，如110条：“反呕，欲失溲，足下恶风，大便硬。”其证机是阳明胃热下迫下注，气机气化固摄不及。

【失也】病变证机不相协调。见阳明热结重证与少阳病证相兼，如256条：“阳明少阳合病，必下利，其脉不负者，为顺也；负者，失也，互相克贼，名为负也。”指出疾病在其病变过程中出现脉与证不相协调的病理病证。

【失其常度】不能行使正常的气血运行。见气血两燔证，如111条：“太阳病中风，以火劫发汗，邪风被火热，血气流溢，失其常度，两阳相熏灼。”其证机是邪热扰乱气血，气血不能正常运行而逆乱。

【失气】矢气，放屁。详见“转失气”“实则失气”项。

【失精】精气耗散而不能内守，或特指遗精。见心肾虚寒失精证，如第六8条：“男子失精，女子梦交。”《金匮要略心典·血痹虚劳病》：“心肾不交，阳浮于阳，精孤于下，火不摄水，不交自泄，故病失精，或精虚心相内浮，扰精而出，则成梦交者是也。”其证机是心气虚弱不能主持于下，肾气不得主持封藏于精，精气外泄外溢；治以桂枝加龙骨牡蛎汤。

【失精家】夙有阴精损耗，或特指精液遗失即遗精。见心肾虚寒失精证，如第六8条：“夫失精家，少腹弦急，阴头寒，目眩，发落，脉极虚芤迟，为清谷，亡血，失精。”其证机是心阳虚不得主持神明内守，肾有寒不得固藏精气，心肾不交，寒气充斥，精气不得上奉而走泄；治以桂枝加龙骨牡蛎汤，调和心肾、固摄心肾。

【失便】不能控制大便。见下焦辨证，如第十一18条：“下焦竭，即遗溺失便，其气不和，不能自禁制，不须治，久则愈。”其证机是下焦之气虚弱，气不得固摄而失禁。

师

shī 师，即有专门技术的人，特指医生。如30条：“师曰：言夜半手足当温，两脚当伸。”

【师曰】具有丰富而娴熟的理论知识与临床经验的人所说。见太阳病证与阴阳两虚证相兼，如30条：“师曰：言夜半手足当温，两脚当伸。”仲景以师答的方式论述医学知识，使人容易理解与接受。

【师因教试】医生根据病证表现使病人做一些试验性动作。如75条：“师因教试，令咳，而不咳者，此必两耳聋无闻也。”指出诊治病人一定要全面合参，并能根据病证表现使病人做一些试验性动作，对此则可提高诊断准确性与治疗可靠性。

【师言】具有丰富而娴熟的理论知识与临床经验的人所说。如第十四21条：“审如师言，其脉何类？”

湿

shī❶六淫邪气之一。如175条：“风湿相搏，骨节烦痛。”又如第一13条：“湿伤于下，雾伤于上。”❷病名。如第二14条：“太阳病，关节疼痛而烦，脉沉而细者，此名湿痹。”❸病理概念。如259条：“以为不可下之，寒湿在里不解故也。”

【湿伤于下】湿邪易于侵袭下的病理。见病因辨证，如第一13条：“湿伤于下，雾伤于上。”《素问·太阴阳明论》：“伤于湿者，下先受之。”指出湿邪的致病特点，以及易于侵袭的部位。

【湿流关节】湿邪易于侵犯关节。见病因辨证，如第一13条：“风令脉浮，寒令脉急，雾伤皮腠，湿流关节，食伤脾胃，极寒伤经，极热伤络。”指出湿邪易于侵袭关节，引起关节病理病证。

【湿痹】风湿痹证。见太阳湿痹证，如第二14条：“太阳病，关节疼痛而烦，脉沉而细者，此名湿痹。湿痹之候，小便不利，大便反快，但当利其小便。”《金匮要略心典·痉湿暍病》：“湿性濡滞而气重着，故亦名痹，痹者闭也。”《医门法律·痉湿暍病》：“湿痹者，湿邪痹其身中之阳气也。”其证机是湿邪侵袭太阳肌肤营卫筋脉，经气不利，气血不和。

【湿痹之候】风湿痹证的证候表现。见太阳湿痹证，如第二14条：“太阳病，……此名湿痹。湿痹之候，小便不利，大便反快，但当利其小便。”指出辨太阳湿痹证的主要病证特点是在关节及肌肤之间，审其脉象有脉浮者，也有脉沉而细者，且当因人而辨治。

【湿家】病证表现是感受湿邪较久。

其一，太阳营卫湿郁证，如第二16条：“湿家，其人但头汗出，背强，欲得被覆向火。”其证机是风湿相搏而日久不除，导致经气郁滞不利，太阳营卫奋起抗邪，正气欲积力驱邪于外，但又不能将邪驱逐于外。

其二，表里兼证，如第二17条：“湿家，下之，额上汗出，微喘，小便利者，死。”《金匮要略论注·痉湿暍病》：“湿在人身，经络肌腠间病也。”仲景以“湿家”揭示在表是风湿病证。其辨其治既要重视鉴别诊断，又要针对证机而治，否则易引起病情发生他变。

其三，寒湿郁表发黄证，如第二19条：“湿家，病身疼，发热，面黄而喘。”《注解伤寒论·辨痉湿暍病》：“湿家有风湿，有寒湿，此寒湿相搏者也。”其证机是寒湿之邪侵犯太阳，营卫气血为寒湿所郁滞，肌肤失荣而变生发黄等证。

其四，太阳寒湿表实痹证，如第二20条：“湿家，身烦疼。”《金匮玉函经二注·痉湿暍病》：“此为湿气之邪，盖邪者，湿与寒合，故令人身疼。”其证机是风寒湿侵袭太阳肌肤营卫筋脉，筋脉气血郁滞而不通。

【湿家之为病】湿热之邪所引起的病证表现。见太阳湿热痹证的基本脉证，如第二15条：“湿家之为病，一身尽疼，发热，身色如熏黄也。”其证机是湿热之邪侵袭太阳肌肤营卫筋脉，经气不和，气血不利。

【湿气在】湿气留于肌肤营卫而不去。见太阳风湿证治疗原则，如第二18条：“盖发其汗，汗大出者，但风气去，湿气在，是故不愈也。”《金匮要略论注·痉湿暍病》：“盖风性急，可骤散，湿性滞，当渐解，汗大出则风骤去而湿不去，故不愈。”指出治湿必须做到：只有微微汗出，才能使风湿之邪俱去。否则湿气不去，病必不愈。

十 shí 十，即数目字。如仲景序：“余宗族素多，向余二百，建安纪年以来，犹未十稔，其死亡者，三分有二，伤寒十居其七。”

【十稔】10年。如仲景序：“余宗族素多，向余二百，建安纪年以来，犹未十稔，其死亡者，三分有二，伤寒十居其七。”指出时间大约在10年。

【十居其七】十分之七或7/10。如仲景序：“余宗族素多，向余二百，建安纪年以来，犹未十稔，其死亡者，三分有二，伤寒十居其七。”指出数字之间所占的比例关系。

【十枚】10枚即10个。如38条大青龙汤用法中言：“大枣擘，十枚。”

【十余日】10余天。如103条：“太阳病，过经十余日，反二三下之，后四五日，柴胡证仍在者，先与小柴胡汤。”指出疾病病程日期与其演变特点，提示辨证思路与治疗方法。

【十余日振慄】10余天后身体出现振振而发抖。如110条：“太阳病二日，反躁，凡熨其背而大汗出，大热入胃，胃中水竭，躁烦，必发谵语，十余日振慄，自下利者，此为欲解也。”其证机是正气与邪气积力相争，正气欲战胜邪气而邪气乘机猖獗，然则邪不胜正而退怯。

【十日以去】10天已经过去。如37条：“太阳病，十日以去，脉浮细而嗜卧者，外已解也。”指出太阳病可多日不解，法当积极治疗，防止病情发生他变。

【十日以上瘥】病证可在10天以上向愈。详见“治之十日以上瘥”项。

【十丸】10丸约9g。如247条麻子仁丸用法中言：“饮服十丸，日三服，渐加，以知为度。”

【十分】方药之间用量各占10份，或10分约8g。如318条四逆散用法中言：“各十分，捣筛，白饮和，服方寸匕，日三服。”

【十两】10两约30g。如338条乌梅丸方中：“干姜十两（30g）。”

【十味】10种药。如338条乌梅丸用法中言：“上十味，异捣筛，合治之，以苦酒渍乌梅一宿，去核。”

【十二日愈】12日病可向愈。如10条：“风家，表解而不了了者，十二日愈。”

【十二分】12分，不是“两”与“分”之间的对换关系，而是方药之间用量的比例关系，为了折算方便，可将12分计为约36g。如第四2条鳖甲煎丸方中：“鳖甲炙，十二分（36g）。”

【十二枚】12枚即12个。如12条桂枝汤用法中言：“大枣擘，十二枚。”

【十二味】12种药。如107条柴胡加芒硝汤用法中言：“上十二味，以水八升，煮取四升，内大黄，切如棋子，更煮一两沸，去滓。”

【十三日不解】13 天病证仍没有解除。如 104 条：“伤寒十三日不解，胸胁满而呕，日晡所发潮热，已而微利，此本柴胡证。”指出疾病在其演变过程中，因治疗等多方面因素的影响，可导致疾病发生变化。

【十三日愈】13 天病可向愈。如 384 条：“欲似大便，而反失气，仍不利者，此属阳明也，便必硬，十三日愈。所以然者，经尽故也。”指出疾病在其演变过程中的向愈日期。

【十四枚】14 枚（约 24g）。如 312 条苦酒汤用法中言：“半夏洗，碎如枣核，十四枚（24g）。”

【十四味】14 种药。如 357 条麻黄升麻汤用法中言：“上十四味，以水一斗，先煮麻黄一两沸，去上沫，内诸药，煮取三升，去滓。”

【十四茎】14 根葱茎。如第十一 7 条旋覆花汤方中：“葱十四茎。”

【十五枚】15 枚即 15 个。如 65 条，又如第八 4 条：“大枣擘，十五枚。”

【十五日愈】15 天病可向愈。详见“当以十五日愈”项。

【十五丸】15 丸（约 15g）。如第六 15 条肾气丸用法中言：“ 梧子大，酒下十五丸，加至二十五丸，日再服。”

【十六铢】16 铢（约 2.1g）。“麻黄去节，十六铢（2.1g）。”

【十六两】16 两（约 48g）。如 338 条乌梅丸方中：“黄连十六两（48g）。”

【十六枚】16 枚（约 16g）。如第十八 9 条排脓散方中：“枳实十六枚（16g）。”

【十八铢】18 铢（约 2.3g）。“桂枝去皮，十八铢（2.3g）。”

【十八日为期】黄疸病以 18 天为一周期。详见“当以十八日为期”项。

【十八】18 种病证。详见“阳病十八”“阴病十八”“五脏病各有十八”项。

【十八分】18 分，不是“两”与“分”之间的对换关系，而是方药之间其用量的比例关系，为了折算方便，可将其算为约 54g。如第十八 6 条王不留行散方中：“甘草十八分（54g）。”

【十枣汤】

组成：芫花熬　甘遂　大戟

用法：上三味，等分，各别捣为散，以水一升半，先煮大枣肥者十枚，取八合，去滓。内药末，强人服一钱匕，羸人服半钱，温服之，平旦服。若下少病不除者，明日更服，加半钱，得快下利后，糜粥自养。

功用：攻逐水饮。

适应证：

1. 悬饮证：咳唾引胸胁痛，短气，咳逆气喘，不得平卧，呼吸困难，心下痞硬而满，头痛，汗出，或干呕，苔白腻，脉弦或沉。

2. 实邪水肿证：一身水肿，尤以下半身为甚，腹胀满，或喘，小便不利，苔薄白，脉沉或弦。

配伍原则与方法：水结证其基本病理病证，一是水气阻结于内，一是脏腑之气壅滞，所以治疗水结证，其用方配伍原则与方法必须重视以下几个方面。

1. 针对证机选用逐水药：水气停留于胸胁，胸胁经脉经气因水气所阻滞不畅，则咳唾牵引胸胁疼痛，短气，咳逆气喘，其治当攻逐水气，在用药时最好选用既要逐脏腑之水气，又要逐经隧之水气，还要逐胸胁脘腹之水气，以此而用药则可取得攻逐水气之目的。如方中大戟、甘遂、芫花。

2. 合理配伍顾护胃气药：攻逐水气药，因其作用峻猛而易于损伤胃气，故在组方用药时，一定要合理配伍顾护胃气药，以冀使峻猛药攻逐水气而不伤胃气，并能使峻下逐水药能留于胸中而缓缓消之。如方中大枣。

解读方药：

1. 诠释方药组成：方中大戟偏于泻脏腑之水饮；甘遂偏于泻经隧之水饮；芫花偏于泻胸胁脘腹之水饮；大枣补益中气，缓急解毒。

2. 剖析方药配伍：大戟与甘遂、芫花，属于相须配伍，增强攻逐全身上下内外之水饮；大枣与大戟、甘遂、芫花，属于相反配伍，大戟、甘遂、芫花攻逐水饮，大枣既能顾护胃气，又能缓解攻逐药毒性峻性。

3. 权衡用量比例：大戟、甘遂与芫花用量为相等，以治水结；大戟、甘遂、芫花与大枣用量比例是 1∶1∶1∶50，提示药效攻饮与益气缓急之间的用量调配关系。

药理作用：十枣汤具有显著增加大鼠尿量及排钠率，兴奋肠胃，增加蠕动，提高张力，增加胆汁流量，镇痛作用，抗炎作用，抗菌作用，抗惊厥作用等。

石 shí❶石头。如135条："结胸热实，脉沉而紧，心下痛，按之石硬者。"❷病名。如第十四1条："石水，其脉自沉，外证腹满，不喘。"❸药名：如赤石脂。❹方名：麻黄杏仁石膏甘草汤。

【石膏】石膏为一种矿石，即含结晶水硫酸钙。

别名：细石。

性味：辛、甘，大寒。

功用：清热泻火，养阴生津。

主治：身热，汗出，渴欲饮水，咳嗽，气喘，痰黄，心烦，急躁，胸中烦热，牙痛，牙龈肿痛，疮疡。

《神农本草经》曰："味辛微寒，主中风寒热，心下逆气，惊喘，口干舌焦，不得息，腹中坚痛，除邪鬼，产乳，金创。"

入方：见麻杏石甘汤、大青龙汤、小青龙加石膏汤、厚朴麻黄汤、越婢加半夏汤、桂枝二越婢一汤、越婢汤、白虎汤、白虎加人参汤、白虎加桂枝汤、竹叶石膏汤、越婢加术汤、竹皮大丸、文蛤汤、木防己汤、风引汤、麻黄升麻汤。

用量：

剂型	不同用量	古代量	现代量	代表方名
汤剂	最小用量	六铢	0.8g	麻黄升麻汤
	最大用量	一斤	48g	白虎汤
	通常用量	一斤或如鸡子大	48g	白虎汤
	次于通常用量	半斤	24g	麻杏石甘汤。
丸剂	基本用量	二分	6g	竹皮大丸

注意事项：脾虚者慎用。

化学成分：含硫酸钙，有机酸，硫化物，微量元素（铁、镁）。

药理作用：解热作用，抗菌作用（白色葡萄球菌、肺炎链球菌），抗病毒作用，利尿作用，促进胆汁排泄，缩短血细胞凝集时间，增强机体免疫机能作用。

【石韦】石韦为水龙骨科多年生草本植物庐山石韦和有柄石韦或石韦的叶片。

别名：石剑，石皮，金星草，飞龙剑，石兰。

性味：苦、甘，微寒。

功用：利水消痰，化瘀通淋。

主治：小便不利，癃闭，尿频，尿急，尿痛，结石，疟疾，痰核。

《神农本草经》曰："味苦平，主劳热邪气，五癃闭不通，利小便水道。"

入方：见鳖甲煎丸。

用量：

用量		经方数量	经方名称
古代量	现代量		
三分	9g	1方	鳖甲煎丸

注意事项：虚寒者慎用。

化学成分：含黄酮类，皂苷，蒽醌类，鞣质，苯烯-b，β-谷甾醇，绵马三萜，果糖，葡萄糖，有机酸，延胡索酸，杧果酸，异杧果酸，山柰酚，槲皮素，异槲皮素，三叶豆素，绿原酸。

药理作用：抗菌作用（金黄色葡萄球菌、变形杆菌），抗病毒作用（单纯疱疹病毒），抗炎作用，抗肿瘤作用，增强机体吞噬细胞的吞噬活性，抑制前列腺素合成作用，利尿作用，镇咳作用，减少支气管液的分泌作用，平喘作用。

【石硬】像石头一样硬。详见"按之石硬"项。

【石水】水气在肾。见石水证，如第十四1条："石水，其脉自沉，外证腹满，不喘。"仲景言"石水"者，以揭示"石水"病理病证非常顽固，如同坚硬石头一样。辨"石水"证，实际上就是辨水气在肾的病理病证。

时 shí❶常常。如168条："热结在里，表里俱热，时时恶风，大渴，舌上干燥而烦。"❷时间。如第9条："太阳病欲解时，从巳至未上。"❸一段时间内。如12条桂枝汤用法中言："温服令一时许，遍身漐漐微似有汗者益佳，不可令如水流漓，病必不除。"❹时候。如39条："伤寒，脉浮缓，身不疼，但重，乍有轻时，无少阴证者。"❺时有，有时。如第6条："若被火者，微发黄色，剧则如惊痫，时瘛疭。"❻一年四季之中的季节。第一7条："寸口脉动者，因其旺时而动，假令肝旺色青，四时各随其色。"

【时时恶风】病证表现常常有怕风寒。见阳明胃热津气两伤证，如168条："热结在里，表里俱热，时时恶风，大渴，舌上干燥而烦。"其证机是邪热不仅消灼阴津，而且还暗耗阳气，津不得滋荣上承，阳不得固护于肌表；治以白虎加人参汤，清热益气生津。仲景特言“时时恶风”者，以揭示“恶风”病证未必是太阳病证所独有，而阳明胃热津气两伤证也有之，治不可仅从太阳。

【时时下利】病证表现常常有下利。见脏结证，如129条：“如结胸状，饮食如故，时时下利，寸脉浮，关脉小细沉紧，名曰脏结。”其证机是太阴脾气为邪气所结，脾不得正常运化而水湿走注于下。

【时时自冒】病证表现常常有头昏目眩。见少阴阴竭阳脱证，如297条：“少阴病，下利止而头眩，时时自冒者，死。”其证机是阳气大虚，寒气内盛，欲有阳不胜寒而寒气充斥于头。

【时时振寒】身体常常有振振恶寒。见肺痈热证，如第七2条：“其人则咳，口干，喘满，咽燥不渴，多唾浊沫，时时振寒。”其证机是肺气受邪而抗邪，肺气若宣发营卫之气不及，则出现时时恶寒。

【时时吐浊】时有吐出浊唾涎沫。详见“吐浊”项。

【时时咳】常常有咳嗽。见风水证，如第十四3条：“其颈脉动，时时咳，按其手足上，陷而不起者，风水。”其证机是水气上犯于肺，肺气不降而上逆。

【时时津液微生】有时津液尚可生化与布行。详见“津津微生”项。

【时时鸭溏】大便常常如鸭便一样溏泄。见肺水证，如第十四15条：“肺水者，其身肿，小便难，时时鸭溏。”其证机是肺不通调水道，水气下注于肠。

【时时发热】有时出现发热。见肠痈热瘀证，如第十八4条：“按之即痛如淋，小便自调，时时发热，自汗出，复恶寒，其脉沉紧者。”其证机是正气与邪气相争。

【时时上下】有时入（上）而不见，有时出（下）而又现。见阴狐疝气证，如第十九4条：“阴狐疝气者，偏有大小，时时上下，蜘蛛散主之。”其证机是因肝司气机升降，疝气因肝气升降变化而变化。

【时时有热】常常有发热。见产后感风寒证，如第二十一8条：“产后风，续之数十日不解，头微痛，恶寒，时时有热，心下闷，干呕。”其证机是太阳营卫之气与风寒之邪相争之故。

【时瘛疭】有时出现四肢拘急抽搐。见厥阴肝热证，如第6条：“若被火者，微发黄色，剧则如惊痫，时瘛疭。”其证机是邪热灼伤筋脉，筋脉不得所养，则拘急抽搐。

【时发热】常有定有发热，或时时有发热。见杂病时发热证，如54条：“病人脏无他病，时发热，自汗出而不愈者，此卫气不和也，先其时发汗则愈，宜桂枝汤。”其证机是营卫之气与邪气相争，而正气抗邪则需要蓄积力量，故其发热是时有时无。

【时如结胸】有时病证表现如同结胸证一样。见太阳病证与少阳病证相兼，如142条：“太阳与少阳并病，头项强痛或眩冒，时如结胸，心下痞硬者，当刺大椎第一间，肺俞，肝俞，慎不可发汗。”其证机是少阳之气为邪气所结而阻滞不通。

【时一止复来】脉时而一停且即刻又出现。见辨结脉。如178条：“脉按之来缓，时一止复来者，名曰结。”其证机是正气虚弱，推动气血运行无力，时有蓄积力量，故有其脉时一止而又复来。

【时有微热】有时出现轻微发热。见阳明热结重证，如242条：“病人小便不利，大便乍难乍易，时有微热，喘冒不能卧者。”其证机是阳明邪热深结于里而不能透达于外，其发热虽微，但其病势较重。

【时腹自痛】有时没有外邪侵袭则有腹中疼痛。见太阴脾证的基本脉证，如273条：“太阴之为病，腹满而吐，食不下，自利益甚，时腹自痛。”其证机是邪气相乘于脾，脾气若为邪气所结而不通，但脾气仍能抗邪，故痛时有时无。

【时自烦】时有热从内发而外达。见少阴寒证阳气恢复证，如289条：“少阴病，恶寒而蜷，时自烦，欲去衣被者，可治。”其证机是阳气来复与邪气相争，正邪交争较为剧烈。

【时头热】时有头部发热。详见“头热”项。

【时呕】有时则有呕吐。见温疟证，如第四4条：“温疟者，其脉如平，身无寒但热，骨节疼烦，时呕。”其证机是邪热时而上攻于胃，胃气不降而上逆。

【时目瞑】时有出现目眩眼花缭乱。详见“目瞑”其二项。

【时出浊唾腥臭】时有吐出浊唾黏稠而腥臭痰。见肺痈热证，如第七12条：“咳而胸满，振寒脉数，咽干不渴，时出浊唾腥臭。”其证机是邪热壅肺，肺气不得通调水道，邪热与水津相搏而为痰，痰为邪热所灼所熬。

【时复冒者】时而又有头昏目眩。见寒饮郁肺气冲证，如第十二36条：“因复下流阴股，小便难，时复冒者，与茯苓桂枝五味甘草汤，治其气冲。”其证机是寒饮郁肺而乘机上逆于清阳。

【时欲呕】有时时而想呕吐。见湿热酒疸证，如第十五2条：“心中懊憹而热，不能食，时欲呕，名曰酒疸。”其证机是湿热内蕴，壅滞气机，逆乱于胃，胃气上逆。

【时溏】有时出现大便溏泄。见肝胆瘀血湿热证，如第十五14条：“因作黑疸，其腹胀如水状，大便必黑，时溏，此女劳之病，非水也。”其证机是湿热胶结而下注下攻。

【时着男子】有时则会侵袭于男子。见妇人杂病错综复杂证机，如第二十二8条：“痛在关元，脉数无疮，肌若鱼鳞，时着男子，非止女身。”仲景指出寒邪多侵袭于女子，但也可侵袭于男子，对此一定要有足够的认识与了解，方可免于辨证与治疗失误。

识 shí❶见识，辨别是非的能力。如仲景序：“自非才高识妙，岂能探其理致哉！”❷知识。如仲景序：“生而知之者上，学而亚之，多闻博识，知之次也。”❸认识。如212条：“若剧者，发则不识人，循衣摸床，惕而不安。”又如第五2条：“邪入于腑，即不识人。”

zhì❹记住，牢记。如16条：“常须识此，勿令误也。”

【识妙】辨别是非的能力高超精深。如仲景序：“自非才高识妙，岂能探其理致哉！”

【识此】记住这些。如16条：“常须识此，勿令误也。”

实 shí❶证候，即正气不虚，邪气盛实，正邪交争之实证。如210条：“夫实则谵语，虚则郑声。”又如第一6条：“吸而微数，其病在中焦，实也。”❷脉象，即实脉。如369条：“伤寒，下利，日十余行，脉反实者，死。”❸壅滞，阻塞，充满。如180条：“阳明之为病，胃家实是也。”又如第二十二22条：“胃气下泄，阴吹而正喧，此谷气之实也。”❹治法。如第一1条：“见肝之病，知肝传脾，当先实脾。”❺的确，实在。如仲景序：“夫欲视死别生，实为难矣。”❻实邪。如278条：“脾家实，腐秽当去故也。”❼使实证更实，即使动用法。如第一1条：“虚虚实实，补不足，损有余。”❽邪留，邪居。如第十二24条：“虚者即愈，实者三日复发，复与不愈者。”❾阴平阳秘。如49条：“须表里实，津液自和，便自汗出愈。”❿坚硬。如第十一11条：“心死脏，浮之实如丸豆，按之益躁疾者，死。”⓫果实，药名：如枳实，栝楼实。⓬方名：如枳实栀子豉汤。

【实以虚治】实证用补虚的方法治疗。见太阳温病证与动血证相兼，如115条：“实以虚治，因火而动，必咽燥，吐血。”《伤寒内科论·辨太阳病脉证并治》：“若将太阳温病发热恶寒等表证实证误认为太阳中风表虚证而治之，即‘实以虚治’。”仲景以“实以虚治”，揭示辨太阳温病证之汗出颇似太阳中风证即表虚证之汗出，假若辨证失误，认为太阳温病证是太阳中风证，以用治疗太阳中风证的方法治疗太阳温病，必定会加重病证，提示于此当重视鉴别诊断。

【实则谵语】谵语证机属实。见阳明病证与少阴病证相兼，如210条：“夫实则谵语，虚则郑声。”《医宗金鉴·伤寒论注》：“谵语一证，有虚有实，实则谵语，阳明热甚，上乘于心，乱言无次，其声高朗，邪气实也。”指出病以谵语为主，审证机则以实证为主，治当泻实。

【实则失气】邪实则气结于内而失于气的升降出入。见阳虚寒厥血少证，如第十四30条：“实则失气，虚则遗尿，名曰气分。”其证机是正气恢复贵在适中，太过则为邪实，邪实则气结于内而失于气的升降出入。

【实为难矣】要做到辨清疾病病理变化的发生、发展与特征则的确很难。如仲景序：“夫欲视死别生，实为难矣。”

【实脾】调脾理脾。详见“当先实脾”项。

【实实】使实证更实。见脏腑辨证论治的整体观，如第一1条：“虚虚实实，补不足，损有余。”仲景明确指出辨证一定要审证确切，辨清病变虚实属性，切不可将实证用补法，使实证更实。

【实气相搏】正气与邪气相互搏结的病理病证。见卒厥病证证机，如第一11条：“寸脉沉大而滑，沉则为实，滑则为气，实气相搏，血气入脏即死。”仲景言“实气相搏”，“实”者，当言正气；“气”者，当言邪气。即正气与邪气相搏而阻结在脏腑。

【实大数者】脉实大与数并见。见肺虚饮证，如第十二34条："实大数者，死。"仲景辨"久咳数岁，其脉……实大数者"，指出久病脉实，脉证不符，其证机是脏真之气外露，故预后不良。

【实者三日复发】邪气留结而未去，其病证表现大约在3日复发。见膈间阳郁热饮证，如第十二24条："虚者即愈，实者三日复发，复与不愈者。"仲景言"虚"与"实"是针对病邪而言，其言"虚"是指邪去者为虚，"实"是指邪气留结而未去者为实，不可将"虚"和"实"二字误为实证虚证之虚实。

【实则不在用之】实证则不能用此种方法。见脏腑辨证的整体观，如第一1条："肝虚则用此法，实则不在用之。"仲景明确指出，肝病实脾的治疗大法是针对肝虚证而言；若是肝实证则不能用补法。

食

shí❶食物。如338条："得食而呕，又烦者，蛔闻食臭出，其人常自吐蛔。"❷吃。如243条："食谷欲呕，属阳明也。"又如120条："三四日吐之者，不喜糜粥，欲食冷食，朝食暮吐。"

sì❸以食与人。如332条："食以索饼，不发热者，知胃气尚在，必愈。"

【食难用饱】饮食不能吃饱。见阳明虚寒谷疸证，如195条，又第十五3条："阳明病，脉迟，食难用饱，饱则微烦。"其证机是阳明胃气虚弱，浊气填塞，寒气与之相互搏结，虚寒之气上攻而内壅。

【食谷欲呕】食后不久即想呕吐。见阳明胃虚寒证，如243条："食谷欲呕者，属阳明也。"《伤寒贯珠集·阳明篇上》："食谷欲呕，有中焦与上焦之别，盖中焦多虚寒，而上焦多火逆也。阳明中虚，客寒乘之，食谷则呕，故宜吴茱萸汤。"其证机是胃气虚弱，寒气内生或外袭，胃气通降功能被寒气所遏而上逆；治以吴茱萸汤，温胃降逆。

【食谷者哕】食后胃气上逆或干呕或呃逆。见脾胃虚寒证，如98条："食谷者哕。"其证机是脾胃虚寒，治当温补，且因脾胃虚寒证有类似可下证，其辨若未能切中证机，以用下法治疗，则更伤脾胃之气，胃气不降而上逆。

【食谷即眩】食后则头晕目眩。见脾胃寒湿膀胱郁热谷疸证，如第十五2条："食谷即眩，谷气不消。"其证机是寒湿浸淫脾胃而壅滞气机升降，饮食不消则浊气填塞，若膀胱阳郁，久而不去则为热，热与湿合而为湿热，湿热肆虐内外；治当温阳散寒祛湿，清热利湿。

【食则谵语】饮食后出现心烦身躁逆乱且欲胡言乱语。详见"谵语"其二十项。

【食则吐蚘】食后则出现呕吐或有吐蛔。详见"吐蚘"其二项。

【食则吐而汗出】食后常常出现呕吐，汗出。见肝寒证，如第十一5条："食则吐而汗出也。"《金匮要略方论本义·五脏风寒积聚病》："食则吐而汗出，肝木侮土，厥阴之寒侵胃，胃不受食，食已则吐；……汗出者，胃之津液，为肝邪所乘，侵必外越也。"其证机是厥阴肝寒，寒气上逆，寒盛而阳不足，卫气固护失职；治当温肝散寒、调理气机，以吴茱萸汤加减。

【食已即吐】饮食后就出现呕吐。见胃热气逆证，如第十七17条："食已即吐者。"《金匮要略直解·呕吐哕下利病》："食已即吐，是胃热上冲，逆而不能容食；与反胃寒呕，水饮不同，故用是汤以平胃热。"其证机是邪热在胃，热与胃气相结而上逆，邪热与浊气壅滞而不通；治以大黄甘草汤，泻热涤实、和胃降逆。

【食已汗出】饮食后就出现汗出。见寒湿黄汗证，如第十四29条："食已汗出，又身常暮盗汗出者。"其证机是寒湿浸淫肌肤营卫，营卫为寒湿所困，食则脾胃之气聚于内而不能行于营卫，营卫固护不及；治以桂枝加黄芪汤，温阳化湿。

【食入口即吐】刚一进食就出现呕吐。见胃热脾寒证，如359条："更逆吐下，若食入口即吐。"其证机是邪热在胃，扰乱胃气而上逆。

【食即吐】饮食后就想呕吐。详见"吐蚘"其二项。

【食即为满】食后则出现脘腹胀满。见谷疸证，如第十五2条："食即为满。"其证机是脾寒有湿而不得升，胃热夹湿而不得降，清浊之气相互搏结而为谷疸。

【食即呕吐】食后就出现呕吐。见心热证，如第十一8条："食即呕吐。"《金匮要略直解·五脏风寒积聚病》："心中虽饥，以风拥逆于上，即食亦呕吐也。"其证机是邪热袭心，心气被遏，影响胃气通降，胃气上逆；治当清心胃之热，降浊气上逆。

【食即头眩】饮食后就出现头晕目眩。详见

“头眩”其八项。

【食不下】饮食不得入于胃中。见太阴脾病证，如273条：“食不下，自利益甚。”其证机是太阴脾气不能运化，脾不运则胃不降，浊气填塞。

【食不消化】饮食留积胃脘而不能消化。见阳虚虚劳证，如第六11条：“食不消化也。”《医宗金鉴·血痹虚劳病》：“寒盛于中，故腹满溏泄，食不消化也。”其证机是阳气虚弱，阳不得温煦，寒气内生，食不得阳气腐熟；治当温阳益气，以理中丸与黄芪建中汤加减。

【食煮饼】食用水煮一类面食。如第三6条百合洗方用法中言：“上以百合一升，以水一斗，渍之一宿，以洗身，洗已，食煮饼，勿以盐豉也。”指出用药可以愈疾，而能合理配合饮食调护，则有利于病人早日康复。

【食顷】约吃一顿饭工夫。

其一，阳明热结证，如233条大猪胆汁方用法中言：“如一食顷，当大便出宿食恶物，甚效。”指出服用大猪胆汁方，方药大约在吃一顿饭工夫将会发挥治疗效果。

其二，脾胃虚寒证，如386条理中丸用法中言：“如食顷，饮热粥一升许，微自温，勿发揭示衣被。”指出服用方药后，还应注意饮食与起居调理。

其三，太阳柔痉体强证，如第二11条栝楼桂枝汤用法中言：“汗不出，食顷，啜热粥发之。”指出服用方药在规定的时间内，若未能充分显示药效，则当饮食调护，以增强疗效。

【食臭】饮食物的气味，非言食物有臭味。见蛔厥证，如338条：“蚘闻食臭出，其人常自吐蚘。”指出蛔虫闻到饮食气味则有逆乱横行。

【食蜜】食蜜为蜜蜂科中华蜜蜂或意大利蜂在蜂窠中酿成的糖类物质。

别名：白蜜，蜜。

性味：甘，平。

功用：益气生津，润燥通便，缓急补虚，利咽解毒。

主治：肌肤枯燥，大便干结，咳嗽，胃脘不适。

《神农本草经》曰：“味甘平，主心腹邪气，诸惊痫痓，安五脏诸不足，益气补中，止痛，解毒，除众病，和百药，久服强志，轻身，不饥，不老。”

入方：见蜜煎导。

用量：

剂型	不同用量	古代量	现代量	代表方名
汤剂	最小用量	四两	12g	甘草粉蜜汤
	最大用量	一升	60mL 或 50g	大半夏汤
丸剂	基本用量	二合	5g	大陷胸丸
导剂	最小用量	二合	5g	蜜煎导

注意事项：湿盛者慎用。

化学成分：含果糖，葡萄糖，蔗糖，麦芽糖，糊精，树胶，氮化合物，有机酸，挥发油，色素，蜡，酵母，酶类，无机盐，维生素A、维生素B_2、维生素B_6、维生素C、维生素D，胆碱，烟酸，泛酸，生物素，叶酸，蛋白质，胨，氨基酸，枸橼酸，苹果酸，琥珀酸，乙酸，甲酸，转化酶，过氧化氢酶，淀粉酶，乙酰胆碱，微量元素（镁、钾、钠、硫、磷、铁、铜、锰、镍）。

药理作用：降压作用，扩张冠状动脉作用，降血糖作用，促进创伤愈合作用，保肝作用，解毒作用，抑菌作用。

【食以索饼】使病人吃面类条状食物。见厥阴寒证与阳明病证相兼，如332条：“食以索饼，不发热者，知胃气尚在，必愈。”指出厥阴病证与阳明病证相兼，尤其是病证危重，且又欲求救于食，此可使病人吃面类食物，根据病者发热情况而判断其预后良否。

【食伤】因饮食不当而损伤脏腑。见肝瘀血重证，如第六18条：“食伤，忧伤，饮伤。”指出饮食不当也是一种致病因素。

【食伤脾胃】饮食不当而损伤脾胃。见病因辨证，如第一13条：“湿流关节，食伤脾胃，极寒伤经，极热伤络。”《医宗金鉴·脏腑经络先后受病》：“饮食失节，故伤脾胃。”指出脾胃病证的发生与饮食不当有一定的内在关系，也即饮食既可益人，又可伤人，饮食贵在适中。

【食少多饮】吃得少而饮得多。见饮证与饮水的关系，如第十二12条：“凡食少饮多，水停心下；甚者则悸，微者短气。”《金匮要略直解·痰饮咳嗽病》：“凡人食少饮多，则胃土不能游溢精气，甚者必停于心下而为悸，微者则填于胸膈而为短气也。”其证机是脾胃阳气不足，气化水津不及，津不得上承而求救于水，水入则又遏制脾胃阳气化水，水气内停。其辨证精神有二，一论饮证因脏腑气化功能失常而变生，暗示其治当调理脏腑功能；一论饮证因饮水太过而遏阻脾胃气化功能而变生饮证，暗示治当调理脾胃气机。此则重点论述饮证的变生因于饮水太过，水不得化而为饮邪，壅滞气机，浊气阻塞而变生诸证。

【食饮过度】饮食超过正常的限度。见水气病证，如第十四21条："食饮过度，肿复如前。"指出水气病证，当饮食而不当饮食过度，过度则更伤脾胃，脾不运化水湿，水气内停。

蚀 shí❶损伤。如第三12条："蚀于肛者，雄黄熏之。"❷方名：小儿疳虫蚀齿方。

【蚀于喉为䘌】湿热灼伤于咽喉则为䘌。见狐䘌病证，如第三10条："狐䘌之为病，状如伤寒，默默欲眠，目不得闭，卧起不安，蚀于喉为䘌。"其证机是湿热浸淫于咽喉而腐灼经气经脉。

【蚀于阴为狐】湿热灼伤于阴则阴部溃疡，其病程顽固且不易治疗。见狐䘌病证，如第三10条："狐䘌之为病，状如伤寒，默默欲眠，目不得闭，卧起不安，蚀于喉为惑，蚀于阴为狐。"其证机是湿热下注而浸淫于阴经，并灼伤阴血。

【蚀于下部则咽干】湿热浸淫于下部则会出现咽部干燥。见狐䘌病证，如第三11条："蚀于下部则咽干，苦参汤洗之。"其证机是湿热之邪，尤其是热邪消灼阴津而不得上承。指出病变证机在下者，则可引起在上的病证表现，故辨病证表现，一定要审明病变证机所在，以法论治。

【蚀于上部则声喝】湿热毒邪侵袭于咽部则声音嘶哑。见湿热疫毒证，如第三10条："蚀于上部则声喝。"《金匮要略论注·百合狐䘌阴阳毒病》："然上部毒盛，则所伤在气而声嗄，药用甘草泻心汤，谓病虽由湿热毒，使中气健运，气自不能逆而在上，热何能聚而在喉，故以参甘姜枣，壮其中气为主，芩连清热为臣，而以半夏降逆为佐也。"其证机是湿热疫毒浸淫经脉，走窜而蚀咽喉；治以甘草泻心汤，清热除湿、补虚解毒。

【蚀于肛者】湿毒侵袭于肛。见湿毒下注证，如第三12条："蚀于肛者，雄黄熏之。"《金匮要略论注·百合狐䘌阴阳毒病》："蚀于肛，则不独随经而上侵咽，湿热甚而糜烂于下矣，故以雄黄熏之，雄黄之杀虫去风解毒更力也。"其证机是湿毒下注，腐蚀肛门，毒邪攻冲；治以雄黄熏方，解毒燥湿、杀虫蠲邪。

使 shǐ❶引起。如97条："脏腑相连，其痛必下，邪高痛下，故使呕也。"又如第五1条："夫风之为病，当半身不遂，或但臂不遂者，此为痹。脉微而数，中风使然。"❷促使，促进。如第8条："若欲作再经者，针足阳明，使经不传则愈。"

【使经不传则愈】促使经气调和，并使病邪不得传变，然则病可向愈。详见"不传"其三项。

始 shǐ❶最初，初期。如184条："始虽恶寒，二日自止，此为阳明病也。"又如301条："少阴病，始得之，反发热，脉沉者。"❷刚刚，才，方。如第一8条："甲子夜半少阳起，少阳之时，阳始生，天得温和。以未得甲子，天因温和，此为未至而至也。"❸开始，自始。如仲景序言："观今之医，不念思求经旨，以演其所知，各承家技，始终循旧。"

【始虽恶寒】病证初期表现有恶寒。见阳明热证，如184条："始虽恶寒，二日自止，此为阳明病也。"仲景辨阳明热证的主要特点之一是，病初因邪气阻遏阳明阳气，阳气被郁而不得固护于外则有恶寒，但因阳明之气能够积力抗邪，故其恶寒可在较短时间内自行消失。

【始得之】患病初期就是少阴病与太阳病证相兼。见表里兼证，如301条："少阴病，始得之，反发热，脉沉者。"《伤寒贯珠集·少阴篇》："此寒中少阴之经，而复外连太阳之证。以少阴与太阳为表里，其气本通故也。少阴始得本无热，而外连太阳则反发热。"权衡表里兼证，其病证之初即是表里兼证，审表里病证都比较明显，故治当表里同治，以麻黄附子细辛汤，温壮阳气、解表散寒。

【始终循旧】自始自终都是恪守陈旧的，而不知获取新的知识。如仲景序言："观今之医，不念思求经旨，以演其所知，各承家技，始终循旧。"仲景指出辨治疾病，只有不断地获取新的知识，才能不断地提高治疗效果，倘若固守陈旧的知识以应复杂多变的病证，则很难取得预期治疗效果。

屎 shǐ❶糟粕，宿食。如215条：“阳明病，谵语，有潮热，反不能食者，胃中必有燥屎五六枚也。”❷大便。如251条：“须小便利，屎定硬，乃可攻之。”

【屎定硬】大便一定是坚硬。见阳明热结证辨证，如251条：“须小便利，屎定硬，乃可攻之。”指出阳明热结证，在其病理演变过程中，若邪热燥化逼迫津液偏渗于膀胱而不得濡润于肠道，则症见小便利，小便利又加剧大便燥结。

士 shì 士，即古代卿大夫与庶民之间的一个阶级。引申为有权势的人。如仲景序：“趋世之士，驰竞浮华，不固根本，忘躯徇物，危若冰谷。”

氏 shì 氏，即对有影响的人的称呼，此用作方名：如侯氏黑散、崔氏八味丸。

试 shì 试，测验，检测。如75条：“未持脉时，病人手叉自冒心，师因教试，令咳，而不咳者，此必两耳聋无闻也。”

世 shì 世，即在社会上。如仲景序：“趋世之士，驰竞浮华，不固根本。”

势 shì 势，即势力，权力。如仲景序：“但竞逐荣势，企踵权豪，孜孜汲汲，惟名利是务。”

事 shì 事，即奉行，崇尚。如仲景序：“余宿尚方术，请事斯语。”

视 shì❶判断。如仲景序：“夫欲视死别生，实为难矣。”❷看。如6条：“若被下者，小便不利，直视失溲。”

【视死别生】判断疾病预后转归是良好（生）还是欠佳（死）。如仲景序：“夫欲视死别生，实为难矣。”

【视其前后】判断病变证机是在后阴即肠中，还是在前阴即膀胱。见哕逆证，如381条，又如第十七7条：“伤寒，哕而腹满，视其前后，知何部不利，利之则愈。”指出辨证一定要审证求机，确得病变本质所在，然后以法治疗。

【视人之目窠上微拥】看到病人眼睑处有轻微水肿。见风水证，如条十四3条：“视人之目窠上微拥，如蚕新卧起状。”其证机是风与水气相结相搏而上壅目窠。

是 shì❶表示解释与分类。如384条：“伤寒，其脉微涩者，本是霍乱，今是伤寒，却四五日，至阴经上，转入阴必利，本呕下利者，不可治也。”❷之。如仲景序：“但竞逐荣势，企踵权豪，孜孜汲汲，惟名利是务。”❸这。如仲景序：“若是轻生，彼何荣势之云哉？”❹结论。如101条：“伤寒，中风，有柴胡证，但见一证便是，不必悉具。”❺证候表现，证候演变。如179条：“太阳阳明者，脾约是也；正阳阳明者，胃家实是也。”

【是转属阳明】这是病证转属阳明的表现。详见“属阳明”其四项。

【是为系在太阴】这病变证机是在太阴脾。见太阴脾湿热发黄证，如187条：“伤寒，脉浮而缓，手足自温者，是为系在太阴。”指出太阴脾湿热发黄证的辨证要点及其证候特征，并提示辨证一定要重视鉴别诊断，不可为类似表现所迷惑。

【是名下厥上竭】这样的病证表现叫作下厥上竭证。详见“下厥上竭”项。

【是其义也】这就是本来的意义所在。如第一1条：“经曰：‘虚虚实实，补不足，损有余。’是其义也；余脏准此。”

【是三焦通会元真之处】这三焦之气是脏腑营卫及元气相互通会的重要通道。详见“三焦通会元真之处”项。

【是皮肤脏腑之文理也】这皮肤脏腑之纹理是气血运行之通道。详见“皮肤脏腑之文理”项。

【是故不愈也】这是引起病证不愈的缘故。如第二18条：“盖发其汗，汗大出者，但风气去，湿气在，是故不愈也。”指出治疗病证一定要恰到好处，若未能如此，则病证不除。

【是其证也】这就是其病证表现特征。如第十五4条：“夫病酒黄疸，必小便不利，其候心中热，足下热，是其证也。”

【是候也】这就是其证候特征。如第十五14条硝石矾石散用法中言：“病随大小便去，小便正黄，大便正黑，是候也。”

【是瘀血也】这就是瘀血病理病证。见瘀血

证的基本脉证，如第十六 11 条：“病者如热状，烦满，口干燥而渴，其脉反无热，此为阴伏，是瘀血也，当下之。”指出病变主要矛盾方面所在，提示具体治疗方法与措施。

适 shì❶恰到好处。如 12 条桂枝汤用法中言：“适寒温，服一升。”❷正好。如 143 条：“妇人中风，发热恶寒，经水适来，得之七八日，热除而脉迟。”❸刚刚。如第一 2 条：“适中经络，未流传脏腑，即医治之。”

【适寒温】使煎煮方药服用温度能够恰到好处。如 12 条桂枝汤用法中言：“适寒温，服一升。”

【适中经络】邪气刚刚侵犯人体浅表部位，或指病证比较轻浅。见脏腑发病与致病因素，如第一 2 条：“适中经络，未流传脏腑，即医治之。”仲景言“适中经络”含义有二，一指邪气侵袭时间较短，病变部位较浅，如在皮肤、在营卫、在经脉、在筋脉等，此时法当积极治疗，防止病邪内传或加重他证。一指邪气刚刚侵犯于里，病证比较轻，还未加重他证，此时当积极治疗，使病证消除于未著。

室 shì ❶房室，即性生活。第一 2 条：“三者，房室，金刃，虫兽所伤。”❷女子胞。如 144 条：“经水适断者，此为热入血室。”❸血中，血分。如 216 条：“阳明病，下血，谵语者，此为热入血室。”

嗜 shì❶欲，想。如 37 条：“太阳病，十日以去，脉浮细而嗜卧者，外已解也。”❷吃。如第十一 4 条：“肝中风者，头目瞤，两胁痛，行常伛，令人嗜甘。”

【嗜卧】欲卧床休息。见阳明少阳太阳兼证，如 231 条：“鼻干，不得汗，嗜卧，一身及目悉黄，小便难。”其证机是气机为邪热壅滞而阻塞不畅，神明为邪热所困而不得主持于外。

【嗜甘】喜欢吃甘味食品。见肝热证，如第十一 4 条：“肝中风者，头目瞤，两胁痛，行常伛，令人嗜甘。”《金匮要略直解·五脏风寒积聚病》：“此肝正苦于急，急食甘以缓之，是以令人嗜甘也。”因味甘以缓肝急，并能培土荣木，有利于促进肝气以恢复。

手 shǒu❶腕关节以下至手指端部分。如第十九 2 条：“病人常以手指臂肿动。”❷人体上肢的总称。如 293 条：“少阴病八九日，一身手足尽热者。”❸办法。如仲景序：“降志屈节，钦望巫祝，告穷归天，束手受败。”

【手叉自冒心】用两手交叉按护心胸部。见心阳虚耳聋证，如 75 条：“手叉自冒心。”《伤寒来苏集·伤寒论注》：“汗出多则心液虚，故叉手外卫，此望而知之。”其证机是阳气虚弱，心阳不能固护心神内守，按之则有利于阳气内守而固护于心；治当温阳益气，以桂枝甘草汤。

【手指臂肿动】手指臂水肿蠕动。见上肢风痰证，如第十九 2 条：“病人常以手指臂肿动。”《金匮要略心典·趺蹶手指臂肿转筋阴狐蚍虫病》：“湿痰凝滞关节则肿，风邪袭伤经络则动。”其证机是风与痰相搏结，阻结于筋脉肌肤，扰动经气而不得收藏；治以藜芦甘草汤，化痰熄风、和畅筋脉。

【手掌烦热】手掌心烦热。见妇人宫寒血瘀郁热证，如第二十二 9 条：“手掌烦热，唇口干燥。”《医宗金鉴·妇人杂病》：“手背为阳，掌心为阴，乃手三阴过脉之处，阴虚故掌中烦热也。”审妇人宫寒血虚血瘀证，其寒气则可阻滞阳气而不得下行于胞中，且郁滞于肢体经脉，则出现肢体经脉有郁热，即“手掌烦热，唇口干燥”，对此一定要辨邪热不在胞中，而在肢体经脉之中；治以温经汤。

【手按之绝】脉浮弱按之似有若无。见出血证的辨证要点，如第十六 5 条：“浮弱手按之绝者。”《金匮要略直解·惊悸吐衄下血胸满瘀血病》：“若脉浮弱，手按之绝者，有阳无阴也，故知下血。”辨脉“浮弱手按之绝者”，其阳虚证机若出现出血病理病证，多主在下病证，但也有主在上出血病理病证，对此必须全面审明病变，方可免于差错。

【手掩肿上】用手按在痈肿上。见疮痈成脓证，如第十八 2 条：“以手掩肿上，热者为有脓，不热者为无脓。”《金匮要略直解·疮痈肠痈浸淫病》：“热胜则肉腐，腐则为脓，故知热聚者则作脓，热未聚者但肿，而未作脓也，皆以手掩知之。”仲景设以“手按肿上”，主要揭示诊断疮痈有脓与无脓的重要标志之一，对此若能有足够的认识与理解，则可辨清病变证机所在。

【手足温】手足温和，不凉不热。

其一，阳虚痞证，如153条："面色微黄，手足温者。"指出阳虚痞证若其手足温则标志阳气恢复，邪气欲去，其病易于治疗。

其二，脾胃虚寒证与太阳病证相兼，如98条："脉迟浮弱，恶风寒，手足温。"指出太阳病证本当发热，且因素体脾胃虚弱，抗邪不及，故其不发热仅见手足温。

其三，阳明热郁证，如228条："其外有热，手足温。"审阳明热证本当出现身热，且因阳明邪热郁于内而不能透达于外，故未见发热而仅见手足温和。

其四，少阴阳气恢复证，如288条："恶寒而蜷卧，手足温者，可治。"《注解伤寒论·辨少阴病脉证并治》："手足温者，里和阳气得复。"其证机是少阴阳气虚弱，阴寒内生，症见手足冷，若手足冷转为手足温，则为阳气恢复，阴寒消退，其病可治。

其五，厥阴阳气暴脱证，如368条，又如第十七35条："手足温者，生。"指出厥阴阳气暴脱证，若能积极治疗，则阴寒可去。又因阳气大伤，其阳气能否回复，审手足温，则可知阳气得以恢复。

【手足温而渴】手足温与口渴并见。见太阳少阳阳明兼证，如99条："手足温而渴者。"审病为太阳少阳阳明兼证，病以少阳为主，其邪热盛则损伤阴津，尤其是辨手足温，则标志太阳与阳明病证邪热占次要方面。

【手足自温】手足温和。见太阴湿热发黄证，如187条，又278条："手足自温者。"《伤寒内科论·辨阳明病脉证并治》："因太阴脾属阴而主湿，其受热而从化则为湿热证，因其生理特性而决定病变以湿重于热，故其仅为手足温而不呈发热。"《尚论篇·太阴经全篇》："太阴脉本缓，故浮缓虽类太阳中风，然手足自温，则不似太阳之发热，更不似少阴、厥阴之四逆与厥，所以系在太阴，允为恰当也。"指出辨手足温和是辨太阴脾湿热证的主要标志之一。

【手足烦】手足烦热。见阴虚虚劳证，如第六6条："手足烦。"《医宗金鉴·血痹虚劳病》："手足烦，即今之虚劳五心烦热，阴虚不能藏阳也。"其证机是阴虚虚热内生，虚热肆虐于四肢；治当益阴清热。

【手足烦热】手足烦扰与发热并见。见气血虚内热证，如第六13条："四肢酸疼，手足烦热。"其证机是气虚而不运，血虚而不滋，不运而郁，不滋而热，然则热内生而充斥于手足。

【手足热而欲呕】手足心热与欲呕吐并见。见疟病热证，如第四3条："手足热而欲呕，名曰瘅疟。"《金匮要略心典·疟病》："四肢者，诸阳之本，阳盛则手足热也；欲呕者，热干胃也。"其证机是阴不制阳而为热即"阳气独发"，邪热肆虐于四肢，逆乱于胃气，故手足热而欲呕。

【手足中热】手足心发热。见女劳疸证即肾虚疸证，如第十五2条："手足中热，薄暮即发。"其证机是肾阴不足，虚热内生，浊气内壅，浊气与虚热充斥于四肢；治当滋肾清热、调气降浊，以肾气丸加茵陈蒿。

【手足躁扰】手足不能自主而躁扰。见气血两燔证，如111条："手足躁扰，捻衣摸床。"《伤寒论条辨·辨太阳病脉证并治中》："手足为四肢，乃诸阳之本，阳邪甚，气乱神昏，所以疾动不宁也。"其证机是邪热损伤阴血而肆虐于四肢，血不得养心而神不得主持于四肢；治当清热泻火、凉血益阴，以白虎汤与桃核承气汤加减。

【手足寒】手足寒冷。

其一，肾虚寒湿体痛证，如305条："手足寒，骨节痛。"《伤寒溯源集·少阴篇》："且四肢为诸阳之本，阳虚不能充实于四肢，所以手足寒。"其证机是阳气虚弱，寒湿侵袭，阳气为寒湿所阻而不得行气于四肢；治以附子汤。

其二，痰阻胸膈证，如324条："手足寒，脉弦迟者，此胸中实。"《医宗金鉴·伤寒论注》："而手足寒者，乃胸中阳气为寒饮所阻，不能通于四肢也。"其证机是痰邪阻结于胸膈，气机为遏，浊气上逆，阳气为郁；治当涌吐胸中痰实，以瓜蒂散。

其三，脏腑阳虚呕利证，如第十七24条："手足寒，上气，脚缩。"《金匮要略心典·呕吐哕下利病》："六腑为阳，阳者主外，阳绝不通于外，为手足寒。"其证机是阳气虚弱，不能温煦于手足。

【手足冷】手足寒冷。见少阳胆热气郁证，如148条："头汗出，微恶寒，手足冷。"其证机是少阳胆气内郁，气郁而不能通达于四肢；治当清胆热、调气机，以小柴胡汤。

【手足厥】手足寒冷非常明显。

其一，阳明寒证，如197条："手足厥者，必苦头痛。”其证机是寒邪侵袭阳明，阳气为寒气所内郁而不得温煦；治当温阳明、散寒气，以理中丸与吴茱萸汤加减。

其二，脾胃寒湿哕逆证，如第十七 22 条：“手足厥者。”《金匮要略心典·呕吐哕下利病》：“手足厥非无阳，胃不和则气不至于四肢也。”其证机是脾胃有寒，湿从内生，寒湿相搏，阳气被抑而不能行气于四肢；治以橘皮汤，散寒和胃、降逆除湿。

【手足厥冷】手足寒冷特别明显。

其一，冷结膀胱关元证，如 340 条：“病者手足厥冷，言我不结胸。”《伤寒论后条辨·辨厥阴病脉证篇》：“下焦为生气之源，冷结于此，周身之阳气均为所抑，故手足厥冷。”其证机是寒气结于膀胱关元，阻滞阳气不能外达，阴阳之气不相顺接；治当温暖膀胱关元，散寒通阳。

其二，厥阴阴盛阳绝证，如 343 条：“脉微，手足厥冷。”其证机是厥阴阳气欲绝，阴寒内盛，正气不支；治当温阳散寒，以四逆汤或通脉四逆汤加减。

其三，痰阻胸膈证，如 355 条：“病人手足厥冷，脉乍紧者。”《医宗金鉴·伤寒论注》：“寒饮实邪，壅塞胸中，则胸中阳气为邪所遏，不能外达四肢，是以手足厥冷。”其证机是痰邪阻结于胸膈而壅滞气机，中焦阳气为痰邪所遏而不得通降，阳气被遏且不能外达而逆乱；治以瓜蒂散，涌吐胸膈痰实。

其四，厥阴阴盛阳竭证，如 362 条，第十七 26 条：“手足厥冷，无脉者。”其证机是阳气欲竭而不能温煦于四肢。

其五，厥阴阳气暴脱证，如 368 条，又第十七 35 条：“下利后，脉绝，手足厥冷。”《伤寒溯源集·厥阴篇》：“而厥冷脉绝者，则真阳未至陡绝，一时为暴寒所中，致厥利脉伏，真阳未至陡绝，故阳气尚有还期。”其证机是暴寒骤侵厥阴，厥阴阳气大伤而欲亡，四肢不得阳气所温煦；治当急急回阳。

其六，阳虚阴盛霍乱证，如 388 条：“四肢拘急，手足厥冷者。”《伤寒贯珠集·太阳篇下》：“四肢拘急，手足厥逆者，阳气衰少，不柔于筋，不温于四末也。故宜四逆汤助阳退阴。”其证机是阳气大虚，阴寒充盛，手足不得阳气温煦则厥冷。

其七，脾胃脘腹寒痛证，如第十 17 条：“若发则白汗出，手足厥冷。”《金匮要略方论本义·腹满寒疝宿食病》：“及阴寒积久而发，四肢厥冷。”其证机是寒气凝结于脘腹，阻碍阳气而不能行气于四肢；治以大乌头煎，温中逐寒、通阳止痛。

【手足厥逆】手足寒冷非常明显。

其一，少阴阳虚格阳证，如 317 条：“手足厥逆，脉微欲绝。”《伤寒论集注·辨少阴病脉证篇》：“手足厥逆，则阳气外虚。”其证机是少阴阳气虚弱，阴寒太盛，逼迫虚阳浮越于外于上；治以通脉四逆汤，破阴回阳、通达内外。

其二，厥阴阳郁证，如 349 条：“伤寒，脉促，手足厥逆。”《伤寒贯珠集·厥阴篇》：“脉阳盛则促，阴盛则结，手足厥逆而脉促者，非阳之虚，乃阳之郁而不通也。”其证机是厥阴阳气内郁而不能外达于四肢；治当通达阳气。

其三，肝热阳郁证与脾寒阳虚证相兼，如 357 条：“手足厥逆。”其证机是厥阴肝气内郁而不能外达，太阴脾寒而不能温煦。

其四，寒饮郁肺气冲证，如第十二 36 条：“手足厥逆。”《医宗金鉴·痰饮咳嗽病》：“小青龙汤辛温大散，……大散则伤阳，故手足则厥逆也。”其证机是寒饮内郁，阳气被寒气所格而不能行气于四肢；治当温肺化饮、平冲下气，以桂苓五味甘草汤。

【手足厥寒】手足寒冷病证尤重。见厥阴肝寒血虚证，如 351 条：“手足厥寒，脉细欲绝。”《金镜内台方议·当归四逆汤》：“阴血内虚，则不能荣于脉，阳气外虚，则不能温于四末。”其证机是素体肝体血虚，寒气内生或外袭，阻遏阳气而不能外达四肢。

【手足逆冷】手足寒冷。

其一，阳明热盛证，如 219 条：“手足逆冷。”其证机是因用下而导致阳气内郁，阳气不能外达于四肢。

其二，少阴阴盛无阳证，如 295 条：“恶寒身蜷而利，手足逆冷者。”《伤寒溯源集·少阴篇》：“且手足逆冷，则四肢之阳气已败，故不温。”其证机是少阴阳气欲亡而不能主持于内，阴寒太盛而充斥于外之危候。

其三，厥阴肝寒吐利证，如 309 条：“手足逆冷。”其证机是厥阴肝素体阳气不足，寒气内生或外袭，扰乱肝气而不能外达四肢；治以吴茱萸汤，温肝降逆止利。

其四，厥阴手足逆冷证的机制，如337条："凡厥者，阴阳气不相顺接，便为厥，厥者，手足逆冷者是也。"指出辨厥证，其证机是阴阳之气不相协调和合，尤其是阳气或因虚弱或因怫郁等而不能外达于四肢。

其五，暑热津气两伤证，如第二25条："手足逆冷。"《金匮要略心典·痉湿暍病》："手足逆冷者，阳内聚而不外达。"《金匮发微·痉湿暍病》："所以手足逆冷者，暑湿郁于肌肉，脾阳顿滞，阳气不达于四肢也。"其证机是暑热之邪侵袭阳明，灼伤阴津，耗伤正气，累及卫气，表卫不固；治当益气养阴，以白虎加人参汤。

其六，阳虚寒厥血少证，如第十四30条："寒气不足，则手足逆冷；手足逆冷，则营卫不利。"其证机是阳气虚弱，寒气内盛，阳气不能达于四肢，寒气乘机充斥于四肢。

【手足逆寒】手足寒冷。见阳虚虚劳证，如第六11条："手足逆寒。"《医宗金鉴·血痹虚劳病》："阳虚则寒，寒盛于外则四肢不温，故手足逆冷也。"其证机是阳气虚弱，阳不得温，气不得行，阳虚而生寒，气虚而恶动；治当温阳益气，以肾气丸与四逆汤加减。

【手足不仁】手足麻木而感觉不灵敏。

其一，寒疝腹痛证或太阳中风证与脘腹寒积证相兼，如第十19条："手足不仁。"其证机是寒气内盛，阳气不能外达于四肢，手足经气经脉失荣。

其二，脏腑阳虚呕利证，如第十七24条："五脏气绝于内者，利不禁，下甚者，手足不仁。"其证机是五脏之阳气大虚，气浮越于外而不能守藏于内，清气不得阳气所主而下陷，寒气充斥四肢筋脉则麻木不仁。

S

【手足痹】手足麻木不仁。见寒饮郁肺气冲证，如第十二36条："手足痹，其面翕热如醉状。"其证机是寒饮内郁，阳气被寒气所遏而不能温煦；治当温肺化饮、平冲下气，以桂苓五味甘草汤。

【手足浮肿】手足浮肿按之凹陷。见水气病证，如第十四21条："手足浮肿。"其证机是水气内停，不得下行，溢于肌肤手足。

【手足漐漐汗出】手足连绵不断地微微汗出。见阳明热结重证，如220条："手足漐漐汗出。"《伤寒内科论·辨阳明病脉证并治》："辨阳明热结重证，其邪热深重而津液为耗，不能全身作汗而仅见手足漐漐汗出。"其证机是阳明邪热内盛而迫津外泄；治当泻热去实，以大承气汤。

【手足濈然汗出】手足迅疾而连绵不断地汗出。

其一，阳明虚寒固瘕证，如191条："手足濈然汗出，此欲作固瘕。"辨阳明虚寒证在其病变过程中可有"手足濈然汗出"，以揭示此证并非仅限于阳明热证，其辨若是阳明虚寒证之"手足濈然汗出"，其证机必有素体阳明胃气虚弱，若非虚而为实寒，则一般不会有"手足濈然汗出"。

其二，阳明热结重证，如208条："手足濈然汗出者，此大便已硬也，大承气汤主之。"其证机是阳明热结重证，其邪热既灼津，又迫津外泄，故仅见手足濈然汗出。

【手足不厥】手足不厥冷。见阳明实寒证，如197条："手足不厥者，头不痛。"《伤寒内科论·辨阳明病脉证并治》："若病为阳明实寒轻证，其头痛，呕，咳，手足厥冷证则不一定尽现。"指出阳明寒证，其证机若比较重者，阳气被遏则有手足厥，其证机若比较轻者则手足不会出现厥冷。

【手足尽热】整个手足都是发热，或自我感觉整个手都是发热。详见"一身手足尽热"项。

【手足当温】手足应当温和。见阴阳两虚证，如29条："言夜半手足当温，"又如30条："言夜半手足当温，两脚当伸，后如师言，何以知此？"审病为阴阳两虚，其于夜半为阳气来复，阳气复则寒气退。仲景并指出夜半之时，正是阳气欲生之时，阳气复则手足温和。

【手足反温】手足本当厥冷而反见温和。见少阴寒证，如287条："手足反温，脉紧反去。"其证机是少阴寒证，其寒气充斥，手足本当厥冷，且因阳气恢复，寒气欲退，故其手足由寒而为转温。

【手足不逆冷】手足不见寒冷。见少阴阳气暴伤脉不至证，如292条："手足不逆冷，反发热者。"其证机是寒气暴虐，正气为伤，阳气尚能温煦于四肢。

受 shòu❶遭到，遭受。如仲景序："降志屈节，钦望巫祝，告穷归天，束手受败。"又如第4条："伤寒一日，太阳受之，脉若静者，为不传。"❷接纳，引申为进食。如251条："若不大便六七日，小便少者，虽不受食，但初头硬，后必溏，未定成硬。”❸来源，承受。如第十一18条：“上焦受中焦气未和，不能消谷，故能噫耳。”❹怀孕。如第二十二9条温经汤用法中言：“亦主妇人少腹寒，久不受胎。”

【受败】遭受失败。如仲景序：“降志屈节，钦望巫祝，告穷归天，束手受败。”

【受食】进食。详见“虽不胺受食”项。

【受胎】怀孕。如第二十二9条温经汤用法中言：“亦主妇人少腹寒，久不受胎。”

兽

shòu 兽，即有四条腿，全身有毛的哺乳动物。如条一2条：“三者，房室、金刃、虫兽所伤。以此详之，病由都尽。”

瘦

shòu❶肌肉不丰满，与“肥”相对。如第六18条：“五劳，虚极羸瘦，腹满，不能饮食，食伤，忧伤，饮伤，房室伤，饥伤，劳伤，经络营卫气伤，内有干血，肌肤甲错，两目黯黑，缓中补虚。”❷虚弱。如第十8条：“夫瘦人绕脐痛，必有风冷，谷气不行。”

【瘦人脐下有悸】形体消瘦的病人且有脐下悸动。详见“脐下有脐”项。

【瘦人绕脐痛】形体虚弱的病人有绕脐周疼痛。详见“绕脐痛”其二项。

几

shū 几，即拘急不柔和。如14条：“太阳病，项背强几几，反汗出恶风者。”

【几几】筋脉拘急不柔和。详见“项背强几几”项。

熟

shú 熟，即食物烧煮到可以吃的程度。如26条白虎加人参汤用法中言：“以水一斗，煮米熟，汤成，去滓。”

薯

shǔ❶药名：如薯蓣。❷方名：如薯蓣丸。

【薯蓣】薯蓣为薯蓣科多年生草本植物薯蓣的块根。

别名：山药，山芋，玉延，土薯。

性味：甘，平。

功用：益气健脾，止泻止带。

主治：腹痛，呕吐，腹泻，胸中满闷，面色萎黄，形体消瘦，大便溏薄，腰痛。

《神农本草经》曰“味甘微温，主伤中，补虚羸，除寒热邪气，补中，益气力，长肌肉。久服耳目聪明，轻身，不饥，延年。”

入方：见薯蓣丸、肾气丸、栝楼瞿麦丸。

用量：

剂型	不同用量	古代量	现代量	代表方名
丸剂	最小用量	三两	9g	栝楼瞿麦丸
	最大用量	三十分	90g	薯蓣丸

注意事项：湿热者慎用。

化学成分：含氨基酸（赖氨酸、组氨酸、精氨酸、天门冬氨酸、苏氨酸、蛋氨酸、丝氨酸、谷氨酸、脯氨酸、甘氨酸、丙氨酸、缬氨酸、异亮氨酸、亮氨酸、酪氨酸、苯丙氨酸），淀粉，淀粉酶，胆碱，碘质，多酚氧化酶，尿囊素，多糖（甘露糖、葡萄糖、半乳糖、甘露聚糖），植酸，蛋白质，碳水化合物，粗纤维，灰分，胡萝卜素，硫胺素，维生素 B_2，烟酸，维生素C，山药碱（6，7-二羟基1，1-二甲基四氢异喹啉盐酸盐），薯蓣皂苷元，3，4-二羟基苯乙胺，儿茶酚胺，糖蛋白，3，3′-二羟基-5-甲氧基联苄，2′3-二羟基-5-甲氧基联苄，2′-羟基-3，4，5-三甲氧基联苄，6-羟基-2，4，7-三甲氧基菲，盐酸山药碱，（+）-脱落素Ⅱ。

药理作用：降血糖作用，增强机体免疫机能，刺激小肠运动，促进肠道内容物排空，调整肠道节律活动，抗缺氧作用。

【薯蓣丸】

组成：薯蓣三十分（90g） 当归 桂枝 曲 干地黄 豆黄卷各十分（各30g） 甘草二十八分（84g） 人参七分（21g） 川芎 芍药 白术 麦门冬 杏仁各六分（各18g） 柴胡 桔梗 茯苓各五分（各15g） 阿胶七分（21g） 干姜三分（9g） 白蔹二分（6g） 防风六分（18g） 大枣百枚为膏

用法：上二十一味，末之，炼蜜为丸，如弹子大，空腹酒一丸，一百丸为剂。

功用：扶正祛邪，平补三焦，和解内外。

适应证：

1. 太阳病（或太阳中风证，或太阳伤寒证，或太阳温病证）与阴阳气血不足证相兼：咳嗽痰少，心悸，气短，食欲减退，大便不畅，腰膝酸软，精神欠佳，四肢无力，身体困重，体重减轻，手足烦热，急躁，面色不荣，肌肤失泽，胸闷，头晕目眩；发热，恶风寒，或汗出，或无汗，或口渴，舌淡或红，苔薄，脉弱或迟或细或沉。

2. 阴阳气血俱不足证者。

解读方药：

1. 诠释方药组成：方中薯蓣（山药）平补三焦；当归补血活血；桂枝温阳通经；曲消食和胃；干地黄滋补阴津；豆黄卷开胃醒脾；人参补益中气；川芎理血行气；芍药补血敛阴；白术健脾益气；麦冬滋阴润燥；杏仁降肺利气；柴胡疏利气机；桔梗宣畅气机；茯苓益气渗湿；阿胶滋补阴血；干姜温中散寒；白蔹散结气，除烦热；防风疏散透达；大枣、甘草、蜂蜜益气和中。

2. 剖析方药配伍：山药、大枣、人参、白术、茯苓与甘草，属于相须配伍，增强健脾益气，化生气血，兼以渗利；阿胶、干地黄、芍药、当归与川芎，属于相须配伍，增强滋补阴血，兼以活血行气；桂枝与防风，属于相须配伍，辛温透散，有表解表，无表温通；桂枝与干姜，属于相使配伍，温阳通经；麦冬与干地黄，属于相须配伍，增强滋补阴津，兼以凉血；杏仁与桔梗，属于相使配伍，杏仁偏于降，桔梗偏于宣，宣降气机；曲与豆黄卷，属于相须配伍，消食和胃除烦；柴胡与桔梗、豆黄卷，属于相使配伍，辛散透热，疏利气机；山药、大枣、人参、白术、茯苓、甘草与桂枝、干姜，属于相使配伍，山药、大枣、人参、白术、茯苓、甘草助桂枝、干姜温阳化气，桂枝、干姜助山药、大枣、人参、白术、茯苓、甘草益气化阳，增强温补阳气；阿胶、干地黄、芍药、当归、川芎与麦冬，属于相使配伍，阿胶、干地黄、芍药、当归、川芎助麦冬滋阴化血，麦冬助阿胶、干地黄、芍药、当归、川芎补血化阴；曲、豆黄卷与桔梗、柴胡，属于相使配伍，消食和胃，调理气机；曲、豆黄卷、桔梗、柴胡与山药、大枣、人参、白术、茯苓、甘草、阿胶、干地黄、芍药、当归、川芎，属于相反配伍，消不伐正，补不浊腻。

3. 权衡用量比例：山药、大枣、人参、白术、茯苓与甘草用量比例是30：83：7：6：5：28，以治气虚；阿胶、干地黄、芍药、当归与川芎用量比例是7：10：6：10：6，以治血虚；桂枝与防风用量比例是5：3，提示药效辛温通经与辛温疏散之间的用量调配关系；桂枝与干姜用量比例是10：3，提示药效辛温通经与温阳和中之间的用量调配关系，以治阴寒；麦冬与干地黄用量比例是10：6，提示药效滋阴与凉血之间的用量调配关系，以治阴虚；杏仁与桔梗用量比例是6：5，提示药效降泄与宣发之间的用量调配关系；曲与豆黄卷用量比例是1：1，提示药效消食与清热消积之间的用量调配关系；柴胡与桔梗、豆黄卷用量比例是1：1：2，提示药效理气与消积除胀之间的用量调配关系；山药、大枣、人参、白术、茯苓、甘草与桂枝、干姜用量比例是30：83：7：6：5：28：10：3，提示药效益气与温阳之间的用量调配关系，以治阳虚；阿胶、干地黄、芍药、当归、川芎与麦冬用量比例是7：10：6：10：6：7，提示药效补血与滋阴之间的用量调配关系，以治阴血虚；曲、豆黄卷与桔梗、柴胡用量比例是10：10：5：5，提示药效消食与行气之间的用量调配关系；曲、豆黄卷、桔梗、柴胡与山药、大枣、人参、白术、茯苓、甘草、阿胶、干地黄、芍药、当归、川芎、麦冬用量比例是10：10：5：5：30：83：7：6：5：28：7：10：6：10：6：7，提示药效消食行气与滋补气血阴阳之间的用量调配关系，以治阴阳气血俱虚。

药理作用：

1. 抗自由基作用：降低血清过氧化脂（LPO）的作用，显著提高细胞超氧化物歧化酶（SOD）的活性，抑制脑MAO-B活性作用，从而产生抗衰老作用［山西中医，1992（1）：42］。

2. 其他：具有提高机体免疫功能、调整机体功能作用，明显抑制家兔离体回肠收缩的作用，改善心功能的作用等。

属

shǔ❶归属，隶属。如48条："太阳初得病时，发其汗，汗先出不彻，因转属阳明。"❷是，为。如383条："病发热，头痛，身疼，恶寒，吐利者，此属何病？"又如第十二34条："其人本有支饮在胸中故也，治属饮家。"❸四肢，第五9条："三焦无所御，四属断绝，身体羸瘦。"

【属少阳】病变证机属于少阳。详见"少阳"其一项。

【属少阴】病变证机属于少阴。

其一，少阴寒证，如282条："少阴病，欲吐不吐，心烦，但欲寐，五六日自利而渴者，属少阴也，虚故引水自救。"其证机是少阴阳气虚弱，寒气内生或外袭，寒气充斥上下，阳气不得气化阴津而下注。

S

其二，少阴阳虚寒证主脉，如283条："病人脉阴阳俱紧，反汗出者，亡阳也，此属少阴，法当咽痛而复吐利。"指出少阴阳虚寒证，其证机是以少阴阴寒为主，阳虚为次。

其三，心肾阳虚水气证，如第十四26条："水之为病，其脉沉小，属少阴。"《张氏医通·水气病》："此论少阴正水之病，其脉自见沉小，殊无外出之意。"其证机是少阴心肾阳气虚弱，水不得阳气所化而为水气；治以麻黄附子甘草汤，温补阳气、气化水气，使寒水得阳气气化而消散。

【属太阴】病变证机属于太阴。

其一，太阴脾虚寒证，如277条："自利不渴者，属太阴，以其脏有寒故也。"其证机是太阴脾气虚弱，寒气内生或外客，寒气与虚气相搏；治以理中丸（汤），温中健脾、散寒化湿。

其二，太阳病证与太阴脾气滞络瘀证相兼，如279条："本太阳病，医反下之，因尔腹满时痛者，属太阴也。"仲景以辨表里兼证为入手，并以辨证未能恰到好处为笔法，更以治疗不当为借鉴，从而揭示辨脾瘀血轻证及重证为重点，进而论述审病以里证为主，其治当先从里。

【属阳明】病变证机属于阳明。

其一，太阳病证与阳明病证相兼，如48条："二阳并病，太阳初得病时，发其汗，汗先出不彻，因转属阳明，续自微汗出，不恶寒。"辨表里兼证，审病以表证为主，治当先表。且因病重药轻，不仅没有达到治疗效果，反而还会导致表邪不从外解且乘阳明素体失调而传入，以加重阳明病证。

其二，少阳病证与阳明病证相兼，如97条："服柴胡汤已，渴者，属阳明，以法治之。"指出脏腑之气若有失调，除了病邪易于侵袭外，脏腑之盛气也会因脏腑之气而乘之，导致脏腑之气相乘相侮而发生病理变化，对此必须引起足够重视。仲景并以举例的形式论述少阳与阳明之气的关系，如果少阳病证用小柴胡汤未能切中证机，复因阳明夙有失调，故服用小柴胡汤后则会出现少阳之盛气相乘于阳明，引起阳明病证。又，阳明病变证机有寒热虚实等不同，故临证之际且当谨守证机，以法辨证治疗。

其三，阳明热证的病因，如181条："问曰：何缘得阳明病？答曰：太阳病，若发汗，若下，若利小便，此亡津液，胃中干燥，因转属阳明。"《注解伤寒论·辨阳明病脉证并治》："本太阳病不解，因汗，下，利小便，亡津液，胃中干燥，太阳之邪入府，转属阳明。"阳明病与太阳病相兼，其治当先从太阳，但在治太阳时，一定要恰到好处，若有不当，即会引起发汗太过，加重阳明热证而形成阳明热结证；同时又暗示病是阳明病与太阳病相兼，病以阳明热证为主，其治当先阳明，且因治阳明误用温下太过，则会引起阳明热结证；仲景又从另一角度论述阳明病不当利小便而利小便，同样也会引起阳明热结证。

其四，阳明病发病与素体的关系，如185条："本太阳初得病时，发其汗，汗先出不彻，因转属阳明也；伤寒发热，无汗，呕不能食，而反汗出濈濈然者，是转属阳明也。"《伤寒悬解·阳明篇》："而反汗出濈濈然者，必因胃腑有热，蒸其皮毛，是为转属阳明也。"辨阳明病证与太阳病证相兼，其病变主要方面或以表证为主，或表里病证都比较明显，对此必须采取积极有效的治疗措施，若未能如此，则可导致太阳病邪乘机而传入阳明，并加重阳明病证，使病理变化发生转化。

其五，表里兼证，如240条："病人烦热，汗出则解，又如疟状，日晡所发热者，属阳明也。"仲景指出辨"病人烦热，汗出则解，又如疟状，日晡所发热者"，因其证候表现既可见于阳明病，又可见于太阳病，审病为表里兼证且有疑似，对此仲景明确指出："脉实者，宜下之。"以揭示病变是阳明证。

其六，阳明胃虚寒证，如243条："食谷欲呕，属阳明也。"《伤寒贯珠集·阳明篇》："食谷欲呕，有中焦与上焦之别，盖中焦多虚寒，而上焦多火逆也。阳明中虚，客寒乘之，食谷则呕，故宜吴茱萸汤，以益虚而温胃。"其证机是胃气虚弱，寒气内生或外袭，胃气被寒气所遏而上逆；治以吴茱萸汤，温胃降逆。

其七，阳明热证，如244条："病人不恶寒而渴者，此转属阳明也。"指出辨阳明热证的审证要点，并为下一步确立治疗方案提供理论依据。

其八，辨霍乱病证与太阴少阴厥阴病证及鉴

别，如384条："欲似大便，而反失气，仍不利者，此属阳明也。"指出病人若其脉微涩与呕利并见，审其证机既不是霍乱病，也不是三阴病，而是病在阳明，若阳明之气未虚，且能积极抗邪；假如其气能足力驱除邪气，则病可向愈。其病愈的标志之一是大便由下利而转为成形。

【属肺胀】病理病证是肺气胀满。见饮邪郁肺证，如第七4条："上气，喘而躁者，属肺胀。"其证机是饮邪壅滞于肺，肺气不得肃降而上逆。

【属于心】病变证机属于心。详见"血气少者属于心"项。

【属支饮】病变证机是饮邪支结不解。详见"支饮"其五项。

【属饮家】病变证机属于饮邪积久不去。详见"饮家"诸项。

【属黄家】病变证机属于发黄一类。见寒湿发黄证的基本脉证，如第十五10条："腹满，舌痿黄，燥不得睡，属黄家。"其证机是寒湿内蕴，浊气熏蒸，阴气为遏而壅滞，神明为虐而躁动；治当温阳散寒祛湿。

【属上焦】病变证机属于上焦。见上焦热证，如243条："得汤反剧者，属上焦也。"《伤寒贯珠集·阳明篇》："食谷欲呕，有中焦与上焦之别。……若得汤反剧，则仍是上焦火逆之病，宜清降而不宜温养者矣。仲景于疑似之间，细心推测如此。"其证机是上焦有热，导致阳明胃气不降而上逆；治当清上焦之热，用方可参栀子豉汤与竹叶石膏汤加减。若违背证机而治之，则会引起病证发生他变。

【属历节】这属于风寒湿久浸渐淫历经骨节而引起疼痛病证。详见"历节"其一项。

S

【属胃】病变证机属于阳明胃。

其一，阳明热结缓证，如248条："太阳病三日，发汗不解，蒸蒸发热者，属胃也。"其证机是邪热侵袭阳明而外蒸，阳明之气为邪热所扰，浊气壅滞而尚未阻结不通；治以调胃承气汤。

其二，少阳病证与阳明胃病证相兼，如265条："发汗则谵语，此属胃，胃和则愈。"《伤寒贯珠集·阳明篇》："云此属胃者，谓少阳邪气并于阳明胃府也。"指出少阳病证若与阳明胃素体失调证相兼，复加误用汗法治疗，则易引起阳明胃证。

【属带下】病变证机属于带下。详见"病属带下"项。

蜀

蜀 shǔ❶药名：如蜀椒。❷方名：如蜀漆散。

【蜀椒】蜀椒为芸香科灌木或小乔木植物花蜀椒或青椒的干燥成熟果实。

别名：花椒，川椒，巴椒，卢毅。

性味：辛，热；有小毒。

功用：温里散寒，杀虫止痛。

主治：脘腹疼痛，蛔厥，瘙痒，胸痛，少腹急结。

《神农本草经》曰："味苦温，主邪气咳逆，温中，逐骨节皮肤死肌，寒湿痹痛，下气。久服头不白，轻身增年。"

入方：见乌梅丸、乌头赤石脂丸、大建中汤、白术散、升麻鳖甲汤、王不留行散。

用量：

剂型	不同用量	古代量	现代量	代表方名
汤剂	最小用量	一两	3g	升麻鳖甲散
	最大用量	二合	5g	大建中汤
散剂	基本用量	三分	9g	白术散
丸剂	最小用量	一两	3g	乌头赤石脂丸
	最大用量	四两	12g	乌梅丸

注意事项：阴虚火旺或湿热盛者慎用。

化学成分：含香草木宁，菌芋碱，合帕落平，2′-羟基-N-异丁基（反式2，6，8，10）-十二烷四烯酰胺，脱肠草素，廿九烷，佛手柑内酯，伞形花内酯，N-甲基-2′庚基-4-喹啉酮，挥发油［α-蒎烯，β-蒎烯，香桧萜，月桂酸，α-水芹烯，柠檬酮，β-水芹烯，β-罗勒烯-X，β-罗勒烯-γ，对聚伞花素，1，8-桉叶素，α-萜品烯，邻甲基苯乙酮，壬酮，紫苏烯，芳樟醇，萜品烯醇-4，爱草脑，α-萜品醇，β-榄香烯，反式-石竹烯，十一烷酮-2，乙酸萜品酯，葎草烯，1-甲氧基-4-（1-丙烯基）苯，乙酸橙花酯，β-荜澄茄油烯，γ-榄香烯，丁子香酚，甲基丁子香酚，牻牛儿醇乙酸酯，橙花椒醇异物体，S-荜澄茄油烯］，苯甲酸，枯叶苷。

药理作用：抗应激性胃溃疡形成作用，抑制肠胃推进运动，抑制血小板聚集，抗血栓形成和止血作用，抑制小肠收缩，增强子宫收缩，升高血压，扩张冠状血管，加强脊髓反射兴奋性，提高横纹肌张力，驱虫作用（蛔虫），抑菌作用，抗真菌作用，镇痛作用。

【蜀漆】蜀漆为虎耳科落叶小灌木植物黄常山的嫩枝。

别名：恒常山，常山苗。

性味：苦、辛，寒；有毒。

功用：祛痰定狂，止惊截疟。

主治：疟疾，咽中有痰，肢节疼痛，四肢水肿。

《神农本草经》曰：“味辛平，有毒，主疟及咳逆寒热，腹中癥坚痞结，结聚邪气，蛊毒鬼注。”

入方：见桂枝去芍药加蜀椒牡蛎龙骨救逆汤、牡蛎泽泻散、蜀漆散。

用量：

用量		经方数量	经方名称
古代量	现代量		
（一）钱匕的1/3	0.5~0.9g	1方	蜀漆散
方寸匕的1/7	1g	1方	牡蛎泽泻散
三两	9g	1方	桂枝去芍药加蜀漆牡蛎龙骨救逆汤

注意事项：孕妇慎用。

化学成分：含黄常山碱（常山碱），生物碱（黄常山碱甲、黄常山碱乙、黄常山碱丙），黄常山定，4-喹唑酮，伞形花内酯，常山素B，退热碱，异退热碱，三甲胺。

药理作用：抗疟作用，抗阿米巴原虫作用，抗钩端螺旋体作用，抗病毒作用，抗肿瘤作用，抗补体作用，解热作用，催吐作用，降压作用（抑制心脏，扩张内脏血管），对平滑肌机能所处状态呈双向调节作用。

【蜀漆散】

组成：蜀漆洗，去腥　云母烧二日夜　龙骨等分

用法：上三味，杵为散，未发前以浆水服半钱。温疟加蜀漆半分，临发时，服一钱匕。

功用：通阳化痰，除疟安神。

适应证：阳郁牡疟证。发热恶寒，寒多热少，汗出则热解，胸闷，脘痞，神疲体倦，全身酸困，口中和，苔腻或黄，脉弦。

解读方药：

1. 诠释方药组成：方中蜀漆宣泄化痰；云母潜阳涤痰安神；龙骨清热化痰，重镇安神。

2. 剖析方药配伍：蜀漆与云母，属于相使配伍，透散郁热，涤痰安神；蜀漆和龙骨，属于相使配伍，涤痰潜阳安神；云母与龙骨，属于相使配伍，重镇潜阳安神。

3. 权衡用量比例：蜀漆与云母用量比例是1∶1，提示药效透散与潜阳安神之间的用量调配关系，以治痰扰；蜀漆和龙骨用量比例是1∶1，提示药效化痰与重镇安神之间的用量调配关系；云母与龙骨用量比例是1∶1，提示药效潜阳安神与重镇安神之间的用量调配关系，以治痰热肆虐。

鼠

shǔ 鼠，即药名，如鼠妇，入鳖甲煎丸中。

【鼠妇】鼠妇为鼠妇科动物平甲虫的干燥全体。

别名：地虱，西瓜虫，鼠黏，鼠负，潮湿虫。

性味：酸，温。

功用：破血化瘀消癥。

主治：癥瘕积聚，肌肤粗糙，心胸脘腹疼痛。

《神农本草经》曰：“味酸温，主气癃，不得小便，妇人月闭血瘕，痫痓寒热，利水道。”

入方：见鳖甲煎丸。

用量：

用量		经方数量	经方名称
古代量	现代量		
三分	9g	1方	鳖甲煎丸

注意事项：孕妇慎用。

化学成分：含还原苷，糖原，黏多糖（软骨素硫酸A、软骨素硫酸C），玻璃（糖醛、酸），脂类（不皂化物含甾醇、胆甾醇、蚁酸、丙酮不溶脂、皂化后的脂肪酸含十四酸、十六酸、硬脂酸、甘酸、十八碳烯酸、亚油酸、十八碳三烯酸、不饱和脂酸）。

药理作用：改善肺微血管循环，改善肺功能，解除支气管平滑肌痉挛，抗炎作用，抗菌作用，止咳作用，祛痰作用。

数 shǔ ❶一个一个地计算。如第7条："以阳数七，阴数六故也。"

shù ❷次数。如仲景序："人迎、趺阳，三部不参；动数发息，不满五十。"❸脉象，即一息脉来6次。如第七2条："寸口脉微而数，微则为风，数则为热，微则汗出，数则恶寒。"❹量多或次数多。如29条："伤寒，脉浮，自汗出，小便数，心烦，微恶寒。"❺多次。如163条："太阳病，外证未除，而数下之，遂协热而利。"❻几，多。如168条："大渴，舌上干燥而烦，欲饮水数升者。"❼按比例变化。如384条理中丸用法中言："汤法：以四两依物数切，用水八升，煮取三升，去滓。"❽急促。如第一6条："吸而微数。"

【数则为虚】病理演变特征以表证为主。见表里兼证，如134条："太阳病，脉浮而动数，浮则为风，数则为热，动则为痛，数则为虚，头痛。"仲景特言"数则为虚"，虚有其特定含义，即邪在表为虚，邪在里为实，虚者病变在营卫，实者病变在脏腑，故曰"数则为虚"者，以揭示病理演变以表证为主。

【数则为热】脉数主邪热所引起的病证。

其一，表里兼证，如134条："太阳病，脉浮而动数，浮则为风，数则为热，动则为痛，数则为虚，头痛。"其证机是邪热涌动气血而脉应之以数。

其二，肺痈证的病理，如第七2条："寸口脉微而数，微则为风，数则为热，微则汗出，数则恶寒。"其证机是邪热内盛而迫于气血。

其三，谷疸女劳疸酒疸证，如第十五2条："趺阳脉紧而数，数则为热，热则消谷，紧则为寒，食即为满。"脉数主胃热，邪热涌动于血脉。

【数为热】脉数主热证。见胃热证与胃寒证辨证，如122条，又如第十七3条："病人脉数，数为热，当消谷引食。"其证机是邪热涌动气血而脉应之以数。

【数为客热】脉数有主假热真寒证机。见胃热证与胃寒证辨证，如122条："数为客热，不能消谷，以胃中虚冷，故吐也。"指出脉数未必一定都是主热证，数脉也有主寒证，只有知此知彼，才能辨清病变本质，以法而治。同时还要知道辨虚寒脉数，则数而无力。

【数更衣】多次出现下利。见少阴阳虚血少下利证，如325条："呕而汗出，必数更衣，反少者，当温其上灸之。"其证机是阳气虚弱而不能固摄，清气不得阳气固摄而下陷，则多次出现下利。

【数日】几天以后。见厥阴肝热厥逆证，如339条："数日，小便利，色白者，此热除也；欲得食，其病为愈；若厥而呕，胸胁烦满者，其后必便血。"指出疾病在其病变过程中，因正气抗邪，邪不胜正而向愈。

【数实者】脉数与实并见。见肺痈热证，如第七1条："咳唾脓血，脉数虚者，为肺痿；数实者，为肺痈。"脉数与实并见，多主实热病理病证。

【数则恶寒】脉数主恶寒。见肺痈证的病理，如第七2条："寸口脉微而数，微则为风，数则为热，微则汗出，数则恶寒。"其证机是肺气为邪热所扰而不能宣发卫气，热内盛则脉数，卫气固护不及则恶寒。

【数岁】几年。详见"久咳数岁"项。

【数即消谷而大坚】脉数主消化食物功能超过正常范围，并有饥饿感，其大便坚硬。详见"消谷而大坚"项。

【数脉即止】脉数主邪热与水气相结而留止不去。第十四8条："趺阳脉浮而数，浮脉即热，数脉即止，热止相搏，名曰伏。"仲景言"脉数"者，非尽言脉，而暗示辨证的主要矛盾方面是邪热病理。

【数十日不解】数十日已过且病证仍然没有被解除。如第二十一8条："产后风，续之数十日不解，头微痛，恶寒，时时有热。"指出病已多日，且当积极治疗，不可延误病情。

【数欠伸】身体多次稍稍向上移动而伸展。见妇人脏躁证，如第二十二6条："妇人脏躁，喜悲伤欲哭，象如神灵所作，数欠伸，甘麦大枣汤主之。"其证机是心脾之气不足，阴阳之气不足为人所用的病理表现。

术 shù ❶技术与技能。如仲景序："曾不留神医药，精究方术。"

zhú ❷药名：如白术。❸方名：越婢加术汤。

束 shù 束，即捆住，引申为没有。如仲景序："降志屈节，钦望巫祝，告穷归天，束手受败。"

【束手受败】没有办法而甘心遭受疾病与灾难。如仲景序："降志屈节，钦望巫祝，告穷归天，束手受败。”

庶 shù 庶，即将近，差不多。如仲景序：“虽未能尽愈诸病，庶可以见病知源。”

【庶可以见病知源】差不多就能诊察疾病与辨清病变证机之根源。如仲景序：“虽未能尽愈诸病，庶可以见病知源。”

漱 shù 漱，即含水洗口腔，引申为含水滋润口腔。如202条：“阳明病，口燥，但欲漱水不欲咽者，此必衄。”如第十六10条：“病人胸满，唇痿舌青，口燥，但欲漱水不欲咽，无寒热，脉微大来迟，腹不满，其人言我满，为有瘀血。”

【漱水不欲咽】口干舌燥但欲漱水且不欲咽下。详见“欲漱水不欲咽”项。

衰 shuāi ❶损伤。如第一2条：“服食节其冷、热、苦、酸、辛、甘，不遗形体有衰。”❷邪气乘机侵入。如第十一12条：“阴气衰者为癫，阳气衰者为狂。”❸虚弱。如第十四19条：“趺阳脉伏，水谷不化，脾气衰则鹜溏，胃气衰则身肿。”❹事物发展转向微弱。如第十四21条：“年盛不觉，阳衰之后，营卫相干，阳损阴盛。”

腨 shuàn 腨，《说文》作“踹”，即小腿（脚）肚，亦即腓肠肌。见太阳经伤证，如第十九1条：“师曰：病趺蹶，其人但能前，不能却，刺腨入二寸，此太阳经伤也。”《金匮悬解·趺蹶手指臂肿转筋阴狐疝蚘虫病》：“太阳之经入腘中，贯腨内外踝，至小指之外侧，刺腨入二寸，泻太阳之寒湿，筋柔则能却矣。”

双 shuāng 双，即两个。如第十二12条：“脉双弦者，寒也，皆大下后善虚；脉偏弦者，饮也。”

【双弦】左右手脉象都是弦。详见“脉双弦”项。

水 shuǐ ❶水。流动之水，泉水，统称为食用之水。如12条桂枝汤用法中言：“以水七升，微火煮取三升。”❷雨水。如262条麻黄连轺赤小豆汤用法中言：“以潦水一斗，先煮麻黄，再沸。”❸浆水。如393条枳实栀子豉汤用法中言：“以清浆水七升，空煮取三升。”❹病理概念之水气。如40条：“伤寒表不解，心下有水气。”❺经血之血水。如第十四19条：“妇人则经水不通，经为血，血不利则为水，名曰血分。”

【水气】水气病理病证。

其一，阳虚水泛证，如316条：“小便不利，四肢沉重疼痛，自下利者，此为有水气。”其证机是肾阳虚弱，阳不化水，水气内停而阻滞气机，并肆虐上下内外；治当温阳利水，以真武汤。

其二，望面色主病，见第一3条：“鼻头色微黑者，有水气。”其证机是肾气大虚，邪气内盛，肾不主水，水气肆虐。

其三，肾气不化水气证，如第十三10条：“小便不利者，有水气，其人苦渴。”《金匮要略心典·消渴小便利淋病》：“此下焦阳弱气冷，而水气不行之证。”其证机是肾气虚弱，气化不及，水气内停而肆虐；治以栝楼瞿麦丸，温肾润燥、益气化水。

【水气在皮肤中】水气充斥于肌肤之中。见脾虚水泛重证，如第十四24条：“皮水为病，四肢肿，水气在皮肤中，四肢聂聂动者。”《医宗金鉴·水气病》：“皮水为病，是水气相搏在皮肤之中，故四肢聂聂瞤动也。”其证机是脾虚不能运化水湿，水气泛滥于肌肤四肢；治以防己茯苓汤，温脾利水、通阳消肿。

【水药】即水与药。详见“水药不得入口为逆”项。

【水药不得入口为逆】水与药都不得入于口于胃，为病证较重。见表里兼证，如76条：“发汗后，水药不得入口为逆；若更发汗，必吐下不止。”《伤寒论浅注·辨太阳病脉证篇》：“发大汗之后，水药不得入口，以汗本于阳明水谷之气而成，今以大汗伤之，则胃气大虚，不能司纳如此，此为治之之逆。”辨表里兼证，假如病以里证为主，且因辨证失误，以先用汗法，复加用汗法治疗未能切中证机，则会损伤脾胃之气，由此而变生上吐下泻证。

【水谷】所饮之水与所食之食物的统称。若水谷入肠胃，必得胃气受纳、腐熟，脾之运化、消磨，才能为人所用。若水谷入肠胃而不消，则变而为邪，以此为病，详见以下诸条。

【水谷不别】水谷入于肠胃而不得分清泌浊。

见阳明虚寒固瘕证，如191条：“所以然者，以胃中冷，水谷不别故也。”《注解伤寒论·辨阳明病脉证并治》：“此以小便不利，水谷不别，虽大便初硬，后必溏也。”其证机是阳明胃素体虚弱，复加寒气侵入，寒气与虚气相互搏结，阳不化津，浊气壅滞，卫气不固。

【水谷不化】水谷入于肠胃而不得消化。

其一，水气证与脾胃的关系，如第十四19条：“趺阳脉伏，水谷不化，脾气衰则鹜溏，胃气衰则身肿。”其证机是脾胃阳气虚弱，不能消化所食之食物。

其二，水气病证，如第十四21条：“胃家虚烦，咽燥欲饮水，小便不利，水谷不化，面目手足浮肿。”指出因治疗不当而损伤脾胃之气，导致脾胃之气不能消化水谷。

【水不行】所饮之水不得正常布行，即水气病证。见脏腑辨证论治的整体观，如第一1条：“脾能伤肾，肾气微弱，则水不行。”其证机是脾虚及肾或脾不能运化水津而损伤肾气，所以引起脾肾水气病证。

【水不沾流】所饮之水不得正常代谢。见肠间水气寒证证机，如第十四9条：“寸口脉弦而紧，弦则卫气不行，即恶寒，水不沾流，走于肠间。”其证机是水气内盛而充斥，不得上输下行水道且走于肠间。

【水不胜谷气】水气不胜正气而欲退。见阳明水湿郁表自愈证，如192条：“奄然发狂，濈然汗出而解者，此水不胜谷气，与汗共并，脉紧则愈。”《伤寒溯源集·阳明上篇》：“谷气者，胃中之阳气也，阳气胜，则能蒸津液而为汗，故为邪却而精胜。”指出阳明是多气多血之府，其受病后且决定正气在多数情况下是不断地自我调节，力争自我抗病以驱除病邪。病证若是水湿郁表所致，其正气欲战胜邪气，病为向愈，但对此还要因具体病人而辨，且不可一概而论。

【水走肠间】水气逆乱于肠间。见痰饮证，如第十二2条：“其人素盛今瘦，水走肠间，沥沥有声，谓之痰饮。”其证机是脾胃阳气不足，气化水津不足，水津变而为痰饮，留结于脾胃；治当温脾和胃化饮。

【水走皮肤】水气充斥于皮肤之间。见水气热证，如第十四8条：“沉则脉络虚，伏则小便难，虚难相搏，水走皮肤，即为水矣。”其证机是水气内停而不得从小便去，水气乘机走入络脉而溢于肌肤，则病证在外。

【水在心】水气在心的病理病证。见心水饮证，如第十二3条：“水在心，心下坚筑，短气，恶水，不欲饮。”其证机是水气凌心而壅结，心气为水气所郁所遏而不得主持于内；治当利水化饮，通达心脉。

【水在肺】水气在肺的病理病证。见肺水饮证，如第十二4条：“水在肺，吐涎沫，欲饮水。”其证机是水气射肺，肺气不降，气化不足，水气随肺气而上逆；治当宣肺利气，化饮降逆。

【水在脾】水气在脾的病理病证。见脾水饮证，如第十二5条：“水在脾，少气，身重。”其证机是水饮淫脾，脾为水困而不得运化水津，水津变为水饮而又遏制脾气，水气充斥内外；治当运脾利水，化饮和中。

【水在肝】水气在肝的病理病证。见肝水饮证，如第十二6条：“水在肝，胁下支满，嚏而痛。”其证机是水气在肝，肝气为水气所遏而不得疏泄，水气因肝气而上逆上攻；治当化饮利水，疏肝调气，以四逆散与五苓散加减。

【水在肾】水气在肾的病理病证。见肾水饮证，如第十二7条：“水在肾，心下悸。”其证机是水气在肾，肾气不得主水而为水气所郁，水气随肾气而上逆于心；治当益肾利水，化饮通阳。

【水病脉出】水气病证脉浮而无根。详见“脉出”项。

【水病人】水气病人。见脾肾水气实证，如第十四11条：“夫水病人，目下有卧蚕，面目鲜泽，脉伏，其人消渴。”指出水气病理病证及其证候特征。

【水逆】水气逆乱而上攻的病理病证。见中焦水气证，如74条，又如第十三5条：“渴欲饮水，水入则吐，名曰水逆。”《伤寒内科论·辨太阳病脉证并治》：“因水邪内留，以水济水，正其所恶，两水莫容，自当上逆，故呈饮水格拒之势。”其证机在里是素体脾胃不和因外邪传入而变生水气，水气逆乱而上行。

【水入则吐】饮水入胃则呕吐。详见“水逆”项。

【水渍于胃】水气浸渍于肠胃的病理。见脾胃阳郁水气证，如356条：“却治其厥，不尔，水渍于胃，必作利也。”指出治疗脾胃阳郁水气证，未能审证求机而从手足厥逆症状治疗，不仅不能达到治疗效果，反而还会引起水气逆乱肠胃

S

而引起下利。

【水行皮中】暑湿水气之邪逆乱于皮肤之中。见暑湿营卫不和证，如第二 27 条：“此以夏月伤冷水，水行皮中所致。”其证机是暑湿之邪侵袭在肌肤营卫之间；治当清暑祛湿，以一物瓜蒂散。

【水中】身体入于水中。详见“汗出入水中”项。

【水鸡】或青蛙（田鸡）或水鸡。比喻喉中痰鸣音如水鸡叫声。详见“喉中有水鸡声”项。

【水分】水气引起的病理病证。见妇人水病血病的辨证要点，如第十四 20 条：“病有血分、水分，何也？师曰：经水前断，后病水，名曰血分，此病难治；先病水，后经水断，名曰水分。”《金匮要略方论本义 · 水气病》：“血分经水前断，正气虚也；水分先病水，邪气盛也，祛邪可为；正气虚者，养正不足，故治有难易，去水其经自下，因先病水，致经断，此澄源以清其流也。”指出经水与经血之间的辨证关系，从水气与经血先后病理变化而知病变的主要矛盾方面。从而揭示辨治妇科病证，不能仅局限在经血方面，而应考虑到水气病理病证则可引起经血病证，而经血病证亦可引起水气病证。对此辨证一定要相互验证，审证求机而治之，方可取得治疗效果。

【水能浮舟】如水能浮舟在水上行。见脏腑辨证论治的整体观，如第一 1 条：“风气虽能生万物，亦能害万物，如水能浮舟，亦能覆舟。”指出自然之气既能助人生长，又能引起人体发病。

【水流在胁下】水饮之邪浸淫于胸里胁下。详见“饮后水流在胁下”项。

【水停心下】水饮之邪留结于胃脘。

其一，饮证与饮水的关系，如第十二 12 条：“夫病人饮水多，必暴喘满。凡食少饮多，水停心下。”指出饮证因饮水太过而遏阻脾胃气化功能而变生饮证，提示其治当调理脾胃气机。其证机是因于饮水太过，水不得化为饮邪，壅滞气机，浊气阻塞胃脘。

其二，脾胃支饮寒证，如第十七 2 条：“先呕却渴者，此为欲解。先渴却呕者，为水停心下，此属饮家。”其证机是脾胃有寒而不化水，水不得气化为津以内停则为水气，水气与胃气相搏而上逆。

其三，脾胃支饮水盛证，如第十二 41 条：“先渴后呕，为水停心下，此属饮家。”其证机是水气内盛而逆乱于脾胃，脾不得运津，胃不得降浊。

【水去呕止】水气去则呕吐止。见寒饮郁肺证，如第十二 39 条：“水去呕止，其人形肿者，加杏仁主之。”指出寒饮郁肺证在其病变过程中，其水饮之邪则会浸淫于胃而出现呕吐病证，治不当从胃而当从肺，肺中水饮得去，则呕吐自止。

【水之为病】水气为病的病证表现。见少阴心肾阳虚水气证，如第十四 26 条：“水之为病，其脉沉小，属少阴。”《张氏医通 · 水气病》：“此论少阴正水之病。”其证机是少阴心肾阳气虚弱，水不得阳气所化而为水气；治以麻黄附子汤，温补阳气、气化水气，使寒水得阳气气化而消散。

【水从汗孔入得之】水气之邪从汗孔而侵入引起病证。见湿热黄汗证，如第十四 28 条：“以汗出入水中浴，水从汗孔入得之。”指出湿热黄汗证的病因是外邪侵袭所致，尤其是汗出之时正是邪气侵入之时，提醒在汗后不可入水中，以免引起湿热黄汗证。

【水饮所作】水饮之邪所引起病证。

其一，阳虚饮结寒凝证，如第十四 31 条：“气分，心下坚大如盘，边如旋杯，水饮所作。”其证机是脾胃阳气虚弱，寒气内生，凝结中气，浊气梗阻；治以桂枝去芍药加麻黄附子细辛汤，壮阳宣气、解凝化饮。

其二，脾气虚气滞热证，如第十四 32 条：“心下坚大如盘，边如旋盘，水饮所作。”其证机是脾胃气虚，虚而不运，浊气壅滞，升降失常；治以枳术汤，健脾理气、化饮散结。

【水结在胸胁】水饮之邪相结在胸胁的病理病证。见热实结胸证，如 136 条：“但结胸，无大热者，此为水结在胸胁也，但头微汗出者。”《注解伤寒论 · 辨太阳病脉证并治》：“若但头微汗出，余处无汗，是水饮不得外泄，停蓄而不行也，与大陷胸汤，以逐其水。”其证机是邪热与饮邪相结，邪热与水饮相搏而熏蒸于上，阻结于内，治以大陷胸汤。

【水与血俱结在血室】水气与血相结在女子血室。见胞中血与水结证，如第二十二 13 条：“妇人少腹满如敦状，小便微难而不渴，生后者，此为水与血俱结在血室也。”《金匮要略心典 · 妇人杂病》：“生后即产后，产后得此乃是水血并结，而病属下焦也。”其证机是产后瘀血不去，积而为水，水气与血相结于胞中，壅滞气机而不通；治以大黄甘遂汤，化瘀利水、洁净胞宫。

【水浆不下】饮食水谷不得入胃，亦即胃气失和而不能受纳饮食。见脾胃阳气虚弱证，如150条：“太阳少阳并病，而反下之，成结胸，心下硬，下利不止，水浆不下，其人心烦。”《注解伤寒论・辨太阳病脉证并治》：“若邪结阴分，则饮食如故，而为脏结，此为阳邪内结，故水浆不下而心烦。”指出脾胃阳气虚弱，阳气虚弱而不得固摄、温煦于上下，则会引起下利不止，水浆不入等病证。

【水上有珠五六千颗相逐】在水表面出现水泡5000~6000颗相互连接。如65条茯苓桂枝甘草大枣汤用法中言：“水上有珠五六千颗相逐。”

【水盏半】用水1盏半即75~120mL。如第二21条麻黄杏仁薏苡甘草汤用法中言：“每服四钱匕，水盏半，煮八分，去滓。”

【水蛭】水蛭为环节动物水蛭科的蚂蟥和水蛭及柳叶蚂蟥等的全体。

别名：蚂蟥，至掌，蚑。

性味：咸、苦，平；有小毒。

功用：破血逐瘀，通经散结。

主治：症瘕积聚，小便不利，心胸脘腹疼痛，月经不调，痛经，闭经，不孕。

《神农本草经》曰：“味硬平，主逐恶血，瘀血，月闭，破血瘕，积聚，无子，利水道。”

入方：见抵当汤、抵当丸、大黄䗪虫丸。

用量：

剂型	不同用量	古代量	现代量	代表方名
汤剂	基本用量	三十个	60g	抵当汤
丸剂	最小用量	二十个	40g	抵当丸
	最大用量	百枚	200g	大黄䗪虫丸

注意事项：孕妇慎用。

化学成分：含水蛭素，肝素，抗血栓素，蛋白质，氨基酸，多肽，组织胺样物质。

药理作用：抑制血细胞凝集作用，抗凝血酶作用，对纤维蛋白具有较强的纤溶作用，抑制血小板聚集，降低全血比黏度和血浆比黏度，降低胆固醇、三酰甘油，抗血栓形成，改善肾脏血液循环障碍，增强心肌营养血流量的作用，改善微循环，消退主动脉粥样硬化斑块的作用，扩张血管，抑制心肌缺血，对组织缺血、缺氧有保护作用。

睡

shuì 睡，即闭目休息。如第6条：“脉阴阳俱浮，自汗出，身重，多眠睡，鼻息必鼾。”

顺

shùn ❶顺应，顺从。如337条：“阴阳气不相顺接，便为厥，厥者，手足逆冷者是也。”❷顺和，引申为病势不剧烈。如256条：“其脉不负者，为顺也。”❸依照，沿袭。如仲景序：“各承家技，始终顺旧。”

【顺接】相互顺应协调一致。详见“阴阳气不相顺接”项。

【顺旧】沿袭旧的东西而缺乏接受新认识。如仲景序：“各承家技，始终顺旧。”

说

shuō 说，即言论，学说。如第一3条：“病人有气色见于面部，愿闻其说。”

铄

shuò 铄，即损耗。如第四3条：“邪气内藏于心，外舍分肉之间，令人消铄脱肉。”

蒴

shuò 蒴，即药名，如蒴藋细叶，入王不留行散中。

【蒴藋细叶】蒴藋细叶为忍冬科植物的全草细叶。

别名：接骨草叶，堇草，芨，接骨草。

性味：甘、酸，温。

功用：行血消瘀，愈金疮。

主治：跌打损伤，筋脉挛急，疮疡肿毒。

《长沙药解》曰：“行血通经，消瘀化凝，疗水肿，逐湿痹，下症块，破瘀血，洗瘾疹风瘙，敷脚膝肿痛。”

入方：见王不留行散。

用量：

用量		经方数量	经方名称
古代量	现代量		
十分	30g	1方	王不留行散

注意事项：孕妇慎用。

化学成分：含绿原酸，熊果酸，α-香树脂醇，β-谷甾醇，黄酮类，酚性成分，鞣质，硝酸钾，豆甾醇，菜油甾醇。

药理作用：促进骨折愈合作用（能促进磷在骨痂中的沉积），抗炎作用（减少毛细血管通透性）。

思 sī 思，即思索，思考。如仲景序：“观今之医，不念思求经旨，以演其所知。”

斯 sī ❶这。如仲景序：“余宿尚方术，请事斯语。”❷连绵词。如仲景序：“省疾问病，务在口给，相对斯须，便处汤药。”

【斯语】这样的话。如仲景序：“余宿尚方术，请事斯语。”

【斯须】连绵词，表示时间短暂。如仲景序：“省疾问病，务在口给，相对斯须，便处汤药。”

死 sǐ 死，即死亡。如 132 条：“结胸证，其脉浮大者，不可下，下之则死。”仲景论诸多死证，其言“死”者，以揭示病证危重，难以救治，预后不良。对此若能积极救治，庶几挽救于顷刻，转危为安。

巳 sì 巳，即巳时，在上午 9~11 时。如第 9 条：“太阳病欲解时，从巳至未上。”

四 sì ❶数目词。如 316 条：“少阴病，二三日不已，至四五日，腹痛，小便不利。”❷专指两手足。如 318 条：“少阴病，四逆，或咳。”❸方名：如四逆汤、四逆散等。

【四肢】人体两手臂与两足胫，即肩关节至手指端，髋关节至足趾端。如 48 条：“乍在腹中，乍在四肢，按之不可得。”

【四肢拘急】四肢拘紧挛急。见阳虚阴盛霍乱证，如 388 条：“吐利，汗出，发热恶寒，四肢拘急。”其证机是阳气虚弱不得温煦四肢，阴津亏虚不能滋养四肢，故四肢拘急；治当温阳散寒，和畅筋脉，以四逆汤。

【四肢拘急不解】四肢拘紧挛急不能被解除。见阳虚格阳阴损霍乱证，如 390 条：“吐已，下断，汗出而厥，四肢拘急不解，脉微欲绝者。”《伤寒内科论·辨霍乱病脉证并治》：“四肢拘急不解，乃阳不得温，阴不得滋。”其证机既有阳气大虚而不得温煦于外，又有阴津大伤而不得滋养，更有阴寒内盛而肆虐上下经气经脉；治当温阳散寒，益阴和津，以通脉四逆加猪胆汁汤。

【四肢痠疼】四肢痠楚困重疼痛。见气血虚内热证，如第六 13 条：“虚劳里急，悸，衄，腹中痛，梦失精，四肢痠疼，手足烦热，咽干，口燥。”其证机是气血虚弱，气虚而不运，血虚而不行，虚热内生，走窜经脉，四肢为虐而痠楚疼痛；治当补益气血，以小建中汤。

【四肢头面肿】四肢及头面肿胀。见湿热黄汗证，如第十四 1 条：“黄汗，其脉沉迟，身发热，胸满，四肢头面肿，久不愈，必致痈脓。”其证机是湿热浸淫肌肤，肆虐营卫，壅滞气机，浊气逆乱，水湿充斥于上下；治当清热利湿、调畅营卫，以黄芪芍桂苦酒汤。

【四肢烦疼】四肢烦热与疼痛并见。见太阴脾湿自愈证，如 274 条：“太阴中风，四肢烦疼，阳微阴涩而长者，为欲愈。”《伤寒悬解·太阴篇》：“脾主四肢，脾病不能行气于四肢，气血壅塞，故四肢烦疼。”其证机是阳气虚弱而不能正常运化水湿，水湿可乘机泛溢于四肢则出现四肢烦疼。假如太阴脾气自我恢复，或经治疗，其阴阳趋于平和，欲化湿行气于四肢，且因湿邪黏滞胶结而不易驱除，正邪斗争比较剧烈，在正气积力蓄积力量以驱邪之际，似有正不胜邪，病者出现四肢烦疼，脉阳微阴涩，此似病证在加重，究其本质则是正气恢复以抗邪，病为向愈。

【四肢烦重】四肢烦热而沉重。见心脾不足，痰风内生证，如第五 11 条：“侯氏黑散：治大风，四肢烦重，心中恶寒不足者。”《金匮要略编注二十四卷·中风历节病》：“邪困于脾，则四肢烦重。”其证机是心脾不足，气血生化不足，脾不得主持四肢与肌肉，复因风痰走窜四肢与肌肉，故四肢烦重；治当补心益脾，以侯氏黑散。

【四肢苦烦】四肢烦热特别明显。见湿热黄疸证，如第十五 1 条：“寸口脉浮而缓，浮则为风，缓则为痹；痹非中风，四肢苦烦，脾色必黄，瘀热以行。”《金匮要略心典·黄疸病》：“风得湿而变热，湿应脾而内行，是以四肢不疼而苦烦。”其证机是湿热内结，壅滞脾气，脾不得行气于四肢，复加湿热肆虐于四肢，故四肢烦热特别明显。

【四肢苦重】四肢沉重特别明显。见脾水气证，如第十四 16 条：“脾水者，其腹大，四肢苦重，津液不生，但苦少气，小便难。”《金匮要略心典·水气病》：“脾主腹而气行四肢，脾受水气，则腹大四肢重。”其证机是水气在脾，脾不运湿，水气溢于四肢；治当理脾利水，气化水气。

【四肢沉重疼痛】四肢既沉重又疼痛。见肾阳虚水泛证，如316条："腹痛，小便不利，四肢沉重疼痛，自下利者，此为有水气。"《伤寒贯珠集·少阴篇》："于是水寒相搏，浸淫内外，为四肢沉重疼痛。"其证机是肾阳虚弱，阳不化水，水气内停而走注四肢；治当温阳利水，以真武汤。

【四肢疼】四肢疼痛。见厥阴阳虚阴盛厥逆证，如353条："大汗出，热不去，内拘急，四肢疼，又下利，厥逆而恶寒者。"《伤寒论辨证广注·中寒脉证》："四肢者，诸阳之本，汗不出而四肢疼，则为邪实；大汗出而四肢疼，则为阳虚，疼者即拘急而疼，总属寒邪入里之状。"其证机是厥阴阳气虚弱，阴寒内生，寒阻阳气而不能外达四肢；治以四逆汤。

【四肢九窍】两手足与两眼、两耳、口舌与鼻及前后二阴。见脏腑发病与致病因素，如第一2条："四肢九窍，血脉相传，壅塞不通，为外皮肤所中也。"仲景以"四肢九窍"，以指出外邪之盛气相乘而为病。理解"四肢""九窍"者，当指外而言；并暗示四肢病证较浅，九窍病证较重。

【四肢才觉重滞】四肢刚刚感觉沉重不舒服。见脏腑发病与致病因素，如第一2条："四肢才觉重滞，即导引，吐纳，针灸，膏摩，勿令九窍闭塞。"指出对于疾病的治疗，要及早医治，防止病证传变或加剧或加重。仲景并以"四肢才觉重滞"为例，说明治疗疾病必须认识到及早医治的重要性。

【四肢历节疼】四肢关节疼痛非常明显。见胸中留饮证，如第十二10条："胸中有留饮，其人短气而渴，四肢历节痛，脉沉者，有留饮。"《金匮要略心典·痰饮咳嗽病》："水不循三焦故道下行，乃流溢四肢而历节痛。"其证机是饮邪留结于胸中而泛溢阻结于四肢。

【四肢皆肿】两上下肢均有肿胀。详见"面目身体四肢皆肿"项。

【四肢肿】四肢肿胀。见脾虚水泛重证，如第十四24条："皮水为病，四肢肿，水气在皮肤中。"《医宗金鉴·水气病》："皮水为病，是水气相搏在皮肤之中，故四肢聂聂瞤动也。"其证机是脾虚不能运化水湿，水气泛滥于肌肤四肢；治以防己茯苓汤，温脾利水、通阳消肿。

【四肢聂聂动者】四肢肌肉抖动或跳动。见脾虚水泛重证，如第十四24条："水气在皮肤中，四肢聂聂动者。"其证机是脾虚不能运化水湿，水湿阻滞而阳气不通，四肢肌肉不得阳气温煦而筋脉经气失和，水气泛滥又肆虐于肌肤四肢，故四肢肌肉抖动或跳动。

【四肢流来入口者】病邪从四肢传入于口，或暗示病邪由外而传入于脏腑。见浸淫疮，如第一12条："从四肢流来入口者，不可治。"《金匮要略心典·脏腑经络先后受病》："从四肢流来入口者，病自外之里，故不可治。"理解"口"，当指里而言；"四肢"，当指外而言。认识仲景辨证精神，具有广泛的指导意义，并不能简单地从文字表面理解口，就是指口；四肢就是指四肢。只有透过文字表面论述而深入揭示辨证论治的精神实质，以此才能对浸淫疮的辨证有足够的认识和理解，才能应用并指导于临床。

【四肢微急】四肢有轻微拘急。见表里兼证，如20条："太阳病，发汗，遂漏不止，其人恶风，小便难，四肢微急，难以屈伸者。"其证机是太阳营卫虚弱而不固，复加汗法不当而更损阴阳，导致阳气虚弱不能固摄，阴津虚弱不得养荣；治用桂枝加附子汤，温补阳气、解肌散邪。

【四属断绝】四肢关节连属疼痛或麻木犹如不能连接一样。见肝肾两伤历节证，如第五9条："三焦无所御，四属断绝，身体羸瘦，独足肿大，黄汗出，胫冷。"《金匮要略论注·中风历节病》："四属之气，不相统摄而断绝，四属者，四肢也。"辨肝肾两伤历节证，尤其是辨"四属断绝"证，以揭示肝虚不得主筋，肾虚不得主骨，筋骨不得肝肾所养，四肢关节连属疼痛或麻木犹如不能连接一样。

【四季】一年春夏秋冬四季。详见"四季脾旺不受邪"项。

【四季脾旺不受邪】能够一年（春夏秋冬）四季保持脾的生理功能正常，则邪气无所乘所客之机。见脏腑辨证的整体观，如第一1条："夫治未病者，见肝之病，知肝传脾，当先实脾。四季脾旺不受邪，即勿补之。"《素问·太阴阳明论》："脾者，土也，治中央，常以四时长四脏，各十八日寄治，不得独主于时也。"脾属土，土寄于四季，四季主四脏，脏腑之气有赖于脾气生化气血的滋荣，脾气旺盛则邪气不得相乘，即使相乘其证机属实而非属虚，其治当理而不当补。

【四饮】痰饮，悬饮，溢饮，支饮四种饮证。

详见“四饮何以为异”项。

【四饮何以为异】四种饮证各有何病理病证表现。见四种饮证的基本脉证，如第十二2条：“问曰：四饮何以为异？师曰：其人素盛今瘦，水走肠间，沥沥有声，谓之痰饮；饮后水流在胁下，咳唾引痛，谓之悬饮；饮水流行，归于四肢，当汗出而不汗出，身体疼重，谓之溢饮；咳逆倚息，短气，不得卧，其形如肿，谓之支饮。”仲景明确指出四饮的基本病理特征与证候表现，为进一步辨证论治提供理论依据。详见“痰饮”“悬饮”“溢饮”“支饮”项。

【四时各随其色】人之面色随四时（春夏秋冬）变化各有其主时之色泽。见脉诊与面诊之间的辨证关系，如第一7条：“寸口脉动者，因其旺时而动，假令肝旺色青，四时各随其色。”仲景以常恒变的角度论述脉象与面色的变化与脏腑之气所主之时有其一定的关系。并指出五脏六腑各有主时之常色，又有其主时之病色，对此若有足够的认识与了解，则可辨清面部气色是病色还是常色。

【四部病】四种病证。见奔豚病及有关病证，如第八1条：“病有奔豚，有吐脓，有惊怖，有火邪，此四部病，皆从惊发得之。”仲景于此主要指出“四部病”的病名，仅对奔豚病证作了比较详细的论述，而对其他3种病证表现则没有明确论述，仅仅是提供了认识思路与方法。

【四十日愈】疾病向愈日期大约需40天。见心肺阴虚内热证的基本脉证，如第三1条：“若溺时头不痛者，淅然者，四十日愈。”指出心肺阴虚证，其病理特征与证候表现都比较缠绵，正气恢复则需要一定的时间，故其病愈日期大约在40天。

【四五里】4~5里（2000~2500米），以时间计算一般走完4~5里路需要20~30分钟。如第十15条大黄附子汤用法中言：“服后如人行四五里，进一服。”

【四两】4两约12g。如14条桂枝加葛根汤方中：“葛根四两（12g）。”

【四合】4合约24~32mL。如第七14条小青龙加石膏汤用法中言：“强人服一升，羸者减之，日三服，小儿服四合。”指出小儿服用小青龙加石膏汤汤剂用量应为24~32mL。

【四物依两数切】用人参、白术、干姜、甘草必须切中证机而调配方药为数等份。详见“以四物依两数切”项。

【四逆】手足不温或厥冷。

其一，肝气郁滞证，如318条：“少阴病，四逆，其人或咳，或悸，或小便不利，或腹中痛，或泄利下重者。”《伤寒括要·少阴篇》：“此证虽云四逆，必不甚冷，或指头微温，或脉不沉微，乃阴中涵阳之证，惟气不宣通，是以逆冷。”其证机是肝气不得疏泄而郁滞，气机壅滞而不畅，气不得行气于四肢；治以四逆散，疏肝解郁、调理气机。

其二，少阴阳气欲脱证，如296条：“少阴病，吐，利，躁，烦，四逆者。”《伤寒内科论·辨少阴病脉证并治》：“四逆乃阳气欲脱而不外达也。”其证机是少阴阳气欲脱而清气下陷，四肢不得阳气温煦而逆冷。

其三，厥证治禁，如330条：“诸四逆，厥者，不可下之，虚家亦然。”仲景言“诸四逆”，并非是言所有手足逆冷证，而是有其特指的。要知气郁当理，水气当利，痰饮当化，热盛当清等，诸如此类是不能用下法的。仲景同时又指出，厥证若是因虚致厥如阳虚、气虚者，其治不可用下，若下之则更损伤阳气，病证益加而不减。

其四，少阴阳绝神亡证，如298条：“少阴病，四逆，恶寒而蜷卧，脉不至，不烦而躁者。”《伤寒论浅注·辨少阴病脉证篇》：“少阴病，阳气不行于四肢，故四逆。”其证机是阳气欲亡而不能温煦四肢。

【四逆汤】

组成：甘草炙，二两（6g）　干姜一两半（4.5g）　附子生用，去皮，破八片，一枚（5g）

用法：上三味，以水三升，煮取一升二合，去滓。分温再服，强人可大附子一枚，干姜三两。

功用：温里壮阳。

适应证：

1. 心阳虚阴盛或欲脱证：心悸，心烦，怔忡，精神萎靡，大汗淋漓，四肢逆冷，或口唇指甲青紫，舌淡或紫，脉沉微。

2. 肾阳虚阴盛或欲脱证：恶寒，蜷卧，四肢厥逆，下利清谷，小便清白或不利，或汗出，或身有假热，或呕吐，舌淡，苔白，脉沉微。

3. 阳明胃虚寒重证者。

4. 厥阴肝虚寒证者。

配伍原则与方法：少阴阳虚阴寒证其基本病理病证，一是少阴阳气大虚，一是少阴阴寒太盛，所以治疗少阴阳虚阴寒证，其用方配伍原则与方法必须重视以下几个方面。

1. 针对证机选用温阳散寒药：少阴阳气大虚，阴寒太盛，阳气不得温煦，寒气充斥于外，症见四肢厥逆，恶寒身蜷等，治当温阳于内、散寒于外。如方中附子。

2. 合理配伍温暖脾胃药：脾胃为后天之本，主生化气血，阳由气所化生。因此，治疗阳虚寒证，除了选用温阳散寒药外，还必须合理配伍温暖脾胃药，以使脾胃生化气血，脾胃生化气血有序，则有助于阳气化生，阴寒消退，即温暖脾胃则能达到温壮阳气作用。如方中干姜。

3. 妥善配伍补气药：阳虚者气必虚，温阳者必当补气，补气者则能助阳补阳，故妥善配伍补气药，在治疗阳虚病证方面具有非常重要的作用。又，为何治疗阳虚病证而没有配伍补阳药而用温阳散寒药？于此必须审明治疗阳气大虚，阴寒太盛之证机，治则不能用补阳药，若用补阳药会因其作用和缓而不能达到温壮阳气，回阳救逆之目的，对此必须配伍温阳药与补气药，二者相互为用则能起到阳从气而化生，气从热而化阳即温补阳气作用。如方中甘草。

解读方药：

1. 诠释方药组成：方中生附子温壮阳气；干姜温暖脾胃；甘草益气和中。

2. 剖析方药配伍：附子与干姜，属于相须配伍，增强温阳壮阳；附子与甘草，属于相使配伍，益气壮阳补阳；干姜与甘草，属于相使配伍，温暖脾胃，化生阳气。

3. 权衡用量比例：生附子与干姜用量比例是4∶3，提示药效急急壮阳与温中的用量调配关系，以治阴寒；生附子、干姜与甘草用量比例是6∶4.5∶5，提示药效壮阳与益气之间的用量调配关系，以治阳虚。

药理作用：

1. 强心作用：对离体兔心有明显的强心作用，可增加心肌收缩力，并可使冠状动脉血流量显著增加，其作用机理可能是兴奋β受体，具有直接的强心作用；能扩张冠状动脉，增加冠状动脉血流量；改善休克动物血压回升前微血管血流，缩短红细胞电泳时间，减少小肠出血性坏死（伤寒杂病论汤方现代研究与应用，1993：56）。

2. 保护心肌作用：对神经垂体素引起的家兔缺血性心电图有显著的改善作用，并使ST段下移显著减轻，T波的增高明显受到抑制，显著改善缺血性ECG的作用，对低张性缺氧小鼠的心肌有保护作用［中草药，1995（3）：141］。

3. 解除自由基作用：对心肌匀浆脂质过氧化物反应（LPO）有抑制作用，其抑制率随剂量加大而上升，并可显著降低缺血心肌氧自由基浓度和脂质过氧化物（MDA）含量，还对OFR有不同程度的清除率，其清除率随剂量加大而上升［中国中药杂志，1995（11）：690］；能使缺血小鼠心肌超氧化物歧化酶（SOD）活性增加，削弱缺血心肌中自由基损伤性反应，而增加自由基防御因素，具有对缺血心肌的保护性效应［中国中西医结合杂志，1994（9）：549］。

4. 增强免疫功能作用：对抗免疫抑制，有免疫激活作用，使血清IgG含量升高［中医杂志，1988（10）：59］；能明显提高正常小鼠淋巴内cAMP/cGMP的比值，且能降低免疫功能低下小鼠淋巴细胞内及血浆中cAMP/cGMP的比值至正常对照组水平，但对正常小鼠血浆中cAMP/cGMP的比值无明显影响［昆明医学院学报，1994（4）：29-31］；能显著提高正常大鼠血清IgG水平。

5. 抗休克作用：抗心源性、内毒素性、失血性、纯缺氧性、血管栓塞性、小肠缺血损伤性休克作用。

另外还具有显著提高氢化可的松造成的IgG下降［中医杂志，1982（11）：73］；对心率有双向调节作用，并能扩张血管，改善微循环，催眠作用，镇痛作用，抗炎作用，降温作用，兴奋腺垂体-肾上腺皮质功能作用等。

【四逆加人参汤】

组成：甘草炙，二两（6g）　干姜一两半（4.5g）　附子生用，去皮，破八片，一枚（5g）　人参一两（3g）

用法：上四味，以水三升，煮取一升二合，去滓。分温再服。

功用：温阳散寒，益气救阴。

适应证：

1. 心阳虚或欲脱阴损证：心悸，怔忡，头大汗出，或大汗淋漓，心烦，虚躁，手足逆冷，神志昏沉，或面部发赤，舌淡暗，唇紫，脉微欲绝。

2. 肾阳虚或欲脱阴损证：下利清谷，或欲下利而无物可下，恶寒，手足逆冷，舌淡，苔白，脉微欲绝。

3. 阳虚阴损霍乱证者。

解读方药：

1. 诠释方药组成：方中生附子温壮阳气；干姜温暖脾胃；人参补益元气；甘草益气和中。

2. 剖析方药配伍：附子与干姜，属于相须配伍，增强温阳壮阳；人参与甘草，属于相须配伍，大补元气，化生津血；附子与人参、甘草，属于相使配伍，急急壮阳化气；干姜与人参、甘草，属于相使配伍，温暖脾胃，化生阳气。

3. 权衡用量比例：生附子与干姜用量比例是4∶3，提示药效壮阳与益气之间的用量调配关系，以治阴寒；人参与甘草用量比例是1∶2，提示药效大补元气与益气缓急之间的用量调配关系，以治气虚；附子与人参、甘草用量比例是5∶3∶6，提示药效壮阳与益气之间的用量调配关系，以治阳虚；干姜与人参、甘草用量比例是4.5∶3∶6，提示药效温中与益气之间的用量调配关系，以治阳虚。

药理作用：

1. 抗休克作用：对静脉注入橄榄油引起的猫血管栓塞性休克、冠状动脉结扎所致家兔心源性休克能延长存活时间，并可提高家兔及小鼠的耐缺氧能力；对休克动物的动脉血压有一定的维持作用，并使其轻度升高，呼吸运动加强，加强心缩力的作用［中草药，1981（2）：544］。

2. 抗缺氧作用：能明显延长缺氧小鼠存活时间，对缺氧所致的异常心电图有一定的改善作用。

另外还具有强心作用、催眠作用等。

【四逆散】

组成：柴胡　枳实破，水渍，炙干　芍药　甘草（炙）

用法：上四味，各十分，捣筛，白饮和，服方寸匕，日三服。咳者，加五味子、干姜各五分，并主下利；悸者，加桂枝五分；腹中痛者，加附子一枚，炮令坼；泄利下重者，先以水五升，煮薤白三升，煮取三升，去滓。以散三方寸匕，内汤中，煮取一升半，分温再服。

功用：疏肝解郁，调理气机。

适应证：肝气郁滞证。情志不畅，表情沉默，胸胁胀满或疼痛，手足逆冷，或咳嗽，或心悸，或小便不利，或腹中痛，或泄利下重，苔薄，脉弦。

配伍原则与方法：肝气郁滞证其基本病理病证，一是肝气郁滞，一是肝气不能疏泄条达，所以治疗肝气郁滞证，其用方配伍原则与方法必须重视以下几个方面。

1. 针对证机选用疏肝理气药：肝主疏泄条达而恶抑郁，郁则气机不畅，气机不畅则经脉不和，经脉不和则阳气郁滞而不能外达，则症见表情沉默，胸胁胀满，手足不温。治当疏肝解郁。在选择疏肝解郁药时，最好选用既有疏肝作用，又有升达肝气作用的药，只有如此，才能取得最佳治疗效果。如方中柴胡。

2. 合理配伍收敛肝气药：肝郁者法当疏散，疏散虽能治疗肝郁，但易于伤肝气，故在疏达肝气时又要注意收敛肝气，只有有效地收敛肝气，才能更好地疏达肝气。若只疏肝气而不收敛肝气，势必暗损肝气而不利于肝气疏达。因此，在配伍收敛肝气药时，最好选用既有收敛肝气作用，又有补肝血作用的药物，只有如此配伍用药而照顾肝体，才能使肝体阴而用阳，即既疏又敛，气血趋于调和。如方中芍药。

3. 妥善配伍降泄药：肝主疏泄而易于升达，其治在选用升达肝气药时，一定还要妥善配伍降泄药，只有妥善配伍降泄肝气药，才能使肝气既升又降，从而使肝气升降有序，以行使其职能。如方中枳实。

4. 适当配伍甘缓药：肝气主疏泄，疏泄之中有收敛，收敛之中有降泄。肝气郁滞，治当针对证机而治外，还要配伍甘缓药，以缓和肝气之急，以使肝气调和。如方中甘草。

解读方药：

1. 诠释方药组成：方中柴胡疏肝解郁；枳实降泄浊气；芍药补血柔肝缓急；甘草益气和中缓急。

2. 剖析方药配伍：柴胡与枳实，属于相须配伍，柴胡理气偏于升举，枳实理气偏于降泄；柴胡与芍药，属于相反配伍，柴胡疏肝解郁，芍药收敛肝气，芍药制约柴胡疏泄伤正，柴胡制约芍药收敛留邪；芍药与甘草，属于相使配伍，益气补血，柔肝缓急；柴胡与甘草，属于相反配伍，甘草益气制约柴胡疏肝伤气。

3. 权衡用量比例：柴胡与枳实用量比例是1∶1，提示药效疏散与降泄之间的用量调配关系，以治肝郁；柴胡与芍药用量比例是1∶1，提示药效疏散与收敛之间的用量调配关系，以治肝急；

芍药与甘草用量比例是 1∶1，提示药效收敛与益气之间的用量调配关系；柴胡与甘草用量比例是 1∶1，提示药效疏散与益气之间的用量调配关系。

药理作用：

1. 抗休克作用：对内毒素实验兔、狗休克引起的血压下降具有升压作用，其作用类似去甲肾上腺素；对实验雄性家兔，结扎其冠状动脉前降支根部使血压下降，心电图 ST-Ⅰ波改变，节律紊乱即心源性休克可使血压急剧回升；对实验兔、狗，从其股动脉放血，使其血压下降即失血性休克可使血压急剧上升；对实验意外所致的低血压也能使血压回升，增强耐缺氧能力与其能提高动脉血血氧分压（PaO_2）有关，而血氧分压的提高，则有利于对休克的治疗［中药药理与临床，1989（2）：5］。

2. 抑制血小板聚集：抑制 ADP 诱导的血小板聚集，且随剂量增加而抑制率随之加强。

3. 对心肌的作用：静脉注射可使麻醉在体犬心的心肌收缩力加强，心搏加快，并能显著地对抗戊巴比妥引起的心收缩力下降和心脏扩大等急性心肌损伤［泸州医学院学报，1980（2）：9］。

4. 增强机体免疫功能：显著增强腹腔巨噬细胞对异物的吞噬活动。

5. 抑制平滑肌痉挛：对离体兔子宫呈抑制作用，而对未孕在体子宫静脉注射时反呈兴奋作用，使其收缩力和张力增强，频率加快；显著抑制兔的离体肠管运动，使频率减慢，幅度减少，并能解除乙酰胆碱、氯化钡所致肠痉挛，且与肾上腺素所致肠管抑制有协同作用［中药药理与临床，1992（4）：37］。

6. 抗心律失常：麻醉家兔在体心肌能明显增加其收缩力；对抗氯化钙诱发大白鼠的心律失常，对抗氯仿-肾上腺素诱发家兔的心律失常［中药药理与临床，1992（4）：37］。

7. 改善脑血流及抑制血栓形成作用：明显改善脑血流图波型、波幅、上升时间和流入容积速度；能明显抑制家兔体外血栓形成，明显抑制血小板黏附的功能；降低实验性小白鼠高血胆固醇的含量；改善舌微循环，改善脑组织微循环，提高脑血流量，促进网状结构与大脑皮质正常电活动［中药药理与临床，1991（1）：29］。

另外还具有能明显增强胃排空及小肠推进功能的作用；抗炎作用；抗菌作用尤其是布鲁菌病；加强腓肠肌收缩力，解除骨骼肌疲劳；清除活性氧作用与抑制脂质过氧化作用，抑制 C48/80 所致胃黏膜损害的进展；抗病毒作用，在小鼠体内诱生干扰素作用，镇静镇痛作用。

似 sì ❶好像。如 12 条桂枝汤用法中言：“温服令一时许，遍身漐漐微似有汗者益佳，不可令如水流漓，病必不除。”❷类似。如 25 条：“若形似疟，一日再发，汗出必解。”❸有。如 384 条：“欲似大便，而反失气，仍不利者，此属阳明也，便必硬，十三日愈。”

【似喘不喘】好像喘而又不是喘。见饮阻脾胃冲胸证，如第十七 21 条：“病人胸中似喘不喘，似呕不呕，似哕不哕，彻心中愦愦然无奈者。”《金匮要略心典·呕吐哕下利病》：“寒邪搏饮，结于胸中而不得出，则气之呼吸往来出入升降者阻矣。”其证机是饮邪与浊气相搏不仅肆虐脾胃，扰乱中气，而且也逆乱胸中；审证是饮阻脾胃冲胸证，治当通阳散水、开胸化饮，以生姜半夏汤。

【似呕不呕】好像呕吐而又不是呕吐。见饮阻脾胃冲胸证，如第十七 21 条：“似呕不呕。”其证机是胃气为饮气所遏，胃气欲上逆而复为饮气所阻且又不能上逆，故出现似呕不呕病证表现。

【似哕不哕】好像哕逆而又不是哕逆。见饮阻脾胃冲胸证，如第十七 21 条：“似呕不呕，似哕不哕，彻心中愦愦然无奈者，生姜半夏汤主之。”其证机是胃气为邪气所虐，胃气欲上逆而又不得逆于上；治当温胃降逆化饮。

耸 sǒng 耸，即起立。如第二 25 条：“小便已，洒洒然毛耸，手足逆冷，小有劳，身即热，口开，前板齿燥。”

溲 sōu 溲，即大小便。一说专指小便。如第 6 条：“若被火者，小便不利，直视失溲。”《索隐》：“溲，即溺也。”

【溲数】小便次数比较多。详见“溲数即坚”项。

【溲数即坚】小便次数比较多而大便则坚硬。见中焦消渴证，如第十三 2 条：“趺阳脉浮而数，浮即为气，数即消谷而大坚；气盛则溲数，溲数即坚，坚数相搏，即为消渴。”其证机是邪热内盛，逼迫津液偏渗膀胱而不得滋润肠道，则小便量多而大便坚硬。

嗽 sòu 嗽，即咳嗽。如第十二 9 条："留饮者，胁下痛引缺盆，咳嗽则辄已。"详见"咳嗽"项。

苏 sū 苏，即药名，如苏叶，入半夏厚朴汤中。

【苏叶】苏叶为唇形科一年生草本植物紫苏的茎、叶。

别名：紫苏叶。

性味：辛，温。

功用：解表散寒，理气宽胸。

主治：发热恶寒，头痛，胸闷胸痛，胃脘不适，咳嗽，气喘有痰，恶心呕吐，腹痛，胎动不安。

《本草正义》曰："开胸膈，醒脾胃，宣化痰饮，解郁结而利气滞。"《本草汇言》曰："下结气，化痰气，乃治气之神药也。"

入方：见半夏厚朴汤。

用量：

用量		经方数量	经方名称
古代量	现代量		
二两	6g	1 方	半夏厚朴汤

注意事项：郁热者慎用。

化学成分：含紫苏醛，1-柠檬烯，α-蒎烯，精氨酸，枯酸，矢车菊素 3-［（6-对香豆酰）-β-D 葡萄糖苷］5-β-D 葡萄糖苷，异白苏烯酮，异戊基-3—呋喃甲酮，β-蒎烯，d-柠檬烯，1-芳樟醇，莰烯，薄荷醇，薄荷酮，紫苏醇，二氢紫苏醇，丁香酚。

药理作用：解热作用，抗菌作用（葡萄球菌），抗病毒作用，镇静作用，促进肠蠕动作用（刺激肠括约肌），升血糖作用，促进内源性凝血系统。

酥 sū 酥，即酪，用牛羊奶凝结而成。如第七 7 条皂荚丸方中："皂荚刮去皮，用酥炙，八两（24g）。"

【酥炙】用酪轻炒皂荚。如第七 7 条皂荚丸方中："皂荚刮去皮，用酥炙，八两（24g）。"

素 sù ❶本来。如仲景序："余宗族素多，向余二百。"❷宿，夙有。如 167 条："病胁下素有痞，连在脐旁，痛引少腹。"❸书名。如《素问》。

【素问】《素问》是《黄帝内经》重要组成部分之一。如仲景序："撰用《素问》、《九卷》、《八十一难》、《阴阳大论》、《胎胪药录》，并平脉辨证，为《伤寒杂病论》合十六卷。"

【素不应食】本来不欲饮食。见脏腑病证的基本治疗法则，如第一 16 条："病者素不应食，而反暴思之，必发热也。"其辨证精神有二，一是指脾胃虚弱，本当不能食，而反能饮食，饮食则脾胃之气与饮食相争，则发热，此发热是脾胃之气恢复。二是指脾胃之气大虚，本不能饮食，若能暴食之，则为阳气暴越而外露，病为除中证，详见"除中"项。

宿 sù ❶夙，平素。如仲景序："余宿尚方术，请事斯语。"❷住，引申为留滞。如 241 条："所以然者，本有宿食故也，宜大承气汤。"❸腐秽浊物。如 233 条大猪有胆汁方用方中言："当大便出宿食恶物，甚效。"

xiǔ ❹夜。如 131 条大陷胸丸用法中言："一宿乃下，如不下，更服，取下为效，禁如药法。"

【宿食】或饮食积滞，或大便腐秽浊物。

其一，阳明热结津亏证，如 233 条大猪有胆汁方用方中言："当大便出宿食恶物，甚效。"仲景言"宿食"者，当指大便腐秽浊物。

其二，阳明热结重证，如 241 条："所以然者，本有宿食故也，宜大承气汤。"又如 256 条："脉滑而数者，有宿食也，当下之，宜大承气汤。"仲景言"宿食"者，当言饮食积滞而引起大便燥结不行不通；治当攻下实热内结，以大承气汤。

其三，热扰胸腹兼气滞证或阳明胃热兼气滞证，如 393 条枳实栀子豉汤用法中言："若有宿食，内大黄，如博棋子大五六枚，服之愈。"指出饮食不当则可引起饮食积滞证；治当泻热消食导滞，以枳实栀子豉汤。

其四，阳明宿食证主脉，如第十 25 条："脉紧如转索无常者，有宿食也。"其证机是宿食内结，浊气内搏而壅滞，气血为宿食阻滞而不畅；治当消食和胃，通泄降逆。

其五，阳明胃宿食证，详见"腹中有宿食不化"项。

其六，阳明宿食重证，如第十 21 条："人病有宿食，何以别之？师曰：寸口脉浮而大，按之反涩，尺中亦微而涩，故知有宿食，大承气汤主之。”指出病人所患的病是宿食停积，辨脉以明阳明宿食重证为是证要点，治当攻下宿食，以大承气汤。

其七，阳明宿食重证，如第十22条：“脉数而滑者，实也，此有宿食。”指出阳明宿食重证的治疗可用下法以攻之，若用消法则病重药轻，无济于事。

其八，阳明下利宿食重证，如第十23条：“下利，不欲食者，有宿食也。”指出宿食重证在其病变过程中可能出现下利，其下利是宿食内结，腑气不畅，浊气下攻下迫。

【宿食在上脘】饮食不当而留积在胃脘。见阳明宿食证，如第十24条：“宿食在上脘，当吐之。”《医宗金鉴·腹满寒疝宿食病》：“胃有三脘，宿食在上脘者，膈间痛而吐，可吐不可下也。”指出饮食留结而积聚于胃脘；治当涌吐宿食，以瓜蒂散。

【宿谷不化】饮食积滞而不得消化。见阳明虚寒胃反证，如第十七5条：“朝食暮吐，暮食朝吐，宿谷不化，名曰胃反。”其证机是脾气虚弱，运化无力，饮食积滞而不消；治当温中补虚降逆。

【宿有症病】夙有症瘕积聚病理病证。详见“妇人宿有症病”项。

粟 sù ❶突起疖结。如141条：“其热被劫不得去，弥更益烦，肉上粟起。”❷谷子，引申为砂粒。如第十三7条：“淋之为病，小便如粟状，小腹弦急，痛引脐中。”

S

痠 suān 痠，即困楚，困重。如第十四4条：“太阳病，脉浮而紧，法当骨节疼痛，反不痛，身体反重而痠，其人不渴，汗出即愈，此为风水。”

【痠痛】四肢痠楚困重疼痛。详见“四肢痠痛”项。

酸 suān ❶饮食五味之一，即醋味。如第一1条：“夫肝之病，补用酸，助用焦苦。”❷痛楚。如第六6条：“春夏剧，秋冬瘥，阴寒精自出，酸削不能行。”

【酸削不能行】四肢酸楚软弱而不能正常步行。见阴虚虚劳证，如第六6条：“春夏剧，秋冬瘥，阴寒精自出，酸削不能行。”其证机是阳气虚弱，不得滋养筋脉，肢体软弱而不能行；治当滋养阴血，兼顾阳气。

【酸入肝】酸味性能的药先入于肝。见脏腑辨证论治的整体观，如第一1条：“酸入肝，焦苦入心，甘入脾。”肝主木，木作酸。《尚书·范洪》：“木曰曲直。”“曲直作酸。”《灵枢·五味》：“五味各走其所喜，谷味酸，先入肝。”仲景所言酸先入肝，主要揭示根据肝的生理特性而决定治疗肝的某些病证，则当首先考虑合理选用酸味药，以取得最佳治疗效果。但不可滥用酸味以治肝，若逆而用之，不仅不能达到治疗效果，反而还会引起其他病证，当引起重视。

【酸枣仁】酸枣仁为鼠李落叶灌木或乔木酸枣的成熟种子。

别名：枣仁，酸枣核。

性味：甘，平。

功用：补血舍魂，安神定志。

主治：心悸心烦，失眠多梦，面色不荣，健忘多汗。

《神农本草经》曰：“主心腹寒热，邪结气，四肢酸痛，温痹。久服安五脏，轻身延年。”

入方：见酸枣仁汤。

用量：

用量		经方数量	经方名称
古代量	现代量		
二升	48g	1方	酸枣仁汤

注意事项：实火者慎用。

化学成分：含脂肪油，挥发油，黏液质，糖粉，枣酸，有机酸，氨基酸，阿魏酸，蛋白质，谷甾醇，苦味质，维生素C，黄酮苷，当药素，胡萝卜苷，伊北林内酯，酸枣仁皂苷A、酸枣仁皂苷B、酸枣仁皂苷B_1，L-阿拉伯糖，D-葡萄糖，L-鼠李糖，葡萄糖，木糖，新黄酮，微量元素（钾、钠、钙、锌、铁、铜、锰、镉、硒、钼）。

药理作用：镇静作用（降低自发活动），催眠作用，抗惊厥作用（对抗中枢神经兴奋），抗心律失常（恢复窦性节律），抗心肌缺血，强心作用（加强心肌收缩力，减慢心率），扩张微血管管径，抗缺氧作用（减少脑组织的耗氧量），增强机体免疫力作用（体液免疫和细胞免疫），抗过敏作用，兴奋子宫作用。

【酸枣仁汤】

组成：酸枣仁二升（48g） 甘草一两（3g） 知母二两（6g） 茯苓二两（6g） 川芎二两（6g）

用法：上五味，以水八升，煮酸枣仁，得六升，内诸药，煮取三升，分温三服。

功用：补肝益血，清热定魂。

适应证：肝阴血虚失眠证。失眠多梦，或睡眠不熟，或稍眠即梦，头昏目眩，两目干涩，指甲失泽，手足烦热，或耳鸣，胸胁满闷或时痛，或心悸，舌红，少苔或薄黄，脉弦细。

配伍原则与方法：肝阴血虚证其基本病理病证，一是肝阴血虚而不得舍魂，一是阴虚内热而扰动心神，所以治疗肝阴血虚证，其用方配伍原则与方法必须重视以下几个方面。

1. 针对证机选用补血安神药：肝藏血，血舍魂，魂主于内守。若肝阴血不足，血不得守藏而魂躁动于外，则症见失眠多梦。其治当滋阴补血，可在选用滋阴补血药时，尽可能选用既有补阴血作用，又有安神定魂作用，以此而用则可取得预期治疗效果。如方中酸枣仁。

2. 合理配伍清热养阴药：肝阴血虚则易生内热，邪热内扰又灼伤阴津，阴津伤又不得化生阴血，则阴血更虚，阴血不足、虚热内生，则更扰动心神肝魂，症见头昏目眩，两目干涩，治当配伍清热养阴药。如方中知母。

3. 妥善配伍安神渗利药：肝阴血虚弱，心神肝魂不得所养而躁动，治当妥善配伍安神药时，以增强治疗效果。再则，滋补药易于滋补壅滞气机，因此，在配伍安神药最好再具有利湿作用，以此而组方，既可达到治疗病证目的，又可纠正方药之弊端。如方中茯苓。

4. 酌情配伍理血药：肝阴血虚证，其治法当滋补，可在滋补阴血时，要酌情配伍理血药，只有有效地配伍理血药，才能使阴血能够运行于经脉之中，从而达到血能养心，血以舍魂的作用。如方中川芎。

解读方药：

1. 诠释方药组成：方中酸枣仁补血舍魂，养心安神；茯苓益气渗利安神；知母清热滋阴；川芎理血行气；甘草益气和中。

2. 剖析方药配伍：酸枣仁与茯苓，属于相反相使配伍，相反者，酸枣仁养血，茯苓渗利，茯苓制约酸枣仁滋补浊腻，酸枣仁制约茯苓渗利伤阴；相使者，酸枣仁助茯苓益气宁心，茯苓助酸枣仁养心安神。酸枣仁与知母，属于相使配伍，养心清热安神。酸枣仁与川芎，属于相使配伍，补血活血，养心安神。酸枣仁与甘草，属于相使配伍，益气养心安神。川芎与甘草，属于相使配伍，益气帅血。

3. 权衡用量比例：酸枣仁与茯苓用量比例是8：1，提示药效补血与渗利之间的用量调配关系，以治失眠；酸枣仁与知母用量比例是8：1，提示药效补血与清热之间的用量调配关系，以治心烦；酸枣仁与川芎用量比例是8：1，提示药效补血与理血之间的用量调配关系，以治心悸；酸枣仁与甘草用量比例是16：1，提示药效补血与益气之间的用量调配关系，以治头晕目眩；川芎与甘草用量比例是1：1，提示药效理血与益气之间的用量调配关系。

药理作用：酸枣仁汤具有镇静作用，催眠作用，抗惊厥作用，升高白细胞作用，改善甲状腺功能，增强机体对强烈刺激反应适应能力的作用等。

蒜

suàn 蒜，即大蒜，一年生或越年生草本植物。如第五 11 条侯氏黑散用法中言：“禁一切鱼肉，大蒜，常宜冷食，自能助药力，在腹中不下也，热食即下矣，冷食自能助药力。”

虽

suī 虽，表示“即使” “纵然”的意思。如仲景序：“虽未能尽愈诸病，庶可以见病知源。”

【虽未能尽愈诸病】即使不能全部治愈所有疾病。如仲景序：“虽未能尽愈诸病，庶可以见病知源。”

【虽身疼痛】虽然有身体疼痛。详见“身疼痛”其三项。

【虽得之一日】虽然罹患疾病才 1 日，特指患病时间较短。见阳明恶寒自罢证，如 183 条：“虽得之一日，恶寒将自罢，即自汗出而恶热也。”指出辨病变日数对辨证有一定的内在关系。

【虽下之】虽然用下法治。详见“下之”其八项。

【虽有阳明证】虽然有阳明病病证表现。详见“阳明证”项。

【虽汗出】虽然有汗出。详见“汗出”四十七项。

【虽硬不可攻之】虽然有大便坚硬，也不可用攻下的方法。见阳明热结津亏证，如233条："此为津液内竭，虽硬不可攻之，当须自欲大便，宜蜜煎导而通之。"指出辨不大便证，其证机有多种多样，临证一定要审证求机，以法论治，不可盲目用攻下方法。

【虽能食】虽然能够进食。详见"能食"其五项。

【虽不受食】虽然不能饮食。详见"不受食"项。

【虽脉浮数者】虽然有脉浮与数并见。详见"脉浮数"其三项。

【虽暴烦下利】虽突然出现心烦，下利。详见"暴烦下利"项。

【虽烦】虽然有心烦。见少阴阳气恢复证，如287条："虽烦，下利，必自愈。"仲景言"虽"者，以揭示疾病在其病变过程中，因正气恢复则可向愈。其机制是少阳心气积力抗邪而不及于固护于心。

【虽发热不死】虽然有发热但预后良好。如365条，又如第十七25条："脉微弱数者，为欲自止，虽发热不死。"仲景言"虽"者，以揭示"发热"是正气在恢复，正气欲驱邪于外，且不可认为是邪气所致。

【虽利】虽然出现下利。见大肠饮结证，如第十二条："病者脉伏，其人欲自利，利反快，虽利，心下续坚满。"仲景言"虽"者，以揭示病证表现的复杂性与疾病演变的多变性，审其证机是饮邪下攻而下注。

【虽黑微黄】面色虽黑但又有微黄。酒疸与黑疸的演变关系，如第十五7条："大便正黑，皮肤爪之不仁，其脉浮弱，虽黑微黄，故知之。"仲景言"虽"者，以揭示病证虽重，但正气尚能抗邪。其证机是湿热侵袭而肆虐气血，湿热随气血运行而上攻且熏蒸于面。

【虽久】病证表现时日虽已数日。如第二十一条："心下闷，干呕，汗出，虽久，阳旦证续在耳，可与阳旦汤。"

随 suí ❶沿着，跟着。如124条："所以然者，以太阳随经，瘀热在里故也，抵当汤主之。"又如第一7条："因其旺时而动，假令肝旺色青，四时各随其色。"❷根据。如143条："胸胁下满，如结胸状，谵语者，此为热入血室也，当刺期门，随其实而泻之。"

【随证治之】根据症状表现而能审证求机，以法治疗病人。见辨证论治之大法，如16条："观其脉证，知犯何逆，随证治之。"指出辨证一定要根据症状表现而审证求机，抓住病变本质所在而以法治之。

【随其实而泻之】根据病证表现是实证而用泻法治疗。见热入血室证，如143条，又如第二十二3条："胸胁下满，如结胸状，谵语者，此为热入血室也，当刺期门，随其实而泻之。"又如216条："刺期门，随其实而泻之，濈然汗出则愈。"指出治疗病证一定要根据病变虚实而以法决定治疗大法。

遂 suí ❶顺便，顺意。如第五1条："夫风之为病，当半身不遂，或但臂不遂者，此为痹。"❷随即。如20条："太阳病，发汗，遂漏不止，其人恶风。"

suì ❸于是。如38条大青龙汤用法中言："若复服，汗多，亡阳，遂虚，恶风，烦躁，不得眠也。"❹药名：甘遂。

【遂漏不止】随即出现汗出不止。见太阳病证与阳虚重证相兼，如20条："太阳病，发汗，遂漏不止，其人恶风。"《注解伤寒论·辨太阳病脉证并治》："因发汗，阳气益虚，而皮腠不固也。"《伤寒来苏集·伤寒论注》："若不取微似汗，而发之太过，阳气无所止息，而汗出不止也。"其证机是太阳营卫虚弱而不固，复加汗法不当而更损伤阴阳，导致阳气虚弱不能固摄，阴津虚弱不得养荣；治以桂枝加附子汤，温补阳气、解肌散邪。

【遂虚】于是出现虚弱证机。如38条大青龙汤用法中言："若复服，汗多，亡阳，遂虚，恶风，烦躁，不得眠也。"指出治疗不当则会引起正气虚弱，暗示在临床中对药源性疾病也要引起重视。

【遂发热恶寒】于是出现发热恶寒。详见"发热恶寒"其五项。

【遂协热而利】于是伴有发热与下利。详见"协热而利"项。

髓 suǐ 髓，即骨腔中的脂胶状物质。骨髓充盛则脑健，精髓充足则思敏，髓盈满则身体健，髓滋荣则寿长，髓是人体最宝贵的精微物质。见真假寒热证或表里兼证，如 11 条：“病人身大热，反欲得衣者，热在皮肤，寒在骨髓也。”《史记·扁鹊传》：“其在骨髓，虽司命无奈之何。”仲景言“骨髓”者，以揭示病在里在内，审其证机错综复杂，临证必须审证求机。

岁 suì 岁，即年。如第十二 34 条：“久咳数岁，其脉弱者，可治。”

碎 suì 碎，即完整的东西被破坏成零片小块。如 26 条白虎加人参汤方中：“石膏碎，绵裹，一斤（48g）。”

【碎如枣核】将半夏打碎如酸枣核一样大小。如 312 条苦酒汤用法中言：“半夏洗，碎如枣核。”

损 sǔn ❶减少。如 398 条：“脾胃气尚弱，不能消谷，故令微烦，损谷则愈。”❷泻，消。如第一 1 条：“经曰：‘虚虚实实，补不足，损有余。’是其义也；余脏准此。”❸损伤。如第六 14 条黄芪建中汤用法中言：“及疗肺虚损不足，补气加半夏三两。”

【损谷则愈】减少饮食或适当调理饮食则病可向愈。如 398 条：“脾胃气尚弱，不能消谷，故令微烦，损谷则愈。”指出病愈后在饮食方面一定要有所节制，不可太过，太过则易损伤脾胃之气。

【损有余】泻其邪气实。如第一 1 条：“经曰：‘虚虚实实，补不足，损有余。’是其义也；余脏准此。”指出驱邪的治疗方法之一是泻实。

潠 sùn 潠，即用水喷洒，当指一种外治法。如 141 条：“病在阳，应以汗解之，反以冷水潠之。”

【潠之】用水喷洒病人。见太阳温病证，如 141 条：“病在阳，应以汗解之，反以冷水潠之。”以及三物白散用法中言：“若以水潠之，洗之。”指出治疗太阳温病证，若其病证较重，用方药治疗不如用冷水以救急，此治法乃是一种权宜之变法。

缩 suō 缩，即收缩，屈曲。如第十七 24 条：“夫六腑气绝于外者，手足寒，上气，脚缩。”

所 suǒ ❶放在动词前，代表接受动作的事物。如仲景序：“赍百年之寿命，持至贵之重器，委付凡医，恣其所措。”又如：“若能寻余所集，思过半矣。”复如 184 条：“阳明居中，主土也，万物所归，无所复传。”❷表示因果关系。如 46 条：“所以然者，阳气重故也，麻黄汤主之。”❸左右，许。如 104 条：“伤寒十三日不解，胸胁满而呕，日晡所发潮热，已而微利，此本柴胡证。”又如第二十二 8 条：“妇人年五十所，病下利数十日不止。”❹什么。如 244 条：“小便数者，大便必硬，不更衣十日，无所苦也。”

【所谓窥管而已】所说的事情是由于诊断粗心而不仔细罢了。如仲景序：“明堂阙庭，尽不见察，所谓窥管而已。”

【所以然者】这是引起或导致病证发生的缘故。如 46 条：“所以然者，阳气重故也，麻黄汤主之。”又如 49 条：“所以然者，尺中脉微，此里虚，须表里实，津液自和者，便自汗出愈。”等等。

【所以加桂者】这就是增加桂枝的缘故。如 117 条桂枝加桂汤用法中言：“所以加桂者，以泄奔豚气也。”

【所以成结胸者】这是引起结胸的主要原因。如 131 条：“所以成结胸者，以下之太早故也。”

【所以胸痹】这是引起胸痹证的缘故。如第九 1 条：“今阳虚知在上焦，所以胸痹，心痛者，以其阴弦故也。”

【所以血不止者】这是引起出血不止的缘故。如第二十 2 条：“所以血不止者，其症不去故也，当下其症，桂枝茯苓丸主之。”

【所以产妇喜汗出者】这是引起产妇经常出汗的缘故。详见“产妇喜汗出者”项。

索 suǒ ❶绳子。如第十 25 条：“脉紧如转索无常者，有宿食也。”❷面条及面类食物。如 332 条：“食以索饼，不发热者，知胃气尚在，必愈。”

【索饼】面条及面类食物。详见“食以索饼”项。

T

他 tā 他，即其他，别的。如 149 条：“柴胡汤证具，而以他药下之，柴胡证仍在者，复与柴胡汤。”

胎 tāi ❶胎儿。如第二十 10 条：“妊娠养胎，白术散主之。”❷舌苔，即苔之假借。如 130 条：“舌上胎滑者，不可攻也。”❸书名：《胎胪药录》。

【胎滑】舌面苔滑而白。详见“舌上白胎滑”项。

【胎无疾苦】使胎儿没有疾病困扰。见妊娠血虚热证，如第二十 9 条当归散用法中言：“妊娠常服即易产，胎无疾苦。”指出妇人妊娠若能做到当养则养，当调则调，则胎儿没有疾病困扰。同时又揭示妇人妊娠，既要注意饮食调养，又要适当注重药物调燮，若能相互结合，则可使胎儿健康成长，按月顺产，达到胎儿没有疾病困扰。

【胎欲胀】妇人妊娠自觉胎儿益愈胀大。详见“其胎欲胀”项。

【胎动在脐上】脐部有类似胎动的感觉。见妇人胞中症病，如第二十 2 条：“妇人宿有症病，经断未及三月，而得漏下不止，胎动在脐上者，为症痼害。”审“胎动在脐上”，以揭示胎动当在脐下而不当在脐上或脐周，若在脐上或在脐周有似胎动表现，则知此动非为胎动之征，而是妇人宿有症病，气血逆乱所致。对此必须懂得妊娠胎动若在 3 个月大多在小腹，6 个月可在脐部，法当有明确的认识与掌握。

【胎胪药录】东汉以前有关医学药学方面的书籍，今佚。见张仲景序：“撰用《素问》、《九卷》、《八十一难》、《阴阳大论》、《胎胪药录》，并平脉辨证，为《伤寒杂病论》合十六卷。”《伤寒论集注》：“《胎胪药录》者，如《神农本草经》，长桑，阳庆禁方之类，胎胪者，罗列之谓。”

太 tài ❶太阳，太阳病。如第 1 条：“太阳之为病，脉浮，头项强痛而恶寒。”又如第 4 条：“伤寒一日，太阳受之。”❷太阴，太阴病。如 273 条：“太阴之为病，腹满而吐，食不下，自利益甚，时腹自痛。”❸十分，过于。如 131 条：“所以成结胸者，以下之太早故也。”❹大。如 159 条赤石脂禹余粮汤中言：“太一禹余粮。”

【太阳】太阳是人体肌表营卫生理功能的总称。太阳的生理功能有其特殊的含义，非指其所系的小肠、膀胱生理功能。太阳生理主要是统摄人体一身营卫之气，以及经络和脏腑之气血阴阳行于表的生理活动，从仲景论太阳病病证表现而揆度太阳生理主要是论太阳统摄人体一身营卫之气，由于五脏六腑之气行于肌表则为太阳所统，称之为营卫之气。可见，营卫之气非无根之木，也非无源之水，其来源于五脏六腑之气受太阳所统，故知太阳的生理有其独特的特性。经络包括足太阳膀胱经和手太阳小肠经，脏腑包括膀胱和小肠。从仲景所论太阳病辨证内容分析太阳的生理，则知仲景所论太阳生理功能主要是论太阳统摄营卫之气，所论膀胱病证及小肠病证一般不称为太阳病，而称为脏腑病证。《伤寒论集成·辨太阳病脉证并治》：“太阳，指表而言。”《伤寒溯源集·太阳上篇》：“太阳者，盛阳也，阳不盛，不足以密腠理而卫风寒，故为六经之首，为皮肤营卫之总统。”《伤寒论后条辨·辨太阳病脉证篇》：“太阳为诸阳之气，气者何？营也，卫也。诸阳者何？下焦肾阳，中焦胃阳，上焦膻中之阳，协胆府升发之阳也。诸阳得布护于身中，而各归其部，无有扰乱者，全藉卫外之阳之捍御，此之谓表，表兼营卫也。……故统六经而言，则脏腑为根，营卫为叶。”《伤寒内科论·辨太阳病脉证并治》：“营卫在生理上，虽受太阳所统，但分承心气的温煦，肺气的宣发，脾气的充养，肾气的激发，肝气的调燮等脏腑的相互协调之下以完成其职。”太阳主表，表者，营卫丽焉，营卫固护于肌表。

【太阳之为病】太阳病病证表现。见太阳病基本脉证，如第 1 条：“太阳之为病，脉浮，头项强痛而恶寒。”《伤寒论后条辨·辨太阳病脉证篇》：“凡云太阳病，便知为皮肤受邪，病在腠理营卫间，而未涉及府脏也。……太阳之见证，莫确于头痛恶寒，故首揭示之，使后人一遇卒病，不问何气之交，而但兼此脉此证，便可作太阳病处治，亦必兼此证此脉，方可作太阳病处治。”其证机是邪气侵入太阳，营卫受邪而抗邪，营卫抗邪而不及于固护肌肤，太阳经脉不利，经气不和。所谓太阳病的基本脉证，就是在科学分析和科学抽象的基础上建立起来的对具体病例的近似反映，不是论具体的太阳病病证，但对辨具体的太阳病病证起到提纲挈领的指导作用。

【太阳病】太阳肌表营卫或筋脉受邪而发病的病理病证。辨太阳病脉证并治，亦即太阳病辨证论治体系，既然其是体系，必有多个部分所构成。仲景辨太阳病主要由三大部分组成：一是太阳病本证辨证论治，二是太阳病兼证辨证论治，三是太阳病类似证辨证论治。

太阳病本证辨证论治，简称太阳病本证辨证，是指太阳所统营卫和/或筋脉受邪而发病的辨证论治。仲景所论太阳病本证辨证论治有四大主体：一是辨太阳营卫肌表证，包括太阳中风证、太阳伤寒证、太阳温病证；二是辨太阳营卫经筋证，包括太阳刚痉证、太阳柔痉证、太阳湿热痉证；三是辨太阳营卫风水证，包括太阳表虚风水证、太阳表实风水证、太阳夹热风水证；四是辨太阳营卫风湿证，包括太阳寒湿表实痹证、太阳风湿表虚痹证、太阳湿热痹证。

太阳病兼证辨证论治，简称太阳病兼证辨证，是指其既有太阳所统营卫和/或筋脉受邪发病的病证，又有素体脏腑气血阴阳失调病证的辨证论治。由于脏腑之气行于肌表而为太阳所统，称为营卫之气。因此辨太阳病兼证涉及五脏六腑等诸多方面，如辨太阳病证兼心证，太阳病证兼肾膀胱证，太阳病证兼肺大肠证，太阳病证兼脾胃证，太阳病证兼肝胆证，太阳病证兼胸膈证，太阳病证兼阳气虚证，太阳病证兼阴血津证，太阳病证兼阴阳两虚证，太阳病兼痰饮证，等等，太阳病兼证辨证论治是太阳病辨证的重要组成部分，亦是兼论内伤杂病及疑难杂病辨证论治的集中体现。

太阳病类似证辨证，是指某些病证不是太阳病，但其在病变过程中出现某些症状类似太阳病的表现，对此必须引起高度重视，辨其真伪。此提示辨识病证切不可类似不分，混淆是非。即“使人之大迷惑者，必物之相似也”。辨太阳病类似证，旨在提高辨证鉴别能力，不为假象所迷惑。常见太阳病类似证有胸中痰饮证、悬饮证、阳虚肌痹证、阳虚骨痹证、太阳经伤证、疮痈证等。

仲景辨太阳病涉及诸多条文，内容非常广泛，但不外以下几大方面。

【太阳病证不罢】太阳病证仍然没有被解除。见太阳病证与阳明病证相兼，如48条：“若太阳病证不罢者，不可下，下之为逆，如此可小发汗。”指出表里兼证的治疗大法，在一般情况下，其治当先表，表解后，再以法治其里，若未能如此，则易引起其他病理病证，对此一定要引起重视。

【太阳病未解】太阳病证没有被解除。见表里兼证，如94条：“太阳病未解，脉阴阳俱停，必先振慄汗出而解。”指出辨表里兼证，尤其是辨表证在欲解时则会出现一种特殊病理变化，对此必当细心观察，不得有误。

【太阳病欲解时】太阳病所主向愈的时间。见太阳主时为欲解，如第9条：“太阳病欲解时，从巳至未上。”《伤寒论浅注·辨太阳病脉证》：“日中而阳气隆，太阳所主也。邪欲退，正欲复，得天气之故，值旺盛时而解矣。……以见天之六淫能伤人之正气，而天之十二时又能助人之正气也。”指出太阳病病解日期，大多在6~7天。从其欲解时辰上，则大多在太阳之气所旺之时即9时至15时，正气借自然之气极力抗邪，病情大多趋于向愈或缓解。但也有因感邪较重，于时加重者，不可不知。

【太阳病不解】太阳病证没有被解除。

其一，太阳病证与膀胱瘀热证相兼，如106条：“太阳病不解，热结膀胱，其人如狂，血自下，下者愈；其外不解者，尚未可攻，当先解其外。”辨表里兼证，在表为太阳病，在里为热结膀胱证。审表里兼证，病以表证为主，治当先表；表证得解，再以法治其里。从而揭示辨治表里兼证，一定要有先后之序，不得盲目治疗。

其二，太阳病证与少阳病证相兼，如266条：“本太阳病不解，转入少阳者，胁下硬满。”指出表里兼证，在表之邪法当积极治疗，且未能如此，其表邪则易于传入少阳，并加重少阳病证，导致病变主要矛盾方面发生转化。

【太阳病三日】太阳病在其演变过程中已3日左右。

其一，表里兼证，如16条：“太阳病三日，已发汗，若吐，若下，若温针。”指出病是表里兼证，首先要辨清病变的主要矛盾方面，然后再以法决定治疗方法，只有以法治疗，才能取得预期治疗效果。

其二，阳明热结缓证与太阳病证相兼，如248条："太阳病三日，发汗不解，蒸蒸发热者，属胃也。"指出表里兼证，法当积极治疗表证，若未能积极治疗表证，表邪则易传入于里，以加重里证。

【太阳病中风】太阳温病证表现。见太阳温病证与气血两燔证相兼，如111条："太阳病中风，以火劫发汗。"《伤寒论译释·辨太阳病脉证并治中》："太阳病中风证，有风寒与风热的不同，……从误火后之证来看，当是属于风热，所以用火劫发汗，就很快出现一系列阴伤火炽的证候。"《伤寒内科论·辨太阳病脉证并治》："本论'太阳病中风'，以'中风'代病邪，专指太阳温病证。……本条辨证之重点非论太阳温病证治，而是以辨太阳温病为起点，借以论证其邪内传致生气血两燔证，并暗示辨治太阳温病证，应早诊断，早治疗，防传变。"其证候表现主要有发热，微恶风寒，或自汗出或盗汗出或不汗出，头痛，苔薄黄，脉浮或浮数。其证机是卫为热所搏，营为热所灼，经气经脉为邪所虐。审证是太阳温病证，治当解表清热散邪，使风热之邪从外而解，以桂枝二越婢一汤为是，或用银翘散。

【太阳中风】太阳感受外邪所引起的病理病证。

其一，太阳中风证。如12条："太阳中风，阳浮而阴弱，阳浮者，热自发，阴弱者，汗自出。"其证机是太阳营卫受邪而抗邪，卫强营弱的病理特征；治当解肌散邪、调和营卫，以桂枝汤。

其二，太阳伤寒证与里热证相兼。如38条："太阳中风，脉浮紧，发热恶寒，身疼痛，不汗出而烦躁者。"仲景所言"太阳中风"者，不是辨太阳中风证，而有其特定含义，绝不可与12条太阳中风证相提并论，则当区别对待。言"中风"含义有二，一是以"风"代风寒之邪侵袭太阳，一是以"风"性为阳代里有热证。审表为太阳伤寒证，辨里为邪热内蕴；治以大青龙汤，解表散邪、清泄里热。

其三，太阳中风证与悬饮证相兼。如152条："太阳中风，下利，呕逆，表解者，乃可攻之。"《伤寒内科论·辨太阳病脉证并治》："论外有太阳中风卫强营弱证，内有饮停胸胁证，其论治当先解表，'表解者，乃可攻之'，否则易致生变证。"指出病是表里兼证，以表证为主，治当先表，治表以桂枝汤，待表证得解，再以法治其里。

【太阳中暍】暑热天气引起中暑，仲景言"太阳"并非是言辨太阳病，而是暗示辨中暑证有类似太阳病证，对此应重视鉴别诊断。审中暑证基本脉证有身热，汗出，心烦，口渴，舌红，苔燥，脉数，治当清热解暑，以白虎汤或白虎加人参汤或竹叶石膏汤。

其一，暑热津气两伤证。如第二25条："太阳中暍，发热恶寒，身重而疼痛，其脉弦细芤迟。"《金匮要略心典·痉湿暍病》："中热亦即中暍，暍即暑之气也。"其证机是暑为阳邪，最易伤气，又暑热极易伤津，故中暑病证的主要病理特征是暑热气阴两伤。审证是暑热津气两伤证，治当清暑益气生津，以白虎加人参汤。

其二，暑湿营卫不和证。如第二27条："太阳中暍，身热疼重，而脉微弱。"其证机是暑之为邪，极易夹湿而为暑湿之邪，并易侵袭营卫，营卫被暑湿之邪所伤而为暑湿营卫不和证；治当清暑祛湿，以一物瓜蒂散，或用六一散，或用桂苓甘露饮。

【太阳中热】暑热天气受热而出现中暑病证。见中暑气阴两伤证，如第二26条："太阳中热者，暍是也。"仲景言"太阳中热者"，并非是论太阳病证，而是论暑热气阴两伤证有类似太阳病证，对此一定要注意鉴别诊断，不可为类似表现所迷惑。审证是中暑气阴两伤证，其证机是暑热侵犯阳明，邪热灼伤津气；治当清泻盛热、益气生津，以白虎加人参汤。

【太阳证】太阳病证表现。详见"无太阳证"项。

【太阳证罢】太阳病证已被解除。见表里兼证，如220条："二阳并病，太阳证罢。"《伤寒来苏集·伤寒论注》："太阳证罢，是全属阳明矣。"指出治疗表里兼证，根据病情，在一般情况下是先解表后治里，只有表证得解，才能以法治其里。

【太阳与阳明合病】太阳病证和阳明病证同时出现。

其一，太阳病证与阳明病证相兼。如32条："太阳与阳明合病，必自下利。"《伤寒内科论·辨太阳病脉证并治》："辨'太阳与阳明合病'，审其寒热属性，参合汤方，方知在表是太阳伤寒证，在里为阳明大肠寒利证。"指出辨表里兼证，

T

病变的主要矛盾方面是不分孰轻孰重，决定其治疗方法，则当表里同治，治以葛根汤，以解表里之邪。

其二，表里兼证。如33条：“太阳与阳明合病，不下利，但呕者。”从仲景用方主治病证分析，则知在表是太阳伤寒证，在里则有阳明大肠和阳明胃之别。从表里病证孰轻孰重分析，则知表里兼证都比较明显，故治当表里双解，以葛根加半夏汤，解表和胃。

其三，表里兼证。如36条：“太阳与阳明合病，喘而胸满者，不可下。”《尚论篇·附合病》：“太阳邪在胸，阳明邪在胃。”辨表里兼证，在表为太阳伤寒证，审里为可下证。在里为可下证，其证机有燥屎、瘀血、痰饮、水气等不同，临证皆当因病变证机而以法治之。

【太阳与少阳并病】审病既有太阳病证又有少阳病证。见表里兼证，如142条：“太阳与少阳并病，头项强痛，或眩冒，时如结胸。”又如171条：“太阳与少阳并病，心下痞，颈项强而眩者。”仲景对此则明确指出，在表是太阳病证，在里是少阳病证，权衡表里兼证，其病情都比较重；其证机是少阳胆气内郁而不通，浊气内攻；太阳营卫受邪而失和，经气为邪气所虐而不利；治则当兼顾二者，或用针刺，或用柴胡桂枝汤为是。

【太阳与少阳合病】审病既有太阳病证又有少阳病证。见太阳病证与少阳病证相兼，如172条：“太阳与少阳合病，自下利者，与黄芩汤；若呕者，黄芩加半夏生姜汤主之。”仲景以辨表里兼证入手，进而论述少阳胆热下利证或少阳胆热与阳明胃寒证相兼，同时又指出因病变证机不同而决定其用方药也不尽相同，治或用黄芩汤，清胆热以止利；或以黄芩加半夏生姜汤，以降逆和中。

【太阳少阳并病】审病既有太阳病证又有少阳病证。见太阳病证与少阳病证相兼，如150条：“太阳少阳并病，而反下之，成结胸，心下硬。”仲景于此主要指出太阳病证与少阳病证相兼有类似其他病证，临证之际一定要审证确切，辨证若有失误，必然导致治疗错误，进而则会引起其他病证，当引起重视；治或用针刺，或用柴胡桂枝汤，以法而用之。

【太阳受之】太阳正气感受外邪侵袭。见太阳病传与不传，如4条：“伤寒一日，太阳受之。”《伤寒论集注·辨太阳病脉证篇》：“伤寒言邪，太阳言正，脉若静者，故为不传。”仲景以伤寒论邪气，以太阳论正气，其正气受邪气，是否发病，决定的条件不是邪气，而是正气强弱与盛衰，以及正气与邪气斗争情况等多方面因素而决定的。

【太阳初得病时】太阳病在发病之初起。见太阳病证与阳明病证相兼，如48条：“二阳并病，太阳初得病时，发其汗，汗先出不彻，因转属阳明。”又如185条：“本太阳初得病时，发其汗，汗先出不彻，因转属阳明也。”指出审病是表里兼证，且病以表证为主，治表必须切中证机，否则易引起表邪内传而加重里证。

【太阳伤寒】太阳伤寒证表现。见太阳伤寒证与心证相兼，如119条：“太阳伤寒者，加温针，必惊也。”指出审病是表里兼证，且病以表证为主，其治则当先治表，但治表一定要恰到好处，否则易引起其他病证。审证是太阳伤寒证，治当解表散邪，以麻黄汤，使风寒之邪从汗而出。

【太阳经伤】太阳经脉受损伤。见太阳经伤证，如第十九1条：“病趺蹶，其人但能前，不能却，刺腨入二寸，此太阳经伤也。”《金匮悬解·趺蹶手指臂肿转筋阴狐疝蚘虫病》：“太阳行身之背，筋脉柔濡则能后移。今能前不能却，是病不在前而在后，太阳经伤也。”其证机是太阳经气筋脉由机械外力而损伤，经气筋脉屈伸机关不利。因太阳经伤证是伤科病证，而太阳病是外感病，是其不同所在。伤科病证当活血舒筋，通络和经；而太阳病证则当解表散邪，即治疗方法不同。

【太阳随经】太阳病邪可因素体经气经脉失调而传入于里。见太阳病证与下焦瘀热证相兼，如124条：“所以然者，以太阳随经，瘀热在里故也。”其证机是邪热乘血有失调而传入，并与血相搏结于少腹，阻结而不通；审证是下焦瘀热证，治以抵当汤，攻下瘀热。

【太阳柴胡证】太阳病证表现与小柴胡汤主治病证。详见“无太阳柴胡证”项。

【太阳阳明】太阳病证与阳明病证相兼。见阳明病成因，如179条：“病有太阳阳明，有正阳阳明，有少阳阳明，何谓也？答曰：太阳阳明者，脾约是也。”辨阳明病证与太阳病证相兼，以揭示病人在里素体既有阳明之失调，又有太阴脾失调，且以阳明失调为主要矛盾方面，同时又揭示疾病在其演变过程中，且因诸多因素的影响，则可引起病理病证发生转化，可有以太阴脾为主。这又从辨证角度提示，辨证一定要从动态中辨证，不能用固定的思维去辨复杂的病证。做到因人而异，且不可局限在某一个方面，同时又暗示辨证不能忽视一个次要方面，因次要方面也有可能成为一个主要方面，提示辨证只有全面认识，方可辨清病变证机所在。审太阳病证机有寒热虚实，审阳明也有寒热虚实，其辨其治皆当因人因证机而以法采用合理的方药。

【太阴】太阴脾与太阴肺的生理功能。太阴生理主要包括经络和脏腑的气血阴阳功能活动，经络包括手太阴肺经和足太阴脾经，脏腑包括脾和肺。脾主运化，主升清，主统血，为气血生化之本，认识太阴脾的生理功能，离不开胃，因脾与胃同居中焦，生理上相互为用，病理上相互影响，但有主次之分；肺主一身之气，主呼吸，通调水道，主宣发，主肃降，辅佐心主血脉。

研究太阴脾不能离开阳明胃，如《伤寒内科论·辨太阴病脉证并治》："足太阴脾与阳明胃同居中焦而为表里，以膜相连，脾司运而胃司纳，脾主湿而胃主燥，脾主升而胃主降，脾胃燥湿相济，纳运相燮，升降相辅，以完其职。因此，研究太阴脾病，大多与阳明胃相涉，故不可将其二者截然分开，但有主次之分，这一点是必须明确的。"又，研究太阴病，不能仅局限在太阴脾，对太阴肺也要同样引起重视。

【太阴之为病】太阴脾病证表现。见太阴脾病的基本脉证，如 273 条："太阴之为病，腹满而吐，食不下，自利益甚，时腹自痛。"《伤寒贯珠集·太阴篇》："然太阴为病，不特传经如是，即直中亦如是，且不特伤寒如是，即杂病亦如是。但有属阴属阳，为盛为虚之分耳。"其证机是太阴脾为邪气所袭，脾气不得运化，影响胃气通降，气机壅滞而上逆，清气不升而下注。治若是虚寒证，当以理中丸加减；若是湿热内结，可用茵陈蒿汤加白术、茯苓等。

【太阴病】太阴病理主要包括脾和肺，太阴脾的病理主要有脾气不运，清气不升，脾不统血，脾不主湿，气血生化不足；而肺的病理主要有肺气不降，宣发不及，呼吸异常，不得通调水道，水气内停等。

太阴病辨证，主要包括太阴脾辨证和太阴肺辨证，太阴脾辨证有本证辨证、兼证辨证、类似证辨证，本证辨证有热证、寒证、虚证、实证。兼证辨证有太阴脾证与太阳病证相兼，见太阴病证与太阳病证相兼，如 276 条："太阴病，脉浮者，可发汗。"指出辨表里兼证，在里是太阴病，在表是太阳病。揆度表里兼证，从仲景所言，当以表证为主，治当先表。太阴脾证与阳明病证相兼，太阴脾证与少阳病证相兼，太阴脾证与少阴病辨证相兼，太阴脾证与厥阴病证相兼等是也；太阴肺辨证有本证辨证、兼证辨证、类似证辨证，本证辨证有肺热证、肺寒证、寒饮证、虚热证等是也；兼证辨证、太阴肺证与太阳病证相兼，太阴肺证与太阴脾证相兼等是也；类似证辨证，肾不纳气证类太阴肺证，论膈间饮停呕吐证类太阴病的证治等是也。

太阴病的治疗，热证当清，寒证当温，虚证当补，实证当泻，饮证当化，治皆当因证机而异。

太阴病的治禁，虚证禁攻，实证禁补，但可寒热并举、攻补并用，以使方药与证机相应。

【太阴病欲解时】太阴病在其病变过程中有其所主向愈时间。见太阴病主时为欲愈，如 275 条："太阴病欲解时，从亥至丑上。"《伤寒论条辨·辨太阴病脉证并治》："亥子丑，太阴所旺之三时也，欲解者，正旺则邪不胜也。"《伤寒论浅注·辨太阴病脉证并治》："太阴为阴中之至阴，阴极于亥，阳生于子，至丑而阳气已增，阴得生阳之气，病解也。"辨太阴病病解日期，大多在 6~7天。从其欲解时辰上，则大多在太阴之气所旺之时即 21 时至次日 3 时，正气借自然之气极力抗邪，病情大多趋于向愈或缓解。但也有因感邪较重，于时加重者，不可不知。

【太阴为病】太阴脾虚弱病证的表现。见太阴脾虚证的常见脉证及其治禁，如 280 条："太阴为病，脉弱，其人续自便利。"《医宗金鉴·伤寒论注》："太阴为病，必腹满而痛，治之之法，当以脉消息之。"指出太阴病证机是脾气虚弱，其在病变过程中证机而需要用大黄、芍药，但在用药定量，一定使方药与证机相应，不可太过。

【太阴中风】太阴脾气恢复以抗邪。见太阴脾湿自愈证，如 274 条："太阴中风，四肢烦疼，阳微阴涩而长者，为欲愈。"《伤寒溯源集·太阴篇》："阳微阴涩，正四肢烦痛之病脉也。长脉者，阳脉也，以微涩两阴脉之中，故阴脉涩也。阳微阴涩，为阴中见阳，长则阳气无损，长则阳气将回，故为阴病欲愈也。"《伤寒内科论·辨太阴病脉证并治》：“本论‘太阴中风’之‘中风’二字，不可理解为风邪侵犯太阴脾，而是以‘风’的特性‘动’，借以说明太阴脾气恢复，积力抗邪的一种佳象。”仲景论“太阴中风”之“中风”二字，其言“中风”当指正气恢复，是正气抗邪的一种表现，不可理解为病人又感受风邪。可见，认识与理解仲景所论辨证精神，一定要结合具体病证，方可得知仲景辨证之旨。

【太阴当发身黄】太阴脾为湿热所虐而应当出现身体发黄。见太阴脾湿热发黄证，如278条：“脉浮而缓，手足自温者，系在太阴，太阴当发身黄。”《尚论篇·太阴经全篇》：“太阴脉见浮缓，其湿热交盛，势必蒸身为黄。若小便自利者，湿热从小便暗泄，不能发黄也。”其证机是湿热肆虐太阴脾，脾气不能外荣，而湿热外攻则症为色黄；治当清热利湿，以茵陈五苓散加减。

【太阴者】太阴脾的病证表现。见太阴湿热发黄证，如187条：“伤寒，脉浮而缓，手足自温者，是为系在太阴；太阴者，身当发黄。”其证机是湿热侵袭于太阴脾，困阻脾气运化水湿，水湿与热相搏而蕴结，阻遏气血而不能外荣。

【太阴当养不养】太阴脾肺之气当养于胎而失养的病理病证。见妊娠伤胎证，如第二十11条：“怀身七月，太阴当养不养，此心气实。”《金匮要略心典·妇人妊娠病》：“夫肺主气化者也，肺不养胎则胞中之气化阻而水乃不行矣。”其证机是心脾肺之气失和，气机壅塞，浊气内结，湿气下注而重浊沉滞，胎气失养；治当调理脾肺，滋荣胎儿，以小建中汤与薯蓣丸或胶艾汤加减。

【太过】超过正常限度。

其一，阳明病证与太阳病证相兼，如245条：“脉阳微而汗出少者，为自和也；汗出多者为太过。阳脉实，因发其汗，出多者，亦为太过。太过者，为阳绝于里，亡津液，大便因硬也。”指出根据病证表现应当用发汗方法，但使用发汗方法一定要恰到好处，若过于发汗，则会引起其他变化，当引起重视。

其二，季节变化对人体的影响，如第一8条：“有未至而至，有至而不至，有至而不去，有至而太过，何谓也？师曰：冬至之后，甲子夜半少阳起，少阳之时，阳始生，天得温和。以未得甲子，天因温和，此为未至而至也；以得甲子，而天未温和，为至而不至也；以得甲子，而天大寒不解，此为至而不去也；以得甲子，而天温如盛夏五六月时，此为至而太过也。”指出季节变化太过与不及对人体的生理活动都有一定的影响，因此，提示人对季节变化太过不及，一定要做出相应的调节而适应季节的异常变化。

其三，气血郁滞腹痛证，如第二十一5条枳实芍药散方药中言：“枳实，烧令黑，勿太过。”指出炮制药物，贵在适中，若超过正常限度，则会损失药效。

【太过不及】诊脉既要辨清太过，又要辨清不及。详见“脉当取太过不及”项。

【太一禹余粮】详见“禹余粮”项。

贪

tān 贪，即贪图，求多。如第十七19条：“吐后，渴欲得水而贪饮者，文蛤汤主之。”

【贪饮】渴欲饮水而求量较多。详见“渴欲得水而贪饮者”项。

瘫

tān 瘫，即四肢不用或痿废，或不能行动，或半身不遂，或口眼歪斜，或言语不利，或筋脉瘛疭，或麻木不仁，或手指活动不便等。如第五12条：“风引汤，除热、瘫、痫。”其证机是邪热肆虐筋脉，经气不得所主，经筋弛纵而不用。

痰

tán ❶下呼吸道黏膜分泌的浊物。如第十二11条：“膈上病痰，满喘咳吐，发则寒热，背痛，腰疼，目泣自出，其人振振身瞤剧，必有伏饮。”❷病理性痰邪，非咯吐之痰。如第十二16条：“心下有痰饮，胸胁支满，目眩。”

【痰饮】病证表现具有痰饮病理病证。

其一，痰饮证，如第十二1条：“有痰饮。”又如第十二2条：“其人素盛今瘦，水走肠间，沥沥有声，谓之痰饮。”《医宗金鉴·痰饮咳嗽病》：“痰饮者，水饮走肠间不泻，水精留膈间不输，得阳煎熬成痰，得阴凝聚为饮。凡所在处有声，故在上则喉中有漉漉之声，在下则肠间有沥沥之声，即今之遇秋冬则发，至春夏则止，久咳嗽痰喘病也。”其证机是脾胃阳气不足，气化水津不足，水津变而为痰饮，留结于脾胃；治当温脾和胃化饮，以苓桂术甘汤。

其二，痰饮证的基本治法，如第十二15条：“病痰饮者，当以温药和之。”《金匮要略编注二十四卷·痰饮咳嗽病》：“此言痰饮属阴，当用温药也，脾失健运，水湿酿成痰饮，其性属湿而为阴邪，故当温药和之，即助阳而胜脾湿，俾阳运化，湿自除矣。”辨痰饮病证，有寒热之分，临证只有审明病变属性，才能以法选方用药，才可达到治疗目的。

叹 tàn 叹，即称赞，赞叹。如仲景序：“余每览越人入虢之诊，望齐侯之色，未尝不慨然叹其才秀也。”

汤 tāng ❶中药剂型之一。如桂枝汤，麻黄汤等。《注解伤寒论·辨太阳病脉证并治》：“汤之为言荡也，荡涤肠胃，溉灌脏腑，推陈燥结，却热下寒，破散邪疫，理导润泽枯槁，悦人皮肤，益人气血，水能净万物，故胜丸散。”《圣济总录》：“凡病始作，多以汤液，盖取其荡涤之功，甚于丸散。”汤剂具有药量大，吸收快，见效显著的特点，便于因人随证加减变化，是当今中药剂型中最为常用的剂型之一。❷热水，开水。如154条大黄黄连泻心汤用法中言：“上二味，以麻沸汤二升，渍之，须臾，绞去滓。”

【汤药】或泛处方用药，或言方药经煎煮后去滓取汁。

其一，泛指中药的任何剂型，如仲景序：“相对斯须，便处汤药。”仲景言“汤药”当包括丸剂、散剂、酒剂、汤剂、膏剂等。

其二，痞利证，如159条：“伤寒，服汤药，下利不止，心下痞硬，服泻心汤已。”《伤寒六经辨证治法·阳明篇》：“汤药者，即承气荡涤之剂。”《尚论篇·太阳经中篇》：“汤药者，荡涤肠胃之药，即下药也。”仲景言“汤药”，泛指泻下一类方药。

【汤用五合】汤剂使用5合（30~40mL）。如141条文蛤散用法中言：“以沸汤和方寸匕，服，汤用五合。”

T

溏 táng ❶大便稀薄。如191条：“必大便初硬后溏，所以然者，以胃中冷，水谷不别故也。”❷泻下。如30条：“以承气汤微溏，则止其谵语，故知病可愈。”

【溏泄】大便稀薄而泄泻。见阳虚虚劳证，如第六11条：“其人疾行则喘喝，手足逆寒，腹满，甚则溏泄，食不消化也。”《医宗金鉴·血痹虚劳病》：“寒盛于中，故腹满溏泄，食不消化也。”其证机是阳气虚弱，阳不得温，气不得行，阳虚而生寒，寒气下注；治当温阳益气，以理中丸与附子粳米汤加减。

桃 táo ❶药名：如桃仁。❷如桃花汤。

【桃仁】桃仁为蔷薇科落叶小乔木桃或山桃的种子。

别名：桃奴，枭景。

性味：苦，平。

功用：活血化瘀，通经利水，润肠通便。

主治：症瘕积聚，心胸脘腹疼痛，头痛，身痛，月经不调，痛经，闭经。

《神农本草经》曰：“味苦甘平，无毒，主瘀血，血闭瘕，邪气，杀小虫。”

入方：见桃核承气汤、抵当汤、抵当丸、下瘀血汤、大黄牡丹汤、桂枝茯苓丸、鳖甲煎丸、大黄䗪虫丸。

用量：

剂型	不同用量	古代量	现代量	代表方名
汤剂	最小用量	二十个	4g	抵当汤
	最大用量	五十个	9g	桃核承气汤
丸剂	最小用量	二十五个	5g	抵当丸
	最大用量	一升	24g	大黄䗪虫丸

注意事项：孕妇慎用。

化学成分：含苦杏仁苷，挥发油，脂肪油，油酸甘油酯，亚油酸甘油脂，苦杏仁酶，蛋白质。

药理作用：扩张血管，增加血流量，降低血管阻力，改善微循环，抑制血液凝固和溶血作用，保肝作用（改善肝脏表面微循环），抗过敏作用。

【桃核承气汤】

组成：桃仁去皮尖，五十个（8.5g） 大黄四两（12g） 桂枝去皮，二两（6g） 甘草炙，二两（6g） 芒硝二两（6g）

用法：上五味，以水七升，煮取二升半，去滓。内芒硝，更上火微沸，下火。先食，温服五合，日三服。当微利。

功用：活血化瘀，通下瘀热。

适应证：

1. 膀胱瘀血证：少腹急结或疼痛或胀满，尿急，尿痛，尿频，尿中带血，起卧不安，或如狂，或心烦，舌红，苔黄，脉数。

2. 下焦瘀血证或在胞中，或在大肠，或在小肠：小腹或少腹疼痛而拒按，痛处固定不移，小便自利，舌质暗淡，脉涩。

配伍原则与方法：膀胱瘀热证的基本病理病证是瘀血内生而阻结，瘀郁化热而肆虐。所以治疗膀胱瘀热证，用方配伍技巧应重视以下几个方面。

1. 针对病变证机选用活血化瘀药。根据病证表现与病变证机是血行不利而为瘀，瘀血阻滞脉络，经气经脉因之而郁结，则证以少腹拘急或疼痛为主，治当活血化瘀。如桃核承气汤中的桃仁。

2. 合理配伍泻热祛瘀药。瘀血内结，郁而化热，热与瘀相结而为瘀热，瘀热上冲上攻，证见心神不得守藏而躁动如发狂等，治当泻热祛瘀。在配伍用药时最好选用既有软坚作用，又有散结作用。如桃核承气汤中大黄、芒硝。

3. 妥善配伍通经散瘀药。瘀血与邪热相结，阻滞经气经脉，气血运行不畅，治当配伍通经散瘀药。配伍通经散瘀药最好再具有温经作用，其温既有利于气血运行，又有利于瘀血得去，更可监制泻热而不寒凝。如桃核承气汤中桂枝。

4. 适当配伍益气药。气为血之帅。治疗瘀热证，既要针对病变证机选用活血化瘀药及配伍泻热祛瘀药，还要适当配伍益气药，以使血得气而行，瘀得气而散。如桃核承气汤中甘草。

5. 随证加减用药。若少腹疼痛者，加白芍、延胡索，以活血止痛；若心烦急躁者，加牡丹皮、知母，以清热除烦，凉血散瘀；若小便不利者，加泽泻、瞿麦，以化瘀利小便；若邪热较盛者，加栀子、生地黄，以清热泻火，凉血生津等。

解读方药：

1. 诠释方药组成：方中桃仁活血化瘀；桂枝温阳通经；大黄泻热祛瘀；芒硝软坚散结；甘草益气和中。

2. 剖析方药配伍：桃仁与桂枝，属于相使配伍，破血通经。大黄与芒硝，属于相须配伍，增强泻热祛瘀。桃仁与大黄、芒硝，属于相使配伍，桃仁助大黄、芒硝软坚祛瘀，大黄、芒硝助桃仁破血化瘀。桃仁与甘草，属于相反相使配伍，相反者，补泻同用，桃仁破血，甘草益气；相使者，益气帅血行瘀。

3. 权衡用量比例：桃仁与桂枝用量比例是3∶2，提示药效破血与通经之间的用量调配关系，以治瘀结；大黄与芒硝用量比例是2∶1，提示药效硬攻与软坚之间的用量调配关系，以治热结；桃仁与大黄、芒硝用量比例是近3∶4∶2，提示药效破血与泻热之间的用量调配关系，以治瘀热。

药理作用：

1. 抗惊厥作用：对异烟肼、硝酸士的宁、戊四氮、电刺激所致惊厥有对抗作用，增强安定的抗惊厥作用［中草药，1990（11）：24］。

2. 抗血小板聚集作用：对兔体外血液实验明显缩短或减轻血栓长度、湿重、干重，具有抑制兔体外血小板形成和抑制血小板聚集及抑制血小板黏附的作用［中药药理与临床，1989（6）：5］；对家兔部分凝血酶时间（α-PTT）及凝血酶原时间（PT）有明显抑制作用。

3. 抗氧化作用：对血清中的脂质（TC、TG，PL、β-Lip）明显降低，血浆、脑的过氧化脂质（LPO）亦明显降低。

4. 改善肾功能作用：抗肾衰具有明显降低大鼠实验性肾功能衰竭血清BUN、Cr、Mg，GSA水平，升高血钙浓度。

5. 抗缺氧作用：对切断双侧颈总动脉和迷走神经致大鼠脑缺氧的脑电图有一定的改善作用［中药药理与临床，1998（3）：11］。

6. 改善微循环：降低全血比黏度，还原血黏度，血浆比黏度；对纤溶剂尿激酶有抑制作用。

7. 抗炎作用：对巴豆油性肉芽囊及棉球性肉芽组织增生具有显著的抗炎作用；对大鼠鹿角菜胶性脚肿性炎症实验具有强烈的抑制作用；抗炎作用不被黄体酮所拮抗，其抗炎机制可能类似于非甾体抗炎药的作用［伤寒杂病论汤方现代研究及应用，1993：114-115］。

另外还具有明显降低血糖作用，改善糖尿病鼠微循环，改善糖尿病鼠超微结构，对小鼠的肝糖原合成有促进作用；抗肺肿瘤的作用；解热作用，可使肠推进运动增强等。

【桃花汤】

组成：赤石脂一半全用，一半筛末，一斤（48g）　干姜一两（3g）　粳米一升（24g）

用法：上三味，以水七升，煮米令熟，去滓。温服七合，内赤石脂末方寸匕，日三服。若一服愈，余勿服。

功用：温涩固脱。

适应证：肾阳虚滑脱证。腹痛，喜温喜按，小便不利，下利不止，便脓血，恶寒，腰酸，舌淡，脉弱。

解读方药：

1. 诠释方药组成：方中干姜温阳散寒；赤石脂温涩固脱；粳米益气和中。

2. 剖析方药配伍：干姜与赤石脂，属于相使配伍，温中固涩；干姜与粳米，属于相使配伍，温中益气；赤石脂与粳米，属于相使配伍，固涩益气。

3. 权衡用量比例：干姜与赤石脂用量比例是1∶18，提示药效温中与固涩之间的用量调配关系，以治滑脱；干姜与粳米用量比例是1∶8，提示药效温中与益气之间的用量调配关系，以治阳虚。

疼 téng 疼，即疼痛。《灵枢·刺节真邪篇》："寒胜其热，则骨疼肉枯。"如35条："太阳病，头痛，发热，身疼，腰痛，骨节疼痛，恶风，无汗而喘者。"

【疼痛】疼痛，"疼"与"痛"同义词复用，以强调疼痛病证比较明显。疼痛既可见于脏腑病证表现，又可见于皮肉筋脉骨间病证表现，其证机有寒热虚实以及在气在血等不同，临证皆当以法详辨之。

【疼重】既疼痛又沉重。详见"身热疼重"项。

【疼烦】疼痛而烦扰不宁。详见"骨节烦疼"诸项。

【疼热】或心中或胸中疼痛而发热，或胃脘部疼痛而有灼热感。详见"心中疼热"项。

【疼痛如掣】疼痛如牵拉欲有断裂之状。见阴血虚弱历节证的证机，如第五6条："少阴脉浮而弱，弱则血不足，浮则为风，风血相搏，即疼痛如掣。"《医宗金鉴·中风历节病》："风在血中，则慓悍劲切，无所不至，为风血相搏，盖血主营养筋骨者也，若风以燥之，则血益耗而筋骨失其所养，故疼痛如掣。"其证机是阴血虚弱不得滋养筋脉，筋脉经气反为邪气肆虐而不通；治当滋补阴血，通经散邪。

体 tǐ ❶人或动物的全身。如174条："伤寒八九日，风湿相搏，身体疼烦，不能自转侧。"❷类。如157条生姜泻心汤用法中言："本云加附子、半夏泻心汤、甘草泻心汤，同体别名耳。"

【体痛】身体疼痛。见太阳伤寒证，如3条："太阳病，或已发热，或未发热，必恶寒，体痛，呕逆，脉阴阳俱紧者，名为伤寒。"其证机是风寒侵袭太阳经气经脉而壅滞不通，治以麻黄汤。

涕 tì ❶流鼻涕。如第七15条："肺痈，胸满胀，一身面目浮肿，鼻塞清涕出。"❷痰液。如第十一2条："肺中寒，吐浊涕。"

惕 tì ❶跳动，颤动。如38条："服之则厥逆，筋惕肉瞤，此为逆也。"❷恐惧，惊恐。如221条："若加温针，必怵惕，烦躁，不得眠。"

【惕而不安】惊悸、恐慌而心神不得安宁。见阳明热结危证，如212条："若剧者，发则不识人，循衣摸床，惕而不安，微喘直视，脉弦者生，涩者死。"《伤寒论辨证广注·辨阳明病脉证并治法》："惕而不安者，胃热冲膈，心神为之不宁也。"其证机是阳明邪热内结，上攻神明，熏蒸于外，肆虐于内；治以大承气汤，攻下实热。

嚏 tì 嚏，即打喷嚏。如第十6条："其人清涕出，发热，色和者，善嚏。"

【嚏而痛】打喷嚏时牵引胸胁疼痛。见肝水饮证，如第十二6条："水在肝，胁下支满，嚏而痛。"《医宗金鉴·痰饮咳嗽病》："嚏出于肺，而肝脉上注肺，故嚏则相引而痛也。"其证机是水气在肝，肝气为水气所遏而不得疏泄，水气因肝气而上逆上攻，经脉拘急而疼痛；治当化饮利水、疏肝调气，以四逆散与五苓散加减。

天 tiān ❶地面上空，与"地"相对而言。如第一8条："以得甲子，而天大寒不解，此为至而不去也。"❷自然界，即生化万物非人力所为。如仲景序："夫天布五行，以运万类。"❸西天，死亡。如仲景序："告穷归天，束手受败。"❹药名，如天门冬。❺方名：如天雄散。

【天布五行】自然界具有生化五行万物等。如仲景序："夫天布五行，以运万类。"指出自然界能生化万物，万物的生存是人类生生不息的必备条件。

【天得温和】天气得以温暖调和。见季节变化对人体的影响，如第一8条："甲子夜半少阳起，少阳之时，阳始生，天得温和。"指出自然界寒热温凉四季气候变化有序，由寒转温，则天气得以温和。

【天因温和】天气变化得以温和。见季节变化对人体的影响，如第一8条："以未得甲子，天因温和，此为未至而至也。"指出四季变化，尤其是未得甲子，天气即转为温和，此为天气异常变化，则会引起疾病。

【天未温和】天气寒冷尚未转为温和。见季节变化对人体的影响，如第一8条："以得甲子，而天未温和，为至而不至也。"指出四季变化，尤其是以得甲子，天气仍未转为温和，此为天气异常变化，则会引起疾病。

【天大寒不解】天气大寒冷而不能解除。见季节变化对人体的影响，如第一8条："以得甲子，而天大寒不解，此为至而不去也。"指出四季变化，尤其是以得甲子，天气仍然寒冷不能解除，此为天气异常变化，则会引起疾病。同时又指出自然界天气当寒冷而不当太过，太过则当重视身体调护，以免病邪乘机侵入。提示辨证论治尽可能考虑到天气因素，则可提高辨证论治的准确性与可靠性。

【天温如盛夏五六月时】春天天气炎热如盛夏天气5~6月一样。见季节变化对人体的影响，如第一8条："以得甲子，而天温如盛夏五六月时，此为至而太过也。"指出四季变化，尤其是以得甲子，天气未到转温热且出现炎热如盛夏5~6月，此为天气异常变化，则会引起疾病。

【天阴雨不止】天气阴雨绵绵不止。见太阳风湿证的基本脉证，如第二18条："风湿相搏，一身尽疼痛，法当汗出而解，值天阴雨不止，医云此可发汗，汗之病不愈者，何也?"指出辨太阳风湿证与天气变化有密切关系，尤其是风寒湿痹证与天气变化最为密切，即其疼痛"值天阴雨不止"。此对进一步辨清风寒湿痹证具有重要的参考价值。

【天门冬】天门冬为百合科多年生草本植物天门冬的块根。

别名：天冬，明天冬，颠勒，大当门根，三百棒。

性味：甘、苦，大寒。

功用：滋阴润燥，清退虚热。

主治：呕吐脓血，咽喉肿痛，口舌干燥，渴欲饮水，心烦急躁。

《神农本草经》曰："味苦平，主诸暴风温偏痹，强骨髓，杀三虫，去伏尸，久服轻身，益气，延年。"

入方：见麻黄升麻汤。

用量：

用量		经方数量	经方名称
古代量	现代量		
六铢	0.8g	1方	麻黄升麻汤

注意事项：大便溏薄者慎用。

化学成分：含寡糖，新酮糖，氨基酸（天门冬氨酸、瓜氨酸、丝氨酸、苏氨酸、脯氨酸、甘氨酸），β-谷甾醇，5-甲氧基甲基糖醛，葡萄糖，果糖，低聚糖，呋喃甾醇，雅姆皂苷元，薯蓣皂苷元，萨尔萨皂苷元，菝葜皂苷元，天冬多糖A，天冬多糖B，天冬多糖C，天冬多糖D。

药理作用：抗菌作用（炭疽杆菌、白喉杆菌、枯草杆菌、链球菌、金黄色葡萄球菌），抗肿瘤作用，镇咳作用，祛痰作用。

【天雄】天雄为毛莨科多年生草本植物乌头的块根形长而细者。

别名：白幕。

性味：辛、甘，热；有大毒。

功用：温肾壮阳摄精。

主治：失（遗）精，恶寒，少腹冷痛，小便不利。

《神农本草经》曰："味辛温。主大风寒湿痹，历节痛，拘挛缓急，破积聚，邪气，金创，强筋骨，轻身健行。"

入方：见天雄散。

用量：

用量		经方数量	经方名称
古代量	现代量		
三两	9g	1方	天雄散

注意事项：阴虚火旺者慎用。

化学成分：参见"乌头"项。

药理作用：参见"乌头"项。

【天雄散】

组成：天雄炮，三两（9g）　白术八两（24g）　桂枝六两（18g）　龙骨三两（9g）

用法：上四味，杵为散，酒服半钱匕。日三服。不知，稍增之。

功用：温肾益阳摄精。

适应证：肾阳虚失精证。梦中失精或无梦而失精，腰酸腿软，恶寒，发脱齿动，或健忘，或头晕，或耳鸣，舌淡，苔薄，脉沉弱。

T

解读方药：

1. 诠释方药组成：方中天雄温阳散寒；白术健脾益气；桂枝温阳通经；龙骨固涩安神；酒能活血行气。

2. 剖析方药配伍：天雄与白术，属于相使配伍，天雄助白术益气化阳，白术助天雄化生阳气；天雄与桂枝，属于相使配伍，天雄助桂枝通阳，桂枝助天雄壮阳；天雄与龙骨，属于相反配伍，天雄温散，龙骨固涩，天雄制约龙骨固涩恋邪，龙骨制约天雄温散伤阳；桂枝与白术，属于相使配伍，温阳化气；天雄与酒，属于相使配伍，温阳行血通经。

3. 权衡用量比例：天雄与桂枝用量比例是1：2，提示药效壮阳与通经之间的用量调配关系，以治阴寒；天雄与白术用量比例是3：8，提示药效壮阳与益气之间的用量调配关系，以治阳虚；天雄与龙骨用量比例是1：1，提示药效壮阳与固涩之间的用量调配关系，以治滑泄；桂枝与白术用量比例是3：4，提示药效温阳通经与益气之间的用量调配关系，以治虚寒。

田 tián 田，即丹田，经穴位名。如第二16条："舌上如胎者，以丹田有热，胸上有寒，渴欲得饮而不能饮，则口燥烦也。"

甜 tián 甜，即与"苦"相反。如100条小建中汤用法中言："呕家不可用建中汤，以甜故也。"像糖或蜜的滋味。

条 tiáo 条，即项，项目，类。如第一2条："千般疢难，不越三条。"

调 tiáo ❶配合均匀，引申为正常。如91条："后身疼痛，清便自调者，急当救表，救里宜四逆汤，救表宜桂枝汤。"❷一致，和调。如105条："若小便利者，大便当硬，而反下利，脉调和者，知医以丸药下之，非其治也。"❸调剂。如第一2条："夫肝之病，补用酸，助用焦苦，益用甘味之药调之。"又如第五11条侯氏黑散用法中言："酒服方寸匕，日一服，初服二十日，温酒调服。"❹方名：如调胃承气汤。

【调胃承气汤】

组成：大黄酒洗，四两（12g）　芒硝半升（12g）　甘草炙，二两（6g）

用法：上三味，以水三升，煮取一升，去滓。内芒硝，更上火微煮，令沸，少少温服之（编者注：此用法是《伤寒论》第29条所言）。温顿服之（此四字是《伤寒论》第207条所言）。

功用：泻热和胃，畅达气机。

适应证：阳明热结缓证。腹胀满或疼痛或按之则痛，心烦，蒸蒸发热，或呕吐，舌红，苔黄，脉沉。

解读方药：

1. 诠释方药组成：方中大黄泻热通便；芒硝软坚泻热；甘草益气和中。

2. 剖析方药配伍：大黄与芒硝，属于相须配伍，增强泻热通腑；大黄、芒硝与甘草，属于相反配伍，大黄、芒硝泻实，甘草益气，甘草制约大黄、芒硝泻热伤正。

3. 权衡用量比例：大黄与芒硝用量比例是1：1，提示药效硬攻与软坚之间的用量调配关系，以治热结；大黄、芒硝与甘草用量比例是2：2：1，提示药效泻热与益气之间的用量调配关系，以治热结伤气。

跳 tiào 跳，即跳动。如第十一10条："心中痛而自烦，发热，当脐跳，其脉弦，此为心脏伤所致也。"

庭 tíng 庭，即厅堂，引申为前额正中。如仲景序："明堂阙庭，尽不见察，所谓窥管而已。"

停 tíng ❶聚集，留结。如第十二12条："凡食少饮多，水停心下；甚者则悸，微者短气。"❷止住，中止，停止。如12条桂枝汤用法中言："若一服汗出病差，停后服，不必尽剂。"❸不动，安静。如三物备急丸用法中言："若中恶客忤，心腹胀满刺痛，口噤气急，停尸卒死者，以暖水、苦酒服大豆许三枚，老小量之。"

【停后服】停止服用未服完的方药。如12条桂枝汤用法中言："若一服汗出病差，停后服，不必尽剂。"又如38条大青龙汤用法中言："一服汗者，停后服。"

【停尸卒死者】病证表现是肢体僵直，神志昏厥如同死去一样。如三物备急丸用法中言："若中恶客忤，心腹胀满刺痛，口噤气急，停尸卒死者，以暖水、苦酒服大豆许三枚，老小量之。"

葶 tíng ❶药名：如葶苈子。❷葶苈大枣泻肺汤。

【葶苈子】葶苈子为十字花科草本植物播娘蒿（南葶苈子）和独行菜（北葶苈子）的成熟种子。

别名：大室，大适，丁历，蕇蒿。

性味：苦、辛，大寒。

功用：清热泻饮，降逆平喘。

主治：咳嗽，气喘，痰多，肢体水肿，胸中满闷，小便不利，疟疾，大便溏薄，齿黄。

《神农本草经》曰："味辛寒，主癥瘕积聚结气，饮食寒热，破坚逐邪，通利不道。"

入方：见葶苈大枣泻肺汤、大陷胸汤、己椒苈黄丸、牡蛎泽泻散、葶苈丸、鳖甲煎丸、小儿疳虫蚀齿方。

用量：

剂型	不同用量	古代量	现代量	代表方名
汤剂	最小用量	二十枚	10g	葶苈大枣泻肺汤
散剂	基本用量	方寸匕的1/7	1g	牡蛎泽泻散
丸剂	最小用量	一分	3g	鳖甲煎丸
	最大用量	半升	12g	大陷胸丸

注意事项：虚证慎用。

化学成分：含挥发油（异硫氰酸苄酯，异硫氰酸烯丙酯，二烯丙基二硫化物），脂肪油（亚麻酸、亚油酸、油酸、芥酸、棕榈酸、硬脂酸），谷甾醇，强心苷（毒毛旋花子苷元、伊夫单苷、葶苈苷、伊夫双苷、葡萄糖芥苷），黄酮苷，生物碱，芥子苷，蛋白质，糖类。

药理作用：强心作用（增强心肌收缩力，减慢心率，降低传导速度，降低静脉压，增加输出量），利尿作用。

【葶苈大枣泻肺汤】

组成：葶苈子熬令黄色，捣丸如弹子大，二十枚（10g）　大枣十二枚

用法：上先以水三升，煮枣取二升，去枣，内葶苈，煮取一升，顿服。

功用：清泻肺热，平喘下气。

适应证：

1. 实热肺痈证酿脓期：咳嗽气急，胸满，胸痛，继则壮热不寒，汗出烦躁，咳吐浊痰，痰有腥味，甚则咯吐脓血，气喘或喘不得卧，咽燥或渴或不渴，舌红，苔黄腻，脉浮数或滑数。

2. 实热肺痈水逆证：一身面目水肿，胸胀胸满，咳嗽，气喘，喉中痰鸣而迫塞，鼻塞清涕出，不闻香臭酸辛，舌红，苔黄，脉数或沉紧。

3. 支饮热证：咳嗽，气喘，胸满，不能平卧，甚则须倚物呼吸，痰量多而性状呈泡沫状，久咳可呈面目水肿，舌红，苔黄腻，脉弦。

解读方药：

1. 诠释方药组成：方中葶苈子泻肺降逆；大枣益气和中。

2. 剖析方药配伍：大枣与葶苈子，属于相反配伍，葶苈子清热泻肺，甘草益肺制约葶苈子泻肺伤气。

3. 权衡用量比例：葶苈子与大枣用量比例是2∶5，提示药效泻肺与益气之间的用量调配关系，以治肺热夹虚。

【葶苈丸】

组成：葶苈子二斤（100g）（仲景原书无用量，乃编者所加）

用法：上一味，捣碎，以蜜为丸，共为二十丸，温服一丸，日分三服。

功用：泻肺消肿。

适应证：水气浸淫证。常见症状表现有喉咽塞噎，胁下急痛，小便不利，肢体水肿。

解读方药：方中葶苈子泻肺降逆，利水消肿。

挺 tǐng 挺，即笔直的东西，引申为圆柱状药条。如233条大猪胆汁方用法中言："欲可丸，并手捻作挺，令头锐，大如指，长二寸许。"

通 tōng ❶依赖、通达，协调。如仲景序："人禀五常，以有五脏，经络府俞，阴阳会通。"又如第一2条："若五脏元真通畅，人即安和。"❷没有阻碍，气血通畅。如208条："若腹大满不通者，可与小承气汤，微和胃气，勿令致大泄下。"❸药名：如通草。❹方名：如通脉四逆汤。

【通草】通草为五加科灌木植物通脱木的茎髓。

别名：附支，丁翁，冠脱，葱草，五加风，

通大海。

性味：甘、淡，微寒。

功用：利水通淋，通利血脉。

主治：小便不利，手足疼痛，月经不调，痛经，闭经，肌肉疼痛，关节疼痛。

《神农本草经》曰："味辛平，主去恶虫，除脾胃寒热，通利九窍血脉关节，令人不忘。"

入方：见当归四逆汤、当归四逆加吴茱萸生姜汤。

用量：

用量		经方数量	经方名称
古代量	现代量		
二两	6g	2方	当归四逆汤、当归四逆加吴茱萸生姜汤

注意事项：孕妇慎用。

化学成分：含氨基酸（天门冬氨酸、苏氨酸、丝氨酸、谷氨酸、甘氨酸、丙氨酸、胱氨酸、缬氨酸、蛋氨酸、异亮氨酸、亮氨酸、苯丙氨酸、赖氨酸），灰分，脂肪，蛋白质，粗纤维，戊聚糖，糖醛酸，聚β-半乳糖醛，半乳糖醛酸，半乳糖，葡萄糖，木糖，微量元素（钡、钙、镁、铁、铝、铅、硅、铜、硼、镍、锰、铬、钠、银、钾、钛、锶）。

药理作用：利尿作用，改善微循环作用，促进乳汁分泌作用，增强机体抗病能力。

【通脉四逆汤】

组成：甘草炙，二两（6g）　干姜三两（9g）［强人可四两（12g）］　附子生用，去皮，破八片，大者一枚（8g）

用法：上三味，以水三升，煮取一升二合，去滓。分温再服。其脉即出者愈。面色赤者，加葱九茎；腹中痛者，去葱，加芍药二两；呕者，加生姜二两；咽痛者，去芍药，加桔梗一两；利止脉不出者，去桔梗，加人参二两。病皆与方相应者，乃服之。

功用：破阴回阳，通达内外。

适应证：少阴心肾阳虚阴盛格阳证。下利清谷，手足逆冷，或神志不清，或精神恍惚，身反不恶寒，面色赤，或腹痛，或干呕，或咽痛，或无物可下而利自止，或汗出不止，烦躁，舌淡，或暗或紫，苔白，脉微或无。

解读方药：

1. 诠释方药组成：方中生附子温壮阳气；干姜温暖脾胃；甘草益气和中。

2. 剖析方药配伍：生附子与干姜，属于相须配伍，增强温阳壮阳；生附子、干姜与甘草，属于相使配伍，壮阳以化气，益气以补阳，辛甘化阳以补阳。

3. 权衡用量比例：生附子与干姜用量比例是8∶9，提示药效壮阳与温中之间的用量调配关系，以治阴寒；生附子、干姜与甘草用量比例是近3∶3∶2，提示药效壮阳温阳与益气之间的用量调配关系，以治阳虚。

【通脉四逆加猪胆汁汤】

组成：甘草炙，二两（6g）　干姜三两（9g）［强人可四两（12g）］　附子生用，去皮，破八片，大者一枚（8g）　猪胆汁半合（3mL）

用法：上四味，以水三升，煮取一升二合，去滓，内猪胆汁，分温再服。其脉即来，无猪胆，以羊胆代之。

功用：回阳救逆，益阴助阳。

适应证：阳虚格阳阴损霍乱证或少阴阳虚阴盛格阳重证或少阴阳虚格阳阴损证或少阴阳虚阴盛格阳服药格拒证。下利无度而无物可下，呕吐不止而无物可吐，汗出多，手足厥逆，神志昏厥，或言语不清，四肢拘急不解，脉微欲绝。

解读方药：

1. 诠释方药组成：方中生附子温壮阳气；干姜温暖脾胃；猪胆汁益阴潜阳；甘草益气和中。

2. 剖析方药配伍：生附子与干姜，属于相须配伍，增强温阳壮阳；生附子、干姜与甘草，属于相使配伍，壮阳以化气，益气以补阳；生附子、干姜与猪胆汁，属于相反配伍，生附子、干姜辛热温阳，猪胆汁苦寒制约附子、干姜温热化燥伤阴。

3. 权衡用量比例：生附子与干姜用量比例是近1∶1，提示药效壮阳与温中之间的用量调配关系，以治阴寒；生附子、干姜与甘草用量比例是近3∶3∶2，提示药效壮阳温阳与益气之间的用量调配关系，以治阳虚；生附子、干姜与猪胆汁用量比例是近3∶3∶1，提示药效壮阳温阳与苦寒之间的用量调配关系，以治阴寒格拒。

同 tóng ❶一样，没有差别。如157条生姜泻心汤用法中言："本云加附子、半夏泻心汤、甘草泻心汤，同体别名耳。"❷共，在一起。如第九3条栝楼薤白白酒汤用法中言："上三味，同煮，取二升，分温再服。”❸相同。如第二十二 8 条：“其虽同病，脉各异源；子当辨记，勿谓不然。”

【同体别名耳】同样的内容而只是有别的名称而已。如 157 条生姜泻心汤用法中言：“本云加附子、半夏泻心汤、甘草泻心汤，同体别名耳。”

【同煮】将方药一起煎煮。如第九 3 条栝楼薤白白酒汤用法中言：“上三味，同煮，取二升，分温再服。”

桐 tóng 桐，即植物名，可开花，结果。如 247 条麻子仁丸用法中言：“蜜和丸，如梧桐子大。”

铜 tóng 铜，即一种金属元素，可制作多种用具。如 233 条蜜煎导用法中言：“上一味，于铜器内，微火煎，当须凝如饴状。”又如第五 13 条防己地黄汤用法中言：“蒸之如斗米饭久，以铜器盛其汁。”

【铜器】由铜制作成的用具。如 233 条蜜煎导用法中言：“上一味，于铜器内，微火煎，当须凝如饴状。”

筒 tǒng 筒，即粗大的竹管或其他东西制成的圆筒。如第三 12 条雄黄熏方用法中言：“上一味，为末，筒瓦二枚合之，烧，向肛熏之。”

【筒瓦二枚合之】2 个半径的筒瓦合拢在一起。如第三 12 条雄黄熏方用法中言：“上一味，为末，筒瓦二枚合之，烧，向肛熏之。”

痛 tòng ❶疼痛。如 97 条：“脏腑相连，其痛必下，邪高痛下，故使呕也，小柴胡汤主之。”❷痛心，悲伤。如仲景序言：“痛夫，举世昏迷，莫能觉悟。”

【痛不可近】疼痛不可接近。详见“心下至少腹硬满而痛不可近者”项。

【痛而不可触近】疼痛而不可触近。详见“上下痛而不可触近”项。

【痛剧】疼痛剧烈。详见“近之则痛剧”项。

【痛者为实】按之疼痛者多为实证。见腹满虚证实证的辨证，如第十 2 条：“病者腹满，按之不痛为虚，痛者为实，可下之。”《金匮要略方论本义·腹满寒疝宿食病》：“按之有物，阻碍于脏腑之侧，焉有不痛者乎？”其证机若是实邪阻滞，按之则气机更壅滞不通，故按之则痛；治当祛除实邪。

【痛而闭】疼痛而闭塞不通。见阳明热结气闭证，如第十 11 条：“痛而闭者。”《金匮要略浅注·腹满寒疝宿食病》：“今腹痛而不发热，止是大便闭者，为内实气滞之的证也。”其证机是阳明热结，阻滞气机，闭塞不通；治当泻热通结行气，以厚朴三物汤。

【痛引脐中】疼痛牵引肚脐周围。见淋证，如第十三 7 条：“淋之为病，小便如粟状，小腹弦急，痛引脐中。”《医宗金鉴·消渴小便利淋病》：“小便不利及淋病，皆或有少腹弦急，痛引脐中之证。然小便不利者，水道涩少而不痛，淋则溲数，水道涩少而痛，有不同也。”其证机是邪热下迫下注膀胱而灼伤脉络，并扰乱膀胱的气化功能，水气与邪热相搏而壅滞阻结不通；治当清热通淋，化气利水。

【痛引少腹入阴筋】疼痛牵引少腹与阴筋。见脏结证的预后，如 167 条：“病胁下素有痞，连在脐旁，痛引少腹入阴筋者，此名脏结。”《伤寒经注·太阳辨证》：“宿结之邪与新结之邪交结而不解，痞连脐旁，脾脏结也，痛引少腹，肾脏结也，自胁入阴筋，肝脏结也，三阴之脏俱结矣，故主死。”其证机是脏气内结，血脉壅滞，气血运行不畅而梗阻，脏腑不得气血所荣而欲竭；治当行气理血，和调脏腑。

【痛在骨节】疼痛部位主要在骨节之间。见黄汗证，如第十四 4 条：“身肿而冷，状如周痹，胸中窒，不能食，反聚痛，暮躁不得眠，此为黄汗，痛在骨节。”《金匮要略心典·水气病》：“寒湿外淫，必流关节，故曰此为黄汗，痛在骨节也。”其证机是寒湿之邪浸淫肌肤营卫，梗阻气机，流注关节，阻滞筋脉而阻碍气血通畅，则骨节疼痛；治当温阳化湿，益气固护营卫。

【痛在关元】疼痛部位主要在关元穴周围。见妇人杂病错综复杂证机，如第二十二 8 条：“或结热中，痛在关元，脉数无疮，肌若鱼鳞，时着男子，非止女身；在下未多，经候不匀，令阴掣痛，少腹恶寒。”其证机是邪热与血相结在关元，气机阻滞而郁结，气血梗阻而不通，故痛在关元穴周围；其治当清热理血，调理气机。

【痛移】疼痛没有定处。详见“展转痛移”项。

【痛夫】痛心啊。如仲景序言：“痛夫，举世昏迷，莫能觉悟。”

【痛处】疼痛部位。详见“不知痛处”项。

头 tóu ❶首。人体的最上部。如第1条：“太阳之为病，脉浮，头项强痛而恶寒。”❷物体的顶端。如第一3条：“鼻头色青，腹中痛，苦冷者，死。”❸物体的前端。如238条：“腹微满，初头硬，后必溏，不可攻之。”❹一端。如第二十二23条小儿疳虫蚀齿方用法中言：“取腊日猪脂熔，以槐枝绵裹头四五枚，点药烙之。”❺药名：如乌头。❻方药名：如大乌头煎。

【头项强痛】头痛项强。

其一，太阳伤寒证与脾胃水气证相兼，如28条：“服桂枝汤，或下之，仍头项强痛，翕翕发热，无汗。”其证机是外感之邪与水气相结而壅滞于上，清阳为水气所遏而不畅；治当表里兼顾，以桂枝去桂加茯苓白术汤。

其二，太阳病证与少阳病证相兼，如142条：“太阳与少阳并病，头项强痛，或眩冒。”《伤寒来苏集·伤寒论注》：“脉弦属少阳，头项强痛属太阳。”《伤寒论辨证广注·辨太阳病脉证并治法下》：“太阳之脉，络头下项，故头项强痛。”其证机是太阳营卫受邪而失和，经脉为邪气所虐而不利，少阳胆气为邪所客而不利；治当太阳与少阳同治，或用柴胡桂枝汤或用针刺期门，以解太阳少阳之邪。

【头项强痛而恶寒】头痛，项强，又有恶寒。头项强痛即头痛，项强。见太阳病基本脉证，如第1条：“太阳之为病，脉浮，头项强痛而恶寒。”《伤寒论条辨·辨太阳病脉证并治上》：“项，颈后也；强痛者，皮肤营卫一有感受，经络随感而应，邪正争扰也。”《伤寒论后条辨·辨太阳病脉证篇》：“头项强痛者，太阳经脉循头项，邪客则触动其经脉故也。”吴人驹说：“项为太阳之专位，有所障碍，不得如常之柔和，是为项强。”其证机是邪气侵入太阳，营卫受邪而抗邪，营卫抗邪而不及固护肌肤，太阳经脉为邪气所扰而不利，经气不和。

【头痛】头痛是临床常见病证之一，仲景对头痛辨证用方则有较为全面的论述，对此若有足够的认识与理解，则可明显提高治疗效果。

其一，太阳中风证，如13条：“太阳病，头痛，发热，汗出，恶风。”又如56条：“若头痛者，必衄，宜桂枝汤。”其证机是太阳受邪，卫强营弱，经气不利而郁滞不通；治当解肌散邪，调和营卫，以桂枝汤。

其二，太阳伤寒证，如35条：“太阳病，头痛，发热。”其证机是太阳受邪，卫闭营郁，经气不通；治当发汗解表，宣肺平喘，以麻黄汤。

其三，太阳病证与肾阳虚证相兼，如90条：“病发热，头痛，脉反沉。”其证机既有太阳经气为邪气所郁而不通，又有肾阳虚弱而不能温煦于上，治当以病变主要矛盾方面而决定或先解表，或先温里，或表里同治，以冀方药与证机切切相应。

其四，太阳温病证，如134条：“太阳病，脉浮而动数，浮则为风，数则为热，动则为痛，数则为虚，头痛，发热，微盗汗出，而反恶寒者，表未解也。”其证机是太阳营卫受邪，卫为热所搏，营为热所灼，经气不利；治当疏散邪热，以桂枝二越婢一汤或银翘散加减。

其五，悬饮证，如152条：“其人漐漐汗出，发作有时，头痛，心下痞硬满，引胁下痛。”《伤寒寻源·十枣汤》：“头痛亦属饮邪上逆，主里而不主表，里未和则宜攻下。”其证机是饮邪结于胸胁，壅滞气机而逆乱，浊气上攻，饮邪肆虐；治以十枣汤，攻逐水饮。饮邪得去，则头痛自止。

其六，阳明寒证，如197条：“阳明病，反无汗而小便不利，二三日呕而咳，手足厥者，必苦头痛。”《伤寒论后条辨·阳明篇》：“胃中独治之寒，厥逆上攻，……必苦头痛者，阴盛自干乎阳，其实与阳邪无涉，头痛者为标。”《伤寒内科论·辨阳明病脉证并治》：“寒邪阻遏阳气外达则手足厥冷；上犯清阳则头痛。诸证反映阳明受寒，阳气受抑而不伸展的病理特征。”其证机是寒邪侵袭阳明，胃中浊气不得通降而上逆于头，清阳失展；治当温阳散寒，通达经气，以理中汤或桂枝人参汤或吴茱萸汤加葛根、白芷。

其七，少阳胆热气郁证，如265条：“伤寒，脉弦细，头痛，发热者，属少阳，少阳不可发汗。”其证机是少阳胆热，浊气上逆于头；治当清少阳胆热，调理气机，以小柴胡汤。并指出少阳胆热气郁证头痛有类似于太阳病头痛，临证时应注意鉴别诊断。

T

其八，厥阴肝寒气逆证，如378条，又如第十七9条：“干呕，吐涎沫，头痛者。”《伤寒论辨证广注·辨厥阴病脉证并治法》：“厥阴大寒之气上攻，故头额与巅顶作痛。”其证机是厥阴素体正气虚弱，寒气内生或外客并与虚气相搏，浊气上逆上冲；治以吴茱萸汤，温肝散寒降逆。辨厥阴肝寒气逆证，其头痛未必都是在巅顶，而有整个头部都有痛的，何以辨为厥阴肝寒气逆证头痛，其辨证要点是头痛或伴有口吐涎水，或伴有恶心呕吐，以此而全面审证求机，以法论治。

其九，霍乱证与太阳病证相兼，如383条：“病发热，头痛，身疼，恶寒，吐利者，此属何病？”辨头痛证机若是在霍乱仍浊气不降而上攻，若是在太阳仍经气为邪气所遏而不通，治当因病变证机主要方面而确立治疗方法与措施。

其十，湿热霍乱轻证及寒湿霍乱证，如386条：“霍乱，头痛，发热，身疼痛。”其证机是邪气侵入，扰乱气机，浊气不降，清气不升，清浊之气逆乱上下。湿热霍乱证头痛以渴欲饮水为审证要点，治当清热利湿，以五苓散；而寒湿霍乱证头痛以不欲饮水为辨证要点，治当温中散寒祛湿，以理中丸。

其十一，经络郁滞证，如第一3条：“头痛、项、腰、脊、臂、脚掣痛。”其证机是经气不利，经脉不和，血脉运行不畅而不通；治当疏通经络，和畅经气，以桂枝加葛根汤，或葛根汤，或当归四逆汤加羌活、川芎。

其十二，寒湿郁表发黄证，如第二19条：“病身疼，发热，面黄而喘，头痛，鼻塞而烦，其脉大，自能饮食，腹中和无病。”其证机是寒湿之邪侵犯太阳，太阳经气为寒湿所遏而不通；治当解表散寒，祛湿开窍，以麻黄加术汤，或麻黄汤加苍耳子、辛夷。

其十三，心肺阴虚内热证，如第三1条：“每溺时头痛者，六十日乃愈；若溺时头不痛者，淅然者，四十日愈。”指出心肺阴虚证，病者如果在小便时伴有头痛，暗示病者阴津损伤比较明显，尤其是阴津被耗而不能上承于头，则头痛。

其十四，胃热津伤重证与太阳伤寒证相兼，如第十七19条：“吐后，渴欲饮水而贪饮者，文蛤汤主之；兼主微风，脉紧，头痛。”其证机既有太阳营卫之气失和，又有胃热上攻，清阳被邪气阻遏而不通；治当解表清里，以文蛤汤。

其十五，太阳中风证与阳虚夹热证相兼，详见“喘而头痛”项。

【头痛至七日以上自愈】太阳病如头痛等证，在通常情况下于6~7日大多趋于向愈。见太阳病证，又如第8条：“太阳病，头痛至七日以上自愈者，以行其经尽故也。”《伤寒内科论·辨太阳病脉证并治》：“仲景不仅提出病愈日期，而且还指出防病传变要则。因疾病大多在六七日为向愈日期，若未见向愈征象，则应积极做出防病传变措施。”辨太阳病在一般情况下，正气不断地在恢复力量，正气于6~7天大多趋于抗邪充沛，然则邪不胜正而病自愈。

【头痛有热】头痛与发热并见。见太阳病证与阳明病证相兼，如56条：“伤寒，不大便六七日，头痛有热者，与承气汤；其小便清者，知不在里，仍在表也，当须发汗；若头痛者，必衄。”《伤寒来苏集·伤寒论注》：“此辨太阳阳明之法也，太阳主表，头痛为主，阳明主里，不大便为主。然阳明亦有头痛者，浊气上冲也。”辨头痛证机既可见于表证，又可见于里证，因阳明邪热上攻与太阳经气不利均可引起头痛，临证之际当以法审证求机，以法论治。

【头痛未止】头痛病证仍然没有解除。见阴虚内热证，如140条：“脉细数者，头痛未止。”其证机是阴虚而生热，虚热上攻于头且肆虐清阳；治当滋阴清热，以黄连阿胶汤加赤芍、川芎。提出辨内伤头痛审脉以别证机所在，最为重要。

【头痛风寒】头痛证机因于风寒。见阳明宿食证与太阳病证相兼，如第十26条：“脉紧，头痛风寒，腹中有宿食不化也。”辨“脉紧”“头痛”，其证机有宿食和风寒所致太阳病之分，病者若是宿食，其治当消食；若是风寒太阳病，治疏散风寒。提示辨头痛，一定要结合具体病人而宜，以法决定治疗方法。

【头卓然而痛】头突然出现剧烈疼痛。见阳明胃热证，如110条：“头卓然而痛，其人足心必热，谷气下流故也。”《注解伤寒论·辨太阳病脉证并治》：“先大便硬则阳气不得下通，既得大便则阳气降下，头中阳虚，故卓然而痛。”《伤寒悬解·太阳经中篇》：“头痛而火从上散。”指出阳明胃热证在某种情况下，在病愈之前且出现“头卓然而痛”，其证机是浊气欲泄且乘机以猖獗，阳气欲和欲通且一时乍虚于上，脉证合参后，则知这是病证向愈之佳象。但也有病者头痛未能向愈且需要治疗者，治以白虎汤或竹叶石膏汤加葛根、白芷、藁本等。

【头微痛】头轻微作痛。见产后感风寒证，如第二十一 8 条："产后风，续之数十日不解，头微痛，恶寒，时时有热。"其证机是风寒外袭，太阳营卫受邪而抗邪，经气不利不通；治当解表散邪，调和营卫，以桂枝汤。

【头微汗出】头部有轻微汗出。见实热结胸证，如 136 条："但结胸，无大热者，此为水结在胸胁也，但头微汗出者。"其证机是邪热与饮邪相结且熏蒸于上，阻结于内，治以大陷胸汤。

【头汗出】汗出仅限于头部。

其一，气血两燔证，如 111 条："但头汗出，剂颈而还，腹满微喘，口干咽烂。"其证机是邪热内攻而搏于气血，津液为邪热所迫而蒸腾于上，则头汗出；治当清热泻火，凉血益阴，以白虎汤与桃核承气汤加减。

其二，阳明湿热发黄证，如 134 条："但头汗出，余处无汗，剂颈而还，小便不利者，身必发黄。"又如 236 条："但头汗出，身无汗，剂颈而还，小便不利，渴引水浆者，此为瘀热在里，身必发黄。"其证机是阳明湿热内搏而蕴结且蒸腾于上；治当清热利湿，以茵陈蒿汤或栀子大黄汤。

其三，少阳胆热夹饮证，如 147 条："但头汗出，往来寒热，心烦者。"《伤寒内科论·辨太阳病证并治》："少阳气机不利，水气内停，郁阳不得宣通上下，邪热蒸达于上则头汗出。"其证机是少阳胆热内郁，气机不利，水气内停，水气与胆热相搏而熏蒸；治当清热调气，温化水饮，以柴胡桂枝干姜汤。

其四，太阳病证与少阳病证相兼，如 148 条："伤寒五六日，头汗出，微恶寒，手足冷，心下满，口不欲食，大便硬，脉细者，此为阳微结，必有表，复有里也。"其证机是少阳胆热欲迫津外泄，又因外邪袭于营卫而不得汗出，少阳胆热熏蒸于上，则头汗出；审病以少阳胆热气郁证为主，治以小柴胡汤。

其五，阳明出血证，如 216 条："阳明病，下血，谵语者，此为热入血室，但头汗出者。"《医宗金鉴·伤寒论注》："若血已止，其热不去，蓄于阳明，不得外越而上蒸，但头汗出。"《伤寒论集注·阳明篇》："但头汗出者，热气上蒸也。"其证机是邪热迫及阳明而动血，既灼伤脉络浸淫于下，又迫津蒸腾于上；治当清热凉血，或刺期门，或以泻心汤加生地黄、棕榈等。

其六，阳明热郁证：如 228 条："心中懊侬，饥不能食，但头汗出者。"《伤寒论本旨·阳明篇》："其热由胃上蒸而上出头汗，故以栀子豉汤轻泄涌吐，使邪从上散也。"其证机是阳明邪热内扰，胃气被郁，升降失常，郁热熏蒸；治以栀子豉汤，清宣郁热。

其七，太阳风湿痹证与里证相兼：如第二 16 条："湿家，其人但头汗出，背强，欲得被覆向火。"其证机是风湿相搏，经气郁滞不利，太阳营卫奋起抗邪，正气欲积力驱邪于外，但又不能将邪驱逐于外，正邪相争于上，故仅见头汗出；治当祛风胜湿散寒，通利经脉，以麻杏薏甘汤或麻黄加术汤。

其八，产后郁冒证，如第二十一 2 条："呕不能食，大便反坚，但头汗出。所以然者，血虚而厥，厥而必冒。冒家欲解，必大汗出。以血虚下厥，孤阳上出，故头汗出。所以产妇喜汗出者，亡阴血虚，阳气独盛，故当汗出，阴阳乃复。"其证机是产后血虚，郁热内生，虚热迫津而外泄，复因阳由血虚而不能正常固护肌表，营气不得内守而汗出；头为清阳所居，虚热加阳虚，故见头汗出；治当清热补虚，以小柴胡汤加阿胶、当归、黄芪等。

【头不痛】没有头痛症状表现。

其一，胸中痰实证，如 166 条："病如桂枝证，头不痛，项不强，寸脉微浮，胸中痞硬，气上冲喉咽不得息者。"《伤寒贯珠集·太阳篇下》："《活人》云：痰饮之为病，能令人憎寒发热，但头不痛，项不强为异。"其证机是胸中痰实，浊气尚未蒙蔽于头，清阳尚能布达，治当涌吐痰实，以瓜蒂散。

其二，阳明寒证，如 197 条："阳明病，……若不咳，不呕，手足不厥者，头不痛。"指出阳明实寒，其寒气既有上攻者，又有未上攻于头，提示临证决不可为某一症状所迷惑。

其三，心肺阴虚内热证，如第三 1 条："若溺时头不痛者，淅然者，四十日愈；若溺快然，但头眩者，二十日愈。"指出心肺阴虚内热证，其证机因素体而异，若虚热上攻于头则头痛，若虚热未困扰于头则头不痛，临证皆当全面辨识。

T

【头眩】头眩即头晕目眩，轻者，头重脚轻，眼前如有火花；重者，不能站立，目眩重者，眼花缭乱，视物模糊。

其一，脾胃气虚水气证，如67条：“伤寒，若吐，若下后，心下逆满，气上冲胸，起则头眩，脉沉紧。”其证机是脾胃气虚，气不化水而为水气，水气内虐而上逆，清阳为水气所蒙；治当温阳健脾、利水降逆，以苓桂术甘汤。

其二，心肾阳虚水泛证，如82条：“心下悸，头眩，身瞤动，振振欲擗地者。”其证机是心肾阳气虚弱，水不得阳气气化而变为水气，水气充斥于内外；治当温阳利水，以真武汤。

其三，阳明虚寒谷疸证，如195条，又如第十五3条：“阳明病，脉迟，食难用饱，饱则微烦，头眩，必小便难，此欲作谷疸。”《伤寒溯源集·阳明篇》：“头眩者，谷不腐化而浊气郁蒸也。”《伤寒内科论·辨阳明病脉证并治》：“若过于强求饱食，必不能腐熟运化，致清浊不分，浊气上乘清阳则头眩。”其证机是阳明胃气虚弱，寒气与之相互搏结，虚寒之气上攻而壅滞清阳，治当温阳散寒，以理中丸或吴茱萸汤或白术散加茵陈蒿、桂枝。

其四，阳明热证，如198条：“阳明病，但头眩，不恶寒。”《伤寒论本旨·阳明篇》：“阳明中风，故能食，风邪上冒而头眩，其邪化热。”其证机是阳明邪热上扰清阳，清阳不得主持于上，则头眩；治当清泻阳明邪热，以白虎汤或竹叶石膏汤加钩藤、菊花等。

其五，少阴阴竭阳脱证，详见“下利止而头眩”项。

其六，心肺阴虚内热证，如第三1条：“若溺快然，但头眩者，二十日愈。”其证机是心肺阴虚，虚热内生而肆虐，清阳既不得阴津所滋，而又被邪热所攻斥，故头晕目眩。如果病情仅为一时性头眩，则知病者阴津损伤比较轻，其正气恢复的日期大约在20日可向愈。

其七，阳虚热郁痹证，如第五8条：“诸肢节疼痛，身体魁羸，脚肿如脱，头眩，短气，温温欲吐。”其证机是既有阳虚不得温煦于上，清阳空虚；又有邪热充斥于清阳之窍；治以桂枝芍药知母汤，温阳通经，清热益气。

其八，脾胃湿热谷疸证，如第十五13条：“食即头眩。”《金匮要略心典·黄疸病》：“食入则适以助湿热而增逆满，为头眩。”其证机是湿热壅滞脾胃，脾不得运化水湿，而湿与热相搏，食则浊气填塞而上涌于头，故食则头眩；治以茵陈蒿汤，清热利湿退黄。

其九，膀胱阳郁水气证，如第二十8条：“妊娠，有水气，身重，小便不利，洒淅恶寒，起即头眩。”《医宗金鉴·妇人妊娠病》：“水盛阻遏阳气上升，故起则头眩也。”其证机是膀胱阳气内郁，气不化水，水气内攻外溢，肆虐上下；治以葵子茯苓散，利水通阳化气。

【头热】头部发热。见太阳湿热痉证，如第二7条：“病者身热足寒，颈项强急，恶寒，时头热，面赤。”其证机是湿热浸淫太阳且上熏上蒸于头，故见头热。

【头动摇】头摇动不定。见太阳湿热痉证，如第二7条：“面赤，目赤，独头动摇，卒口噤，背反张者，痉病也。”其证机是湿热肆虐太阳经脉，经气为湿热所扰，筋脉拘急不舒。

【头重不欲举】头沉重而不欲抬举。见肾中浊邪阴阳易证，如392条：“伤寒，阴阳易之为病，其人身体重，少气，少腹里急，或引阴中拘挛，热上冲胸，头重不欲举，眼中生花。”其证机是浊热困扰肾气，肾气不得主持上下内外，浊热乘机而逆乱上下；治以烧裩散，导邪下行。

【头面肿】头面肿胀。详见“四肢头面肿”项。

【头面赤而下重】头面红赤并有沉重。见心阴虚证，如第十一10条：“即头面赤而下重，心中痛而自烦，发热，当脐跳，其脉弦。”《金匮要略心典·五脏风寒积聚病》：“心伤者，其人劳倦即头面赤而下重。盖血虚者其阳易浮，上盛者下必无气也。”其证机是心阴不足，虚热内生而肆虐气机，邪热扰心而滞塞，虚热上浮于面而红赤；气机为邪热所扰而壅滞不畅则下重，治当清热育阴、交通心肾，以百合知母汤与黄连阿胶汤加减。

【头中病】头里面的病证或疼痛或眩晕或胀满。见辨头部病证，如第一4条：“语声啾啾然细而长者，头中病。”《金匮发微·脏腑经络先后受病》：“头痛者，出言大则脑痛欲裂，故语声啾啾然细而长，不敢高声语也。”指出若病在头中，病人大多是语音细而长，以免因大声说话而加重头中病证。临证还当辨别寒热虚实，在气在血，切中证机而治。

【头中寒湿】寒湿病理病证主要在头部。见

寒湿郁表发黄证，如第二19条：“病在头中寒湿，故鼻塞，内药鼻中则愈。”《金匮要略编注二十四卷·痉湿暍病》：“当责病在头中寒湿，寒湿者，以湿属阴故也。”其证机是寒湿之邪侵犯太阳，头为阳气所会，寒湿最易侵袭于头而变生诸证。

【头目瞤】头目肌肤跳动。见肝热证，如第十一4：“头目瞤，两胁痛，行常伛，令人嗜甘。”其证机是邪热在肝，肝气为邪热所迫而不得疏泄条达，邪热走窜经脉而肆逆；治当清肝泄热，疏达肝气。

【头风摩散】

组成：大附子炮，一枚（8g）　盐等分

用法：上二味，为散，沐了，以方寸匕，已摩疾上，令药力行。

功用：温肾逐寒，通经止痛。

适应证：肾虚头痛证。头痛较甚，或常有空虚感，或遇寒则头痛加重，或小便不利，汗出或无汗，恶寒，或苦冒眩，或腰背冷痛，舌淡，苔薄白，脉沉或迟。

解读方药：方中附子温肾阳，逐寒气，通经气，止疼痛，善疗寒气上攻之疼痛。盐入肾，与附子相用，走筋脉，通血脉，畅经气，散结气，长于止痛。二者相用，对寒气凝结，经气不通之疼痛尤为专长。

又，本方为外用，可直接使药物作用于患处，则温阳之力强，散寒之力专，善于通经止痛。

徒

tú 徒，即副词，空，只，然。如仲景序：“幽潜重泉，徒为啼泣。”

【徒为啼泣】只是白白地哭泣而已。见仲景序：“幽潜重泉，徒为啼泣。”

土

tǔ ❶地面上的泥砂等组成的混合物，引申为生化万物。如184条：“阳明居中，主土也，万物所归，无所复传。”❷药名：如土瓜根。❸方名：如土瓜根散。

【土瓜根】土瓜根为葫芦科植物王瓜的根块。

别名：王瓜根，土花粉，山苦瓜。

性味：苦，寒。

功用：清热润肠，生津养阴。

主治：大便干结，症瘕积聚，月经不调，闭经。

《神农本草经》曰：“味苦寒，无毒，主消渴，风痹，瘀血，月闭，寒热，酸疼，益气，愈聋。”

入方：见土瓜根方，土瓜根散。

用量：

古代量	现代量	经方数量	经方名称
三两	9g	1方	土瓜根散
二十两	60g	1方	土瓜根汁方

注意事项：孕妇慎用。

化学成分：含蛋白质，精氨酸，淀粉，胆碱。

药理作用：暂缺。

【土瓜根汁方】

组成：土瓜根二十两（60g）（编者注：剂量乃编者所加，仲景方无剂量）

用法：上一味，以水四升，煮取二升，去滓。本方之用有二法：温服一升，分二服。又纳灌肛门内，急抱，欲大便时乃去之。（编者注：用法乃编者所加，仲景方无用法。）

功用：清热润燥，滋肠通便。

适应证：大肠津亏燥热内结证。不大便，欲大便不行，心烦，身热，面色不荣，口干，烦躁，或腹满，或腹痛，舌红少津，脉虚。

解读方药：方中土瓜根苦寒，质润而富汁液，寒以清热生津，生津之力专，苦以泻下除热结，润肠之力强，善于治疗大肠津亏燥热内结证。

【土瓜根散】

组成：土瓜根　芍药　桂枝　䗪虫各三两（各9g）

用法：上四味，杵为散，酒服方寸匕，日三服。

功用：化瘀通阳，调理气血。

适应证：妇人阳郁血瘀证。经行不畅，少腹满痛或刺痛，经行一月再现，经量少，色紫有块，带下色紫，恶寒或手足不温，或头汗出，身热，舌紫暗，脉迟或涩。

解读方药：

1. 诠释方药组成：方中土瓜根活血化瘀；芍药补血敛阴；桂枝通阳散瘀；䗪虫活血破瘀；酒能行气活血，通络止痛。

2. 剖析方药配伍：土瓜根与虫，属于相须配伍，攻逐瘀血；土瓜根、䗪虫与桂枝，属于相使配伍，活血逐瘀，温阳通经；土瓜根、䗪虫与芍药，属于相反配伍，相反者，土瓜根、䗪虫化瘀，芍药补血，芍药制约土瓜根、䗪虫化瘀伤血；桂枝与芍药，属于相反配伍，芍药敛阴，桂枝通经，芍药制约桂枝通经伤脉。

3. 权衡用量比例：土瓜根与䗪虫用量比例是1∶1，以治瘀结；土瓜根、䗪虫与桂枝用量比例是1∶1∶1，提示药效化瘀与通经之间的用量调配关系，以治瘀结不通；土瓜根、䗪虫与芍药用量比例为1∶1∶1，提示药效化瘀与敛阴之间的用量调配关系。

吐 tǔ ❶吐法，即治疗方法之一。如324条："此胸中实，不可下也，当吐之。"❷调整呼吸的一种养生方法。如第二条；"即导引，吐纳，针灸，膏摩，勿令九窍闭塞。"

tù ❸从胃中吐出，即指胃气不降而上逆。如273条："太阴之为病，腹满而吐，食不下。"❹从肺中吐出，即指肺为邪热灼腐而为痈脓从上涌出。如第七2条："热之所过，血为之凝滞，蓄结痈脓，吐如米粥，始萌可救，脓成则死。"

【吐脓血】从口中吐出脓血。

其一，胃热证，如19条："凡服桂枝汤吐者，其后必吐脓血。"其证机是胃夙有阳盛或邪热，致邪热灼腐肌肉而伤脉络，脓血从胃中而出。

其二，肺痈成脓期，如第七1条："咳吐脓血，脉数虚者，为肺痿；数实者，为肺痈。"其证机是肺热灼伤脉络，血为邪热所迫而溢出；治当清热降逆，祛瘀排脓。

其三，实热肺痈证成脓期，如第七12条桔梗汤用法中言："则吐脓血也。"指出吐脓血并不一定都是病理变化，而有病邪不得留结于内而外泄越。

【吐脓】从口中吐出痈脓。见吐脓血证，如第八1条："病有奔豚，有吐脓，……"仲景仅言吐脓而未言具体证候表现，其证机有邪热与阳虚等不同，有在胃在肺之别，临证皆当因人因证而辨。

【吐脓如米粥】吐出脓痰如同米粥一样。见实热肺痈证成脓期，如第七12条："久久吐脓如米粥者，为肺痈。"其证机是邪热蕴肺，肺气壅滞，热灼脉络，灼腐为痈，痈烂为脓；治以桔梗汤，清热排脓解毒。

【吐血】从口中吐出鲜血或陈血。

其一，邪热动血证，如115条："因火而动，必咽燥，吐血。"其证机是邪热迫血而动血；治当清热凉血止血，以泻心汤加减。

其二，邪热在肺，如第十六5条："烦渴者，必吐血。"《金匮要略心典·惊悸吐衄下血胸满瘀血病》："血从上逆，而心肺焦燥也。"辨吐血证有在心、在肺等不同，烦者，热也，邪热在心；咳者，肺为热而气逆也。在临床中还要辨清病变是虚热还是实热，以法而论治。

其三，论吐血证的预后。如第十六6条："夫吐血，咳逆上气，其脉数而有热，不得卧者，死。"指出病人脉数而伴有躁卧不安，则为邪热迫血而躁动，血欲竭而气欲亡，其预后不良。

其四，酒毒湿热证。如第十六7条："夫酒客咳者，必致吐血。"指出饮酒太过，酒化为热而灼伤脉络，并迫血妄行，则吐血。

其五，血热出血证，如第十六17条："心气不足，吐血，衄血。"《金匮要略心典·惊悸吐衄下血胸满瘀血病》："心气不足，心中之阴气不足也。阴不足则阳独盛，血为热迫，而妄行不止矣。"其证机是心中之阴气不足，阴不足而易生热化热，邪热迫血，血不得收藏而妄溢；治当清热泻火止血，以泻心汤。

【吐血不止】吐血病证比较重。见阳虚出血证，如第十六14条："吐血不止者。"其证机是阳气虚弱，不能固摄，血不得固而外溢；治当温阳摄血，以柏叶汤与黄土汤加减。

【吐逆】胃气上逆比较重。

其一，胃虚寒证，如29条："咽中干，烦躁，吐逆者。"《伤寒论辨证广注·辨太阳病脉证并治法上》："吐逆者，阴寒充盛而拒膈也，因作甘草干姜汤散寒温中，以复其阳。"其证机是脾胃虚寒，寒气内攻，胃气上逆；治当散寒补虚，复其阳气，以甘草干姜汤。

其二，饮阻脾胃寒证。如第十七20条："干呕，吐逆，吐涎沫。"其证机是饮邪阻于脾胃，浊气阻结而上逆；治以半夏干姜散，温暖阳气、化饮降逆。

【吐利】呕吐与下利并见。

其一，少阴寒证，如283条："病人脉阴阳俱紧，反汗出者，亡阳也，此属少阴，法当咽痛而复吐利。"其证机是阳虚不得温煦，阴寒充斥上下。揆度病情以少阴寒证为主，阳虚为次；治重在散寒，次在温阳补阳。

其二，阳气暴伤脉不至证。如292条："吐利，手足不逆冷，反发热者，不死。”其证机是寒气暴虐，正气为伤，清浊之气逆乱，浊气上逆，清气下注。

其三，阳气欲脱证。如296条：“吐利，躁烦，四逆者，死。”《伤寒内科论·辨少阴病脉证并治》：“其吐利乃是阴寒内盛上攻下犯也。”其证机是少阴阳气欲脱而清气下陷，阴寒独盛而逆乱上下，心神不得阳气固护而躁动。

其四，厥阴肝寒吐利证，如309条：“少阴病，吐利，手足逆冷，烦躁欲死者。”其证机是厥阴肝素体阳气不足，寒气内生或外袭，扰乱肝气而上攻下注；治以吴茱萸汤，温肝降逆止利。仲景言“少阴病”者，以揭示厥阴肝寒吐利证有似少阴病吐利证，对此一定要注意鉴别诊断，以法针对证机而治。

其五，霍乱证，如383条：“病发热，头痛，身疼，恶寒，吐利者。”其证机是邪气侵犯肠胃，扰乱肠胃升降功能，浊气上逆，清气下陷。

其六，阳虚阴盛霍乱证，如388条：“吐利，汗出，发热，四肢拘急，手足厥冷者。”其证机是阳气虚弱，阴寒内盛，寒气上攻下注；治以四逆汤，温阳散寒。

其七，霍乱证病差，如391条：“吐利，发汗，脉平，小烦者，以新虚不胜谷气故也。”指出霍乱病证以吐利为主，若正气恢复，积力抗邪，则吐利止而病向愈。

【吐利止而身痛不休】上吐下泻病证得解而身体疼痛不除。见营卫不和证，如387条：“吐利止而身痛不休者，当消息和解其外。”《伤寒缵论·霍乱》：“吐利止而身疼不休，外邪未解也，当消息和解其外，言当辨外邪之微甚，制汤剂之大小也。”其证机是营卫不和，气血失荣，经气失和，肌肤失养；治当解肌散邪、调和营卫，以桂枝汤。

【吐下】上吐下泻。妊娠恶阻证，如第二十1条：“设有医治逆者，却一月加吐下者，则绝之。”指出妊娠病证在其病变过程中因多方面因素，有时则会出现上吐下泻病证，对此如果未能抓住病变证机所在而随意用桂枝汤，或认为桂枝汤是唯一治疗方剂，这是不符合辨证论治的。若执意要用桂枝汤治疗，则也会加剧吐下等病证，于此必须绝对禁止。

【吐下不止】上吐与下泻病证不止。见脾胃虚寒证，如76条：“发汗后，水药不得入口为逆；若更发汗，必吐下不止。”其证机是脾气大伤而清气下陷，胃气大伤而浊气上逆；治当温脾暖胃，升清降浊；治当温胃降逆，以理中丸与吴茱萸汤加减。

【吐下则悸而烦】误用吐法与下法而引起的心悸与惊惕。见少阳胆热气郁证，如264条：“不可吐下，吐下则悸而惊。”指出少阳胆热气郁证，其胸中满而烦证颇似结胸证而类似可下证，而胸中满而烦证又颇似痰阻胸膈证而类似可吐证，对此一定要辨证准确，论治一定要切中证机，勿有丝毫差错，其辨证若未能同中求异，且用或下法或吐法，不仅不能达到治疗目的，反而还会损伤心气而加重病证，以此引起或加重心悸与惊惕，当引起重视。

【吐下后】用吐法及下法之后。

其一，热扰胸膈证，如76条：“吐下后。”辨热扰胸膈证因其病证表现有类似可吐证或可下证，对此一定要审证求机确切，不可误用吐下方法。

其二，阳虚水气痞证，如160条：“吐下后。”辨阳虚水气痞证因在其病变过程中有类似可吐证或可下证，对此一定要审证求机确切，不可盲目误用方药。

【吐涎】从口中吐出清稀涎沫。见虫证，如第十九6条：“蚘虫之为病，令人吐涎，心痛，发作有时，毒药不止。”其证机是虫邪内扰，中气逆乱，饮邪随气逆于上，气机被阻，经气不通；治以甘草粉蜜汤，缓急安中，杀虫止痛。

【吐涎沫】从口中吐出清稀涎沫。

其一，厥阴肝寒气逆证，如378条，又如第十七9条：“干呕，吐涎沫，头痛。”《伤寒溯源集·厥阴篇》：“涎沫，黏饮白沫，邪入厥阴之经，寒邪上逆而干呕，胃中虚冷而吐涎沫。”其证机是厥阴素体正气虚弱，寒气内生或外客并与虚气相搏，浊气上逆上冲；治以吴茱萸汤，温肝散寒降逆。

其二，肺水饮证，如第十二4条：“吐涎沫。”《金匮要略直解·痰饮咳嗽病》：“连绵不断者曰涎，轻浮而白者曰沫，涎者，津液所化，沫者，水饮所内，酿于肺经则吐，吐多则津液亦干，故欲饮水。”其证机是水气射肺，肺气不降，气化不足，水气随肺气而上逆；治当宣肺利气，化饮降逆。

其三，饮阻脾胃寒证，如第十七20条：“吐涎沫。”《金匮要略心典·呕吐哕下利病》：“吐涎沫者，上焦有寒，其口多涎也。”其证机是饮邪阻于脾胃，浊气阻结而上逆；治以半夏干姜散，温暖阳气、化饮降逆。

其四，寒饮郁肺证，如第二十二7条：“吐涎沫。”《金匮要略心典·妇人杂病》：“吐涎沫，上焦有寒也。”仲景先言小青龙汤主之者，以揭示病变主要矛盾方面是寒饮郁肺证，治当先从肺。其证机是寒饮郁肺，饮邪随肺气而上逆。

【吐涎沫而不咳】口吐涎沫而没有出现咳嗽。见虚寒肺痿证，如第七5条：“吐涎沫而不咳者。”《医宗金鉴·肺痿肺痈咳嗽上气病》：“若似肺痿之吐涎沫而不咳者，此为肺中有冷饮，非为肺中成热痿也。”其证机是肺气虚弱，宣发肃降无权，不能通调水道，水气上逆。同时又指出虚寒肺痿证，在其病变过程中有的是以咳嗽为主，有的则是以吐涎沫为主，临证皆当因人因证而异。

【吐浊】吐出浊唾涎沫。见痰浊壅肺寒证，如第七7条：“吐浊。”《医宗金鉴·肺痿肺痈咳嗽上气病》：“今咳逆上气，惟时时吐唾，痰涎多也。”其证机是痰浊壅肺，浊气不降而壅滞；治以皂荚丸，以祛痰利肺、止咳平喘。

【吐浊涕】从口中吐出痰涎。见肺寒证，如第十一2条：“吐浊涕。”《医宗金鉴·五脏风寒积聚病》：“肺中寒邪，胸中之阳气不治，则涎沫聚而不行，故吐浊涎如涕也。”其证机是寒邪袭肺，肺气不能摄津而上逆；治当温肺散寒降逆。

【吐蛔】从口中吐出蛔虫。

其一，胃寒证，如89条：“病人有寒，复发汗，胃中冷，必吐蚘。”《医宗金鉴·伤寒论注》：“胃中冷甚，蛔不能安，故必吐蛔也。”其证机是阳明胃寒，胃气因寒气而不降，有蛔则蛔随胃气而上逆，故见吐蛔或呕吐。

其二，厥阴肝热证，如326条：“饥而不欲食，食则吐蚘。”《伤寒内科论·辨厥阴病脉证并治》：“肝热及胃，食则胃热益加，故食则即吐。若有蛔虫、蛔可因食而吐出。”其证机是邪热侵袭厥阴肝而消灼阴津，肝被邪热所扰而不得疏泄气机，若有蛔则蛔因食臭而逆行；治当清肝泻热，以乌梅丸。

其三，蛔厥证，如338条，又如第十九7条：“吐蚘。”其证机是胃气失和，蛔不得安，蛔随胃气而上逆上出；治当安蛔驱蛔，以乌梅丸。

【吐之】用吐法治疗病证。

其一，胸中痰实证，如166条：“吐之。”指出痰邪阻结胸中，治当用吐法，使痰邪从上而出，以瓜蒂散。

其二，脾胃阴虚证，如120条：“吐之。”指出脾胃阴虚证，在其病变过程中时有类似可吐证，对此一定要辨证准确，若误用吐法则会加重脾胃阴虚病证。仲景言“吐”者，以提示鉴别诊断。

其三，胃热内烦证，如121条：“吐之。”指出胃热内烦证的治疗当清而不当吐，若用吐法则会加剧病证。

其四，疟疾病证，如第四1条：“吐之。”指出疟疾证机若是痰热者，治可用涌吐的方法，使痰热从上而越。

其五，胃脘宿食重证，如第十24条：“吐之。”《医宗金鉴》：“胃有三脘，宿食在上脘者，膈间痛而吐，可吐不可下也。”指出饮食宿结胃脘而壅塞不通，治当用吐法，使宿食从上而出。

其六，肾与关元水气证有类似可吐证，如十四21条：“吐之。”指出病人“喉咽塞噎，胁下急痛”。其证机颇似痰阻胸膈证，若误为痰阻胸膈证而用吐法，或因误吐而伤胃气，导致病变证机表现更加错综复杂，进而又指出辨治水气病证，若能有效地针对证机与顾护胃气，则能明显提高治疗效果。

其七，酒毒黄疸证，如第十五5条：“吐之。”指出湿热酒毒蕴结而部位偏于上者，治可用吐法，使湿热酒毒从上而出。

【吐之愈】用吐法使病邪从上而去则病可向愈。见酒毒黄疸证，如第十五6条：“吐之愈。”《金匮要略论注·黄疸病》：“然酒疸心中热，方恶其结热不行，假使邪欲出之机，故曰吐之愈。”指出治疗酒疸证方法有许多，若病证偏于上者，则可选用吐法，使酒毒之邪从上而吐出。

【吐之则死】某些病证不应用吐法而用吐法，吐后大伤正气，正气不支则预后不良。见热毒肺痈脓血证，如第七2条：“吐之则死。”指出若毒热蕴结于肺，灼腐而为脓血，治当用清热解毒排脓，而不当用吐法。若用吐法治疗热毒灼腐肺痈脓血证，则会更损肺气、败伤脉络，使肺气不得主持于内而竭绝，故预后不良。

【吐之后】用吐法治疗后。见心肺阴虚证以血虚为主者，如第三4条：“吐之后。”指出心肺阴虚证其治不当用吐而用吐，用吐则更伤心肺之阴。同时又得知病人虽经误治，但其证机未变，故其治仍当益心肺、补阴血，以百合鸡子汤。

【吐之内烦】用吐法治疗不当而引起的内热内烦。见胃热内烦证，如121条："今反不恶寒，不欲近衣者，此为吐之内烦也。"《伤寒贯珠集·太阳篇上》："病在表而吐之，邪气虽去，胃气生热，则为内烦，内烦者，热从内动而生烦也。"其证机是邪热内扰胃气而外攻；治当用清泄而不当用吐，用吐不仅不能达到预期治疗目的，反而还会加重胃热证。

【吐后】其含义有二，一是用吐法治疗之后，见阳明热结缓证，如249条："吐后。"指阳明热结缓证在其病变过程中时有类似可吐证，切不可用吐法，对此应引起重视；若用吐法治疗则会加重病证。二是病人呕吐之后，见胃热津伤证，如第十七19条："吐后。"指出病变证机是胃中有热，热扰胃气而上逆，呕吐后则更伤胃津而助热，治当清胃益胃。

【吐如米粥】病人从肺中吐出脓痰如米粥样，见肺痈热证，如第七2条："吐如米粥。"其证机是热与血相结，血为热所灼腐而为痈脓。

【吐而渴欲饮水】病人呕吐后且渴欲饮水但不多。见饮阻脾胃呕渴证偏寒者，如第十七18条："吐而渴欲饮水者。"指出呕吐因于寒气上攻，渴欲饮水因吐而伤津，其证机是寒邪所致，故其饮水必不多或喜热饮，以别于热证之饮水即喜饮冷水。

【吐纳】调整呼吸而起到养生的一种方法。见脏腑发病与致病因素，如第一2条："吐纳。"吐即呼气，使体内之气尽量呼出；纳即吸气，使机体尽量吸入自然之气，通过吐纳，达到呼出浊气，吸入清气的目的。

【吐多者去术加生姜三两】呕吐明显者去白术加生姜三两约9g。见胸阳虚证，如396条："吐多者去术加生姜三两"，指出病人若吐多者，是中气壅滞而不降，去白术，加生姜以降逆、散积滞。

兔

tù 兔，即一种哺乳动物。如第二十2条："炼蜜和丸，如兔屎大，每日食前服一丸。"

退

tuì ❶虚弱。如342条："寒多热少，阳气退，故为进也。"❷退一步。如仲景序："而进不能爱人知人，退不能爱身知己，遇灾值祸，身居厄地。"

【退不能爱身知己】退一步说就不能关心自己与了解自己。如仲景序："而进不能爱人知人，退不能爱身知己，遇灾值祸，身居厄地。"

豚

tún 豚，即小猪，引申为病证名。如65条，又如第八4条："发汗后，其人脐下悸者，欲作奔豚。"

脱

tuō ❶消损，减少。如第四3条："若但热不寒者，邪气内藏于心，外舍分肉之间，令人消铄脱肉。"❷无，没，伏。如第一12条："脉脱入脏即死，入腑即愈，何谓也？"❸虚弱，不足，正损。如第六11条："脉沉小迟，名脱气。"❹分离，解散。如第五8条："脚肿如脱，头眩，短气，温温欲吐。"

【脱肉】肌肉消瘦。详见"消铄脱肉"项。

【脱气】阳气大虚欲有正气不支的病理病证。见阳虚虚劳证，如第六11条："脱气。"《医宗金鉴·血痹虚劳病》："脉沉细迟，则阳大虚，故名脱气。脱气者，谓胸中大气虚少，不充气息所用，故疾行喘喝也。"其证机是阳气虚弱，阳不得温，气不得行，阳虚而生寒，气虚而恶动；治当温阳益气，以四逆加人参汤加减。

唾

tuò ❶唾沫。《说文》："唾，口液也。"396条："大病差后，喜唾，久不了了，胸上有寒。"❷唾，吐也。357条："喉咽不利，唾脓血，泄利不止者。"

【唾脓血】吐脓血病证。

其一，厥阴肝热阳郁证，如357条："唾脓血。"其证机是厥阴肝热阳郁灼伤脉络，迫血外溢；治当清泻肝热，以麻黄升麻汤加减。

其二，毒热阳郁证，如第三14条："唾脓血。"其证机是毒热迫及血中，郁遏阳气，瘀阻经脉，灼腐脉络；治以升麻鳖甲汤，解毒凉血、化瘀通阳。

【唾浊沫】吐出浊痰黏稠涎沫。见肺痈病理，如第七2条："多唾涎沫。"其证机是邪热蕴肺，热灼为痰，痰热相搏，痰随气逆而上出。

【唾沫】咳吐涎沫。见肺痿证，如第一5条：

T

“唾沫。”《医宗金鉴·脏腑经络先后受病》：“若咳唾涎沫不已者，非咳病也，乃肺痿也。”其证机是肺叶痿弱而不得行使其能，固摄无权，津随气逆于上。

W

瓦 wǎ 瓦，即用陶土烧成的覆盖房顶的东西。如第三 12 条雄黄熏方用法中言：“上一味，为末，筒瓦二枚合之，烧，向肛熏之。”

喎 wāi 喎，即嘴歪。如第五 2 条：“邪气反缓，正气即急，正气引邪，喎僻不遂。”

【喎僻不遂】嘴歪面斜不能灵活活动。见邪中经络脏腑的基本脉证，如第五 2 条：“邪气反缓，正气即急，正气引邪，喎僻不遂。”其证机是邪气壅滞经脉，气血不得充荣，邪气肆虐而经气经脉拘急。

外 wài ❶跟“里”“内”相对。如仲景序：“崇饰其末，忽弃其本，华其外而悴其内。”又如 208 条：“腹满而喘，有潮热者，此外欲解，可攻里也，手足濈然汗出者，此大便已硬也。”❷卫气。如 53 条：“病常自汗出，此为荣气和，荣气和者，外不谐，以卫气不共荣气谐和故尔。”❸辨证方法之一，即表证。如 37 条：“太阳病，十日以去，脉浮细而嗜卧者，外已解也。”

【外已解也】表证已经被解除。如 37 条：“太阳病，十日以去，脉浮细而嗜卧者，外已解也。”指出太阳病证在其病愈过程中则会出现一些特殊证候表现，进而又提示对预测疾病转归一定要有全面的认识与理解，切不可仅局限于某一方面。

【外证未解】表证仍然没有被解除。如 42 条：“太阳病，外证未解，脉浮弱者，当以汗解，宜桂枝汤。”又如 44 条：“太阳病，外证未解，不可下也，下之为逆；欲解外者，宜桂枝汤。”指出表证仍然没有被解除，对此一定要审证求机，以法针对证机而用方药。

【外不谐】卫气不能调燮、和协于营气。见杂病自汗出证，如 53 条：“病常自汗出，此为荣气和，荣气和者，外不谐，以卫气不共荣气谐和故尔。”指出营卫不和的病理病证主要矛盾方面在卫。

【外有微热者】在表有太阳中风证之发热。如 96 条小柴胡汤用法中言：“若不渴，外有微热者，去人参，加桂枝三两，温覆微汗愈。”指出病不是单一的少阳病证，而是兼有太阳中风证，但太阳中风证比较轻，故治重在治少阳，次在治太阳。

【外舍分肉之间】疟病热证证机。如第四 3 条：“若但热不寒者，邪气内藏于心，外舍分肉之间，令人消铄脱肉。”辨识邪气“外舍分肉之间”，而突出疟疾病变部位不在脏腑而在气血营卫，病变证机是热郁，病以肌肉壮热不解为主。

【外不解】表证没有被解除。

其一，膀胱瘀热证，如 106 条：“其外不解者，尚未可攻，当先解其外。”指出病是表里兼证，病变的主要矛盾方面在太阳，治当先从太阳。

其二，阳明少阳太阳兼证，如 231 条：“刺之小差，外不解。”指出相兼病证，经治疗过，太阳病证仍然没有被解除，则治当兼顾太阳。

【外证未去】表证仍然没有被解除。见太阳病证与少阳胆热气郁证相兼，如 146 条：“伤寒六七日，发热微恶寒，支节烦痛，微呕，心下支结，外证未去者。”指出表里兼证，太阳中风证仍然没有被解除，其辨其治则当根据病变主要矛盾方面，以法采取有效治疗措施。

【外证未除】表证没有被祛除。见表里兼证，如 163 条：“太阳病，外证未除，而数下之，遂协热而利。”指出太阳中风证仍然没有被解除，可病变的主要矛盾方面则已发生变化，对此则当重新辨证论治。

【外欲解】在表病证将要被解除。见阳明病证与太阳病证相兼，如 208 条：“腹满而喘，有潮热者，此外欲解，可攻里也，手足濈然汗出者，此大便已硬也。”指出在用大承气汤主治阳明热结重证之前，一定要审明太阳病证是否已经解除，不得有丝毫差错，否则易引起药源性疾病。

【外未解也】表证没有被解除。见阳明病证与太阳病证相兼，如 208 条：“若汗多，微发热恶寒者，外未解也，其热不潮，未可与承气汤。”指出表里兼证，假如病以里证为主要方面，治时要适当兼顾表证，不可仅从里或从表而治。

【外气怫郁】在表有邪气怫郁不解。见阳明

胃寒证，如380条："伤寒，大吐，大下，之极虚，复极汗者，其人外气怫郁，复与之水。"指出阳明胃寒证在其病变中时有邪气怫郁于表，其邪气怫郁在表有类似表证等特殊表现，对此一定要审证求机，不可为假象所迷惑。

【外证身体不仁】在表有身体肌肤麻木不仁。详见"身体不仁"项。

【外证骨节疼痛】在表有骨节疼痛。详见"骨节疼痛"其二项。

【外证胕肿】在外有身体肌肤水肿。详见"胕肿"项。

【外证自喘】在外表现有喘促。见正水证，如第十四1条："正水，其脉沉迟，外证自喘。"其证机是水气上逆于肺，肺气不降。

【外证腹满】在外表现有腹部胀满。详见"腹满"其十三项。

丸 wán ❶方药剂型之一。如麻子仁丸。❷小而圆的石头。如131条大陷胸丸用法中言："合研如脂，和散，取如弹丸一枚。"❸圆形物体。如第十一11条："心死脏，浮之实如丸豆，按之益躁疾者，死。"

【丸如梧桐子大】药丸如梧桐子大小一样。如338条乌梅丸用法中言："丸如梧桐子大。"

【丸药】将方药制成丸剂。如80条："伤寒，医以丸药大下之，身热不去。"

完 wán 完，即尽，没有了。如第十七16条大半夏汤方中："半夏（洗完用）二升(48g)。"

菀 wǎn 菀，即药名，如紫菀，入射干麻黄汤中。

脘 wǎn 脘，即胃内空腔。《素问·评热病论》曰："食不下者，胃脘膈也。"胃脘分上脘、中脘、下脘，上脘即胃上口贲门部。如第十24条："宿食在上脘，当吐之。"下脘即胃下口幽门部。《灵枢·四时气》："饮食不下，……在下脘，则散而去之。"《金匮要略五十家注》引张隐庵："胃为水谷之海，有上脘，中脘，下脘之分，上脘主纳，中脘主化。"

万 wàn 万，即言物极多。如仲景序："夫天布五行，以运万类，人禀五常，以有五脏。"

【万物所归】诸多事物变化都有其所归属或归附的基本规律。见阳明恶寒自罢的特点，如184条："阳明居中，主土也，万物所归，无所复传，始虽恶寒，二日自止，此为阳明病也。"因阳明胃居中焦而为受纳之腑，主生化气血，其功能如同自然界土能生化万物一样，土虽能生万物，但亦易为万物相乘相袭；五脏六腑之气虽受胃气而化生，但五脏六腑之邪气亦易相乘相袭于胃，从而揭示人体多种病邪都有可能侵犯于胃，故知阳明病证是临床中相对较多的病证之一，这也是理解"万物所归"的主要原理之一。

【万端】诸多事物都有其千头万绪，暗示病证表现错综复杂，多种多样，但有其基本病理特点。详见"千变万端"项。

【万类】自然界有诸多事物，以言难以尽数。详见"以运万类"项。

亡 wáng ❶虚弱。如26条白虎加人参汤用法中言："诸亡血，虚家，亦不可与，得之则腹痛利者，但可温之，当愈。"❷死。如仲景序："其死亡者，三分有二，伤寒十居其七。"❸损伤。如38条大青龙汤用法中言："若复服，汗多，亡阳，遂虚，恶风，烦躁，不得眠也。"

【亡阳】阳气虚弱，或阳气被损伤。

其一，如38条大青龙汤用法中言："若复服，汗多，亡阳，遂虚，恶风，烦躁，不得眠也。"其证机是阳气因治法不当而被损伤。

其二，心阳虚惊狂证，如112条："伤寒，脉浮，医以火迫劫之，亡阳，必惊狂。"其证机是素体心阳之气不足，复加治疗未能恰到好处，以此而加剧心阳虚病理。

其三，少阴阳虚寒证，如283条："病人脉阴阳俱紧，反汗出者，亡阳也，此属少阴。"指出少阴阳虚寒证的主要病理特征。

【亡阳故也】这是阳气虚弱的缘故。

其一，表里兼证，如30条："病形象桂枝，因加附子参其间，增桂令其汗出，附子温经，亡阳故也。"指出表里兼证，其病理变化有阳气虚弱，故治当兼顾阳气虚弱。

其二，少阴病证与太阳病证相兼，如286条："少阴病，脉微，不可发汗，亡阳故也。"指出表里兼证，病以里证为主，治其不可先用汗法，则当先里以温补阳气。

【亡其阳】阳气因治疗不当而被损伤。见表里兼证，如211条："发汗多，若重发汗者，亡其阳，谵语，脉短者死；脉自和者，不死。"其证机是阳气因治疗不当而损伤，导致正气不支，邪气盛实。

【亡阴血虚】损伤阴血而导致阴血俱虚。见妇人产后三大病，如第二十一2条："所以产妇喜汗出者，亡阴血虚，阳气独盛。"指出产后伤阴又损血而出现阴血俱虚病理病证。

【亡血】或血虚病理，或失血病理。

其一，阳明热盛津气两伤证，如26条白虎加人参汤用法中言："诸亡血，虚家，亦不可与，得之则腹痛利者，但可温之，当愈。"仲景言"亡血"者，即血虚病理。并指出白虎加人参汤不能治疗血虚病证，血虚病证当用补血益血的方法。

其二，表里兼证，如58条："若亡血，亡津液，阴阳自和者，必自愈。"指出表里兼证，在里有血虚病理，治当兼顾血虚。

其三，太阳病证与血虚病证相兼，如第十六9条："亡血，不可发其表，汗出即寒慄而振。"详见"亡血家"项。

其四，胸中痰实证，如166条瓜蒂散用法中言："诸亡血，虚家，不可与瓜蒂散。"指出瓜蒂散不能用于血虚病证，用之则更易损伤其阴血。

其五，厥阴血虚厥证，如347条："复厥者，不可下，此亡血，下之死。"其证机是厥阴肝血虚弱，血虚既不能滋荣于脉，又不能充营于四肢，更不能滋润于肠。

其六，阳虚液竭霍乱证，如385条："恶寒，脉微而复利，利止，亡血也。"指出下利而损伤阴血津液的病理病证。

其七，望面色诊病，如第一3条："色白者，亡血也。"仲景言"亡血"者，以揭示病变的主要矛盾方面是血虚病理。

其八，血虚证，如第六8条："脉极虚芤迟，为清谷，亡血，失精。"指出病人有血虚病理病证，并为治疗提供理论依据。

其九，亡血证即出血证，如第十八5条："寸口脉浮微而涩，法当亡血，若汗出。"指出出血的病理是因于外伤所致。同时又暗示出血的原因有诸多方面，临证辨出血切不可局限在某一方面，法当全面辨证。

其十，妇人产后津血虚三大病，如第二十一1条："亡血，复汗，寒多，故令郁冒；亡津液，胃燥，故大便难。"指出妇人产后血虚病理是临床常见病证之一。

【亡血失精】男子肝肾精血虚弱证机。见肝肾精血亏虚证证机，如第六12条："妇人则半产漏下，男子则亡血失精。"又如第十六8条："男子则亡血。"《金匮要略论注·血痹虚劳病》："男子则亡血，血下遗如亡也。"仲景辨肝肾精血亏虚证，因证机复杂多变，其病理演变则可直接影响男女生育，对此一定要有足够的认识和理解，只有针对证机而治之，才能取得预期治疗效果；治可用小建中汤，或薯蓣丸以补益气血。

【亡血家】素体有血虚或出血病理病证。见太阳病证与血虚病证相兼，如87条："亡血家，不可发汗，发汗则寒慄而振。"仲景言"亡血"者，以揭示素体有血虚或出血病理；言"家"者，以揭示病理演变较久，血虚病理比较突出。

【亡血故也】这是伤血出血的缘故。见亡血证即出血证，如第十八5条："若身有疮，被刀斧所伤，亡血故也。"指出外伤引起出血且伴有血虚病理病证。

【亡津液】损伤津液的病理病证。

其一，表里兼证，如58条："凡病，若发汗，若吐，若下，若亡血，亡津液，阴阳自和者，必自愈。"仲景言"亡津液"者，当指津液损伤比较明显，提示治当兼顾阴津。

其二，阳明热证的病因，如181条："太阳病，若发汗，若下，若利小便，此亡津液，胃中干燥。"指出因辨证不当，复加治疗未能切中证机而损伤津液，提示病理演变以阴津损伤为主导方面，暗示治当滋补阴津。

其三，阳明热结自愈证，如203条："以亡津液，胃中干燥，故令大便硬脾。"指出阳明素体阴津不足，复因治疗不当且又损伤津液。

其四，阳明病证与太阳病证相兼，如245条："太过者，为阳绝于里，亡津液，大便因硬也。"指出里有邪热而伤津，复因解表不当而又伤津，因此导致津液损伤的病理病证。

其五，虚热肺痿证，如第七1条："或从汗出，或从呕吐，或从消渴，小便利数，或从便难，又被快药下利，重亡津液，故得之。"指出虚热肺痿证的主要病理之一是阴津不足，并暗示其致病原因是多方面的，临证必须全面辨证，不可顾此失彼。

其六，脾胃阳郁夹热水气证，如第十四5

条："假如小便自利，此亡津液，故令渴也。"《金匮要略直解·水气病》："若小便自利，此亡津液而渴，非里水之证，不用越婢也。"指出脾胃阳郁夹热水气证在其病变过程中有时出现口渴，但应与亡津液之口渴相鉴别，审亡津液之口渴，有因邪热伤津所致者，也有因津从小便而亡失所致者，法当全面认识。

其七，妇人产后津血虚三大病，如第二十一1条："亡津液，胃燥，故大便难。"其证机是产后津液被损伤，津亏不得滋润于肠胃，肠胃燥结；治当滋阴生津润燥。

【亡津液故也】这是津液被损伤的缘故。见表里兼证，如59条："大下之后，复发汗，小便不利者，亡津液故也。"仲景言"亡津液"者，以揭示津液被损伤为病变的主要矛盾方面。

王

wáng ❶自然。如第一2条："更能无犯王法、禽兽灾伤，房室勿令竭乏，服食节其冷、热、苦、酸、辛、甘，不遗形体有衰，病则无由入其腠理。"❷药名：如王不留行。❸方名：如王不留行散。

【王法】自然规律。如第一2条："更能无犯王法、禽兽灾伤，房室勿令竭乏，服食节其冷、热、苦、酸、辛、甘，不遗形体有衰，病则无由入其腠理。"指出人要利用自然规律，而不可违背自然规律。

【王不留行】王不留行为石竹科一年生或越年生草本植物麦蓝菜的成熟种子。

别名：留行子，王不留，禁宫花，剪金花，王牧牛。

性味：苦，平。

功用：活血行血，通经下乳。

主治：跌打损伤，症瘕积聚，乳汁不通，痈肿疼痛。

《神农本草经》曰："味苦平，主金疮，止血，逐痛出刺，除风痹内寒。久服轻身，耐老，增寿。"

入方：见王不留行散。

用量：

用量		经方数量	经方名称
古代量	现代量		
十分	30g	1方	王不留行散

注意事项：孕妇慎用。

化学成分：含王不留行皂苷，王不留行次皂苷（丝石竹皂苷元、β-D-葡萄糖醛酸、异肥皂草苷、肥皂草素），D-葡萄糖，L-阿拉伯糖，D-木糖，L-岩藻糖，L-鼠李糖，牡荆素，棉籽糖，葡萄糖，淀粉，脂肪，蛋白质，王不留行黄酮苷，生物碱，香豆素，1，8-二羟基-3，5-二甲氧基-9H-呫吨-9-酮，王不留行呫吨酮。

药理作用：抗早孕作用，抗着床作用，兴奋子宫作用，镇痛作用，抗肿瘤作用。

【王不留行散】

组成：王不留行八月八采，十分（30g）　蒴藋细叶七月七采，十分（30g）　桑东南根白皮三月三采，十分（30g）　甘草十八分（54g）　川椒除目及闭口，去汗，三分（9g）　黄芩二分（6g）　干姜二分（6g）　厚朴二分（6g）　芍药二分（6g）

用法：上九味，桑根皮以上三味烧灰存性，勿令灰过；各别捣筛，合治之，为散，服方寸匕。小疮即粉之，大疮但服之，产后亦可服。如风寒，桑根勿取之。前三物皆阴干百日。

功用：活血理气，通阳消瘀。

适应证：伤科、疡科、妇科血瘀气郁证。局部紫斑或肿块，或机械性损伤肿胀，或局部疼痛而入夜尤甚，或内有瘀血而入夜伴有手足心发烧，或手足冷，或女子经血不畅，舌紫或有瘀点，脉沉或涩。

解读方药：

1. 诠释方药组成：方中王不留行活血化瘀；蒴藋细叶活血通络消肿；桑东南根白皮清热，主金伤；黄芩清热消肿；干姜温通血脉；芍药通络养血；川椒通阳化瘀；厚朴下气理气；甘草益气和中。

2. 剖析方药配伍：王不留行与蒴藋细叶，属于相须配伍，增强活血消肿；桑东南根白皮与黄芩，属于相须配伍，增强清热消肿；干姜与川椒，属于相须配伍，增强温阳通脉止痛；王不留行、蒴藋细叶与厚朴，属于相使配伍，活血行气，气行瘀消；王不留行、蒴藋细叶与芍药，属于相反配伍，王不留行、蒴藋细叶活血，芍药敛血制约活血药伤血；桑东南根白皮、黄芩与干姜、川椒，属于相反配伍，桑东南根白皮与黄芩清解郁热，桑东南根白、黄芩制约干姜、川椒温热化燥，干姜、川椒制约桑东南根白皮、黄芩寒凉凝滞；芍药与甘草，属于相使配伍，益气补血，缓急止痛。

3. 权衡用量比例：王不留行与蒴藋细叶用量比例是1∶1，提示药效活血与消肿之间的用量调配关系，以治瘀结；桑东南根白皮与黄芩用量比例是5∶1，以治郁热；干姜与川椒用量比例是3∶2，提示药效温阳与止痛之间的用量调配关系；芍药与甘草用量比例是1∶9，提示药效补血缓急与益气缓急之间的用量调配关系；王不留行、蒴藋细叶与厚朴用量比例是5∶5∶1，提示药效活血消肿与行气之间的用量调配关系；桑东南根白皮、黄芩与干姜、川椒用量比例是5∶1∶1∶1，提示药效清热消肿与通阳止痛之间的用量调配关系；王不留行、蒴藋细叶与甘草用量比例是5∶5∶9，提示药效活血消肿与益气之间的用量调配关系。

往 wǎng ❶昔，过去。如仲景序：“感往昔之沦丧，伤横夭之莫救。”❷以后，以下。如仲景序：“下此以往，未之闻也。”❸反复，去。如96条：“伤寒五六日，中风，往来寒热，胸胁苦满。”

【往来寒热】发热与恶寒交替出现，或发热恶寒时轻时重，或反复出现。

其一，少阳胆热气郁证，如96条：“往来寒热，胸胁苦满，嘿嘿，不欲饮食，心烦，喜呕。”又如97条：“血弱气尽，腠理开，邪气因入，与正气相搏，结于胁下，正邪分争，往来寒热。”复如266条：“胁下硬满，干呕，不能食，往来寒热。”其证机是正气与邪气相争，正气处于积力抗邪则发热，邪气处于肆虐正气则恶寒，正邪不断地斗争，则往来寒热。

其二，少阳病证与阳明病证相兼，如136条：“伤寒十余日，热结在里，复往来寒热。”其证机是少阳胆气内郁，邪热内炽；阳明邪热内攻，浊气内结而壅滞，正气与邪气多次交争，则往来寒热；治以大柴胡汤，清少阳，泻阳明。

其三，少阳胆热水气证，如147条：“但头汗出，往来寒热，心烦者。”其证机是正气与水气、邪热相搏则发热，正气被水气所遏则恶寒；治以柴胡桂枝干姜汤。

其四，肝热气逆证，如第八2条：“奔豚，气上冲胸，腹痛，往来寒热。”《金匮要略心典·奔豚气病》：“往来寒热，肝脏有邪气而通于少阳也。”辨肝热气逆证之往来寒热有类似少阳胆热气郁证，应注意鉴别诊断，辨证一定要审求证机而治之。审证是肝热气逆证，其证机是邪热及肝，肝气积力与邪气相争而又不能驱邪于外，故出现正邪相互交争则往来寒热；治以奔豚汤，养肝平冲，清热降气。

旺 wàng 旺，即兴旺，兴盛。如第一7条：“寸口脉动者，因其旺时而动，假令肝旺色青，四时各随其色。”

望 wàng ❶诊断方法之一，即望诊。如仲景序：“余每览越人入虢之诊，望齐侯之色，未尝不慨然叹其才秀也。”❷希图，盼。如仲景序：“降志屈节，钦望巫祝，告穷归天，束手受败。”

【望齐侯之色】通过望诊而诊断齐侯气色。如仲景序：“余每览越人入虢之诊，望齐侯之色，未尝不慨然叹其才秀也。”

妄 wàng 妄，即乱，身不由己，荒诞不合理。如第十一12条：“梦远行而精神离散，魂魄妄行。”

【妄行】身不由己而随意行动。见心虚热发狂证，如第五13条：“防己地黄汤：治病如狂状，妄行，独语不休，无寒热，其脉浮。”其证机是心神为虚热所扰而躁动于外，神明不得主持于外。

忘 wàng 忘，即忘记，记不得。如237条：“阳明证，其人喜忘者，必有畜血。”

【忘躯徇物】忘记身体与事物的重要性。如仲景序：“趋世之士，驰竞浮华，不固根本，忘躯徇物，危若冰谷。”

危 wēi ❶险恶，凶险。如仲景序：“趋世之士，驰竞浮华，不固根本，忘躯徇物，危若冰谷。”❷病重，病笃。如第二十二8条：“行其针药，治危得安；其虽同病，脉各异源；子当辨记，勿谓不然。”

【危若冰谷】凶险犹如履薄冰，如临深渊。如仲景序：“趋世之士，驰竞浮华，不固根本，忘躯徇物，危若冰谷。”

葳 wēi 葳，即药名，如紫葳，入鳖甲煎丸中。

煨 wēi 煨，即在带火的灰里把东西烧熟或变质。如第十七 47 条：“诃梨勒煨，十枚(10g)。”

微 wēi ❶脉象，即脉微弱无力。如 23 条：“脉微而恶寒者，此阴阳俱虚，不可更发汗，更下，更吐也。”❷精深，精妙。如仲景序：“经络府俞，阴阳会通，玄冥幽微，变化难极。”❸轻微，略微。如 20 条：“太阳病，发汗，遂漏不止，其人恶风，小便难，四肢微急，难以屈伸者。”又如 23 条：“其人不呕，清便欲自可，一日二三度发，脉微缓者，为欲愈也。”❹少。如 148 条：“大便硬，脉细者，此为阳微结，必有表，复有里也。”❺腑脏。如第一 13 条：“五脏病各有十八，合为九十病，人又有六微，微有十八病。”

【微则为风】脉微主风热犯肺。见肺痈热证，如第七 2 条：“寸口脉微而数，微则为风，数则为热，微则汗出，数则恶寒。”指出风热犯肺证主要病理机制与证候特点，同时揭示脉微主热证实证，切不可认为脉微尽主虚证。

【微则汗出】脉微主风热迫津外泄。见肺痈热证，如第七 2 条：“寸口脉微而数，微则为风，数则为热，微则汗出，数则恶寒。”其证机是风热之邪不仅侵袭肺卫，而且也迫津而外泄。

【微则为气】脉微主气虚。见阳虚寒厥血少证，如第十四 30 条：“趺阳脉微而迟，微则为气，迟则为寒。”其证机是阳气虚弱，鼓动血脉无力。

【微则无气】脉微主气虚证。见阳明虚寒胃反证主脉及证机，如第十七 4 条：“寸口脉微而数，微则无气，无气则营虚，营虚则血不足，血不足则胸中冷。”其证机是阳明胃气虚弱，阳气鼓动血脉无力。

【微发汗】用微发汗的方法治疗病人。见表里兼证，如 302 条：“少阴病，得之二三日，麻黄附子甘草汤微发汗，以二三日无（里）证，故微发汗也。”《伤寒内科论・辨少阴病脉证并治》：“从方药功效测知。病为表里兼证，审证机，当表里同治，宜麻黄附子甘草汤，微发汗以保少阴，温少阴以溃表邪。”审病是表里兼证，但表证比较轻，所以当用微发汗的方法治疗。

【微发黄色】身体肌肤轻微显现面色。详见“发黄”其一项。

【微发热恶寒者】轻微有发热恶寒。详见“发热恶寒”其七项。

【微火煮取三升】用小火煎煮方药取 3 升(180~240mL)。如 12 条桂枝汤用法中言：“以水七升，微火煮取三升，去滓。”

【微火煎】用小火煎煮方药。如 233 条蜜煎导用法中言：“上一味，于铜器内，微火煎，当须凝如饴状。”

【微火煎取一升半】用小火煎煮方药取 1 升半（90~120mL)。如第十 14 条：“内胶饴一升，微火煎取一升半，分温再服。”

【微和胃气】用轻泻的方法以调和胃气。见阳明热结证与太阳病证相兼，如 208 条：“若腹大满不通者，可与小承气汤，微和胃气。”指出表里兼证，病以里证为急，可在治里之时则当轻微泻下的方法，以调和胃气，且不可用大泻大下的方法，若逆而治之，必定会引起病证发生变化。

【微和之】用轻泻的方法以调和胃气。见阳明热结证辨证，如 251 条：“至四五日，虽能食，以小承气汤少少与，微和之，令小安。”指出治疗阳明热结轻证的基本大法是用轻微泻下的方法以调和胃气。

【微赤非时者死】病人面色微赤而见于非其所主之时者大多预后不良。详见“设微赤非时者死”项。

【微微似欲出汗者】微微似有汗出者。详见“但微微似欲出汗者”项。

【微似有汗者益佳】轻微汗出犹如似有非有汗出者则更好。详见“遍身漐漐微似有汗者益佳”项。

【微盗汗出】轻微有盗汗出。详见“盗汗出”其一项。

【微寒者】脉微而恶寒。详见“若微寒者”项。

【微利】轻微出现下利。详见“若微利”项。

【微热】有轻微发热。见表里兼证，如 71 条：“若脉浮，小便不利，微热，消渴者。”其证机是邪在太阳营卫，营卫之气与邪气相争，又，在表之邪轻微，故其发热较轻。

【微烦】轻微心烦或烦热。

其一，上热下寒证，如 80 条：“伤寒，医以丸药大下之，身热不去，微烦者。”其证机是邪热不解除而上扰心神。

其二，阳明热结轻证，如 250 条：“太阳病，若吐，若下，若发汗后，微烦，小便数，大便因硬者。”其证机是阳明邪热上攻于心，心神为热所扰。

其三，任何病证差后皆当注意饮食调节，如 398 条：“脾胃气尚弱，不能消谷，故令微烦，损谷则愈。”指出病后重视饮食调护不仅有助于正气康复，还有助于正气积极抗邪。再则，脾胃为后天之本，任何疾病在其病变过程中，均可影响到脾胃之气，导致脾胃运化、受纳功能失常，对此若稍有饮食不当，则可引起脾胃不适等；或影响到心而见心烦。

其四，湿热毒血证，如第三 13 条：“病者脉数，无热，微烦，默默，但欲卧。”其证机是湿热胶结不解，并熏蒸于心；治当清热利湿解毒，以甘草泻心汤加减为是。

【微数之脉】脉微与数并见。见太阳病证与阴虚火旺证相兼，如 116 条：“微数之脉，慎不可灸，因火为邪，则为烦逆。”其证机是邪热内扰，既涌动气血又消灼阴血。

【微溏者】轻微出现大便溏泄。见脾胃热证，如 123 条：“但欲呕，胸中痛，微溏者，此非柴胡汤证。”其证机是邪热扰乱脾升胃降，并逼迫阴津于下。

【微呕】有轻微呕吐。见太阳中风证与少阳胆热气郁证相兼，如 146 条：“伤寒六七日，发热微恶寒，支节烦痛，微呕，心下支结。”其证机是少阳胆热逆乱胃气而上攻。

【微喘直视】有轻微气喘、直视。见阳明热结危证，如 212 条：“若剧者，发则不识人，循衣摸床，惕而不安，微喘直视，脉弦者生，涩者死。”其证机是阳明邪热内结，并上攻于肺，下灼肾精。

【微者】病是阳明热结重证而非是阳明热结危证。见阳明热结证辨证，如 212 条：“微者，但发热谵语者，大承气汤主之。”仲景言“微者”，不是论阳明病轻证或微证，而是以“微”提示阳明热结重证没有阳明热结危证重笃，具有相对性与比较性。

【微续者】脉微微渐渐地出现。见少阴阳虚戴阳服药格拒证，如 315 条：“服汤，脉暴出者，死；微续者，生。”其证机是阳气恢复，脉气渐渐来复，病为向愈。

【微厥】有轻微手足厥冷。见厥阴肝热厥逆证，如 339 条：“伤寒，热少，微厥，指头寒，嘿嘿，不欲食，烦躁。”其证机是邪热内郁而阻遏阳气不能外达。

【微喘】轻微气喘。

其一，厥阴阴盛阳竭证，如 362 条，又如第十七 26 条：“灸之，不温，若脉不还，反微喘者，死。”《伤寒溯源集·厥阴篇》：“若脉不还，反见微喘，乃阳气已绝，其未尽之虚阳，随呼吸而上脱，其气有出无入，故似喘非喘而死矣。”其证机是阳气大虚而不能主持于上，肺气欲竭而上脱。

其二，表里兼证，如第二 17 条：“湿家，下之，额上汗出，微喘，小便利者，死。”其证机是阳气大虚而肺气欲脱。

【微自温】使身体渐渐出现温和。如 386 条理中丸用法中言：“服汤后，如食顷，饮热粥一升许，微自温，勿发揭示衣被。”指出疾病若向愈的重要标志之一。

【微有十八病】腑脏有 18 病证。见病因辨证，如第一 13 条：“五脏病各有十八，合为九十病，人又有六微，微有十八病。”仲景言“微”者，当指腑而言。“微有十八病”，即腑有 18 种病，临证皆当一一详辨，方可辨清病变本质所在。

【微出寸口】相比之下在寸部脉轻微明显。见积聚证，如第十一 20 条：“微出寸口，积在喉中。”指出咽喉有疾患则可在寸部脉表现出来。

【微下关】相比之下在关部脉轻微明显。见积聚病证，如第十一 20 条：“微下关，积在少腹。”指出积证在少腹，其脉多表现在尺脉，若积证久而不去，则可表现在关部脉。

【微者短气】病证表现若比较轻，则有气短不足以息。见饮证与饮水的关系，如第十二 12 条：“甚者则悸，微者短气。”指出病证表现有微甚，其微者则可出现短气，其证机是饮邪阻滞气机而阻塞不畅。

【微利则愈】轻微出现大便溏泄则病可向愈。如第十二 24 条：“分温再服，微利则愈。”指出方药愈疾已起到治疗作用。

【微咳喘】轻微有咳嗽，气喘。详见“咳

喘”项。

【微汗出】有轻微汗出。详见“汗出”其二十五项。

【微弦】脉略微弦。见肝阴不足湿热动筋证，如第十九3条：“转筋之为病，其人臂脚直，脉上下行，微弦，转筋入腹者。”其证机是湿热肆虐经气经脉而挛急不利。

【微恶寒】恶寒病证比较轻。

其一，太阳病证与阴阳两虚证相兼，如29条：“伤寒，脉浮，自汗出，小便数，心烦，微恶寒，脚挛急，反与桂枝欲攻其表，此误也。”其证机是太阳营卫受邪，阳气虚弱，肌表不得卫气所固护；治当解表散邪、固护阳气，以桂枝加附子汤。

其二，太阳中风证与少阳病证相兼，如146条：“伤寒六七日，发热，微恶寒。”指出太阳病邪比较轻，且因卫气抗邪而不能及时顾护于肌表，故恶寒程度比较轻。

其三，少阳病证与太阳病证相兼，如148条：“伤寒五六日，头汗出，微恶寒，手足冷，心下满，口不欲食，大便硬，脉细者，此为阳微结，必有表，复有里也。”审病是表里兼证，病变的主要矛盾方面在少阳，太阳病证比较轻，故其恶寒程度轻微。

其四，太阳病证与阳明病证相兼，如234条：“阳明病，脉迟，汗出多，微恶寒者，表未解也。”《伤寒论辨证广注·辨阳明病脉证并治法》：“微恶寒者，太阳在表之风邪未尽解也。”其证机是太阳营卫受邪而抗邪，营卫固护肌表不及；治当解肌散邪、调和营卫，以桂枝汤。

薇

wēi 薇，即药名，如白薇，入竹皮大丸中。

韦

wéi ❶药名：如石韦。❷熟皮子，去毛加工鞣制的兽皮。如第五12条风引汤用法中言：“粗筛，以韦囊盛之，取三指撮，井花水三升，煮三沸。”

惟

wéi 惟，即只。如仲景序：“但竞逐荣势，企踵权豪，孜孜汲汲，惟名利是务。”

【惟名利是务】只是追求名誉与利益。如仲景序：“但竞逐荣势，企踵权豪，孜孜汲汲，惟名利是务。”

【惟治肝也】只知道治疗肝。如第一1条：“中工不晓相传，见肝之病，不解实脾，惟治肝也。”指出治疗病证一定要考虑脏腑之间的关系，不能仅拘于一个方面而失于另一方面。

为

wéi ❶有。如104条：“若自下利者，脉当微厥，今反和者，此为内实也。”❷撰写。如仲景序：“乃勤求古训，博采众方，撰用《素问》、《九卷》、《八十一难》、《阴阳大论》、《胎胪药录》，并平脉辨证，为《伤寒杂病论》合十六卷。”❸做，行。如仲景序：“夫欲视死别生，实为难矣。”又如第十16条赤丸用法中言：“末之，内真朱为色，炼蜜丸如麻子大。”❹病证表现。如第1条：“太阳之为病，脉浮，头项强痛而恶寒。”❺叫作。如第2条：“太阳病，发热，汗出，恶风，脉缓者，名为中风。”❻是。如16条：“桂枝本为解肌，若其人脉浮紧，发热，汗不出者，不可与之也。常须识此，勿令误也。”又如30条：“寸口脉浮而大，浮为风，大为虚。”❼制作。如第三8条百合滑石散用法中言：“右为散，饮服方寸匕，日三服。当微利者，止服，热则除。”❽导致。如第二十二8条：“妇人之病，因虚，积冷，结气，为诸经水断绝，至有历年，血寒积结，胞门寒伤，经络凝坚。”❾计。如第一13条：“五脏病各有十八，合为九十病，人又有六微，微有十八病，合为一百八病，五劳、七伤、六极；妇人三十六病，不在其中。”❿判断。如148条：“脉虽沉紧，不得为少阴病，所以然者，阴不得有汗，今头汗出，故知非少阴也，可与小柴胡汤。”

【为《伤寒杂病论》合十六卷】撰写《伤寒杂病论》共计十六卷。如仲景序：“乃勤求古训，博采众方，撰用《素问》、《九卷》、《八十一难》、《阴阳大论》、《胎胪药录》，并平脉辨证，为《伤寒杂病论》合十六卷。”详见“伤寒杂病论”项。

【为不传】这是病证不传的缘故。见太阳病证传与不传，如第4条：“伤寒一日，太阳受之，脉若静者，为不传。”又如第5条：“伤寒二三日，阳明少阳证不见者，为不传也。”指出辨证必须以病人的具体表现为是，因病证表现而辨，不可因于病变日数而辨，审病变日数则可作为辨证的参考依据。

【为传也】这是疾病已发生变化。见太阳病

证传与不传，如第4条：“颇欲吐，若躁烦，脉数急者，为传也。”指出辨证必须以病人的具体表现而辨，若病证已发生变化，则为传变。

【为温病】这是温病病证表现。见太阳温病证，如第6条：“太阳病，发热而渴，不恶寒者，为温病。”指出辨太阳温病证的一般诊断要点与证候特征。

【为欲愈也】这是病证将要向愈的表现。如23条：“其人不呕，清便欲自可，一日二三度发，脉微缓者，为欲愈也。”指出疾病向愈的一般证候表现及其审证要点。

【为逆】这是治疗错误。如90条：“本先下之，而反汗之，为逆；若先下之，治不为逆。”指出若辨证失误，势必导致治疗错误，以此则会导致疾病发生变化。

【为未解也】这是病证没有被解除。如103条：“呕不止，心下急，郁郁微烦者，为未解也，与大柴胡汤，下之则愈。”指出病证仍在，则当继续治疗，且不可半途而废。

【为无血也】这是没有瘀血病理病证。详见“无血”项。

【为有血也】这是有血瘀的病理病证。如126条：“伤寒，有热，少腹满，应小便不利，今反利者，为有血也，当下之，不可余药，宜抵当丸。”指出辨证必须审证求机，方可辨清病变主要矛盾方面。

【为散】将方药研碎制作成散剂。如141条文蛤散用法中言：“上一味，为散，以沸汤和方寸匕，服，汤用五合。”

【为散已】将方药研碎制作成散剂后。如166条瓜蒂散用法中言：“上二味，各别捣筛，为散已，合治之，取一钱匕”

【为阳明病也】这是阳明病病证表现。如187条：“若小便自利者，不能发黄；至七八日，大便硬者，为阳明病也。”指出辨阳明病证与太阴湿热发黄证的主要不同之处，提示辨证要点与治疗措施。

【为难治】这是比较难治的病证，或这样的病证比较难治。详见“难治”其三、四、五、六、八项。

【为自和也】这是病证将要趋于向愈。如245条：“脉阳微而汗出少者，为自和也。”

【为阳绝于里】这是阳热之邪盛极于里。如245条：“阳脉实，因发其汗，出多者，亦为太过。太过者，为阳绝于里，亡津液，大便因硬也。”指出阳明热证的病理演变特点及其主要矛盾方面。

【为顺也】这是病证表现与脉象证机相一致，或疾病趋于好转的佳兆。

其一，阳明病证与少阳病证相兼，如256条：“阳明少阳合病，必下利，其脉不负者，为顺也。”指出阳明病证与少阳病证相兼，其病证表现虽比较复杂，但其病理特征则相互一致，故其治疗相对来说还是比较容易的。

其二，厥阴阴盛阳竭证及预后，如362条，更如第十七26条：“少阴负趺阳者，为顺也。”详见“少阴负趺阳”项。

【为欲愈】这是病证向愈的表现。如274条：“太阴中风，四肢烦疼，阳微阴涩而长者，为欲愈。”复如290条：“少阴中风，脉阳微阴浮者，为欲愈。”指出疾病在其演变过程中，其邪气不胜正气而向愈的一般审证要点与证候表现。

【为未愈】这样的病证还没有向愈的征兆。如327条：“厥阴中风，脉微浮，为欲愈；不浮，为未愈。”又如361条，更如第十七28：“下利，脉数，有微热，汗出，今自愈；设复紧，为未解。”指出疾病在其演变过程中，还没有出现向愈之佳兆，并暗示对此病证法当积极治疗。

【为未止】这脉大标志病证仍然没有被解除。如365条，更如第十七25条：“下利，脉沉弦者，下重也；脉大者，为未止。”指出审脉则可辨清疾病是向愈还是没有向愈。

【为欲自止】这是病证将要被解除之佳兆。如365条，更如第十七25条：“脉微弱数者，为欲自止，虽发热不死。”

【为虚烦也】这是无形邪热所引起的心烦。如375条，又如第十七44条：“下利后，更烦，按之心下濡者，为虚烦也，宜栀子豉汤。”指出病变证机的主要矛盾方面，提示治疗方法与措施。

【为内所因也】这是病因起源于内在脏腑经络气血的缘故。如第一2条：“千般疢难，不越三条：一者，经络受邪，入脏腑，为内所因也。”指出疾病发生原因非来源于外因，而是起源于内在脏腑之气失调，提示辨治疾病一定要重视内在因素，切不可局限于外在因素，只有全面合参，方可认清病变本质所在，才能做出恰当的治疗方案。

【为外皮肤所中也】这是病因起源于外在皮肤营卫的缘故。如第一2条：“二者，四肢九窍，血脉相传，壅塞不通，为外皮肤所中也。”指出疾病发生原因非来源于内因，而是起源于六淫疫力之邪，提示辨治疾病一定要重视外在因素，且不可局限于内在因素，只有全面合参，方可认清病变本质所在，才能做出恰当的治疗方案。

【为血气所注】这是气血所流行灌注的通道。如第一2条：“腠者，是三焦通会元真之处，为血气所注。”指出气血运行的基本要素之一即腠理。

【为至而不至也】这是季节已到而气候变化还没有到的缘故。如第一8条：“以得甲子，而天未温和，为至而不至也。”

【为入脏即死】这是邪气侵入于脏的病证，预后不良。如第一11条：“唇口青，身冷，为入脏即死。”

【为入腑即愈】这是邪气侵入于腑脏的病证，预后良好。如第一11条：“如身和，汗自出，为入腑即愈。”

【为欲解】这是病证将要向愈的表现。如287条：“少阴病，脉紧，至七八日，自下利，脉暴微，手足反温，脉紧反去者，为欲解也。”又如第二8条：“暴腹胀大者，为欲解。脉如故，反伏弦者，痉。”

【为末】将方药研为细粉状。如第三12条雄黄熏方用法中言：“上一味，为末，筒瓦二枚合之，烧，向肛熏之。”

【为无子】这是没有生育能力的表现。如第六7条：“男子，脉浮弱而涩，为无子，精气清冷。”其证机是精气内竭，阳气大伤，化源暗耗，生育无能；治当滋阴壮阳，益肾生精。

【为清谷】这脉象主阳虚证机之下利清谷。如第六8条：“夫失精家，少腹弦急，阴头寒，目眩，发落，脉极虚芤迟，为清谷，亡血，失精。”

【为肺痿之病】这是肺痿的病证表现。如第七1条：“为肺痿之病，若口中辟辟燥，咳即胸中隐隐痛，脉反滑数，此为肺痈。”

【为肺痿】这是肺痿病证。如第七1条：“咳唾脓血，脉数虚者，为肺痿；数实者，为肺痈。”

【为肺痈】这是肺痈病证表现。如第七1条：“咳唾脓血，脉数虚者，为肺痿；数实者，为肺痈。”又如第七12条：“咳而胸满，振寒脉数，咽干不渴，时出浊唾腥臭，久久吐脓如米粥者，为肺痈。”

【为中病】这是方药功效已取得治疗效果，或言药物有轻微中毒现象。详见“中病”其二项。

【为可治】这样的病证是可以治疗的。如第十一20条：“聚者，腑病也，发作有时，展转痛移，为可治。”另详见“可治”诸项。

【为有水】这是水气内停的病理病证。如第十二32条：“咳家，其脉弦，为有水。”

【为支饮也】这是水饮之邪留结在胸肺的病理病证。详见“支饮”其四项。

【为水停心下】这是水气停留于心下即胃脘的病理病证。详见“水停心下”其二、三项。

【为有瘀血】这是有瘀血的病理表现。如第十六10条：“无寒热，脉微大来迟，腹不满，其人言我满，为有瘀血。”

【为症痼害】这是妇人久有症瘕积聚病理病证表现。详见“症痼害”项。

【为胞阻】这是胞阻病证。详见“胞阻”项。

【为诸经水断绝】这是导致女子月经不当断绝而断绝的缘故。详见“经水断绝”项。

委

wěi 委，即任，派，把事交给别人办理。如仲景序：“赍百年之寿命，持至贵之重器，委付凡医，恣其所措。”

【委付凡医】交给一般的医生治疗。如仲景序：“赍百年之寿命，持至贵之重器，委付凡医，恣其所措。”仲景言“委”与“付”，乃同义词复用，即交给的意思。

痿

wěi ❶肢体筋脉肌肉痿缩，软弱无力，甚者足不任身，手不握物。如160条：“心下痞硬，胁下痛，气上冲喉咽，眩冒，经脉动惕者，久而成痿。”❷病名，如第七1条：“肺痿。如咳唾脓血，脉数虚者，为肺痿；数实者，为肺痈。”❸通“萎”字。即枯萎，肌肤失荣。如第十4条：“病者，痿黄，躁而不渴，胸中寒实，而利不止者，死。”

【痿黄】肌肤或舌体失荣而枯萎无泽。

其一，脾胃阳虚危证，如第十4条：“病者，痿黄，躁而不渴，胸中寒实，而利不止者，死。”《金匮要略心典·腹满寒疝宿食病》：“痿黄，脾虚而色败也。”其证机是脾胃阳气大虚，气血生化乏源而不得滋荣内外，寒气内生，充斥上下，清气下陷，壅滞气机而不通；治当积极温脾暖胃、益气生血，庶几化险为平。

其二，寒湿发黄证，详见“舌痿黄”项。

萎

wěi 萎，即药名，如萎蕤，入麻黄升麻汤中。

【萎蕤】萎蕤为百合多年生草本植物玉竹（萎蕤）的根茎。

别名：玉竹，葳蕤，地节，马熏。

性味：甘，平。

功用：滋润肺胃。

主治：呕吐脓血，口舌干燥，大便数日不行，胃脘隐隐作痛，饥不欲食，咳嗽。

《神农本草经》曰：“味甘平，主中风暴热，不能动摇，跌筋结肉，诸不足，久服去面黚，好颜色，润泽，轻身，不老。”

入方：见麻黄升黄汤。

用量：

用量		经方数量	经方名称
古代量	现代量		
十八铢	2.2g	1方	麻黄升麻汤

注意事项：湿盛者慎用。

化学成分：含玉竹黏多糖（D-果糖，D-甘露糖，D-葡萄糖，半乳糖醛酸），β-呋喃果糖苷酶，玉竹果聚糖o-A，玉竹果聚糖o-B，玉竹果聚糖o-C，玉竹果聚糖o-D，吖喧-2-羧酸。

药理作用：提高机体免疫功能作用（提高血清溶液血素水平，增强腹腔巨噬细胞的吞噬功能，改善脾淋巴细胞，增强体液免疫），抗动脉粥样硬化（降低三酰甘油、血胆固醇、β-脂蛋白），降压作用，降血糖作用（抑制肝脏糖酵解系统），抗缺氧作用，抗心肌缺血，扩张血管作用，对平滑肌先兴奋后抑制作用。

卫

wèi 卫，即保卫，防卫。如53条：“以荣行脉中，卫行脉外，复发其汗，荣卫和则愈。”详见“卫气”项。

【卫气】人体卫外之气。指卫气生成，运行，输布，如《灵枢·营卫生成》：“人受气于谷，谷气入胃，以传于胃，五脏六腑，皆以受气，其清者为营，浊者为卫，营行脉中，卫行脉外，营周不息，五十而复大会，阴阳相贯，如环无端。”卫气属性，如《素问·痹论》：“卫者，水谷之悍气也，……不能入于脉也，故循皮肤之中，分肉之间，熏于肓膜，散于胸腹。”卫气功能，如《灵枢·本脏》：“卫气者，温肌肉，充皮肤，肥腠理，司开合者也。”卫气与五脏六腑有着密切关系。

【卫气不和】卫气与营气之间不相和谐。见杂病时发热证，如53条：“病人脏无他病，时发热，自汗出而不愈者，此卫气不和也。”指出营卫不和的主要矛盾方面是卫气失调，亦即营卫失调的主要原因非因外邪所致，而是因卫气不能谐和于营气。

【卫气不行】卫气不能行使卫外的病理病证。

其一，寒疝腹痛证，如第十17条：“腹痛，脉弦而紧，弦则卫气不行，即恶寒。”其证机是寒气凝结于内而卫气不能行使于外。

其二，肠间水气寒证，如第十四9条：“寸口脉弦而紧，弦则卫气不行，即恶寒，水不沾流，走于肠间。”《金匮要略论注·水气病》：“弦则卫气为寒所结而不行，外无卫气，所以恶寒。”指出大肠小肠之气与卫气皆有着一定的内在关系，病在肠而影响于卫气失和，则有恶寒，切不可误为病人又有表证；治当分利水气以实大便。

【卫气不共荣气谐和故尔】卫气虚弱不能谐和营气以内守而呈现汗出的病理病证。见杂病自汗出证，如53条：“病常自汗出，此为荣气和，荣气和者，外不谐，以卫气不共荣气谐和故尔。”指出营卫不和自汗出证，其病理矛盾方面主要是卫气不能谐和于营气，营气外泄。

【卫气不足】卫气虚弱病理。见上焦消渴证主脉及证机，如第十三2条：“寸口脉浮而迟，浮即为虚，迟即为劳；虚则卫气不足，劳则营气竭。”其证机是上焦心肺之气虚弱的病证表现主要在卫气不足方面。

【卫行脉外】卫气运行于经脉血脉之外。见杂病自汗出证，如53条：“以荣行脉中，卫行脉外，复发其汗，荣卫和则愈，宜桂枝汤。”仲景言“卫行脉外”，以卫气生理特性代替营卫不和的证机是卫气与营气不相协调而分离，以揭示卫气不能正常行使固护于外的病理病证。

【卫不独行】卫气不能独自行使固护于外。见肝肾两伤历节证，如第五9条：“营气不通，卫气独行，营卫俱微，三焦无所御，四属断绝。”仲景指出“卫气独行”是肝肾两伤历节证证机的主要病理所在，即卫气不能行使固护于外，邪气乘机侵入骨节而为病。

【卫缓则为中风】卫气虚弱则易为风邪侵袭。见风中肌肤营卫气血证，如第五3条：“营缓则为亡血，卫缓则为中风。”指出卫气虚弱易被风寒侵袭而为病。辨“中风”有外风乘机侵入的，也有风从内生的，临证皆当一一详辨。

未 wèi ❶没有。如第一8条：“以未得甲子，天因温和，此为未至而至也；以得甲子，而天未温和，为至而不至也。”❷不，非。如仲景序：“虽未能尽愈诸病，庶可以见病知源。”❸下午2~3时。如第9条：“太阳病欲解时，从巳至未上。”❹不能。如仲景序：“短期未知决诊，九候曾无彷彿。”

【未尝不慨然叹其才秀也】没有不感慨称赞越人才华特别优异。如仲景序：“余每览越人入虢之诊，望齐侯之色，未尝不慨然叹其才秀也。”

【未之闻也】没有听到这些。“之”这宾语前置。如仲景序：“下此以往，未之闻也。”

【未发热】没有发热。见太阳伤寒证的基本脉证，如第3条：“太阳病，或已发热，或未发热，必恶寒。”其证机是卫气为邪气乘机所郁而还没有及时与邪气相争，故没有出现发热。

【未欲解也】疾病还没有向愈的征兆。见太阳伤寒轻证，如23条：“面色反有热色者，未欲解也，以其不能得小汗出，身必痒，宜桂枝麻黄各半汤。”又如78条：“身热不去，心中结痛者，未欲解也。”指出预测疾病转归有其一定的征兆，对此若能引起重视，则可提高对预测疾病转归的判断率与准确率。

【未持脉时】在没有诊脉之际。如75条：“未持脉时，病人手叉自冒心，师因教试，令咳，而不咳者，此必两耳聋无闻也。”

【未止者】病证表现没有消除。如139条：“反下之，若利止，必作结胸；未止者，四日复下之，此作协热利也。”指出疾病在其演变过程中本当向愈且未能向愈，则当积极治疗，防止疾病发生他变。

【未可与承气汤】不能用承气汤类方药治疗。见阳明热结证与太阳病证相兼，如208条：“若汗多，微发热恶寒者，外未解也，其热不潮，未可与承气汤。”指出表里兼证在其病变过程中，必须根据病变主要矛盾方面而决定治疗大法，以及先后之序，且不可盲目用承气汤类治疗。

【未定成硬】根据病证表现还不能确定大便已经坚硬。如251条：“小便少者，虽不受食，但初头硬，后必溏，未定成硬，攻之必溏。”指出阳明热结重证，在其病变过程中有其特殊变化，对此必须有全面的认识，方可辨清病变证机所在。

【未知从何道出】尚不能确定血是从哪一孔窍溢出。如294条：“少阴病，但厥，无汗，而强发之，必动其血，未知从何道出，或从口鼻。”指出病变证机所引起症状表现的复杂性与多变性，提示临证辨证必须具备随机性与切机性，方可认清病变本质所在。

【未病】病邪尚未引起脏腑经络气血营卫的病理病证。详见“上工治未病”项。

【未流传脏腑】病邪还没有侵袭传变到脏腑。如第一2条：“若人能养慎，不令邪风干忤经络。适中经络，未流传脏腑，即医治之。”指出治病贵在预防，尤其是防治结合最为重要。

【未止再服】若病证仍在，则当继续服用方药。如第二十二16条红蓝花酒用法中言：“顿服一半，未止再服。”

【未至而至】这是季节还没有到而气候变化先到。见季节变化对人体的影响，如第一8条：“以未得甲子，天因温和，此为未至而至也；以得甲子，而天未温和，为至而不至也。”指出季节气候异常变化主要表现有：“有未至而至，有至而不至，有至而不去，有至而太过。”对此必须引起足够的重视，以调节人体阴阳变化以适应季节气候异常变化，避免季节异常气候变化可能对人体引起的负面影响。并明确指出，正常气候变化是：“冬至之后，甲子夜半少阳起，少阳之时，阳始生，天得温和。”提示季节气候变化与人本阴阳变化协调一致，人则健康无病。自然之气生发于冬至之后，冬至之后的雨水节，正是自然少阳当令之时，自然之阳气由闭藏而生发、生长，气温由凉变温；而人之阳气于一日之中生发于少阴主时之后，正是少阳胆气所主之时即3~9时，人与自然之气生发与长养息息相应，同步而一致。并暗示人于自然之中，只可适应自然规律，不可违背自然规律。仲景又针对气候异常变化作了具体论述，常见的变化有：一、如“以未得甲子，天因温和，此为未至而至也”。指出季节变化当寒则寒，若当寒而反温，温则化邪而为病。二、如“以得甲子，而天未温和，为至而不至也”。指出季节变化当温则温，若当温而仍寒，寒易为邪，邪易犯人而为病。三、“以得甲子，而天大寒不解，此为至而不去也”。指出因季节变化，大寒当去而未去，大寒则最易伤人而为病。四、如“以得甲子，而天温如盛夏五六月时，此为至而太过也”。指出季节当温和而炎热，炎热则为邪，温热之邪最易伤人。仲景以“至而未至”“至而不至”“至而不去”“至而太过”为借鉴，以此论述季节异常变化均可引起人体阴阳异常变化，异常变化则可引起疾病发作，对此，人之养生，一定要注意调节人体阴阳适应季节气候的异常变化，防止疾病发生。进而懂得季节气候的异常变化，对人体阴阳变化息息相关，太过与不及均可引起人体阴阳异常变化，于此若能因季节气候异常变化而调节，则可避免疾病发生。理解与认识季节与人体阴阳之间的变化关系，但也可指导一日之气候与人体阴阳之气的变化关系，若能全面而识之，则可将仲景之论真正运用于临床，指导于临床。

味

wèi ❶泛指药物。如12条桂枝汤用法中言：“上五味，㕮咀，以水七升，微火煮取三升，去滓。”❷药名：如五味子。❸方名：如苓甘五味姜辛汤。

畏

wèi 畏，即怕，引申为恐惧心理。见心气血虚证，如第十一12条：“血气少者属于心，心气虚者，其人则畏，合目欲眠。”

胃

wèi 胃为六腑之一，为五脏之本。《素问·玉机真藏论》：“五脏者，皆禀气于胃，胃者，五脏之本也。”为水谷气血之海，《灵枢·玉版》：“人之所受气者，谷也，谷之所注者，胃也。胃者，水谷气血之海也。”胃为五脏之本，水谷气血之海，职司受纳、腐熟、通达、下降等，与脾为表里。另，言胃者，当包括肠在内，如180条：“阳明之为病，胃家实是也。”

【胃气】胃的生理功能，有广义和狭义，狭义指胃的整个生理功能，包括胃阳胃阴。广义指胃肠之气而言。审胃气之强弱，通过观察病人饮食变化及大便情况，方可得知，测胃气，既可辨清疾病的进退，又可审明疾病的转归及预后。详见以下诸项。

【胃气和则愈】胃气调和则病可向愈。见胃热津伤证，如71条：“胃中干，烦躁不得眠，欲得饮水者，少少与饮之，令胃气和则愈。”指出阳明胃热津伤证，其治当少少饮水以还其阴津，津回则热退病愈，并暗示治当用滋阴之品，但不可太过，过则易变生他患。

【胃气因和】胃气因邪气去而趋于和合，也即胃的生理功能趋于正常。见阳明病证与少阳病证相兼，如230条：“上焦得通，津液得下，胃气因和，身濈然汗出而解。”指出邪气不得留结于胃，胃气因之而趋于调和。

【胃气生热】胃中阳气偏盛则易变生邪热证机。见阳明虚热证的证机，如246条：“脉浮而芤，浮为阳，芤为阴，浮芤相搏，胃气生热，其阳则绝。”《伤寒内科论·辨阳明病脉证并治》：“言‘胃气生热’者，以暗示热因虚生。”其证机是胃气偏盛，阴不制阳而生热，病因起于内，审证机为虚热。

【胃气强】脉浮主胃中邪热比较明显。详见“浮则胃气强”项。

【胃气无余】脾胃之气虚弱而有寒证机。见脾胃虚寒夹饮证，如第十七3条：“脉弦者，虚也，胃气无余，朝食暮吐，变为胃反。”《金匮要略直解·呕吐哕下利病》：“胃中阳微而为虚冷，是以不纳谷也。”其证机是中气虚弱，脾不得运化水谷，胃不得腐熟水谷，浊气壅滞而上逆。

【胃气下泄】胃中浊气从下而泄。见妇人肠燥胃热阴吹证，如第二十二22条：“胃气下泄，阴吹而正喧，此谷气之实也。”《金匮要略心典·妇人杂病》：“是以阳明下行之气，不得从其故道，而别走旁窍也。”其证机是肠胃燥热而腑气不畅，肠胃邪热与浊气相结而逆行，腑中浊气下注；治以猪膏发煎，清润肠道、化瘀通便。

【胃气不和】脾胃之气失调而不能行使正常的生理功能。见阳明胃热结缓证，如29条：“若胃气不和，谵语者，少与调胃承气汤。”指出假如素体胃阴阳俱不足，症以阳虚为主，治当先复其阳气。但因用温阳药未能与证机切切相应，则会出现阳复太过而伤阴化热。

【胃气弱】脾胃之气虚弱。见太阴脾虚证的常见脉证及其治禁，如280条：“设当行大黄芍药者，宜减之，以其人胃气弱，易动故也。”《伤寒论后条辨·辨太阴病脉证并治》：“太阴者，至阴也，全凭胃气鼓劲为之生化，胃阳不衰，脾阴自无邪入，故从太阴为病，指出胃气弱来。”其证机是脾胃之气虚弱，燥湿、纳运功能因虚而变生他证。

【胃气衰则身肿】（脾）胃之气虚弱则会引

起身体水肿。详见“脾气衰则鹜溏”项。

【胃中干】胃中津液不足，燥热内生或邪热侵入。见太阳病证与胃热津伤证相兼，如71条：“胃中干，烦躁不得眠，欲得饮水者，少少与饮之，令胃气和则愈。”《伤寒论直解·辨太阳病脉证篇》：“胃中干者，乃胃无津液而烦躁。”审病为表里兼证，从仲景言“发汗后”得知，病以表证为主，治当先表。若因治表未能恰到好处，则可引起或加重里之病证，假如素体有胃阳偏盛，则会出现胃热津伤证。

【胃中干燥】肠胃邪热内燥证。

其一，见阳明热证的病因，如181条：“若发汗，若下，若利小便，此亡津液，胃中干燥，因转属阳明。”《伤寒论译释·辨阳明病脉证并治》：“津液伤则胃肠干燥，因而转属阳明。”《伤寒内科论·辨阳明病脉证并治》：“言胃中干者，以揭示胃家津伤而热炽；言燥者，以示胃家燥热而有结。”仲景主要指出阳明热证的病因是由于治疗不当所引起，揭示辨证当辨药源性疾病。

其二，阳明热结证的自愈机制，如203条：“以亡津液，胃中干燥，故令大便硬，当问其小便日几行。”《伤寒贯珠集·阳明篇下》：“兹已汗复汗，重亡津液，胃燥便硬，是当求之津液，而不可复行攻逐矣。”其证机是津液因发汗不当而损伤，以此而变生阳明热结证。

【胃中燥】胃中津液不足。

其一，少阳病证与阳明病证相兼，如179条：“少阳阳明者，发汗，利小便已，胃中燥，烦，实，大便难是也。”指出少阳病证与阳明病证相兼，且因辨证失误，治疗不当而伤津，导致阳明燥热津伤证，其治则当固护阴津。

其二，阳明热结轻证，如213条：“阳明病，其人多汗，以津液外出，胃中燥，大便必硬，硬则谵语。”《伤寒来苏集·伤寒论注》：“多汗是胃燥之因。”审证是阳明热结轻证，其证机是邪热与肠中糟粕相搏而不畅；治以小承气汤。

其三，阳明胃热津伤证。详见“汗多胃中燥”项。

【胃中有热】胃中邪热内盛而消灼水谷。见中焦消渴证，如第十三8条：“趺阳脉数，胃中有热，即消谷引食，大便必坚，小便即数。”《金匮要略心典·消渴小便利淋病》：“胃中有热，消谷引食，即后世所谓消谷善饥，为中消者是也。”其证机是邪热蕴胃，消灼阴津，热盛谷腐；治当清泻胃热，以白虎汤与小承气汤加减。

【胃中有邪气】胃中有邪气的病理病证。见胃热脾寒证，如173条：“伤寒，胸中有热，胃中有邪气，腹中痛，欲呕吐者。”仲景言“胸中有热，胃中有邪气”，其辨证精神有二，一是论胸中有热与胃中有寒相兼证；一是胃中有热与脾中有寒相兼证。在临床中，无论兼证属于哪一种证型，只要具备寒热兼有，治均可以黄连汤。

【胃中水竭】胃中阴津为邪热消灼而耗损。见阳明胃热证，如110条：“太阳病二日，反躁，凡熨其背而大汗出，大热入胃，胃中水竭，躁烦，必发谵语。”《伤寒论后条辨·辨太阳病脉证》：“汗既外越，火复内攻，胃汁尽夺，是为胃中水竭。”其证机是因治法不当而损伤胃中津液，复加邪热又消灼阴津；治当益胃养阴，以竹叶石膏汤与麦门冬汤加减。

【胃中虚】胃气虚弱，亦即中焦脾胃之气虚弱。见中虚湿热痞重证，如158条：“此非结热，但以胃中虚，客气上逆，故使硬也。”《伤寒内科论·辨太阳病脉证并治》：“诸证反映脾胃气虚，湿热交织，升降失职，阴阳失协，清浊不分的病理。”指出疾病病理变化的主要矛盾方面是脾胃之气虚弱；治当补虚消痞，以甘草泻心汤。

【胃中空虚】因用药不当而损伤胃气的病理概念。

其一，实热结胸证，如134条：“膈内拒痛，胃中空虚，客气动膈，短气，躁烦，心中懊憹，阳气内陷，心下因硬，则为结胸。”仲景言“胃中空虚”，并非是言胃气虚弱，而是言胃气因用药不当而受伤，邪气乘机而入并与之结，以成实热结胸证。

其二，阳明热郁证，如221条：“则胃中空虚，客气动膈，心中懊憹，舌上胎者。”指出阳明热郁证有类阳明热结证，其治当清宣而不当泻下，若用泻下则邪气因之而郁于胃，言“胃中空虚”，特指因用下法而损伤胃气；治当清宣胃中郁热，以栀子豉汤。

【胃中冷】寒邪在胃的病理特征。

其一，见太阳病证与脾胃寒证相兼，如89条：“病人有寒，复发汗，胃中冷，必吐蚘。”其证机是素体胃虚有寒，中阳不足，复感外邪，复因治表不当，则又进一步加重胃寒证。

其二，阳明虚寒固瘕证，如 191 条："小便不利，手足濈然汗出，此欲作固瘕，必大便初硬后溏；所以然者，以胃中冷，水谷不别故也。"《伤寒论本旨·阳明篇》："盖寒中阳明，阳明之显即胃，故水寒合，与谷气结成固瘕。"其证机是阳明胃素体虚弱，复加寒气侵入，寒气与虚气相互搏结；治当温胃散寒和中，以理中丸与小建中汤加减。

【胃中虚冷】胃中阳气虚弱而有寒，即（脾）胃虚寒证。

其一，胃虚寒证，如 122 条，又如第十七 3 条："数为客热，不能消谷，以胃中虚冷，故吐也。"《伤寒溯源集·太阳上篇》："其所以不能消谷者，以胃中虚冷，非唯不能消谷，抑且不能容纳也。"指出病证表现有类似，其辨一定要审机求证，以此则可辨清病变的主要矛盾方面是脾胃之气虚弱。

其二，阳明虚寒哕逆证，如 194 条："阳明病，不能食，攻其热必哕；所以然者，胃中虚冷故也。"《伤寒论集注·阳明篇》："阳明以胃气为本，以其人本虚，攻其热则胃中虚冷而必哕。"其证机是阳明胃气虚弱，虚不受纳，食不得入而上逆。

【胃中寒冷】胃气虚弱且有寒。见阳明胃寒哕逆证，如 380 条："其人外气怫郁，复与之水，以发其汗，因得哕，所以然者，胃中寒冷故也。"《伤寒内科论·辨厥阴病脉证并治》："若将其误为太阳病，以水与之，势必致水寒之气乘机客居于胃，致胃气上逆'因得哕'。"其证机是阳明胃阳不足，寒气相乘而留积于胃，胃气上逆。

【胃中苦浊】胃中似有极度嘈杂不舒。见脾胃寒湿膀胱郁热谷疸证，如第十五 2 条："谷气不消，胃中苦浊，浊气下流，小便不通，阴被其寒，热流膀胱，身体尽黄，名曰谷疸。"其证机是寒湿浸淫脾胃而壅滞气机升降，饮食不消则浊气填塞而逆乱。

【胃中不和】脾胃之气因邪气所虐而不能调和的病理。

其一，中虚湿热痞兼食滞水气证，如 157 条："胃中不和，心下痞硬，干噫食臭。"《伤寒论辨证广注·辨太阳病脉证并治法下》："胃不和，则脾气困而不运。"其证机是脾胃虚弱，湿热内结，浊气壅滞，气机不通，食而不消，水气内生。审证为中虚湿热痞兼食滞水气证，治当补中降逆、散水消痞，以生姜泻心汤。

其二，太阳风水表虚证，如第十四 22 条黄芪防己汤用法中言："胃中不和者，加芍药三分。"其证机若是水气浸淫胃脘，阻滞胃气而不得升降，脉气不通，治当以黄芪建中汤加芍药，以利水化瘀通络。

【胃中必有燥屎五六枚】肠中有燥屎阻结而不通。见阳明热结重证，如 215 条："阳明病，谵语，有潮热，反不能食者，胃中必有燥屎五六枚也。"《伤寒论译释·辨阳明病脉证并治》："所谓'胃中必有燥屎五六枚'，'胃中'也是部位概念，实际是指大肠。胃中是不会有燥屎的。"指出阳明热结重证的主要证机之一是"胃中必有燥屎五六枚也"。治当攻下燥屎，以大承气汤。

【胃中有燥屎】肠中有糟粕阻结的病理病证。见阳明热结重证，如 238 条："阳明病，下之，心中懊憹而烦，胃中有燥屎者，可攻。"指出阳明热结重证的病理是邪热与糟粕相结而阻塞不通；治以大承气汤，峻下热结。

【胃反】食入于胃而吐出，或言朝食暮吐，或言暮食朝吐。

其一，脾胃虚寒夹饮证，如第十七 3 条："脉弦者，虚也，胃气无余，朝食暮吐，变为胃反。"《金匮要略直解·呕吐哕下利病》："阳虚则阴胜，胃中真阳已亏，不能消磨水谷，是以朝食而暮吐，变为胃反。"其证机是中气虚弱，脾不得运化水谷，胃不得腐熟水谷，浊气壅滞而上逆。

其二，阳明虚寒胃反证，如第十七 5 条："趺阳脉浮而涩，浮则为虚，涩则伤脾，脾伤则不磨，朝食暮吐，暮食朝吐，宿谷不化，名曰胃反。"《金匮悬解·呕吐哕下利病》："胃虚而上逆，则脾虚而下陷，陷则脾伤，不能磨化水谷，故朝食暮吐，暮食朝吐，宿谷不化，名曰胃反。"其证机是脾胃阳虚，虚不腐熟，寒气内盛而肆虐，浊气上逆而为胃反。

其三，饮阻脾胃呕渴证，如第十七 18 条："胃反，吐而渴欲饮水者。"其证机是水饮之邪阻滞于脾胃，胃中浊气不降而上逆；治以茯苓泽泻汤，温胃化饮、散水降逆。

【胃反呕吐】胃气上逆引起的呕吐。见脾胃虚寒夹饮证以气虚为主者，如第十七 16 条："胃反呕吐。"《金匮要略心典·呕吐哕下利病》：

"胃反呕吐者，胃虚不能消谷，朝食而暮吐也。又胃脉本下行，虚则反逆也，故以半夏降逆，人参白蜜安中。"其证机是脾胃气虚，寒气内生，虚不受纳，浊气夹食而上逆；治以大半夏汤，补气降逆，温中化饮。

【胃家】胃家即脾胃、肠胃。仲景言"胃家"之"家"字，除言胃之外，还包括大肠、小肠，亦即《灵枢·本输》："大肠、小肠皆属于胃。"

【胃家实是也】胃家生理功能失虚而尽实（壅滞）的病理证候演变。见阳明病证机的基本特征，如180条："阳明之为病，胃家实是也。"如180条："正阳阳明者，胃家实是也。"《伤寒来苏集·伤寒论注》："阳明为传化之府，当更实更虚。食入胃实而肠虚，食下肠实而胃虚，若但实不虚，斯为阳明之病根矣。"认识与理解阳明病"胃家实"之"实"字，必须辨清此论"实"字，不是辨实证之"实"字，而是从胃家（大肠、小肠）生理虚实交替之"实"字论述，即胃家受纳、传化、转输等生理功能的实现是通过虚实交替的过程，而阳明病的病理正是其生理上正常虚实交替过程失常所产生的病证。由此而知仲景论阳明病"胃家实"即是论阳明病证机的基本病理病证，而非尽论阳明实证。

【胃家虚烦】脘腹空虚而烦闷似有郁热蕴结。见水气病证，如第十四21条："后重吐之，胃家虚烦，咽燥欲饮水，小便不利，水谷不化，面目手足浮肿。"其证机是阳气虚弱，寒水内虐，且因辨证失误而用下法，进而又加剧寒水更盛，阻塞阳气不通，上下阴阳之气不相顺接，脘腹阳气郁滞则烦闷似有郁热不舒感。

【胃不和】胃气为邪气所虐而不和。见少阳胆热气郁证，如265条："胃不和，烦而悸。"《注解伤寒论·辨少阳病脉证并治》："则胃为少阳木邪干之。"《伤寒论条辨·辨少阳病脉证并治》："胃和，以未至实言；不和，言实也。"指出病变证机若是胃气失调较重，邪气内结则为胃气不和证。

【胃和则愈】胃气调和则病可向愈。见少阳胆热气郁证，如265条："发汗则谵语，此属胃，胃和则愈。"《尚论篇·少阳篇》："胃和者，邪散而津回也。"《伤寒贯珠集·少阳篇》："若邪去而胃和则愈。"指出阳明胃素体若失调较轻，其虽经误治，但阳明胃气尚能积极自我调节，则阳明胃证可自我向愈。

【胃燥】胃肠津液不足而耗损。见产后三大病，如第二十一1条："亡津液，胃燥，故大便难。"《金匮要略心典·妇人产后病》："亡津液，胃燥则大肠失其润而便难也。"其证机是产后津液为损，津少不得滋于肠胃，液亏不得润于肠胃，肠胃燥结；治当滋阴生津润燥。

【胃实】邪热侵袭肠胃而与糟粕相结之腑气不通。见妇人产后阳明热结重证，如第二十一3条："病解能食，七八日更发热者，此为胃实。"《金匮要略编注二十四卷·妇人产后病》："但食入于胃，助其余邪复胜，所以七八日而更发热，故曰胃实。"仲景言"胃实"，当指胃家实，包括肠在内，即胃家失虚实交替而为病。

【胃热上冲熏其面】胃中邪热循经气而上蒸于面。见寒饮郁肺夹胃热证，如第十二40条："若面热如醉，此为胃热上冲熏其面，加大黄以利之。"《金匮要略心典·痰饮咳嗽病》："若面热如醉，则为胃热随经上冲之证，胃之脉上行于面故也。即于消饮药中，加大黄以下其热。"《经方辨治疑难杂病技巧·肺病证用方》："面热如醉状乃由热循经上冲熏其面，病位在胃，病机是邪热。"指出面热的病理特征是胃热上冲所引起的，提示治疗应当清泻阳明胃热。

谓 wèi ❶称，叫作。如第十二2条："其人素盛今瘦，水走肠间，沥沥有声，谓之痰饮。"❷认为。如158条："医见心下痞，谓病不尽，复下之，其痞益甚，此非结热，但以胃中虚。"❸所说的。如仲景序："明堂阙庭，尽不见察，所谓窥管而已。"

【谓病不尽】认为病证表现还没有完全被治愈。如158条："医见心下痞，谓病不尽，复下之，其痞益甚，此非结热，但以胃中虚。"详见"医见心下痞"项。

【谓之痰饮】这样的病理病证表现叫作痰饮。如第十二2条："其人素盛今瘦，水走肠间，沥沥有声，谓之痰饮。"

【谓之悬饮】这样的病理病证表现叫作悬饮。如第十二2条："饮后水流在胁下，咳唾引痛，谓之悬饮。"

【谓之溢饮】这样的病理病证表现叫作溢饮。如第十二2条："饮水流行，归于四肢，当汗出而不汗出，身体疼重，谓之溢饮。"

【谓之支饮】这样的病理病证表现叫作支饮。如第十二2条：“咳逆倚息，短气不得卧，其形如肿，谓之支饮。”

温 wēn ❶温暖，即不冷不热。如30条：“言夜半手足当温，两脚当伸。”❷热水，次于滚沸的开水。如20条桂枝加附子汤用法言：“煮取三升，去滓，温服一升。”❸治法之一。如396条：“大病差后，喜唾，久不了了，胸上有寒，当以丸药温之。”❹病名。如温病，温疟。

yùn❺蕴结，通“蕴”字。如123条：“太阳病，过经十余日，心下温温欲吐。”

【温其里】当用温里的方法治疗。见表里兼证先后治疗法则，如372条：又如第十七36条：“下利，腹胀满，身体疼痛者，先温其里，乃攻其表。温里，宜四逆汤。”《伤寒论浅注·厥阴篇》：“下利而腹胀满，其中即伏清谷之机，先温其里，不待其急而始救也。里和而表不解，可专治其表。”指出辨证通过全面审证求机而得知病变的主要矛盾方面以里证为主，对此当“先温其里，乃攻其表”。审里证是厥阴肝寒下利证，治以四逆汤，温里散寒。辨表证以言用桂枝汤，以揭示在表是太阳中风证。

【温其上】应当用灸法温其在上的方法。详见“当温其上”项。

【温其脏】应当用温暖女子胞宫的治疗方法。详见“附子汤温其脏”项。

【温酒调服】服用方药用温酒调剂。如第五11条侯氏黑散用法中言：“酒服方寸匕，日一服，初服二十日，温酒调服。”

【温经】用温补阳气的方药通达经气。见太阳病证与阴阳两虚证相兼，如30条：“以附子温经，亡阳故也。”指出病是阴阳两虚证，且以阳虚为主要方面，治当以附子温补阳气。

【温经汤】

组成：吴茱萸三两（9g） 当归二两（6g） 川芎二两（6g） 芍药二两（6g） 人参二两（6g） 桂枝二两（6g） 阿胶二两（6g） 生姜二两（6g） 牡丹皮去心，二两（6g） 甘草二两（6g） 半夏半升（12g） 麦门冬去心，一升（24g）

用法：上十二味，以水一斗，煮取三升，分温三服。亦主妇人少腹寒，久不受胎；兼取崩中去血，或月水来过多，以及至期不来。

功用：温补冲任，养血祛瘀。

适应证：

1. 妇人宫寒血瘀不孕证：少腹冷痛，遇寒则甚，暮即发热，经血少而色紫暗，婚后久不受孕，舌质暗淡或紫，脉沉迟或涩。

2. 妇人宫寒血瘀经不至证：少腹满而冷痛，入暮则热，经行愆期而量少，血色暗淡而伴有血块，血块未下，少腹疼痛明显，得下则腹痛减轻，舌紫，脉涩。

3. 妇人半产或产后宫寒瘀血证：少腹满而冷痛，痛入针刺而不移，入暮则发热，恶露不尽伴有血块，舌暗淡，脉涩。

4. 妇人宫寒血瘀郁热证：少腹满而疼痛拒按，得热则减，暮则发热，手足心热，唇口干燥，口干不欲饮水，或少许热水，舌暗淡，脉涩。

5. 妇人宫寒血瘀经行不定期证：少腹满而冷痛或拘急，经行或前或后，或一月再至，或经行不止，经量少而有血块，唇口干燥，不欲饮水，脉涩。

6. 妇人宫寒血瘀痛经，闭经，崩漏以及盆腔诸疾病人。

配伍原则与方法：妇人虚寒瘀证其基本病理病证，一是阴血虚弱，一是寒气内结，一是血脉瘀滞，所以治疗血虚寒瘀证，用方配伍原则与方法必须重视以下几个方面。

1. 针对证机选用温经散寒药：寒邪侵袭女子胞中，寒气不仅肆虐于内，且还充斥于外，则症见少腹冷痛，遇寒则甚，月经不调，治当温经散寒药。如方中吴茱萸、桂枝。

2. 合理配伍活血化瘀药：寒邪侵袭，与血相搏而凝结，寒瘀阻结于胞宫，经血不和，经气不利，则症见经血少而色紫暗，或婚后久不受孕，治当活血化瘀。如方中川芎、桂枝、当归。

3. 妥善配伍补血药：女子以血为本，瘀血内阻，新血不得归经，血不得滋荣于胞中，则症见少腹疼痛，或婚后久不受孕，治当补血以滋养经脉与荣胞。如方中当归、芍药、阿胶。

4. 适当配伍阴润药：寒在女子胞中，阳气不得入而郁于经脉之中，则症见口干唇燥，手足心热。再则，寒瘀病理，治当温散化瘀，可因用温经散寒药稍有不当则易于损伤阴血，用活血化瘀药若有用之不当也易损伤阴血，故在治疗时一定要适当配伍滋润药，始可达到活血化瘀而不伤阴血。如方中麦冬、牡丹皮。

5. 酌情配伍益气和胃药：寒袭者，法当温散；血虚者，法当补血；瘀血者，法当活血化瘀，此虽可治疗病证，但用之稍有不当则易损伤正气。因此，在治疗病证时还要配伍益气和胃药，以冀病证得除，胃气得和。如方中人参、大枣、半夏、生姜。

解读方药：

1. 诠释方药组成：方中吴茱萸温阳降逆；桂枝温经散寒化瘀；当归补血活血；川芎活血行气；阿胶补血养血；芍药养血敛阴；人参益气生血；生姜温里散寒；半夏降逆燥湿；牡丹皮活血祛瘀；麦冬养阴清热；甘草益气和中。

2. 剖析方药配伍：吴茱萸与桂枝，属于相使配伍，温阳通经；当归与川芎，属于相使配伍，补血活血，兼以行气；芍药与阿胶、当归，属于相须配伍，补血养血；半夏与生姜，属于相使配伍，辛开苦降，调理气机；麦冬与牡丹皮，属于相使配伍，清热凉血滋阴；人参与甘草，属于相须配伍，增强益气生血帅血；吴茱萸、桂枝与麦冬、牡丹皮，属于相反配伍，麦冬、牡丹皮制约吴茱萸、桂枝温热化燥，兼清郁热；当归与阿胶，属于相须配伍，增强补血养血；人参与阿胶，属于相使配伍，益气生血；人参、甘草与当归、芍药、阿胶、川芎，属于相使配伍，气能生血，血能化气，气能行血，血能载气，气血生化，气血周流。

3. 权衡用量比例：吴茱萸与桂枝用量比例是3∶2，提示药效温阳降逆与通经之间的用量调配关系，以治寒瘀；当归与川芎用量比例是1∶1，提示药效补血与活血行气之间的用量调配关系，以治瘀滞；当归与芍药、阿胶用量比例是1∶1∶1，提示药效补血活血与补血敛阴之间的用量调配关系，以治血虚；当归、川芎与芍药用量比例是1∶1∶1，提示药效活血补血与补血敛阴之间的用量调配关系；半夏与生姜量比例是2∶1，提示药效醒脾降逆与和胃宣散之间的用量调配关系；当归、芍药、阿胶与川芎用量比例是1∶1∶1∶1，提示药效补血与行气之间的用量调配关系；芍药与甘草用量比例是1∶1，提示药效补血缓急与益气缓急之间的用量调配关系，以治疼痛；麦冬与牡丹皮用量比例是4∶1，提示药效滋阴与凉血散瘀之间的用量调配关系，以治郁热；吴茱萸、桂枝与麦冬、牡丹皮用量比例是3∶2∶4∶2，提示药效温通与滋凉之间的用量调配关系；人参与阿胶用量比例是1∶1，提示药效益气与补血之间的用量调配关系，以治气血虚。

药理作用：

1. 促进排卵作用：对大鼠间脑-脑垂体实验具有明显增加或增加黄体生成素的浓度，显著增加下丘脑释放的催乳素释放激素（LHRH），对催乳素（LH）释放的诱导作用显著［国外医学·中医中药分册，1988（4）：46］；刺激LH分泌，增强LHRH的作用，促进脑垂体分泌促性腺激素，降低催乳素的释放［国外医学·中医中药分册，1988（4）：45］；对未成熟雌性大鼠丘脑下部LHRH、垂体内LH、FSH的影响，在发情初期作用于垂体，释放出LH、促卵泡生长素（FSH）激活卵巢功能，从而诱导排卵；其作用是通过垂体激活卵巢功能，也可直接作用于丘脑下部和卵巢，促进雌二醇、孕酮的分泌［国外医学·中医中药分册，1992（5）：37］；对成熟雌性大鼠下丘脑-垂体卵巢轴功能的作用。

2. 对微循环的作用：能明显降低血瘀动物的RBC压积、全血黏度、纤维蛋白黏度和血浆黏度［中药药理与临床，1995（3）：10］。

3. 其他：还具有促进造血功能，增加机体免疫功能，抗缺氧作用，抗肿瘤作用，抗菌作用，镇痛作用等。

【温覆令一时许】服药后再加衣或被以助药力，持续时间必须在1小时左右。如12条桂枝汤用法中言："温覆令一时许，遍身漐漐微似有汗者益佳，不可令如水流漓，病必不除。"指出药后若能合理而有效地护理，则有利于提高方药治疗效果。

【温覆微汗愈】服药后再加衣或被以助药力，以使轻微汗出则病可向愈。如96条小柴胡汤用法中言："若不渴，外有微热者，去人参，加桂枝三两，温覆微汗愈。"

【温覆使汗出】服药后再加衣或被以助药力发汗。如第二十一9条竹叶汤用法中言："煮取二升半，分温三服，温覆使汗出。"

【温服】煎煮方药应当在温热时服用。如第十四22条防己黄芪汤用法中言："温服，良久再服。"

【温服之】煎煮方药应当在其温热时服用。如第十14条大建中汤用法中言："如一炊顷，可饮粥二升，后更服，当一日食糜，温服之。"

【温服五合】煎煮方药应当在温热时服用5

合 30~40mL。如 25 条桂枝二麻黄一汤用法中言："煮取二升，去滓。温服一升，日再。"

【温服六合】煎煮方药应当在温热时服用 6 合 36~48mL。如 23 条桂枝麻黄各半汤用法中言："煮取一升八合，去滓。温服六合。"

【温服七合】煎煮方药应当在温热时服用 7 合 42~52mL。如 69 条茯苓四逆汤用法中言："温服七合，日三服。"

【温服八合】煎煮方药应当在温热时服用 8 合 48~64mL。如 35 条麻黄汤用法中言："煮取二升半，去滓。温服八合。"

【温服一升】煎煮方药应当在温热时服用 1 升 40~80mL。如 14 条桂枝加葛根汤用法中言："温服一升，覆取微似汗，不须啜粥，余如桂枝法将息及禁忌。"

【温服半升】煎煮方药应当在温热时服用半升 30~40mL。如第十二 37 条桂苓五味姜辛汤用法中言："温服半升，日三。"

【温服令一时许】方药应当在温热时服用，使身体在一段时间内出现轻微汗出。如 12 条桂枝汤用法中言："温服令一时许，遍身漐漐微似有汗者益佳，不可令如水流漓，病必不除。"指出病人服用桂枝汤可在一段时间内出现汗出。

【温里】治疗应当用温里的方法。详见"温其里"项。

【温粉粉之】用温性药粉涂擦肌肤以达止汗作用。如 38 条大青龙汤用法中言："取微似汗，汗出多者，温粉粉之。"指出治疗病证必须重视药后护理，若有护理不当而出现大汗出，则可用黄芪粉或牡蛎粉或粳米粉以擦拭病人肌肤，以补救之。又，仲景言第一个"粉"字是名词，第二个"粉"字是动词，作涂擦解。

【温分再服】煎煮方药当以温热时服用并分为 2 次。如 311 条桔梗汤用法中言："温分再服。"

【温分三服】煎煮方药当以温热时服用并分为 3 次。如 279 条桂枝加芍药汤用法中言："煮取三升，去滓，温分三服。"

【温分五服】煎煮方药当以温热时服用并分为 5 次。如 352 条当归四逆汤用法中言："煮取五升，去滓，温分五服。"

【温分六服】煎煮方药当以温热时服用并分为 6 次。如 310 条猪肤汤用法中言："熬香，和令相得，温分六服。"

【温进一服】煎煮方药当以温热时先服用 1 次。如法炮制 6 条："分为二服，温进一服。"

【温顿服之】煎煮方药当以温热时 1 次服用完毕。如 207 条调胃承气汤用法中言："温顿服之。"

【温针】以毫针针刺穴位后，并在针柄上裹以艾绒以点燃，使针温热以刺激穴位。《伤寒论条辨·辨太阳病脉证并治上》："温针者，针用必先烧温，以去其寒性也。"《伤寒论辑义·太阳上篇》："近有温针者，乃楚人法，其法，针于穴，以香白芷作园饼，套针上，以艾蒸温之，多取效。"《伤寒论集注·太阳篇》："温针者，即燔针焠刺之类也。"

其一，表里兼证，如 16 条："若温针，仍不解者，此为坏病。"仲景言"若温针"，提示病为表里兼证，以里证为主，其治当用温。用温针治疗病证包括阳虚、寒证等，并暗示其治疗也可温补方药。在此仲景主要揭示辨表里兼证由辨里实证转为辨虚证，从而将辨证视野引向深入，进一步认清证机所在。

其二，表里兼证，如 119 条："太阳伤寒者，加温针，必惊也。"仲景言"加温针"者，提示病为表里兼证，以表证为主，治当先表，但因治表未能恰到好处，以此而加重心的病证。又暗示治疗太阳伤寒证最好的方法是用汤剂而非温针。

其三，阳明热郁证，如 221 条："若加温针，必怵惕烦躁，不得眠。"指出阳明热郁证有类似太阳病证，对此一定要审证确切，以法论治，否则，则易引起其他变证。

其四，少阳病证与其他脏腑病证相兼，如 267 条："若已吐下，发汗，温针，谵语，柴胡汤证罢，此为坏病。"仲景以温针暗示用温热药物治疗阳虚证，并暗示辨少阳病证与阳虚证相兼，其虚证当包括五脏阳虚证，治疗方法则当兼顾素体阳虚。

其五，暑热津气两伤证的基本脉证，如第二 25 条："加温针，则发热甚；数下之，则淋甚。"仲景言"加温针"，以提示中暍证即暑热津气两伤证有类阳气不足证，此时若误辨误治，尤其是误用温针，则必定助邪热而加重病证。

【温药下之】用温热方药以使病邪从下而去。见肾阳虚寒结证，如第十 15 条："胁下偏痛，发热，其脉紧弦，此寒也，以温药下之。"《金匮要略心典·腹满寒疝宿食病》："是以非温不能已其寒，非下不能去其结，故曰宜用温药下之。"仲景言“温药”，以揭示审不大便证机是阳虚有寒；治以大黄附子汤，温肾通便、通阳散寒。

【温之】应当用温热方药治疗。详见“当温之”及“当以丸药温之”诸项。

【温阴中坐药】当用温热方药纳入女子阴中。见妇人寒湿瘙痒证，如第二十二20条：“蛇床子散方：温阴中坐药。”《金匮要略心典·妇人杂病》：“此病在阴中而不关脏腑，故但纳药阴中自愈。”仲景言“温阴中坐药”，以揭示治疗妇科病证，因病变部位不同，温热药也可直接放入前阴之中，以增强温阳散寒作用。

【温病】温热之邪引起的病证表现，特指太阳温病证。见太阳温病证，如第6条：“太阳病，发热而渴，不恶寒者，为温病。”《伤寒来苏集·伤寒论注》：“温病内外皆热，所以别于中风，伤寒之恶寒发热也，此条不是发明《内经》冬伤于寒，春必病温之义，乃概言太阳温病之症如此，若以春温释之，失仲景之旨矣。夫太阳一经，四时俱能受病，不必于冬，人之温病，不必因于伤寒，且四时俱能温病，不必于春。推而广之，则六经俱有温病，非独太阳一经也。”其证机是风热侵袭太阳，卫气受热并与邪相搏，营阴受热而为热灼；治当解表清热、燮理营卫，以桂枝二越婢一汤。

【温疟】疟疾证机因于热邪。见温疟证，如第四4条：“温疟者，其脉如平，身无寒但热，骨节疼烦，时呕。”《金匮要略方论本义·疟病》：“温疟者，亦热积于内，而阳盛阴伏，无寒但热之证也。”其证机是温热或湿热浸淫肌肤营卫，邪气伏郁而搏结，并肆虐关节、骨节不利而壅滞不通；治以白虎加桂枝汤，清热解肌、调荣通络。

【温温】心胸或脘腹蕴结不舒。《伤寒论文字考》：“张书数用‘温温’字，诸解不一，馨谨按：温温，嗢嗢，愠愠，蕴蕴，皆一义，盖作蕴者正字也。但皆假借，蕴蕴当释滞积貌也。《家语·入官篇》曰：‘道化流而不蕴。’王冰云：‘蕴，滞积也。’”详见“心中温温欲吐”项。

W

【温温欲吐】胸中或胃脘蕴结不舒，如有浊气翻腾而欲吐不吐。详见“心中温温欲吐”诸项。

文 wén ❶人名。如仲景序：“上古有神农、黄帝、岐伯、伯高、雷公、少俞、少师、仲文。”❷通“纹”字。如第一2条：“理者，是皮肤脏腑之文理也。”❸药名：如文蛤。❹方名：如文蛤散。

【文蛤】文蛤为软体动物帘蛤科多年海蛤的贝壳。常用的是文蛤和青蛤的贝壳。

别名：海蛤壳。

性味：苦、咸，平。

功用：清热利湿，和调营卫。

主治：口舌干燥，鸡皮疙瘩，皮肤粗糙，胃脘灼热，脘腹不舒。

《神农本草经》曰：“味苦平，主恶疮，蚀五痔。”

入方：见文蛤散、文蛤汤。

用量：

用量		经方数量	经方名称
古代量	现代量		
五两	15g	1方	文蛤散
四两	12g	1方	文蛤汤

注意事项：脾胃虚寒者慎用。

化学成分：含碳酸钙，壳角质，甲壳质，微量元素（钙、钠、铝、铁、锶、镁、钴、铬、锰、磷、锌）。

药理作用：抗炎作用，祛痰作用。

【文蛤散】

组成：文蛤五两（15g）

用法：上一味，为散，以沸汤和方寸匕服。汤用五合。

功用：清热利湿，调和营卫。

适应证：

1. 湿热营卫不和证：皮肤、肌肉上粟起即鸡皮疙瘩症。

2. 脾胃津伤轻证：证以热重于湿者，渴欲饮水不止，以湿重于热者，意欲饮水，反不渴者。

解读方药：方中文蛤味苦性寒而燥，寒则清热，苦则燥湿，苦寒相合以疗湿热，湿热得除，营卫调和。方中药虽一味，其功毕也。又，其性寒清热而生津，苦能燥湿泄邪，相互为用，生津不助湿，燥湿以益津，故可治疗脾胃津伤证。

文蛤者，贝壳也，取类比象，与肌肤营卫相类而共司外也。故文蛤对湿留肌肤营卫者有其专治之特长。又文蛤归胃经，入胃对脾胃津伤证也有特殊疗效。故文蛤为治表又治胃之良药也。

【文蛤汤】

组成：文蛤五两（15g）　麻黄三两（9g）

甘草三两（9g） 生姜三两（9g） 石膏五两（15g） 杏仁五十个（8.5g） 大枣十二枚

用法：上七味，以水六升，煮取二升。温服一升，汗出即愈。

功用：解表散邪，清胃止渴。

适应证：

1. 太阳伤寒证与胃热证相兼：渴欲饮水，饮水不解，渴而贪饮，头痛，发热，恶风寒，无汗，苔薄，脉紧或数。

2. 胃热津伤重证：渴欲饮水，饮水不解渴，心烦，急躁，面红，气粗，舌质偏红，苔薄，脉紧或数。

解读方药：

1. 诠释方药组成：方中文蛤清热益阴；麻黄解表散寒，温阳化饮；石膏清热生津；生姜辛温宣散，醒脾和胃；杏仁降逆浊逆；大枣、甘草益气和中。

2. 剖析方药配伍：文蛤与石膏，属于相须配伍，增强清热养阴生津；麻黄与生姜，属于相须配伍，增强辛温解表，温阳化饮；麻黄与杏仁，属于相使配伍，麻黄宣发于外，杏仁肃降于内；大枣与甘草，属于相须配伍，增强补益中气；生姜与大枣，属于相使配伍，调补脾胃；麻黄与石膏，属于相反配伍，麻黄辛温宣发，石膏寒凉清热，麻黄制约石膏寒清凝滞，石膏制约麻黄温宣不热；石膏、文蛤与大枣、甘草，属于相反配伍，大枣、甘草制约石膏、文蛤清泻伤胃，兼顾脾胃。

3. 权衡用量比例：麻黄与生姜用量比例是1∶1，提示药效辛散宣发与辛散和胃之间的用量调配关系，以治风寒；文蛤与石膏用量比例是1∶1，以治郁热；麻黄、生姜与文蛤、石膏用量比例是3∶3∶5∶5，提示药效辛温与寒凉之间的用量调配关系，以治寒热；麻黄与杏仁用量比例是近1∶1，提示药效宣发与降逆之间的用量调配关系，以治宣降失调；文蛤、石膏与大枣、甘草用量比例是5∶5∶10∶3，提示药效清热与益气之间的用量调配关系，以治郁热及伤气。

文蛤汤专用于胃热证者，其用麻黄、杏仁旨在宣降气机，升中有降，降中有升，升降相因以合中焦气机升降之特性也。

纹

wén 纹，即条纹。如第三14条：“阳毒之为病，面赤斑斑如锦纹，咽喉痛，唾脓血，五日可治，七日不可治。”

闻

wén ❶听。如仲景序：“下此以往，未之闻也。”❷嗅。如338条：“蚘上入其膈，故烦，须臾复止，得食而呕，又烦者，蚘闻食臭出，其人常自吐蚘。”又如第三1条：“欲饮食，或有美时，或有不用闻食臭时，如寒无寒。”

问

wèn ❶有不知道或不明白的事情请人解答。如仲景序：“省疾问病，务在口给，相对斯须，便处汤药。”❷书名。如《素问》。❸追究，追查。如30条：“问曰：证象阳旦，按法治之而增剧，厥逆，咽中干，两胫挛急而谵语。”又如第一1条：“问曰：上工治未病，何也？”

【问曰】追究问题症结时要说的事情。如30条：“问曰：证象阳旦，按法治之而增剧，厥逆，咽中干，两胫挛急而谵语。”又如第一1条：“问曰：上工治未病，何也？”

翁

wēng ❶药名：如白头翁。❷方名：如白头翁汤。

我

wǒ 我，即自称。自己，自己的。如340条：“病者手足厥冷，言我不结胸。”又如第十六10条：“脉微大来迟，腹不满，其人言我满，为有瘀血。”

卧

wò ❶躺下，睡下。如37条：“太阳病，十日以去，脉浮细而嗜卧者，外已解也。”❷睡眠。如303条：“少阴病，得之二三日以上，心中烦，不得卧。”

【卧起不安】躺下与站立都不得安宁。

其一，热扰胸腹证，如79条：“伤寒，下后，心烦，腹满，卧起不安者。”其证机是胸中邪热扰于神明而不得守藏；治以栀子厚朴汤。

其二，湿热疫毒证，如第三10条：“狐𧏾之为病，状如伤寒，默默欲眠，目不得闭，卧起不安。”其证机是湿热熏蒸于心，心神为湿热所扰而不得主持于内。

其三，心阳虚惊狂证，详见“惊狂”项。

【卧不着席】躺下时人体上下各部都不能像正常一样贴近于床面。见阳明热极痉证，如第二13条：“痉为病，胸满，口噤，卧不着席，脚挛急，必𮭥齿，可与大承气汤。”其证机是阳明邪热太盛而灼伤阴津，津不得滋养筋脉而拘急；治以大承气汤，急下存阴，和畅筋脉。

【卧不得卧】想卧床休息而又不得卧床休息。

见心肺阴虚内热证，如第三1条："常默默，欲卧不能卧，欲行不能行，欲饮食。"其证机是心肺阴虚，虚热内生而上扰神明而不得守藏。

【卧不时动摇】睡眠时时有身体转动而不得安宁。见气血营卫虚痹证的病因病机及其基本脉证，如第六1条："夫尊荣人骨弱肌肤盛，重因疲劳汗出，卧不时动摇，加被微风，遂得之。"指出病证发作与感受外邪的辨证关系，提示辨证要注意审证求因，因因而辨证。

握

wò 手指弯曲合拢来拿。如仲景序："按寸不及尺，握手不及足。"

【握手不及足】比喻诊断病情顾此失彼。如仲景序："按寸不及尺，握手不及足。"

乌

wū ❶药名：如乌头。❷方名：如乌梅丸。

【乌梅】乌梅为蔷薇科落叶乔木植物梅树的未成熟果实（青梅）的加工熏制品。

别名：梅实，红梅，酸梅子，大红耳梅。

性味：酸，平。

功用：养阴生津，收敛固涩，安蛔驱蛔。

主治：蛔厥，久泻久利，口舌生疮，咽喉不利。

《神农本草经》曰："味酸温平，主下气，除热烦满，安心，肢体痛，偏枯不仁，死肌，去青黑志，恶疾。"

入方：见乌梅丸。

用量：

用量		经方数量	经方名称
古代量	现代量		
300枚	500g	1方	乌梅丸

化学成分：含枸橼酸，苹果酸，琥珀酸，酒石酸，谷甾醇，齐墩果叶酸，果胶，苦杏仁苷，5-羟基-α-糖醛Ⅱ，苦味酸，苦扁桃苷，超氧化物歧化酶。

药理作用：抗炎作用，抗菌作用（金黄色葡萄球菌、大肠杆菌、痢疾杆菌、伤寒杆菌、副伤寒杆菌、结核杆菌、枯草杆菌），抗真菌作用（须疮癣菌、絮状表皮癣菌、石膏样小孢子菌），增强机体免疫功能作用，对肠功能状态呈双向调节作用。

【乌扇】即射干之别名，详见"射干"项。

【乌头】乌头有两种：❶川乌为毛茛科乌头的块根；❷草乌为毛茛科多年生野生植物北乌头的块状。

别名：奚毒，即子，乌喙。

性味：辛、苦，温；有大毒。

功用：温里逐寒，通络止痛。

主治：肌肉疼痛，关节疼痛，心下痞坚。

《神农本草经》曰："味辛温，有毒。主中风，恶风洗洗，出汗，除寒湿痹，咳逆上气，破积聚寒热。"

入方：见乌头赤石脂丸、乌头汤、大乌头煎、乌头桂枝汤、赤丸。

用量：

剂型	不同用量	古代量	现代量	代表方名
汤剂	基本用量	五枚	10g或15g	乌头汤
丸剂	最小用量	一分	0.8g	乌头赤石脂丸
	最大用量	二两	6g	赤丸

注意事项：反半夏，栝楼实，贝母，白及，白蔹；孕妇慎用。

化学成分：含乌头碱（川乌头），海帕乌头碱，新乌头碱，塔拉地萨敏，14-乙酰塔拉地萨敏，异塔拉地萨敏，尼奥灵，脂类生物碱。

（草乌头）中乌头碱，次乌头碱，乌头碱，塔拉地胺，川乌碱甲，川乌碱乙，去氧乌头碱，北草乌头碱，单酸甘油酯，乌头多糖。

药理作用：镇痛作用，局部麻痹作用，抗组织胺作用，镇静作用，解热作用，增加冠脉血流量作用，降压作用。

【乌梅丸】

组成：乌梅三百枚（500g） 黄连十六两（48g） 细辛六两（18g） 干姜十两（30g） 当归四两（12g） 黄柏六两（18g） 桂枝去皮，六两（18g） 人参六两（18g） 附子炮，去皮，六两（18g） 蜀椒出汗，四两（12g）

用法：上十味，异捣筛，合治之，以苦酒渍乌梅一宿，去核，蒸之五斗米下，饭熟捣成泥，和药令相得，内臼中，与蜜，杵两千下。丸如梧桐子大。先食饮，服十丸，日三服。稍加至二十丸，禁生冷、滑物、食臭等。

功用：

1. 泻热疏肝，调和阴阳。

2. 安蛔驱蛔以止痛。

适应证：

1. 厥阴肝热证：口渴，欲饮水而不解，或胃脘灼热疼痛，或心胸炽热疼痛，饥而不欲食，食则吐或有蛔则吐蛔，急躁，易怒，口苦，性情不稳，舌红，苔黄，脉弦数。

2. 蛔厥证（亦即胆道蛔虫症）：胁下（即胆区）剧烈疼痛而难忍，时如常人，痛则汗出，常因饮食而诱发，有便蛔或吐蛔史，或脘腹疼痛，舌及苔无变化，脉紧或弦。

3. 上热下寒证者。

配伍原则与方法：蛔厥证其基本病理病证，一是蛔虫肆虐气机，一是阳气为邪所阻而不畅，所以治疗蛔厥证，其用方配伍原则与方法必须重视以下几个方面。

1. 针对证机选用安蛔驱蛔药：蛔厥证的病理特点是蛔上入其膈即胆囊蛔虫证，阻滞气机，壅涩脉络，经气不通，则症见胁下（即胆区）剧烈疼痛而难忍，时如常人，痛则汗出，常因饮食而诱发，有便蛔或吐蛔史，治当安蛔驱蛔，而不当杀蛔。由于蛔得酸则静，故治疗蛔厥证，必须选用酸味药以安蛔驱蛔。如方中乌梅、苦酒。

2. 合理配伍苦寒药：蛔得苦则下，下则有利于驱蛔。因此，治疗蛔厥证，在用酸药时，还必须配伍苦寒药，以增强驱蛔下蛔作用。如方中黄连、黄柏。

3. 妥善配伍辛味药：蛔得辛则伏，伏则蛔不得入于膈（胆）而退怯，所以治疗蛔厥证，在选用酸与苦药时，更要配伍辛味药，妥善配伍辛味药是增强伏蛔的最有效的方法之一。如方中桂枝、细辛、附子、干姜、蜀椒。

4. 适当配伍甘味药：甘药可诱蛔，蛔得甘而动，动则诱蛔而退膈（胆），故治疗蛔厥证，只有有效地、适当地配伍甘药，才能达到预期治疗目的。如方中人参、当归。

解读方药：

1. 诠释方药组成：方中乌梅、苦酒（醋）酸敛涌泄；黄连、黄柏清热燥湿；人参补益元气；当归补血活血；附子、细辛、干姜、桂枝、蜀椒温通阳气。又，乌梅、苦酒，酸以安蛔；黄连、黄柏，苦能下蛔；蜀椒、细辛、附子、干姜、桂枝，辛能伏蛔；人参、当归之甘，甘则能动；蜜益气和中。

2. 剖析方药配伍：乌梅与苦酒，属于相须配伍，增强酸甘益阴泻热，兼以收敛；乌梅、苦酒与黄连、黄柏，属于相使配伍，酸苦合用，益阴泻热；乌梅、苦酒与附子、干姜、蜀椒、桂枝、细辛，属于相反配伍，酸制约温热药伤阴，温热药制约酸收药恋邪；乌梅与人参、当归，属于相使配伍，酸甘化阴，益气补血；黄连、黄柏与蜂蜜，属于相反配伍，蜂蜜制约黄连、黄柏苦燥伤阴；蜂蜜与附子、干姜、桂枝、细辛、蜀椒，属于相反配伍，蜂蜜制约辛热药伤气；人参、当归与蜂蜜，属于相须配伍，增强补益气血。

3. 权衡用量比例：乌梅与黄连、黄柏用量比例是 50：4.8：1.8，提示药效酸敛与苦寒之间的用量调配关系，以治蛔厥或郁热；乌梅与附子、干姜、桂枝、细辛、蜀椒用量比例是 50：1.8：3：1.8：1.8：1.2，提示药效酸敛与温阳之间的用量调配关系，以治蛔厥或夹寒；乌梅与人参、当归用量比例是 50：1.8：1.2，提示药效酸敛与益气补血之间的用量调配关系，以治气血虚。

运用乌梅丸，若非辨治蛔厥证，可根据病变寒热主次而酌情调整方药用量比例。

柯琴于《伤寒来苏集》说："蛔得酸则静，得辛则伏，得苦则下。"方中重用乌梅之酸，取其酸能安蛔，使蛔静而痛止。苦酒之酸，助乌梅制蛔安蛔，功效倍增。黄连、黄柏味苦，苦能下蛔。蜀椒、细辛、附子、干姜、桂枝之辛，辛能伏蛔。人参、当归之甘，蛔得甘则动，动则蛔退出于膈。蜜甘缓而诱蛔以食药，并能调和诸药。方中诸药相合，酸苦甘辛具备，其酸辛相合，静伏相用，制蛔不得上入其膈；苦甘相合，下动相用，制蛔于下而驱于体外。

本方配伍特点是：一是重用味酸之药与寒热药物并用，重在调整阴阳；二是补药与泻药同用，兼顾正气，重在借正泻邪，相互为用，共奏其效。

药理作用：

1. 麻醉蛔虫作用：对蛔虫没有直接杀伤作用，但可麻醉虫体，明显抑制蛔虫的活动能力。

2. 促进胆汁分泌：能促进肝脏分泌胆汁，改变胆汁的 pH 值；对胆囊收缩有促进作用和增进胆汁排泄的作用；能明显扩张奥狄氏括约肌［福建中医药，1962（3）：44］。

3. 其他：具有抗疲劳作用；抗缺氧作用；增强机体免疫能力，抗氧化作用，抗自由基作用，抗炎作用等。

【乌头汤】

组成：麻黄三两（9g） 芍药三两（9g） 黄芪三两（9g） 甘草炙，三两（9g） 川乌 㕮咀，以蜜二升，煎取一升，即出乌头，五枚（10g）

用法：上五味，㕮咀四味，以水三升，煮取一升，去滓。内蜜煎中，更煎之。服七合。不知，尽服之。

功用：益气蠲邪，通利关节。

适应证：气虚寒湿骨节痹证。关节疼痛，难以屈伸，遇风寒湿则增剧，少气，乏力，身倦，嗜卧，舌淡，苔薄，脉沉或涩。

配伍原则与方法：气虚寒湿骨节痹证其基本病理病证，一是气虚不得固摄，一是寒湿肆虐经脉，一是经脉阻滞不通，所以治疗气虚寒湿痹骨节证，其用方配伍原则与方法必须重视以下几个方面。

1. 针对证机选用温阳散寒蠲痹药：寒邪侵袭肌肤营卫关节，筋脉拘急不利，则症见关节疼痛，难以屈伸，其治当温阳散寒蠲痹，从而使寒邪得去，营卫得和，筋脉关节调和。如方中乌头。

2. 合理配伍益气药：寒邪之所以侵袭肌肤营卫关节，是因为病者素体有气虚，以此而成寒湿骨节痹证，则症见少气乏力，身倦嗜卧，其治在温阳散寒蠲痹时，还必须合理配伍益气药，才能取得既祛邪又益正之效果。如方中黄芪、甘草。

3. 妥善配伍通络药：寒主收引凝滞，寒邪侵袭易引起经气经络拘急不通，故在治疗时还要配伍宣达腠理，通达经气经络药，才能更有效地使寒气得去，经气经络调和。如方中麻黄。

4. 适当配伍柔筋益血药：治疗寒湿痹证，散寒蠲痹以治其风寒湿，柔筋益血以治其筋脉拘急。又因散寒与通络药多燥，燥易伤筋，故其治最好再配伍养血药，以柔筋和脉，标本兼治。如方中芍药。

解读方药：

1. 诠释方药组成：方中乌头逐寒除湿，通利关节；黄芪益气固表，补益营卫；麻黄宣发营卫，通利关节；芍药养血补血，缓急止痛；甘草益气补中。

2. 剖析方药配伍：乌头与麻黄，属于相使配伍，散寒通络止痛；黄芪与甘草，属于相须配伍，增强益气固护；芍药与甘草，属于相使配伍，益气补血缓急；麻黄与黄芪，属于相使配伍，麻黄辛散温通助黄芪固表，黄芪甘温益气助麻黄温通；麻黄、乌头与甘草，属于相使配伍，散寒之中兼以益胃。

3. 权衡用量比例：麻黄与乌头用量比例是3∶5，提示药效宣发与逐寒之间的用量调配关系，以治寒痛；黄芪与甘草用量比例是1∶1，提示药效益气固表与益气缓急之间的用量调配关系，以治气虚；芍药与甘草用量比例是1∶1，提示药效补血缓急与益气缓急之间的用量调配关系，以治急痛；麻黄、乌头与甘草用量比例是3∶5∶3，提示药效散寒与益气之间的用量调配关系，以治寒凝。

药理作用：乌头汤具有镇痛作用，抗炎作用，抗风湿作用等。

【乌头煎（大乌头煎）】

组成：乌头熬，去皮，不㕮咀，大者五枚（15g）

用法：上以水三升，煮取一升，去滓。内蜜二升，煎令水气尽，取二升。强人服七合；弱人服五合。不差，明日更服，不可日再服。

功用：温中逐寒，通阳止痛。

适应证：脾胃脘腹寒痛证。脘腹疼痛，或绕脐痛，痛甚则冷汗出，手足厥逆，或呕吐，舌淡，苔薄白，脉沉紧或弦紧。

解读方药：方中乌头温暖脾胃，驱逐阴寒，通达阳气，疏通经气，解凝止痛，对于实寒脘腹疼痛者尤为适宜。蜜甘温，缓急止痛，与乌头合用，减乌头之毒性，缓乌头之峻性，助乌头散寒止痛。二药相互为用，以奏其功。

【乌头桂枝汤】

组成：乌头五枚（10g） 桂枝去皮，三两（9g） 芍药三两（9g） 甘草炙，二两（6g） 生姜切，三两（9g） 大枣十二枚

按：仲景方中乌头无用量，本书引用剂量源于《医心方》。

用法：上一味（乌头），以蜜二升，煎减半，去滓。以桂枝汤五合解之，得一升后，初服二合，不知，即服三合；又不知，复加至五合。其知者，如醉状，得吐者，为中病。

上五味（桂枝汤），锉，以水七升，微火煮取三升，去滓。

功用：温中逐寒，解肌散邪。

适应证：

1. 太阳中风证与脘腹寒积证相兼：寒疝腹

W

痛，手足逆冷或不仁，身疼痛，发热恶寒，汗出，或头痛，或呕吐，或不能食，舌淡，苔薄白，脉弦紧。

2. 脾胃阳虚寒积证者。

配伍原则与方法：太阳中风证与脘腹寒积证相兼。其基本病理病证，一是风寒侵袭卫强营弱，一是寒邪阻滞脾胃气机，所以治疗太阳中风证与脘腹寒积证相兼，其用方配伍原则与方法必须重视以下几个方面。

1. 针对证机选用温里散寒药：寒邪侵袭于里，里是脾胃受寒，寒气阻滞不通，症见脘腹胀满疼痛，治当温里散寒。如方中乌头。

2. 针对证机选用解表散寒药：风寒侵袭肌肤营卫，营卫受邪而抗邪，正邪相争于营卫，症见发热恶寒，头痛，汗出，审证在表是风寒表虚证，治以桂枝汤解肌和汗，调和营卫。如方中桂枝汤。

解读方药：

1. 诠释方药组成：方中乌头逐寒止痛；桂枝辛温通阳；芍药缓急止痛；生姜辛温调理脾胃；大枣、甘草益气补中。

2. 剖析方药配伍：乌头与桂枝，属于相使配伍，辛散温通，逐寒止痛。乌头与芍药，属于相反配伍，乌头温热逐寒，芍药酸寒补血，芍药制约乌头温热耗阴。乌头与生姜，属于相使相畏配伍，相使者，增强散寒止痛；相畏者，生姜制约乌头之毒性。乌头与大枣、甘草，属于相使配伍，温阳逐寒，缓急止痛。桂枝与生姜，属于相须配伍，辛温散寒止痛。桂枝与芍药，属于相反配伍，桂枝发散，芍药收敛，芍药制约桂枝发汗伤津，桂枝制约芍药收敛助邪。

3. 权衡用量比例：乌头与桂枝用量比例是5∶3，提示药效逐寒与通经之间的用量调配关系，以治寒郁经脉；乌头与芍药用量比例是5∶2，提示药效逐寒与补血缓急之间的用量调配关系，以治急痛；乌头与生姜用量比例是5∶3，提示药效逐寒与辛温宣散之间的用量调配关系，以治阴寒；乌头与大枣、甘草用量比例是5∶3∶3，提示药效逐寒与益气缓急之间的用量调配关系，以治虚痛。

【乌头赤石脂丸】

组成：蜀椒一两（3g）　乌头一分（0.8g）　附子炮，半两（1.5g）　干姜一两（3g）　赤石脂一两（3g）

用法：上五味，末之，蜜丸如桐子大，先服食一丸，日三服。不知，稍加服。

功用：温阳逐寒，破阴通脉。

适应证：阳虚寒凝脉阻胸痹证。心痛引背，背痛连心，手足厥逆，以心痛引背，厥逆为主，胸闷，短气，舌淡暗，苔白或腻，脉沉紧或结。

解读方药：

1. 诠释方药组成：方中乌头逐寒通阳；附子温壮阳气；蜀椒温中散寒；干姜温阳和中；赤石脂益血敛阴，蜜益气和中。

2. 剖析方药配伍：乌头与附子，属于相须配伍，增强温阳逐寒止痛。乌头与蜀椒，属于相使配伍，增强温阳通阳止痛。乌头与干姜，属于相使配伍，增强温中散寒。乌头与赤石脂，属于相反配伍，乌头辛散，赤石脂涩收，赤石脂制约乌头温热伤阴血。附子与干姜，属于相须配伍，增强温阳散寒。乌头、附子与蜂蜜，属于相使相畏配伍，相使者，蜂蜜助乌头、附子逐寒止痛，乌头、附子助蜂蜜益气止痛；相畏者，蜂蜜减弱乌头、附子之毒性。

3. 权衡用量比例：乌头与附子用量比例是0.8∶1.5，提示药效逐寒与壮阳之间的用量调配关系，以治寒凝；乌头与蜀椒用量比例是1∶4，提示药效逐寒与止痛之间的用量调配关系，以治寒痛；乌头与干姜用量比例是1∶4，提示药效逐寒与温中之间的用量调配关系；乌头与赤石脂用量比例是1∶4，提示药效逐寒与益血敛阴之间的用量调配关系。

巫

wū 巫，即以从事祈祷鬼神等迷信为职业的人。如仲景序：“降志屈节，钦望巫祝。”

【巫祝】从事祈祷鬼神等迷信为职业的人。如仲景序：“降志屈节，钦望巫祝。”仲景主要批判与揭露古代用画符念咒等迷信愚弄人的方法来治病。

呜

wū 呜，即叹词。悲伤，衰叹。仲景序：“咄嗟呜呼，厥身已毙。”

【呜呼】在古祭文句末大多用有“呜呼”，后来就以“呜呼”为死者的代称，见仲景序：“咄嗟呜呼，厥身已毙。”仲景言“呜呼”者，以寓病者生命垂危，即将完结。

无 wú ❶没有。如仲景序："短期未知决诊，九候曾无彷佛。"❷不。如第一2条："更能无犯王法、禽兽灾伤，房室勿令竭乏，服食节其冷、热、苦、酸、辛、甘，不遗形体有衰，病则无由入其腠理。"❸虚弱。如第十七4条："寸口脉微而数，微则无气，无气则营虚，营虚则血不足，血不足则胸中冷。"

【无汗】没有出现汗出。

其一，脾虚水气证与太阳伤寒证相兼，如28条："翕翕发热，无汗，心下满微痛，小便不利者。"其证机是太阳伤寒卫闭营郁而经气不通；治以桂枝去桂加茯苓白术汤。

其二，太阳刚痉项强证，如31条："太阳病，项背强几几，无汗，恶风。"其证机是卫气闭塞，营气郁滞，腠理壅滞而不畅；治以葛根汤。

其三，太阳伤寒重证，如46条："太阳病，脉浮紧，无汗，发热，身疼痛。"其证机是太阳伤寒卫闭营郁，经气滞塞；治以麻黄汤。

其四，湿热发黄证，如134条："若不结胸，但头汗出，余处无汗，剂颈而还。"其证机是热蒸于上而湿胶结于下；治以茵陈蒿汤。

其五，太阳伤寒证与阳明热盛证相兼，如170条："伤寒，脉浮，发热，无汗，其表不解，不可与白虎汤。"指出病变主要矛盾方面在太阳，审病是太阳伤寒卫闭营郁证；治以麻黄汤。

其六，太阳伤寒证与阳明病证相兼，如185条："伤寒发热，无汗，呕不能食，而反汗出濈濈然者，是转属阳明也。"指出辨证应当辨病变的主要矛盾方面，并采取有效的治疗方法与措施。

其七，阳明虚热身痒证，如196条："阳明病，法多汗，反无汗，其身如虫行皮中状者。"《伤寒贯珠集·阳明篇上》："今反无汗，其身如虫行皮中状者，气内蒸而津不从之也。非阳明久虚之故，何致是哉！"其证机是邪热迫津外泄，且因阴津不足，邪热又不得从津而外泄且郁于肌肤；其治当清热益气生津，以竹叶石膏汤与栝楼桂枝汤加减。假如邪热能从汗出而解，则不会出现身痒。正如仲景所言"反无汗"者，以揭示辨证审机之关键。

其八，湿热发黄证，如199条："阳明病，无汗，小便不利，心中懊侬，身必发黄。"其证机是湿与热相互胶结于内而不能透达于外。

其九，少阴谵语热证，如294条："少阴病，但厥，无汗，而强发之，必动其血。"其证机是邪气内伏而不能外达。

其十，厥阴肝寒下利证，如334条："发热，无汗，而利必自止。"其证机是阳气恢复，尚能固护于外。

【无汗而喘】没有汗出且有气喘。

其一，太阳伤寒证，如35条："身疼，腰痛，骨节疼痛，恶风，无汗而喘者。"其证机是太阳伤寒营卫郁闭，经气不通，肺气不利而上逆；治以麻黄汤。

其二，太阳伤寒证与阳明病证相兼，如235条："阳明病，脉浮，无汗而喘者，发汗则愈。"指出表里兼证的主要矛盾方面即卫闭营郁，肺气不利，假如病以表证为主，治以麻黄汤。

【无汗而小便反少】无汗与小便少并见。见太阳刚痉口噤证，如第二12条："太阳病，无汗而小便反少，气上冲胸，口噤不得语，欲作刚痉。"《伤寒论本旨·痉病脉证并治》："汗出而津液外泄，则小便少，今无汗而小便反少，是营卫三焦之气皆闭，外闭则内气不得转旋。"其证机是风寒之邪侵袭太阳，营卫及膀胱之气为邪所遏，则无汗与小便反少；治以葛根汤。

【无汗而小便利】无汗与小便利并见。见阳明实寒证，如197条："阳明病，反无汗而小便利，二三日呕而咳，手足厥者，必苦头痛。"《伤寒内科论·辨阳明病脉证并治》："辨阳明实寒证，其寒邪居于阳明，致中阳受寒困，寒则凝，非如热迫所致，故无汗；寒在阳明，中阳为遏而未致虚，尚能气化布津，故小便利。"其证机是寒邪侵袭阳明，胃中浊气不得通降而上逆，阳气内郁而不得温煦。同时，又指出辨阳明寒证不同于阳明热证，阳明热证在多数情况下有汗出，小便不利；而阳明寒证在多数情况下则是无汗，小便利。

【无阳】阳气虚弱病理病证。

其一，表里兼证，如27条："脉微弱者，此无阳也，不可发汗。"指出审病若为表里兼证，在表为太阳温病证，在里为无阳即阳虚证，但病证则以里证为主，其治则"不可发汗"，当先治其里，或表里同治，或兼以解表，立法贵在圆机活法，切忌机械刻板。

其二，厥阴有阴无阳证的基本脉证及预后。详见“有阴无阳”项。

【无阳则阴独】没有表证而里证独具。见表里兼证，如153条：“表里俱虚，阴阳气并竭，无阳则阴独。”指出表里兼证，表证罢而里证在，其治则当从里。可见，只有辨证准确，才能使治疗有的放矢。

【无太阳证】没有太阳病证表现。见产后宿食瘀血兼证，如第二十一7条：“产后七八日，无太阳证，少腹坚痛。”指出产后宿食瘀血兼证在其病变过程中有时可能出现太阳病证，有时可能出现类似太阳病证表现，对此都要以法辨证用方用药，切不可疑似不分。

【无太阳柴胡证】没有见到太阳病证与少阳病证。见阳明热结轻证及重证的辨证论治，如251条：“得病二三日，脉弱，无太阳柴胡证，烦躁，心下硬。”指出阳明病证在其病变过程中，有时会出现类似太阳病证、少阳病证，或可能出现太阳病证与少阳病证，对此只有辨证准确，才能免于辨证与治疗失误。

【无表里证】病人没有表证，言无里证者，乃是偏义词复用，亦即有里证而无表证。

其一，阳明热结重证与少阴热证相兼，如252条：“伤寒六七日，目中不了了，睛不和，无表里证，大便难，身微热者。”仲景言“无表里证”，应当是论病人没有表证而仅有里证，提示鉴别诊断，且不可认为没有里证，从仲景所论则知重在辨里证，审里证是以阳明热结重证为主，故治以大承气汤。

其二，辨阳明热结证与阳明瘀血善饥证相兼，如257条：“病人无表里证，发热七八日，虽脉浮数者，可下之。”仲景言“病人无表里证”，以揭示病人没有出现表证，同时还暗示辨证不仅要辨主要证候表现，还要辨类似病证表现，并能同中求异，针对病变证机而治。审病变主要矛盾方面是阳明热结证，治当攻下阳明热结证。

【无表证者】没有表证。见表里兼证，如170条：“渴欲饮水，无表证者，白虎加人参汤主之。”指出病由表里兼证而演变为表证罢而里证在，审里证是阳明热盛津气两伤证，治以白虎加人参汤。

【无寒但热】病人没有恶寒，且仅有发热。详见“身无寒但热”项。

【无寒热】没有出现发热恶寒。

其一，心虚热发狂证，如第五13条：“防己地黄汤：治病如狂状，妄行，独语不休，无寒热，其脉浮。”指出邪热在心而不在肌肤营卫，故病人没有发热恶寒。

其二，阴血虚劳证，如第六5条：“男子，脉虚、沉、弦，无寒热，短气，里急。”指出病变证机不是阳虚而是阴血虚，阴血虚在通常情况下是没有寒热表现。

其三，胸痹实证的主要脉证，如第九2条：“平人无寒热，短气不足以息者，实也。”仲景言“平人”，并非是指正常之人，而是言胸痹实证在未发病之前很貌似正常人；辨“无寒热”，当指辨胸痹实证尤其是痰饮瘀血病证的发作与寒热没有明显关系，对此法当灵活认识与理解。

其四，出血证的辨证特点，如第十六5条：“病人面无色，无寒热。”指出辨出血病人，其证机是出血而非感受外邪，故无寒热症状表现。

其五，瘀血证主要证候特征，如第十六10条：“但欲漱水不欲咽，无寒热，脉微大来迟。”《金匮要略心典·惊悸吐衄下血胸满瘀血病》：“无寒热，病不由表也。”其证机是瘀血在里而无外邪侵袭，故其没有发热恶寒。

其六，妊娠恶阻证，如第二十1条：“妇人得平脉，阴脉小弱，其人渴，不能食，无寒热，名妊娠。”指出妊娠恶阻证机在脾胃而不在营卫，故没有发热恶寒。

【无热】没有出现发热。

其一，湿热毒血证，如第三13条：“病者脉数，无热，微烦，默默，但欲卧，汗出，初得之三四日，目赤如鸠眼。”其证机是湿热伏结于血而未显露于外；治当清热凉血、利湿解毒，以赤小豆当归散。

其二，湿热酒毒黄疸证，如第十五15条：“酒黄疸者，或无热，靖言了了，腹满欲吐，鼻燥。”其证机是湿热酒毒蕴结于里而未充斥于外，故没有发热；治当清热解毒、利湿退黄，以栀子大黄汤。

【无热证者】不是邪热侵袭所引起的病证。见寒实结胸证，如141条：“寒实结胸，无热证者。”《伤寒论条辨·辨温病风温杂病脉证并治》：“寒以饮言，饮本寒也，又得水寒，两寒搏结而实于胸中，故谓无热证也。”辨结胸证要点之一是从病人有无阳热证候，若有阳热证候，则为实热结胸；若无阳热证候，则为寒实结胸证，临证法当审证求机。

【无热恶寒】没有发热，且有恶寒。见阴阳辨证大法，如第7条："无热恶寒者，发于阴也。"指出辨阴证，其证机是正气抗邪相对不明显则无热，而邪气相对充斥于外则恶寒；治当扶正祛邪。又，或言阴证既没有发热，也没有恶寒，其证机乃是正邪交争于里而不在表的缘故。

【无余证者】没有其他方面的病证表现。见阳明少阳太阳兼证，如232条："脉但浮，无余证者，与麻黄汤。"指出三阳兼证，病变的主要矛盾方面以太阳伤寒证为主，其他方面的病证表现不明显，治当从太阳伤寒证。

【无所复传】没有发现病证表现发生转化与传变。见阳明恶寒自罢证，如184条："阳明居中，主土也，万物所归，无所复传，始虽恶寒。"指出邪热侵袭阳明，尤其是阳明热证，其在病理演变过程中病位在阳明，而病邪则没有发生其他变化。

【无所苦也】病人没有出现什么明显痛苦的病证表现。见太阴脾约证，如244条："小便数者，大便必硬，不更衣十日，无所苦也。"其证机是太阴脾气为邪热所约束，其病证表现特点是没有象阳明热结重证那样痛苦明显。

【无少阴证者】没有出现少阴病证表现。见太阳营卫湿郁证，如39条："伤寒，脉浮缓，身不疼，但重，乍有轻时，无少阴证者。"指出辨太阳营卫湿郁证，有类似少阴病证，对此应重视鉴别诊断，以法治疗。

【无大热】身体没有明显的发热。

其一，肾阳虚烦躁证，如61条："夜而安静，不呕，不渴，无表证，脉沉微，身无大热者。"其证机是肾阳虚弱，抗邪不及，其正气抗邪必借自然之阳气，故其发热不明显；治以干姜附子汤，温阳散寒。

其二，邪热壅肺证，如63条，又如162条："发汗后，不可更行桂枝汤，汗出而喘，无大热者。"其证机是邪热深伏于肺而不能外达，复加汗出，故无大热；治当清宣肺热、止咳平喘，以麻黄杏仁石膏甘草汤。

其三，实热结胸证，如136条："但结胸，无大热者，此为水结在胸胁也，但头微汗出者。"其证机是邪热与水饮相结而郁于内；治以大陷胸汤。

其四，阳明热盛津气两伤证，如169条："伤寒，无大热，口燥渴。"其证机是阳明邪热内盛而郁伏于里，津气两伤而又不能积力抗邪于外；治当清泻阳明盛热，以白虎汤。

其五，少阳病证欲传于里，如269条："伤寒六七日，无大热，其人躁烦者，此为阳去入阴故也。"其证机是邪气欲传入于里而不在肌表营卫；治当审明病变的主要矛盾方面，以法而决定治疗方法。

其六，太阳风水夹热证，如第十四23条："风水，恶风，一身悉肿，脉浮不渴，续自汗出，无大热。"其证机是水气与邪热相结而伏于内；治当解表散水，以越婢汤。

【无血】没有瘀血病理病证。见下焦瘀热证与下焦水气证鉴别，如125条："太阳病，身黄，脉沉结，少腹硬，小便不利者，为无血也。"指出辨下焦病证，尤其是下焦瘀热证与下焦水气证有类似之处，对此必须审明病变证机所在，以法决定治疗方法与措施。

【无犯胃气及上二焦】治疗不能损伤胃气及上二焦之气。见热入血室证，如145条："此为热入血室，无犯胃气及上二焦，必自愈。"指出治疗热入血室的基本大法及原则，同时也暗示热入血室证在其病变过程中则有类似上焦及中焦病证，对此应注意鉴别诊断。同时又揭示治疗热入血室必须审证求机，不可从病证表面现象而治疗。

【无脉】脉伏而不见。

其一，少阴阳虚戴阳服药格拒证，如315条："利不止，厥，逆，无脉，干呕，烦者。"其证机是阳气为寒气所遏，正气不能拒邪于外，反为邪气所阻而不能外达。

其二，厥阴阴盛阳竭证及预后，如362条，又如第十七26条："下利，手足厥冷，无脉者，灸之，不温，若脉不还，反微喘者，死。"其证机是厥阴阴寒独盛于内，阳气竭绝于内，阴阳离绝。

【无胆】没有猪胆汁。如315条白通加猪胆汁汤用法中言："分温再服，若无胆，亦可用。"

【无猪胆】没有猪胆汁。如390条通脉四逆加猪胆汁汤用法中言："其脉即来，无猪胆，以羊胆代之。"

【无子】没有生育能力。见虚劳与生育，如第六7条："男子，脉浮弱而涩，为无子，精气清冷。"其证机是精气内竭，阳气大伤，化源暗耗，生育无能。治当滋阴壮阳，益肾生精。

【无水虚胀者为气】没有水气病理而胀满者则为气机郁滞。见少阴阳虚水气证辨证，如第十四26条：“浮者为风，无水虚胀者为气。”指出浮肿证机不是水气病理，而是气机郁滞而不行，气滞涩于肌肤之间。

【无气则营虚】气虚明显者则营也虚。如第十七4条：“寸口脉微而数，微则无气，无气则营虚，营虚则血不足，血不足则胸中冷。”指出气与营之间的辨证关系，气和则营和，气虚则营亦虚，但辨虚一定要辨清病变主要矛盾方面。

【无脓】没有脓血的病理病证。如第十八4条大黄牡丹汤用法中言：“有脓当下，如无脓，当下血。”指出服用大黄牡丹汤后，因人因证而异，可有脓血与没有脓血病理，其辨其治皆当因人因证机而异。

梧

wú 梧，即梧桐树，有花、果等。如247条麻子仁丸用法中言：“上六味，蜜和丸，如梧桐子大。”

【梧桐子大】丸药如梧桐子大小一样（6～9g）。如247条麻子仁丸用法中言：“上六味，蜜和丸，如梧桐子大。”

【梧子大】丸药如梧桐子大小一样（6～9g）。如第四2条鳖甲煎丸用法中言：“煎如丸，如梧子大，空心服七丸。”

吴

wú ❶药名：如吴茱萸。❷方名：如吴茱萸汤。

【吴茱萸】吴茱萸为芸香科落叶灌木或小乔木植物吴茱萸、石虎或疏毛吴茱萸的将近成熟果实。

别名：茱萸，左力。

性味：辛、苦，热；有小毒。

功用：温暖肝胃，降逆化饮。

主治：脘腹疼痛，少腹疼痛，恶心呕吐，大便溏泻，月经不调，闭经，痛经，崩漏，久不受胎，手足厥逆，心烦身躁。

《神农本草经》曰：“味辛温，有小毒，主温中下气，止痛咳逆，寒热，除湿血痹，逐风邪，开腠理。”

入方：见吴茱萸汤、当归四逆加吴茱萸生姜汤、温经汤。

用量：

用量		经方数量	经方名称
古代量	现代量		
三两	9g	1方	温经汤
一升	24g	1方	吴茱萸汤
二升	48g	1方	当归四逆加吴茱萸生姜汤

化学成分：含柠檬苦素类（12a-羟基柠檬苦素，12a-羟基吴茱萸醇，6a-乙酰氧基-5-表柠檬苦素，6β-乙酰氧基-5-表柠檬苦素，柠檬苦素，吴茱萸醇，黄柏酮），喹诺酮生物碱（1-甲基-2-［（Z）-6-十一烷基］-4（1H）-喹诺酮，1-甲基-2-［（6Z、9Z）-6，9-十五碳二烯基］-4（1H）-喹诺酮，1-甲基-2-［（4Z、7Z）-4，7-三十碳二烯基］-4（1H）-喹诺酮，1-甲基-2-［（Z）-10-十五碳烯基］-4（1H）喹诺酮，1-甲基-2-［（Z）-6-十五碳烯基］-4（1H）喹诺酮，吴茱萸新碱，二氢吴茱萸新碱，1-甲基-2-十一烷基-4（1H）-喹诺酮），生物碱（吴茱萸酰胺，吴茱萸酰胺-1，吴茱萸酰胺-Ⅱ，吴茱萸碱），色氨酸衍生物（7-羧基呈茱萸黄碱即（7s，13bs）-7-羟基-8、13、13b、14-甲基吲哚［2′、3′：3、4］吡啶［2、1-b］喹唑啉-5（7H）-酮，吴茱萸次碱，（+）-吴茱萸碱），脱氧肾上腺素，N，N-二甲基-5-甲氧基色胺，N-甲基苯邻甲内酰胺色酰胺，N-甲基邻氨基苯甲酸，去氢吴茱萸碱，盐酸盐，吴茱萸次碱盐酸盐，羟基吴茱萸碱，吴茱萸素，环磷酸鸟苷即鸟苷3′：5′-单磷酸盐，氨基酸（天门冬氨酸、色氨酸、苏氨酸、丝氨酸胱氨酸等），3-丁烯基-2-丙酮，2-甲基-3-丁烯-2-醇，异戊酸，异丁醇，月桂酸，β-侧柏烯，柠檬烯，β-顺-罗勒烯，β-反式-罗勒烯，反式-里那醇氧化物，顺式-里那醇氧化物，里那醇，3-（4-甲基-3-戊烯基）-呋喃，萘，α-松油醇，δ-榄香烯，牻牛儿醇乙酸酯，β-榄香烯，反式-石竹烯，α-佛手柑油烯，β-反式-金合欢烯，葎草烯，异甲基丁香酚，别香橙烯，β-库米烯，β-甜没药烯，δ-荜澄茄烯，γ-榄香烯，石竹烯氧化物，2-十五酮，吴茱萸烯。

药理作用：抗胃溃疡作用（抑制溃疡形成，减少胃液分泌量，降低胃液酸度），解除胃痉挛作用，止呕作用，止泻作用（抑制肠胃蠕动），强心作用（增强心收缩力），升压作用，改善微循环，抗休克作用，抗血栓形成及凝血作用，保肝作用，抗缺氧作用，镇痛作用。

【吴茱萸汤】

组成：吴茱萸洗，一升（24g） 人参三两（9g） 生姜切，六两（18g） 大枣擘，十二枚

用法：上四味，以水七升，煮取二升，去滓。温服七合，日三服。

功用：温肝暖胃，散寒降逆。

适应证：

1. 厥阴肝寒气逆证：头痛，干呕，或呕吐清稀涎沫，下利，手足厥逆，胸满，烦躁，舌淡，苔白，脉沉迟。

2. 阳明胃虚寒证：食谷欲呕，胃脘冷痛或胀满，呕吐清水，或胃脘嘈杂吞酸，舌淡，苔薄白，脉沉弱。

配伍原则与方法：肝寒气逆证其基本病理病证，一是寒气袭肝而浊气上逆，一是肝气虚弱，所以治疗肝寒气逆证，其用方配伍原则与方法必须重视以下几个方面。

1. 针对证机选用温肝散寒药：寒邪侵袭于肝，肝气为寒气内扰而逆乱于上，则证见肝气上逆之头痛，干呕，吐涎沫，其治当温肝散寒，在选用温肝散寒药时，还要考虑到用温肝散寒药时，最好选用具有降逆作用的药，从而达到既降逆又散寒。如方中吴茱萸、生姜。

2. 合理配伍补气药：寒气之所以侵袭于肝，是因为肝气夙有不足。因此，在选用温肝散寒药时，必须配伍补益肝气药，以使肝气能够积力抗邪于外，寒气不得内留而消散。如方中人参、大枣。

3. 妥善配伍补血药：肝有寒，其治当温阳散寒。又因肝主藏血，若用温阳药稍有不当，则易伤肝血，故其治最好配伍补肝血药，在选用补血药时，最好具有温肝疏肝作用的，以冀取得最佳疗效。如在方中可加当归。

解读方药：

1. 诠释方药组成：方中吴茱萸散寒降逆；人参补益中气；生姜温中散寒；大枣补益中气。

2. 剖析方药配伍：吴茱萸与生姜，属于相使配伍，辛开苦降，温阳散寒；人参与大枣，属于相须配伍，增强补益中气；吴茱萸、生姜与人参、大枣，属于相使配伍，辛甘化阳，益气散寒。

3. 权衡用量比例：吴茱萸与生姜用量比例是4∶3，提示药效散寒降逆与散寒宣散之间的用量调配关系，以治寒逆；人参与大枣用量比例是3∶10，提示药效大补与缓补之间的用量调配关系，以治气虚；吴茱萸、生姜与人参、大枣用量比例是8∶5∶3∶10，提示药效散寒与益气之间的用量调配关系，以治虚寒。

药理作用：

1. 保护胃黏膜及抑酸作用：能显著减少家鸽呕吐频率，能显著减轻大鼠应激性胃溃疡形成；对大鼠幽门结扎性胃溃疡能明显减少大鼠溃疡指数，对胃液分泌量有明显的抑制作用，并有提高胃液 pH 值的作用；能非常明显地提高胃残留率，对离体胃条的自发性活动和痉挛性收缩有抑制作用，其机制可能既与阻断 M 受体有关，又对胃平滑肌有直接抑制作用［中药药理与临床，1988（3）：9］。

2. 对抗小肠功能亢进：对离体家兔十二指肠自发性活动有明显的抑制作用，可能有阻断 M 受体的作用，对新斯的明引起的小肠推进功能亢进有对抗作用，能促进肠道对水分和氯离子的吸收［中药药理与临床，1990（1）：6］。

3. 增强心肌力及对血管的作用：对离体蟾蜍心脏输出量显著增加，心收缩力增强；显著增强在体兔心肌收缩力；升高血压作用与肾上腺素相类似；对微动脉有明显扩张作用，显著增加毛细血管数，迅速增快微血流速度，改善部分微血流态即粒流变成线粒流，线粒流变成线流；迅速而显著升高休克兔血压，并延缓后期血压的下降，对心律影响不明显，显著增加尿量［中药药理与临床，1991（2）：1］；能明显抑制脑内组胺的升高从而减轻疼痛，扩张血管而降低组胺的堆积。

4. 其他：具有增加免疫器官胸腺重量，促进脾虚小鼠单核巨噬细胞系统功能的恢复，增强机体的体力的作用。

五

wǔ ❶数目词。如 96 条：“伤寒五六日，中风，往来寒热。”❷药名：如五味子。❸方名：如五苓散。

【五脏】心、肝、脾、肺、肾称为五脏。《素问·五脏别论》：“所谓五脏者，藏精气而不泻

也，故满而不能实。”《灵枢·本脏篇》：“五脏者，所以藏精神气血魂魄者也。”五脏者，主内而司于外，主外和调于形体。详见以下诸项。

【五脏元真通畅】五脏之气和调通畅而无壅滞。见脏腑发病与致病因素，如第一2条：“若五脏元真通畅，人即安和。”指出疾病的发生与脏腑之气是否通畅有着一定的内在关系，揭示脏腑之气必须保持和调通畅而无壅滞，人即健康无病，亦即正气存内，邪不可干。

【五脏病各有十八】五脏病各有其不同病理特点、病证表现及其演变特征。见病因辨证，如第一13条：“五脏病各有十八，合为九十病，人又有六微，微有十八病，合为一百八病，五劳、七伤、六极。”指出五脏中每一脏病各有五劳六极七伤即“十八”种病因病证，共计有90种病因病证，以揭示辨脏腑病是错综复杂的，临证必须全面认识与掌握，切不可执此失彼。

【五脏病各有所得者愈】五脏病证各有其确切的治疗方法者为病愈。见脏腑病证的基本治疗法则，如第一16条：“五脏病各有所得者愈，五脏病各有所恶，各随其所不喜者为病。”仲景言“五脏病”，当包括六腑病在内，并非是专指五脏病，辨证要点重在揭示脏腑病证，虚证当补，实证当泻，热证当清，寒证当温，此即脏腑病证“各有所得者愈”亦即虚证所得到者是补，其余治法以此类推。

【五脏病各有所恶】五脏病证各有其治疗禁忌。见脏腑病证的基本治疗法则，如第一16条：“五脏病各有所得者愈，五脏病各有所恶，各随其所不喜者为病。”指出“五脏病”的治疗各有所恶即各有其治疗禁忌，暗示治疗寒证禁清，热证禁温，虚证禁泻，实证禁补，以此而明治疗禁忌。

【五脏气绝于内】五脏之气欲竭于内的病理病证。见脏腑阳虚呕利证，如第十七24条：“五脏气绝于内者，利不禁，下甚者，手足不仁。”其证机是五脏之阳气大虚，气浮越于外而不能守藏于内，清气不得阳气所主而下陷，寒气充斥筋脉而麻木不仁。

【五劳】五种情况因劳过度而损伤正气所引起的病证。

其一，病因辨证，如第一13条：“五劳、七伤、六极；妇人三十六病，不在其中。”五劳即《素问·宣明五气论》：“久视伤血，久卧伤气，久坐伤肉，久立伤骨，久行伤筋，是为五劳所伤。”劳者，劳而太过以伤气血骨肉筋脉是也；治当因证机不同，分别采取不同的补气、补血、滋阴、补阳或气血阴阳俱补等方法。

其二，肝血瘀脉阻重证，如第六18条：“五劳，虚极羸瘦，腹满，不能饮食。”仲景言“五劳”者，主要指肝气肝血因劳而伤以为瘀血病理，亦即论肝血瘀脉阻重证；治当活血化瘀、缓中补虚，以大黄䗪虫丸。

【五行】金、木、水、火、土称之为五行。如仲景序：“夫天布五行，以运万类；人禀五常，以有五脏。”《尚书·洪范》：“水曰润下，火曰炎上，木曰曲直，金曰从革，土爰稼穑。”以此将五行学说应用于医学中，金者，肺也；木者，肝也；水者，肾也；火者，心也；土者，脾也。五行之间有生、克、制、化，五脏之间也有生、克、制、化，相克为纵，如肝克脾是也；反克为横，如肝反克肺是也。

【五辛】5种辛辣有刺激性膳食佐品。见太阳中风证，如12条桂枝汤用法中言：“禁生冷，黏滑，肉面，五辛，酒酪，臭恶等。”《本草纲目》：“五荤即五辛，谓其辛臭昏神伐性也，练形家以小蒜、大蒜、芸苔、胡荽为五荤，道家以韭、薤、蒜、芸苔、胡荽为五荤，佛家以大蒜、小蒜、兴渠、慈葱、茖葱为五荤，兴渠即阿魏也，虽各不同，然皆熏之物，生食增恚，熟食发淫，有损性灵，故绝之也。”仲景言“五辛”者，历代认识各有其不同，但相同的是皆为辛辣之物。

【五常】又称五行。

其一，如仲景序：“夫天布五行，以运万类；人禀五常，以有五脏。”《礼记·乐记》：“合生气之和，道五常之行，疏：道达人情以五常之行，谓依金，木，水，火，土之性也。”指出自然界有五行，五行之运是人生生不息的必备物质基础。

其二，脏脏发病与致病因素，如第一2条：“夫人禀五常，因风气而生长。”指出人之有生，皆以五行而存，人非五行，则无以生息也。

【五邪中人】5种病邪侵犯人体。见病因辨证，如第一13条：“五邪中人，各有法度，风中于前，寒中于暮，湿伤于下，雾伤于上。”仲景言“五邪”即风、寒、湿、雾、饮食之邪也。指出五邪侵犯人体各有其一定致病特点，临证一定要审证求机别因，以法而辨。

【五合】5合30~40mL。如141条文蛤散用法中言："以沸汤和方寸匕，服，汤用五合。"

【五升】方药容量5升为（300~400mL），重量5升为90~150g。如69条茯苓四逆汤用法中言："上五味，以水五升，煮取三升，去滓。"

【五十枚】50个约8.5g。如18条桂枝加厚朴杏仁汤中言"杏仁五十枚"。

【五斗米】5斗米重量为900~1500g。如338条乌梅丸用法中言："蒸之五斗米下，饭熟捣成泥，和药令相得，内臼中，与蜜，杵二千下。"

【五六日自利而渴者】少阴病于5~6日出现下利与口渴。详见"自利而渴"项。

【五日可治】病程较短者，其治疗较易。见毒热阳郁证，如第三14条："阳毒之为病，面赤斑斑如锦纹，咽喉痛，唾脓血，五日可治，七日不可治。"又如第三15条："阴毒之为病，面目青，身痛如被杖，咽喉痛，五日可治，七日不可治。"《金匮要略心典·百合狐惑阴阳毒病》："五日邪气尚浅，发之犹易，故可治。"仲景言："五日可治，七日不可治。"暗示病程短者，治疗较易，病程长者，治疗较难。理解"五""七"数字，当是虚数，提示治疗疾病应当尽可能早期治疗，以取得最佳治疗效果。

【五味子】五味子为木兰科多年生落叶木质藤本植物北五味子和南五味子的成熟果实。

别名：会及，玄及。

性味：酸，温。

功用：养阴敛肺，益气滋肾，止咳止汗。

主治：咳嗽，气喘，心悸心烦，头晕目眩，自汗盗汗，耳鸣目涩。

《神农本草经》曰："味酸温，主益气，咳逆上气，劳伤羸瘦，补不足，强阴，益男子精。"

入方：见小青龙汤、小青龙加石膏汤、射干麻黄汤、厚朴麻黄汤、苓甘五味姜辛汤、桂苓五味甘草去桂加姜辛夏汤、苓甘五味加姜辛半夏杏仁汤、苓甘五味加姜辛半杏大黄汤、苓甘五味甘草汤。

用量：

剂型	不同用量	古代量	现代量	代表方名
汤剂	基本用量	半升	12g	小青龙汤
散剂	基本用量	五分	15g	四逆散加味

注意事项：实证慎用。

化学成分：含木脂素，五味子醇，去氧五味子素，γ-五味子素，伪γ-五味子素，五味子酯甲~戊，五味子醇甲，戈米辛（A、B、C、D、E、F、G、H、N、O、R、S、T），当归酰戈米辛H，惕各酰戈米辛H，苯甲酰戈米辛H，表戈米辛O，当归酰戈米辛Q，蓟戈米辛，戈米辛丁，(-)-戈米辛K_1，(+)-戈米辛K_2，(+)-戈米辛K_3，(-)-戈米辛L_1，(-)-戈米辛L_2，(±)-戈米辛M_1，(+)-戈米辛M_2，惕各酰戈米辛P，当归酰戈米辛P，当归酰戈米辛O，苯甲酰异戈米辛O，异五味子素，木脂素，2-蒎烯，莰烯，β-蒎烯，月桂烯，α-萜品烯，柠檬烯，γ-萜品烯，对聚伞烯花烯，百里酚甲醚，乙酸冰片酯，香茅醇乙酸酯，芳樟醇，萜品烯-4-醇，α-萜品醇，牻牛儿醇，2-莰醇，香茅醇，苯甲酸，S-荜澄茄烯，β-榄香烯，衣兰烯，玷巴烯，倍半萜烯，β-花柏烯，α-花柏烯，花柏醇，β-甜没药烯，苯甲醚，2，2-二甲基-3-亚甲基，二环[2，2，1]庚烷，1-甲基-4-甲基乙烯基环己烯，苯基丙三酮，2-甲基-3-亚甲基-2-(4-甲基-3-戊烯基)二环[2，2，1]庚烷，长叶烯，4-(1，5-二甲基-1，4-己二烯基)-1-甲基环己烯，异长叶烯，α-檀香萜烯，丁子香烯，β-石竹烯，反式-石竹烯，β-蛇床烯，罗汉柏烯，檀香醇，α-檀香醇，壬基苯甲醇，2-(对-环己烯-苯氧基)乙醇，2-(2-苯基环己基氧)乙醇，对壬基酚，去氧五味子素。

药理作用：保肝作用（促进肝糖原的生成，增加蛋白质合成，降低血清谷丙转氨酶(SGPT)，降低肝组织SGPT的活性，调整肝微粒细胞色素P-450的诱导作用，减少毒性代谢产物的生成量，减少肝中胶原含量，促进肝细胞修复，增强肝脏的解毒功能），抑制胃溃疡的形成，抑制胃液的分泌及酸度作用，抗应激性胃溃疡的形成，兴奋呼吸中枢作用，镇咳作用，祛痰作用，催眠作用，增加冠脉血流量，抑制膜动脉收缩作用，加强调节心肌细胞和心脏、肾脏小动脉的能量代谢，改善心肌营养和功能，提高机体免疫功能（促进外周血淋巴细胞DNA合成作用，增强细胞合成蛋白的作用，增强体液免疫作用），增强睾丸和卵巢内的RNA和PNS合成，改善组织细胞的代谢功能，促进生殖细胞的增生及促进卵巢的排卵作用，抗动脉粥样硬化（降低血清胆固醇），抑制脑MAO-B的活性，抗氧化作用，抗过敏作用（抑制组织胺释放，对抗化学调节介质和抑制钙移动），诱发子宫自律性收缩（不引起痉挛）作用，抗菌作用（炭疽杆菌、金黄色葡萄球菌、伤寒杆菌）。

【五苓散】

组成：猪苓去皮，十八铢（2.3g） 泽泻一两六铢（4.8g） 白术十八铢（2.3g） 茯苓十八铢（2.3g） 桂枝去皮，半两（1.5g）

用法：上五味，捣为散，以白饮和，服方寸匕，日三服。多饮暖水，汗出愈，如法将息。

功用：化气行水，解肌散邪。

适应证：

1. 太阳中风证与中焦（脾胃）水停证相兼：发热，恶风寒，汗出，渴欲饮水，水入则吐，苔薄，脉浮或紧。

2. 太阳中风证与上焦水停证相兼：发热，恶风寒，汗出，心烦，口渴，苔薄，脉浮数 。

3. 太阳中风证与下焦（膀胱）水停证相兼：发热，恶风寒，汗出，消渴即渴欲饮水而量多，小便不利，脉沉或浮。

4. 下焦水气证：脐下悸即脐下有跳动感，呕吐涎沫，头晕目眩，或不能站立，苔薄，脉沉。

5. 湿居脾胃证：脘腹胀满，或水肿，或四肢肿，身重而困，小便不利，苔薄而腻，脉沉紧。

6. 湿热霍乱轻证：呕吐，下利，头痛，发热，身疼痛，热多欲饮水，苔薄，脉沉或脉浮或浮数。

7. 脾胃水气痞证：心下痞满，或有悸动，或有水逆声，口燥而渴，心烦，小便不利，苔薄略黄，脉沉。

配伍原则与方法：脾胃水气痞证其基本病理病证，一是脾胃不能纳运水津，一是水气壅滞脾胃气机，所以治疗脾胃水气痞证，其用方配伍原则与方法必须重视以下几个方面。

1. 针对证机选用利水渗湿药：脾主运化水湿，胃主受纳水谷，脾胃之气失调，水湿不得气化而为水气，水气充斥于脾胃，症见心下痞满，或悸动，治当利水渗湿，以使水湿水气从下而去。如方中茯苓、猪苓、泽泻。

2. 合理配伍健脾药：水气水湿肆虐于脾胃，其治当合理配伍健脾药，以增强脾气运化水湿，使水有所制而不得变为水湿水气。如方中白术、茯苓。

3. 妥善配伍温阳化气药：阳能化水，水气病证得阳而化，所以治疗水气病证，温阳化气药也至为重要，只有妥善配伍温阳化气药，才能更好地达到治疗目的。如方中桂枝。

解读方药：

1. 诠释方药组成：方中茯苓益气健脾渗湿；猪苓清热利水渗湿；泽泻泻热渗利水湿；白术健脾益气制水；桂枝辛温解肌，通阳化气。

2. 剖析方药配伍：茯苓与猪苓、泽泻，属于相须配伍，增强清利三焦水气；茯苓与白术，属于相使配伍，健脾利湿燥湿；桂枝与茯苓、猪苓、泽泻，属于相使配伍，温阳化气利水，兼以解表，并制约寒药凝滞；桂枝与白术，属于相使配伍，温阳益气，健脾燥湿。

3. 权衡用量比例：茯苓与猪苓、泽泻用量比例是3：3：5，提示药效益气利水与清热利水之间的用量调配关系，以治水气；桂枝与白术用量比例是2：3，提示药效温阳化气与健脾燥湿之间的用量调配关系；白术与茯苓用量比例是1：1，提示药效健脾燥湿与健脾利水之间的用量调配关系，以治脾不制水。

药理作用：

1. 利尿作用：能增加正常大鼠的心房肌细胞中的心房性钠ANF颗粒数而显利尿作用，并促进Na^+、K^+、Ca^{2+}、Mg^{2+}等电解质排泄，对肾功能不全者有一定效果，其对水代谢和水排泄之所以改善，是因为抗变态反应等作用所致（伤寒杂病论汤方现代研究用应用，1993：39）；对小鼠血浆ANF含量的影响具有明显升高ANF的作用，而茯苓、猪苓和白术此作用不明显［中国中西医结合杂志，1995（11）：672］；能增加正常大鼠的心房肌细胞ANF颗粒数，但机体在正常情况下不往血液里释放ANF，当机体患浮肿或水肿时，血液中的ANF增加，能够排出水分和钠离子［国外医学·中医中药分册，1989（1）：11-12］。

2. 抗脂肪肝作用：降低肝脏脂质过氧化物（LPO），降低血胆固醇、三酰甘油含量；加快乙醇的分解与排泄而呈现抗脂肪酸的作用。

3. 保肝作用：改善高脂性食物与乙醇对肝脏谷胱甘肽代谢的障碍，降低乙醇性肝损害，可显著增加乙醇脱氢酶脱氧和乙醛脱氢酶值而起到保肝作用［国外医学·中医中药分册，1986（1）：22］。

4. 降压作用：可使实验性急性肾炎型高血压大鼠的血压不同程度地降低，与生理盐水对照组比较有显著性差异（$P<0.05$）［天津中医，1994

(4)：29]。

5. 促进渗透压调定点的作用：改善微循环，增加肾血流量；调节血管通透性、毛细血管内压、血浆蛋白渗透压，从而使体内水液分布趋于合理，以提高渗透压的调定点（伤寒杂病论汤方现代研究及应用，1993：39）。

另外还具有对大肠杆菌有抑制作用；抑制小鼠应激性胃溃疡作用等。

忤 wǔ 忤，即逆乱。如第一 2 条："若人能养慎，不令邪风干忤经络。"

武 wǔ 武，即方名：如真武汤。仲景言"武"者，暗示方药功用与主治作用显著而可靠。

勿 wù 勿，即不要。如 16 条："常须识此，勿令误也。"

【勿令误也】不要引起治疗错误。见太阳伤寒证治禁，如 16 条："常须识此，勿令误也。"指出对于辨证论治的基本要求与规则，一定要铭记在心中，切不可有丝毫马虎。

【勿治之】不要从小便不利治疗。见阴津不足证，如 59 条："大下之后，复发汗，小便不利者，亡津液故也，勿治之，得小便利，必自愈。"指出阴津不足证出现小便不利的治疗注意事项，揭示治疗不能见到小便不利即利小便，暗示其治疗方法是当滋补阴津。

【勿怪】不要大惊小怪。如 174 条桂枝附子汤用法中言："初一服，其人身如痹，半日许复服之，三服都尽，其人如冒状，勿怪。"指出方药在发挥治疗作用时则会出现一些特殊表现如头昏等，这是方药助正气驱逐邪气的表现，不是病证加重，对此应当有客观的认识，提示医者可在医嘱中加以说明，以避免病人产生恐惧或不安心理。

【勿令致大泄下】不要使方药治疗病证有大泻下作用。见阳明热结证辨证，如 208 条："若腹大满不通者，可与小承气汤，微和胃气，勿令致大泄下。"指出治疗当用承气汤，但不当用大承气汤，而当用小承气汤，且要恰到好处，避免攻下太过。

【勿令九窍闭塞】避免邪气侵犯九窍（眼、耳、鼻、口、前后阴）而致闭塞阻滞不通。详见"九窍闭塞"项。

【勿服之】不要再次服用方药。如 208 条小承气汤用法中言："初服汤，当更衣，不尔者，尽饮之，若更衣者，勿服之。"

【勿更与之】不要再次用承气汤治疗。见阳明热结重证有正气不足者，如 214 条："若不转气者，勿更与之；明日又不大便，脉反微涩者，里虚也。"指出治疗一定要因人因证机而决定方药，若病证表现不是单一的阳明热结证，则不当用承气汤，但可在承气汤基础上加减变化，以使方药主治更加与证机相符合。

【勿发揭示衣被】不要拿去或扬开身上的衣服或被子。如 386 条理中丸用法中言："服汤后，如食顷，饮热粥一升许，微自温，勿发揭示衣被。"指出药后护理一定因病证而异，提示药后身温和是阳气恢复，寒气欲去，切不可因身热而减去衣服或被子。

【勿补之】不要用补益方法治疗。见脏腑辨证论治的整体观，如第一 1 条："夫治未病者，见肝之病，知肝传脾，当先实脾，四季脾旺不受邪，即勿补之。"指出治疗脏腑病证的基本大法，即当补则补，不当补则一定不能补，否则会引起病证发生变化。

【勿更服】不要再次服用方药。如第三 5 条百合地黄汤用法中言："中病，勿更服，大便当如漆。"

【勿以盐豉也】不要同时服用盐、豉等。如第三 6 条百合洗方："以洗身，洗已，食煮饼，勿以盐豉也。"指出盐咸易伤阴，豉芳香走散也易伤阴，揭示饮食宜忌对治疗病证也有一定的内在关系，当引起重视。

【勿令灰过】不要使方药炮制如烧灰一样太过。如第十八 6 条王不留行散用法中言："上九味，桑根皮以上三味烧灰存性，勿令灰过。"

【勿太过】不要使药物烧烤太过。如第二十一 5 条枳实芍药散方中："枳实烧令黑，勿太过。"

【勿谓不然】没有不赞同不是这样的。如第二十二 8 条："其虽同病，脉各异源；子当辨记，勿谓不然。"

物 wù ❶东西。如仲景序："厥身已毙，神明消灭，变为异物，幽潜重泉，徒为啼泣。"❷方名：如一物瓜蒂散。❸药物。如 208 条大承气汤用法中言："上四味，以水一斗，先煮二物，取五升，去滓，内大黄，更煮取二升，去滓。"

务 wù 务，即追求，引申为诊断。如仲景序："省疾问病，务在口给，相对斯须，便处汤药。"

【务在口给】诊断病人仅限在言语上交谈。如仲景序："省疾问病，务在口给，相对斯须，便处汤药。"

雾 wù 雾，即接近地面的水蒸气，引申为致病因素。如第一13条："雾伤于上，风令脉浮，寒令脉急，雾伤皮腠。"

【雾伤于上】雾露之邪易于侵袭人体上部。见病因辨证，如第一13条："雾伤于上，风令脉浮，寒令脉急，雾伤皮腠。"指出雾露之邪易于侵袭上肢与头面，提示治疗头部病证当从雾露之邪入手，或许能提高治疗效果。

【雾伤皮腠】雾露之邪易于侵袭人体皮肤与腠理。见病因辨证，如第一13条："雾伤于上，风令脉浮，寒令脉急，雾伤皮腠。"指出雾露之邪易于侵袭肌肤营卫与腠理气血；治当解表化湿，调理气血。

恶 wù ❶憎恨，讨厌。如第1条："太阳之为病，脉浮，头项强痛而恶寒。"❷治疗禁忌。如第一16条："五脏病各有所得者愈，五脏病各有所恶，各随其所不喜者为病。"❸坏，变质。如12条桂枝汤用法中言："禁生冷，黏滑，肉面，五辛，酒酪，臭恶等。"❹污物，指大便。如233条大猪胆汁方用法中言："当大便出宿食恶物，甚效。"❺浊物，指瘀血。如第二十一7条："少腹坚痛，此恶露不尽，不大便，烦躁，发热，切脉微实，再倍发热。"❻顽疾。如第十四29条："若汗出已反发热者，久久其身必甲错，发热不止者，必生恶疮。"

【恶寒】怕冷。

其一，太阳病基本脉证，详见"头项强痛而恶寒"项。

其二，太阳伤寒证，如第3条："太阳病，或已发热，或未发热，必恶寒，体痛。"其证机是卫气受邪而闭塞，营阴受邪而郁滞，正气尚未与邪气相争；治以麻黄汤，解表散邪。

其三，表里兼证，如68条："发汗，病不解，反恶寒者，虚故也。"其证机是阳气虚弱不能温煦肌表，表气不固而恶寒；治当兼顾阴阳，以芍药甘草附子汤。仲景言"反"者，以揭示恶寒不仅见于外感病证，更可见内伤杂病，对此一定要有全面的认识与了解，方可免于顾此失彼。

其四，表里兼证，如70条："发汗后，恶寒者，虚故也；不恶寒，但热者，实也。"其证机是阳气虚弱而不能固护于外；治当益气温阳。

其五，太阳病证与脾胃阴虚证相兼，如120条："太阳病，当恶寒，发热，今自汗出，反不恶寒发热，关上脉细数者，医以吐之过也。"其恶寒乃是太阳病邪不解，营卫之气不能固护肌表。

其六，太阳病证与胃热内烦证相兼，如121条："太阳病，吐之，但太阳病，当恶寒，今反不恶寒，不欲近衣，此为吐之内烦也。"其恶寒是太阳受邪而抗邪，不及于固护肌表。辨胃热内烦证在一般情况下不当有恶寒，今病者有恶寒以揭示病以表证为主，提示其治当积极解表散邪，若未能如此，则可引起病证发生变化。

其七，太阳温病证，如134条："头痛，发热，微盗汗出，而反恶寒者，表未解也。"其证机是邪热与营卫相争，营卫抗邪而不及于固护则恶寒；治当解表散邪，燮理营卫。

其八，表里兼证，如244条："其人发热，汗出，复恶寒，不呕，但心下痞者，此以医下之也。"指出表里兼证，病以表证为主，治当先解表，否则，易引起病证发生变化或加重他证。

其九，少阴阴盛无阳证的预后，如295条："少阴病，恶寒，身蜷而利，手足逆冷者，不治。"其证机是少阴阳气欲亡而不能主持于内，阴寒太盛而充斥于外之危候。

其十，阳虚液竭霍乱证，如385条："恶寒，脉微而复利，利止，亡血也。"其证机是阳气虚弱而不能内守外固；治当温阳散寒，以四逆汤。

其十一，太阳刚痉证，第二1条："太阳病，发热，无汗，反恶寒者，名曰刚痉。"其证机是风寒侵袭太阳营卫，营卫不能固护肌表；治当解表散邪，舒达筋脉。

其十二，太阳湿热痉证，如第二7条："病者身热足寒，颈项强急，恶寒，时头热，面赤。"其证机是太阳营卫受邪而不及于固护肌表；治当清热祛湿，舒达筋脉。

其十三，暑热气阴两伤证，如第二26条：

“太阳中热者，暍是也，汗出，恶寒，身热而渴。”其证机是暑热侵犯阳明，邪热灼伤津气，气伤而不得固表；治当清泻盛热、益气生津，以白虎加人参汤。

其十四，寒疝腹痛证，如第十17条：“腹痛，脉弦而紧，弦则卫气不行，即恶寒。”其证机是寒气内盛而充斥于外；治当温里散寒，通达阳气。

其十五，太阳风水表实证，如第十四4条：“恶寒者，此为极虚发汗得之。”其证机是当发汗而当大发汗，汗后阳气为伤而恶寒；治当解表散邪行水。

其十六，肠间水气寒证证机，如第十四9条：“寸口脉弦而紧，弦则卫气不行，即恶寒。”《金匮要略论注·水气病》：“弦则卫气为寒所结而不行，外无卫气，所以恶寒。”审肠间水气寒证机之恶寒，以揭示大肠小肠之气与卫气皆有一定的内在关系，病在肠间则有恶寒，对此不可误为病者又兼有表证；治当分利肠间水气以实大便。

其十七，肝胆瘀血湿热证，如第十五14条：“黄家，日晡所发热，而反恶寒，此为女劳得之。”指出湿热发黄证的一些特有表现即发热恶寒，此病证表现有类似太阳病之发热恶寒，但其发热与恶寒在日晡，故与太阳病有本质不同，其证机是瘀血内阻，气不得从血而化生，卫气因之不足而固护肌表不及。

其十八，肠痈热瘀证，如第十八4条：“时时发热，自汗出，复恶寒，其脉沉紧者，脓未成，可下之，当有血。”其证机是大肠之气失和，不能和协于表，瘀结阻滞于里，则恶寒；治当泻热凉血、化瘀散痈，以大黄牡丹汤。

其十九，妊娠宫寒证，如第二十3条：“妇人怀娠六七月，脉弦，发热，其胎欲胀，腹痛，恶寒者，少腹如扇。”《张氏医通·妇人妊娠病》：“腹痛恶寒者，其内无阳，子脏不能司闭藏之令，故阴中觉寒气习习如扇也。”其证机是宫中阳虚，寒气外袭或内生，阳虚而不能温煦，阴寒之气而充斥，经脉不和，浊气逆乱；治以附子汤，温阳散寒。

其二十，产后感风寒证，如第二十一8条：“头微痛，恶寒，时时有热，心下闷，干呕，汗出。”其证机是风寒外袭，太阳营卫受邪而抗邪，且不能固护于外；治当解肌散邪、调和营卫，以桂枝汤。

【恶寒汗出】怕冷与汗出并见。见脾胃热痞证与阳虚证相兼，如155条：“心下痞，而复恶寒汗出者。”《伤寒溯源集·结胸心下痞》：“而复见恶寒汗出者，知其命门真阳已虚，以致卫气不密，……阳虚不任外气而恶寒也。”其证机是肾阳不足，不能温煦于外则恶寒；不能固摄于外则汗出；治以附子泻心汤，温阳泻热。

【恶寒甚】怕冷病证非常明显。见暑热津气两伤证，如第二25条：“若发其汗，则恶寒甚。”指出暑热津气两伤证类似太阳病，仲景言“若发其汗”者，以揭示病证有类似太阳病证，若未能审证求机，以用解表法治疗，则会更伤卫气而加重恶寒。

【恶寒将自罢】怕冷病证即将消除。详见“不发热而恶寒”项。

【恶寒何故自罢】阳明热证怕冷症状为何能自行消失。见阳明恶寒自罢的特点，如184条：“恶寒何故自罢？”指出辨阳明热证得病之初因邪气阻遏阳明阳气，阳气郁而未能积力抗邪则有恶寒，继则随着阳明正气积力奋起抗邪，其恶寒可在较短时间内自行消失。

【恶寒而蜷】怕冷与身体蜷卧并见。见少阴寒证阳气恢复者可治，如289条：“少阴病，恶寒而蜷，时自烦，欲去衣被者，可治。”《伤寒经注·少阴温散》：“恶寒而蜷，阴邪甚也，时自烦，欲去衣被，阳犹内争也，此与亡阳躁乱之证不同，故为可治，谓可用温治也。”仲景言“恶寒而蜷”，以揭示病以寒证为主导方面，寒邪尤重，阳气是否大伤？是否能抗邪于外？病证危重是否能以救治？对此经过辨证后，则知病证虽重，但其阳气尚存，阳气并能积极抗邪于外；治当积极温补阳气，以四逆汤与黄芪桂枝五物汤加减。

【恶寒而蜷卧】怕冷与身体蜷卧并见。见少阴阳虚重证手足温者可治，如288条：“少阴病，下利，若利自止，恶寒而蜷卧，手足温者，可治。”《注解伤寒论·辨少阴病脉证并治》：“少阴病，下利，恶寒，蜷卧，寒极而阴盛也。”何以知下利病证停止不是病情向愈而是在加重？从病人虽“利自止”，但其“恶寒而蜷卧”仍在，此病情危重，预后如何？若病人手足温，则知其寒气虽重，但阳气仍存，似有阳气在恢复以抗邪，对此若能积极治疗，病可向愈。

【恶寒而身蜷】怕冷与身体蜷卧并见。见少阴阳绝神亡证，如298条：“四逆，恶寒而身蜷，脉不至，不烦而躁者。”《伤寒论浅注·辨少阴病脉证篇》：“阳气不布于周身，故恶寒而蜷卧；阳气不通于经脉，故脉不至。”其证机是阳气大虚，阴寒充盛，阳不得温煦而寒气弥漫；治当急急回阳救逆，以通脉四逆汤与理中丸加减。

【恶风】怕风寒病证比较轻。

其一，太阳中风证，如第2条：“太阳病，发热，汗出，恶风，脉缓者，名为中风。”又如13条：“太阳病，头痛，发热，汗出，恶风。”复如12条：“啬啬恶寒，淅淅恶风，翕翕发热。”《注解伤寒论·辨太阳病脉证并治》：“淅淅，洒淅也，恶风之貌也。”《伤寒论条辨·辨太阳病脉证并治上》：“淅淅，言恶风由外体疏，犹惊恨雨水，卒然淅沥其身，而恶之切之意。”《伤寒溯源集·太阳上篇》：“淅淅，犹言淅沥，若风声之微动也。”仲景言“淅淅恶风”即病人恶风寒症状似风寒正在侵袭一般。其证机是卫气虚弱而不能顾护于营，营阴不足而不得卫气固守以外溢；治当解肌散邪、调和营卫，以桂枝汤。

其二，太阳柔痉项强证，如14条：“太阳病，项背强几几，反汗出，恶风者。”其证机是太阳营卫筋脉受邪，卫气虚弱而不能固护营阴且外泄；治当解肌舒筋，以桂枝加葛根汤。

其三，表里兼证，如20条：“太阳病，发汗，遂漏不止，其人恶风，小便难，四肢微急。”其证机是太阳营卫虚弱而不固；治当解肌散邪，扶助阳气，以桂枝加附子汤。

其四，太阳刚痉项强证，如31条：“太阳病，项背强几几，无汗，恶风。”其证机是风寒侵袭太阳营卫而郁滞经脉，营卫固护肌表不及；治当解表散邪，以葛根汤。

其五，太阳伤寒证，如35条：“腰痛，骨节疼痛，恶风，无汗而喘者。”其证机是太阳受邪，卫气因邪而闭，营气因邪而郁，经气不利，脉气不和，腠理闭塞，玄府不通；治当解表散邪，以麻黄汤。

其六，太阳中风证与肺热证相兼，如38条：“若脉微弱，汗出，恶风者，不可服之。”其证机是营卫虚弱，固护肌表不足；治当表里兼顾。

其七，太阳伤寒证与肺热证相兼，如38条大青龙汤用法中言：“若复服，汗多，亡阳，遂虚，恶风，烦躁，不得眠也。”其证机因太阳伤寒证发汗太过而损伤阳气，或因误用大青龙汤而导致阳气虚弱，不能固护于外。

其八，太阳少阳阳明病证相兼，如99条：“伤寒四五日，身热，恶风，颈项强，胁下满。”《伤寒论条辨·辨太阳病脉证并治中》：“身热恶风，太阳表也。”其证机是少阳胆气内郁，太阳营卫不和，阳明邪热内结。审证若以少阳病证为主，治以小柴胡汤。

其九，阳明胃热津气两伤证，如168条：“热结在里，表里俱热，时时恶风，大渴，舌上干燥而烦。”其证机是邪热不仅消灼阴津，而且还暗耗阳气，津不得滋荣上承，阳不得固护于肌表；其治以白虎加人参汤，清热益气生津。仲景特言“时时恶风”者，以揭示“恶风”病证未必是太阳病证所独有，而阳明胃热津气两伤证也有，治不可从太阳。

其十，太阳风湿表虚证，如第二22条：“风湿，脉浮，身重，汗出，恶风者。”其证机是素体太阳营卫之气不足，风湿之邪乘机而侵袭，风湿与太阳肌肤营卫之气相搏；治当益气固表、祛风除湿，以防己黄芪汤。

其十一，阳虚骨痹证，如175条，又如第二24条：“短气，小便不利，恶风，不欲去衣，或身微肿者。”其证机是病者素体阳气虚弱，不能固护肌表；治当温阳散寒、祛风除湿，以甘草附子汤。

其十二，太阳风水证基本病理特征，如第十四1条：“风水，其脉自浮，外证骨节疼痛，恶风。”又如第十四2条：“恶风则虚，此为风水。”其证机是营卫受邪而抗邪且不能固护于外；治当解表散水。辨风水证，有虚实之分，仲景特言“恶风则虚”者，以揭示太阳风水表虚证，其恶风寒证则比较明显。

其十三，脾胃阳郁夹热水气证，如第十四5条越婢加术汤用法中言：“恶风加附子一枚，炮。”指出脾胃阳郁病理比较明显，阳气内郁而不能固护肌表营卫，治当用越婢加术汤再加附子，以通阳散郁固表。

其十四，太阳风水表虚证，如第十四22条：“风水，脉浮，身重，汗出，恶风者。”其证机是太阳营卫为外邪所客，营卫不能固护于表；治当益气固表散水，以防己黄芪汤。

其十五，太阳风水夹热证，如第十四23条：“风水，恶风，一身悉肿，脉浮。”其证机是风热侵袭太阳肌肤营卫，营卫受邪既不得固护肌表；治当解表清热散水，以越婢汤。

【恶风寒】病人既怕冷又怕风。见表里兼证，如98条：“得病六七日，脉迟浮弱，恶风寒，手足温。”《医宗金鉴·伤寒论注》：“恶风寒，太阳证也。”指出病为表里兼证，在表有太阳营卫受邪而抗邪，卫气抗邪而不及固护，则恶风寒；治当表里兼顾，以桂枝人参汤。

【恶物】大便浊物。如233条大猪胆汁方用法中言：“当大便出宿食恶物，甚效。”指出用方药治疗后，大便秽浊之物不能留结于内而排泄于外。

【恶热】怕热。

其一，阳明热盛证基本脉证，如182条：“身热，汗自出，不恶寒，反恶热也。”《伤寒论条辨·辨阳明病脉证并治》：“不恶寒，反恶热，邪过营卫入里而里热甚也。”其证机是阳明邪热不仅盛于内，而且也盛于外，以热恶热；治当清泻盛热，以白虎汤。仲景特言“反”者，以揭示邪热在里之甚而盛于外。

其二，阳明热证恶寒特点，详见“自汗出而恶热”项。

其三，阳明热郁证，如221条：“发热，汗出，不恶寒，反恶热，身重。”其证机是邪热侵袭阳明，胃气被遏，胃气与邪热相互搏结，壅滞气机；治以栀子豉汤，清宣郁热。仲景特言“反”者，以揭示邪热在里之甚而盛于外。

【恶水】厌恶饮水。见心水饮证，如第十二3条：“水在心，心下坚筑，短气，恶水，不欲饮。”《金匮要略心典·痰饮咳嗽病》：“水即饮也，坚筑，悸动有力，筑筑然也；短气者，心属火而畏水，水气上逼，则火气不伸也。”其证机是水气凌心而壅结，因水气内停而饮水，两水不相容纳则恶水；治当利水化饮，通达心脉。

【恶闻食臭】不愿闻到食物气味。见湿热疫毒证即狐蜮病，如第三10条：“蚀于喉为蜮，蚀于阴为狐，不欲饮食，恶闻食臭，其面目乍赤、乍黑、乍白。”其证机是湿热熏蒸，脾为湿困，胃为热扰，浊气填塞，故不愿闻到食物气味。

【恶露不尽】女子产后余血浊液留结于胞中而不下。见产后宿食瘀血证，如第二十一7条：“少腹坚痛，此恶露不尽，不大便，烦躁，发热，切脉微实，再倍发热。”其证机是妇人产后，瘀血未去，瘀而化热，热与余血浊液相结于胞中而不得下行。

【恶疮】顽疾疮疡。见湿热黄汗证，如第十四29条：“若汗出已反发热者，久久其身必甲错，发热不止者，必生恶疮。”其证机是邪热内扰内郁而生热化火，灼腐肌肤脉络而生恶疮。

悟

wù 悟，即觉醒，明白。如仲景序：“举世昏迷，莫能觉悟。”

鹜

wù 鹜，即鸭子。如第十一19条：“大肠有寒者，多鹜溏。”

【鹜溏】大便溏泄比较明显犹如鸭粪一样溏泄。见下焦辨证，如第十一19条：“大肠有寒者，多鹜溏。”其证机是寒气下迫下注大肠而不得变化糟粕，则大便多见鹜溏。

X

吸

xī 吸，即呼吸，“吸”专指吸入自然之气，与“呼”相对。如第一6条：“吸而微数，其病在中焦。”详见“呼吸”项。

【吸而微数】吸气则略微急促。见中焦实证，如第一6条：“吸而微数。”其证机是中焦壅滞，气机不利，浊气不降，清气不得入，故病人吸气则略微急促。

【吸促】吸气有急促急迫的表现。见上焦病证，如第一6条：“吸促。”其证机是上焦气机不利，浊气填塞，清气不得入。

【吸远】以深深吸气为爽快。见下焦病证，如第一6条：“吸远。”《医宗金鉴·脏腑经络先后受病》：“呼之气长，吸之气短，病在吸，吸入肾与肝，故知喘在下焦也。”其证机是下焦肾气虚弱，摄纳不及，气息浮游于上，故以深深吸气为爽快。

【吸而不出】气短或吸气困难。见肺痈病理，如第七2条：“吸而不出。”其证机是邪热在血，肺气为遏，气短不足以息。

稀

xī 稀，即事物中间距离远，空隙大，跟“稠”相对。如12条桂枝汤用法中言：“服已须臾，啜热稀粥一升余，以助药力。”

【稀粥】浓度小，水分多的稀饭。如12条桂枝汤用法中言："服已须臾，啜热稀粥一升余，以助药力。"

惜 xī爱惜，珍惜。如仲景序："痛夫！举世昏迷，莫能觉悟，不惜其命，若是轻生，彼何荣势之云哉？"

淅 xī淅，即渍，淘。引申为风袭状。如12条："啬啬恶寒，淅淅恶风，翕翕发热，鼻鸣干呕者，桂枝汤主之。"

【淅淅】风声在吹动。详见"淅淅恶风"项。

【淅淅恶风】恶风寒表现好像风寒正在侵袭一般。见太阳中风证，如12条："啬啬恶寒，淅淅恶风，翕翕发热。"《注解伤寒论·辨太阳病脉证并治》："淅淅，洒淅也，恶风之貌也。"《伤寒论条辨·辨太阳病脉证并治上》："淅淅，言恶风由外体疏，犹惊恨雨水，卒然淅沥其身，而恶之切之意。"《伤寒溯源集·太阳上篇》："淅淅，犹言淅沥，若风声之微动也。"指出恶风的特点是有风则恶，无风则免。

膝 xī膝，即大小腿相接的关节处。如第二十二8条："或引腰脊，下根气街，气冲急痛，膝胫疼烦，奄忽眩冒，状如厥癫。"

【膝胫拘急】膝关节及小腿拘急挛紧而活动不便。见肾中浊邪阴阳易证，如392条："或引阴中拘挛，热上冲胸，头重不欲举，眼中生花，膝胫拘急者。"《注解伤寒论·辨阴阳易差后劳复病脉证并治》："膝胫拘急；阴气极也。"《伤寒内科论·辨阴阳易差后劳复病脉证并治》："膝胫拘急者乃阴精不得滋养也。"审证是肾中浊邪阴阳易证，其证机是浊热困扰肾气，肾气不得主持正常生理功能，浊热乘机而逆乱上下；治以烧裩散，导邪下行。

【膝胫疼烦】膝关节及小腿疼痛而烦扰不宁。见妇人杂病错综复杂证机，如第二十二8条："或引腰脊，下根气街，气冲急痛，膝胫疼烦，奄忽眩冒，状如厥癫。"其证机是寒气下注，气结而不通，寒气相结而下注于膝胫，则疼痛而烦扰不宁。

息 xī❶呼吸，喘息。如第6条："鼻息必鼾，语言难出。"❷信息。如仲景序："动数发息，不满五十。"❸休养，调护。如12条桂枝汤用法中言："余如桂枝法，将息及禁忌。"❹考虑。如387条："当消息和解其外，宜桂枝汤小和之。"❺叹息。如第十一5条："肝中寒者，两胁不举，舌本燥，喜太息，胸中痛。"

【息高】呼吸浮浅，不能下达丹田而浮游于上。见少阴阳亡气脱证的预后，如299条："少阴病，六七日，息高者，死。"《注解伤寒论·辨少阴病脉证并治》："肾为生气之源，呼吸之门，少阴病六七日，不愈而息高者，生气断绝也。"《伤寒论后条辨·少阴篇》："息高者，生气已绝于下，而不复纳，故游息仅呼于上而无所吸也。"《伤寒内科论·辨少阴病脉证并治》："若少阴肾阳绝于下，而不能摄纳肺气，致肺气脱于上，则呈呼吸浅表，气息浮游于上即息高也。"其证机是肾虚于下，气息浮游于上而不能下达于肾，息高者，气短气喘者是也。

【息摇肩】呼吸时抬举肩臂以相助。见望形诊病的辨证要点，如第一5条："息摇肩者，心中坚。"《医宗金鉴·脏腑经络先后受病》："息者，一呼一吸也；摇肩，谓抬肩也。"指出病理变化在心，其证机是邪气壅滞心气，心气被遏而不得主持宗气以行呼吸。

【息引胸中上气】呼吸时引发胸中气机逆乱于上病理。详见"胸中上气"项。

【息张口】呼吸时张口以相助。见望形诊病的辨证要点，如第一5条："息张口，短气者，肺痿唾沫。"其证机是肺叶痿弱而不得行使其能，固摄无权，津液随气逆于上。

悉 xī❶悉，即全，都。如101条："但见一证便是，不必悉具。"❷悉，知道。如第三1条："论曰：百合病者，百脉一宗，悉致其病也。"

【悉具】证候表现基本上都出现了。详见"不必悉具"及"少阴病形悉具"项。

【悉入在里】病邪已完全传入于少阴。见少阳胆热气郁证的证治及其鉴别，如148条："汗出为阳微，假令纯阴结，不得复有外证，悉入在里，此为半在里，半在外也。"《伤寒内科论·辨太阳病脉证并治》："里虚寒证，若感受外邪，其邪则可直侵其内，以加重里疾，呈现一派里虚寒象。

而本论外有太阳病，内有少阳胆热证，虽似虚寒现象，但其本质属实，参合他证，自可别之。”指出辨太阳病证与少阳病证相兼的证候表现有类似少阴虚寒证，对此一定要重视鉴别诊断。

【悉致其病也】知道这是致病的主要原因。如第三1条：“论曰：百合病者，百脉一宗，悉致其病也。”

翕 xī 翕，即合，合顺，引起为轻浅。如12条：“啬啬恶寒，淅淅恶风，翕翕发热，鼻鸣，干呕者。”

【翕翕发热】发热病证比较轻浅。

其一，太阳中风证，如12条：“啬啬恶寒，淅淅恶风，翕翕发热，鼻鸣，干呕者。”其证机是营卫之气虚弱而受邪，正气与邪气相争于肌肤营卫，故其发热比较轻浅；治当解肌散邪、调和营卫，以桂枝汤。

其二，太阳伤寒证与脾虚水气证相兼，如28条：“服桂枝汤，或下之，仍头项强痛，翕翕发热，无汗。”其证机是素体脾气虚弱，复感外邪而致太阳伤寒证，其正气相对抗邪不足，故发热比较轻浅；治以桂枝去桂加茯苓白术汤。

其三，心热证，如第十一8条：“心中风者，翕翕发热，不能起，心中饥，食则呕吐。”其证机是心为邪热所客，心气与邪气相争则有轻微发热；治当清泻心热。

其四，脾热证，如第十一13条：“脾中风者，翕翕发热，形如醉人，腹中烦重，皮目瞤瞤而短气。”其证机是脾气受邪而抗邪，正邪相争则有轻微发热；治当清泻脾热。

【翕热如醉状】面部轻微发热如饮酒似醉之状。详见“面翕热如醉状”项。

【翕翕如有热状】病人关节处似有发热的表现。见阳明水湿郁表自愈证，如192条：“其人骨节疼，翕翕如有热状，奄然发狂。”指出正气在驱邪时必须具备一定的条件，即正气在蓄积力量，邪气相对充盛，似有正不胜邪，病证表现似在加重，细审病证表现，则知正气欲战胜邪气，故病人是翕翕如有发热。对此若能积极配合治疗，则有利于疾病早日康复。

席 xí 席，即用草或苇子等编成的东西，通常用来铺床。如第二13条：“痓为病，胸满，口噤，卧不着席，脚挛急，必齘齿。”

洗 xǐ ❶治疗方法之一，即用水喷洒身体。如141条：“若以水潠之、洗之，益令热劫不得出，当汗而不汗则烦。”❷用水除去杂质。如243条吴茱萸汤方中：“吴茱萸洗，一升。”❸用酒浸于药中。如124条抵当汤方中：“大黄酒洗，三两。”❹方名：如百合洗方。

【洗身】用煎煮方药取汁洗浴身体。见心肺阴虚内热证，如第三6条百合洗方用法中言：“上以百合一升，以水一斗，渍之一宿，以洗身，洗已，食煮饼，勿以盐豉也。”《医宗金鉴·百合狐蜮阴阳毒病》：“外以百合汤浸洗身体，通表泻热。”指出治疗心肺阴虚证，既可内服，又可外用，外用者，以增强治疗效果。

【洗之】用水喷洒身体。如141条三物白散用法中言：“若以水潠之、洗之，益令热劫不得出，当汗而不汗则烦。”指出因辨证有误，治疗未能切中证机，以此则可引起寒实结胸证。

【洗已】用药汁洗浴后。如第三6条百合洗方用法中言：“上以百合一升，以水一斗，渍之一宿，以洗身，洗已，食煮饼，勿以盐豉也。”指出用药之后，当注意饮食调护，以冀病人早日康复。

喜 xǐ ❶喜欢，喜好。如120条：“三四日吐之者，不喜糜粥，欲食冷食，朝食暮吐，以医吐之所致也，此为小逆。”❷舒服，畅快。如96条：“胸胁苦满，嘿嘿，不欲饮食，心烦，喜呕。”又如第十一5条：“肝中风者，两臂不举，舌本燥，喜太息。”❸容易。如237条：“阳明病，其证喜忘者，必有畜血。”❹经常，常常。如396条：“大病差后，喜唾，久久不了，胸上有寒。”❺多，频繁。如第十6条：“夫中寒家，喜欠。”❻适于。如17条：“以酒客不喜甘故也。”

【喜呕】病人呕吐后感到胃中舒服。见少阳胆热气郁证，如96条：“心烦，喜呕。”其证机是少阳胆热逆胃，呕后胃中胆热得泻，故呕后胃中舒服。

【喜忘】健忘或记忆力明显减退。见阳明瘀血证，如237条：“喜忘。”其证机是瘀血内停，阻滞血脉，血不得滋养于心，心不得主持记忆。

【喜唾】经常吐唾涎。见胸阳虚证，如396条：“喜唾。”《伤寒溯源集·差后诸证证治》：“脾虚不能为胃行其津液，故涎仅喜从外窍而出也。”其证机是胸中阳气不足，气不得摄津，津因寒气上逆而溢；治当温阳散寒、补虚摄津，治以理中丸。

【喜欠】多次出现身体伸展动作。见太阴脾实寒证，如第十6条："喜欠。"《金匮要略编注二十四卷·腹满寒疝宿食病》："经谓阴气积于下，阳气未尽，阳引而上，阴引而下，阴阳相引，故数欠也。"欠者，伸也，以揭示身体困倦而喜于做伸展动作。其证机是阳气为寒气所遏而不得伸展，阳引于上，阴引于下。

【喜太息】常常有叹息后感到身体舒服。见肝寒证，如第十一5条："喜太息。"《金匮要略方论本义·五脏风寒积聚病》："喜太息，胸中痛者，肝为寒郁，则条达之令失，而胸膈格阻，气不流畅也。"其证机是寒气客肝，肝气被抑，疏达失司，气机不利，经脉不畅，阴津为凝，脾胃失和；治当温肝散寒、调理气机，以吴茱萸汤加减。

【喜中风】容易感受外邪而发为痉证。见痉证，如第二十一1条："喜中风。"指出妇人产后体质虚弱，抵抗外邪之力不及，外邪易于侵入筋脉而致痉证。此言"中风"者，泛指外邪而言，并非局限于太阳中风证，切当全面地审证求机，以法论治。

【喜汗出】经常有汗出。详见"大汗出"其六项。

【喜悲伤欲哭】经常情绪无常，神志不定，悲伤而欲哭泣。详见"悲伤欲哭"项。

【喜盗汗出】经常在睡觉时出现汗出。详见"盗汗出"其三项。

系 xì ❶肆虐。如第二十二19条："此名转胞，不得溺也，以胞系了戾，故致此病，但利小便则愈。"❷病变证机。如187条："伤寒，脉浮而缓，手足自温者，是为系在太阴。"❸侵入。如188条："伤寒转系阳明者，其人濈然微汗出也。"

【系在太阴】病变证机是在太阴。见太阴脾湿热发黄证，如187条："伤寒，脉浮而缓，手足自温者，是为系在太阴。"又如278条："伤寒，脉浮而缓，手足自温者，系在太阴，太阴当发身黄。"《尚论篇·太阴经全篇》："太阴脉本缓，故浮缓虽类太阳中风，然手足自温，则不似太阳之发热，更不似少阴、厥阴之四逆与厥，所以系在太阴，允为恰当也。"指出太阴病证与太阳病证有类似之处，经辨证之后，得知病在太阴而不是在太阳。又知辨太阴湿热发黄证之脉浮缓有类似太阳病，对此仲景指出太阳病则是发热而非手足自温。可见，辨脉浮而缓，并非是太阳病所独有，而太阴者也有之，辨证不能局限在脉象方面，而当脉证合参，以此才能辨清病变本质。

细 xì ❶脉象，即脉搏形态细小如线。如37条："太阳病，十日以去，脉浮细而嗜卧者，外已解也。"❷声音小。如第一4条："语声啾啾然细而长者，头中病。"❸颗粒小。如第三7条栝楼牡蛎散用法中言："上为细末，饮服方寸匕，日三服。"❹药名：细辛。❺方名：麻黄附子细辛汤。

【细辛】细辛为马兜铃科多年生草本植物北细辛、汉城细辛、华细辛的全草。

别名：小辛，少辛，独叶草，金盆草，山人参。

性味：辛，温；有小毒。

功用：温肺化饮，解表散寒，温里壮阳。

主治：咳嗽，气喘，痰多，胸闷，胸痛，手足厥寒，肢节疼痛，肌肉疼痛，脘腹疼痛，症瘕坚积，痞块，头痛，牙痛，鼻渊。

《神农本草经》曰："味辛温，有毒，主咳逆，头痛，脑动，百节拘挛，风湿痹痛，死肌。"

入方：见小青龙汤、小青龙加石膏汤、射干麻黄汤、厚朴麻黄汤、苓甘五味姜辛汤、桂苓五味甘草去桂加姜辛夏汤、苓甘五味加姜辛半夏汤、苓甘五味加姜辛半夏杏仁汤、苓甘五味加姜辛半杏大黄汤、麻黄附子细辛汤、大黄附子细辛汤、当归四逆汤、当归四逆加吴茱萸生姜汤、赤丸、桂枝去芍药加麻黄附子细辛汤、侯氏黑散、乌梅丸、真武汤加减、防己黄芪汤加减、白术散加减。

用量：

剂型	不同用量	古代量	现代量	代表方名
汤剂	最小用量	三分	2.2g	防己黄芪汤加味
	最大用量	三两	9g	小青龙汤
散剂	最小用量	三分	2.2g/9g	侯氏黑散加味
	最大用量	一两	3g	白术散加味
丸剂	最小用量	一两	3g	赤丸
	最大用量	六两	18g	乌梅丸

注意事项：反藜芦，阴虚阳亢者慎用。

化学成分：含挥发油［甲基丁香酚、黄樟醚、优香芹酮、β-蒎烯、榄香素、细辛醚、爰草醚、莰烯、二甲基黄樟醚、桉油素、α-侧柏烯、月桂烯、γ-松油醇、α-松油醇、甲基丁香酚、肉豆蔻醚、柠檬醚、沉香醇、3，5-二甲氧基甲苯、3，4，5-三甲氧基甲苯、2，3，5-三甲氧基甲苯、2，3，4-三甲氧基-1-丙烯基苯、卡枯醇、n-十五烷、d1-去甲乌药碱、（2E，4E）-N-异丁基-2，4-癸二烯酰胺，（2E、4E、8Z、10E）-N-异丁基-2，4，8，10-十二磷四烯酰胺、（2E，4E，8Z，10Z）-N-异丁基-2，4，8，10-十二碳四烯酰胺、正-十五烷、谷甾醇、菜油甾醇、豆甾醇、芝麻脂素、N-异丁基十四碳四烯酰胺］，微量元素（钾、钠、镁、钙、铁、铜、锌）。

药理作用：抗菌作用（溶血性链球菌、痢疾杆菌、伤寒杆菌、结核杆菌），抗过敏作用，强心作用，扩张血管、松弛平滑肌，增强脂质代谢，升高血糖，调节平滑肌作用，镇痛作用，镇静作用，解热作用。

【细末】将药物制成颗粒小的粉末。如第三7条栝楼牡蛎散用法中言：“上为细末，饮服方寸匕，日三服。”

侠 xiá 侠，即社会中有人仗着自己的力量帮助被欺侮的人或行为，引申为伴有或兼有。如第六10条：“人年五六十，其病脉大者，痹侠背行，若肠鸣，马刀侠瘿者，皆为劳得之。”

【侠瘿】侠瘿言颈部有结块。详见“马刀侠瘿”项。

下 xià ❶下部，方位词，与“上”相对。如第七5条：“所以然者，以上虚不能制下故也，此为肺中冷，必眩，多涎唾。”❷对下，其次，第二，序数词。仲景序：“上以疗君亲之疾，下以救贫贱之厄，中以保身长全，以养其生。”❸攻下，泻下，治法之一。如90条：“本先下之，而反汗之，为逆；若先下之，治不为逆。”❹腹泻，泻痢。如32条：“太阳与阳明合病，必自下利。”❺里，内。如97条：“脏腑相连，其痛必下，胁高痛下。”❻肛门。如371条：“热利，下重者，白头翁汤主之。”❼胃脘。如154条：“心下痞，按之濡，其脉关上浮者。”❽去，除，排泄。如106条：“血自下，下者愈。”❾尺部脉。如第十九3条：“转筋之为病，其人臂脚直，脉上下行，微弦。”❿至，达。如第十一17条：“肾死脏，浮之坚，按之乱如转丸，益下入尺中者，死。”⓫足底（心）部。如第十五4条：“夫病酒黄疸，必小便不利，其候心中热，足下热，是其证也。”⓬月经，经水，经血。如第二十二八条：“在下未多，经候不匀，令阴掣痛，少腹恶寒。”又如第二十二12条：“妇人，陷经，漏下黑不解。”⓭向下，下至。如358条：“伤寒四五日，腹中痛，若转气下趣少腹者，此欲自利也。”⓮投入，放进。如393条枳实栀子豉汤用法中言：“内枳实、栀子，煮取二升，下豉，更煮五六沸，去滓。”⓯入，吃，服药。如150条：“太阳少阳并病，而反下之，成结胸，心下硬，下利不止，水浆不下，其人心烦。”又如第二十一5条枳实芍药散用法中言：“并主痈脓，以麦粥下之。”⓰下焦。见366条。⓱如第十七34条：“所以然者，其面戴阳，下虚故也。”⓲从，自。如仲景序：“上古有神农、黄帝、岐伯、伯高、雷公、少俞、少师、仲文，中世有长桑、扁鹊，汉有公乘阳庆及仓公。下此以往，未之闻也。”⓳次数，量词。如338条乌梅丸用法中言：“以苦酒渍乌梅一宿，去核，蒸之五斗米下。”又如338条乌梅丸用法中言：“饭熟捣成泥，和药令相得，内臼中，与蜜，杵二千下。”⓴离开。如313条：“若不能服散者，以水一升，煎七沸，内散两方寸匕，更煮三沸，下火，令小冷。”㉑于，在。如第十一20条：“微下关，积在少腹；尺中，积在气冲。脉出左，积在左；脉出右，积在右；脉两出，积在中央，各以其部处之。”㉒沉取。如第十一3条：“肺死脏，浮之虚，按之弱如葱叶，下无根者，死。”㉓降，平。如第七10条：“大逆上气，咽喉不利，止逆下气者。”

【下焦】平脐以下至前后二阴，包括大肠、小肠、肾、膀胱，一说还包括肝、胆。《灵枢·营卫生会篇》：“下焦者，别回肠，注入膀胱而渗入焉，故水谷者，常并居下胃中，成糟粕，而俱下于大肠而成下焦，渗而俱下，济泌别汁，循下焦而渗入膀胱焉。”如282条：“小便色白者，以下焦虚有寒，不能制水，故令色白也。”又如第十一19条：“热在下焦者，则尿血，亦令淋秘不通；大肠有寒者，多鹜溏；有热者，便肠垢；小肠有寒者，其人下重便血；有热者，必痔。”

【下焦竭】下焦虚弱病证。见下焦虚证，如第十一18条：“下焦竭，即遗溺失便，其气不和，不能自禁制。”《金匮要略心典·五脏风寒积聚病》：“下焦在膀胱上口，其治在脐下，故其气乏竭，即遗溺失便。”其证机是肾气虚弱，或膀胱之气不足，或大肠之气失职，其气化、固摄之气不及而变生诸证；治当温补阳气，固摄于下。

【下焦虚有寒】下焦阳虚有寒的病理病证。见少阴寒证，如282条：“小便色白者，以下焦虚有寒，不能制水，故令色白也。”《伤寒经注·少阴温散》：“今小便色白，是下焦虚寒，不能克制寒水之气，故令溺白，当用温补，而不当寒下也。”其证机是少阴阳气虚弱，寒气内生或外袭，寒气充斥上下，阳气不得气化、固摄阴津。

【下血】血从大便或小便或女子胞中而出。

其一，出血证，如140条：“脉浮滑者，必下血。”《伤寒内科论·辨太阳病脉证并治》：“表里兼证，因用下而致变证，即热盛动血证，或因膀胱夙有失调而致尿血，或因夙有大肠失调而致大便下血，从其言‘下血’者提示，病变主要矛盾方面仍在里而不在表。”指出辨出血病证，有在上在下之分。审脉浮滑一般主在上出血证，但也有主在下出血者，切当全面认识与了解。

其二，阳明出血证，如216条：“阳明病，下血，谵语者，此为热入血室。”《注解伤寒论·辨阳明病脉证并治》：“阳明病，热入血室，迫血下行，使下血谵语。”《伤寒论集注·阳明篇》：“下血者，便血也。”其证机是邪热迫及阳明而动血，血为热迫而下行。

其三，出血证的辨证特点，如第十六5条：“浮弱手按之绝者，下血。”《金匮要略直解·惊悸吐衄下血胸满瘀血病》：“若脉浮弱，手按之绝者，有阳无阴也，故知下血。”其证机是阳气虚弱，气不得固摄而血外溢；治当温阳益气摄血。

其四，脾阳虚出血证，如第十六15条：“下血，先便后血，此远血也。”《血证论·出血》：“血者，脾之所统也。先便后血，乃脾气不摄，故便行气下泄，而血因随之以下。”其证机是阳虚不能固摄血脉而血溢于脉外；治以黄土汤，温脾摄血、益气养血。

其五，湿热出血证，如第十六16条：“下血，先血后便，此近血也。”《金匮要略心典·惊悸吐衄下血胸满瘀血病》：“下血，先血后便者，由大肠伤于湿热，而血渗于下也。大肠与肛门近，故曰近血。”其证机是湿热浸淫血脉，迫血溢于脉外而下注；治以赤小豆当归散。

其六，妇人胞中症病，如第二十2条：“下血者，后断三月衃也，所以血不止者，其症不去故也，当下其症。”《医宗金鉴·妇人妊娠病》：“妇人宿有症害之疾而育胎者，未及三月而得漏下，下血不止，胎动不安者，此为症痼害之也。”指出妇人胞中症病与受孕特征有类似之处，当注意鉴别诊断，一定要知此知彼，不可混淆是非。仲景还进一步论述妊娠3个月若有漏下，不一定都是病理现象，而有因胎血旺盛所致者。但是若在6个月而漏下者，则不可认为是胎血旺盛所致，而是症病所致。

其七，冲任虚弱血虚证，详见“有半产后因续下血都不绝”及“妊娠下血”项。

【下血乃愈】瘀血从下而去则病为向愈。见太阳病证与下焦血结证相兼，如124条：“以热在下焦，少腹当硬满，小便自利者，下血乃愈。”《医宗金鉴·伤寒论注》：“下血乃愈者，言不自下者，须当下之，非抵当汤不足以逐血下瘀，乃至当不易之法也。”仲景言：“下血乃愈。”以揭示病变证机是热与血结，并指出其治当使瘀血从下而去。辨里证是下焦瘀血，审其病变部位或在大肠，或在女子胞宫等，治当活血化瘀，宜抵当汤。

【下利】腹泻或痢疾。

其一，大肠热结缓证，如105条：“若小便利者，大便当硬，而反下利，脉调和者，知医以丸药下之，非其治也。”指出阳明热结证治，其治当用承气汤类，但未能切中证机而用丸剂，且因用丸剂未能与证机相应，导致病由阳明热结证之不大便而演变为阳明热结之下利即旁流证，因其热结证机仍在，故其治仍当用下。仲景言“反”者，以揭示此下利不是病理性下利，而是用方药不当而引起的下利，切当与病理性下利相鉴别。

其二，太阳病证与悬饮证相兼，如152条：“太阳中风，下利，呕逆，表解者，乃可攻之。”其证机是饮邪内停而下注，逆乱肠间而引起下利。

其三，中虚湿热痞兼食滞水气证，如157条：“胃中不和，心下痞硬，干噫食臭，胁下有水气，腹中雷鸣，下利者。”《伤寒论辨证广注·辨太阳病脉证并治法下》：“夫阴阳不和，则清浊亦不分，湿热下注而为利也。故与泻心汤以开痞清湿热，兼益脾胃之气。”其证机是脾胃虚弱，湿热内结，食而不消，水气与清浊之气并趋于下而下利。

其四，阳明病证与少阴病证相兼，如210条：“直视，谵语，喘满者，死；下利者，亦死。”《尚论篇·阳明篇》：“下利者，邪聚阴位而下夺，正不胜邪，气从下脱，故主死也。”其证机是阳明邪热内盛，正气不支，正不胜邪而清气下陷。

其五，阳明热结重证与少阳病证相兼，如256条：“阳明少阳合病，必下利，其脉不负者，为顺也。”《伤寒内科论·辨阳明病脉证并治》：“本辨下利，若重在阳明，其利为清稀水，虽利而便不下；若重在少阳，其利为臭秽粪便，以此别也。”《注解伤寒论·辨阳明病脉证并治》：“阳明土，少阳木，二经合病，气不相和，则必下利。”其证机是阳明邪热，少阳胆热，合热而下迫下注则下利。

其六，少阴阳虚重证手足温者可治，如288条：“少阴病，下利，若利自止，恶寒而蜷卧，手足温者。”《注解伤寒论·辨少阴病脉证并治》：“利自止，手足温者，里和阳气得复，故为可治。”其证机是寒气充斥于下，清气下陷而不得内守。

其七，肾阳虚滑脱证，如306条，又如第十七42条：“少阴病，下利，便脓血者。”《伤寒论译释·辨少阴病脉证并治》：“本条是属于少阴虚寒性的下利便脓血，其原因是由于脾肾阳气不足，肠胃虚寒，下焦不能固摄所致。故本证下利，必定滑脱不禁，并有脉沉细或腹痛喜按等虚寒性的脉证，与热性下利便脓血根本不同。”其证机是肾阳虚弱，不能固摄，脉络不固；治以桃花汤，温涩固脱。

其八，热利便脓血证，如308条：“少阴病，下利，便脓血者。”《伤寒贯珠集·少阴篇》：“邪入少阴而下利。”其证机是邪热灼伤脉络而下注，迫血溢于脉外。

其九，心肾阴虚内热证，如310条：“少阴病，下利，咽痛，胸满，心烦。”《伤寒论辨证广注·中寒脉证》：“热邪传入少阴，少阴之经气虚，故下利。”《伤寒内科论·辨少阴病脉证并治》：“辨少阴病，其邪热逼迫阴液下趋则利。”其证机是阴虚虚热内生，虚热迫津下趋则下利。

其十，少阴阳虚戴阳证，如314条：“少阴病，下利。”又如315条：“少阴病，下利，脉微者。”《伤寒论辨证广注·中寒脉证》：“病初起，寒邪便中少阴而下利，此寒邪不独在经而入脏矣。肾虚无火，不能制水，故下利。”其证机是阳气虚弱，阴寒内盛，清气下陷。

其十一，厥阴肝气郁滞证，如318条四逆散用法中言：“咳者，加五味子、干姜各五分，并主下利。”指出四逆散加味可以治疗肝气郁滞证所引起的下利，提示治疗一定要针对证机而治，方可取得最佳治疗效果。

其十二，少阴阳虚血少证，如325条：“少阴病，下利，脉微涩。”《伤寒论后条辨·少阴篇》：“少阴病下利，阳微可知，乃其脉微而且涩，且不但阳微，而阴且竭矣。”其证机是少阴阳气虚弱而不得固摄则下利。

其十三，厥阴阴盛阳脱证，如344条：“伤寒，发热，下利，厥逆，躁不得卧者。”《伤寒贯珠集·厥阴篇》：“下利厥逆者，邪气从外之内，而盛于内也。”其证机是厥阴阳气欲脱而不固，阴寒独盛而下斥。

其十四，邪实正虚证，如348条：“发热而厥，七日下利者。”《伤寒论本旨·厥阴篇》：“七日而下利不复热，其阳随邪陷而不出，故为难治。”其证机是邪气盛实而猖獗，正气大虚而不能主持于内，津液欲夺于下。

其十五，厥阴阳虚阴盛厥逆证，如353条：“大汗出，热不去，内拘急，四肢疼，又下利，厥逆而恶寒者。”《伤寒论条辨·辨厥阴病脉证并治》：“下利厥逆而恶寒者，亡阳而阴寒内甚也。”其证机是厥阴阳气虚弱，阴寒内生，寒阻阳气而不能温煦于下；治以四逆汤。

其十六，厥阴寒证向愈，如360条，又如第十七27条：“下利，有微热而渴，脉弱者，今自愈。”《注解伤寒论·辨厥阴病脉证并治》：“下利，阴寒之疾。”审病者下利在阳气恢复的同时，其他病证也均有减轻，才能判断疾病是真正的向愈，也说明下利是邪从下而去。

其十七，脉紧与脉数以别寒利愈与不愈，如361条，又如第十七28条：“下利，脉数，有微热，汗出，今自愈。”审厥阴肝寒下利证，其脉由迟变数，有恶寒罢而见微热，由无汗而变为汗出，则是阳气恢复，并能积力抗邪，邪不胜正而欲罢，下利为向愈征兆。

其十八，厥阴阴盛阳竭证及预后，如362条，又如第十七26条：“下利，手足厥冷，无脉者。”《伤寒溯源集·少阴前篇证治》：“阴寒下利而手足厥冷，至于无脉，是真阳已竭，已成死候，故虽灸之，亦不温也。”其证机是厥阴阴寒独盛于内，阳气竭绝于内，阴阳离绝。

其十九，厥阴肝热下利动血证，如 363 条，又如第十七 32 条：“下利，寸脉反浮数，尺中自涩者，必清脓血。”其证机是厥阴肝热下迫大肠而动血，则下利便脓血，治当清热凉血，止利止血。

其二十，厥阴肝热下利证转归，如 365 条，又如第十七 25 条：“下利，脉沉弦者，下重也。”《伤寒论辨证广注·厥阴篇》：“此辨热利之脉也。”其证机是厥阴肝热下迫下注而为下利。

其二十一，少阴阳虚戴阳证，如 366 条，又如第十七 34 条：“下利，脉沉而迟，其人面少赤，身有微热，下利清谷者，必郁冒汗出而解。”详见“下利清谷”其五项。

其二十二，厥阴肝寒下利阳复太过证，如 367 条，又如第十七 29 条：“下利，脉数而渴者，今自愈。”《伤寒论译释·辨厥阴病脉证并治》：“本条下利脉数，是为阳气复，所以有自愈的趋势。下利而阳气恢复，固然是向愈的佳兆。”厥阴肝寒下利证，其在病变过程中，若阳气恢复，寒气不胜阳气，阳气积力驱邪，则病为向愈。

其二十三，厥阴真脏脉脱证，如 369 条：“伤寒，下利，日十余行，脉反实者。”《伤寒溯源集·厥阴篇》：“乃阴寒下利，真阳已败，中气已伤，胃阳绝而真脏脉现也。”其证机是厥阴脏气外露，邪气独居，正不胜邪，邪气充盛内外。

其二十四，厥阴肝寒证与太阳病证相兼，如 372 条，又如第十七 36 条：“下利，腹胀满，身体疼痛者，先温其里，乃攻其表。”其证机是厥阴肝寒下迫而下注则下利。

其二十五，肝热下利证，如 373 条：“下利，欲饮水者，以有热故也。”其证机是邪热迫及厥阴肝而下注。

其二十六，阳明热结旁流轻证，如 374 条，又如第十七 41 条：“下利，谵语者，有燥屎也。”《伤寒内科论·辨厥阴病脉证并治》：“其下利乃阳明邪热逼迫津液从旁而下，泻下为清水而无粪便，并且臭秽难闻。”其证机是邪热与肠中糟粕相搏结，大肠腑气被有形之物所阻滞，邪热逼迫津液从旁而下；治以小承气汤。

其二十七，太阴脾虚寒证，如第十 7 条：“中寒，其人下利，以里虚也，欲嚏不能，此人肚中寒。”其证机是太阴脾为寒邪所袭，其人脾气素体虚弱，寒气与虚气内搏而下迫。

其二十八，阳明下利宿食重证，如第十 23 条：“下利，不欲食者，有宿食也。”其下利是宿食内结，腑气不畅，浊气下攻下迫。在临床中，阳明宿食重证，在大多数情况下，是大便不行；而在少数情况下，则会出现下利，此利乃是伤食所致，虽利而宿食不去。病至于此，无论是下利还是不大便，只要其证机是阳明宿食重证，其治均以大承气汤。

其二十九，阳明热结旁流重证，如第十七 37 条：“下利，三部脉皆平，按之心下坚者。”又如第十七 39 条：“下利，脉反滑者，当有所去。”辨下利当是利下清水而无粪便，其证机是邪热逼迫津液从旁而下；治以大承气汤，攻下热结。

其三十，大肠热毒下利证，如第十七 46 条：“下利，肺痛。”《金匮玉函经二注·呕吐哕下利病》：“下利，肠胃病也。”其证机是热毒浸淫大肠，壅滞气机，灼伤脉络；治以紫参汤，解毒清热止利。

【下利清谷】泻下有不消化的食物。

其一，太阳中风证与肾虚证相兼，如 91 条：“伤寒，医下之，续得下利清谷不止，身疼痛者，急当救里。”《伤寒贯珠集·太阳篇下》：“其邪未入里，而脏虚生寒者，则为下利清谷。”《伤寒内科论·辨太阳病脉证并治》：“之所以有下利证，是因为肾虚有寒，阳虚不温，寒气充斥而下趋，故水谷不得阳气以腐化，反为寒气所迫而下泄。”其证机是肾阳虚弱而不得温煦，水谷不得阳气所腐熟，水谷因浊气下陷而泻下；治以四逆汤，温阳散寒止利。

其二，阳明虚寒重证，如 225 条：“脉浮而迟，表热里寒，下利清谷者。”《伤寒贯珠集·阳明篇上》：“脉迟为寒，而病系阳明，……寒中于里，故下利清谷。”其证机是阳明胃阳气虚弱，寒气内生而下迫；治以四逆汤。

其三，少阴阳虚格阳证，如 317 条：“少阴病，下利清谷，里寒外热，手足厥逆，脉微欲绝。”《伤寒论集注·辨少阴病脉证篇》：“下利清谷，少阴阴寒之证也。”其证机是少阴阳气虚弱，阴寒太盛，水谷不得阳气所化而下注；治以通脉四逆汤，破阴回阳、通达内外。

其四，厥阴肝寒证与太阳病证相兼，如 364

条，又如第十七 33 条："下利清谷，不可攻表，汗出必胀满。" 其证机是阳气大虚而不得腐熟水谷以下泄；治以通脉四逆汤，回阳止利。

其五，少阴阳虚戴阳证，如 366 条，又如第十七 34 条："下利，脉沉而迟，其人面少赤，身有微热，下利清谷者，必郁冒汗出而解。" 其证机是少阴阳气虚弱，寒气内盛，水谷不得阳气所化，寒气下迫则下利清谷。

其六，阳虚阴盛假热霍乱证，如 389 条："既吐且利，小便复利，而大汗出，下利清谷，内寒外热，脉微欲绝者。"《伤寒溯源集·附霍乱篇》："下利清利完谷，胃寒不能杀谷也。" 其证机是阳气大虚，阴寒内盛，清气下陷，水谷不化而下流。

【下利不止】泻下病证不能自止。

其一，太阳病证与少阳病证相兼误辨误下的变证，如 150 条："心下硬，下利不止，水浆不下，其人心烦。"《注解伤寒论·辨太阳病脉证并治》："少阳里邪乘虚下于肠胃，遂利不止。" 其证机是素体有阳气虚弱而不能固摄，清气下陷，则症见下利不止。

其二，太阳病证与痞利证相兼，如 159 条："伤寒，服汤药，下利不止，心下痞硬，服泻心汤已。" 指出治疗病证必须切中证机，若有不当，不仅不能起到愈疾之目的，反而还会损伤脾胃之气，使脾气不升而下陷，由此变生下利不止。

其三，肾阳虚滑脱证，如 307 条："少阴病，二三日至四五日，腹痛，小便不利，下利不止，便脓血者。"《伤寒贯珠集·少阴篇》："少阴病，下利便脓血者，脏病在阴，而寒复伤血也，血伤故腹痛。" 其证机是阳虚不能固摄，血不得固而外溢。审证是肾阳虚滑脱证，治以桃花汤。

其四，太阳风湿痹证与里证相兼及其预后，如第二 17 条："若下利不止者，亦死。"《金匮要略心典·痉湿暍病》："下利不止，阴复决而下走，阴阳离绝，故死。" 其证机是因下后阳气大虚，统摄无权，清气下陷而不升，预后不良。

【下利至甚】下利特别明显。见厥阴阴盛阳亡证，如 345 条："伤寒，发热，下利至甚，厥不止者。" 其证机是厥阴阳气欲亡而不能外达，阴寒太盛而肆虐，清气下陷；治当急急回阳，散寒救逆。

【下利日数十行】一日腹泻可多达 10 余次。见中虚湿热重证，如 158 条："伤寒、中风，医反下之，其人下利日数十行，谷不化，腹中雷鸣，心下痞硬而满。" 其证机是脾胃之气虚弱，湿热内搏而下注，清气不升而下陷；治以甘草泻心汤。

【下利虚极】下利伴有明显气血虚弱病理。见产后血虚下利证，如第二十一 11 条："产后下利虚极，白头翁加甘草阿胶汤主之。" 其证机是素体肝血虚弱，邪热侵袭于厥阴肝，扰乱肝气，邪热下迫下注；治以白头翁加甘草阿胶汤，清肝凉血、益气补血。

【下利六七日】少阴阴虚水气热证已 5～6 日。见少阴阴虚有热水气证，如 319 条："少阴病，下利六七日，咳而呕渴。"《伤寒论辨证广注·辨少阴病脉证并治》："兹则少阴病，下利，咳而呕渴，心烦不得眠者，亦水热搏结而不行也。"《伤寒内科论·辨少阴病脉证并治》："辨少阴阴虚有热水气证，邪热阻碍阳气化水，水气下趋则利。" 其证机是少阴阴津不足而不得滋养于心，虚热内生而下迫；治以猪苓汤，育阴清热利水。

【下利止而头眩】下利无物可下而自止，头晕目眩。见少阴阴竭阳脱证，如 297 条："少阴病，下利止而头眩，时时自冒者。"《伤寒论本旨·少阴篇》："下利止者，非气固也，是气竭也；阳既下陷，如残灯余焰上腾，则头眩。"《伤寒贯珠集·少阴篇》："下利止，非利自愈也，脏阴尽也。眩，目黑而转也，冒，错冒也，阴气既尽，孤阳无附，而浮乱于上，故头眩时时自冒也。" 其证机是阳气大虚，寒气内盛，欲有阳不胜寒而寒气充斥于头；治当温肾益肺，摄纳肺气，以四逆汤加蛤蚧、人参。

【下利必自止】下利病证必定会自行停止。见厥阴肝寒下利证阳复太过，如 334 条："伤寒，先厥后发热，下利必自止，而反汗出，咽中痛者，其喉为痹。"《伤寒内科论·辨厥阴病脉证并治》："若阳气足，有力战胜邪气，则邪可从大便而下，邪尽则下利必自止。" 其证机是正邪相搏，邪不胜正，邪从下而去，然则下利病证必定会自然停止。

【下利已差】下利病证已经解除。见阳明热结旁流重证，如第十七 40 条："下利已差，至其年月日时复发者，以病不尽故也，当下之。"《金匮要略编注二十四卷·呕吐哕下利病》："此旧积之邪复病也，下利差后，至其年月日时复发者，是前次下利之邪，隐僻肠间，今值脏腑司令之期，触动旧邪而复发，然隐僻之根本未除，故当大承气迅除之耳。”指出辨治阳明热结旁流重证，治疗一定要彻底，不可见到症状得除，便认为是病证痊愈。如果不能彻底治疗，其病邪可因素体而乘机发作。

【下利后】下利病证解除。

其一，厥阴肝热证与阳明热郁证相兼，如375条，又如第十七44条：“下利后，更烦，按之心下濡者，为虚烦也。”仲景言“下利后”，以揭示厥阴肝热下利证大减，阳明热郁证不除。同时又指出辨证必须根据疾病变化而辨，审病是阳明热郁证，其治以栀子豉汤。

其二，厥阴阳气暴脱证的基本脉证及预后，如368条，又如第十七35条：“下利后，脉绝，手足厥冷。”其证机是暴寒骤侵厥阴，厥阴阳气大伤而欲亡。

其三，辨霍乱病证与太阴少阴厥阴病证及鉴别，如384条：“下利后，当便硬，硬则能食者愈。”指出病变证机既不是霍乱病，也不是三阴病，而是病在阳明者，若病在阳明，其阳明之气未虚，且能积极抗邪，假如其气若能足力驱除邪气，病可向愈，其病愈的标志是大便由利而转为成形。

【下利气者】下利而伴有矢气声。见厥阴下利证的治疗原则，如第十七31条：“下利气者，当利其小便。”《金匮要略心典·呕吐哕下利病》：“下利气者，气随利失，即所谓气利是也。”由于厥阴肝主疏泄气机，邪犯厥阴肝，肝气不疏，则易变生气机不利证。尤其是辨厥阴肝下利证，其在病变过程中大多伴有腹中转气等病证。故辨厥阴下利证，当参合病者腹中有否转气，若有腹中转气，其证机大多与肝气失调有关；治当兼顾疏肝，但在疏肝的同时，还要注重利小便。因利小便，有利于实大便，此标本兼治。

【下利去大黄】有泻下病证则当减去大黄。见阳明病证，如第十9条厚朴七物汤用法中言：“下利去大黄，寒多者加生姜至半斤。”指出方中大黄有泻下作用，若病人有泻下病证，则当于方中减去大黄。

【下利数十日不止】下利病证已达十余日而不能自止。见妇人宫寒血虚血瘀证，如第二十二9条：“问曰：妇人年五十所，病下利数十日不止，暮即发热，少腹里急，腹满，手掌烦热，唇口干燥，何也？”其证机是妇人宫寒久而不去且充斥于下，寒气内盛，浊气下攻，则下利数十日不止。仲景辨证精神同时揭示，妇人下利数十日而不能自止，于此必当审明病变证机所在，因其证机有因宫寒血虚血瘀所致，有因肾气虚弱所致，有因脾胃虚弱所致，有因邪热所致等。临证必须审明证机所在，才能以法做出恰当治疗方案，尤其是对宫寒血虚血瘀证所引起者，治必当温补冲任、养血祛瘀，方可达到治疗下利病证。

【下甚者】下利特别明显。见脏腑阳虚呕利证，如第十七24条：“五脏气绝于内者，利不禁，下甚者，手足不仁。”《金匮要略心典·呕吐哕下利病》：“五脏为阴，阴者主内，阴绝不守于内，则下利不禁。”辨呕吐与下利，切不能局限在阳明胃和大肠，而当因证机而辨，只有全面理解与认识，才能避免治疗失误。也即五脏六腑皆能令人呕吐或下利，非独阳明胃、大肠也。

【下重】泻下之时而伴有肛门坠重，或身体下半部沉重。

其一，脾胃虚寒证，如98条：“不能食，而胁下满痛，面目及身黄，颈项强，小便难者，与柴胡汤，后必下重。”指出脾胃虚寒证在其病变过程中有类似少阳病证，对此若未能审证求机，而错误地用小柴胡汤治疗，则更易伤脾胃之气，使脾气不升而清气下陷，壅滞气机而阻滞不畅；治当温阳益气，散寒除重，以桂枝人参汤。

其二，肝热下利证，如371条，又如第十七43条：“热利，下重者。”《伤寒论后条辨·辨厥阴病脉证并治》：“下重者，厥阴经邪热下入于大肠之间，肝性急速，邪热盛则气滞壅塞，其恶浊之物急欲出而不得，故下重也。”其证机是邪热迫及厥阴肝，扰乱肝气而不能疏泄大肠，并下迫下注而灼伤脉络；治以白头翁汤，清热解毒、凉血止利。

其三，厥阴肝热下利证转归，如365条，又如第十七25条：“下利，脉沉弦者，下重也。”《伤寒论辨证广注·辨厥阴病脉证并治法》：“此辨热利之脉也。脉沉弦者，沉主里，弦主急，故为里急后重，如滞下之证也。”其证机是邪热侵袭而肆虐肝气，肝不得疏泄条达，气机郁滞而不畅则下重；治以白头翁汤，清热解毒、凉血止利。

其四，心阴虚证，详见“头面赤而下重”项。

其五，小肠寒证，如第十一 19 条："小肠有寒者，其人下重，便血。"《金匮要略心典·五脏风寒积聚病》："其有热者，则肠中之垢，被迫而下也，下重，谓腹中重而下坚。小肠有寒者，能腐不能化，故里下重。"其证机是寒气凝滞，气机为寒邪所壅滞，气机滞涩于下则下重；治当温阳散寒行气。

【下厥上竭】阳气郁厥于下，血从上出而竭的病理。见少阴动血证，如 294 条："必动其血，未知从何道出，或从口鼻，或从目出者，是名下厥上竭，为难治。"《医宗金鉴·伤寒论注》："下厥者，少阴热厥于下也；上竭者，少阴血竭于上也，故为难治。"《伤寒内科论·辨少阴病脉证并治》："少阴热伏而致阳郁厥于下，热迫血从上而竭于上。"其证机是阳气郁厥于下，血外溢而竭于上；治当通阳行气，清热止血，以四逆散与泻心汤或胶艾汤加减。

【下部】前后二阴。详见"蚀于下部则咽干"项。

【下部脉不至】尺部脉或下肢太溪脉。详见"脉不至"其三项。

【下之】用下法治疗（或正确使用下法，或错误使用下法）。

其一，表里兼证，如 28 条："服桂枝汤，或下之。"仲景以"或下之"代里有可下证或类似可下证，提示辨证要入细入微，以法审证求机，切不可盲目治疗。

其二，太阳病证与心气虚证相兼，如 49 条："脉浮数者，法当汗出而愈。若下之，身重，心悸者，不可发汗，当自汗出乃解。"指出表里兼证，病以表证为主，其治当从表，使病邪从表而散。又，仲景以假设的形式论述确立治法不当，其治不当先里而先里，复加治里不如法，导致进一步损伤心气，由此仲景把辨证的重点引向辨心气虚证上。

其三，表里兼证，如 69 条："发汗，若下之，病仍不解。"仲景言"若下之"之"若"字，从而揭示一论治表而表证未除，本当再次治表，且改用下法，以此引起或加重里证。二论里有类似可下证，辨证未能有效抓住证机，以用下法，下后不仅达不到治疗目的，反而又加重里之病情。

其四，表里兼证，如 77 条："发汗，若下之，而烦热，胸中窒者。"仲景先言"发汗"以示表证为主，治当先表；后言"若下之"以示里证为次。仲景言"若下之"，以揭示病在胸膈证，其病证表现可能有类似可下证，若未能辨别疑似，以用下法，则可加重里证，当引以为戒。

其五，太阳病证与大肠邪结证相兼，如 93 条："所以然者，汗出表和故也；里未和，然后复下之。"指出表证得解，则当以法治里证，审里证是可下证，则当用下法。

其六，表里兼证，如 107 条："伤寒八九日，下之，胸满烦惊。"仲景言"下之"，其含义有二，一则先言"下之"，以暗示表里兼证以里证为主，治当先里；二则仲景以辨证失误为借鉴，提示少阳病证与少阴病证相兼在某些情况下有类似可下证，于此必须揆度证机，以法针对证机而治之。如果治疗被类似病证所迷惑，误用下法治疗，则易加重病证或使里证表现典型化。

其七，太阳病证与心病证相兼，如 118 条："火逆，下之，因烧针烦躁者。"仲景言"下之"以提示用"下"治疗里证，因里证证机比较复杂，有的能用下法，有的不能用下法。如心阳虚证也可引起不大便，治当温补心阳，其心阳得复，则大便自行。若辨证未能抓住证机以用下法，则可加剧心病证，当引以为戒。

其八，表里兼证，如 139 条："太阳病，二三日，不能卧，但欲起，心下必结，脉微弱者，此本有寒分也；反下之，若利止，必作结胸。"仲景言"反下之"，以揭示病以表证为主，治当先表。并以"反"字为笔法，进而把辨证要点放在辨寒饮结胸证上。

其九，表里兼证，如 139 条："未止者，四日复下之，此作协热利也。"指出表里兼证，若辨证未能恰到好处，以用下法治疗，用下之后，因人而异，假若素体有痰饮内伏，则为结胸；若素体无痰饮，且因大肠之气有失调则易引起下利。

其十，表里兼证，如 140 条："太阳病，下之，其脉促，不结胸者，此为欲解也。"仲景以"下之"为笔法，以用下不当为借鉴，借以阐明辨脉以审证求机为主要方面，进而论述因治不当而导致太阳病病邪内传，引起或加重里之病证。又因病人素体而异，其临床证候表现则各不相同，以此可辨极其复杂的表里兼证及里证。

其十一，中虚湿热痞重证，如 158 条："医见心下痞，谓病不尽，复下之，其痞益甚，此非结热，但以胃中虚。”指出中虚湿热痞证有类似热结痞证，临证一定要审证确切，以法论治，不可因于病证表面现象而用下法，若用下法，则必定加重中虚湿热痞证。

其十二，阳明病证与太阳病证相兼，如189条：“阳明中风，口苦咽干，腹满微喘，发热恶寒，脉浮而紧；若下之，则腹满，小便难也。”《伤寒贯珠集·阳明篇上》：“夫邪在里者已实，而在表者犹盛，于法则不可下，下之则邪气尽陷，脾乃不化，腹加满而小便难矣。”指出辨表里兼证，病以表证为主，其治当先解表而后治里。治若先用下法，则会引邪内陷而加重阳明病证。

其十三，阳明虚寒谷疸证的基本脉证，如195条，又如第十五3条：“阳明病，脉迟，食难用饱，饱则微烦，头眩，必小便难，此欲作谷疸；虽下之，腹满如故，所以然者，脉迟故也。”指出辨阳明虚寒谷疸证，因其“食难用饱，饱则微烦”。很像实证，尤其是很类似可下证，于此若有辨证失误，以用下法治疗，则易导致病证加重。

其十四，阳明热郁证，如221条：“若下之，则胃中空虚，客气动膈，心中懊憹，舌上胎者。”辨阳明热郁证，因其病证表现有类似阳明热结证，对此一定要注意鉴别诊断，如果将阳明热郁证误为阳明热结证而用下法，同样也会引起病证发生变化。同时又指出误用下法不一定都会引起病证发生变化，决定的条件是素体因素，故有虽误下而病证仍是阳明热郁证。

其十五，阳明热郁证，如228条：“阳明病，下之，其外有热，手足温，不结胸，心中懊憹。”仲景言“下之”，一是暗示辨证必须同中求异，谨守证机，不被类似所迷惑。二是论阳明热郁证虽经误下而其证机未发生变化，治仍当从阳明热郁证。

其十六，阳明热结重证，如238条：“阳明病，下之，心中懊憹而烦，胃中有燥屎者，可攻。”辨阳明热结重证，用下法治疗之后，病证已非阳明热结重证，其治则不当以大承气汤，而当根据病人的具体病情，以法辨证，从而使方药与证机切切相应，达到治疗目的。

其十七，太阳病证与阳明热结重证相兼，如240条：“病人烦热，汗出则解，……下之，与大承气汤。”《伤寒贯珠集·阳明篇上》：“若脉实者，知气居于里，故可下之，使从里出。”审证若是以阳明热结重证为主，治以大承气汤下之，使邪从下而去。

其十八，太阴脾病的基本脉证，如273条：“太阴之为病，腹满而吐，食不下，自利益甚，时腹自痛；若下之，必胸下结硬。”指出辨太阴脾病的基本脉证，如“腹满而吐，食不下”“时腹自痛”等病证有类似阳明可下证，对此一定要审证确切，针对病变证机而治，若被类似病证所迷惑，以用下法则会引起病证发生变化。

其十九，暑热津气两伤证的基本脉证，如第二25条：“数下之，则淋甚。”指出若认为暑热津气两伤证之“口开，前板齿燥”是阳明热结证而多次用下法，则会更伤阴津而导致小便淋漓不畅。

其二十，心肺阴虚内热证的治法，如第三9条：“见阴攻阳，乃复下之，此亦为逆。”指出心肺阴虚内热证以阴虚为主者，其病证时有类似可下证者，治当滋阴以达到润下之目的，切不可用下法治疗，若用下法，则易引起病证发生变化。

其二十一，酒毒黄疸证治法，如第十五5条：“酒黄疸者，……沉弦者，先下之。”《医宗金鉴·黄疸病》：“酒体湿而性热，……沉弦者，酒饮在里，先下之以解内也。”指出酒毒湿热内结脘腹，治当用清泻的方法，以使酒毒湿热从下而去。

【下之后】用下法治疗之后。

其一，表里兼证，如15条：“太阳病，下之后，其气上冲者。”仲景言“下之后”而不言发汗，以揭示病以里证为主，其治当先里。审里为可下证，治当用下法，当用下而未能以法用下，轻者病证不除，重者则可引起病证发生变化。

其二，表里兼证，如21条：“太阳病，下之后。”仲景先言“下之”，以揭示表里兼证，以里证为主，治当先里，但治里一定要恰到好处。

其三，太阳病证与阴阳两虚证相兼，如60条：“下之后，复发汗，必振寒，脉微细。”从仲景言“下之后，复发汗”，则知病是表里兼证，以里证为主，治当先里，但治里一定要做到使方药与证机相应，不得有误。仲景于此以辨证未能切中证机、治疗不当为借鉴，以此展开辨表里兼证的主要矛盾方面。

其四，表里兼证，如61条：“下之后，复发汗，昼日烦躁不得眠。”仲景先言“下之”，后言“发汗”，以揭示病以里证为主，表证为次，治当先里。

其五，心肺虚热气逆夹湿证，如第三 3 条：“百合病，下之后者。”辨心肺虚热气逆夹湿证的表现有类似可下证，应当重视鉴别诊断。同时又暗示虽误用下法，但因病者素体而异，其病变的主要矛盾方面仍然是心肺虚热气逆夹湿证，治仍当用前法。

【下之微】用轻微泻下的方法治疗。见表里兼证，如 43 条：“太阳病，下之微，喘者，表未解故也。”仲景言“下之微”，当指寒饮郁肺证有不大便。辨寒饮郁肺证，因肺与大肠相表里，肺有疾则易影响大肠的通降功能，症有不大便，但证机在肺；同时又论述治疗未能有效地从肺且从大肠，用微下的方法治疗，同样也会引起或加重肺的病证。

【下之则和】用下法治疗则病可向愈。见热实结胸轻证，如 131 条：“结胸者，项亦强，如柔痉状，下之则和。”指出治疗结胸证的基本大法与指导原则。辨结胸证，症有轻重，治有缓急，方有峻缓，病重者，当用大陷胸汤；病轻者，当用大陷胸丸。

【下之则愈】用下法治疗则病可向愈。

其一，胆胃热结证，如 103 条：“与大柴胡汤，下之则愈。”其证机是少阳胆热内郁内结，阳明邪热内攻内扰；治当兼顾少阳阳明，以大柴胡汤，清少阳、泻阳明。

其二，太阳病证与阳明热结重证相兼，如 220 条：“二阳并病，太阳证罢，但发潮热，手足漐漐汗出，大便难而谵语者，下之则愈。”其证机是阳明邪热内结而外攻，腑气不通，浊气熏蒸，津液为灼而又为邪热所迫。审证是阳明热结重证，治以大承气汤下之。

【下之而解】用下法治疗则病可向愈。见表里兼证，如 94 条：“但阴脉微者，下之而解。”辨表里兼证，病以里证为主，审证是阳明热结缓证，治当用下法，以调胃承气汤，则病证向愈。

【下之死】用下法治疗则加重病证或转危不可救治。见厥阴血虚厥证禁下证，如 347 条：“伤寒，五六日，不结胸，腹濡，脉虚，复厥者，不可下，此亡血，下之死。”《伤寒论后条辨·辨厥阴病脉证篇》：“误在肝虚则燥而有闭证，寒能凝血故也。”指出厥阴血虚厥证其在病变过程中可有不大便等，其治当滋补阴血，兼以润下，而不当用攻下的方法，攻下则更伤阴血，导致病证危重不可救治。

【下之则死】用下法治疗则加重病证或转危不可救治。见或正虚邪实结胸证或表里兼证，如 132 条：“结胸证，其脉浮大者，不可下，下之则死。”《注解伤寒论·辨太阳病脉证并治》：“若脉浮大，心下虽结，是在表者犹多，未全结也，下之重虚，邪气复结，则难可制，故云：下之则死。”审结胸证，其正气虚者，虽有邪实，不当单用攻下的方法，而当兼顾正气；若单用攻下，则正气不支，难以救治。或表里兼证，以表证为主，治当先表，若先用下法，则会损伤正气，引邪内陷，加重里证，难以治疗。

【下之为逆】用下法则会引起病证发生变化。见表里兼证，如 44 条：“太阳病，外证未解，不可下也，下之为逆。”又如 48 条：“若太阳病证不罢者，不可下，下之为逆，如此可小发汗。”《伤寒论类方》：“此禁下总诀，言虽有当下之证，而外证未除，亦不可下，仍宜解外，而后下也。”指出病以表证为主，治当先表；若先用下法治疗，则会引起其他变证，当引起重视。

【下之太早故也】这是由于当用下法而过于早用下法的缘故。见表里兼证，如 131 条：“所以成结胸者，以下之太早故也。”指出结胸证的治疗当用下法，但在用下法之前，最好是先解表；若先用下法治疗结胸证，则易加重结胸证。

【下之若早】应当用下法且不当过早用下法。详见“过经乃可下之”项。

【下之早】应当用下法且不当过早用下法。见表里兼证，如第二 16 条：“湿家，其人但头汗出，背强，欲得被覆向火。若下之早，则哕，或胸满。”指出辨表里兼证，在表是太阳营卫湿郁证，在里则有可下证，权衡表里兼证，病以表证为主，其治当先表。为何知里证为次？从仲景曰“下之早”得知，仲景并暗示病有里证，其治当用下法，可在表解之后，方可用之，切不可“下之早”。

【下之以不得利】用下法之后，大便仍然是不通利。见少阳病证与阳明病证相兼，如 104 条：“下之以不得利，今反利者，知医以丸药下之，此非其治也。”辨少阳病证与阳明病证相兼，若未能审明其孰轻孰重，而错误地先治阳明，复加辨阳明病证未能切中证机，以此而用下法即丸药。接着又指出此治不仅病证不除，反而还会引起一些特殊的病证表现，即病者由不大便而演变为下利，此下利仍邪热内结，旁流而下，不是邪热内结从下而去，故用下法后，其大便仍然是不通利。

【下之利不止】用下法方药治疗后则出现下利不止。见厥阴肝热证的基本脉证，如 326 条："厥阴之为病，消渴，气上撞心，心中疼热，饥而不欲食，食则吐蚘。下之利不止。"指出辨厥阴肝热证有类似可下证，对此一定要辨清厥阴肝热证在其病变过程中可能会出现不大便。其证机是肝受热而不得疏泄，而非大肠热结证，于此一定要审证求机，以法论治。若辨证失误，以用下法治疗厥阴肝热证所致不大便，不仅不能达到治疗目的，反而还会下利病证，当引起重视。

【下之不肯止】用下法方药治疗后则出现下利不能自止。详见"下之利不止"项。

【下之黄自去】用下法治疗后，舌上黄苔则会消失。见太阴脾虚证实证的辨证要点，如第十 2 条："舌黄未下者，下之黄自去。"指出太阴脾湿热实证，其湿热内结而上攻于舌则苔黄，用下法治疗则可使湿热之邪从下而去，然则苔黄因湿热除而自去。

【下之则痉】用下法治疗之后则出现筋脉痉挛或僵硬。见太阳病证与大肠津亏证相兼，如第二 5 条："夫风病，下之则痉。"权衡表里兼证，病以里证为主，治当先里，里证得解，再治其表。审里证，虽有不大便，但其证机是津亏不得濡润肠胃所致，其治当滋阴生津。若用下法治疗则会更损伤阴津，阴津损伤不得滋荣筋脉，则变生痉证。

【下之则额上生汗】用下法治疗后而出现额上汗出。详见"额上汗出"项。

【下之即胸满】用下法之后则出现胸满。详见"胸满"其十三项。

【下之差】用下法治疗后疟疾可向愈或缓解。见疟病的基本治疗原则，如第四 1 条："疟脉自弦，弦数者，多热；弦迟者，多寒；弦小紧者，下之差。"《医宗金鉴·疟病》："初发脉弦兼沉紧者，主乎里也，可下之。"指出疟疾病证，若其证机是实邪阻滞而不通，治当用下法，以使病邪从下而去。

【下之愈】用下法治疗后病可向愈。

其一，太阳病证与阳明热结重证相兼，如 217 条："下之愈，宜大承气汤。"《注解伤寒论·辨阳明病脉证并治》："若下之早，燥屎虽除，则表邪乘虚复陷于里，为表虚里实，胃虚热甚，语言必乱，与大承气汤，却下胃中邪热则止。"审病是表里兼证，病变的主要矛盾方面由表证为主而转为阳明热结重证为主，治以大承气汤。

其二，阳明宿食重证，如第十 22 条："脉数而滑者，实也，此有宿食，下之愈。"《医宗金鉴·腹满寒疝宿食病》："腹满而痛，脉数而滑者，实也，此有宿食，故当下之。……滑者，水谷之气胜也，若滑而兼数，则实热已入胃府矣，故云有宿食，可下之。"指出病变证机只要是阳明宿食重证；治以大承气汤，以荡涤宿食。

【下乃愈】用下法治疗后病可向愈。见阳明热结旁流重证，如第十七 39 条："下利，脉反滑者，当有所去，下乃愈。"《注解伤寒论·辨可下病脉证并治》："脉经曰，脉滑者为病食也，下利脉滑，则内有宿食，故云当有所去，与大承气汤以下宿食。"审证是阳明热结旁流重证，其治以大承气汤，下其热结旁流，则病可向愈。

【下者愈】使瘀血从下而去则病可向愈。见膀胱瘀热证，如 106 条："太阳病不解，热结膀胱，其人如狂，血自下，下者愈。"《注解伤寒论·辨太阳病脉证并治》："热在膀胱，必与血相结搏，若血不为蓄，为热迫之，则血自下，血下则热随血出而愈。"仲景言"下者愈"，既提示治疗膀胱瘀热证，若有下血，不是病情加重，而是病情向愈；又提示医嘱，要预先告诉病人，服药后可能有下血，这是邪从下去，不可视为病情加重。

【下后】用下法治疗后。

其一，表里兼证，如 67 条："伤寒，若吐，若下后，心下逆满，气上冲胸，起则头眩，脉沉紧。"辨表里兼证，从仲景所言："若吐，若下后"，以提示病以里证为主，治当先里。又，仲景以假设的形式论述里证或为可吐证或为可下证，通过用吐用下治疗后出现的病证分析，则知病证在脾胃，但其病证表现有类似可吐证或可下证，临证一定要审机明确。若被假象所迷惑，误用吐法或下法，不仅病证不除，还会加重病证。

其二，热扰胸腹证，如 79 条："伤寒，下后，心烦，腹满，卧起不安者。"辨表里兼证，先言"下后"，以揭示病以里证为主，审里为可下证，其治当用下法。

其三，邪热壅肺证，如162条：“下后，不可更行桂枝汤，若汗出而喘，无大热者。”《伤寒内科论·辨太阳病脉证并治》：“文中特言‘下后’，一示辨证审机，二示鉴别诊断不为表象所迷惑。否则，即有可能引起治疗错误，引邪内陷，加重里疾。”仲景言“下后”，以揭示一是辨表里兼证以里证为主，治当先里；另一是论里证有类似可下证，辨证未能重视鉴别诊断，误将邪热壅肺证之不大便为大肠热结而用下法，用之不仅病证不解，反而还会加重肺证。

其四，表里兼证，如168条：“伤寒，若吐，若下后，七八日不解，热结在里。”辨表里兼证，先言“若吐，若下后”，以示里证为主，治当先里，并以两个“若”字暗示辨里证一定要审证求机，辨证明确，当下则下，当吐则吐。仲景并以治里未能切中证机为借鉴，以此论述因治不当而加重里证。

其五，阳明热结重证，如212条：“伤寒，若吐、若下后，不解。”仲景言“若下后”以暗示治疗原则虽然正确，但因病重药轻或其他原因，且未能达到预期治疗目的，法当继续以法论治，但未能如此，病证则进一步发展变化。

【下关】审关部脉。详见“微下关”项。

【下虚】下焦虚弱。详见“下虚故也”项。

【下虚故也】这是下焦虚弱的缘故。见少阴阳虚戴阳证，如366条，又如第十七34条：“所以然者，其面戴阳，下虚故也。”审阳虚戴阳证的证机是下焦阳气虚弱。

【下火】方药煎煮后离开火候。如106条桃核承气汤用法中言：“内芒硝，更上火微沸，下火。”

【下火令小冷】方药煎煮后离开火候，待方药稍凉时服用。如313条半夏散及汤用法中言：“内散两方寸匕，更煮三沸，下火令小冷。”指出服用半夏散及汤的注意事项。

【下豉】放进香豉。如393条枳实栀子豉汤用法中言：“内枳实、栀子，煮取二升，下豉，更煮五六沸，去滓。”

【下其症】使瘀血积聚从下而去。详见“当下其症”项。

【下无根】脉轻取即得，沉取则脉空虚无力。见肺病危证，如第十一3条：“肺死脏，浮之虚，按之弱如葱叶，下无根者。”《金匮要略直解·五脏风寒积聚病》：“下又无根，则浮毛虚弱，无胃气，此真脏已见，故死。”其证机是因肺主气，肺病危证，肺气不能辅佐心主血脉，肺气浮越于外，脉浮虚如同葱叶漂浮在水面一样无力。

【下无汗】腰以下无汗。见寒湿黄汗证，如第十四29条：“若身重，汗出已辄轻者，久久必身瞤，髋及胸中痛，又从腰以上必汗出，下无汗，腰髋弛痛。”其证机是寒湿浸淫，经气不畅，气机不和，正气与邪气相争，正气欲驱邪于外，又因寒湿阻滞，故病者仅腰以上有汗，腰以下无汗。

【下白物】女子带下色白。见胞中瘀湿相结证，如第二十二15条：“妇人经水闭不利，脏坚癖不止，中有干血，下白物。”《医宗金鉴·妇人杂病》：“阴中坚块不去，血，干凝也。下白物，化血成滞也。”其证机是胞中瘀血与湿相互搏结而壅滞气机，湿气下注；治以矾石丸，化瘀燥湿，宣畅气机。

【下多者】假如腹泻明显者，应当还用白术。见寒湿霍乱证，如386条理中丸用法中言：“下多者，还用术。”若腹泻明显者，是脾虚不能运湿，故还用白术以健脾燥湿。

【下根气街】下连气街穴。见妇人杂病复杂证机，如第二十二8条：“或引腰脊，下根气街，气冲急痛，膝胫疼烦，奄忽眩冒，状如厥癫。”指出寒邪客于女子胞中，阻塞经气不通，则疼痛病证且下连气街穴。

【下气】使浊气得以下行。详见“止逆下气”项。

【下此以往】自从汉代至今的一段时间内。如仲景序：“上古有神农、黄帝、岐伯、伯高、雷公、少俞、少师、仲文，中世有长桑、扁鹊，汉有公乘阳庆及仓公。下此以往，未之闻也。”

【下有陈寒者】寒气浸渍于下而宿久痼结，可加细辛2.4g。见太阳表虚风水证，如第十四22条防已黄芪汤用法中言：“下有陈寒者，加细辛三分。”指出寒气浸渍于下而宿久痼寒的证机，其治可加细辛2.4g，以温阳散寒，化水饮之邪。

【下以救贫贱之厄】其次（对下）可以用来治疗劳苦大众之疾病。仲景序：“上以疗君亲之疾，下以救贫贱之厄，中以保身长全，以养其生。”

【下瘀血汤】

组成：大黄二两（12g）　桃仁二十枚（4g）

䗪虫熬，去足，二十枚（10g）

用法：上三味，末之，炼蜜和为四丸，以酒一升，煎一丸，取八合，顿服之，新血下如豚肝。

功用：破血下瘀，通络止痛。

适应证：胞中瘀血内阻腹痛证。少腹胀满或疼痛，入夜尤甚，固定不移，拒按，或恶露不尽，时有血块，色紫黑，或经水不利或疼痛，舌质紫或有瘀点，脉沉涩。

解读方药：

1. 诠释方药组成：方中桃仁破血通经；大黄泻热祛瘀；䗪虫破瘀通络；酒活血行气；蜜缓和药性。

2. 剖析方药配伍：桃仁与虫，属于相须配伍，增强攻逐瘀血；大黄与桃仁、䗪虫，属于相使配伍，泻热逐瘀；酒与桃仁、䗪虫，属于相须配伍，增强行气活血，攻逐瘀血；蜂蜜与大黄、桃仁、䗪虫，属于相反配伍，蜂蜜益气缓急制约大黄、桃仁、䗪虫峻下伤正。

3. 权衡用量比例：桃仁与虫用量比例是2∶5，提示药效破血与破瘀之间的用量调配关系，以治瘀血；大黄与桃仁、䗪虫用量比例是5∶2∶3，提示药效泻热与逐瘀之间的用量调配关系，以治瘀热。

夏 xià ❶一年四季中的第二季。如第十二20条："脉弦数，有寒饮，冬夏难治。"❷药名：如半夏。❸方名：如半夏泻心汤。

【夏月伤冷水】夏天炎热季节因饮冷水所伤的缘故。第二27条："太阳中暍，身热疼重，而脉微弱，此以夏月伤冷水，水行皮中所致。"指出暑热夏季伤冷水也可引起病证，不可顾此失彼。

先 xiān 先，即时间在前的，次序在前的。如14条桂枝加葛根汤用法中言："以水一斗，先煮葛根，减二升，去上沫，内诸药。"

【先煮葛根】用方药先煎煮葛根。如14条桂枝加葛根汤用法中言："以水一斗，先煮葛根，减二升，去上沫，内诸药。"又如34条葛根芩连汤用法中言："以水八升，先煮葛根，减二升，内诸药。"

【先攻击冲气】先用温通降利方法以降泄上冲逆气。"攻"即治疗，"击"即治疗要切中病变证机。详见"当先攻击冲气"与"先治新病"项。

【先刺风池、风府】先用针法刺风池、风府穴。见太阳中风重证，如14条："太阳病，初服桂枝汤，反烦不解者，先刺风池，风府。"指出治疗太阳中风重证，则当针药并行，以冀取得最佳治疗效果。

【先煮麻黄、葛根】用方药先煎煮麻黄、葛根。如31条葛根汤用法中言："以水一斗，先煮麻黄、葛根，减二升，去白沫，内诸药。"又如33条葛根加半夏汤用法中言："以水一斗，先煮葛根、麻黄，减二升，去白沫。"

【先发汗不解】先用发汗的方法而没有达到解除表证的目的。见太阳中风证，如45条："太阳病，先发汗不解，而复下之，脉浮者，不愈。"指出治疗太阳中风证，有服药1剂而愈，也有服药2~3剂而愈，且不可因用1剂汗法不愈，即改用其他方法治疗。

【先煮麻黄】用方药先煎煮麻黄。如35条麻黄汤用法中言："以水九升，先煮麻黄，减二升，去上沫，内诸药。"又如38条大青龙汤用法中言："以水九升，先煮麻黄，减二升，去上沫，内诸药。"复如262条麻黄连轺赤小豆汤用法中言："以潦水一斗，先煮麻黄，再沸，去上沫，内诸药。"

【先煮茯苓】用方药先煎煮茯苓。如65条，又如第八4条茯苓桂枝大枣甘草汤用法中言："以甘烂水一斗，先煮茯苓减二升，内诸药。"

【先煮栀子得二升半】用方药先煎煮栀子，取药汁2升半（150~200mL）。如76条栀子豉汤用法中言："以水四升，先煮栀子得二升半，内豉，煮取一升半，去滓。"

【先煮栀子、甘草得二升半】用方药先煎煮栀子、甘草取药汁2升半（150~200mL）。如76条栀子豉汤用法中言："以水四升，先煮栀子、甘草得二升半，内豉。"

【先煮栀子、生姜得二升半】用方药先煎煮栀子、生姜取药汁2升半（150~200mL）。如76条栀子豉汤用法中言："以水四升，先煮栀子、生姜得二升半，内豉。"

【先煮大黄】用方药先煎煮大黄。如134条大陷胸汤用法中言："以水六升，先煮大黄，取二升，去滓。"

【先煮栝楼】用方药先煎煮栝楼。如138条小陷胸汤用法中言："以水六升，先煮栝楼，取三升，去滓。"

【先煮大枣肥者十枚】用方药先煎煮肥大枣10枚。如152条十枣汤用法中言："以水一升半，先煮大枣肥者十枚，取八合，去滓。"

【先煮四味】用方药先煎煮白术、人参、干姜、甘草。如163条桂枝人参汤用法中言："以水九升，先煮四味，取五升，内桂。"

【先煮八味】用方药先煎煮8味药物。如177条炙甘草汤用法中言："水八升，先煮八味，取三升，去滓。"

【先煮二物】用方药先煎煮厚朴、枳实。如208条大承气汤用法中言："以水一斗，先煮二物，取五升，去滓。"

【先煮四味】用方药先煎煮4味药。如223条猪苓汤用法中言："以水四升，先煮四味，取二升，去滓。"

【先煮茵陈减六升】用方药先煎煮茵陈减至6升（360~480mL）。如236条茵陈蒿汤用法中言："以水一斗二升，先煮茵陈减六升，内二味，煮取三升，去滓。"

【先煮麻黄一两沸】用方药先煎煮麻黄2~3沸。如302条麻黄附子甘草汤用法中言："以水七升，先煮麻黄一两沸，去上沫，内诸药。"又如357条麻黄升麻汤用法中言："上十四味，以水一斗，先煮麻黄一两沸，去上沫，内诸药。"

【先煮三物】用方药先煎煮黄连、芍药、黄芩。如303条黄连阿胶汤用法中言："以水六升，先煮三物，取二升，去滓。"

【先其时发汗则愈】应当在未发热与汗出之前，先服用方药，然则病可向愈。如54条："病人脏无他病，时发热，自汗出而不愈者，此卫气不和也，先其时发汗则愈，宜桂枝汤。"指出治疗杂病营卫不和所致汗出与发热的基本原则与方法，只有以法按时而服方药，才能取得预期治疗效果。

【先下而不愈】先用下法治疗而病证未能向愈。如93条："太阳病，先下而不愈，因复发汗，以此表里俱虚，其人因致冒，冒家汗出自愈。"指出表里兼证，其治有先后之别，若能循法施治，才能取得治疗效果。

【先汗出而解】先用发汗方法治疗则病可向愈。见表里兼证，如94条："太阳病未解，脉阴阳俱停，必先振慄汗出而解；但阳脉微者，先汗出而解。"指出治疗表里兼证若能恰到好处，则病可应期而愈。

【先与小建中汤】应当先用小建中汤治疗。如100条："伤寒，阳脉涩，阴脉弦，法当腹中急痛，先与小建中汤。"指出里证相兼，病以太阴脾虚为主，治当先以小建中汤。

【先与小柴胡汤】应当先用小柴胡汤治疗。如104条："太阳病，过经十余日，反二三下之，后四五日，柴胡证仍在者，先与小柴胡汤。"指出表里兼证，病以少阳病证为主，治当先以小柴胡汤。

【先宜服小柴胡汤以解外】应当先服用小柴胡汤，以使邪气从外而解。如104条："先宜服小柴胡汤以解外，后以柴胡加芒硝汤主之。"指出服用小柴胡汤后，则可使病邪向外透达。

【先食】应当在饭前服药。如106条桃核承气汤用法中言："先食，温服五合，日三服。当微利。"又如第十二29条已椒苈黄丸用法中言："上四味，末之，蜜丸如梧子大，先食，饮服一丸，日三服。"指出在饭前服用方药，有利于方药更好地发挥治疗作用。

【先此时自极吐下者】在这病证之前曾经先用过大吐大下治疗方法。如123条："太阳病，过经十余日，心下温温欲吐，而胸中痛，大便反溏，腹微满，郁郁微烦，先此时自极吐下者，与调胃承气汤。"指出辨证应当审明在此之前是否曾服用过其他方药，此对辨证也有一定的参考价值，不可忽视。

【先以水五升】先用水5升（300~400mL）。如318条四逆散四法中言："泄利下重者，先以水五升，煮薤白三升，煮取三升，去滓。"

【先厥后发热而利者】先有手足厥冷，后又有发热与下利。见厥阴肝寒阳气恢复证，如331条："伤寒，先厥后发热而利者，必自止，见厥复利。"指出寒气内盛则厥；阳气欲复，正气积力抗邪则发热；寒气不胜正气而从下去则下利。

【先厥后发热】先有手足厥冷，后有发热。见厥阴肝寒下利证，阳复太过，如334条："伤寒，先厥后发热，下利必自止，而反汗出，咽中痛者，其喉为痹。"仲景言"先厥"，以揭示病因是感寒而发病；言"后发热"，以揭示正气恢复以抗邪。发热是阳气恢复，正气积力抗邪的一种佳象。

【先食饮】在饮食之前服药。如338条乌梅丸用法中言："先食饮，服十丸，日三服。"

【先温其里】先用温里的方法治疗病证。如372条，又如第十七36条："下利，腹胀满，身体疼痛者，先温其里，乃攻其表。"指出表里兼证，治有先后之序，以法论治，病可向愈。

【先实脾】应当先调理脾气。详见"当先实脾"项。

【先治其卒病】应当先治疗新发病证。详见"当先治其卒病"项。

【先以水洗百合】先用水清净百合。如第三2条百合知母汤用法中言："上先以水洗百合，渍一宿，当白沫出，去其水，更以泉水二升，煎取一升，去滓。"又如第三3条滑石代赭汤用法中言："上先以水洗百合，渍一宿，当白沫出，去其水，更以泉水二升，煎取一升，去滓。"

【先煮麻黄两沸】用方药先煎煮麻黄2沸（1~3分钟）。如第七6条射干麻黄汤用法中言："以水一斗二升，先煮麻黄两沸，去上沫，内诸药。"

【先煮小麦熟】应当先将小麦煎煮至熟。如第七8条厚朴麻黄汤用法中言："以水一斗二升，先煮小麦熟，去滓。"

【先煮枳实、厚朴】用方药先煎煮枳实、厚朴。如第九5条枳实薤白桂枝汤用法中言："以水五升，先煮枳实、厚朴，取二升，去滓。"

【先服食一丸】应当在饮食之前先服药1丸。如第九9条乌头赤石脂丸用法中言："末之，蜜丸如桐子大，先服食一丸，日三服。不知，稍加服。"

【先煮二味】应当先煎煮厚朴、枳实。如第十11条厚朴三物汤用法中言："以水一斗二升，先煮二味，取五升，内大黄，煮取二升。"

【先食酒饮下三丸】应当在饮食之前，以酒送服3丸（6~9g）。如第十16条赤丸用法中言："内真朱为色，炼蜜丸如麻子大，先食酒饮下三丸，日再夜一服。"

【先未苦时】应当在没有痛苦之前。如第十一7条："肝着，其人常欲蹈其胸上，先未苦时，但欲热饮，旋覆花汤主之。"

【先渴后呕】先有口渴，后有呕吐。见脾胃支饮水盛证，如第十二41条："先渴后呕，为水停心下，此属饮家。"其证机是饮邪阻滞脾胃而不得化津，津不得上承则口渴，若饮水则又增水饮之邪，故有饮后呕吐。

【先渴却呕】先有口渴，后有呕吐。见脾胃支饮水盛证，如第十七2条："先渴却呕者，为水停心下，此属饮家。"其证机是饮邪阻滞脾胃而不得化津，津不得上承则口渴，若饮水则又增水饮之邪，故有饮后呕吐。

【先病水】先有水气病理。如第十四20条："先病水，后经水断，名曰水分，此病易治。何以故？去水，其经自下。"指出病理变化的主要矛盾方面。

【先治新病】应当先治疗新发病证。见肾阳虚水气证，如第十四21条："当先攻击冲气，令止，乃治咳，咳止，其喘自差。先治新病，病当在后。"指出治疗病证有先后之别，新发生的病要首先治疗，原有的病其次治疗，这是一般的治疗原则，但在特殊情况下则不一定都是这样，且当灵活掌握。同时又指出辨肾阳虚水气证，尤其是经误治之后出现的错综复杂病证的治疗方法，因病证至为复杂，治疗且当因证机而异，不可固守原法，其补救措施必须与证机切切相应，假如病证以水气上逆为主要方面，治则当先降冲气。假如病者是以水气射肺为主，治则当先肃降肺气。总之，急则治新病，缓则治旧病，选方用药步步与证机相应。正如仲景所言："先治新病，病当在后。"

【先吐之】应当先用吐法治疗。见酒毒黄疸证，如第十五5条："酒黄疸者，或无热，靖言了了，腹满欲吐，鼻燥；其脉浮者，先吐之。"指出治疗酒毒黄疸证，先用吐法，可使病邪从上而去。

【先便后血】先是大便，后有下血。见脾阳虚出血，如第十六15条："下血，先便后血，此远血也，黄土汤主之。"其证机是脾不统血，血从内溢，故先大便，后有便血。

【先血后便】先有下血，后是大便。见湿热毒血证，如第十六16条："下血，先血后便，此近血也。"指出湿热毒血证，其病变部位近在肛门，故下血先于大便。

【先呕却渴】先有呕吐，后又出现口渴。见脾胃支饮寒证的基本脉证，如第十七2条："先呕却渴者，此为欲解。"其证机是水气内停，阻遏胃气不降而上逆则呕吐；呕后津液不足则又渴。

【先煮紫参】应当先煎煮紫参。如第十七46条紫参汤用法中言："以水五升，先煮紫参，取

X

二升，内甘草。”

【先煮甘草】应当先煎煮甘草。如第十九 6 条甘草粉蜜汤用法中言：“以水三升，先煮甘草，取二升，去滓。”

【先捣大黄、干姜】先将大黄、干姜捣碎。如三物备急丸用法中言：“先捣大黄、干姜，下筛为散。”

鲜 xiān 鲜，即新鲜，有光泽。如第十四 11 条：“夫水病人，目下有卧蚕，面目鲜泽，脉伏，其人消渴。”

【鲜泽】色泽鲜明。详见“面目鲜泽”项。

痫 xián ❶热病痉挛。如第 6 条：“若被火者，微发黄色，剧则如惊痫，时瘛疭。”❷癫痫。俗称羊痫风，其病证表现特点是突然昏倒，不省人事，口吐涎沫，两目上视，牙关紧闭，四肢抽搐，或口中发出猪羊叫声，醒后复原而自觉疲倦，一切如常人。如第五 12 条：“风引汤：除热、瘫、痫。”

弦 xián ❶脉象，即脉搏端直而长，如按琴弦。如 100 条：“伤寒，阳脉涩，阴脉弦，法当腹中急痛。”❷拘急，拘挛。如第六 8 条：“夫失精家，少腹弦急，阴头寒，目眩，发落，脉极虚芤迟。”

【弦数者】脉弦与数并见。见疟病主脉，如第四 1 条：“疟脉自弦，弦数者，多热。”其证机是邪热夹风而涌动于经气经脉。

【弦迟者】脉弦与迟并见。见疟病主脉，如第四 1 条：“弦迟者，多寒。”其证机是寒邪充斥而经脉拘急。

【弦小紧者】脉弦而小且紧。见疟病主脉，如第四 1 条：“弦小紧者，下之差。”其证机是邪气内盛而经气不利。

【弦迟者可温之】脉弦迟者可用温热的方法治疗。见疟病主脉，如第四 1 条：“弦迟者可温之。”其证机是寒气阻滞经脉而抑郁气血，治当用温热的方法。

【弦紧者可发汗】脉弦而紧者可以用发汗的方法。见疟病主脉，如第四 1 条：“弦紧者可发汗、针灸也。”其证机是邪气郁滞经脉营卫而不畅，用发汗的方法可使病邪从汗而泄。

【弦数者风发也】脉弦与数并见是邪热夹风所引起的。见疟病主脉，如第四 1 条：“弦数者风发也，以饮食消息止之。”其证机是邪热夹风而涌动于经气经脉。

【弦则为减】脉弦主精血亏虚。见肝肾精血亏虚证证机，如第六 12 条，又如第十六 8 条，复如第二十二 11 条：“脉弦而大，弦则为减，大则为芤，减则为寒，芤则为虚，虚寒相搏。”其证机是正气虚弱，阴寒充斥于经气经脉之中。

【弦则卫气不行】脉弦标志卫气不能职使其外。详见“卫气不行”诸项。

咸 xián 咸，即含盐类物质。如第五 9 条：“咸则伤骨，骨伤则痿，名曰枯。”

【咸则伤肾】味咸一类方药或食物若有太过则易损伤肾气。见肝肾两伤历节证，如第五 9 条：“咸则伤骨，骨伤则痿，名曰枯。”指出味咸既能助人益肾，又能伤人损肾，以揭示用咸味调味或愈疾，贵在适中，不可太过，太过则易伤骨，骨伤则痿弱不用。

涎 xián ❶口液，唾液。如 378 条：“干呕，吐涎沫，头痛者，吴茱萸汤主之。”❷稀痰。如第七 1 条：“寸口脉数，其人咳，口中反有浊唾涎沫者何？”

【涎沫】或言口中涎沫多，或言咯吐清稀痰涎。见虚热肺痿证，如第七 1 条：“寸口脉数，其人咳，口中反有浊唾涎沫者何？”其证机是肺气虚弱，不能固摄，口中流涎沫，或口中有痰液溢出。

【涎唾】咯唾涎沫。详见“多涎唾”及“呕吐涎唾”项。

【涎沫止】咯唾稀痰停止。见寒饮郁肺证与胃脘热痞重证相兼，如第二十二 7 条：“涎沫止，乃治痞，泻心汤主之。”指出病是相兼证，治当先从寒饮郁肺证，仲景言“涎沫止”，以揭示寒饮郁肺证已罢，则当治其痞证。

陷 xiàn ❶凹进。如 86 条：“衄家，不可发汗，汗出必额上陷脉急紧，直视不能眴，不得眠。”❷掉进，坠下，引申为损伤。如 134 条：“膈内拒痛，胃中空虚，客气动膈，短气躁烦，心中懊憹，阳气内陷，心下因硬，则为结胸。”❸漏下。如第二十二 12 条：“妇人，陷经，漏下黑不解。”❹方名：如大陷胸汤。

【陷而不起者】按压肌肤凹陷而不能恢复原貌。见风水证的典型脉证，如第十四 3 条："按其手足上，陷而不起者，风水。"其证机是水气内盛，充斥肌肤，溢于皮肤，水气肆虐，则肌肤凹陷而不能恢复原貌。

【陷经】经水漏下不止。详见"妇人陷经"项。

相 xiāng ❶互相，相互。如仲景序："省疾问病，务在口给，相对斯须，便处汤药。"❷病人。如 357 条麻黄升麻汤用法中言："相去如炊三斗米顷，令尽，汗出愈。"

【相对斯须】互相面对交谈，且时间较短暂。如仲景序："省疾问病，务在口给，相对斯须，便处汤药。"

【相搏】正与邪相互搏斗。详见"与正气相搏"及"浮芤相搏"等项。

【相连】脏腑之间相互连接贯通。详见"脏腑相连"项。

【相去如炊三斗米顷】病人第 1 次服药到第 3 次服药中间持续的时间像做熟三斗米饭工夫。如 357 条麻黄升麻汤用法中言："相去如炊三斗米顷，令尽，汗出愈。"

【相和】方药之间相互调和均匀。如第十四 28 条芪芍桂酒汤用法中言："以苦酒一升，水七升，相和，煮取三升，温服一升。"

香 xiāng ❶气味好闻，跟"臭"相对。如 310 条猪肤汤用法中言："加白蜜一升，白粉五合，熬香，和令相得，温分六服。"又如第七 15 条："鼻塞，清涕出，不闻香臭酸辛。"❷药名：如香豉。

【香豉】香豉为豆科植物大豆的成熟种子经蒸罨加工发酵而成。

别名：淡豆豉，香豆豉。

性味：辛、甘、微苦，寒（由桑叶、青蒿发酵）或微温（由麻黄、苏叶发酵）。

功用：升散涌吐，宣散郁热。

主治：发热恶寒，头痛，胃脘痞满，胸中烦热，失眠心烦。

《本草再新》曰："发汗解肌，调中下气，治伤寒寒热头痛，烦躁满闷，懊憹不眠。"

入方：见栀子豉汤、栀子生姜豉汤、栀子甘草豉汤、瓜蒂散、枳实栀子豉汤、栀子大黄汤。

用量：

剂型	不同用量	古代量	现代量	代表方名
汤剂	最小用量	四合	10g	栀子豉汤
	最大用量	一升	24g	枳实栀子豉汤
散剂	最小用量	一合	2.4g	瓜蒂散

化学成分：含脂肪，蛋白质，糖类，维生素 B_1，菸酸，酶，微量元素（钙、铁、磷、盐）。

药理作用：解热作用，抗炎作用，促进肠胃蠕动作用。

详 xiáng 详，即细密，完备。如第一 2 条："以此详之，病由都尽。"

向 xiàng ❶以前，从前。如仲景序："余宗族素多，向余二百。"❷朝着，走向。如第一 12 条："浸淫疮，从口起流向四肢者，可治。"❸对着。如第二 16 条："湿家，其人但头汗出，背强，欲得被覆向火。"

【向余二百】以前超过 200 口人。如仲景序："余宗族素多，向余二百。"

【向肛熏之】药物对着肛门熏之。如第三 12 条雄黄熏方用法中言："为末，筒瓦二枚合之，烧，向肛熏之。"指出外用药具体应用方法与措施。

项 xiàng 项，即颈的后部。如第 1 条："太阳之为病，头项强痛而恶寒。"

【项强】项部强硬不柔和。详见"头项强痛"及"颈项强"诸项。

【项亦强】项部也有强（僵）硬不舒。见热实结胸轻证，如 131 条："结胸者，项亦强，如柔痉状。"《伤寒内科论·辨太阳病脉证并治》："因邪热与痰饮相结，其势偏于上，阻滞气机，气化不利，津液为遏，筋脉不得滋润则项强。"其证机是邪热与痰饮相互搏结，而阻结于胸项，筋脉不和；治以大陷胸丸。

【项背强几几】病人项部背部强硬不柔和。

其一，太阳柔痉项强证，如 14 条："太阳病，项背强几几，反汗出，恶风者。"《伤寒论直解·辨太阳病脉证篇》："此病太阳之经输也，太阳之经输在背，《经》云：'邪入于输，腰脊乃强。'项背强者，邪入于输而经气不舒也。几几者，短羽之鸟，欲飞不能之状，形容强急之形，欲伸而不能伸，有如几几然也。”其证机是太阳营卫筋脉受邪，卫气虚弱不能固护营阴而外泄；治当解表散邪、和畅经脉，以桂枝加葛根汤加减。

其二，太阳刚痉项强证，如31条：“太阳病，项背强几几，无汗，恶风。”《注解伤寒论·辨太阳病脉证并治》：“太阳病，项背强几几，汗出恶风者，中风表虚也；项背强几几，无汗恶风者，中风（编者注：伤寒）表实也。”其证机是风寒侵袭太阳营卫而郁滞经脉，筋脉滞涩而不得阴津滋荣；治以葛根汤，解表散邪，舒达筋脉。

象 xiàng ❶形态，样子。如第二十二6条：“妇人脏躁，喜悲伤欲哭，象如神灵所作，数欠伸。”❷类似。如30条：“证象阳旦，按法治之而增剧，厥逆，咽中干，两胫挛急而谵语。”❸犹如。如第二十二6条：“妇人脏躁，喜悲伤欲哭，象如神灵所作，数欠伸。”

【象如神灵所作】病证表现形态犹如精灵鬼神所引起。见心脾气血虚脏躁证，如第二十二6条：“妇人脏躁，喜悲伤欲哭，象如神灵所作，数欠伸。”其证机是心气血虚而不得和调神明，脾气血虚不得滋荣神明，神明失主于内而逆乱于外。

【象若奔豚】下焦水气病证有类似奔豚证。详见“奔豚”其五项。

消 xiāo ❶消解，消化。如257条：“脉数不解，合热则消谷善饥，至六七日不大便者，有瘀血。”❷消耗，耗损。如第四3条：“若但热不寒者，邪气内藏于心，外舍分肉之间，令人消铄脱肉。”❸消失，消灭。如仲景序：“厥身已毙，神明消灭，变为异物。”❹机关上的枢纽，引申为灵活变通，亦即斟酌的意思。如387条：“吐利止而身疼不休者，当消息和解其外。”❺溶化，溶解。如223条猪苓汤用法中言：“去滓，内阿胶烊消，温服七合。”❻病名。如消渴。❼调理方药的方法。如第四1条：“弦数者风发也，以饮食消息止之。”

【消息】斟酌的意思。见营卫不和证，如387条：“吐利止而身痛不休者，当消息和解其外。”《伤寒论条辨·辨霍乱病脉证并治》：“消息，犹言斟酌也。”《伤寒直格·辨霍乱病》：“消息，谓损益多少也。”《伤寒溯源集·附霍乱篇》：“故曰消息二字最妙，果能如此，才为活法也。”指出临证用药当因具体病证而异，提示治疗应注意随机性与切机性。

【消息和解其外】根据具体病证而灵活地做出切中证机的方药以解除病邪。详见“当消息和解其外”项。

【消谷】消化食物。如第十四7条：“趺阳脉当伏，今反数，本自有热，消谷，小便数，今反不利，此欲作水。”“消谷”的临床意义有二，一是水气热证引起腹中饥饿，饥不欲多食；二是阳明热证（消渴）引起腹中饥饿，饥而善食。

【消谷引食】消化食物功能亢进而吃食物。

其一，胃实热证，如122条，又如第十七3条：“病人脉数，数为热，当消谷引食。”《伤寒溯源集·太阳上篇》：“若胃脘之阳气盛，则能消谷引食矣。”脉数主热证，热则消谷引食；脉数主寒证，寒则不能食而吐，是其不同。

其二，中焦消渴证的证候特点，如第十三8条：“趺阳脉数，胃中有热，即消谷引食，大便必坚，小便即数。”《金匮要略心典·消渴小便利淋病》：“胃中有热，消谷引食，即后世所谓消谷善饥，为中消者是也。”其证机是邪热蕴结于胃，胃热内盛则腐熟水谷，故消谷引食；治当清泻胃热，以竹叶石膏汤与栀子豉汤加减。

【消谷善饥】消化食物功能超过正常范围，并且常有饥饿感。见阳明瘀血善饥证，如257条：“假令已下，脉数不解，合热则消谷善饥，至六七日，不大便者，有瘀血。”《伤寒溯源集·阳明中篇》：“此因热在血分，虽不在胃，而人之营卫气血两相交互，环注于一身内外也，虽以空虚无邪之胃，而胃中虚阳，与血分热邪并合，则能消谷善饥，故曰合热则消谷善饥。”其证机是瘀血内郁，郁久而为热，热聚而化火，火热内攻而主动，动则消谷善饥。审证是阳明瘀血善饥证，治以抵当汤，破血逐瘀。

【消谷而大坚】消化食物功能超过正常范围，常有饥饿感，并有大便坚硬。见中焦消渴证，如第十三2条：“趺阳脉浮而数，浮即为气，数即消谷而大坚；气盛则溲数，溲数即坚，坚数相搏，即为消渴。”《金匮要略心典·消渴小便利淋病》：“诊趺阳而知胃气之独盛。……夫所谓气盛者，非胃气盛也，胃中之火盛也，火盛则水谷去而胃乃坚，如土补火烧而坚硬如石也，故曰数即消谷而大坚。”其证机是邪热内盛而消灼水谷，脾胃阴伤而不得滋润则大便坚硬；治当清热生津，其治可参竹叶石膏汤或白虎加人参汤与小承气汤加减。

【消化】脾胃能够消化饮食。详见“食不消化”项。

【消渴】渴欲饮水而不解渴。

其一，膀胱水气证，如71条，又如第十三4条：“若脉浮，小便不利，微热，消渴者。”《医宗金鉴·伤寒论注》：“今邪热熏灼，燥其现有之津，饮水不化，绝其未生之液，津液告匮，求水自救。”其证机是膀胱有水气，水气阻遏气机，气不化津，津不上承；治以五苓散。

其二，厥阴肝热证，如326条：“厥阴之为病，消渴，气上撞心，心中疼热，饥而不欲食，食则吐蛔。下之利不止。”《伤寒内科论·辨厥阴病脉证并治》：“厥阴肝热燔灼，消灼阴液，则渴欲饮水不解。”其证机是厥阴肝热，其邪热消灼阴津，阴津不得上承上滋；治可用乌梅丸加减。

其三，消渴证，如第七5条：“若服汤已渴者，属消渴。”辨虚寒肺痿证有类似消渴证，尤其是辨虚寒肺痿证之小便数颇似消渴证，对此一定要注意鉴别诊断。若将消渴之小便数误为虚寒肺痿证而治之，则会加重消渴病证。可见，仲景言：“若服汤已渴者，属消渴。”具有重要的鉴别诊断意义，切当引起重视，不可忽视。

其四，脾肾水气实证，如第十四11条：“夫水病人，目下有卧蚕，面目鲜泽，脉伏，其人消渴。”《金匮要略心典·水气病》：“消渴者，水外浮而内竭，且水寒不能化水故也。”辨脾肾水气实证有类消渴证，因脾肾水气实证之消渴与消渴证颇似，临证何以别之？辨脾肾水气实证，其小便不利，而消渴证则小便数。再则，脾肾水气实证其口渴而饮水必不多，而消渴证其饮水量则较多，是其不同。

其五，中焦消渴证，如第十三2条：“趺阳脉浮而数，浮即为气，数即消谷而大坚；气盛则溲数，溲数即坚，坚数相搏，即为消渴。”《金匮要略心典·消渴小便利淋病》：“愈数愈坚，愈坚愈数，是以饮水多而渴不解也。”其证机是邪热消灼阴津，脾胃阴伤而躁动；治当清热生津，治以参竹叶石膏汤或白虎加人参汤或合并用之。

其六，肾阴阳俱虚消渴证，如第十三3条：“男子消渴，小便反多，以饮一斗，小便一斗。”《医宗金鉴·消渴小便利淋病》：“饮水多而小便少者，水消于上，故名上消也。食谷多而大便坚，食消于中，故名中消也。饮水多而小便反多者，水消于下，故名下消也。上中二焦属热，惟下消寒热兼之，以肾为水火之脏也。饮一溲一，其中无热消耗可知矣。故与肾气丸从阴中温养其阳，使肾阴摄水则不直趋下源，肾气上蒸则能化生津液，何消渴之有耶。”其证机是肾阳虚而不得固摄气化，阴虚不得滋养而自救于水；治以肾气丸，温补肾阳、滋补肾阴。

【消铄脱肉】邪热消耗气血而导致肌肉消瘦。见疟病热证的证机，如第四3条：“若但热不寒者，邪气内藏于心，外舍分肉之间，令人消铄脱肉。”《金匮要略心典·疟病》：“消铄肌肉者，肌肉为阴，阳极而阴消也。”其证机是邪热消灼阴津，日久不愈，暗耗气血，气血不得滋养肌肤而变为消瘦等证。

【消灭】生命告绝而灭亡。见仲景序：“厥身已毙，神明消灭，变为异物。”指出人之有生，养生最为重要，若不重视养生，轻视生命，则会导致神明消失，结束生命。

【消解】溶解，溶化。如100条小建中汤用法中言：“内饴，更上微火消解。温服一升，日三服。呕家不可用建中汤，以甜故也。”指出胶饴，形似胶状，用药时为了使胶饴能有效地溶化于药中，应当用消解的方法，可使方药更好地发挥疗效。

硝

xiāo ❶药名：如芒硝。❷方名：如硝石矾石散。

【硝石】硝石为硝酸钾的天然矿物硝石经加工而成的结晶体。

别名：消石。

性味：苦、辛，寒。

功用：活血化瘀，利湿退黄。

主治：身黄目黄小便黄，大便干结，面色黧黑，腹胀满，症瘕坚积，痞块。

《神农本草经》曰：“味苦寒，主五脏积热，胃胀闭，涤去畜结饮食，推陈致新，除邪气，炼之如膏，久服轻身。”

入方：见大黄硝石汤、硝石矾石散。

用量：

用量		经方数量	经方名称
古代量	现代量		
四两	12g	1方	大黄硝石汤
方寸匕的1/2	3~4.5g	1方	硝石矾石散

注意事项：孕妇慎用。

化学成分：含硝酸钾、氯化钠。

药理作用：抗炎作用，抗病毒作用，解热作用。

【硝石矾石散】

组成：硝石　矾石烧，等分

用法：上二味，为散，以大麦粥汁和，服方寸匕，日三服。病随大小便去，小便正黄，大便正黑，是候也。

功用：化瘀活血，清利湿热。

适应证：肝胆瘀血湿热证。胁痛固定不移，痛性难忍，入暮尤显，身目小便黄，日晡所发潮热，腹满或胀如水状，大便黑而泽，或时溏，或膀胱急，或少腹满，或肢冷，额上发黑或紫，足心热，或便血，或呕血，或肌肤有瘀点，舌质紫或瘀斑，脉涩。

解读方药：

1. 诠释方药组成：方中硝石破积聚，散坚结，逐瘀血；矾石利水化痰，逐瘀散结；大麦粥保养胃气，缓和药性。

2. 剖析方药配伍：硝石与矾石，属于相使配伍，化瘀化痰；大麦与硝石、矾石，属于相反配伍，大麦补益，矾石泻实，大麦粥制约硝石、矾石攻下伤正。

3. 权衡用量比例：硝石与矾石用量比例为相等，提示药效逐瘀与燥湿化痰之间的用量调配关系，以治瘀湿。

药理作用：硝石矾石散具有良好的保肝降酶作用，改善肝脏功能，促进肝糖原及蛋白质合成，促进脂肪代谢，调整肝脏的物质代谢趋于正常。同时具有免疫调节作用，通过调节非特异自然杀伤细胞、细胞因子网络机制，减少免疫反应，对抗损伤效应，拮抗自由基及其引发的脂质过氧化造成的肝损害［北京中医药大学学报，2000（5）：39-41］。

小 xiǎo ❶脉象名。脉细如线，按之细小无力。详见脉小。❷与“大”相对。如244条：“小便数者，大便必硬，不更衣十日，无所苦也。”如第一13条：“清邪居上，浊邪居下，大邪中表，小邪中里。”❸稍微，略。如251条：“以小承气汤，少少与之，微和之，令小安。”又如178条：“又脉来动而中止，更来小数，中有还者反动者，名曰结，阴也。”复如12条桂枝汤用法中言：“又不汗，后服小促其间，半日许，令三服尽。”❹部分、不完全。如231条：“刺之小差，外不解，病过十日，脉续浮者，与小柴胡汤。”又如第十四21条：“又与葶苈丸下水，当时如小差，食饮过度，肿复如前。”❺轻微。如23条：“以其不能得小汗出，身必痒。”

【小促其间】服用方药的一种方法，即略微缩短服药间隔时间。见太阳中风证，如12条桂枝汤用法中言：“又不汗，后服小促其间，半日许令三服尽。”《伤寒论译释·辨太阳病脉证并治》：“略缩短服药间隔时间。”指出治疗病证，辨证准确，用药妥当至为重要，但服药方法也不可忽视，服药方法常常能左右治疗效果。因此，临证一定要根据病情的轻、重、缓、急，以法确定服药方法及次数。

【小汗出】轻微出现汗出。详见“不能得小汗出”项。

【小发汗】用轻微发汗的方法治疗。见太阳病与阳明证相兼，如48条：“若太阳病证不罢者，不可下，下之为逆，如此可小发汗。”《伤寒内科论·辨太阳病脉证并治》：“何以‘小发汗’，因阳明里热已成，以发汗方法，稍有不当即有导致大汗出，以此则伤阴化热，更促里热益增，只有小发汗，才可避免加剧阳明病变。可见，‘小发汗’对临床辨证用药颇有现实的指导意义。”审病是太阳病轻证，其治当用发汗的方法，但又不当用大发汗方法，只有用轻微发汗方法，才能达到预期治疗目的。

【小便】从尿道排出正常的代谢水液，又称“小溲”“撒尿”。小便的形成，由饮入于胃，经脾的运化转输，肺的肃降通调，肝的疏理条达，心的温煦布散，肾的固摄气化，小肠的泌清别浊，大肠的传导变化，三焦的通达四布，终经膀胱的贮存排泄，由诸多脏腑的分工、合作而形成小便。小便是人体水津代谢产物，观察小便对权衡人体津液代谢的正常与否有着十分重要的意义，可以得知诸多脏腑病变轻重，以及进退缓急等情况，进而为把握病变寒热虚实、在气在血等不同，更可预测阳气阴津的存亡。故辨小便是辨证中的重要组成部分，欲明小便病理及证机，当详见以下诸条。

【小便清】小便色泽未发生变化。见表里兼证，如56条：“其小便清者，知不在里，仍在表也。”《伤寒论后条辨·辨太阳病脉证篇》：“有热者，小便必短赤，热已入里，头痛只属热壅，可以攻里。”《伤寒内科论·辨太阳病脉证并治》：“审本不大便，且无腹胀满痛等证，复验小便清利，足证里无热结或他疾。”仲景言“小便清”之“清”字是与“赤浊”相对而言，此言小便清当指小便尚属正常而未发生病理变化，为进一步辨清病变证机在表而在里提供理论依据。

【小便不利】或言小便排出不畅，或言小便量少，或言二者并见。

其一，少阴热证，如 6 条：“若被下者，小便不利，直视失溲。”《伤寒论译释·辨太阳病脉证并治》：“假使误用下法，反而夺其阴津，水源枯竭，则小便不利。”其证机是邪热损伤阴津，尿无化源则小便不利；治当育阴生津。

其二，脾胃水气证，如 28 条：“心下满微痛，小便不利者。”《伤寒论浅注·辨太阳病脉证篇》：“小便不利，则里邪无下出之路，总由邪陷入脾，失其转输之用。”其证机是脾胃之气不足而气化水津不及以变生水气；治当运脾利水，以桂枝去桂加茯苓白术汤。

其三，太阳伤寒证与寒饮郁肺证相兼，如 40 条：“或小便不利，少腹满。”又“若小便不利，少腹满者，去麻黄，加茯苓四两。”其证机是寒饮郁肺而不得通行水道，则小便不利，少腹满；治以小青龙汤加茯苓以利水。

其四，阴津损伤证，如 59 条：“大下之后，复发汗，小便不利者，亡津液故也。”《伤寒论本旨·汗吐下后并误治诸证》：“下多亡阴津，汗多亡阳津，故小便不利，勿妄治之。”其证机正如仲景曰：“小便不利者，亡津液故也。”治当育阴生津，切不可用利小便的方法。

其五，膀胱水气证，如 71 条，又如第十三 4 条：“若脉浮，小便不利，微热，消渴者。”其证机在里是素体膀胱气化失调，邪气与水气相互搏结于膀胱，气化不利，津失所化，则小便不利；治当化气行水，以五苓散。

其六，少阳胆热气郁证，如 96 条及小柴胡汤用法中言：“或心下悸，小便不利，或不渴。”《伤寒论译释·辨太阳病脉证并治》：“若胆失疏泄，影响三焦通调水道功能，水饮内停，则小便不利。”其证机是少阳气化不利，水气不得下行而内停，上凌于心；治以小柴胡汤去黄芩之寒凝，加茯苓以通利水道止悸。

其七，少阳病证与少阴病证相兼病证，如 107 条：“胸满，烦惊，小便不利，谵语，一身尽重，不可转侧者。”《伤寒内科论·辨太阳病脉证并治》说：“胆与三焦同为少阳，关系密切，胆邪影响三焦决渎之职，水道不畅，则小便不利。”其证机是少阳胆气不和，气机郁滞，经气不畅。

其八，太阳病证与阳明湿热发黄证相兼，如 125 条：“身黄，脉沉结，少腹硬，小便不利者，为无血也。”《伤寒内科论·辨太阳病脉证并治》：“别大（小）肠蓄血与脾胃湿热所致发黄，审小便利否至为重要。属湿热者，治当清热利湿，宜茵陈蒿汤；属蓄血者，治当破血逐瘀，宜抵当汤。”其证机是邪热与湿相结而壅滞气机，湿与热结而不得下行。

其九，太阳病证与膀胱水气证相兼，如 126 条：“伤寒，有热，少腹满，应小便不利，今反利者，为有血也。”指出膀胱水气证与下焦瘀血证的主要鉴别要点，即在膀胱者，其小便不利；若非在膀胱，则小便自利，是其不同。

其十，湿热发黄证，如 134 条：“若不结胸，但头汗出，余处无汗，剂颈而还，小便不利者，身必发黄。”《伤寒贯珠集·太阳病篇》：“小便不利，则热不得下泄。”其证机是湿热蕴结，壅滞气机，湿不得下行，热肆虐于外；治当清热利湿，以茵陈蒿汤。

其十一，少阳胆热水气证，如 147 条：“胸胁满微结，小便不利，渴而不呕，但头汗出，往来寒热，心烦者。”《伤寒内科论·辨太阳病脉证并治》：“邪在三焦，决渎失职，水气内停则小便不利。”其证机是少阳胆热内郁，气机不利，水气内停，水气与胆热相搏；治当清热调气，温化水饮，以柴胡桂枝干姜汤。

其十二，脾胃水气痞证，如 156 条：“其人渴而口燥、烦，小便不利者。”《注解伤寒论·辨太阳病脉证并治》：“小便不利者，为水饮内畜，津液不行，非热结也。”其证机是脾胃中气失调，气化不及，水气内停，壅滞气机；治当化气行水以消痞，以五苓散。

其十三，阳虚肌痹证，如 174 条，又如第二 23 条桂枝附子汤用法中言：“以大便不硬，小便不利，当加桂。”其证机是阳虚寒湿浸淫，逆行于内，阻遏气机，气化不利，水气内结；治当温阳化气祛湿。

其十四，阳虚骨痹证，如 175 条，又如第二 24 条：“汗出，短气，小便不利，恶风，不欲去

X

衣，或身微肿者。”《伤寒内科论·辨太阳病脉证并治》：“又阳虚于内，加上湿邪内淫，致三焦气化不利，则小便不利。”其证机是阳虚气化水气不利；治以桂枝附子汤加减。

其十五，阳明虚寒固瘕证，如191条：“阳明病，若中寒者，不能食，小便不利，手足濈然汗出，此欲作固瘕。”《注解伤寒论·辨阳明病脉证并治》：“小便不利者，津液不化也。”其证机是阳明胃素体虚弱，复加寒气侵入，寒气与虚气相互搏结，阳虚则气化水液不及，寒则水液转输受凝，故小便不利；治当温补阳明，气化水湿。

其十六，阳明湿热发黄证，如199条：“阳明病，无汗，小便不利，心中懊侬者，身必发黄。”《伤寒溯源集·阳明中篇》：“小便不利，则水不得下泄而湿停于里。”其证机是湿热胶结于内，熏蒸于外，肆虐于中；治当清热利湿，以茵陈蒿汤。

其十七，阳明湿热发黄证的成因，如200条：“阳明病，被火，额上微汗出，而小便不利者，必发黄。”《注解伤寒论·辨阳明病脉证并治》：“而小便利者，热得泄越，不能发黄。今额上小汗出，而小便不利，则热不得越，郁蒸于胃，必发黄也。”其证机是湿热蕴结而不得下行，治以茵陈蒿汤加减。

其十八，湿热发黄证，如206条：“必发热，色黄者，小便不利也。”《伤寒内科论·辨阳明病脉证并治》：“湿热交阻而致湿不得下，则小便不利。”其证机是湿与热搏，湿不得下行，热不得外越，湿热相合而熏蒸于外。审证是湿热发黄证，治当清泻湿热。

其十九，阳明津伤水气热证，如223条，如第十三13条：“若脉浮，发热，渴欲饮水，小便不利者。”其证机是邪热内扰，灼伤阴津，逆乱气机，水气内停；治以猪苓汤，育阴清热利水。

其二十，阳明湿热发黄证，如236条：“但头汗出，身无汗，剂颈而还，小便不利，渴引水浆者，此为瘀热在里，身必发黄。”《伤寒溯源集·阳明中篇》：“邪热炽盛而三焦不运，气化不行故小便不利。”其证机是湿热内蕴外溢而肆虐，壅滞气机而梗阻；治以茵陈蒿汤，清热利湿退黄。

其二十一，阳明热结旁流重证，如242条：“病人小便不利，大便乍难乍易，时有微热，喘冒不能卧者。”《伤寒内科论·辨太阳病脉证并治》：“辨阳明热结重证，其津液为热灼，尿液生成之源匮乏，则小便不利。”其证机是阳明邪热内结而壅滞气机，阴津为邪热所灼而不得下行；治当攻下热结，以大承气汤。

其二十二，阳明湿热发黄证，如260条：“伤寒七八日，身黄如橘子色，小便不利，腹微满者。”其证机是湿热内蕴，气机壅滞，浊气内结外溢；治以茵陈蒿汤，清热利湿退黄。

其二十三，肾阳虚滑脱证，如307条：“少阴病，二三日至四五日，腹痛，小便不利，下利不止。”《伤寒论译释·辨少阴脉证并治》：“本证小便不利，既不同于热盛津伤的小便不利，亦不同于蓄水证膀胱气化不行的小便不利，……本证为下利过多津伤。”其证机是阳虚不能固摄，阴津因下利无度而内伤，则小便不利。审证是肾阳虚滑脱证，治以桃花汤。

其二十四，少阴阳虚水泛证，如316条：“腹痛，小便不利，四肢沉重疼痛，自下利者，此为有水气，其人或咳，或小便利。”《伤寒内科论·辨少阴病脉证并治》：“膀胱气化水液不得肾阳的温煦，则小便不利。”其证机是水气内盛而遏肾气不得固摄膀胱，则小便不利；治当温阳利水，以真武汤。

其二十五，肝气郁滞证，如318条：“其人或咳，或悸，或小便不利，或腹中痛。”其证机是肝气郁结而不得疏泄膀胱气化水液，治以四逆散加茯苓，以渗利小便、通达膀胱、泄泻水气。

其二十六，太阳湿痹证兼里湿，如第二14条：“湿痹之候，小便不利，大便反快，但当利其小便。”其证机是湿邪肆虐气机，气不化湿，水气内结，水津运行不得经脾归肺下输膀胱且偏渗于肠道。

其二十七，表里兼证，如第二16条：“若下之早，则哕，或胸满，小便不利，舌上如胎者，以丹田有热，胸上有寒。”《注解伤寒论·辨痉湿暍脉证并治》：“若下之早，则伤动胃气，损其津液，故致哕而胸满，小便不利。”其证机是湿家之病，既有邪在太阳营卫肌肤，又有可下证，若用下法太早，正气为伤，气机不利，水气不得所化则小便不利。

其二十八，阴血虚劳证，如第六5条：“短气，里急，小便不利，面色白，时目瞑。”其证机是阴虚则气化津液乏源，血虚则阴津生成不足，故小便不利。

其二十九，肾阴阳俱虚腰痛证，如第六 15 条：“虚劳，腰痛，少腹拘急，小便不利者。”《金匮要略直解・血痹虚劳病》：“肾与膀胱为表里，不得三焦之阳气以决渎，则小便不利。”《经方辨治疑难杂病技巧・肾病证用方》：“肾气丸所主小便不利，乃由肾阳虚弱，气化不及，肾阴不足，尿液乏源，既有阴不足，又有阳失气化。”其证机是肾阳虚既不得温煦其府，又不得气化水液，阴虚既不得滋养润泽，又不得充盈其府；治以肾气丸，温补肾阳、滋补肾阴。

其三十，肾气不化水气证，如第十三 10 条：“小便不利者，有水气，其人苦渴。”其证机是肾气虚弱，气化不及，水气内停而肆虐；治以栝楼瞿麦丸，温肾润燥，益气化水。

其三十一，膀胱瘀湿证或膀胱瘀热湿轻证或膀胱湿热气虚证，如第十三 11 条：“小便不利。”《金匮要略心典・消渴小便利淋病》：“小便不利，证情不同，治法亦异，所谓蒲灰散主之者，湿胜热郁之证也。”《医宗金鉴・消渴小便利淋病》：“小便不利而渴者，消渴水邪病也；小便不利不渴者，小便癃闭病也，……然必是水郁于血分。”其证机是湿阻膀胱而成瘀，瘀郁而为湿，湿瘀阻滞膀胱而不通；治以蒲灰散，化瘀利湿、通利小便。或其证机是瘀阻膀胱，湿邪内生，湿与瘀相结而不畅；治以滑石白鱼散，化瘀利湿清热。或其证机是膀胱气虚，湿热内生，湿热与气相互搏结而壅滞；治以茯苓戎盐汤，清热益气、扶正利水。

其三十二，脾胃阳郁夹热水气证，如第十四 5 条：“里水者，一身面目黄肿，其脉沉，小便不利。”其证机是脾胃阳郁，不能气化水气，水气内郁，郁而化热，热水郁相互搏结；治以越婢加术汤，调理脾胃、行水清热，使水气得行，阳气得化。

其三十三，脾肾水气实证，如第十四 11 条：“病水，腹大，小便不利，其脉沉绝者，有水，可下之。”《医宗金鉴・水气病》：“水蓄于内，故小便不利也。”其证机是肾不得主水，脾不得制水，水气泛溢于内外上下；治当泻水利水下水。

其三十四，脾肾水气虚证，如第十四 12 条：“病下利后，渴饮水，小便不利，腹满因肿者，何也?”其证机是脾肾虚弱，水气内停，遏阻气机，气不化津，津既伤而又不得上承以为水气，水气溢于内外；治当温阳利水，补益脾肾。

其三十五，水气证机与肾的关系，如第十四 19 条：“少阳脉卑，少阴脉细，男子则小便不利，妇人则经水不通。”肾主水，主气化水液，肾气虚弱，不能行使主水之职，水气内停，郁滞血脉而变生诸证；治当温肾利水。

其三十六，水气病证，如第十四 21 条：“病者苦水，面目身体四肢皆肿，小便不利。”其证机是肾与关元阳气虚弱，不能主水而为水气，水气内结而上逆以变生诸证。

其三十七，寒湿黄汗证，如第十四 29 条：“身疼痛，烦躁，小便不利，此为黄汗。”其证机是寒湿之邪侵袭，阻遏阳气而不得转输津液，湿遏而为水邪，寒水相得，水道不利，则小便不利。

其三十八，酒毒黄疸证，如第十五 4 条：“夫病酒黄疸，必小便不利，其候心中热，足下热，是其证也。”其证机是酒毒湿热内结，湿热阻滞于中，气化不行则小便不利；治当清热利湿解毒。

其三十九，湿热黄疸证，如第十五 9 条：“脉沉，渴欲饮水，小便不利者，皆发黄。”《医宗金鉴・黄疸病》：“小便不利，湿郁也。”其证机是湿热蕴结，浊气熏蒸，湿阻阴津，热灼阴津，津既不得上承，又不得下行；治当清热利湿退黄。

【小便不利而赤】小便不利而短赤。见肝胆湿热夹瘀血证，如第十五 19 条：“黄疸，腹满，小便不利而赤，自汗出，此为表和里实，当下之。”其证机是湿热内蕴而肆虐，阻滞气机而不得气化水津，水气蓄结而不行；治以大黄硝石散，清肝理血、利胆退黄。

【小便不通】小便少而不通畅。见脾胃寒湿膀胱郁热谷疸证，如第十五 2 条：“风寒相搏，食谷即眩，谷气不消，胃中苦浊，浊气下流，小便不通，阴被其寒，热流膀胱，身体尽黄，名曰谷疸。”其证机是寒湿浸淫黄疸，久而不愈，郁久则化热，湿热之邪，下注于膀胱，以此不得气化水液则小便不通；治当温阳散寒、清热利湿，以理中丸与茵陈蒿汤加减。

【小便反不利】小便当利且反不利。见阳明水湿郁表证，如 192 条：“阳明病，初能食，小便反不利，大便自调，其人骨节疼。”《伤寒内科论·辨阳明病脉证并治》："其小便反不利，提示胃家转输功能失调，辨胃家本不当有小便不利，今反见之，则知阳明受邪，影响水液的正常代谢而致水湿停留。"其证机是阳明受邪而抗邪，水湿乘机郁于经气而不得下行，浸淫肌肤骨节。

【小便反少】小便不当少而反少。详见"无汗而小便反少"项。

【小便反多】小便量反而增多，见肾阴阳俱虚消渴证，如第十三3条："男子消渴，小便反多，以饮一斗，小便一斗。"《医宗金鉴·消渴小便利淋病》："饮水多而小便反多者，水消于下，故名下消也。"仲景言"反"者，以揭示小便量明显增多。肾为主水之脏，内寓真阴真阳，其阴阳俱虚不能气化与固摄水液，水因之而失藏，走泄于下，则小便量明显增多；治以肾气丸，温补肾阳、滋补肾阴。

【小便难】小便排出不畅，或欲小便不得，或小便伴有疼痛等表现。

其一，太阳中风证与阳虚证相兼，如20条："太阳病，发汗，遂漏不止，其人恶风，小便难，四肢微急。"《注解伤寒论·辨太阳病脉证并治》："小便难者，汗出亡津液，阳气虚弱，不能施化。"《尚论篇·太阳经上篇》："小便难者，津液外泄而不得下渗，兼以卫气外脱，而膀胱之化不行也。"其证机是阳虚不得气化，阴虚不得滋荣，故小便难；治当调和营卫、温阳化气，以桂枝加附子汤。

其二，脾胃虚寒证，如98条："不能食，而胁下满痛，面目及身黄，颈项强，小便难者。"《医宗金鉴·伤寒论注》："小便难者，数下夺津之候也，此皆由医之误下，以致表里杂揉，阴阳同病。"其证机是脾胃寒湿，寒湿内阻而不得气化，水不得正常代谢则小便难。

其三，阳明病证与太阳病证相兼，如189条："若下之，则腹满，小便难也。"《伤寒贯珠集·阳明篇下》："夫邪在里者已实，而在表者犹盛，于法则不可下，下之则邪气尽陷，脾乃不化，腹加满而小便难矣。"《伤寒经注·辨阳明病脉证并治》："若误下之，则表邪乘虚内陷，……兼以重亡津液，故小便难也。"其证机是阳虚而不化，寒气内结而津液不行；治当温阳散寒行津。

其四，阳明虚寒谷疸证及预后，如195条："阳明病，脉迟，食难用饱，饱则微烦，头眩，必小便难，此欲作谷疸。"又如第十五3条："阳明病，脉迟者，食难用饱，饱则微烦，头眩，小便必难，此欲作谷疸。"《伤寒溯源集·阳明篇》："必小便难者，寒邪在里，下焦无火，气化不行也。"其证机是阳明胃气虚弱，寒气与之相互搏结，虚寒之气上攻而内壅，水湿不得下行而内结。

其五，阳明少阳太阳兼证，如231条："鼻干，不得汗，嗜卧，一身及目悉黄，小便难，有潮热，时时哕，耳前后肿。"《伤寒内科论·辨阳明病脉证并治》："少阳胆气不利，疏泄不及则小便难。"其证机是少阳经脉经气阻滞不畅，津液为邪所遏而不得行，阳明邪热灼津，则小便难。

其六，寒饮郁肺气冲证，如第十二36条："气从小腹上冲胸咽，手足痹，其面翕热如醉状，因复下流阴股，小便难，时复冒者。"其证机是寒饮郁肺，肺气不得通调水道下行，水不得下行则小便难；治当温肺化饮、平冲下气，以桂苓五味甘草汤。

其七，水气热证的证机，如第十四8条："沉则脉络虚，伏则小便难，虚难相搏，水走皮肤，即为水矣。"《金匮要略心典·水气病》："而小便难，以不化之水，而当不行之气，则惟有浸淫躯壳而已，故曰虚难相搏，水走皮肤，即为水矣。此亦所谓阴气伤者，水为热蓄不下者也。"其证机是邪热内结，郁而不解，与水气相搏，水气内停而不得从小便去，则小便难。

其八，肺水气证，如第十四15条："肺水者，其身肿，小便难，时时鸭溏。"《金匮要略论注·水气病》："小便必因气化而出，气不化故小便难。"其证机是水气在肺，肺气为水气所遏而不得肃降通调水道，水不得走于膀胱而渗于肠间；治当肃降肺气以利水。

其九，脾水气证，如第十四16条："脾水者，其腹大，四肢苦重，津液不生，但苦少气，小便难。"《金匮要略心典·水气病》："小便难者，湿不行也。"其证机是脾主运化水湿，脾气失调，不得运化水湿，水湿因之而停于内，则小便难。

其十，妊娠膀胱血虚湿热证，如第二十7条："妊娠小便难，饮食如故。"《金匮要略方论本义·妇人妊娠病》："妊娠小便难，……血虚生热，津液伤而气化斯不利也。"其证机是素体膀胱血虚，湿热内生，湿热肆虐膀胱，气化不利而水气内停；治以当归贝母苦参丸，清热利湿、补血通窍。

【小便即难】小便出现困难。见少阴水气寒证证机，如第十四 9 条："少阴脉紧而沉，紧则为痛，沉则为水，小便即难。"《金匮要略编注二十四卷·水气病》："少阴肾脉，紧则寒邪凝滞正气于内，……曰沉则为水，决渎无权，小难即难。"其证机是少阴水气遏制气机，气不得化水，水气内阻而不通；治当温少阴、利水气，以麻黄附子汤。

【小便即利】小便不利经治疗后则通利。见肾中浊邪阴阳易证，如 392 条烧裩散用法中言："小便即利，阴头微肿，此为愈也。"指出少阴肾中精气亏损，邪热内扰可致小便不利，若经治疗后，邪热得泄，肾气得复，则小便即可通畅。

【小便即数】小便量多或次数多。见中焦消渴证，如第十三 8 条："趺阳脉数，胃中有热，即消谷引食，大便必坚，小便即数。"《金匮要略心典·消渴小便利淋病》："胃热则液干，故大便坚；便坚则水液独走前阴，故小便数。"其证机是胃中邪热内盛，不能使水液四布、运行、输达，逼迫水液偏走膀胱而为小便数。

【小便微难而不渴】小便不畅且伴有口不渴。见胞中水血证，如第二十二 13 条："妇人少腹满如敦状，小便微难而不渴。"《金匮要略心典·妇人杂病》："小便难，病不独在血矣；不渴，知非上焦气热不化。"其证机是产后瘀血不去，血不利而为水，水与血相结于胞中，影响膀胱的气化功能，则小便微难；不渴者，以揭示"此为水与血俱结在血室也"，而非热迫血分之口渴，是其不同；治以大黄甘遂汤，化瘀利水、洁净胞宫。

【小便微利则愈】小便不利而渐渐欲通利则病为向愈。见妊娠伤胎证，如第二十 11 条："太阴当养不养，此心气实，当刺泻劳宫及关元，小便微利则愈。"《金匮要略心典·妇人妊娠病》："当刺劳宫以泻心气，刺关元以行水气，使小便微利，则心气降而肺气自行矣。"指出因针刺劳宫，可泻心脾之气实，针刺关元可顺应肾气以和胎气，然则气机调和，浊去湿行而从小便通利，则病向愈。

【小便必难】小便一定困难。见少阴谵语热证，如 284 条："少阴病，咳而下利，谵语者，被火气劫故也，小便必难，以强责少阴汗也。"《伤寒论译释·辨少阴病脉证并治》："肾主二便，今强迫少阴之汗，津液受伤，化源不继，是以小便难。"《伤寒内科论·辨少阴病脉证并治》："火热之邪不仅劫持于心，且还下灼于肾阴，致阴津耗损，则小便化源不继，故小便难。"其证机是邪热灼伤阴津，阴津不得下行下滋；治当清热育阴生津，以猪苓汤。

【小便少】小便量比较少。

其一，太阳病证与下焦水气证相兼，如 127 条："小便少者，必苦里急也。"《伤寒内科论·辨太阳病脉证并治》："病为表里兼证，且以里证为主，里证缘因膀胱夙有失调，复加邪气侵及，致气化不利，水蓄膀胱呈小便少。"其证机是水气内停而阻结，并阻遏气机，气化水津不利，则小便少。

其二，阳明热结证，如 251 条："若不大便六七日，小便少者，虽不受食，但初头硬，后必溏，未定成硬，攻之必溏。"《伤寒来苏集·伤寒论注》："小便少者，恐津液还入胃中。"《伤寒内科论·辨阳明病脉证并治》："审小便少，便知津液未受阳明邪热逼迫偏渗膀胱，仍能还入肠中。"其证机是阳明邪热内盛而灼伤阴津，阴津尚能布行于肠间；治当泻热存阴，以承气汤类治之。

【小便数少】小便由量多或次数多转为量少或次数少。见阳明热结自愈证，如 203 条："今为小便数少，以津液当还入胃中，故知不久必大便也。"其证机是阳明热结，邪热因与正气相搏而渐衰，正气与阴津且能不断恢复，并能自我调节以运行阴津，使阴津走于肠道以减少小便次数，此小便少是病情向愈之征。并指出观察病人若小便由量多而转为量少，则知津液不再偏渗膀胱而能走于肠中，则病为向愈。

【小便利】或小便量多，或小便尚正常，或病从小便利去，或预测阴津的存亡等。

其一，表里兼证，如 59 条："小便不利者，亡津液故也，勿治之，得小便利，必自愈。"《伤寒论后条辨·辨太阳病脉证篇》："惟充其津液，得小便利而杂病皆愈。"《伤寒来苏集·伤寒论注》："欲小便利，治在益其津液。"《伤寒论本旨·汗吐下后并误治诸证》："以饮食调理，得津液生，而小便利，必自愈也。"指出病因津亏而小便不利而转为小便利，则预示阴津得复，病为向愈。

其二，阳明热结证，如 105 条："若小便利者，大便当硬。”《伤寒论直解·辨太阳病脉证篇》：“小便利者，津液偏注。”其证机是阳明邪热内结，燥屎内阻，津液尚未因热而损伤。

其三，表里兼证，如109条：“自汗出，小便利，其病欲解。”《注解伤寒论·辨太阳病脉证并治》：“刺期门以泻肝之盛气，肝肺气平，水散而津液得通，……内为小便利而解也。”指出肝气乘肺证，其肝热得泄，肺气得调，水道通调，其病为向愈。

其四，气血两燔证，如111条：“小便利者，其人可治。”《伤寒内科论·辨太阳病脉证并治》：“小便利，则知本病热盛而津未竭，生机尚存，曾如喻嘉言注：‘仲景以小便利一端，辨真阴亡与未亡最细，盖水出高源，小便利则津液不枯，肺气不逆可知也；肾以膀胱为府，小便利则膀胱之化行，肾水不枯可知也’，脾胃为化津运津之枢，小便利者，知后天生化之机犹存也。”指出邪热虽盛，但肺尚能主通调水道，肾尚能主水，脾尚能主行水，病者生化之机犹存，对此若能积极治疗，病可转危为安；治当清热泻火、凉血益阴，以白虎汤与桃核承气汤加减。

其五，太阳病证与中焦水气证相兼，如127条：“太阳病，小便利者，以饮水多，必心下悸。”《医宗金鉴·伤寒论注》：“今饮水多，而胃阳不充，即使小便利，亦必停中焦，而为心下悸。”《伤寒论译释·辨太阳病脉证并治》：“小便利，只表明下焦的气化如常，而饮水太多，来不及输布下行，势必停于中焦。”指出病在中焦而不在下焦，下焦气化功能尚可，故小便通利。

其六，阳明寒证，如197条：“阳明病，反无汗而小便利，二三日呕而咳，手足厥者，必苦头痛。”《伤寒内科论·辨阳明病脉证并治》：“寒在阳明，中阳为遏而未致虚，尚能气化布津，故小便利。”此言小便利当指小便尚属正常，因寒未伤津，故小便尚未发生明显变化。

其七，阳明热结证，如251条：“须小便利，屎定硬，乃可攻之。”指出阳明热结证，在其病理演变过程中，若邪热燥化逼迫津液偏渗于膀胱而不得濡润于肠道，症见小便利，则可加剧大便燥结病证。审大便燥结，观小便通利与否至为重要，从而提示辨证一定要全面认识证机与病证表现，不可顾此失彼。

其八，肾阳虚水泛证，如316条：“其人或咳，或小便利，或下利，或呕者。”审少阴肾阳虚水泛证既可见小便不利，又可见小便利，而小便不利重在阳气不得气化，小便利重在阳气不得固摄，其二者均是肾阳虚所致，是其相同。

其九，厥阴肝热厥逆证，如339条：“数日，小便利，色白者，此热除也。”《伤寒来苏集·伤寒论注》：“数日来，小便之难者已利，色亦者仍白，是阴阳自和，热除可知。”《伤寒内科论·辨厥阴病脉证并治》：“审厥阴肝热厥逆证，若其小便转利，色转清白，饮食转佳，则示厥阴肝热欲除，病为向愈。”小便利是邪热从下而去的重要标志之一。

其十，表里兼证，如第二17条：“湿家，下之，额上汗出，微喘，小便利者，死。”《金匮要略心典·痉湿暍病》：“小便利，下利不止，阴复决而下走，阴阳离绝，故死。”其证机是素体阳气虚弱，复因下法不当而大伤阳气，阳气虚弱不能固护内外，阴津从下而外泄，其预后不良。

【小便利则愈】小便不利转为小便利则病可向愈。

其一，太阳伤寒证与脾胃水气证相兼，如28条桂枝去桂加茯苓白术汤用法中言：“温服一升，小便利则愈。”《伤寒论本旨·汗吐下后病方》：“所以此方专在助脾和胃以生津液，宣化三焦之气，使津气周流，表里通达，小便自利，其邪亦解，故曰小便即愈。”审病为脾虚不能运化水津而为小便不利，经治疗之后，脾气恢复，能够运化水津则小便通利。

其二，膀胱阳郁水气证，如第二十8条葵子茯苓丸用法中言：“小便利则愈。”指出膀胱阳郁水气证的主要证候特点之一就是小便不利，经治疗之后，小便通利，标志水邪从下而去，病为向愈。

【小便利数】小便通利而量多或次数多。见消渴证，如第七1条：“或从汗出，或从呕吐，或从消渴，小便利数，或从便难，又被快药下利，重亡津液，故得之。”仲景言“小便利数”，以揭示消渴病的成因，或因肺失制而小便多，或因胃气热而小便多，或因肾失固而小便多，认识与理解“小便利数”既论肺痿的成因，又暗示肺痿证也有小便数，另详见“小便数”其四项。

【小便当数】小便应当量多或次数增加而反见次数不多且量亦不多。见阳明胃热盛证，如110条：“故其汗从腰以下不得汗，欲小便不得，反呕，欲失溲，足下恶风，大便硬，小便当数，而反不数及不多，大便已，头卓然而痛，其人足心必热，谷气下流故也。”《注解伤寒论·辨阳明病脉证并治》：“津液偏渗令大便硬者，小便当数。《经》：小便数者，大便必硬也，此以火热内燥，津液不得下通，故小便不数及多也。”《伤寒悬解·太阳经中篇》：“如此则小便当数而反不数者，津液枯也。”指出阳明胃热盛证，在通常情况下是小便增多，其证机是邪热迫津而偏渗，若津液为邪热所灼，则小便不多且少。

【小便当下】小便不利经治疗后出现小便通畅。见肠痈寒湿证，如第十八3条：薏苡附子败酱散用法中言：“顿服，小便当下。”仲景言“小便当下”乃指肠痈寒湿证可有小便不利证，若因用药，寒湿得除，阳气得通，气机气化复常则小便通畅得下。

【小便当利】小便由不利或不畅，经治疗后得以通畅。见阳明湿热发黄证，如236条茵陈蒿汤用法中言：“小便当利，尿如皂荚汁状，色正赤，一宿腹减，黄从小便去也。”《伤寒寻源·阳明篇》曰：“大黄行瘀，导在里之湿热，从小便而解。”指出湿热之邪不得内结而从小便去。

【小便则利】小便不利经治疗后出现小便通利。见胃脘有痰饮证，如第十二16条苓桂术甘汤用法中言：“小便则利。”其证机是痰饮阻于胃脘，遏阻阳气气化水液，水失阳气所化而变为痰饮，则小便不利，经治疗后，痰饮得化，水液得以布散，水道通畅，则小便通利。

【小便自利】或指小便正常，或指鉴别诊断，或指津液损伤后得以恢复等。

其一，下焦瘀血证，如124条：“其人发狂者，以热在下焦，少腹当硬满，小便自利者，下血乃愈。”仲景以“小便自利”，指出病变证机不在膀胱而在大肠或女子胞宫等，以别于桃核承气汤主膀胱瘀热证之小便不利。瘀血在下焦，若在膀胱，则小便不利加溺血；若在大肠，则膀胱气化正常，故小便自利。

其二，太阳病证与下焦瘀血证相兼，如125条：“小便自利，其人如狂者，血证谛也。”《注解伤寒论·辨太阳病脉证并治》：“身黄，脉沉结，少腹硬，小便自利，其人如狂者，非胃中瘀热。为热结下焦而为蓄血也，与抵当汤以下蓄血。”其证机是邪热与血相结而搏于下焦，血瘀经脉而滞涩不通；治以泻热祛瘀，以抵当汤。

其三，阳虚肌痹证偏于湿，如174条，又如第二23条：“若其人大便硬，小便自利者。”其证机是湿气内淫，阻滞气机，困阻脾气，脾气不得为胃家行其津行而偏渗于膀胱；治以桂枝附子去桂加白术汤即白术附子汤。

其四，太阴湿热证，如187条，又如278条：“太阴者，身当发黄；若小便自利者，不能发黄。”《尚论篇·阳明经下篇》：“太阴脉见浮缓，……若小便自利，湿热从水道暗泄，不能发黄也。”仲景指出辨太阴湿热发黄证的要点是审病人小便利与不利，又进一步明确指出，小便利则是区别湿热在太阴不发黄的审证要点之一，即“太阴者，身当发黄；若小便自利者，不能发黄”。

其五，大肠津亏热结证及大肠津亏燥热证或大肠津亏燥热内结证，如233条：“阳明病，自汗出，若发汗，小便自利者，此为津液内竭，虽硬不可攻之。”指出阳明热证，其邪热极易损伤津液或偏渗膀胱，以此而提示阴津损伤是阳明热结津亏证的主要病理变化之一，其病理病证不同于单一的热结证。

其六，肾著寒湿证，如第十一16条：“肾著之病，其人身体重，腰中冷，如坐水中，形如水状，反不渴，小便自利，饮食如故，病属下焦。”其证机是肾阳虚弱，复加寒湿侵淫，肾阳不能正常固摄水液，则小便自利而量偏多。

其七，脾肾水气虚证，如第十四12条：“此法当病水，若小便自利及汗出者，自当愈。”指出脾肾水气虚证，若其病证不重，正气虽虚，但能积极恢复以抗邪，若水气不胜正气，其病可自我向愈，其向愈的特点是小便不利转利，阳气气化水气则从汗出而解。

其八，脾胃阳郁夹热水气证，如第十四5条：“假如小便自利，此亡津液，故令渴也。”指出脾胃阳郁夹热水气证在其病变过程中有时出现口渴，但应与亡津液之口渴相鉴别，审亡津液之口渴，有因邪热伤津所致者，也有因津从小便而亡失所致者即小便自利之意，仲景言“小便自利”，主要揭示阴津从下而亡失。

其九，女劳疸即肾虚疸证，如第十五2条：“额上黑，微汗出，手足中热，薄暮即发，膀胱急，小便自利，名曰女劳疸。”指出肾虚疸证的病理变化不同于湿热黄疸证，湿热黄疸证其小便不利，而肾虚疸证则小便自利，小便利因于肾虚不能固摄，而不同于湿热胶结；治当滋肾清热，调气降浊，以肾气丸加茵陈蒿。

其十，气血虚发黄证，如第十五 22 条："男子黄，小便自利。"《医宗金鉴·黄疸病》："今男子黄而小便自利，则知非湿热发黄也。" 仲景言"小便自利"，以揭示辨气血虚发黄证的审证要点，不同于阳明湿热发黄证或肝胆湿热发黄证，更不同于火毒发黄证，临证应当重视鉴别诊断。因气血虚弱，尚未影响人体之气机气化水液功能，故小便自利。

【小便通利】小便通畅。见寒湿黄汗证，如第十四 2 条："不恶风者，小便通利，上焦有寒，其口多涎，此为黄汗。" 指出寒湿黄汗证，若病证表现比较重者，则会影响气化水津而小便不利；若病证表现比较轻者，尚未影响气机气化水津，则小便通利。

【小便续通】小便时有不畅，又时而通畅。见肝水气证，如第十四 14 条："肝水者，其腹大，不能自转侧，胁下腹痛，时时津液微生，小便续通。"《金匮要略心典·水气病》："小便续通，肝喜冲逆则疏泄，水液随之则上下也。" 指出辨肝水气病证，因肝主疏泄条达，津液的输布与运行和肝气疏泄条达息息相关，故辨除了审明肝水气病证的主要病理特征外，还要密切观察、了解病者津液输布与运行情况，若津液尚能化生、输布与运行，尤其是小便能自行通利，则知肝水气病证虽重，其预后良好。

【小便复利】小便由不利而为通利。

其一，少阴阳虚阴盛证，如 377 条，又如第十七 14 条："呕而脉弱，小便复利，身有微热，见厥者，难治。"《注解伤寒论·辨厥阴病脉证并治》："小便复利而大汗出，津液不禁阳气大虚也。"《伤寒经注·厥阴证治》："小便利，虚寒见于下也。" 其证机是阳虚不得气化，水津从下而去；治当温阳固摄，以四逆汤。

其二，阳虚阴盛假热霍乱证，如 389 条："既吐且利，小便复利，而大汗出，下利清谷。"《伤寒溯源集·附霍乱篇》："吐利则寒邪在里，小便复利，无热可知。"《伤寒论辨证广注·辨霍乱病脉证并治》："小便复利者，真气虚寒，不能摄水也。" 其证机是阳虚不能固摄，阴津从下而泄。

【小便数】小便次数增多，或小便量增加，或二者并见。

其一，太阳病证与阴阳两虚证相兼，如 29 条："伤寒，脉浮，自汗出，小便数，心烦，微恶寒，脚挛急，反与桂枝欲攻其表，此误也。"《医宗金鉴·伤寒论注》引赵嗣真曰："小便数，为下焦虚寒不能制水也。"《伤寒论辨证广注·辨太阳病脉证并治法中》："小便数者，阳虚气不收摄也。" 其证机是阳虚而不固摄，则小便量偏多或次数多。

其二，太阴脾约证，如 244 条："小便数者，大便必硬，不更衣十日，无所苦也。" 如 247 条，又如第十一 15 条："趺阳脉浮而涩，浮则胃气强，涩则小便数，浮涩相搏，大便则硬，其脾为约。" 其证机是脾的运化水津功能为邪热所约束，脾不得为胃家行其津液，津液不得下行于肠道，肠道不得津液濡润而失传导，则大便硬；又脾运化水津功能不能下行走于肠道而偏走于水道，即水液运行由胃经脾归肺而下行于膀胱则小便数即小便多。治当运脾滋脾、泻热通便，以麻子仁丸。

其三，阳明热结轻证，如 250 条："微烦，小便数，大便因硬者。" 其证机是阳明热内结，其邪热尚未消灼津液，且逼迫津液偏渗膀胱而不得滋润肠道，故小便数。辨小便数不同于太阴脾约证，在阳明者，有腹胀满或疼痛等；在太阴者，"不更衣十日，无所苦也"。

其四，虚寒肺痿证，如第七 5 条："肺痿，吐涎沫而不咳者，其人不渴，必遗尿，小便数，所以然者，以上虚不能制下故也，此为肺中冷。" 其证机是肺气虚弱，宣发肃降无权，不能通调、固摄水道，水不得固摄而走于下，则小便数；治当温肺益气、散寒止逆，以甘草干姜汤。

其五，水气里证，如第十四 4 条："渴而下利，小便数者。" 其证机是水气内结而津不得行，水气内斥而下注下迫，阴津被夺而下流。

其六，脾胃水气热证，如第十四 7 条："趺阳脉当伏，今反数，本自有热，消谷，小便数，今反不利，此欲作水。"《金匮要略心典·水气病》："热则当消谷而小便数，今反不利，则水液日积，故欲作水。" 其证机是胃中有热，热迫津液而偏渗则小便数。

【小便自可】小便量及次数尚属正常。见阳明病证与少阳病证相兼，如 229 条："阳明病，发潮热，大便溏，小便自可，胸胁满不去者。"《伤寒溯源集·阳明下篇》："小便自可，尤知邪热未深，故气化无乖，而经邪尚未尽入也。"《伤寒论译释·辨阳明病脉证并治》："小便不数而是自可，这就表明燥实的程度尚不太甚。"其证机是阳明邪热内扰而尚未损伤阴津，少阳胆热内郁而逆于经脉。

【小便自调】小便通畅自和。见肠痈热瘀证，如第十八4条："肠痈者，少腹肿痞，按之即痛如淋，小便自调，时时发热，自汗出，复恶寒。"仲景言"小便自调"辨证意义有二，一指病位不在膀胱而在肠中，另一指邪热与血相结而尚未损伤阴津；治当泻热凉血、化瘀散痈，以大黄牡丹汤。

【小便如粟状】小便淋沥不爽，尿道涩痛或灼痛。见淋证，如第十三7条："淋之为病，小便如粟状，小腹弦急，痛引脐中。"《金匮要略心典·消渴小便利淋病》："云小便如粟状，即后世所谓石淋是也。乃膀胱为火热燔灼，水液结为滓质，犹海水煎熬而成咸碱也。"《医宗金鉴·消渴小便利淋病》："淋则溲数，水道涩少而痛，有不同也。小溺出，状如粟米者，即今之所谓石淋也。"其证机是邪热下迫下注膀胱而灼伤脉络，并扰乱膀胱的气化功能，水气与邪热相搏而壅滞阻结不通；治当清热通淋，化气利水。

【小便已】小便之后。

其一，阴阳两虚证，如88条："汗家，重发汗，必恍惚心乱，小便已，阴疼。"《舒氏伤寒集注·辨太阳病脉证》："小便已，阴疼者，阳气大虚，便出则气愈泄，而化源伤，故便前疼为实，便后疼为虚。"《伤寒论浅注·辨太阳病脉证》："若重发其汗，则心主神气无所依，必恍惚心乱，且心主之神气虚，不能下交于肾，而肾气亦孤，故小便已而前阴溺管之中亦疼，与禹余粮丸。"其证机是阳气不得顾护，阴津不得滋养，治以禹余粮丸，调补阴阳。仲景所言"小便已"，主要揭示心肾阳虚之人，阴津易损，便后有阴津不得滋养筋脉。

其二，暑热津气两伤证，如第二25条："小便已，洒洒然毛耸，手足逆冷，小有劳，身即热，口开，前板齿燥。"《金匮发微·痉湿暍病》："小便已，洒淅然毛耸者，暑令阳气大张，毛孔不闭，表虚而外风易乘也。"其证机是暑热之邪侵袭阳明，灼伤阴津，津不得滋荣，小便后相对津液不足，卫气不固。

【小便白】小便清长而无混浊。见少阴寒证的基本脉证，如282条："小便白者，以下焦虚有寒，不能制水，故令色白也。"《伤寒经注·少阴温散》："若小便黄赤，即是热证，今小便色白，是下焦虚寒，不能克制寒水之气，故令溺白，当用温补，而不当寒下也。"其证机是少阴阳气虚弱，寒气内生或外袭，寒气充斥上下，阳气不得气化阴津而下注。

【小便色白者】小便色白而清长且无混浊。详见"小便白"项。

【小便赤】小便色泽赤或浊或黄。见心肺阴虚内热证，如第三1条："如寒无寒，如热无热，口苦，小便赤，诸药不能治，得药则剧吐利，如有神灵者，身形如和，其脉微数。"其证机是心肺阴虚内热，其邪热又灼损阴津，阴津复被邪热所耗，故小便短赤；治当清心肺之热，育心肺之阴。

【小便色不变】小便色泽及量尚属正常。见脾胃寒湿发黄证，如第十五20条："黄疸病，小便色不变，欲自利，腹满而喘，不可除热。"《金匮要略论注·黄疸病》："此言黄疸中有真寒假热者。谓内实小便必赤，今色不变加自利，虚寒也。"辨发黄证，其证机若是湿热之机，小便不利而黄；若是寒湿之机，小便大多尚属正常。其证机是寒湿浸淫，水津运行尚未因寒而阻滞，故小便尚属正常。

【小便正黄】小便色黄如柏汁。见肝胆瘀血湿热证，如第十五14条硝石矾石散用法中言："病随大小便去，小便正黄，大便正黑，是候也。"其证机是湿热之邪肆虐肝胆，迫使胆汁不循常道而逆于经脉肌肤之中，经治疗后，湿热之邪不得留结而从小便去，故小便色正黄。

【小差】病证没有完全痊愈，或言疾病向好的方面转化；或指病证趋于缓解且未痊愈；或言疾病初愈。详见"刺之小差"及"当时如小差"项。

【小邪中里】邪气侵袭肌表营卫的病理病证。详见"大邪中表"项。

【小逆】治疗不当或错误而引起的病证。见脾胃阴虚证，如120条："以医吐之所致也，此为小逆。"《伤寒内科论·辨太阳病脉证并治》："本论以辨表里兼证为出发点，并暗示鉴别诊断，继而详论脾胃阴虚证的辨析，同时还暗示辨脾胃阴虚之朝食暮吐证，不同于阳亡阴竭之朝食暮吐证，故称'小逆'。"指出辨脾胃阴虚重证因误用"吐法"所致，其不是病理演变在加剧，而是因治疗不当或错误所引起，故仲景曰"此为小逆"。

【小疮即粉之】疮疡较小者可外用药涂之。见伤科、疡科、妇科血瘀气郁证，如第十八6条王不留行散用法中言："小疮即粉之，大疮但服之，产后亦可服。"仲景所言"小疮"仍是与"大疮"相对而言，即伤口比较小者，其治疗以外用药涂疮疡，则可达到预期治疗目的。此疮疡即指肌肤之"疮"，因于外界创伤所为，如刀、斧、枪、弹等物所引起的伤口或疮疡。

【小结胸病】小结胸病证候表现。见胃脘痰热证，如138条："小结胸病，正在心下，按之则痛，脉浮滑者。"《医宗金鉴·伤寒论注》："小结胸，邪浅热轻，病正在心下硬满，按之则痛，不按不痛，脉浮滑，故用小陷胸汤以开其结，涤其热也。"其证机是邪热与痰饮相互搏结于胃脘，阻滞气机而不通；治以小陷胸汤，清热涤痰开结。

【小麦（小麦汁）】小麦为禾本科一年生草本植物小麦成熟的颖果。

性味：甘，微寒，无毒。

功用：养心除烦，利小便。

主治：心悸心烦，气短乏力，失眠多梦，善太息。

《名医别录》曰："除热，止燥渴，利小便，养肝气，止漏血，唾血。"

入方：见厚朴麻黄汤、甘麦大枣汤、白术散加减。

用量：

用量		经方数量	经方名称
古代量	现代量		
一升	24g	2方	甘麦大枣汤、厚朴麻黄汤
仲景未言用量		1方	白术散

化学成分：含淀粉、蛋白质、糖类、糊精、脂肪、粗纤维、油酸、亚油酸、棕榈酸、硬脂酸、甘油酸、谷甾醇、卵磷脂、尿囊素、精氨酸、淀粉酶、麦芽糖酶、蛋白酶、外源凝集素、维生素E。

药理作用：抗疲劳作用，增强抗病能力，提高机体免疫力，升高外周白细胞作用，镇静作用。

【小麦汁服之】小麦取汁以调服方药。见妊娠脾胃寒湿证，如第二十10条白术散用法中言："复不解者，小麦汁服之。已后渴者，大麦粥服之。病虽愈，服之勿置。"《金匮要略直解·妇人妊娠病》："呕不止，再易小麦汁以和胃。"指出因小麦汁具有调和脾胃作用，故以小麦汁调和方药则有助于方药更好地发挥治疗作用。

【小烦】或有轻微心烦，或言胃脘部有烦热感。见霍乱证差后应注意饮食调护，如391条："吐利，发汗，脉平，小烦者，以新虚不胜谷气故也。"《伤寒贯珠集·太阳篇下》："邪解则不当烦，而小烦者，此非邪气所致，经吐下后胃气新虚，不能消谷，谷盛气衰，故令小烦，是当和养胃气，而不可更攻邪气者也。"指出任何疾病初愈，其脾胃之气尚弱，消化功能尚未全复，饮食若稍有不当，则易影响脾胃之气而引起胃脘烦热，或上扰于心有轻微心烦。

【小肠】十二指肠、空肠、回肠，统称为小肠。小肠上接幽门，与胃相接，下连大肠，是机体对饮食进行消化、吸收与转输精微，下输糟粕的重要器官。又，《内经》记载有关小肠的生理包括大肠、尿道部分功能。《素问·灵兰秘典论》："小肠者，受盛之府，化物出焉。"如第十一19条："小肠有寒者，其人下重，便血；有热者，必痔。"

【小肠有寒】寒邪侵袭于小肠的病理病证。见下焦辨证，如第十一19条："小肠有寒者，其人下重，便血；有热者，必痔。"《金匮要略心典·五脏风寒积聚病》："小肠有寒者，能腐不能化，故里下重，阳不化则阴下滑，故便血。"其证机或因阳虚寒从内生，或因饮食生冷，或因寒邪侵袭以此变生小肠寒证；治当温阳散寒、通调腑气，方用参黄土汤与理中丸加减。

【小腹】位于脐旁开1寸左右以下至毛际处，膀胱、胞宫居焉，称为小腹。如第十二36条："寸脉沉，尺脉微，手足厥逆，气从小腹上冲胸咽，手足痹，其面翕热如醉状，因复下流阴股，小便难，时复冒者，与茯苓桂枝五味甘草汤，治其气冲。"

【小腹满】小腹胀满。见冷结膀胱关元证，如340条："病者手足厥冷，言我不结胸，小腹满，按之痛者，此冷结在膀胱关元也。"《伤寒内科论·辨厥阴病脉证并治》："病在下焦，寒结而阴凝，阳气不通则小腹满，按之痛。"其证机是寒气结于膀胱关元，阻滞阳气而不通则小腹胀满；治当温阳补虚，散寒通滞。

【小腹弦急】小腹急结不舒服或疼痛或胀满。见淋证，如第十三7条：“淋之为病，小便如粟状，小腹弦急，痛引脐中。”《医宗金鉴·消渴小便利淋病》：“小便不利及淋病，皆或有少腹弦急，痛引脐中之证。”其证机是邪热下迫下注膀胱而灼伤脉络，并扰乱膀胱的气化功能，水气与邪热相搏而壅滞阻结不通；治当清热通淋，化气利水。

【小有劳】稍有轻微劳动。见暑热津气两伤证的基本脉证，如第二25条：“小便已，洒洒然毛耸，手足逆冷，小有劳，身即热，口开，前板齿燥。”指出暑热气津两伤证，其气虚明显者则不耐劳动，劳则更伤气也。

【小儿】14岁以下儿童。如《小儿卫生总微论方·大小论》：“当以十四岁以下为小儿治。”根据小儿不同阶段的发育期，又将其分为：胎儿期、新生儿期、婴儿期、幼儿期、幼童期、儿童期6个阶段。见寒饮郁肺夹热喘逆证，如第七14条小青龙加石膏汤用法中言：“强人服一升，羸者减之，日三服，小儿服四合。”

【小儿服四合】小儿服用小青龙加石膏汤汤剂用量4合（24~32mL）。见寒饮郁肺夹热喘逆证，如第七14条小青龙加石膏汤用法中言：“强人服一升，羸者减之，日三服，小儿服四合。”指出小青龙加石膏汤对小儿用药剂量不同于成年人，提示治疗用药定量且当因人因年龄而异。

【小儿疳虫蚀齿方】

组成：雄黄　葶苈

用法：上二味，末之，取腊日猪脂熔，以槐枝绵裹头四五枚，点药烙之。

功用：消肿活血，杀虫生肌。

适应证：小儿疳热生虫证。牙齿虫蚀，牙齿黄或黑，牙龈糜烂或肿或痛等牙齿疾患。

解读方药：

1. 诠释方药组成：方中雄黄杀虫解毒；葶苈子解毒散结；猪脂凉血润燥；槐枝凉血散邪。

2. 剖析方药配伍：葶苈子与雄黄，属于相使配伍，泻热燥湿解毒；猪脂与槐枝，属于相使配伍，凉血润燥解毒；雄黄与猪脂，属于相反配伍，猪脂制约雄黄温燥之性，并减弱雄黄毒性。

3. 权衡用量比例：葶苈子与雄黄用量为相等，提示药效清热与温化之间的用量调配关系，以治郁毒。

【小柴胡汤】

组成：柴胡半斤（24g）　黄芩三两（9g）　人参三两（9g）　半夏洗，半升（12g）　甘草炙三两（9g）　生姜切，三两（9g）　大枣擘，十二枚

用法：上七味，以水一斗二升，煮取六升，去滓，再煎取三升。温服一升，日三服。若胸中烦而不呕者，去半夏、人参，加栝楼实一枚；若渴，去半夏，加人参合前成四两半，栝楼根四两；若腹中痛者，去黄芩，加芍药三两；若胁下痞硬，去大枣，加牡蛎四两；若心下悸，小便不利者，去黄芩，加茯苓四两；若不渴，外有微热者，去人参，加桂枝三两，温覆微汗愈；若咳者，去人参、大枣、生姜，加五味子半升，干姜二两。

功用：清胆热，调气机，和中气。

适应证：

1. 少阳胆热气郁证：口苦，目眩，咽干，往来寒热，胸胁苦满，或胁痛，或胁下痞硬，嘿嘿（即默默——表情沉默，不欲言语），不欲饮食，心烦，喜呕，两耳无所闻，大便硬或不大便，舌红，苔薄黄，脉弦。

2. 少阳胆郁发黄证：腹痛，胃脘满闷，口苦，呕吐，胸胁苦满，身黄目黄，小便不利而黄，舌红，苔薄黄，脉弦数。

3. 妇人热入血室证：发热恶寒，经水适来或适断，少腹急结，经水有紫块，急躁，心烦，胸胁苦满，或昼日明了，夜则谵语，舌红，苔黄，脉弦迟。

4. 产后郁冒证：头昏，目眩，胸闷不舒，呕不能食，大便硬，头汗出，或手足冷，苔薄，脉弱。

配伍原则与方法：胆热证其基本病理病证，一是邪热在胆而壅滞经气，一是胆气为邪所困而不疏，所以治疗胆热证，其用方配伍原则与方法必须重视以下几个方面。

1. 针对证机选用清胆热药：胆主气机，主疏泄情志，参于心主神明。邪热侵袭少阳胆，最易扰乱气机，肆虐神明，影响情志。症见胸胁苦满，往来寒热，默默（表情沉默，不欲言语），心烦，治当清泻少阳胆热。由于邪热侵袭少阳胆有其特殊的病理特征，故在用清少阳胆热时，一定还要尽可能选用既有清热作用，又有疏达气机，更有调理情志的作用，以冀清泻邪热而有利于气机畅通，调理气机而有情志和调。如方中柴胡、黄芩。

X

2. 合理配伍升降气机药：少阳胆主春升之气，春气升则万物从之；并疏达气机，使气机和调，既主升发又主降泄，故在治疗少阳胆热时，用药尽可能合理配伍既具有升达清气作用，又具有降泄浊气作用，以此而用则有利于邪热消散，气机得畅，病证得解。如方中半夏、生姜。

3. 妥善配伍补气药：邪热之所以侵袭少阳胆，其先决条件是因少阳胆有正气不足，正如仲景所说："血弱气尽，腠理开，邪气因入，与正气相搏，结于胁下。"因此，在治疗少阳胆热病证，必须妥善配伍补气药，以使正气得复而能积力抗邪于外。如方中人参、大枣、甘草。

解读方药：

1. 诠释方药组成：方中柴胡清疏少阳；黄芩清泄少阳；半夏醒脾和中降逆；生姜宣散郁结；人参、甘草、大枣益气补中。

2. 剖析方药配伍：柴胡与黄芩，属于相使配伍，柴胡清热偏于透解，黄芩清热偏于内消。半夏与生姜，属于相使配伍，理脾和胃，宣降气机，半夏偏于降逆，生姜偏于宣发。人参与大枣、甘草，属于相须配伍，增强补益中气。柴胡、黄芩与半夏、生姜，属于相反配伍，柴胡、黄芩清热，半夏、生姜温中，寒药用量大于温热，半夏、生姜制约柴胡、黄芩寒清凝滞。柴胡与人参，属于相反相使配伍，相反者，寒热同用；相使者，柴胡清热升清，人参益气升清。柴胡、黄芩与甘草，属于相反配伍，甘草制约柴胡、黄芩苦寒清热伤胃。

3. 权衡用量比例：柴胡与黄芩用量比例是8∶3，提示药效辛透与苦清之间的用量调配关系，以治少阳胆热；半夏与生姜用量比例是4∶3，提示药效降逆与宣散之间的用量调配关系，以治浊气壅滞；人参与大枣、甘草用量比例是3∶10∶3，提示药效大补与缓急之间的用量调配关系，以治气虚；柴胡、黄芩与生姜、半夏用量比例是8∶3∶3∶4，提示药效清热与温降寒散之间的用量调配关系；人参与柴胡用量比例是3∶8，提示药效益气与清热之间的用量调配关系，以治热伤气。

药理作用：

1. 保肝作用：对四氯化碳诱发的小鼠慢性肝损伤能抑制肝胶原纤维的增生，促进肝细胞的再生；对D-半乳糖胺和异氰酸α-萘酯等造成的小鼠肝损伤对肝细胞有明显的保护作用和修复作用；可使SGPT和SGOT活性下降，其抑制率达65%~70%，可阻止格利森细胞浸润，可阻止谷氨酸合成酶活性下降，可提高肾上腺功能；能抑制酒精性脂肪肝的发生，并能降低肝中脂质过氧化物的水平；可使抗-HBc抗原转阴，并且具有抗炎、免疫功能调节、膜稳定及诱导干扰素、改善SGPT活性度、增强机体免疫力和抗炎、抑制肝硬化向肝癌发展等多种功能；可使小鼠肝脏的酪胺酸氨基转移酶（TA）活性上升，其作用随剂量增加而增强（伤寒杂病论汤方现代研究及应用，1993：29）；对阻塞性黄疸肝功能的恢复能降低血清谷草转氨酶、谷丙转氨酶、胆碱酯酶、碱性磷酸酶、总胆红素；对慢性丙型肝炎各种纤维化的抑制作用。

2. 利胆作用：促进胆汁分泌，增加其排泄量，提高胆汁中胆酸及胆红素含量，增大胆固醇—胆盐系数。

3. 抗炎作用：对各种实验性炎症都有抑制作用，其机制主要是促进内源性糖皮质激素增加和加强糖皮质的作用；能使肝酪氨酸转氨酶（TAT）活性升高（肝酪氨酸转氨酶是糖皮质激素诱生的一种蛋白质）；可促进垂体—肾上腺功能即介导ACTH的增加而刺激肾上腺皮质重量增加，以及分泌糖皮质激素增多以外，还可加强糖皮质激素的作用；可降低甾类激素引起的血清β-脂蛋白和脂质氧化物（LPO）升高，并抑制甾类激素引起肝重量的增加；抑制强的松龙所致的肾上腺重量减轻，并使血中11-去氧皮质酮浓度上升和阻止强的松龙导致的降低作用，既能减少脾细胞中的溶血斑形成细胞，又能抑制强的松龙导致的减少，故具有双向性作用；刺激丘脑下部-垂体，促进肾上腺皮质激素的分泌，也可直接作用于炎症细胞，抑制花生四烯酸的级联过程，抑制中性粒细胞的功能而发挥抗炎作用，同时抑制肝脏的皮质激素代谢，使血中内源性皮质激素浓度升高；能拮抗孕酮、放线菌素D、放线菌酮，而具有激素样作用；能阻碍花生四烯酸连锁反应中环氧合酶活性，抑制血中前列腺素E_2的生成和血小板聚集（伤寒杂病论汤方现代研究及应用，1993：29）。

4. 增强免疫功能的作用：对巨噬细胞作用能显著提高网状内皮系统的吞噬指数，并伴有肝脏重量的增加；能显著提高巨噬细胞对乳胶微粒的吞噬率及吞噬指数；显著激活补体系统，并显著

X

增强单核-巨噬细胞系统的吞噬能力及溶酶体酶活力，这在保护宿主免遭微生物侵袭方面发挥重要作用；对羊红细胞及脂多糖抗体反应的作用是对强的松龙引起的羊红细胞抗体反应的抑制有恢复作用，有激活T细胞的功能；可改善角叉菜聚糖（Carrageenan）引起的脂多糖溶血空斑形成细胞数量的抑制，增强吞噬功能，改善对抗体产生的抑制；对外周血单核细胞呈剂量依赖性地增加干扰素的产生，有免疫修饰活性；对单个核细胞可以增加自然杀伤细胞（NK）活性；可增加T细胞克隆的形成；增加淋巴因子激活的杀伤细胞（伤寒杂病论汤方现代研究及应用，1993：29）。

5. 降血脂及抗动脉粥样硬化：对蛋白尿、高脂血症有抑制作用，同时也改变病理变化；抑制血中胆固醇含量；显著抑制尿中蛋白排泄量［和汉医药学杂志，1990（1）：12-17］；对血细胞凝集纤溶系统的影响有抗血小板凝集作用，可能与它的激素样及非激素样两类抗炎作用的机制有联系；对血细胞凝集纤溶因子的影响能调节血细胞凝集纤溶的有关因子，对其功能有促进作用；能显著降低肝中总胆固醇（TC）和三酰甘油（TG）水平；对动脉硬化指数的上升却有显著抑制作用；减少高血脂引起的内膜肥厚的厚度，减轻内膜肥厚处的坏死性物质、胶原纤维及平滑肌纤维的增生、胆固醇结晶及钙质沉着，对中膜的胶原纤维、弹性板的断裂均有改善作用［现代东洋医学，1989（4）：80-90］。

6. 对脑神经的作用：对大鼠不同脑区单胺类神经递质及代谢产物含量的影响，实验表明对5-羟色胺能神经元及多巴胺能神经元有激活作用［中药药理与临床，1992（1）：5］。

7. 抗肿瘤作用：体外实验小鼠可以直接使腹腔渗出的巨噬细胞激活，而活化的巨噬细胞有抗肿瘤作用；体内实验小鼠能明显延长其生长日数；对腹腔注射丝裂霉素灭活的肿瘤细胞，使灭活的肿瘤细胞与腹腔渗出细胞作用后再取出腹腔渗出细胞，这样的腹腔渗出细胞有明显的抗肿瘤作用，说明抗肿瘤作用必须有体内的某些因子参与；能拮抗5-氟尿嘧啶、环磷酰胺抑制机体免疫功能，由5-氟尿嘧啶和环磷酰胺致死的肿瘤细胞中游离出来的抗原，能促进免疫效应，对网状内皮系统及补体 C_3 具有激活作用的芸芝多糖（PS-K）、酸膜多糖（RA-P）等抑制肝脏微粒体的药物代谢酶系统，阻碍具有杀伤细胞作用的抗癌药物在肝脏内代谢，增强抗肿瘤作用（伤寒杂病论汤方现代研究及应用，1993：29）；对1，2-二甲肼诱发大鼠结肠癌的DNA-合成酶活性的抑制作用；对小鼠肺组织中肿瘤坏死因子α和白介素-1β生成的增加作用可使小鼠肺组织中的TNF-α和IL-1β的含量明显增高［和汉医药学杂志，1995（2）：142-146］。

8. 抗衰老作用：对老龄大鼠体重的增加及肾脏、肾上腺的减轻有明显抑制作用而显示抗衰老作用［现代东洋医学，1990（2）：75-80］；对枯否细胞细胞质中雌二醇受体量具有浓度依赖性增加。

9. 抗菌及抗病毒作用：对单核细胞增多性李氏忒菌感染的保护作用主要体现在能显著地促进机体解除腹腔内的细菌，提高腹腔巨噬细胞杀菌活性，诱导增加巨噬细胞积聚的作用，增强抗原特异性免疫反应［Takuya Kawakita. Immunopharmacology and Immunotoxicology，1983（3）：345-346］；对末梢血抑制性T细胞和辅助T细胞功能的诱导作用［汉方医学，1985（3）：21］；对艾滋病病毒感染的病人外周单核细胞在体外的免疫调节作用。

另外，还能明显地抑制了被杀白细胞激发的中性粒细胞的活性氧释放功能，表明本方能抑制活性氧释放的作用［日本东洋医学杂志，1993（5）：145］；抗惊厥作用、解热作用等。

【小青龙汤】

组成：麻黄去节，三两（9g）　芍药三两（9g）　细辛三两（9g）　干姜三两（9g）　甘草炙，三两（9g）　桂枝去皮，三两（9g）　五味子半升（12g）　半夏洗，半升（12g）

用法：上八味，以水一斗，先煮麻黄，减二升，去上沫，内诸药，煮取三升，去滓。温服一升。若渴，去半夏，加栝楼根三两；若微利，去麻黄，加荛花，如一鸡子，熬令赤色；若噎者，去麻黄，加附子一枚，炮；若小便不利，少腹满者，去麻黄，加茯苓四两；若喘，去麻黄，加杏仁半升，去皮尖。且荛花不治利，麻黄主喘，今此语反之，疑非仲景意。（编者注：后20字恐是叔和按语混入正文，当删）

功用：温肺化饮，解表散邪。

适应证：

1. 寒饮郁肺证：咳嗽，气喘，痰多清稀色白，甚则不能平卧，或恶风寒，舌淡，苔薄白，脉紧或沉。

2. 太阳伤寒证与寒饮郁肺证相兼：发热，恶风寒，无汗，头痛，咳嗽，气喘，或口渴，或小便不利，少腹满，或噎，舌淡，苔薄白，脉浮紧。

3. 溢饮寒证：身体重，四肢肿，无汗，恶风寒，口不渴，舌淡，苔薄白，脉弦紧。

配伍原则与方法：寒饮郁肺证其基本病理病证，一是寒气袭肺而不宣发，一是肺气不降而浊气上逆，一是肺气不能通调水道，所以治疗寒饮郁肺证，其用方配伍原则与方法必须重视以下几个方面。

1. 针对证机选用宣肺散寒药：肺主气，其气主清净宣发于上，肃降于下。若寒邪侵袭于肺，肺气不得肃降而上逆，则症见咳嗽、气喘，其治当宣肺散寒，以使寒邪从上而出。如方中麻黄、桂枝、细辛、干姜。

2. 合理配伍降肺气药：肺的生理特性是既宣发于上，又肃降于下，肺气宣降有序，始可职司气机升降以行呼吸。寒邪袭肺，肺气不得肃降而上逆。又肺主通调水道，肺气不降而水气停留，寒气乘机与水气相搏而为饮邪，饮邪又加剧肺气不得肃降于下。因此，治疗寒邪袭肺，只有将宣肺与降肺有机地结合，才能使肺气既宣又降。在合理配伍降肺药时，最好选用具有燥湿化饮作用的，以此而用才能达到降肺化饮之目的。如方中半夏。

3. 妥善配伍敛肺药：寒邪袭肺，其治必当温散，温散虽可散寒化饮，但用之稍有不当，其温则易损伤肺津，耗散肺气。因此，在治疗寒饮郁肺证，除了用温散药外，最好还要配伍收敛肺气药，收敛肺气有利于肺气肃降于内，以免温散药伤津伤气。如方中五味子。

4. 适当选用寒性药：寒邪袭肺，其治固然当选用温热药，可在用温散药时，稍有不当则会引起温热药与寒饮之邪发生格拒，即温热药不能直达病所，反而引起其他变化，对此一定要适当配伍寒性药，以使寒性药能引温热药入阴而起到散寒化饮，温宣降气作用。如方中芍药。

解读方药：

1. 诠释方药组成：方中麻黄解表散寒，宣肺平喘；桂枝解表化饮，温肺化饮；半夏降肺温肺，化饮止咳，燥湿醒脾；干姜温肺散寒，温阳化饮；细辛温阳化饮；五味子收敛肺气；芍药补血敛阴；甘草补益中气。

2. 剖析方药配伍：麻黄与桂枝、细辛，属于相须配伍，增强治表散寒，治里温肺；麻黄与干姜，属于相使配伍，温肺宣肺化饮；干姜与细辛，属于相使配伍，温肺化饮；五味子与干姜、细辛，属于相反配伍，五味子敛阴，干姜、细辛化饮，五味子制约干姜、细辛温化伤阴；麻黄与半夏，属于相使配伍，麻黄治肺偏于宣发，半夏治肺偏于降泄；麻黄与五味子，属于相反配伍，五味子制约麻黄宣发耗散，麻黄制约五味子敛肺留邪；麻黄与芍药，属于相反配伍，麻黄宣发，芍药益血，芍药制约麻黄宣发伤血；麻黄与甘草，属于相反配伍，麻黄宣发，甘草补益，甘草制约麻黄宣肺伤气；五味子与芍药，属于相使配伍，敛阴益血；五味子与甘草，属于相使配伍，酸甘化阴，益气缓急。

3. 权衡用量比例：麻黄与桂枝、细辛用量比例是1∶1∶1，提示药效宣肺与化饮之间的用量调配关系，以治风寒或寒饮；麻黄与干姜用量比例是1∶1，提示药效宣肺与温肺之间的用量调配关系，以治寒咳；干姜与细辛用量比例是1∶1，提示药效温肺与化饮之间的用量调配关系，以治寒饮；五味子与干姜、细辛用量比例是4∶3∶3，提示药效益阴敛肺与温肺化饮之间的用量调配关系，以治咳喘；麻黄与半夏用量比例是3∶4，提示药效宣肺与降逆之间的用量调配关系，以治气逆；麻黄与五味子用量比例是3∶4，提示药效宣肺与敛肺之间的用量调配关系；麻黄与芍药用量比例是1∶1，提示药效宣发与补血之间的用量调配关系；麻黄与甘草用量比例是1∶1，提示药效宣肺与益气之间的用量调配关系；五味子与芍药用量比例是4∶3，提示药效敛肺与补血之间的用量调配关系；五味子与甘草用量比例是4∶3，提示药效敛肺与益气之间的用量调配关系，以治肺伤。

本方配伍特点是：一是宣散之中有收敛，宣散不伤肺气，收敛不留邪气；二是化饮之中有生津，化饮不耗肺阴，生津不助饮邪，以冀肺气宣降有常，主司其职。

药理作用：

1. 平喘作用：对哮喘大鼠肺组织糖皮质激素受体（GCR）和β受体（βAR）水平具有明显上升作用［中成药，1998（6）：32-33］；能够明显稳定肥大细胞膜，抑制其脱颗粒，从而抑制过敏介质的释放而达平喘的作用［中成药，1998

(3)：32–33]；对抗组织胺的活性成分而解除支气管平滑肌痉挛。

2. 抗过敏作用：对 IgE 血清与致敏肥大细胞脱颗粒、对用苦基氯所致鼠耳增厚的迟发型超敏反应、组织胺、乙酰胆碱及抗体生成、过敏介质释放等均有抑制作用；对于豚鼠的游离肺组织，能松弛由卵白蛋白致敏的以及正常肺组织的自发性张力［国外医学·中医中药分册，1988（5）：54］。

另外还具有对血浆氢化可的松及 ATCH 上升具有促进作用而改善肾上腺皮质功能；能够扩张离体兔耳血管，使血灌流量显著增加（伤寒杂病论汤方现代研究及应用，1993：27）；解除支气管平滑肌痉挛，止咳平喘，祛痰等作用。

【小青龙加石膏汤】

组成：麻黄去节，三两（9g）　芍药三两（9g）　细辛三两（9g）　干姜三两（9g）　甘草炙，三两（9g）　桂枝去皮，三两（9g）　五味子半升（12g）　半夏洗，半升（12g）　石膏二两（6g）

用法：上九味，以水一斗，先煮麻黄，去上沫，内诸药，煮取三升。强人服一升，羸人减之，日三服，小儿服四合。

功用：温肺兼清，化饮平喘。

适应证：寒饮郁肺夹热喘逆证。咳嗽，气喘，胸胀闷塞，烦躁而喘，咳嗽量多而黏结或痰黄稠，呼吸不畅，口干，大多不欲饮水，舌淡，苔白滑或黄白相兼而燥，脉浮或沉紧。

解读方药：

1. 诠释方药组成：方中麻黄解表散寒，宣肺平喘；桂枝解表化饮，温肺化饮；半夏降肺温肺，化饮止咳，燥湿醒脾；干姜温肺散寒，温阳化饮。细辛温阳化饮；五味子收敛肺气；芍药补血敛阴；石膏清泻肺热；甘草补益中气。

2. 剖析方药配伍：麻黄与桂枝、细辛，属于相须配伍，增强治表散寒，治里温肺；麻黄与干姜，属于相使配伍，温肺宣肺化饮；干姜与细辛，属于相使配伍，温肺化饮；五味子与干姜、细辛，属于相反配伍，五味子敛阴，干姜、细辛化饮，五味子制约干姜、细辛温化伤阴；麻黄与半夏，属于相使配伍，麻黄治肺偏于宣发，半夏治肺偏于降泄；麻黄与五味子，属于相反配伍，五味子制约麻黄宣发耗散，麻黄制约五味子敛肺留邪；麻黄与芍药，属于相反配伍，麻黄宣发，芍药益血，芍药制约麻黄宣发伤血；麻黄与甘草，属于相反配伍，麻黄宣发，甘草补益，甘草制约麻黄宣肺伤气；五味子与芍药，属于相使配伍，敛阴益血；石膏与芍药，属于相使配伍，芍药助石膏清热，石膏助芍药敛阴；石膏与麻黄、桂枝、细辛，属于相反配伍，石膏清热，麻黄、桂枝、细辛散寒，相互为用，制其偏性；五味子与甘草，属于相使配伍，酸甘化阴，益气缓急。

3. 权衡用量比例：麻黄与桂枝、细辛用量比例是 1∶1∶1，提示药效宣肺与化饮之间的用量调配关系，以治寒邪；麻黄与半夏用量比例是 4∶3，提示药效宣肺与降逆之间的用量调配关系，以治咳喘；芍药与五味子用量比例是 3∶4，提示药效补血与敛阴之间的用量调配关系；五味子与干姜、细辛用量比例是 4∶3∶3，提示药效敛肺与温肺化饮之间的用量调配关系；五味子与甘草用量比例是 4∶3，提示药效敛肺与益气之间的用量调配关系；石膏与芍药用量比例是 2∶3，提示药效清热与敛阴之间的用量调配关系，以治郁热；石膏与麻黄、桂枝、细辛用量比例是 2∶3∶3∶3，提示药效清热与宣肺化饮之间的用量调配关系，以治寒夹热。

【小承气汤】

组成：大黄酒洗，四两（12g）　厚朴炙，去皮，二两（6g）　枳实大者，炙，三枚（5g）

用法：上三味，以水四升，煮取一升二合，去滓。分温二服。初服当更衣，不尔者，尽饮之，若更衣者，勿服之。

功用：泻热通便，润燥软坚。

适应证：

1. 阳明热结轻证：谵语，潮热，汗出，不大便或大便硬，腹胀满疼痛拒按，舌红，苔黄，脉沉或滑。

2. 阳明热结旁流轻证：利下纯清水而无粪便，腹胀腹满，腹痛不因利下而减轻，舌红，苔黄厚，脉迟或沉。

3. 阳明热结重证兼正气不足：谵语，潮热，十余日不大便，腹满痛不减，减不足言，不能饮食，舌红，苔黄，脉弱或滑疾。

解读方药：

1. 诠释方药组成：方中大黄清泻热结，推陈致新；枳实行气消痞，破积除滞；厚朴温通气机。

2. 剖析方药配伍：大黄与枳实，属于相使配伍，增强泻热行气。大黄与厚朴，属于相反相使配伍，相反者，寒温同用，厚朴制约大黄寒泻凝滞；相使者，大黄使厚朴温通泻热，厚朴使大黄泻热行气。枳实与厚朴，属于相反相须配伍，相反者，寒温同用；相须者，增强行气消胀。

3. 权衡用量比例：大黄与枳实用量比例是12：5，提示药效泻热与苦寒行气之间的用量调配关系，以治热结气滞；大黄与厚朴用量比例是2：1，提示药效清热与苦温行气之间的用量调配关系；大黄与枳实、厚朴用量比例是12：5：6，以治热结。

药理作用：小承气汤具有显著提高肠胃推进率，促进肠胃蠕动和平滑肌收缩运动的作用；抗病原微生物作用，抗炎作用，增强机体免疫功能作用等。

【小陷胸汤】

组成：黄连一两（3g）　半夏洗，半升（12g）　栝楼实大者一枚（30g）

用法：上三味，以水六升，先煮栝楼，取三升，去滓。内诸药，煮取三升，去滓。分温三服。

功用：清热涤痰开结。

适应证：胃脘痰热证即小结胸证。心下痞满，按之则痛，不按则不痛或微痛，以满为主，舌红，苔黄腻，脉浮滑。

解读方药：

1. 诠释方药组成：方中黄连清热燥湿；半夏降逆燥湿化痰。栝楼实清热化痰涤饮。

2. 剖析方药配伍：黄连与栝楼实，属于相使配伍，黄连清热燥湿，栝楼根清热化痰。黄连、栝楼实与半夏，属于相反相使配伍，相反者，寒热同用，半夏制约黄连、栝楼实寒清凝滞；相使者，黄连、栝楼根清热化痰得半夏温化而消散。

3. 权衡用量比例：黄连与栝楼实用量比例是1：10，提示药效清热与化痰之间的用量调配关系，以治痰热；黄连、栝楼实与半夏用量比例是1：10：4，提示药效清热化痰与苦温化痰之间的用量调配关系，以治痰热蕴结。

药理作用：小陷胸汤具有抗炎作用，抗菌作用，利胆作用，保护胃黏膜作用，祛痰作用等。

【小半夏汤】

组成：半夏一升（24g）　生姜半斤（24g）

用法：上二味，以水七升，煮取一升半。分温再服。

功用：温胃通阳，化饮降逆。

适应证：

1. 脾胃支饮寒证：呕吐频繁，吐出物清稀，或为痰涎黏沫，呕后不能饮食，不渴，或有轻微口渴但不多饮，或呃逆，或身黄，舌淡，苔白或腻，脉弦或滑。

2. 脾胃寒湿发黄证：身黄，目黄，小便色不变，欲下利，腹满而喘，或哕，舌淡，苔腻，脉沉。

解读方药：

1. 诠释方药组成：方中半夏降逆化饮；生姜辛散化水，降逆和胃。

2. 剖析方药配伍：半夏与生姜，属于相使配伍，半夏燥湿偏于降逆，生姜化饮偏于宣散，生姜助半夏理脾和胃，并减弱半夏之毒性。

3. 权衡用量比例：半夏与生姜用量比例是1：1，提示药效降逆与宣散之间的用量调配关系，以治胃气上逆。

药理作用：小半夏汤具有促进胃排空作用，消除幽门水肿，解除空肠痉挛等。

【小半夏加茯苓汤】

组成：半夏一升（24g）　生姜半斤（24g）　茯苓三两（9g）

用法：上三味，以水七升，煮取一升五合。分温再服。

功用：温胃化饮，利水散水。

适应证：脾胃支饮水盛证。呕吐频繁，吐后即渴，或渴欲饮水后又吐，心下痞满有水声，头昏目眩，心悸，或胃脘悸动，苔滑，脉沉。

解读方药：

1. 诠释方药组成：方中半夏降逆化饮；生姜辛散化水，降逆和胃；茯苓健脾利湿化饮。

2. 剖析方药配伍：半夏与生姜，属于相使配伍，半夏燥湿偏于降逆，生姜化饮偏于宣散，生姜助半夏理脾和胃，并减弱半夏之毒性；半夏与茯苓，属于相使配伍，醒脾燥湿，健脾利湿，杜绝饮生之源。

3. 权衡用量比例：半夏与生姜用量比例是1：1，提示药效降逆与宣发之间的用量调配关系，以治寒逆；半夏、生姜与茯苓用量比例是8：8：3，提示药效降逆宣散与利湿之间的用量调配关系，以治寒饮上逆。

【小半夏加茯苓】即小半夏加茯苓汤，详见“小半夏加茯苓汤”项。

X

【小建中汤】

组成：桂枝去皮，三两（9g）　甘草炙，二两（6g）　芍药六两（18g）　生姜切，三两（9g）　大枣擘，十二枚　胶饴一升（70mL）

用法：上六味，以水七升，煮取三升，去滓。内饴，更上微火消解。温服一升，日三服。呕家，不可用桂枝汤，以甜故也。

功用：温养心脾，调补气血。

适应证：

1. 心气血虚悸证：心悸，心烦，气短，面色不荣，汗出，舌淡，苔薄白，脉虚。

2. 脾气血虚证：脘腹疼痛或拘急，神疲乏力，面色萎黄，饮食不香，大便溏薄或不畅，脉虚弱。

3. 气血虚内热证：头晕，乏力，短气，懒言，或汗出，食少便溏，心悸不宁，面色少华，口唇色淡，咽干，口燥，手足心热，四肢酸困，衄血，腹中痛，梦失精，苔少，脉细。

4. 气血虚发黄证：面黄及周身肌肤淡黄，或萎黄无泽，心悸，眩晕，耳鸣，倦怠乏力，或浮肿，小便自利而不黄，舌淡，苔薄白，脉虚或细。

5. 心脾气血俱虚证者。

6. 妇人气血虚腹痛证者。

解读方药：

1. 诠释方药组成：方中胶饴（饴糖）温补脾胃，化生气血；芍药补血敛阴；大枣补益中气；桂枝温阳散寒；生姜调理脾胃；炙甘草益气和中。

2. 剖析方药配伍：胶饴与芍药，属于相使配伍，补益气血；胶饴与大枣、甘草，属于相须配伍，增强益气生血；桂枝与生姜，属于相须配伍，增强温阳散寒；胶饴与桂枝、生姜，属于相使配伍，益气温阳。

3. 权衡用量比例：胶饴与芍药用量比例是3∶1，提示药效益气与补血之间的用量调配关系，以治气血虚；胶饴与大枣、甘草用量比例是10∶5∶1，以治气虚；桂枝与生姜用量比例是3∶2，提示药效温阳与暖胃之间的用量调配关系，以治阳虚。

药理作用：

1. 保护胃黏膜作用：抑制小鼠水浸应激性溃疡，抑制消炎痛加乙醇诱发溃疡，抑制盐酸引起的胃黏膜损伤，抑制幽门结扎性溃疡，抑制小鼠肠胃推进运动。

2. 镇痛作用：显著延长小鼠接触热板致痛反应时间，能明显抑制醋酸引起的小鼠扭体反应。

3. 抗炎作用：显著对抗二甲苯引起的耳肿胀，显著对抗琼脂引起的足肿胀［中国医药学报，1997（4）：14-17］。

另外还具有增强机体免疫力、抗衰老作用，以及抗自由基作用、抗心律失常作用、抗心肌缺血作用等。

晓

xiǎo 晓，即知道。如第一1条："中工不晓相传，见肝之病，不解实脾，惟治肝也。"

协

xié ❶伴有。如163条："太阳病，外证未除，而数下之，遂协热而利，利下不止，心下痞硬。"❷同时。如140条："脉沉滑者，协热利。"

【协热而利】发热伴有下利。见脾胃虚寒痞证，如163条："太阳病，外证未除，而数下之，遂协热而利，利下不止，心下痞硬。"其证机是正气与邪气相争则发热；寒气充斥于下则下利；其治以桂枝人参汤。

【协热利】发热与下利同时并见。

其一，下利寒证，如139条："未止者，四日复下之，此作协热利也。"仲景言"协热利"之"协热"，其证机不是指邪热，而是言正气与邪气相争之发热，发热是症状表现，不是病变证机；下利者，邪气下攻下注。

其二，热利证，如140条："脉沉滑者，协热利。"其证机是邪热下迫而下注；治当清热止利。

【协热便脓血】发热伴有便脓血。详见"便脓血"其一项。

胁

xié 胁，即人体胸之两侧，是腋以下至第十二肋骨部分的统称。《灵枢·经脉》曰："胆足少阳之脉，……贯膈，络肝，属胆，循胁里。"指出胁的病理多与肝胆有关。如136条："但结胸，无大热者，此为水结在胸胁也。"

【胁痛】胁下疼痛，或为一侧，或为两侧。见少阳胆热气郁证。如37条："设胸满胁痛者。"其证机是少阳胆气受邪，气机郁滞，经气不畅，故胁痛。

【胁痛里急】胁下疼痛而拘急不适。见肝血虚寒疝证，如第十18条："寒疝，腹中痛，及胁痛里急者。"《金匮要略心典·腹满寒疝宿食病》："血虚则脉不荣，寒多则脉绌急，故腹胁痛而里急也。"其证机是素体肝血虚，寒气内生，凝滞脉络而不通；治以当归生姜羊肉汤，温肝养血、散寒止痛。

【胁疼痛】胁下疼痛。详见"两胁疼痛"项。

【胁下】或胁下肝胆，或胸胁之里。

其一，少阳胆热气郁证，如97条："血弱气尽，腠理开，邪气因入，与正气相搏，结于胁下，正邪分争，往来寒热，休作有时，嘿嘿，不欲饮食。"指出少阳胆热气郁证的病变部位及其病理特征。

其二，悬饮证，如第十二2条："饮后水流在胁下，咳唾引痛，谓之悬饮。"指出悬饮证的病变部位与证候特征。

【胁下痛】胁下疼痛。

其一，阳虚水气痞证，如160条："心下痞硬，胁下痛，气上冲喉咽，眩冒，经脉动惕者，久而成痿。"《伤寒内科论·辨太阳病脉证并治》："水气淫干胁下，致经脉受抑而不通则痛。"其证机是阳气虚弱，阳不化水，水气内停，阻滞气机而不通则胁下疼痛；治当温阳利水，消痞散结。

其二，檠气证，如第十一20条："檠气者，胁下痛，按之则愈，复发为檠气。"其证机是食积于脾胃，浊气上攻于胁下，胁下经气滞塞而不通则胁下痛；治当理气散结，消食化积。

【胁下满痛】胁下胀满而疼痛。见脾胃阳虚寒湿证，如98条："不能食，而胁下满痛，面目及身黄，颈项强，小便难者，与柴胡汤，后必下重。"《注解伤寒论·辨太阳病脉证并治》："反二三下之，虚其胃气，损其津液，邪蕴于里，故不能食而胁下满痛。"《医宗金鉴·伤寒论注》："今不食，胁下满痛，虽似少阳病证，而实非少阳也。"其证机是脾胃寒湿，壅滞气机，寒湿内阻，湿气外攻，经气不利；治当温中健脾，以桂枝人参汤加茵陈蒿等。

【胁下偏痛】胁下及腹疼痛。见肾阳虚便结证，如第十15条："胁下偏痛，发热，其脉紧弦，此寒也，以温药下之。"其证机是肾为胃之关，肾阳虚弱，寒气内结，大肠之气不得肾阳温煦，反为寒气所阻结而不通，寒凝而不通则胁下偏痛；治当温阳通下，以大黄附子汤。

【胁下急痛】胁下拘急而疼痛。见下焦阳虚水气寒证，如第十四21条："肾气上冲，喉咽塞噎，胁下急痛。"其证机是水气内结下焦，与寒气相搏于上，壅滞气机而不通，阻结于胸胁，上逆于喉咽；治当温阳利水。

【胁下痛引缺盆】胁下疼痛而牵引至缺盆部。见胁下留饮证，如第十二9条："胁下痛引缺盆，咳嗽则辄已。"《金匮要略心典·痰饮咳嗽病》："胁下痛引缺盆者，饮留于肝，而气连于肺也。"其证机是饮邪留结胁下而胶结，脉气脉络不和，气机梗塞而不通，逆乱肺气而上冲，胸胁为气机升降之清旷，饮邪随肺气而逆行，攻冲上下，则胁下痛引缺盆。

【胁下拘急而痛】胁下及腹拘急而疼痛。见太阴脾实寒证的审证要点，如第十5条："寸口脉弦，即胁下拘急而痛，其人啬啬恶寒也。"其证机是太阴脾正气不虚而被寒气所客，脾气为寒气所阻滞而不通，阳气不能外达而寒气充斥；治当温阳散寒。

【胁下腹痛】胁下及腹部疼痛。见肝水气证，如第十四14条："其腹大，不能自转侧，胁下腹痛，时时津液微生，小便续通。"《金匮要略方论本义·水气病》："肝经有水，必存两胁，故腹大而胁下痛。"其证机是肝主疏泄水道失职，水气在肝，充斥于胁下及肝，及于腹中，气机运行为水气所阻，故胁下腹痛；治当疏肝调气利水，以吴茱萸汤与苓桂术甘汤加减，或四逆散与五苓散加减。

【胁下满】胁下胀满不适。见太阳阳明少阳兼证，如99条："伤寒四五日，身热，恶风，颈项强，胁下满，手足温而渴者。"《伤寒六经辨证治法·太阳篇》："胁下满，则少阳已具，当从三阳合施治。"《伤寒论辨证广注·辨少阳病脉证并治》："胁下满，为少阳经之专证。"其证机是少阳经气不舒，邪气郁滞经脉，经气不畅则胀满。

【胁下痞满】胁下痞塞不通而胀满。见阳明少阳兼证，如230条："阳明病，胁下硬满，不大便而呕。"其证机是少阳胆气郁滞，经气不和而梗阻，复加阳明邪气攻冲则胁下痞满。

【胁下支满】胁下支撑胀满。见肝水饮证，如第十二6条："水在肝，胁下支满，嚏而痛。"《医宗金鉴·痰饮咳嗽病》："肝脉布胁肋，水在肝，故胁下支满，支满犹偏满也。"其证机是水气在肝，肝气为水气所遏而不得疏泄，水气因肝气而上逆上攻，肝脉失和而水气充斥，则胁下支满；治当化饮利水、疏肝调气，以四逆散与五苓散加减。

【胁下痞硬】胁下痞塞不通而似有物痞塞。见少阳胆热气郁证，如96条：“或腹中痛，或胁下痞硬，或心下悸，小便不利。”《伤寒溯源集·少阳篇》：“少阳之经脉下胸中，贯膈络肝属胆，循胁里，邪入其络，故胁下痞硬。”其证机是少阳胆气不舒，气机郁滞尤甚，经气经脉痞塞而不通，则胁下痞硬不适。

【胁下硬满】胁下痞硬而满。见少阳胆热气郁证，如266条：“胁下硬满，干呕，不能食，往来寒热，尚未吐下，脉沉紧者。”《伤寒论集注·少阳篇》：“胁下者，少阳所主之分部，病入少阳，枢转不得，故胁下硬满。”其证机是胆热内郁，气机壅滞，浊气逆乱；其治以小柴胡汤。

【胁下及心痛】胁下及心胸疼痛。见阳明少阳太阳兼证，如231条：“脉弦浮大而短气，腹都满，胁下及心痛，久按之气不通。”《伤寒论辨证广注·辨阳明病脉证并治法》：“胁下及心痛者，以本胁痛而连及于心胸之分，此为少阳经主病。”其证机是少阳经脉经气阻滞不畅，导致心胸气机郁滞不通。

【胁下逆抢心】胁下浊气逆乱上攻于心胸。见郁瘀痰胸痹证证治及虚寒胸痹证胸痹，如第九5条：“心中痞，留气结在胸，胸满，胁下逆抢心。”其证机是气郁而不畅，瘀阻而不通，痰结而壅滞，浊气逆乱而冲心；治以枳实薤白桂枝汤，通阳行气、化瘀化痰。或其证机是胸中阳气虚弱，寒气从内而生，虚寒之气逆乱于心，寒凝心脉而不通；治以人参汤，温中补虚、散寒止痛。

【胁下素有痞】胁下夙有气血相结之痞证。见脏结证的预后，如167条：“病胁下素有痞，连在脐旁，痛引少腹入阴筋者，此名脏结。”《伤寒内科论·辨太阳病脉证并治》：“本论脏结病重日久，以致气血运行不畅，脉络闭阻之脏结危候。因病人胁下素有痞，连在脐旁，标志着本脏结业已经年累月，血瘀脉阻，沉病痼痰。”其证机是素体脏气内结，血脉壅滞，气血运行不畅而梗阻，脏腑不得气血所荣而衰竭。病至于此，其治贵在理气调血，化瘀消症。胁下者，肝也；痞者，气血所结之痞也，即肝夙有气血郁结之痞。

【胁下有水气】胁下腹中有水气病理。见中虚湿热痞夹食水气证，如157条：“心下痞硬，干噫食臭，胁下有水气，腹中雷鸣，下利者。”《伤寒论辨证广注·太阳篇下》：“胁下有水气者，中州土虚，不能渗湿散热，以故成水而旁渗于胁下也。”其证机是脾胃虚弱，湿热内结，浊气壅滞，气机不通，食而不消，水气内生。审证为中虚湿热痞夹食水气证；治当补中降逆、散水消痞，以生姜泻心汤。

邪

xié ❶致病因素，泛指一切内外不正之气。如97条：“血弱气尽，腠理开，邪气因入，与正气相搏。”❷妖异怪诞之事。如第十一12条：“邪哭使魂魄不安者，血气少也。”

【邪气因入】邪气乘正气不足即侵入。见少阳胆热气郁少气证，如97条：“腠理开，邪气因入。”指出少阳受邪为病，大多因正气夙有不足，邪气乘虚而侵入少阳，也即邪之所凑，其气必虚。

【邪气内藏于心】邪热浸淫、肆虐、消灼耗伤气血。见瘅疟证，如第四3条：“若但热不寒者，邪气内藏于心，外舍分肉之间，令人消铄脱肉。”《金匮要略心典·疟病》：“邪气内藏于心者，瘅为阳邪，心为阳脏，以阳从阳，故邪外舍分肉，而其气内通心脏也。”其证机是邪热消灼阴津即“阴气孤绝”，阴不制阳而为热即“阳气独发”，邪热浸淫、肆虐、消灼耗伤气血。

【邪气反缓】邪气所致肌肤筋脉缓纵而不用且似正常。见邪中经络脏腑，如第五2条：“邪气反缓，正气即急，正气引邪，㖞僻不遂。”其证机是正不胜邪，邪气肆虐，肌肤营卫缓纵而不用。

【邪气中经】邪气侵袭肌肤营卫血脉。见风中肌肤营卫证，如第五3条：“邪气中经，则身痒而瘾疹。”其证机是风中肌肤而肆虐营卫，营卫与风邪相搏结而郁阻气血；治当疏风散邪，调和营卫，兼顾气血。

【邪气入中】邪气侵入于心的病理。见心气不足证，如第五3条：“心气不足，邪气入中。”其证机是心气夙有不足，邪气乘虚而侵入于心，心气不能行使其职能。

【邪在皮肤】病邪在肌肤营卫。见风邪中经络脏腑，如第五3条：“虚寒相搏，邪在皮肤。”指出病邪在肌肤营卫之间，病理病证比较轻。

【邪在于络】邪气侵袭络脉。见风邪中经络

脏腑，如第五3条："邪在于络，肌肤不仁。"其证机是风邪侵袭络脉，肌肤营卫受邪，营卫不能职司肌肤，络脉不和。

【邪在于经】邪气侵袭经脉。见风邪中经络脏腑，如第五3条："邪在于经，即重不胜。"其证机是风邪侵袭经脉，气血营卫受邪，经气郁滞而不利。

【邪高痛下】邪从外袭而结于内，则痛在胁下。见少阳胆热气郁少气证，如97条："其痛必下，邪高痛下。"《伤寒内科论·辨太阳病脉证并治》："'其痛必下，邪高痛下'，是对病邪所来和病邪所结的注脚，邪高言少阳胆病由外（高）邪及之；胁与胆相较，胆居胁下，邪结于胆，其气不通，则其痛必下，统称'胁痛'（37条）。"其证机是外邪乘机从外而侵入于胁下少阳胆，胆气为邪气所遏而阻结不通。

【邪风被火热】太阳温病证误用火热方法治疗。见气血两燔证，如111条："邪风被火热，血气流溢。"仲景言"邪风"者，以揭示病是太阳温病证；言"火热"者，暗示辨太阳温病证未能切中证机，以用火法治疗，提示辨证一定要审证求机，以法论治。

【邪风之气】泛指一切内外致病因素。见仲景序："卒然逢邪风之气，婴非常之疾，患及祸至，而方震慄，降志屈节，钦望巫祝，告穷归天，束手受败。"

【邪入于腑】邪气侵袭腑脏。见风邪中经络脏腑，如第五3条："邪入于腑，即不识人。"其证机是内风中于腑气，腑气为内风所扰，神明不能主持于外。

【邪入于脏】邪气侵袭于脏。见风邪中经络脏腑，如第五3条："邪入于脏，舌即难言，口吐涎。"其证机是内风中于脏，脏气为风邪所肆，不得上荣职司其窍。

【邪哭使魂魄不安】病人的痛苦好像是妖异怪物所引起，致精神、思想、勇气、朝气出现恍惚不安。见心气血虚证，如第十一12条："邪哭使魂魄不安者，血气少也。"其证机是心气虚而不能固护心神，心血虚而不得滋神明，心神不得守藏而躁动；治当补益气血，养心安神。"哭"是病证表现，"魂魄不安"是对心气血虚证神不守藏的解释。

【邪正相搏】正气与邪气相斗争的病理变化。见寒疝腹痛证，如第十17条："邪正相搏，即为寒疝。"《诸病源候论·腹满寒疝宿食病》："此由阴气积于内，寒气结搏而不散，脏腑虚弱，故风邪冷气与正气相击，则腹痛里急，故云寒疝腹痛也。"指出正气与邪气相争的病理演变及其证候特点。

【邪无从出】邪气无外泄之路。见阴血虚证与太阳病证相兼，如116条："邪无从出，因火而盛，病从腰以下必重而痹，名火逆也。"指出辨证失误，误用他法治疗，遏制邪气而郁于内，邪气不得外出而变生诸证。

【邪结在胸中】痰邪相结于胸中。见胸中痰实证，如355条："邪结在胸中，心下满而烦，饥不能食者，病在胸中。"其证机是痰邪阻结于胸膈而壅滞气机，中焦阳气为痰邪所遏而不得通降，阳气被遏不能外达而逆乱。

泄

xiè ❶液体排出，引申为大便稀薄而次数多。如357条："喉咽不利，唾脓血，泄利不止者，为难治。"❷轻缓，泄渎，引申为筋气耗泄而筋脉驰纵不利。如第五9条："味酸则伤筋，筋伤则缓，名曰泄。"❸治法之一，即降泄法。如177条桂枝加桂汤用法中言："所以加桂者，以能泄奔豚气也。"

【泄利下重】大便溏泻而伴有肛门下坠，或欲大便而不畅。见肝气郁滞证，如318条："少阴病，四逆，其人或咳，或悸，或小便不利，或腹中痛，或泄利下重者。"其证机是肝气不得疏泄而郁滞，气机壅滞而不畅，大肠之气不得肝气疏泄条达；治以四逆散，疏肝解郁，调理气机。

【泄利不止】泻下不能停止。见肝热阳郁证与脾寒证相兼，如357条："喉咽不利，唾脓血，泄利不止者，为难治。"《伤寒内科论·辨厥阴病脉证并治》："且因辨证失误，误用大下，重伤脾气，致脾气不和而下陷则泄利不止。"其证机是脾气虚弱而不得升清，寒气充斥于下；治当温脾散寒，升清止泻。

【泄奔豚气】降泄肾中浊气上逆。见肾寒气逆证，如177条桂枝加桂汤用法中言："所以加桂者，以能泄奔豚气也。"指出桂枝于方中因用量变化则会引起其主治病证发生变化，若桂枝用量增至5两则不显示解表作用，而显示平冲降逆作用，起到降泄奔豚的作用。

泻 xiè ❶泻法，治法之一。如216条："刺期门，随其实而泻之，濈然汗出则愈。"❷排出，取出。如233条大猪胆汁用法中言："又大猪胆一枚，泻汁，和少许法醋。"❸除去，清除。如第五2条："浮者血虚，络脉空虚，贼邪不泻，或左或右。"❹药名，如泽泻等是也。❺方名，如泻心汤等是也。

【泻之】用泻实方法治疗病证。见阳明出血证，如216条："刺期门，随其实而泻之，濈然汗出则愈。"指出治疗实证应当用泻法，才能取得治疗效果。

【泻肝法】治疗用泻肝经邪气的方法。见中虚湿热夹水气证，如157条生姜泻心汤用法中言："生姜泻心汤，本云理中人参黄芩汤去桂枝加黄连。并泻肝法。"指出生姜泻心汤既能主治中虚湿热夹水气证，又能泻肝经邪气。

【泻汁】从胆囊中取出胆汁。如233条大猪胆汁用法中言："又大猪胆一枚，泻汁，和少许法醋。"

【泻心】治疗邪气内结于胃或心中的方法。详见有关"五泻心汤"诸项。

【泻心汤】仲景言"泻心汤"者，其含义一是泛指六泻心汤，即泻心汤、大黄黄连泻心汤、附子泻心汤、半夏泻心汤、生姜泻心汤、甘草泻心汤。而《金镜内台方议·和剂》则曰："泻心汤有五，曰大黄黄连泻心汤，附子泻心汤，半夏泻心汤，生姜泻心汤，甘草泻心汤。"少言泻心汤。一是专指泻心汤，其如下。

组成：大黄二两（6g）　黄连　黄芩各一两（各3g）

用法：上三味，以水三升，煮取一升。顿服之。

功用：清热和胃，泻火止血。

适应证：

1. 血热出血证：或吐血，或鼻出血，或牙龈出血，肿痛，或目赤肿痛，或口舌生疮，或胸中烦热，口干，鼻燥，渴欲饮水，舌红，苔黄，脉数。

2. 胃脘热痞重证：心下痞满或疼痛，按之濡软，口干而欲饮水，口臭，口渴，心烦，胃脘灼热而喜冷食或水，舌红，苔薄黄，脉数。

3. 外科火热疮疡证：大便干结，小便短赤，或疖，或痈，或热毒疮，舌红，苔黄，脉数。

解读方药：

1. 诠释方药组成：方中大黄泻热涤实；黄连、黄芩清热泻火凉血。

2. 剖析方药配伍：黄连与黄芩，属于相须配伍，增强清热泻火凉血；黄连、黄芩与大黄，属于相使配伍，清泻积热，导热下行。

3. 权衡用量比例：黄连与黄芩用量比例是1∶1，以治湿热动血；黄连、黄芩与大黄用量比例是1∶1∶2，提示药效清热与泻热之间的用量调配关系，以治积热。

药理作用：

1. 抑酸和保护胃黏膜作用：抑制五肽胃泌素和2-DG引起的胃酸过多，调节胃酸机制，明显抑制阿司匹林、乙醇引起的胃黏膜损伤［国外医学·中医中药分册，1989（3）：54］；保护胃黏膜，抗胃溃疡。

2. 抑制血小板聚集：缩短动物出血时间，延长凝血时间，缩短家兔血浆复钙时间，增强家兔血浆凝血酶原时间［中药药理与临床，1998，14（1）：16］；明显抑制血小板聚集，增强血小板黏附性，抗体外血栓作用，促进止血机制，改善微循环。

另外还具有增强机体细胞免疫、体液免疫作用，降低三酰甘油、血磷、β-脂蛋白，过氧化脂质，改善肾功能损伤，抗缺氧作用，抗疲劳作用，抗菌作用，抗炎作用，抗惊厥作用，加速小鼠小肠推进运动等。

薤 xiè ❶药名：如薤白。❷方名：如栝楼薤白白酒汤。

【薤白】薤白为百合科多年生草本植物小根蒜和蒜的地下鳞茎。

别名：小根蒜。

性味：辛、苦，温。

功用：通阳行气，散结止痛。

主治：胸痛，胸闷，胸满，短气，泄利下重，腹痛里急。

《神农本草经》曰："味辛温，主金创创败，轻身，不饥耐老。"

入方：见栝楼薤白白酒汤、栝楼薤白半夏汤、枳实薤白桂枝汤、四逆散加减。

用量：

剂型	不同用量	古代量	现代量	代表方名
汤剂	最小用量	三两	9g	栝楼薤白半夏汤
	最大用量	半斤	24g	枳实薤白桂枝汤
散剂	基本用量	三升	72g	四逆散加味

化学成分：含大蒜氨酸，甲基大蒜氨酸，大蒜糖，甲基烯丙基三硫（MATS），甾体皂苷（如薤白苷 A-L 等），腺苷，胸苷等氮化物，具有丰富的氨基酸、琥珀酸、微量元素（钙、镁、磷、铁、铜、锰、锶、锌、铍、铬、铅等）、前列腺素 A_1、前列腺素 B_1、β-谷甾醇。

药理作用：促进纤维蛋白溶解，降低动脉脂质斑块、血脂、血清过氧化脂质，抑制血小板聚集和释放反应，抑制血栓素 A_2（TXA_2）合成起到抑制血栓形成，减轻动脉粥样硬化的作用，能使血清抗坏血酸自由基自旋浓度降低，提高前列腺环素（PGI_2）含量，舒张支气管平滑肌起到平喘作用，抗缺氧作用，镇痛作用。

龂

xiè 龂，即咬牙或磨牙或牙关紧闭。如第二 13 条："痉为病，胸满，口噤，卧不着席，脚挛急，必龂齿。"

【龂齿】咬牙或牙关紧闭或磨牙。见阳明热极痉证，如第二 13 条："痉为病，胸满，口噤，卧不着席，脚挛急，必龂齿。"其证机是阳明邪热循经脉而上行并肆虐于龈齿，且消灼津液，经脉筋脉既不得阴津滋养，又反被邪热消灼而拘紧挛急；治当清泻阳明盛热，以大承气汤，大下以夺热存津。

心

xīn ❶心脏。即五（心、肝、脾、肺、肾）脏之一。《素问·灵兰秘典论》："心者，君主之官，神明出焉。"心主神明，主血脉，主汗，与小肠为表里，开窍于口，其华在面。如 177 条："伤寒，脉结代，心动悸。"❷意识、神志。如 88 条："汗家重发汗，必恍惚心乱。"❸胸、心区。如 64 条："发汗过多，其人叉手自冒心。"❹中心、中央。如 110 条："其人足心必热，谷气下流故也。"❺胃脘部。如 154 条："心下痞，按之濡。"❻血脉。如第五 4 条："汗出入水中，如水伤心，历节黄汗出，故曰历节。"❼木、根、果之核心部分。如第二十 2 条："桂枝去心。"如 397 条："麦门冬去心。"❽心脏所在的部位。如第十五 13 条："谷疸之为病，寒热不食，食即头眩，心胸不安。"❾肺部。如 40 条："伤寒表不解，心下有水气。"❿气血。如第四 3 条："邪气内藏于心，外舍分肉之间，令人消铄脱肉。"

【心中】或言心，或言胃脘。一曰心，如 100 条："伤寒二三日，心中悸而烦者。"又如 78 条："伤寒五六日，大下之后，身热不去，心中结痛者。"二曰胃脘部。如 165 条："伤寒发热，汗出不解，心中痞硬，呕吐而下利者。"

【心中悸而烦】心悸与心烦并见，或心悸非常明显。见心气血虚证，如 102 条："伤寒二三日，心中悸而烦者。"《伤寒内科论·辨太阳病脉证并治》："悸者，心血虚也，心无所主；烦者，乃心气血虚复加邪扰而致神不安舍。"其证机是在里心气虚不得温煦，心血虚而不得滋养；在表太阳营卫失调而不和；治当先温补心气、滋养心血，以小建中汤。

【心中烦】心烦不安。见心肾虚热心烦证，如 303 条："少阴病，得之二三日以上，心中烦，不得卧。"《伤寒论浅注·辨少阴病脉证篇》："下焦水阴之气，不能上交于君火，故心中烦。"其证机是心火亢于上而不能下蛰于肾，肾阴虚于下而不能上奉于上，心火肾水不交；治以黄连阿胶汤，清热育阴、交通心肾。

【心中懊憹】胸中或心中烦闷不舒，似有无可奈何，卧起不安。

其一，热扰胸膈证，如 76 条："虚烦，不得眠，若剧者，必反复颠倒，心中懊憹。"《医宗金鉴·伤寒论注》："懊憹者，即心中欲吐不吐，烦扰不宁之象也。因汗吐下后，邪热乘虚客于胸中所致。"其证机是邪热侵扰胸膈，壅滞气机，心神为热所扰；治当清宣郁热，以栀子豉汤。

其二，实热结胸证，如 134 条："医反下之，动数变迟，膈内拒痛，胃中空虚，客气动膈，短气，躁烦，心中懊憹，阳气内陷，心下因硬，则为结胸。"《伤寒内科论·辨太阳病脉证并治》："痰热上熏于胸中则心中懊憹。"其证机是邪热与水饮相互搏结于胸中，阻滞气机而不通，痰热上攻于心；治以大陷胸汤，泻热、逐水、破结。

其三，阳明湿热发黄证，如 199 条："阳明病，无汗，小便不利，心中懊憹者，身必发黄。"

其证机是湿热胶结于内，熏蒸于上，肆虐于中；治当清热利湿，以茵陈蒿汤或栀子柏皮汤或栀子大黄汤加减。

其四，阳明热郁证，如221条：“若下之，则胃中空虚，客气动膈，心中懊憹，舌上胎者。”又如228条：“阳明病，下之，其外有热，手足温，不结胸，心中懊憹，饥不能食，但头汗出者。”《伤寒论本旨·阳明篇》：“而但心中懊憹，邪热肆扰。”《伤寒内科论·辨阳明病脉证并治》：“辨阳明热郁证，……邪热上扰心神，神明为扰则心中懊憹。”其证机是邪热侵袭阳明，胃气被遏，胃气与邪热相互搏结而上扰于心胸；治以栀子豉汤，清宣郁热。

【心中懊憹而烦】胸中或心中烦闷不舒，似有无可奈何，卧起不安而烦热。见阳明热结重证，如238条：“阳明病，下之，心中懊憹而烦，胃中有燥屎者，可攻。”其证机是“胃中有燥屎者”，浊热上攻于心胸；治当清热泻实，以大承气汤。

【心中懊憹而热】胸中或心中烦闷不舒，似有无可奈何，卧起不安而发热。见酒毒湿热黄疸证，如第十五2条：“心中懊憹而热，不能食，时欲呕，名曰酒疸。”其证机是酒毒湿热之邪上熏于心，则心中懊憹而热；治当清热利湿解酒毒，以栀子大黄汤加减。

【心中懊憹或热痛】心中懊憹而时有热痛。见酒毒湿热黄疸证，如第十五15条：“酒黄疸，心中懊憹或热痛。”《金匮要略心典·黄疸病》：“酒家热积而成实，为心中懊憹或心中热痛。”其证机是酒毒湿热上冲则心中懊憹；湿热阻中，气机壅滞而不通则心中热痛。治以栀子大黄汤，清肝利胆，理气退黄。

【心中结痛】心中或胸中气血阻滞不通而疼痛。见热扰胸膈血结证，如78条：“身热不去，心中结痛者。”《伤寒论译释·辨太阳病脉证并治》：“本证为无形的热郁气滞，按心下濡，结塞闷痛。”其证机是邪热扰于胸膈，壅阻血脉而不行，心气心血为邪气郁滞不通；治以栀子豉汤，清透郁热。

【心中痛而自烦】心中疼痛而自觉烦热不安。见心阴虚证，如第十一10条：“心中痛而自烦，发热，当脐跳，其脉弦，此为心脏伤所致也。”《金匮要略心典·五脏风寒积聚病》：“心中痛而自烦发热者，心虚失养而热动于中也。”其证机是心阴不足，虚热内生，热扰心气而壅塞，虚热上浮而下交结；治当清热育阴、交通心肾，以百合知母汤与黄连阿胶汤加减。

【心中疼热】或言心中或胸中疼痛而发热，或言胃脘部疼痛而有灼热感。见厥阴肝热证，如326条：“厥阴之为病，消渴，气上撞心，心中疼热，饥而不欲食，食则吐蛔。”《再重订伤寒集注·厥阴经全篇》：“心中疼热，阳热在上也。”《伤寒内科论·辨厥阴病脉证并治》：“厥阴禀风木而内寄相火，上接于心，为子母相应，邪热之气上冲于心，则气上撞心。”《伤寒论研究·辨厥阴病脉证并治》：“详本节心中疼热，……是病在胃。”其证机是厥阴肝与心气相通，厥阴肝热逆心，心气为肝热所虐，则心中疼热。又肝木易乘胃土，肝热克胃，胃气逆乱则胃中疼热。

【心中痞硬】胃脘部痞塞不通似有堵塞，或按之有物。见少阳病证与阳明病证相兼，如165条：“伤寒，发热，汗出不解，心中痞硬，呕吐而下利者。”《医宗金鉴·伤寒论注》：“少阳、阳明两急，心中热结成痞。”《伤寒论集注·少阳篇》：“心中痞硬，是胆胃两家之郁塞也。”其证机是少阳胆气内郁，阳明邪热内结，浊气阻结而不通；治以大柴胡汤，清少阳、泻阳明。

【心中愦愦然无奈者】病人整个心胸部烦闷郁结无可奈何，或胃脘部支结不舒，极度嘈杂而沉闷不畅。见饮阻脾胃冲胸证，如第十七21条：“病人胸中似喘不喘，似呕不呕，似哕不哕，彻心中愦愦然无奈者。”《金匮要略心典·呕吐哕下利病》：“且饮，水邪也，心，阳脏也。以水邪而逼处心脏，欲却不能，欲受不可，则彻心中愦愦然无奈也。”其证机是饮邪与浊气相搏不仅肆虐脾胃，扰乱中气，而且也逆乱胸中；审证是饮阻脾胃冲胸证，治当通阳散水、开胸化饮，以生姜半夏汤。

【心中痞】心中或胃中痞塞不通而有沉闷。

其一，郁瘀痰胸痹证及虚寒胸痹证，如第九5条：“胸痹，心中痞，留气结在胸，胸满，胁下逆抢心。”《金匮要略方论本义·胸痹心痛短气病》：“心中痞气，气结在胸，正胸痹之病状也。”其证机是气郁而不畅，瘀阻而不通，痰结而壅滞，浊气逆乱而冲心；治以枳实薤白桂枝汤，通阳行气、化瘀化痰。或其证机是胸中阳气虚弱，寒气从内而生，虚寒之气逆乱于心，寒凝心脉而不通；治以人参汤，温中补虚、散寒止痛。

其二，痰阻气逆胸痹证，如第九8条："心中痞，诸逆心悬痛。"《金匮要略论注·胸痹心痛短气病》："但心中痞，是阴邪凝结之象也，非因初时气逆不至此，然至心痛如悬，是前因逆而邪痞心中，后乃邪结心中而下反如空矣。"其审证要点是自觉心中痞塞不通，浊气上冲。其证机是痰阻胸中，浊气不降而逆乱于胸中；治以桂枝生姜枳实汤，通阳化痰、平冲开结。

【心中热】胃脘或心胸部有灼热或烦热不舒的感觉。见酒毒黄疸证，如第十五4条："夫病酒黄疸，必小便不利，其候心中热，足下热，是其证也。"又如第十五6条："酒疸，心中热，欲呕者，吐之愈。"《金匮要略直解·黄疸病》："小便利则湿热行，不利则热留于胃，胃脉贯膈下足跗，上熏胃脘则心中热。"《金匮要略论注·黄疸病》："然酒疸心中热，方恶其结热不行，假使邪欲出之机，故曰吐之愈。"其证机是酒毒湿热内蕴内结，阻滞气机，湿热浊气肆虐于内而熏蒸于外，酒毒湿热之邪，浸淫于胃中则烦热，上冲于心胸则心胸烦热；治当清热利湿解毒。

【心中如啖蒜齑状】心区或心胸或胃脘似有吃蒜姜汁灼热烧辣不适感。见酒疸与黑疸的演变关系，如第十五7条："酒疸下之，久久为黑疸，目青面黑，心中如啖蒜齑状，大便正黑。"《金匮要略心典·黄疸病》："然虽曰黑疸，而其原则仍是酒家，故心中热气熏灼，如啖蒜状，一如懊侬之无奈也。"其证机是湿热之邪攻犯于胃则胃部有烧灼感，若上熏于心胸则心胸有烧灼感。

【心中饥】胃脘部有空虚饥饿感。见心热证，如第十一8条："心中风者，翕翕发热，不能起，心中饥，食即呕吐。"《金匮要略直解·五脏风寒积聚病》："心中虽饥，以风拥逆于上，即食亦呕吐也。"其证机是邪热在心，移热于胃，胃因热而欲动，动则欲食，故胃中常有饥饿欲食感；治当清心泻热，益心降逆。

【心中坚】心胸中坚硬不适。见望形诊病的辨证要点，如第一5条："息摇肩者，心中坚。"《金匮要略心典·脏腑经络先后受病》："心中坚，气实而出入阻。"《医宗金鉴·脏腑经络先后受病》："心中坚，谓胸中壅满也。"其证机是邪气壅滞心气，心气被遏而不得主持宗气以行呼吸，浊气填塞而痞硬。

【心中恶寒不足】心区或胸中恶寒怕冷，并暗示症有魂梦颠倒，精神恍惚。见心脾不足，痰风内生证，如第五11条："侯氏黑散：治大风，四肢烦重，心中恶寒不足者。"其证机是心脾不足，心为痰蒙，脾为痰阻，风从内生，风痰相搏，神明为扰；治以侯氏黑散，补养心脾、化痰祛风。

【心中（下）温温欲吐】心胸中或胃脘蕴结不舒，如有浊气翻腾而欲吐不吐。

其一，脾胃热证，如123条："心下温温欲吐，而胸中痛，大便反溏，腹微满，郁郁微烦。"其证机是阳明胃夙有失调而偏于阳盛，邪气侵入于胃，胃气受热所扰而上攻，则自觉胸脘烦闷不舒而欲吐。

其二，痰阻胸膈证，如324条："少阴病，饮食入口则吐，心中温温欲吐，复不能吐，始得之，手足寒，脉弦迟者，此胸中实，不可下也，当吐之。"《伤寒悬解·少阴篇》："温温者，痰阻清道，君火郁遏，浊气翻腾之象也。"《医宗金鉴·伤寒论注》："饮食入口则吐，且胸中嗢嗢欲吐复不能吐，恶心不已，非少阴寒虚吐也，乃胸中寒实吐也。"其证机是痰邪阻结于胸膈，气机为遏，浊气上逆，阳气为郁；治当涌吐痰实，以瓜蒂散。

【心中风】邪热内结于心。见心热证，如第十一8条："心中风者，翕翕发热，不能起，心中饥，食即呕吐。"《金匮要略直解·五脏风寒积聚病》："心主热，中于风，则风热相搏。"其证机是邪热在心，心气为热所动而被伤，火热下攻而上逆；治当清心泻热，益心降逆。风者，阳也，热也，言"中风"者，以代阳热之邪也。言"心中风"者，当指热邪内结于心，或邪热因心失调而内生，即为心热证。

【心中寒】寒邪内结于心。见心寒证，如第十一9条："心中寒者，其人苦病心如啖蒜状，剧者心痛彻背，背彻心，譬如蛊注。"其证机是寒邪袭心，心气为寒气所凝而不通，经脉滞涩而郁结；治当温阳散寒，益气通脉。其因或寒从内生，或寒从外来，病证多有阳虚，从仲景所言病证分析，当指外寒内结于心。

【心下】或指心胸部，或言胃脘部。一指心胸部，如64条："心下悸，欲得按者。"如第十二7条："水在肾，心下悸。"二指胃脘部。如138条："小结胸病，正在心下。"如第十二12

条："凡食少饮多，水停心下。"《伤寒来苏集·伤寒论注》："心下者，胃口也。"

【心下闷】心胸或胃脘满闷。见产后感风寒证，如第二十一8条："时时有热，心下闷，干呕，汗出，虽久，阳旦证续在耳。"其证机是产后体弱，风寒及之，壅滞气机，浊气不降而阻结，浊气若壅于心胸中则胸中满闷，若滞涩于胃脘则胃脘闷塞。

【心下毒痛】心下即胃脘疼痛比较剧烈。见妊娠脾胃寒湿证，如第二十10条白术散用法中言："心下毒痛，倍加川芎。"其证机是寒湿阻结胃脘，凝涩气机，壅塞不通，故胃脘疼痛比较剧烈；治以白术散加大川芎用量，以行气活血，通经止痛。

【心下痞】心下即胃脘痞塞不通且按之软，或有轻微疼痛。

其一，痞证预后及转归，如153条："太阳病，医发汗，遂发热恶寒，因复下之，心下痞，表里俱虚。"其证机是中焦脾胃阴阳俱虚，清浊之气逆乱而壅滞心下；治当益阴助阳，和中消痞。

其二，脾胃热痞证，如154条："心下痞，按之濡，其脉关上浮者。"《伤寒溯源集·结胸心下痞》："心下者，心之下，中脘之上，胃之上脘也，胃居心之下，故曰心下也。痞者，天地不交之谓也，以邪气痞塞于中，上下不通而名之也。"其证机是邪热在脾胃，脾胃清浊之气与邪热相互搏结而壅滞在心下；治当泻热消痞，以大黄黄连泻心汤。

其三，脾胃热痞证与阳虚证相兼，如155条："心下痞，而复恶寒汗出者。"其证机是邪热在脾胃而壅滞气机，阳气虚弱而不能温煦于外；治当泻热扶阳，以附子泻心汤。

其四，脾胃水气痞证，如156条："本以下之，故心下痞，与泻心汤，痞不解，其人渴而口燥、烦，小便不利者。"《注解伤寒论·辨太阳病脉证并治》："若服之痞不解，其人渴而口燥烦，小便不利者，为水饮内畜，津液不行，非热结也。"其证机是脾胃中气失调，气化不及，水气内停，壅滞气机；治当化气行水消痞，以五苓散。

其五，表里兼证，如164条："伤寒大下后，复发汗，心下痞，恶寒者，表未解也。"《伤寒内科论·辨太阳病脉证并治》："中焦热盛之邪扰乱脾胃之气，并阻滞上下气机升降之道路，以致心下痞证。"其证机是脾胃气机为邪热所阻而不通，浊气填塞于心下；审里是脾胃热痞证，治以大黄黄连泻心汤。

其六，太阳病证与少阳病证相兼，如171条："太阳与少阳并病，心下痞，颈项强而眩者。"其证机是少阳胆气内结，胃气不得胆气疏达而郁结；治以柴胡桂枝汤，解表清里。

其七，脾胃不和证，如244条："其人发热，汗出，复恶寒，不呕，但心下痞者，此以医下之也。"辨脾胃痞证有脾胃水气痞证、中虚湿热痞证、中虚痰饮痞证，以及胆胃热结痞证等。指出辨脾胃水气痞证，因其在病变过程中，有某些证候表现出类似其他病证的表现，对此应注意鉴别诊断。

其八，脾胃支饮水逆证，如第十二30条："卒呕吐，心下痞，膈间有水，眩悸者。"《金匮要略心典·痰饮咳嗽病》："饮气逆于胃则呕吐；滞于气则心下痞。"其证机是水气内停脾胃，水气与脾胃之气相结，胃中浊气不降而上逆上冲胸膈；治以小半夏加茯苓汤，温胃降逆，利水散水。

其九，中虚湿热痞证，如第十七10条："呕而肠鸣，心下痞者。"《金匮要略心典·呕吐哕下利病》："邪气乘虚陷入心下，中气则痞。"其证机是中气虚弱，湿热内生，肆虐气机升降，清浊之气逆行，湿热与清浊之气相互搏结而壅滞不畅；治以半夏泻心汤，清热补虚、散结消痞。

【心下即痞】心下就出现痞满。见寒饮郁肺证与胃脘热痞重证相兼，如第二十二7条："妇人吐涎沫，医反下之，心下即痞。"其证机是邪热在中，浊气填塞而相结于心下，则胃脘痞塞不通。

【心下则痞】心下就出现痞满。见太阴脾虚寒证，如第十8条："夫瘦人绕脐痛，必有风冷，谷气不行，而反下之，其气必冲，不冲者，心下则痞也。"其证机是太阴脾气虚弱，寒气内结于脾胃，与浊气相互搏结，气机阻结不通。

【心下痞硬】胃脘部痞塞不通，按之或硬或软，或有轻度疼痛。

其一，少阳胆热气郁证，如142条："头项强痛，或眩冒，时如结胸，心下痞硬者。"其证机是少阳胆气内郁而不通，浊气内攻，胃气不得胆气所疏而郁滞，则心下痞硬。

其二，中虚湿热痞兼食滞水气证，如 157 条：“胃中不和，心下痞硬，干噫食臭，胁下有水气。”《伤寒论辨证广注·辨太阳病脉证并治法下》：“胃不和，则脾气困而不运，以故心下痞硬。痞硬者，湿与热结也。”其证机是脾胃虚弱，湿热内结，浊气壅滞，气机不通，食而不消，水气内生。审证为中虚湿热痞兼食滞水气证，治当补中降逆、散水消痞，以生姜泻心汤。

其三，脾胃痞证，如 159 条：“下利不止，心下痞硬，服泻心汤已。”仲景以治痞未能恰到好处为借鉴，以此把辨证的重点引向辨脾胃痞证上，同时又暗示辨脾胃痞证有寒热虚实之分，病不是中虚湿热痞证，治用泻心汤是不能达到治疗目的的。

其四，阳虚水气痞证，如 160 条：“脉甚微，八九日，心下痞硬，胁下痛，气上冲喉咽，眩冒。”《伤寒内科论·辨太阳病脉证并治》：“阳气益虚，虚甚不能化水，致水气内停，阻碍气机，则心下逆满而痞塞不通。”其证机是脾胃阳气虚弱，水不得阳气所化而为水气，水气内停而上冲于喉咽，并走窜经脉而肆虐经气。

其五，中虚痰饮痞证，如 161 条：“伤寒，发汗，若吐，若下，解后，心下痞硬，噫气不除者。”《伤寒缵论·太阳下篇》：“中气必虚，虚则浊气不降，而痰饮上逆，故作痞硬。”其证机是脾胃虚弱，痰饮内生，阻滞气机，清浊之气壅滞于心下；治当补中降逆、化痰下气，以旋覆代赭汤。

其六，脾胃虚寒证，如 163 条：“遂协热而利，利下不止，心下痞硬。”《伤寒论后条辨·辨太阳病脉证篇》：“心下痞硬者，里气虚而土来心下也。”《伤寒悬解·太阳经下篇》：“清阳既陷，则浊阴上逆，填于胃口而心下痞硬。”其证机是脾胃虚寒，寒气凝结，气机不通，浊气壅滞；太阳受风寒而呈卫强营弱；当温中散寒、兼以解表，以桂枝人参汤。

【心下痞硬满】病者自觉胃脘痞塞而满闷，且按之有物。见悬饮证，如 152 条：“其人漐漐汗出，发作有时，头痛，心下痞硬满，引胁下痛。”其证机是饮邪结于胸胁，壅滞气机而逆乱，浊气上攻，饮邪肆虐；治以十枣汤，攻逐水饮。

【心下痞硬而满】病者自觉胃脘痞塞而满或有疼痛。见中虚湿热痞重证，如 158 条：“其人下利日数十行，谷不化，腹中雷鸣，心下痞硬而满，干呕，心烦，不得安。”其证机是脾胃之气虚弱，湿热内结，清气不升而下陷，浊气内壅而上逆，清浊之气又相互阻结而壅滞于心下。

【心下痞坚】心或胃脘痞塞而坚硬且满。见膈间阳郁热饮证，如第十二 24 条：“膈间支饮，其人喘满，心下痞坚，面色黧黑，其脉沉紧。”其证机是阳气郁遏，郁而化热，热与水气相结，气血梗阻于内而不能外荣；治以木防己汤，通阳化饮、清热益气。

【心下硬】心或胃脘硬满而似有物阻塞不通。

其一，太阳病证与少阳病证相兼，如 150 条：“太阳少阳并病，而反下之，成结胸，心下硬，下利不止。”《注解伤寒论·辨太阳病脉证并治》：“太阳表邪入里，结于胸中为结胸，心下硬。”如果素体有脾胃失调，则会引起心下痞硬证，辨心下痞证机有诸多，临证一定要审证求机，以法论治。

其二，阳明热结证，如 251 条：“脉弱，无太阳柴胡证，烦躁，心下硬。”其证机是阳明邪热内结，虽浊气壅滞，但阳明胃气尚能通降；治以小承气汤，泻热去实。

【心下硬满】胃脘痞硬而满闷。见阳明胃热内结证，如 205 条：“阳明病，心下硬满，不可攻之。”《注解伤寒论·辨阳明病脉证并治》：“心下硬满，则邪气尚浅，未全入府，不可便下也。”其证机是邪热与胃气相搏而阻滞不畅，治当清泻胃热，而不当用攻下。

【心下因硬】心下因之而痞硬或疼痛。见实热结胸证，如 134 条：“客气动膈，短气，躁烦，心中懊憹，阳气内陷，心下因硬，则为结胸。”《伤寒论译释·辨太阳病脉证并治》：“邪热陷与水邪相结，心下因而硬满疼痛。”《伤寒内科论·辨太阳病脉证并治》：“痰热不仅在胸膈，且还在脘腹，故心下硬。”其证机是邪热与水饮相互搏结于胸中，阻滞气机而不通；治以大陷胸汤，泻热、逐水、破结。

【心下满】胃脘部满闷。见少阳胆热气郁证，如 148 条：“心下满，口不欲食，大便硬，脉细者。”其证机是少阳胆气郁滞，其气不疏，中气失疏，气机郁涩则心下满；治以小柴胡汤。

【心下满而烦】胃脘胀满而烦冤不舒。见胸中痰实证，如 355 条：“病人手足厥冷，脉乍紧者，邪结在胸中，心下满而烦，饥不能食者。”

其证机是痰邪结于胸中，阻塞胃阳而不能通降则心下满，痰阻心阳而不能布达则心烦；治以瓜蒂散。

【心下续坚满】胃脘坚硬而胀满，或止而复作，或持续不绝。见大肠饮结证，如第十二18条："病者脉伏，其人欲自利，利反快，虽利，心下续坚满，此为留饮欲去故也。"《金匮要略心典·痰饮咳嗽病》："虽利心下续坚满者，未尽之饮，复注心下也。"《金匮要略心典·痰饮咳嗽病》："虽利心下续坚满者，未尽之饮，复注心下也。"其证机是水饮之邪搏结于大肠，水饮与浊气相互搏结而壅滞于大肠，导致大肠传导，变化功能失职；治以甘遂半夏汤，攻逐水饮、洁净肠腑。

【心下逆满】胃脘气机逆乱攻冲而胀满且闷。见脾胃气虚水气证，如67条："心下逆满，气上冲胸，起则头眩，脉沉紧。"《伤寒贯珠集·太阳篇上》："此伤寒邪解而饮发之证，饮停于中则满。"《伤寒论浅注补正·太阳篇上》："盖心下逆满是停水不化。"《伤寒论译释·辨太阳病脉证并治》："脾虚则水液不能正常输布，停而为饮，饮邪上凌，阻逆于胸脘之间，所以心下逆满，气上冲胸。"其证机是脾胃气虚，气不化水而为水气，水气内虐而上逆；治当温阳健脾、利水降逆，以苓桂术甘汤。

【心下满痛】胃脘既满又痛。见胆胃热结证，如第十12条："按之心下满痛者，此为实也，当下之。"《金匮要略心典·腹满寒疝宿食病》："按之而满痛者，为有形之实邪。"其证机是邪热侵袭胆胃，胆热内逆，胃热内结，气机阻滞不通；治以大柴胡汤，清少阳、泻阳明。

【心下满微痛】胃脘胀满而有轻微疼痛。见表里兼证，如28条："服桂枝汤，或下之，仍头项强痛，翕翕发热，无汗，心下满微痛，小便不利者。"《伤寒内科论·辨太阳病脉证并治》："其'心下满微痛，小便不利'等证，以示误治加重脾虚水气内停而凝结于内。"其证机是脾胃之气不足而气化水津不及，水气内停而阻结于心下。审表里病证都比较明显，治当表里同治，以桂枝去桂加茯苓白术汤，以解表治里。

【心下痛】胃脘疼痛。见热实结胸证，如135条："结胸热实，脉沉而紧，心下痛，按之石硬者。"其证机是水饮之邪与胃脘之浊气相互搏结而壅滞不通；治以大陷胸汤。

【心下必结】胃脘部结聚不舒。见寒饮结胸证，如139条："不能卧，但欲起，心下必结，脉微弱者，此本有寒分也。"其证机是寒邪与痰饮相互搏结，阻滞心下，壅塞气机；治当温阳化饮。

【心下必痛】胃脘部疼痛。见阳明热结重证与少阴热结证相兼，如321条："自利清水，色纯青，心下必痛，口干燥者。"其证机是阳明热结，腑气不通，浊气填塞，清浊混杂而阻结不通；治以大承气汤。

【心下坚】脘腹坚硬而胀满。见阳明实寒证主脉的基本特征，如第十20条："脉紧大而迟者，必心下坚。"其证机是寒气侵袭心下，浊气填塞，经气不利，则心下坚满。

【心下坚筑】心区或胃脘有悸动不安。见心水饮证，如第十二3条："水在心，心下坚筑，短气，恶水，不欲饮。"《金匮要略心典·痰饮咳嗽病》："水即饮也，坚筑，悸动有力，筑筑然也。"其证机是水气凌心而壅结，心气为水气所郁所遏而不得主持于内；治当利水化饮，通达心脉。

【心下坚大如盘】胃脘坚硬胀满且按之如同盘子大小一样。

其一，阳虚饮结寒凝证，如第十四31条："气分，心下坚大如盘，边如旋杯，水饮所作。"《金匮要略心典·水气病》："气分即寒气乘阳之虚，而结于气者，心下坚大如盘，边如旋盘，其势亦已其矣。"《经方辨治疑难杂病技巧·脾胃病证用方》："病机是饮结寒凝阳虚，饮结遇寒则凝，复加阳虚不宣不温，以成有形之物。"其证机是脾胃阳气虚弱，寒气内生，凝结中气，浊气梗阻；治以桂枝去芍药加麻黄附子细辛汤，壮阳宣气、解凝化饮。

其二，脾气虚气滞热证，如第十四32条："心下坚大如盘，边如旋盘，水饮所作。"其证机是脾胃气虚，虚而不运，浊气壅滞，升降失常；治以枳术汤，健脾理气、化饮散结。

【心下濡】胃脘痞满且按之濡软。详见"按之心下濡"项。

【心下支结】胃脘部支撑满闷不舒。见少阳胆热气郁证，如146条："支节烦痛，微呕，心下支结。"《伤寒内科论·辨太阳病脉证并治》："邪在少阳胆，易攻胃气，……胃气失胆气的疏理而郁结，则心下支结。"其证机是少阳胆气不和，气机不利，浊气阻结而不畅。

【心下急】胃脘部支结不舒，或满或胀或痞或痛。见阳明少阳兼证。如 103 条："呕不止，心下急，郁郁微烦。"《伤寒贯珠集·少阳篇》："心下急，郁郁微烦者，邪气郁滞于里，欲出不出，欲结不结，为未解也。"《伤寒论辨证广注·辨少阳病脉证并治》："心下者，正当胃腑之中，急则满闷已极。"其证机是邪热内结内扰，浊气阻结而不通；治以大柴胡汤，清少阳、泻阳明。

【心下有留饮】胃脘部有饮邪留结。见胃脘痰饮证，如第十二 8 条："夫心下有留饮，其人背寒冷如手大。"《金匮要略心典·痰饮咳嗽病》："留饮，即痰饮之留而不去者也。"胃为津液之府，脾主运化水津。若脾胃失调而不得纳运水津，则留而为饮。

【心下至少腹硬满而痛不可近】从心下至少腹硬满而痛且拒按。见实热结胸证，如 134 条："不大便五六日，舌上燥而渴，日晡所发潮热，从心下至少腹硬满而痛不可近者。"《伤寒内科论·辨太阳病脉证并治》："痰热内遏不仅在胸、在心下，且还至于少腹，阻塞气机而不通，则其痛从心下至少腹，按则气机滞塞益甚，故拒之。"其证机是邪热与痰饮相结，阻结脘腹，气机梗阻不通，浊气攻冲，邪热肆虐。审证是实热结胸证，治当泻热、逐饮、破结，以大陷胸汤。

【心下有痰饮】痰饮病理在胃脘。见胃脘痰饮证，如第十二 16 条："心下有痰饮，胸胁支满，目眩。"《金匮要略心典·痰饮咳嗽病》："盖痰饮为结邪，温则易散，内属脾胃，温则能运耳。"《金匮要略方论本义·痰饮咳嗽病》："此痰饮之在胃，而痞塞阻碍及于胸胁。"认识与理解"心下有痰饮"，当指胃脘痞满证，以此而明仲景以病理概念代病证表现。审证是胃脘痰饮证，其证机是痰饮阻滞胃脘，中气升降失常，浊气逆乱而上攻；治以苓桂术甘汤。

【心下有支饮】胃脘有饮邪留结而支撑胀满。

其一，脾虚饮逆眩冒证，如第十二 25 条："心下有支饮，其人苦冒眩。"其证机是水饮之邪留居中焦，浊气不降而与水饮之邪相搏而逆乱于上；治以泽泻汤，健脾利水、益气化饮。

其二，脾胃支饮寒证，如第十七 2 条："呕家本渴，今反不渴者，以心下有支饮故也，此属支饮。"如第十二 28 条："呕家本渴，渴者为欲解，今反不渴，心下有支饮故也。"《金匮要略编注二十四卷·呕吐哕下利病》："若心下有支饮，停蓄胸膈致燥，故呕而不渴，则当治饮。"其证机是脾胃气化水津不足，水气留结而与脾胃之气相互搏结，浊气逆乱，又留结于胃；治以小半夏汤，温胃通阳、化饮散水。

【心下有水气】肺中有饮邪。言心下者，当指肺中，言水气者，当指寒饮郁于肺中。见太阳伤寒证与肺寒饮证相兼，如 40 条："伤寒表不解，心下有水气，干呕，发热而咳。"又如 41 条："伤寒，心下有水气，咳而微喘。"《注解伤寒论·辨太阳病脉证并治》："咳而微喘者，水寒射肺也。"《伤寒来苏集·伤寒论注》："心下有水气，是伤脏也，水气未入于胃，故干呕。"《伤寒内科论·辨太阳病脉证并治》："以'心下有水气'代邪攻而上居于肺。"其证机是风寒侵袭太阳，卫受邪而闭，营受邪而郁，寒饮客居于肺，浊气与寒气相搏而郁结，气机不得行使肃降而上逆；治当温肺化饮，以小青龙汤。

【心下有水】肺中有饮邪留结。见寒饮郁肺夹热喘逆证，如第七 14 条："肺胀，咳而上气，烦躁而喘，脉浮者，心下有水。"其证机是寒饮郁肺，郁而化热，浊气逆乱胸中而上冲；审病人既有寒饮，又有邪热，权衡寒热证情，病以寒邪为主导方面，邪热为次；治以小青龙加石膏汤，温肺兼清、化饮平喘。

【心下悸】或言心悸；或言胃脘部悸动不安，即筑筑然的感觉。

其一，心阳虚悸证，如 64 条："心下悸，欲得按者。"《伤寒贯珠集·太阳篇上》："发汗过多，心阳则伤，……悸，心动也。"仲景言"心下悸"含义有二，一者，心悸；二者，乃胃脘筑筑跳动，其证机是阳气虚弱而不得固护，则悸动不宁；治当温阳益气，以桂枝甘草汤。

其二，肾阳虚水泛证，如 82 条："心下悸，头眩者。"《伤寒论类方·理中汤类》："心下悸者，下焦肾水因心液不足，随阳而上犯。"其证机是肾阳虚弱，不能气化水气，水气上凌于心则悸；治当温阳利水，以真武汤。

其三，少阳胆热气郁兼证，如 96 条："或心下悸，小便不利。"及小柴胡汤用法中言"若心下悸，小便不利者，去黄芩，加茯苓四两"。其证机是少阳胆气不利，气机不舒，经气不和，疏泄水道不及，水气上凌于心则心下悸；治以小柴胡汤加茯苓。

其四，太阳病证与中焦水气证相兼，如127条：“太阳病，小便利者，以饮水多，必心下悸。”《伤寒内科论·辨太阳病脉证并治》：“脾胃运化水湿功能不畅，水停中焦胃脘部致其悸动不安，……其心下悸即指胃脘因饮水多所致。”其证机是水气在胃而肆虐，胃中悸动筑筑然。审证是中焦水气证，治当化气行水，以五苓散。

其五，肾水饮证，如第十二7条：“水在肾，心下悸。”《金匮要略直解·痰饮咳嗽病》：“水在肾，则肾气凌心，故筑筑然悸也。”《金匮要略心典·痰饮咳嗽病》：“心下悸者，肾水盛而上凌心火也。”其证机是水气在肾，肾气不得主水而为水气所郁，水气随肾气而上逆于心；治当益肾利水，化饮通阳。

其六，饮邪凌心证，如第十六13条：“心下悸者。”《金匮玉函经二注·惊悸吐衄下血胸满瘀血病》：“悸者，心中惕惕然动也。悸有三种，伤寒有正气虚而悸者，又有汗下后，正气内虚，邪气交击而悸者，病邪不同，治法亦异。正气虚也，小建中汤，四逆散加桂枝治之。饮水多而悸者，心属火而恶水，不自安而悸也。……夫心主脉，寒伤营则脉不利，饮冷则水停，水停则中气不宣，脉不利，由是心火郁而致动，用麻黄以散营中寒，半夏以散心下水耳。”其证机是水饮之邪浸凌于心，心气被遏而不得主持神明；治以半夏麻黄丸，温阳化饮、通阳止悸。或言胃脘悸动不安，其证机是饮邪侵居脾胃，遏阻阳气，阳气不得温化而逆乱，故胃脘悸动不适。

【心悸】心中自觉悸动而不能自主，俗称心慌、心跳。见心气虚证，如49条：“若下之，身重，心悸者，不可发汗，当自汗出乃解。”《伤寒绪论·卷下》：“气虚者，阳气内弱，心中空虚而为悸也。”其证机是心气虚弱，不能主持于内，心空虚无主，故悸动不安；治当益气养心，以小建中汤与炙甘草汤加减。

【心动悸】心中悸动比较剧烈，亦即虚里（心胸）处鼓动，其外应衣。见心气血阴阳俱虚证，如177条：“伤寒，脉结代，心动悸。”《伤寒溯源集·太阳中篇》：“脉者，血之府也，心为藏神主血之脏，因气血虚衰，心神摇动，气馁而惕惕然动也。”审心动悸者，乃心失气的推动，血的滋养，阳的温煦，阴的濡润，致心空虚无主而悸动不安；治当益气养血、滋阴温阳，以炙甘草汤。

【心烦】心中烦或烦闷不安。

其一，太阳病证与阴阳俱虚证相兼，如29条：“自汗出，小便数，心烦，微恶寒，脚挛急，反与桂枝欲攻其表，此误也。”《注解伤寒论·辨太阳病脉证并治》：“心烦，……阴气不足也。”《伤寒论辨证广注·辨太阳病脉证并治法》：“心烦者，真阳虚脱，其气浮游而上走也。”其证机是阳虚不足以固护，阴虚不足以守养，则心烦。

其二，热扰胸腹证，如79条：“伤寒，下后，心烦，腹满，卧起不安者。”《伤寒论集注·辨太阳病脉证并治中》：“夫热留于胸则心烦。”其证机是邪热既扰于胸膈，又肆虐脘腹，气机壅滞而不畅；治当清热除烦、宽胸消满，以栀子厚朴汤。

其三，少阳胆热气郁证，如96条：“往来寒热，胸胁苦满，嘿嘿，不欲饮食，心烦，喜呕。”《伤寒论后条辨·辨少阳病脉证篇》：“胆为阳木而居清道，为邪所郁，火无从泄，逼炎心分，故心烦。”其证机是少阳胆热扰心，心神不得守藏则烦；治当清少阳、调气机，以小柴胡汤。

其四，少阳胆热水气证，如147条：“胸胁满微结，小便不利，渴而不呕，但头汗出，往来寒热，心烦者。”《伤寒内科论·辨太阳病脉证并治》：“胆火上炎，困扰心神则烦。”其证机是少阳胆热内郁，气机不利，水气内停，水气与胆热相搏而上攻于心；治当清热调气、温化水饮，以柴胡桂枝干姜汤。

其五，太阳病证与少阳病证相兼，如150条：“心下硬，下利不止，水浆不下，其人心烦。”其证机是少阳与心气相通，少阳邪热乘机而扰心，心神为邪热所虐而不得守藏则心烦。

其六，中虚湿热痞重证，如158条：“腹中雷鸣，心下痞硬而满，干呕，心烦，不得安。”其证机是中气虚弱，湿热内结而熏蒸，心神困扰则心烦；治当清热消痞，以甘草泻心汤。

其七，阳明胃热津气两伤证，如169条：“伤寒，无大热，口燥渴，心烦，背微恶寒者。”其证机是邪热内盛而扰动于心；治当清泻盛热，以白虎汤。

其八，阳明热结缓证，如207条：“阳明病，不吐，不下，心烦者。”《伤寒贯珠集·阳明篇》：“而心烦者，邪气在中土，郁而成热也。”《伤寒论集注·阳明篇上》：“心烦者，少阴君火受邪而逆于中胃也。”其证机是阳明邪热壅滞气机，肆虐于内，邪气内结而充斥；治当泻热和胃，以调胃承气汤。

其九，少阴寒证，如282条：“欲吐不吐，心烦，但欲寐，五六日，自利而渴者，属少阴也。”《伤寒经注·少阴温散》：“此明欲吐不吐，心烦欲寐，自利而渴为少阴证。”《伤寒论译释·辨少阴病脉证并治》：“阴盛于下，则虚阳易于上扰，所以出现心烦。”其证机是少阴阳气虚弱，寒气内生而肆虐，心气不得阳气温煦则烦；治当温阳散寒，以四逆汤加减。

其十，少阴心肾阴虚内热证，如310条：“少阴病，下利，咽痛，胸满，心烦。”《伤寒内科论·辨少阴病脉证并治》：“困扰于心则烦。诸证反映少阴阴虚，虚热内生，上郁于咽的病理特征；其治当滋阴润燥，宜猪肤汤。”其证机是阴虚不得滋养，虚热内生而逆乱，既上攻，又下注。审证是肾阴虚内热证，治以猪肤汤，滋肾、润肺、补脾。

其十一，少阴阴虚水气热证，如319条：“少阴病，下利六七日，咳而呕渴，心烦，不得眠者。”《伤寒论辨证广注·辨少阴病脉证并治法》：“兹则少阴病，下利，咳而呕渴，心烦不得眠者，亦水热搏结而不行也。”其证机是少阴阴津不足而不得滋养于心，虚热内生而攻冲，水气内停而逆乱；治以猪苓汤，育阴清热利水。

其十二，湿热黄汗证，如第十四28条芍桂苦酒汤用法中言：“当心烦，服至六七日乃解。若心烦不止者，以苦酒阻故也。”指出以芍桂苦酒汤治疗湿热黄汗证后，且更增心烦，此因苦酒助正气抗邪，邪气欲去而未去，正邪交争，而邪气乘机而困扰于心。辨心烦一证，大多是正气积力抗邪，其病为向愈之佳兆，不必惊慌，待邪气去，正气复则烦自罢。但也有因用苦酒不当，剂量调配失妥，苦酒收敛阳气太过，导致心烦且不能自止，对此则当酌情减少苦酒用量，或用其他方法以补救。

【心烦不止】心烦症状不能解除。详见“心烦”其十二项。

【心烦吐痛】心烦，呕吐，且伴有疼痛。见妊娠脾胃寒湿证，如第二十10条白术散用法中言：“心烦吐痛，不能饮食，加细辛一两，半夏大者二十枚。”其证机是脾胃阳虚，寒湿内阻，阳气不温，心阳为寒气所郁则烦；治以白术散加细辛半夏。

【心悬痛】心前区疼痛犹如悬挂牵拉拘急一样。见痰阻气逆胸痹证，如第九8条：“心中痞，诸逆心悬痛。”《金匮要略论注·胸痹心痛短气病》：“然至心痛如悬，是前因逆而邪痞心中，后乃邪结心中而下反如空矣。”其证机是痰阻心胸，心气不得气血所养而反为浊气攻冲，故心悬痛；治当通阳化痰、平冲开结，桂枝生姜枳实汤。

【心痛】心胸疼痛或胃脘疼痛。

其一，见阳明少阳太阳兼证，详见“胁下及心痛”项。

其二，脏腑辨证，如第一13条：“阴病十八，何谓也？师曰：咳、上气、喘、哕、咽、肠鸣、胀满、心痛、拘急。”其证机是脏腑之气失和而逆乱，气机壅滞而不通，经脉拘急而不畅；治当调畅气机，和畅心脉。

其三，虚寒胸痹证，如第九1条：“今阳虚知在上焦，所以胸痹，心痛者，以其阴弦故也。”《金匮要略心典·胸痹心痛短气病》：“痹者，闭也。夫上焦为阳之位，而微脉虚之甚，故曰责其极虚。以虚阳受阴邪之击，故为心痛。”其证机是胸阳虚弱，阴寒内生，痰气内阻，脉气不通；治当温阳补阳，通阳和络。

其四，虫证，如第十九6条：“蚘虫之为病，令人吐涎，心痛，发作有时，毒药不止。”《金匮要略心典·趺蹶手指臂肿转筋阴狐疝蚘虫病》：“心痛，痛如咬啮，时时上下是也。”其证机是虫邪内扰，中气逆乱，饮随气逆于上，气机被阻，经气不通；治以甘草粉蜜汤，缓急安中、杀虫止痛。

【心痛彻背】心前区疼痛并牵引至背部。

其一，痰盛瘀阻胸痹证，如第九4条：“胸痹，不得卧，心痛彻背者。”《金匮要略心典·胸痹心痛短气病》：“心痛彻背，是心气塞而不和也，其痹为之尤甚矣。”其证机是痰瘀互结阻于胸中，气机被痰气阻遏而不通；治以栝楼薤白半夏汤，通阳蠲痰、宽胸开结。

其二，阳虚寒凝脉阻胸痹证，如第九9条：“心痛彻背，背痛彻心。”《寿世保元·胸痹心痛短气病》：“寒邪冷气入乘心络，或脏腑暴感风寒，上乘于心，令人卒然心痛，或引背膂，甚至经年不瘥。”其审证要点是以心痛引背，厥逆为主，其证机是阳气大虚，寒气内盛，脉络不得阳气温煦，反被寒气凝结；治以乌头赤石脂丸，温阳逐寒、破阴通脉。

其三，心寒证，如第十一9条：“心中寒者，其人苦病心如噉蒜状，剧者心痛彻背，背痛彻心，譬如蛊注。”《金匮要略直解·五脏风寒积聚病》：“内经曰：心恶寒，寒邪于心，心火被敛而不得越，则如噉蒜状而辛辣，愦愦然而无奈，故甚则心痛彻背，背痛彻心，如蛊注之状也。”其证机是寒邪袭心，心气为寒气所凝而不畅，经脉滞涩而郁结，脉气不通，心气闭阻；治当温阳散寒，益气通脉。

【心伤者】心阴气虚弱病理。见心阴虚证，如第十一10条：“心伤者，其人劳倦，即头面赤而下重，心中痛而自烦，发热，当脐跳，其脉弦，此为心脏伤所致也。”其证机是心阴不足，虚热内生，热扰心气而壅塞，虚热上浮而下交结；其治当清热育阴，交通心肾，以百合知母汤与黄连阿胶汤加减。仲景言“伤”者，乃言虚弱，心伤即心阴之气虚弱。

【心脏伤】心之阴气虚弱的病理病证。详见“心伤者”项。

【心死脏】心脏之气将绝而欲亡。见心病危证，如第十一11条：“心死脏，浮之实如丸豆，按之益躁疾者。”《素问·平人气象论》：“死心脉来，前居后居，如操带钩，曰心死。”《素问·玉机真脏篇》：“真心脉至，坚而搏，如循薏苡子累累然。”其病理是心气大衰而竭绝，脉气外越而躁乱。病至于此，难以救治。

【心胸中大寒痛】心胸脘腹疼痛而恶寒且又十分剧烈，特指疼痛部位比较广泛。见脾胃虚寒证以寒为主，如第十14条：“心胸中大寒痛，呕不能饮食，腹中寒。”其证机是素体脾胃阳虚，复加寒气侵袭而猖獗，寒凝阳气而不通，则心胸脘腹疼痛而恶寒且又剧烈难忍；治以大建中汤。

【心腹胀满刺痛】心胸脘腹胀满而像针刺一样疼痛。见大肠寒结重证或寒气搏中证，如三物备急丸用法中言：“若中恶客忤，心腹胀满刺痛，口噤气急。”指出寒气太盛而阻结不通，气机为之阻塞而不通，寒气肆虐于内，故心腹胀满刺痛；治当攻逐寒结，以三物备急丸。

【心气】仲景言“心气”有广义、狭义之分，广义心气泛指心脏整个生理功能，包括阴阳气血。《素问·六节脏象论》曰：“心者，生之本，神之变也，其华在面，其充在血脉。”狭义指心主气的生理功能，其病理病证表现是气短、乏力、自汗等。

【心气不足】或广义心气不足，或狭义心气不足。

其一，心气不足证，如第五3条：“心气不足，邪气入中，则胸满而短气。”《金匮要略心典·中风历节病》：“心不足而风中之，阳用不布，则胸满而短气，经行肌中，而心处胸间也。”其证机是素体心气不足，邪气乘虚而袭，心气与邪气相搏，浊气壅滞而不行，气机梗阻而不利；治当益心气，散邪气，调理气机。

其二，血热出血证，如第十六17条：“心气不足，吐血，衄血。”《金匮要略心典·惊悸吐衄下血胸满瘀血病》：“心气不足，心中之阴气不足也。”仲景言：“心气不足”者，当指心中之阴气不足，阴不足而易生热化热，热易灼伤血络。对仲景所言“心气不足”证机，一定要有客观的认识与理解，方可得知“心气不足”的病变证机所在。

【心气虚者】心气血虚证。见心气血虚证，如第十一12条：“血气少者属于心，心气虚者，其人则畏，合目欲眠，梦远行而精神离散，魂魄妄行。”其证机是心气虚而不能固护心神，心血虚而不得滋神明，心神不得守藏而躁动；治当补益气血，养心安神。

【心气实】心中之邪气实。见妊娠伤胎证，如第二十11条：“太阴当养不养，此心气实，当刺泻劳宫及关元，小便微利则愈。”《金匮要略浅注补正·妇人妊娠病》：“夫肺又何故不行水哉？此必心气实，致胎之伤也。”认识与理解“心气实”，并非言心之正气充实，而是言心气闭塞阻滞而实，实则不能与太阴之气相合以下和于胞胎，胎气失荣。

【心胸不安】心胸烦闷、急躁不安。见脾胃湿热谷疸证，如第十五13条：“谷疸之为病，寒热不食，食即头眩，心胸不安，久久发黄为谷疸。”《医宗金鉴·黄疸病》：“心烦不安，此为湿瘀热郁而内蒸，将作谷疸之征也。”其证机是湿热壅滞脾胃，脾不得运化水湿，而湿与热相搏；治以茵陈蒿汤，清热利湿退黄。

【心膈间病】心胸膈间病证，如胸痹证心痛、短气，热扰胸膈证心烦、坐卧不安，结胸证，如实热及寒实等证型。见心膈间病，如第一4条：“语声喑喑然不彻者，心膈间病。”《金匮发微·脏腑经络先后受病》：“心膈间为肺，湿痰阻于肺窍，故语声喑喑然不彻。”审病人若是心膈间病，病人常常不敢大声说话，若大声说话则牵引心胸疼痛或不舒。

【心火气盛】心中阳热内盛的一种病理病证。见脏腑辨证论治的整体观，如第一1条："水不行，则心火气盛；心火气盛，则伤肺，肺被伤，则金气不行。"审肾与心的辨证关系，如仲景言："水不行，则心火气盛。"指出心火之气的正常与否与肾水上奉于心有着密切的关系，提示心火旺盛证的前提大多是因于肾水不足，心火不得肾水之滋而为火热。审心与肺的辨证关系，如"心火气盛，则伤肺，肺被伤，则金气不行"。心中火热之邪极易伤肺，因此出现心肺的病证，其常见的病证多是肺气不宣不降之咳喘。

【心水者】心水气病理病证。见心水气证，如第十四13条："心水者，其身重而少气，不得卧，烦而躁，其人阴肿。"《金匮要略心典·水气病》："心，阳脏也，而水困之，其阳则弱。"其证机是水气在心，心神为水气所遏所扰而躁动，心气为水气所困而伏郁；治当益心利水。

【心愦愦】心中极度烦乱不安。见阳明热郁证误治变证，如221条："心愦愦，反谵语。"《注解伤寒论·辨阳明病脉证并治》："愦愦者，心乱也。"《伤寒论译释·辨阳明病脉证并治》："如误用发汗，则津液更伤，燥实更甚，而发生……心中烦乱。"其证机是阳明邪热反为热药相助，其热益盛而上攻于心，心神不得守藏；治当清热泻火，安神定志。

【心如噉蒜状】心区部似有食蒜灼热烧心感。见心寒证，如第十一9条："心中寒者，其人苦病心如噉蒜状，剧者心痛彻背，背痛彻心，譬如蛊注。"《金匮要略直解·五脏风寒积聚病》："内经曰：心恶寒，寒邪于心，心火被敛而不得越，则如噉蒜状而辛辣，愦愦然而无奈，故甚则心痛彻背，背痛彻心，如蛊注之状也。"其证机是寒邪袭心，心气为寒气所凝而不畅，经脉滞涩而郁结，脉气不通，心气闭阻；治当温阳散寒，益气通脉。

【心乱】精神、意识、思维、慌乱不宁。见心肾阴阳两虚证，如88条："汗家重发汗，必恍惚心乱。"《伤寒内科论·辨太阳病脉证并治》："心神失阳的温煦，阴的滋养，则恍惚心乱即神志模糊。"其证机是阴阳两虚，心神不得阴阳固护而散乱；治当益阴扶阳、和调心神，以禹余粮丸。

辛 xīn ❶辣，或刺激性食物。如12条桂枝汤用法中言："禁生冷，黏滑，肉面，五辛，酒酪，臭恶等。"又如第七15条："鼻塞，清涕出，不闻香臭酸辛。"❷药名：如细辛。❸方名：如麻黄附子细辛汤。

新 xīn ❶脾胃之气。如391条："吐利，发汗，脉平，小烦者，以新虚不胜谷气故也。"❷刚才。如398条："病人脉已解，而日暮微烦，以病新差，人强与谷，脾胃气尚弱。"又如第十四3条："视人之目窠上微拥，如蚕新卧起状，其颈脉动。"❸产后。如第二十一1条："问曰：新产妇人有三病，一者病痉，二者病郁冒，三者大便难，何谓也？师曰：新产血虚，多汗出，喜中风，故令病痉；亡血，复汗，寒多，故令郁冒；亡津液，胃燥，故大便难。"❹新鲜。与"旧"相对。如三物备急丸用法中言："上皆须精新，多少随意。"❺药名：如新绛。❻方名：如桂枝新加汤。❼血瘀。如第二十一6条下瘀血汤用法中言："新血下如豚肝。"

【新虚】胃气虚弱。详见"新虚不胜谷气故也"项。

【新虚不胜谷气故也】胃气虚弱刚愈不能胜任消化水谷的缘故。见霍乱证病差注意饮食调护，如391条："吐利，发汗，脉平，小烦者，以新虚不胜谷气故也。"其证机是胃气尚未完全恢复而虚弱，饮食稍有不当即会引起胃中不适。

【新差】疾病刚刚痊愈。详见"病新差"项。

【新血下如豚肝】所泻下瘀血如河豚肝脏一样乌黑深红。如第二十一6条下瘀血汤用法中言："以酒一升，煎一丸，取八合，顿服之，新血下如豚肝。"指出瘀血因方药驱逐而从下去，审瘀血颜色如河豚肝脏一样乌黑深红。

【新病】新发生的病，与原来的"病"相对而言。详见"先治新病"项。

【新产】产后第1~15天。《女科证治约旨》："妇人产后三候内当属新产，三候外百日内当属产后。"《素问·六节脏象论》："五日谓之候，三候谓之气，六气谓之时，四时谓之岁。"此即产后第1~15天以内谓之新产。

【新产妇人有三病】产后第1~15天的妇女常有3类病证。详见"妇人有三病"项。

【新产血虚】产后妇女1~15天以内有血虚病理。见妇人产后三大病，如第二十一1条："新产血虚，多汗出，喜中风，故令病痉。”指出妇人产后因失血则易出现血虚病理及其病证特征。

【新绛（茜草）】新绛为茜草科多年生草本植物苯草的根及根茎。

别名：茜草。

性味：苦，寒。

功用：活血化瘀，止血止痛。

主治：胸胁疼痛，心胸疼痛，便血，衄血。《神农本草经》曰：“味苦寒，主寒湿风痹，黄疸，补中。”

入方：见旋覆花汤。

用量：

用量		经方数量	经方名称
古代量	现代量		
仲景未言用量		1方	旋覆花汤

化学成分：含茜草素，茜素，黑茜草素，伪茜草素，茜草色素。

药理作用：止咳作用，祛痰作用，抗菌作用（金黄色葡萄球菌、白色葡萄球菌、卡他球菌、肺炎球菌、流感杆菌），抗真菌作用，兴奋子宫作用，升高白细胞作用，抗肿瘤作用，止血作用（缩短凝血时间），抗凝血作用（血液内钙离子结合）。

檠

xīn 檠，即饮食。如第一 13 条：“檠饪之邪，从口入者，宿食也。”

【檠饪之邪】饮食不当而为积滞。见病因辨证，如第一 13 条：“檠饪之邪，从口入者，宿食也。”指出饮食既是人体必不可少的东西，又是致病因素之一，对此一定要有正确的理解与认识，提示饮食不可太过或不及，贵在适中。

【檠气】饮食不当而积滞。见饮食积滞证，如第十一 20 条：“病有积，有聚，有檠气，何谓也？师曰：……檠气者，胁下痛，按之则愈，复发为檠气。”其证机是食积于脾胃，浊气上攻于胁下，胁下腹里经气滞塞而不通。并指出审胁下痛证。其证机是饮食积滞，浊气逆乱上攻；治疗可用推拿按摩等方法，以达增强肠胃运动，促进消化。

腥

xīng 腥，即腥味，腥气。如 395 条牡蛎泽泻散用法中言：“蜀漆，暖水洗，去腥。”又见 112 条桂枝去芍药加蜀漆牡蛎龙骨救逆汤中。

【腥臭】腥臭气味。见实热肺痈证成脓期，如第七 12 条：“咳而胸满，振寒脉数，咽干不渴，时出浊唾腥臭，久久吐脓如米粥者。”其证机是邪热蕴肺，壅滞肺气，热灼脉络，血为热攻，灼腐为痈，痈烂为脓，则咳吐腥臭脓痰气味；治以桔梗汤，清热排脓解毒。

形

xíng ❶症状表现。如 25 条：“若形似疟，一日再发，汗出必解。”❷证机证候。如 282 条：“若小便色白者，少阴病形悉具。”❸身体。如第二十二 8 条：“在上呕吐涎唾，久成肺痈，形体损分。”

【形似疟】病证表现类似疟疾。见太阳中风轻证，如 25 条：“若形似疟，一日再发，汗出必解。”《伤寒贯珠集·太阳篇上》：“若其人病形如疟，而一日再发，则正气内胜，邪气欲退之征。”其证机是卫受邪而怫郁，营阴弱而失和于卫，正气欲驱邪于外而又不能驱邪于外，正邪交争于营卫之间，故其发热恶寒时有交替出现。

【形作伤寒】病证表现很类似太阳伤寒证。见表里兼证，如 113 条：“形作伤寒，其脉不弦紧而弱，弱者必渴。”《伤寒溯源集·温病风病痉湿暍》：“此温病之似伤寒者也。形似伤寒，谓其形象有似乎伤寒。”《伤寒内科论·辨太阳病脉证并治》：“辨太阳温病证有类太阳伤寒证之发热恶寒，无汗，头痛等证，可审其脉不弦紧而弱，则是别类似之关键。……参验病者口渴，则知病是太阳温病而非太阳伤寒证。”指出辨太阳温病证有类似太阳伤寒证，对此一定要重视鉴别诊断，以法审证求机，做出恰当的治疗方案，不可被类似现象所迷惑。

【形如醉人】形体表现如同饮酒太过失去知觉一样。见脾热证，如第十一 13 条：“脾中风者，翕翕发热，形如醉人，腹中烦重，皮目瞤而短气。”《金匮要略直解·五脏风寒积聚病》：“脾主肌肉四肢，风行于肌肉四肢之间，则身体懈惰四肢不收，故形如醉人。”其证机是邪热在脾，困扰内外气机，走窜肌肤而肆虐于其所主，脾气被困；治当清热理脾、和畅气机，以越婢加术汤与竹叶石膏汤加减。

【形如水状】身体如同在水中浸泡一样。如第十一 16 条：“肾著之病，其人身体重，腰中冷，如坐水中，形如水状，反不渴，小便自利，饮食如故，病属下焦。”其病变证机是寒湿浸淫充斥肌肤，困重潮湿。

【形体损分】身体受到损伤。见妇人杂病错综复杂证机，如第二十二8条："在上呕吐涎唾，久成肺痈，形体损分。"其证机是邪气侵袭于肺，肺气为邪气所损伤；治当祛邪利肺。

【形肿】形体肿胀。见寒饮郁肺水溢证，如第十二39条："水去呕止，其人形肿者，加杏仁主之。"其证机是饮邪逆乱而充斥肌肤，则身体肿胀。

行 xíng ❶演变，发展。如"瘀热以行"。又如第8条："太阳病，头痛至七日以上自愈者，以行其经尽故也。"❷类，即金、木、水、火、土五类。如仲景序："夫天布五行，以运万类；人禀五常，以有五脏。"❸布行，运行。如53条："以荣行脉中，卫行脉外，复发其汗，荣卫和则愈，宜桂枝汤。"❹用。如63条："发汗后，不可更行桂枝汤，汗出而喘，无大热者。"又如270条："设当行大黄、芍药者，宜减之。"❺次。如158条："伤寒、中风，医反下之，其人下利日数十行，谷不化，腹中雷鸣。"又如203条："当问其小便日几行，若本小便日三四行，今日再行，故知大便不久出。"❻走，走窜。如196条："阳明病，法多汗，反无汗，其身如虫行皮中状者，此以久虚故也。"又如第一9条："其病在里，腰痛背强不能行，必短气而极也。"复如第十二2条："饮水流行，归于四肢，当汗出而不汗出，身体疼重，谓之溢饮。"❼并行。如第一10条："问曰：经云：厥阳独行，何谓也？师曰：此为有阳无阴，故称厥阳。"❽不柔和。如第二9条："夫痉脉，按之紧如弦，直上下行。"❾动。如第五3条："治病如狂状，妄行，独语不休。"❿作用力。如第五14条头风摩散用法中言："已摩疾上，令药力行。"⓫通。如第十8条："夫瘦人绕脐痛，必有风冷，谷气不行。"⓬药名：如王不留行。⓭方名：如王不留行散。

【行常伛】行走时常常有驼背。见肝热证，如第十一4条："肝中风者，头目瞤，两胁痛，行常伛，令人嗜甘。"其证机是邪热在肝而肆虐筋脉且拘急不适。

【行其针药】使用针药治疗病人。见妇人杂病错综复杂证机，如第二十二8条："审脉阴阳，虚实紧弦；行其针药，治危得安。"指出治疗疾病，根据病证表现与病理变化，其治可用方药，也可用针刺，更可用灸法，还可针药并用，以冀取得最佳治疗效果。

省 xǐng 省，即知觉，引申为观察。如仲景序："省疾问病，务在口给，相对斯须，便处汤药。"

【省疾问病】观察病证表现与询问病变情况。如仲景序："省疾问病，务在口给，相对斯须，便处汤药。"

杏 xìng ❶药名：如杏仁。❷方名：桂枝加厚朴杏仁汤。

【杏仁】杏仁为蔷薇科落叶乔木植物山杏、辽杏、西伯利亚杏及杏的成熟种子。

别名：苦杏仁，杏子。

性味：苦、辛，微温。

功用：降肺止逆，化痰散邪。

主治：咳嗽，气喘，痰多，胸闷胸满，大便干结，心胸疼痛。

《神农本草经》曰："味甘温，主咳逆上气，雷鸣，喉痹，下气，产乳，金创，寒心，贲豚。"

入方：见麻黄汤、麻黄连轺赤小豆汤、大青龙汤、桂枝麻黄各半汤、文蛤汤、桂枝二麻黄一汤、麻黄加术汤、麻杏薏甘汤、桂枝加厚朴杏仁汤、厚朴麻黄汤、苓甘五味加姜辛半夏杏仁汤、苓甘五味加姜辛半杏大黄汤、麻杏石甘汤、茯苓杏仁甘草汤、大陷胸丸、麻子仁丸、大黄䗪虫丸、矾石丸、薯蓣丸、小青龙汤加减。

用量：

剂型	不同用量	古代量	现代量	代表方名
汤剂	最小用量	十六个	2.5g	桂枝二麻黄一汤
	最大用量	七十个或半升	12g	厚朴麻黄汤
	通常用量	七十个或半升	12g	麻黄汤
汤散剂	基本用量	十个	1.8g	麻杏薏甘汤
丸剂	最小用量	一分	3g	矾石丸
	最大用量	一升	24g	麻子仁丸

化学成分：含苦杏仁苷，苯甲醛，苦杏仁酶，脂肪油，胆甾醇，Δ^{24}-胆甾醇，雌酮，β-紫罗兰酮，芳樟醇，γ-癸酸内酯，己醛，脂肪酸，

豆蔻酸，棕榈酸，棕榈油酸，硬脂酸，油酸，亚油酸，亚麻酸，二十碳烯酸，氨基酸（天门冬氨酸、苏氨酸、丝氨酸、谷氨酸、甘氨酸、丙氨酸、缬氨酸、蛋氨酸、异亮氨酸、亮氨酸、酪氨酸、苯丙氨酸、组氨酸、赖氨酸、精氨酸）。

药理作用：镇咳作用（抑制呼吸中枢），平喘作用，促进肺表面活性物质的合成，抗炎作用，抗肿瘤（肝癌）作用，降压作用，抑制胃蛋白酶的消化功能。

【杏子汤】

组成：杏仁五两（15g）（仲景原书无用量，乃编者所加）

用法：上一味，以水八升，煮取三升，温分三服。

功用：温肺降逆，通利水道。

适应证：肺寒水气证。颜面水肿，肢体水肿，咳喘，痰多色白，舌质淡，苔薄白，脉浮。

解读方药：方中杏仁肃降肺气，通调水道，化痰消肿。

性 xìng 性，即性质，人或事物本身所具有的能力。如第十八5条："桑根皮以上三味烧灰存性，勿令灰过。"

胸 xiōng 胸，即人体躯干的前部。❶胸为心肺之躯壳，在颈下、腹上。如396条："大病差后，喜唾，久不了了，胸上有寒，当以丸药温之。"❷泛指人体的整个前部。如135条："伤寒六七日，结胸热实，脉沉而紧，心下痛，接之石硬。"此言结胸，病在胃脘也。如第十14条："心胸中大寒痛，呕不能饮食，腹中寒。"《金匮要略心典·腹满寒疝宿食病》注心胸为"心腹寒痛"。

【胸上】胸前区部位，"上"作部位或范围解。见肝络血瘀轻证，如第十一7条："肝着，其人常欲蹈其胸上。"《金匮发微·五脏风寒积聚病》曰："肝着之病，胸中气机阻塞，以手接其胸，则稍舒。"指出病变部位在胸前区，并提示治疗方法与措施。

【胸上有寒】或胸中虚寒证机，或胸部有恶寒表现。

其一，胸阳虚证，如396条："大病差后，喜唾，久不了了，胸上有寒，当以丸药温之，宜理中丸。"《伤寒内科论·辨霍乱病》："肺不布津，脾不化津，呈水津凝集，寒饮泛于胸膈的病理。"其证机是胸阳虚弱，寒气内生，逆气上行；治"当以丸药温之"，如以理中丸，温阳补虚散寒。

其二，望面色主病，如第一3条："色黄者，胸上有寒。"《金匮要略心典·脏腑经络先后受病》："色黄者，面黄也，其病在脾，脾病则生饮，故胸上有寒，寒者，寒饮也。"其证机是胸阳不足，寒气内生；治当温阳益气散寒。

其三，上寒下热证，如第二16条："以丹田有热，胸上有寒，渴欲得饮而不能饮，则口燥烦也。"《注解伤寒论·辨痉湿暍脉证并治》："表中寒乘而入于胸中，为胸上有寒，使舌上生白苔滑也。"其证机是寒湿之邪侵袭胸上，阻遏阳气而不得布行，则为胸上有寒。

【胸中】或胸前区部位，或胸胁之内的部位，或同时并指。详见"邪结在胸中"项。

【胸中窒】胸中堵塞憋闷不舒。

其一，热扰胸膈证。如77条："而烦热，胸中窒者。"《伤寒论直解·辨太阳病脉证》："窒，窒碍而不通也。热不为汗下而解，故烦热；热不解而留于胸中，故窒塞而不通也，亦宜栀子豉汤，升降上下，而胸中自通也。"《伤寒论条辨·辨太阳病脉证并治中》："窒者，邪热壅滞而窒塞。"其证机是热扰胸膈，壅滞气机而不通；治用栀子豉汤，以清宣透热。

其二，黄汗主证，如第十四4条："身肿而冷，状如周痹，胸中窒，不能食，反聚痛，暮躁不得眠。"其证机是寒湿浸淫肌肤营卫，壅滞经气经脉，梗阻气机，遏阻于心而扰动于外，攻冲于肌肤筋脉；治当温阳化湿，益气固护营卫。

【胸中烦而不呕】胸中烦热不舒而没有呕吐。见少阳胆热气郁证，如96条："往来寒热，胸胁苦满，嘿嘿，不欲饮食，心烦，喜呕，或胸中烦而不呕，或渴。"又如96条小柴胡汤用法中言："若胸中烦而不呕者，去半夏、人参，加栝楼实一枚。"《伤寒贯珠集·少阳篇》："胸中烦而不呕者，邪聚于膈而不上逆也。"指出若胸中烦而不呕，其胸烦是胆热上攻，不呕是胃气尚能通降，因热上逆而不当甘补，治以小柴胡汤去人参、半夏，加栝楼实以除胆热涤实。

【胸中痛】胸前区或胸部疼痛。

其一，脾胃热证，如123条："心下温温欲吐，而胸中痛，大便反溏，腹微满，郁郁微烦。"

其证机是脾胃有热，胃中邪热上逆而郁于胸中，脾中邪热内郁而滞涩。

其二，肝寒证，如第十一5条："肝中寒者，两臂不举，舌本燥，喜太息，胸中痛，不得转侧，食则吐而汗出也。"《金匮要略方论本义·五脏风寒积聚病》："胸中痛者，肝为寒郁，则条达之令失，而胸膈格阻，气不流畅也。"其证机是寒气客肝，肝气被抑，疏达失司，气机不利，经脉不畅，阴津为凝，脾胃失和；治当温肝散寒、调理气机，以吴茱萸汤加减。

其三，悬饮证，如第十二33条："夫有支饮家，咳烦，胸中痛者。"其证机是水饮壅滞胸胁而梗阻气机；治以十枣汤，攻逐水饮。

其四，水气病证，如第十四21条："小便不利，脉之，不言水，反言胸中痛，气上冲咽，状如炙肉，当微咳喘。"其证机是水气与寒气相结而阻结于胸中，胸中气机阻滞不通，则胸中痛；治当温阳化水。

其五，寒湿黄汗证，如第十四29条："若身重，汗出已辄轻者，久久必身瞤，瞤即胸中痛，又从腰以上必汗出。"其证机是寒湿之邪郁结于胸中，轻者则胸中窒，重者则阳气不通则痛；治当散寒化湿，和畅经气。

【胸中隐隐痛】胸中轻微疼痛。详见"咳即胸中隐隐痛"项。

【胸中满而烦】胸中满闷，心烦。见少阳胆热气郁证，如264条："两耳无所闻，目赤，胸中满而烦者。"其证机是邪热客于少阳，经气不畅而郁滞则胸中满；邪热困扰攻心则心烦；治当清少阳、调气机，以小柴胡汤。

【胸中痞硬】胸中痞塞不通而硬满。见胸中痰实证，如166条："寸脉微浮，胸中痞硬，气上冲喉咽不得息者。"《伤寒贯珠集·太阳篇下》："胸有寒饮，足以阻清阳而碍肺气，故胸中痞硬，气上冲咽喉，不得息也。"《伤寒内科论·辨太阳病脉证并治》："痰实阻于胸膈，阻碍气机，故胸中痞硬。"其证机是痰邪阻于胸中，壅滞胸中宗气，宗气为之而逆乱，上冲咽喉；治用瓜蒂散，涌吐胸中痰实。

【胸中有热】或胸中郁热，或胃脘有灼热。见上热下寒证，如173条："胸中有热，胃中有邪气，腹中痛，欲呕吐者。"《注解伤寒论·辨太阳病脉证并治》："阳不降而独治于上，为胸中热。"《伤寒论译释·辨太阳病脉证并治》："所谓胸中，实际是指胃，……胃中有热而气逆。"其证机是邪热侵袭或内生，并肆虐于胸中或胃脘。

【胸中实】胸中有痰饮实邪阻塞的病理。见胸中痰实证，如324条："心中温温欲吐，复不能吐，始得之，手足寒，脉弦迟者，此胸中实，不可下也。"其证机是痰饮实邪阻滞于胸中，气机滞涩不畅；治当涌吐胸中痰实，以瓜蒂散。

【胸中上气】胸中气机逆乱于上的病理。见肺气上逆证，如第一5条："息引胸中上气者，咳。"其证机是邪袭于肺，肺气不利，当降而不降，浊气上攻。

【胸中气塞】胸中气息窒塞。见饮阻胸痹证或气郁痰阻胸痹证，如第九6条："胸痹，胸中气塞，短气。"《金匮发微·胸痹心痛短气病》："胸中气塞，其源有二，一由水停伤气，一由湿痰阻气，水停伤气，以利水为主，而用茯苓为君；湿痰阻气，以疏气为主，而君橘皮枳实以去痰。"《经方辨治疑难杂病技巧·心病证用方》："茯苓杏仁甘草汤主痰饮阻胸遏制气机之胸痹、胸闷以闷为主；橘枳姜汤主气郁痰阻胸滞涩气机之胸闷，胸满为主。"其证机是饮邪阻滞胸中，脉气为饮邪所阻遏；治以茯苓杏仁甘草汤，通阳化饮、宣导气机。或其证机是气与痰相互阻结于胸中，痰阻气机而壅滞不畅；治以橘枳姜汤，通阳理气、宽胸化痰。

【胸中寒实】胸中阳气不足而寒实于胸中。见脾胃阳虚危证，如第十4条："病者，痿黄，躁而不渴，胸中寒实，而利不止者，死。"仲景言"胸中寒实"，其言"实"非言胸中有实寒，而是言虚寒上逆而实于胸中，闭阻不通；实者，阻结不通之谓；阳虚阴盛故曰胸中寒实。

【胸中有留饮】饮邪郁滞而留结于胸中。见胸中留饮证，如第十二10条："胸中有留饮，其人短气而渴。"其证机是饮邪留结于胸中而泛溢，阻结于四肢，胸中宗气为饮邪阻遏而不得气化津液；治当宣利气机，涤饮开胸。

【胸中似喘不喘】病人有胸中浊气逆乱，气欲上冲而又遏阻胸中气机且烦闷不适。详见"似喘不喘"项。

【胸中冷】胸中营血不足而则恶寒。见阳明虚寒胃反证，如第十七4条："营虚则血不足，血不足则胸中冷。"《金匮要略心典·呕吐哕下利病》："营卫俱虚，则胸中之积而为正气者少矣，故胸中冷。”其证机是中焦脾胃虚弱，生化气血不足，不能滋养营卫，心主血司营，肺主气司卫，心肺居于胸中，气血虚弱不得和调于营卫，营卫不能固护胸中，则有胸中冷。辨中焦脾胃虚寒证在其病变过程中则有胸中冷症状，提示辨胸中冷症状可从脾胃虚寒证辨治，方可达到预期治疗目的。

【胸下结硬】胃脘痞结而硬满，胸下即胃脘。见太阴脾病的基本脉证，如273条：“若下之，必胸下结硬。”《伤寒贯珠集·太阳篇》：“则胸下痞硬，中气伤者，邪气必结也。”《伤寒溯源集·太阳篇》：“此以太阴误下，胃阳空虚，阴邪结于胸下之胃中。”其证机是脾胃之气因误用下法而更伤中气，气机阻结而不通；治当温阳补虚散结。

【胸满】胸中满闷。

其一，太阳中风证与胸阳不足证相兼，如21条：“脉促，胸满者。”《伤寒内科论·辨太阳病脉证并治》：“本论下法不当，损伤胸中宗气，导致阳气不振，郁而不伸，加上邪侵袭，正邪交争于胸则胸满。”其证机是辨证失误而用下，以此损伤胸阳，阳气因之阻滞而不畅则胸满；治当益气温阳，以桂枝去芍药汤。

其二，少阳胆热气郁证，如37条：“设胸满，胁痛者。”其证机是少阳胆热气郁而阻滞不通；治以小柴胡汤，清少阳，调气机。

其三，少阳病证与少阴病证相兼，如107条：“胸满，烦惊，小便不利，谵语。”《注解伤寒论·辨太阳病脉证并治》：“胸满而烦者，阳热客于胸中也。”《医宗金鉴·伤寒论注》：“胸满者，热入于胸，气壅塞也。”其证机是少阳胆气不和，气机郁滞，经气不畅；少阴心经有热，心主神明为邪热所躁动；治当既清少阳又清少阴，以柴胡加龙骨牡蛎汤。

其四，心肾阴虚内热证，如310条：“少阴病，下利，咽痛，胸满，心烦。”《伤寒内科论·辨少阴病脉证并治》：“虚热上炎，郁于胸中则满。”其证机是少阴阴虚，邪热内扰，胸中气机为热所郁则胸满；治当育阴清热，以猪肤汤。

其五，阳明热极痉证，如第二13条：“痉为病，胸满，口噤，卧不着席。”《医宗金鉴·痉湿暍病》：“痉病而更胸满，里气壅也。”其证机是阳明热极而伤津，壅滞气机而上逆于胸，则胸满；治以大承气汤，急下泻热存阴。

其六，湿病证，如第二16条：“若下之早，则哕，或胸满，小便不利，舌上如胎者，以丹田有热，胸上有寒。”其证机是湿气上冲于胸，浊气壅滞而不行则胸满；治当化湿理气，宽胸降浊。

其七，心气不足证。详见“胸满而短气”项。

其八，脾胃虚寒证以气虚为主，如第六14条黄芪建中汤用法中言：“气短，胸满者，加生姜；腹满者，去枣，加茯苓一两半。”审病者气短、胸满乃因于寒气充斥，壅滞气机运行不畅；治以黄芪建中汤加大生姜用量，以散寒和中气。

其九，郁瘀痰胸痹证或虚寒胸痹证。详见“胸痹”其二项。

其十，阳明热结支饮证，如第十二26条：“支饮，胸满者。”其证机是阳明热结，壅滞气机，气不化水，水为饮邪，逆乱胸腹，胸中气机滞涩而壅结；治以厚朴大黄汤，泻热行气、化饮涤实。又，肺与大肠相表里，大肠之表有邪结易于上攻于肺里。揭示辨治胸满证不能仅局限于肺及胸中，而当从阳明。

其十一，寒饮郁肺气逆证，如第十二37条：“冲气即低，而反更咳，胸满者。”《金匮要略心典·痰饮咳嗽病》：“服前汤已，冲气即低，而反更咳胸满者，下焦冲逆之气既伏，而胸中伏匿之寒饮续出也。”其证机是寒饮郁肺，浊气逆乱胸中；治以苓甘五味姜辛汤，温肺化饮、宣气制逆。

其十二，湿热黄汗证，如第十四1条：“黄汗，其脉沉迟，身发热，胸满，四肢头面肿，久不愈，必致痈脓。”《金匮要略心典·水气病》：“黄汗，……得湿热交病，而湿居热外，其盛于上而阳不行，则身热胸满。”其证机是湿热浸淫肌肤，肆虐营卫，壅滞气机，浊气逆乱；治当清热化湿，以芪芍苦酒汤加减。

其十三，脾胃阳虚水气证，如第十四6条：“本自有寒，疝瘕，腹中痛，医反下之，下之即胸满，短气。”《金匮要略方论本义·水气病》：“医者不识其为阴寒，乃以为水邪可下，虽水下沉，而寒邪上逆，故胸满，短气也。”指出脾胃阳虚水气证，其病证表现有类似可下证，其辨证一定重视鉴别诊断。审胸满证机是脾胃阳虚，水不得阳气所化而为水气，水气与寒气相结而壅滞气机，气内结而不通；治当温阳散寒利水。

其十四，湿热黄疸证，如第十五 8 条："病黄疸，发热，烦喘，胸满，口燥者，以病发时火劫其汗，两热所得。然黄家所得，从湿得之。"其证机是湿热内结，壅滞气机，阻滞不通；治当清热利湿，以茵陈蒿汤或栀子大黄汤加减。

其十五，瘀血证主要证候特征，如第十六 10 条："病人胸满，唇痿舌青，口燥，但欲漱水不欲咽。"《金匮要略心典·惊悸吐衄下血胸满瘀血病》："胸满者，血瘀而气为之不利也。"其证机是瘀血留结于内，阻滞气机，胸中宗气为瘀血阻滞而不畅；治当活血化瘀，调理气机。

【胸满而短气】胸中满闷而呼吸短促，气不接续。见心气不足证，如第五 3 条："心气不足，邪气入中，则胸满而短气。"《金匮要略心典·中风历节病》："心不足而风中之，阳用不布，则胸满而短气，经行肌中，而心处胸间也。"其证机是素体心气不足，邪气乘虚而袭，心气与邪气相搏，浊气壅滞而不行，气机梗阻而不利；治当益心气，散邪气，调理气机。

【胸满胀】胸中满闷而胀。见实热肺痈水逆证，如第七 15 条："肺痈，胸满胀，一身面目浮肿，鼻塞。"《金匮要略直解·肺痿肺痈咳嗽上气病》："痈在肺，则胸胀满。"其证机是邪热蕴结于肺，肺气不得通调水道，水气逆乱于内，攻冲于外；治以葶苈大枣泻肺汤，以泻肺除痈。

【胸痹】或言证机，或言病证。证机，痹者，闭阻不通，气血运行梗阻；病证，是以心区或胸前区疼痛而痞塞沉闷为特征。

其一，痰盛瘀阻胸痹证，如第九 4 条："胸痹，不得卧，心痛彻背者。"其证机是痰瘀互结阻于胸中，气机被痰气阻遏而不通；治以栝楼薤白半夏汤，通阳蠲痰，宽胸开结。

其二，郁瘀痰胸痹证或虚寒胸痹证，如第九 5 条："胸痹，心中痞，留气结在胸，胸满，胁下逆抢心。"其证机或是气郁而不畅，瘀阻而不通，痰结而壅滞，浊气逆乱而冲心；治以枳实薤白桂枝汤，通阳行气、化瘀化痰。或是胸中阳气虚弱，寒气从内而生，虚寒之气逆乱于心，寒凝心脉而不通；治以人参汤，温中补虚、散寒止痛。

其三，饮阻胸痹证或气郁痰阻胸痹证。详见"胸中气塞"项。

其四，阳虚寒湿胸痹证，如第九 7 条："胸痹，缓急者。"其证机是阳虚而不温，寒生而凝结，经脉阻滞而不通；治当温阳逐寒，以薏苡附子散。

【胸痹而痛】胸痹病证以疼痛为主。见虚寒胸痹证，如第九 1 条："夫脉当取太过不及，阳微阴弦，即胸痹而痛。"《金匮要略心典·胸痹心痛短气病》："阳主开，阴主闭，阳虚而阴干之，即胸痹而痛。痹者，闭也。"其证机是胸阳虚弱，阴寒内生，痰气内阻，脉气不通；治当温阳活血，益气化饮。

【胸痹之病】胸痹的病证表现。见痰瘀胸痹证，如第九 3 条："胸痹之病，喘息咳唾，胸背痛，短气，寸口脉沉而迟。"《医宗金鉴·胸痹心痛短气病》："阳气一虚，诸寒阴邪，得以乘之，则胸背之气，痹而不痛，轻者病满，重者病痛，理之必然也。"其证机是痰瘀相互阻结于胸中，心之脉络为痰瘀阻结而不通；治以栝楼薤白白酒汤。

【胸背痛】胸部背部皆疼痛。见痰瘀胸痹证，如第九 3 条："胸痹之病，喘息咳唾，胸背痛，短气，寸口脉沉而迟，关上小紧数。"《金匮要略直解·胸痹心痛短气病》："诸阳受气于胸而转行于背，气痹不行，则胸背为痛而气为短也。"其证机是痰瘀相互阻结于胸中，心之脉络为痰瘀阻结而不通；治以栝楼薤白白酒汤。

【胸烦】胸中烦闷不舒。见阳虚痞证，如 153 条："因胸烦，面色青黄，肤瞤者，难治。"《注解伤寒论·辨太阳病脉证并治》："虚不胜火，火气内攻，致胸烦也。"指出病是表里兼证，因辨证未能切中证机，用汗用下都没有达到治疗目的，复加又用烧针，更伤阴阳之气，导致正气不支，邪气内扰，心神为邪气所肆虐。

【胸胁】人体躯干之前胸与两腋下肋骨部位。见实热结胸证，如 136 条："但结胸，无大热者，此为水结在胸胁也。"指出实热结胸证的病变部位，并提示治疗方法与方药。

【胸胁满】胸胁间痞塞而胀满，似有物堵塞。详见"胸胁下满"项。

【胸胁满微结】胸胁胀满而有轻微支结不舒。见少阳胆热水气证，如 147 条："伤寒五六日，已发汗，而复下之，胸胁满微结，小便不利，渴而不呕。"《伤寒论浅注补正·太阳篇》："阳气下陷，水饮内动，逆于胸胁，故胸胁满微结。"《伤寒论集成·少阳篇》："胸胁满微结，即是胸胁苦满。结谓郁结之结，病人自觉者也，非医之所按而得也。”《伤寒内科论·辨太阳病证并治》：“少阳胆气不畅，经气不利，则胸胁满微结。”其证机是少阳胆热内郁，气机不利，水气内停，水气与胆热相搏；治当清热调气、温化水饮，以柴胡桂枝干姜汤。

【胸胁满而呕】胸胁胀满而伴有呕吐。见少阳病证与阳明病证相兼，如104条：“伤寒十三日不解，胸胁满而呕，日晡所发潮热，已而微利，此本柴胡证。”其证机是少阳胆热内郁而气机不畅，阳明有热而壅滞气机，浊热上攻上逆；治以大柴胡汤，清少阳、泻阳明。

【胸胁满不去】胸胁满病证仍在。见阳明少阳兼证，如229条：“阳明病，发潮热，大便溏，小便自可，胸胁满不去者。”《伤寒溯源集·阳明下篇》：“此阳明兼少阳之证也。……胸胁满者，邪在少阳之经也。”其证机是少阳胆气内郁，气机郁而不畅；治当清少阳、调气机，以小柴胡汤。

【胸胁下满】胸胁下胀满。见妇人热入血室证，如143条：“妇人中风，发热恶寒，经水适来，得之七八日，热除而脉迟，身凉，胸胁下满，如结胸状，谵语者。”《伤寒内科论·辨太阳病脉证并治》：“肝为藏血之脏，与血室息息相关，血室有热，致肝之经脉不利，则胸胁下满。”其证机是温热之邪内传妇人血室，邪热与血相结而经脉不利，胁下经脉为热所扰则满；治以小柴胡汤，或针刺期门穴。

【胸胁苦满】胸胁苦于胀满，或胸胁胀满特别明显。见少阳胆热气郁证，如96条：“往来寒热，胸胁苦满，嘿嘿，不欲饮食，心烦，喜呕。”《伤寒论后条辨·辨少阳病脉证篇》：“少阳脉循胁肋，……表里相拒而留于岐分，故胸胁苦满。”《伤寒论译释·辨太阳病脉证并治》：“胸胁为少阳经脉的循行部位，由于少阳气机郁滞，所以胸胁部苦于闷满。”其证机是少阳胆为邪热所扰，胆气内郁，邪热内炽，浊气填塞而逆于经脉；治以小柴胡汤。

【胸胁苦痛】胸胁疼痛特别明显，也即胸胁苦于疼痛。见下焦阳虚水气证，如第十四21条：“食饮过度，肿复如前，胸胁苦痛，象若奔豚。”其证机是下焦阳虚，虚不制水，水气上逆胸胁，胸胁气机为水气所遏而不通则胸胁苦痛。

【胸胁烦满】胸胁烦闷而胀满。见厥阴肝热便脓血证，如339条：“若厥而呕，胸胁烦满者，其后必便血。”《注解伤寒论·辨厥阴病脉证并治》：“厥阴之脉，挟胃贯膈，布胁肋，厥而呕，胸胁烦满者，传邪里热甚于里也。”其证机是邪热内盛而逆乱上下，并阻滞胸胁气机；治当清肝凉血，止利止血。

【胸胁支满】胸胁支结不舒而胀满。见胃脘痰饮证，如第十二16条：“心下有痰饮，胸胁支满，目眩。”其证机是痰饮阻滞胃脘，中气升降失常，浊气逆乱而上攻；治以苓桂术甘汤。

【胸胁逆满】胸胁气机逆乱而胀满。见脾胃虚寒证以饮逆为主，如第十10条：“腹中寒气，雷鸣切痛，胸胁逆满，呕吐。”其证机是脾胃阳虚，寒饮内生而逆冲，上逆于胸胁，气机为之滞涩则胸胁逆满；治当温阳散寒化饮，以附子粳米汤。

【胸有寒】胸中有痰饮阻滞病理。见胸中痰实证，如166条：“病如桂枝证，头不痛，项不强，寸脉微浮，胸中痞硬，气上冲喉咽不得息者，此为胸有寒也。”《伤寒贯珠集·太阳篇下》：“此痰饮类伤寒证，寒为寒饮，非寒邪也。”《尚论篇·太阳经下篇》：“寒者，痰也，痰饮内动。”仲景言“寒”当作“寒痰”解。指出病变证机是痰饮阻结于胸中气机而不畅，治当涌吐胸中痰实，以瓜蒂散。

【胸咽】胸部，咽部。详见“气从小腹上冲胸咽”项。

芎

芎 xiōng ❶药名，如川芎。❷方名：如芎归胶艾汤。

【芎䓖】川芎为伞形科多年生草本植物川芎的根茎。

别名：川芎，胡穷，香果，京芎，雀脑芎，山鞠芎。

性味：辛，温。

功用：理血行气，散结止痛，通经活络。

主治：心胸脘腹疼痛，筋脉骨节疼痛，肢体沉重，头痛，月经不调，痛经，闭经，不孕。

《神农本草经》曰：“味辛温，无毒，主中风入脑，头痛，寒痹，筋挛缓急，金疮，妇人血闭无子。”

入方：见酸枣仁汤、奔豚汤、温经汤、胶艾汤、当归散、当归芍药散、白术散、薯蓣丸、侯氏黑散。

用量：

剂型	不同用量	古代量	现代量	代表方名
汤剂	基本用量	二两	6g	温经汤
散剂	最小用量	三分	9g	侯氏黑散
	最大用量	一斤	48g	当归散
丸剂	基本用量	六分	18g	薯蓣丸

注意事项：阴虚火旺者慎用。

化学成分：含川芎嗪，阿魏酸，L-异亮氨酸-L-缬氨酸酐，川芎哚，川芎酚，4-羟基-3-丁基苯酞，大黄酚，瑟丹酸，1-乙酰基β-卡啉，脲嘧啶，L-缬氨酰-L-缬氨酸酐，盐酸三甲胺，盐酸胆碱，5，5′-双氧甲基呋喃醛，棕榈酸，香荚兰醛，4-羟基-3-甲氧基苯甲酸，香荚兰酸，咖啡酸，匙叶桉油烯醇，8-氧杂-二环［3，2，1］-辛-3-烯-2酮，5-羟甲基-6-内-3′-甲氧基-4′-羟基苯基，3-正-丁基-3-羟基-4、5、6、7-四氢-二氢苯酞，酞内酯，(Z) -3-亚丁基-7-羟基苯酞，(3S) -3-丁基-4-羟基苯酞，藁本内酯，丁烯基酞内酯，川芎酞内酯，丁基酞内酯，新蛇床子内酯，(Z、Z′) -二藁本内酯，(Z) -6，8′，7′，3-二藁本内酯，(Z) -3、8二氢-6，6′，7′，3α-二藁本内酯，3-丁叉内酸，香桧烯，α-苧烯，α-蒎烯，β-蒎烯，月桂烯，α-水芹烯，δ-3-蒈烯，α-萜品烯，ρ-繖花烯，苧烯，β-罗勒烯，γ-萜品烯，n-辛烯，α-萜品油烯，芳樟醇，月桂烯醇。

药理作用：强心作用（加强心肌收缩力，扩张血管），扩张冠脉血管，增加冠脉血流量，改善心肌缺氧状态，降低外周阻力，降低肺血管阻力，增加心排血量，降压作用，抑制血小板聚集，抗血栓形成（提高红细胞和血小板表面电荷，降低血液黏度，改善血液流变作用），镇静作用，镇痛作用，对平滑肌机能所处状态呈双向调节作用，改善肾功能（增加肾血流量），利尿作用，抗脂质过氧化作用，抗辐射作用，抗菌作用（大肠杆菌、痢疾杆菌、变形杆菌、绿脓杆菌、伤寒杆菌、副伤寒杆菌、霍乱弧菌），抗真菌作用，抗肺纤维化作用。

雄

xióng ❶药名：如天雄。❷方名：如雄黄熏方。

【雄黄】雄黄为含砷的结晶矿石雄黄。

别名：明雄黄，雄精，腰精，黄食石。

性味：辛、苦，温。

功用：通阳解毒，消肿杀虫。

主治：阴部溃疡，疥癣，疔毒，疹痒，恶疮，痈疖，虫证。

《神农本草经》曰："味甘平，主寒热鼠瘘，恶疮，疽痔，死肌，杀精物，恶鬼，邪气，百虫毒，胜五兵。"

入方：见雄黄熏方、升麻鳖甲汤、小儿疳虫蚀齿方。

用量：

剂型	不同用量	古代量	现代量	代表方名
内服汤剂	基本用量	半两	1.5g	升麻鳖甲汤
外用散剂	基本用量	二两	6g	雄黄熏方

注意事项：孕妇慎用，不可久服。

化学成分：含硫化砷，重金属盐。

药理作用：抗菌作用（结核杆菌、变形杆菌、绿脓杆菌、金黄色葡萄球菌），抗真菌作用，抗血吸虫作用。

【雄黄熏方】

组成：雄黄二两（6g）（用量引自《经方辨治疑难杂病技巧》）

用法：上一味，为末，筒瓦二枚合之，烧，向肛熏之。

功用：解毒燥湿，杀虫蠲邪。

适应证：

1. 湿毒下注证：肛门瘙痒或溃疡，不热不红，或轻微发红，口不渴，舌淡，苔薄，脉沉。
2. 皮肤诸疮或疥癣者。
3. 少量内服主惊、痫、疟、痰核证者。
4. 少量内服主诸虫腹痛者。
5. 肛门有诸虫证者。

解读方药：方中雄黄解毒疗疮，燥湿止痒，杀虫驱邪，蠲诸痰疾，善主皮肤诸疾湿毒。故曰本方解毒燥湿，杀虫蠲邪。

休

xiū 休，即止。如387条："吐利止而身痛不休者，当消息和解其外。"又如第五13条："治病如狂状，妄行，独语不休，无寒热，其脉浮。"

【休作有时】病证歇止与发作有其一定的内在关系。见少阳胆热气郁证，如97条："正邪分争，往来寒热，休作有时，嘿嘿，不欲饮食。"其证机是少阳胆气受邪而抗邪，且因少阳胆气夙有不足，其在抗邪时必须积蓄力量，因此正邪斗争总有其一定内在演变关系，所以病证表现休作有时。

秀 xiù 秀，即特别优异。如仲景序："余每览越人入虢之诊，望齐侯之色，未尝不慨然叹其才秀也。"

戌 xū 戌，即十二时辰之一，亦即下午7时至9时。如193条："阳明病欲解时，从申至戌上。"

须 xū ❶等候，等待。如233条："此为津液内竭，虽硬不可攻之，当须自欲大便。"❷需要，通"需"字。如14条桂枝加葛根汤用法中言："不须啜粥，余如桂枝法，将息及禁忌。"❸应当，必须。如16条："常须识之，勿令误也。"❹片刻，时间短。如12条桂枝汤用法中言："服已须臾，啜热稀粥一升余，以助药力。"

【须臾】较短的时间内。如12条桂枝汤用法中言："服已须臾，啜热稀粥一升余，以助药力。"又如154条大黄黄连泻心汤用法中言："以麻沸汤二升，渍之，须臾，绞去滓。"复如155条附子泻心汤用法中言："以麻沸汤二升渍之，须臾，绞去汁，内附子汁，分温再服。"更如第十四29条桂枝加黄芪汤用法中言："须臾，饮热稀粥一升余，以助药力。"按佛教谓一日一夜为三十须臾，以此而算，须臾的时间应为48分钟。仲景所言"须臾"者，特指在较短的时间内（5~10分钟）。

【须臾未醒】在较短的时间内病人还未苏醒或恢复。见大肠寒结重证或寒气搏中证，如杂疗方三物备急丸用法中言："须臾未醒，更与三枚，腹中鸣转，得吐利便愈。"指出寒气内结尤重，病证尤为明显，其在较短时间内尚未恢复至正常。

【须臾复止】在不太长的时间内病证表现则会自然停止。见蛔厥证，如338条，又如第十九7条："蚘上入其膈，故烦，须臾复止，得食而呕。"指出蛔厥证在其发作时，病证至为剧烈，但因蛔虫或邪气内扰的特殊性而决定其病证表现特点是时发时止。

【须表里实】必须使表里之气充沛。见表里兼证，如49条："所以然者，尺中脉微，此里虚，须表里实，津液自和，便自汗出愈。"《伤寒论后条辨·辨太阳病脉证篇》："须用和表实里之法治之，使表里两实，则津液自和，而邪无所容，不须发汗而自汗出愈矣。"仲景言"须表里实"，以揭示里虚病证的恢复，在一般情况下，必须是里气恢复，并能够协和于表，表气亦和，正气积力抗邪，邪不胜正则随汗出而解。

虚 xū ❶虚证，与"实证"相对而言。如70条："发汗后，恶寒者，虚故也。"又如214条："明日又不大便，脉反微涩者，里虚也。"❷脉象。如347条："脉虚，复厥者，不可下，此亡血，下之死。"❸特指无形之邪，与有形之邪相对而言。如76条："发汗吐下后，虚烦，不得眠。"❹特指表证。如134条："太阳病，脉浮而动数，浮则为风，数则为热，动则为痛，数则为虚，头痛，发热。"❺使动用法。如第一1条："虚虚实实，补不足，泻有余。"❻病证名。如第六16条："虚劳，诸不足，风气百疾。"❼邪气去。如第十二24条："虚者即愈，实者三日复发。"

【虚故也】这是正气虚弱的缘故。

其一，表里兼证，如68条："发汗，病不解，反恶寒者，虚故也。"《伤寒内科论》："特言'恶寒者，虚故也'，以揭示本兼证的主要病理矛盾方面已发生转化，并暗示阴阳两虚证，且以阳虚占主导方面，何以知之？从'反恶寒'之'反'字足可证实。"仲景仅仅以举例的形式，并简明扼要地论述阴阳两虚证的病证表现，但未对阴阳两虚病证做进一步论述，在临证时还要参合其他有关辨证内容，始为全面。

其二，表里兼证，如70条："发汗后，恶寒者，虚故也。"辨虚证，有在脏在腑以及气血阴阳等，从仲景言"恶寒者"，以揭示病变重点是论阳虚证、气虚证，至于病者虚在何脏腑，还要进一步结合病人的具体表现而辨证，才能得出正确结论。

【虚故引水自救】病证表现是由于阳气虚弱而不能气化阴津，所以欲饮水以自我调节。见少阴寒证，如282条："自利而渴者，属少阴也，虚故引水自救。"《注解伤寒论·辨少阴病脉证并治》："肾虚，水燥，渴欲饮水自救。"其证机是少阴阳气虚弱，寒气内生或外袭，寒气充斥上下，阳气不得气化阴津上奉，而阴寒迫津以下注，其虽欲饮水则必饮水不多，常喜热饮；治当温阳化气行津，以四逆汤或四逆加人参汤。

【虚烦】无形之邪引起的心烦，或因虚而烦，或因热而烦。

其一，热扰胸膈证，如76条："虚烦，不得眠，若剧者，必反复颠倒，心中懊侬。"《伤寒论译释·辨太阳病脉证并治中》："所谓'虚烦'，并非指烦的性质属虚，而是与有形之邪相对而言，是空虚之虚，不是虚弱之虚。"仲景言"虚烦"，并非是指正气虚弱所致之烦，而是指烦由无形邪热所致，有其特定含义，虚指无形邪热。其证机是邪热侵扰胸膈，壅滞气机，心神为热所扰；治当清宣郁热，以栀子豉汤。

其二，阳虚水气痞证，如160条："虚烦，脉甚微，八九日，心下痞硬，胁下痛。"《伤寒贯珠集·太阳篇下》："虚烦者，正不足而邪扰之，为烦心不宁也。"其证机是脾胃阳气虚弱，水不得阳气所化而为水气，水气内停而上冲于喉咽，并走窜经脉而肆虐经气；治当温阳补虚、化水消痞，以理中丸与五苓散加减。

其三，阳明热郁证，如375条，又如第十七44条："下利后，更烦，按之心下濡者，为虚烦也。"《伤寒内科论·辨太阳病脉证并治》："言'虚烦'者，以点明病机为无形的邪热，非有形之燥结。揆度证情，其治当先宜栀子豉汤清宣郁热。待阳明证解，然则以法权衡厥阴。"其证机是无形邪热与胃气相结而上扰于心，清浊之气升降失常而壅滞；治以栀子豉汤，清宣郁热。

其四，肝阴血虚失眠证，如第六17条："虚劳，虚烦，不得眠。"《金匮要略心典·血痹虚劳病》："人寤则魂寓于目，寐则魂藏于肝，虚劳之人，肝气不荣，则魂不得藏，魂不藏故不得眠。"其证机是肝阴血不足，心不得肝血所养而神烦，血不舍魂而魂妄动；治以酸枣仁汤，补肝益血、清热定魂。

【虚家】体质虚弱经久不愈之病人。

其一，胸中痰实证，如161条瓜蒂散用法中言："诸亡血，虚家，不可与瓜蒂散。"指出瓜蒂散既有其主治证，又有其禁忌证，尤其是虚弱病证有类似胸中痰实者，对此一定要注意鉴别诊断。

其二，阳明热盛津气两伤证，如168条白虎加人参汤用法中言："诸亡血，虚家，亦不可与，得之则腹痛利者，但可温之，当愈。"指出白虎加人参汤既有其主治证，又有其禁忌证，尤其是虚弱病证有类似阳明热盛津气两伤证者，一定要注意鉴别诊断，切不可盲目用白虎加人参汤。

【虚家亦然】对虚弱病证的治疗也是这样。见厥证的治禁，如330条："诸四逆，厥者，不可下之，虚家亦然。"《伤寒贯珠集·厥阴篇》："虚家，体虚不足之人也。"指出辨厥证若是因虚而致厥如阳虚、气虚者，其治不可用下，若逆而下之则更伤阳气，导致病证益加而不减。

【虚弱家】体质虚弱经久不愈之病人。详见"虚弱家及产妇"项。

【虚弱家及产妇】体质虚弱病人及产后妇女。见阳虚肌痹证，如174条，又如第二23条白术附子汤用法中言："虚弱家及产妇，宜减服之。"指出体质虚弱病人与产后妇女若有阳虚肌痹证；其治当用白术附子汤，但不可用常规用量与用法，而当以病人具体情况而适当调整用量及用法，以使方药与证机切切相应。

【虚则两胫挛】阴虚证机就会出现两胫痉挛。见太阳病证与阴阳两虚证相兼，如30条："寸口脉浮而大，浮为风，大为虚，风则生微热，虚则两胫挛，病形象桂枝，因加附子参其间，增桂令其汗出，附子温经，亡阳故也。"其证机是阴虚而不得滋养，筋脉失养而拘急挛急，治可用桂枝加附子汤或芍药甘草附子汤。

【虚则郑声】正气虚弱则易出现语言重复而错乱。详见"郑声"项。

【虚则卫气不足】虚证证机的主要矛盾方面是卫气虚弱。见上焦消渴证主脉及证机，如第十三2条："虚则卫气不足，劳则营气竭。"指出上焦心肺之气虚弱的病证表现的主要矛盾方面在卫气不足。

【虚则遗尿】膀胱之气虚弱而不得固摄则出现遗尿。见阳虚寒厥血少证，如第十四30条："实则失气，虚则遗尿，名曰气分。"其证机是膀胱之气不能固摄，则尿液不得气化、固摄则遗尿；治当温阳补虚、固摄气化，以肾气丸与理中丸加减。

【虚者即愈】邪气去则病为向愈。见膈间阳郁热饮证，如第十二24条："虚者即愈，实者三日复发。"仲景言"虚"与"实"是针对病邪而言，言"虚"是指邪去者为虚，言"实"是指邪气留结而未去者为实，不可将"虚""实"二字误为实证虚证之虚实。

【虚者不治】正气大虚而欲竭的病人，其治

疗效果不佳。详见“不治”其四项。

【虚劳】一切虚弱性疾病，经久而不愈。

其一，肾阴阳俱虚腰痛证，如第六 15 条：“虚劳，腰痛，少腹拘急，小便不利者。”《金匮要略直解·血痹虚劳病》：“腰者，肾之外候，肾虚则腰痛。”其证机是肾阳虚既不得温煦其府，又不得气化水液，阴虚既不得滋养其筋脉，又不得滋养其府；治以肾气丸、温补肾阳，滋补肾阴。

其二，阴阳气血俱虚证及兼论阴阳气血俱虚证与太阳病证相兼，如第六 16 条：“虚劳，诸不足，风气百疾。”其证机是阳气虚弱不得温煦，阴血亏虚不得滋养；治以薯蓣丸，调补阴阳气血。

其三，肝阴血虚失眠证，如第六 17 条：“虚劳，虚烦，不得眠。”《金匮要略心典·血痹虚劳病》：“虚劳之人，肝气不荣。”其证机是肝阴血不足，心不得肝血所养而神烦，血不舍魂而魂妄动；治以酸枣仁汤，补肝益血、清热定魂。

其四，气血虚发黄证，如第十五 22 条：“男子黄，小便自利，当与虚劳小建中汤。”《医宗金鉴·黄疸病》：“今男子黄而小便自利，则知非湿热发黄也，询知其人必有失血亡血之故，以致虚黄之色外现，斯时汗下渗利之法俱不可施，惟当与虚劳失血同治，故以小建中汤调养营卫，黄自去矣。”指出辨发黄证，其证机有许多，尤其辨虚劳发黄证不得从湿热或寒湿发黄证治之。审证是气血虚发黄证，治当以小建中汤，温补气血。

【虚劳里急】病虚较久，里证急迫不舒。

其一，气血虚内热证，如第六 13 条：“虚劳里急，悸，衄，腹中疼，梦失精。”其证机是气血虚弱，气虚而不运，血虚而不行，虚热内生，热逆经气而伤津；治当补益气血，以小建中汤。

其二，脾胃虚寒证以气虚为主，如第六 14 条：“虚劳里急，诸不足。”《金匮要略心典·血痹虚劳病》：“里急者，里虚脉急，腹中当引痛也。”其证机是脾胃气虚，寒从内生，以气虚为主的病理特征；治以黄芪建中汤，补中益气、温养气血。

【虚劳不足】久病虚弱证机。见血虚腹痛证，如第二十一 4 条：“产后，腹中㽲痛，当归生姜羊肉汤主之；并治腹中寒疝，虚劳不足。”《金匮要略论注·妇人产后病》：“夫辛能散寒，补能去弱，三味辛温补剂也，故并主虚劳寒疝。”其证机是血虚不得滋荣经脉而引起的病证表现；治以当归生姜羊肉汤，温肝养血、散寒止痛。

【虚寒从下上】太阴虚寒病理从上从下的病证表现。见太阴脾虚寒证，如第十 1 条：“趺阳脉微弦，法当腹满，不满者，必便难，两胠疼痛，此虚寒从下上也，当以温药服之。”指出太阴脾虚寒病证表现既可从下而见便难，又可从上而见两胠疼痛，提示辨证一定要审证求机，以法论治。

【虚寒相搏】正气虚弱与寒气相互搏结。见肝肾精血亏虚证证机，如第六 12 条，又如第十六 8 条：“脉弦而大，弦则为减，大则为芤，减则为寒，芤则为虚，寒虚相击，此名为革。”指出正气虽虚，但仍能与阴寒相搏相争，并提示法当积极治疗，以使病人早日康复。

【虚难相搏】经络之气虚弱与水气相搏结的病理病证。见水气热证的证机，如第十四 8 条：“沉则脉络虚，伏则小便难，虚难相搏，水走皮肤，即为水矣。”仲景言“虚”，当指肌表营卫经脉之气虚弱；“难”，当指小便难的证机是水气内停，即水气溢于肌表营卫经络，并与肌表营卫经络之气相搏的病理病证。

【虚实紧弦】脉虚，脉实，脉紧，脉弦等。见妇人错综复杂证机，如第二十二 8 条：“审脉阴阳，虚实紧弦。”指出辨证一定要脉证结合，审明脉虚、脉实、脉紧、脉弦各有其不同，反映病证也各有所异，以法而辨，才能审明病变证机所在。

【虚极羸瘦】正气虚弱非常明显而见形体极度消瘦。如第六 18 条：“五劳，虚极羸瘦，腹满，不能饮食，食伤。”其证机是瘀血阻滞经脉，络脉壅滞不通，血气阻结而不外荣；治当活血化瘀、缓中补虚，以大黄䗪虫丸。仲景言“五劳，虚极羸瘦”，是指肝血瘀脉阻重证在其病变过程中，其证候表现类似“五劳虚极羸瘦”，应注意鉴别诊断。因肝血瘀脉阻重证，其血瘀不去而新血不能归经，肌肤不得气血的滋养而枯燥，病根是血瘀，病证表现是虚弱，治当活血化瘀。

【虚虚实实】治疗病证使虚证更虚，实证更实。见脏腑辨证论治的整体观，如第一 1 条：“经曰：‘虚虚实实，补不足，损有余。’是其义也。”《医宗金鉴·脏腑经络先后受病》：“中工不晓虚实，虚者泻之，是为虚虚；实者补之，是谓实实。”指出脏腑病证辨证论治的基本大法是：

有余者损之即实者泻之，虚者补之，万万不可将实证用补法，虚证用泻法。

【虚羸少气】形体虚弱且消瘦。见胃热津伤气逆证，如397条："伤寒，解后，虚羸少气。"《伤寒论集注·辨阴阳易差后劳复脉证并治》："伤寒解后，津液内竭，故虚羸。"《伤寒论后条辨·辨阴阳差后劳复脉证并治》："羸，病而瘦也。"《伤寒经注·辨阴阳差后劳复脉证并治》："津液不足则虚羸。"其证机是阳明胃热，其邪热既伤津，又伤气，气伤不足以支持，津伤不足以滋养；治当清热益气、生津和胃，以竹叶石膏汤。

【虚冷】虚寒证机。详见"胃中虚冷"诸项。

许 xǔ ❶左右。如12条桂枝汤用法中言："温服令一时许，遍身漐漐微似有汗者益佳，不可令如水流漓，病必不除。"又如233条蜜煎导用法中言："大如指，长二寸许。"❷表示约、略，为估计的词。如233条大猪胆汁方用法中言："又大猪胆汁一枚，泻汁，和少许法醋。"又如第二十二20条："以白粉少许，和令相得。"

畜 xù 畜，即蓄，引申为瘀。如237条："阳明证，其人喜忘者，必有畜血。"

【畜血】瘀血。见阳明瘀血喜忘证，如237条："阳明证，其人喜忘者，必有畜血，所以然者，本有久瘀血。"其证机是瘀血相结于阳明，壅滞气机，浊气不降而上逆于心，心气为瘀血所蒙而不得主持神明；治以抵当汤，破血逐瘀。

蓄 xù 蓄，即积聚，储藏。如第七2条："热之所过，血为之凝滞，蓄结痈脓，吐如米粥，始萌可救，脓成则死。"

【蓄结痈脓】邪热与血相积聚并灼腐脉络则为痈肿脓疡。见肺痈证病理，如第七2条："热之所过，血为之凝滞，蓄结痈脓，吐如米粥，始萌可救，脓成则死。"其证机是邪热与血相结，血为热所灼腐而蓄结以为痈脓；治当清泻肺热、逐瘀排脓，以桔梗汤与葶苈大枣泻肺汤加减。

续 xù ❶不间断，连续，继续。如48条："因转属阳明，续自微汗出，不恶寒。"❷持续，经常。如91条："伤寒，医下之，续得下利清谷不止，身疼痛者，急当救里。"❸断断续续，时有时无。如144条，又如第二十二1条："妇人中风，七八日续得寒热，发作有时，经水适断者。"

【续自微汗出】不间断地微微汗出。见阳明热证，如48条："因转属阳明，续自微汗出，不恶寒。"其证机是邪热内盛而外蒸，迫津外溢。

【续得下利清谷不止】经常出现下利而伴有不消化食物。见肾阳虚证，如91条："伤寒，医下之，续得下利清谷不止，身疼痛者，急当救里。"其证机是肾阳虚弱，不能腐熟水谷而下趋下注，阳虚不得恢复则下利不能自止。

【续得寒热】时有时无地发热，恶寒。见热入血室证，如144条，又如第二十二1条："妇人中风，七八日续得寒热，发作有时，经水适断者。"其证机是邪热侵入血室，并与血相结，正气为邪热所遏所阻，正气抗邪必须蓄积力量，故见续得寒热。

【续自便利】经常出现下利病证。见太阴脾虚证的常见脉证及其治禁，如280条："太阴为病，脉弱，其人续自便利。"《医宗金鉴·伤寒论注》："若其人脉弱，则其中气不实，虽不转气下趋少腹，然必续自便利。"指出脾气虚弱不能运化水津，水湿下注则下利，下利则又更伤脾气，进而又加剧下利，下利益甚而病证不除，故持续出现下利。

【续自汗出】不间断地汗出。见太阳夹热风水证，如第十四23条："风水，恶风，一身悉肿，脉浮不渴，续自汗出。"其证机是邪热在太阳营卫而迫津外泄。

【续之数十日不解】病证表现持续数10日而不能解除。见产后感风寒证，如第二十一8条："产后风，续之数十日不解，头微痛，恶寒，时时有热。"其证机是风寒之邪郁于肌肤营卫且不能解除，治以桂枝汤，调和营卫。

喧 xuān 喧，即声响频繁。如第二十二22条："胃气下泄，阴吹而正喧，此谷气之实也。"详见"阴吹而正喧"项。

玄 xuán 玄，即深奥。如仲景序："人禀五常，以有五脏，经络府俞，阴阳会通，玄冥幽微，变化难极，自非才高识妙，岂能探其理致哉！"

【玄冥幽微】深奥精深，入细入微。如仲景

序："人禀五常，以有五脏，经络府俞，阴阳会通，玄冥幽微，变化难极，自非才高识妙，岂能探其理致哉！"

悬 xuán ❶牵拉。如第九 8 条："心中痞，诸逆心悬痛。"❷病证名。如第十二 21 条："脉沉而弦者，悬饮内痛。"

【悬饮】水饮之邪悬挂留结在胸胁。见悬饮证，如第十二 2 条："饮后水流在胁下，咳唾引痛，谓之悬饮。"又如第十二 1 条："有痰饮，有悬饮，有溢饮，有支饮。"复如第十二 22 条："病悬饮者。"其证机是胸胁气机不利，气化水津不利，水津变而为饮，饮邪悬挂留结于胸胁；治以十枣汤，攻逐水饮。

【悬饮内痛】悬饮的主要病证表现是胸膈疼痛。见悬饮证，如第十二 21 条："脉沉而弦者，悬饮内痛。"其证机是饮邪逆乱于胸胁，阻结气机而壅滞不通。

旋 xuán ❶旋转。如第十四 31 条："气分，心下坚大如盘，边如旋杯，水饮所作。"❷药名：如旋覆花。❸方名：旋覆代赭汤。

【旋覆花】旋覆花为菊科多年生草本植物旋覆花的头状花序。

别名：金沸草，盛椹，戴椹，金钱草，六月菊。

性味：苦、辛、咸，微温。

功用：降肺下气，疏肝通络。

主治：恶心呕吐，心下痞硬，噫气不除，咳嗽，气喘，痰多，胸胁疼痛，心胸不快。

《神农本草经》曰："味咸温，主结气，胁下满，惊悸，除水，去五脏间寒热，补中下气。"

入方：见旋覆代赭汤、旋覆花汤。

用量：

用量		经方数量	经方名称
古代量	现代量		
三两	9g	2 方	旋覆代赭汤、旋覆花汤

化学成分：含旋覆花内酯，蒲公英甾醇，天人菊内酯，槲皮素，槲皮黄苷，异槲皮苷，槲皮万寿菊苷，咖啡酸，绿原酸，10-羟基-8，9-环氧麝香草酚异丁酸酯，7，10 二异丁酰氧基-8，9-环氧麝香草酚异杆酸酯，三萜脂肪酸酯类，山柰酚衍生物，表无羁萜醇，β-香树素，棕榈酸。

药理作用：镇咳作用，平喘作用，解除支气管痉挛，杀虫作用（阴道滴虫、阿米巴原虫），抗菌作用（金黄色葡萄球菌、炭疽杆菌、福氏痢疾杆菌），利尿作用。

【旋覆花汤】

组成：旋覆花三两（9g） 葱十四茎 新绛少许（6g）（编者注：按陶弘景释新绛为茜草）

用法：上三味，以水三升，煮取一升。顿服之。

功用：疏通肝络，化瘀行气。

适应证：

1. 肝络血瘀轻证：胸胁疼痛，或胸胁苦闷，用手推按揉压或捶打痛处则缓解，遇热饮则舒，舌质或紫或暗，脉弦。

2. 妇人半产瘀血漏下证：腹痛，漏下不尽，或漏下血块，或带下偏赤，心烦，或胸胁苦满痛，舌紫或有瘀点，脉涩或芤。

解读方药：

1. 诠释方药组成：方中旋覆花疏肝通络降逆；葱茎温通行气，散结通络；新绛（茜草）通达经脉，活血行血。

2. 剖析方药配伍：旋覆花与葱茎，属于相使配伍，辛散通络止痛；旋覆花、葱茎与茜草，属于相使配伍，降逆通阳，散瘀止痛。

3. 权衡用量比例：旋覆花与葱茎用量比例是 1∶3，提示药效疏肝与通阳之间的用量调配关系，以治络瘀；旋覆花、葱茎与茜草用量比例是 3∶9∶2，提示药效疏肝通阳与活血之间的用量调配关系，以治阳郁血瘀。

【旋覆代赭汤】

组成：旋覆花三两（9g） 代赭石一两（3g） 人参二两（6g） 生姜五两（15g） 甘草炙，三两（9g） 半夏洗，半升（12g） 大枣擘，十二枚

用法：上七味，以水一斗，煮取六升，去滓。再煎取三升。温服一升，日三服。

功用：补中降逆，化痰下气。

适应证：

1. 中虚痰饮痞证：心下痞硬，噫气，呕吐，便溏，四肢困乏，乏力，舌淡，苔薄白，脉虚弱。

2. 肝气上逆证：胁肋胀满或疼痛，胃脘痞闷或疼痛，呕吐，头晕，耳鸣，情志不快，善太息，或心烦，或干噫，苔薄，脉弦。

配伍原则与方法：中虚痰饮痞证其基本病理病证有三：一是脾胃气虚，一是痰饮内生，一是浊气阻结于上，所以治疗中虚痰饮痞证，用方配伍原则与方法必须重视以下几个方面。

1. 针对证机选用降逆药：中气虚弱，胃气不降，浊气上逆，则噫气不除，其治当降逆和胃气，在用药时最好选用轻清与重镇降逆药相结合，轻清降逆有利于浊气从上而越，重镇降逆有利于浊气从内而降泄，以此而选用降逆药，则能达到预期治疗效果。如方中旋覆花、代赭石。

2. 合理配伍补气药：审度浊气不降之病根，关键在于脾胃之气虚弱，不能行使正常生理功能，其治当补益脾胃。再则，合理配伍补益脾胃之气，更有利于降逆胃气而不戕伐胃气。可见，只有合理而有效地配伍补益脾胃药，才能更好地取得降逆效果。如方中人参、大枣、甘草。

3. 妥善配伍化痰药：胃为津液之府，脾主运化水津，脾胃虚弱而不得运化水津，则变生为痰饮，痰饮内生又阻滞脾胃升降气机，浊气填塞又加剧痰饮内生，其治必须配伍化痰健脾和胃药。如方中半夏、生姜。

解读方药：

1. 诠释方药组成：方中旋覆花降逆化痰散结；代赭石重镇降逆和胃；半夏燥湿化痰，宣降气机；生姜温中化痰；人参、大枣、甘草，健脾和胃，补益中气。

2. 剖析方药配伍：旋覆花与代赭石，属于相使配伍，旋覆花偏于轻清降逆，代赭石偏于重镇降逆；半夏与生姜，属于相使配伍，辛开苦降，调理脾胃气机；人参、大枣与甘草，补益中气；旋覆花、代赭石与人参、大枣、甘草，属于相反配伍，人参、大枣、甘草制约代赭石降逆伤胃，代赭石制约人参、大枣、甘草补益壅滞。

3. 权衡用量比例：旋覆花与代赭石用量比例是3：1，提示药效轻清降逆与重镇降逆之间的用量调配关系，以治气逆；半夏与生姜用量比例是4：5，提示药效降逆与宣散之间的用量调配关系，以治脾胃不和；人参、大枣与大枣用量比例是2：10：3，提示药效益气与缓急之间的用量调配关系，以治气虚。

药理作用：旋覆代赭汤能显著促进胃排空，促进胃动力，明显促进小肠推进，降低全血比黏度、血浆比黏度，改善微循环，促进血流等。

眩

xuàn 眩，即眼前昏花看不清楚。如142条："头项强痛，或眩冒，时如结胸。"又如第六8条："夫失精家，少腹弦急，阴头寒，目眩，发落。"

【眩冒】头晕目眩而昏沉。

其一，少阳病证与太阳病证相兼，如142条："太阳与少阳并病，头项强痛，或眩冒。"其证机是少阳与太阳之气为邪气郁滞而清阳失荣。

其二，妇人杂病错综复杂证机，如第二十二8条："下根气街，气冲急痛，膝胫疼烦，奄忽眩冒，状如厥癫。"其证机是寒气内盛而充斥于头，阳气虚弱而失温于上。

【眩悸】眼前昏花与心悸并见。见脾胃支饮水逆证，如第十二30条："卒呕吐，心下痞，膈间有水，眩悸者。"其证机是饮邪上攻于头，逆乱于心。

眴

xuàn 眴，即闭目。如86条："直视不能眴，不得眠。"

削

xuē 削，即削弱，引申为软弱。如第六6条："春夏剧，秋冬瘥，阴寒精自出，酸削不能行。"

学

xué 学，即学习。如仲景序："孔子曰：生而知之者上，学而亚之。"

【学而亚之】通过后天学习而懂得知识的人为第二种人。如仲景序："孔子曰：生而知之者上，学而亚之。"

血

xuè ❶血液。《灵枢·决气篇》："中焦受气取汁，变化而赤，是谓血。"《难经》："血主濡之。"人之血，由心所主，脾所化，肝所藏，肺所朝，肾所奉，以运行于脉中，周流不息，对人体各部起到营养、滋盈的作用。《灵枢·平人绝谷篇》："血脉和利，精神乃居。"如50条："何以知然？以荣气不足，血少故也。"❷病理性瘀血。如237条："阳明病，其人喜忘者，必有畜血。"又如第十六10条："病人胸满，唇痿舌青，口燥，但欲漱水不欲咽，无寒热，脉微大来迟，腹不满，其人言我满，为有瘀血。"❸引申为邪气。如第一11条："血气入脏即死，入腑即愈。"❹特指脏腑，奇恒之腑。如216条："阳明病，下血，谵语者，此为热入血室。"

【血气】气血的统称。血为气之基，气为血之帅，气生于血，血化于气，有血即有气，有气即有血，气血相依而不可分离。血行赖气之推动，气运借血之载体，气行则血流，血行则气布，血气相用而缺一不可。血少则气弱，气虚则血亏；气郁则血滞，血瘀则气滞。如第一 2 条："腠者，是三焦通会元真之处，为血气所注。"详见"血气所注"项。

【血气所注】血气运行不息与滋养灌注全身。见脏腑发病与致病因素，如第一 2 条："腠者，是三焦通会元真之处，为血气所注。"指出人体内至脏腑，外至筋脉，全赖气血的滋养与灌注，以完成其整个生命活动。

【血气少】气血虚弱的病理。见心气血虚证的基本脉证，如第十一 12 条："邪哭使魂魄不安者，血气少也。"指出气血虚弱是病理变化的主要矛盾方面。

【血气少者属于心】气血虚弱的病理病证属于心。见心气血虚证，如第十一 12 条："血气少者属于心，心气虚者，其人则畏，合目欲眠。"指出辨气血虚弱的病理特征有在心，有在肝，有在脾胃等，对此仲景明确指出"血气少者属于心"，以揭示病变的主要矛盾方面在心；治当温补心气、滋养心血，以小建中汤与炙甘草汤加减。

【血气入脏即死】邪气侵入脏者，预后大多不良。见卒厥证在脏在腑，如第一 11 条："寸脉沉大而滑，沉则为实，滑则为气，实气相搏，血气入脏即死，入腑即愈，此为卒厥，何谓也?"《金匮要略编注二十四卷・脏腑经络先后受病》："血气入脏者，即邪气入脏也。"因脏主藏精气，仲景言"血气入脏"，即邪气侵犯于脏，脏之精气被邪气所伤，其病理病证都比较重。

【血气刺痛】妇人少腹或小腹因气血郁瘀而刺痛。详见"腹中血气刺痛"项。

【血气流溢】气血运行失其常度而流溢妄行。见气血两燔证，如 111 条："太阳病中风，以火劫发汗，邪风被火热，血气流溢，失其常度，两阳相熏灼。"审病者素体有气血失调，邪热乘血气失调而传入，气血为热所迫而运行失其常度以妄行，以此而形成气血两燔证；治当清热凉血，以桃核承气汤与白虎汤加减。

【血脉】血液运行而藏于经脉之中。人之百脉皆赖血之滋养与充盈，《灵枢・平人绝谷篇》："血脉和利，精神乃居。"血脉既是人体赖以生存的必备通道，又是邪气侵入的传变途径。见肺痈证，如第七2 条："热过于荣，吸而不出，风伤皮毛，热伤血脉，风舍于肺，其人则咳，口干，喘满，咽燥。"指出肺痈证的病理之一是邪热浸淫于血脉。

【血脉相传】邪气侵入人体并在血脉中相互演变转化。见脏腑发病与致病因素，如第一 2 条："四肢九窍，血脉相传，壅塞不通，为外皮肤所中也。"仲景言"血脉相传"，主要指病邪侵入人体并可在血脉中相互演变，点明血脉是病邪传变的条件之一。

【血少】血虚的病理病证。见表里兼证，如 50 条："何以知然？以荣气不足，血少故也。"指出病是表里兼证，审病以里证为主，即素体营血不足证，其治则不当单用汗法，而当兼顾补益营血，若单用解表的方法，则易损伤营血。

【血虚】血虚的病理病证。

其一，邪中经络脏腑的基本脉证及病理，如第五 2 条："浮者血虚，络脉空虚，贼邪不泻，或左或右。"其证机是素体经脉经络血虚，邪气乘机客入，正气虽虚但仍能与邪相争，抗邪于外；治当补益气血、调和营卫，以黄芪桂枝五物汤加减。

其二，寒饮郁肺水溢证，如第十二 39 条："所以然者，以其人血虚，麻黄发其阳故也。"《高注金匮要略・痰饮咳嗽病》："盖阳附于阴，气根于血，阴血既虚，不任麻黄之泄其阳气也。"指出在辨证用方时，尤其是选药一定要针对证机，且不可仅仅局限在病证表现上，仲景以举例的形式说明仅仅根据病证表现，对号入座是不行的。譬如以病证表现当选麻黄，但因病人夙有血虚，则不当用之，若逆而用之，必定进一步损伤阴血，加重病情。

其三，妇人产后津血虚三大病，如第二十一 1 条："新产血虚，多汗出，喜中风，故令病痉。"指出产后失血，新血尚未化生，正气相对处于血虚阶段；治可用胶艾汤与黄芪建中汤加减。

其四，产后郁冒证，详见"血虚而厥"及"血虚下厥"项。

【血虚而厥】血虚病理与手足厥或神志昏厥并见。见产后郁冒证，如第二十一 2 条："所以然者，血虚而厥，厥而必冒。冒家欲解，必大汗出。以血虚下厥，孤阳上出，故头汗出。所以产妇喜汗出者，亡阴血虚，阳气独盛，故当汗出，阴阳乃复。”仲景言“血虚而厥，厥者必冒”，以揭示血虚不得滋养心脉，神明失主于外则神志昏厥即“厥者必冒”；阳气不得从阴血而化生，阳气因之而虚，不足以温煦四肢则手足不温。治当补益气血、升举阳气，可用胶艾汤与黄芪桂枝五物汤或小建中汤加减。

【血虚下厥】血虚病理与下肢厥冷并见。见产后郁冒证，如第二十一 2 条：“以血虚下厥，孤阳上出，故头汗出。”其证机是产后阴血虚弱，阳气不得从阴血而化生，阳气因血虚而虚，虚则不足以温煦四肢则下肢厥冷。

【血室】其含义有五，一指冲脉。《注解伤寒论·辨太阳病脉证并治》：“室者，居室也。谓可以停止之处，人身之血室者，荣血停止之所，经脉留会之处，即冲脉是也。”二指冲任脉。《伤寒溯源集·少阳篇》：“冲任二脉，皆奇经中之阴脉也，阴血充盈，气满当泻，溢入子宫而下出，谓之月事以时下。……冲任为经血所积受之处，故为之血室。”三指肝脏。《伤寒来苏集·伤寒论注》：“血室者，肝也，肝为藏血之脏，故称血室。”四指子宫。《程式医彀》：“子宫，即血室也。”五指男女血室。《伤寒论直解·辨少阳病脉证篇》：“男女俱有此血室，在男子络唇口，而为髭须，在女子月事以时下。”

另详见“热入血室”诸项。

【血分】病在血中，即特指妇人在月经方面的病理病证。

其一，水气证机与肾的关系，如第十四 19 条：“少阳脉卑，少阴脉细，男子则小便不利，妇人则经水不通，经为血，血不利则为水，名曰血分。”《金匮要略心典·水气病》曰：“血分者，谓虽病于水，而实出于血也。”辨女子经血病证，则可引起水气不利的病证，临证一定要辨清病是经血还是水气，只有以法辨证，才能审明病变证机所在。辨证精神同时也暗示，辨女子水气证，其水气病证大多可导致经血发生病理变化，从而揭示辨治经血病证，若辨证不拘于经血，而能从水气角度而全面审证求机，以法从水气从经血治疗，则可明显提高治疗效果。

其二，妇人水病血病的辨证要点，如第十四 20 条：“病有血分水分，何也？师曰：经水前断，后病水，名曰血分，此病难治；先病水，后经水断，名曰水分，此病易治。何以故？去水，其经自下。”《金匮要略方论本义·水气病》：“血分经水前断，正气虚也。”仲景论经水与经血之间的辨证关系，从水气与经血先后病理变化而知病变的主要矛盾方面。从而揭示辨治妇科病证，不能仅局限在经血方面，而应考虑到水气病证则可引起经血病证，又经血病证亦可引起水气病证。对此辨证一定要相互验证，审证求机而治之，方可取得治疗效果。

【血痹】气血虚弱引起肌肤麻木不仁，甚者关节活动不便。见气血营卫虚痹证，如第六 2 条：“血痹，阴阳俱微，寸口关上微，尺中小紧，外证身体不仁。”《诸病源候论·血痹病》：“血痹者，由体虚邪入于阴经故也，血为阴，邪入于血而为痹，故为血痹也。”其证机是气虚不能温煦，血虚不能滋养，肌肤营卫不得所养，以此卫不得固护，营不得使卫，外邪乘机而客入，并与气血营卫相搏；治以黄芪桂枝五物汤，益气补血、温经通痹。辨痹证一般将风湿称为痹证，其证机是风湿或夹寒或夹热痹阻经脉不通，治当祛风活血通络为主；而仲景所言“血痹”者，当指气血营卫不得滋养经脉，经脉滞涩而不通，不同于风湿痹证。

【血痹病】气血虚弱引起肌肤麻木不仁，甚者关节活动不便。详见“血痹”项。

【血痹病从何得之】气血虚弱引起肌肤麻木不仁，甚者关节活动不便，其原因有哪些？见气血营卫虚痹证的病因病机及其基本脉证，如第六 1 条：“血痹病从何得之？师曰：夫尊荣人骨弱肌肤盛，重因疲劳汗出，卧不时动摇，加被微风，遂得之。”指出血痹证的病因既有内在原因，又有外在条件，二者相互作用以此而变生为血痹证。其证机是素体气血虚弱，外邪乘机而客入，并与气血营卫相搏。

【血散脉中】血被热灼而散乱于血脉之中。见表里兼证，如 116 条：“微数之脉，慎不可灸，因火为邪，则为烦逆，追虚逐实，血散脉中，火气虽微，内攻有力，焦骨伤筋，血难复也。”《伤寒论后条辨·辨太阳病脉证篇》：“夫行于脉中者，营血也，血少被迫，脉中无复血聚矣。”辨表里兼证，病以表证为主，治当先表；治表当用汤药而不当用灸法，灸之则更伤其阴血，阴血被热灼而耗散于血脉之中，以此而加重阴血虚证。

【血难复也】血虚病理病证难以恢复。见表里兼证，如 116 条：“追虚逐实，血散脉中，火气虽微，内攻有力，焦骨伤筋，血难复也。”《注解伤寒论·辨太阳病脉证并治》：“气血消散，不能濡润筋骨，致焦骨伤筋，血散而难复也。”指出病人素体阴血不足，复加治法不当而又损伤阴血，阴血损伤尤为明显而难以恢复。

【血弱气尽】气血虚弱。见少阳胆热气郁证的证机，如97条：“血弱气尽，腠理开，邪气因入，与正气相搏，结于胁下，正邪分争。”《伤寒贯珠集·少阳篇》：“谓亡血新血劳力之人，气血不足，腠理疏豁，而邪气乘之也。”指出少阳胆热气郁证的病因起源于素体有少阳胆气不足，即“血弱气尽，腠理开，邪气因入”，这是邪热外侵或内生的决定因素，亦即素体没有少阳胆气失调，病邪则不能侵犯少阳而变生少阳胆热气郁证，从而点明素体气血失调是少阳胆热气郁证的发病条件。

【血自下】血从下而自出。见膀胱瘀热证，如106条：“太阳病不解，热结膀胱，其人如狂，血自下，下者愈。”《注解伤寒论·辨太阳病脉证并治》：“若血不为蓄，为热迫之，则血自下，血下则热随血出而愈。”仲景言“血自下”其含义有二，一指服药后，机体趋于恢复，其瘀“血自下”；另一指未经治疗，机体自我调节，以使体内瘀“血自下”，病为向愈。辨“血自下”不一定都是病情向愈，而有的是病情在发展的，切当因证而辨证地对待。

【血证】血的病理变化于临床中的证候反应。详见“血证谛也”项。

【血证谛也】经辨证后确认病证表现是血瘀的病理病证。见下焦瘀血证，如125条：“小便自利，其人如狂者，血证谛也。”其证机是邪热与血相结而搏于下焦，血行不畅而阻结不通。

【血不足】血虚病理病证。详见“弱则血不足”“涩则血不足”及“血不足则胸中冷”项。

【血不足则胸中冷】血虚病理则可引起胸中恶寒怕冷。见阳明虚寒胃反证，如第十七4条：“寸口脉微而数，微则无气，无气则营虚，营虚则血不足，血不足则胸中冷。”《金匮要略心典·呕吐哕下利病》：“营者血之源，故营虚则血不足。”指出营血生化于脾胃，脾胃生化气血不足，肺主气，心主血，心肺居于胸中，气血不足以滋荣于胸，则胸中阳气因之而生化不足，故胸中冷；治当温补阳气、降逆下气，以大半夏汤或吴茱萸汤与桂枝新加汤加减。

【血不利】妇人经血不调病理病证。详见“血分”其一项。

【血不利则为水】妇人经血不调则易引起水气病理病证。详见“血分”其一项。

【血为之凝滞】血因邪热搏结而凝结的病理。见肺痈证病理，如第七2条：“热之所过，血为之凝滞，蓄结痈脓，吐如米粥，始萌可救，脓成则死。”其证机是邪热与血相结，血为热所蕴结而凝滞，灼腐而为痈脓；治当清泻肺热、逐瘀排脓，以桔梗汤与葶苈大枣泻肺汤加减。

【血寒积结】寒气与血相搏于胞中而积聚留结的病理。见妇人杂病错综复杂证机，如第二十二8条：“妇人之病，因虚，积冷，结气，为诸经水断绝，至有历年，血寒积结，胞门寒伤，经络凝坚。”其证机是寒气侵入女子胞中，并与胞中之血相结的病理病证，治以温经汤加减。

徇 xùn 徇，通“殉”，即“死”，引申为丢失，失去。如仲景序：“趋世之士，驰竞浮华，不固根本，忘躯徇物，危若冰谷。”

熏 xùn ❶治法之一。如48条：“当解之，熏之。”❷争，搏。如111条：“两阳相熏灼，其身发黄，阳盛则欲衄，阴虚小便难。”❸蒸，烤。如第十二40条：“若面热如醉，此为胃热上冲熏其面，加大黄以利之。”❹气味或烟气接触物品。如第二15条：“湿家之为病，一身尽疼，发热，身色如熏黄也。”❺方名：如雄黄熏方。

【熏之】熏蒸方法治疗病证。如48条：“当解之，熏之。”指出治疗太阳病证，其治疗方法有诸多，有用方药的，有以针刺的，有用熏蒸的，临证最好是使治疗方法与证机切切相应，以冀取得最佳治疗效果。

Y

Y

鸭 yā 鸭，即水鸟名，有家鸭、野鸭。如第十四15条：“肺水者，其身肿，小便难，时时鸭溏。”

【鸭溏】大便如鸭屎一样溏泻。见肺水气证，如第十四15条："肺水者，其身肿，小便难，时时鸭溏。"其证机是肺气不得通调水道，水气下注而大便溏泄。

牙 yá ❶药名：如狼牙。❷方名：狼牙汤。

芽 yá 芽，即植物的幼体。如第三13条当归赤小豆汤方中："赤小豆浸，令芽出，曝干，三升（72g）。"

亚 yà 亚，即第二。如仲景序："孔子曰：生而知之者上，学而亚之。"

咽（嚥） yān ❶咽喉。《灵枢·忧恚无言》："咽喉者，水谷之道也。"《重楼玉钥》："咽者，咽也，主通利水谷，为胃之系，乃胃气之通道也。"咽者，有鼻咽部，即鼻腔后至软腭上部；有口咽部，软腭以下至舌骨平面处；咽喉部，即舌骨平面以下至环状软骨下缘。189条："阳明中风，口苦咽干，腹满微喘。"

yàn ❷吞咽。202条："阳明病，口燥，但欲漱水不欲咽者，此必衄。"

【咽喉】咽与喉的总称。咽喉的主要生理功能是主呼吸，主通气，主声音强弱，为饮食之畅通。咽之前上通于鼻，即鼻咽部；正前方系舌本通于口，即口咽部；其下为会厌所分隔，即咽喉部；前方连于气道者合声门，称为喉咙，与肺相通，为肺系所属；后方连于食管者，直贯胃府，为胃脘之通道，系于胃。如83条："咽喉干燥者，不可发汗。"

【咽喉干燥】咽喉部既干又燥。见阴虚证，如83条："咽喉干燥者。"《伤寒贯珠集·太阳篇上》："咽喉者，诸阴之所集，而干燥则阴不足矣。"《伤寒论直解·辨太阳病脉篇》："脾足太阴之脉贯咽，肾足少阴之脉循喉咙，肝足厥阴之脉循喉咙之后，是咽喉者，皆三阴之脉所循之处也。"其证机是脏腑阴津亏虚，不得上滋于咽则既干又燥；治当滋阴养阴生津。

【咽喉不利】咽喉为邪气所阻结而不舒服。见虚热肺痿证，如第七10条："咽喉不利。"《金匮要略编注二十四卷·肺痿肺痈咳嗽上气病》："真阴之虚，阴火上逆刑金，为火逆上气，咽喉不利。"其证机是肺阴虚弱，邪热内生，热攻咽喉而灼阴，咽喉不得阴津所滋荣，则咽喉不利。

【咽喉痛】咽喉疼痛。

其一，毒热阳郁证，如第三14条："咽喉痛。"其证机是毒热郁结于咽喉，咽喉脉络为毒热之邪所搏结而不通；治以升麻鳖甲汤，解毒凉血、化瘀通阳。

其二，热毒血证，如第三15条："咽喉痛。"其证机是毒热迫及血脉，阻结于咽喉，气机不利；治以升麻鳖甲去雄黄蜀椒汤，解毒清热、凉血化瘀。

【咽中伤】咽部为痰热而损伤。见痰郁火灼咽痛证，如312条："咽中伤，生疮。"其证机是痰与热结并灼伤咽喉，声窍气机不利；治以苦酒汤，清热涤痰、敛疮消肿。

【咽干】咽中干燥。

其一，阳明热证，如189条："咽干。"其证机是阳明邪热上攻而消灼阴津，阴津不得滋养于咽。

其二，少阳胆热气郁证，如263条："咽干。"《注解伤寒论·辨少阳病脉证并治》："足少阳，胆经也。……胆者，中精之腑，五脏取决于胆，咽为之使。少阳之脉，起于目锐眦，少阳受邪，致口苦，咽干，目眩。"其证机是少阳胆热，损伤阴津，阴津不得滋养于咽；治当清少阳胆热，以小柴胡汤。

其三，阳明热极证，如320条："咽干。"其证机是既有阳明热极，又有少阴邪热，阴津为邪热所消灼而不得上承于咽；治当清泻邪热。

其四，湿热下注证，如第三11条："咽干。"《金匮要略论注·百合病狐𧏾阴阳毒病》："下部毒盛，所伤在血而咽干，喉属阳，咽属阴也，药用苦参熏，洗以去风热，清热而杀虫也。"其证机是湿热肆虐，脉络为灼，阴津为损，经气不畅，经脉不利；治以苦参汤，清热解毒、燥湿泄邪。

其五，气血虚内热证，如第六13条："咽干。"其证机是气血虚弱，虚热内生，血虚而不得滋荣于咽。

【咽干不渴】咽干而不欲饮水。见实热肺痈证成脓期，如第七12条："咽干不渴。"其证机是邪热伤津，津不得滋荣与布行。又，从仲景所论病证分析，得知"不渴"当指口微渴。可在临床中的确有少数病人口不渴，于此切当全面辨

Y

证，不可顾此失彼。

【咽燥不渴】咽部干燥而不欲饮水。见肺痈病理，如第七 2 条："咽燥不渴。"其证机是邪热内结而上攻于咽，阴津尚未被损伤。

【咽燥欲饮水】咽部干燥而渴欲饮水。见水气病证，第十四 21 条："咽燥欲饮水。"其证机是水气内停，阻遏气机，气不化津，津不上承，复因病根是水气内停，故咽燥而不欲多饮水或仅欲少量热水。

【咽燥口苦】咽喉干燥与口苦并见。见阳明热郁证，如 221 条："阳明病，脉浮而紧，咽燥口苦，腹满而喘。"其证机是邪热内郁而消灼津液则咽燥，又上攻上溢则口苦；治当清宣郁热，以栀子豉汤。

【咽痛】咽部疼痛。

其一，少阴阴虚内热证，如 310 条："咽痛。"其证机是少阴阴虚，虚热内生而上炎，郁结于咽而为咽痛；治当清热育阴，以猪肤汤。

其二，咽痛热证或热痰咽痛证，如 311 条："咽痛。"其证机是邪热侵袭，搏结咽喉而阻滞气机；治以甘草汤，清热利咽。或其证机是邪热与痰相结，灼损咽喉而梗阻气机；治以桔梗汤，清热化痰利咽。

其三，少阴阳虚格阳证，如 317 条："或咽痛。"其证机是少阴阳虚，虚阳浮越而结于咽；治当温阳利咽，以桔梗以宣利咽喉。

【咽痛者去芍药加桔梗一两】治疗咽痛应当去芍药，加桔梗 1 两（3g）。如 317 条通脉四逆汤加减："咽痛者去芍药加桔梗一两。"治以通脉四逆汤加桔梗者，以利咽止痛。

【咽痛而复吐利】咽喉疼痛，呕吐与下利并见。见少阴寒证，如 283 条："病人脉阴阳俱紧，反汗出者，亡阳也，此属少阴，法当咽痛而复吐利。"其证机是阳虚不得温煦，阴寒相结于咽则痛，逆乱于胃则吐，充斥于下则利。揆度病变证机以少阴寒证为主，阳虚为次；治重在散寒，次在温阳补阳。

【咽中痛】咽部疼痛。

其一，咽痛寒证，如 313 条："咽中痛。"其证机是寒气相结于咽，气机被寒气所凝而不通，咽喉气机不利；治以半夏散及汤，散寒通阳、涤痰开结。

其二，厥阴寒证阳复太过证，如 334 条："咽中痛。"其证机是阳气恢复太过而为邪热，邪热上攻上冲上灼而相结于咽。

【咽必痛】咽中可能出现疼痛。见阳明热证，如 198 条："咽必痛。"《伤寒论本旨·阳明篇》："其风热入胃，随气上冲，故咳而必咽痛。"其证机是阳明邪热上灼于咽，咽中气机不利，治以白虎汤与桔梗汤加减。

【咽中干】咽中干燥。见阴阳两虚证，如 29 条："咽中干。"其证机是阳虚而不得蒸腾津液，阴虚而不得滋养。

【咽烂】咽部溃烂。见气血两燔证，如 111 条："咽烂。"《伤寒论条辨·辨太阳病脉证并治》："咽烂，炎蒸而成腐坏也。"其证机是邪热内盛而上灼上攻，并灼伤于咽；治当清热泻火、凉血益阴，以白虎汤与桃核承气汤加减。

【咽不痛】咽中不疼痛。见阳明热证，如 198 条："咽不痛。"指出阳明邪热内扰，因病人素体而异，有咽痛者，也有咽不痛者，临证皆当一一详辨。

【咽中如有炙脔】妇人咽中如有炙脔黏附阻塞咽喉阻塞。见痰阻咽喉证，如第二十二 5 条："妇人咽中如有炙脔。"《金匮玉函经二注·妇人杂病》："遇七情至而不决，则火亦郁而不发，不发则焰而不达，不达则气如咽，与痰涎黏聚咽中，故若炙脔。"《金匮要略心典·妇人杂病》："此凝痰结气，阻塞咽嗌之间，千金所谓咽中帖帖，如有炙肉，吞不去，吐不出者是。"其证机是痰与气相互搏结阻塞于咽喉；治以半夏厚朴汤，顺气消痰，降逆散结。

言

yán ❶话。如第 6 条："自汗出，身重，多眠睡，鼻息必鼾，语言难出。"❷说。如 48 条："若发汗不彻，不足言，阳气怫郁不得越，当汗不汗，其人躁烦。"❸告诉。如 30 条："言夜半手足当温，两脚当伸，后如师言，何以知此？"

【言夜半手足当温】告诉病人在夜半之时手足应当转为温和。见阴阳两虚证，如 30 条："言夜半手足当温，两脚当伸，后如师言，何以知此？"指出夜半之时，正是阳气生发之时，阳气复则手足温和。同时又指出治疗病证，一方面要针对证机而用方药，另一方面要借助人之正气以积力抗邪，这样更有利于疾病趋于康复。

【言我不结胸】病人说没有结胸证的证候表现。详见"不结胸"其五项。

研 yán 研，即细磨。如386条理中丸用法中言："以沸汤数合和一丸，研碎，温服之。"

【研碎】将方药研为细末。如386条理中丸用法中言："以沸汤数合和一丸，研碎，温服之。"

【研如脂】将方药研为细粉如膏脂一样。如141条三物白散方中："巴豆去皮尖，熬黑，研如脂，一分（3g）。"

盐 yán ❶食盐，咸盐。如第五14条头风摩散方中："大附子炮，一枚（8g），盐等分。"❷药名：戎盐。

【盐】盐，又称食盐，或咸盐。其化学成分是氯化钠，具有软坚散结，通络消瘀作用。入方：见头风摩散。

用量		经方数量	经方名称
古代量	现代量		
用量与大附子等分	8g	1方	头风摩散

奄 yǎn 奄，即突然，忽然。如192条："其人骨节疼，翕翕如有热状，奄然发狂，濈然汗出而解者。"

【奄然发狂】突然出现狂躁不宁。详见"发狂"其二项。

【奄忽眩冒】突然出现头晕目眩。详见"眩冒"其二项。

掩 yǎn 掩，即遮蔽。如第十八2条："诸痈肿，欲知有脓无脓，以手掩肿上，热者为有脓，不热者为无脓。"

眼 yǎn 眼，即眼睛，视觉器官。如392条："热上冲胸，头重不欲举，眼中生花，膝胫拘急者。"又如第三13条："汗出，初得之三四日，目赤如鸠眼。"

【眼中生花】眼前视物模糊，或眼前冒火花。见肾中浊邪阴阳易证，如392条："热上冲胸，头重不欲举，眼中生花，膝胫拘急者。"其证机是邪热上攻而上扰，清阳不得上煦上荣于目。

演 yǎn 演，即推衍，推广，引申为扩充。仲景序："观今之医，不念思求经旨，以演其所知。"

【演其所知】以扩充医生应该所知道的新知识。如仲景序："观今之医，不念思求经旨，以演其所知。"指出要想更有效地辨证论治，必须不断地学习与探索，以增加自己的知识，只有具有丰富的医学知识，才能更好地辨证论治。

央 yāng 央，即中央，中心。如第十一20条："脉两出，积在中央，各以其部处之。"

扬 yáng ❶在水中搅拌。如65条茯苓桂枝大枣甘草汤用法中言："作甘烂水法，取水二斗，置大盆内，以杓扬之，水上有珠子五六千颗相逐，取用之。"❷充斥上下。如第十四21条："其水扬溢，则浮咳喘逆。"❸捞。如第二十一9条竹叶汤用法中言："颈项强，用大附子一枚，破之如豆大，煎药扬去沫。"

羊 yáng ❶药名：如羊肉。❷方名：当归生姜羊肉汤。

【羊肉】羊肉为牛科动物山羊或绵羊的肉。

别名：山羊肉，绵羊肉。

性味：甘，温。

功用：益气补血，温中散寒。

主治：脘腹疼痛，少腹急结，面色苍白，产后腹痛。

《名医别录》曰："主缓中，字乳余疾，及头脑大风汗出，虚劳寒冷，补中益气，安心止惊。"

入方：见当归生姜羊肉汤。

用量：

用量		经方数量	经方名称
古代量	现代量		
一斤	48g	1方	当归生姜羊肉汤

化学成分：含蛋白质，脂肪，糖类，灰分，硫胺素，维生素 B_2，烟酸，胆甾酸，微量元素（钙、铁、磷）。

药理作用：暂缺。

【羊胆】羊胆为牛科动物山羊或绵羊的胆汁。

别名：羊胆汁。

性味：苦，寒。

功用：清热益阴，解毒。

主治：潮热盗汗，小便短少，心烦急躁，下利腹痛。

《唐本草》曰："疗疳湿，时行热熛疮。"

入方：见通脉四逆汤用法中。

用量：

用量		经方数量	经方名称
古代量	现代量		
仲景未言用量		1方	通脉四逆汤用法

化学成分：含胆汁酸盐（胆酸及脱氧胆碱），胆色素（胆红素和胆绿素），黏蛋白，胆甾醇，卵磷脂，碳酸氢钠。

药理作用：详见猪胆汁项。

烊

yáng 烊，即溶化。如177条炙甘草汤用法中言：“内胶烊消尽，温服一升，日三服。”

阳

yáng ❶阳明胃与大肠。如30条：“厥逆，咽中干，烦躁，阳明内结，谵语，烦乱。”❷人体之阳气。如第六1条：“但以脉自微涩，在寸口关上小紧，宜针引阳气，令脉和紧去则愈。”❸自然阳气。如第一8条：“冬至之后，甲子夜半少阳起，少阳之时，阳始生，天得温和。”❹经络。如第一13条：“阳病十八，何谓也？师曰：头痛、项、腰、脊、臂、脚掣痛。”❺寸口之寸脉。如第6条：“风温为病，脉阴阳俱浮，自汗出，身重。”❻浮脉。如100条：“伤寒，阳脉浮，阴脉涩。”❼邪气。如48条：“设面色缘缘正赤者，阳气怫郁在表，当解之，熏之。”❽表证。如153条：“表里俱虚，阴阳气并竭，无阳则阴独。”❾阳明经穴。如第8条：“若针足阳明，针足阳明，使经不传则愈。”❿奇数。如第7条：“以阳数七，阴数六故也。”⓫方名：如第二十一8条：“干呕，汗出，虽久，阳旦证续在耳，可与阳旦汤。”⓬太阳，阳明，少阳。详见太阳病，阳明病，少阳病。⓭证名。如30条：“证象阳旦，按法治之而增剧。”又如130条：“脏结无阳结，无往来寒热。”⓮赤，红。如366条：“所以然者，其面戴阳，下虚故也。”⓯邪热。如111条：“阳盛则欲衄，阴虚小便难。”⓰男子。如392条：“伤寒阴阳易之为病。”

【阳气】其含义有二，一是与“阴气”相对而言。阳气对人体具有激发、推动、固摄、卫外、活动等作用的物质与功能，总称为阳气。如30条：“夜半阳气还，两足当热，胫尚微拘急，重与芍药甘草汤，尔乃胫伸。”《伤寒内科论·辨太阳病脉证并治》：“又夜半为三阴主时，阳气生发之辰，故手足当温，两脚当伸。”另一是指邪气。如48条：“设面色缘缘正赤者，阳气怫郁在表，当解之，熏之。”阳气者，邪气也。

【阳气怫郁在表】邪气搏结在太阳肌表营卫。见太阳病证与阳明病证相兼，如48条：“设面色缘缘正赤者，阳气怫郁在表，当解之，熏之。”《伤寒论辨证广注·辨太阳病脉证并治法上》：“怫郁者，言其人面上之气，恰如外来之邪，怫郁于表也。”辨“面色缘缘正赤，阳气怫郁在表”，既可见于太阳病证，又可见于阳明病证，因阳明邪气上攻于面则面赤，而太阳邪气郁于面也可面赤。仲景言“阳气”者，即指太阳病之邪气怫郁于营卫而不得解除，非言人体之阳气；或是太阳中风证，治以桂枝汤或桂枝二麻黄一汤；或是太阳伤寒证，以麻黄汤或桂枝麻黄各半汤；或是太阳温病证，以桂枝二越婢一汤。

【阳气重】邪气郁于太阳比较重证。见太阳伤寒重证，如46条：“所以然者，阳气重故也。”仲景言“阳气重故也”，其言“阳气”者，即指邪气，其言“重”者，当指太阳伤寒重证。审证是太阳伤寒重证，以麻黄汤，解表散寒。

【阳气怫郁不得越】邪气郁于肌表而不得外散。见太阳病证与阳明病证相兼，如48条：“若发汗不彻，不足言，阳气怫郁不得越，当汗不汗，其人躁烦。”指出太阳病邪气怫郁于肌表营卫而不得从汗以解。

【阳气内陷】邪气内传的病理病证。见实热结胸证，如134条：“膈内拒痛，胃中空虚，客气动膈，短气，躁烦，心中懊憹，阳气内陷，心下因硬，则为结胸。”《伤寒论条辨·辨太阳病脉证并治上》：“客气，邪气也。……阳气，客气之别名也。”仲景言“阳气内陷”，言“阳气”者，以代邪气也；言“内陷”者，指邪气内传也。指出结胸证的病因与感受外邪有一定的内在关系，并提示治疗结胸证一定要重视驱逐邪气。审证是实热结胸证，治当攻逐水饮，以大陷胸汤。

【阳气微】阳气虚弱的病理病证。见胃虚寒证，如122条，又如第十七3条：“令阳气微，膈气虚，脉乃数也。”仲景言“阳气微”，以揭示脉数的病理机制是阳气虚弱，而不是邪热内盛，提示疾病病变证机所表现的脉证形态是错综复杂的、多变的。审其证机是阳气虚弱，治当温补阳气，以理中丸加减。

【阳气退】阳气虚弱。见厥阴寒证与阳气恢复的辨证关系，如342条：“寒多热少，阳气退，故为进也。”其证机是正气虚弱，邪气内盛，正不胜邪，故病为进；治当积极温补阳气以散寒，以四逆汤或通脉四逆汤加减。

【阳气独发】阳热之邪偏盛为主的病理病证。详见“阴气孤绝”项。

【阳气衰者为狂】邪气乘机侵入于阳而为发狂证，或阳气被邪气乘机侵入则为狂。见狂证，如第十一12条：“阴气衰者为癫，阳气衰者为狂。”仲景言“阳气衰”证机，是指邪气侵入于阳而为狂证。理解与认识“衰”字，即邪气乘机侵入，衰者邪气乘机侵入之处，不可理解为阳气衰竭之“衰”，于此认识仲景所言“衰”字，重点从医理角度解释而不从文理，只有这样，才能认清仲景所言“衰”字对临床中的指导意义。

【阳气不通则身冷】阳气虚弱不能通达于周身则身体厥冷。见阳虚寒厥血少证，如第十四30条：“阳气不通即身冷，阴气不通即骨疼。”其证机是阳气虚弱不能温煦、外达则身冷；治当温阳散寒益血，以当归四逆汤与四逆汤加减。

【阳气独盛】阳气相对处于偏盛。见产后郁冒证，如第二十一2条：“所以产妇喜汗出者，亡阴血虚，阳气独盛，故当汗出，阴阳乃复。”指出产后阴血暗耗而阳气相对偏盛，若阳气偏盛而能化生阴血，阴血得阳气所化，则阴平阳秘，病可向愈。

【阳明】阳明的生理主要包括经络和脏腑之气血阴阳的生理活动，经络包括手阳明大肠经和足阳明胃经，脏腑包括大肠和胃及其相互关系的整体生理功能，经络与脏腑有其相互关联的一面，又有其各自生理特性的一面。脏腑的生理功能以受纳、腐熟、传化为常，以通为顺，以降为用。

【阳明居中】阳明胃居于中焦。见阳明生理的特殊性，如184条：“阳明居中，主土也，万物所归，无所复传。”指出阳明胃居于中焦而为受纳之腑，主生化气血。

【阳明内结】阳明邪气内结的病理。见阴阳两虚证，如30条：“厥逆，咽中干，烦躁，阳明内结，谵语，烦乱。”指出病是阴阳两虚，辨阴阳两虚证的主要矛盾方面在阳明胃，其病理特征是胃阴阳两虚，邪气内结，气机逆乱。

【阳明中风】阳明热证，或阳明病证与太阳病证相兼。

其一，阳明病证与太阳病证相兼，如189条：“阳明中风，口苦咽干，腹满微喘，发热恶寒，脉浮而紧。”《医宗金鉴·伤寒论注》：“阳明谓阳明里证，中风为太阳表证也。”其证机是阳明邪热内结内扰，太阳营卫受邪而抗邪，权衡病证表现，其治当先解表或表里同治，切不可先治里，若先治里则易引起其他病证。辨表证或太阳中风证，或太阳伤寒证，或太阳温病证等，辨阳明当审明证机或寒、或热、或虚、或实，然后以法决定治疗方法。

其二，阳明少阳太阳兼证，如232条：“阳明中风，脉弦浮大而短气，腹都满，胁下及心痛。”《伤寒内科论·辨阳明病脉证并治》：“本论首言‘阳明中风’，其实是论三阳兼证，脉弦主少阳，浮为太阳，大是阳明。”仲景言“阳明中风”以揭示太阳阳明少阳兼证，病变的主要矛盾方面在阳明，但太阳少阳病证也比较明显，决定治疗方法，必须恰到好处，方可达到治疗目的。

【阳明少阳证】阳明病证与少阳病证表现。详见“阳明少阳证不见”项。

【阳明少阳证不见者】阳明病证与少阳病证表现都没有出现。见太阳病证不传，如第5条：“伤寒二三日，阳明少阳证不见者，为不传也。”《伤寒论纲目·总论》：“阳明少阳二经之证，至二三日不见，可知其脉仍浮紧而亦不变，此亦但据证而知之也。可见，一日太阳，二日阳明，以次相传之日数，未可泥矣。”仲景从临床实际出发，提出辨证要以脉证为准则，病邪传否与日数，仅是辨证中的一个参考条件，不可作为辨证的依据。且不可局限于《素问·热论》论一日太阳，二日阳明，三日少阳的不正确论断。仲景明确指出：“阳明少阳证不见”者，是对《素问·热论》日数理论有所摒弃，有所发展，有所创新，即辨日数是预测邪正斗争趋势及其或向愈或变化的一个重要参考依据，且不可拘于日数以论传否。

【阳明少阳合病】阳明病证与少阳病证同时出现。见阳明热结重证与少阳病证相兼，如256条：“阳明少阳合病，必下利，其脉不负者，为顺也。”指出阳明病证与少阳病证相兼，其辨当审明病变的主要矛盾方面，以法论治；其证或以阳明热结重证为主，以大承气汤；若以少阳为主，以大柴胡汤；若阳明少阳病证都比较重，其治可用大承气汤与大柴胡汤加减。

【阳明证】阳明病证表现。

其一，阳明胃气上逆证，如204条：“伤寒呕多，虽有阳明证，不可攻之。”《伤寒六经辨证治法·阳明篇》：“邪气偏侵上脘，或带少阳，虽有阳明，是不可攻。”指出病人胃中有邪气，或为寒邪或为热邪，扰乱胃气而上攻，治当因势利导。其证机若是寒邪所致，可用理中汤加吴茱萸等；若是热邪所致，治可用橘皮竹茹汤或大黄甘草汤。

其二，阳明瘀血喜忘证，如237条：“阳明证，其人喜忘者，必有蓄血。”指出辨喜忘证，其证机大多是心阴血不足，心神不得所养而不得主持于内外，治当养心安神；可在临床实际中则有瘀血内停，浊气熏蒸而扰乱神明，治当破血逐瘀，以抵当汤。

【阳明病】阳明病病理主要是经络或/和脏腑生理功能失常而产生的病理变化。揆度阳明病的病理主要是以“胃家实”为审证要点，病理以受纳、传化、腐熟、转输等功能失常，不能行使正常的胃虚肠实和胃实肠虚的虚实交替过程，仲景言：“胃家实”对辨阳明病脏腑虚证和实证均有指导意义。

辨阳明病脉证并治，亦即阳明病辨证论治体系，既然其是体系，其必由多个部分所组成，其主要由本证辨证、兼证辨证、类似证辨证三大部分组成。辨阳明病本证：有虚实寒热之分。辨实热证：阳明热郁证，阳明热盛证，阳明热极证，阳明热结证，阳明湿热证。辨实寒证：阳明寒实证。辨虚证：阳明虚热证；辨阳明虚寒证。以及虚实寒热夹杂证。

阳明病兼证辨证有：阳明病证与太阳病证相兼，阳明病证与少阳病证相兼，阳明病证与太阴病相兼，阳明病证与少阴病证相兼，阳明病证与厥阴病相兼，等是也。

阳明病类似证辨证有：论脾约证类阳明热结证，论太阴脾湿热发黄证类阳明湿热发黄证。

阳明病治疗，主要有清热，有泻实，有温阳，有补虚，有清利湿热，有理血，有寒热并用，有补泻并用，等是也，皆当因证而异。

【阳明之为病】阳明病病证表现。见阳明病证机的基本脉证，如180条：“阳明之为病，胃家实是也。”辨阳明病证机，有热证证机，有寒证证机，有虚证证机，有实证证机，更有相兼证机，临证一定要以具体的病人而定，只要审证机确切，即可辨为阳明病。由于阳明病“胃家实”证机具有广泛的指导意义，所以其对辨阳明病虚证、寒证、实证、热证均有指导意义。因此理解和运用阳明病证机，指导临床，贵在灵活应用，切不可拘于句下而死板教条。

【阳明病欲解者】阳明病向愈所主之时。见阳明病病解日期，如193条：“阳明病欲解时，从申至戌上。”《伤寒贯珠集·阳明篇下》：“申酉戌，日晡时也，阳明潮热，发于日晡；阳明病解，亦于日晡。则申酉戌为阳明之时，其病者，邪气于是发，其解者，正气于是复也。”辨阳明病欲解大多是在6~7天，从其欲解时辰上，其大多是在阳明之气所旺之时即15~21时，正气恢复借自然之气以极力抗邪，其病情大多可趋于向愈或缓解。但也有因感邪较重，于时加重者，不可不知，病重者如潮热是也。

【阳明病外证云何】阳明热盛证的外在表现有哪些？见阳明热盛证基本脉证，如182条：“阳明病外证云何？答曰：身热，汗自出，不恶寒，反恶热也。”仲景以问答的方式论述阳明热盛证的病证表现。其证机是阳明邪热不仅盛于内，而且也盛于外，更迫津外泄；治当清泻阳明盛热。

【阳明脉大】阳明病其脉大。见阳明病证的主脉，如186条：“伤寒三日，阳明脉大。”《医宗金鉴·伤寒论注》：“此云三日阳明脉大者，谓不兼太阳阳明之浮大，亦不兼少阳阳明之弦大，而正见正阳阳明之大脉也。盖由去表入里，邪热入胃，而成内实之证，故其脉象有如此者。”审阳明病证主脉，因阳明为多气多血之腑，故其脉在多数情况下可见脉大。辨脉大并非尽是实证，还要辨脉大有力无力，当别虚证和实证，脉大无力者为虚证，脉大有力者为实证。又，辨虚证有虚热、虚寒之分；辨实证有实热、实寒之别。于此必须辨清虚热证及虚寒证之脉大，与实热之脉大，其证候表现不一样。辨脉大一定要因具体病证而辨，且不可顾此失彼。

【阳微】脉浮比较轻微。详见“脉阳微”项。

【阳微结】太阳少阳之气为邪气所结的病理病证。见表里兼证，如148条：“伤寒五六日，头汗出，微恶寒，手足冷，心下满，口不欲食，大便硬，脉细者，此为阳微结，必有表，复有里也。”从仲景言“此为阳微结”得知，“阳”者，当指太阳，“微”者，当指少阳，古有“微”与“少”互训。言“必有表，复有里也”者，以揭示在表有太阳，在里有少阳，病是相兼病证，其治当权衡表里兼证的主要矛盾方面；若病以少阳为主，以小柴胡汤，然后再以法权衡太阳而治之。

【阳微阴涩而长】脉寸部微而尺部涩且长。见太阴脾湿自愈证，如274条：“太阴中风，四肢烦疼，阳微阴涩而长者，为欲愈。”《伤寒溯源集·太阴篇》：“阳微阴涩，正四肢烦痛之病脉也。长脉者，阳脉也，以微涩两阴脉之中，故阴脉涩也。阳微阴涩，为阴中见阳，长则阳气无损，长则阳气将回，故为阴病欲愈也。”指出病者脉阳微阴涩，其脉阳微标志正气蓄积力量而抗邪，脉阴涩标志湿邪欲去而未去，尤其是脉长标志正气足有力战胜邪气，然则正胜邪却而病愈，于此不可认为是病证加重。

【阳微阴浮】寸脉微而尺脉浮。详见“脉阳微阴浮”项。

【阳微阴弦】胸痹证阳虚阴盛证机，或胸痹证寸部脉微而尺部弦。见虚寒胸痹证，如第九1条：“夫脉当取太过不及，阳微阴弦，即胸痹而痛。”仲景所论既指脉象，又指证机；言脉象者，即寸部脉微，尺部脉弦；言证机者，即阳微者，阳气虚也；阴弦者，痰饮、瘀血、寒气郁结也。

【阳盛则欲衄】邪热盛实、迫血妄行而引起出血病证。见气血两燔证，如111条：“两阳相熏灼，其身发黄，阳盛则欲衄，阴虚小便难，阴阳俱虚竭，身体则枯燥。”《伤寒论条辨·辨太阳病脉证中》：“阳盛，阳以气言，火能助气，故盛也。”《伤寒论后条辨·辨太阳病脉证》：“风热搏于经为阳盛，阳热逼血上壅则欲衄。”仲景言“阳盛”者，非言人体阳气强盛，而是言邪热侵入人体而盛实，揭示病变的主要矛盾方面是邪实，其治疗重在泻实。

【阳旦】每天早晨的时间，常当5~7时。仲景特言“阳旦”者，借以论述太阳中风证。详见“证象阳旦”项。

【阳旦汤】桂枝汤之别名。见产后感风寒证，如第二十一8条：“产后风，续之数十日不解，头微痛，恶寒，时时有热，心下闷，干呕，汗出，虽久，阳旦证续在耳，可与阳旦汤。”《注解伤寒论·辨太阳病脉证并治》：“阳旦，桂枝汤别名也。”《伤寒论集注·辨太阳病脉证篇》：“桂枝一名阳旦汤，谓秉春阳平旦之气也。”仲景言“阳旦证”，从所论病证表现分析，则知病是太阳中风证，从而揭示言“阳旦证”者，太阳中风证之别名也，治当用桂枝汤。

【阳旦证】桂枝汤证。详见“阳旦汤”项。

【阳脉实】脉浮紧有力。详见“脉实”其二项。

【阳脉微】寸部脉即阳脉反映里证所致脉象不著。详见“脉微”其二项。

【阳脉涩】寸部脉涩。详见“脉涩”其二项。

【阳绝于里】阳热之邪盛极于里。见阳明病证与太阳病证相兼，如245条：“太过者，为阳绝于里，亡津液，大便因硬也。”仲景言：“阳绝于里。”所言“阳”，当指邪热，言“绝”，当指邪热极盛于里。合而言之，即邪热盛极于里所致的病理病证。

【阳去入阴】邪气离开少阳而传入于太阴或少阴或厥阴。见少阳病证与太阴或少阴或厥阴病证相兼，如269条：“伤寒六七日，无大热，其人躁烦者，此为阳去入阴故也。”《伤寒论辨证广注·少阴篇》：“乃少阳之邪，欲传入阴经也。”辨少阳病证与太阴或少阴或厥阴病证相兼，仲景暗示辨治其病变的主要矛盾方面在少阳，治当积极从少阳，使病邪从少阳而解。如果未能积极从少阳论治，病邪则可乘机传入太阴或少阴或厥阴，从而加重太阴，或少阴，或厥阴病证。

【阳数】奇数。见预测疾病向愈之大法，如第7条：“发于阳七日愈；发于阴六日愈。以阳数七，阴数六故也。”古人谓一、二、三、四、五为五行的生数；以六、七、八、九、十为五行的成数。天一生水，地六成之，地二生火，天七成之，故以六为水之足数，水者，阴也，故阴数六；七为火之足数，火者，阳也，故阳数七。《注解伤寒论·辨太阳病脉证并治》：“阳法火，阴法水，火成数七，水成数六，阳病七日愈者，火数足也；阴病六日愈者，水数足也。”《伤寒内科论·辨太阳病脉证并治》：“上文言‘七日愈’，‘阳数七’，下文言‘六日愈’，‘阴数六’。揆度上下文皆有六七之义，即病发于阳，六七日愈，阳数六七；病发于阴，六七日愈，阴数六七。这种修辞手法还可见于286条。……仲景在大量的临床实践中认识到无论外感疾病，还是内伤杂病，其病程大都以六七日为愈，……这是仲景辨治预测疾病的独到之处，也是当今中医任何学科所缺如的，更是得到现代科学（机体于六七日免疫机制反映的结果）所证实。……预断疾病用六，复用七，皆是讲究文彩和波澜，以增加文辞的表达效果，也是医文并茂的具体体现。”在临床研究中发现，太阳中风证（发于阳）平均病愈日期较太阳伤寒证（发于阴）稍多一二日，太阳中风证即表虚证，太阳伤寒证即表实证，其虚证实证在抗邪驱邪方面与正气强弱有着一定的内在关系，关系到病愈日期。

【阳数七】阳数大约以 7 天为 1 周期。详见“阳数”项。

【阳已虚】阳气已经虚弱。见少阴阳虚证，如 286 条：“少阴病，脉微，不可发汗，亡阳故也；阳已虚，尺脉弱涩者，复不可下之。”指出少阴阳气已虚，其治当兼顾阳气，以四逆加人参汤加减。

【阳始生】自然之阳气刚刚生发，气温渐渐变为温暖。见季节变化对人体的影响，如第一 8 条：“冬至之后，甲子夜半少阳起，少阳之时，阳始生，天得温和。”指出季节气候变化与人本阴阳变化协调一致，人体健康无病。自然之气生发于冬至之后，冬至之后的雨水节，正是自然少阳当令之时，自然之阳气由闭藏而生发、生长，气温由凉变温；而人之阳气于一日之中生发于少阴主时之后，正是少阳胆气所主之时即 3～9 时，人与自然之气生发与长养息息相应，同步而一致。暗示人于自然之中，只可适应自然规律，不可违背自然规律。

【阳病十八】经络病证有许多。见经络辨证，如第一 13 条：“阳病十八，何谓也？师曰：头痛、项、腰、脊、臂、脚掣痛。”从仲景所言“阳病”病证分析、研究、归纳，则知辨阳病即是论经络辨证，如“头痛、项、腰、脊、臂、脚掣痛”。其证机是经气不利，经脉不和，血脉运行不畅而不通。此对经络辨证奠定了理论基础。仲景言“阳病十八”“阴病十八”，阳病即经络辨证，阴病即脏腑辨证，各言十八，其虽有一定所指，但有其局限性，要知十八乃是约略之辞，且不可局限于具体数字。

【阳损阴盛】阳气损伤，寒水之气充斥的病理病证。见水气病证，如第十四 21 条：“始时尚微，年盛不觉，阳衰之后，营卫相干，阳损阴盛，结寒微动，肾气上冲。”其证机是阴寒水气充斥，阳气为水气所伤，阳不化水，寒水之气肆虐而逆乱。

【阳中有阴】阳中必有阴，即阴阳相依而不可分离。仲景于此特指肠胃腑中有寒证。见阳明实寒证主脉的基本特征，如第十 20 条：“脉大而紧者，阳中有阴，可下之。”仲景所言“阳中有阴”，“阳”当指腑，乃与脏相对而言；“阴”当指寒。“阳中有阴”即肠胃腑中有寒邪所致病证。

【阳衰之后】阳气大虚之后。见水气病证，如第十四 21 条：“始时尚微，年盛不觉，阳衰之后，营卫相干，阳损阴盛，结寒微动，肾气上冲。”指出治疗任何疾病都应在未剧或未甚之时采取积极有效的防治措施，且不可待其病久阳气大虚之后，才采取治疗措施。若在阳衰之后才治疗，其治疗效果大多不够理想。提示治病贵在于防，防患于未然，见微知著，杜绝疾病发生、发展与演变。

【阳法救之】治疗阴虚病证的基本法则应酌情考虑选用温热药。见心肺阴虚内热证，如第三 9 条：“百合病，见于阴者，以阳法救之。”指出辨心肺阴虚证有以阴虚为主者，有以虚热为主者。病者若是以阴虚为主者，其治“以阳法救之”，暗示治疗心肺阴虚证，当注意阴中求阳，也即在滋阴的同时，当适当补阳，有利于阴津的恢复；同时还暗示心肺阴虚内热证以阴虚为主者，其病证类似可下证者，其治疗当滋阴以达润下之目的，切不可用下法治疗，若逆而用下法，则易引起其他病证。

【阳虚知在上焦】知道阳虚证机在上焦心胸。见虚寒胸痹证，如第九 1 条：“今阳虚知在上焦，所以胸痹，心痛者，以其阴弦故也。”仲景言“今阳虚知在上焦”，以揭示其证机是胸阳虚弱，阴寒内生，痰气内阻，脉气不通。

【阳前通则恶寒】阳气虚弱在恢复之前则有怕冷。见阳虚寒厥血少证，如第十四 30 条：“阳前通则恶寒，阴前通则痹不仁。”其证机是阳气虚弱在恢复通达之前，以蓄积力量于内而不能温煦于外则恶寒。

【阳毒之为病】毒热阳郁证的病证表现。见毒热阳郁血证，如第三 14 条：“阳毒之为病，面赤斑斑如锦纹，咽喉痛，唾脓血。”《金匮要略心典·百合狐蜮阴阳毒病》：“毒者，邪气蕴蓄不解之谓，阳毒非必极热，阴毒非必极寒，邪在阳者，为阳毒，邪在阴者，为阴毒也，而此所谓阴阳者，亦非脏腑气血之谓。”其证机是毒热迫及血中，郁遏阳气，瘀阻经脉，灼腐脉络；治以升麻鳖甲汤，解毒凉血、化瘀通阳。

【阳部】病发于腑脏。见黄疸病证所在部位，如第十五12条：“阳部，其人振寒而发热也。”认识与理解“阳部”，言“阳”者，当指腑而言。若病发于胆腑，多有发热恶寒等证。

【阳浮】或言证机或言脉象。详见“阳浮而阴弱”项。

【阳浮而阴弱】或言证机或言脉象。见太阳中风证，如12条：“太阳中风，阳浮而阴弱，阳浮者，热自发，阴弱者，汗自出。”辨“阳浮而阴弱”，既指证机，又指脉象，言证机者，阳浮即卫气奋起抗邪，营阴因汗出而更弱；言脉象者，指脉浮而弱是也。

仰

yǎng 仰，即脸向上，跟“俯”相对。如第十四2条：“气强则为水，难以俯仰。”

养

yǎng ❶保养，保健。如仲景序：“上以疗君亲之疾，下以救贫贱之厄，中以保身长全，以养其生。”❷调理，调养。如152条十枣汤用法中言：“若下少病不除者，明日更服，加半钱，得快下利后，糜粥自养。”又如第二十11条：“怀身七月，太阴当养不养，此心气实。”❸保全滋养。如第二十10条：“妊娠养胎。”

【养慎】养生之道。见脏腑发病与致病因素，详见“人能养慎”项。

【养胎】保全滋养于胎。详见“妊娠养胎”项。

痒

yǎng 痒，即皮肤不适，欲似虫行皮肤中感觉，用手挠后痒症有所好转。如23条：“面色反有热色者，未欲解也，以其不能得小汗出，身必痒，宜桂枝麻黄各半汤。”如第五3条：“营缓则为亡血，卫缓则为中风。邪气中经，则身痒而瘾疹。”

【痒为泄风】风邪侵袭皮肤营卫而引起身体瘙痒。见太阳风水证基本病理特征，如第十四2条：“脉浮而洪，浮则为风，洪则为气，风气相搏，风强则为隐疹，身体为痒，痒为泄风，久为痂癞。”《医宗金鉴·水气病》：“六脉俱浮而洪，浮则为风，洪则为气，风气相搏之病，若风强于气，相搏为病，则偏于营，故为瘾疹，身体为痒，痒则肌虚，为风邪外搏故也。名曰泄风，即今之风燥疮是也；故日久不愈，则成痂癞；痂癞疥癣、疠癞之类是也。”其证机是风邪与水气相搏，风邪走窜经气经脉，水气逆乱经气经脉，风水相结而肆虐营卫经气经脉且以风邪为主要病理病证，称为泄风。

夭

yāo 夭，即未成年的人死亡，或泛指死亡。如仲景序：“感往昔之沦丧，伤横夭之莫救。”

腰

yāo ❶人体背部第十二肋骨以下至髂嵴以上的软组织。如116条：“病从腰以下必重而痹，名火逆也。”如第十四18条：“腰以下肿，当利小便，腰以上肿，当发汗乃愈。”❷人体背部胸椎以下，骶椎以上的椎骨即腰椎。如第十一16条：“肾著之病，其人身体重，腰中冷，如坐水中，形如水状。”又如第一13条：“头痛、项、腰、脊、臂、脚掣痛。”

【腰脊】腰脊椎骨部位，即腰椎。见妇人杂病错综复杂证机，如第二十二8条：“或引腰脊，下根气街，气冲急痛。”指出妇人杂病，尤其是寒气侵袭而浸淫腰脊所引起的疼痛或沉重。

【腰中】腰脊椎骨部位，即腰椎。详见以下诸条。

【腰中冷】病人感到腰部寒冷不适。见肾著寒湿证，如第十一16条：“肾著之病，其人身体重，腰中冷，如坐水中，形如水状。”指出腰为肾之府，肾阳虚弱，寒湿侵之，腰既不得阳气所温煦，又被寒湿浸淫肆虐，则腰中寒冷。

【腰中即温】病人腰部寒冷经治疗后，感到温和自如。见肾著寒湿证，如第十一16条甘姜苓术汤用法中言：“腰中即温。”仲景言“腰中即温”，以揭示服药后寒湿得去，阳气得温，则腰部温和自如，提示病为向愈的重要标志之一。假若腰中仍有寒冷，则为病重药轻，法当继续服用方药。

【腰痛】或腰部软组织疼痛，或腰部椎骨疼痛。

其一，太阳伤寒证，如35条：“头痛，发热，身疼，腰痛，骨节疼痛，恶风，无汗而喘者。”《伤寒来苏集·伤寒论注》：“太阳主人身之表，风寒外束，阳气不伸，故一身尽疼；太阳脉抵腰中，故腰痛。”其证机是太阳之经脉抵腰中，风寒之邪客于太阳，营卫不和，经脉为邪气所郁滞而不通则腰痛；治当解表散寒，以麻黄汤。

其二，肾虚证，如第一 9 条：“浮者在后，其病在里，腰痛，背强，不能行，必短气而极也。”《金匮要略方论本义・脏腑经络先后受病》：“肾虚而寒气，寒气必循腰入背，于是腰背强痛，且膝足无力。”指出腰为肾之府，肾虚不能滋养于腰，则腰痛；治当益肾补虚，以肾气丸加减。

其三，肾阳阴俱虚腰痛证，如第六 15 条：“虚劳，腰痛，少腹拘急，小便不利者。”《金匮要略直解・血痹虚劳病》：“腰者，肾之外候，肾虚则腰痛。”其证机是肾阳虚而不能温煦其府，肾阴虚而不能滋荣其府，则腰痛；治以肾气丸，温补肾阳，滋补肾阴。

其四，肾水气证，如第十四 17 条：“肾水者，其腹大，脐肿，腰痛，不得溺。”《金匮要略直解・水气病》：“腰者肾之外候，故令腰痛。”其证机是肾气失和，水气充斥，走窜逆乱其府则腰痛；治可参栝楼瞿麦丸加减。

【腰疼】腰部疼痛。见膈间痰饮证，如第十二 11 条：“膈上病痰，满喘咳吐，发则寒热，背痛，腰疼，目泣自出。”其证机是痰邪留在膈上而走注于下，浸淫于腰，经气经脉不通则腰疼痛。

【腰以下不得汗】腰以上有汗而腰以下则无汗。见阳明胃热炽盛证，如 110 条：“故其汗从腰以下不得汗，欲小便不得，反呕，欲失溲。”《伤寒内科论・辨太阳病脉证并治》：“由于邪热内盛而消灼津液，又因火热炎上蒸迫津液外泄，欲作汗而无源化汗，则腰以上有汗而其以下无汗。”其证机是阳明胃热而伤津，邪热迫津而欲外泄，又因津液被邪热所灼，故仅见腰以上有汗而腰以下无汗。

【腰以下必重而痹】腰部以下沉重而麻痹不仁。见阴虚火旺证与太阳温病证相兼，如 116 条：“因火而盛，病从腰以下必重而痹，名火逆也。”《伤寒论后条辨・辨太阳病脉证篇》：“而火阻其邪，阴气渐竭。下焦乃营血所治，营气竭而莫运，必重著而为痹。”其证机是因用灸法治疗，导致邪气未去而壅滞下焦气机，阴津为伤而不得滋荣下焦经气经脉，气血营卫不和，经气痹阻不通，则腰部以下沉重而麻木不仁。

【腰以下有水气者】腰部以下有水气浸淫肆虐。见下焦湿热证。如 395 条：“大病差后，从腰以下有水气者。”《伤寒溯源集・差后诸证证治》：“下焦之气化失常，湿热壅滞，膀胱不泻，水性下流，故但从腰以下水气壅积，膝胫足跗皆肿重也。”其证机是湿热壅滞，气机气化不利，水不得化而为水气，水气泛滥充斥内外。

【腰以下重如有水气状】腰部以下沉重好像有水气充斥肌肤。见妊娠伤胎证，如第二十 11 条：“妇人伤胎，怀身腹满，不得小便，从腰以下重如有水气状，怀身七月。”其证机是心脾之气失和，气机壅塞，浊气内结，湿气下注，浊气滞涩，脉气失和，则腰部以下沉重好像有水气充斥肌肤，治当化气行水。

【腰以下肿】腰以下部位发生水肿。见水气病的治疗原则，如第十四 18 条：“诸有水者，腰以下肿，当利小便。”指出“腰以下肿”，其证机是水气充斥于下，病变多在脏腑；治当利小便，使水气从下而去。

【腰以上肿】腰以上部位发生水肿。见水气病的治疗原则，如第十四 18 条：“诸有水者，……腰以上肿，当发汗乃愈。”辨“腰以上肿”，其证机是水气泛溢于上，病变多在肌肤营卫；治当发汗，使水气从汗而泄越。

【腰以上必汗出】病人仅见腰部以上汗出。见寒湿黄汗证，如第十四 29 条：“若身重，汗出已辄轻者，久久必身瞤，髋及胸中痛，又从腰以上必汗出，下无汗。”其证机是寒湿侵居，营卫失和，正邪相争，正欲抗邪从外而出，且因寒湿凝滞重浊而又不能从外而出，故仅见腰以上汗出。

【腰以下冷痛】腰部以下寒冷且疼痛。见肾阳虚寒湿肾著证，如第十一 16 条：“衣里冷湿，久久得之，腰以下冷痛，腹重如带五千钱。”其证机是肾阳虚弱不能温养于下，寒湿之邪乘机又浸淫肆虐于下，故腰以下冷痛；治当温肾散寒祛湿，以甘姜苓术汤。

【腰髋弛痛】腰部、髋部出现持续疼痛不解。见寒湿黄汗证，如第十四 29 条：“腰髋弛痛，如有物在皮中状，剧者不能食，身疼痛。”其证机是寒湿浸渍，营卫郁滞，经脉凝阻而不通，寒湿走注留结于腰部髋部，则出现疼痛不止。

摇 yáo ❶站立不稳。如 67 条："发汗则动经，身为振振摇者。"❷活动，转动。如第六 1 条："夫尊荣人骨弱肌肤盛，重因疲劳汗出，卧不时动摇，加被微风，遂得之。"❸抬举。如第一 5 条："息摇肩者，心中坚。"❹摇摆，摇动。如第二 7 条："面赤，目赤，独头动摇，卒口噤。"

药 yào ❶泛指方药。如 76 条："发汗后，水药不得入口为逆。"又如 159 条："伤寒，服汤药，下利不止，心下痞硬，服泻心汤已；复以他药下之。"复如第三 1 条："诸药不能治，得药则剧吐利。"❷药名：如芍药。❸方名：如枳实芍药散。

【药法】服用方药的方法。详见"禁如药法"项。

【药力】方药的作用力。详见"自能助药力"项。

【药成】方药煎煮完好。详见"发消药成"项。

要 yào 要，即重大，重要，值得重视的。如第一 1 条："故实脾，则肝自愈。此治肝补脾之要妙也。"

【要妙】重要的巧妙方法。详见"治肝补脾之要妙也"项。

暍 yē 暍，即热，暑热。如第二 26 条："太阳中热者，暍是也，汗出恶寒，身热而渴。"

【暍是也】这是引起暑热的缘故。见暑热气阴两伤证，如第二 26 条："太阳中热者，暍是也，汗出恶寒，身热而渴。"指出暑热气阴两伤证的病因、病理特点及其证候特征，提示治疗方法与措施。

噎 yē 噎，即气梗咽喉而欲出不得。如 40 条："伤寒表不解，心下有水气，干呕，发热而咳，或渴，或利，或噎。"《伤寒论条辨》："噎……，水寒窒气也。"《伤寒内科论》："水气内阻，遏制阳气，咽部阳气失展则咽部有阻塞之感即噎。"

【噎者】咽部有气机阻塞感。见寒饮郁肺证，如 41 条小青龙汤用法中言："若噎者，去麻黄，加附子一枚，炮。"其证机是寒饮上逆于咽，阳气为寒气所阻而不通，阳气郁滞而结于咽，故咽部有气机阻塞感；治以小青龙汤，去麻黄走表之行散，加附子以通达阳气，和畅咽喉。

也 yě ❶用于句末文言助词。如仲景序："余每览越人入虢之诊，望齐侯之色，未尝不慨然叹其才秀也。"又如第 7 条："病有发热恶寒者，发于阳也；无热恶寒者，发于阴也。"❷表示疑问文言助词。如 180 条："病有太阳阳明，有正阳阳明，有少阳阳明，何谓也？"又如 183 条："病有得之一日，不发热而恶寒者，何也？"

叶 yè ❶药名：如艾叶。❷方名：如竹叶石膏汤。

夜 yè 夜，即从天黑到天亮的一段时间。如 12 条桂枝汤用法中言："若病重者，一日一夜服，周时观之。"

【夜半手足当温】在夜半之时手足转为温和。详见"言夜半手足当温"项。

【夜半阳气还】在夜半之时阳气开始生发。见阴阳两虚证，如 30 条："夜半阳气还，两足当热。"指出人体阳气随自然阳气变化而变化，夜半为自然之阳气升发之时，而人体之阳气生发也于夜半，而疾病恢复也需要自然之阳气相助，夜半为阳气生发之时，故疾病于此则可向愈或缓解。

【夜半少阳起】夜间 11 时为人体少阳之气生发升达之时。详见"甲子夜半少阳起"项。

【夜而安静】病证表现于夜间则趋于平静。见肾阳虚烦躁证，如 61 条："昼日烦躁不得眠，夜而安静。"《注解伤寒论·辨太阳病脉证并治》："夜阴王，阳虚不能与之争，是夜则安静。"仲景言"夜而安静"，不是指病情向愈，而是提示阳虚不能抗邪的一种特殊表现，同时指出病证表现与自然之阳气变化有着密切关系，进而暗示治疗肾阳虚弱，如果能因自然之阳气变化而以法用药，则可明显提高治疗效果；治以干姜附子汤，温阳散寒。

【夜一服】于夜间服用方药 1 次。如第二十 10 条白术散用法中言："杵为散，酒服一钱匕，日三服，夜一服。"

【夜二服】于夜间服用方药 2 次。如 173 条黄连汤用法中言："温服一升，日三服，夜二服。"

液 yè 液，即人体体液的重要组成部分。津之稠者为液，液之稀者为津。《灵枢·决气》："骨入气满，淖泽注于骨，骨属屈伸，泄则补益脑髓，皮肤润泽，是为液。"津与液同可化气化汗。《灵枢·五癃津液别篇》："水谷入于口，输于肠胃，其液别为五，天寒衣薄则为溺为气，天热衣厚则为汗。"详见津液诸项。

一 yī ❶数目字。如6条："一逆尚引日，再逆促命期。"❷主要。如101条："但见一证便是，不必悉具。"❸约略词。如第4条："伤寒一日，太阳受之，脉若静者，为不传。"❹又。"一名复脉汤"。❺全，都。如231条："鼻干，不得汗，嗜卧，一身及目悉黄，小便难，有潮热，时时哕，耳前后肿。"❻第一。如第一2条："一者，经络受邪，入脏腑，为内所因也。"❼完全。如第十四30条："阴阳相得，其气乃行，大气一转，其气乃散；实则失气，虚则遗尿，名曰气分。"

【一百八病】108种病证。详见"合为一百八病"项。

【一百丸为剂】配制方药为100丸。如第六16条薯蓣丸用法中言："空腹酒服一丸，一百丸为剂。"指出薯蓣丸中方药用量配制方药为100丸。

【一百日或一岁】100天或1年。见悬饮证，如第十二33条："夫有支饮家，咳烦，胸中痛者，不卒死，至一百日或一岁，宜十枣汤。"指出悬饮证若时间较久，其病情则比较重，法当积极治疗，以免延误病情，治以十枣汤。

【一方二法】1个方药有2种用法。如174条桂枝附子去桂加白术汤用法中言："法当加桂枝四两，此本一方二法。"指出辨证用方，尤其是方药主治病证因人因证不同，可有不同的用法，提示若能针对切机而用之，则可取得预期治疗效果。

【一升】1升容量（60~80mL）或1升重量（约24g）。如12条桂枝汤用法中言："适寒温，服一升。"又如14条桂枝加葛根汤用法中言："上六味，以水一斗，先煮葛根，减二升，去上沫，内诸药。"复如第六18条大黄䗪虫丸方中："桃仁一升（24g）。"

【一升五合】1升5合（90~120mL）。如29条甘草干姜汤用法中言："以水三升，煮取一升五合，去滓。"

【一日】时间比较短，并非限于"一日"之词。如4条："伤寒一日，太阳受之，脉若静者，为不传。"

【一日一夜服】白天与夜间均服用方药。如12条桂枝汤用法中言："若病重者，一日一夜服，周时观之。"指出服药一定要因病证轻重而异，以冀方药更好地发挥治疗作用。

【一日二三度发】1天病证发作2~3次。如23条："发热恶寒，热多寒少，其人不呕，清便欲自可，一日二三度发，脉微缓者，为欲愈也。"指出病证比较轻，症状表现发作比较少，若正气能够积力抗邪，其病可向愈。

【一日再发】1天病证发作2次，如25条："若形似疟，一日再发，汗出必解。"指出病证发作次数比较少，并非仅限于1日2次，切当灵活理解。

【一宿乃下】用方药后大约需要1夜的时间才能出现泻下作用。如131条大陷胸丸用法中言："一宿乃下，如不下，更服，取下为效，禁如药法。"指出服用方药欲发挥治疗作用，必须有一定的时间，切不可求之过急过快。

【一宿腹减】腹胀满经用方药治疗后大约需要一夜的时间才能减轻或消除。见湿热发黄证，如236条茵陈蒿汤用法中言："小便当利，尿如皂荚汁状，色正赤，一宿腹减，黄从小便去也。"指出服用茵陈蒿汤，其湿热之邪可从小便而去，大约需要一夜的时间，腹满因气机不为湿热肆虐而通畅，则腹满减轻或消除。

【一时许】1小时左右。详见"温服令一时许"项。

【一服】1剂方药可分2~3次服用，服用1次为1服。如12条桂枝汤用法中言："若一服汗出病差，停后服，不必尽剂。"

【一服汗者】服用方药1次即出现出汗。如38条大青龙汤用法中言："一服汗者，停后服。"

【一身及目悉黄】全身上下与目都是黄色。见阳明少阳太阳兼证，如231条："鼻干，不得汗，嗜卧，一身及目悉黄，小便难，有潮热，时时哕，耳前后肿。"其证机是邪热郁滞气机而阻滞脉络，气血不得滋荣肌肤，则一身及目悉黄。

【一身面目黄肿】全身上下及面目皆发黄而

水肿。见脾胃阳郁夹热水气证，如第十四 5 条：“里水者，一身面目黄肿，其脉沉，小便不利，故令病水。”《金匮要略直解·水气病》：“溢于表则一身面目黄肿。”其证机是脾胃阳郁，不能气化水气，水气内郁，郁而化热，水热郁相互搏结；治以越婢加术汤，调理脾胃、行水清热，使水气得行，阳气得化。

【一身尽发热而黄】全身上下皆有发热并与色黄并见。见湿热黄疸证，如第十五 8 条：“一身尽发热而黄，肚热，热在里。”其证机是湿热浸淫于内，肆虐而猖獗，熏蒸于内外；治当清热利湿退黄。

【一身面目浮肿】全身上下及面目均为浮肿。见实热肺痈水逆证，如第七 15 条：“肺痈，胸满胀，一身面目浮肿，鼻塞。”其证机是邪热蕴结于肺，肺气不得通调水道，水气逆乱于内，攻冲于外；治以葶苈大枣泻肺汤，以泻肺除痈。

【一身手足尽热】全身上下及手足都出现发热。见少阴病证与膀胱病证相兼，如 293 条：“少阴病八九日，一身手足尽热者，以热在膀胱，必便血也。”其证机是邪热不仅侵袭于内，且也攻冲于外。

【一身悉肿】全身上下均出现浮肿。见太阳夹热风水证，如第十四 23 条：“风水，恶风，一身悉肿，脉浮。”其证机是水气不得下行而充斥于肌肤。

【一身尽疼痛】全身上下都是疼痛。见太阳风湿证的治疗基本方法，如第二 18 条：“风湿相搏，一身尽疼痛，法当汗出而解。”其证机是风湿之邪阻滞经气经脉而不通；治当疏风散寒除湿。

【一身尽疼】全身无处不疼痛。

其一，太阳湿热痹证的基本脉证，如第二 15 条：“湿家之为病，一身尽疼，发热，身色如熏黄也。”其证机是湿热之邪侵袭太阳肌肤营卫筋脉，经气不和，气血不利。

其二，太阳湿热痹证，如第二 21 条：“病者一身尽疼，发热日晡所剧者，名风湿。”其证机是湿热侵袭太阳肌肤营卫筋脉，气血郁滞而不通；治当清热祛湿，疏通筋脉。

【一半全用】一半作为汤剂煎煮。如 306 条赤石脂禹余粮汤方中：“赤石脂一半全用，一半筛末，一斤（48g）。”

【一半筛末】一半作为散剂冲服。如 306 条赤石脂禹余粮汤方中：“赤石脂一半全用，一半筛末，一斤（48g）。”

【一二日吐之者】在病发 1~2 天就使用吐法治疗。如 120 条：“一二日吐之者，腹中饥，口不能食。”指出治疗病证必须切中证机，否则，则易引起病证发生变化。

【一二日至四五日】病证表现在 1~2 天至 4~5 天。如 335 条：“伤寒，一二日至四五日，厥者必发热。”指出病证发展、演变与时间之间的辨证关系。

【一钱】1 钱即 1 钱匕（1.5~1.8g）。如第五 13 条防己地黄汤方中：“防己一钱（1.5g）。”

【一钱匕】1 钱匕约 1.5~1.8g。如 131 条大陷胸丸用法中言：“别捣甘遂一钱匕，白蜜二合，水二升，煮取一升，温，顿服之。”

【一分】1 分即 1 两的四分之一，约 0.8g；或言方药之间用量的比例关系，为了折算方便，可将 1 分按 3g 计算。又如 141 条三物白散用法中言：“巴豆去皮尖，熬黑，研如脂，一分（3g）。”如第九 9 条乌头赤石脂丸方中：“乌头一分（0.8g）。”

【一两】1 两约 3g。如 23 条桂枝麻黄各半汤方中：“麻黄去节，一两（3g）。”

【一斤】1 斤约 48g，或 50g。如 26 条白虎加人参汤方中：“石膏碎，绵裹，一斤（48g）。”

【一逆尚引日】1 次治疗错误，病情还能延续数日。见太阳温病误治变证，如第 6 条：“一逆尚引日，再逆促命期。”《注解伤寒论·辨太阳病脉证并治》：“一逆尚犹延引时日而不愈。”《伤寒论条辨·辨太阳病脉证并治中》：“尚引日，言犹可以俄延。”指出治疗病证，一定要切中证机，尽量避免治疗差逆，最好使方药与证机切切相应，否则，则会加剧病情或使病情恶化。

【一夜】1 夜间。如 12 条桂枝汤用法中言：“若病重者，一日一夜服，周时观之。”

【一剂】1 剂方药。如 12 条桂枝汤用法中言：“服一剂尽，病证犹在者，更作服。”

【一枚】1 枚附子（约 5g），或言 1 个。如 20 条桂枝加附子汤方中：“附子炮，去皮，破八片，一枚（5g）。”又如 233 条大猪胆汁方方中：“猪胆一枚。”

【一丸】1 丸 6~9g。如 126 条抵当汤用法中言：“分四丸，以水一升，煮一丸。”

【一味】1 种药。如 141 条文蛤散用法中言：

"上一味，为散，以沸汤和方寸匕，服，汤用五合。"

【一名复脉汤】又叫作复脉汤。如177条炙甘草汤用法中言："一名复脉汤。"

【一食顷】吃一顿饭工夫常为10~20分钟。见大猪胆汁方用法："如一食顷"，指出服用方药后，大约在吃一顿饭工夫即可见药效。

【一尺】1尺重量约30g。如247条麻子丸方中："厚朴炙，去皮，一尺（30g）。"

【一者】第一方面。如第一2条："一者，经络受邪，入脏腑，为内所因也。"又如第一2条："新产妇人有三病，一者，病痉，二者，病郁冒，三者，大便难，何谓也？"

【一月不解】病证于1个月仍然不能缓解或解除。见心肺阴虚证，如第三6条："百合病，一月不解，变成渴者，百合洗方主之。"指出心肺阴虚证，尤其是阴津难以恢复，故治疗阴虚病证，其恢复时间较长。

【一斛五斗】1斛5斗为9000~12000mL。如第四2条鳖甲煎丸用法中言："取煅灶下灰一斗，清酒一斛五斗，浸灰，候酒尽一半。"

【一斗五升】1斗5升为900~1200mL。如第七9条泽漆汤方中："泽漆以东流水五斗，煮取一斗五升。"

【一炊顷】需要用做一顿饭的时间，为20~30分钟。如第十14条大建中汤用法中言："如一炊顷，可饮粥二升，后更服，当一日食糜，温服之。"

【一岁】1年。如第十二33条："夫有支饮家，咳烦，胸中痛者，不卒死，至一百日或一岁，宜十枣汤。"

【一转】完全相互为用。详见"大气一转"项。

【一匕】1匕即一钱匕（1.5~1.8g）。详见"八分一匕"项。

【一把】1把（约10g）。如第二十一9条竹叶汤方中："竹叶一把（10g）。"

【一物瓜蒂散】

组成：瓜蒂二十个（6g）

用法：上锉，以水一升，煮取五合，去滓。顿服。

功用：清热祛湿，散水和卫。

适应证：暑湿营卫不和证。身热，身疼且重，脉弱。

解读方药：方中瓜蒂苦寒，苦以燥湿涤邪，寒以清热解暑。《金匮要略心典》云："瓜蒂治是暑兼湿者。"瓜蒂一味，走肌肤营卫，善解暑湿，走里则涌吐宿食或痰涎。

衣

yī 衣，即衣服。如11条："病人身大热，反欲得衣者，热在皮肤，寒在骨髓也。"

【衣里冷湿】虽穿衣着但仍有冷湿感。见肾著寒湿证，如第十一16条："病属下焦，身劳汗出，衣里冷湿，久久得之，腰以下冷痛。"指出肾著寒湿证之汗出不同于受热或衣着过多所致的汗出，若是受热或衣着过多所致的汗出，其汗出大多是有一种热而湿的感觉；而肾著寒湿证之汗出虽有衣着过多或受热，且其汗出仍有冷而湿的感觉，这是其审证要点之一。

依

yī 依，即按照。如12条桂枝汤用法中言："若不汗，更服依前法。"

【依前法】按照前1次所说的服药方法。详见"更服依前法"项。

医

yī ❶治病之人。即医生，医师。如104条："知医以丸药下之，此非其治也。"又如第十四21条："医以为留饮而大下之，气击不去，其病不除。"❷治病，医治。如34条："太阳病，桂枝证，医反下之，利遂不止。"又如91条："伤寒，医下之，续得下利清谷不止，身疼痛者，急当救里。"❸请医生，求医生。如第一2条："未流传脏腑，即医治之。"❹医学知识，医术。仲景序："怪当今居世之士，曾不留神医药，精究方术。"

【医药】医学知识与药学知识。见仲景序言："怪当今居世之士，曾不留神医药，精究方术。"

【医反下之】治疗却用下法。

其一，太阳中风证与大肠病证相兼，如34条："医反下之，利遂不止。"审病为表里兼证，病以表证为主，治当先表，且因辨证失误，治疗先用下法治其里，以此而加剧里证。

其二，太阳温病证与里证相兼，如134条："医反下之，动数变迟，膈内拒痛。"审病为表里兼证，且病以表证为主，又因辨证失误，以用下法，下后导致表邪内陷，以加重里证。

其三，太阳病证与脾胃失调证相兼，如158条："医反下之，续得下利不止。"审病为表里兼证，病以表证为主，且因辨证未能切中证机，以用下法治疗，以此而加重里证。

其四，太阳病证与太阴脾失调证相兼，如279条："本太阳病，医反下之。"辨表里兼证，病以里证为次，其治未能从表而先治其里，治里又未能切中证机，以此而加重太阴脾证。

其五，脾胃阳虚水气证，如第十四6条："医反下之，下之即胸满，短气。"指出病为脾胃阳虚水气证，因其病证表现时有不大便，其治当用温阳利水以通大便，而不当用下法，若误用下法治疗，则易加重脾胃阳虚水气证。

其六，脾胃虚寒夹饮证，如第十七13条："寒在于上，医反下之。"《金匮要略直解·呕吐哕下利》："寒在于上，法当温之，反下之，复损胃中之阳，阴寒独盛。"指出脾胃虚寒夹饮证在其病变过程中，时有不大便，治当用温脾暖胃化饮的方法，而不当用下法，若用下法治疗，则易加重里虚证。

其七，寒饮郁肺证与胃脘热痞重证相兼，如第二十二7条："医反下之，心下即痞。"指出相兼病证，其病情比较复杂，辨证若有失误，以用下法治疗，则会加重脾胃热痞证。

【医下之】医生用下法治疗，或治疗误用下法。

其一，肾阳虚证，如91条，又如第一14条："伤寒，医下之。"指出辨表里兼证，病以里证为主，治当先里，但治里一定要恰到好处，若辨里未能切中证机，以用下法治疗，尤其是寒证用寒下的方法治疗，必定会加重阳虚寒证。

其二，阳明病证与太阳病证相兼的辨证关系，如244条："太阳病，寸缓关浮尺弱，其人发热汗出，复恶寒，不呕，但心下痞者，此以医下之也。"从仲景所论用下法治疗后所出现的病证得知，仲景是以假设的形式论述在里是脾胃痞证。再从表里兼证的辨证关系上分析，则知表里病证都比较重，其治当表里同治。但是，仲景以治疗未能恰到好处为借鉴，以此点明辨证应重视鉴别诊断。

【医以丸药大下之】医生用丸药并加大用量以攻下。见上热下寒证，如80条："医以丸药大下之，身热不去。"指出病为相兼证，病证表现比较复杂，尤其是病证表现时有不大便，对此必须审证求机，若因辨证未能切中证机，以用下法治疗，则易加重病证。

【医以丸药下之】医生用丸药以攻下。

其一，少阳病证与阳明病证相兼，如104条："知医以丸药下之，此非其治也。"指出辨少阳病证与阳明病证相兼，一定要辨清相兼证的孰轻孰重，若误认为阳明为主而用下法，复加辨阳明病证未能切中证机，用方药未能恰到好处，则会导致病证不除或发生他变。

其二，阳明热结证，如105条："医以丸药下之。"指出辨阳明热结证，治当用攻下方法，而不当用丸药；若误用丸药攻下，不仅不能达到治疗目的，反而还会引起其他变化，法当引起重视。

【医以火迫劫之】医生用火热方法迫使病人发汗。见心阳虚惊狂证，如112条："医以火迫劫之。"指出病以表证为主，治疗太阳病证最好方法是用汤剂，否则易损伤心气而加重病证。同时又以用"火"为借鉴，进一步论证因治不当而将辨证重点转移到辨心阳虚惊狂证上。

【医以为留饮而大下之】医生认为病邪是留饮所致而用大下的方法治疗。见水气病证，如第十四21条："医以为留饮而大下之，气击不去，其病不除。"仲景以辨证未能切中证机为笔法，以吐后病证不除又复用下法为借鉴，进而论述误用下法所致病证表现的复杂性与多变性，提示临证应重视辨药源性病证。

【医以理中与之】医生用理中汤（丸）治疗病人。见痞证辨证，如159条："医以理中与之，利不止。"指出理中汤（丸）既有其主治范围，也有其治疗的局限性，临证用方一定要切机而用，方可达到治疗目的。

【医以吐之过也】这是由于医生误用吐法治疗的缘故。见太阳病证与脾胃病证相兼，如120条："反不恶寒发热，关上脉细数者，医以吐之过也。"从仲景言"医以吐之过也"，以揭示病以表证为主，可因辨证失误，导致治疗失表里之序，可因病者体质而异，则可引起或加重里之病证。

【医吐之所致也】医生用吐法不当所引起的缘故。见太阳病证与脾胃病证相兼，如120条："不喜糜粥，欲食冷食，朝食暮吐，以医吐之所致也。"指出辨证一定要准确，治疗一定要恰当，若辨证有误，以用吐法治疗，则会引起病证发生变化。

【医治之】邀请医生治疗。详见"即医治

之”项。

【医治逆者】这是医生治疗错误。见妊娠恶阻证，如第二十1条：“设有医治逆者，却一月加吐下者，则绝之。”指出对于妊娠恶阻证一定要辨证论治，不可局限在仅用桂枝汤，且当针对证机而辨证用方。如果诊断未能抓住证机所在而任意用桂枝汤，或认为桂枝汤是唯一的治疗方剂，是不符合辨证论治的。若执意要用桂枝汤治疗，则会引起吐下等病证，对此必须绝对禁止。

【医发汗】医生用发汗的方法。见太阳病证与脾胃病证相兼，如153条：“太阳病，医发汗。”仲景言“医发汗”，以揭示病以表证为主，复言“因复下之”，以揭示里证为次。同时又暗示辨表里兼证虽然正确，但因治疗未能恰到好处，同样也不能得到治疗目的。

【医云此可发汗】医生说对这样的病证可用发汗的方法。见太阳风湿病证的基本治则，如第二8条：“风湿相搏，一身尽疼痛，法当汗出而解，值天阴雨不止，医云此可发汗。”指出治疗太阳风湿病证的基本原则是应当用发汗的方法。但用汗法治疗太阳风湿证一定要注意：当汗出而不当汗大出，汗大出病必不除，即“风气去，湿气在”也。

【医吐下之不愈】医生用吐、下方法治疗却病证不愈。见膈间阳郁热饮证，如第十二24条：“得之数十日，医吐下之不愈。”指出辨膈间阳郁热饮证，因其证候表现有类似可吐证或可下证，对此一定要辨清类似证与可吐证或可下证之不同，切不可疑似不分。若妄用吐法下法治疗，必定会引起病证发生变化。

【医见心下痞】医生听病人所说病证表现是心下痞。见中虚湿热痞重证，如158条：“医见心下痞，谓病不尽，复下之。”辨中虚湿热痞重证，因其在病变过程中有类似邪热内结之可下证，所以一定要辨清病变的症结所在。若未能确得病本而用下法治疗，则易加重病证或导致病证发生变化。仲景重点指出医生治疗病人不能仅仅根据病人表面症状而做出治疗方案，一定要审证求机，切不可盲目治疗，若继续用错误的治疗方法，必定会加重病证。

【医更重发汗】医生改用重剂发汗的方法。见阳明热证，如203条：“医更重发汗，病已差，尚微烦不了了者，此必大便硬故也。”指出阳明热证之发热、汗出有类似太阳病证，其辨若误认为是阳明病证与太阳病证相兼，又重用发汗的方法治疗，其发热病证虽可暂时解除，但发汗后则易加重阳明热结证。

【医二三下之】医生多次用下法治疗。见表里兼证，如98条：“得病六七日，脉迟浮弱，恶风寒，手足温，医二三下之。”辨表里兼证，在表是太阳病，在里是脾胃虚寒证。揆度表里兼证，当以里证为主，治以桂枝人参汤。因脾胃虚寒证有时类似可下证，对此一定要审证确切，不可用下，用下法则易加重里之病证。尤其是对脾胃虚寒证，多次用下法治疗，又可导致其病证表现类似少阳胆热气郁证即小柴胡汤证，对此切不可类似不分，盲目治疗，一定要针对证机而治。

【医复吐下之】医生多次用吐法下法治疗。见胃热脾寒证偏于胃热重者，如359条：“医复吐下之，寒格，更逆吐下。”指出辨胃热脾寒证有类似可下证或可吐证，对此一定要注重鉴别诊断，以法采用恰当的治疗方法。如果未能辨别病变证机所在，而多次用下法或吐法治疗，则会加重病情。

噫 yī 噫，即胃中浊气上逆。如157条：“心下痞硬，干噫食臭，胁下有水气。”又如第十一8条：“三焦竭部，上焦竭，善噫，何谓也？师曰：上焦受中焦气未和，不能消谷，故能噫耳。”详见“善噫”项。

【噫气不除】胃中浊气欲上逆且又不能溢于口，且阻结于咽。见中虚痰饮证，如161条：“心下痞硬，噫气不除者。”其证机是脾胃虚弱，痰饮内生，阻滞气机，清浊之气壅滞于心下而逆于口咽；治当补中降逆、化痰下气，以旋覆代赭汤。

饴 yí ❶糖浆，糖稀。如233条蜜煎导用法中言：“微火煎，当须凝如饴状，搅之勿令焦著。”❷药名：如胶饴。

宜 yí ❶适合，当用。如23条：“以其不能得小汗出，身必痒，宜桂枝麻黄各半汤。”❷妥当。如第二20条：“湿家，身烦疼，可与麻黄加术汤，发其汗为宜。”❸吃。如第五11条侯氏黑散用法中言：“禁一切鱼肉，大蒜，常宜冷食，自能助药力。”

【宜桂枝汤】适合用桂枝汤。如42条：“太阳病，外证未解，脉浮弱者，当以汗解，宜桂枝汤。”又如44条：“欲解外者，宜桂枝汤。”审证是桂枝汤所主治病证，治就用桂枝汤。

【宜桂枝麻黄各半汤】适合用桂枝麻黄各半汤。如23条：“以其不能得小汗出，身必痒，宜桂枝麻黄各半汤。”审证是桂枝麻黄各半汤所主治病证，治就用桂枝麻黄各半汤。

【宜桂枝二麻黄一汤】适合用桂枝二麻黄一汤。如23条：“若形似疟，一日再发，汗出必解，宜桂枝二麻黄一汤。”审证是桂枝二麻黄一汤所主治病证，治就用桂枝二麻黄一汤。

【宜桂枝二越婢一汤】适合用桂枝二越婢一汤。如27条：“太阳病，发热恶寒，热多寒少；脉微弱者，此无阳也，不可发汗。宜桂枝二越婢一汤。”审证是桂枝二越婢一汤所主治病证，治就用桂枝二越婢一汤。

【宜桂枝加黄芪汤主之】适合用桂枝加黄芪汤治疗病证。如第十五16条：“假令脉浮，当以汗解之，宜桂枝加黄芪汤主之。”审证是桂枝加黄芪汤所主治病证，治就用桂枝加黄芪汤。

【宜桂枝汤小和之】适合用桂枝汤小小调和以解除病证。如387条：“吐利止而身痛不休者，当消息和解其外，宜桂枝汤小和之。”审证是桂枝汤所主治病证，治就用桂枝汤，但应注意剂量调配。

【宜以汗解之】适合用发汗的方法治疗病证。如50条：“脉浮紧者，法当身疼痛，宜以汗解之。”

【宜以汗解】适合用发汗的方法治疗病证。如116条：“脉浮，宜以汗解，用火灸之，邪无从出，因火而盛，病从腰以下必重而痹，名火逆也。”

【宜下之】适合用下法治疗病证。如240条：“脉实者，宜下之。”

【宜下血瘀汤主之】适合用下瘀血汤治疗病证。如第二十一6条：“假令不愈者，此为腹中有干血著脐下，宜下瘀血汤主之；亦主经水不利。”审证是下瘀汤所主治病证，治就用下瘀血汤。

【宜大承气汤】适合用大承气汤治疗病证。如217条：“下之若早，语言必乱，以表虚里实故也。下之愈，宜大承气汤。”审证是大承气汤所主治病证，治就用大承气汤。

【宜大承气汤主之】适合用大承气汤治疗病证。如第二十一7条：“日晡时烦躁者，不食，食则谵语，至夜即愈，宜大承气汤主之。热在里，结在膀胱也。”审证是大承气汤所主治病证，治就用大承气汤。

【宜大承气汤下之】适合用大承气汤治疗病证。如215条：“若能食者，但硬耳。宜大承气汤下之。”审证是大承气汤所主治病证，治就用大承气汤。

【宜大黄黄连泻心汤】适合用大黄黄连泻心汤。如164条：“解表宜桂枝汤，攻痞宜大黄黄连泻心汤。”审证是大黄黄连泻心汤所主治病证，治就用大黄黄连泻心汤。

【宜大柴胡汤】适合用大柴胡汤。如第十12条：“按之心下满痛者，此为实也，当下之，宜大柴胡汤。”审证是大柴胡汤所主治病证，治就用大柴胡汤。

【宜大陷胸丸】适合用大陷胸丸。如131条：“结胸者，项亦强，如柔痉状，下之则和，宜大陷胸丸。”审证是大陷胸汤所主治病证，治就用大陷胸汤。

【宜大黄附子汤】适合用大黄附子汤。如第十15条：“胁下偏痛，发热，其脉紧弦，此寒也，以温药下之，宜大黄附子汤。”审证是大黄附子汤所主治病证，治就用大黄附子汤。

【宜大黄硝石汤】适合用大黄硝石汤。如第十五19条：“此为表和里实，当下之，宜大黄硝石汤。”审证是大黄硝石汤所主治病证，治就用大黄硝石汤。

【宜抵当丸】适合用抵当丸。如126条：“当下之，不可余药，宜抵当丸。”审证是抵当丸所主治病证，治就用抵当丸。

【宜抵当汤下之】适合用抵当汤攻下病证。如237条：“屎虽硬，大便反易，其色必黑者，宜抵当汤下之。”审证是抵当汤所主治病证，治就用抵当汤。

【宜抵当汤】适合用抵当汤。如257条：“脉数不解，合热则消谷善饥，至六七日，不大便者，有瘀血，宜抵当汤。”审证是抵当汤所主治病证，治就用抵当汤。

【宜服六七合为始】服用方药应该从6~7合（36~56mL）为始。如175条甘草附子汤用法中言：“初服得微汗则解，能食，汗止，复烦者，将服五合，恐一升多者，宜服六七合为始。”

【宜服四逆辈】适合服用温热散寒一类方药。

如277条："以其脏有寒故也，当温之，宜服四逆辈。"

【宜麻黄汤】适合用麻黄汤。如36条："太阳与阳明合病，喘而胸满者，不可下，宜麻黄汤。"又如51条："脉浮者，病在表，可发汗，宜麻黄汤。"审证是麻黄汤所主治病证，治就用麻黄汤。

【宜麻黄附子汤】适合用麻黄附子汤。如第十四26条："脉沉者，宜麻黄附子汤。"审证是麻黄附子汤所主治病证，治就用麻黄附子汤。

【宜四逆汤】适合用四逆汤。如91条："急当救表，救里宜四逆汤，救表宜桂枝汤。"又如323条："少阴病，脉沉者，急温之，宜四逆汤。"审证是四逆汤所主治病证，治就用四逆汤。

【宜调胃承气汤】适合用调胃承气汤。如94条："但阴脉微者，下之而解。若欲下之，宜调胃承气汤。"审证是调胃承气汤所主治病证，治就用调胃承气汤。

【宜桃核承气汤】适合用桃核承气汤。如106条："外解已，但少腹急结者，乃可攻之，宜桃核承气汤。"审证是桃核承气汤所主治病证，治就用桃核承气汤。

【宜半夏泻心汤】适合用半夏泻心汤。如149条："但满而不痛者，此为痞，柴胡不中与之，宜半夏泻心汤。"审证是半夏泻心汤所主治病证，治就用半夏泻心汤。

【宜瓜蒂散】适合用瓜蒂散。如166条："气上冲喉咽不得息者，此为胸有寒也，当吐之，宜瓜蒂散。"又如355条："饥不能食者，病在胸中，当须吐之，宜瓜蒂散。"审证是瓜蒂散所主治病证，治就用瓜蒂散。

【宜减服之】应当减少服药用量。如174条桂枝附子汤用法中言："附子三枚，恐多也，虚弱家及产妇，宜减服之。"

【宜蜜煎导而通之】适合用蜜煎导以通下大便。如233条："虽硬不可攻之，当须自欲大便，宜蜜煎导而通之。"审证是蜜煎导所主治病证，治就用蜜煎导。

【宜发汗】适合用汗法治疗。如240条："脉浮虚者，宜发汗；下之，与大承气汤；发汗，宜桂枝汤。"

【宜五苓散】适合用五苓散。如244条："渴欲饮水，少少与之，但以法救之；渴者，宜五苓散。"审证是五苓散所主治病证，治就用五苓散。

【宜减之】根据病证表现可适当减少用量或减去用药。如280条："太阴为病，脉弱，其人续自便利，设当行大黄、芍药者，宜减之，以其人胃气弱，易动故也。"

【宜当归四逆加吴茱萸生姜汤】适合服用当归四逆加吴茱萸生姜汤。如352条："若其人内有久寒者，宜当归四逆加吴茱萸生姜汤。"审证是当归四逆加吴茱萸生姜汤所主治病证，治就用当归四逆加吴茱萸生姜汤。

【宜先治水】根据病证表现应当先治疗水气。如356条："伤寒，厥而心下悸，宜先治水，当服茯苓甘草汤。"

【宜小承气汤】适合用小承气汤。如374条："下利，谵语者，有燥屎也，宜小承气汤。"

【宜栀子豉汤】适合用栀子豉汤。如375条："下利后，更烦，按之心下濡者，为虚烦也，宜栀子豉汤。"审证是栀子豉汤所主治病证，治就用栀子豉汤。

【宜理中丸】适合用理中丸。如396条："胸上有寒，当以丸药温之，宜理中丸。"审证是理中丸所主治病证，治就用理中丸。

【宜鳖甲煎丸】适合用鳖甲煎丸。如第四2条："此结为症瘕，名曰疟母，急治之，宜鳖甲煎丸。"审证是鳖甲煎丸所主治病证，治就用鳖甲煎丸。

【宜针引阳气】适合用针刺的方法，从而达到激活阳气周流运行。如第六1条："在寸口、关上小紧，宜针引阳气，令脉和紧去则愈。"

【宜木防已去石膏加茯苓芒硝汤主之】适合用木防已去石膏加茯苓芒硝汤治疗病证。如第十二24条："虚者即愈，实者三日复发，复与不愈者，宜木防已汤去石膏加茯苓芒硝汤主之。"审证是木防已去石膏加茯苓芒硝汤所主治病证，治就用木防已去石膏加茯苓芒硝汤。

【宜十枣汤】适合用十枣汤。如第十二33条："胸中痛者，不卒死，至一百日或一岁，宜十枣汤。"审证是十枣汤所主治病证，治就用十枣汤。

【宜利小便】适合用利小便的方法治疗。如第十三4条："脉浮，小便不利，微热，消渴者，宜利小便、发汗，五苓散主之。"

【宜杏子汤】适合用杏子汤。如第十四26条："浮者，宜杏子汤。"

【宜芪芍桂酒汤主之】适合用芪芍桂酒汤治

疗病证。如第十四 28 条："以汗出入水中浴，水从汗孔入得之，宜芪芍桂酒汤主之。"审证是芪芍桂酒汤所主治病证，治就用芪芍桂酒汤。

【宜柴胡汤】适合用大柴胡汤或小柴胡汤。如第十五 21 条："诸黄，腹痛而呕者，宜柴胡汤。必小柴胡汤。"审证是柴胡汤所主治病证，治就用柴胡汤。

【宜常服当归散主之】应当经常服用当归散治疗病证。如第二十 9 条："妇人妊娠，宜常服当归散主之。"审证是当归散所主治病证，治就用当归散。

【宜肾气丸主之】适合用肾气丸治疗病证。如第二十二 19 条："此名转胞，不得溺也，以胞系了戾，故致此病，但利小便则愈，宜肾气丸主之。"审证是肾气丸所主治病证，治就用肾气丸。

移 yí 移，即移动。如第十 20 条："其脉数而紧乃弦，状如弓弦，按之不移。"

遗 yí ❶遗失。如 219 条："口不仁，面垢，谵语，遗尿。"❷留下。如第一 2 条："服食节其冷、热、苦、酸、辛、甘，不遗形体有衰，病则无由入其腠理。"

【遗溺失便】遗尿与大便失禁病证。见下焦虚证的基本脉证，如第十一 18 条："下焦竭，即遗溺失便，其气不和，不能自禁制，不须治，久则愈。"其证机是肾气虚弱，或膀胱之气不足，或大肠之气失职，其气化、固摄之气不及而变生诸证。

【遗尿】不能固摄小便而出现尿液不固证。

其一，阳明少阳太阳相兼证，如 219 条："口不仁，面垢，谵语，遗尿。"其证机是邪热内迫而下注，下焦气机气化固摄不及。

其二，虚寒肺痿证，如第七 5 条："肺痿，吐涎沫而不咳者，其人不渴，必遗尿，小便数。"其证机是肺气虚弱，宣发肃降无权，不能通调固摄水道。

其三，阳虚寒厥血少证，详见"虚则遗尿"项。

已 yǐ ❶已经。如仲景序："厥身已毙，神明消灭，变为异物，幽潜重泉，徒为啼泣。"❷止，罢了。如仲景序："明堂阙庭，尽不见察，所谓窥管而已。"❸后，以后。如 6 条："若发汗已，身灼热者，名风温。"如 12 条桂枝汤用法中言："服已须臾，啜热稀粥一升余，以助药力。"❹痊愈。如 271 条："伤寒三日，少阳脉小者，欲已也。"❺加重。如第十二 9 条："留饮者，胁下痛引缺盆，咳嗽则辄已。"

【已发热】已出现发热。详见"发热"其二项。

【已发汗】已经使用发汗方法。如 16 条："若已发汗，若吐，若下。"指出治疗病证，确立治疗原则必须与证机相符，才能达到治疗目的；否则，不仅不能达到治疗目的，反而还会引起病证发生变化。

【已而微利】已出现轻微下利。见表里兼证，如 104 条："伤寒十三日不解，胸胁满而呕，日晡所发潮热，已而微利，此本柴胡证。"指出治疗病证一定要切中证机，若治疗稍有不当，则会引起病证发生变化；如下利等，审下利证机是因用下法不当而扰乱气机通降变化功能。

【已发汗而复下之】已用发汗方法而又用下法治疗。如 147 条："伤寒五六日，已发汗而复下之，胸胁满微结。"指出辨证一定要恰到好处，论治一定要切中证机，切不可盲目治疗。

【已差】疾病初愈或病情趋于缓解。见阳明热结重证，如第十七 40 条："下利，已差，至其年月日时复发者。"指出治疗阳明热结重证，若有好转或减轻，不可马上停止用药，一定要彻底治疗，切不可半途而废。否则会引起旧病复发。

【已后渴者】用药后又出现口渴。详见"渴者"其五项。

【已摩疾上】已经将方药涂摩于病患处。如第五 14 条头风摩散用法中言："为散，沐了，以方寸匕，已摩疾上，令药力行。"指出治疗病证应用外用方药治疗病证。

以 yǐ ❶因为。如 174 条桂枝附子去桂加白术汤用法中言："此以附子、术并走皮内，逐水气未得除，故使之耳。"❷用。如仲景序："上以疗君亲之疾，下以救贫贱之厄，中以保身长全，以养其生。"❸放在位置词前表明时间、地位、方向或数量的界限。如仲景序："下此以往，未之闻也。"❹根据，凭。如 30 条："言夜半手足当温，两脚当伸，后如师言，何以知此？"❺具有。如仲景序："夫天布五行，以运万类。"❻按照。如 97 条："服柴胡汤已，渴者，属阳明，以法治之。”❼取，拿。如第十八9条排脓散用法中言：“取鸡子黄一枚，以药散与鸡黄相等，揉和令相得，饮和服之，日一服。”❽由于。如17条：“若酒客病，不可与桂枝汤；得之则呕，以酒客不喜甘故也。”

【以酒客不喜甘故也】这是由于被酒（湿热）所伤引起的病证不适于用甘味药的缘故。如17条：“若酒客病，不可与桂枝汤；得之则呕，以酒客不喜甘故也。”

【以脉涩故知也】因为脉涩，所以知道病是太阳病证不解。详见“脉涩”其一项。

【以为不可下也】因为这样的病变证机是不能用下法治疗的。详见“不可下”其五项。

【以酒一升】用酒1升（60~80mL）。如第二十一6条下瘀血汤用法中言：“以酒一升，煎一丸，取八合，顿服之。”

【以酒一大碗】用酒1大碗。如第二十二16条红蓝花酒用法中言：“上一味，以酒一大碗，煎减半。”

【以酒一杯】用酒1杯。如第五13条防己地黄汤用法中言：“以酒一杯，浸之一宿，绞取汁，生地黄二斤。”

【以水一升】用水1升（60~80mL）。如126条抵当丸用法中言：“分四丸，以水一升，煮一丸，取七合，服之。”

【以水一升半】用水1升半（90~120mL）。如152条十枣汤用法中言：“各别捣为散，以水一升半，先煮大枣肥者十枚，取八合，去滓。”

【以水二升】用水2升（120~160mL）。如第八2条奔豚汤用法中言：“上九味，以水二斗，煮取五升。温服一升，日三夜一服。”

【以水三升】用水3升（180~240mL）。如29条甘草干姜汤用法中言：“以水三升，煮取一升五合，去滓。”

【以水三升半】用水3升半（210~280mL）。如79条栀子厚朴汤用法中言：“以水三升半，煮取一升半，去滓。”

【以水四升】用水4升（240~320mL）。如73条茯苓甘草汤用法中言：“上四味，以水四升，煮取二升，去滓。”

【以水五升】用水5升（300~400mL）。如23条桂枝麻黄各半汤用法中言：“以水五升，先煮麻黄一二沸，去上沫，内诸药。”

【以水六升】用水6升（360~480mL）。如67条茯苓桂枝白术甘草汤用法中言：“上四味，以水六升，煮取三升，去滓。”

【以水六合】用水6合（36~48mL）。如第十九3条鸡屎白散用法中言：“取方寸匕，以水六合，和。温服。”

【以水七升】用水7升（420~560mL）。如12条桂枝汤用法中言：“上五味，㕮咀，以水七升，微火煮取三升，去滓。”又如18条桂枝加厚朴杏仁汤用法中言：“上七味，以水七升，微火煮取三升，去滓。”

【以水八升】用水8升（480~640mL）。如28条桂枝去桂加茯苓白术汤用法中言：“上六味，以水八升，煮取三升，去滓。”

【以水九升】用水9升（540~720mL）。如35条麻黄汤用法中言：“上四味，以水九升，先煮麻黄，减二升，去上沫，内诸药。”

【以水一斗】用水1斗（600~800mL）。如14条桂枝加葛根汤用法中言：“上六味，以水一斗，先煮葛根，减二升，去上沫，内诸药。”

【以水一斗二升】用水1斗2升（900~960mL）。如62条桂枝新加汤用法中言：“上六味，以水一斗二升，煮取三升，去滓。”

【以水灌之】用水浇洗喷洒病人。如75条：“发汗后，饮水多，必喘；以水灌之，亦喘。”指出用温水或热水浇洗喷洒病人具有发汗作用，又用冷水浇洗喷洒病人则具有解热作用。总之，用水以治疾，则当与证机相应，方可取得一定治疗效果，若未能如此，则易引起病证发生变化，对此必须引起重视。

【以水潠之】用水喷洒病人。如141条三物白散用法中言：“若以水潠之、洗之，益令热劫不得出，当汗而不汗则烦。”指出以水喷洒病人，贵在切中证机，不可盲目应用。

【以水和方寸匕】用水调和方药方寸匕（6~9g）。如392条烧裩散用法中言：“以水和服方寸匕，日三服。小便即利，阴头微肿，此为愈也。”

【以麦粥下之】用大麦或小麦面煮为稀粥送服枳实芍药散。见气血郁滞腹痛证，如第二十一5条枳实芍药散用法中言：“并主痈脓，以麦粥下之。”指出服用枳实芍药散，用大麦或小麦面煮为稀粥送服，则可明显增强治疗效果。

【以大麦粥汁和】用大麦粥汁调和方药。如第十五14条硝石矾石散用法中言：“以大麦粥汁和，服方寸匕，日三服。”

【以荣气不足】由于营气虚弱。如50条："以荣气不足，血少故也。"

【以荣行脉中】因为营气不能和调于卫气。详见"荣行脉中"项。

【以其人本虚】因为病人本来就有虚弱病理病证。详见"其人本虚"项。

【以其人血虚】因为病人有血虚病理。详见"血虚"其二项。

【以其人胃气弱】因为病人有胃气虚弱。详见"其人胃气弱"项。

【以其不能得小汗出】因为病人没有出现轻微汗出。详见"不能得小汗出"项。

【以其脏有寒故也】因为病人脾脏夙有寒的缘故。如277条："自利不渴者，属太阴，以其脏有寒故也。"指出病变证机与主要矛盾方面是脾脏有寒。

【以其阴弦故也】这是因为病人阴脉弦或阴寒盛的缘故。如第九1条："今阳虚知在上焦，所以胸痹，心痛者，以其阴弦故也。"指出病人脉弦，其证机是阴寒内盛，经脉拘急不和。

【以其人遂痹】因为病人随即出现肌肤麻木不仁。详见"其人遂痹"项。

【以苦酒一升】用醋1升（60~80mL）。如第十四28条芪芍桂酒汤用法中言："以苦酒一升，水七升，相和，煮取三升，温服一升。"

【以苦酒阻故也】因为醋有收敛，阻滞气机的缘故。如第十四28条芪芍桂酒汤用法中言："若心烦不止者，以苦酒阻故也。"

【以苦酒渍乌梅一宿】用醋浸泡乌梅1夜。如338条乌梅丸用法中言："上十味，异捣筛，合治之，以苦酒渍乌梅一宿，去核。"以增强乌梅之酸，达到制蛔驱蛔作用。

【以病新差】因为疾病刚刚被治愈。见论疾病向愈要注意饮食调护，如398条："病人脉已解，而日暮微烦，以病新差，人强与谷，脾胃气尚弱，不能消谷，故令微烦，损谷则愈。"指出任何疾病初愈都要注意饮食调节，否则会引起脾胃不和。

【以病发时火劫其汗】疾病发生与发展是由于热与湿相互搏结而成。见湿热黄疸证，如第十五8条："以病发时火劫其汗，两热所得。"仲景言"以病发时火劫其汗"，以揭示湿热黄疸病证其病源于邪热侵犯（劫持）并与湿相结的病理特征，"病"即湿热黄疸证；"发"即疾病发生；"火"即邪热尤重；"劫"即侵入或侵犯而获取；"汗"借以说明湿邪为患。合而言之，即指湿热黄疸证，其病根源于湿热之邪相互搏结。

【以病不尽故也】这是病变证机没有完全被解除的缘故。见阳明热结旁流重证，如第十七40条："下利已差，至其年月日时复发者，以病不尽故也，当下之。"仲景辨证的重点是论述阳明热结旁流重证，强调其一定要彻底治愈，不可见到症状得除，便认为是病证痊愈。如果治疗不彻底，病邪可因体质变化而乘机发作。

【以饮水多】这是因为饮水太过所致。如127条："太阳病，小便利者，以饮水多，必心下悸。"指出饮水不当则会引起疾病发作。

【以饮一斗】因为病人饮水比较多。见肾阴阳俱虚消渴证，如第十三3条："男子消渴，小便反多，以饮一斗，小便一斗。"其证机是肾气虚弱既不得气化，又不能固摄而下泄。

【以饮服一丸】用开水送服方药1丸。如第二十一10条竹皮大丸用法中言："枣肉和丸如弹子大，以饮服一丸，日三夜二服。"

【以饮食消息止之】用饮食调理方药的方法以达到治疗病证的目的。详见"饮食消息止之"项。

【以有五脏】用来协调五脏。如仲景序："人禀五常，以有五脏。"

【以有热故也】这是邪热所致的缘故。如105条："伤寒十三日，过经谵语者，以有热故也，当以汤下之。"又如367条，又如第十七29条："设不差，必清脓血，以有热故也。"复如373条："下利，欲饮水者，以有热故也，白头翁汤主之。"指出致病原因，提示具体治疗方法与措施。

【以有燥屎在胃中】这是由于燥屎阻结在肠胃中的缘故。见阳明热结重证，如217条："汗出，谵语者，以有燥屎在胃中，此为风也。"指出病证表现的主要病理变化。

【以火劫发汗】用火热方法强迫发汗。如111条："太阳病中风，以火劫发汗，邪风被火热，血气流溢。"指出治疗病证一定要切中证机，方可取得预期治疗效果，同时又暗示治疗病证万万不可用不切合证机的方法。

【以火熏之】用火热方法治疗病证。如114条："太阳病，以火熏之，不得汗，其人必躁。"指出治疗病证一定要切中证机，不可用类似的方法治疗。

【以汗出不彻故也】因为用汗法没有得到预期治疗目的。如48条："其人短气，但坐，以汗出不彻故也，更发汗则愈。"指出治疗病证，用方药1次不一定就能达到治疗目的，而有多次用药才能达到治疗目的的，对此一定要有明确的认识与理解。

【以汗出胃中燥】由于出汗较多而导致肠胃干燥的病理病证。详见"汗多胃中燥"项。

【以汗出入水中】由于汗出时又入水中洗浴。详见"汗出入水中浴"项。

【以汗解之】用发汗方法解除病证。如394条："脉浮者，以汗解之。"指出治疗表证应当遵训的基本原则与方法。

【以热在下焦】这是邪热在下焦所致的缘故。详见"热在下焦"其一项。

【以热在膀胱】由于邪热与血相结在膀胱。详见"热在膀胱"项。

【以热五日】因发热已有5日，或指正与邪力量的对比。如336条："设六日，当复厥，不厥者自愈，厥终不过五日，以热五日，故知自愈。"发热标志正气在积力抗邪。

【以阳数七】根据病在阳的病理特征大约7天可向愈。如第7条："以阳数七，阴数六故也。"

【以阳法治之】根据治疗阴虚病证的基本法则应酌情考虑选用温热药。详见"阳法救之"项。

【以清浆水七升】用清浆水7升（420～560mL）。如393条枳实栀子汤用法中言："上三味，以清浆水七升，空煮取四升。"

【以清酒七升】用清酒即半成熟酒7升（420～560mL）。如177条："上九味，以清酒七升，水八升，先煮八味，取三升，去滓。"

【以下之太早故也】这是由于不当先用下法而先用下法的缘故。如131条："所以成结胸者，以下之太早故也。"指出治疗表里病证，必须遵训表里先后之序，若未能以法先表后里，则会引起疾病发生其他变化。

【以下解之】用泻下方法治疗病证。如394条："脉沉实者，以下解之。"指出治疗里实证的基本要求与方法。

【以下焦虚有寒】由于下焦有虚寒病理。详见"下焦虚有寒"项。

【以小承气汤少少与之】用煎煮小承气汤用量，使病人每次少量饮用。如251条："以小承气汤少少与，微和之，令小安。"指出用小承汤治疗病证，其用量一定要切中证机，以取得最佳治疗效果。

【以小承气汤和之】用小承气汤以清泻积热。如209条："其后发热者，必大便复硬而少也，以小承气汤和之。"指出用小承气汤具有清泻积热的作用。

【以小便利】根据当前治疗结果病人应当小便通畅。如第十三10条栝楼瞿麦丸用法中言："不知，增至七八丸，以小便利，腹中温为知。"指出病人小便通利，则标志方药已发挥治疗作用。

【以大便硬】由于大便干硬不畅。详见"大便硬"其三项。

【以大便不硬】因为大便不坚硬。详见"大便不硬"项。

【以津液当还入胃中】这是由于偏渗于膀胱之津液应当归还于肠胃之中。详见"津液当还入胃中"项。

【以津液外出】因为体内津液为邪热所迫而溢于肌肤之外。详见"津液外出"项。

【以内外俱虚故也】由于表里阴阳俱虚的缘故。详见"内外俱虚故也"项。

【以内谷道中】用药纳入肛门直肠内。如233条蜜煎导用法中言："当热时急作，冷则硬，以内谷道中，以手急抱，欲大便时乃去之。"指出应用外用药的具体方法与应当采取的措施。

【以胃中虚冷】由于病变证机是胃中虚寒。详见"胃中虚冷"项。

【以胃中冷】这是胃中虚寒的缘故。详见"胃中冷"项。

【以白饮和】用白开水送服方药。如71条五苓散用法中言："捣为散，以白饮和，服方寸匕，日三服。"

【以白粉少许】用白米粉少量调用。如第二十二20条蛇床子散方用法中言："以白粉少许，和令相得，如枣大，棉裹内之，自然温。"指出用白米粉少量调用，则可增强蛇床子散治疗效果。

【以蜜半升】用蜜半升（30～40mL）。如第十二18条半夏甘遂汤用法中言："以蜜半升，和药汁煎服八合。顿服之。"

【以蜜二升】用蜜2升（120~160mL）。如第五10条乌头汤方中："川乌㕮咀，以蜜二升，煎取一升，即出乌头，五枚（10g）。"

【以沸汤和方寸匕】用沸腾的开水调和方药方寸匕（6~9g）。如141条文蛤散用法中言："为散，以沸汤和方寸匕，服，汤用五合。"

【以沸汤数合和一丸】用沸腾开水数合（40~50mL）调和送服1丸。如386条理中丸用法中言："以沸汤数合和一丸，研碎，温服之。"

【以表虚里实故也】这是表证除而里证证机为实的缘故。详见"表虚里实"项。

【以养其生】用医药知识使身心得到保养与保健。如仲景序："上以疗君亲之疾，下以救贫贱之厄，中以保身长全，以养其生。"

【以运万类】自然界具有生化与布行数以万计的事物。如仲景序："夫天布五行，以运万类。"

【以演其所知】用来扩大医生所知道的医学与药学知识。如仲是序："观今之医，不念思求经旨，以演其所知，各承家技，始终循旧。"

【以行其经尽故也】由于太阳病在其发展与变化过程中已到痊愈时间了。如第8条："太阳病，头痛至七日以上自愈者，以行其经尽故也。"指出疾病在其演变过程中，因正气恢复而积极抗邪，邪不胜正而在其病期尽时而向愈。

【以助药力】用来协助方药发挥治疗作用。如12条桂枝汤用法中言："服已须臾，啜热稀粥一升余，以助药力。"又如第十四29条桂枝加黄芪汤用法中言："饮热稀粥一升余，以助药力，温服，取微汗；若不汗，更服。"指出方药治病至为重要，但药后护理也不可轻视，治疗若能结合药后护理，则可增强治疗效果。

【以复其阳】用来恢复病人阳气。如29条："咽中干，烦躁，吐逆者，作甘草干姜汤与之，以复其阳。"指出方药发挥治疗作用的特点与机制。

【以承气汤微溏】用调胃承气汤使病人有轻微泻下。如30条："以承气汤微溏，则止其谵语，故知病可愈。"指出服用调胃承气汤且当因人而异，以使方药与证机更加相符，从而达到最佳治疗效果。

【以卫气不共荣气谐和故尔】由于卫气虚弱不能谐和营气以内守而出现的病理病证。详见"卫气不共荣气谐和故尔"项。

【以甘烂水一斗】用甘烂水1斗（600~800mL）。如65条，又如第八4条茯苓桂枝大枣甘草汤用法中言："以甘烂水一斗，先煮茯苓减二升，内诸药。"

【以杓扬之】用杓扬水使水泡叠起。如65条，又如第八4条茯苓桂枝大枣甘草汤用法中言："作甘烂水法，取水二斗，置大盆内，以杓扬之，水上有珠子五六千颗相逐，取用之。"指出水为阴，用杓扬水，使水由阴化阳，达到用水不助水气。

【以重发汗】这是由于发汗太过的缘故。如75条："所以然者，以重发汗，虚故如此。"

【以此表里俱虚】因为这是表里俱虚的缘故。详见"表里俱虚"项。

【以法治之】按照辨证结果而采取相应治疗方法。见少阳病证与阳明病证相兼，如97条："服柴胡汤已，渴者，属阳明，以法治之。"又如267条："知犯何逆，以法治之。"指出采取治疗措施必须与辨证结果相一致，这样才能取得预期治疗效果。

【以泄奔豚气也】用来降泄肾中浊气上逆。详见"泄奔豚气也"项。

【以医吐之所致也】这是由于医生用吐法不当所引起的结果。详见"医吐之所致也"项。

【以呕】由于病人出现呕吐。如脾胃热证，如123条："此非柴胡汤证，以呕，故知极吐下也。"其证机是胃气为邪热所扰而不降且上逆。

【以太阳随经】这是由于太阳病邪随经气而传入的缘故。详见"太阳随经"项。

【以麻沸汤二升】用沸腾开水2升（120~160mL）。如154条大黄黄连泻心汤用法中言："以麻沸汤二升，渍之，须臾，绞去滓。"

【以香豉一合】用香豉1合（约3g）。如166条瓜蒂散用法中言："以香豉一合，用热汤七合，煮作稀粥，去滓。"

【以亡津液】因为津液被损伤。详见"亡津液"其三项。

【以灌谷道内】方药用来灌注肛门直肠中。如23条大猪胆汁方用法中言："又大猪胆汁一枚，泻汁，和少许法醋，以灌谷道内，如一食顷，当大便出宿食恶物，甚效。"指出外用方药的具体治疗方法与措施。

【以知为度】依据治疗效果而判断病愈标准。如247条麻子仁丸用法中言："日三服，渐加，以知为度。”又如第十 16 条赤丸用法中言：“不知，稍增之，以知为度。”

【以寒湿在里不解故也】这是由于寒湿在里没有被解除的缘故。详见“寒湿在里不解故也”项。

【以潦水一斗】用地面流动之雨水 1 斗（600~800mL）。如 262 条麻黄连轺赤小豆汤用法中言：“上八味，以潦水一斗，先煮麻黄。”

【以脾家实】因为脾家有湿热之邪的缘故。详见“脾家实”项。

【以强责少阴汗也】这是由于过分耗损少阴阴津的缘故。如 284 条：“小便必难，以强责少阴汗也。”指出治疗病证不仅没有切中病变证机，还会进一步损伤阴津。

【以二三日无证】因为在 2~3 天内尚未有明显里证出现。见表里兼证，如 302 条：“少阴病，得之二三日，麻黄附子甘草汤微发汗，以二三日无（里）证，故微发汗也。”指出辨治疾病必须重视辨疾病的主要矛盾方面。

【以鸡子壳置刀环中】用较完整的大半个鸡蛋壳放在刀环上面。如 312 条苦酒汤用法中言：“内半夏，著苦酒中，以鸡子壳置刀环中，安火上，令三沸，去滓。”指出煎药的一些特殊方法，提示若能合理地利用煎煮方法，则可增强治疗效果。

【以散三方寸匕】用四逆散剂量 3 方寸匕（18~24g）。如 318 条四逆散用法中言：“以散三方寸匕，内汤中，煮取一升半，分温再服。”

【以里虚也】因为在里是虚弱证机。详见“里虚”其四项。

【以发其汗】由于使用发汗方法治疗病证。详见“发其汗”其六项。

【以四物依两数切】用人参、白术、干姜、甘草必须切中证机而调配方药为数相等份。如 386 条理中丸用法中言：“汤法：以四物依两数切，用水八升，煮取三升，去滓。”指出用方用药治疗病证，其定量必须与证机切切相应，最好是将方药用量调配为数相等份。

【以羊胆代之】用羊胆汁替代猪胆汁。如 390 条通脉四逆加猪胆汁汤用法中言：“无猪胆，以羊胆代之。”暗示羊胆汁作用与猪胆汁作用基本相同。

【以新虚不胜谷气故也】因为胃气虚弱刚愈而不能胜任消化水谷的缘故。详见“新虚不胜谷气故也”项。

【以此详尽】根据这三方面情况而详细辨别病因属性。如第一 2 条：“以此详之，病由都尽。”

【以未得甲子】这是由于还没有进入甲子所主气候。如第一 8 条：“以未得甲子，天因温和，此为未至而至也。”

【以得甲子】因季节变化已进入甲子。如第一 8 条：“以得甲子，而天未温和，为至而不至也，以得甲子，而天大寒不解，此为至而不去也；以得甲子，而天温如盛夏五六月时，此为至而太过也。”

【以丹田有热】由于丹田穴附近有邪热病理。详见“丹田有热”项。

【以洗身】用煎煮方药取汁以冲洗身体。如第三 6 条百合洗方用法中言：“渍之一宿，以洗身，洗已，食煮饼，勿以盐豉也。”

【以阴法治之】治疗虚热病证的基本法则应酌情考虑选用苦寒药。详见“阴法救之”项。

【以韦囊盛之】用熟皮子制作囊袋以容纳方药。如第五 12 条风引汤用法中言：“粗筛，以韦囊盛之，取三指撮，井花水三升。”

【以铜器盛其汁】用铜器以容纳生地黄汁。如第五 13 条防己地黄汤用法中言：“蒸之如斗米饭久，以铜器盛其汁，更绞地黄汁，和，分再服。”

【以方寸匕】用方寸匕（6~9g）。如第五 14 条头风摩散用法中言：“为散，沐了，以方寸匕，已摩疾上，令药力行。”

【以浆水一斗五升】用浆水 1 斗 5 升（900~1200mL）。如第五 15 条矾石汤用法中言：“上一味，以浆水一斗五升，煎三五沸，浸脚良。”

【以甜故也】这是由于药性甘甜的缘故。如第六 14 条黄芪建中汤用法中言：“呕家，不可用建中汤，以甜故也。”

【以上虚不能制下故也】这是由于上焦虚弱而不能制约下焦的缘故。详见“上虚不能制下故也”项。

【以枣膏和汤】用大枣肉调和方药。如第七 7 条皂荚丸用法中言：“蜜丸梧子大，以枣膏和汤，服三丸，日三夜一服。”

【以东流水五斗】用向东流的河水 5 斗（3000~4000mL）。如第七 9 条泽漆汤方中：“泽漆以东流水五斗，煮取一斗五升，三斤（150g）。”

【以利为度】根据病人出现大便通畅为治疗界限。如第十 11 条厚朴三物汤用法中言："以利为度。"

【以温药下之】用温热方药泻下病证。如第十 15 条："胁下偏痛，发热，其脉紧弦，此寒也，以温药下之。"指出治疗寒证不大便的基本原则与方法。

【以桂枝汤五合解之】用桂枝汤 5 合（30~40mL）以治疗病证。如第十 19 条："以桂枝汤五合解之，得一升后，初服二合。"

【以治其咳满】用来治疗病人咳嗽，胸满。详见"咳满"项。

【以细辛、干姜为热药也】由于细辛、干姜是温热药物的缘故。如第十二 38 条："咳满即止，而更复渴，冲气复发者，以细辛、干姜为热药也。"指出方药性能与治疗病证息息相关。

【以心下有支饮故也】由于胃脘有饮邪留结而支撑胀满的缘故。详见"心下有支饮故也"项。

【以手急抱】用手紧紧抱住肛门。如 233 条蜜煎导用法中言："以内谷道中，以手急抱，欲大便时乃去之。"指出外用药的具体应用措施与方法。

【以手掩肿上】用手按压痈肿部位。详见"手掩肿上"项。

【以药散与鸡黄相等】取药散与鸡子黄剂量相等。如第十八 9 条排脓散用法中言："取鸡子黄一枚，以药散与鸡黄相等，揉和令相得，饮和服之，日一服。"

【以生姜汁糊为丸】用生姜汁调和药糊为丸剂。如第二十 6 条干姜人参半夏丸用法中言："以生姜汁糊为丸，如梧桐子大，饮服十丸，日三服。"

【以醋浆水服之】用醋浆水送服方药。如第二十 10 条白术散用法中言："若呕，以醋浆水服之；复不解者，小麦汁服之。"

【以血虚下厥】由于病理病证是血虚下厥。详见"血虚下厥"项。

【以胞系了戾】由于邪气侵袭胞中而引起的小腹急痛，也即胞（膀胱）系（肆虐）了（严重）戾（疼痛）即言小腹急痛为主的小便不通证。详见"胞系了戾"项。

【以绵缠箸如茧】用绵织品缠绕筷子像蚕茧一样紧凑。如第二十二 21 条狼牙汤用法中言："煮取半升，以绵缠箸如茧，浸汤沥阴中，日四遍。"

【以槐枝绵裹头四五枚】用棉纱包裹槐枝一端 4~5 个。如第二十二 23 条小儿疳虫蚀齿方用法中言："取腊日猪脂熔，以槐枝绵裹头四五枚，点药烙之。"

【以暖水、苦酒服大豆许三枚】用暖水与醋调和送服三物备急丸如大豆大小 3 枚。如三物备急丸用法中言："停尸卒死者，以暖水、苦酒服大豆许三枚，老小量之，扶头起。"指出因病变证机而确定药用剂量。

苡

yǐ ❶药名，如薏苡仁。❷方名：如薏苡附子败酱散。

矣

yǐ 矣，即文言助词。如仲景序："若能寻余所集，思过半矣。"如第十四 8 条："沉则脉络虚，伏则小便难，虚难相搏，水走皮肤，即为水矣。"

倚

yǐ 倚，即靠着，引申为凭借东西。如第二十二 19 条："妇人病，饮食如故，烦热不得卧，而反倚息者，何也？"

【倚息】两手凭借东西而辅助呼吸。见肾阴阳俱虚转胞证，如第二十二 19 条："妇人病，饮食如故，烦热不得卧，而反倚息者，何也？"指出以两手凭借东西而辅助呼吸，有利于缓和病情。其证机是肾阴阳俱虚既不得温煦固摄，又不得滋荣，水气上逆胸中，浊气滞涩而气机不畅。

义

yì 义，即意思，意义。如仲景序："经曰：'虚虚实实，补不足，损有余。'是其义也；余脏准此。"

亦

yì 亦，即也，也是。如 75 条："以水灌之，亦喘。"

【亦喘】也有可能导致喘证。见肺寒证，如 75 条："以水灌之，亦喘。"指出用水法治疗不当也会引起喘逆病证。其证机是寒气袭肺，肺气不降而上逆。

【亦在里也】病变证机也有在里。如 148 条："脉沉，亦在里也，汗出为阳微。"指出脉沉主里证。

【亦死】也主死证，即预后不良。

其一，阳明病证与少阴心证相兼，如 210 条：“下利者，亦死。”其证机是虚实并见，病以正虚为主，正不胜邪，邪气肆虐而病情危重，其预后不良。

其二，阳气欲脱证，如第二 17 条：“若下利不止者，亦死。”《金匮要略心典·痉湿暍病》：“下利不止，阴复决而下走，阴阳离绝，故死。”其证机是阳气大虚，统摄无权，清气下陷而不升，其预后也不良。在临床中，其病证虽预后不良，且当积极治疗，庶几化险为平。

【亦为太过】这也属于治疗错误。如 245 条：“阳脉实，因发其汗，出多者，亦为太过。”指出治疗病证必须切中证机，既不可太过，又不可不及。

【亦可用】也可代替应用。如 315 条白通加猪胆汁汤用法中言：“分温再服，若无胆，亦可用。”

【亦为九日】也可累计为 9 日，或言正气在不断地恢复。如 332 条：“所以然者，本发热六日，厥反九日，复发热三日，并前六日，亦为九日，与厥相应，故期之旦日夜半愈。”指出疾病在其病变过程中，其病理变化是错综复杂的，正气抗邪也是不断变化的，对此必须有全面而客观的认识与理解，方可认清病变本质所在。

【亦能害万物】也能伤害诸多事物。如第一 2 条：“风气虽能生万物，亦能害万物。”指出对自然界任何事物若能合理地利用，则对人体有益，若逆而用之，则会引起疾病和灾难。

【亦能覆舟】也能使舟淹没。如第一 2 条：“如水能行舟，亦能覆舟。”指出自然界万物对人体虽至为重要，但若逆而用之，则可引起疾病，同时也暗示水对人也是如此。

【亦加水五升】也要加水 5 升（300～400mL）。如第十 18 条当归生姜羊肉汤用法中言：“加生姜者，亦加水五升，煮取三升二合，服之。”

【亦令淋秘不通】也会导致小便淋漓涩痛且不畅。详见“淋秘不通”项。

【亦主经水不利】也能治疗经水不利证即月经不调。详见“经水不利”其一项。

【亦补脾气】也能用来补益脾气。如第二十二 6 条甘麦大枣汤用法中言：“温分三服，亦补脾气。”指出甘麦大枣汤功用之一就是补益脾气。

【亦主妇人少腹寒】也能治疗妇人少腹寒冷病证。如第二十二 9 条温经汤用法中言：“亦主妇人少腹寒，久不受胎；兼取崩中去血，或月水来过多，及至期不来。”指出温经汤既有其主治病证，也有其临床扩大应用。

【亦治男子、膀胱满急有瘀血者】抵当汤也可治疗男子及女子少腹膀胱胀满急结不适而有瘀血的病证。详见“男子、膀胱满急有瘀血者”项。

异

yì ❶其他，别的。如仲景序：“厥身已毙，神明消灭，变为异物。”❷各自，分别。如 338 条乌梅丸用法中言：“上十味，异捣筛，合治之。”❸不同。如第十二 2 条：“四饮何以为异？”又如第二十二 8 条：“其虽同病，脉各异源。”

【异捣筛】分别捣碎过筛。如 338 条乌梅丸用法中言：“上十味，异捣筛，合治之。”

【异捣】分别捣碎。如 395 条牡蛎泽泻散用法中言：“上七味，异捣，下筛为散。”

易

yì ❶容易。如 153 条：“今色微黄，手足温者，易治。”又如第二十 9 条当归散用法中言：“妊娠常服即易产，胎无疾苦。”❷转变，传变。如 392 条：“伤寒，阴阳易之为病，其人身体重，少气，少腹里急。”

【易治】病证比较容易治疗。如 153 条：“今色微黄，手足温者，易治。”

【易动故也】这是容易损伤正气的缘故，如 280 条：“设当行大黄、芍药者，宜减之，以其人胃气弱，易动故也。”

益

yì ❶增加。如 386 条理中丸用法中言：“腹中未热，益至三四丸，然不及汤。”❷补助，资助。如第二十一 10 条：“妇人乳中虚，烦乱呕逆，安中益气。”❸明显，彰显。如第十一 17 条：“按之乱如转丸，益下入尺中者，死。”❹副词：更加，愈加。如 12 条桂枝汤用法中言：“温服令一时许，遍身漐漐微似有汗者益佳，不可令如水流漓，病必不除。”又如 159 条：“复以他药下之，利不止，医以理中与之，利益甚。”❺适合。如第一 1 条：“补用酸，助用焦苦，益用甘味之药调之。”❻进一步。如 141 条三物白散用法中言：“益令热劫不得出，当汗而不汗，则烦。”

【益佳】更好。见太阳中风证，如12条桂枝汤用法中言：“温服令一时许，遍身漐漐微似有汗者益佳，不可令如水流漓，病必不除。”指出服用桂枝汤后，最好使病人微微汗出，达到邪去而不伤阴津。

【益甚】病证更甚于前。详见“其痞益甚”“利益甚”及“自利益甚”项。

【益用甘味之药调之】根据组方用药的基本原则，适合用甘甜药以调剂方药。见脏腑辨证的整体观，如第一1条：“补用酸，助用焦苦，益用甘味之药调之。”《难经·十四难》：“损其肝者，缓其中。”指出治肝病，当用甘味药，一是协助酸味药以补肝，二是制约酸味药敛邪，三是用甘有益气助正以抗邪。

【益下入尺中者】脉浮坚至于尺部最为明显。见肾危证，如第十一17条：“益下入尺中者，死。”《金匮发微·五脏风寒积聚病》：“益下入尺中，是躁疾坚硬，动至尺后，而无柔和之象也。”指出肾危证，其脉浮坚而甚于尺部者，则病情危重，难以救治。

【益气】补益正气的一种治疗方法。详见“安中益气”项。

【益令热劫不得出】进一步导致邪热被寒水之邪所遏而不得散越。见太阳温病证，如141条三物白散用法中言：“益令热劫不得出，当汗而不汗，则烦。”指出治疗邪热所致病证，治不当用冷水而用冷水，水气遏阻邪热而不能外达且变生诸证。

【益虚】使表证更加虚弱。详见“其表益虚”项。

【益躁疾】脉浮而坚实且更加数急无柔和。见心病危证，如第十一11条：“浮之实如丸豆，按之益躁疾者，死。”《金匮发微·五脏风寒积聚病》：“心脉之绝，内经云但钩无胃。谓如带钩之坚实数急而不见柔和也。此云之实，如麻豆，即以坚实言之。按之益躁疾，即以数急不见柔和言之也。”其病理是心气大衰而竭绝，脉气外越而躁乱。

【益烦】心烦更加明显。详见“弥更益烦”项。

Y

【益至三四丸】服理中丸以病情需要可增加至3~4丸。见寒湿霍乱证，如386条理中丸用法中言：“腹中未热，益至三四丸，然不及汤。”指出治疗病证，所用方药剂量当以病变证机为准，若病证较重，则当加大药量，以冀方药与证机切切相应。

溢

yì ❶气血逆而妄行。如111条：“邪风被火热，血气流溢，失其常度，两阳相熏灼，其身发黄。”❷津液逆行而外斥。如第十二2条：“饮水流行，归于四肢，当汗出而不汗出，身体疼重，谓之溢饮。”

【溢饮】水不得气化为津且变为水饮而充斥于肌肤。

其一，溢饮证，如第十二2条：“饮水流行，归于四肢，当汗出而不汗出，身体疼重，谓之溢饮。”《诸病源候论·痰饮咳嗽病》：“溢饮候，溢饮谓因大渴而暴饮水，水气溢于肠胃之外，在于皮肤之间，故言溢饮。”其证机是水不得正常运行而为水气且溢于肌肤。

其二，溢饮热证及溢饮寒证，如第十二23条：“病溢饮者，当发其汗。”《医宗金鉴·痰饮咳嗽病》：“溢饮病属经表，虽当发汗，然不无寒热之别也。热者以辛凉发其汗，大青龙汤；寒者辛温发其汗，小青龙汤。故曰大青龙汤主之；小青龙汤亦主之也。”辨溢饮热证，其既具有溢饮证基本脉证，又具有邪热的病理特征，如口渴、苔黄等，其证机是邪热与水饮相互搏结而溢于肌肤；治以大青龙汤，使饮邪热邪从肌肤而外散。辨溢饮寒证，其既具有溢饮证基本脉证，又具有寒邪的病理特征，如口不渴、苔薄白等，其证机是寒邪与水饮相搏结而溢于肌肤；治以小青龙汤，使饮邪寒邪从肌肤而外散。

意

yì ❶心思，意思。如141条：“意欲饮水，反不渴者，服文蛤散。”❷证机。如三物备急丸用法中言：“上皆须精新，多少随意。”

【意欲饮水】想喝水。如141条：“意欲饮水，反不渴者，服文蛤散。”其证机是水气阻遏气机，气不化津，津不得滋荣，故意欲饮水。

【意欲食】想吃东西。见心肺阴虚内热证，如第三1条：“意欲食，复不能食，常默默，欲卧不能卧。”指出阴虚则阳亢，阳亢欲动则欲食，究其本质是阴虚，则又不欲饮食。

薏

yì ❶药名：如薏苡仁。❷方名：如薏苡附子败酱散。

【薏苡仁】薏苡仁为禾本科多年生草本植物

薏苡的成熟种子。

别名：解蠡，苔提子，芑实，赣。

性味：甘、淡，微寒。

功用：益气健脾，利湿舒筋。

主治：小便不利，少腹胀满，肠痈，肺痈。

《神农本草经》曰："味甘微寒，主筋急拘挛，不可屈伸，风湿痹，下气。久服轻身益气。"

入方：见麻杏薏甘汤、薏苡附子散、薏苡附子败酱散。

用量：

用量		经方数量	经方名称
古代量	现代量		
半两	1.5g	1方	麻杏薏甘汤
十分	30g	1方	薏苡附子败酱散
十五两	45g	1方	薏苡附子散

注意事项：孕妇慎用。

化学成分：含淀粉，蛋白质，脂肪油，棕榈酸，硬脂酸，油酸，亚油酸，肉豆蔻酸，亚麻酸，甘油酸，糖脂，磷脂，维生素 B_1，氨基酸（亮氨酸、赖氨酸、精氨酸、酪氨酸），腺苷，薏苡仁酯，薏苡素，阿魏酰豆甾醇，阿魏酰菜子甾醇，薏苡多糖 A，薏苡多糖 B，薏苡多糖 C，中性葡聚糖 1-7，酸性多糖 CA-1，CA-2，4-酮松脂醇，苏-和赤-1-C-丁香甘油。

药理作用：解热作用，镇痛作用，镇静作用，抗肿瘤作用（艾氏腹水癌、肝癌），抗补体活性作用，降血糖作用，降血钙作用，降压作用，抑制胰蛋白酶作用，兴奋心脏作用，兴奋肠管作用，兴奋子宫作用，诱发排卵作用（改善下丘脑的机能）。

【薏苡附子散】

组成：薏苡仁十五两（45g）　大附子，炮，十枚（80g）

用法：上二味，杵为散，服方寸匕，日三服。

功用：温阳逐寒，化湿通痹。

适应证：阳虚寒湿胸痹证。胸痛时缓时急，急则剧烈疼痛，畏寒，汗出，四肢水肿或困重，或胸痛彻背，或咳或喘，舌淡而胖，苔白而滑，脉弦或紧。

解读方药：

1. 诠释方药组成：方中薏苡仁渗湿舒络，宽胸散结；附子壮阳逐寒，通脉止痛。

2. 剖析方药配伍：薏苡仁与附子，属于相反相使配伍，相反者，寒热并用，薏苡仁制约附子温热燥化；相使者，薏苡仁渗利通络，附子温阳散结，相互为用，通络散结止痛。

3. 权衡用量比例：薏苡仁与附子用量比例是 9∶16，提示药效散寒与利湿之间的用量调配关系，以治寒湿凝结。

药理作用：薏苡附子散具有抗心肌缺血作用、抗缺氧作用、降血脂作用，对垂体-肾上腺皮质系统有兴奋作用等。

【薏苡附子败酱散】

组成：薏苡仁十分（30g）　附子二分（6g）　败酱五分（15g）

用法：上三味，杵为散，取方寸匕，以水二升，煎减半，顿服，小便当下。

功用：温阳通经，化瘀消肿。

适应证：肠痈寒湿证。右少腹急结不舒，按之有物如肿状且柔软，不大便或大便不畅，小便尚可，肌肤甲错，舌淡，苔薄白或腻，脉沉。

解读方药：

1. 诠释方药组成：方中薏苡仁利湿消肿；附子温阳散寒；败酱草解毒排脓。

2. 剖析方药配伍：附子与薏苡仁，属于相反配伍，附子温阳逐寒，薏苡仁清热利湿，薏苡仁制约附子温热化燥；附子与败酱草，属于相反配伍，附子逐寒，败酱草清热解毒，败酱草制约附子温热伤阴，附子制约薏苡仁解毒寒凝。

3. 权衡用量比例：附子与薏苡仁用量比例是 5∶1，提示药效散寒与利湿之间的用量调配关系，以治寒湿；附子与败酱草用量比例是 2∶5，提示药效散寒与解毒之间的用量调配关系，以治寒夹郁热。

因 yīn ❶依靠。如第一 2 条："夫人禀五常，因风气而生长。"❷原因，由于。如 118 条："火逆，下之，因烧针烦躁者。"❸于是，就，即。如 97 条："血弱气尽，腠理开，邪气因入，与正气相搏，结于胁下。"❹因此，所以，因而。如 29 条："病形象桂枝，因加附子参其间，增桂令其汗，附子温经。"❺因为。如 116 条："因火为邪，则为烦逆。"❻据此，按照。如 214 条："因与承气汤一升，腹中转气者，更服一升。"❼连，继。如第二十 4 条："妇人有漏下者，有半产后因续下血不绝者。”❽所以。如第二4条：“太阳病，发汗太多，因致痉。”❾根据。如75条：“师因教试，令咳，而不咳者，此必两耳聋无闻也。”

【因加附子参其间】所以增加附子于桂枝汤之中。见阴阳两虚证与太阳中风证相兼，如39条：“病形象桂枝，因加附子参其间，增桂令其汗出，附子温经，亡阳故也。”指出病是表里兼证，其阴阳两虚以阳虚为主，治当兼顾阴阳，以桂枝汤解肌散邪，调和营卫阴阳，并加附子以增强温达阳气。

【因转属阳明】于是病邪就传入阳明而为阳明病。详见“属阳明”其一、三、四项。

【因转入少阳】于是病邪就传入少阳而为少阳病。详见“少阳”其二项。

【因复发汗】由于又用发汗的方法治疗。见太阳病证与大肠邪结证相兼，如93条：“太阳病，先下而不愈，因复发汗，以此表里俱虚。”辨表里兼证，从仲景先言下之而复言发汗，则知病以里证为主，表证为次，治当先里。又暗示治里若里证未解，法当继续治里。假若医者用下法后，不是因病证表现而用方用药，而是机械地认为用下法后即改为汗法，此不仅不能达到解除病证的效果，反而还会引起病证发生变化。

【因复下之】于是又用下法治疗。见太阳病证与脾胃痞证相兼，如153条：“太阳病，医发汗，遂发热恶寒，因复下之，心下痞，表里俱虚。”仲景言“因复下之”，以揭示病是表里兼证，假如表证已解，法当治里，治里假如当用下法，也要审证求机，以法选用或寒下或温下或润下，若不加辨证而妄用下法，并反复使用下法，必定会损伤正气，引起病证发生变化。

【因复下流阴股】因肺中寒饮之邪随经气而浸淫于下肢股内侧。见寒饮郁肺气冲证，如第十二36条：“气从小腹上冲胸咽，手足痹，其面翕热如醉状，因复下流阴股。”其证机是寒饮郁肺，其寒饮之邪不仅留结于肺，也随经气而向下浸淫阴股，则见股内侧寒凉或麻木不仁。

【因火为邪】这是因为火热为邪的缘故。见阴血虚证与太阳病证相兼，如116条：“微数之脉，慎不可灸，因火为邪，则为烦逆。”指出阴虚病证与太阳病证相兼，治不可用火法，若未能切中病变证机而用火法治疗，则以火助热，必定加剧阴虚病证。

【因火而动】由于误用火法而迫血动血，或火热之邪而动血。见太阳温病证与动血证相兼，如115条：“脉浮热甚，而反灸之，此为实；实以虚治，因火而动，必咽燥，吐血。”《注解伤寒论·辨太阳病脉证并治》：“此火邪迫血，而血上行者也。……因火气动血，迫血上行，故咽燥唾血。”指出病人之所以会出现动血证，是因为素体有血分失调，复加误用火法治疗，以热助热而动血，则出现咽燥、吐血等证；治当清热凉血止血。

【因火而盛】火热之邪因用灸法治疗而更盛实。见太阳病证与阴虚病证相兼，如116条：“脉浮，宜以汗解，用火灸之，邪无从出，因火而盛，病从腰以下必重而痹，名火逆也。”《注解伤寒论·辨太阳病脉证并治》：“脉浮主表，宜以汗解之，医以火灸出汗，邪无从出，又加火气相助，则热益甚。”审病人素体有阴虚，复加误用灸法治疗，必定阴更虚，热更盛。

【因致冒】因此出现头昏目眩。详见“其人因致冒”项。

【因致痉】所以出现痉证。见太阳病证与津亏证相兼，如第二4条：“太阳病，发汗太多，因致痉。”《伤寒论本旨·太阳篇》：“本太阳伤风寒，其气血虚者，仲景原有禁汗之条，亦有治虚之法。倘不如法而治，妄发其汗，汗太多，更伤津液，而筋脉枯燥，遂致拘急成痉，此明误汗而成者也。”指出病人素体有津亏，复加汗后伤津，导致阴津亏虚而不能滋养筋脉，则筋脉拘急。

【因作结胸】所以引起结胸证。见太阳病证与结胸病证相兼，如131条：“病发于阳，而反下之，热入因作结胸。”指出辨表里兼证，以表证为主，则当积极治表，若辨证未能切中证机而反用下法治疗，所以引起表邪乘机入里，并与痰饮相结以为结胸证。

【因作痞】所以引起心下痞。见太阳病证与脾胃不和证相兼，如131条：“病发于阴，而反下之，因作痞也。”辨表里兼证，治当先表，且因辨证失误，误用下法先治其里，所以引起表邪内陷而加重脾胃不和痞证。

【因作黑疸】所以病证表现演变为黑疸。详见“黑疸”其二项。

【因烧针烦躁者】这是由于用烧针所引起烦躁。详见“烦躁”其五项。

【因胸烦】于是便产生胸中烦热。详见“胸

烦”项。

【因而】因此。详见“因而复动”项。

【因而复动】因此脉又继续搏动。见脉结代形状及预后，如178条：“脉来动而中止，不能自还，因而复动者，名曰代，阴也。”《注解伤寒论·辨太阳病脉证并治》：“若动而中止，不能自还，因其呼吸阴阳相引复动者，是真气衰极，名曰代脉。”指出代脉的具体表现特点是，脉搏跳动且有中间停息，但不能自动恢复停跳次数，因此脉又出现原来搏动。其证机是心阴阳气血俱虚，心气不得主持于内。

【因与承气汤一升】按照病证表现应当用小承气汤1升。见阳明热结重证兼有正气不足，如214条：“阳明病，谵语，发潮热，脉滑而疾者，小承气汤主之；因与承气汤一升，腹中转气者，更服一升。”辨阳明热结重证，其治本当用大承气汤，但因病者有正气不足，故其治不当用大承气汤，而当用小承气汤，但用小承气汤不可加大用药剂量，但可加大煎煮方药用水量，从而增强治疗作用。

【因发其汗】所以用发汗的方法治疗。见阳明热结证与太阳病证相兼的辨证关系，如245条：“阳脉实，因发其汗，出多者，亦为太过。”《伤寒论条辨·阳明篇》：“实经伤寒之紧言，伤寒本无汗，故曰因发其汗，发而因出之过多，则与自出过多者同一致，故曰亦为太过。”审病是太阳伤寒证，所以其治应当用发汗的方法，若发汗太多，则易导致表邪乘机传入于里，并加重里疾。

【因得哕】于是便产生哕逆。详见“哕”其三项。

【因风气而生长】依靠自然界和调之气（风）而生长不息。见脏腑发病与致病因素，如第一2条：“夫人禀五常，因风气而生长，风气虽能生万物，亦能害万物，如水能浮舟，亦能覆舟。”指出脏腑之气与自然之气息息相关，人之生存必须依靠自然界和风之气而生长不息。

【因其旺时而动】脉随脏腑之气旺盛主时而有其相应脉动形态。见脉诊与面诊之间的辨证关系，如第一7条：“寸口脉动者，因其旺时而动，假令肝旺色青，四时各随其色。”《金匮要略心典·脏腑经络先后受病》：“王时，时至而气王，脉乘之而动，而色亦应之，如肝王于春，脉弦而色青，此其常也。”仲景以常恒变的角度论述脉象、面色的变化与脏腑之气所主之时有其一定的关系。假如脏腑之气以肝气所主之时，则脉和缓之中略有弦意，面色红黄隐隐略有青泽，余脏腑皆以此类推。

【因续下血都不绝】由于胞中经血连续漏下不止。详见“半产后因续下血都不绝者”项。

【因虚】由于正气虚弱。见妇人杂病错综复杂证机，如第二十二8条：“妇人之病，因虚，积冷，结气，为诸经水断绝，至有历年。”仲景以问答的形式论述妇人杂病的病因，即“因虚，积冷，结气”。以揭示妇人病因，其“虚”是主要原因之一，包括气虚证、血虚证、阴虚证、阳虚证等。

【因尔腹满时痛者】因此出现腹满时而疼痛。详见“腹满时痛”项。

茵

yīn ❶药名：如茵陈。❷方名：如茵陈蒿汤。

【茵陈】茵陈蒿为菊科多年生草本植物茵陈蒿或滨蒿的幼苗。

别名：茵陈，茵陈蒿，马先。

性味：苦，微寒。

功用：利湿清热，疏肝泄浊。

主治：身黄目黄小便黄，黄色鲜明，腹微满，胸胁胀满或疼痛，头痛，头晕，目眩。

《神农本草经》曰：“味苦平，无毒，主风湿，寒热，邪气，热疟结，黄疸。久服轻身益气，耐老。”

入方：见茵陈蒿汤、茵陈五苓散。

用量：

用量		经方数量	经方名称
古代量	现代量		
六两	18g	1方	茵陈蒿汤
十分	30g	1方	茵陈五苓散

化学成分：含蒿属香豆素即6，7-二甲氧基香豆素，绿原酸，对羟基苯乙酮，侧柏醇，正丁醛，糖醛，甲基庚酮，葛缕酮，1、8-桉叶素，侧柏酮，乙酸香叶酯，荜澄茄烯，丁香酚，α-蒎烯，β-蒎烯，冰草烯，胆碱，水杨酸，壬二酸，石竹烯环氧化物，东莨菪素，没食子酚型鞣质，脂肪油，香豆素，异香豆素，茵陈素，芦丁，槲皮黄素-4，7-芸香糖半糖苷，槲皮黄素-3-葡萄糖苷，槲皮黄素-4，7芸香糖双半乳糖苷，山柰黄素-3-葡萄糖半乳糖苷，茵陈二炔酮，1-苯

Y

基-2、4-已二炔-1-醇，植物雌性激素，茵陈二炔，茵陈素，茵陈炔酮，茵陈炔醇，1-（2′-甲氧基苯基）-2，4-已二炔，对-聚伞花素，茵陈色原酮，7-甲基-茵陈色原酮，茵陈黄酮，异茵陈黄酮，蓟黄素，3′-甲氧基蓟黄素，芫花素，异鼠李黄素，槲皮素，泻鼠李黄素，金丝桃苷，4′-去甲泽兰黄酵素，仙人掌苷，异鼠李黄素-3-葡萄糖苷，6-羟基-甲氧基香豆素，新茵陈二炔，去氧法尔卡烯炔酮，去氢法尔卡烯炔醇，茵陈香豆酸A、茵陈香豆酸B，去氧茵陈香豆酸。

药理作用：保肝作用（降低血清谷丙转氨酶活性），利胆作用（促进胆汁分泌和排泄），降血脂作用（降低血清胆固醇及β-脂蛋白），抗动脉粥样硬化，增加冠脉流量，抗凝及促进纤维蛋白溶解作用，降压作用，兴奋平滑肌作用（肠、子宫），解热作用，抗炎作用，抗菌作用（金黄色葡萄球菌、白喉杆菌、炭疽杆菌、伤寒杆菌、甲型副伤寒杆菌、绿脓杆菌、枯草杆菌、大肠杆菌、痢疾杆菌、结核杆菌、脑膜炎双球菌），抗真菌作用，抗病毒作用，抗肿瘤作用（肝癌），抗过敏作用，提高机体免疫能力作用（提高T细胞的免疫活性，参与机体的免疫调节和诱生干扰素），抗钩端螺旋体，平喘作用，镇痛作用，杀蛔虫作用。

【茵陈蒿】详见“茵陈”项。

【茵陈五苓散】

组成：茵陈蒿末十分（30g）　五苓散五分（15g）

用法：上二物，和，先食，饮方寸匕，日三服。

功用：泄湿清热退黄。

适应证：肝胆湿热证湿重于热者。身目便黄，少便短少，无汗，身及四肢困重而恶动，或身面黄肿，胃纳呆滞，泛呕，舌淡红，苔黄而腻厚，脉滑或濡缓。

解读方药：

1. 诠释方药组成：方中茵陈蒿清利湿热；泽泻利湿清热；猪苓利水渗湿；茯苓健脾渗湿；白术健脾燥湿；桂枝温阳化气。

2. 剖析方药配伍：茵陈蒿与茯苓，属于相使配伍，益气利湿；茵陈蒿与泽泻、猪苓，属于相须配伍，增强利湿清热；茵陈蒿与白术，属于相使配伍，利湿健脾；茵陈蒿与桂枝，属于相反相使配伍，相反者，茵陈蒿性寒清热，桂枝性温通阳，相使者，桂枝助茵陈蒿利湿通阳，茵陈蒿助桂枝温通化湿；白术与茯苓，健脾益气，渗利湿浊，杜绝湿生之源。

3. 权衡用量比例：茵陈蒿与五苓散用量比例是2∶1，提示药效利湿清热与健脾温阳利湿清热之间的用量调配关系，以治湿重于热。

【茵陈蒿汤】

组成：茵陈蒿六两（18g）　栀子擘，十四枚（14g）　大黄去皮，二两（6g）

用法：上三味，以水一斗二升，先煮茵陈蒿减六升，内二味，煮取三升，去滓。分温三服。小便当利，尿如皂荚汁状，色正赤，一宿腹减，黄从小便去也。

功用：清肝利胆，泄湿退黄。

适应证：

1. 肝胆湿热证（即阳明湿热发黄证）：身黄，目黄，黄色鲜明，小便不利而黄，尤其目黄为审证要点，无汗或头汗出且身无汗，剂颈而还，腹微满，身热，心中懊憹，口苦而干，渴引水浆，便干，苔黄厚腻，脉滑。

2. 脾胃湿热谷疸证：身目发黄，腹满而痛，食则头昏目眩，大便硬而不行，身热，急躁不得卧，舌红，苔黄或腻，脉滑数。

配伍原则与方法：湿热黄疸证其基本病理病证，一是湿热肆虐阳明（即肝胆），一是湿不得行、热不得散，浊气攻斥，所以治疗湿热黄疸证，其用方配伍原则与方法必须重视以下几个方面。

1. 针对证机选用利湿清热药：湿热侵袭，肆虐中气，气不化湿，湿与热相互阻结而壅滞，湿热不仅侵袭于内，而且也充斥于外，症见身目发黄，黄色鲜明，腹微满或痛胀。又因热易清，湿难去，因此，治疗湿热之邪，必须首先选用利湿清热药，以使湿去热清。如方中茵陈蒿。

2. 合理配伍泻热祛湿药：湿热浸淫，其治当利湿清热，可在选用利湿清热时，必须合理配伍泻热药，只有合理配伍泻热药，才能使湿热之邪得以消除。在配伍泻热药时，尽可能选用使湿热之邪既能从大便而解，又能从小便而去，更能在泻热之中具有燥湿作用，以此而治则可治疗湿热之邪。如方中大黄、栀子。

解读方药：

1. 诠释方药组成：方中茵陈蒿清利湿热，降泄浊逆；栀子清热燥湿除烦；大黄泻热燥湿，推陈致新。

2. 剖析方药配伍：茵陈蒿与栀子，属于相使配伍，茵陈蒿助栀子清热，栀子助茵陈蒿利湿；茵陈蒿与大黄，属于相使配伍，茵陈蒿助大黄泻热，大黄助茵陈蒿泻湿；大黄与栀子，属于相使配伍，增强泻热燥湿。

3. 权衡用量比例：茵陈与栀子用量比例是9∶7，提示药效利湿与清热燥湿之间的用量调配关系，以治湿热；茵陈蒿与大黄用量比例是3∶2，提示药效利湿与泻热燥湿之间的用量调配关系，以治湿热蕴结；大黄与栀子用量比例是2∶5，提示药效清热与泻热之间的用量调配关系，以治郁热。

药理作用：

1. 保肝及利胆作用：具有增加胆汁流量，促进毛细胆管胆汁的形成；能保护或解除异硫氰酸α-萘酯（ANIT）损伤造成肝脏形态和功能病变；改善ANIT所致的胆管增生，肝细胞小灶坏死或萎缩；能非常显著地降低实验大白鼠血清谷丙转氨酶（SGPT）和谷草转氨酶（SGOT）［中西医结合杂志，1985（6）：356］；显著降低大鼠血清GPY值，抑制肝细胞的肿胀、气球样变、脂变及坏死，肝细胞糖原含量明显增多，核糖核酸含量接近正常，具有良好保肝作用［中草药通讯，1976（8）：23］。

2. 降血脂作用：能显著地降低高脂血症小鼠血清中的TC、LGL-c/TC值，并显著地降低LDL-c/HDL-c值，其降血脂作用非常明显［中成药，1992（7）：34］。

3. 抗突变作用：对AFBI诱发的小鼠骨髓嗜多染红细胞微核率、染色体畸变率和姐妹染色单体交换率的增高有明显的拮抗作用，且具有明显剂量-反应关系，以示对AFBI诱发基因突变和小鼠骨髓细胞遗传损伤的拮抗作用［癌变、畸变、突变，1998（1）：35-38］。

另外还具有解除肠胃道平滑肌痉挛，增强肠胃道的推进功能作用，抗炎作用，抗菌作用，抗病毒作用，增强机体免疫功能能力等。

阴 yīn ❶泛指五脏六腑及奇恒之府。如第一13条：“阴病十八，何谓也？师曰：咳、上气、喘、哕、咽、肠鸣、胀满、心痛、拘急。”❷津液。如111条：“阳盛则欲衄，阴虚则小便难。”❸阴血，阴津。如第四3条：“阴气孤绝，阳气独发，则热而少气烦冤，手足热而欲呕，名曰瘅疟。”❹泛指太阴、少阴、厥阴。如269条：“伤寒六七，无大热，其人躁烦者，此为阳去入阴故也。”❺寸口脉之尺脉。如第3条：“太阳病，……脉阴阳俱紧者，名为伤寒。”❻泛指里证。如153条：“表里俱虚，阴阳气并竭，无阳则阴独。”❼沉脉。如100条：“伤寒，阳脉浮，阴脉弦，法当腹中急痛。”❽偶数。如第7条：“以阳数六，阴数七故也。”❾女人。如392条：“伤寒，阴阳易之为病，其人身体重。”❿寒水之气。如第十四21条：“年盛不觉，阳衰之后，营卫相干，阳损阴盛，结寒微动，肾气上冲，喉咽塞噎，胁下急痛。”⓫无阳光而通风处。如第十八6条王不留行散用法中言：“前三物皆阴干百日。”⓬男女生殖器。如第六8条：“夫失精家，少腹弦急，阴头寒，目眩，发落。”⓭专指女子前阴。如第二十二22条：“胃气下泄，阴吹而正喧，此谷气之实也。”⓮营气，营阴。如第六2条：“血痹，阴阳俱微，寸口关上微，尺中小紧，外证身体不仁，如风痹状。”⓯内侧。如第十二36条：“青龙汤下已，多唾口燥，寸脉沉，尺脉微，手足厥逆，气从小腹上冲胸咽，手足痹，其面翕热如醉状，因复下流阴股。”

【阴气】其含义有二，一是与“阳气”相对而言，即人体具有滋润、荣泽、内守、蓄聚、沉着等作用的物质和功能，统称为阴气。二是具有相对的可变性，如五脏之气与六腑之气相较，称为阴气，营气与卫气相较，亦称为阴气。

【阴气衰者为癫】邪气乘机侵入于阴而为癫证，或阴气被邪气乘机侵入则为癫。见癫证，如第十一12条：“阴气衰者为癫，阳气衰者为狂。”仲景言“阴气衰”证机，是指邪气侵入于阴而为癫证。理解与认识“衰”字，即邪气乘机侵入，衰者邪气乘机侵入之处，不可理解为阴气衰竭之“衰”，于此认识仲景所言“衰”字，重点从医理角度解释而不从文理，只有这样，才能认清仲景所言“衰”字对临床中的指导意义。

【阴气不通即骨疼】阴血不能滋养通达筋骨则骨痛。见阳虚寒凝血少证，如第十四30条：“阳气不通即身冷，阴气不通即骨疼。”其证机是阴血不能滋养通达、滋营筋骨，则筋骨不得滋荣而疼痛；治当温阳散寒，补血和脉。

【阴气孤绝】阴津虚弱比较明显。见疟病热

证的证机，如第四3条：“阴气孤绝，阳气独发，则热而少气烦冤，手足热而欲呕，名曰瘅疟。”其证机是邪热消灼阴津即“阴气孤绝”，阴不制阳而为热即“阳气独发”，仲景言：“阴气孤绝，阳气独发。”其论“孤”与“独”，以暗示证机是邪实正虚，具有相对的独立性，用“孤”以揭示正虚主要矛盾方面在阴；用“独”以揭示邪实主要矛盾方面在阳，亦即阴虚阳盛的病理病证。

【阴阳】阴阳既可代表人体相互对立的物质与功能，又可代表人体同一脏腑内在相互对立的两个方面。阴阳代表人体的属性并不是绝对的，而是相对的，因其绝对性与相对性的交互关系，应用于医学领域的各个方面，以此成为中医学理论体系的重要组成部分。《素问·宝命全形论》：“人生有形，不离阴阳。”它既可解释人体的生理、病理，又可解释疾病的病因、病证，更可确立治法与原则。因此，阴阳学说是仲景辨证论治的重要组成部分之一。如第二十二8条：“审脉阴阳，虚实紧弦。”

【阴阳自和】疾病的发生与发展是阴阳失调，若经治疗或未经治疗，其阴阳若趋于协调、和合则病为向愈。见论病阴阳自和机理，如58条：“凡病，若发汗，若吐，若下，若亡血，亡津液，阴阳自和者，必自愈。”仲景指出任何疾病，无论其证机是多么复杂，但其病愈的机理都离不开阴阳之气趋于调和、统一，即“阴平阳秘，精神乃治”。

【阴阳俱虚】阴阳两方面都是虚弱病理。见表里兼证，如23条：“脉微而恶寒者，此阴阳俱虚，不可更发汗，更下，更吐也。”指出病或是表里兼证，或是里证相兼，其病变的主要矛盾方面均是阴阳俱虚，其治当从阴阳两方面入手，或兼顾可汗证，或兼顾可下证，或兼顾可吐证，按法而治之，则可取得预期治疗效果。

【阴阳俱虚竭】阴津虚弱比较明显。见气血两燔证，如111条：“阳盛则欲衄，阴虚小便难，阴阳俱虚竭，身体则枯燥，但头汗出，剂颈而还，腹满微喘。”辨“阳盛则欲衄，阴虚小便难，阴阳俱虚竭，身体则枯燥”。前言“阳盛”，后言“阴阳俱虚”，从文字表面看似有矛盾之处，若从仲景所论病证及其辨证精神分析，则知病者“阳盛”是邪热内盛，所言“阴阳俱虚”不是论病变证机是阳虚，而是论阴虚病理病证，阴阳并言者，乃是偏义词复用，以揭示病证是阴津虚弱比较明显。

【阴阳俱微】阴阳之气虚弱都比较明显。见气血营卫虚痹证，如第六2条：“血痹，阴阳俱微，寸口关上微，尺中小紧。”仲景言“阴阳俱微”，以揭示病变的主要矛盾方面是虚，其虚当是气血俱虚证，所言阴阳者，以阴阳代气血营卫也；治当温补气血，调和营卫。

【阴阳气并竭】阴阳之气虚弱都非常明显。见表里兼证，如153条：“表里俱虚，阴阳气并竭，无阳则阴独。”其证机是中焦脾胃阴阳之气俱虚，清浊之气不得升降而逆乱，并壅滞于心下；治当益阴助阳，和中消痞；以麦门冬汤与理中汤加减为是。

【阴阳相得】阴阳之气相互为用。见阳虚寒厥血少证，如第十四30条：“阴阳相得，其气乃行，大气一转，其气乃散。”指出阳虚寒厥血少证，其证机是阴阳之气虚弱，而不能相互为用的病理病证，其或经治疗或未经治疗，阴阳之气若不断地积极恢复而趋于和合相用，则病可向愈。

【阴阳乃复】阴阳调和之气于是趋于恢复。见产后郁冒证，如第二十一2条：“所以产妇喜汗出者，亡阴血虚，阳气独盛，故当汗出，阴阳乃复。”指出病愈机制是由阴阳之气失调而恢复为阴阳之气协调统一，亦即“阴阳乃复”。

【阴阳大论】《黄帝内经》中专论《阴阳大论》章节，其主要论阴阳的基本概念与基本理论知识。如仲景序：“乃勤求古训，博采众方，撰用《素问》、《九卷》、《八十一难》、《阴阳大论》、《胎胪药录》，并平脉辨证，为《伤寒杂病论》合十六卷。”

【阴阳会通】阴阳之气有着相互依赖、通达、协调的关系。如仲景序：“夫天布五行，以运万类；人禀五常，以有五脏，经络府俞，阴阳会通，玄冥幽微，变化难极，自非才高识妙，岂能探其理致哉！”

【阴阳易】男女疾病在特定的条件下有相互感染。详见“阴阳易之为病”项。

【阴阳易之为病】男女疾病在特定的条件下有相互感染而为病。见肾中浊邪阴阳易证，如392条：“阴阳易之为病，其人身体重，少气。”《伤寒辨证·阴阳易》：“男病新瘥，女与之交，曰‘阳易’；女病新瘥，男与之交，曰‘阴易’。细考之，即‘女劳复’也。”《医宗金鉴·伤寒论注》：“男女交接，相易为病，谓之阴阳易。”

审证是肾中浊邪阴阳易证，其证机是浊热困扰肾气，肾气不得主持正常生理功能，浊热乘机而逆乱上下；其治以烧裩散，导邪下行。理解“阴阳易”，其阴阳当指男女；易者，指男病传女，女病传男，提示病邪有其相互传染而为病。

【阴阳气不相顺接】阴阳之气不能相互协调、统一、互根互用。见厥阴手足逆冷证的机制，如337条：“凡厥者，阴阳气不相顺接，便为厥，厥者，手足逆冷者是也。”《伤寒论译释·辨厥阴病脉证并治》：“凡厥，泛指许多厥证，不是单指寒厥、热厥，他如蛔厥、痰厥、气厥、水厥、冷结关元之厥等都包括在内。这许多厥证，成因尽管各别，但其病机总不外乎阴阳气不相顺接。而阴阳不相顺接，必然手足厥冷。”仲景辨厥证如寒、热、虚、实，以及痰饮、水气、气郁、虫邪等，其总的证机是阴阳之气不相协调和合。提示治疗厥证必须首先考虑选用调和阴阳，以使阴阳之气趋于协调、统一、互根互用。

【阴弱】营阴之气虚弱或脉弱。详见“阳浮而阴弱”项。

【阴中】或女子，或男子前阴之中。详见以下诸项。

【阴中坐药】在女子前阴之中纳入方药。详见“温阴中坐药”项。

【阴中即生疮】女子前阴中有溃烂疮疡。见妇人阴中湿热疮证，如第二十二21条：“少阴脉滑而数者，阴中即生疮，阴中蚀疮烂者。”《医宗金鉴·妇人杂病》：“阴中，即前阴也。生疮蚀烂，乃湿热不洁而生慝也。”其证机是湿热浸淫于下而浸淫肆虐，灼伤阴部脉络；治以狼牙汤，清热燥湿，解毒敛疮。

【阴中蚀疮烂者】女子前阴有溃烂蚀疮。详见“阴中即生疮”项。

【阴中拘挛】女子或男子前阴拘急挛缩。见肾中浊邪阴阳易证，如392条：“阴阳易之为病，其人身体重，少气，少腹里急，或引阴中拘挛，热上冲胸。”其证机是浊热困扰肾气，肾气不得主持前阴，浊热乘机而逆乱于前阴，经气不利；治以烧裩散，导邪下行。

【阴脉弦】脉沉取而弦。详见“脉弦”其一项。

【阴脉微】脉沉取无力或微弱。详见“脉微”其一项。

【阴脉小弱】尺部脉既小又弱。详见“脉小弱”项。

【阴虚】阴津虚弱病理病证。详见“阴虚小便难”项。

【阴虚小便难】阴津虚弱则小便不利或困难。见气血两燔证，如111条：“阳盛则欲衄，阴虚小便难，阴阳俱虚竭，身体则枯燥。”《注解伤寒论·辨太阳病脉证并治》：“热搏于内者，为阴虚内热，必小便难。”其证机是火热毒邪迫及气血，津液为邪热所灼而耗损，阴津不得下滋下荣，则小便难。

【阴头微肿】男或女前阴有轻微肿胀。见肾中浊邪阴阳易证的证治。如392条烧裩散用法中言：“小便即利，阴头微肿，此为愈也。妇人病，取男子裩，烧，服。”指出阴阳易病证，经治疗后，其邪热浊气从下而去，则会前阴轻微肿胀，这是邪欲从下去，多为病证向愈，但对此还当全面认识，不可顾此失彼。

【阴头寒】男或女前阴有恶寒怕冷。见心肾虚寒失精证，如第六8条：“夫失精家，少腹弦急，阴头寒，目眩，发落。”《医宗金鉴·血痹虚劳病》：“阴头寒，阳气衰也。”其证机是肾虚有寒而不得温煦于其所主，阴寒之气充斥于下。

【阴毒】毒热血证而无阳郁病理。见热毒血证，如第三15条：“阴毒之为病，面目青，身痛如被杖，咽喉痛。”仲景论“阳毒”“阴毒”之阴阳二字，既不是代表阴证、阳证，也不是代表热证、寒证，而是在特定的语言环境中有所特指，“阳毒”当指毒热阳郁血证有阳郁证机，治疗之际必须兼以通阳，故称阳毒。提示在治疗时通阳有利于辅佐清热解毒凉血药物更好地发挥治疗作用；而“阴毒”当指毒热血证而无阳郁病理，若误用通阳药物辅佐清热解毒凉血药物治疗，不仅不能达到治疗目的，反而还会更助邪热炽盛而伤阴血，变生危重病证。仲景有鉴于此，特以“阳毒”“阴毒”命名，以醒目告诫论治一定要切中病证，不得有丝毫差错。

【阴毒之为病】毒热血证而无阳郁病理病证。见热毒血证，如第三15条：“阴毒之为病，面目青，身痛如被杖，咽喉痛。”其证机是热毒迫及血中，毒热与血相互搏结，气血壅滞，营卫滞涩；治以升麻鳖甲去雄黄蜀椒汤，解毒清热、凉血化瘀。

【阴数】偶数。详见“阳数”项。

【阴数六故也】阴数大约以6天为1周期的

缘故。详见“阳数”项。

【阴经】太阴少阴厥阴之脏腑。见辨霍乱病证与太阴少阴厥阴病证及鉴别，如384条：“伤寒，其脉微涩者，本是霍乱，今是伤寒，却四五日，至阴经上，转入阴必利，本呕下利者，不可治也。”仲景所言“阴经”，即太阴脾肺、少阴心肾、厥阴肝。

【阴病】脏腑病证表现。详见“太阴病”“少阴病”“厥阴病”辨证论治内容，以及“阴病十八”项。

【阴病十八】每一脏腑病证各有其18种病证。见脏腑辨证，如第一13条：“阴病十八，何谓也？师曰：咳、上气、喘、哕、咽、肠鸣、胀满、心痛、拘急。”仲景言“阴病”的辨证精神即是论脏腑辨证，其证机是脏腑之气失和而逆乱，气机壅滞而不通，经脉拘急而不畅。

【阴独】里证独具。详见“无阳则阴独”项。

【阴不得有汗】少阴病证在一般情况下不应当有汗出。见少阳病证与太阳病证相兼有类似少阴病证，如148条：“脉虽沉紧，不得为少阴病，所以然者，阴不得有汗，今头汗出，故知非少阴也，可与小柴胡汤。”仲景指出少阴寒证在一般情况下，不当有汗，若有汗出，其汗出则未必尽在头部，多为全身汗出，今则头汗出，故知其不是少阴而是太阳少阳兼证。

【阴筋】男女前阴生殖器。见脏结证的预后，如167条：“病胁下素有痞，连在脐旁，痛引少腹入阴筋者，此名脏结。”仲景言“阴筋”者，肝主筋，肾司二阴，前阴者，宗筋所聚也，脏结而浸淫阴筋者，病位在肝肾，其病证深重。

【阴结】邪气相结于少阴而为病。详见“假令纯阴结”项。

【阴盛】水寒之气偏盛。详见“阳损阴盛”项。

【阴股】大腿股部内侧。详见“因复下流于阴股”项。

【阴肿】前阴肿胀。见心水气证的基本脉证，如第十四13条：“其身重而少气，不得卧，烦而躁，其人阴肿。”《金匮要略心典·水气病》：“阴肿者，水气随心交于肾也。”其证机是水气在心，心气不能下和于肾，而水气相乘于肾且犯于前阴；治当益心利水。同时揭示辨治阴肿不必拘于肾，而有从心治而达到预期治疗目的的。

【阴疼】前阴疼痛。见心肾阴阳两虚证，如88条：“汗家，重发汗，必恍惚心乱，小便已，阴疼。”《伤寒论浅注·辨太阳病脉证》：“且心主之神气虚，不能下交于肾，而肾气亦孤，故小便已而前阴溺管之中亦疼，与禹余粮丸。”《伤寒内科论·辨太阳病脉证并治》：“因汗为心之液，汗者，水也。肾之所主也，汗后损伤心肾，……肾中阴津不足，失荣前阴，则便后阴疼。”其证机是阳气不得顾护，阴津不得滋养；治以禹余粮丸，调补阴阳。

【阴下湿如牛鼻上汗】前阴潮湿如牛鼻上汗出一样。见肾水气证，如第十四17条：“肾水者，其腹大，脐肿腰痛，不得溺，阴下湿如牛鼻上汗。”《金匮要略直解·水气病》：“则水气不得泄，浸渍于睾囊而阴汗。”其证机是水气在肾，肾气为水气所遏而不得主水，肾水不得肾气所化而为水气，水气走窜经气经脉而泛溢；治当温肾利水，可用肾气丸与真武汤加减。

【阴掣痛】女子前阴疼痛如牵引撕裂一样。见妇人杂病错综复杂证机，如第二十二8条：“在下未多，经候不匀，令阴掣痛，少腹恶寒。”其证机是寒结胞中，经脉凝滞，血脉不和，经气不通；治当温经散寒、调和气血，以温经汤或当归四逆汤加减。

【阴吹而正喧】女子前阴有气体排出且伴有响声。见妇人肠燥胃热阴吹证，如第二十二22条：“胃气下泄，阴吹而正喧，此谷气之实也。”《金匮要略心典·妇人杂病》：“阴吹，阴中出声，如大便矢气之状，连续不断，故曰正喧。谷气实者，大便结而不通，是以阳明下行之气，不得从其故道，而别走旁窍也。”其证机是肠胃燥热而腑气不畅，胃热与浊气逆行于下，腑中浊气下注下攻；治以猪膏发煎，清润肠道、化瘀通便。

【阴寒精自出】肾虚有寒，精气不固而外泄的病理病证。见阴虚虚劳证，如第六6条：“春夏剧，秋冬瘥，阴寒精自出，酸削不能行。”《医宗金鉴·血痹虚劳病》：“阴虚精自出，即今之虚劳遗精，阴虚不能固守也。”其证机是秋冬阴寒太过而伤阳，阳不得固精而精自出，阳不得柔筋而不能行；治当滋养阴血，兼顾阳气。

【阴前通则痹不仁】阴血在恢复通达之前则出现肌肤麻木不仁。见阳虚寒厥血少证，如第十四30条：“阳前通则恶寒，阴前通则痹不仁。”其证机是阴血在恢复之前，以积力化生阴血而不能外荣则肌肤麻木不仁。

【阴干百日】将方药放入无阳光而通风处约100天。见伤科、疡科、妇科血瘀气郁证，如第十八6条王不留行散用法中言：“前三物皆阴干百日。”指出方中有些药物不能在阳光下曝晒，曝晒则易耗损药物的有效成分，故当在无阳光且通风处阴干100天。

【阴部】病变部位在脏。详见“发于阴部”项。

【阴法救之】治疗虚热病证的基本法则应酌情考虑选用苦寒药。见心肺阴虚内热证，如第三9条：“见于阳者，以阴法救之。”指出假如病以心肺内热为主者，其治当“以阴法救之”，暗示治疗心肺内热证，应注意选用清内热药，也即在滋阴的同时，不可忽视用苦寒药，若能合理地选用苦寒药，则可防止滋补药之浊腻，以提高治疗效果。

【阴伏】瘀血在里留结而不去的病理病证。见瘀血证，如第十六11条：“病者如热状，烦满，口干燥而渴，其脉反无热，此为阴伏，是瘀血也。”《医宗金鉴·惊悸吐衄下血胸满瘀血病》：“是为热伏于阴，乃瘀血也。”其证机是瘀血内阻，津不化血，肌肤失荣；治当活血化瘀，以下瘀血汤与桂枝茯苓丸或桃核承气汤加减。

【阴狐疝气】阴囊或腹股沟疝气时出时没。见肝寒狐疝证，如第十九4条：“阴狐疝气者，偏有大小，时时上下。”《金匮要略心典·趺蹶手指臂肿转筋阴狐疝蚘虫病》：“阴狐疝气者，寒湿袭阴，而睾丸受病，或左或右，大小不同，或上或下，出没无时，故名狐疝。”其证机是肝气被寒气所扰，肝气不能主持筋脉，筋脉不得所固而逆乱；治以蜘蛛散，温肝散寒、通达阳气。

【阴被其寒】太阴脾被寒所侵。见谷疸病变证机，如第十五2条：“风寒相搏，食谷即眩，谷气不消，胃中苦浊，浊气下流，小便不通，阴被其寒，热流膀胱，身体尽黄，名曰谷疸。”《伤寒杂病论释疑解惑》：“辨识‘阴被其寒，热流膀胱’的病变证机以寒湿为主，寒湿郁遏阳气而化热，以此演变寒湿夹热。”其证机是太阴脾被寒湿所肆虐浸淫。

【阴弦】脉弦病证。详见“阳微阴弦”项。

喑

yīn 喑，即声音细小而不能接续。如第一4条：“语声喑喑然不彻者，心膈间病。”

【喑喑然】说话声音前后语意不能接续。详见“语声喑喑然不彻”项。

淫

yín 淫，即浸淫，浸渍，引申为侵蚀、腐蚀。如第一12条：“浸淫疮，从口流向四肢者，可治。”详见“浸淫疮”项。

寅

yín 寅，即寅时，夜里3时到5时。如272条：“少阳病欲解时，从寅至辰上。”

引

yǐn ❶牵引。如167条：“病胁下素有痞，连在脐旁，痛引少腹，入阴筋者。”又如152条：“其人漐漐汗出，发作有时，头痛，心下痞硬满，引胁下痛，干呕，短气。”❷延续，延长。如第6条：“一逆尚引日，再逆促命期。”❸引进，引申为吃。如122条：“病人脉数，数为热，当消谷引食。”❹取，揭示。如141条三物白散用法中言：“身热皮粟不解，欲引衣自覆。”❺饮，喝。如282条：“自利而渴者，属少阴，虚故引水自救。”❻诱导，引发。如第一5条：“息引胸中上气者，咳。”❼引导，引申为激活。如第六1条：“但以脉自微涩，在寸口、关上小紧，宜针引阳气，令脉和紧去则愈。”❽方名：如风引汤。

【引水自救】病人欲饮水以解其口渴。详见“虚故引水自救”项。

【引日】延续数日。详见“一逆尚引日”项。

【引食】受纳、消化食物。详见“当消谷引食”项。

【引衣自复】取衣保暖以自我调节温暖。见寒实结胸证，如141条三物白散用法中言：“身热皮粟不解，欲引衣自覆。”指出病人虽有身热，但因其证机是寒实结胸，故病人仍然欲取衣保暖以自我调节温暖。

【引胸中上气】引发胸中气机逆乱的病理病证。详见“胸中上气”项。

【引腰脊】恶寒或疼痛病证牵引腰椎脊背。见妇人杂病错综复杂证机，如第二十二8条：“或引腰脊，下根气街，气冲急痛。”其证机是邪气结于小腹而逆乱于腰脊，气机阻结而不得出入，浊气壅滞而上逆外斥；治当行气调气，祛除邪气。

【引阴中拘急】牵引阴部拘急挛缩。详见“阴中拘急”项。

【引胁下痛】病证表现牵引胁下疼痛。见悬饮证。如152条："头痛，心下痞硬满，引胁下痛，干呕，短气。"其证机是饮邪留于胁下，梗阻气机，饮邪肆疟攻冲，胁下脉络失和而郁滞，邪气相引，则引胁下痛。

饮 yǐn ❶喝，送服。如208条小承气汤用法中言："初服汤，当更衣，不尔者，尽饮之，若更衣者，勿服之。"❷水饮或痰饮之邪。如324条："若膈上有寒饮，干呕者，不可吐也，当温之，宜四逆汤。"又如第一3条："色鲜明者，有留饮。"❸开水。如395条："白饮和，服方寸匕，日三服。"

【饮热粥一升许】喝热稀粥1升（60~80mL）。如386条："服汤后，如食顷，饮热粥一升许，微自温，勿发揭示衣被。"指出病是寒湿霍乱证，其治以法用理中丸（汤）后，为了增强疗效，再让病人喝热稀粥60~80mL以助药力。

【饮热稀粥一升余】喝热稀粥1升多（70~90mL）。如第十四29条桂枝加黄芪汤用法中言："饮热稀粥一升余，以助药力。"指出病是寒湿黄汗证，其治应当在用桂枝加黄芪汤后，再让病人喝热稀粥70~90mL以助药力。

【饮服十丸】用开水送服10丸。如247条麻子仁丸用法中言："饮服十丸，日三服，渐加，以知为度。"又如第十二29条已椒苈黄丸用法中言："先食，饮服一丸，日三服。"

【饮服方寸匕】用开水送服方寸匕（6~9g）。如第三7条栝楼牡蛎散用法中言："饮服方寸匕，日三服。"

【饮服三丸】用开水送服3丸。如第十六13条半夏麻黄丸用法中言："饮服三丸，日三服。"

【饮食如故】饮食基本正常，或言饮食与原来没有区别。

其一，脏结证，如129条："如结胸状，饮食如故，时时下利，寸脉浮。"指出脾胃之气尚和，故饮食尚属消化。

其二，表里兼证，如第十9条："病腹满，发热十日，脉浮而数，饮食如故。"指出阳明胃气虽受邪，但尚能通降。

其三，肾著寒湿证，如第十一16条："小便自利，饮食如故，病属下焦，身劳汗出。"其证机是寒湿在肾而不在胃，故饮食没有发生异常变化。

其四，妊娠膀胱血虚热证，如第二十7条："妊娠小便难，饮食如故。"其证机在膀胱而不在胃，故胃气仍能通降。

其五，肾阴阳俱虚转胞证，如第二十二19条："妇人病，饮食如故，烦热不得卧，而反倚息者，何也？"其证机是肾阴阳俱虚而尚未影响于胃，故胃气尚和。

【饮食入口则吐】饮食刚入胃即出现呕吐。见胸中痰实证，如324条："少阴病，饮食入口则吐，心中温温欲吐。"其证机是胸中痰实阻结气机不通，浊气不降而上逆。

【饮食消息止之】用饮食调理方药的方法以达到治疗病证的目的。见疟病主脉及其主证特征，如第四1条："弦数者风发也，以饮食消息止之。"指出治疗疟疾病证，因病变证机不同，治疗的方法也不同，对此若能合理地以饮食调理方药，则可明显增强方药治疗效果。

【饮和服之】用开水调和送服方药。如第十八9条排脓散用法中言："饮和服之，日一服。"

【饮和服】用开水调和送服方药。如第十九4条蜘蛛散用法中言："取八分一匕，饮和服。日再服，蜜丸亦可。"

【饮水多】饮水比较多。如75条："发汗后，饮水多，必喘。"指出饮水不可太过，太过则水气易于上犯于肺，引起气喘等病证。

【饮水流行】饮气水邪逆乱肆虐走窜。如第十二2条："饮水流行，归于四肢，当汗出而不汗出，身体疼重，谓之溢饮。"指出溢饮病证的基本病理演变特点及病证表现，此为辨治溢饮证提供理论依据。

【饮一升】服用药汁1升（60~80mL）。如27条桂枝二越婢一汤用法中言："当裁为越婢汤，桂枝汤合之，饮一升。"

【饮伤】饮水所伤而引起的病理病证。如第六18条："食伤，忧伤，饮伤，房室伤。"指出引起疾病的原因有多种多样，但对饮水太过而导致的病证切不可忽视。

【饮有四】水饮或痰饮之邪引起的病理病证主要有4个方面。如第十二1条："夫饮有四，何谓也？师曰：有痰饮，有悬饮，有溢饮，有支饮。"指出饮邪致病因素尽管有许多，但总的来说不外四大方面，以此则可辨清病变证机所在，进而为治疗提供理论依据。

【饮也】饮邪所致的病证。如第十二12条："脉偏弦者，饮也。"

【饮家】饮邪所致病证且经久不愈。见脾胃支饮水盛证，如第十二41条："先渴后呕，为水停心下，此属饮家。"又如第十七2条："先呕却渴者，此为欲解。先渴却呕者，为水停心下，此属饮家。"《金匮要略心典·痰饮咳嗽病》："先渴后呕者，本无呕病，因渴饮水，水多不下而反上逆也，故曰此属饮家。"仲景言"饮家"，以揭示病期较久而不愈，提示法当积极治疗。其证机是水气内盛而逆乱于脾胃，脾不得运津，胃不得降浊。

另详见"治属饮家"项。

【饮方寸匕】用开水送服方寸匕6~9g。如第十五18条茵陈五苓散用法中言："先食，饮方寸匕，日三服。"

【饮后水流在胁下】水饮之邪渐渐浸淫于胁下。见悬饮证，如第十二2条："饮后水流在胁下，咳唾引痛，谓之悬饮。"其证机是胸胁气机不利，气化水津不利，水津变而为饮，饮邪渐渐浸淫留结于胸胁；治当攻逐胸胁饮邪。

【饮酒汗出当风所致】病由饮酒出汗而又感受风邪侵袭。见阳虚痰湿历节证的基本脉证，如第五7条："历节痛，不可屈伸，此皆饮酒汗出当风所致。"《金匮要略论注·中风历节病》："何以疼痛有加而汗出不已，岂非湿而挟风乎？脉证不同，因风则一，故曰：此皆饮酒汗出当风所致。"仲景指出阳虚痰湿病人之历节证的病因与饮酒感受风邪有一定的内在关系，提示治疗应当采取的基本原则与方法。

隐

yǐn ❶藏匿，不显露，引申为阴部即前阴。如392条烧裩散方中："妇人中近隐处，剪烧作灰。"❷轻微。如第七1条："为肺痿之病，若口中辟辟燥，咳即胸中隐隐痛，脉反滑数，此为肺痈。"

【隐处】女子前阴处。如392条烧裩散方中："妇人中近隐处，剪烧作灰。"

【隐隐痛】轻微出现疼痛。详见"胸中隐隐痛"项。

【隐疹】肌肤出现轻微团疹或丘疹。详见"风强则为隐疹"项。

瘾

yǐn 瘾，即皮肤病的一个证型。如第五3条："邪气中经，则身痒而瘾疹；心气不足，邪气入中，则胸满而短气。"

【瘾疹】病证表现高于正常皮肤而起伏不定且瘙痒。详见"身痒而瘾疹"项。

应

yīng ❶该，当。如335条："厥应下之，而反发汗者，必口伤烂赤。"又如第一16条："病者素不应食，而反暴思之，必发热也。"❷等。如332条："所以然者，本发热六日，厥反九日，复发热三日，并前六日，亦为九日，与厥相应，故期之旦日夜半愈。"

yìng ❸适合，配合。如317条通脉四逆汤用法中言："病皆与方相应者，乃服之。"

【应小便不利】应当有小便不利。详见"小便不利"其九项。

【应以汗解之】应当用发汗的方法治疗病证。详见"汗解之"项。

【应当发热】根据病变证机应当有发热。详见"发热"其五十项。

英

yīng 英，即药名：如紫石英，入风引汤中。

婴

yīng 婴，即遭受，患病。如仲景序："卒然遭邪风之气，婴非常之疾。"

【婴非常之疾】遭罹危急或危重疾病。如仲景序："卒然遭邪风之气，婴非常之疾。"

迎

yíng 迎，即穴名，如人迎穴。如仲景序："人迎、趺阳，三部不参；动数发息，不满五十。"

营

yíng 营，即营气，专指人体肌表之气，与"卫气"相对而言。如第五9条："营气不通，卫气独行，营卫俱微，三焦无所御，四属断绝，身体羸瘦。"

【营卫】营卫的生理功能是：营者，阴也，而行于脉中；卫者，阳也，而行于脉外。卫在外，营之使也；营在内，卫之守也。营卫并行而不悖，相互为用，以司其职。营离不开卫，卫无营无以生存，在生理上相互为用，在病理上相互影响，但其病理变化则有主次之分。

【营卫俱微】营卫之气俱虚弱病理病证。见

肝肾两伤历节证，如第五 9 条：“营气不通，卫气独行，营卫俱微，三焦无所御，四属断绝，身体羸瘦。”指出肝肾两伤历节证的证机是营卫之气虚弱，寒湿之邪乘机而侵入肝肾，导致筋脉不和而变生诸证。

【营卫气伤】营卫气血受损的病理病证。详见“经络营卫气伤”项。

【营卫相干】营卫之气不相协调而逆乱。见水气病证，如第十四 21 条：“营卫相干，阳损阴盛，结寒微动，肾气上冲，喉咽塞噎。”指出水气病证的病理演变与病证表现之一是营卫之气不相协调，即营不得泌津而为水气，水气充斥内外。

【营卫不利】营卫之气逆乱而不能相互通调和畅。见阳虚寒厥血少证，如第十四 30 条：“手足逆冷，则营卫不利；营卫不利，则腹满胁鸣相逐。”仲景言“营卫不利”者，既可指病证表现，又可指营卫不和证机，其病理演变则可导致外邪乘机传入而发生在里的病证。

【营虚】营虚的病根在脾胃之气虚弱。详见“营虚则血不足”项。

【营虚则血不足】营气虚弱则会引起血虚的病理。见阳明虚寒胃反证主脉及证机，如第十七 4 条：“寸口脉微而数，微则无气，无气则营虚，营虚则血不足，血不足则胸中冷。”《金匮要略心典·呕吐哕下利病》：“气者营之主，故无气则营虚；营者血之源，故营虚则血不足；营卫俱虚，则胸中之积而为正气者少矣，故胸中冷。”其证机是中焦脾胃虚弱，生化气血不足，不能滋养营卫，心主血司营，肺主气司卫，心肺居于胸中，气血虚弱影响营卫，营卫不能固护胸中，则胸中冷。

【营气竭】营气虚弱的病理病证非常明显。见上焦消渴证主脉及证机，如第十三 2 条：“寸口脉浮而迟，浮即为虚，迟即为劳；虚则卫气不足，劳则营气竭。”其证机是上焦心肺之气虚弱引起营卫之气亦虚弱，提示治疗上焦病证可从营卫以增强治疗效果。

【营气不通】营气运行不畅的病理病证。见肝肾两伤历节证，如第五 9 条：“营气不通，卫气独行，营卫俱微，三焦无所御，四属断绝，身体羸瘦。”其证机是肝肾两伤，阳气为寒湿所伤而不得温煦，寒湿充斥于筋脉之间，营气不能滋荣。并提示肝肾两伤历节证之黄汗症状有类似黄汗证，对此一定要注意鉴别诊断。

【营缓则为亡血】营气虚弱则可引起血虚病理。见风中肌肤营卫气血证，如第五 3 条：“营缓则为亡血，卫缓则为中风。”其证机是营阴不足则可引起血的生成不足，从而导致血虚病理。

瘿 yǐng 瘿，即瘰疬，即颈部有囊状瘤。如第六 10 条：“人年五六十，其病脉大者，痹侠背行，若肠鸣，马刀侠瘿者，皆为劳得之。”详见“马刀侠瘿”项。

硬 yìng ❶坚固，与“软”相对，引申为干结。如 105 条：“若小便利者，大便当硬。”❷不柔和。如 96 条：“或胁下痞硬，或心下悸，小便不利。”❸特指大便成形。如 384 条：“下利后，当便硬，硬则能食者愈。”

【硬则谵语】大便坚硬则会引起谵语。见阳明热结轻证，如 213 条：“胃中燥，大便必硬，硬则谵语。”其证机是邪热内结而阻结不通，浊热上冲上攻心神而躁动。

【硬则能食者愈】大便成形标志胃气恢复，能饮食则病为向愈。见辨霍乱病证与太阴少阴厥阴病证及鉴别，如 384 条：“下利后，当便硬，硬则能食者愈。”指出大便由不成形而变为成形是胃气恢复的标志，胃气恢复则能通降，其能饮食则病为向愈。

拥 yōng 拥，即聚到一块，引申为浮肿。如第十四 3 条：“视人之目窠上微拥，如蚕新卧起状。”

痈 yōng ❶皮肤肌肉浅表生疮疡脓肿。如 332 条：“后三日脉之而脉数，其热不罢者，此为热气有余，必发痈脓也。”❷肺痈。如第七 1 条：“咳唾脓血，脉数虚者，为肺痿；数实者，为肺痈。”❸肠痈。如第十八 4 条：“肠痈者，少腹肿痞，按之即痛如淋，小便自调，时时发热，自汗出。”

【痈脓】疮口流脓或未溃有脓或具有痈的病理。

其一，阳复太过热化痈脓证，如 332 条：“后三日脉之而脉数，其热不罢者，此为热气有余，必发痈脓也。”《医宗金鉴·伤寒论注》：“若俟之三日后，虽热不罢而亦不愈，且脉犹数者，此为热气有余，留连营卫，必发痈脓也。”其证机是指寒证在其病变过程中，其阳气当恢复而不当太过，太过则为邪热，邪热灼腐气血肌肤则为痈脓证。

其二，阳明胃痈脓证，如376条，如第十七1条：“呕家有痈脓者，不可治呕，脓尽自愈。”《伤寒贯珠集·厥阴篇》：“痈脓者，伤寒，热聚于胃口而不行，则生肿痈，而脓从呕出，痈不已则呕不止，是因痈脓而呕，故不可概以止呕之药治之。脓尽痈已，则呕自止，此胃痈杂病，当隶阳明，不当入厥阴也。”《医宗金鉴·伤寒论注》：“欲治其呕，反逆其机，热邪内壅，阻其出路，使无所泄，必改他变，故不可治呕，脓尽则热随脓去而呕自止矣。”《伤寒内科论·辨厥阴病脉证并治》：“当涌吐痈脓，清解毒热，其毒解脓尽则呕自止。”其证机是阳明胃有邪热，邪热灼伤灼腐脉络而变生痈脓证，其痈脓证的治疗，不可因病者有呕吐而用止呕的方法，且当因势利导，使脓从上出。治若违背证机而治之，不仅不能达到治疗目的，反而还会加剧病证，当引起重视。

其三，肺痈证的病理，详见“蓄结痈脓”项。

其四，湿热黄汗证，如第十四1条：“黄汗，其脉沉迟，身发热，胸满，四肢头面肿，久不愈，必致痈脓。”《金匮要略心典·水气病》：“黄汗，汗出沾衣如柏汁，得之湿热交病，而湿居热外，其盛于上而阳不行，……久则侵及于里而营不通，则逆于肉理而为痈脓也。”其证机是湿热浸淫肌肤，肆虐营卫，壅滞气机，浊气逆乱，邪热灼肉腐则为痈脓。

其五，气血郁滞腹痛证，如第二十一5条枳实芍药散用法中言：“并主痈脓，以麦粥下之。”指出枳实芍药散不仅可治疗气血郁滞腹痛证，更可治疗痈脓证，但枳实芍药散主治痈脓证，其证机必须是气血郁滞。

【痈肿】皮肤肌肉浅表疮毒肿块。见疮痈成脓证的审证要点，如第十八2条：“诸痈肿，欲知有脓无脓，以手掩肿上，热者为有脓，不热者为无脓。”其证机是热与气血肌肤相结而壅滞，热盛而灼腐，肉腐则为脓；治当清热透脓，消肿溃痈。

壅 yōng 壅，即堵塞。如第一2条：“四肢九窍，血脉相传，壅塞不通，为外皮肤所中也。”

【壅塞不通】经气经脉脏腑之气血壅滞梗阻不通畅。见脏腑发病与致病因素，如第一2条：“四肢九窍，血脉相传，壅塞不通，为外皮肤所中也。”指出邪气侵入的致病特点是壅滞气血营卫而阻滞不通。

用 yòng ❶愿意。如第三1条：“欲卧不能卧，欲行不能行，欲饮食，或有美时，或有不用闻食臭时。”❷使用，用。如仲景序：“乃勤求古训，博采众方，撰用《素问》、《九卷》、《八十一难》、《阴阳大论》、《胎胪药录》，并平脉辨证，为《伤寒杂病论》合十六卷。”又如15条：“可与桂枝汤，方用前法。”❸吃。如195条：“阳明病，脉迟，食难用饱，饱则微烦。”

【用栀子汤】使用栀子豉汤。详见“凡用栀子汤”项。

【用火灸之】使用火法即温针、烧针及温热方药等。见表里兼证，如116条：“脉浮，宜以汗解，用火灸之，邪无从出，因火而盛，病从腰以下必重而痹，名火逆也。”指出治疗病证一定要审证求机，不可盲目治疗。

【用热汤七合】用开水7合送服方药即42~56mL。如166条瓜蒂散用法中言：“以香豉一合，用热汤七合，煮作稀粥，去滓。”

【用水八升】用水8升（480~640mL）。如386条理中丸用法中言：“以四物依两数切，用水八升，煮取三升，去滓。”

【用后方主之】用百合鸡子汤治疗病证。如第三4条：“百合病，吐之后者，用后方（百合鸡子汤）主之。”

【用酥炙】使用酥油炮制皂荚。如第七7条皂荚丸方中：“皂荚刮去皮，用酥炙，八两(24g)。”

【用桂苓五味甘草汤去桂加干姜、细辛，以治其咳满】使用桂苓五味甘草汤去桂加干姜、细辛，以治疗咳嗽胸满。见寒饮郁肺气逆证，如第十二37条：“冲气即低，而反更咳，胸满者，用桂苓五味甘草汤去桂加干姜、细辛，以治其咳满。”指出治疗寒饮郁肺气逆证的具体选药方法及其方药作用机制。

【用大附子一枚】使用大附子1枚约8g。如第二十一9条竹叶汤用法中言：“颈项强，用大附子一枚，破之如豆大，煎药扬去沫。”

忧 yōu 忧，即担心，忧虑。如第二十二 8 条："或有忧惨，悲伤多嗔，此皆带下，非有鬼神。"

【忧惨】忧虑，悲痛。见妇人杂病错综复杂证机，如第二十二 8 条："或有忧惨，悲伤多嗔，此皆带下，非有鬼神。"其证机是心神为邪气所虐，神明不得主持于内而恍惚于外。指出妇人杂病其病变证机有许多，临证不可拘于一端，而当全面认识与理解。

幽 yōu ❶深暗，地下，引申为埋藏。如仲景序："神明消灭，变为异物，幽潜重泉，徒为啼泣。"❷隐微，引申为细致。如仲景序："阴阳会通，玄冥幽微，变化难极。"

【幽潜重泉】人已死亡，并埋藏于地下。如仲景序："神明消灭，变为异物，幽潜重泉，徒为啼泣。"认识与理解"幽潜"与"重泉"，乃是同义词复用，"幽潜"者，埋藏也；"重泉"者，九泉也，黄泉也，其用字含义相同。

尤 yóu 尤，即特别的，突出的。如第七 3 条："上气面浮肿，肩息，其脉浮大，不治，又加利尤甚。"

犹 yóu 犹，即还。如 12 条桂枝汤用法中言："服一剂尽，病证犹在者，更作服。"

【犹未十稔】还不到 10 年的时间。如仲景序："余宗族素多，向余二百，建安纪年以来，犹未十稔。"

由 yóu ❶原因。如第一 2 条："以此详之，病由都尽。"❷可从。如第一 2 条："不遗形体有衰，病则无由入其腠理。"

游 yóu 游，即流动，游荡，引申为没有思维，没有主见，没有理智。如仲景序："蒙蒙昧昧，蠢若游魂。"

【游魂】游荡的思维，没有主见，没有头脑。如仲景序："蒙蒙昧昧，蠢若游魂。"指出人活着的灵魂犹如死去的鬼魂，毫无意义。

Y

有 yǒu ❶跟"无"相反。如第 7 条："病有发热恶寒者，发于阳也。"❷出现。如第三 1 条："欲行不能行，欲饮食，或有美时，或有不用闻食臭时。"❸是。如第一 3 条："鼻头色微黑者，有水气。"

【有表里证】病人既有表证，又有里证。见太阳中风证与中焦水气证相兼，如 74 条："中风发热，六七日不解而烦，有表里证，渴欲饮水，水入则吐，名曰水逆。"辨病为表里兼证，但病变的主要矛盾方面在里，其治当兼顾于表，以五苓散。

【有柴胡证】有小柴胡汤主治病证。如 101 条："伤寒，中风，有柴胡证，但见一证便是，不必悉具。"指出里证是少阳胆热气郁证，治以小柴胡汤。

【有血】有瘀血病理。如 126 条："应小便不利，今反利者，为有血也，当下之。"指出疾病在其演变过程中，主要病理特征是瘀血，治当活血化瘀。

【有脏结】有脏气血结的病理病证。详见"脏结"项。

【有太阳阳明】病者既有太阳病证，又有阳明病证。详见"太阳阳明"项。

【有正阳阳明】病者仅有阳明病证。详见"正阳阳明"项。

【有少阳阳明】病者既有少阳病证，又有阳明病证。详见"少阳阳明"项。

【有潮热】发热甚于日晡或下午。详见"潮热"其四项。

【有燥屎】有燥屎的病理病证。详见"燥屎"其四项。

【有畜血】有瘀血病理。详见"畜血"项。

【有宿食】有饮食停滞的病理病证。详见"宿食"其四项。

【有瘀血】有瘀血病理病证。详见"瘀血"其二项。

【有阴无阳也】这是阴寒内盛而阳气欲竭的病理。见厥阴有阴无阳证的基本脉证及预后，如 346 条："伤寒，六七日，不利，便发热而利，其人汗出不止者，死；有阴无阳也。"其证机是厥阴阴寒充斥于内，阳气欲无而外越，有阴无阳而离决；治当急急回阳，或许能挽救于顷刻。

【有微热而渴】有轻微发热与口渴。详见"微热而渴"项。

【有微热】轻微发热。详见"微热"项。

【有水气】是水气病理病证。详见"水气"其二、三项。

【有未至而到】出现季节未到而气候变化先到。详见“未至而至”项。

【有至而不至】出现季节已到而气候变化未到。详见“至而不至”项。

【有至而不去】出现季节已结束而气候特点仍在。详见“至而不去”项。

【有至而太过】出现季节已到而气候变化太过。详见“至而太过”项。

【有阳无阴】出现阳气盛而阴气不与阳相和的病理。见阳厥证机，如第一 10 条：“厥阳独行，何谓也？师曰：此为有阳无阴，故称厥阳。”《金匮悬解・脏腑经络先后受病》：“有阳无阴，则阳有升无降，独行于上，故称厥阳。”其证机是阳气内盛而不能入于阴，阴气不与阳气相和的病理病证。

【有微汗】有轻微汗出。详见“微汗”项。

【有美时】时而出现身体各方面都正常。详见“或有美时”项。

【有不用闻食臭时】有不愿意闻到食物气味也即厌恶食物异味。详见“不用闻食臭时”项。

【有奔豚】出现气从少腹上冲胸咽。详见“病有奔豚”项。

【有吐脓】出现吐脓血病证。详见“吐脓”项。

【有惊怖】出现惊慌恐怖病证。详见“惊怖”项。

【有火邪】是火热之邪。详见“火邪”项。

【有热者】有邪热证机。

其一，大肠辨证，如第十一 19 条：“有热者，便肠垢。”其证机邪热侵袭而下迫下注。

其二，小肠辨证，如第十一 19 条：“有热者，必痔。”其证机是邪热壅滞脉络而梗塞。

【有积】有血结的病理病证。见积证，如第十一 20 条：“病有积，有聚，有槃气，何谓也？”其证机是血结而不行，积于经脉与五脏的病理病证。

【有聚】有气郁的病理病证。见聚证，如第十一 20 条：“病有积，有聚，有槃气，何谓也？”其证机是气郁而不行，聚于经脉与六腑的病理病证。

【有槃气】有饮食积滞的病理病证。见槃气证，如第十一 20 条：“病有积，有聚，有槃气，何谓也？”其证机是饮食宿积而不消，浊气宿结而不下行。

【有痰饮】有痰饮病理病证。详见“痰饮”项。

【有溢饮】有溢饮病理病证。详见“溢饮”项。

【有支饮】有支饮病理病证。详见“支饮”诸项。

【有留饮】有留饮病理病证。详见“留饮”诸项。

【有支饮家】有饮邪支结久郁而不愈的病理病证。详见“支饮家”项。

【有风水】有风水病理病证。详见“病有风水”项。

【有正水】有正水病理病证。详见“正水”项。

【有石水】有石水病理病证。详见“石水”项。

【有黄汗】有黄汗病理病证。详见“黄汗”项。

【有热】有邪热证机。见风水证，如第十四 3 条：“寸口脉沉滑者，中有水气，面目肿大，有热，名曰风水。”其证机是邪热内结而肆虐，津不得化而水气，水气充斥于内外。

【有水】有水气病理。见脾肾水气实证，如第十四 11 条：“病水腹大，小便不利，其脉沉绝者，有水，可下之。”指出病理演变主要矛盾方面是水气病理。

【有脓当下】出现脓血病理病证应当用下法。如第十八 4 条大黄牡丹汤用法中言：“有脓当下，如无脓，当下血。”指出治疗脓血的基本方法与措施。

【有漏下者】出现月经经血漏下不止。详见“妇人有漏下者”项。

【有半产后因续下血都不绝者】女子有不完全流产后因而出现持续下血不能完全自止。详见“半产后因续下血都不绝者”项。

【有热者倍白薇】有邪热证机者加大倍用白薇。如第二十一 10 条竹皮大丸用法中言：“有热者倍白薇，烦喘者，加柏实一分。”指出因病证表现差异则可调整方中用药剂量，从而使方药用量更加切中证机。

又 yòu ❶还是，还。如 12 条桂枝汤用法中言：“又不汗，后服小促其间，半日许令三服尽。”❷再次。如第十六 3 条：“又曰：从春至夏衄者，太阳；从秋至冬衄者，阳明。”❸更。如233条：“又大猪胆汁一枚，泻汁，和少许法醋。”❹然后。如383条：“此名霍乱，霍乱自吐下，又利止，复更发热也。”

【又不汗】还是没有汗出。如12条桂枝汤用法中言：“又不汗，后服小促其间，半日许令三服尽。”指出治疗太阳中风证，因病重药轻，法当继续治疗。

【又脉来动而中止】再次出现脉跳动而有中间歇止。如178条：“又脉来动而中止，更来小数，中有还者反动者，名曰结，阴也。”指出心阴阳气血俱虚弱，不能和调于血脉，脉气失和而不能相互为用，故脉搏跳动有歇止。

【又大猪胆汁一枚】更用大猪胆汁1枚。如233条：“又大猪胆汁一枚，泻汁，和少许法醋。”

【又如疟状】又有如疟疾症状表现。详见“如疟状”其三项。

【又烦者】反复出现心烦或烦躁。见蛔厥证，如338条：“得食而呕，又烦者，蚘闻食臭出，其人常自吐蚘。”其证机是蛔因人机体变化而变化，蛔逆乱于肠胃，浊气上扰于心，故其心烦身躁休作有时。

【又下利厥逆而恶寒者】更有下利，厥逆，恶寒。详见“下利厥逆而恶寒者”项。

【又利止】然后下利自止。如383条：“此名霍乱，霍乱自吐下，又利止，复更发热也。”指出正气恢复，邪不胜正，则下利自止。

【又色青为痛】还有色青主疼痛。详见“色青为痛”项。

【又以一被绕腰以下】更用一棉被缠绕腰以下部分。如第二22条防已黄芪汤用法中言：“从腰下如冰，后坐被上，又以一被绕腰以下，温令微汗，差。”指出用方药治疗疾病虽至为重要，但若能合理地在药后护理，则可增强治疗效果。

【又被快药下利】更因用泻下药所引起下利。如第七1条：“或从汗出，或从呕吐，或从消渴，小便利数，或从便难，又被快药下利，重亡津液，故得之。”

【又加利尤甚】更增加下利病证并且特别明显。见肺虚危证，如第七3条：“上气面浮肿，肩息，其脉浮大，不治，又加利尤甚。”指出肺虚危证，法当积极治疗，但未能如此，导致肺气不得主水而水气下注下攻，且更增加下利病证并且特别明显，其预后不良。

【又不知】还是没有取得治疗效果。如第十19条乌头桂枝汤用法中言：“又不知，复加至五合。”

【又与葶苈丸下水】更用葶苈丸泻下攻其水气。如第十四21条：“又与葶苈丸下水，当时如小差，食欲过度，肿复如前，胸胁苦痛，象若奔豚，其水扬溢，则浮咳喘逆。”指出应用葶苈丸一定要审证求机，切不可从症状表现而用葶苈丸。

【又身常暮盗汗出者】更有身体常常在暮临时出现盗汗。详见“身常暮盗汗出者”项。

【又从腰以上必汗出】又有从腰部以上出现汗出。详见“腰以上必汗出”项。

【又曰】再次指出。如第十六3条：“又曰：从春至夏衄者，太阳；从秋至冬衄者，阳明。”

右

yòu ❶跟“左”相对，面向南时靠西的一边。如第五2条：“贼邪不泻，或左或右。”❷上。如第三8条百合滑石散用法中言：“右为散，饮服方寸匕，日三服。当微利者，止服，热则除。”注：今诸多有关研究仲景所论者基本上都将“右”字改为“上”字，本书原则上是用“上”字，而不用“右”字。

【右为散】上药制作成散剂。如第三8条百合滑石散用法中言：“右为散，饮服方寸匕，日三服。当微利者，止服，热则除。”

瘀

yū ❶瘀血，血行不畅。如237条：“阳明证，其人喜忘者，必有畜血，所以然者，本有久瘀血，故令喜忘，屎虽硬，大便反易，其色必黑者。”❷瘀热，湿热。如第十五1条：“寸口脉浮而缓，浮则为风，缓则为痹；痹非中风，四肢苦烦，脾色必黄，瘀热以行。”

【瘀血】血行不畅而郁瘀于内的病理病证。

其一，阳明瘀血喜忘证，如237条：“阳明证，其人喜忘者，必有畜血，所以然者，本有久瘀血，故令喜忘。”《伤寒来苏集·伤寒论注》：“瘀血是病根，喜忘是病情，此阳明未病前证，前此不知，今因阳明病而究其由也。”其证机是瘀血相结于阳明，壅滞气机，浊气不降而上逆于心，心气为瘀血所蒙而不得主持神明；治当破血逐瘀，以抵当汤。

其二，阳明瘀血善饥证，如257条：“脉数不解，合热则消谷善饥，至六七日，不大便者，有瘀血。”《伤寒贯珠集·阳明篇下》：“热在血，则必病于血，……畜于中者，为有瘀血，宜抵当汤。”其证机是瘀血内郁，郁久而为热，热聚而化火，火热内攻而主动，动则消谷易饥；治当泻下瘀热，以抵当汤。

其三，瘀血证主要证候特征，如第十六10条：“病人胸满，唇痿舌青，口燥，但欲漱水不欲咽，无寒热，脉微大来迟，腹不满，其人言我满，为有瘀血。”《金匮要略心典·惊悸吐衄下血胸满瘀血病》：“外无形而内实有滞，知其血结在阴，而非气壅在阳也，故曰为有瘀血。”其证机是瘀血留结于内，阻滞气机，气不化津，血不外荣；治当活血化瘀，调理气机。

其四，瘀血证，如第十六11条：“口干燥而渴，其脉反无热，此为阴伏，是瘀血也，当下之。”《医宗金鉴·惊悸吐衄下血胸满瘀血病》：“其人当得数大之阳脉，今反见沉伏之阴脉，是为热伏于阴，乃瘀血也。血瘀者 当下之，宜桃核承气、抵当汤丸之类也。”其证机是瘀血内阻，津不化血，肌肤失荣。

【瘀血在少腹不去】血行不畅而郁瘀在女子少腹胞中。见妇人宫寒血虚血瘀证，如第二十二9条：“此病属带下，何以故？曾经半产，瘀血在少腹不去，何以知之？”其证机是素体血虚而胞宫有寒，寒凝脉络，血行不畅而为瘀，瘀血阻脉而血不得归经而为虚，形成瘀虚寒的病理；治以温经汤，温补冲任，养血祛瘀。

【瘀热在里】邪热与血相结且淤滞在里的病理。

其一，下焦瘀血证，如124条：“所以然者，以太阳随经，瘀热在里故也。”其证机是邪热与血相结于少腹，阻结而不通；治当活血化瘀，以抵当汤。

其二，阳明湿热发黄证，如236条：“但头汗出，身无汗，剂颈而还，小便不利，渴引水浆者，此为瘀热在里，身必发黄。”《伤寒内科论·辨阳明病脉证并治》：“别‘瘀热’二字，乃热邪由内而生，‘热’之前冠以‘瘀’字，借以说明热由湿瘀演化而来，可见湿瘀郁而化热是内伤杂病发黄的必备条件。”《伤寒溯源集·阳明中篇》：“水湿不得下泄，且胃热枯燥而渴引水浆，则水湿又从上入，其湿蒸郁热，瘀蓄在里，故身必发黄。”其证机是湿热内蕴外溢而肆虐，壅滞气机而梗阻；治以茵陈蒿汤，清热利湿退黄。

【瘀热以行】湿热夹瘀的病理在其发展演变过程中。见湿热发黄的基本脉证，如第十五1条：“寸口脉浮而缓，浮则为风，缓则为痹；痹非中风，四肢苦烦，脾色必黄，瘀热以行。”仲景言“瘀热”，主要是言湿热之邪，也即湿郁则瘀，郁瘀而化热，以成湿热，而湿热之邪又极易夹瘀，以此而提示治疗湿热之发黄证，当酌情配伍活血化瘀药。仲景言“以行”之“行”，不是行散之“行”，而是进行之“行”，可见仲景言“瘀热以行”，不是指病邪得以行散消除，而是指病邪正在其发展演变进行中，法当积极治疗。

于

yú ❶这。如仲景序：“危若冰谷，至于是也。”❷在。如第7条：“病有发热恶寒者，发于阳也；无热恶寒者，发于阴也。”又如第一13条：“风中于前，寒中于暮，湿伤于下，雾伤于上。”❸从。如259条：“以为不可下也，于寒湿中求之。”

【于铜器内】放在铜器内。如233条蜜煎导用法中言：“上一味，于铜器内，微火煎，当须凝如饴状，搅之勿令焦著。”

【于寒湿中求之】从寒湿中审证求机以治疗病证。如259条：“以为不可下也，于寒湿中求之。”指出治疗寒湿发黄证的基本要求与方法。

【于法六十日当有此证】根据发病规律可在60日内出现这些病证。如第二十1条：“于法六十日当有此证，设有医治逆者，却一月加吐下者，则绝之。”指出预测、推断疾病演变特点与规律，提示诊断病证要有预见性，并为尽可能早期治疗疾病提供理论依据。

余

yú ❶我。如仲景序：“余每览越人入虢之诊，望齐侯之色，未尝不慨然叹其才秀也。”❷超过。如仲景序：“余宗族素多，向余二百。”❸多。如仲景序：“服已须臾，啜热稀粥一升余，以助药力。”❹其他。如14条桂枝加葛根汤用法中言：“覆取微似汗，不须啜粥，余如桂枝法将息及禁忌。”❺别的。如134条：“若不结胸，但头汗出，余处无汗，剂颈而还，小便不利者，身必发黄。”❻剩余。如208条大承气汤用法中言：“得下，余勿服。”❼太过。如332条：“其热不罢者，此为热气有余，必发痈脓也。”❽邪气盛。如第一1条：“经曰：‘虚虚实实，补不足，损有余。’是其义也。”❾药名：如禹余粮。❿方名：如赤石脂禹余粮汤。

【余每览越人入虢之诊】我每次看到越人进入虢国的诊病情境。如仲景序：“余每览越人入虢之诊，望齐侯之色，未尝不慨然叹其才秀也。”

【余宗族素多】我的家族素来有许多人。如仲景序：“余宗族素多，向余二百。”

【余宿尚方术】我夙来崇尚医学与药学的技术与技能。如仲景序：“余宿尚方术，请事斯语。”

【余如桂枝法将息及禁忌】其他方面用法如桂枝汤煎法、服法、护理与禁忌。如14条桂枝加葛根汤用法中言：“覆取微似汗，不须啜粥，余如桂枝法将息及禁忌。”

【余如桂枝法将息】其他方面用法如桂枝汤煎法、服法、护理与禁忌。如35条麻黄汤用法中言：“覆取微似汗，不须啜粥。余如桂枝法将息。”

【余处无汗】别的部位则没有出现汗出。如134条：“若不结胸，但头汗出，余处无汗，剂颈而还，小便不利者，身必发黄。”

【余勿服】剩余的方药不要继续服用。如208条大承气汤用法中言：“得下，余勿服。”又如306条桃花汤用法中言：“若一服愈，余勿服。”指出方药已经达到治疗目的，则不必服尽剩余的方药。

【余脏准此】其他脏腑的治疗原则皆应依照或参照这些。如第一1条：“经曰：‘虚虚实实，补不足，损有余。’是其义也；余脏准此。”

【余皆仿此】其他方面辨证论治的基本原则皆应仿照这些。如第一17条：“如渴者，与猪苓汤，余皆仿此。”

【余分再服】剩余的汤剂分2次服用。如第十七16条大半夏汤用法中言：“煮取二升半，温服一升，余分再服。”

臾 yú 臾，即片刻。如12条桂枝汤用法中言：“服已须臾，啜热稀粥一升余，以助药力。”

萸 yú ❶药名：如山茱萸。❷方名，如吴茱萸汤。

鱼 yú 鱼，即脊椎动物的一类。如第五11条侯氏黑散用法中言：“温酒调服，禁一切鱼肉，大蒜，常宜冷食，自能助药力。”又如第二十二8条：“痛在关元，脉数无疮，肌若鱼鳞，时着男子，非止女身。”

与 yǔ ❶给，给予，用。如15条：“太阳病，下之后，其气上冲，可与桂枝汤，方用前法。”❷和，跟。如32条：“太阳与阳明合病，必自下利。”❸同。如97条：“与正气相搏，结于胁下。”❹有。如第十二24条：“虚者即愈，实者三日复发，复与不愈者，宜木防己去石膏加茯苓芒硝汤主之。”❺加入。如338条乌梅丸用法中言：“蒸之五斗米下，饭熟捣成泥，和药令相得，内臼中，与蜜，杵二千下，丸如梧桐子大。”❻随从。如192条：“其人骨节疼，翕翕如有热状，奄然发狂，濈然汗出而解者，此水不胜谷气，与汗共并，脉紧则愈。”

【与小承气汤】用小承气汤治疗。如250条：“微烦，小便数，大便因硬者，与小承气汤，和之愈。”审证是小承气汤所主治病证，治就用小承气汤。

【与小柴胡汤】用小柴胡汤治疗。如37条：“设胸满胁痛者，与小柴胡汤。”又如266条：“往来寒热，尚未吐下，脉沉紧者，与小柴胡汤。”审证是小柴胡汤所主治病证，治就用小柴胡汤。

【与大柴胡汤】用大柴胡汤治疗。如103条：“呕不止，心下急，郁郁微烦者，为未解也，与大柴胡汤，下之则愈。”审证是大柴胡汤所主治病证，治就用大柴胡汤。

【与大承气汤】用大承气汤治疗。如240条：“脉浮虚者，宜发汗；下之，与大承气汤。”审证是大承气汤所主治病证，治就用大承气汤。

【与承气汤】用承气汤类治疗。如56条：“伤寒，不大便六七日，头痛有热者，与承气汤。”

【与承气汤一升】用小承气汤1升即60~80mL。如251条：“至六日，与承气汤一升。”指出用小承气汤当因病证表现而调整汤剂用量。

【与桂枝汤】用桂枝汤治疗。如25条：“服桂枝汤，大汗出，脉洪大者，与桂枝汤，如前法。”审证是桂枝汤所主治病证，治就用桂枝汤。

【与桂枝加桂汤】用桂枝加桂汤治疗。如

117 条："气从少腹上冲心者，灸其核上各一状，与桂枝加桂汤，更加桂二两也。"审证是桂枝加桂汤所主治病证，治就用桂枝加桂汤。

【与白饮和服】用开水调和送服方药。如 141 条三物白散用法中言："上三味，为散，内巴豆，更于臼中杵之，与白饮和服。"

【与白通汤】用白通汤治疗。如 305 条："少阴病，下利，脉微者，与白通汤。"审证是白通汤所主治病证，治就用白通汤。

【与麻黄汤】用麻黄汤治疗。如 37 条："脉但浮者，与麻黄汤。"审证是麻黄汤所主治病证，治就用麻黄汤。

【与调胃承气汤】用调胃承气汤治疗。如 70 条："不恶寒，但热者，实也，当和胃气，与调胃承气汤。"又如 123 条："先此时自极吐下者，与调胃承气汤。"又如 249 条："伤寒，吐后，腹胀满者，与调胃承气汤。"审证是调胃承气汤所主治病证，治就用调胃承气汤。

【与禹余粮丸】用禹余粮丸治疗。如 88 条："汗家，重发汗，必恍惚心乱，小便已，阴疼，与禹余粮丸。"审证是禹余粮丸所主治病证，治就用禹余粮丸。

【与正气相搏】邪气同正气相互斗争。如 97 条："血弱气尽，腠理开，邪气因入，与正气相搏，结于胁下，正邪分争。"

【与柴胡汤】用小柴胡汤治疗。如 98 条："面目及身黄，颈项强，小便难者，与柴胡汤，后必下重。"

【与五苓散】用五苓散治疗。如 141 条："若不差者，与五苓散。"审证是五苓散所主治病证，治就用五苓散。

【与三物（小陷胸汤）白散（亦可服）】用三物白散治疗。如 141 条："寒实结胸，无热证者，与三物（小陷胸汤）白散（亦可服）。"审证是三物白散所主治病证，治就用三物白散。

【与芍药三两】用芍药 3 两（约 9g）。如三物白散用法中言："假令汗出已，腹中痛，与芍药三两，如上法。"

【与泻心汤】用泻心汤类治疗。如 156 条："本以下之，故心下痞，与泻心汤，痞不解。"提示治疗病证用泻心汤一定要审证求机明确，不可从症状表现治疗。

【与黄芩汤】用黄芩汤治疗。如 172 条："太阳与少阳合病，自下利者，与黄芩汤。"审证是黄芩汤所主治病证，治就用黄芩汤。

【与汗共并】水湿随从汗出一同而泄。见阳明湿郁证，如 192 条："其人骨节疼，翕翕如有热状，奄然发狂，濈然汗出而解者，此水不胜谷气，与汗共并，脉紧则愈。"指出水湿从外而泄的一种方式。

【与水则哕】给予水则引起哕逆。

其一，阳明热结证辨证，如 209 条："欲饮水者，与水则哕。"其证机是阳明胃气不降而上逆。

其二，阳明胃虚寒证，如 226 条："若胃中虚冷，不能食者，与水则哕。"其证机是阳明胃气虚弱，寒气内乘，胃气为寒气所迫而上逆。

【与桔梗汤】用桔梗汤治疗。如 311 条："不差者，与桔梗汤。"审证是桔梗汤所主治病证，治就用桔梗汤。

【与厥相应】同厥冷相等，或言正邪力量对比。如 332 条："所以然者，本发热六日，厥反九日，复发热三日，并前六日，亦为九日，与厥相应，故期之旦日夜半愈。"指出正邪力量较争，正邪不分胜负，正气恢复则需要自然阳气所助，则其病可向愈。

【与蜜】加入蜂蜜。如 338 条乌梅丸用法中言："蒸之五斗米下，饭熟捣成泥，和药令相得，内臼中，与蜜，杵二千下，丸如梧桐子大。"

【与猪苓汤】用猪苓汤治疗。如第一 17 条："如渴者，与猪苓汤，余皆仿此。"审证是猪苓汤所主治病证，治就用猪苓汤。

【与茯苓桂枝五味甘草汤】用茯苓桂枝五味甘草汤治疗。如第十二 36 条："因复下流阴股，小便难，时复冒者，与茯苓桂枝五味甘草汤，治其气冲。"审证是茯苓桂枝五味甘草汤所主治病证，治就用茯苓桂枝五味甘草汤。

【与脏相连】和脏腑之气相通相用。如第二十二 8 条："在中盘结，绕脐寒疝；或两胁疼痛，与脏相连。"指出脏腑之间在生理方面相互为用，在病理方面则相互影响，提示治疗脏腑病证应重视脏腑之气的相互关系，并采取有效调理措施，从而增强治疗效果。

【与之则呕利而腹痛】用白虎加人参汤治疗则会引起呕吐、下利、腹痛。详见"呕吐而腹痛"项。

伛 yú 伛，即驼背。如第十一 4 条："肝中风者，头目瞤，两胁痛，行常伛，令人嗜甘。"

雨 yǔ 雨，即空气中的水蒸气上升到天空中遇冷凝成云，再遇冷聚集成大水点落下来即是雨。如第二 18 条："风湿相搏，一身尽疼痛，法当汗出而解，值天阴雨不止，医云此可发汗。"

禹 yǔ ❶药名：如禹余粮。❷方名：如禹余粮丸。

【禹余粮】禹余粮为斜方晶系褐铁矿的一种天然粉末状矿石。

别名：禹粮石，余粮石，白余粮。

性味：甘、涩，平。

功用：温中固涩。

主治：大便滑脱不禁，小便短少，脱肛。里急后重。

太一禹余粮《神农本草经》曰："味甘平，主咳逆上气，癥瘕，血闭，漏下，除邪气，久服，耐寒暑，不饥，轻身，飞行千里。"

禹余粮《神农本草经》曰："味甘寒，主咳逆，寒热，烦满，下利赤白，血闭，癥瘕，大热，炼饵服之，不饥，延年。"

入方：见禹余粮丸、赤石脂禹余粮汤。

用量：

用量		经方数量	经方名称
古代量	现代量		
一斤	48g	1 方	赤石脂禹余粮汤
二斤	96g	1 方	禹余粮丸

注意事项：实证慎用。

化学成分：含三氧化二铁，磷酸盐，有机物，微量元素（铝、镁、钾、钠、钋）。

药理作用：抑制肠蠕动，促进血管收缩。

【禹余粮丸】

组成：禹余粮二斤（100g）（仲景原书无用量，乃编者所加）

用法：上一味，捣碎，以蜜为丸，为十二丸，温服一丸，日分三服。

功用：温涩固脱，益阴敛津。

适应证：心肾阴阳俱虚证。恍惚心乱，阴疼。

解读方药：方中禹余粮温涩固脱，益阴敛津，和调心肾。

语 yǔ 语，即话，说话。如仲景序："余宿尚方术，请事斯语。"

【语言必乱】说话必定是胡言乱语。见阳明热结重证，如 217 条："下之若早，语言必乱，以表虚里实故也。"其证机是邪热扰心，心神不得守藏于内而乱于外。

【语声喑喑然不彻】说话声音前后语意不相接续。见闻诊的审证要点，如第一 4 条："语声喑喑然不彻者，心膈间病。"《金匮发微·脏腑经络先后受病》："心膈间为肺，湿痰阻于肺窍，故语声喑喑然不彻。"指出病者若是心膈间病，病人常常不敢大声说话，若大声说话则牵引胸中宗气而引起胸膈间病证加剧，故病人说话声音前后不能相接续。

【语声啾啾然细而长】说话语音低微且细而长。见闻诊的审证要点，如第一 4 条："语声啾啾然细而长者，头中病。"《金匮发微·脏腑经络先后受病》："头痛者，出言大则脑痛欲裂，故语声啾啾然细而长，不敢高声语也。"指出病者若其病在头中，病人说话大多是语音细而长，以免因大声说话而加重头中病证。

【语声寂然喜惊呼】病人由清静少言寡语而突然出现出人意料的呼叫声。见闻诊的审证要点，如第一 4 条："病人语声寂然喜惊呼者，骨节间病。"《金匮发微·脏腑经络先后受病》："寒湿在骨节间，发为痠痛，故怠于语言而声寂寂，转侧则剧痛，故喜惊呼。"指出骨节间病因其疼痛剧烈而不可忍受，故病人多有惊呼叫声。

浴 yù 浴，即于水中洗身。如第十四 28 条："以汗出入水中浴，水从汗孔入得之。"

欲 yù ❶考虑。如 95 条："欲救邪风者，桂枝汤主之。"❷想。如 141 条三物白散用法中言："身热皮粟不解，欲引衣自覆。"❸将要。如第 9 条："太阳病欲解时，从巳至未上。"

【欲解者】疾病将要向愈。如第 9 条："太阳病欲解时，从巳至未上。"又如 193 条："阳明病欲解时，从申至戌上。"

【欲解外者】考虑解除在表的病证。如 44 条："太阳病，外证未解，不可下也，下之为逆；

欲解外者，宜桂枝汤。”

【欲作再经者】病邪欲进入第二病期者。如第8条：“若欲作再经者，针足阳明，使经不传则愈。”指出疾病在其病变过程中一般以6~7日为一病期，若在第一病期未能向愈，则会进入第二病期，并暗示法当积极治疗。

【欲作奔豚】病证将要发作为奔豚。见肾虚水气证，如65条，又如第八4条：“发汗后，其人脐下悸者，欲作奔豚。”《注解伤寒论·辨太阳病脉证并治》：“肾之积，名曰奔豚。发则从少腹上至心下，为肾气逆欲上凌心。今脐下悸为肾气发动，故云欲作奔豚。”其证机是肾阳不足，水不得阳气所化而为水气，水气充斥于脐下，欲上冲为奔豚而不能；治当助肾气，伐水邪，宜苓桂枣草汤。

【欲作固瘕】将要演变为阳明虚寒大便初硬后溏。详见“固瘕”项。

【欲作刚痉】将要演变为太阳刚痉证。详见“刚痉”其二项。

【欲作风水】将要出现风水证。见风水证，如第七4条：“上气喘而躁者，属肺胀；欲作风水，发汗则愈。”指出病在肺且因素体而异，则可继发或演变为风水或病证表现类似风水证，于此都要全面认识与理解，以法审证求机论治。

【欲得按者】喜欢得到按压心胸部。如64条：“发汗过多，其人叉手自冒心，心下悸，欲得按者。”指出按压心胸部则有利于阳气内守，缓解病情。

【欲得饮水者】想喝水以解其口渴。如71条：“胃中干，烦躁不得眠，欲得饮水者，少少与饮之，令胃气和则愈。”指出邪热伤津，欲饮水以自救其津不足。

【欲得食】想吃食物。如339条：“欲得食，其病为愈。”指出疾病在其恢复过程中，尤其是胃气不受肝气影响而趋于调和，则病为向愈。

【欲得被覆向火】想得到衣被覆盖并面向炉火靠近。如第二16条：“湿家，其人但头汗出，背强，欲得被覆向火。”指出寒湿证的基本病证表现特点以及审证要点。

【欲眠】常常想睡眠。其一，详见“合目欲眠”项。其二，详见“默默欲眠”项。

【欲饮水数升者】想喝水比较多而不能解其渴。见阳明热盛津气两伤证，如168条：“大渴，舌上干燥而烦，欲饮水数升者。”其证机是阳明邪热内盛，消灼阴津，津不得滋荣，则欲饮水数升。

【欲饮水】总是想喝水。

其一，胃气损伤证，如209条：“欲饮水者，与水则哕。”其证机是胃气受损而求救于水，水入又进一步损伤胃气，胃气不降而上逆。

其二，肝热下利证，如373条：“下利，欲饮水者，以有热故也。”其证机是邪热伤津，津亏而不得上承于口，则欲饮水。

其三，肺水气证，如第十二4条：“水在肺，吐涎沫，欲饮水。”其证机是水气内停，阻滞气机而不得化津；治当化气行水。

【欲饮食】想吃东西。见心肺阴虚内热证，如第三3条：“意欲食，复不能食，常默默，欲卧不能卧，欲行不能行，欲饮食。”其证机是阴虚内热，热欲动而消谷。

【欲呕吐者】总是想呕吐。详见“呕吐”其一项。

【欲呕者】总是想呕吐。见酒毒黄疸证，如第十五6条：“酒疸，心中热，欲呕者，吐之愈。”其证机是湿热内蕴而壅滞，胃气不降而上逆。

【欲视死别生】要想判断疾病预后转归是良好（生）还是欠佳（死）。如仲景序：“夫欲视死别生，实为难矣。”

【欲小便不得】想解小便而又不能解小便。如110条：“故其汗从腰以下不得汗，欲小便不得，反呕。”指出诊断阴津损伤的病理病证，其主要审证要点之一是应当了解小便情况，以观察阴津损伤程度轻重。

【欲失溲】似有大小便失禁。详见“失溲”其二项。

【欲自解者】疾病将要恢复向愈。如116条：“欲自解者，必当先烦，烦乃有汗而解，何以知之？”

【欲食冷食】总是想吃冷的食物。如120条：“三四日吐之者，不喜糜粥，欲食冷食，朝食暮吐。”其证机是脾胃阴虚而欲求冷食以和其阴，制其虚热。

【欲可丸】将药制做为丸剂。如233条蜜煎导用法中言：“当须凝如饴状，搅之勿令焦著，欲可丸。”

【欲已也】病证将要向愈。如271条：“伤寒三日，少阳脉小者，欲已也。”

【欲吐不吐】病人想吐而又不能吐出。见少阴寒证，如282条：“少阴病，欲吐不吐，心烦，但欲寐，五六日，自利而渴者，属少阴也，虚故引水自救。”其证机是少阴阳虚有寒，寒气上冲于胃，胃气不降而欲上逆，且因寒气不在胃，故又不吐。

【欲去衣被者】想减少衣服或被子。见少阴寒证阳气恢复者，如289条：“少阴病，恶寒而蜷，时自烦，欲去衣被者，可治。”其证机是阳气虽虚且仍能抗邪，阳气并能积极恢复而抗邪于外，故有欲去衣被。

【欲行不得行】想行走而又不得行走。详见“不能行”其二项。

【欲似大便】好像将要排泄大便。见辨霍乱病证与太阴少阴厥阴病证及鉴别，如384条：“欲似大便，而反失气，仍不利者，此属阳明也，便必硬，十三日愈。”指出邪气内结，腑气不畅，浊气欲下行而不得下行，故欲大便而未能。

【欲大便时乃去之】病人想解大便时，手才离开肛门。如233条蜜煎导用法中言：“以内谷道中，以手急抱，欲大便时乃去之。”

【欲攻之】考虑用攻邪的方法治疗。如第一17条：“夫诸病在脏，欲攻之，当随其所得而攻之。”指出病变的主要矛盾方面是邪实，治当攻下邪实。

【欲卧不得卧】想卧床休息而又不得卧床休息。详见“卧不得卧”项。

【欲自利】总是想解大便。详见“自利”其四项。

【欲知有脓无脓】要想知道有痈脓还是没有痈脓，见疮痈成脓证的审证要点，如第十八2条：“师曰：诸痈肿，欲知有脓无脓，以手掩肿上，热者为有脓，不热者为无脓。”指出辨痈肿证，必须辨清其有脓与无脓，以此才能确立治疗原则与具体方法。

【欲救邪风者】考虑治疗太阳中风证的具体方法与措施。见太阳中风证病理，如95条：“欲救邪风者，桂枝汤主之。”

【欲引衣自覆】病人想取衣保暖以调节温暖。详见“引衣自覆”项。

【欲知之法】要想知道病变证机所在。见阳明邪气内结证，如209条：“若不大便六七日，恐有燥屎，欲知之法，少与小承气汤。”指出辨证论治的又一种方法是以方药试探病情，提示辨证不能拘于某一个方面，切当全面考虑与辨识，方可进一步辨清病变证机所在。

【欲嚏不能】欲打喷嚏而又不能。见太阴脾虚寒证，如第十7条：“中寒，其人下利，以里虚也，欲嚏不能，此人肚中寒。”《金匮要略心典·腹满寒疝宿食病》：“欲嚏不能者，正为邪迫，既不能却，又不甘受，于是阳欲动而复止，邪欲去而仍留也。”其证机是太阴脾为寒邪所袭，其人脾气素体虚弱，寒气与虚气相搏，正气欲驱寒气于外而又不能；治当温补脾气以散寒。

郁

yù ❶病证名，即头昏目眩。如366条：“身有微热，下利清谷者，必郁冒汗出而解。”❷壅滞，阻滞，搏结。如48条：“设面色缘缘正赤者，阳气怫郁在表，当解之，熏之。”❸蕴结。如103条：“呕不止，心下急，郁郁微烦者。”

【郁郁微烦】胃脘部仍有轻微烦热蕴结不舒，或心烦。

其一，少阳病证与阳明病证相兼，如103条：“呕不止，心下急，郁郁微烦者。”其证机是少阳之气为邪热所肆虐，阳明气机为邪热蕴结而内扰，邪热蕴结于阳明胃而不得解除。

其二，阳明胃热证，如123条：“而胸中痛，大便反溏，腹微满，郁郁微烦。”其证机是阳明邪热内郁而肆虐于胃，胃气逆乱而蕴结不舒。

【郁冒汗出而解】头昏目眩随汗出而解除。见少阴阳虚戴阳证，如366条：“身有微热，下利清谷者，必郁冒汗出而解。”郁冒者，目眩、头晕头昏如有物所蒙也。指出阳气虽虚但仍能抗邪，邪气乘阳气蓄积力量时而充斥于头则目眩、头昏头晕，然则正气恢复以积力抗邪，邪不胜正可从汗出而解。假若病人未能自我向愈，法当积极治疗，以助正驱邪，可用四逆汤。

【郁冒】病人头昏目眩。

其一，妇人产后津血虚三大病，如第二十一1条：“新产妇人有三病，一者病痉，二者病郁冒，三者大便难，何谓也?”《金匮要略心典·妇人产后病》：“郁冒，神病也，亡阴血虚，阳气遂厥，而寒复郁之，则头眩而瞀也。”辨“郁冒”即头晕目眩。其证机是气血虚弱，气虚不得上支于清阳，血虚不得上荣于清窍，脑髓空虚；治当滋补气血。

其二，产后郁冒证，如第二十一2条：“产妇郁冒，其脉微弱，呕不能食，大便反坚，但头汗出。”其证机是产后气血虚弱，阴血不得滋荣于清窍，清窍失荣则头晕目眩。

预 yù 预，即事先。如第三1条："其证或未病而预见，或病四五日而出，或病二十日或一月微见者，各随证治之。"

【预见】根据事物征兆而能预测其变化。见心肺阴虚内热证，如第三1条："其证或未病而预见，或病四五日而出，或病二十日或一月微见者，各随证治之。"指出心肺阴虚病证在表现之前，常常有其先兆表现，根据其先兆表现特征，可以预测病证发展与变化。

蓣 yù ❶药名：如薯蓣。❷方名：如薯蓣丸。

愈（瘉） yù ❶治愈。如仲景序："虽未能尽愈诸病，庶可以见病知源。若能寻余所集，思过半矣。"❷痊愈。如第7条："发于阳，七日愈；发于阴，六日愈。"如第十一9条："其脉浮者，自吐乃瘉。"❸缓解。如第二十一7条："食则谵语，至夜即愈，宜大承气汤主之。"

御 yù 御，即行使职能。如第五9条："营气不通，卫气不行，营卫俱微，三焦无所御，四属断绝。"

遇 yù 遇，即相逢，会面。如仲景序："而进不能爱人知人，退不能爱身知己，遇灾值祸，身居厄地。"

【遇灾值祸】遇到灾害与疾病。如仲景序："而进不能爱人知人，退不能爱身知己，遇灾值祸，身居厄地。"

冤 yuān 冤，即闷，委屈，引申为精神抑郁。如第四3条："阴气孤绝，阳气独发，则热而少气烦冤。"

元 yuán ❶饱满，充盈。如第一2条："若五脏元真通畅，人即安和。"❷穴名，如关元，详见"关元"项。

【元真】五脏之气充盈旺盛。见脏腑发病与致病因素，如第一2条："若五脏元真通畅，人即安和。"指出五脏之气充盈旺盛是人体健康无病的重要保障。

芫 yuán 芫，即药名，如芫花，入十枣汤中。

【芫花】芫花为瑞香科落叶灌木植物芫花的花蕾。

别名：头痛花，药鱼草，老鼠花，去水，毒草，牡芫。

性味：苦、辛，温；有毒。

功用：攻逐水饮。

主治：头面水肿，小便不利，脘腹胀满，心下痞硬，胸胁疼痛。

《神农本草经》曰："味苦温，有毒，主咳逆上气，喉鸣喘，咽肿气短，蛊毒鬼疟，疝瘕痈肿，杀虫鱼。"

入方：见十枣汤。

用量：

用量		经方数量	经方名称
古代量	现代量		
一钱匕的1/3	0.5~0.6g	1方	十枣汤

注意事项：有人认为芫花反甘草，因其论述不切合临床实际，所以不能作为临床参考依据；在临床中应用芫花配甘草辨治诸多杂病具有良好的治疗效果，如甘草芫花汤等；孕妇慎用。

化学成分：含芫花素，4′，5-二羟基-7-甲氧基黄酮，芹菜素，3′-羟基芫花素即木樨草素-7-甲醚，芫根苷即芫花素-5-O-β-D-葡萄糖-(6→) -D-木质糖苷，木樨草素，芫花瑞香宁即12-苯甲酰氧基瑞香毒素，芫花酯甲，芫花酯乙，芫花酯丙，芫花酯丁，芫花酯戊，棕榈酸，油酸，亚油酸，十二醛，正十五烷，1-辛烯-3-醇，苯乙醇，十一醇，葎草烯，丙酸牻牛儿醇酯，橙花醇戊酸酯，正二十四烷，α-呋喃醛，苯甲醛，谷甾醇，苯甲酸，芫根乙素，β-谷甾醇。

药理作用：利尿作用，镇静作用，抗惊厥作用，抗白血病作用，抑制黄嘌呤氧化酶（XO）作用，抗生育作用（降低孕激素水平，发动子宫收缩），抗菌作用（肺炎球菌、溶血性链球菌、流行感冒杆菌），抗真菌作用（许兰毛癣菌、奥杜盎小孢子菌、星形奴卡菌），镇咳作用，祛痰作用，增强肠蠕动及提高张力作用。

圆 yuán 圆，即圆形。第一3条："其目正圆者，痉，不治。"

源 yuán 源，即事物的根由、来路。如仲景序："虽未能尽愈诸病，庶可以见病知源。"又如第二十二8条："其虽同病，脉各异源。"

缘 yuán ❶边，沿，引申为整个。如48条："设面色缘缘正赤者，阳气怫郁在表，当解之，熏之。"❷原由，原因。如181条："问曰：何缘得阳明病？"

【缘缘正赤】邪气怫郁营卫而整个面色红赤。详见"面色缘缘正赤"项。

远 yuǎn ❶远离，引申为内在脏腑。如第十六15条："下血，先便后血，此远血也。"❷长，即深深吸气。如第一6条："在下焦者，其吸远，此皆难治。"❸游荡，逍遥。如第十一12条："血气少者属于心，心气虚者，其人则畏，合目欲眠，梦远行而精神离散，魂魄妄行。"

【远行】逍遥游荡。详见"梦远行而精神离散"项。

【远血】内在脏腑出血。见脾阳虚出血证，如第十六15条："下血，先便后血，此远血也。"其证机是阳虚不能固摄血脉而血溢于脉外；治以黄土汤，温脾摄血、益气养血。

愿 yuàn 愿，即乐意，想要。如第一3条："病人有气色见于面部，愿闻其说。"

【愿闻其说】乐意听听您的言论。如第一3条："病人有气色见于面部，愿闻其说。"

曰 yuē ❶说。如30条："师曰：言夜半手足当温，两脚当伸，后如师言，何以知此？"❷叫作。如74条："渴欲饮水，水入则吐，名曰水逆。"

约 yuē 约，即约束。如247条："浮涩相搏，大便则硬，其脾为约。"

哕 yuě 哕，即气从胃中而出，声短而频，不能自制。又，一说干呕，一说呃逆。如111条："久则谵语，甚者至哕。"又如第十七22条："干呕，哕，若手足厥者，橘皮汤主之。"

【哕逆】呃声从胃而出，气不相接。见脾胃虚热哕证，如第十七23条："哕逆者。"《医宗金鉴·呕吐哕下利病》："哕有属胃寒者，有属胃热者，此哕逆因胃中虚热气逆所致。"其证机是脾胃气虚，脾不得运，胃不得降，浊气逆乱，直冲于上；审证是脾胃虚热哕证，治以橘皮竹茹汤，补虚和胃、降逆清热。

【哕者】气从胃中而逆出。见脾胃寒湿发黄证，如第十五20条："腹满而喘，不可除热，热除必哕，哕者。"《金匮要略论注·黄疸病》："哕由胃虚而气逆，逆则痰壅，故曰哕者。"其证机是寒湿阻滞脾胃而壅滞气机，胃气不降而上逆；治当用小半夏汤，温胃通阳、散寒除湿。

【哕而腹满】呃逆而伴有腹满。见实热哕证或在阳明，或膀胱类厥阴病的治疗大法，如381条，又如第十七7条："伤寒，哕而腹满，视其前后，知何部不利，利之则愈。"《伤寒内科论·辨厥阴病脉证并治》："辨哕证，虽不离乎胃，其机且不尽乎胃，有因阳明热结大肠而上攻于胃者，其治当攻下大肠实热结聚，然则哕证自除；有因膀胱气化不利，水浊之气不得下泄而上冲于胃者，其治当利小便。"辨"哕而腹满"证，其证机有在厥阴、在阳明、在膀胱等不同。在阳明者，有大便不行，其浊气壅滞而上攻逆行；在膀胱者，有小便不畅，其浊气梗阻而随经气上攻；在厥阴者，有肝气郁滞阻结而气上逆。

【哕】哕逆病证。

其一，脾胃寒湿发黄证，如第十五20条："腹满而喘，不可除热，热除，必哕。"其证机是寒湿阻滞脾胃而壅滞气机，寒湿浊气外攻而上逆；治当用小半夏汤，温胃通阳，散寒除湿。

其二，气血两燔证，如111条："久则谵语，甚则至哕，手足躁扰。"其证机是邪热内盛而大伤胃气，胃气因邪热逆乱而攻冲于上；治当清热泻火、凉血益阴，以白虎汤与桃核承气汤加减。

其三，阳明胃寒哕逆证，如380条："伤寒，大吐，大下，之极虚，复极汗者，其人外气怫郁，复与之水，以发其汗，因得哕，所以然者，胃中寒冷故也。"《伤寒论后条辨·辨阳明病脉证篇》："殊不知阳从外泄而胃虚，水从内搏而寒格，胃气虚衰矣，安得不哕？"辨阳明胃寒证，因用大吐大下而导致胃气虚弱，胃气不能降而浊气上逆便产生哕逆。

其四，表里兼证，如第二16条："湿家，其人但头汗出，背强，欲得被覆向火。若下之早，则哕，或胸满。"辨表里兼证，在表是太阳营卫湿郁证，在里则有可下证，权衡表里兼证，病以表证为主，治当先表。为何知里证为次？从文中曰“下之早”得知，仲景暗示病有里证，其治当用下法，可在表解之后，方可用之，切不可“下之早”。并暗示里之病证的产生与病人素体有着密切的关系，所致病证表现也是多种多样或胃气上逆则哕，或胸中浊气壅滞则胸满。

月 yuè ❶计算单位，即 12 个月为一年。如第十七 40 条：“下利，已差，至其年月日时复发者，以病不尽故也。”❷1 个月 1 次。特指女子月经，或经水。如第二十二 9 条温经汤用法中言：“兼取崩中去血，或月水来过多，及至期不来。”

【月水来过多】月经来潮且经量过多。见妇人宫寒血虚血瘀证，如第二十二 9 条温经汤用法中言：“兼取崩中去血，或月水来过多，及至期不来。”其证机是寒凝血瘀，新血不得归于胞中而逆行且溢于脉外。

越 yuè ❶超过，超出。如第一 2 条：“千般疢难，不越三条。”❷外散，畅通。如 48 条：“若发汗不彻，不足言，阳气怫郁不得越。”❸人名。如越人。❹方名：如越婢汤。

【越婢】调理营卫/脏腑之气因邪气郁滞而使其畅通。如仲景言“越婢汤”者，以暗示越婢汤主治病证与功用。

【越婢汤一分】用越婢汤原方用量的近八分之一。如 27 条桂枝二越婢一汤用法中言：“今合为一方，桂枝汤二分，越婢汤一分。”指出越婢汤在桂枝二越婢一汤方中所占的比例关系。

【越婢汤】

组成：麻黄六两（18g） 石膏半斤（24g） 生姜三两（9g） 甘草二两（6g） 大枣十五枚

用法：上五味，以水六升，先煮麻黄，去上沫，内诸药，煮取三升，分温三服。恶风者加附子一枚，炮；风水加术四两。

功用：发表通阳，清热散水。

适应证：太阳风水夹热证。发热，恶风寒，一身悉肿，口微渴，骨节疼痛，或身体反重而酸，汗自出，或目窠上微拥即眼睑水肿，如蚕新卧起状，其颈脉动，按手足肿上陷而不起，脉浮或寸口脉沉滑。

解读方药：

1. 诠释方药组成：方中麻黄发汗解表利水；生姜辛散行水；石膏清泻郁热；大枣、甘草补益中气。

2. 剖析方药配伍：麻黄与石膏，属于相反配伍，麻黄辛温发汗行水，石膏寒凉清热生津，麻黄制约石膏寒清凝滞，石膏制约麻黄发汗利水助热；麻黄与生姜，属于相须配伍，增强发汗行水消肿；大枣与甘草，属于相须配伍，增强益气健脾制水；麻黄与大枣、甘草，属于相反配伍，麻黄发散利水，大枣、甘草益气，并制约麻黄发散伤气；石膏与大枣、甘草，属于相反配伍，石膏清热，大枣、甘草益气，制约石膏寒凉伤胃。

3. 权衡用量比例：麻黄与石膏用量比例是 3∶4，提示药效宣发利水与清热之间的用量调配关系，以治郁热；麻黄与生姜用量比例是 2∶1，以治风水；麻黄与大枣、甘草用量比例是 3∶6∶1，提示药效宣发利水与益气之间的用量调配关系；石膏与大枣、甘草用量比例是 4∶6∶1，提示药效清热与益气之间的用量调配关系，以治热益正。

【越婢加术汤】

组成：麻黄六两（18g） 石膏半斤（24g） 生姜三两（9g） 大枣十五枚 甘草二两（6g） 白术四两（12g）

用法：上六味，以水六升，先煮麻黄去沫，内诸药，煮取三升，分温三服。恶风加附子一枚，炮。

功用：调理脾胃，行水清热。

适应证：

1. 脾胃阳郁夹热水气证：腹大，身重，四肢倦怠而郁热，心烦，小便难，一身面目水肿，或口渴，舌红，苔薄黄，脉沉。

2. 脾胃郁热肉枯证：肌肉干涩，枯燥不荣，四肢烦热而懒动，或四肢萎软，或肌肤郁热，或小便不畅，舌红，苔薄，脉沉。

解读方药：

1. 诠释方药组成：方中麻黄发汗解表利水；生姜辛散行水；石膏清泻郁热；白术健脾益气制水；大枣、甘草补益中气。

2. 剖析方药配伍：麻黄与石膏，属于相反配伍，麻黄辛温发汗行水。石膏寒凉清泻郁热，麻黄制约石膏寒清凝滞，石膏制约麻黄发汗利水助热。麻黄与生姜，属于相须配伍，增强发汗行水消肿。麻黄与白术，属于相反相使配伍，相反者，麻黄泻实，白术治虚；相使者，麻黄助白术宣发制水，白术助麻黄燥湿散水。白术与大枣、甘草，属于相须配伍，益气健脾制水，杜绝水湿变生之源。

3. 权衡用量比例：麻黄与石膏用量比例是3∶4，提示药效宣发利水与清热之间的用量调配关系，以治郁热；麻黄与生姜用量比例是2∶1，以治风水；麻黄与白术用量比例是3∶2，提示药效宣发利水与益气之间的用量调配关系；麻黄与大枣、甘草用量比例是3∶6∶1，提示药效宣发利水与益气之间的用量调配关系；白术与大枣、甘草用量比例是2∶6∶1，提示药效健脾燥湿与益气缓急之间的用量调配关系，以治水求本。

【越婢加半夏汤】

用法：麻黄六两（18g） 石膏半斤（24g） 生姜三两（9g） 大枣十五枚 甘草二两（6g） 半夏半升（12g）

组成：上六味，以水六升，先煮麻黄，去上沫，内诸药，煮取三升，分温三服。

功用：温肺化饮，散水清热。

适应证：寒饮郁肺夹热水气证。咳嗽，气喘，两目胀突，犹如脱出之状，烦躁，口渴，欲饮水而量不多，或面目水肿，痰多或黄或白，苔白或黄或黄白相兼，脉滑或迟弦。

解读方药：

1. 诠释方药组成：方中麻黄发汗解表化痰；生姜辛散宣肺行水；石膏清泻郁热；半夏醒脾燥湿化痰；大枣、甘草补益中气。

2. 剖析方药配伍：麻黄与石膏，属于相反配伍，麻黄辛温发汗化痰；石膏寒凉清泻郁热，麻黄制约石膏寒清凝滞，石膏制约麻黄发散助热；麻黄与生姜，属于相须配伍，增强发汗行水，化痰消肿；麻黄与半夏，属于相使配伍，麻黄助半夏化痰止咳，半夏助麻黄化痰降逆；半夏与大枣、甘草，属于相使配伍，半夏助大枣、甘草健脾化湿，大枣、甘草助半夏醒脾燥湿。

3. 权衡用量比例：麻黄与石膏用量比例是3∶4，提示药效宣发与清热之间的用量调配关系，以治郁热；麻黄与生姜用量比例是2∶1，以治肿胀；麻黄与半夏用量比例是3∶2，提示药效宣发与降逆之间的用量调配关系，以治咳喘；半夏与大枣、甘草用量比例是2∶6∶1，提示药效降逆与益气之间的用量调配关系。

晕

yūn 晕，即太阳月亮周围形成的光圈，引申为眼黑睛周围。如第十六2条：“夫脉浮，目睛晕黄，衄未止；晕黄去，目睛慧了。”

【晕黄】眼眶周围出现深黄且色暗。详见“目睛晕黄”项。

云

yún ❶说。如仲景序：“孔子云：生而知之者上，学而亚之，多闻博识，知之次也。”❷药名：如云母。

【云母】云母为硅酸盐类矿物白云母的片状晶体。

别名：云母石，云珠，云华，云英，云液，云沙，磷石。

性味：甘，平。

功用：祛痰截疟。

主治：疟疾，寒热往来，头痛。

《神农本草经》曰：“味甘平，主身皮死肌，中风寒热如在车船上，除邪气，安五脏，益子精，明目，久服轻身。”

入方：见蜀漆散。

用量：

用量		经方数量	经方名称
古代量	现代量		
（一）钱匕的1/3	0.5~0.9g	1方	蜀漆散

注意事项：孕妇慎用。

化学成分：含二氧化硅，三氧化二铝，氧化二钠，氧化二钾，三氧化二铁，氧化钙，氧化镁。

药理作用：暂缺。

匀

yún 匀，即平均。如第三4条百合鸡子汤用法中言：“内鸡子黄，搅匀，煎五分，温服。”又如第二十二8条：“在下未多，经候不匀，令阴掣痛，少腹恶寒。”

运

yùn ❶生化。如仲景序：“夫天布五行，以运万类。”❷颤动。如第十一1条：“肺中风者，口燥而喘，身运而重，冒而肿胀。”

熨

yùn 熨，即用烙铁烧热，引申为用温热方法治疗病证。如110条：“太阳病二日，反躁，凡熨其背而大汗出，大热入胃。”

Z

杂 zá 杂，即多种多样，不单纯的。如仲景序："并平脉辨证，为《伤寒杂病论》合十六卷。"

【杂病】错综复杂的疾病，或内外病证相兼，或内伤病证相兼。如仲景序："并平脉辨证，为《伤寒杂病论》合十六卷。"张仲景于《伤寒杂病论》中比较全面地论述认识疾病，把握疾病，辨治疾病等诸多基本大法与具体措施，对理论联系实际具有重要的现实意义与指导意义。

灾 zāi ❶疾病。如仲景序："遇灾值祸，身居厄地。"❷自然灾害。如第一2条："更能无犯王法、禽兽灾伤，房室勿令竭乏。"

再 zài ❶第二，如第6条："一逆尚引日，再逆促命期。"❷第二次，再次。如25条桂枝二麻黄一汤用法中言："温服一升，日再。"❸继续。如第十二24条木防己去石膏加茯苓芒硝汤用法中言："内芒硝，再微煎。"

【再逆促命期】第二次治疗错误则会危及生命期限，或再次错误治疗则会使生命期限缩短。详见"促命期"项。

【再煎取三升】再次煎煮方药取3升（180~240mL）。如96条小柴胡汤用法中言："再煎取三升，温服一升，日三服。"

【再煎】再次煎煮。如103条大柴胡汤用法中言："再煎，温服一升，日三服。"

【再沸】再次煎煮使方药沸腾。如262条麻黄连轺赤小豆汤用法中言："先煮麻黄，再沸，去上沫，内诸药。"

【再发】再次发作。详见"一日再发"项。

【再服】2次服用。如25条桂枝二麻黄一汤用法中言："桂枝汤二分，麻黄汤一分，合为二升，分再服。"

【再微煎】继续轻微煎煮。如第十二24条木防己去石膏加茯苓芒硝汤用法中言："内芒硝，再微煎。"

【再煮取二升半】继续煎煮取汤剂2升半（150~200mL）。如第十七18条茯苓泽泻汤用法中言："内泽泻，再煮取二升半。温服八合，日三服。"

【再煎沸】继续煎煮方药至于沸腾。如第十八4大黄牡丹汤用法中言："内芒硝，再煎沸。"

【再倍发热】发热病证又加剧。见产后宿食瘀血证，如第二十一7条："切脉微实，再倍发热，日晡时烦躁者。"其证机是瘀血郁而化热，宿食积而化热，其热盛于内而充斥于外。

在 zài ❶在于。如仲景序："省疾问病，务在口给，相对斯须，便处汤药。"❷介词，表示事情的时间、地点、情形、范围等。如11条："病人身大热，反欲得衣者，热在皮肤，寒在骨髓也。"

【在膈下必利】痰饮之邪相结在胸膈以下经治疗则会出现下利。详见"膈下必利"项。

【在上焦】病位在上焦肺。如第一6条："在上焦者，其吸促。"

【在下焦】病位在下焦肝肾。如第一6条："在下焦者，其吸远，此皆难治。"指出病变部位，提示治疗方法与措施。

【在前】在寸口脉之前即寸部脉。如第一9条："病人脉浮者在前，其病在表。"指出诊脉部位及诊断要点。

【在后】在寸口脉之后即尺部脉。如第一9条："浮者在后，其病在里。"指出诊脉部位及诊断要点。

【在腹中不下也】病邪在腹中不能从下而去。如第五11条侯氏黑散用法中言："自能助药力，在腹中不下也，热食即下矣，冷食自能助药力。"指出方药作用特点及其欲达到的治疗效果。

【在寸口、关上小紧】脉在寸口、关上既小又紧。如第六1条："但以脉自微涩，在寸口、关上小紧，宜针引阳气。"指出诊脉一定要审明寸关尺三部脉是否不同，为进一步辨清病变主要矛盾方面提供理论依据。

【在上呕吐涎沫】病在上则出现呕吐涎沫。详见"呕吐涎唾"项。

【在中盘结】病在中焦则为邪气搏结。如第二十二8条："在中盘结，绕脐寒疝。"指出邪气内结的病理演变特点以及应该采取的治疗措施。

【在下未多】病在经水且量不多。如第二十二8条："在下未多，经候不匀，令阴掣痛，少腹恶寒。”指出辨治月经病证，应当全面考虑病变证机，归纳分析病理变化，以便进一步认清病变本质所在。

脏 zàng ❶特指藏精气与化生的内脏，即心肝脾肺肾，统称五脏。《素问·五脏别论》：“所谓五脏者，藏精气而不泻也，故满而不能实。”如第一16条：“五脏病各有所得者愈。”❷指脾脏。如277条：“自利不渴者，属太阴，以其脏寒故也。”❸指女子胞（即子宫）。如第二十3条：“所以然者，子脏开故也，当以附子汤温其脏。”❹指肾脏。如338条：“其人躁无暂安时者，此为脏厥。”

【脏腑】内在脏器的总称，包括五脏（心、肝、脾、肺、肾）、六腑（胆、胃、大肠、小肠、膀胱、三焦）以及奇恒之府（脑、髓、骨、脉、胆、女子胞），其各有各自的生理及病理。见脏腑发病与致病因素，如第一16条：“经络受邪，入脏腑，为内所因也。”仲景言“脏腑”者，泛指内在脏腑而言。

【脏腑相连】脏腑之间有着一定的相互关系与内在联系。见少阳胆热气郁证，如97条：“脏腑相连，其痛必下，胁高痛下，故使呕也。”《医宗金鉴·伤寒论注》：“少阳胆与厥阴肝相为表里，故曰脏腑相连也。”指出脏腑在生理上相互联系，相为互用，在病理上则相互影响。提示治疗疾病应当重视脏腑之间的相互关系，从而为治疗提供最佳方案。

【脏结】脏气血结。

其一，泛指脏气血结，如128条：“病有结胸，有脏结，其状何如？”其证机是脏腑气血内结而壅滞不通；治当活血理气，以四逆散与桂枝茯苓丸加减。

其二，脏结与结胸证的区别。如129条：“何谓脏结？答曰：如结胸状，饮食如故，时时下利，寸脉浮，关脉小细沉紧，名曰脏结。”《伤寒溯源集·结胸心下痞》：“其所以谓之脏结者，邪结于脏而非结于腑也，……脏者，脾也。”辨脏结证因其与结胸证有类似“如结胸状”，对此必须重视鉴别诊断。

其三，脏结证的预后，如167条：“病胁下素有痞，连在脐旁，痛引少腹，入阴筋者，此名脏结。”《伤寒经注·太阳辨证》：“宿结之邪与新结之邪交结而不解，痞连脐旁，脾脏结也，痛引少腹，肾脏结也，自胁入阴筋，肝脏结也，三阴之脏俱结矣，故主死。”《伤寒内科论·辨太阳病证脉证并治》：“诸证反映肝脾肾三脏气血结，病久正气日衰，阴寒之邪充盛的病理特征。”其证机是素体脏气内结，血脉壅滞，气血运行不畅而梗阻，脏腑不得气血所荣而欲衰竭。

【脏结无阳证】脏气血结而无阳热的证候。见脏结证，如130条：“脏结无阳证，不往来寒热。”《伤寒来苏集·伤寒论注》：“脏结是积渐凝结而为阴，五脏之阳已竭也，外无烦躁潮热之阳。”指出脏结证的证候表现与某些其他病证有类似之处，如阳热病证、少阳病证等，对此仲景明确指出辨脏结证的审证要点是“其人反静”，无阳热病证，无往来寒热，以资别之。

【脏无他病】脏腑没有病理变化。见杂病时发热证，如54条：“病人脏无他病，时发热，自汗出而不愈者，此卫气不和也。”《注解伤寒论·辨太阳病脉证并治》：“脏无他病，里和也，卫气不和，表病也。”《伤寒贯珠集·太阳中篇》：“脏无他病，里无病也。”仲景言“脏无他病”，以揭示杂病时发热证机在营卫而不在脏腑，且有类似脏腑病证的某些表现，对此必须全面审证求机，以法论治。

【脏厥】少阴肾阳极虚而阴寒充盛于外。见脏厥证，如338条：“伤寒，脉微而厥，至七八日肤冷，其人躁无暂安时者，此为脏厥，非蚘厥也。”《伤寒论本义·厥阴病篇》：“肾寒之脏厥，躁无暂安时。”《伤寒六经辨证治法·厥阴全篇》：“脏厥者，乃指肾脏虚寒受邪之厥。”其证机是脏气大虚，寒气太盛，脏气欲有不胜寒气，寒气充斥脏气内外；治当温补阳气，以四逆汤与肾气丸加减。

【脏寒】脾胃虚寒证机。见蛔厥证，如338条，又如第十九7条：“蚘厥者，其人当吐蚘，今病者静而复时烦者，此为脏寒。”指出蛔厥证证机是脾胃阳气虚弱，寒气内居，蛔不得安而躁动；治当驱蛔安虫，以乌梅丸。

【脏有寒】脾虚寒病理病证。见太阴脾虚寒下利证，如277条：“自利不渴者，属太阴，以其脏寒故也。”《伤寒内科论·辨太阳病脉证并治》：“曰：‘脏有寒’者，是对太阴脾虚寒自利不渴证的病理解释。”指出太阴脾虚有寒，清气不升而下趋的病理病证；治当温中散寒，以理中丸与四逆汤加减。

【脏躁】心神不得守藏而躁动不安。见心脾

气血虚脏躁证，如第二十二 6 条：“妇人脏躁，喜悲伤欲哭，象如神灵所作，数欠伸。”《医宗金鉴·妇人杂病》：“藏，心脏也，心静则神藏，若为七情所伤，则心不得静而神躁扰不宁也。”其证机是心脾气虚，气不化血，血不养心，心神不得所主，神明不得所藏；治以甘麦大枣汤，养心补脾、安神怃思。

【脏坚癖不止】妇人胞中血与湿相结而为瘀湿病理。见胞中瘀湿相结证，如第二十二 15 条：“妇人经水闭不利，脏坚癖不止，中有干血，下白物。”《医宗金鉴·妇人杂病》：“脏，阴内也；不止，不去也，经水闭而不通。瘀，宿血也。阴中坚块不去，血，干凝也。”其证机是胞中瘀血与湿相互搏结，留而不去，阻塞脉道，经水不利而壅滞气机，脉络经气梗阻；治以矾石丸，化瘀燥湿、宣畅气机。

【脏中】将方药纳入妇人阴道中。详见“内脏中”项。

【脏病】五脏病即心、肝、脾、肺、肾的积证。见积病证，如第十一 20 条：“积者，脏病也，终不移。”仲景言脏者，泛指五脏也，脏藏纳气血，其病多气血积结；积病在五脏者，其病难治。

早

zǎo 早，即某时间之前。如 131 条：“所以成结胸者，以下之太早故也。”又如第二 16 条：“若下之早，则哕或胸满，小便不利。”

枣

zǎo ❶药名，即枣树的果实。如大枣。❷方名：如葶苈大枣泻肺汤。

【枣肉】枣树果实去核部分的嫩肉。如第二十一 10 条竹皮大丸用法中言：“枣肉和丸如弹子大，以饮服一丸，日三夜二服。”

藻

zǎo 藻，即药名，如海藻，入牡蛎泽泻散中。

皂

zào ❶药名：如皂荚。❷方名：皂荚丸。

【皂荚汁状】皂荚汁颜色呈黄赤色一般，或特指小便颜色呈黄赤色。详见“尿如皂荚汁状”项。

【皂荚】皂荚为豆科植物皂荚树的果实。形扁长者，称大皂荚；其小形果实，呈圆柱形而略扁曲者，称猪芽皂，又称小皂荚，同等入药。

别名：鸡栖子，皂角，悬刀。

性味：辛，温；有小毒。

功用：祛痰利肺止咳。

主治：咳嗽，气喘，痰多，胸闷胸满，肢体水肿。

《神农本草经》曰：“味辛咸温，主风痹，死肌，邪气，风头泪出，下水，利九窍，杀鬼，精物。”

入方：见皂荚丸。

用量：

用量		经方数量	经方名称
古代量	现代量		
八两	24g	1 方	皂荚丸

注意事项：孕妇慎用。

化学成分：含三萜皂苷，皂荚苷，皂荚皂苷，鞣质，蜡醇，廿九烷，豆甾醇，谷甾醇，生物碱，三萜皂荚碱。

药理作用：祛痰作用（能刺激胃黏膜而反射性地促进呼吸道黏液的分泌），抗菌作用，抗真菌作用，改变细胞表面通透性作用，溶血作用（作用于血细胞表面的类脂质）。

【皂荚丸】

组成：皂荚刮去皮，用酥炙，八两（24g）

用法：上一味，末之，蜜丸梧子大，以枣膏和汤，服三丸，日三夜一服。

功用：祛痰利肺，止咳平喘。

适应证：痰浊壅肺寒证。咳嗽，气喘，时时吐浊唾，痰多而稠浊，咯痰不爽，胸闷，胸满，气逆，但坐，不得眠，苔腻，脉滑。

解读方药：

1. 诠释方药组成：方中皂荚气轻宣散，通利气道，荡涤顽痰。蜜、大枣补益肺气。

2. 剖析方药配伍：蜜与大枣，属于相须配伍，增强补益中气；皂荚与蜂蜜、大枣，属于相反配伍，皂荚泻实荡涤顽痰，蜂蜜、大枣益气保肺生津，蜂蜜、大枣制约皂荚之燥性。

灶

zào ❶炉灶。如第四 2 条：“取煅灶下灰一斗，清酒一斛五斗，浸灰。”❷药名：灶心黄土。

【灶心黄土】灶心黄土为燃烧杂柴草的土灶灶内底中心或两边的焦黄土块。

别名：灶心土，伏龙肝。

性味：辛，微温。

功用：温阳摄血，降逆止呕。

主治：恶心呕吐，便血，衄血，月经过多，崩漏。

《名医别录》曰：“主妇人漏中，吐下血，止咳逆，止血，消痈肿毒气。”

入方：见黄土汤。

用量：

用量		经方数量	经方名称
古代量	现代量		
半斤	24g	1方	黄土汤

注意事项：阴虚火旺者慎用。

化学成分：含硅酸，氧化铝，氧化铁，氧化钠，氧化钾，氧化镁。

药理作用：止呕作用，止血作用（促进血小板聚集，缩短出血时间，促进凝血时间）。

燥 zào ❶干。如111条：“阴虚小便难，阴阳俱虚竭，身体则枯燥。”又如320条：“少阴病，得之二三日，口燥，咽干者。”❷病理性腑气不通。如209条：“若不大便六七日，恐有燥屎，欲知之法，少与小承气汤，汤入腹中，转失气者，此有燥屎也，乃可攻之。”❸津液不足。如179条：“少阳阳明者，发汗，利小便已，胃中燥，烦，实。”❹燥，通“躁”字。如第十五10条：“腹满，舌痿黄，燥不得睡，属黄家。”

【燥屎】燥屎内结的病理病证。

其一，阳明热结证辨证，如209条：“若不大便六七日，恐有燥屎，欲知之法，少与小承气汤，汤入腹中，转失气者，此有燥屎也，乃可攻之。”指出燥屎内结其证机不一定都是邪热内结，而寒气内阻也可引起燥屎阻滞证，暗示临证一定要审证求机，以法论治。

其二，阳明热结重证，如215条：“反不能食者，胃中必有燥屎五六枚也。”又如239条：“发作有时，此有燥屎，故使不大便也。”更如241条：“烦不解，腹满痛者，此有燥屎也。”复如242条：“喘冒不能卧者，有燥屎也。”其证机是邪热与肠中糟粕相结而壅滞不通。

其三，阳明热结轻证，如374条，又如第十七41条：“下利，谵语者，有燥屎也。”其证机是邪热与肠中糟粕相结而阻滞不畅。

【燥屎在胃中】燥屎阻结在肠胃之中。见阳明热结重证与太阳病证相兼，如217条：“汗出，谵语者，以有燥屎在胃中，此为风也。”其证机是燥屎阻结而不通，浊气壅滞，气机阻结不通。

【燥不得睡】烦躁而不得睡眠。见寒湿发黄证，如第十五10条：“腹满，舌痿黄，燥不得睡，属黄家。”其证机是寒湿内蕴，浊气熏蒸，阴气为遏而壅滞，神明为虐而躁动；治当温阳散寒祛湿，以理中丸加茵陈蒿等为是。

躁 zào ❶急躁，躁动。如第4条：“颇欲吐，若躁烦，脉数急者，为传也。”❷病证名。如第二十二6条：“妇人脏躁，喜悲伤欲哭，象如神灵所作。”

【躁烦】身躁心烦。

其一，太阳病证传变，如第4条：“颇欲吐，若躁烦，脉数急者，为传也。”其证机是邪气内侵，正与邪相争于内，神明为扰。

其二，表里兼证，如48条：“当汗不汗，其人躁烦，不知痛处，乍在腹中，乍在四肢。”其证机是邪气郁结于营卫而不得散越，并肆虐于经脉经气。又心者营卫之本，邪郁营卫而影响心主神明则躁烦。

其三，阳明胃热证，如110条：“大热入胃，胃中水竭，躁烦，必发谵语，十余日振慄，自下利者，此为欲解也。”其证机是邪热内盛而结于阳明胃，邪热循经脉而上扰心神，心神不得守藏则躁烦。

其四，实热结胸证，如134条：“膈内拒痛，胃中空虚，客气动膈，短气躁烦，心中懊憹，阳气内陷。”其证机是痰热内结而上扰心神，心神躁动于外。

其五，少阳病证传变。如269条：“伤寒六七日，无大热，其人躁烦者，此为阳去入阴故也。”其证机是邪气内传而与正气相搏且扰于神明，神明不得守藏而躁动。

【躁无暂安时者】病人身躁且无短暂安静之时。见脏厥证，如338条：“伤寒，脉微而厥，至七八日肤冷，其人躁无暂安时者，此为脏厥，非蚘厥也。”其证机是脏气大虚，寒气太盛，脏气欲有不胜寒气，寒气充斥脏气内外，脏气欲躁动于外；治当温补阳气。

【躁而不渴】身体急躁而口不渴。见脾胃阳虚危证，如第十4条：“病者，痿黄，躁而不渴，胸中寒实，而利不止者，死。”《金匮要略心典·

腹满寒疝宿食病》："气不至，故躁；中无阳，故不渴。"辨"躁而不渴"，躁者，阳气大虚而欲竭也；不渴，寒气内盛而肆虐也。

【躁】身躁心烦。

其一，太阳病证与阳明胃热证相兼，如110条："太阳病二日，反躁，凡熨其背而大汗出，大热入胃，胃中水竭。"其证机是邪热盛于内外而肆虐神明；治当清泻阳明胃热。

其二，表里兼证，如114条："太阳病，以火熏之，不得汗，其人必躁。"其证机是邪热内盛，肆虐神明而不得主持于内。

其三，阳明热郁证，如221条："若发汗则躁，心愦愦，反谵语。"指出阳明热郁证在其病变过程中时有类似太阳病证，对此若未能有效地辨证，而误用发汗方法，必定导致汗后津伤而助热，邪热益盛而扰乱神明。

则 zé ❶就，便，即。如第6条："微发黄色，剧则如惊痫，时瘛疭。"❷这。如134条："客气动膈，短气躁烦，心中懊侬，阳气内陷，心下因硬，则为结胸。"❸产生。如第一1条："脾能伤肾，肾气微弱，则水不行。"

【则止其谵语】即可解除病人谵语。如30条："以承气汤微溏，则止其谵语，故知病可愈。"

【则为烦逆】就会出现心烦逆乱。详见"烦逆"。

【则为结胸】这叫作结胸病证。详见"结胸"其三项。

【则作痞】这叫作痞证。如151条："脉浮而紧，而复下之，紧反入里，则作痞，按之自濡，但气痞耳。"其证机是邪气与清浊之气相互搏结而阻塞于心下，则心下痞满。

【则腹满】就会出现腹满。详见"腹满"其三项。

【则止后服】就应当停止服用方药。如212条："微者，但发热谵语者，大承气汤主之；若一服利，则止后服。"

【则胃中空虚】就会出现胃气因用药而损伤。详见"胃中空虚"其二项。

【则衄】即会出现衄血。如227条："脉浮，发热，口干，鼻燥，能食者，则衄。"其证机是邪内盛而动血迫血，血不得行于脉中而溢于脉外。

【则水不行】产生水气不行的病理病证。见脏腑辨证的整体观，如第一1条："脾能伤肾，肾气微弱，则水不行。"指出肾主水，脾制水，脾肾虚弱，不能主水制水，水不得所主所制而为水气。

【则心火气盛】产生心火气盛病理病证。见脏腑辨证的整体观，如第一1条："水不行，则心火气盛。"指出肾主水，心主火，肾水不能上奉于心，心火亢盛而为邪热。

【则金气不行】产生肺气不降的病理病证。见脏腑辨证的整体观，如第一1条："心火气盛，则伤肺，肺被伤，则金气不行。"指出心主火，肺主金，心火失制而灼肺金，则肺气不得行使宣发与肃降。

【则肝气盛】产生肝气盛的病理病证。见脏腑辨证的整体观，如第一1条："金气不行，则肝气盛。"指出肺主金，肝主木，肺金不制肝木，则肝气失制而亢盛，亢盛则为邪。

【则肝自愈】肝病证就可向愈。见脏腑辨证的整体观，如第一1条："故实脾，则肝自愈。此治肝补脾之要妙也。"指出肝病证经过积极而合理的治疗，则病可向愈。

【则哕】就会出现哕逆。见表里兼证，如第二16条："则哕，或胸满。"其证机是邪气内结而上攻，胃气不降而上逆。

【则口燥烦】就会出现口燥特别明显或心烦。详见"口燥烦"项。

【则恶寒甚】就会出现恶寒病证特别明显。详见"恶寒甚"项。

【则发热甚】就会出现发热病证特别明显。详见"发热甚"项。

【则淋甚】小便淋漓病证非常明显。详见"淋甚"项。

【则热而少气烦冤】就会出现邪热所致少气而烦热，情志抑郁。详见"热而少气烦冤"项。

【则身痒而瘾疹】就会出现身痒而瘾疹。详见"身痒而瘾疹"项。

【则胸满而短气】就会出现胸满与短气并见。详见"胸满而短气"项。

【则为坚】就会出现气机阻滞不通。见中焦热证，如第十一19条："热在中焦者，则为坚。"其证机是邪热内结而阻滞不通。

【则尿血】则有尿血。详见"尿血"项。

【则浮咳喘逆】则出现脉浮、咳嗽、气喘、上逆病证。详见"浮咳喘逆"项。

【则手足逆冷】则出现手足逆冷。详见"手

Z

足逆冷”其六项。

【则营卫不利】这是营卫不利的病理病证。详见“营卫不利”项。

【则腹满胁鸣相逐】就会出现腹胀满与肠鸣同时并见。详见“腹满胁鸣相逐”项。

【则绝之】就必须绝对禁止使用。见妊娠恶阻证，如第二十1条：“设有医治逆者，却一月加吐下者，则绝之。”指出对妊娠恶阻证，其辨证一定要准确，论治一定要恰到好处，错误的治疗或盲目的治疗，必须绝对禁止。

责

zé ❶治法之一，发散。如284条：“小便必难，以强责少阴汗也。”❷根源。如第十四10条：“脉得诸沉，当责有水，身体肿重。”❸追究根源。如第九1条：“所以然者，责其极虚也。”

【责其极虚也】追究根源，病人主要是虚弱。如第九1条：“所以然者，责其极虚也。”指出病变证机主要矛盾方面所在。

泽

zé ❶光润，鲜亮。如第十四11条：“夫水病人，目下有卧蚕，面目鲜泽，脉伏，其人消渴；病水腹大，小便不利，其脉沉绝者，有水，可下之。”《金匮要略论注》：“水气主润，故面目鲜华而润泽。”❷药名，如泽泻等是也。❸方名，如泽泻汤等是也。

【泽漆】泽漆为大戟科二年生草本植物泽漆的全草。

别名：猫儿眼睛草，漆茎。

性味：辛、苦，微寒；有毒。

功用：清热解毒，泻肺降逆。

主治：咳嗽，气喘，痰多色黄，胸闷，烦热。

《神农本草经》曰：“味苦微寒，主皮肤热，大腹水气，四肢面目浮肿，丈夫阴气不足。”

入方：见泽漆汤。

用量：

用量		经方数量	经方名称
古代量	现代量		
三斤	150g	1方	泽漆汤

注意事项：脾胃虚寒者慎用。

化学成分：含槲皮素-5，3-二-D-半乳糖苷，泽漆皂苷，三萜，丁酸，泽漆醇，β-二氢岩藻甾醇，葡萄糖，果糖，麦芽糖，间-羟苯基甘氨酸，3，5-羟基苯甲酸，橡胶烃，树脂，水溶性物。

药理作用：解热作用，扩张血管作用，降低毛细血管通透性，抗炎作用，抗菌作用（结核杆菌）。

【泽漆汤】

组成：半夏半升（12g）　紫参（一作紫菀）五两（15g）　泽漆以东流水五斗，煮取一斗五升，三斤（150g）　生姜五两（15g）　白前五两（15g）　甘草　黄芩　人参　桂枝各三两（各9g）

用法：上九味，㕮咀，内泽漆汁中，煮取五升，温服五合，至夜尽。

功用：清热益肺，化饮宽胸。

适应证：肺热饮气伤证。咳嗽，哮喘，胸满，胸闷，气短，气少，痰鸣有声，喘息不得卧，时有气息不足，心烦，或身躁，或大便干，或小便黄或赤，舌尖红，苔黄或腻，脉沉或沉滑。

解读方药：

1. 诠释方药组成：方中泽漆清泻肺热，荡涤痰饮；黄芩清热降泄；紫参清热解毒；半夏醒脾燥湿化痰；白前宣降肺气；生姜宣肺降逆；桂枝通阳化饮；人参补益肺气；甘草益气和中。

2. 剖析方药配伍：泽漆与紫参、黄芩，属于相须配伍，增强清肺泻热；生姜与半夏，属于相使配伍，宣肺降逆，化痰涤饮；桂枝与生姜，属于相须配伍，增强辛温透散；半夏与白前，属于相须配伍，增强降肺化痰；人参与甘草，属于相须配伍，增强补益中气；泽漆、紫参、黄芩与桂枝、生姜，属于相反配伍，泽漆、紫参、黄芩清泻肺热，桂枝、生姜辛散透达郁热，清热不寒凝，辛温不助热；泽漆、紫参、黄芩与人参、甘草，属于相反配伍，泽漆、紫参、黄芩泻热，人参、甘草益气，并制约寒药伤胃。

3. 权衡用量比例：泽漆与紫参、黄芩用量比例是50∶5∶3，提示药效泻热利饮与清热燥湿之间的用量调配关系，以治肺热；半夏与生姜用量比例是4∶5，提示药效降逆与宣发之间的用量调配关系，以治咳逆；桂枝与生姜用量比例是3∶5，提示药效温阳与宣散之间的用量调配关系；泽漆、紫参、黄芩与人参、甘草用量比例是50∶5∶3∶3∶3，提示药效清热利饮与益气之间的用量调配关系，以治热伤气。

【泽泻】泽泻为泽泻科多年生沼泽植物泽泻

的块茎。

别名：水泻，及泻，芒泻，鹄泻，水白菜，如意菜。

性味：甘、淡，寒。

功用：清热利水，通淋泄浊。

主治：小便不利，头晕目眩，身黄目黄小便黄，腰膝酸软，下肢水肿。

《神农本草经》曰："味甘寒，主风寒湿痹，乳难，消水，养五脏，益气力，肥健。久服耳目聪明，不饥，延年，轻身，面生光，能行水上。"

入方：见五苓散、泽泻汤、茯苓泽泻汤、猪苓汤、肾气丸、茵陈五苓散，当归芍药散、牡蛎泽泻散。

用量：

剂型	不同用量	古代量	现代量	代表方名
汤剂	最小用量	一两	3g	猪苓汤
	最大用量	五两	15g	泽泻汤
散剂	最小用量	方寸匕的 1/7	1g	牡蛎泽泻散
	最大用量	半斤	24g	当归芍药散
丸剂	基本用量	三两	9g	肾气丸

化学成分：含泽泻醇 A，泽泻醇 B，泽泻醇 C，泽泻醇 A 乙酸酯，泽泻醇 B 乙酸酯，泽泻醇 C 乙酸酯，表泽泻醇 A，24-乙酰基泽泻醇 A，23-乙酰基泽泻醇 B，23-乙酰基泽泻醇 C，胆碱，卵磷脂，泽泻摩醇。

药理作用：利尿作用（增加 Na^+的分泌量），降血脂作用（降低胆固醇），降压作用，增加冠脉流量（减少心排血量和降低心率以及左心室压力），保肝作用，降血糖作用，抗菌作用（结核杆菌）。

【泽泻汤】

组成：泽泻五两（15g） 白术二两（6g）

用法：上二味，以水二升，煮取一升。分温再服。

功用：健脾利水，益气化饮。

适应证：脾虚饮逆眩冒证。头晕、目眩，甚则目眩而乍见玄黑，天地旋转，恶心，呕吐，或胸闷，或食少，不欲食，四肢困重，舌淡质胖，苔滑，脉迟或紧。

解读方药：

1. 诠释方药组成：方中泽泻利饮渗湿；白术健脾益气，燥湿化饮。

2. 剖析方药配伍：泽泻与白术，属于相反相使配伍，相反者，泽泻性寒泻饮，白术性温益气；相使者，泽泻助白术燥痰化饮，白术助泽泻渗利痰湿。

3. 权衡用量比例：泽泻与白术用量比例是 5：2，提示药效利湿化饮与健脾燥湿之间的用量调配关系，以治痰饮。

贼

zéi ❶偷，引申为损伤，戕伐。如 256 条："负者，失也，互相克贼，名为负也。"❷邪气侵袭。如第五 2 条："浮者血虚，络脉空虚，贼邪不泻，或左或右。"

【贼邪不泻】邪气侵袭且留结不能去除。如第五 2 条："浮者血虚，络脉空虚，贼邪不泻，或左或右。"指出邪气与正气相互胶结而不解。

增

zēng 增，即加多，增加。如 30 条："证象阳旦，按法治之而增剧。"又如第六 19 条天雄散用法中言："不知，稍增之。"

【增桂令其汗出】增加桂枝使病人出汗。如 30 条："病形象桂枝，因加附子参其间，增桂令其汗出，附子温经，亡阳故也。"指出辨证未能恰到好处，用药未能切中证机，故虽治疗而病证不除。

【增至七八丸】增加到 8~9 丸。如第十三 10 条栝楼瞿麦丸用法中言："不知，增至七八丸，以小便利，腹中温为知。"指出若病重药轻，治可适当增加药用剂量。

乍

zhà ❶忽然，乍然。如 48 条："其人躁烦，不知痛处，乍在腹中，乍在四肢，按之不可得。"❷时而，有时。如第三 10 条："不欲饮食，恶闻食臭，其面目乍赤、乍黑、乍白。"

【乍有轻时】病证表现时而出现比较轻浅的时候。见太阳营卫湿郁证，如 39 条："伤寒，脉浮缓，身不疼，但重，乍有轻时，无少阴证者。"指出太阳营卫湿郁证，其病证表现若在太阳所主之时，其病证大多趋于缓解或向愈，提示病证表现与人体阳气及自然之气有一定的内在关系。

【乍在腹中】疼痛乍然在腹中。见太阳病证与阳明病证相兼，如 48 条："其人躁烦，不知痛处，乍在腹中，乍在四肢，按之不可得。"《注解伤寒论·辨太阳病脉证并治》："邪循经行，则痛无常处，或在腹中，或在四肢。"指出太阳病病邪所致病证表现的不确定性，有以邪在营卫为主，有以邪在经气经脉为主，有以邪气逆乱为主。假如邪气内攻而侵扰则会出现腹痛，假如邪气充斥而阻滞于经脉之中则出现四肢疼痛。其证机是太阳营卫之气与邪气相搏而充斥内外，经气不通而为邪气肆虐。

【乍在四肢】疼痛乍然在四肢。详见“乍在腹中”项。

沾 zhān ❶浸湿。如第十四28条：“汗出而渴，状如风水，汗沾衣，色正黄如柏汁。”❷游溢，正常运行。如第十四9条：“寸口脉弦而紧，弦则卫气不行，即恶寒，水不沾流，走于肠间。”

谵 zhān 谵，即说话多，引申为胡言乱语或语言错乱。如29条：“若胃气不和，谵语者。”又如30条：“厥逆，咽中干，两胫挛急而谵语。”

【谵语】胡言乱语或语言错乱。

其一，阳明热结缓证，如29条：“若胃气不和，谵语者。”又如30条：“厥逆，咽中干，两胫挛急而谵语。”“厥逆，咽中干，烦躁，阳明内结，谵语，烦乱。”“以承气汤微溏，则止其谵语，故知病可愈。”复如105条：“伤寒十三日，过经谵语者，以有热故也，当以汤下之。”其证机是阳明邪热较轻且上冲于心，神明为邪热所扰则谵语；治当清泻阳明邪热，使邪热从下而去。

其二，少阳病证与少阴心热证相兼，如107条：“伤寒八九日，下之，胸满，烦惊，小便不利，谵语，一身尽重。”其证机是少阴心为邪热所虐而不得守藏；治当清心热，以柴胡加龙骨牡蛎汤。

其三，肝热乘脾证，如108条：“伤寒，腹满，谵语，寸口脉浮而紧，此肝乘脾也。”其证机是厥阴肝热逆乱于心，心神失主；治当针刺期门，以泻肝热。

其四，阳明胃热证，如110条：“大热入胃，胃中水竭，躁烦，必发谵语，十余日振慄，自下利者，此为欲解也。”指出辨表里兼证，因辨证失误，复加治疗错误，更因误用温热方法治疗温热病证，必致大热侵入于胃，胃热随经脉而上攻于心神；治当清泻阳明盛热，以白虎汤与竹叶石膏汤加减。

其五，气血两燔证，如111条：“或不大便，久则谵语，甚则至哕，手足躁扰，捻衣摸床；小便利者，其人可治。”其证机是邪热侵袭气血而攻心，神明不得主持于内而躁动于外；治当清热泻火、凉血益阴，以白虎汤与桃核承气汤加减。

其六，表里兼证，如113条：“形作伤寒，其脉不弦紧而弱，弱者必渴；被火者必谵语。”指出引起谵语的原因是多方面的，有火热之邪侵袭的，或误用火法而助热的。其证机是火热之邪逆乱而攻心，心神不得守藏；治当清热泻火安神。

其七，太阳病证与少阳病证相兼，如142条：“发汗则谵语，脉弦，五日谵语不止，当刺期门。”《伤寒论辨证广注·辨太阳病脉证并治法下》：“倘若发汗，则胃中津液干，木邪乘之，必发谵语而脉弦。”指出辨表里相兼病证，其治因其病变主要矛盾方面所决定而不当先用发汗的方法，假如病以表证为主，也不当单用发汗的方法，若单用发汗的方法，则会加重少阳热证，引起少阳邪热攻心而扰动神明，神明不得守藏则谵语。

其八，热入血室证，如143条：“胸胁下满，如结胸状，谵语者，此为热入血室也。”又如145条：“妇人伤寒，发热，经水适来，昼日明了，暮则谵语，如见鬼状者。”其证机是邪热侵入于血，并与血相结，血室之热随经脉而上冲于心，尤其是邪热于傍晚或夜间乘其势而猖獗。

其九，谵语虚证实证辨证，如210条：“夫实则谵语，虚则郑声；郑声者，重语也；直视，谵语，喘满者，死。”又如211条：“发汗多，若重发汗者，亡其阳，谵语，脉短者死。”指出谵语证机有虚有实，实者其证机是邪热太盛而上攻心神，神明不得守藏；虚者其证机是正气不支，神不得气的固摄而躁动于外。提示临证一定要详别证机，以法论治。

其十，阳明热结重证，如212条：“微者，但发热谵语者，大承气汤主之。”又如215条：“阳明病，谵语，有潮热。”再如217条：“汗出，谵语者，以有燥屎在胃中，此为风也。”复如220条：“二阳并病，太阳证罢，但发潮热，手足漐漐汗出，大便难而谵语者。”其证机是阳明邪热之盛而攻冲逆乱于心，心神不得守藏而躁动于外。

其十一，阳明热结轻证，如213条：“胃中燥，大便必硬，硬则谵语，小承气汤主之；若一服谵语止者，更莫复服。”其证机是阳明热结而上攻于心，心神失主。

其十二，阳明热结重证兼有正气不足者，如

214条："阳明病，谵语，发潮热，脉滑而疾者，小承气汤主之。"其证机是阳明邪热内盛，正气不足，心神既被邪热所扰，又不得正气所固护，神明躁动于外则谵语。

其十三，阳明出血证，如216条："阳明病，下血，谵语者，此为热入血室。"其证机是阳明邪热随血而上逆于心，神明失守。

其十四，表里兼证，如218条："而反发其汗，津液越出，大便为难，表虚里实，久则谵语。"其证机是阳明邪热内盛而攻于心，神明不得所主。

其十五，阳明热盛证，如219条："三阳合病，腹满，身重，难以转侧，口不仁，面垢，谵语，遗尿；发汗则谵语。"《医宗金鉴·伤寒论注》："证虽属三阳，而热皆聚胃中，故当从阳明热证主治也，若从太阳之表发汗，则津液欲竭，而胃热益盛，必更增谵语。"审病以阳明病为主，其治当先从阳明，若先从太阳，则汗后更伤津液，邪热益炽，火热上扰神明；治当清泻盛热，以白虎汤。

其十六，阳明热郁证，如221条："若发汗则躁，心愦愦，反谵语。"指出阳明热郁证有类似太阳病证，误用发汗方法而伤津，津伤则邪热益盛，邪热乘机而上扰于心。

其十七，少阳胆热气郁证，如265条："发汗则谵语，此属胃，胃和则愈。"又如267条："若已吐、下、发汗，温针，谵语，柴胡汤证罢，此为坏病。"指出少阳胆热气郁证类似太阳病证，若误用发汗的方法治疗，则易引起病证发生变化。若少阳病证与阳明胃证相兼，误用汗法，则易引起阳明胃热证，胃热上攻于心则谵语。

其十八，少阴谵语热证，如284条："少阴病，咳而下利，谵语者，被火气劫故也，小便必难，以强责少阴汗也。"其证机是邪热乘机侵袭于心，并扰乱心主神明，神明不得守藏；治当清心热，安心神。

其十九，阳明热结旁流轻证，如374条："下利，谵语者，有燥屎也。"其证机是阳明邪热乘势而上扰神明，心神不得主持于内。

其二十，产后宿食瘀血兼证，产后宿食瘀血兼证，如第二十一7条："食则谵语，至夜即愈。"其证机是宿食内结，瘀血内搏，浊气熏蒸于心，食则浊气因食入而逆乱攻心；治当泻下实热，以大承气汤。

盏

zhǎn 盏，即小杯子，或油灯。如第二21条麻黄杏仁薏苡甘草汤用法中言："每服四钱匕，水盏半，煮八分，去滓。"

展

zhǎn 展，即张开，舒张，引申为证候表现。如第十一20条："积者，脏病也，终不移；聚者，腑病也，发作有时，展转痛移，为可治。"

【展转痛移】证候表现是疼痛转移不定。见聚证，如第十一20条："积者，脏病也，终不移；聚者，腑病也，发作有时，展转痛移，为可治。"指出病变部位在腑，其病理矛盾方面主要是气聚气结。气者，善于走窜不定，故聚证之疼痛大多是没有明确固定部位。

张

zhāng ❶开口，张口。如第一5条："息张口，短气者。"❷姓氏。如张仲景。

【张仲景】张仲景（150—219），东汉时期河南南阳人。林亿等校正《伤寒论》于序言中引《名医录》曰："张仲景，汉书无传，见名医录云：南阳人，名机，仲景乃其字也。举孝廉，官至长沙太守。始受术于同郡张伯祖，时人言，识用精微过其师，所著论，其言精而奥，其法简而详，非浅闻寡见者所能及。"又如皇甫谧于《甲乙经》中说："仲景见侍中王仲宣，时年二十余，谓曰：'君有病，四十当眉落，眉落半年而死，令服五石汤可免。'仲宣嫌其言忤，受汤勿服。居三日，见仲宣，谓曰：'服汤否？'曰：'已服。'仲景曰：'色候固非服汤之诊，君何轻命也？'仲宣犹不言。后二十年果眉落，后一百八十七日而死，终如其言。此二事虽扁鹊、仓公无以加也。"方知张仲景弃官而从医，所著论，言精而法简；其医术之非凡，非浅闻寡见而能及。尔今诊治疑难杂病，的确需要切实可行的临床医学著作来指导，而张仲景所著《伤寒杂病论》正是针对疑难杂病而设的经典文献，非《伤寒杂病论》指导，则不能完善诊治疑难杂病，非从整体中深入学习与研究《伤寒杂病论》，则不能得仲景辨证论治之旨。只有从整体中研究《伤寒杂病论》，方可"上以疗君亲之疾，下以救贫贱之厄，中以保身长全，以养其生"。

【张口】呼吸急迫而张口。见望形诊病的辨证要点，如第一5条："息张口，短气者。"其证机是肺叶痿弱而不得行使其职，固摄无权，宣降不及，故呼吸急迫而张口。

掌 zhǎng 掌，即手掌，巴掌。如第二十二 9 条：“暮即发热，少腹里急，腹满，手掌烦热，唇口干燥，何也？”

杖 zhàng 杖，即拐杖。如第三 15 条：“阴毒之为病，面目青，身痛如被杖，咽喉痛。”

胀 zhàng ❶腹胀，腹满。如 66 条：“发汗后，腹胀满，厚朴生姜半夏甘草人参汤主之。”❷皮肉鼓胀。如第十一 1 条：“肺中风者，口燥而喘，身运而重，冒而肿胀。”❸病名，指肺胀。详“肺胀”项。

【胀满】脘腹胀满。详见“汗出必胀满”项。

【胀满不能食】脘腹胀满与不能饮食并见。见阳明病证，如 209 条：“若不转失气者，此但初头硬，后必溏，不可攻之；攻之，必胀满不能食也。”指出阳明病证，因治未能切中证机，且损伤胃气，引起气机阻滞不畅，浊气填塞而不畅，则腹胀满。

着 zhāo ❶放，搁进去。如第四 2 条鳖甲煎丸用法中言：“候酒尽一半，着鳖甲于中，煮令泛烂如胶漆，绞取汁，内诸药。”

zhuó ❷侵袭，侵犯。如第二十二 8 条：“痛在关元，脉数无疮，肌若鱼鳞，时着男子，非止女身。”❸贴近，接触。如第二 13 条：“痉为病，胸满，口噤，卧不着席，脚挛急。”❹病证名。如第十一 7 条：“肝着，其人常欲蹈其胸上，先未苦时。”

【着鳖甲于中】将鳖甲放进酒中。如第四 2 条鳖甲煎丸用法中言：“候酒尽一半，着鳖甲于中，煮令泛烂如胶漆，绞取汁，内诸药。”

朝 zhāo 朝，即早晨。如 120 条：“三四日吐之者，不喜糜粥，欲食冷食，朝食暮吐。”

【朝食暮吐】早上饮食下午就呕吐。

其一，脾胃阴虚证，如 120 条：“三四日吐之者，不喜糜粥，欲食冷食，朝食暮吐。”其证机是脾胃阴虚，虚热内生，导致胃气不纳，脾气不运，又，暮则阳明之气盛而阴津相对不足，阴津不得滋养于胃，胃气上逆，则朝食暮吐；治当滋阴和中，清热降逆。

其二，脾胃虚寒夹饮证，如第十七 3 条：“脉弦者，虚也，胃气无余，朝食暮吐，变为胃反。”《金匮要略直解·呕吐哕下利病》：“阳虚则阴胜，胃中真阳已亏，不能消磨水谷，是以朝食而暮吐。”其证机是中气虚弱，脾不得运化水谷，胃不得腐熟水谷，浊气壅滞而上逆；治当温胃降逆止呕，以大半夏汤与吴茱萸汤加减。

其三，阳明虚寒胃反证，如第十七 5 条：“趺阳脉浮而涩，浮则为虚，涩则伤脾，脾伤则不磨，朝食暮吐，暮食朝吐，宿谷不化，名曰胃反。”《金匮悬解·呕吐哕下利病》：“胃虚而上逆，则脾虚而下陷，陷则脾伤，不能磨化水谷，故朝食暮吐，暮食朝吐，宿谷不化，名曰胃反。”其证机是胃虚则不能受纳，脾寒则不能运化，不纳不运则饮食留结不化而上逆。

爪 zhǎo 爪，即手爪挠。如第十五 7 条：“大便正黑，皮肤爪之不仁，其脉浮弱。”

辄 zhé 辄，即就，即。如第十二 9 条：“留饮者，胁下痛引缺盆，咳嗽则辄已。”

【辄已】“辄已”不是指咳嗽后疼痛减轻，而是指病证因咳嗽而加甚。详见“咳嗽则辄已”项。

【辄轻】就减轻。详见“汗出已辄轻者”项。

者 zhě ❶的人。如仲景序：“生而知之者上，学而亚之。”❷的病证。如第 2 条：“太阳病，发热，汗出，恶风，脉缓者，名为中风。”❸表示语气停顿。如第 8 条：“太阳病，头痛至七日以上自愈者，以行其经尽故也。”又如 12 条：“太阳中风，阳浮而阴弱，阳浮者，热自发，阴弱者，汗自出。”

赭 zhě ❶药名：代赭石。❷方名：旋覆代赭汤。

䗪 zhè ❶药名：如䗪虫。❷方名：如大黄䗪虫丸。

【䗪虫】䗪虫鳖蠊科昆虫地鳖或冀鳖的雌虫体。

别名：地鳖虫，土鳖虫，土元，地鳖，土鳖。

性味：咸，寒；有小毒。

功用：活血化瘀，破血通经。

主治：症瘕坚积，痞块，面色黧黑，肌肤甲错，大便不调，小便不畅，月经不调，闭经，痛经。

《神农本草经》曰："味咸寒，主心腹寒热洗洗，血积癥瘕，破坚，下血闭。"

入方：见大黄䗪虫丸、鳖甲煎丸、下瘀血汤、土瓜根散。

用量：

剂型	不同用量	古代量	现代量	代表方名
汤剂	基本用量	二十枚	10g	下瘀血汤
散剂	基本用量	三两	9g	土瓜根散
丸剂	最小用量	一升	24g	大黄䗪虫丸

注意事项：孕妇慎用。

化学成分：含氨基酸，微量元素，蛋白质，有机酸，酚类，糖类，甾醇，油脂，香豆素，萜内酯，直链脂肪化合物，棕榈酸，5、4-二羟基-7-甲氧基黄酮，二十八烷醇，β-谷甾醇，沙肝醇，尿嘧啶，尿囊素，生物碱，丝氨酸，蛋白酶。

药理作用：抗凝血及血栓形成，提高心肌及脑对缺血的耐受力，降低心、脑组织的耗氧量，抗突变能力，调脂及降低胆固醇的作用，降低血中过氧化脂质（LPO），对人体血纤溶酶原的激活作用，总生物碱对家兔心脏呈负性作用。

针

zhēn ❶毫针，或三棱针。如第8条："若欲作再经者，针足阳明，使经不传则愈。"❷针孔。如117条，又如第八3条："烧针令其汗，针处被寒，核起而赤者，必发奔豚。"

【针处被寒】针孔处为寒邪所侵袭。如117条，又如第八3条："烧针令其汗，针处被寒，核起而赤者，必发奔豚。"指出寒邪乘针刺之处而侵袭，提示针刺之后应注意避风寒，否则易引起其他病证变化。

【针足阳明】用针刺阳明经穴位。见太阳病防病传变，如第8条："若欲作再经者，针足阳明，使经不传则愈。"《伤寒内科论·辨太阳病脉证并治》："言'针足阳明'者，其义有二，一为激活阳明正气的旺盛力，防邪传入；一为提高人体正气的抗病力，防止邪在太阳始终不解或有他变，并有利于太阳之邪从外解。"指出素体若有阳明腑脏之失调或宿疾，则当果断采取有效措施，防止太阳病邪传入阳明腑脏，治疗时切不可拘于太阳而失于阳明。

【针灸】针刺与灸法。如第四1条："弦紧者可发汗、针灸也。"指出治疗疟病既可用针，又可用灸，更可针与灸同时并用。

【针引阳气】用针刺以激活阳气运行。如第六1条："但以脉自微涩，在寸口、关上小紧，宜针引阳气，令脉和紧去则愈。"指出用针刺治疗的作用特点与治疗目的。

真

zhēn ❶充盈，旺盛。如第一条："腠者，是三焦通会元真之处，为血气所注。"❷纯正，正品。如第十16条赤丸用法中言："末之，内真朱为色，炼蜜丸如麻子大。"真朱即正品朱砂。

【真朱】为三方晶系硫化物类矿物辰砂族辰砂。

别名：朱砂。

性味：甘，寒；有毒。

功用：镇心安神，清热解毒，化饮熄风。

主治：心悸心烦，失眠多梦，烦躁不宁，惊风抽搐，高热惊厥，咽喉肿痛，口舌生疮，疮疡肿毒。

《神农本草经》曰："味甘微寒，主身体五脏百病，养精神，安魂魄，益气，明目，杀金银铜锡毒。"

入方：见赤丸。

用量：0.3~1g。

注意事项：忌火煅，火煅有大毒，不可久服。

化学成分：含硫化汞（HgS）。

药理作用：镇静作用，催眠作用，抗惊厥作用，防腐作用，抗菌作用，抗真菌作用，抑杀寄生虫作用。

【真武汤】

组成：茯苓三两（9g）　芍药三两（9g）　生姜切，三两（9g）　白术二两（6g）　附子炮，去皮，破八片，一枚（5g）

用法：上五味，以水八升，煮取三升，去滓。温服七合，日三服。若咳者，加五味子半升，细辛、干姜各一两；若小便利者，去茯苓；若下利者，去芍药，加干姜二两；若呕者，去附子，加生姜足前成半斤。

功用：温阳利水。

适应证：阳虚水泛证。小便不利或小便利，四肢沉重疼痛或肢体水肿，腹痛或腰痛，下利，心悸，头晕目眩，舌淡，苔白，脉沉弱。

配伍原则与方法：阳虚水泛证基本病理病证，一是阳虚不能制水，一是水气肆虐内外，所以治疗阳虚水泛证，其用方配伍原则与方法必须重视以下几个方面。

1. 针对证机选用温阳药：心肾阳气虚弱，阳虚不能主水，水气泛滥而溢于肌肤，则症见四肢沉重疼痛或肢体水肿，治当温壮阳气，使阳气能气化水气，以司主水之职。如方中附子。

2. 合理配伍健脾药：水之于人虽有肾所主，但与脾气所制则密切相关。因此，治疗阳虚水气病证，必须合理配伍健脾药，使脾能制水，脾制水又能助温阳药更好地发挥主水作用。如方中白术。

3. 妥善配伍散水药：水气泛滥于肌肤，其治温阳主水与健脾制水虽最为重要，但为了取得最佳治疗效果，在选用主水药与制水药时，必须妥善配伍散水药，可在配伍散水药时，最好选用既有散水作用，又有助阳作用的药，以标本同治。如方中生姜。

4. 适当配伍利水药：水气充斥于肌肤，其治在散水时，还要适当配伍利水药，只有散水与利水药有机地结合，才能使水气得以从下从外而去。如方中茯苓。

5. 酌情配伍引经药：水为阴，因用主水、制水、散水、利水之药，虽可治水，但与水气证机易于发生格拒。因此在治疗时最好酌情配伍寒性入阴引经药，以使药力直达病所，从而提高治疗效果。如方中芍药。

解读方药：

1. 诠释方药组成：方中附子温壮肾阳，使水有所主；白术健脾燥湿，使水有所制；生姜宣散水气；茯苓淡渗利水；芍药既能敛阴和营，又能利水气，并能引阳药入阴，更能制约附子温燥之性。

2. 剖析方药配伍：附子与生姜，属于相使配伍，附子壮阳助生姜散水，生姜宣散助附子主水；白术与茯苓，属于相使配伍，白术健脾助茯苓利水，茯苓渗利助白术制水；附子与白术，属于相使配伍，附子壮肾主水，白术健脾制水；附子、生姜与芍药，属于相反配伍，附子、生姜辛热，芍药酸寒，芍药制约附子、生姜辛热主水散水伤阴；芍药与白术、茯苓，属于相使配伍，益气敛阴，健脾燥湿利水之中有益阴缓急。

3. 权衡用量比例：附子与生姜用量比例是近1：2，提示药效温阳主水与辛温散水之间的用量调配关系，以治寒水；白术与茯苓用量比例是3：2，提示药效健脾制水与渗利水湿之间的用量调配关系，以治虚水；芍药与附子、生姜用量比例是近3：2：3，提示药效敛阴与主水散水之间的用量调配关系，以治病顾本。

诊 zhěn 诊，诊察，诊断。如仲景序："短期未知决诊，九候曾无彷彿。"

疹 zhěn 疹，即凸起皮肤面的小块团。如第十四2条："脉浮而洪，浮则为风，洪则为气，风气相搏，风强则为隐疹。"辨疹有二，其一，风中肌肤营卫气血证，如第五3条："寸口脉迟而缓，迟则为寒，缓则为虚；营缓则为亡血，卫缓则为中风。邪气中经，则身痒而瘾疹。"详见"身痒而瘾疹"项。其二，太阳风水证基本病理特征，如第十四2条："脉浮而洪，浮则为风，洪则为气，风气相搏，风强则为隐疹。"其证机是风气与水气相搏而郁于皮肤。

振 zhèn ❶振摇。如第十二11条："背痛，腰疼，目泣自出，其人振振身瞤剧，必有伏饮。"❷振奋，奋起。引申为明显，显著。如60条："下之后，复发汗，必振寒，脉微细。"❸恶寒，怕冷。如101条："若柴胡证不罢者，复与柴胡汤，必蒸蒸而振，却复发热汗出而解。"

【振寒】恶寒比较明显。见太阳病证与阴阳两虚证相兼，如60条："下之后，复发汗，必振寒，脉微细。"其证机是阳气虚弱而不能行使温煦于外，寒气乘机而充斥于外。

【振寒而发热】振振恶寒且伴有发热。见黄疸证预后，如第十五12条："阳部，其人振寒而发热也。"指出黄疸病证，邪气乘正气蓄积力量而肆虐则振振恶寒，然则正气积力与邪气相争则发热。

【振振欲擗地者】身体颤抖，站立不稳，欲仆于地。见心肾阳虚水气证，如82条："心下悸，头眩，身瞤动，振振欲擗地者。"其证机是心肾阳气虚弱，水不得阳气所化而变为水气，水气充斥于内外；治以真武汤，温阳利水。

【振慄汗出而解】病人身体振慄汗出，然后汗出而解。见表里兼证，如94条："太阳病未解，脉阴阳俱停，必先振慄汗出而解。"其证机是正气在积蓄力量而邪气乘机猖獗，然则邪不胜正则从汗出而解。

【振振身瞤剧】身体肌肉震颤跳动比较明显。见膈间痰饮证，如第十二11条："目泣自出，其人振振身瞤剧，必有伏饮。"《金匮要略心典·痰饮水气病》："振振身瞤动者，饮发而上逼液道，外攻经遂也。"其证机是痰饮阻结于膈上而阻滞气机，气机逆乱而不得升降，饮气随经气而溢于上下内外；治当涤痰化饮，开胸利膈。

【振寒脉数】恶寒明显而脉数。见实热肺痈证成脓期，如第七12条："咳而胸满，振寒脉数，咽干不渴。"《金匮发微·肺痿肺痈咳嗽上气病》："热郁于肺，皮毛开而恶风，故振寒，血热内炽，故脉数。"其证机是邪热蕴肺，肺气壅滞，不得宣发卫气则恶寒；热灼脉络，血为热攻则脉数。审证是实热肺痈证成脓期，治以桔梗汤，清热排脓解毒。

症 zhēng 症，即脘腹胸胁有痞块。如第二十2条："妇人宿有症病，经断未及三月，而得漏下不止，胎动在脐上者，为症痼害；妊娠六月动者，前三月经水利时，胎也；下血者，后断三月衃也，所以血不止者，其症不去故也，当下其症。"

【症瘕】脘腹胸胁有痞块积聚。见疟母证，如第四2条："病疟以月一日发，当以十五日愈；设不差，当月尽解；如其不差，当云何？师曰：此结为症瘕，名曰疟母。"《金匮要略心典·疟病》："设更不愈，其邪必假血依痰，结为症瘕，僻处胁下，将成负固不服之热，故宜急治。"其证机是血行不畅而为瘀，水不得气化而为痰，痰血相搏而为结，阻结不通而为症瘕；治以鳖甲煎丸，化瘀消症、化痰散结。

【症病】妇人胞中有症瘕病证。见妇人胞中症病，如第二十2条："妇人宿有症病，经断未及三月，而得漏下不止，胎动在脐上者。"《医宗金鉴·妇人妊娠病》："经断有孕，名曰妊娠。妊娠下血，则为漏下。妇人宿有症害之疾而育胎者，未及三月而得漏下，下血不止，胎动不安者，此为症痼害之也。然有血衃成块者，以前三月经虽断，血未盛，胎尚弱，未可下其症痼也。后三月血成衃，胎已强，故主之桂枝茯苓丸，当下其症痼也。"其证机是瘀血阻结胞中，水气内生，瘀血与水相互搏结，壅滞经气，梗阻脉络；治以桂枝茯苓丸，活血化瘀、消症散结。

【症痼害】妇人胞中有症瘕积聚为患的病证。详见"症病"项。

争 zhēng 争，即相互争夺。如97条："血弱气尽，腠理开，邪气因入，与正气相搏，结于胁下，正邪分争。"

蒸 zhēng ❶热气上升，引申为机体里热外达。如248条："太阳病三日，发汗不解，蒸蒸发热者，属胃也。"❷中药炮制方法之一，即蒸法。如338条乌梅丸用法中言："蒸之五斗米下，饭熟捣成泥。"

【蒸蒸发热】体内发热如热气从内向外蒸发。见阳明热结缓证，如248条："发汗不解，蒸蒸发热者，属胃也。"《注解伤寒论·辨阳明病脉证并治》："蒸蒸者，如热熏蒸，言甚热也。"《伤寒论条辨·辨阳明病脉证并治法》："蒸蒸者，热气上行貌，言热自内而腾达于外，犹蒸炊然。"其证机是邪热侵袭阳明而外蒸，肠胃气机被扰，浊气壅滞而尚未阻结不通；治以调胃承气汤。

【蒸蒸而振】蒸蒸发热，振振恶寒。见少阳胆热气郁证，如101条："若柴胡证不罢者，复与柴胡汤，必蒸蒸而振，却复发热汗出而解。"又如149条："复与柴胡汤，此虽已下之，不为逆，必蒸蒸而振，却发热汗出而解。"《注解伤寒论·辨太阳病脉证并治》："得汤，邪气还表者，外作蒸蒸而热，先经下，里虚，邪气欲出，内作振振然也。"《伤寒溯源集·少阳篇》："蒸蒸，身热汗欲出之状也；振者，振振然挺动之貌，即寒战也。"其证机是因误下而伤正气，正气抗邪必须蓄积力量，待正气充沛而积力抗邪，正邪交争至为剧烈，然则邪不胜正则蒸蒸发热，振振恶寒则邪从汗解，对此不可误为病情加重。

【蒸之五斗米下】以水蒸乌梅需要煮熟900~1500g米的时间。如338条乌梅丸用法中言："蒸之五斗米下，饭熟捣成泥。"

正 zhèng ❶纯正不杂。如48条："设面色缘缘正赤者，阳气怫郁在表，当解之，熏之。"❷恰，正好，仅。如138条："小结胸病，正在心下，按之则痛。”❸开端，岁首，特指正月。如168条白虎加人参汤用法中言：“此方立夏后，立秋前乃可服，立秋后不可服，正月二月三月尚凛冷，亦不可与服之，与之则呕利而腹痛。”❹病证名。如第十四1条：“正水，其脉沉迟，外证自喘。”❺特指人体脏腑经络气血营卫和合之气。如97条：“血弱气尽，腠理开，邪气因入，与正气相搏。”❻大，高。如第二十二22条：“胃气下泄，阴吹而正喧，此谷气之实也。”

【正气】人体脏腑经络气血营卫协和之气，也即对人体脏腑经络气血营卫的生理功能的总称。正气具有适应环境，应变社会，燮理精神，抵御外邪，协调脏腑经络气血营卫之气，以职脏腑之气所主所司，协和机体内外统一，并相互为用。如97条：“血弱气尽，腠理开，邪气因入，与正气相搏。”详见“正气相搏”项。

【正气相搏】正气与邪气相斗争的病理演变过程。见少阳胆热气郁证，如97条：“血弱气尽，腠理开，邪气因入，与正气相搏。”指出邪气侵袭人体，正气奋起与邪气相斗争的病理演变过程。

【正气即急】正气即急奋起抗御外邪。见邪中经络脏腑的基本脉证及病理，如第五2条：“邪气反缓，正气即急，正气引邪，㖞僻不遂。”其证机是肌肤营卫受邪，正气不为邪气肆虐而即急以积力抗邪。

【正气引邪】正气牵引邪气而相争于一侧。见邪中经络脏腑的基本脉证及病理，如第五2条：“邪气反缓，正气即急，正气引邪，㖞僻不遂。”其证机是正气积力与邪气相争，邪气乘正气卫外不及而肆虐，正气乘击邪气肆虐而牵制于一侧。

【正赤】色赤而纯正。详见“面色缘缘正赤”项。

【正邪分争】正气与邪气相互斗争。见少阳胆热郁证，如97条：“血弱气尽，腠理开，邪气因入，与正气相搏，结于胁下，正邪分争。”《伤寒论辨证广注·辨少阳病脉证并治法》：“正邪分争者，正气与邪气互相并争，是以往来寒热也。”指出正气与邪气相互斗争的病理演变过程。

【正水】肺水气证。见正水证的基本脉证，如第十四1条：“正水，其脉沉迟，外证自喘。”其证机是水气在肺，肺气逆乱而不得通调水道，水气壅滞于脉；治当宣肺利水，通调水道。

【正月二月三月尚凛冷】在农历每年的一月、二月、三月还是比较寒冷的。如168条白虎加人参汤用法中言：“此方立夏后，立秋前乃可服，立秋后不可服，正月二月三月尚凛冷，亦不可与服之，与之则呕利而腹痛。”指出天气寒冷不宜使用白虎加人参汤，若逆而用之，则会以寒助寒，加重病证。又，用白虎加人参汤不可拘于季节，临床使用白虎加人参汤的标准应该是以辨证为准。

【正在心下】病证表现正好在心下即胃脘处。见胃脘痰热证，如138条：“小结胸病，正在心下，按之则痛。”正者，正好也；心下者，胃脘也。理解“正在心下”，即指胃脘痰热证部位正好在心下。

【正喧】响声大或高而入耳。详见“阴吹而正喧”项。

【正阳阳明】阳明病本证。见阳明病成因，如179条：“病有太阳阳明，有正阳阳明，有少阳阳明，何谓也？答曰：太阳阳明者，脾约是也；正阳阳明者，胃家实是也。”指出阳明病本证，其病因大多起于阳明素体有失调，外邪乘机侵袭阳明，即为阳明病。辨阳明病证，一定要辨清阳明病的病变证机，以法确立治疗原则与方法。

证

zhèng ❶证候。如仲景序：“乃勤求古训，博采众方，撰用《素问》、《九卷》、《八十一难》、《阴阳大论》、《胎胪药录》，并平脉辨证，为《伤寒杂病论》合十六卷。”❷症状。如30条：“证象阳旦，按法治之而增剧，厥逆，咽中干，两胫挛急而谵语。”又如第十二39条：“其证应内麻黄，以其人遂痹，故不内之。”❸证机。如16条：“知犯何逆，随证治之。”❹脉证。如34条：“太阳病，桂枝证，医反下之，利遂不止，脉促者，表未解也。”

【证象阳旦】症状表现像太阳中风证。见太阳中风证与阴阳两虚证相兼，如30条：“证象阳旦，按法治之而增剧，厥逆，咽中干，两胫挛急而谵语。”指出病证表现很像太阳中风证，但通过仔细审证求机后，则知病非单一的太阳中风证，而是太阳中风证与阴阳两虚证相兼。

郑

zhèng 郑，即严肃，引申为重复。如210条：“夫实则谵语，虚则郑声；郑声者，重语也。"

【郑声】语言重复而错乱。见阳明病证与少阴病证相兼，如 210 条："夫实则谵语，虚则郑声；郑声者，重语也。"《医宗金鉴·伤寒论注》："虚则郑声，精神衰乏，不能自主，语言重复，其声微短，正气虚也。"其证机是少阴心神失主，神不守藏，心神浮动于外，病理变化主要矛盾是虚证。若以实证为主，治当重在泻实；若以虚证为主，治当重在补虚。

之 zhī ❶病人。如 12 条桂枝汤用法中言："若病重者，一日一夜服，周时观之。"又如第一 1 条："四季脾旺不受邪，即勿补之。"❷的。如仲景序："余每览越人入虢之诊，望齐侯之色，未尝不慨然叹其才秀也。"又如第一 1 条："见肝之病，知肝传脾，当先实脾。"❸这。如仲景序："下此以往，未之闻也。"❹取消句子独立成分。如第 1 条："太阳之为病，脉浮，头项强痛而恶寒。"❺病邪。如第 4 条："伤寒一日，太阳受之，脉若静者，为不传。"❻病证。如 12 条："鼻鸣，干呕者，桂枝汤主之。"❼方药。如 17 条："若酒客病，不可与桂枝汤；得之则呕，以酒客不喜甘故也。"又如 38 条："服之则厥逆，筋惕肉瞤，此为逆也。"❽宾语前置的标志，用在前置宾语和动词谓语之间。如仲景序："若是轻生，彼何荣势之云哉？"

【之极虚】病人过度虚弱。如 380 条："伤寒，大吐，大下，之极虚，复极汗者，其人外气怫郁。"指出病人极度虚弱是因为误用大吐大下所引起。

支 zhī ❶同"肢"字。如 146 条："伤寒六七日，发热微恶寒，支节烦痛，微呕。"❷支撑，撑持，引申为阻结满闷不畅。如 146 条："微呕，心下支结。"又如第十二 6 条："水在肝，胁下支满，嚏而痛。"❸病证名。如第十二 2 条："咳逆倚息，短气不得卧，其形如肿，谓之支饮。"

【支节烦痛】四肢关节疼痛比较明显。见少阳胆热气郁证与太阳病证相兼，如 146 条："伤寒六七日，发热微恶寒，支节烦痛，微呕。"其证机是太阳营卫郁滞而经气不畅，少阳胆气郁结而经气不利，故见四肢关节疼痛。

【支结】支撑满闷不舒。详见"心下支结"项。

【支饮】饮邪留结而阻滞气机且满闷不舒，或在肺，或在胃。

其一，支饮证，如第十二 2 条："咳逆倚息，短气不得卧，其形如肿，谓之支饮。"其证机是肺气不利，通调水道不及，水津不得化而为饮且留结于肺，肺气为水饮所遏而不得肃降；治当宣肺化饮，临证当辨寒饮、热饮，以法论治。

其二，阳明热结支饮证，如第十二 26 条："支饮，胸满者。"其证机是阳明热结，壅滞气机，气不化水，水变为饮邪，逆乱胸腹；治以厚朴大黄汤，泻热行气、化饮涤实。

其三，肺支饮热证，如第十二 27 条："支饮，不得息。"《金匮要略论注·痰饮咳嗽病》："肺因支饮，满而气闭也。"其证机是邪热与饮邪相互搏结于肺，肺气逆乱而壅滞，水饮在肺，遏制肺气，使肺不得通调水道，又加剧水饮内逆；治以葶苈大枣泻肺汤，泻肺行水。

其四，寒饮郁肺支饮证，如第十二 38 条："服之当遂渴，而渴反止者，为支饮也。支饮者，法当冒，冒者必呕，呕者复内半夏以去其水。"其证机是肺为饮邪所阻滞，气机逆乱而泛溢于上；治当温肺化饮、降逆平冲，治以桂苓五味甘草去桂加姜辛夏汤。

其五，脾胃支饮寒证，如第十七 2 条："呕家本渴，今反不渴者，以心下有支饮故也，此属支饮。"其证机是饮气留结于胃，逆乱于胃，浊气上逆。

【支饮亦喘而不能卧】饮邪留结在肺，也会出现气喘而不能平卧。详见"喘而不能卧"项。

【支饮家】饮邪支结郁久而不愈。见悬饮证，如第十二 33 条："夫有支饮家，咳烦，胸中痛者，不卒死，至一百日或一岁，宜十枣汤。"其证机是饮邪郁久，胸胁气机为饮邪所支结郁滞而不畅；治以十枣汤。

【支饮在胸中】饮邪支结阻滞在胸肺。见肺虚饮证，如第十二 34 条："其人本有支饮在胸中故也，治属饮家。"指出饮邪所在病变部位在胸中，并提示治疗支饮应针对病变部位，以冀取得最佳治疗效果。

肢 zhī 肢，即人体之手足。双手与双足称为四肢。如 20 条："其人恶风，小便难，四肢微急，难以屈伸。"

【肢节疼痛】四肢关节烦热而疼痛。见阳虚热郁痹证，如第五8条："诸肢节疼痛，身体魁羸，脚肿如脱。"其证机是寒湿之邪留结于关节，郁久化热而逆乱经脉，寒湿在骨节，夹热在经脉，关节不得气血所养而滞涩则肢节烦痛。

枝 zhī ❶由植物主干分出来的枝条。如第二十二23条小儿疳虫蚀齿方用法中言："取腊日猪脂熔，以槐枝绵裹头四五枚，点药烙之。"❷药名：如桂枝。❷方名：桂枝汤。

栀 zhī ❶药名：如栀子。❷方名：如栀子厚朴汤。

【栀子】栀子为茜草科常绿灌木植物栀子的成熟种子。

别名：越桃，山栀子，山栀，木丹。

性味：苦，寒。

功用：清热燥湿，凉血解毒，解酒除烦，消肿止痛。

主治：身黄目黄小便黄，腹微满，心烦，胸中郁热，躁扰不宁，痈疡肿毒，跌打损伤，失眠，潮热，衄血，吐血，尿血。

《神农本草经》曰："味苦寒，主五内邪气，胃中热气，面赤酒疱，皻鼻，白癞，赤癞，疮疡。"

入方：见栀子豉汤、栀子甘草豉汤、栀子生姜豉汤、栀子大黄汤、栀子干姜汤、栀子厚朴汤、枳实栀子豉汤、茵陈蒿汤、栀子柏皮汤、大黄硝石汤。

用量：

剂型	不同用量	古代量	现代量	代表方名
汤剂	最小用量	十四枚	14g	栀子豉汤
	最大用量	十五枚	15g	大黄硝石汤
	通常用量	十四枚	14g	茵陈蒿汤

注意事项：脾胃虚寒者慎用。

化学成分：含栀子素，果胶，鞣质，藏红花素，藏红花酸，栀子苷，去羟栀子苷（即格泊素小葡萄糖苷，格尼泊素-1-β-D-龙胆二糖苷，山栀苷），熊果酸，D-甘露醇，廿九烷，β-谷甾醇，乌苏酸，栀子素，栀子新苷，羟异栀子苷。

药理作用：保肝作用，利胆作用，促进胆汁分泌作用，降低血中胆红素，促进血液中胆红素迅速排泄，抗炎作用，抗菌作用（溶血性链球菌、许兰氏黄癣菌、腹股沟表皮癣菌、红色表皮癣菌、钩端螺旋体、金黄色葡萄球菌、卡他球菌、霍乱弧菌、人型结核杆菌），杀死血吸虫，解热作用，镇静作用，镇痛作用，抗胆碱性的抑制作用，抗自由基产生，降低心肌收缩力，降血压作用，增强纤维蛋白的溶解活性，防止动脉粥样硬化和血栓形成，增强免疫功能，止血作用。

【栀子汤】又名栀子豉汤，详见栀子豉汤。

【栀子豉汤】又名栀子汤

组成：栀子擘，十四个（14g）　香豉绵裹，四合（10g）

用法：上二味，以水四升，先煮栀子得二升半，内豉，煮取一升半，去滓。分为二服，温进一服。得吐者，止后服。

功用：清宣郁热。

适应证：

1. 热扰胸膈证：心烦，甚者心中懊侬，卧起不安，或胸中窒，或胸中结痛，舌红，苔黄，脉数。

2. 阳明热郁证：咽燥，口苦，饥而不欲食，腹满而喘，身热，或潮热，盗汗，不恶寒，反恶热，身重，或心中懊侬，舌红，苔黄，脉数或浮紧。

解读方药：

1. 诠释方药组成：方中栀子清热燥湿，泻火除烦；香豉宣透郁热，益胃和中。

2. 剖析方药配伍：栀子与香豉，属于相使配伍，栀子助香豉透热于外，香豉助栀子清热于内。

3. 权衡用量比例：栀子与香豉用量比例是7∶5，提示药效清热与透散之间的用量调配关系，以治郁热。

【栀子生姜豉汤】

组成：栀子擘，十四个（14g）　香豉绵裹，四合（10g）　生姜五两（15g）

用法：上三味，以水四升，先煮栀子、生姜得二升半，内豉，煮取一升半，去滓。分二服，温进一服。得吐者，止后服。

功用：清宣郁热，降逆和胃。

适应证：

1. 热扰胸膈证伴有胃气上逆者。

2. 阳明热郁证伴有胃气上逆者。

Z

解读方药：

1. 诠释方药组成：方中栀子清热燥湿，泻火除烦；香豉宣透郁热，益胃和中；生姜降逆和胃。

2. 剖析方药配伍：栀子与香豉，属于相使配伍，栀子助香豉透热于外，香豉助栀子清热于内；栀子与生姜，属于相反配伍，栀子清热，生姜温胃，生姜制约栀子清热寒凝，栀子制约生姜降逆和胃助热。

3. 权衡用量比例：栀子与香豉用量比例是近3∶2，提示药效清热与透散之间的用量调配关系，以治郁热；栀子与生姜用量比例是近1∶1，提示药效清热与宣散降逆之间的用量调配关系，以治胃气上逆。

【栀子甘草豉汤】

组成：栀子擘，十四个（14g）　香豉绵裹，四合（10g）　甘草炙，二两（6g）

用法：上三味，以水四升，先煮栀子、甘草得二升半，内豉，煮取一升半，去滓。分二服，温进一服。得吐者，止后服。

功用：清宣郁热，和中益气。

适应证：

1. 热扰胸膈证伴有少气乏力者。

2. 阳明热郁证伴有少气乏力者。

解读方药：

1. 诠释方药组成：方中栀子清热燥湿，泻火除烦；香豉宣透郁热，益胃和中；甘草补益中气。

2. 剖析方药配伍：栀子与香豉，属于相使配伍，栀子助香豉透热于外，香豉助栀子清热于内；栀子与甘草，属于相反配伍，栀子清热，甘草益气，甘草制约栀子清热伤胃，栀子制约甘草益气恋邪。

3. 权衡用量比例：栀子与香豉用量比例是近3∶2，提示药效清热与透散之间的用量调配关系，以治郁热；栀子与甘草用量比例是5∶2，提示药效清热与益气之间的用量调配关系，以治郁热伤气。

【栀子厚朴汤】

组成：栀子擘，十四个（14g）　厚朴炙，去皮，四两（12g）　枳实水浸，炙令黄，四枚（4g）

用法：上三味，以水三升半，煮取一升半，去滓。分二服，温进一服。得吐者，止后服。

功用：清热除烦，宽胸消满。

适应证：热郁胸腹证或阳明胃热郁滞证。心烦，胃脘胀满而热，或腹满，卧起不安，或食欲不振，或呕吐，舌红，苔黄，脉数。

解读方药：

1. 诠释方药组成：方中栀子清泻郁热；枳实破结气，消胀满；厚朴下气除满。

2. 剖析方药配伍：枳实与厚朴，属于相反相须配伍，相反者，寒温同用；相须者，增强行气除满。栀子与枳实，属于相使配伍，栀子清泻郁热，枳实清热行气。栀子与厚朴，属于相反配伍，栀子性寒清热，厚朴性温下气，厚朴助栀子清热温通，栀子助厚朴行气清热。

3. 权衡用量比例：枳实与厚朴用量比例是7∶6，提示药效清热与清热行气之间的用量调配关系，以治气滞；栀子与枳实用量比例是7∶2，提示药效清热与清热行气之间的用量调配关系，以治热郁气滞；栀子与厚朴用量比例是7∶6，提示药效清热燥湿与苦温行气之间的用量调配关系，以治气机阻滞。

【栀子干姜汤】

组成：栀子擘，十四枚　干姜二两（6g）

用法：上二味，以水三升半，煮取一升半，去滓。分二服，温进一服。得吐者，止后服。

功用：清上温下，调和脾胃。

适应证：胃热脾寒轻证。胃脘灼热，或呕吐，心烦，口干，或身热，腹部畏寒，大便溏或泄泻，舌淡或红，脉数或沉。

解读方药：

1. 诠释方药组成：方中栀子清泻郁热；干姜温中散寒。

2. 剖析方药配伍：栀子与干姜，属于相反配伍，栀子清热，干姜温中，栀子制约干姜温中化热，干姜制约栀子清热伤胃。

3. 权衡用量比例：栀子与干姜用量比例是7∶3，提示药效清热与温中之间的用量调配关系，以治寒热。

【栀子柏皮汤】

组成：栀子擘，十五个（15g）　甘草炙，一两（3g）　黄柏二两（6g）

用法：上三味，以水四升，煮取一升半，去滓。分温再服。

功用：泻热利湿以退黄。

适应证：肝胆湿热证以热为主（即阳明湿热发黄证以热为主）。发热明显，口苦，口干，口渴欲饮水，无汗，身目小便黄，黄色鲜亮，恶心欲吐，大便干，舌红，苔黄，脉数滑。

解读方药：

1. 诠释方药组成：方中栀子清热燥湿；黄柏清泻湿热；炙甘草益气和中。

2. 剖析方药配伍：栀子与黄柏，属于相须配伍，增强清热燥湿，泻火退黄；栀子、黄柏与甘草，属于相反配伍，栀子、黄柏清热燥湿，甘草益气生津，甘草制约栀子、黄柏清热伤胃，栀子、黄柏制约甘草益气恋邪。

3. 权衡用量比例：栀子与黄柏用量比例是5∶2，以治湿热发黄；栀子、黄柏与甘草用量比例是5∶2∶1，提示药效清热燥湿与益气之间的用量调配关系，以治热求本。

【栀子大黄汤】

组成：栀子十四枚（14g）　大黄一两（3g）　枳实五枚（5g）　豉一升（24g）

用法：上四味，以水六升，煮取三升。分温三服。

功用：清肝利胆，理气退黄。

适应证：

1. 酒毒湿热黄疸证（酒精中毒黄疸证）：胁痛（即肝区疼痛），腹胀，脘闷，不欲食，胃中热痛，心中懊憹，头晕，目眩，身目小便黄，舌红，苔黄腻，脉数。

2. 肝胆湿热气滞证：身目小便黄，腹胀明显，小便短少，大便干，发热，无汗或头汗出，胃脘热痛，不欲食，舌红，苔黄，脉弦数。

解读方药：

1. 诠释方药组成：方中栀子清热燥湿；大黄泻热除湿；枳实破气行滞；淡豆豉轻清宣散，行气消满。

2. 剖析方药配伍：栀子与大黄，属于相使配伍，增强清热泻热燥湿；栀子与枳实，属于相使配伍，增强清热行气；大黄与枳实，属于相使配伍，增强泻热行气；栀子与香豉，属于相使配伍，清热于内，透热于外。

3. 权衡用量比例：栀子与大黄用量比例是近5∶1，提示药效清热与泻热之间的用量调配关系，以治积热；栀子与枳实用量比例是近3∶1，提示药效清热与行气之间的用量调配关系，以治气滞热郁；栀子与香豉用量比例是近5∶8，提示药效清热与透散之间的用量调配关系，以治郁热。

汁 zhī ❶植物经水浸后而所取的液体。如155条附子泻心汤用法中言：“以麻沸汤二升渍之，须臾，绞去滓，纳附子汁，分温再服。”❷动物分泌的液体。如233条：“若土瓜根及大猪胆汁，皆可为导。”❸植物分泌的液体。如第十四28条：“黄汗之为病，身体重，发热，汗出而渴，状如风水，汗沾衣，色正黄如柏汁，脉自沉，何从得之？”

知 zhī ❶知道，了解。如16条：“观其脉证，知犯何逆，随证治之。”又如仲景序：“短期未知决诊，九候曾无彷佛。”❷识别，辨清。如仲景序：“虽未能尽愈诸病，庶可以见病知源。”❸见解，知识。如仲景序：“观今之医，不念思求经旨，以演其所知。”❹判断。如第十六2条：“晕黄去，目睛慧了，知衄今止。”❺取得治疗效果。如247条麻子仁丸用法中言：“渐加，以知为度。”又如第十19条乌头桂枝汤用法中言：“不知，即服三合；又不知，复加至五合。其知者，如醉状，得吐者，为中病。”❻审辨，辨清。如381条：“视其前后，知何部不利。”❼确定。如294条：“少阴病，但厥，无汗，而强发之，必动其血，未知从何道出，或从口鼻。”❽药名：如知母。❾方名：如桂枝约药知母汤。

【知犯何逆】辨证一定要知道病邪侵犯哪些脏腑经络气血阴阳而引起病证变化。见表里兼证，如16条：“观其脉证，知犯何逆，随证治之。”仲景对大量的外感疾病、内伤杂病及其相兼病证，进行高度概括而得出的应用规则，即如何应用辨证论治。从而揭示辨证论治必须全面权衡，从动态中去观察疾病的发展，求得在辨证论治上精益求精，治病救人。

【知病可愈】判断疾病可能为向愈。见太阳病证与阴阳两虚证相兼，如30条：“以承气汤微溏，则止其谵语，故知病可愈。”指出病证经过有效的治疗后，从病证表现而判断疾病可能为向愈。

【知此】知道这些。详见“何以知此”及“何以知此为肺痈”项。

【知然】知道这些。详见“何以知然”项。

【知医以丸药下之】得知医者用丸类药以攻下病证所致。详见“医以丸药下之”项。

【知不在里】判断病变证机不在里。见表里兼证的审证要点，如56条：“其小便清者，知不在里，仍在表也，当须发汗。”仲景提出：“其小便清者，知不在里，仍在表也。”指出表里兼证，病变主要矛盾方面在表，审表是太阳中风证，治以桂枝汤。

【知汗出解】判断病证随汗出而解。见表里兼证，如116条：“脉浮，故知汗出解。”指出表里兼证，若能妥善用汗法治疗表证，病邪则可从汗出而解。

【知汗出不彻】判断虽汗出但没有达到预期治疗目的。见表里兼证，如48条：“何以知汗出不彻？以脉涩故知也。”指出根据病证表现而得知用汗法而未能达到预期治疗目的，法当再次使用汗法以治疗表证。

【知极吐下也】得知医者曾用大吐大下方法治疗病证。见脾胃热证，如123条：“但欲呕，胸中痛，微溏者，此非柴胡汤证，以呕，故知极吐下也。”指出脾胃热证的表现有类似可吐证，又有类似可下证，临证必须审证明确，以法选方用药。若误用大吐大下方法，则会引起病证发生变化，当引以为戒。

【知非少阴】判断病证表现证机不是在少阴。见太阳病证与少阳病证相兼，如148条：“所以然者，阴不得有汗，今头汗出，故知非少阴也，可与小柴胡汤。”指出少阴寒证在一般情况下，不当有汗出，若有汗出，其汗出则未必尽在头部，多为全身汗出，今则头汗出，故判断病证不是少阴而是太阳少阳兼证。

【知不久必大便】判断病证表现不久一定会有大便排出。见阳明热结证的自愈机制，如203条：“今为小便数少，以津液当还入胃中，故知不久必大便也。”《伤寒贯珠集·阳明篇上》：“小便本多，而今数少，则肺中所有之水精，不直输于膀胱，而还入于胃府，于是燥者得润，硬者得软，结者得通，故曰不久必大便出，而不可攻之意，隐然言外矣。”指出阳明热结证自愈机理是，观察病人小便，若小便由量多而转为量少，则知津液不再偏渗膀胱而能走于肠中，故知病为向愈。从仲景所言以揭示问诊在辨证中具有重要作用。

【知大便不久出】判断病者大便很快就要排出。详见“知不久必大便”项。

【知之法】知道辨证论治的基本方法。详见“欲知之法”项。

【知之次也】能够通过别人而知道知识谓之第三等。如仲景序：“孔子云：生而知之者上，学而亚之，多闻博识，知之次也。余宿尚方术，请事斯语。”

【知何部不利】辨清病变部位因于何种原因所引起的不通畅。见实热哕证，如381条，又如第十七7条：“伤寒，哕而腹满，视其前后，知何部不利，利之则愈。”指出辨哕证，其证机有在阳明、在膀胱等，在阳明者其治当通利大便；在膀胱者其治当利小便，以此则能辨清病变证机不是在厥阴而是在阳明或膀胱。

【知肝传脾】应该知道肝病证容易传脾的病理演变。见脏腑辨证的整体观，如第一1条：“夫治未病者，见肝之病，知肝传脾，当先实脾。”指出肝病与脾之间的辨证关系，懂得肝病证容易传脾，引起脾的病理病证，提示辨证论治应注意脏腑之间的辨证关系。

【知衄今愈】根据病证表现判断衄证即将痊愈。见衄血望诊，如第十六2条：“晕黄去，目睛慧了，知衄今止。”指出根据证候表现而能判断病变发展及其转归，经过全面分析病证演变特点，则知衄是邪气欲去，正气欲复，病可向愈。

【知人】了解他人。详见“进不能爱人知人”项。

【知己】了解自己。详见“退不能爱身知己”项。

【知母】知母为百合科多年生草本植物知母的根茎。

别名：连母，野蓼，地参，水参，水浚，货母，芪母，女雷，女理，儿草，鹿列，韭逢，东根。

性味：苦、甘，寒。

功用：清热滋阴，除烦安神。

主治：心烦急躁，口舌干燥，失眠多梦，夜热早凉，汗出。

《神农本草经》曰：“味苦寒，无毒，主消渴热中，除邪气，肢体浮肿，下水，补不足，益气。”

入方：见白虎汤、白虎加人参汤、白虎加桂枝汤、桂枝芍药知母汤、麻黄升麻汤、百合知母汤、酸枣仁汤。

用量：

剂型	不同用量	古代量	现代量	代表方名
汤剂	最小用量	十八铢	2.2g	麻黄升麻汤
	最大用量	六两	18g	白虎汤

注意事项：脾胃虚寒者慎用。

化学成分：含知母皂苷A-Ⅰ，知母皂苷A-Ⅱ，知母皂苷A-Ⅲ，知母皂苷A-Ⅳ，知母皂苷B-Ⅰ，知母皂苷B-Ⅱ，菝葜皂苷元，异菝葜皂苷元，新吉托皂苷元，异菝葜皂苷元3-O-β-D-葡萄吡喃糖基-（1→2）-β-D-甘露吡喃糖苷，吗尔考皂苷元3-O-β-D-葡萄糖基-（1→2）-β-D-半乳糖苷，（25s）-26-O-β-O-葡萄糖基-22-羟基-5β-呋甾烷-3β，26-二醇3-O-β-D-葡萄糖醇-（1→2）-O-β-D-半乳糖苷，杧果苷，知母聚糖A，知母聚糖B，知母聚糖C，β-谷甾醇，二十五烷酸乙烯酯，烟酸，烟酰胺，鞣质，黏液质，木脂质，木质素，微量元素（铁、镁、铜、铬、镍等）。

药理作用：解热作用，抗炎作用，抗菌作用（葡萄球菌、溶血性链球菌、肺炎链球菌、霍乱弧菌、百日咳杆菌、结核杆菌、大肠杆菌、痢疾杆菌、伤寒杆菌、副伤寒杆菌、变形杆菌、绿脓杆菌），抗真菌作用（许兰氏癣菌及其蒙古变种、共心性毛癣菌、堇色毛癣菌、絮状表皮癣菌、铁锈色毛癣菌、足跖毛癣菌、趾间毛癣菌、犬小芽孢菌），抗病毒作用，抗肿瘤作用（皮肤鳞癌、宫颈癌、肝癌），降血糖作用，利胆作用，抑制血小板聚集作用，抑制肝脏对氢化可的松的分解代谢，抑制Na^{+}-K^{+}-ATP酶活性，抑制逆转录酶和各种脱氧核糖核酸聚合酶作用。

蜘 zhī ❶药名：如蜘蛛。❷方名：如蜘蛛散。

【蜘蛛】蜘蛛为圆网蛛科动物大腹圆网蛛等的全虫。

别名：社公，网虫，到麻。

性味：苦，微寒；有毒。

功用：疏达经气，破瘀消肿。

主治：睾丸疼痛，睾丸肿胀，少腹拘急。

《唐本草》曰：“主蛇毒，温疟，霍乱，止呕逆。”

入方：见蜘蛛散。

用量：

用量		经方数量	经方名称
古代量	现代量		
十四枚	0.5~0.9g	1方	蜘蛛散

化学成分：暂缺。

药理作用：暂缺。

【蜘蛛散】

组成：蜘蛛熬焦，十四枚　桂枝半两（1.5g）

用法：上二味，为散，取八分一匕，饮和服。日再服，蜜丸亦可。

功用：温肝散寒，通达阳气。

适应证：肝寒狐疝（小肠疝气）证。阴囊时大时小（小即正常），大因劳累、咳嗽、哭、笑而诱发，少腹时有冷痛，或牵引胸胁，舌淡，苔白，脉紧。

解读方药：

1. 诠释方药组成：方中蜘蛛破滞通经；桂枝散寒通脉。

2. 剖析方药配伍：蜘蛛与桂枝，属于相使配伍，蜘蛛助桂枝温经散寒通脉，桂枝助蜘蛛破滞通经。

3. 权衡用量比例：蜘蛛与桂枝用量比例是10∶1，提示药效破滞与通经之间的用量调配关系，以治疝气。

脂 zhī ❶脂肪，油脂。《金匮要略》398条，小儿疳虫蚀齿方方药注：“上二味，末之，取腊日猪脂溶。”❷脂膏：《伤寒论》131条大陷胸丸方药注：“上四味，捣筛二味，纳杏仁，芒硝，合研如脂。”❸药物名。见赤石脂。

直 zhí ❶不弯曲，引申为转动不灵活。如第6条：“若被下者，小便不利，直视失溲。”❷从。如第二9条：“夫痉脉，按之紧如弦，直上下行。”

【直视】眼睛转动不灵活。

其一，少阴热证，如第6条：“若被下者，小便不利，直视，失溲。”其证机是邪热伤津，阴津不得上承于目，目失所养。

其二，阳明病证与少阴病证相兼，如210条：“直视，谵语，喘满者，死。”其证机是精气亏虚而不得上荣，邪气盛实而充斥于上，审病以正虚为主且不胜邪，邪气肆虐，导致病情危重，预后不良。

【直视不能眴】两目直视，眼睛转动不能够灵活而僵直。见阴虚火旺证，如86条，又如第十六4条：“衄家，不可发汗，汗出必额上陷脉急紧，直视不能眴，不得眠。”《医宗金鉴·伤寒论注·辨坏病脉证并治》：“不能眴，目睫不合也，亦皆由热灼其脉引缩使然。”其证机是阴虚而不制阳，阳亢而为火热，火热又灼伤阴津，阴津不得上滋上荣；治当滋阴降火，柔筋和脉。

【直上下行】诊脉从寸至尺均不柔和。如第二9条：“夫痉脉，按之紧如弦，直上下行。”其证机是筋脉拘急，气血失和，经气经脉拘挛，故脉从寸至尺而不柔和。

值

zhí 值，即遇到。如仲景序：“遇灾值祸，身居厄地。”

【值天阴雨不止】遇到阴雨天气变化则病证不能自止，或病情加重。如第二18条：“风湿相搏，一身尽疼痛，法当汗出而解，值天阴雨不止。”指出病证表现与阴雨天气变化有一定的内在关系。提示在临床中辨治病证一定要多层次、全方位地考虑问题，尽可能地知此知彼，了解与掌握病情的整个情况，并能结合天气变化，辨清病变证机所在。

止

zhǐ ❶不去。第十四8条：“趺阳脉浮而数，浮脉即热，数脉即止，热止相搏，名曰伏。”❷正常。如第八1条：“师曰：奔豚病，从少腹起，上冲咽喉，发作欲死，复还止，皆从惊恐得之。”❸停止。如76条栀子豉汤用法中言：“得吐者，止后服。”❹只。只是。如第二十二8条：“或结热中，痛在关元，脉数无疮，肌若鱼鳞，时着男子，非止女身。”❺解除，消失。如345条：“伤寒，发热，下利至甚，厥不止者，死。”❻治疗。如第七10条：“大逆上气，咽喉不利，止逆下气者。”

【止其谵语】解除病人谵语。如30条：“以承气汤微溏，则止其谵语，故知病可愈。”指出方药发挥治疗作用能够切中证机，然则病证即可得以解除。

【止后服】停止没有服用的方药。如76条栀子豉汤用法中言：“得吐者，止后服。”指出服用方药，以病证为准，若病证得以解除，则当停止服用未用完的方药。

【止服】停止服用。如第三8条百合滑石散用法中言：“当微利者，止服，热则除。”

【止逆下气】治逆降气。如第七10条：“大逆上气，咽喉不利，止逆下气者。”指出治疗虚热肺痿证的基本方法与措施。

枳

zhǐ ❶药名：如枳实。❷方名：如枳术汤。

【枳实】枳实为芸香科小乔木植物酸橙或香橼和枸橘（枳）的未成熟果实。

别名：江枳实，川枳实。

性味：苦、辛，微寒。

功用：理气散结，化饮解郁。

主治：大便不畅，脘腹胀满，胸胁满闷，心胸疼痛，短气。

《神农本草经》曰：“味苦寒，主大风在皮肤中如麻豆苦痒，除寒热热结，止痢，长肌肉，利五脏，益气，轻身。”

入方：见大承气汤、小承气汤、厚朴三物汤、厚朴七物汤、枳术汤、厚朴大黄汤、四逆散、枳实芍药散、枳实薤白桂枝汤、橘枳姜汤、桂枝生姜枳实汤、栀子厚朴汤、枳实栀子豉汤、大柴胡汤、麻子仁丸、栀子大黄汤、排脓散。

用量：

剂型	不同用量	古代量	现代量	代表方名
汤剂	最小用量	三枚	3g	枳实栀子豉汤
	最大用量	三两	9g	橘枳姜汤
散剂	最小用量	方寸匕的1/4	1.5~2.25g	四逆散
	最大用量	十六枚	16g	排脓散
丸剂	最小用量	半斤	24g	麻子仁丸

化学成分：含橙皮苷，新橙皮苷，川陈皮素，5-邻-去甲基川陈皮素，喹诺啉，那可汀，去甲肾上腺素，色胺诺林，色胺，酪胺，辛弗林，N-甲基酪胺，柚皮苷，野漆树苷，忍冬苷，二苯胺，橙皮素，柚皮素，异樱花素，蛋白质，脂肪，糖类，胡萝卜素，维生素B_2，蜜桔黄素，柑橘黄酮，3，4，5，6，7，8，3′，4′-七甲氧基黄酮，微量元素（钙、磷、铁）。

药理作用：增强肠胃平滑肌紧张程度和位相收缩作用，利尿作用（抑制肾小管重吸收，通过强心收缩肾血管，增高滤过压而发挥排钠利尿作用），增强心肌收缩力，升高血压（兴奋肾上腺能α-受体、β-受体以及促使内源性交感介质释放有关），降低心、肾、脑血管阻力，增强心、肾、血管流量作用，对子宫平滑肌所处状态呈双向调节作用，抗过敏作用，抑制血栓形成的作用。

【枳实栀子豉汤】

组成：枳实炙，三枚（3g） 栀子擘，十四个（14g） 香豉绵裹，一升（24g）

用法：上三味，以清浆水七升，空煮取四

升，内枳实、栀子，煮取二升，下豉，更煮五六沸，去滓。温分三服，覆令微似汗。若有宿食，内大黄，如博棋子大五六枚，服之愈。

功用：清热除烦，宽中行气。

适应证：热扰胸腹兼气滞证或阳明胃热兼气滞证。脘腹灼热而痞满，或胀痛，心烦，身热，舌红，苔黄，脉数。

解读方药：

1. 诠释方药组成：方中枳实清泻郁热，行气导滞；栀子清泻郁热；香豉宣透郁热；清浆水调中开胃。

2. 剖析方药配伍：枳实与栀子，属于相使配伍，行气泻热；枳实与香豉，属于相使配伍，行气透热。

3. 权衡用量比例：枳实与栀子用量比例近1∶5，提示药效行气与清热之间的用量调配关系，以治热郁；枳实与香豉用量比例为1∶8，提示药效行气与透热之间的用量调配关系，以治气结。

【枳实芍药散】

组成：枳实烧令黑，勿太过　芍药等分

用法：上二味，杵为散，服方寸匕，日三服。并主痈脓，以麦粥下之。

功用：疏肝缓急，理气活血。

适应证：

1. 气血郁滞腹痛证：腹痛而满，痛处固定，心烦，急躁，不得卧，或失眠，胸中烦闷，或少腹痛，或恶露不尽，舌淡或暗，苔薄，脉弦或沉。

2. 痈脓、痈肿属气血郁滞证者。

3. 产后气血郁滞腹痛证者。

解读方药：

1. 诠释方药组成：方中枳实降逆行气；芍药敛阴养血，柔肝缓急；大麦粥补益中气。

2. 剖析方药配伍：枳实与芍药，属于相反配伍，枳实行气降逆，芍药敛阴缓急，枳实制约芍药柔肝敛阴恋邪，芍药制约枳实行气降逆伤阴；大麦与枳实、芍药，属于相使配伍，益气行气生血。

3. 权衡用量比例：枳实与芍药用量比例为相等，提示药效行气与益血缓急之间的用量调配关系，以治郁结。

【枳实薤白桂枝汤】

组成：枳实四枚（4g）　厚朴四两（12g）　薤白半斤（24g）　桂枝一两（3g）　栝楼实捣，一枚（15g）

用法：上五味，以水五升，先煮枳实、厚朴，取二升，去滓。内诸药，煮数沸，分温三服。

功用：通阳行气，化瘀化痰。

适应证：郁瘀痰胸痹证。胸痛，胸闷，胸满，以满、闷、痛俱重为特点，或胸中痞痛，或喘，或喉中有痰，舌质紫暗或有瘀点，脉沉或涩。

解读方药：

1. 诠释方药组成：方中栝楼实宽胸理气，涤痰通脉；薤白开胸理气，化痰通脉；枳实行气解郁，散结除满；厚朴行气通阳，下气消痰；桂枝温阳通脉，行滞散瘀。

2. 剖析方药配伍：枳实与薤白，属于相使配伍，行气通阳；枳实与桂枝，属于相使配伍，行气通脉；枳实与栝楼实，属于相使配伍，行气化痰；薤白与栝楼实，属于相使配伍，宽胸行气化痰；枳实与厚朴，属于相须配伍，增强行气降逆；薤白与桂枝，属于相使配伍，行气通阳散瘀。

3. 权衡用量比例：枳实与薤白用量比例是1∶6，提示药效行气与通阳之间的用量调配关系，以治气郁；枳实与栝楼实用量比例近1∶4，提示药效行气与化痰之间的用量调配关系，以治痰气胶结；枳实与厚朴用量比例是1∶4，以治气郁；桂枝与薤白用量比例是1∶8，提示药效通经散瘀与通阳之间的用量调配关系，以治阳郁气滞。

【枳术汤】

组成：枳实七枚（7g）　白术二两（6g）

用法：上二味，以水五升，煮取三升，分温三服，腹中软即当散也。

功用：健脾理气，化饮散结。

适应证：脾热气虚气滞证。心下坚满，状如杯盘，界线清楚，少气，乏力，或胃脘疼痛，小便不利，舌红，苔薄黄而腻，脉沉。

解读方药：

1. 诠释方药组成：方中枳实行气散结，清热除滞；白术健脾益气，燥湿化饮。

2. 剖析方药配伍：枳实与白术，属于相反相使配伍，相反者，枳实行气，白术益气；相使者，枳实助白术健脾消胀，白术助枳实行气醒脾。

3. 权衡用量比例：枳实与白术用量比例是7∶6，提示药效行气与健脾之间的用量调配关系，以治气滞夹热。

指 zhǐ 指，即手指。如233条大猪胆汁方用法中言："欲可丸，并手捻作挺，令头锐，大如指，长二寸许。"又如第十九2条："病人常以手指臂肿动，此人身体瞤瞤者。"

【指头寒】手指末端发凉。见厥阴肝热厥逆证，如339条："伤寒，热少，微厥，指头寒，嘿嘿，不欲食，烦躁。"《伤寒内科论·辨厥阴病脉证并治》："辨厥阴肝热厥逆证，……其阳气为邪热所遏而不外达，则指头寒即微厥。"其证机是厥阴肝热，壅滞气机而不得升降，阳气郁滞而不能外达；治当疏肝清热，调理气机。

至 zhì ❶达，达到。如第十19条乌头桂枝汤用法中言："初服二合，不知，即服三合；又不知，复加至五合。"❷来临。如仲景序："卒然逢邪风之气，婴非常之疾，患及祸至，而方震慄。"如第二十二9条温经汤用法中言："兼取崩中去血，或月水来过多，及至期不来。"❸结束。如第一8条："有至而不去，有至而太过，何谓也？"❹最。如仲景序："赍百年之寿命，持至贵之重器。"❺病程。如第二十二8条："妇人之病，因虚，积冷，结气，为诸经水断绝，至有历年，血寒积结。"❻持续，延续。如第十二33条："夫有支饮家，咳烦，胸中痛者，不卒死，至一百日或一岁。"

【至七八日肤冷】肌肤厥冷已7~8日，仲景言"七八日"者，以揭示病已多日，时当积极治疗，但辨证且不可限于具体日数。详见"肤冷"项。

【至期不来】月经应来而不来。如第二十二9条温经汤用法中言："兼取崩中去血，或月水来过多，及至期不来。"其证机是寒气阻滞血脉，瘀血滞涩经气，经血不得按期而来。

【至于是也】到达这样的程度。如仲景序："危若冰谷，至于是也。"

【至而不至】出现季节到而气候变化未到。见季节变化与人体的关系，如第一8条："有未至而至，有至而不至，有至而不去，有至而太过，何谓也？"

【至而不去】出现季节结束而气候仍在。见季节变化与人体的关系，如第一8条："有未至而至，有至而不至，有至而不去，有至而太过，何谓也？"

【至而太过】出现季节到而气候变化太过。见季节变化与人体的关系，如第一8条："有未至而至，有至而不至，有至而不去，有至而太过，何谓也？"

【至夜尽】到夜晚将方药用完。如第七9条泽漆汤用法中言："内泽漆汁中，煮取五升，温服五合，至夜尽。"

【至夜即愈】到夜晚则病证就趋于缓解。如第二十一7条："食则谵语，至夜即愈，宜大承气汤主之。"指出阳明热结重证，到夜晚阳热证机因自然之阳气减弱而随之减弱，故病证趋于缓解，缓解不可认为是病证向愈，法当以大承气汤，攻下邪热。

【至一百日或一岁】持续100日或1年。如第十二33条："夫有支饮家，咳烦，胸中痛者，不卒死，至一百日或一岁。"指出悬饮病证比较顽固，其病情缠绵，治疗较难，法当以十枣汤攻其顽疾。

【至其年月日时复发者】持续数年或数月或数日而又复发者。如条十七40条："下利，已差，至其年月日时复发者，以病不尽故也，当下之。"指出未能彻底治疗病证，其病证可因素体因素而复发，提示治疗病证，彻底解除病变证机。

【至有历年】病程历经有数年。如第二十二8条："妇人之病，因虚，积冷，结气，为诸经水断绝，至有历年，血寒积结。"指出某些妇科病证可达数年之久，提示必须坚持治疗，切不可半途而废。

【至阴经上】病邪传入太阴少阴厥阴之脏腑。见辨霍乱病证与太阴少阴厥阴病证及鉴别，如384条："伤寒，其脉微涩者，本是霍乱，今是伤寒，却四五日，至阴经上，转入阴必利，本呕下利者，不可治也。"指出疾病在其演变过程中，有发生传变的，也有不发生传变的，其病邪传变的条件与素体失调有着一定的内在关系。假如素体有失调，邪气易乘素体失调而传入。

致 zhì ❶深奥，细致。如仲景序："自非才高识妙，岂能探其理致哉！"❷出现，导致。如55条："伤寒，脉浮紧，不发汗，因致衄者。"又如第二4条："太阳病，发汗太多，因致痉。"

窒 zhì 窒，即阻塞不通。如77条："而烦热，胸中窒者。"又如第十四4条："身肿而冷，状如周痹，胸中窒，不能食。"

蛭 zhì 蛭，即药名，如水蛭，入抵当汤丸。

志 zhì 志，即意向，要有所作为的决心。如仲景序："降志屈节，钦望巫祝，告穷归天，束手受败。"

制 zhì 制，即制约。如282条："以下焦虚有寒，不能制水，故令色白也。"又如第十一18条："下焦竭，即遗溺失便，其气不和，不能自禁制，不须治，久则愈。"

炙 zhì ❶烤，炒。如318条四逆散方中："枳实破，水渍，炙干。"❷水，或酥，或水蜜合用加热而炮制药物。如12条桂枝汤主中："甘草炙，二两（6g）。"又如第七7条皂荚丸方中："皂荚刮去皮，用酥炙，八两（24g）。"❸烤熟的肉。如第二十二5条："妇人咽中如有炙脔。"❹方名：如炙甘草汤。

【炙干】烤干。如318条四逆散方中："枳实破，水渍，炙干。"

【炙甘草汤】

组成：甘草炙，四两（12g） 生姜切，三两（9g） 人参二两（6g） 生地黄一斤（48g） 桂枝去皮，三两（9g） 阿胶二两（6g） 麦门冬去心，半升（12g） 麻仁半升（12g） 大枣擘，三十枚

用法：上九味，以清酒七升，水八升，先煮八味，取三升，去滓。内胶烊消尽，温服一升，日三服。一名复脉汤。

功用：滋阴养血，温阳益气。

适应证：

1. 心阴阳俱虚证：心动悸，怔忡，自汗出，胸痛，胸闷，气短，头晕，两颧暗红，或痰中带血，舌淡或紫，苔白或少苔，脉结或代。

2. 气阴虚肺痿证：咳唾吐涎沫，心中泛泛欲呕，咽燥而渴，舌淡红，脉迟而无力。《外台》云："治肺痿涎沫多，心中温温液液者。"

配伍原则与方法：心阴阳俱虚证基本病理病证，一是心阴虚者血必虚，一是心阳虚者气必虚，所以治疗心阴阳虚证，其用方配伍原则与方法必须重视以下几个方面。

1. 针对证机选用益心气血阴阳药：心气血阴阳俱虚证，其气虚不得推动，血虚不得荣养，阳虚不得温煦，阴虚不得滋润，则心空虚无主，症见心动悸即见虚里处悸动，脉结或代。治当益心气，补心血，温心阳，滋心阴。如方中炙甘草。

2. 合理配伍益心气药：心气虚弱，心气不得守护于心，心气不得职司其能，则症见少气乏力，神疲，治当补益心气，以使心气内守而和调于内外。如方中人参、大枣。

3. 妥善配伍补心血药：心主血，血主滋养。心血不足，心不得血滋养，则证见怔忡，面色不荣，治当补益心血，以使心血得守养于内。如方中生地黄、阿胶。

4. 适当配伍温心阳药：心阳虚弱，阳气不得固守则恶寒，阳虚不得温煦则胸中气机滞涩，其治当温补心阳。又知，药用有补肾阳药而没有补心阳药，若欲治疗心阳虚弱，必须将温心阳药与补气药相配伍，才能达到辛温药与味甘药相互作用而起到补阳作用。如方中桂枝、生姜。

5. 切机配伍滋心阴药：心阴虚弱，阴不得滋润则虚热内生，则症见口舌干燥，治当滋养心阴。在配伍滋阴药时，最好选用既有心阴滋作用，又有清虚热作用。如炙甘草汤中麦冬、麻仁。

解读方药：

1. 诠释方药组成：方中炙甘草益气化阳，生血化阴；人参、大枣补益中气；桂枝、生姜温阳化阳；阿胶、生地黄养血补血；麻仁、麦冬滋阴化阴；清酒温通气血。

2. 剖析方药配伍：人参与大枣，属于相须配伍，增强大补元气；炙甘草与人参、大枣，属于相须配伍，增强补益中气；桂枝与生姜，属于相须配伍，增强温阳散寒；炙甘草与桂枝、生姜，属于相使配伍，益气温阳化阳；生地黄与阿胶，属于相须配伍，增强补血养血；炙甘草与生地黄、阿胶，属于相使配伍，益气补血；麻仁与麦冬，属于相须配伍，增强滋补阴津；炙甘草与麻仁、麦冬，属于相使配伍，益气化阴。

3. 权衡用量比例：炙甘草与人参、大枣用量比例是2∶1∶12，以治气虚；炙甘草与桂枝、生姜用量比例是4∶3∶3，提示药效益气与温阳之间的用量调配关系，以治阳虚；炙甘草与生地黄、

阿胶用量比例是2∶8∶1，提示药效益气与补血之间的用量调配关系，以治气血虚弱；炙甘草与麻仁、麦冬用量比例是1∶1∶1，提示药效益气与滋阴之间的用量调配关系，以治气阴不足。

本方配伍特点：一是补气药与温阳通阳药相伍，使阳从气而化生，以达补阳之用；二是阴阳气血并补，互根互化，共补于心。

药理作用：

1. 抗心律失常作用：对正常及脾虚大鼠乌头碱所致的心律失常有较好的预防作用和治疗作用［中草药，1992（12）：635］；能显著缩短Aco诱发大鼠室性心律失常持续时间，并能显著降低Aco诱发大鼠VT和VF发生率；能降低氯仿诱发小鼠室颤的发生率；能非常显著地降低结扎大鼠左冠状动脉诱发的VP、VT及心律失常总发生率（$P<0.01$）［中药药理与临床，1993（6）：1］；能明显抑制大白鼠离体右心房自率性；能明显抑制肾上腺素诱发乳头状肌出现的自发节律活动［中药药理与临床，1994（6）：1］；能非常显著地降低再灌注诱发的VP和心律失常总发生率；能显著缩小大鼠心肌缺血再灌注后血清中CK活性、LDH活性及MDA含量［中药药理与临床，1994（5）：6］。

2. 提高心肌功能：可明显提高心肌SOD活性，降低组织MDA含量；结扎期和再灌注期的灌流液中CPK和LDH较正常灌流液显著增加，能极明显地抑制CPK和LDH分泌［中国实验方剂学杂志，1995（1）：18］。

【炙脔】炙烤肉块，比喻咽中如有炙烤肉块黏附一样。详见“妇人咽中如有炙脔”项。

治 zhì ❶医治，治疾。如16条：“观其脉证，知犯何逆，随证治之。”又如第一1条：“夫治未病者，见肝之病，知肝传脾，当先实脾。”❷配制，调配，制剂。如166条瓜蒂散用法中言：“上二味，分别捣筛为散已，合治之。”

【治呕】治疗呕吐。详见“不可治呕”项。

【治不为逆】治疗方法是正确的。见太阳病证与里证相兼，如90条：“本发汗，而复下之，此为逆也；若先发汗，治不为逆。”审证是表里兼证，病以表证为主，其治当先解表，以法治表则可达到治疗目的，切不可认为单用治表的方法是错误，这属于正常的治疗方法。

【治其厥】治疗水气引起的手足厥冷。详见“却治其厥”项。

【治水】治疗水气病证。见脾胃阳郁水气证，如356条：“伤寒，厥而心下悸，宜先治水，当服茯苓甘草汤。”指出病变证机是水气病理所致手足厥冷，切不可见到手足厥冷就治手足厥冷。提示辨证必须审证求机，以法从水气治疗，则可达到治疗手足厥冷的作用。

【治未病】治疗病证应当重视治疗尚未引起其他脏腑的病证。见脏腑辨证的整体观，如第一1条：“上工治未病，何也？师曰：夫治未病者，见肝之病，知肝传脾，当先实脾。”仲景言“治未病”，“未病”即未受邪脏腑，“治”不是专指治疗病证，而是特指防止病邪传变，做到未病先防。

【治肝】治疗肝的病证。见脏腑辨证的整体观，如第一1条：“中工不晓相传，见肝之病，不解实脾，惟治肝也。”指出治疗病证，不能见到肝的病证，就仅仅治肝，而应当注意肝与其他脏腑之间的辨证关系，不能把治疗方法局限在肝，若仅治肝是不能达到预期治疗目的的。仲景言“治肝”仅仅是举例而言，认识仲景所辨所治精神，应该对整个脏腑辨证论治均有指导作用。

【治肝补脾之要妙】治疗肝的病证应适当地补脾，此在治疗中具有重要的精深巧妙之处。见脏腑辨证的整体观，如第一1条：“此治肝补脾之要妙也。肝虚则用此法，实则不在用之。”《金匮要略心典·脏腑经络先后受病》：“故治肝实者，先实脾土，以杜滋蔓之祸；治肝虚者，直补本宫，以防外侮之端。此仲景虚实并举之要旨也。”仲景以举例形式论述脏腑之间的相互关系及其在病理方面的相互影响，因此治疗脏腑病证必须从脏腑之间相互关系中决定治疗大法。进而又详细论述肝有病证则当注意从健脾理脾调脾与治肝同步进行，以此则可明显提高治疗效果。

【治风湿】治疗风湿病证的具体方法。见太阳风湿证治疗原则，如第二18条：“若治风湿者，发其汗，但微微似欲出汗者，风湿俱去也。”《伤寒论本旨·痉湿暍病》：“治风湿者，必通其阳气，调其营卫，和其经络，使阴阳表里之气周流。”《医宗金鉴·痉湿暍病》：“若治风湿者，必俟天气晴朗，发其汗，但令汗微微似欲出状，则风与湿俱去，则病自解矣。”指出太阳风湿证的治疗原则是当用汗法，但用汗法治疗太阳风湿证一定要注意：当汗出而不当汗大出，汗大出病必不除，只有微微汗出，才能使风湿之邪俱去。如何合理地将治法应用到临床中，就必须在选方用药及定量方面与病证病机切切相应。

【治大风】治疗风从内生的病理病证，见心脾不足，痰风内生证，如第五 11 条："侯氏黑散：治大风，四肢烦重，心中恶寒不足者。"《金匮要略编注二十四卷·中风历节病》："直侵肌肉脏腑，故为大风。"仲景言"治大风"，其言"大风"者，是与"贼风"相对而言，风从外袭为贼风，风从内生为大风。贼风治疗比较容易，而大风治疗则比较难，故将内风称为大风。其证机是心脾不足，心为痰蒙，脾为痰阻，风从内生，风痰相搏；治以侯氏黑散，补养心脾，化痰祛风。

【治病如狂状】治疗病证表现犹如狂躁病证表现一样。详见"病如狂状"项。

【治脚气冲心】治疗湿毒脚气上冲心胸之心悸、气喘、呕吐等证。详见"脚气冲心"项。

【治脚气上入】治疗肾阴阳俱虚之脚气入于少腹所致病证。详见"脚气上入"项。

【治属饮家】治疗必须针对病变证机是饮邪积久不去。见肺虚饮证，如第十二 34 条："其人本有支饮在胸中故也，治属饮家。"仲景言："治属饮家。"以揭示治饮邪久留而不去，其证机是肺虚证。对于肺虚饮证的治疗，当补益肺气，切不可忽视化饮涤饮，只有有效地化饮涤饮，才能更有利于肺气恢复。

【治咳】治疗咳嗽。见水气病证，如第十四 21 条："当先攻击冲气，令止，乃治咳，咳止，其喘自差。先治新病，病当在后。"指出治疗水气病证，根据病变主要矛盾方面，则有先后之序，当先治冲气，冲气止，然则治其咳嗽。

【治其咳满】治疗病人咳嗽，胸满。详见"咳满"项。

【治其气冲】治疗病人气上冲病证。见寒饮郁肺气冲证，如第十二 36 条："与茯苓桂枝五味甘草汤，治其气冲。"其证机是寒饮郁于肺，肺气不得宣降，气机被寒气所阻而上冲上逆；治以桂苓五味甘草汤，温肺化饮、平冲下气。

【治其吐涎沫】治疗病人吐涎沫。见寒饮郁肺证与胃脘热痞重证相兼，如第二十二 7 条："妇人吐涎沫，医反下之，心下即痞，当先治其吐涎沫。"仲景先言小青龙汤主之，以揭示病变主要矛盾方面是寒饮郁肺证，治当先从肺。

【治新病】当先治疗新发病证。详见"先治新病"项。

【治之无犯胃气及上二焦】治疗热入血室证不要误治阳明胃及上焦心肺。详见"无犯胃气及上二焦"项。

【治痞】治疗痞证。见寒饮郁肺证与胃脘热痞重证相兼，如第二十二 7 条："涎沫止，乃治痞，泻心汤主之。"《金匮要略心典·妇人杂病》："然虽痞而犹吐涎沫，则上寒未已，不可治痞，当先治其中痞，亦如伤寒例，表解乃可攻痞也。"指出相兼病证，必须审明病变主要矛盾方面，若寒饮郁肺证得以解除，则当以法用泻心汤治疗胃脘热痞重证。

【治危得安】通过针对证机而治可使危重病人转为平安。见妇人杂病证治，如第二十二 8 条："行其针药，治危得安；其虽同病，脉各异源；子当辨记，勿谓不然。"指出治疗病证必须做到脉证合参，以法论治；治既可单用方药，又可单用针灸，更可针药并用，治疗目的必须是"治危得安"，以使病人早日康复。

【治之十日以上瘥】治疗黄疸病证大约需要 10 日，病可向愈。见从日期论黄疸证预后，如第十五 11 条："黄疸之病，当以十八日为期，治之十日以上瘥，反剧为难治。"《金匮要略心典·黄疸病》："黄者土气也，内伤于脾，故即以土王之数，为黄疸之期。盖谓十八脾气至而虚者当复，即实者亦当通也。治之十日以上瘥者，邪浅而正胜之，则易治；否则，邪反正而增剧，所谓病胜脏者也，故难治。"指出黄疸病证的治疗，应当早期治疗，最好在病发 10 日左右即将病情控制，或使病证消除，或使病情缓解，如果病证表现久延不已，则难以治疗。

【治腹中寒疝】治疗腹中寒气疼痛比较剧烈。详见"腹中寒疝"项。

痔

zhì 痔，即肛门病证，指痔疮。《素问·生气通天论》："因而饱食，筋脉横解，肠澼为痔。"如第十一 19 条："小肠有寒者，其人下重，便血；有热者，必痔。"痔即今直肠末端黏膜下与肛管皮肤痔静脉曲张所形成的静脉团。痔有内痔、外痔、混合痔。

滞

zhì 滞，即不流通，引申为气血运行不畅。如第七 2 条："喘满，咽燥，不渴，多唾浊沫，时时振寒。热之所过，血为之凝滞，蓄结痈脓，吐如米粥，始萌可救，脓成则死。”滞者，气血为热所结而郁滞。

絷 zhì 絷，即小雨不辍，引申为微微汗出，皮肤湿润。如12条桂枝汤用法中言：“温服令一时许，遍身絷絷微似有汗者益佳，不可令如水流漓，病必不除。”

【絷絷汗出】微微连绵不断地出汗。悬饮证，如152条：“其人絷絷汗出，发作有时，头痛，心下痞硬满，引胁下痛，干呕，短气，汗出不恶寒者。”《伤寒论译释·辨太阳病脉证并治》：“絷絷汗出颇似太阳中风之表虚证，但中风证之汗出不是发作有时，今阵发性地絷絷汗出，乃因水邪外迫肌肤，影响营卫的功能所致。”其证机是水饮浸淫于内，与正气相搏且外溢于肌肤。

【絷絷微似有汗者益佳】轻微汗出犹如似有非有汗出者则更好。详见“遍身絷絷微似有汗者益佳”项。

置 zhì ❶放入。如65条茯苓桂枝大枣甘草汤用法中言：“取水二斗，置大盆内，以杓扬之。”❷搁置，停止。如第二十10条白术散用法中言：“病虽愈，服之勿置。”

【置大盆内】把水放入大盆里面。如65条茯苓桂枝大枣甘草汤用法中言：“取水二斗，置大盆内，以杓扬之。”

中 zhōng ❶当中，中间。如178条：“脉来动而中止，不能自还，因而复动者，名曰代，阴也。”❷里面。如第一4条：“语声啾啾然细而长者，头中病。”❸中焦。如184条：“阳明居中，主土也。”❹一般，次于优。如第一1条：“中工不晓相传，见肝之病，不解实脾，惟治肝也。”❺方言。可，能。如16条：“此为坏病，桂枝不中与之也。”❻内，里。如196条：“阳明病，法多汗，反无汗，其身如虫行皮中状者。”又如233条蜜煎导用法中言：“以内谷道中，以手急抱，欲大便时乃去之。”❼泛指某一时期或范围。如384条：“今反不能食，到后经中，颇能食。”又如仲景序：“中世有长桑，扁鹊。”❽部，部位。如第十一17条：“肾死脏，浮之坚，按之乱如转丸，益下入尺中者，死。”又如第二19条：“病在头中寒湿，故鼻塞，内药鼻中则愈。”❾对自己，然后。如仲景序：“上以疗君亲之疾，下以救贫贱之厄，中以保身长全，以养其生。”❿要害，症结。如259条：“以为不可下之，于寒湿中求之。”⓫药名：如中裈。

zhòng ⓬击中，治疗效应。如第十19条：“其知者，如醉状，得吐者，为中病。”⓭侵，伤，犯。如第一2条：“客气邪风，中人多死。”⓮恢复，行使，启动。如274条：“太阴中风，四肢烦疼，脉阳微阴涩而长者，欲愈也。”⓯病证名，如190条：“阳明病，若能食，名中风；不能食，名中寒。”又如太阳中风证是也。

【中世有长桑】中古时期有名医长桑。中古，仅次于“上古”时期，通谓春秋战国及秦代。如仲景序：“中世有长桑，扁鹊。”

【中风】仲景言“中风”，其含义有五：一指太阳中风证，一指人体阳气恢复，一指感受内外邪气，一指阳明热证，一指邪气中经络或中脏腑。

其一，太阳中风证，第2条：“发热，汗出，恶风，脉缓者，名为中风。”又如12条：“太阳中风，阳浮而阴弱，阳浮者，热自发，阴弱者，汗自出。”其证机是卫气虚弱而不能顾护于营，营阴不足而不得卫气固守以外溢；治当解肌散邪，调和营卫，以桂枝汤。

其二，内外感受邪气，如38条：“太阳中风，脉浮紧，发热恶寒，身疼痛，不汗出而烦躁者。”《伤寒内科论·辨太阳病脉证并治》：“审辨太阳中风之表现，非与12条言太阳中风证相雷同，12条言之者作病证名，本条言之者言病邪，病性也，言病邪者，代风寒也；言病性者，示风寒性质之表实证，同时以风代阳，以示里有热邪。”仲景所言“太阳中风”者，不是论太阳中风证，而是有其特定含义，绝不可与太阳中风证一概而论，而应区别对待。此言“中风”含义有二。一是以“风”代风寒之邪侵袭太阳即外邪侵袭，一是以“风”性为阳代里有邪热即邪热从内而生。

其三，阳气恢复，如274条：“太阴中风，四肢烦疼，阳微阴涩而长者，为欲愈。”仲景论“太阴中风”之“中风”二字，其言“中风”当指正气恢复，是正气抗邪的一种表现，不可理解为病人又感受风邪。仲景在太阳、阳明、少阳之中均论“中风”，从未论述病为向愈，而在太阴、少阴、厥阴之中所论“中风”则均为向愈，这就暗示在太阴、少阴、厥阴之中论“中风”不是论感受外邪，而是以“风”代人体阳气恢复而能积力抗邪，病可向愈。对此若从感受风邪以理解仲景所论，则不符合临床实际。又如“少阴中风”“厥阴中风”等。

其四，热证，如190条：“阳明病，若能食，名中风。”《伤寒论后条辨·阳明篇》：“本因有热，则阳邪应之，阳化谷，故能食，就能食者名之曰中风，犹云热则生风，其实乃瘀热在里证也。”《伤寒内科论·辨阳明病脉证并治》：“言‘中风’者，以代胃阳偏盛之热证。”又如第十一1条：“肺中风者，口燥而喘，身运而重，冒而肿胀。”仲景言“肺中风”者，即论肺热证，详见“肺中风”项。又如“脾中风” “心中风”等等。

其五，邪气中经络或中脏腑，一为风邪中肌肤营卫证，如第五3条：“寸口脉迟而缓，迟则为寒，缓则为虚；营缓则为亡血，卫缓则为中风。”其证机是风中肌肤而肆虐营卫，营卫与风邪相搏结而郁于气血；治当疏风散邪，调和营卫，兼顾气血。二为中风及痹证，如第五1条：“夫风之为病，当半身不遂，或但臂不遂者，此为痹。脉微而数，中风使然。”仲景言“中风”者，当指脏腑之气失调，风从内生，风挟痰而为病，非指风从外袭。

【中风发热】太阳中风证出现发热。见太阳中风证与中焦水气证相兼，如74条：“中风发热，六七日不解而烦，有表里证。”其证机是风寒侵袭太阳营卫，营卫受邪而抗邪，正邪交争则发热，病以汗出为审证要点。

【中风使然】这是中风所导致的病证表现，也即脏腑之气失调而风从内生之中风。见中风及痹证的基本脉证与鉴别，如第五1条：“夫风之为病，当半身不遂，或但臂不遂者，此为痹。脉微而数，中风使然。”仲景言“中风”者，当指脏腑之气失调，风从内生，风挟痰而为病，非指风从外袭。

【中寒】仲景言“中寒”，其含义有二，一是指感受寒邪，一是指寒证。

其一，阳明寒证，如190条：“不能食，名中寒。”《伤寒论后条辨·阳明篇》：“本因有寒，则阴邪应之，阴不化谷，故不能食，就不能食者名之曰中寒，犹云寒则召寒，其实乃胃中虚冷证也。”仲景言“中寒”者，以揭示病变属性是阳明寒证；治当温中散寒。

其二，阳明虚寒固瘕证，如191条：“阳明病，若中寒者，不能食，小便不利，手足濈然汗出，此欲作固瘕。”《注解伤寒论·辨阳明病脉证并治》：“阳明中寒，不能食者，寒不杀谷也。”其证机是阳明胃素体虚弱，复加寒气侵入，寒气与虚气相互搏结，浊气壅滞，卫气不固；治当补虚温中，以小建中汤与理中丸加减。

其三，肺寒证，详见“肺中寒”项。

其四，肝寒证，详见“肝中寒”项。

其五，心寒证，详见“心中寒”项。

【中寒家】寒邪侵袭太阴脾（胃）而经久不愈。见太阴脾寒证，如第十6条：“夫中寒家，喜欠，其人清涕出，发热，色和者，善嚏。”仲景言“中寒”者，即寒邪侵袭；言“家”者，一则暗示寒邪不仅侵袭太阴脾，也侵袭阳明胃，脾胃俱受寒，但以脾为主；二则暗示病变较久，正气有虚，治当补虚散寒。

【中工】一般的医生。见脏腑辨证的整体观，如第一1条：“中工不晓相传，见肝之病，不解实脾，惟治肝也。”详见“中工不晓相传”项。

【中工不晓相传】一般的医生不知道疾病在其演变过程中的传变规律及其证候特征。见脏腑辨证的整体观，如第一1条：“中工不晓相传，见肝之病，不解实脾，惟治肝也。”《医宗金鉴·脏腑经络先后受病》：“中工，常医也。”仲景言“中”乃与“上”相对而言，工，即言医生也。指出一般的医生不懂得疾病之间的传变关系，其仅仅能治疗一般常见病证，而对疑难杂病的治疗，则很难取得预期治疗效果。

【中以保身长全】对自己可以用来保养身体，健康长寿。如仲景序：“上以疗君亲之疾，下以救贫贱之厄，中以保身长全，以养其生。”

【中焦】膈以下，脐以上的部位，脾胃居也，一说肝胆亦在中焦也。《灵枢·营卫生会篇》：“中焦亦并胃中，出上焦之后，此所受气者，泌糟粕，蒸津液，化其精微，上注于肺脉，乃化为血，以奉养身，莫贵于此。”如159条：“理中者，理中焦。”又如第一6条：“吸而微数，其病在中焦，实也。”详见“理中焦”及“病在中焦”项。

【中暍】暑热天气受热而出现中暑。详见“太阳中暍”诸项。

【中人多死】邪气侵犯人体而多引起危重病

证。见脏腑发病与致病因素，如第一2条：“客气邪风，中人多死。”仲景言“中人多死”者，以揭示邪气引起人体发病，其邪气在病理演变过程中占主导方面，尤其是病人素体虚弱而受邪，其病证大多可危及生命，难以救治。

【中表】邪气侵袭肌表营卫的病理病证。详见“大邪中表”项。

【中里】邪气侵袭脏腑气血的病理病证。详见“小邪中里”项

【中央】病位在中间。详见“积在中央”项。

【中热】暑热天气受热而出现中暑。详见“太阳中热”项。

【中病】用方药治已取得效果，或药物有轻微中毒现象。

其一，心肺阴虚证以心热为主，如第三5条百合地黄汤用法中言：“中病，勿更服，大便当如漆。”仲景言“中”者，当言方药已发挥治疗作用。“中”即击中要害。

其二，寒疝腹痛证或太阳中风证与脘腹寒积证相兼，如第十19条乌头桂枝汤用法中言：“其知者，如醉状，得吐者，为中病。”仲景言“中病”者，其含义有二，或言药物已达到治疗目的，或言服用方药有轻微中毒现象，中毒也是方药发挥治疗作用的一种形式。

【中经】风邪侵袭经脉经气之中。详见“邪气中经”项。

【中经络】邪气侵犯人体浅表部位，或指病证较轻者。详见“适中经络”项。

【中有水气】内有水气的病理病证。见风水证的典型脉证，如第十四3条：“寸口脉沉滑者，中有水气，面目肿大，有热，名曰风水。”仲景言“中有水气”者，以揭示风水证与里有水气证相兼，其证机是水气内停而逆乱上下，走窜肌肤而外溢。

【中有干血】女子胞中有瘀血的病理。见胞中瘀湿相结证，如第二十二15条：“妇人经水闭不利，脏坚癖不止，中有干血，下白物。”《医宗金鉴·妇人杂病》：“脏，阴内也；不止，不去也，经水闭而不通。瘀，宿血也。阴中坚块不去，血，干凝也。”其证机是“中有干血”，即胞中瘀血与湿相互搏结而壅滞气机，梗阻脉络；治以矾石丸，化瘀燥湿、宣畅气机。

【中有还者反动】中间有歇止，脉恢复原来搏动次数。见结代脉，如178条：“又脉来动而中止，更来小数，中有还者反动者，名曰结，阴也。”指出结脉较正常脉跳略慢，脉搏跳动有歇止，在歇止后脉搏得以恢复且次数略有加快，且呈不规律地补上原来歇止的次数。反者，返也；反动者，脉返回原来搏动形态。

【中裩】中裩为棉麻作原料的近阴处内衣经用久后剪取烧灰。男取女的，女取男的。

别名：裩裆。

性味：暂缺。

功用：解毒消肿，利小便。

主治：小便不利，阴部肿痛，阴部潮湿。

入方：见烧裩散。

用量：6~18g。

化学成分：暂缺。

药理作用：暂缺。

终

zhōng ❶末了。如仲景序：“各承家技，始终循旧。”❷从开始到末了，如336条：“厥终不过五日，以热五日，故知自愈。”

【终不移】病理演变自始至终都是固定不移。见积证，如第十一20条：“积者，脏病也，终不移。”其证机是血结而不得行则为瘀，瘀血阻结脉络而不行。

肿

zhǒng ❶肌肉浮肿。如175条：“风湿相搏……小便不利，恶风，不欲去衣，或身微肿者。”❷臃肿。如231条：“阳明中风，……小便难，有潮热，时时哕，耳前后肿。”

【肿胀】头面肢体肌肤水肿。详见“冒而肿胀”项。

【肿复如前】肌肤肿胀经治疗后消退，但不久又肿胀如前。见水气病证，如第十四21条：“又与葶苈丸下水，当时如小差，食饮过度，肿复如前，胸胁苦痛，象若奔豚。”指出辨水气病证，其治一定要审证求机，以法论治。若未能审证求机，治疗仅从病证表现而不能求本，则不能达到预期治疗目的，其病证易于复发。

种

zhǒng 种，即种类，类。如第二十二16条：“妇人六十二种风，及腹中血气刺痛。”

踵 zhǒng 踵，即脚后跟，引申为羡慕，渴望。如仲景序："但竞逐荣势，企踵权豪。"

仲 zhòng 仲，即人名。如仲文。如仲景序："上古有神农、黄帝、岐伯、伯高、雷公、少俞、少师、仲文，中世有长桑、扁鹊，汉有公乘阳庆及仓公。"

【仲文】人名，上古黄帝之臣，善医。在《黄帝内经》中有仲文与黄帝设问答疑的记载。如仲景序："上古有神农、黄帝、岐伯、伯高、雷公、少俞、少师、仲文，中世有长桑、扁鹊，汉有公乘阳庆及仓公。"

众 zhòng 许多，诸多。如仲景序："乃勤求古训，博采众方。"

舟 zhōu 舟，即船。如第一2条："风气虽能生万物，亦能害万物，如水能行舟，亦能覆舟。"

周 zhōu ❶全，全身。如第十四4条："身肿而冷，状如周痹，胸中窒，不能食，反聚痛，暮躁不得眠。"❷24小时。如12条桂枝汤用法中言："若病重者，一日一夜服，周时观之。"

【周时观之】在24小时观察病情。如12条桂枝汤用法中言："若病重者，一日一夜服，周时观之。"

【周痹】全身疼痛。见黄汗证主证，如第十四4条："身肿而冷，状如周痹，胸中窒，不能食，反聚痛，暮躁不得眠。"《金匮要略心典·水气病》："反聚痛，暮躁不得眠者，热为寒郁，而寒甚于暮也。"其证机是寒湿浸淫肌肤营卫，壅滞经气经脉，梗阻气机，遏阻于心而扰动于外，攻冲于肌肤筋脉；治当温阳化湿，益气固护营卫。

粥 zhōu 粥，即用米或面等煮成的比较稠的半流质食品。如12条桂枝汤用法中言："服已须臾，啜热稀粥一升余，以助药力。"

【粥饮和】用稀粥调和服用方药。如第十七47条诃梨勒散用法中言："为散，粥饮和，顿服。"

Z

昼 zhòu 昼，即白天。如61条："下之后，复发汗，昼日烦躁不得眠，夜而安静。"

【昼日烦躁不得眠】白天心烦急躁而不得睡眠。见肾阳虚烦躁证，如61条："下之后，复发汗，昼日烦躁不得眠，夜而安静。"《注解伤寒论·辨太阳病脉证并治》："阳王于昼，阳欲复，虚不胜邪，正邪交争，故昼日烦躁不得眠。"其证机是肾阳虚弱，抗邪不及，其正气抗邪必借自然之阳气，故白天正气抗邪比较明显；治以干姜附子汤，温阳散寒。

【昼日明了】白天神志清晰，一切正常。见热入血室证，如145条，又如第二十二2条："妇人伤寒，发热，经水适来，昼日明了，暮则谵语。"《伤寒论辨证广注·刺热法》："昼日明了云云者，昼属阳，阳主气，暮属阴，阴主血，今则邪热入血室而为病，以故昼日明了而病轻，暮则谵语如见鬼状而病剧也。"其证机是邪热迫及血室并与血相结，昼为阴，血亦为阴，卫气于夜行于阴而与邪气相争，而于白天卫气行于表而不与邪气相争，故昼日明了；治以小柴胡汤。

朱 zhū 朱，即朱砂，如第十16条赤丸用法中言："末之，内真朱为色，炼蜜丸如麻子大。"详见"真朱"项。

茱 zhū ❶药名：如山茱萸。❷方名：如茱萸汤。

【茱萸汤】详见"吴茱萸汤"项。

珠 zhū 珠，即珍珠，引申为水上小泡泡。如65条茯苓桂枝大枣甘草汤用法中言："取水二斗，置大盆内，以杓扬之，水上有珠子五六千颗相逐，取用之。"

铢 zhū 铢，即计量单位。二十四铢为一两，一铢约为0.125g。如23条桂枝麻黄各半汤主中："桂枝去皮，一两十六铢（5.2g）。"

蛛 zhū 蛛，即药名，如蜘蛛，入蜘蛛散中。

诸 zhū ❶众，许多。如仲景序："虽未能尽愈诸病，庶可以见病知源。"❷之于。如31条葛根汤用法中言："余如桂枝法将息及禁忌，诸汤皆仿此。”

【诸汤皆仿此】于这类方药用法都效仿于此方。如31条葛根汤用法中言：“余如桂枝法将息及禁忌，诸汤皆仿此。”

【诸亡血】这是诸多原因引起的血虚及失血证机。详见“亡血”其一、四项。

【诸四逆】诸多原因引起的四肢逆冷病证。见厥证治禁，如330条：“诸四逆，厥者，不可下之，虚家亦然。”仲景言“诸四逆”，并非是言所有厥证，而是有其特指的。要知气郁当理，水气当利，痰饮当化，热盛当清，阳虚当温，气虚当补等，诸如此类是不能用下法的。

【诸病在脏】这些病变证机在脏腑。如第一17条：“夫诸病在脏，欲攻之，当随其所得而攻之。”仲景言“脏”当包括腑，言“诸”者，非言许多而是言某类某方面病证。

【诸药不能治】不能用不切合证机的方药治疗病证。见心肺阴虚内热证，如第三1条：“论曰：百合病者，百脉一宗，悉致其病也。……诸药不能治，得药则剧吐利，如有神灵者，身形如和，其脉微数。”指出心肺阴虚内热证，其病理病证表现比较复杂，不能用不切合证机的方药治疗病证，临证之际一定要用药准确，不可盲目治疗。

另详见“灸刺诸药不能治”项。

【诸肢节疼痛】肢体诸多关节疼痛。详见“肢节疼痛”项。

【诸不足】阴阳气血虚弱的病理。如第六14条：“虚劳里急，诸不足。”又如第六16条：“虚劳，诸不足，风气百疾。”指出病变证机是虚，其虚是多方面的。

【诸逆心悬痛】于这是邪气逆乱于心区疼痛犹如悬挂牵引拘急疼痛。详见“心悬痛”项。

【诸积大法】这是诸多积聚病证的基本辨证大法。如第十一20条：“诸积大法，脉来细而附骨者，乃积也。”指出认识疾病的一般辨证方法与应用技能。

【诸病此者】许许多多疾病都有此类病证表现。详见“然诸病此者”项。

【诸有水者】诸多水气病证。如第十四18条：“诸有水者，腰以下肿，当利小便；腰以上肿，当发汗乃愈。”指出水气病理比较复杂，临证一定要审证求机明确，以法论治。

【诸病黄家】诸多发黄病证。如第十五16条：“诸病黄家，但利其小便。”指出诸多发黄病证的基本治疗大法。

【诸黄】于这发黄证机及表现。如第十五17条：“诸黄，猪膏发煎主之。”又如第十五21条：“诸黄，腹痛而呕者，宜柴胡汤。”

【诸呕吐】于这呕吐证机。详见“呕吐”其六项。

【诸浮脉数】于这脉浮而数。详见“浮数脉”项。

【诸痈肿】于这痈肿。详见“痈肿”项。

【诸经水断绝】许多原因可引起女子月经不当断绝而断绝。详见“经水断绝”项。

猪

zhū ❶药名：如猪苓。❷方名：如猪肤汤。

【猪苓】猪苓为多孔菌科真菌猪苓的菌核。

别名：豭猪矢，豕苓，豨苓，地乌桃，猪屎苓。

性味：甘、淡，平或微寒。

功用：清热利水消肿。

主治：小便不利，心胸烦闷，脘腹不适，大便不实。

《神农本草经》曰：“味甘平，主痎疟，解毒，辟蛊疰不祥，利水道。久服轻身能老。”

入方：见五苓散、猪苓汤、茵陈五苓散、猪苓散。

用量：

用量		经方数量	经方名称
古代量	现代量		
方寸匕的1/3	2~3g	1方	猪苓散
一两	3g	1方	猪苓汤
十八铢	2.3g	1方	五苓散

化学成分：含麦角甾醇，粗蛋白，糖分，多糖（葡萄糖β-1→3，β-1→4和β-1→6葡萄糖苷键缩合而成），α-羟基木蜡酸，生物碱，有机酸，猪苓酮A，猪苓酮B，猪苓酮C，猪苓酮D，猪苓酮E，猪苓酮F，猪苓酮G，氨基酸。

药理作用：利尿作用（促进钠、氯、钾等电解质的排泄，抑制肾小管重吸收），保肝作用（降低SGP活力，回升肝5-核苷酸酶，酸性磷胺酶6-磷酸葡萄糖磷酸酶活力），增强机体免疫功能作用，抗肿瘤作用（肝癌、腹水癌、膀胱癌），抗辐射作用。

【猪肤】猪肤为猪科动物猪的去掉内层肥白的猪皮。

别名：猪皮。

性味：甘，寒。

功用：滋肾润肺利咽。

主治：肌肤干燥，咽喉不利，头晕目眩，面色不荣。

《长沙药解》曰："猪肤，利咽喉而消肿痛，清心肺而除烦满。"

入方：见猪肤汤。

用量：

用量		经方数量	经方名称
古代量	现代量		
一斤	48g	1方	猪肤汤

化学成分：含蛋白质，脂肪，灰分。

药理作用：暂缺。

【猪膏】猪膏为猪科动物猪的脂肪经炼炸后去渣取脂的油膏。

别名：猪油。

性味：甘，微寒。

功用：润燥利脉散瘀。

主治：大便干结，身目发黄，妇人阴吹。

《本草纲目》曰："解地胆、亭长、野葛、硫黄毒，诸肝毒，利肠胃，通小便，除五疸水肿。"

入方：见猪膏发煎。

用量：

用量		经方数量	经方名称
古代量	现代量		
一两	3g	1方	猪膏发煎

化学成分：含脂肪，蛋白质，糖类，灰分，微量元素（钙、磷、铁）。

药理作用：暂缺。

【猪脂】猪脂为猪科动物猪的油脂部分脂状物。

别名：猪脂油。

性味：甘，微寒。

功用：滋阴润燥，补益阴血。

主治：同猪膏。

《本草图经》曰："利血脉，解风热，润肺。"

入方：见小儿疳虫蚀齿方。

用量：同猪膏。

化学成分：含脂肪，蛋白质，糖类，灰分。微量元素（钙、磷、铁）。

药理作用：暂缺。

【猪胆汁】猪胆汁为猪科动物猪的胆汁。

别名：猪胆。

性味：苦，寒。

功用：清热益阴，引阳入阴。

主治：心烦急躁，腹痛下利，产后腹痛。

《长沙药解》曰："味苦性寒，……清相火而止干呕，润大肠而通结燥。"

入方：见大猪胆汁方、白通加猪胆汁汤、通脉四逆加猪胆汁汤。

用量：

剂型	不同用量	古代量	现代量	代表方名
汤剂	最小用量	半合	3.5mL	通脉四逆加猪胆汁汤
	最大用量	一合	7mL	白通加猪胆汁汤
外用	基本用量	一枚	70mL	大猪胆汁方

注意事项：虚寒证慎用。

化学成分：含胆汁酸（鹅脱氧胆酸，3a-羟基-6氧-5a-胆烷酸，石胆酸），猪胆酸，猪去氧胆酸，胆色素，黏蛋白，脂类，无机物。

药理作用：镇咳作用，平喘作用，祛痰作用，抗炎作用，抗过敏作用，抗休克作用，抗惊厥作用，解痉作用，抑制呼吸中枢作用，对肠平滑肌（小剂量）呈兴奋作用，（大剂量）呈抑制作用，促进胆汁分泌，促进肠蠕动，扩张血管作用，抗菌作用（百日咳杆菌、结核杆菌、痢疾杆菌、沙门氏杆菌、大肠杆菌、金黄色葡萄球菌、肺炎链球菌、流感杆菌）。

【猪肤汤】

用法：上一味，以水一斗，煮取五升，去滓。加白蜜一升，白粉五合，熬香，和令相得，温分六服。

功用：滋肾，润肺，补脾。

适应证：

1. 肾阴虚内热证：口干，咽痛，下利，心烦，胸满，舌红少津，脉细数。

2. 肾阴虚咽痛证者。

解读方药：

1. 诠释方药组成：方中猪肤润肺滋肾，育阴润燥；白蜜滋阴清热，生津止渴；白粉（大米粉）益中气，补肾气，和津液。

2. 剖析方药配伍：猪肤与白蜜，属于相须配伍，增强滋补阴津；猪肤与白粉，属于相使配伍，益气润燥生津；白蜜与白粉，属于相使配伍，益气养阴。

3. 权衡用量比例：猪肤与白蜜、白粉用量比例近2∶2∶1，以治气虚津亏；白粉与白蜜用量比例是1∶2，以治气虚。

【猪苓汤】

组成：猪苓去皮　茯苓　泽泻　阿胶　滑石碎，各一两（各3g）

用法：上五味，以水四升，先煮四味，取二升，去滓。内阿胶烊消。温服七升。日三服。

功用：育阴清热利水。

适应证：少阴或阳明阴虚水气热证。小便不利，或尿血，发热，渴欲饮水，心烦，失眠，或下利，或呕吐，或咳嗽，舌红少津，或苔少，脉细或弱。

解读方药：

1. 诠释方药组成：方中猪苓利水清热；阿胶养血益阴润燥；泽泻泄热利水；茯苓健脾益气，利水渗湿；滑石利水清热。

2. 剖析方药配伍：猪苓与泽泻、滑石，属于相须配伍，增强清热利水；猪苓与茯苓，属于相须配伍，增强利水益气；猪苓、茯苓、泽泻、滑石与阿胶，属于相反配伍，猪苓、茯苓、泽泻、滑石利水，阿胶补血益阴，阿胶制约猪苓、茯苓、泽泻、滑石利水伤阴，猪苓、茯苓、泽泻、滑石制约阿胶滋补助湿。

3. 权衡用量比例：猪苓、茯苓、泽泻、滑石与阿胶用量为相等，提示药效利水与益气之间的用量调配关系，以治阴虚水气。

药理作用：

1. 改善肾功能及抗结石作用：对实验性大鼠肾皮质所致肾性肾功能不全能改善体内盐代谢的异常，抑制细胞内液及细胞外液中电解质浓度的升高，促进增高的电解质从尿中排出；可使血钾升高，血钙降低，尿液分析则见钠、钾、氯均降低，而血气分析则见残余碱增加，以揭示在利尿的同时有保钾作用，血中残余碱增加以揭示在利尿同时还能改善代谢性酸中毒；可使血中肾素、血管紧张素及醛固酮降低60%左右，而血浆之Na^+/K^+比值及多巴胺-β-羟化酶（D-β-H）未见明显变化，血浆钙值及血压也未见倾向性改变；可明显抑制大鼠草酸钙性肾结石的形成［伤寒杂病论汤方现代研究及应用，1993：132-134］。

2. 增强机体免疫功能：可显著增强艾氏腹水癌荷瘤小鼠的网状内皮系统吞噬功能，吞噬指数κ明显增高，并使肝脏及胸腺明显增重，但吞噬系数α则未见明显上升，以揭示增强网状内皮系统对血流中惰性炭粒的吞噬活性，主要来自肝脏枯否氏细胞增殖；对抗抗癌药的毒副作用。

【猪苓散】

组成：猪苓　茯苓　白术各等分

用法：上三味，杵为散，饮服方寸匕，日三服。

功用：利水散饮。

适应证：膈间饮停呕吐证。呕吐，吐物清稀，呕后喜饮，或胸满，或胸闷，膈间逆满，或口渴，舌淡，苔薄，脉沉。

解读方药：

1. 诠释方药组成：方中猪苓利水清热；茯苓健脾益气，利水渗湿；白术健脾燥湿。

2. 剖析方药配伍：猪苓与茯苓，属于相须配伍，增强益气渗利水湿。白术与茯苓，属于相使配伍，健脾益气，燥湿利水。猪苓与白术，属于相反相使配伍，相反者，猪苓性寒，白术性温；相使者，猪苓助白术制水，白术助猪苓利水。

3. 权衡用量比例：猪苓、茯苓与白术用量为相等，提示药效利水与健脾之间的用量关系，以治水气。

【猪胆汁方】

组成：猪胆一枚

用法：又大猪胆汁一枚，泻汁，和少许法醋，以灌谷道内，如一食顷，当大便出宿食恶物，甚效。

功用：清润导便。

适应证：大肠津亏燥热证。不大便，或欲大便而不得，小便少，心烦，急躁，身热，或腹胀，口干，舌燥，舌红少津，脉虚或细。

解读方药：

1. 诠释方药组成：方中猪胆汁清热育阴，润肠通便；醋生津泻热，滋阴润肠。

2. 剖析方药配伍：猪胆汁与醋，属于相使配伍，猪胆汁助醋生津润燥，醋助猪胆汁泻热生津。

【猪膏发煎】

组成：猪膏半斤（24g）　乱发如鸡子大，三枚（10g）

用法：上二味，和膏中煎之，发消药成。分再服。病从小便出。

功用：清润肠道，化瘀通便。

适应证：

1. 津亏燥热瘀血发黄证：身面萎黄而目不黄，小便黄赤，脘腹满闷或疼痛，肌肤黄而枯，大便干，舌红少津，脉细涩。

2. 妇人肠燥胃热阴吹证：大便数日一行，欲大便努责难下，前阴矢气有声，如同放屁，甚则前阴矢气频繁，或前阴矢气未能从下而出且上冲胃脘，胃脘疼痛或满闷，舌红，苔黄，脉沉。

3. 大肠津亏瘀血燥结证：大便干涩难行或不大便，口舌干燥，少腹急结疼痛而固定不移，按之有物，或推之不移，舌红边有紫点，脉涩。

解读方药：

1. 诠释方药组成：方中猪膏（即猪脂油）生津润燥，清热通便，凉血育阴；乱发化瘀散结，利湿退黄，通利血脉。

2. 剖析方药配伍：猪膏与乱发，属于相反配伍，猪膏滋润，乱发化瘀，猪膏制约乱发化瘀伤阴，乱发制约猪膏润燥恋湿。

3. 权衡用量比例：猪膏与乱发用量比例是12∶5，提示药效滋润与化瘀之间的用量调配关系，以治阴虚瘀结。

竹

zhú ❶药名：如竹茹。❷方名：如石膏竹叶汤。

【竹叶】竹叶为禾本科常绿乔木或灌木淡竹的叶。

别名：竹叶卷心。

性味：甘、辛，淡、寒。

功用：清热除烦，利水通淋，生津养阴。

主治：心烦急躁，口舌生疮，神昏谵语，小便不利，呕吐，消渴。

《神农本草经》曰：“味苦平，主咳逆上气，溢筋急，恶疡，杀小虫。”

入方：见竹叶石膏汤、竹叶汤。

用量：

用量		经方数量	经方名称
古代量	现代量		
一把	10g	1方	竹叶汤
二把	20g	1方	竹叶石膏汤

注意事项：阴虚火旺者慎用。

化学成分：含三萜类，芦竹素，白茅素，蒲公英赛醇，无羁萜，β-谷甾醇，有机酸，糖类，酚，莱油甾醇。

药理作用：解热作用，利尿作用，升高血糖，抗菌作用（金黄色葡萄球菌、溶血性链球菌），抗肿瘤作用（肉瘤、子宫颈癌、淋巴肉瘤）。

【竹茹】竹茹为禾本科青秆竹和淡竹的秆的中部层，即去掉绿层所刮下的纤维。

别名：竹皮，麻巴，竹二青，青竹茹。

性味：甘，微寒。

功用：清热降逆，和胃止呃。

主治：恶心呕吐，筋脉拘急，手足抽搐，咽中有痰。

《本草再新》曰：“泻火除烦，润肺开郁，化痰凉血，止吐血，化瘀血，消痈瘘肿毒。”

入方：见竹皮大丸、橘皮竹茹汤。

用量：

用量		经方数量	经方名称
古代量	现代量		
二升	48g	1方	橘皮竹茹汤
二分	6g	1方	竹皮大丸

化学成分：含2，5-二甲氧基-P-苯醌，P-羟基苯甲醛，丁香醛。

药理作用：抗菌作用（白色葡萄球菌、枯草杆菌、大肠杆菌、伤寒杆菌），祛痰作用。

【竹皮大丸】

组成：生竹茹二分（6g）　石膏二分（6g）　桂枝一分（3g）　甘草七分（21g）　白薇一分（3g）

用法：上五味，末之，枣肉和丸如弹子大，以饮服一丸，日三夜二服。有热者，倍白薇，烦喘者，加柏实一分。

功用：清热和胃，补虚通阳。

适应证：（产后）脾胃虚热烦逆证。恶心，呕吐，心烦，四肢倦怠，乏力，或口干，或大便干，或小便赤，舌红少津，脉虚数。

解读方药：

1. 诠释方药组成：方中竹茹清热降逆；石膏清泻郁热；桂枝温胃降逆；白薇清热凉血解毒；大枣、甘草补益中气。

2. 剖析方药配伍：竹茹与石膏，属于相使配伍，增强泻热降逆；石膏与白薇，属于相使配伍，清透热毒；桂枝与竹茹、石膏、白薇，属于相反配伍，桂枝温通，竹茹、石膏、白薇清热，桂枝制约竹茹、石膏、白薇寒凉凝滞；甘草与竹茹、石膏、白薇，属于相反配伍，甘草益气，竹茹、石膏、白薇清热，甘草制约竹茹、石膏、白薇寒凉伤胃。

3. 权衡用量比例：竹茹与石膏、白薇用量比例是2：2：1，提示药效降逆与泻热之间的用量调配关系，以治热扰；桂枝与竹茹、石膏、白薇用量比例是1：2：2：1，提示药效温通与清降之间的用量调配关系，以治热郁；桂枝与甘草用量比例是1：7，提示药效通阳与益气之间的用量调配关系，以治阳郁。

【竹叶汤】

组成：竹叶一把（10g） 葛根三两（9g） 防风 桔梗 桂枝 人参 甘草各一两（各3g） 附子炮，一枚（5g） 大枣十五枚 生姜五两（15g）

用法：上十味，以水一斗，煮取二升半，分温三服，温覆使汗出。颈项强，用大附子一枚，破之如豆大，煎药扬去沫；呕者，加半夏半斤，洗。

功用：解肌散邪，扶阳清热。

适应证：太阳中风证与阳虚夹热证相兼。发热，恶风寒，汗出，头痛，面色赤，气喘，乏力，舌淡或红，苔薄或黄白相兼，脉弱或浮。

解读方药：

1. 诠释方药组成：方中桂枝解肌散寒，调和营卫；防风祛风散寒，顾护肌表；附子温阳通经；人参益气和中；竹叶清泻郁热；葛根疏散风邪；生姜解表散寒，温胃和中；桔梗宣利气机；大枣、甘草，益气助卫，益营和阳。

2. 剖析方药配伍：桂枝与防风、生姜，属于相须配伍，增强辛温解肌；人参、大枣与甘草，属于相须配伍，增强补中益卫；竹叶与葛根、桔梗，属于相使配伍，增强清宣郁热；附子与桂枝，属于相使配伍，增强温阳散寒；附子与人参、甘草，属于相使配伍，益气温阳化阳。

3. 权衡用量比例：桂枝与防风、生姜用量比例是1：1：5，提示药效解肌与宣发疏散之间的用量调配关系，以治风寒；竹叶与葛根、桔梗用量比例是3：3：1，提示药效清热与宣透之间的用量调配关系，以治郁热；人参与大枣、甘草用量比例是1：12：1，提示药效大补与缓补之间的用量调配关系，以治气虚；附子与桂枝用量比例是近2：1，提示药效温阳与通经之间的用量调配关系，以治寒郁；附子与人参、甘草用量比例是近2：1：1，提示药效温阳与益气之间的用量调配关系，以治阳虚。

【竹叶石膏汤】

组成：竹叶二把（20g） 石膏一斤（48g） 半夏洗，半升（12g） 麦门冬去心，一升（24g） 人参二两（6g） 甘草炙，二两（6g） 粳米半升（12g）

用法：上七味，以水一斗，煮取六升，去滓。内粳米，煮米熟，汤成，去米。温服一升，日三服。

功用：清热益气，生津和胃。

适应证：

1. 胃热津伤气逆证：发热，心烦，口渴，少寐，少气，乏力，气逆欲吐，胸闷，口干，舌红，少苔或薄黄，脉虚数。

2. 胃热消中证：多食易饥，或知饥少食，鼻燥咽干，唇焦，或干咳少痰，短气，舌红而干，苔薄，脉细数。

解读方药：

1. 诠释方药组成：方中竹叶清热除烦，生津止渴；石膏清热泻火，生津除烦；人参益气生津；麦冬生津养阴；半夏宣畅气机，降逆和胃；粳米补益中气，顾护脾胃；甘草益气生津。

2. 剖析方药配伍：石膏与竹叶，属于相须配伍，增强清热泻火；人参、粳米与甘草，属于相须配伍，增强补益中气；石膏与麦冬，属于相使配伍，增强清热养阴；麦冬与半夏，属于相反配伍，麦冬滋阴，半夏燥湿，半夏制约麦冬滋阴浊腻；麦冬与人参、粳米、甘草，属于相使配伍，养阴化气，益气生津。

3. 权衡用量比例：竹叶与石膏用量比例是5：12，以治烦热；麦冬与石膏用量比例是1：2，提示药效滋润与清热之间的用量调配关系，以治阴虚生热；人参与粳米、甘草用量比例是1：2：1，以治气虚；麦冬与半夏用量比例是2：1，提示药效滋润与辛开苦降之间的用量调配关系，以治阴虚气逆。

逐 zhú ❶争夺。如仲景序：“但竞逐荣势，企踵权豪，孜孜汲汲，惟名利是务。”❷

增加。如116条："追虚逐实，血散脉中，火气虽微，内攻有力，焦骨伤筋，血难复也。"❸连接。如65条茯苓桂枝大风湿病甘草汤用法中言："以杓扬之，水上有珠子五六千颗相逐，取用之。"❹同时并见。如第十四30条："营卫不利，则腹满胁鸣相逐。"

【逐水气未得除】驱逐水气未能达到预期治疗目的。如174条，又如第二23条白术附子汤用法中言："此以附子、术并走皮内，逐水气未得除，故使之耳。"仲景言"水气"者，当指风寒湿之邪，以湿邪为主要矛盾方面；故治当驱逐风寒湿之邪，若未能达到治疗目的，则当继续治疗，直至病证解除。

主 zhǔ ❶治疗，愈病。如12条："太阳中风，……桂枝汤主之。"❷呈现，拥有，持有。如第六4条："男子面色薄者，主渴及亡血，卒喘悸，脉浮者，里虚也。"

【主之】治疗病人。见太阳中风证，如12条："太阳中风，……桂枝汤主之。"即指出太阳中风证以桂枝汤治疗。仲景言"主之"有诸多，于此不再一一列举。

【主渴及亡血】具有口渴病证及亡血证机。详见"渴及亡血"项。

【主经水不利】主治经水不利。详见"经水不利"其一项。

【主妇人少腹寒】主治妇人少腹怕冷。详见"妇人少腹寒"项。

【主微风】主治轻微感受风寒病证。见胃热津伤重证与太阳伤寒证相兼，如第十七19条："兼主微风，脉紧，头痛。"指出文蛤汤不仅可以治疗胃热津伤重证，还可治疗胃热津伤重证与太阳伤寒证相兼病证，暗示1个方有不同主治，临证贵在活用。

煮 zhǔ 煮，即把东西放在水里，用火把水烧开。如12条桂枝汤用法中言："以水七升，微火煮取三升，去滓。"

【煮一丸】煎煮1丸。如126条抵当汤用法中言："分四丸，以水一升，煮一丸，取七合，服之。"

【煮一两沸】煎煮方药1~2沸。如134条大陷胸汤用法中言："内芒硝，煮一两沸，内甘遂末，温服一升。得快利，止后服。"

【煮取一升】煎煮方药容量1升（60~80mL）。如397条竹叶石膏汤用法中言："内粳米，煮米熟，汤成，去米。温服一升，日三服。"

【煮取一升五合】煎煮方药容量1升5合（90~120mL）。如29条甘草干姜汤用法中言："以水三升，煮取一升五合，去滓。分温再服。"

【煮取一升八合】煎煮方药容量1升8合（100~140mL）。如23条桂枝麻黄各半汤用法中言："内诸药，煮取一升八合，去滓。"

【煮取二升】煎煮方药容量2升（120~160mL）。如25条桂枝二麻黄一汤用法中言："内诸药，煮取二升，去滓。"

【煮取二升半】煎煮方药容量2升半（150~200mL）。如35条麻黄汤用法中言："内诸药，煮取二升半，去滓。"

【煮取三升】煎煮方药容量3升（180~240mL）。如14条桂枝加葛根汤用法中言："内诸药，煮取三升，去滓。"

【煮取三升二合】煎煮方药容量3升2合（200~260mL）。如第十18条当归生姜羊肉汤用法中言："加生姜者，亦加水五升，煮取三升二合，服之。"

【煮取四升】煎煮方药容量4升（240~320mL）。如107条柴胡加芒硝汤用法中言："以水八升，煮取四升，内大黄。"又如第二十二5条半夏厚朴汤用法中言："上五味，以水七升，煮取四升。"

【煮取六升】煎煮方药容量6升（360~480mL）。如96条小柴胡汤用法中言："以水一斗二升，煮取六升，去滓。"

【煮米熟】煎煮粳米至熟。如26条白虎加人参汤用法中言："以水一斗，煮米熟，汤成，去滓。"

【煮麻黄一二沸】煎煮麻黄1~2沸（2~3分钟）。如27条桂枝二越婢一汤用法中言："以水五升，煮麻黄一二沸，去上沫，内诸药。"

【煮麻黄】煎煮麻黄。如63条麻黄杏仁石膏甘草汤用法中言："以水七升，煮麻黄，减二升，去上沫，煮取二升，去滓。"

【煮作稀粥】煎煮方药如同稀粥一样。如166条瓜蒂散用法中言："用热汤七合，煮作稀粥，去滓。"

【煮米令熟】煎煮粳米使熟。如306条桃花汤用法中言："以水七升，煮米令熟，去滓。"

【煮薤白三升】煎煮薤白重量 3 升（72g）。如 317 条四逆散用法中言："先以水五升，煮薤白三升，煮取三升，去滓。"

【煮八分】煎煮方药用量 8 分（1.5g）。如第二 21 条麻黄杏仁薏苡甘草汤用法中言："每服四钱匕，水盏半，煮八分，去滓。"

【煮令泛烂如胶漆】煎煮鳖甲使其全部溶解如同胶漆一样。如第四 2 条鳖甲煎用法中言："着鳖甲于中，煮令泛烂如胶漆，绞取汁，内诸药。"

【煮三沸】煎煮方药 3 沸（3～4 分钟）。如第五 12 条风引汤用法中言："取三指撮，井花水三升，煮三沸。温服一升。"

【煮酸枣仁】煎煮酸枣仁。如第六 17 条酸枣仁汤用法中言："以水八升，煮酸枣仁，得六升，内诸药，煮取三升，分温三服。"

【煮取一斗五升】煎煮方药容量 1 斗 5 升（9000～12000mL）。如第七 9 条泽漆汤方中："泽漆以东流水五斗，煮取一斗五升，三斤（150g）。"

【煮枣取二升】煎煮大枣容量 2 升（120～160mL）。如第七 11 条葶苈大枣泻肺汤用法中言："上先以水三升，煮枣取二升，去枣，内葶苈，煮取一升，顿服。"

【煮数沸】煎煮方药沸腾数次。如第九 5 条枳实薤白桂枝汤用法中言："内诸药，煮数沸，分温三服。"

【煮取七合】煎煮方药容量 7 合（42～64mL）。如第十七 20 条半夏干姜散用法中言："浆水一升半，煮取七合。"

【煮半夏】煎煮半夏。如第十七 21 条半夏生姜汤用法中言："以水三升，煮半夏，取二升，内生姜汁。"

【煮取半升】煎煮方药容量半升（30～40mL）。如第二十二 21 条狼牙汤用法中言："以水四升，煮取半升，以绵缠箸如茧，浸汤沥阴中，日四遍。"

助 zhù 助，即帮，协助。如 12 条桂枝汤用法中言："服已须臾，啜热稀粥一升余，以助药力。"

【助用焦苦】辅助方药发挥治疗作用用焦苦之药。如第一 1 条："夫肝之病，补用酸，助用焦苦，益用甘味之药调之。"指出治疗病证方药配伍的基本组方原则与方法。

注 zhù ❶灌注，流入。如第二 2 条："腠者，是三焦通会元真之处，为血气所注。"❷病名。如第十一九条："剧者心痛彻背，背痛彻心，譬如蛊注。"注者，击也，投也。引申为侵蚀。

著 zhù 著，即"着"的本字，留滞附着。如第十一 16 条："肾著之病，其人身体重，腰中冷。"著者，寒湿之邪留著于肾也。

【著鸡子壳中】将方药放入鸡子壳内。如 312 条苦酒汤用法中言："鸡子去黄，内上苦酒，著鸡子壳中，一枚。"指出煎煮方药的一种特殊方法。

【著苦酒中】将方药放入醋内。详见"安火上"项。

箸 zhù 箸，即筷子。如第二十二 21 条狼牙汤用法中言："煮取半升，以绵缠箸如茧，浸汤沥阴中，日四遍。"

筑 zhù 筑，即建造，引申为跳动，蠕动。如 386 条理中丸用法中言："若脐上筑者，肾气动也，去术，加桂四两。"又如第十二 3 条："水在心，心下坚筑，短气，恶水，不欲饮。"

转 zhuǎn ❶相互为用。如第十四 30 条："阴阳相得，其气乃行，大气一转，其气乃散；实则失气，虚则遗尿，名曰气分。"❷转化，转变。如 244 条："如其不下者，病人不恶寒而渴者，此转属阳明也。"❸转动，转身。如 174 条："伤寒八九日，风湿相搏，身体疼烦，不能自转侧，不呕不渴。"

【转失气者】腹中有气体转动。见阳明热结证辨证，如 209 条："恐有燥屎，欲知之法，少与小承气汤，汤入腹中，转矢气者，此有燥屎也，乃可攻之。"指出治疗肠中燥屎方药，已发挥治疗作用，不得留于肠中而欲下行下泄。

【转入少阳者】病理演变转化以少阳病证为主者。见表里兼证，如 266 条："本太阳病不解，转入少阳者。"指出表里兼证，因治疗或因体质等多方面因素而导致病证发生变化。

【转气下趋少腹者】腹中有气体转动欲向下趋入少腹者。见厥阴肝寒下利证，如 358 条："伤寒四五日，腹中痛，若转气下趋少腹者，此欲自利也。"《注解伤寒论·辨厥阴病脉证并治》："转气下趋少腹者，里虚遇寒，寒气下行，欲作自利也。”其证机是寒气侵袭厥阴，肝主气机为寒气所抑而不得疏泄，肝气与寒气相结而下攻下注；治当温阳散寒止利，调理气机。

【转入阴必利】病理演变转化为太阴或少阴或厥阴，必定会引起下利。见辨霍乱病证与太阴少阴厥阴病证及鉴别，如384条：“伤寒，其脉微涩者，本是霍乱，今是伤寒，却四五日，至阴经上，转入阴必利，本呕下利者，不可治也。”指出疾病在其演变过程中，其邪气欲下攻下注，导致正气不得固守而出现下利。

【转属阳明】病理变化演变为阳明病证。详见“属阳明”其一、三、四项。

【转筋之为病】筋脉拘急的病证表现。见肝阴不足湿热动筋证，如第十九3条：“转筋之为病，其人臂脚直，脉上下行，微弦，转筋入腹者。”其证机是湿热肆虐筋脉，筋脉拘急；治以鸡屎白散，益阴清热、化湿缓急。

【转胞】小腹似有扭转样疼痛。见肾阴阳俱虚转胞证，如第二十二19条：“此名转胞，不得溺也，以胞系了戾。”其证机是阳虚而不得温，阴虚而不得滋，经脉拘急不适；治以肾气丸。

撰 zhuàn 撰，即写文章，著书。如仲景序：“乃勤求古训，博采众方，撰用《素问》、《九卷》、《八十一难》、《阴阳大论》、《胎胪药录》，并平脉辨证，为《伤寒杂病论》合十六卷。”

【撰用《素问》《九卷》《八十一难》《阴阳大论》《胎胪药录》】撰写使用《素问》《九卷》《八十一难》《阴阳大论》《胎胪药录》等医药著作。如仲景序：“乃勤求古训，博采众方，撰用《素问》、《九卷》、《八十一难》、《阴阳大论》、《胎胪药录》，并平脉辨证，为《伤寒杂病论》合十六卷。”

壮 zhuàng 壮，即量词，1壮即1个。如117条：“灸其核上各一壮，与桂枝加桂汤，更加桂二两也。”

状 zhuàng 状，即形态，症状。如23条：“太阳病，得之八九日，如疟状，发热恶寒。”

【状如摇者】脉的形态犹如覆盃摇摇摆摆一样。见脾脏危证，如第十一14条：“脾死脏，浮之大坚，按之如覆盃洁洁，状如摇者，死。”其证机是脾气大虚，气血生化不及，脉气不得气血所荣。

【状如周痹】症状表现犹如全身疼痛。详见“周痹”项。

【状如弓弦】脉形态如弓弦一样坚硬。见阳明实寒证主脉的基本特征，如第十20条：“其脉数而紧乃弦，状如弓弦，按之不移。”其证机是寒气凝结，脉气为寒气所凝，经气不利，血气不和，脉气失和。

【状如伤寒】症状表现犹如太阳伤寒证。见湿热疫毒证即狐蜮病，如第三10条：“狐蜮之为病，状如伤寒，默默欲眠，目不得闭，卧起不安。”指出辨湿热疫毒证，其证机是湿热浸淫与营卫之气相争，故其病证表现有类似太阳伤寒证的症状表现，于此应当重视鉴别诊断。

【状如炙脔】咽喉不适症状犹如烧烤肉团黏附一样。见水气病证，如第十四21条：“反言胸中痛，气上冲咽，状如炙肉，当微咳喘。”其证机是水气郁结于咽而阻滞气机，气机滞涩不利。

【状如风水】症状犹如风水。详见“风水”其七项。

【状如厥癫】症状表现犹如头昏而不清醒。详见“厥癫”项。

撞 zhuàng 撞，即击打，引申为充斥。如326条：“厥阴之为病，消渴，气上撞心，心中疼热。”

追 zhuī 追，即赶超，引申为用补虚的方法。如116条：“追虚逐实，血散脉中，火气虽微，内攻有力，焦骨伤筋，血难复也。”

【追虚逐实】用补虚的方法以治疗实热，使虚证更虚，使实证更实。如116条：“追虚逐实，血散脉中，火气虽微，内攻有力，焦骨伤筋，血难复也。”指出辨证失误，治疗错误，尤其是用补虚的方法以治疗实热，其不仅不能达到治疗目的，反而还会加剧或加重病证，或导致病证发生变化。

准 zhǔn 准，即参照，依照。如第一1条：“经曰：‘虚虚实实，补不足，损有余。’是其义也；余脏准此。”

灼 zhuó ❶烧，炙，引申为热势较重。如第6条：“若发汗已，身灼热者，名风温。”❷搏，结。如111条：“血气流溢，失其常度，两阳相熏灼，其身发黄。”

浊 zhuó ❶湿邪。如第一3条：“清邪居上，浊邪居下，大邪中表，小邪中里。”❷湿热之邪。如第十五2条：“胃中苦浊，浊气下流，小便不通。”

【浊邪居下】湿邪侵袭且易居于人体下部。见病因辨证，如第一3条：“清邪居上，浊邪居下，大邪中表，小邪中里。”《素问·太阴阳明论》：“伤于湿者，下先受之。”《医宗金鉴》：“浊邪居下，谓湿邪本乎地也。”指出湿性重浊，其性下趋，易侵犯人体在下部位。

【浊气下流】湿热之邪浸淫而走注。见脾胃寒湿膀胱郁热谷疸证，如第十五2条：“胃中苦浊，浊气下流，小便不通。”《金匮要略心典·脏腑经络先后受病》：“若小便通，则浊随溺去，今不通，则浊随下流而不外出，于是阴受其湿，阳受其热，转相流被而身体尽黄矣。”其证机是膀胱阳气郁结，久而不去则为热，热与湿合而为湿热，湿热肆虐内外。

【浊唾腥臭】吐出浊唾黏稠而腥臭。详见“时出浊唾腥臭”项。

孜 zī 孜，即勤勉，引申为不停地追求。如仲景序中言：“但竞逐荣势，企重权豪，孜孜汲汲，惟名利是务。”

【孜孜汲汲】不停地追求与争夺名利。《汉书》：“少嗜欲，不汲于富豪，不戚戚于贫贱。”如仲景序中言：“但竞逐荣势，企重权豪，孜孜汲汲，惟名利是务。”仲景一针见血地指出有权势之人不重视医学知识的发展与进步，而不停地追求权势与富贵。

子 zǐ ❶人名。如孔子。❷名词后缀。如鸡子。❸植物的种子。如247条麻子仁丸用法中言：“上六味，蜜和丸，如梧桐子大。”❹时间，即子时，11时至次日1时。如291条：“少阴病欲解时，从子至寅上。”❺对人的称呼。如392条烧裩散用法中言：“妇人病，取男子裩，烧，服。”❻生育。如第六7条：“脉浮弱而涩，为无子，精气清冷。”❼女子胞即子宫。如第二十3条：“所以然者，子脏开故也，当以附子汤温其脏。”❽您。如第二十二8条：“子当辨记，勿谓不然。”❾药名：五味子。❿方名：如附子泻心汤。

【子脏开故也】这是女子胞宫虚弱病理的缘故。见妊娠宫寒证，如第二十3条：“所以然者，子脏开故也，当以附子汤温其脏。”指出妊娠宫寒证的病变证机主要矛盾方面，提示治疗方法与措施。

【子当辨记】您应当牢牢记住辨证论治的基本方法与运用准则。如第二十二8条：“子当辨记，勿谓不然。”指出辨证论治涉及诸多基本要素与条件，对此一定要牢牢记在心中，不得有半点疏忽，临证只有具备理性思辨性与应用灵活性，才能提高临床诊断与治疗效率。

紫 zǐ ❶药名：如紫葳。❷方名：如紫参汤。

【紫葳】紫葳为紫葳科多年生蔓性落叶木本植物凌霄的花。

别名：凌霄花，陵苕，芰华。

性味：辛，微寒。

功用：活血化瘀消症。

主治：症瘕坚积，痞块，疟疾。

《神农本草经》曰：“味酸微寒，主妇人产乳余疾，崩中癥瘕血痹，寒热羸瘦，养胎。”

入方：见鳖甲煎丸。

用量：

用量		经方数量	经方名称
古代量	现代量		
三分	9g	1方	鳖甲煎丸

注意事项：孕妇慎用。

化学成分：含芹菜素，β-谷甾醇。

药理作用：降血脂作用（降低血胆固醇），解痉作用（抑制平滑肌痉挛），抗溃疡作用，抗炎作用，止咳作用。

【紫石英】紫石英为卤化物类矿物萤石的矿石。

别名：萤石，氟石。

性味：甘，温。

功用：补益心肝，安神定魂。

主治：心烦失眠，急躁，癫狂。

《神农本草经》曰：“味甘温，主心腹咳逆邪气，补不足，女子风寒在子宫，绝孕十年无子，久服温中，轻身，延年。”

入方：见风引汤。

用量：

用量		经方数量	经方名称
古代量	现代量		
六两	18g	1方	风引汤

化学成分：含氟化钙，三氧化二铁，稀土元素。

药理作用：对血液流变学的作用，镇静作用。

【紫菀】紫菀为菊科多年生草本植物紫菀的根及根茎。

别名：紫茜，青菀。

性味：苦、甘，微温。

功用：温肺化饮降逆。

主治：咳嗽，气喘，有痰，胸闷胸满。

《神农本草经》曰："味苦温，主咳逆上气，胸中寒热结气，去蛊毒，痿蹷，安五脏。"

入方：见射干麻黄汤。

用量：

用量		经方数量	经方名称
古代量	现代量		
三两	9g	1方	射干麻黄汤

化学成分：含紫菀皂苷，紫菀次皂苷，常春藤皂苷元，葡萄糖，紫菀酮，无羁萜，表无羁萜醇，紫菀皂苷A，紫菀皂苷B，紫菀皂苷C，紫菀皂苷D，紫菀皂苷E，紫菀皂苷F，槲皮素，植物甾醇葡萄糖苷，紫甲酮，丁基-D-核糖苷，环肽化合物，甲酯，单萜醇，挥发油（毛叶醇、乙酸毛叶醇、茴香脑、烃、脂肪酸、芳香酸）。

药理作用：祛痰作用，抗菌作用（大肠杆菌、痢疾杆菌、伤寒杆菌、副伤寒杆菌、绿脓杆菌、变形杆菌），抗真菌作用，抗病毒作用（流感病毒），抗肿瘤作用（艾氏腹水癌）。

【紫参】紫参为蓼科多年生草本植物拳参的根茎。

别名：拳参，牡蒙，众戎，童肠，马行。

性味：苦，凉。

功用：清热解毒，降逆止利。

主治：咳嗽气喘，痰稠色黄，胸痛，腹痛下利，大便不调，便下脓血。

《神农本草经》曰："味苦寒，主心腹积聚，寒热邪气，通九窍，利大小便。"

入方：见紫参汤、泽漆汤。

用量：

用量		经方数量	经方名称
古代量	现代量		
四两	12g	1方	泽漆汤
半斤	24g	1方	紫参汤

化学成分：含鞣质（没食子酸、并没食子酸、D-IL-茶酚、L-表儿茶酚、6-没食子酰葡萄糖、3,6-二没食子酰葡萄糖），淀粉，果胶，树胶，黏液质，树脂，葡萄糖，β-谷甾醇，顺/反阿魏酸，顺/反芥子酸，香草酸，对羟基苯甲酸，龙胆酸，绿原酸，水杨酸，硅酸，顺/反-对-桂皮酸。

药理作用：抗炎作用，抗菌作用（大肠杆菌、枯草杆菌、绿脓杆菌、金黄色葡萄球菌），止血作用。

【紫参汤】

组成：紫参半斤（24g）　甘草三两（9g）

用法：上二味，以水五升，先煮紫参，取二升，内甘草，煮取一升半。分温三服。

功用：解毒清热止利。

适应证：大肠热毒下利证。下利，利下便脓血，腹痛剧烈而拒按，身热较著，或胸痛，舌红，苔黄，脉数。

解读方药：

1. 诠释方药组成：方中紫参清热解毒，凉血止利；甘草清热解毒，益气和中，缓急止痛。

2. 剖析方药配伍：紫参与甘草，属于相使配伍，紫参助甘草清热解毒，甘草助紫参解毒缓急。

3. 权衡用量比例：紫参与甘草用量比例是8∶3，提示药效清热与益气之间的用量调配关系，以治热痛。

梓

zǐ 梓，即药名，如生梓白皮，入麻黄连轺赤小豆汤中。

滓

zǐ 滓，即沉淀的杂质，引申为方药经煎煮后取出药液而剩的药渣。如12条桂枝汤用法中言："以水七升，微火煮取三升，去滓。"《伤寒论条辨》："古人药大剂，金铛中煮，绵纹漉汤，澄泸取清，故曰去滓。"

自

zì ❶就。如第十四6条："趺阳脉当伏，今反紧，本自有寒，疝瘕，腹中痛。"❷

从，由。如273条："食不下，自利益甚，时腹自痛；若下之，必胸下结硬。"❸假如。如仲景序："自非才高识妙，岂能探其理致哉！"

【自汗出而恶热】汗自出与怕热并见。见阳明热证的恶寒特点，如183条："虽得之一日，恶寒将自罢，即自汗出而恶热也。"指出阳明热证，其邪热迫津外泄则汗自出，邪热攻斥于外则恶热。

【自汗出】汗自出。

其一，阳明热盛证，如第6条："风温为病，脉阴阳俱浮，自汗出，身重，多眠睡。"如219条："若自汗出者，白虎汤主之。"其证机是阳明邪热内盛而迫津外泄。

其二，太阳病证与阴阳两虚证相兼，如29条："伤寒，脉浮，自汗出，小便数，心烦，微恶寒，脚挛急，反与桂枝欲攻其表，此误也。"其证机是太阳营卫不和，复因阳虚而不得固摄；治当解表和阴阳，以桂枝加附子汤。

其三，杂病自汗证，如53条："病常自汗出，此为荣气和，荣气和者，外不谐，以卫气不共荣气谐和故尔。"仲景言"病常自汗出"，其既可见于外感疾病，又可见于内伤杂病。见于外感者，其必有感受外邪；而杂病者则无外感表证。审"病常自汗出"，其证机是营卫失和，卫气虚弱而不能固守于内。

其四，肝气乘肺证，如109条："伤寒，发热，啬啬恶寒，大渴欲饮水，其腹必满；自汗出，小便利，其病欲解。"指出汗出未必都是病邪所引起的，而有正气恢复，汗出为邪气向外散越，是病向愈的标志。

其五，太阳病证与脾胃阴虚证相兼，如120条："太阳病，当恶寒发热，今自汗出，反不恶寒发热，关上脉细数者，医以吐之过也。"其证机是阴虚不制阳，阳亢而为热，热迫津而外泄。

其六，阳明热证，如203条："阳明病，本自汗出，医更重发汗，病已差，尚微烦不了了者，此必大便硬故也。"其证机是邪热盛于内而逼迫津液从外而泄。

其七，阳明热证与太阳病证相兼，如233条："阳明病，自汗出，若发汗，小便自利者，此为津液内竭，虽硬不可攻之。"其证机是阳明邪热内盛而迫津外泄，表气不得固守。

其八，阳虚痰湿历节证的基本脉证，如第五7条："盛人脉涩小，短气，自汗出，历节痛，不可屈伸。"其证机是素体阳虚，阳不化津，津聚为痰，痰滞经脉，壅阻筋脉及关节，气血不得滋养，阳虚不得固护阴津；治当温阳益气，涤痰除湿，通达经络。

其九，太阳夹热风水证，如第十四23条："续自汗出，无大热。"《金匮悬解·水气病》："续自汗出无大热者，表郁作热，热蒸于内，风泄于外，是以汗出而泄之未透，故外无大热。"其证机是风热侵袭太阳肌肤营卫，营卫受邪而抗邪，营气不得卫气所固而外泄。

其十，肝胆湿热夹瘀血证，如第十五19条："黄疸，腹满，小便不利而赤，自汗出，此为表和里实。"其证机是湿热内蕴而肆虐，瘀血阻滞而梗阻气机，湿热熏蒸则汗出；治以大黄硝石散，清肝理血、利胆退黄。

其十一，肠痈热瘀证，如第十八4条："肠痈者，少腹肿痞，按之即痛如淋，小便自调，时时发热，自汗出，复恶寒，其脉沉紧者。"其证机是邪热与血相结，并灼腐肌肉而为痈，邪热外蒸而迫津外泄；治以大黄牡丹汤，清泻祛瘀。

【自汗出乃解】汗出后病证得以解除。见太阳病证与心证相兼，如49条："若下之，身重，心悸者，不可发汗，当自汗出乃解。"《伤寒论后条辨·辨太阳病脉证篇》："须用和表实里之法治之，须表里两实，则津液自和，而邪无所容，不须发汗而自汗出愈矣。"指出表里之气得以恢复，邪气不胜正气，邪气从汗出而解。

【自汗出愈】病邪随汗出而愈。详见"便自汗出愈"项。

【自汗出而不愈】病人虽汗出且病证不能解除。见杂病自汗出证，如54条："病人脏无他病，时发热，自汗出而不愈者，此卫气不和也。"其证机是卫气不能固护营气而外泄，汗愈出营愈伤，故病证不能解除。同时又指出杂病自汗出的病理特点与证候特征以及治疗方法。

【自下利】出现下利病证。

其一，太阳伤寒证与大肠寒利证相兼，如32条："太阳与阳明合病，必自下利。"仲景言"必自下利"，以点明病变症结在阳明大肠，再从方药主治病证分析，则知在大肠是寒利证。其证机是寒气内迫而下注；治以葛根汤。

其二，太阳温病证与阳明胃热证相兼，如110条："太阳病二日，反躁，凡熨其背而大汗出，大热入胃，胃中水竭，躁烦，必发谵语，十余日振慄，自下利者，此为欲解也。”《伤寒论后条辨·辨太阳病脉证》：“自下利者，正胜而邪不能容，火势从大肠下夺也，火邪势微，津液得复，此为欲解之象。”其机制是胃中大热，邪热内灼外攻，可在某种特定情况下，因机体阴阳自我恢复，正气积力与邪气相争，邪气不胜正气，病邪可从下利而去。同时又指出正气在蓄积力量奋起抗邪之前，邪气相对处于优势，则会出现病证加重，一旦正气充沛，邪不胜正而消退。

其三，大肠热结缓证，如105条：“若自下利者，脉当微厥，今反和者，此为内实也。”《伤寒论集注·辨太阳病脉证篇》：“若自下利而涉于里阴者，其脉当微，手足当厥，今反调和者，此为阳明内实，而腐秽当下也，调胃承气汤主之。”《伤寒内科论·辨太阳病脉证并治》：“若是虚寒下利，脉当微，肢当厥，其治当视病情或温肾，或暖脾等，禁用下法；若下利与沉实脉相见，再观其下利，仅是清水，臭秽难闻，伴有肛门灼热感，则知本利为热结旁流证。”指出阳明热结下利证在某些情况下，其表现有类似阳明寒利证或少阴寒利证，对此一定要重视鉴别诊断。假如病证表现有疑似，辨脉与审手足则最为重要，若为寒利证，“脉当微厥”即脉微与肢厥；而“今反和者”即脉实与肢温，则知病非寒证而是阳明热结缓证，治以调胃承气汤。

其四，少阳胆热下利证，如172条：“太阳与少阳合病，自下利者，与黄芩汤。”其证机是少阳胆热下迫下注，扰乱大肠变化、传导功能而为下利。审证是少阳胆热下利证，治当清泄胆热以止利，以黄芩汤。

其五，肾阳虚水泛证，如316条：“少阴病，二三日不已，至四五日，腹痛，小便不利，四肢沉重疼痛，自下利者，此为有水气。”《伤寒贯珠集·少阴篇》：“为自下利，皆水气乘寒气而动之故也。”其证机是肾阳虚弱，阳不化水，水气内停而下注。

其六，少阴病脉紧为向愈，如287条：“少阴病，脉紧，至七八日，自下利，脉暴微，手足反温，脉紧反去者，为欲解也。”《注解伤寒论·辨少阴病脉证并治》：“自下利，脉暴微者，寒气得泄也。”其机理是阳气恢复，正气积力驱除邪气，邪气不胜正从下利而去。

【自利】出现下利。

其一，少阴阴阳离绝证，如300条：“至五六日，自利，复烦躁不得卧寐者。”其证机是阳气大虚而不得固，阴津大损而不得守，清气不得固守而下陷。

其二，厥阴肝寒下利证，如358条：“伤寒四五日，腹中痛，若转气下趣少腹者，此欲自利也。”《注解伤寒论·辨厥阴病脉证并治》：“里虚遇寒，寒气下行，欲作自利也。”其证机是寒气侵袭厥阴，肝主气机为寒气所抑而不得疏泄，肝气与寒气相结而下攻下注；治当温阳散寒止利，调理气机。

其三，大肠饮结证，如第十二18条：“病者脉伏，其人欲自利，利反快，虽利，心下续坚满。”《金匮要略心典·痰饮咳嗽病》：“其人欲自利，利反快者，所留之饮，从利而减也。”其证机是水饮之邪搏结于大肠，水饮与浊气相互搏结而下迫下注；治以甘遂半夏汤，攻逐水饮、洁净肠腑。

其四，脾胃寒湿发黄证，如第十五20条：“黄疸病，小便色不变，欲自利，腹满而喘。”其证机是水湿不得脾气运化而下趋下注。

【自利益甚】下利病证逐渐加重。见太阴脾病的基本脉证，如273条：“食不下，自利益甚，时腹自痛；若下之，必胸下结硬。”其证机是太阴脾为邪气所客，脾不得运化水湿，水湿不得正常下行则下趋。

【自利不渴】下利与口不渴并见。见太阴脾虚寒证，如277条：“自利不渴者，属太阴，以其脏有寒故也。”其证机是寒气在脾，脾气为虐，不得运化水湿则下利；寒气充斥于上则口不渴；治当温阳散寒止利，以理中汤或四逆汤。

【自利而渴】下利与口渴并见。见少阴寒证的审证要点，如282条：“自利而渴者，属少阴也，虚故引水自救。”其证机是少阴阳虚有寒，寒气充斥于下则下利；阳气虚弱而不得气化阴津上乘则口渴，虽渴而不欲冷水，且欲饮热水。

【自利清水】下利清水且无粪便排出。见少阴热证与阳明热结旁流重证相兼，如321条：“自利清水，色纯青，心下必痛，口干燥者。”其证机是少阴与阳明邪热内盛，热迫阴津从旁而下，则下利为清水且无粪便排出；治当泻热通便、急下存阴，以大承气汤。

【自吐乃瘉】寒气从吐而出，则病可向愈。见心寒证，如第十一9条：“其脉浮者，自吐乃瘉。”《金匮要略直解·五脏风寒积聚病》：“若其脉浮者，邪在上焦，得吐则寒邪越于上，其病乃愈。”指出心寒证在其病变过程中，因人体质而异，寒气不胜正气，寒气从吐而解除。

【自非才高识妙】假如不是才能高深与认识深奥。如仲景序：“自非才高识妙，岂能探其理致哉!”

【自然温】从体内至外而感到温暖。如第二十二20条蛇床子散用法中言：“和令相得，如枣大，棉裹内之，自然温。”

眦 zì 眦，即上下眼睑的接合处。如第三13条：“七八日，目四眦黑。”

渍 zì ❶浸泡。炮制药物方法之一。如338条乌梅丸用法中言：“以苦酒渍乌梅一宿，去核，蒸之五斗米下，饭熟。”❷浸出，泡出。煎煮药物方法之一。如154条大黄黄连泻心汤用法中言：“以麻沸汤二升，渍之，须臾，绞去滓。”❸浸淫，侵扰。如356条：“不尔，水渍于胃，必作利也。”

【渍之】以开水浸出方药的有效成分。如154条大黄黄连泻心汤用法中言：“以麻沸汤二升，渍之，须臾，绞去滓。”《伤寒论类方·泻心汤类七》：“此又法之最奇者，不取煎而取泡，欲其轻扬清淡，以涤上焦之邪。”指出方药用法不取煎煮而用滚开的沸水浸泡。渍者，浸出也；之者，方药之大黄黄连是也。

宗 zōng ❶家族。如仲景序：“余宗族素多，向余二百。”❷聚会。如第三1条：“百合病者，百脉一宗。”

纵 zòng 纵，即放任，引申为相克。如108条：“此肝乘脾也，名曰纵，刺期门。”

疭 zòng 疭，即筋脉缓纵而不收。如第6条：“若被火者，微发黄色，剧则如惊痫，时瘛疭。”详见“瘛疭”项。

走 zǒu ❶作用。如174条桂枝附子汤用法中言：“此以附子、术并走皮内，逐水气未得除，故使之耳。”❷逆乱。如第十四9条：“寸口脉弦而紧，弦则卫气不行，即恶寒，水不沾流，走于肠间。”

【走于肠间】水气逆乱于肠间。见少阴水气寒证证机，如第十四9条：“寸口脉弦而紧，弦则卫气不行，即恶寒，水不沾流，走于肠间。”指出少阴水气寒证证机的主要矛盾方面，提示治疗方法与措施。

足 zú ❶脚，即下肢踝关节以下的部分。如29条：“若厥愈，足温者，更作芍药甘草汤与之。”❷充实，饱满，足够。如50条：“以荣气不足，血少故也。”❸值得，可以。如48条：“若发汗不彻，不足言，阳气怫郁不得越。”❹人体下肢的总称。如293条：“少阴病八九日，一身手足尽热也。”❺增加，增补。如386条理中丸用法中言：“渴欲得水者，加术足前成四两半。”

【足温】两足温和。详见“厥愈，足温者”项。

【足当热】两足心当温和。详见“两足当热”项。

【足阳明】足阳明经与足阳明脏腑。详见“针足阳明”项。

【足下恶风】两足底（心）恶风怕冷。见阳明胃热证，如110条：“足下恶风，大便硬，小便当数。”《注解伤寒论·辨太阳病脉证并治》：“谷气者，阳气者，先阳气不通于下之时，足下恶风。”其证机是阳明胃热，阳气为遏，不能行气于四肢与足下。

【足心必热】两足中心必定转为温和。见阳明胃热证，如110条：“其人足心必热，谷气下流故也。”其证机是邪热内盛，阻遏阳气不能下达，若邪热得除，阳气得通，周行于四肢，则寒去足热。

【足肿大】两足肿胀。详见“独足肿大”项。

【足下热】两足心发热。见酒疸证，如第十五4条：“足下热”，《金匮要略直解·黄疸病》：“小便利则湿热行，不利则热留于胃，胃脉贯膈下足跗，……下注足跗则足下热也。”其证机是酒毒湿热内结而下注下攻。

【足逆冷】两足厥逆寒冷。详见“手足逆冷”诸项。

【足寒】两足恶寒怕冷。详见“身热足寒”项。

阻 zǔ ❶阻滞，阻结，如第十四 28 条芪芍苦酒汤用法中言：“若心烦不止者，以苦酒阻故也。”❷病证名。如胞阻证。

晬 zuì 晬，即周时，24 小时。如 368 条：“下利后，脉绝，手足厥冷，晬时脉还。”

【晬时脉还】在 24 小时内脉象可基本恢复正常。见厥阴阳气暴脱证的基本脉证及预后，如 368 条：“下利后，脉绝，手足厥冷，晬时脉还。”其证机是暴寒骤侵厥阴，厥阴阳气大伤而欲亡。对此若能积极治疗，正气得以恢复，脉象得以调和，则病可转危为安。

【晬时当下血】在 24 小时内则会有瘀血从大便而去。见下焦血结缓证，如 126 条抵当丸用法中言：“晬时当下血，若不下，更服。”指出以抵当丸治疗下焦血结缓证，因丸剂作用较缓，故服用方药后大约于 24 小时则会出现瘀血从大便而去。

醉 zuì 醉，即饮酒后面部发热而红赤。如第十 19 条乌头桂枝汤用法中言：“其知者，如醉状，得吐者，为中病。”

【醉状】面部发红如饮酒太过而上冲于面。详见“如醉状”及“面翕热如醉状”项。

【醉人】形体表现如同饮酒太过失去知觉一样。详见“形如醉人”项。

尊 zūn 尊，即地位或辈分高，引申为养尊处优而不养生或锻炼的人。如第六 1 条：“夫尊荣人骨弱肌肤盛，重因疲劳汗出，卧不时动摇，加被微风，遂得之。”

【尊荣人骨弱肌肤盛】养尊处优的人貌似强壮而本质上则是脏腑之气虚弱。详见“骨弱肌肤盛”项。

左 zuǒ 左，即方位名词，与“右”相对。面向南则东为左，面向北则右为左。如第五 2 条：“贼邪不泻，或左或右。”

作 zuò ❶起，发生。如 65 条，又如第八 4 条：“发汗后，其人脐下悸者，欲作奔豚。”❷制作。如 65 条茯苓桂枝甘草大枣汤用法中言：“作甘烂水法，取水二斗，置大盆内，以杓扬之，水上有珠子五六千颗相逐，取用之。”❸服用。如 29 条：“若厥愈，足温者，更作芍药甘草汤与之，其脚即伸。”又如 104 条柴胡加芒硝汤用法中言：“内芒硝，更煮微沸，分温再服，不解更作。”❹类似。如 113 条：“形作伤寒，其脉不弦紧而弱，弱者，必渴。”❺成为。如 166 条瓜蒂散用法中言：“以香豉一合，用热汤七合，煮作稀粥，去滓。”❻引起。如第十四 31 条：“气分，心下坚大如盘，边如旋杯，水饮所作，桂枝去芍药加麻黄附子细辛汤主之。”❼例如。如 146 条柴胡桂枝汤用法中言：“本云：人参汤，作如桂枝法，加半夏、柴胡、黄芩，复如柴胡法，今用人参作半剂。”❽演变，演化。如第十五 14 条：“膀胱急，少腹满，身尽黄，额上黑，足下热，因作黑疸。”

【作如桂枝法】如桂枝汤用法一样。如 146 条柴胡桂枝汤用法中言：“本云：人参汤，作如桂枝法，加半夏、柴胡、黄芩，复如柴胡法，今用人参作半剂。”

【作甘烂水法】制作甘烂水的方法是用木棒击打淡水使水波浪起花动摇。详见“甘烂水”项。

坐 zuò ❶坐立的“坐”。如 48 条：“其人短气，但坐，以汗出不彻故也，更发汗则愈。”❷物体向后施压力，引申为纳入内部。如第二十二 20 条：“蛇床子散方：温阴中坐药。”

【坐药】将药物纳入阴道中。详见“温阴中坐药”项。

附仲景原文

《伤寒论》

张仲景序

论曰：余每览越人入虢之诊，望齐侯之色，未尝不慨然叹其才秀也。怪当今居世之士，曾不留神医药，精究方术，上以疗君亲之疾，下以救贫贱之厄，中以保身长全，以养其生。但竞逐荣势，企踵权豪，孜孜汲汲，惟名利是务；崇饰其末，忽弃其本，华其外而悴其内。皮之不存，毛将安附焉？卒然逢邪风之气，婴非常之疾，患及祸至，而方震慄，降志屈节，钦望巫祝，告穷归天，束手受败。赍百年之寿命，持至贵之重器，委付凡医，恣其所措。咄嗟呜呼！厥身已毙，神明消灭，变为异物，幽潜重泉，徒为啼泣。痛夫！举世昏迷，莫能觉悟，不惜其命，若是轻生，彼何荣势之云哉？而进不能爱人知人，退不能爱身知己，遇灾值祸，身居厄地；蒙蒙昧昧，惷若游魂。哀乎！趋世之士，驰竞浮华，不固根本，忘躯徇物，危若冰谷，至于是也。

余宗族素多，向余二百，建安纪年以来，犹未十稔，其死亡者，三分有二，伤寒十居其七。感往昔之沦丧，伤横夭之莫救。乃勤求古训，博采众方，撰用《素问》、《九卷》、《八十一难》、《阴阳大论》、《胎胪药录》，并平脉辨证，为《伤寒杂病论》合十六卷。虽未能尽愈诸病，庶可以见病知源。若能寻余所集，思过半矣。

夫天布五行，以运万类；人禀五常，以有五脏，经络府俞，阴阳会通，玄冥幽微，变化难极，自非才高识妙，岂能探其理致哉！上古有神农、黄帝、岐伯、伯高、雷公、少俞、少师、仲文，中世有长桑、扁鹊，汉有公乘阳庆及仓公。下此以往，未之闻也。观今之医，不念思求经旨，以演其所知，各承家技，始终循旧。省疾问病，务在口给，相对斯须，便处汤药。按寸不及尺，握手不及足；人迎、趺阳，三部不参；动数发息，不满五十。短期未知决诊，九候曾无彷彿；明堂阙庭，尽不见察，所谓窥管而已。夫欲视死别生，实为难矣。

孔子云：生而知之者上，学而亚之，多闻博识，知之次也。余宿尚方术，请事斯语。

太阳之为病，脉浮，头项强痛而恶寒。(1)

太阳病，发热，汗出，恶风，脉缓者，名为中风。(2)

太阳病，或已发热，或未发热，必恶寒，体痛，呕逆，脉阴阳俱紧者，名为伤寒。(3)

伤寒一日，太阳受之，脉若静者，为不传；颇欲吐，若躁烦，脉数急者，为传也。(4)

伤寒二三日，阳明少阳证不见者，为不传也。(5)

太阳病，发热而渴，不恶寒者，为温病；若发汗已，身灼热者，名风温；风温为病，脉阴阳俱浮，自汗出，身重，多眠睡，鼻息必鼾，语言难出；若被下者，小便不利，直视，失溲；若被火者，微发黄色，剧则如惊痫，时瘛疭；若火熏之，一逆尚引日，再逆促命期。(6)

病有发热恶寒者，发于阳也；无热恶寒者，发于阴也。发于阳，七日愈；发于阴，六日愈。以阳数七，阴数六故也。(7)

太阳病，头痛至七日以上自愈者，以行其经尽故也；若欲作再经者，针足阳明，使经不传则愈。(8)

太阳病欲解时，从巳至未上。(9)

风家，表解而不了了者，十二日愈。(10)

病人身大热，反欲得衣者，热在皮肤，寒在骨髓也；身大寒，反不欲得衣者，寒在皮肤，热在骨髓也。(11)

太阳中风，阳浮而阴弱，阳浮者，热自发，阴弱者，汗自出，啬啬恶寒，淅淅恶风，翕翕发热，鼻鸣，干呕者，桂枝汤主之。(12)

桂枝去皮，三两（9g） 芍药三两（9g） 甘草炙，二两（6g） 生姜切，三两（9g） 大枣擘，十二枚

上五味，㕮咀，以水七升，微火煮取三升，去滓。适寒温，服一升。服已须臾，啜热稀粥一升余，以助药力。温服令一时许，遍身漐漐微似有汗者益佳，不可令如水流漓，病必不除。若一服汗出病差，停后服，不必尽剂。若不汗，更服依前法。又不汗，后服小促其间，半日许令三服尽。若病重者，一日一夜服，周时观之。服一剂尽，病证犹在者，更作服。若不汗出，乃服至二三剂。禁生冷，黏滑，肉面，五辛，酒酪，臭恶等。

太阳病，头痛，发热，汗出，恶风，桂枝汤

主之。(13)

太阳病，项背强几几，反汗出，恶风者，桂枝加葛根汤主之。(14)

葛根四两（12g） 桂枝去皮，二两（6g） 生姜切，三两（9g） 甘草炙，二两（6g） 大枣十二枚擘 ［麻黄去节，三两（9g）］

上六味，以水一斗，先煮葛根，减二升，去上沫，内诸药，煮取三升，去滓。温服一升，覆取微似汗，不须啜粥，余如桂枝法将息及禁忌。

太阳病，下之后，其气上冲，可与桂枝汤，方用前法；若不上冲者，不得与之。(15)

太阳病三日，已发汗，若吐，若下，若温针，仍不解者，此为坏病，桂枝不中与之也。观其脉证，知犯何逆，随证治之。桂枝本为解肌，若其人脉浮紧，发热，汗不出者，不可与之也。常须识此，勿令误也。(16)

若酒客病，不可与桂枝汤；得之则呕，以酒客不喜甘故也。(17)

喘家，作桂枝汤，加厚朴杏子佳。(18)

桂枝去皮，三两（9g） 甘草炙，二两（6g） 生姜切，三两（9g） 芍药三两（9g） 大枣擘，十二枚 厚朴炙，去皮，二两（6g） 杏仁去皮尖，五十枚（8.5g）

上七味，以水七升，微火煮取三升，去滓。温服一升。覆取微似汗。

凡服桂枝汤吐者，其后必吐脓血也。(19)

太阳病，发汗，遂漏不止，其人恶风，小便难，四肢微急，难以屈伸者，桂枝加附子汤主之。(20)

桂枝去皮，三两（9g） 芍药三两（9g） 甘草炙，二两（6g） 生姜切，三两（9g） 大枣擘，十二枚 附子炮，去皮，破八片，一枚（5g）

上六味，以水七升，煮取三升，去滓。温服一升。本云：桂枝汤，今加附子，将息如前法。

太阳病，下之后，脉促，胸满者，桂枝去芍药汤主之。(21)

桂枝去皮，三两（9g） 生姜切，三两（9g） 甘草炙，二两（6g） 大枣擘，十二枚

上四味，以水七升，煮取三升，去滓。温服一升。本云：桂枝汤，今去芍药，将息如前法。

若微寒者，桂枝去芍药加附子汤主之。(22)

桂枝去皮，三两（9g） 生姜切，三两（9g） 甘草炙，二两（6g） 大枣擘，十二枚 附子炮，去皮，破八片，一枚（5g）

上五味，以水七升，煮取三升，去滓。温服一升。本云：桂枝汤，今去芍药，加附子，将息如前法。

太阳病，得之八九日，如疟状，发热恶寒，热多寒少，其人不呕，清便欲自可，一日二三度发，脉微缓者，为欲愈也；脉微而恶寒者，此阴阳俱虚，不可更发汗，更下，更吐也；面色反有热色者，未欲解也，以其不能得小汗出，身必痒，宜桂枝麻黄各半汤。(23)

桂枝去皮，一两十六铢（5.2g） 芍药 生姜切 甘草炙 麻黄去节，各一两（各3g） 大枣擘，四枚 杏仁汤渍，去皮尖及两仁者，二十四枚（4g）

上七味，以水五升，先煮麻黄一二沸，去上沫，内诸药，煮取一升八合，去滓。温服六合，本云：桂枝汤三合，麻黄汤三合，并为六合。顿服，将息如上法。

太阳病，初服桂枝汤，反烦不解者，先刺风池、风府，却与桂枝汤则愈。(24)

服桂枝汤，大汗出，脉洪大者，与桂枝汤，如前法；若形似疟，一日再发，汗出必解，宜桂枝二麻黄一汤。(25)

桂枝去皮，一两十七铢（5.4g） 芍药一两六铢（3.7g） 麻黄去节，十六铢（2.1g） 生姜切，一两六铢（3.7） 杏仁去皮尖，十六个（2.5g） 甘草炙，一两二铢（3.2g） 大枣擘，五枚

上七味，以水五升，先煮麻黄一二沸，去上沫，内诸药，煮取二升，去滓。温服一升，日再。本云：桂枝汤二分，麻黄汤一分，合为二升，分再服。今合为一方，将息如前法。

服桂枝汤，大汗出后，大烦渴不解，脉洪大者，白虎加人参汤主之。(26)

知母六两（18g） 石膏碎，绵裹，一斤（48g） 甘草炙，二两（6g） 粳米六合（18g） 人参三两（9g）

上五味，以水一斗，煮米熟，汤成，去滓。温服一升，日三服。

太阳病，发热恶寒，热多寒少；脉微弱者，此无阳也，不可发汗。宜桂枝二越婢一汤。(27)

桂枝去皮，十八铢（2.3g） 芍药十八铢（2.3g） 麻黄十八铢（2.3g） 甘草炙，十八铢（2.3g） 大枣擘，四枚 生姜切，一两二铢

(3.3g)　石膏碎，绵裹，一两（3g）

上七味，以水五升，煮麻黄一二沸，去上沫，内诸药，煮取二升，去滓。温服一升。本云：当裁为越婢汤，桂枝汤合之，饮一升。今合为一方，桂枝汤二分，越婢汤一分。

服桂枝汤，或下之，仍头项强痛，翕翕发热，无汗，心下满微痛，小便不利者，桂枝去桂加茯苓白术汤主之。(28)

芍药三两（9g）　甘草炙，二两（6g）　生姜切，三两（9g）　白术　茯苓各二两（各6g）　大枣擘，十二枚

上六味，以水八升，煮取三升，去滓。温服一升，小便利则愈。本云：桂枝汤，今去桂枝，加茯苓、白术。

伤寒，脉浮，自汗出，小便数，心烦，微恶寒，脚挛急，反与桂枝欲攻其表，此误也；得之便厥，咽中干，烦躁，吐逆者，作甘草干姜汤与之，以复其阳；若厥愈足温者，更作芍药甘草汤与之，其脚即伸；若胃气不和，谵语者，少与调胃承气汤；若重发汗，复加烧针者，四逆汤主之。(29)

甘草四两（12g）　干姜二两（6g）

上二味，以水三升，煮取一升五合，去滓。分温再服。

芍药四两（12g）　甘草四两（12g）

上二味，以水三升，煮取一升五合，去滓，分温再服。

大黄酒洗，四两（12g）　芒硝半升（12g）　甘草炙，二两（6g）

上三味，以水三升，煮取一升，去滓。内芒硝，更上火微煮，令沸，少少温服之（编者注：此用法是《伤寒论》第29条所言）。温顿服之（此四字是《伤寒论》第207条所言）。

甘草炙，二两（6g）　干姜一两半（4.5g）　附子生用，去皮，破八片，一枚（5g）

上三味，以水三升，煮取一升二合，去滓。分温再服，强人可大附子一枚，干姜三两。

问曰：证象阳旦，按法治之而增剧，厥逆，咽中干，两胫挛急而谵语。师曰：言夜半手足当温，两脚当伸，后如师言，何以知此？答曰：寸口脉浮而大，浮为风，大为虚，风则生微热，虚则两胫挛，病形象桂枝，因加附子参其间，增桂令其汗出，附子温经，亡阳故也。厥逆，咽中干，烦躁，阳明内结，谵语，烦乱，更饮甘草干姜汤，夜半阳气还，两足当热，胫尚微拘急，重与芍药甘草汤，尔乃胫伸，以承气汤微溏，则止其谵语，故知病可愈。(30)

太阳病，项背强几几，无汗，恶风，葛根汤主之。(31)

葛根四两（12g）　麻黄去节，三两（9g）　桂枝去皮，二两（6g）　生姜切，三两（9g）　甘草炙，二两（6g）　芍药二两（6g）　大枣擘，十二枚

上七味，以水一斗，先煮麻黄、葛根，减二升，去白沫，内诸药，煮取三升，去滓。温服一升，覆取微似汗，余如桂枝法将息及禁忌，诸汤皆仿此。

太阳与阳明合病，必自下利，葛根汤主之。(32)

太阳与阳明合病，不下利，但呕者，葛根加半夏汤主之。(33)

葛根四两（12g）　麻黄去节，三两（9g）　甘草炙，二两（6g）　芍药二两（6g）　桂枝去皮，二两（6g）　生姜切，二两（6g）　半夏洗，半升（12g）　大枣擘，十二枚

上八味，以水一斗，先煮葛根、麻黄，减二升，去白沫。内诸药，煮取三升，去滓。温服一升。覆取微似汗。

太阳病，桂枝证，医反下之，利遂不止，脉促者，表未解也；喘而汗出者，葛根黄芩黄连汤主之。(34)

葛根半斤（24g）　甘草炙，二两（6g）　黄芩三两（9g）　黄连三两（9g）

上四味，以水八升，先煮葛根，减二升，内诸药，煮取二升，去滓。分温再服。

太阳病，头痛，发热，身疼，腰痛，骨节疼痛，恶风，无汗而喘者，麻黄汤主之。(35)

麻黄去节，三两（9g）　桂枝去皮，二两（6g）　甘草炙，一两（3g）　杏仁去皮尖，七十个（12g）

上四味，以水九升，先煮麻黄，减二升，去上沫，内诸药，煮取二升半，去滓。温服八合。覆取微似汗，不须啜粥。余如桂枝法将息

太阳与阳明合病，喘而胸满者，不可下，宜麻黄汤。(36)

太阳病，十日以去，脉浮细而嗜卧者，外已解也；设胸满，胁痛者，与小柴胡汤；脉但浮者，与麻黄汤。(37)

太阳中风，脉浮紧，发热，恶寒，身疼痛，不汗出而烦躁者，大青龙汤主之。若脉微弱，汗出恶风者，不可服之。服之则厥逆，筋惕肉瞤，此为逆也。(38)

麻黄去节，六两（18g） 桂枝去皮，二两（6g） 甘草炙，二两（6g） 杏仁去皮尖，四十枚（7g） 生姜切，三两（9g） 大枣擘，十枚 石膏碎，如鸡子大（45g）

上七味，以水九升，先煮麻黄，减二升，去上沫，内诸药，煮取三升，去滓。取微似汗，汗出多者，温粉粉之。一服汗者，停后服。若复服，汗多亡阳，遂虚，恶风，烦躁，不得眠也。

伤寒，脉浮缓，身不疼，但重，乍有轻时，无少阴证者，大青龙汤发之。(39)

伤寒表不解，心下有水气，干呕，发热而咳，或渴，或利，或噎，或小便不利，少腹满，或喘者，小青龙汤主之。(40)

麻黄去节，三两（9g） 芍药三两（9g） 细辛三两（9g） 干姜三两（9g） 甘草炙，三两（9g） 桂枝去皮，三两（9g） 五味子半升（12g） 半夏洗，半升（12g）

上八味，以水一斗，先煮麻黄，减二升，去上沫，内诸药，煮取三升，去滓。温服一升。若渴，去半夏，加栝楼根三两；若微利，去麻黄，加荛花，如一鸡子，熬令赤色；若噎者，去麻黄，加附子一枚，炮；若小便不利，少腹满者，去麻黄，加茯苓四两；若喘，去麻黄，加杏仁半升，去皮尖。且荛花不治利，麻黄主喘，今此语反之，疑非仲景意。

伤寒，心下有水气，咳而微喘，发热不渴，服汤已，渴者，此寒去欲解也，小青龙汤主之。(41)

太阳病，外证未解，脉浮弱者，当以汗解，宜桂枝汤。(42)

太阳病，下之微，喘者，表未解故也，桂枝加厚朴杏仁汤主之。(43)

太阳病，外证未解，不可下也，下之为逆；欲解外者，宜桂枝汤。(44)

太阳病，先发汗不解，而复下之，脉浮者，不愈；浮为在外，而反下之，故令不愈；今脉浮，故在外，当须解外则愈，宜桂枝汤。(45)

太阳病，脉浮紧，无汗，发热，身疼痛，八九日不解，表证仍在，此当发其汗，服药已微除；其人发烦，目瞑，剧者必衄，衄乃解；所以然者，阳气重故也，麻黄汤主之。(46)

太阳病，脉浮紧，发热，身无汗，自衄者愈。(47)

二阳并病，太阳初得病时，发其汗，汗先出不彻，因转属阳明，续自微汗出，不恶寒；若太阳病证不罢者，不可下，下之为逆，如此可小发汗；设面色缘缘正赤者，阳气怫郁在表，当解之，熏之；若发汗不彻，不足言，阳气怫郁不得越，当汗不汗，其人躁烦，不知痛处，乍在腹中，乍在四肢，按之不可得，其人短气，但坐，以汗出不彻故也，更发汗则愈。何以知汗出不彻？以脉涩故知也。(48)

脉浮数者，法当汗出而愈。若下之，身重，心悸者，不可发汗，当自汗出乃解。所以然者，尺中脉微，此里虚，须表里实，津液自和者，便自汗出愈。(49)

脉浮紧者，法当身疼痛，宜以汗解之。假令尺中迟者，不可发汗，何以知然？以荣气不足，血少故也。(50)

脉浮者，病在表，可发汗，宜麻黄汤。(51)

脉浮而数者，可发汗，宜麻黄汤。(52)

病常自汗出，此为荣气和，荣气和者，外不谐，以卫气不共荣气谐和故尔；以荣行脉中，卫行脉外，复发其汗，荣卫和则愈，宜桂枝汤。(53)

病人脏无他病，时发热，自汗出而不愈者，此卫气不和也，先其时发汗则愈，宜桂枝汤。(54)

伤寒，脉浮紧，不发汗，因致衄者，麻黄汤主之。(55)

伤寒，不大便六七日，头痛有热者，与承气汤；其小便清者，知不在里，仍在表也，当须发汗；若头痛者，必衄，宜桂枝汤。(56)

伤寒，发汗已解，半日许复烦，脉浮数者，可更发汗，宜桂枝汤。(57)

凡病，若发汗，若吐，若下，若亡血，亡津液，阴阳自和者，必自愈。(58)

大下之后，复发汗，小便不利者，亡津液故也，勿治之，得小便利，必自愈。(59)

下之后，复发汗，必振寒，脉微细；所以然者，以内外俱虚故也。(60)

下之后，复发汗，昼日烦躁不得眠，夜而安静，不呕，不渴，无表证，脉沉微，身无大热者，干姜附子汤主之。(61)

干姜一两（3g） 附子生用，去皮，切八片，一枚（5g）

上二味，以水三升，煮取一升，去滓。顿服。

发汗后，身疼痛，脉沉迟者，桂枝加芍药生姜各一两人参三两新加汤主之。(62)

桂枝去皮，三两（9g） 芍药四两（12g） 生姜切，四两（12g） 甘草炙，二两（6g） 人参三两（9g） 大枣擘，十二枚

上六味，以水一斗二升，煮取三升，去滓。温服一升。本云：桂枝汤，今加芍药、生姜、人参。

发汗后，不可更行桂枝汤，汗出而喘，无大热者，可与麻黄杏仁石膏甘草汤。(63)

麻黄去节，四两（12g） 杏仁去皮尖，五十个（8.5g） 甘草炙，二两（6g） 石膏碎，绵裹，半斤（24g）

上四味，以水七升，煮麻黄，减二升，去上沫，煮取二升，去滓。温服一升。

发汗过多，其人叉手自冒心，心下悸，欲得按者，桂枝甘草汤主之。(64)

桂枝去皮，四两（12g） 甘草炙，二两（6g）

上二味，以水三升，煮取一升，去滓。顿服。

发汗后，其人脐下悸者，欲作奔豚，茯苓桂枝甘草大枣汤主之。(65)

茯苓半斤（24g） 桂枝去皮，四两（12g） 甘草炙，二两（6g） 大枣擘，十五枚

上四味，以甘烂水一斗，先煮茯苓减二升，内诸药，煮取三升，去滓。温服一升，日三服。

作甘烂水法，取水二斗，置大盆内，以杓扬之，水上有珠子五六千颗相逐，取用之。

发汗后，腹胀满者，厚朴生姜半夏甘草人参汤主之。(66)

厚朴炙，去皮，半斤（24g） 生姜切，半斤（24g） 半夏洗，半升（12g） 甘草炙，二两（6g） 人参一两（3g）

上五味，以水一斗，煮取三升，去滓。温服一升，日三服。

伤寒，若吐，若下后，心下逆满，气上冲胸，起则头眩，脉沉紧；发汗则动经，身为振振摇者，茯苓桂枝白术甘草汤主之。(67)

茯苓四两（12g） 桂枝去皮，三两（9g） 白术 甘草各二两（各6g）

上四味，以水六升，煮取三升，去滓。分温三服。小便则利。

发汗，病不解，反恶寒者，虚故也，芍药甘草附子汤主之。(68)

芍药 甘草各三两（各9g） 附子炮，去皮，破八片，一枚（5g）

上三味，以水五升，煮取一升五合，去滓。分温三服。

发汗，若下之，病仍不解，烦躁者，茯苓四逆汤主之。(69)

茯苓四两（12g） 人参一两（3g） 附子生用，去皮，破八片，一枚（5g） 甘草炙，二两（6g） 干姜一两半（4.5g）

上五味，以水五升，煮取三升，去滓。温服七合，日三服。

发汗后，恶寒者，虚故也；不恶寒，但热者，实也，当和胃气，与调胃承气汤。(70)

太阳病，发汗后，大汗出，胃中干，烦躁不得眠，欲得饮水者，少少与饮之，令胃气和则愈。若脉浮，小便不利，微热，消渴者，五苓散主之。(71)

猪苓去皮，十八铢（2.3g） 泽泻一两六铢（3.8g） 白术十八铢（2.3g） 茯苓十八铢（2.3g） 桂枝去皮，半两（1.5g）

上五味，捣为散，以白饮和，服方寸匕，日三服。多饮暖水，汗出愈，如法将息。

发汗已，脉浮数，烦渴者，五苓散主之。(72)

伤寒，汗出而渴者，五苓散主之；不渴者，茯苓甘草汤主之。(73)

茯苓二两（6g） 桂枝去皮，二两（6g） 甘草炙，一两（3g） 生姜切，三两（9g）

上四味，以水四升，煮取二升，去滓。分温三服。

中风发热，六七日不解而烦，有表里证，渴欲饮水，水入则吐，名曰水逆，五苓散主之。(74)

未持脉时，病人手叉自冒心，师因教试，令咳，而不咳者，此必两耳聋无闻也。所以然者，以重发汗，虚故如此。发汗后，饮水多，必喘；以水灌之，亦喘。(75)

发汗后，水药不得入口为逆；若更发汗，必吐下不止。发汗，吐、下后，虚烦不得眠，若剧

者，必反复颠倒，心中懊侬，栀子豉汤主之；若少气者，栀子甘草豉汤主之；若呕者，栀子生姜豉汤主之。(76)

栀子擘，十四个（14g） 香豉绵裹，四合（10g）

上二味，以水四升，先煮栀子得二升半，内豉，煮取一升半，去滓。分为二服，温进一服。得吐者，止后服。

栀子擘，十四个（14g） 香豉绵裹，四合（10g） 甘草炙，二两（6g）

上三味，以水四升，先煮栀子、甘草得二升半，内豉，煮取一升半，去滓。分二服，温进一服。得吐者，止后服。

栀子擘，十四个（14g） 香豉绵裹，四合（10g） 生姜五两（15g）

上三味，以水四升，先煮栀子、生姜得二升半，内豉，煮取一升半，去滓。分二服，温进一服。得吐者，止后服。

发汗，若下之，而烦热，胸中窒者，栀子豉汤主之。(77)

伤寒五六日，大下之后，身热不去，心中结痛者，未欲解也，栀子豉汤主之。(78)

伤寒，下后，心烦，腹满，卧起不安者，栀子厚朴汤主之。(79)

栀子擘，十四个（14g） 厚朴炙，去皮，四两（12g） 枳实水浸，炙令黄，四枚（4g）

上三味，以水三升半，煮取一升半，去滓。分二服，温进一服。得吐者，止后服。

伤寒，医以丸药大下之，身热不去，微烦者，栀子干姜汤主之。(80)

栀子擘，十四枚 干姜二两（6g）

上二味，以水三升半，煮取一升半，去滓。分二服，温进一服。得吐者，止后服。

凡用栀子汤，病人旧微溏者，不可与服之。(81)

太阳病，发汗，汗出不解，其人仍发热，心下悸，头眩，身瞤动，振振欲擗地者，真武汤主之。(82)

咽喉干燥者，不可发汗。(83)

淋家，不可发汗，发汗必便血。(84)

疮家，虽身疼痛，不可发汗，发汗则痓。(85)

衄家，不可发汗，汗出必额上陷脉急紧，直视不能眴，不得眠。(86)

亡血家，不可发汗，发汗则寒慄而振。(87)

汗家，重发汗，必恍惚心乱，小便已，阴疼，与禹余粮丸。(88)

病人有寒，复发汗，胃中冷，必吐蛔。(89)

本发汗，而复下之，此为逆也；若先发汗，治不为逆；本先下之，而反汗之，为逆；若先下之，治不为逆。(90)

伤寒，医下之，续得下利清谷不止，身疼痛者，急当救里；后身疼痛，清便自调者，急当救表，救里宜四逆汤，救表宜桂枝汤。(91)

病发热，头痛，脉反沉；若不差，身体疼痛，当救其里，四逆汤方。(92)

太阳病，先下而不愈，因复发汗，以此表里俱虚，其人因致冒，冒家汗出自愈；所以然者，汗出表和故也；里未和，然后复下之。(93)

太阳病未解，脉阴阳俱停，必先振慄汗出而解；但阳脉微者，先汗出而解；但阴脉微者，下之而解。若欲下之，宜调胃承气汤。(94)

太阳病，发热，汗出者，此为荣弱卫强，故使汗出，欲救邪风者，桂枝汤主之。(95)

伤寒五六日，中风，往来寒热，胸胁苦满，嘿嘿，不欲饮食，心烦，喜呕，或胸中烦而不呕，或渴，或腹中痛，或胁下痞硬，或心下悸，小便不利，或不渴，身有微热，或咳者，小柴胡汤主之。(96)

柴胡半斤（24g） 黄芩三两（9g） 人参三两（9g） 半夏洗，半升（12g） 甘草炙，三两（9g） 生姜切，三两（9g） 大枣擘，十二枚

上七味，以水一斗二升，煮取六升，去滓，再煎取三升。温服一升，日三服。若胸中烦而不呕者，去半夏、人参，加栝楼实一枚；若渴，去半夏，加人参合前成四两半，栝楼根四两；若腹中痛者，去黄芩，加芍药三两；若胁下痞硬，去大枣，加牡蛎四两；若心下悸，小便不利者，去黄芩，加茯苓四两；若不渴，外有微热者，去人参，加桂枝三两，温覆微汗愈；若咳者，去人参、大枣、生姜，加五味子半升，干姜二两。

血弱气尽，腠理开，邪气因入，与正气相搏，结于胁下，正邪分争，往来寒热，休作有时，嘿嘿，不欲饮食；脏腑相连，其痛必下，邪高痛下，故使呕也，小柴胡汤主之；服柴胡汤已，渴者，属阳明，以法治之。(97)

得病六七日，脉迟浮弱，恶风寒，手足温，医二三下之，不能食，而胁下满痛，面目及身黄，颈项强，小便难者，与柴胡汤，后必下重；本渴饮水而呕者，柴胡不中与也，食谷者哕。(98)

伤寒四五日，身热，恶风，颈项强，胁下满，手足温而渴者，小柴胡汤主之。(99)

伤寒，阳脉涩，阴脉弦，法当腹中急痛，先与小建中汤；不差者，小柴胡汤主之。(100)

桂枝去皮，三两（9g）　甘草炙，二两（6g）　芍药六两（18g）　生姜切，三两（9g）　大枣擘，十二枚　胶饴一升（70 mL）

上六味，以水七升，煮取三升，去滓。内饴，更上微火消解。温服一升，日三服。呕家不可与建中汤，以甜故也。

伤寒，中风，有柴胡证，但见一证便是，不必悉具。凡柴胡汤病证而下之，若柴胡证不罢者，复与柴胡汤，必蒸蒸而振，却复发热汗出而解。(101)

伤寒二三日，心中悸而烦者，小建中汤主之。(102)

太阳病，过经十余日，反二三下之，后四五日，柴胡证仍在者，先与小柴胡汤；呕不止，心下急，郁郁微烦者，为未解也，与大柴胡汤，下之则愈。(103)

柴胡半斤（24g）　黄芩三两（9g）　芍药三两（9g）　半夏洗，半升（12g）　生姜切，五两（15g）　枳实炙，四枚（4g）　大枣擘，十二枚　大黄二两（6g）

上七（八）味，以水一斗二升，煮取六升，去滓。再煎，温服一升，日三服。一方，加大黄二两，若不加，恐不为大柴胡汤。（编者注：方药用法后10字，可能是叔和批注文。）

伤寒十三日不解，胸胁满而呕，日晡所发潮热，已而微利，此本柴胡证；下之以不得利，今反利者，知医以丸药下之，此非其治也；潮热者，实也；先宜服小柴胡汤以解外，后以柴胡加芒硝汤主之。(104)

柴胡二两十六铢（8g）　黄芩一两（3g）　人参一两（3g）　甘草炙，一两（3g）　生姜切，一两（3g）　半夏二十铢（2.1g）　大枣擘，四枚　芒硝二两（6g）

上八味，以水四升，煮取二升，去滓。内芒硝，更煮微沸，分温再服，不解更作。

伤寒十三日，过经谵语者，以有热故也，当以汤下之；若小便利者，大便当硬，而反下利，脉调和者，知医以丸药下之，非其治也；若自下利者，脉当微厥，今反和者，此为内实也，调胃承气汤主之。(105)

太阳病不解，热结膀胱，其人如狂，血自下，下者愈；其外不解者，尚未可攻，当先解其外；外解已，但少腹急结者，乃可攻之，宜桃核承气汤。(106)

桃仁去皮尖，五十个（8.5g）　大黄四两（12g）　桂枝去皮，二两（6g）　甘草炙，二两（6g）　芒硝二两（6g）

上五味，以水七升，煮取二升半，去滓。内芒硝，更上火微沸，下火。先食，温服五合，日三服。当微利。

伤寒八九日，下之，胸满烦惊，小便不利，谵语，一身尽重，不可转侧者，柴胡加龙骨牡蛎汤主之。(107)

柴胡四两（12g）　龙骨一两半（4.5g）　黄芩一两半（4.5g）　生姜切，一两半（4.5g）　铅丹一两半（4.5g）　人参一两半（4.5g）　桂枝去皮，一两半（4.5g）　茯苓一两半（4.5g）　半夏洗，二合（6g）　大黄二两（6g）　牡蛎熬，一两半（4.5g）　大枣擘，六枚

上十二味，以水八升，煮取四升，内大黄，切如棋子，更煮一两沸，去滓。温服一升。本云：柴胡汤，今加龙骨等。

伤寒，腹满，谵语，寸口脉浮而紧，此肝乘脾也，名曰纵，刺期门。(108)

伤寒，发热，啬啬恶寒，大渴欲饮水，其腹必满；自汗出，小便利，其病欲解；此肝乘肺也，名曰横，刺期门。(109)

太阳病二日，反躁，凡熨其背而大汗出，大热入胃，胃中水竭，躁烦，必发谵语，十余日振慄，自下利者，此为欲解也。故其汗从腰以下不得汗，欲小便不得，反呕，欲失溲，足下恶风，大便硬，小便当数，而反不数及不多，大便已，头卓然而痛，其人足心必热，谷气下流故也。(110)

太阳病中风，以火劫发汗，邪风被火热，血气流溢，失其常度，两阳相熏灼，其身发黄，阳盛则欲衄，阴虚小便难，阴阳俱虚竭，身体则枯燥，但头汗出，剂颈而还，腹满微喘，口干咽

烂，或不大便，久则谵语，甚则至哕，手足躁扰，捻衣摸床；小便利者，其人可治。(111)

伤寒，脉浮，医以火迫劫之，亡阳，必惊狂，卧起不安者，桂枝去芍药加蜀漆牡蛎龙骨救逆汤主之。(112)

形作伤寒，其脉不弦紧而弱，弱者必渴；被火者必谵语。弱者，发热，脉浮，解之当汗出愈。(113)

太阳病，以火熏之，不得汗，其人必躁，到经不解，必清血，名为火邪。(114)

脉浮热甚，而反灸之，此为实；实以虚治，因火而动，必咽燥，吐血。(115)

微数之脉，慎不可灸，因火为邪，则为烦逆，追虚逐实，血散脉中，火气虽微，内攻有力，焦骨伤筋，血难复也。脉浮，宜以汗解，用火灸之，邪无从出，因火而盛，病从腰以下必重而痹，名火逆也。欲自解者，必当先烦，烦乃有汗而解，何以知之？脉浮，故知汗出解。(116)

烧针令其汗，针处被寒，核起而赤者，必发奔豚，气从少腹上冲心者，灸其核上各一壮，与桂枝加桂汤，更加桂二两也。(117)

桂枝去皮，五两（15g） 芍药三两（9g） 甘草炙，二两（6g） 生姜切，三两（9g） 大枣擘，十二枚

上五味，以水七升，煮取三升，去滓。温服一升。本云：桂枝汤，今加桂满五两，所以加桂者，以泄奔豚气也。

火逆，下之，因烧针烦躁者，桂枝甘草龙骨牡蛎汤主之。(118)

桂枝去皮，一两（3g） 甘草炙，二两（6g） 牡蛎熬，二两（6g） 龙骨二两（6g）

上四味，以五升，煮取二升半，去滓。温服八合，日三服。

太阳伤寒者，加温针，必惊也。(119)

太阳病，当恶寒发热，今自汗出，反不恶寒发热，关上脉细数者，医以吐之过也；一二日吐之者，腹中饥，口不能食；三四日吐之者，不喜糜粥，欲食冷食，朝食暮吐，以医吐之所致也，此为小逆。(120)

太阳病，吐之，但太阳病，当恶寒，今反不恶寒，不欲近衣者，此为吐之内烦也。(121)

病人脉数，数为热，当消谷引食，而反吐者，此以发汗，令阳气微，膈气虚，脉乃数也；数为客热，不能消谷，以胃中虚冷，故吐也。(122)

太阳病，过经十余日，心下温温欲吐，而胸中痛，大便反溏，腹微满，郁郁微烦，先此时自极吐下者，与调胃承气汤；若不尔者，不可与；但欲呕，胸中痛，微溏者，此非柴胡汤证，以呕，故知极吐下也。(123)

太阳病，六七日表证仍在，脉微而沉，反不结胸，其人发狂者，以热在下焦，少腹当硬满，小便自利者，下血乃愈。所以然者，以太阳随经，瘀热在里故也，抵当汤主之。(124)

水蛭熬 虻虫去翅足，熬，各三十个（8g） 桃仁去皮尖，二十个（4g） 大黄酒洗，三两（9g）

上四味，以水五升，煮取三升，去滓。温服一升，不下，更服。

太阳病，身黄，脉沉结，少腹硬，小便不利者，为无血也；小便自利，其人如狂者，血证谛也，抵当汤主之。(125)

伤寒，有热，少腹满，应小便不利，今反利者，为有血也，当下之，不可余药，宜抵当丸。(126)

水蛭熬 虻虫去翅足，熬，各二十个（5g） 桃仁去皮尖，二十五个（5g） 大黄三两（9g）

上四味，捣，分四丸，以水一升，煮一丸，取七合，服之。晬时当下血，若不下，更服。

太阳病，小便利者，以饮水多，必心下悸；小便少者，必苦里急也。(127)

问曰：病有结胸，有脏结，其状何如？答曰：按之痛，寸脉浮，关脉沉，名曰结胸也。(128)

何谓脏结？答曰：如结胸状，饮食如故，时时下利，寸脉浮，关脉小细沉紧，名曰脏结。舌上白胎滑者，难治。(129)

脏结无阳证，不往来寒热，其人反静，舌上苔滑者，不可攻也。(130)

病发于阳，而反下之，热入因作结胸；病发于阴，而反下之，因作痞也；所以成结胸者，以下之太早故也。

结胸者，项亦强，如柔痓状，下之则和，宜大陷胸丸。(131)

大黄半斤（24g） 葶苈子熬，半升（12g） 芒硝半升（12g） 杏仁去皮尖，熬黑，半升（12g）

上四味，捣筛二味，内杏仁、芒硝，合研如脂，和散，取如弹丸一枚，别捣甘遂一钱匕，白蜜二合，水二升，煮取一升，温，顿服之。一宿乃下，如不下，更服，取下为效，禁如药法。

结胸证，其脉浮大者，不可下，下之则死。(132)

结胸证悉具，烦躁者亦死。(133)

太阳病，脉浮而动数，浮则为风，数则为热，动则为痛，数则为虚，头痛，发热，微盗汗出，而反恶寒者，表未解也；医反下之，动数变迟，膈内拒痛，胃中空虚，客气动膈，短气躁烦，心中懊憹，阳气内陷，心下因硬，则为结胸，大陷胸汤主之；若不结胸，但头汗出，余处无汗，剂颈而还，小便不利者，身必发黄。(134)

大黄去皮，六两（18g）　芒硝一升（24g）　甘遂一钱匕（1.5g）

上三味，以水六升，先煮大黄，取二升，去滓。内芒硝，煮一两沸，内甘遂末，温服一升。得快利，止后服。

伤寒六七日，结胸热实，脉沉而紧，心下痛，按之石硬者，大陷胸汤主之。(135)

伤寒十余日，热结在里，复往来寒热者，与大柴胡汤；但结胸，无大热者，此为水结在胸胁也，但头微汗出者，大陷胸汤主之。(136)

太阳病，重发汗，而复下之，不大便五六日，舌上燥而渴，日晡所发潮热，从心下至少腹硬满而痛不可近者，大陷胸汤主之。(137)

小结胸病，正在心下，按之则痛，脉浮滑者，小陷胸汤主之。(138)

黄连一两（3g）　半夏洗，半升（12g）　栝楼实大者一枚（30）

上三味，以水六升，先煮栝楼，取三升，去滓。内诸药，煮取三升，去滓。分温三服。

太阳病，二三日，不能卧，但欲起，心下必结，脉微弱者，此本有寒分也；反下之，若利止，必作结胸；未止者，四日复下之，此作协热利也。(139)

太阳病，下之，其脉促，不结胸者，此为欲解也；脉浮者，必结胸；脉紧者，必咽痛；脉弦者，必两胁拘急；脉细数者，头痛未止；脉沉紧者，必欲呕；脉沉滑者，协热利；脉浮滑者，必下血。(140)

病在阳，应以汗解之，反以冷水潠之，若灌之，其热被劫不得去，弥更益烦，肉上粟起，意欲饮水，反不渴者，服文蛤散；若不差者，与五苓散。寒实结胸，无热证者，与三物（小陷胸汤）白散（亦可服）。(141)

文蛤五两（15g）

上一味，为散，以沸汤和方寸匕，服，汤用五合。

桔梗三分（9g）　巴豆去皮尖，熬黑，研如脂，一分（3g）　贝母三分（9g）

上三味，为散，内巴豆，更于臼中杵之，与白饮和服。强人半钱匕，羸者减之。病在膈上必吐，在膈下必利，不利，进热粥一杯，利过不止，进冷粥一杯。身热皮粟不解，欲引衣自覆，若以水潠之、洗之，益令热劫不得出，当汗而不汗则烦。假令汗出已，腹中痛，与芍药三两，如上法。

太阳与少阳并病，头项强痛或眩冒，时如结胸，心下痞硬者，当刺大椎第一间，肺俞，肝俞，慎不可发汗；发汗则谵语，脉弦，五日谵语不止，当刺期门。(142)

妇人中风，发热恶寒，经水适来，得之七八日，热除而脉迟，身凉，胸胁下满，如结胸状，谵语者，此为热入血室也，当刺期门，随其实而泻之。(143)

妇人中风，七八日续得寒热，发作有时，经水适断者，此为热入血室，其血必结，故使如疟状，发作有时，小柴胡汤主之。(144)

妇人伤寒，发热，经水适来，昼日明了，暮则谵语，如见鬼状者，此为热入血室，无犯胃气及上二焦，必自愈。(145)

伤寒六七日，发热微恶寒，支节烦痛，微呕，心下支结，外证未去者，柴胡桂枝汤主之。(146)

桂枝去皮，一两半（4.5g）　黄芩一两半（4.5g）　芍药一两半（4.5g）　人参一两半（4.5g）　甘草炙，一两（3g）　半夏洗，二合半（6g）　大枣擘，六枚　生姜切，一两半（4.5g）　柴胡四两（12g）

上九味，以水七升，煮取三升，去滓。温服一升。本云：人参汤，作如桂枝法，加半夏、柴胡、黄芩，复如柴胡法，今用人参作半剂。（编者注：“本云……”至末29字，与方意不符，恐为叔和批注混入正文，宜删。）

伤寒五六日，已发汗而复下之，胸胁满微结，小便不利，渴而不呕，但头汗出，往来寒热，心烦者，此为未解也，柴胡桂枝干姜汤主之。(147)

柴胡半斤（24g） 桂枝去皮，三两（9g） 干姜二两（6g） 栝楼根四两（12g） 黄芩三两（9g） 牡蛎熬，三两（9g） 甘草炙，二两（6g）

上七味，以水一斗二升，煮取六升，去滓，再煎取三升。温服一升，日三服。初服微烦，复服，汗出便愈。

伤寒五六日，头汗出，微恶寒，手足冷，心下满，口不欲食，大便硬，脉细者，此为阳微结，必有表，复有里也；脉沉，亦在里也，汗出为阳微，假令纯阴结，不得复有外证，悉入在里，此为半在里，半在外也；脉虽沉紧，不得为少阴病。所以然者，阴不得有汗，今头汗出，故知非少阴也，可与小柴胡汤；设不了了者，得屎而解。(148)

伤寒五六日，呕而发热者，柴胡汤证具，而以他药下之，柴胡证仍在者，复与柴胡汤，此虽已下之，不为逆，必蒸蒸而振，却发热汗出而解；若心下满而硬痛者，此为结胸也，大陷胸汤主之；但满而不痛者，此为痞，柴胡不中与之，宜半夏泻心汤。(149)

半夏洗，半升（12g） 黄芩三两（9g） 人参三两（9g） 干姜三两（9g） 甘草三两（9g） 黄连一两（3g） 大枣擘，十二枚

上七味，以水一斗，煮取六升，去滓，再煎取三升。温服一升，日三服。

太阳少阳并病，而反下之，成结胸，心下硬，下利不止，水浆不下，其人心烦。(150)

脉浮而紧，而复下之，紧反入里，则作痞，按之自濡，但气痞耳。(151)

太阳中风，下利呕逆，表解者，乃可攻之。其人漐漐汗出，发作有时，头痛，心下痞硬满，引胁下痛，干呕，短气，汗出，不恶寒者，此表解里未和也，十枣汤主之。(152)

芫花熬 甘遂 大戟

上三味，等分，各别捣为散，以水一升半，先煮大枣肥者十枚，取八合，去滓。内药末，强人服一钱匕，羸人服半钱，温服之，平旦服。若下少病不除者，明日更服，加半钱，得快下利后，糜粥自养。

太阳病，医发汗，遂发热恶寒，因复下之，心下痞，表里俱虚，阴阳气并竭，无阳则阴独，复加烧针，因胸烦，面色青黄，肤瞤者，难治；今色微黄，手足温者，易治。(153)

心下痞，按之濡，其脉关上浮者，大黄黄连泻心汤主之。(154)

大黄二两（6g） 黄连一两（3g）

上二味，以麻沸汤二升，渍之，须臾，绞去滓。分温再服。

心下痞，而复恶寒汗出者，附子泻心汤主之。(155)

大黄二两（6g） 黄连一两（3g） 黄芩一两（3g） 附子炮，去皮，破，别煮取汁，一枚（5g）

上四味，切三味，以麻沸汤二升，渍之，须臾，绞去滓，内附子汁，分温再服。

本以下之，故心下痞，与泻心汤，痞不解，其人渴而口燥烦，小便不利者，五苓散主之。(156)

伤寒，汗出，解之后，胃中不和，心下痞硬，干噫食臭，胁下有水气，腹中雷鸣，下利者，生姜泻心汤主之。(157)

生姜切，四两（12g） 甘草炙，三两（9g） 人参三两（9g） 干姜一两（3g） 黄芩三两（9g） 半夏洗，半升（12g） 黄连一两（3g） 大枣擘，十二枚

上八味，以水一斗，煮取六升，去滓，再煮取三升。温服一升，日三服。附子泻心汤，本云加附子、半夏泻心汤、甘草泻心汤，同体别名耳。生姜泻心汤，本云：理中人参黄芩汤去桂枝加黄连。并泻肝法。

伤寒、中风，医反下之，其人下利日数十行，谷不化，腹中雷鸣，心下痞硬而满，干呕，心烦不得安；医见心下痞，谓病不尽，复下之，其痞益甚，此非结热，但以胃中虚，客气上逆，故使硬也，甘草泻心汤主之。(158)

甘草炙，四两（12g） 黄芩三两（9g） 半夏洗，半升（12g） 大枣擘，十二枚 黄连一两（3g） 干姜三两（9g） 人参三两（9g）

上七味，以水一斗，煮取六升，去滓，再煎取三升。温服一升，日三服。

伤寒，服汤药，下利不止，心下痞硬，服泻心汤已；复以他药下之，利不止，医以理中与之，利益甚；理中者，理中焦，此利在下焦，赤

石脂禹余粮汤主之；复不止者，当利其小便。(159)

赤石脂碎，一斤（48g） 太一禹余粮碎，一斤（48g）

上二味，以水六升，煮取二升，去滓。分温三服。

伤寒，吐下后，发汗，虚烦，脉甚微，八九日，心下痞硬，胁下痛，气上冲喉咽，眩冒，经脉动惕者，久而成痿。(160)

伤寒，发汗，若吐，若下，解后，心下痞硬，噫气不除者，旋覆代赭汤主之。(161)

旋覆花三两（9g） 代赭石一两（3g） 人参二两（6g） 生姜五两（15g） 甘草炙，三两（9g） 半夏洗，半升（12g） 大枣擘，十二枚

上七味，以水一斗，煮取六升，去滓，再煎取三升。温服一升，日三服。

下后，不可更行桂枝汤，若汗出而喘，无大热者，可与麻黄杏子石膏甘草汤。(162)

太阳病，外证未除，而数下之，遂协热而利，利下不止，心下痞硬，表里不解者，桂枝人参汤主之。(163)

桂枝别切，四两（12g） 甘草炙，四两（12g） 白术三两（9g） 人参三两（9g） 干姜三两（9g）

上五味，以水九升，先煮四味，取五升，内桂，更煮取三升，去滓。温服一升，日再夜一服。

伤寒大下后，复发汗，心下痞，恶寒者，表未解也；不可攻痞，当先解表，表解乃可攻痞；解表宜桂枝汤，攻痞宜大黄黄连泻心汤。(164)

伤寒，发热，汗出不解，心中痞硬，呕吐而下利者，大柴胡汤主之。(165)

病如桂枝证，头不痛，项不强，寸脉微浮，胸中痞硬，气上冲喉咽不得息者，此为胸有寒也，当吐之，宜瓜蒂散。(166)

瓜蒂熬黄，一分（3g） 赤小豆一分（3g）

上二味，各别捣筛，为散已，合治之，取一钱匕，以香豉一合，用热汤七合，煮作稀粥，去滓。取汁和散，温，顿服之，不吐者，少少加，得快吐，乃止。诸亡血，虚家，不可与瓜蒂散。

病胁下素有痞，连在脐旁，痛引少腹，入阴筋者，此名脏结，死。(167)

伤寒，若吐，若下后，七八日不解，热结在里，表里俱热，时时恶风，大渴，舌上干燥而烦，欲饮水数升者，白虎加人参汤主之。(168)

伤寒，无大热，口燥渴，心烦，背微恶寒者，白虎加人参汤主之。(169)

伤寒，脉浮，发热，无汗，其表不解，不可与白虎汤；渴欲饮水，无表证者，白虎加人参汤主之。(170)

太阳与少阳并病，心下痞，颈项强而眩者，当刺大椎，肺俞，肝俞，慎勿下之。(171)

太阳与少阳合病，自下利者，与黄芩汤；若呕者，黄芩加半夏生姜汤主之。(172)

黄芩三两（9g） 芍药二两（6g） 甘草炙，二两（6g） 大枣擘，十二枚

上四味，以水一斗，煮取三升，去滓。温服一升，日再夜一服。

黄芩三两（9g） 芍药二两（6g） 甘草炙，二两（6g） 大枣擘，十二枚 半夏洗，半升（12g） 生姜切，一两半（4.5g）

上六味，以水一斗，煮取三升，去滓。温服一升，日再夜一服。

伤寒，胸中有热，胃中有邪气，腹中痛，欲呕吐者，黄连汤主之。(173)

黄连三两（9g） 甘草炙，三两（9g） 干姜三两（9g） 桂枝去皮，三两（9g） 人参二两（6g） 半夏洗，半升（12g） 大枣擘，十二枚

上七味，以水一斗，煮取六升，去滓。温服一升，日三服，夜二服。

伤寒八九日，风湿相搏，身体疼烦，不能自转侧，不呕不渴，脉浮虚而涩者，桂枝附子汤主之；若其人大便硬，小便自利者，去桂加白术汤主之。(174)

桂枝去皮，四两（12g） 附子炮，去皮，破，三枚（15g） 生姜切，三两（9g） 大枣擘，十二枚 甘草炙，二两（6g）

上五味，以水六升，煮取二升，去滓。分温三服。

附子炮，去皮，破，三枚（15g） 白术四两（12g） 生姜切，三两（9g） 大枣擘，十二枚 甘草炙，二两（6g）

上五味，以水六升，煮取二升，去滓。分温三服。初一服，其人身如痹，半日许复服之，三服都尽，其人如冒状，勿怪。此以附子、术并走皮内，逐水气未得除，故使之耳。法当加桂枝四

两，此本一方二法。以大便硬，小便自利，去桂也；以大便不硬，小便不利，当加桂。附子三枚，恐多也，虚弱家及产妇，宜减服之。

风湿相搏，骨节疼烦，掣痛不得屈伸，近之则痛剧，汗出短气，小便不利，恶风，不欲去衣，或身微肿者，甘草附子汤主之。(175)

甘草炙，二两（6g） 附子炮，去皮，破，二枚（10g） 白术二两（6g） 桂枝去皮，四两（12g）

上四味，以水六升，煮取三升，去滓。温服一升，日三服。初服得微汗则解，能食，汗止，复烦者，将服五合，恐一升多者，宜服六七合为始。

伤寒，脉浮滑，此以表有热，里有寒（此“寒”字当是“热”字，或“有”字当是“冇”字)，白虎汤主之。(176)

知母六两（18g） 石膏碎，一斤（48g） 甘草炙，二两（6g） 粳米六合（18g）

上四味，以水一斗，煮米熟，汤成，去滓。温服一升，日三服。

伤寒，脉结代，心动悸，炙甘草汤主之。(177)

甘草炙，四两（12g） 生姜切，三两（9g） 人参二两（6g） 生地黄一斤（48g） 桂枝去皮，三两（9g） 阿胶二两（6g） 麦门冬去心，半升（12g） 麻仁半升（12g） 大枣擘，三十枚

上九味，以清酒七升，水八升，先煮八味，取三升，去滓。内胶烊消尽，温服一升，日三服。一名复脉汤。

脉按之来缓，时一止复来者，名曰结；又脉来动而中止，更来小数，中有还者反动者，名曰结，阴也；脉来动而中止，不能自还，因而复动者，名曰代，阴也；得此脉者，必难治。(178)

问曰：病有太阳阳明，有正阳阳明，有少阳阳明，何谓也？答曰：太阳阳明者，脾约是也；正阳阳明者，胃家实是也；少阳阳明者，发汗，利小便已，胃中燥，烦，实，大便难是也。(179)

阳明之为病，胃家实是也。(180)

问曰：何缘得阳明病？答曰：太阳病，若发汗，若下，若利小便，此亡津液，胃中干燥，因转属阳明，不更衣，内实，大便难者，此名阳明也。(181)

问曰：阳明病外证云何？答曰：身热，汗自出，不恶寒，反恶热也。(182)

问曰：病有得之一日，不发热而恶寒者，何也？答曰：虽得之一日，恶寒将自罢，即自汗出而恶热也。(183)

问曰：恶寒何故自罢？答曰：阳明居中，主土也，万物所归，无所复传，始虽恶寒，二日自止，此为阳明病也。(184)

本太阳初得病时，发其汗，汗先出不彻，因转属阳明也；伤寒发热，无汗，呕不能食，而反汗出濈濈然者，是转属阳明也。(185)

伤寒三日，阳明脉大。(186)

伤寒，脉浮而缓，手足自温者，是为系在太阴；太阴者，身当发黄；若小便自利者，不能发黄；至七八日，大便硬者，为阳明病也。(187)

伤寒转系阳明者，其人濈然微汗出也。(188)

阳明中风，口苦咽干，腹满微喘，发热恶寒，脉浮而紧；若下之，则腹满，小便难也。(189)

阳明病，若能食，名中风；不能食，名中寒。(190)

阳明病，若中寒，不能食，小便不利，手足濈然汗出，此欲作固瘕，必大便初硬后溏；所以然者，以胃中冷，水谷不别故也。(191)

阳明病，初能食，小便反不利，大便自调，其人骨节疼，翕翕如有热状，奄然发狂，濈然汗出而解者，此水不胜谷气，与汗共并，脉紧则愈。(192)

阳明病欲解时，从申至戌上。(193)

阳明病，不能食，攻其热必哕；所以然者，胃中虚冷故也；以其人本虚，攻其热必哕。(194)

阳明病，脉迟，食难用饱，饱则微烦，头眩，必小便难，此欲作谷疸；虽下之，腹满如故，所以然者，脉迟故也。(195)

阳明病，法多汗，反无汗，其身如虫行皮中状者，此以久虚故也。(196)

阳明病，反无汗而小便利，二三日呕而咳，手足厥者，必苦头痛；若不咳，不呕，手足不厥者，头不痛。(197)

阳明病，但头眩，不恶寒，故能食而咳者，其人咽必痛；若不咳者，咽不痛。(198)

阳明病，无汗，小便不利，心中懊憹，身必

发黄。(199)

阳明病，被火，额上微汗出，而小便不利者，必发黄。(200)

阳明病，脉浮而紧者，必潮热，发作有时，但浮者，必盗汗出。(201)

阳明病，口燥，但欲漱水，不欲咽者，此必衄。(202)

阳明病，本自汗出，医更重发汗，病已差，尚微烦不了了者，此必大便硬故也；以亡津液，胃中干燥，故令大便硬，当问其小便日几行，若本小便日三四行，今日再行，故知大便不久出；今为小便数少，以津液当还入胃中，故知不久必大便也。(203)

伤寒呕多，虽有阳明证，不可攻之。(204)

阳明病，心下硬满，不可攻之；攻之，利遂不止者，死；利止者，愈。(205)

阳明病，面合赤色，不可攻之；必发热，色黄者，小便不利也。(206)

阳明病，不吐，不下，心烦者，可与调胃承气汤。(207)

阳明病，脉迟，虽汗出，不恶寒者，其身必重，短气，腹满而喘，有潮热者，此外欲解，可攻里也，手足濈然汗出者，此大便已硬也，大承气汤主之；若汗多，微发热恶寒者，外未解也，其热不潮，未可与承气汤；若腹大满不通者，可与小承气汤，微和胃气，勿令致大泄下。(208)

大黄酒洗，四两（12g）　厚朴炙，去皮，半斤（24g）　枳实炙，五枚（5g）　芒硝三合（8g）

上四味，以水一斗，先煮二物，取五升，去滓，内大黄，更煮取二升，去滓。内芒硝，更上微火一两沸，分温再服。得下，余勿服。

大黄酒洗，四两（12g）　厚朴炙，去皮，二两（6g）　枳实大者，炙，三枚（5g）

上三味，以水四升，煮取一升二合，去滓。分温二服。初服汤，当更衣，不尔者，尽饮之，若更衣者，勿服之。

阳明病，潮热，大便微硬者，可与大承气汤；不硬者，不可与之；若不大便六七日，恐有燥屎，欲知之法，少与小承气汤，汤入腹中，转失气者，此有燥屎也，乃可攻之；若不转失气者，此但初头硬，后必溏，不可攻之；攻之，必胀满不能食也；欲饮水者，与水则哕；其后发热者，必大便复硬而少也，以小承气汤和之；不转失气者，慎不可攻也。(209)

夫实则谵语，虚则郑声；郑声者，重语也；直视，谵语，喘满者，死；下利者，亦死。(210)

发汗多，若重发汗者，亡其阳，谵语，脉短者死；脉自和者，不死。(211)

伤寒，若吐、若下后，不解，不大便五六日，上至十余日，日晡所发潮热，不恶寒，独语如见鬼状；若剧者，发则不识人，循衣摸床，惕而不安，微喘直视，脉弦者生，涩者死；微者，但发热谵语者，大承气汤主之；若一服利，则止后服。(212)

阳明病，其人多汗，以津液外出，胃中燥，大便必硬，硬则谵语，小承气汤主之；若一服谵语止者，更莫复服。(213)

阳明病，谵语，发潮热，脉滑而疾者，小承气汤主之；因与承气汤一升，腹中转气者，更服一升；若不转气者，勿更与之；明日又不大便，脉反微涩者，里虚也，为难治，不可更与承气汤也。(214)

阳明病，谵语，有潮热，反不能食者，胃中必有燥屎五六枚也。若能食者，但硬耳。宜大承气汤下之。(215)

阳明病，下血，谵语者，此为热入血室，但头汗出者，刺期门，随其实而泻之，濈然汗出则愈。(216)

汗出，谵语者，以有燥屎在胃中，此为风也。须下者，过经乃可下之；下之若早，语言必乱，以表虚里实故也。下之愈，宜大承气汤。(217)

伤寒四五日，脉沉而喘满，沉为在里，而反发其汗，津液越出，大便为难，表虚里实，久则谵语。(218)

三阳合病，腹满，身重，难以转侧，口不仁，面垢，谵语，遗尿；发汗则谵语；下之则额上生汗，手足逆冷；若自汗出者，白虎汤主之。(219)

二阳并病，太阳证罢，但发潮热，手足漐漐汗出，大便难而谵语者，下之则愈，宜大承气汤(220)

阳明病，脉浮而紧，咽燥口苦，腹满而喘，发热汗出，不恶寒，反恶热，身重。若发汗则躁，心愦愦，反谵语；若加温针，必怵惕烦躁，不得眠；若下之，则胃中空虚，客气动膈，心中

懊憹，舌上胎者，栀子豉汤主之。(221)

若渴欲饮水，口干舌燥者，白虎加人参汤主之。(222)

若脉浮，发热，渴欲饮水，小便不利者，猪苓汤主之。(223)

猪苓去皮　茯苓　泽泻　阿胶　滑石碎，各一两（各3g）

上五味，以水四升，先煮四味，取二升，去滓。内阿胶烊消。温服七升。日三服。

阳明病，汗出多而渴者，不可与猪苓汤，以汗多胃中燥，猪苓汤复利其小便故也。(224)

脉浮而迟，表热里寒，下利清谷者，四逆汤主之。(225)

若胃中虚冷，不能食者，与水则哕。(226)

脉浮，发热，口干，鼻燥，能食者，则衄。(227)

阳明病，下之，其外有热，手足温，不结胸，心中懊憹，饥不能食，但头汗出者，栀子豉汤主之。(228)

阳明病，发潮热，大便溏，小便自可，胸胁满不去者，与小柴胡汤。(229)

阳明病，胁下硬满，不大便而呕，舌上白苔者，可与小柴胡汤；上焦得通，津液得下，胃气因和，身濈然汗出而解。(230)

阳明中风，脉弦浮大而短气，腹都满，胁下及心痛，久按之气不通，鼻干，不得汗，嗜卧，一身及目悉黄，小便难，有潮热，时时哕，耳前后肿。刺之小差，外不解。病过十日，脉续浮者，与小柴胡汤。(231)

脉但浮，无余证者，与麻黄汤；若不尿，腹满加哕者，不治。(232)

阳明病，自汗出，若发汗，小便自利者，此为津液内竭，虽硬不可攻之，当须自欲大便，宜蜜煎导而通之；若土瓜根及大猪胆汁，皆可为导。(233)

食蜜七合（50mL）

上一味，于铜器内，微火煎，当须凝如饴状，搅之勿令焦著，欲可丸，并手捻作挺，令头锐，大如指，长二寸许，当热时急作，冷则硬，以内谷道中，以手急抱，欲大便时乃去之。

猪胆一枚

又大猪胆汁一枚，泻汁，和少许法醋，以灌谷道内，如一食顷，当大便出宿食恶物，甚效。

阳明病，脉迟，汗出多，微恶寒者，表未解也，可发汗，宜桂枝汤。(234)

阳明病，脉浮，无汗而喘者，发汗则愈，麻黄汤主之。(235)

阳明病，发热，汗出者，此为热越，不能发黄也；但头汗出，身无汗，剂颈而还，小便不利，渴引水浆者，此为瘀热在里，身必发黄，茵陈蒿汤主之。(236)

茵陈蒿六两（18g）　栀子擘，十四枚（14g）　大黄去皮，二两（6g）

上三味，以水一斗二升，先煮茵陈减六升，内二味，煮取三升，去滓。分温三服。小便当利，尿如皂荚汁状，色正赤，一宿腹减，黄从小便去也。

阳明证，其人喜忘者，必有畜血，所以然者，本有久瘀血，故令喜忘，屎虽硬，大便反易，其色必黑者，宜抵当汤下之。(237)

阳明病，下之，心中懊憹而烦，胃中有燥屎者，可攻；腹微满，初头硬，后必溏，不可攻之；若有燥屎者，宜大承气汤。(238)

病人不大便五六日，绕脐痛，烦躁，发作有时，此有燥屎，故使不大便也。(239)

病人烦热，汗出则解，又如疟状，日晡所发热者，属阳明也；脉实者，宜下之；脉浮虚者，宜发汗；下之，与大承气汤；发汗，宜桂枝汤。(240)

大下后，六七日不大便，烦不解，腹满痛者，此有燥屎也；所以然者，本有宿食故也，宜大承气汤。(241)

病人小便不利，大便乍难乍易，时有微热，喘冒不能卧者，有燥屎也，宜大承气汤。(242)

食谷欲呕，属阳明也，吴茱萸汤主之；得汤反剧者，属上焦也。(243)

吴茱萸洗，一升（24g）　人参三两（9g）　生姜切，六两（18g）　大枣擘，十二枚

上四味，以水七升，煮取二升，去滓。温服七合，日三服。

太阳病，寸缓关浮尺弱，其人发热汗出，复恶寒，不呕，但心下痞者，此以医下之也；如其不下者，病人不恶寒而渴者，此转属阳明也；小便数者，大便必硬，不更衣十日，无所苦也；渴欲饮水，少少与之，但以法救之；渴者，宜五苓散。(244)

脉阳微而汗出少者，为自和也；汗出多者为太过。阳脉实，因发其汗，出多者，亦为太过。太过者，为阳绝于里，亡津液，大便因硬也。(245)

脉浮而芤，浮为阳，芤为阴，浮芤相搏，胃气生热，其阳则绝。(246)

趺阳脉浮而涩，浮则胃气强，涩则小便数，浮涩相搏，大便则硬，其脾为约，麻子仁丸主之。(247)

麻仁二升（48g） 芍药半斤（24g） 枳实炙，半斤（24g） 大黄去皮，一斤（48g） 厚朴炙，去皮，一尺（30g） 杏仁去皮尖，熬，别作脂，一升（24g）

上六味，蜜和丸，如梧桐子大。饮服十丸，日三服，渐加，以知为度。

太阳病三日，发汗不解，蒸蒸发热者，属胃也，调胃承气汤主之。(248)

伤寒，吐后，腹胀满者，与调胃承气汤。(249)

太阳病，若吐，若下，若发汗后，微烦，小便数，大便因硬者，与小承气汤，和之愈。(250)

得病二三日，脉弱，无太阳柴胡证，烦躁，心下硬，至四五日，虽能食，以小承气汤少少与，微和之，令小安；至六日，与承气汤一升；若不大便六七日，小便少者，虽不受食，但初头硬，后必溏，未定成硬，攻之必溏，须小便利，屎定硬，乃可攻之，宜大承气汤。(251)

伤寒六七日，目中不了了，睛不和，无表里证，大便难，身微热者，此为实也，急下之，宜大承气汤。(252)

阳明病，发热，汗多者，急下之，宜大承气汤。(253)

发汗不解，腹满痛者，急下之，宜大承气汤。(254)

腹满不减，减不足言，当下之，宜大承气汤。(255)

阳明少阳合病，必下利，其脉不负者，为顺也；负者，失也，互相克贼，名为负也；脉滑而数者，有宿食也，当下之，宜大承气汤。(256)

病人无表里证，发热七八日，虽脉浮数者，可下之；假令已下，脉数不解，合热则消谷善饥，至六七日，不大便者，有瘀血，宜抵当汤。(257)

若脉数不解，而下不止，必协热便脓血也。(258)

伤寒，发汗已，身目为黄，所以然者，以寒湿在里不解故也；以为不可下也，于寒湿中求之。(259)

伤寒七八日，身黄如橘子色，小便不利，腹微满者，茵陈蒿汤主之。(260)

伤寒，身黄，发热者，栀子柏皮汤主之。(261)

栀子擘，十五个（15g） 甘草炙，一两（3g） 黄柏二两（6g）

上三味，以水四升，煮取一升半，去滓。分温再服。

伤寒，瘀热在里，身必黄，麻黄连轺赤小豆汤主之。(262)

麻黄去节，二两（6g） 连轺二两（6g） 杏仁去皮尖，四十个（7g） 赤小豆一升（24g） 大枣擘，十二枚 生梓白皮切，一升（24g） 生姜切，二两（6g） 甘草炙，二两（6g）

上八味，以潦水一斗，先煮麻黄，再沸，去上沫，内诸药，煮取三升，去滓。分温三服，半日服尽。

少阳之为病，口苦，咽干，目眩也。(263)

少阳中风，两耳无所闻，目赤，胸中满而烦者，不可吐下，吐下则悸而惊。(264)

伤寒，脉弦细，头痛，发热者，属少阳，少阳不可发汗；发汗则谵语，此属胃，胃和则愈；胃不和，烦而悸。(265)

本太阳病不解，转入少阳者，胁下硬满，干呕，不能食，往来寒热，尚未吐下，脉沉紧者，与小柴胡汤。(266)

若已吐、下、发汗，温针，谵语，柴胡汤证罢，此为坏病；知犯何逆，以法治之。(267)

三阳合病，脉浮大，上关上，但欲眠睡，目合则汗。(268)

伤寒六七日，无大热，其人躁烦者，此为阳去入阴故也。(269)

伤寒三日，三阳为尽，三阴当受邪；其人反能食而不呕，此为三阴不受邪也。(270)

伤寒三日，少阳脉小者，欲已也。(271)

少阳病欲解时，从寅至辰上。(272)

太阴之为病，腹满而吐，食不下，自利益甚，时腹自痛；若下之，必胸下结硬。(273)

太阴中风，四肢烦疼，阳微阴涩而长者，为

欲愈。(274)

太阴病欲解时，从亥至丑上。(275)

太阴病，脉浮者，可发汗，宜桂枝汤。(276)

自利不渴者，属太阴，以其脏有寒故也，当温之，宜服四逆辈。(277)

伤寒，脉浮而缓，手足自温者，系在太阴，太阴当发身黄；若小便自利者，不能发黄，至七八日，虽暴烦下利，日十余行，必自止，以脾家实，腐秽当去故也。(278)

本太阳病，医反下之，因尔腹满时痛者，属太阴也，桂枝加芍药汤主之；大实痛者，桂枝加大黄汤主之。(279)

桂枝去皮，三两（9g） 芍药六两（18g） 甘草炙，二两（6g） 生姜切，三两（9g） 大枣擘，十二枚

上五味，以水七升，煮取三升，去滓。温分三服。本云：桂枝汤，今加芍药。

桂枝去皮，三两（9g） 芍药六两（18g） 大黄二两（6g） 甘草炙，二两（6g） 生姜切，三两（9g） 大枣擘，十二枚

上六味，以水七升，煮取三升，去滓。温服一升，日三服。

太阴为病，脉弱，其人续自便利，设当行大黄、芍药者，宜减之，以其人胃气弱，易动故也。(280)

少阴之为病，脉微细，但欲寐也。(281)

少阴病，欲吐不吐，心烦，但欲寐，五六日，自利而渴者，属少阴也，虚故引水自救；若小便色白者，少阴病形悉具；小便色白者，以下焦虚有寒，不能制水，故令色白也。(282)

病人脉阴阳俱紧，反汗出者，亡阳也，此属少阴，法当咽痛而复吐利。(283)

少阴病，咳而下利，谵语者，被火气劫故也，小便必难，以强责少阴汗也。(284)

少阴病，脉细沉数，病为在里，不可发汗。(285)

少阴病，脉微，不可发汗，亡阳故也；阳已虚，尺脉弱涩者，复不可下之。(286)

少阴病，脉紧，至七八日，自下利，脉暴微，手足反温，脉紧反去者，为欲解也；虽烦，下利，必自愈。(287)

少阴病，下利，若利自止，恶寒而蜷卧，手足温者，可治。(288)

少阴病，恶寒而蜷，时自烦，欲去衣被者，可治。(289)

少阴中风，脉阳微阴浮者，为欲愈。(290)

少阴病欲解时，从子至寅上。(291)

少阴病，吐利，手足不逆冷，反发热者，不死；脉不至者，灸少阴七壮。(292)

少阴病，八九日，一身手足尽热者，以热在膀胱，必便血也。(293)

少阴病，但厥，无汗，而强发之，必动其血，未知从何道出，或从口鼻，或从目出者，是名下厥上竭，为难治。(294)

少阴病，恶寒，身蜷而利，手足逆冷者，不治。(295)

少阴病，吐，利，躁，烦，四逆者，死。(296)

少阴病，下利止而头眩，时时自冒者，死。(297)

少阴病，四逆，恶寒而身蜷，脉不至，不烦而躁者，死。(298)

少阴病，六七日，息高者，死。(299)

少阴病，脉微细沉，但欲卧，汗出不烦，自欲吐；至五六日，自利，复烦躁不得卧寐者，死。(300)

少阴病，始得之，反发热，脉沉者，麻黄附子细辛汤主之。(301)

麻黄去节，二两（6g） 细辛二两（6g） 附子炮，去皮，破八片，一枚（5g）

上三味，以水一斗，先煮麻黄，减二升，去上沫，内诸药，煮取三升，去滓。温服一升，日三服。

少阴病，得之二三日，麻黄附子甘草汤微发汗，以二三日无（里）证，故微发汗也。(302)

麻黄去节，二两（6g） 甘草炙，二两（6g） 附子炮，去皮，破八片，一枚（5g）

上三味，以水七升，先煮麻黄一两沸，去上沫，内诸药，煮取三升，去滓。温服一升，日三服。

少阴病，得之二三日以上，心中烦，不得卧，黄连阿胶汤主之。(303)

黄连四两（12g） 黄芩二两（6g） 芍药二两（6g） 鸡子黄二枚 阿胶三两（9g）

上五味，以水六升，先煮三物，取二升，去滓。内胶烊尽，小冷，内鸡子黄，搅令相得。温服七合，日三服。

少阴病，得之一二日，口中和，其背恶寒者，当灸之，附子汤主之。(304)

附子炮，去皮，破八片二枚（10g） 茯苓三两（9g） 人参二两（6g） 白术四两（12g） 芍药三两（9g）

上五味，以水八升，煮取三升，去滓。温服一升，日三服。

少阴病，身体痛，手足寒，骨节痛，脉沉者，附子汤主之。(305)

少阴病，下利，便脓血者，桃花汤主之。(306)

赤石脂一半全用，一半筛末，一斤（48g） 干姜一两（3g） 粳米一升（24g）

上三味，以水七升，煮米令熟，去滓。温服七合，内赤石脂末方寸匕，日三服。若一服愈，余勿服。

少阴病，二三日至四五日，腹痛，小便不利，下利不止，便脓血者，桃花汤主之。(307)

少阴病，下利，便脓血者，可刺。(308)

少阴病，吐利，手足逆冷，烦躁欲死者，吴茱萸汤主之。(309)

少阴病，下利，咽痛，胸满，心烦，猪肤汤主之。(310)

猪肤一斤（48g）

上一味，以水一斗，煮取五升，去滓。加白蜜一升，白粉五合，熬香，和令相得，温分六服。

少阴病，二三日，咽痛者，可与甘草汤；不差者，与桔梗汤。(311)

甘草二两（6g）

上一味，以水三升，煮取一升半，去滓。温服七合，日二服。

桔梗一两（3g） 甘草二两（6g）

上二味，以水三升，煮取一升，去滓。温分再服。

少阴病，咽中伤，生疮，不能语言，声不出者，苦酒汤主之。(312)

半夏洗，碎如枣核，十四枚（5g） 鸡子去黄，内上苦酒，著鸡子壳中，一枚

上二味，内半夏，著苦酒中，以鸡子壳置刀环中，安火上，令三沸，去滓。少少含咽之。不差，更作三剂。

少阴病，咽中痛，半夏散及汤主之。(313)

半夏洗 桂枝（去皮） 甘草炙

上三味，等分，各别捣筛已，合治之。白饮和，服方寸匕，日三服。若不能服散者，以水一升，煎七沸，内散两方寸匕，更煮三沸，下火令小冷。少少咽之。半夏有毒，不当散服。

少阴病，下利，白通汤主之。(314)

葱白四茎 干姜一两（3g） 附子（生，去皮，破八片）一枚（5g）

上三味，以水三升，煮取一升，去滓。分温再服。

少阴病，下利，脉微者，与白通汤；利不止，厥，逆，无脉，干呕，烦者，白通加猪胆汁汤主之；服汤，脉暴出者，死；微续者，生。(315)

葱白四茎 干姜一两（3g） 附子生，去皮，破八片，一枚（5g） 人尿五合（30mL） 猪胆汁一合（6mL）

上五味，以水三升，煮取一升，去滓。内胆汁、人尿，和令相得。分温再服，若无胆，亦可用。

少阴病二三日不已，至四五日，腹痛，小便不利，四肢沉重疼痛，自下利者，此为有水气，其人或咳，或小便利，或下利，或呕者，真武汤主之。(316)

茯苓三两（9g） 芍药三两（9g） 生姜切，三两（9g） 白术二两（6g） 附子炮，去皮，破八片，一枚（5g）

上五味，以水八升，煮取三升，去滓。温服七合，日三服。若咳者，加五味子半升，细辛、干姜各一两；若小便利者，去茯苓；若下利者，去芍药，加干姜二两；若呕者，去附子，加生姜足前成半斤。

少阴病，下利清谷，里寒外热，手足厥逆，脉微欲绝，身反不恶寒，其人面色赤，或腹痛，或干呕，或咽痛，或利止脉不出者，通脉四逆汤主之。(317)

甘草炙，二两（6g） 干姜三两（9g）［强人可四两（12g）］ 附子生用，去皮，破八片，大者一枚（8g）

上三味，以水三升，煮取一升二合，去滓。分温再服。其脉即出者愈。面色赤者，加葱九茎；腹中痛者，去葱，加芍药二两；呕者，加生姜二两；咽痛者，去芍药，加桔梗一两；利止脉不出者，去桔梗，加人参二两。病皆与方相应者，乃服之。

少阴病，四逆，其人或咳，或悸，或小便不利，或腹中痛，或泄利下重者，四逆散主之。(318)

柴胡 枳实破，水渍，炙干 芍药 甘草(炙)

上四味，各十分，捣筛，白饮和，服方寸匕，日三服。咳者，加五味子、干姜各五分，并主下利；悸者，加桂枝五分；小便不利者，加茯苓五分；腹中痛者，加附子一枚，炮令拆；泄利下重者，先以水五升，煮薤白三升，煮取三升，去滓。以散三方寸匕，内汤中，煮取一升半，分温再服。

少阴病，下利六七日，咳而呕渴，心烦，不得眠者，猪苓汤主之。(319)

少阴病，得之二三日，口燥，咽干者，急下之，宜大承气汤。(320)

少阴病，自利清水，色纯青，心下必痛，口干燥者，可下之，宜大承气汤。(321)

少阴病，六七日，腹胀，不大便者，急下之，宜大承气汤。(322)

少阴病，脉沉者，急温之，宜四逆汤。(323)

少阴病，饮食入口则吐，心中温温欲吐，复不能吐，始得之，手足寒，脉弦迟者，此胸中实，不可下也，当吐之；若膈上有寒饮，干呕者，不可吐也，当温之，宜四逆汤。(324)

少阴病，下利，脉微涩，呕而汗出，必数更衣，反少者，当温其上灸之。(325)

厥阴之为病，消渴，气上撞心，心中疼热，饥而不欲食，食则吐蚘。下之利不止。(326)

厥阴中风，脉微浮，为欲愈；不浮，为未愈。(327)

厥阴病欲解时，从丑至卯上。(328)

厥阴病，渴欲饮水者，少少与之，愈。(329)

诸四逆，厥者，不可下之，虚家亦然。(330)

伤寒，先厥后发热而利者，必自止，见厥复利。(331)

伤寒，始发热六日，厥反九日而利。凡厥利者，当不能食，今反能食者，恐为除中。食以索饼，不发热者，知胃气尚在，必愈；恐暴热来出而复去也。后三日脉之，其热续在者，期之旦日夜半愈。所以然者，本发热六日，厥反九日，复发热三日，并前六日，亦为九日，与厥相应，故期之旦日夜半愈。后三日脉之而脉数，其热不罢者，此为热气有余，必发痈脓也。(332)

伤寒，脉迟，六七日，而反与黄芩汤彻其热，脉迟为寒，今与黄芩汤复除其热，腹中应冷，当不能食，今反能食，此名除中，必死。(333)

伤寒，先厥后发热，下利必自止，而反汗出，咽中痛者，其喉为痹；发热，无汗，而利必自止；若不止，必便脓血，便脓血者，其喉不痹。(334)

伤寒，一二日至四五日，厥者必发热，前热者，后必厥，厥深者，热亦深，厥微者，热亦微。厥应下之，而反发汗者，必口伤烂赤。(335)

伤寒病，厥五日，热亦五日；设六日，当复厥，不厥者自愈，厥终不过五日，以热五日，故知自愈。(336)

凡厥者，阴阳气不相顺接，便为厥，厥者，手足逆冷者是也。(337)

伤寒，脉微而厥，至七八日肤冷，其人躁无暂安时者，此为脏厥，非蛔厥也。蛔厥者，其人当吐蚘，今病者静而复时烦者，此为脏寒。蛔上入其膈，故烦，须臾复止，得食而呕，又烦者，蛔闻食臭出，其人常自吐蛔。蛔厥者，乌梅丸主之；又主久利。(338)

乌梅三百枚（500g） 黄连十六两（48g） 细辛六两（18g） 干姜十两（30g） 当归四两（12g） 黄柏六两（18g） 桂枝去皮，六两（18g） 人参六两（18g） 附子炮，去皮，六两（18g） 蜀椒出汗，四两（12g）

上十味，异捣筛，合治之，以苦酒渍乌梅一宿，去核，蒸之五斗米下，饭熟捣成泥，和药令相得，内臼中，与蜜，杵二千下。丸如梧桐子大。先食饮，服十丸，日三服。稍加至二十丸，禁生冷、滑物、食臭等。

伤寒，热少，微厥，指头寒，嘿嘿，不欲食，烦躁。数日，小便利，色白者，此热除也；欲得食，其病为愈；若厥而呕，胸胁烦满者，其后必便血。(339)

病者手足厥冷，言我不结胸，小腹满，按之痛者，此冷结在膀胱关元也。(340)

伤寒，发热四日，厥反三日，复热四日，厥少热多者，其病当愈；四日至七日，热不除者，

必便脓血。(341)

伤寒，厥四日，热反三日，复厥五日，其病为进，寒多热少，阳气退，故为进也。(342)

伤寒六七日，脉微，手足厥冷，烦躁，灸厥阴，厥不还者，死。(343)

伤寒，发热，下利，厥逆，躁不得卧者，死。(344)

伤寒，发热，下利至甚，厥不止者，死。(345)

伤寒，六七日，不利，便发热而利，其人汗出不止者，死；有阴无阳也。(346)

伤寒，五六日，不结胸，腹濡，脉虚复厥者，不可下，此亡血，下之死。(347)

发热而厥，七日下利者，为难治。(348)

伤寒，脉促，手足厥逆，可灸之。(349)

伤寒，脉滑而厥者，里有热，白虎汤主之。(350)

手足厥寒，脉细欲绝者，当归四逆汤主之。(351)

当归三两（9g） 桂枝去皮，三两（9g） 芍药三两（9g） 细辛三两（9g） 甘草炙，二两（6g） 通草二两（6g） 大枣擘，二十五枚

上七味，以水八升，煮取三升，去滓。温服一升，日三服。

若其人内有久寒者，宜当归四逆加吴茱萸生姜汤。(352)

当归三两（9g） 桂枝去皮，三两（9g） 芍药三两（9g） 细辛三两（9g） 甘草炙，二两（6g） 通草二两（6g） 大枣擘，二十五枚 生姜切，半斤（24g） 吴茱萸二升（48g）

上九味，以水六升，清酒六升，和，煮取五升，去滓。温分五服。

大汗出，热不去，内拘急，四肢疼，又下利厥逆而恶寒者，四逆汤主之。(353)

大汗，若大下利而厥冷者，四逆汤主之。(354)

病人手足厥冷，脉乍紧者，邪结在胸中，心下满而烦，饥不能食者，病在胸中，当须吐之，宜瓜蒂散。(355)

伤寒，厥而心下悸，宜先治水，当服茯苓甘草汤；却治其厥，不尔，水渍于胃，必作利也。(356)

伤寒六七日，大下后，寸脉沉而迟，手足厥逆，下部脉不至，喉咽不利，唾脓血，泄利不止者，为难治，麻黄升麻汤主之。(357)

麻黄去节，二两半（7.5g） 升麻一两一分（3.7g） 当归一两一分（3.7g） 知母十八铢（2.2g） 黄芩十八铢（2.2g） 葳蕤十八铢（2.2g） 芍药六铢（0.8g） 天门冬去心，六铢（0.8g） 桂枝去皮，六铢（0.8g） 茯苓六铢（0.8g） 甘草炙，六铢（0.8g） 石膏碎，绵裹，六铢（0.8g） 白术六铢（0.8g） 干姜六铢（0.8g）

上十四味，以水一斗，先煮麻黄一两沸，去上沫，内诸药，煮取三升，去滓。分温三服。相去如炊三斗米顷，令尽，汗出愈。

伤寒四五日，腹中痛，若转气下趣少腹者，此欲自利也。(358)

伤寒，本自寒下，医复吐下之，寒格，更逆吐下；若食入口即吐，干姜黄连黄芩人参汤主之。(359)

干姜 黄连 黄芩 人参各三两（各9g）

上四味，以水六升，煮取二升，去滓。分温再服。

下利，有微热而渴，脉弱者，今自愈。(360)

下利，脉数，有微热，汗出，今自愈；设复紧，为未解。(361)

下利，手足厥冷，无脉者，灸之，不温，若脉不还，反微喘者，死；少阴负趺阳者，为顺也。(362)

下利，寸脉反浮数，尺中自涩者，必清脓血。(363)

下利清谷，不可攻表，汗出必胀满。(364)

下利，脉沉弦者，下重也；脉大者，为未止；脉微弱数者，为欲自止，虽发热不死。(365)

下利，脉沉而迟，其人面少赤，身有微热，下利清谷者，必郁冒汗出而解，病人必微厥，所以然者，其面戴阳，下虚故也。(366)

下利，脉数而渴者，今自愈；设不差，必清脓血，以有热故也。(367)

下利后，脉绝，手足厥冷，晬时脉还；手足温者生，脉不还者，死。(368)

伤寒，下利，日十余行，脉反实者，死。(369)

下利清谷，里寒外热，汗出而厥者，通脉四逆汤主之。(370)

热利，下重者，白头翁汤主之。(371)

白头翁二两（6g） 黄柏三两（9g） 黄连三两（9g） 秦皮三两（9g）

上四味，以水七升，煮取二升，去滓。温服一升，不愈，更服一升。

下利，腹胀满，身体疼痛者，先温其里，乃攻其表。温里，宜四逆汤；攻表，宜桂枝汤。(372)

下利，欲饮水者，以有热故也，白头翁汤主之。(373)

下利，谵语者，有燥屎也，宜小承气汤。(374)

下利后，更烦，按之心下濡者，为虚烦也，宜栀子豉汤。(375)

呕家有痈脓者，不可治呕，脓尽自愈。(376)

呕而脉弱，小便复利，身有微热，见厥者，难治，四逆汤主之。(377)

干呕，吐涎沫，头痛者，吴茱萸汤主之。(378)

呕而发热者，小柴胡汤主之。(379)

伤寒，大吐，大下，之极虚，复极汗者，其人外气怫郁，复与之水，以发其汗，因得哕，所以然者，胃中寒冷故也。(380)

伤寒，哕而腹满，视其前后，知何部不利，利之则愈。(381)

问曰：病有霍乱者何？答曰：呕吐而利，此名霍乱。(382)

问曰：病发热，头痛，身疼，恶寒，吐利者，此属何病？答曰：此名霍乱，霍乱自吐下，又利止，复更发热也。(383)

伤寒，其脉微涩者，本是霍乱，今是伤寒，却四五日，至阴经上，转入阴必利，本呕下利者，不可治也。欲似大便，而反失气，仍不利者，此属阳明也，便必硬，十三日愈。所以然者，经尽故也。下利后，当便硬，硬则能食者愈。今反不能食，到后经中，颇能食，复过一经能食，过之一日当愈。不愈者，不属阳明也。(384)

恶寒，脉微而复利，利止，亡血也，四逆加人参汤主之。(385)

甘草炙，二两（6g） 干姜一两半（4.5g） 附子生用，去皮，破八片，一枚（5g） 人参一两（3g）

上四味，以水三升，煮取一升二合，去滓。分温再服。

霍乱，头痛，发热，身疼痛，热多欲饮水者，五苓散主之；寒多不用水者，理中丸主之。(386)

人参 干姜 甘草炙 白术各三两（各9g）

上四味，捣筛，蜜和为丸，如鸡子黄许大。以沸汤数合和一丸，研碎，温服之。日三四，夜二服。腹中未热，益至三四丸，然不及汤。汤法：以四两依物数切，用水八升，煮取三升，去滓。温服一升，日三服。若脐上筑者，肾气动也，去术，加桂四两；吐多者，去术，加生姜三两；下多者，还用术；悸者，加茯苓二两；渴欲得水者，加术足前成四两半；腹中痛者，加人参足前成四两半；寒者，加干姜足前成四两半；腹满者，去术，加附子一枚。服汤后，如食顷，饮热粥一升许，微自温，勿发揭示衣被。

吐利止而身痛不休者，当消息和解其外，宜桂枝汤小和之。(387)

吐利，汗出，发热，恶寒，四肢拘急，手足厥冷者，四逆汤主之。(388)

既吐且利，小便复利，而大汗出，下利清谷，内寒外热，脉微欲绝者，四逆汤主之。(389)

吐已，下断，汗出而厥，四肢拘急不解，脉微欲绝者，通脉四逆加猪胆汁汤主之。(390)

甘草炙，二两（6g） 干姜三两（9g）［强人可四两（12g）］ 附子生用，去皮，破八片，大者一枚（8g） 猪胆汁半合（3 mL）

上四味，以水三升，煮取一升二合，去滓。内猪胆汁。分温再服。其脉即来，无猪胆，以羊胆代之。

吐利，发汗，脉平，小烦者，以新虚不胜谷气故也。(391)

伤寒，阴阳易之为病，其人身体重，少气，少腹里急，或引阴中拘挛，热上冲胸，头重不欲举，眼中生花，膝胫拘急者，烧裩散主之。(392)

妇人中裩近隐处，剪烧作灰

上一味，以水和服方寸匕，日三服。小便即利，阴头微肿，此为愈也。妇人病，取男子裩，烧，服。

大病差后，劳复者，枳实栀子豉汤主之。(393)

枳实炙，三枚（3g）　栀子擘，十四个（14g）　香豉绵裹，一升（24g）

上三味，以清浆水七升，空煮取四升，内枳实、栀子，煮取二升，下豉，更煮五六沸，去滓。温分三服，覆令微似汗。若有宿食，内大黄，如博棋子大五六枚，服之愈。

伤寒差以后，更发热，小柴胡汤主之；脉浮者，以汗解之；脉沉实者，以下解之。(394)

大病差后，从腰以下有水气者，牡蛎泽泻散主之。(395)

牡蛎熬　泽泻　蜀漆暖水洗，去腥　葶苈子熬　商陆根熬　海藻洗去咸　栝楼根各等分

上七味，异捣，下筛为散，更于臼中治之，白饮和，服方寸匕，日三服。小便利，止后服。

大病差后，喜唾，久不了了，胸上有寒，当以丸药温之，宜理中丸。(396)

伤寒，解后，虚羸少气，气逆欲吐，竹叶石膏汤主之。(397)

竹叶二把（20g）　石膏一斤（48g）　半夏洗，半升（12g）　麦门冬去心，一升（24g）　人参二两（6g）　甘草炙，二两（6g）　粳米半升（12g）

上七味，以水一斗，煮取六升，去滓。内粳米，煮米熟，汤成，去米。温服一升，日三服。

病人脉已解，而日暮微烦，以病新差，人强与谷，脾胃气尚弱，不能消谷，故令微烦，损谷则愈。(398)

《金匮要略》

问曰：上工治未病，何也？师曰：夫治未病者，见肝之病，知肝传脾，当先实脾，四季脾旺不受邪，即勿补之；中工不晓相传，见肝之病，不解实脾，惟治肝也。

夫肝之病，补用酸，助用焦苦，益用甘味之药调之。酸入肝，焦苦入心，甘入脾。脾能伤肾，肾气微弱，则水不行；水不行，则心火气盛；心火气盛，则伤肺，肺被伤，则金气不行；金气不行，则肝气盛。故实脾，则肝自愈；此治肝补脾之要妙也。肝虚则用此法，实则不在用之。

经曰："虚虚实实，补不足，损有余。"是其义也；余脏准此。(第一 1)

夫人禀五常，因风气而生长，风气虽能生万物，亦能害万物，如水能行舟，亦能覆舟。若五脏元真通畅，人即安和。客气邪风，中人多死。千般疢难，不越三条：一者，经络受邪，入脏腑，为内所因也；二者，四肢九窍，血脉相传，壅塞不通，为外皮肤所中也；三者，房室、金刃、虫兽所伤。以此详之，病由都尽。

若人能养慎，不令邪风干忤经络。适中经络，未流传脏腑，即医治之。四肢才觉重滞，即导引，吐纳，针灸，膏摩，勿令九窍闭塞；更能无犯王法、禽兽灾伤，房室勿令竭乏，服食节其冷、热、苦、酸、辛、甘，不遗形体有衰，病则无由入其腠理。腠者，是三焦通会元真之处，为血气所注。理者，是皮肤脏腑之文理也。(第一 2)

问曰：病人有气色见于面部，愿闻其说。师曰：鼻头色青，腹中痛，苦冷者，死；一云腹中冷，苦痛者死。鼻头色微黑者，有水气；色黄者，胸上有寒；色白者，亡血也；设微赤非时者死；其目正圆者，痉，不治。又色青为痛，色黑为劳，色赤为风，色黄者，便难，色鲜明者，有留饮。(第一 3)

师曰：病人语声寂然喜惊呼者，骨节间病；语声喑喑然不彻者，心膈间病；语声啾啾然细而长者，头中病。(第一 4)

师曰：息摇肩者，心中坚；息引胸中上气者，咳；息张口短气者，肺痿唾沫。(第一 5)

师曰：吸而微数，其病在中焦，实也，当下之即愈；虚者不治。在上焦者，其吸促，在下焦者，其吸远，此皆难治。呼吸动摇振振者，不治。(第一 6)

师曰：寸口脉动者，因其旺时而动，假令肝旺色青，四时各随其色。肝色青而反色白，非其时色脉，皆当病。(第一 7)

问曰：有未至而至，有至而不至，有至而不去，有至而太过，何谓也？师曰：冬至之后，甲子夜半少阳起，少阳之时，阳始生，天得温和。以未得甲子，天因温和，此为未至而至也；以得甲子，而天未温和，为至而不至也；以得甲子，而天大寒不解，此为至而不去也；以得甲子，而天温如盛夏五六月时，此为至而太过也。(第一 8)

师曰：病人脉浮者在前，其病在表；浮者在后，其病在里，腰痛，背强，不能行，必短气而极也。(第一 9)

问曰：经云：厥阳独行，何谓也？师曰：此为有阳无阴，故称厥阳。(第一10)

问曰：寸脉沉而滑，沉则为实，滑则为气，实气相搏，血气入脏即死，入腑即愈，此为卒厥，何谓也？师曰：唇口青，身冷，为入脏即死；如身和，汗自出，为入腑即愈。(第一11)

问曰：脉脱入脏即死，入腑即愈，何谓也？师曰：非为一病，百病皆然。譬如，浸淫疮，从口起流向四肢者，可治；从四肢流来入口者，不可治；病在外者，可治，入里者即死。（第一12）

问曰：阳病十八，何谓也？师曰：头痛、项、腰、脊、臂、脚掣痛。阴病十八，何谓也？师曰：咳、上气、喘、哕、咽、肠鸣、胀满、心痛、拘急。五脏病各有十八，合为九十病，人又有六微，微有十八病，合为一百八病，五劳、七伤、六极；妇人三十六病，不在其中。

清邪居上，浊邪居下，大邪中表，小邪中里，槃饪之邪，从口入者，宿食也。五邪中人，各有法度，风中于前，寒中于暮，湿伤于下，雾伤于上，风令脉浮，寒令脉急，雾伤皮腠，湿流关节，食伤脾胃，极寒伤经，极热伤络。(第一13)

问曰：病有急当救里救表者，何谓也？师曰：病，医下之，续得下利清谷不止，身体疼痛者，急当救里；后身体疼痛，清便自调者，急当救表也。(第一14)

夫病痼疾加以卒病，当先治其卒病，后乃治其痼疾也。(第一15)

师曰：五脏病各有所得者愈，五脏病各有所恶，各随其所不喜者为病；病者素不应食，而反暴思之，必发热也。(第一16)

夫诸病在脏，欲攻之，当随其所得而攻之；如渴者，与猪苓汤，余皆仿此。(第一17)

太阳病，发热，无汗，反恶寒者，名曰刚痉。(第二1)

太阳病，发热，汗出，而不恶寒，名曰柔痉。(第二2)

太阳病，发热，脉沉而细者，名曰痉，为难治。(第二3)

太阳病，发汗太多，因致痉。(第二4)

夫风病，下之则痉；复发汗，必拘急。（第二5)

疮家，虽身疼痛，不可发汗，汗出则痉。(第二6)

病者身热足寒，颈项强急，恶寒，时头热，面赤，目赤，独头动摇，卒口噤，背反张者，痉病也。若发其汗者，寒湿相得，其表益虚，即恶寒甚。发其汗已，其脉如蛇。(第二7)

暴腹胀大者，为欲解。脉如故，反伏弦者，痉。(第二8)

夫痉脉，按之紧如弦，直上下行。(第二9)

痉病有灸疮，难治。(第二10)

太阳病，其证备，身体强，几几然，脉反沉迟，此为痉，栝楼桂枝汤主之。(第二11)

栝楼根二两（6g） 桂枝三两（9g） 芍药三两（9g） 甘草二两（6g） 生姜三两（9g） 大枣十二枚

上六味，以水九升，煮取三升，分温三服，取微汗。汗不出，食顷，啜热粥发之。

太阳病，无汗而小便反少，气上冲胸，口噤不得语，欲作刚痉，葛根汤主之。(第二12)

痉为病，胸满，口噤，卧不着席，脚挛急，必龂齿，可与大承气汤。(第二13)

太阳病，关节疼痛而烦，脉沉而细者，此名湿痹。湿痹之候，小便不利，大便反快，但当利其小便。(第二14)

湿家之为病，一身尽疼，发热，身色如熏黄也。(第二15)

湿家，其人但头汗出，背强，欲得被覆向火。若下之早，则哕，或胸满，小便不利，舌上如胎者，以丹田有热，胸上有寒，渴欲得饮而不能饮，则口燥烦也。(第二16)

湿家，下之，额上汗出，微喘，小便利者，死；若下利不止者，亦死。(第二17)

风湿相搏，一身尽疼痛，法当汗出而解，值天阴雨不止，医云此可发汗，汗之病不愈者，何也？盖发其汗，汗大出者，但风气去，湿气在，是故不愈也。若治风湿者，发其汗，但微微似欲出汗者，风湿俱去也。(第二18)

湿家，病身疼，发热，面黄而喘，头痛，鼻塞而烦，其脉大，自能饮食，腹中和无病，病在头中寒湿，故鼻塞，内药鼻中则愈。(第二19)

湿家，身烦疼，可与麻黄加术汤，发其汗为宜；慎不可以火攻之。(第二20)

麻黄去节，三两（9g） 桂枝去皮，二两（6g） 甘草炙，一两（3g） 杏仁去皮尖，七十个（12g） 白术四两（12g）

上五味，以水九升，先煮麻黄，减二升，去上沫，内诸药，煮取二升半，去滓。温服八合，覆取微似汗。

病者一身尽疼，发热，日晡所剧者，名风湿。此病伤于汗出当风，或久伤取冷所致也。可与麻黄杏仁薏苡甘草汤。(第二21)

麻黄去节，汤泡，半两（1.5g）　杏仁（去皮尖，炒）十个（1.8g）　薏苡仁半两（1.5g）　甘草炙，一两（3g）

上锉，麻豆大，每服四钱匕，水盏半，煮八分，去滓。温服。有微汗，避风。

风湿，脉浮，身重，汗出，恶风者，防己黄芪汤主之。(第二22)

防己一两（3g）　甘草炙，半两（1.5g）　白术七钱半（12g）　黄芪去芦，一两一分（3.8g）

上锉麻豆大，每抄五钱匕，生姜四片，大枣一枚，水盏半，煎八分，去滓。温服，良久再服。喘者，加麻黄半两；胃中不和者，加芍药三分；气上冲者，加桂枝三分；下有陈寒者，加细辛三分。服后当如虫行皮中，从腰下如冰，后坐被上，又以一被绕腰以下，温令微汗，差。

伤寒八九日，风湿相搏，身体疼烦，不能自转侧，不呕不渴，脉浮虚而涩者，桂枝附子汤主之；若大便坚，小便自利者，去桂加白术汤主之。(第二23)

风湿相搏，骨节疼烦，掣痛不得屈伸，近之则痛剧，汗出短气，小便不利，恶风，不欲去衣，或身微肿者，甘草附子汤主之。(第二24)

太阳中暍，发热恶寒，身重而疼痛，其脉弦细芤迟。小便已，洒洒然毛耸，手足逆冷，小有劳，身即热，口开，前板齿燥；若发其汗，则恶寒甚；加温针，则发热甚；数下之，则淋甚。(第二25)

太阳中热者，暍是也，汗出恶寒，身热而渴，白虎加人参汤主之。(第二26)

太阳中暍，身热疼重，而脉微弱（编者注："微"字作形容词解释，以修饰"弱"字，不能作名词脉微解），此以夏月伤冷水，水行皮中所致；一物瓜蒂散主之。(第二27)

瓜蒂二十个（6g）

上锉，以水一升，煮取五合，去滓。顿服。

论曰：百合病者，百脉一宗，悉致其病也。意欲食，复不能食，常默默，欲卧不能卧，欲行不能行，欲饮食，或有美时，或有不用闻食臭时，如寒无寒，如热无热，口苦，小便赤，诸药不能治，得药则剧吐利，如有神灵者，身形如和，其脉微数。

每溺时头痛者，六十日乃愈；若溺时头不痛者，淅然者，四十日愈；若溺快然，但头眩者，二十日愈。

其证或未病而预见，或病四五日而出，或病二十日或一月微见者，各随证治之。(第三1)

百合病，发汗后者，百合知母汤主之。(第三2)

百合擘，七枚（14g）　知母切，三两（9g）

上先以水洗百合，渍一宿，当白沫出，去其水，更以泉水二升，煎取一升，去滓。别以泉水二升煎知母，取一升，去滓。后合和，煎取一升五合，分温再服。

百合病，下之后者，滑石代赭汤主之。(第三3)

百合擘，七枚（14g）　滑石碎，绵裹，三两（9g）　代赭石碎，绵裹，如弹丸大一枚（15g）

上先以水洗百合，渍一宿，当白沫出，去其水，更以泉水二升，煎取一升，去滓。别以泉水二升煎滑石、代赭，取一升，去滓。后合和，重煎，取一升五合，分温服。

百合病，吐之后者，用后方（百合鸡子汤）主之。(第三4)

百合擘，七枚（14g）　鸡子黄一枚

上先以水洗百合，渍一宿，当白沫出，去其水，更以泉水二升，煎取一升，去滓。内鸡子黄，搅匀，煎五分，温服。

百合病，不经吐下、发汗，病形如初者，百合地黄汤主之。(第三5)

百合擘，七枚（14g）　生地黄汁一升（80mL）

上先以水洗百合，渍一宿，当白沫出，去其水，更以泉水二升，煎取一升，去滓。内地黄汁，取其一升五合，分温再服。中病，勿更服，大便当如漆。

百合病，一月不解，变成渴者，百合洗方主之。(第三6)

百合一升（24g）

上以百合一升，以水一斗，渍之一宿，以洗身，洗已，食煮饼，勿以盐豉也。

百合病，渴不差者，用后方（栝楼牡蛎散）主之。(第三7)

栝楼根　牡蛎熬，各等分

上为细末，饮服方寸匕，日三服。

百合病，变发热者，百合滑石散主之。(第三8)

百合炙，一两（3g）　滑石三两（9g）

上为散，饮服方寸匕，日三服。当微利者，止服，热则除。

百合病，见于阴者，以阳法救之；见于阳者，以阴法救之。见阳攻阴，复发其汗，此为逆；见阴攻阳，乃复下之，此亦为逆。(第三9)

狐蜮之为病，状如伤寒，默默欲眠，目不得闭，卧起不安，蚀于喉为蜮，蚀于阴为狐，不欲饮食，恶闻食臭，其面目乍赤、乍黑、乍白；蚀于上部则声喝（一作嗄），甘草泻心汤主之。(第三10)

蚀于下部则咽干，苦参汤洗之。(第三11)

蚀于肛者，雄黄熏之。(第三12)

雄黄二两（6g）

上一味，为末，筒瓦二枚合之，烧，向肛熏之。

病者脉数，无热，微烦，默默，但欲卧，汗出，初得之三四日，目赤如鸠眼；七八日，目四眦黑；若能食者，脓已成也，赤小豆当归散主之。(第三13)

赤小豆浸，令芽出，曝干，三升（72g）　当归十两（30g）

上二味，杵为散，浆水服方寸匕，日三服。

阳毒之为病，面赤斑斑如锦纹，咽喉痛，唾脓血，五日可治，七日不可治，升麻鳖甲汤主之。(第三14)

升麻二两（6g）　当归一两（3g）　蜀椒炒，去汗，一两（3g）　甘草二两（6g）　雄黄研，半两（1.5g）　鳖甲炙，手指大一枚（10g）

上六味，以水四升，煮取一升。顿服之。老小再服，取汗。

阴毒之为病，面目青，身痛如被杖，咽喉痛，五日可治，七日不可治，升麻鳖甲汤去雄黄蜀椒主之。(第三15)

升麻二两（6g）　当归一两（3g）　甘草二两（6g）　鳖甲炙，手指大一枚（10g）

上四味，以水四升，煮取一升。顿服之。老小再服，取汗。

师曰：疟脉自弦，弦数者，多热；弦迟者，多寒；弦小紧者，下之差；弦迟者可温之；弦紧者可发汗、针灸也；浮大者可吐之；弦数者风发也，以饮食消息止之。(第四1)

病疟以月一日发，当以十五日愈；设不差，当月尽解；如其不差，当云何？师曰：此结为症瘕，名曰疟母，急治之，宜鳖甲煎丸。(第四2)

鳖甲炙，十二分（36g）　乌扇烧，三分（9g）　黄芩三分（9g）　柴胡六分（18g）　鼠妇熬，三分（9g）　干姜三分（9g）　大黄三分（9g）　芍药五分（15g）　桂枝三分（9g）　葶苈熬，一分（3g）　石韦去毛，三分（9g）　厚朴三分（9g）　牡丹去心，五分（15g）　瞿麦二分（6g）　紫葳三分（9g）　半夏一分（3g）　人参一分（3g）　䗪虫熬，五分（15g）　阿胶炙，三分（9g）　蜂窝炙，四分（12g）　赤硝十二分（36g）　蜣螂熬，六分（18g）　桃仁二分（6g）

上二十三味，为末，取煅灶下灰一斗，清酒一斛五斗，浸灰，候酒尽一半，着鳖甲于中，煮令泛烂如胶漆，绞取汁，内诸药，煎如丸，如梧子大，空心服七丸。日三服。

师曰：阴气孤绝，阳气独发，则热而少气烦冤，手足热而欲呕，名曰瘅疟。若但热不寒者，邪气内藏于心，外舍分肉之间，令人消铄脱肉。(第四3)

温疟者，其脉如平，身无寒但热，骨节疼烦，时呕，白虎加桂枝汤主之。(第四4)

知母六两（18g）　石膏碎，一斤（48g）　甘草炙，二两（6g）　粳米六合（18g）　桂枝去皮，三两（9g）

上锉，每五钱，水一盏半，煎至八分，去滓。温服，汗出愈。

疟多寒者，名曰牡疟，蜀漆散主之。(第四5)

蜀漆洗，去腥　云母烧二日夜　龙骨等分

夫风之为病，当半身不遂，或但臂不遂者，此为痹。脉微而数，中风使然。(第五1)

寸口脉浮而紧，紧则为寒，浮则为虚，寒虚相搏，邪在皮肤；浮者血虚，络脉空虚，贼邪不泻，或左或右；邪气反缓，正气即急，正气引邪，㖞僻不遂。

邪在于络，肌肤不仁；邪在于经，即重不胜；邪入于腑，即不识人；邪入于脏，舌即难

言，口吐涎。（第五2）

寸口脉迟而缓，迟则为寒，缓则为虚；营缓则为亡血，卫缓则为中风。邪气中经，则身痒而瘾疹；心气不足，邪气入中，则胸满而短气。（第五3）

寸口脉沉而弱，沉即主骨，弱即主筋，沉即为肾，弱即为肝。汗出入水中，如水伤心，历节黄汗出，故曰历节。（第五4）

趺阳脉浮而滑，滑则谷气实，浮则汗自出。（第五5）

少阴脉浮而弱，弱则血不足，浮则为风，风血相搏，即疼痛如掣。（第五6）

盛人脉涩小，短气，自汗出，历节痛，不可屈伸，此皆饮酒汗出当风所致。（第五7）

诸肢节疼痛，身体魁羸，脚肿如脱，头眩，短气，温温欲吐，桂枝芍药知母汤主之。（第五8）

桂枝四两（12g） 芍药三两（9g） 甘草二两（6g） 麻黄二两（6g） 生姜五两（15g） 白术五两（15g） 知母四两（12g） 防风四两（12g） 附子炮，二枚（10g）

上九味，以水七升，煮取二升。温服七合，日三服。

味酸则伤筋，筋伤则缓，名曰泄；咸则伤骨，骨伤则痿，名曰枯；枯泄相搏，名曰断泄；营气不通，卫气不行，营卫俱微，三焦无所御，四属断绝，身体羸瘦，独足肿大，黄汗出，胫冷；假令发热，便为历节也。（第五9）

病历节，不可屈伸，疼痛，乌头汤主之。（第五10）

乌头汤方：治脚气疼痛，不可屈伸。（第五10）

麻黄三两（9g） 芍药三两（9g） 黄芪三两（9g） 甘草炙，三两（9g） 川乌㕮咀，以蜜二升，煎取一升，即出乌头，五枚（10g）

上五味，㕮咀四味，以水三升，煮取一升，去滓。内蜜煎中，更煎之。服七合。不知，尽服之。

侯氏黑散：治大风，四肢烦重，心中恶寒不足者。（第五11）

菊花四十分（120g） 白术十分（30g） 细辛三分（9g） 茯苓三分（9g） 牡蛎三分（9g） 桔梗八分（24g） 防风十分（30g） 人参三分（9g） 矾石三分（9g） 黄芩五分（15g） 当归三分（9g） 干姜三分（9g） 川芎三分（9g） 桂枝三分（9g）

上十四味，杵为散，酒服方寸匕，日一服，初服二十日，温酒调服，禁一切鱼肉，大蒜，常宜冷食，自能助药力，在腹中不下也，热食即下矣，冷食自能助药力。

风引汤：除热、瘫、痫。（第五12）

大黄四两（12g） 干姜四两（12g） 龙骨四两（12g） 桂枝三两（12g） 甘草二两（6g） 牡蛎二两（6g） 寒水石六两（18g） 滑石六两（18g） 赤石脂六两（18g） 白石脂六两（18g） 紫石英六两（18g） 石膏六两（18g）

上十二味，杵，粗筛，以韦囊盛之，取三指撮，井花水三升，煮三沸。温服一升。

防己地黄汤：治病如狂状，妄行，独语不休，无寒热，其脉浮。（第五13）

防己一钱（1.5g） 桂枝三钱（4.5g） 防风三钱（4.5g） 甘草二钱（3g）

上四味，以酒一杯，浸之一宿，绞取汁，生地黄二斤，㕮咀，蒸之如斗米饭久，以铜器盛其汁，更绞地黄汁，和，分再服。（仲景用量似小，故在原用量基础上乘以3倍。）

头风摩散（第五14）

大附子炮，一枚（8g） 盐等分

上二味，为散，沐了，以方寸匕，已摩疾上，令药力行。

矾石汤：治脚气冲心。（第五15）

矾石二两（6g）

上一味，以浆水一斗五升，煎三五沸，浸脚良。

崔氏八味丸：治脚气上入，少腹不仁。（第五16）

问曰：血痹病从何得之？师曰：夫尊荣人骨弱肌肤盛，重因疲劳汗出，卧不时动摇，加被微风，遂得之。但以脉自微涩，在寸口、关上小紧，宜针引阳气，令脉和紧去则愈。（第六1）

血痹，阴阳俱微，寸口关上微，尺中小紧，外证身体不仁，如风痹状，黄芪桂枝五物汤主之。（第六2）

黄芪三两（9g） 芍药三两（9g） 桂枝三两（9g） 生姜六两（18g） 大枣十二枚

上五味，以水六升，煮取二升。温服七合，日三服。

夫男子平人，脉大为劳，极虚亦为劳。（第六3）

男子面色薄者，主渴及亡血，卒喘悸，脉浮者，里虚也。（第六4）

男子，脉虚、沉、弦，无寒热，短气，里急，小便不利，面色白，时目瞑，兼衄，少腹满，此为劳使之然。（第六5）

劳之为病，其脉浮大，手足烦，春夏剧，秋冬瘥，阴寒精自出，酸削不能行。（第六6）

男子，脉浮弱而涩，为无子，精气清冷。（第六7）

夫失精家，少腹弦急，阴头寒，目眩，发落，脉极虚芤迟，为清谷，亡血，失精。脉得诸芤动微紧，男子失精，女子梦交，桂枝加龙骨牡蛎汤主之。（第六8）

桂枝　芍药　生姜各三两（各9g）　甘草二两（6g）　大枣十二枚　龙骨　牡蛎各三两（各9g）

上七味，以水七升，煮取三升。分温三服。

男子平人，脉虚弱细微者，喜盗汗出也。（第六9）

人年五六十，其病脉大者，痹侠背行，若肠鸣，马刀侠瘿者，皆为劳得之。（第六10）

脉沉小迟，名脱气，其人疾行则喘喝，手足逆寒，腹满，甚则溏泄，食不消化也。（第六11）

脉弦而大，弦则为减，大则为芤，减则为寒，芤则为虚，虚寒相搏，此名为革；妇人则半产漏下，男子则亡血失精。（第六12）

虚劳，里急，悸，衄，腹中痛，梦失精，四肢痠疼，手足烦热，咽干，口燥，小建中汤主之。（第六13）

虚劳里急，诸不足，黄芪建中汤主之。（第六14）

桂枝去皮，三两（9g）　甘草炙，二两（6g）　芍药六两（18g）　生姜切，三两（9g）　大枣擘，十二枚　胶饴一升（70mL）　黄芪一两半（4.5g）

上七味，以水七升，煮取三升，去滓。内饴，更上微火消解。温服一升，日三服。呕家，不可用建中汤，以甜故也。气短，胸满者，加生姜；腹满者，去枣，加茯苓一两半；及疗肺虚损不足，补气加半夏三两。

虚劳，腰痛，少腹拘急，小便不利者，八味肾气丸主之。（第六15）

干地黄八两（24g）　薯蓣（即山药）四两（12g）　山茱萸四两（12g）　泽泻三两（9g）　茯苓三两（9g）　牡丹皮三两（9g）　桂枝一两（3g）　附子炮，一两（3g）

上八味，末之，炼蜜和丸，梧子大，酒下十五丸，加至二十五丸，日再服。

虚劳，诸不足，风气百疾，薯蓣丸主之。（第六16）

薯蓣三十分（90g）　当归　桂枝　曲　干地黄　豆黄卷各十分（各30g）　甘草二十八分（84g）　人参七分（21g）　川芎　芍药　白术　麦门冬　杏仁各六分（各18g）　柴胡　桔梗　茯苓各五分（各15g）　阿胶七分（21g）　干姜三分（9g）　白蔹二分（6g）　防风六分（18g）　大枣百枚为膏

上二十一味，末之，炼蜜为丸，如弹子大，空腹酒服一丸，一百丸为剂。

虚劳，虚烦，不得眠，酸枣仁汤主之。（第六17）

酸枣仁二升（48g）　甘草一两（3g）　知母二两（6g）　茯苓二两（6g）　川芎二两（6g）

上五味，以水八升，煮酸枣仁，得六升，内诸药，煮取三升，分温三服。

五劳，虚极羸瘦，腹满，不能饮食，食伤，忧伤，饮伤，房室伤，饥伤，劳伤，经络营卫气伤，内有干血，肌肤甲错，两目黯黑，缓中补虚，大黄䗪虫丸主之。（第六18）

大黄蒸，十分（7.5g）　黄芩二两（6g）　甘草三两（9g）　桃仁一升（24g）　杏仁一升（24g）　芍药四两（12g）　干地黄十两（30g）　干漆一两（3g）　虻虫一升（24g）　水蛭百枚（24g）　蛴螬一升（24g）　䗪虫半升（12g）

上十二味，末之，炼蜜和丸小豆大，酒饮服五丸，日三服。

天雄散（第六19）

天雄炮，三两（9g）　白术八两（24g）　桂枝六两（18g）　龙骨三两（9g）

上四味，杵为散，酒服半钱匕。日三服。不知，稍增之。（第六20）

问曰：热在上焦者，因咳为肺痿，肺痿之病，何从得之？师曰：或从汗出，或从呕吐，或从消渴，小便利数，或从便难，又被快药下利，重亡津液，故得之。

曰：寸口脉数，其人咳，口中反有浊唾涎沫者何？师曰：为肺痿之病，若口中辟辟燥，咳即胸中隐隐痛，脉反滑数，此为肺痈。

咳唾脓血，脉数虚者，为肺痿；数实者，为肺痈。(第七 1)

问曰：病咳逆，脉之，何以知此为肺痈？当有脓血，吐之则死，其脉何类？师曰：寸口脉微而数，微则为风，数则为热，微则汗出，数则恶寒，风中于卫，呼气不入，热过于荣，吸而不出，风伤皮毛，热伤血脉，风舍于肺，其人则咳，口干，喘满，咽燥不渴，多唾浊沫，时时振寒。热之所过，血为之凝滞，蓄结痈脓，吐如米粥，始萌可救，脓成则死。(第七 2)

上气，面浮肿，肩息，其脉浮大，不治，又加利尤甚。(第七 3)

上气，喘而躁者，属肺胀；欲作风水，发汗则愈。(第七 4)

肺痿，吐涎沫而不咳者，其人不渴，必遗尿，小便数，所以然者，以上虚不能制下故也，此为肺中冷，必眩，多涎唾，甘草干姜汤以温之。若服汤已渴者，属消渴。(第七 5)

咳而上气，喉中有水鸡声，射干麻黄汤主之。(第七 6)

射干十三枚（9g） 麻黄四两（12g） 生姜四两（12g） 细辛 紫菀 款冬花各三两（各 9g） 五味子半升（12g） 大枣七枚 半夏大者，洗，八枚（12g）

上九味，以水一斗二升，先煮麻黄两沸，去上沫，内诸药，煮取三升，分温三服。

咳逆上气，时时吐浊，但坐，不得眠，皂荚丸主之。(第七 7)

皂荚刮去皮，用酥炙，八两（24g）

上一味，末之，蜜丸梧子大，以枣膏和汤，服三丸，日三夜一服。

咳而脉浮者，厚朴麻黄汤主之。(第七 8)

厚朴五两（15g） 麻黄四两（12g） 石膏如鸡子大（48g） 杏仁半升（12g） 半夏半升（12g） 干姜二两（6g） 细辛二两（6g） 小麦一升（24g） 五味子半升（12g）

上九味，以水一斗二升，先煮小麦熟，去滓。内诸药，煮取三升，温服一升，日三服。

脉沉者，泽漆汤主之。(第七 9)

半夏半升（12g） 紫参（一作紫菀）五两（15g） 泽漆以东流水五斗，煮取一斗五升，三斤（150g） 生姜五两（15g） 白前五两（15g） 甘草 黄芩 人参 桂枝各三两（各 9g）

上九味，㕮咀，内泽漆汁中，煮取五升，温服五合，至夜尽。

大逆上气，咽喉不利，止逆下气者，麦门冬汤主之。(第七 10)

麦门冬七升（154g） 半夏一升（24g） 人参三两（9g） 甘草二两（6g） 粳米三合（9g） 大枣十二枚

上六味，以水一斗二升，煮取六升，温服一升，日三夜一服。

肺痈，喘不得卧，葶苈大枣泻肺汤主之。(第七 11)

葶苈子熬令黄色，捣丸如弹子大，二十枚（10g） 大枣十二枚

上先以水三升，煮枣取二升，去枣，内葶苈，煮取一升，顿服。

咳而胸满，振寒脉数，咽干不渴，时出浊唾腥臭，久久吐脓如米粥者，为肺痈，桔梗汤主之。(第七 12)

咳而上气，此为肺胀，其人喘，目如脱状，脉浮大者，越婢加半夏汤主之。(第七 13)

麻黄六两（18g） 石膏半斤（24g） 生姜三两（9g） 大枣十五枚 甘草二两（6g） 半夏半升（12g）

上六味，以水六升，先煮麻黄，去上沫，内诸药，煮取三升，分温三服。

肺胀，咳而上气，烦躁而喘，脉浮者，心下有水，小青龙加石膏汤主之。(第七 14)

麻黄去节，三两（9g） 芍药三两（9g） 细辛三两（9g） 干姜三两（9g） 甘草炙，三两（9g） 桂枝去皮，三两（9g） 五味子半升（12g） 半夏洗，半升（12g） 石膏二两（6g）

上九味，以水一斗，先煮麻黄，去沫，内诸药，煮取三升。强人服一升，羸者减之，日三服，小儿服四合。

肺痈，胸满胀，一身面目浮肿，鼻塞，清涕出，不闻香臭酸辛，咳逆上气，喘鸣迫塞，葶苈大枣泻肺汤主之。(第七 15)

师曰：病有奔豚，有吐脓，有惊怖，有火邪，此四部病，皆从惊发得之。师曰：奔豚病，从少腹起，上冲咽喉，发作欲死，复还止，皆从

惊恐得之。(第八1)

奔豚，气上冲胸，腹痛，往来寒热，奔豚汤主之。(第八2)

甘草　川芎　当归各二两（各6g）　半夏四两（12g）　黄芩二两（6g）　生葛五两（15g）　芍药二两（6g）　生姜四两（12g）甘李根白皮一升（24g）

上九味，以水二斗，煮取五升。温服一升，日三夜一服。

发汗后，烧针令其汗，针处被寒，核起而赤，必发奔豚，气从少腹上至心，灸其核上各一壮，与桂枝加桂汤主之。(第八3)

发汗后，脐下悸者，欲作奔豚，茯苓桂枝甘草大枣汤主之。(第八4)

师曰：夫脉当取太过不及，阳微阴弦，即胸痹而痛；所以然者，责其极虚也。今阳虚知在上焦，所以胸痹，心痛者，以其阴弦故也。(第九1)

平人无寒热，短气不足以息者，实也。(第九2)

胸痹之病，喘息咳唾，胸背痛，短气，寸口脉沉而迟，关上小紧数（编者注：疑“数”为“数”字，以示关脉紧特别明显），栝楼薤白白酒汤主之。(第九3)

栝楼实捣，一枚（15g）　薤白半升（12g）白酒七升

上三味，同煮，取二升，分温再服。

胸痹，不得卧，心痛彻背者，栝楼薤白半夏汤主之。(第九4)

栝楼实捣，一枚（15g）　薤白三两（9g）半夏半升（12g）　白酒一斗（50mL）

上四味，同煮，取四升，温服一升，日三服。

胸痹，心中痞，留气结在胸，胸满，胁下逆抢心，枳实薤白桂枝汤主之；人参汤亦主之。(第九5)

枳实四枚（4g）　厚朴四两（12g）　薤白半斤（24g）　桂枝一两（3g）　栝楼实捣，一枚（15g）

上五味，以水五升，先煮枳实、厚朴，取二升，去滓。内诸药，煮数沸，分温三服。

胸痹，胸中气塞，短气，茯苓杏仁甘草汤主之；橘枳姜汤亦主之。(第九6)

茯苓三两（9g）　杏仁五十个（8.5g）　甘草一两（3g）

上三味，以水一斗，煮取五升。温服一升，日三服。不差，更服。

橘皮一斤（48g）　枳实三两（9g）　生姜半斤（24g）

上三味，以水五升，煮取二升。分温三服。

胸痹，缓急者，薏苡附子散主之。(第九7)

薏苡仁十五两（45g）　大附子炮，十枚（80g）

上二味，杵为散，服方寸匕，日三服。

心中痞，诸逆心悬痛，桂枝生姜枳实汤主之。(第九8)

桂枝　生姜各三两（各9g）　枳实五枚（5g）

上三味，以水六升，煮取三升。分温三服。

心痛彻背，背痛彻心，乌头赤石脂丸主之。(第九9)

蜀椒一两（3g）　乌头一分（0.8g）　附子炮，半两（1.5g）　干姜一两（3g）　赤石脂一两（3g）

上五味，末之，蜜丸如桐子大，先服食一丸，日三服。不知，稍加服。

趺阳脉微弦，法当腹满，不满者，必便难，两胠疼痛，此虚寒从下上也，当以温药服之。(第十1)

病者腹满，按之不痛为虚，痛者为实，可下之。舌黄未下者，下之黄自去。(第十2)

腹满时减，腹如故，此为寒，当与温药。(第十3)

病者，痿黄，躁而不渴，胸中寒实，而利不止者，死。(第十4)

寸口脉弦，即胁下拘急而痛，其人啬啬恶寒也。(第十5)

夫中寒家，喜欠，其人清涕出，发热色和者，善嚏。(第十6)

中寒，其人下利，以里虚也，欲嚏不能，此人肚中寒。(第十7)

夫瘦人绕脐痛，必有风冷，谷气不行，而反下之，其气必冲，不冲者，心下则痞也。(第十8)

病腹满，发热十日，脉浮而数，饮食如故，厚朴七物汤主之。(第十9)

厚朴半斤（24g）　甘草三两（9g）　大黄三两（9g）　大枣十枚　枳实五枚（5g）　桂枝二两（6g）　生姜五两（15g）

上七味，以水一斗，煮取四升，温服八合，日三服。呕者，加半夏五合，下利去大黄，寒多

者，加生姜至半斤。

腹中寒气，雷鸣切痛，胸胁逆满，呕吐，附子粳米汤主之。(第十 10)

附子炮，一枚（5g） 半夏半升（12g） 甘草一两（3g） 大枣十枚 粳米半升（12g）

上五味，以水八升，煮米熟，汤成，去滓。温服一升，日三服。

痛而闭者，厚朴三物汤主之。(第十 11)

大黄酒洗，四两（12g） 厚朴炙，去皮，八两（24g） 枳实炙，五枚（5g）

上三味，以水一斗二升，先煮二味，取五升，内大黄，煮取二升，温服一升。以利为度。

按之心下满痛者，此为实也，当下之，宜大柴胡汤。(第十 12)

腹满不减，减不足言，当须下之，宜大承气汤。(第十 13)

心胸中大寒痛，呕不能饮食，腹中寒，上冲皮起，出见有头足，上下痛而不可触近，大建中汤主之。(第十 14)

蜀椒去汗，二合（5g） 干姜四两（12g） 人参二两（6g）

上三味，以水四升，煮取二升，去滓。内胶饴一升，微火煎取一升半，分温再服。如一炊顷，可饮粥二升，后更服，当一日食糜，温服之。

胁下偏痛，发热，其脉紧弦，此寒也，以温药下之，宜大黄附子汤。(第十 15)

大黄三两（9g） 附子炮，三枚（15g） 细辛二两（6g）

上三味，以水五升，煮取二升。分温三服。若强人煮取二升半，分温三服。服后如人行四五里，进一服。

寒气，厥逆，赤丸主之。(第十 16)

茯苓四两（12g） 乌头炮，二两（6g） 半夏洗，四两（12g） 细辛一两（3g）

上四味，末之，内真朱为色，炼蜜丸如麻子大，先食酒饮下三丸，日再夜一服；不知，稍增之，以知为度。

腹痛，脉弦而紧，弦则卫气不行，即恶寒，紧则不欲食，邪正相搏，即为寒疝。

寒疝，绕脐痛，若发则白汗出，手足厥冷，其脉沉紧者，大乌头煎主之。(第十 17)

寒疝，腹中痛，及胁痛里急者，当归生姜羊肉汤主之。(第十 18)

当归三两（9g） 生姜五两（15g） 羊肉一斤（48g）

上三味，以水八升，煮取三升，温服七合，日三服。若寒多者，加生姜成一斤；痛多而呕者，加橘皮二两，白术一两；加生姜者，亦加水五升，煮取三升二合，服之。

寒疝，腹中痛，逆冷，手足不仁，若身疼痛，灸刺诸药不能治，抵当乌头桂枝汤主之。(第十 19)

乌头五枚（10g） 桂枝去皮，三两（9g） 芍药三两（9g） 甘草炙，二两（6g） 生姜切，三两（9g） 大枣十二枚

上一味（乌头），以蜜二升，煎减半，去滓。以桂枝汤五合解之，得一升后，初服二合，不知，即服三合；又不知，复加至五合。其知者，如醉状，得吐者，为中病。

上五味（桂枝汤），锉，以水七升，微火煮取三升，去滓。

其脉数而紧乃弦，状如弓弦，按之不移，脉数弦者，当下其寒；脉紧大而涩者，必心下坚；脉大而紧者，阳中有阴，可下之。(第十 20)

问曰：人病有宿食，何以别之？师曰：寸口脉浮而大，按之反涩，尺中亦微而涩，故知有宿食，大承气汤主之。(第十 21)

脉数而滑者，实也，此有宿食，下之愈，宜大承气汤。(第十 22)

下利，不欲食者，有宿食也，当下之，宜大承气汤。(第十 23)

宿食在上脘，当吐之，宜瓜蒂散。(第十 24)

脉紧如转索无常者，有宿食也。(第十 25)

脉紧，头痛风寒，腹中有宿食不化也。(第十 26)

肺中风者，口燥而喘，身运而重，冒而肿胀。(第十一 1)

肺中寒，吐浊涕。(第十一 2)

肺死脏，浮之虚，按之弱如葱叶，下无根者，死。(第十一 3)

肝中风者，头目瞤，两胁痛，行常伛，令人嗜甘。(第十一 4)

肝中寒者，两臂不举，舌本燥，喜太息，胸中痛，不得转侧，食则吐而汗出也。(第十一 5)

肝死脏，浮之弱，按之如索不来，或曲如蛇行者，死。(第十一 6)

肝着，其人常欲蹈其胸上，先未苦时，但欲热饮，旋覆花汤主之。(第十一7)

旋覆花三两 (9g)　葱十四茎　新绛少许(6g)(编者注：按陶弘景释新绛为茜草)

上三味，以水三升，煮取一升。顿服之。

心中风者，翕翕发热，不能起，心中饥，食则呕吐。(第十一8)

心中寒者，其人苦病心如啖蒜状，剧者心痛彻背，背痛彻心，譬如蛊注。其脉浮者，自吐乃愈。(第十一9)

心伤者，其人劳倦，即头面赤而下重，心中痛而自烦，发热，当脐跳，其脉弦，此为心脏伤所致也。(第十一10)

心死脏，浮之实如丸豆，按之益躁疾者，死。(第十一11)

邪哭使魂魄不安者，血气少也；血气少者属于心，心气虚者，其人则畏，合目欲眠，梦远行而精神离散，魂魄妄行。阴气衰者为癫，阳气衰者为狂。(第十一12)

脾中风者，翕翕发热，形如醉人，腹中烦重，皮目瞤瞤而短气。(第十一13)

脾死脏，浮之大坚，按之如覆盃洁洁，状如摇者，死。(第十一14)

趺阳脉浮而涩，浮则胃气强，涩则小便数，浮涩相搏，大便则坚，其脾为约，麻子仁丸主之。(第十一15)

肾著之病，其人身体重，腰中冷，如坐水中，形如水状，反不渴，小便自利，饮食如故，病属下焦，身劳汗出，衣里冷湿，久久得之，腰以下冷痛，腹重如带五千钱，甘姜苓术汤主之。(第十一16)

甘草　白术各二两 (各6g)　干姜　茯苓各四两 (各12g)

上四味，以水五升，煮取三升。分温三服。腰中即温。

肾死脏，浮之坚，按之乱如转丸，益下入尺中者，死。(第十一17)

问曰：三焦竭部，上焦竭善噫，何谓也？师曰：上焦受中焦气未和，不能消谷，故能噫耳。下焦竭，即遗溺失便，其气不和，不能自禁制，不须治，久则愈。(第十一18)

师曰：热在上焦者，因咳为肺痿；热在中焦者，则为坚；热在下焦者，则尿血，亦令淋秘不通；大肠有寒者，多鹜溏；有热者，便肠垢；小肠有寒者，其人下重，便血；有热者，必痔。(第十一19)

问曰：病有积，有聚，有槃气，何谓也？师曰：积者，脏病也，终不移；聚者，腑病也，发作有时，展转痛移，为可治；槃气者，胁下痛，按之则愈，复发为槃气。诸积大法，脉来细而附骨者，乃积也。寸口，积在胸中；微出寸口，积在喉中；关上，积在脐旁；上关上，积在心下；微下关，积在少腹；尺中，积在气冲。脉出左，积在左；脉出右，积在右；脉两出，积在中央，各以其部处之。(第十一20)

问曰：夫饮有四，何谓也？师曰：有痰饮，有悬饮，有溢饮，有支饮。(第十二1)

问曰：四饮何以为异？师曰：其人素盛今瘦，水走肠间，沥沥有声，谓之痰饮；饮后水流在胁下，咳唾引痛，谓之悬饮；饮水流行，归于四肢，当汗出而不汗出，身体疼重，谓之溢饮；咳逆倚息，短气不得卧，其形如肿，谓之支饮。(第十二2)

水在心，心下坚筑，短气，恶水不欲饮。(第十二3)

水在肺，吐涎沫，欲饮水。(第十二4)

水在脾，少气身重。(第十二5)

水在肝，胁下支满，嚏而痛。(第十二6)

水在肾，心下悸。(第十二7)

夫心下有留饮，其人背寒冷如手大。(第十二8)

留饮者，胁下痛引缺盆，咳嗽则辄已。(第十二9)

胸中有留饮，其人短气而渴，四肢历节痛，脉沉者，有留饮。(第十二10)

膈上病痰，满喘咳吐，发则寒热，背痛腰疼，目泣自出，其人振振身瞤剧，必有伏饮。(第十二11)

夫病人饮水多，必暴喘满。凡食少饮多，水停心下；甚者则悸，微者短气。(第十二12)

脉双弦者，寒也，皆大下后善虚；脉偏弦者，饮也。(第十二12)

肺饮不弦，但苦喘短气。(第十二13)

支饮亦喘而不能卧，加短气，其脉平也。(第十二14)

病痰饮者，当以温药和之。(第十二15)

心下有痰饮，胸胁支满，目眩，苓桂术甘汤

主之。(第十二 16)

夫短气有微饮，当从小便去之，苓桂术甘汤主之；肾气丸亦主之。(第十二 17)

病者脉伏，其人欲自利，利反快，虽利，心下续坚满，此为留饮欲去故也，甘遂半夏汤主之。(第十二 18)

甘遂大者，三枚（5g） 半夏以水一升，煮取半升，去滓，十二枚（8g） 芍药五枚（15g） 甘草炙，如指大一枚（3g）

上四味，以水二升，煮取半升，去滓。以蜜半升，和药汁煎服八合。顿服之。

脉浮而细滑，伤饮。(第十二 19)

脉弦数，有寒饮，冬夏难治。(第十二 20)

脉沉而弦者，悬饮内痛。(第十二 21)

病悬饮者，十枣汤主之。(第十二 22)

病溢饮者，当发其汗，大青龙汤主之；小青龙汤亦主之。(第十二 23)

膈间支饮，其人喘满，心下痞坚，面色黧黑，其脉沉紧，得之数十日，医吐下之不愈，木防己汤主之；虚者即愈，实者三日复发，复与不愈者，宜木防己去石膏加茯苓芒硝汤主之。(第十二 24)

木防己三两（9g） 石膏十二枚鸡子大（48g） 桂枝二两（6g） 人参四两（12g）

上四味，以水六升，煮取二升。分温再服。

木防己二两（6g） 桂枝二两（6g） 人参四两（12g） 芒硝三合（9g） 茯苓四两（12g）

上五味，以水六升，煮取二升，去滓。内芒硝，再微煎。分温再服，微利则愈。

心下有支饮，其人苦冒眩，泽泻汤主之。(第十二 25)

泽泻五两（15g） 白术二两（6g）

上二味，以水二升，煮取一升。分温再服。

支饮，胸满者，厚朴大黄汤主之。(第十二 26)

大黄六两（18g） 厚朴一尺（30g） 枳实四枚（4g）

上三味，以水五升，煮取二升。分温再服。

支饮，不得息，葶苈大枣泻肺汤主之。(第十二 27)

呕家本渴，渴者为欲解，今反不渴，心下有支饮故也，小半夏汤主之。(第十二 28)

半夏一升（24g） 生姜半斤（24g）

上二味，以水七升，煮取一升半。分温再服。

腹满，口舌干燥，此肠间有水气，己椒苈黄丸主之。(第十二 29)

防己 椒目 葶苈熬 大黄各一两（各 3g）

上四味，末之，蜜丸如梧子大，先食，饮服一丸，日三服。稍增，口中有津液。渴者，加芒硝半两。

卒呕吐，心下痞，膈间有水，眩悸者，小半夏加茯苓汤主之。(第十二 30)

半夏一升（24g） 生姜半斤（24g） 茯苓三两（9g）

上三味，以水七升，煮取一升五合。分温再服。

假令瘦人脐下有悸，吐涎沫而癫眩，此水也，五苓散主之。(第十二 31)

咳家，其脉弦，为有水，十枣汤主之。(第十二 32)

夫有支饮家，咳烦，胸中痛者，不卒死，至一百日或一岁，宜十枣汤。(第十二 33)

久咳数岁，其脉弱者，可治；实大数者，死；其脉虚者，必苦冒；其人本有支饮在胸中故也，治属饮家。(第十二 34)

咳逆倚息不得卧，小青龙汤主之。(第十二 35)

青龙汤下已，多唾，口燥，寸脉沉，尺脉微，手足厥逆，气从小腹上冲胸咽，手足痹，其面翕热如醉状，因复下流阴股，小便难，时复冒者，与茯苓桂枝五味甘草汤，治其气冲。(第十二 36)

桂枝去皮，四两（12g） 茯苓四两（12g） 甘草炙，三两（9g） 五味子半升（12g）

上四味，以水八升，煮取三升，去滓。分三温服。

冲气即低，而反更咳，胸满者，用桂苓五味甘草汤去桂加干姜、细辛，以治其咳满。(第十二 37)

茯苓四两（12g） 甘草三两（9g） 干姜三两（9g） 细辛三两（9g） 五味子半升（12g）

上五味，以水八升，煮取三升，去滓。温服半升，日三。

咳满即止，而更复渴，冲气复发者，以细辛、干姜为热药也。服之当遂渴，而渴反止者，

为支饮也。支饮者，法当冒，冒者必呕，呕者复内半夏以去其水。(第十二38)

茯苓四两（12g） 甘草二两（6g） 细辛二两（6g） 干姜二两（6g） 五味子半升（12g） 半夏半升（12g）

上六味，以水八升，煮取三升，去滓。温服半升，日三。

水去呕止，其人形肿者，加杏仁主之。其证应内麻黄，以其人遂痹，故不内之。若逆而内之者，必厥。所以然者，以其人血虚，麻黄发其阳故也。(第十二39)

茯苓四两（12g） 甘草三两（9g） 细辛三两（9g） 干姜三两（9g） 五味子半升（12g） 半夏半升（12g） 杏仁去皮尖，半升（12g）

上七味，以水一斗，煮取三升，去滓。温服半升，日三。

若面热如醉，此为胃热上冲熏其面，加大黄以利之。(第十二40)

茯苓四两（12g） 甘草三两（9g） 细辛三两（9g） 干姜三两（9g） 五味子半升（12g） 半夏半升（12g） 杏仁去皮尖，半升（12g） 大黄三两（9g）

上八味，以水一斗，煮取三升，去滓。温服半升，日三。

先渴后呕，为水停心下，此属饮家，小半夏加茯苓汤主之。(第十二41)

厥阴之为病，消渴，气上撞心，心中疼热，饥而不欲食，食即吐，下之不肯止。(第十三1)

寸口脉浮而迟，浮即为虚，迟即为劳；虚则卫气不足，劳则营气竭。

趺阳脉浮而数，浮即为气，数即消谷而大坚；气盛则溲数，溲数即坚，坚数相搏，即为消渴。(第十三2)

男子消渴，小便反多，以饮一斗，小便一斗，肾气丸主之。(第十三3)

脉浮，小便不利，微热，消渴者，宜利小便、发汗，五苓散主之。(第十三4)

渴欲饮水，水入则吐者，名曰水逆，五苓散主之。(第十三5)

渴欲饮水不止者，文蛤散主之。(第十三6)

淋之为病，小便如粟状，小腹弦急，痛引脐中。(第十三7)

趺阳脉数，胃中有热，即消谷引食，大便必坚，小便即数。(第十三8)

淋家，不可发汗，发汗则必便血。(第十三9)

小便不利者，有水气，其人苦渴，栝楼瞿麦丸主之。(第十三10)

栝楼根二两（6g） 茯苓三两（9g） 薯蓣三两（9g） 附子炮，一枚（5g） 瞿麦一两（3g）

上五味，末之，炼蜜丸，梧子大，饮服三丸，日三服。不知，增至七八丸，以小便利，腹中温为知。

小便不利，蒲灰散主之；滑石白鱼散、茯苓戎盐汤并主之。(第十三11)

蒲灰七分（21g） 滑石三分（9g）

上二味，杵为散，饮服方寸匕，日三服。

滑石二分（6g） 乱发烧，二分（6g） 白鱼二分（6g）

上三味，杵为散，饮服方寸匕，日三服。

茯苓半斤（24g） 白术二两（6g） 戎盐弹丸大一枚（15g）

上三味（编者注：上三味之后用法乃《四部备要》补注），先将茯苓、白术煎成，入戎盐煎，分三服。

渴欲饮水，口干舌燥者，白虎加人参汤主之。(第十三12)

脉浮，发热，渴欲饮水，小便不利者，猪苓汤主之。(第十三13)

师曰：病有风水，有皮水，有正水，有石水，有黄汗。风水，其脉自浮，外证骨节疼痛，恶风；皮水，其脉亦浮，外证胕肿，按之没指，不恶风，其腹如鼓，不渴，当发其汗；正水，其脉沉迟，外证自喘；石水，其脉自沉，外证腹满，不喘；黄汗，其脉沉迟，身发热，胸满，四肢头面肿，久不愈，必致痈脓。(第十四1)

脉浮而洪，浮则为风，洪则为气，风气相搏，风强则为隐疹，身体为痒，痒为泄风，久为痂癞；气强则为水，难以俯仰；风气相击，身体洪肿，汗出乃愈；恶风则虚，此为风水；不恶风者，小便通利，上焦有寒，其口多涎，此为黄汗。(第十四2)

寸口脉沉滑者，中有水气，面目肿大，有热，名曰风水；视人之目窠上微拥，如蚕新卧起状，其颈脉动，时时咳，按其手足上，陷而不起者，风水。(第十四3)

太阳病，脉浮而紧，法当骨节疼痛，反不

痛，身体反重而酸，其人不渴，汗出即愈，此为风水。恶寒者，此为极虚发汗得之。

渴而不恶寒者，此为皮水。

身肿而冷，状如周痹，胸中窒，不能食，反聚痛，暮躁不得眠，此为黄汗，痛在骨节。

咳而喘，不渴者，此为脾胀，其状如肿，发汗即愈。

然诸病此者，渴而下利，小便数者，皆不可发汗。（第十四4）

里水者，一身面目黄肿，其脉沉，小便不利，故令病水。假如小便自利，此亡津液，故令渴也，越婢加术汤主之。（第十四5）

趺阳脉当伏，今反紧，本自有寒，疝瘕，腹中痛，医反下之，下之即胸满，短气。（第十四6）

趺阳脉当伏，今反数，本自有热，消谷，小便数，今反不利，此欲作水。（第十四7）

寸口脉浮而迟，浮脉则热，迟脉则潜，热潜相搏，名曰沉；趺阳脉浮而数，浮脉即热，数脉即止，热止相搏，名曰伏；沉伏相搏，名曰水；沉则脉络虚，伏则小便难，虚难相搏，水走皮肤，即为水矣。（第十四8）

寸口脉弦而紧，弦则卫气不行，即恶寒，水不沾流，走于肠间。

少阴脉紧而沉，紧则为痛，沉则为水，小便即难。（第十四9）

脉得诸沉，当责有水，身体肿重；水病脉出者，死。（第十四10）

夫水病人，目下有卧蚕，面目鲜泽，脉伏，其人消渴；病水腹大，小便不利，其脉沉绝者，有水，可下之。（第十四11）

问曰：病下利后，渴饮水，小便不利，腹满因肿者，何也？答曰：此法当病水，若小便自利及汗出者，自当愈。（第十四12）

心水者，其身重而少气，不得卧，烦而躁，其人阴肿。（第十四13）

肝水者，其腹大，不能自转侧，胁下腹痛，时时津津微生，小便续通。（第十四14）

肺水者，其身肿，小便难，时时鸭溏。（第十四15）

脾水者，其腹大，四肢苦重，津液不生，但苦少气，小便难。（第十四16）

肾水者，其腹大，脐肿腰痛，不得溺，阴下湿如牛鼻上汗，其足逆冷，面反瘦。（第十四17）

师曰：诸有水者，腰以下肿，当利小便；腰以上肿，当发汗乃愈。（第十四18）

师曰：寸口脉沉而迟，沉则为水，迟则为寒，寒水相搏；趺阳脉伏，水谷不化，脾气衰则鹜溏，胃气衰则身肿；少阳脉卑，少阴脉细，男子则小便不利，妇人则经水不通，经为血，血不利则为水，名曰血分。（第十四19）

问曰：病有血分、水分，何也？师曰：经水前断，后病水，名曰血分，此病难治；先病水，后经水断，名曰水分，此病易治。何以故？去水，其经自下。（第十四20）

问曰：病者苦水，面目身体四肢皆肿，小便不利，脉之，不言水，反言胸中痛，气上冲咽，状如炙肉，当微咳喘，审如师言，其脉何类？

师曰：寸口脉沉而紧，沉为水，紧为寒，沉紧相搏，结在关元，始时尚微，年盛不觉，阳衰之后，营卫相干，阳损阴盛，结寒微动，肾气上冲，喉咽塞噎，胁下急痛，医以为留饮而大下之，气击不去，其病不除。后重吐之，胃家虚烦，咽燥欲饮水，小便不利，水谷不化，面目手足浮肿。又与葶苈丸下水，当时如小差，食饮过度，肿复如前，胸胁苦痛，象若奔豚，其水扬溢，则浮咳喘逆。当先攻击冲气，令止，乃治咳，咳止，其喘自差。先治新病，病当在后。（第十四21）

风水，脉浮，身重，汗出，恶风者，防己黄芪汤主之；腹痛加芍药。（第十四22）

风水，恶风，一身悉肿，脉浮不渴，续自汗出，无大热，越婢汤主之。（第十四23）

麻黄六两（18g）　石膏半斤（24g）　生姜三两（9g）　甘草二两（6g）　大枣十五枚

上五味，以水六升，先煮麻黄，去上沫，内诸药，煮取三升，分温三服。恶风者，加附子一枚，炮；风水加术四两。

皮水为病，四肢肿，水气在皮肤中，四肢聂聂动者，防己茯苓汤主之。（第十四24）

防己三两（9g）　黄芪三两（9g）　桂枝三两（9g）　茯苓六两（18g）　甘草二两（6g）

上五味，以水六升，煮取二升，分温三服。

里水，越婢加术汤主之；甘草麻黄汤亦主之。（第十四25）

麻黄六两（18g）　石膏半斤（24g）　生姜三两（9g）　大枣十五枚　甘草二两（6g）　半夏半升（12g）

上六味，以水六升，先煮麻黄，去上沫，内

诸药，煮取三升，分温三服。

甘草二两（6g） 麻黄四两（12g）

上二味，以水五升，先煮麻黄，去上沫，内甘草，煮取三升。温服一升。重覆汗出，不汗，再服。慎风寒。

水之为病，其脉沉小，属少阴；浮者为风，无水虚胀者为气。水，发其汗即已。脉沉者，宜麻黄附子汤；浮者，宜杏子汤。（第十四 26）

厥而皮水者，蒲灰散主之。（第十四 27）

问曰：黄汗之为病，身体重，发热，汗出而渴，状如风水，汗沾衣，色正黄如柏汁，脉自沉，何从得之？师曰：以汗出入水中浴，水从汗孔入得之，宜芪芍桂酒汤主之。（第十四 28）

黄芪五两（15g） 芍药三两（9g） 桂枝三两（9g）

上三味，以苦酒一升，水七升，相和，煮取三升，温服一升。当心烦，服至六七日乃解。若心烦不止者，以苦酒阻故也。

黄汗之病，两胫自冷；假令发热，此属历节；食已汗出，又身常暮盗汗出者，此劳气也；若汗出已反发热者，久久其身必甲错，发热不止者，必生恶疮。

若身重，汗出已辄轻者，久久必身瞤，髋及胸中痛，又从腰以上必汗出，下无汗，腰髋弛痛，如有物在皮中状，剧者不能食，身疼重，烦躁，小便不利，此为黄汗，桂枝加黄芪汤主之。（第十四 29）

桂枝三两（9g） 芍药三两（9g） 甘草二两（6g） 生姜三两（9g） 大枣十二枚 黄芪二两（6g）

上六味，以水八升，煮取三升，温服一升，须臾，饮热稀粥一升余，以助药力，温服，取微汗；若不汗，更服。

师曰：寸口脉迟而涩，迟则为寒，涩则血不足。趺阳脉微而迟，微则为气，迟则为寒。寒气不足，则手足逆冷；手足逆冷，则营卫不利；营卫不利，则腹满胁鸣相逐；气转膀胱，营卫俱伤；阳气不通即身冷，阴气不通即骨痛；阳前通则恶寒，阴前通则痹不仁；阴阳相得，其气乃行，大气一转，其气乃散；实则失气，虚则遗尿，名曰气分。（第十四 30）

气分，心下坚，大如盘，边如旋杯，水饮所作，桂枝去芍药加麻黄附子细辛汤主之。（第十四 31）

桂枝三两（9g） 生姜三两（9g） 甘草二两（6g） 大枣十二枚 麻黄二两（6g） 细辛二两（6g） 附子炮，一枚（5g）

上七味，以水七升，煮麻黄，去上沫，内诸药，煮取二升，分温三服。当汗出，如虫行皮中，即愈。

心下坚，大如盘，边如旋盘，水饮所作，枳术汤主之。（第十四 32）

枳实七枚（7g） 白术二两（6g）

上二味，以水五升，煮取三升，分温三服，腹中软即当散也。

寸口脉浮而缓，浮则为风，缓则为痹；痹非中风，四肢苦烦，脾色必黄，瘀热以行。（第十五 1）

趺阳脉紧而数，数则为热，热则消谷，紧则为寒，食即为满；尺脉浮为伤肾，趺阳脉紧为伤脾；风寒相搏，食谷为眩，谷气不消，胃中苦浊，浊气下流，小便不通，阴被其寒，热流膀胱，身体尽黄，名曰谷疸。

额上黑，微汗出，手足中热，薄暮即发，膀胱急，小便自利，名曰女劳疸；腹如水状，不治。

心中懊侬而热，不能食，时欲呕，名曰酒疸。（第十五 2）

阳明病，脉迟者，食难用饱，饱则微烦，头眩，必小便难，此欲作谷疸；虽下之，腹满如故，所以然者，脉迟故也。（第十五 3）

夫病酒黄疸，必小便不利，其候心中热，足下热，是其证也。（第十五 4）

酒黄疸者，或无热，靖言了了，腹满欲吐，鼻燥；其脉浮者，先吐之；沉弦者，先下之。（第十五 5）

酒疸，心中热，欲呕者，吐之愈。（第十五 6）

酒疸下之，久久为黑疸，目青面黑，心中如噉蒜齑状，大便正黑，皮肤爪之不仁，其脉浮弱，虽黑微黄，故知之。（第十五 7）

师曰：病黄疸，发热烦喘，胸满口燥者，以病发时火劫其汗，两热所得。然黄家所得，从湿得之。一身尽发热而黄，肚热，热在里，当下之。（第十五 8）

脉沉，渴欲饮水，小便不利者，皆发黄。（第十五 9）

腹满，舌痿黄，燥不得睡，属黄家。（第十

五10)

黄疸之病，当以十八日为期，治之十日以上瘥，反剧为难治。(第十五11)

疸而渴者，其疸难治；疸而不渴者，其疸可治。发于阴部，其人必呕；阳部，其人振寒而发热也。(第十五12)

谷疸之为病，寒热不食，食即头眩，心胸不安，久久发黄为谷疸，茵陈蒿汤主之。(第十五13)

黄家，日晡所发热，而反恶寒，此为女劳得之；膀胱急，少腹满，身尽黄，额上黑，足下热，因作黑疸，其腹胀如水状，大便必黑，时溏，此女劳之病，非水也；腹胀者，难治，硝石矾石散主之。(第十五14)

硝石　矾石烧，等分

上二味，为散，以大麦粥汁和，服方寸匕，日三服。病随大小便去，小便正黄，大便正黑，是候也。

酒黄疸，心中懊憹或热痛，栀子大黄汤主之。(第十五15)

栀子十四枚（14g）　大黄一两（3g）　枳实五枚（5g）　豉一升（24g）

上四味，以水六升，煮取三升。分温三服。

诸病黄家，但利其小便；假令脉浮，当以汗解之，宜桂枝加黄芪汤主之。(第十五16)

诸黄，猪膏发煎主之。(第十五17)

猪膏半斤（24g）　乱发如鸡子大，三枚(10g)

上二味，和膏中煎之，发消药成。分再服。病从小便出。

黄疸病，茵陈五苓散主之。(第十五18)

茵陈蒿末十分（30g）　五苓散五分（15g）

上二物，和，先食，饮方寸匕，日三服。

黄疸，腹满，小便不利而赤，自汗出，此为表和里实，当下之，宜大黄硝石汤。(第十五19)

大黄四两（12g）　黄柏四两（12g）　硝石四两（12g）　栀子十五枚（15g）

上四味，以水六升，煮取二升，去滓，内硝，更煮取一升，顿服。

黄疸病，小便色不变，欲自利，腹满而喘，不可除热，热除，必哕，哕者，小半夏汤主之。(第十五20)

诸黄，腹痛而呕者，宜柴胡汤。必小柴胡汤。(第十五21)

男子黄，小便自利，当与虚劳小建中汤。(第十五22)

寸口脉动而弱，动即为惊，弱则为悸。(第十六1)

师曰：夫脉浮，目睛晕黄，衄未止；晕黄去，目睛慧了，知衄今止。(第十六2)

又曰：从春至夏衄者，太阳；从秋至冬衄者，阳明。(第十六3)

衄家，不可发汗，汗出必额上陷脉急紧，直视不能眴，不得眠。(第十六4)

病人面无色，无寒热；脉沉弦者，衄；浮弱，手按之绝者，下血；烦咳者，必吐血。(第十六5)

夫吐血，咳逆上气，其脉数而有热，不得卧者，死。(第十六6)

夫酒客咳者，必致吐血，此因极饮过度所致也。(第十六7)

寸口脉弦而大，弦则为减，大则为芤，减则为寒，芤则为虚，虚寒相搏，此名革，妇人则半产漏下，男子则亡血。(第十六8)

亡血不可发其汗，发汗则寒慄而振。(第十六9)

病人胸满，唇痿舌青，口燥，但欲漱水不欲咽，无寒热，脉微大来迟，腹不满，其人言我满，为有瘀血。(第十六10)

病者如热状，烦满，口干燥而渴，其脉反无热，此为阴伏，是瘀血也，当下之。(第十六11)

火邪者，桂枝去芍药加蜀漆牡蛎龙骨救逆汤主之。(第十六12)

心下悸者，半夏麻黄丸主之。(第十六13)

半夏　麻黄等分

上二味，末之，炼蜜和丸小豆大，饮服三丸，日三服。

吐血不止者，柏叶汤主之。(第十六14)

柏叶　干姜各三两（各9g）　艾三把（30g）

上三味，以水五升，取马通汁一升，合煮取一升。分温再服。

下血，先便后血，此远血也，黄土汤主之。(第十六15)

甘草三两（9g）　干地黄三两（9g）　白术三两（9g）　附子炮，三两（9g）　阿胶三两(9g)　黄芩三两（9g）　灶心黄土半斤（24g）

上七味，以水八升，煮取三升，分温二服。

下血，先血后便，此近血也，赤小豆当归散主之。(第十六16)

心气不足，吐血，衄血，泻心汤主之。(第十六17)

大黄二两（6g） 黄连 黄芩各一两（各3g）

上三味，以水三升，煮取一升。顿服之。

夫呕家有痈脓，不可治呕，脓尽自愈。(第十七1)

先呕却渴者，此为欲解。先渴却呕者，为水停心下，此属饮家。

呕家本渴，今反不渴者，以心下有支饮故也，此属支饮。(第十七2)

问曰：病人脉数，数为热，当消谷引食，而反吐者，何也？师曰：以发其汗，令阳气微，膈气虚，脉乃数；数为客热，不能消谷，胃中虚冷故也。(第十七3)

脉弦者，虚也，胃气无余，朝食暮吐，变为胃反。寒在于上，医反下之，今脉反弦，故名曰虚。(第十七3)

寸口脉微而数，微则无气，无气则营虚，营虚则血不足，血不足则胸中冷。(第十七4)

趺阳脉浮而涩，浮则为虚，涩则伤脾，脾伤则不磨，朝食暮吐，暮食朝吐，宿谷不化，名曰胃反。脉紧而涩，其病难治。(第十七5)

病人欲吐者，不可下之。(第十七6)

哕而腹满，视其前后，知何部不利，利之则愈。(第十七7)

呕而胸满者，茱萸汤主之。(第十七8)

干呕，吐涎沫，头痛者，吴茱萸汤主之。(第十七9)

呕而肠鸣，心下痞者，半夏泻心汤主之。(第十七10)

干呕而利者，黄芩加半夏生姜汤主之。(第十七11)

诸呕吐，谷不得下者，小半夏汤主之。(第十七12)

呕吐而病在膈上，后思水者，解，急与之；思水者，猪苓散主之。(第十七13)

呕而脉弱，小便复利，身有微热，见厥者，难治，四逆汤主之。(第十七14)

呕而发热者，小柴胡汤主之。(第十七15)

胃反呕吐者，大半夏汤主之。(第十七16)

半夏（洗完用）二升（48g） 人参三两（9g） 白蜜一升（60mL）

上三味，以水一斗二升，和蜜扬之二百四十遍，煮取二升半。温服一升，余分再服。

食已即吐者，大黄甘草汤主之。(第十七17)

大黄四两（12g） 甘草一两（3g）

上二味，以水三升，煮取一升。分温再服。

胃反，吐而渴欲饮水者，茯苓泽泻汤主之。(第十七18)

茯苓半斤（24g） 泽泻四两（12g） 甘草二两（6g） 桂枝二两（6g） 白术三两（9g） 生姜四两（12g）

上六味，以水一斗，煮取三升，内泽泻，再煮取二升半。温服八合，日三服。

吐后，渴欲得水而贪饮者，文蛤汤主之；兼主微风，脉紧，头痛。(第十七19)

文蛤五两（15g） 麻黄三两（9g） 甘草三两（9g） 生姜三两（9g） 石膏五两（15g）杏仁五十个（8.5g） 大枣十二枚

上七味，以水六升，煮取二升。温服一升，汗出即愈。

干呕，吐逆，吐涎沫，半夏干姜散主之。(第十七20)

半夏 干姜等分

上二味，杵为散，取方寸匕，浆水一升半，煮取七合。顿服之。

病人胸中似喘不喘，似呕不呕，似哕不哕，彻心中愦愦然无奈者，生姜半夏汤主之。(第十七21)

半夏半升（12g） 生姜汁一升（60mL）

上二味，以水三升，煮半夏，取二升，内生姜汁，煮取一升半。小冷，分四服。日三夜一服，止，停后服。

干呕，哕，若手足厥者，橘皮汤主之。(第十七22)

橘皮四两（12g） 生姜半斤（24g）

上二味，以水七升，煮取三升。温服一升，下咽即愈。

哕逆者，橘皮竹茹汤主之。(第十七23)

橘皮二升（48g） 竹茹二升（48g） 大枣三十枚 人参一两（3g） 生姜半斤（24g）甘草五两（15g）

上六味，以水一斗，煮取三升。温服一升，日三服。

夫六腑气绝于外者，手足寒，上气，脚缩；五脏气绝于内者，利不禁，下甚者，手足不仁。

(第十七 24)

下利，脉沉弦者，下重；脉大者，为未止；脉微弱数者，为欲自止，虽发热不死。(第十七 25)

下利，手足厥冷，无脉者，灸之，不温，若脉不还，反微喘者，死；少阴负趺阳者，为顺也。(第十七 26)

下利，有微热而渴，脉弱者，今自愈。(第十七 27)

下利，脉数，有微热，汗出，今自愈；设复紧，为未解。(第十七 28)

下利，脉数而渴者，今自愈；设不差，必清脓血，以有热故也。(第十七 29)

下利，脉反弦，发热，身汗者，自愈。(第十七 30)

下利气者，当利其小便。(第十七 31)

下利，寸脉反浮数，尺中自涩者，必清脓血。(第十七 32)

下利清谷，不可攻表，汗出必胀满。(第十七 33)

下利，脉沉而迟，其人面色赤，身有微热，下利清谷者，必郁冒汗出而解，病人必微厥，所以然者，其面戴阳，下虚故也。(第十七 34)

下利后，脉绝，手足厥冷，晬时脉还；手足温者生，脉不还者，死。(第十七 35)

下利，腹胀满，身体疼痛者，先温其里，乃攻其表。温里，宜四逆汤；攻表，宜桂枝汤。(第十七 36)

下利，三部脉皆平，按之心下坚者，急下之，宜大承气汤。(第十七 37)

下利，脉迟而滑者，实也，利未欲止，急下之，宜大承气汤。(第十七 38)

下利，脉反滑者，当有所去，下乃愈，宜大承气汤。(第十七 39)

下利，已差，至其年月日时复发者，以病不尽故也，当下之，宜大承气汤。(第十七 40)

下利，谵语者，有燥屎也，宜小承气汤。(第十七 41)

下利，便脓血者，桃花汤主之。(第十七 42)

热利，下重者，白头翁汤主之。(第十七 43)

下利后，更烦，按之心下濡者，为虚烦也，宜栀子豉汤。(第十七 44)

下利清谷，里寒外热，汗出而厥者，通脉四逆汤主之。(第十七 45)

下利，肺痛，紫参汤主之。(第十七 46)

紫参半斤（24g）　甘草三两（9g）

上二味，以水五升，先煮紫参，取二升，内甘草，煮取一升半。分温三服。

气利，诃梨勒散主之。(第十七 47)

诃梨勒煨，十枚（10g）

上一味，为散，粥饮和，顿服。

诸浮数脉，应当发热，而反洒淅恶寒，若有痛处，当发其痈。(第十八 1)

师曰：诸痈肿，欲知有脓无脓，以手掩肿上，热者为有脓，不热者为无脓。(第十八 2)

肠痈之为病，其身甲错，腹皮急，按之濡，如肿状，腹无积聚，身无热，脉数，此为肠内有痈脓，薏苡附子败酱散主之。(第十八 3)

薏苡仁十分（30g）　附子二分（6g）　败酱五分（15g）

上三味，杵为末，取方寸匕，以水二升，煎减半。顿服，小便当下。

肠痈者，少腹肿痞，按之即痛如淋，小便自调，时时发热，自汗出，复恶寒，其脉沉紧者，脓未成，可下之，当有血；脉洪数者，脓已成，不可下也；大黄牡丹汤主之。(第十八 4)

大黄四两（12g）　牡丹一两（3g）　桃仁五十个（8.5g）　瓜子半升（12g）　芒硝三合（8g）

上五味，以水六升，煮取一升，去滓。内芒硝，再煎沸。顿服之。有脓当下，如无脓，当下血。

问曰：寸口脉浮微而涩，法当亡血，若汗出。设不汗者云何？答曰：若身有疮，被刀斧所伤，亡血故也。(第十八 5)

病金疮，王不留行散主之。(第十八 6)

王不留行八月八采，十分（30g）　蒴藋细叶七月七采，十分（30g）　桑东南根白皮三月三采，十分（30g）　甘草十八分（54g）　川椒除目及闭口，去汗，三分（9g）　黄芩二分（6g）　干姜二分（6g）　厚朴二分（6g）　芍药二分（6g）

上九味，桑根皮以上三味烧灰存性，勿令灰过；各别杵筛，合治之，为散，服方寸匕。小疮即粉之，大疮但服之，产后亦可服。如风寒，桑根勿取之。前三物皆阴干百日。

浸淫疮，从口流向四肢者，可治；从四肢流来入口者，不可治。（第十八 7）

浸淫疮，黄连粉主之。（第十八 8）

排脓散（第十八 9）

枳实十六枚（16g） 芍药六分（18g） 桔梗二分（6g）

上三味，杵为散，取鸡子黄一枚，以药散与鸡黄相等，揉和令相得，饮和服之，日一服。

排脓汤（第十八 10）

甘草二两（6g） 桔梗三两（9g） 生姜一两（3g） 大枣十枚

上四味，以水三升，煮取一升。温服五合。日再服。

师曰：病趺厥，其人但能前，不能却，刺腨入二寸，此太阳经伤也。（第十九 1）

病人常以手指臂肿动，此人身体瞤瞤者，藜芦甘草汤主之。（第十九 2）

转筋之为病，其人臂脚直，脉上下行，微弦，转筋入腹者，鸡屎白散主之。（第十九 3）

鸡屎白

上一味，为散，取方寸匕，以水六合，和。温服。

阴狐疝气者，偏有大小，时时上下，蜘蛛散主之。（第十九 4）

蜘蛛熬焦，十四枚 桂枝半两（1.5g）

上二味，为散，取八分一匕，饮和服。日再服，蜜丸亦可。

问曰：病腹痛有虫，其脉何以别之？师曰：腹中痛，其脉当沉若弦，反洪大，故有蛔虫。（第十九 5）

蛔虫之为病，令人吐涎，心痛，发作有时，毒药不止，甘草粉蜜汤主之。（第十九 6）

甘草二两（6g） 粉一两（3g） 蜜四两（12g）

上三味，以水三升，先煮甘草，取二升，去滓。内粉、蜜，搅令和，煎如薄粥。温服一升，差即止。

蛔厥者，当吐蛔，今病者静而复时烦，此为脏寒。蛔上入膈，故烦，须臾复止，得食而呕，又烦者，蛔闻食臭出，其人当自吐蛔。（第十九 7）

蛔厥者，乌梅丸主之。（第十九 8）

师曰：妇人得平脉，阴脉小弱，其人渴，不能食，无寒热，名妊娠，桂枝汤主之。于法六十日当有此证，设有医治逆者，却一月加吐下者，则绝之。（第二十 1）

妇人宿有症病，经断未及三月，而得漏下不止，胎动在脐上者，为症痼害；妊娠六月动者，前三月经水利时，胎也；下血者，后断三月衃也，所以血不止者，其症不去故也，当下其症，桂枝茯苓丸主之。（第二十 2）

桂枝 茯苓 牡丹去心 芍药 桃仁去皮尖，熬，各等分（各 12g）

上五味，末之，炼蜜和丸，如兔屎大，每日食前服一丸。不知，加至三丸。

妇人怀娠六七月，脉弦，发热，其胎欲胀，腹痛，恶寒者，少腹如扇。所以然者，子脏开故也，当以附子汤温其脏。（第二十 3）

师曰：妇人有漏下者，有半产后因续下血都不绝者，有妊娠下血者，假令妊娠腹中痛，为胞阻，胶艾汤主之。（第二十 4）

川芎 阿胶 甘草各二两（各 6g） 艾叶 当归各三两（各 9g） 芍药四两（12g） 干地黄六两（18g）

上七味，以水五升，清酒三升，合煮取三升，去滓，内胶，令消尽。温服一升，日三服。不差，更作。

妇人怀妊，腹中疞痛，当归芍药散主之。（第二十 5）

当归三两（9g） 芍药一斤（48g） 川芎半斤（24g） 茯苓四两（12g） 白术四两（12g） 泽泻半斤（24g）

上六味，杵为散，取方寸匕，酒服。日三服。

妊娠呕吐不止，干姜人参半夏丸主之。（第二十 6）

干姜 人参各一两（各 3g） 半夏二两（6g）

上三味，末之，以生姜汁糊为丸，如梧桐子大，饮服十丸，日三服。

妊娠小便难，饮食如故，当归贝母苦参丸主之。（第二十 7）

当归 贝母 苦参各四两（各 12g）

上三味，末之，炼蜜丸，如小豆大，饮服三丸，加至十丸。

妊娠有水气，身重，小便不利，洒淅恶寒，起即头眩，葵子茯苓散主之。（第二十 8）

葵子一斤（48g） 茯苓三两（9g）

上二味，杵为散，饮服方寸匕，日三服。小便利则愈。

妇人妊娠，宜常服当归散主之。(第二十 9)

当归一斤（48g） 黄芩一斤（48g） 芍药一斤（48g） 川芎一斤（48g） 白术半斤（24g）

上五味，杵为散，酒饮服方寸匕，日三服。妊娠常服即易产，胎无疾苦。产后百病悉主之。

妊娠养胎，白术散主之。(第二十 10)

白术四分（12g） 川芎四分（12g） 蜀椒去汗，三分（9g） 牡蛎二分（6g）

上四味，杵为散，酒服一钱匕，日三服，夜一服。但苦痛，加芍药；心下毒痛，倍加川芎；心烦吐痛，不能饮食，加细辛一两，半夏大者二十枚。服之后，更以醋浆水服之。若呕，以醋浆水服之；复不解者，小麦汁服之。已后渴者，大麦粥服之。病虽愈，服之勿置。

妇人伤胎，怀身腹满，不得小便，从腰以下重如有水气状，怀身七月，太阴当养不养，此心气实，当刺泻劳宫及关元，小便微利则愈。(第二十 11)

问曰：新产妇人有三病，一者，病痉，二者，病郁冒，三者，大便难，何谓也？师曰：新产血虚，多汗出，喜中风，故令病痉；亡血，复汗，寒多，故令郁冒；亡津液，胃燥，故大便难。(第二十一 1)

产妇郁冒，其脉微弱，呕不能食，大便反坚，但头汗出。所以然者，血虚而厥，厥而必冒。冒家欲解，必大汗出。以血虚下厥，孤阳上出，故头汗出。所以产妇喜汗出者，亡阴血虚，阳气独盛，故当汗出，阴阳乃复。大便坚，呕不能食，小柴胡汤主之。(第二十一 2)

病解能食，七八日更发热者，此为胃实，大承气汤主之。(第二十一 3)

产后，腹中疞痛，当归生姜羊肉汤主之；并治腹中寒疝，虚劳不足。(第二十一 4)

产后腹痛，烦满不得卧，枳实芍药散主之。(第二十一 5)

枳实烧令黑，勿太过 芍药等分

上二味，杵为散，服方寸匕，日三服。并主痈脓，以麦粥下之。

师曰：产妇腹痛，法当以枳实芍药散；假令不愈者，此为腹中有干血著脐下，宜下瘀血汤主之；亦主经水不利。(第二十一 6)

大黄二两（6g） 桃仁二十枚（4g） 䗪虫熬，去足，二十枚（10g）

上三味，末之，炼蜜和为四丸，以酒一升，煎一丸，取八合，顿服之，新血下如豚肝。

产后七八日，无太阳证，少腹坚硬，此恶露不尽，不大便，烦躁，发热，切脉微实，再倍发热，日晡时烦躁者，不食，食则谵语，至夜即愈，宜大承气汤主之。热在里，结在膀胱也。(第二十一 7)

产后风，续之数十日不解，头微痛，恶寒，时时有热，心下闷，干呕，汗出，虽久，阳旦证续在耳，可与阳旦汤。(第二十一 8)

产后，中风，发热，面正赤，喘而头痛，竹叶汤主之。(第二十一 9)

竹叶一把（10g） 葛根三两（9g） 防风 桔梗 桂枝 人参 甘草各一两（各 3g） 附子炮，一枚（5g） 大枣十五枚 生姜五两（15g）

上十味，以水一斗，煮取二升半，分温三服，温覆使汗出。颈项强，用大附子一枚，破之如豆大，煎药扬去沫；呕者，加半夏半斤，洗。

妇人乳中虚，烦乱，呕逆，安中益气，竹皮大丸主之。(第二十一 10)

生竹茹二分（6g） 石膏二分（6g） 桂枝一分（3g） 甘草七分（21g） 白薇一分（3g）

上五味，末之，枣肉和丸如弹子大，以饮服一丸，日三夜二服。有热者，倍白薇，烦喘者，加柏实一分。

产后下利虚极，白头翁加甘草阿胶汤主之。(第二十一 11)

白头翁二两（6g） 甘草 阿胶各二两（各 6g） 柏皮（黄柏）三两（9g） 黄连三两（9g） 秦皮三两（9g）

上六味，以水七升，煮取二升半，内胶令消尽。去滓。分温三服。

妇人中风，七八日续得寒热，发作有时，经水适断者，此为热入血室，其血必结，故使如疟状，发作有时，小柴胡汤主之。(第二十二 1)

妇人伤寒，发热，经水适来，昼日明了，暮则谵语，如见鬼状者，此为热入血室，治之无犯胃气及上二焦，必自愈。(第二十二 2)

妇人中风，发热恶寒，经水适来，得之七八日，热除而脉迟，身凉和，胸胁满，如结胸状，

谵语者，此为热入血室也，当刺期门，随其实而取之。(第二十二3)

阳明病，下血，谵语者，此为热入血室，但头汗出者，当刺期门，随其实而泻之，濈然汗出则愈。(第二十二4)

妇人咽中如有炙脔，半夏厚朴汤主之。(第二十二5)

半夏一升（24g） 厚朴三两（9g） 茯苓四两（12g） 生姜五两（15g） 干苏叶二两（6g）

上五味，以水七升，煮取四升。分温四服，日三夜一服。

妇人脏躁，喜悲伤欲哭，象如神灵所作，数欠伸，甘麦大枣汤主之。(第二十二6)

甘草三两（9g） 小麦一升（24g） 大枣十枚

上三味，以水六升，煮取三升。温分三服，亦补脾气。

妇人吐涎沫，医反下之，心下即痞，当先治其吐涎沫，小青龙汤主之；涎沫止，乃治痞，泻心汤主之。(第二十二7)

妇人之病，因虚，积冷，结气，为诸经水断绝，至有历年，血寒积结，胞门寒伤，经络凝坚。

在上呕吐涎唾，久成肺痈，形体损分；在中盘结，绕脐寒疝；或两胁疼痛，与脏相连；或结热中，痛在关元，脉数无疮，肌若鱼鳞，时着男子，非止女身；在下未多，经候不匀，令阴掣痛，少腹恶寒；或引腰脊，下根气街，气冲急痛，膝胫疼烦，奄忽眩冒，状如厥癫；或有忧惨，悲伤多嗔，此皆带下，非有鬼神。

久则羸瘦，脉虚多寒；三十六病，千变万端；审脉阴阳，虚实紧弦；行其针药，治危得安；其虽同病，脉各异源；子当辨记，勿谓不然。(第二十二8)

问曰：妇人年五十所，病下利数十日不止，暮即发热，少腹里急，腹满，手掌烦热，唇口干燥，何也？师曰：此病属带下，何以故？曾经半产，瘀血在少腹不去，何以知之？其证唇口干燥，故知之，当以温经汤主之。(第二十二9)

吴茱萸三两（9g） 当归二两（6g） 川芎二两（6g） 芍药二两（6g） 人参二两（6g） 桂枝二两（6g） 阿胶二两（6g） 生姜二两（6g） 牡丹皮去心，二两（6g） 甘草二两（6g） 半夏半升（12g） 麦门冬去心，一升（24g）

上十二味，以水一斗，煮取三升，分温三服。亦主妇人少腹寒，久不受胎；兼取崩中去血，或月水来过多，及至期不来。

带下，经水不利，少腹满痛，经一月再见者，土瓜根散主之。(第二十二10)

土瓜根 芍药 桂枝 䗪虫各三两（各9g）

上四味，杵为散，酒服方寸匕，日三服。

寸口脉弦而大，弦则为减，大则为芤，减则为寒，芤则为虚，寒虚相搏，此名曰革，妇人则半产漏下，旋覆花汤主之。(第二十二11)

妇人陷经，漏下黑不解，胶姜汤主之。(第二十二12)

妇人少腹满如敦状，小便微难而不渴，生后者，此为水与血俱结在血室也，大黄甘遂汤主之。(第二十二13)

大黄四两（12g） 甘遂二两（6g） 阿胶二两（6g）

上三味，以水三升，煮取一升，顿服之。其血当下。

妇人经水不利下，抵当汤主之；亦治男子、膀胱满急有瘀血者。(第二十二14)

妇人经水闭不利，脏坚癖不止，中有干血，下白物，矾石丸主之。(第二十二15)

矾石烧，三分（9g） 杏仁一分（3g）

上二味，末之，炼蜜和丸枣核大，内脏中，剧者再内之。

妇人六十二种风，及腹中血气刺痛，红蓝花酒主之。(第二十二16)

红蓝花一两（3g）

上一味，以酒一大碗，煎减半。顿服一半，未止再服。

妇人腹中诸疾痛，当归芍药散主之。(第二十二17)

妇人腹中痛，小建中汤主之。(第二十二18)

问曰：妇人病，饮食如故，烦热不得卧，而反倚息者，何也？师曰：此名转胞，不得溺也，以胞系了戾，故致此病，但利小便则愈，宜肾气丸主之。(第二十二19)

蛇床子散方：温阴中坐药。(第二十二20)

蛇床子仁

上一味，末之，以白粉少许，和令相得，如

枣大，绵裹内之，自然温。

少阴脉滑而数者，阴中即生疮，阴中蚀疮烂者，狼牙汤洗之。(第二十二 21)

狼牙三两（9g）

上一味，以水四升，煮取半升，以绵缠箸如茧，浸汤沥阴中，日四遍。

胃气下泄，阴吹而正喧，此谷气之实也，猪膏发煎导之。(第二十二 22)

小儿疳虫蚀齿方（第二十二 23）

雄黄　葶苈

上二味，末之，取腊日猪脂熔，以槐枝绵裹头四五枚，点药烙之。

三物备急丸

大黄　干姜　巴豆各等分

上皆须精新，多少随意。先捣大黄、干姜，下筛为散。别研巴豆，如脂，内散中，合捣千杵。即尔用之为散亦好，下蜜为丸，密器贮之，莫令歇气。若中恶客忤，心腹胀满刺痛，口噤气急，停尸卒死者，以暖水、苦酒服大豆许三枚，老小量之，扶头起，令得下喉，须臾未醒，更与三枚，腹中鸣转，得吐利便愈。若口已噤，可先和成汁，倾口中令从齿间得入至良。